D0609463

ENCICLOPEDIA MÉDICA DE LA SALUD

ENCICLOPEDIA MÉDICA DE LA SALUD

Conocimiento de la medicina
y asesoramiento médico para toda la familia

Dr. H. Lucas

Dr. Burkhard Schneeweiss
Dr. Wilfried P. Brunke
Revisión y adaptación de Margarita Gutiérrez Manuel,
médico homeópata

Con la colaboración de:
Dr. K. Albrecht, Dr. N. Brandt, Dr. J. Dunowsky,
Dr. M. Egert, Dr. G. Ehle, Dr. I. Ganzke,
Dr. P. Giersdorf, Dr. G. Goder, Dr. K. Harnack,
Dr. P. Hengst, Dr. W. Keller, Dr. H.-A. Ketz,
Dr. U. Kindermann, M. Klink, Dr. R. A. Kühn,
E.-A. Müller, Dr. H.-D. Otto, Dr. D. Seefeldt,
Dr. A. Taubert, Dr. E. Weber

BLUME

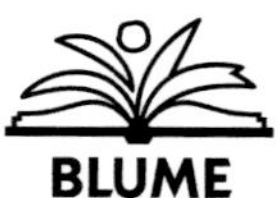

BLUME

Título original:
Das Neue Grosse Gesundheitsbuch

Traducción y adaptación de la edición en lengua española:
Margarita Gutiérrez Manuel
Médico Homeópata
Ana María Gutiérrez Manuel

Coordinación de la edición en lengua española:
Cristina Rodríguez Fischer

Primera edición en lengua española 1997
Reimpresión 1998

Av. Mare de Déu de Lorda, 20
08034 Barcelona
Tel. 205 40 00 Fax 205 14 41
E-mail: Blume@globalcom.es

I.S.B.N.: 84-89396-11-6
Depósito legal: VI. 78-1997
Impreso en Fournier Artes Gráficas, Vitoria

PRÓLOGO

Amigo lector, el libro que tiene entre sus manos supera con toda probabilidad el nivel de exigencia de la mayoría de las enciclopedias médicas publicadas hasta la fecha, porque además de introducirnos en los conocimientos médicos clásicos nos pone al corriente de todos los métodos y técnicas, tanto de diagnóstico como de tratamiento, que la medicina ha ido incorporando hasta la más reciente actualidad.

La *Enciclopedia Médica de la Salud* le permitirá una comprensión rápida y un conocimiento claro y sintetizado de todas aquellas cuestiones médicas que desee consultar.

Se trata de un libro eminentemente práctico por dos motivos fundamentales: por su estructura, dispuesta a modo de un tratado de medicina interna, y por el tratamiento divulgativo (aunque no por ello menos riguroso) de los temas que aborda. Especialmente interesante me parece su enfoque holístico (global), al incorporar temas tan innovadores como el de la psicoterapia, los métodos de relajación, la nutrición o el medio ambiente, cuya íntima relación con el estado de salud de la persona sólo ha empezado a ser reconocida en los últimos años.

Como médico dedicado desde hace más de 20 años al ejercicio de la medicina natural es una satisfacción para mí ver cómo ésta va recuperando de nuevo el lugar que le corresponde. En este sentido, la *Enciclopedia Médica de la Salud* resulta pionera, dedicando un capítulo completo a las diferentes terapias utilizadas en medicina natural (desde la hidroterapia hasta la ozonoterapia, pasando por la fitoterapia, la autohemoterapia, la sangría, la terapia neural o las ventosas), métodos que enriquecen considerablemente la práctica médica moderna.

Demasiado a menudo ponemos la salud (el único cheque en blanco que la vida nos ofrece) únicamente en manos del médico, olvidando que nuestra colaboración es fundamental para recuperarla.

Creo sinceramente que ha llegado la hora de que cada persona pueda decidir qué tipo de tratamiento prefiere: la *Enciclopedia Médica de la Salud* contribuye definitivamente a ello poniendo de manifiesto que la salud es cosa de todos.

Dr. Miquel PROS CASAS
Médico naturista

SOBRE LA SALUD . . .

La salud no puede considerarse como un regalo de la naturaleza. En gran medida depende de la consciencia de salud de cada uno de nosotros, del comportamiento adulto que de ella se desprende, del estilo de vida de cada persona.

El que sabe que el rendimiento depende de forma muy importante del bienestar físico y mental, actuará en consecuencia y se sentirá responsable de su propia salud.

Científicamente exacto, aunque de fácil comprensión para todos: consejos sobre la salud dirigidos a toda la familia.

- *Reconocer los propios síntomas y trastornos.*
- *Informaciones sobre métodos diagnósticos y terapéuticos modernos.*
- *Problemas de las distintas etapas de la vida.*
- *Consejo y guía para la ayuda y la autoayuda.*
- *Información seria y especializada de primera mano.*

La salud es el mayor bien de una persona. Es insustituible y no tiene precio. No sin razón, en muchas ocasiones nos deseamos salud. Con este deseo se recibe al niño nada más nacer, le acompaña durante toda la vida y como mínimo se renueva con cada cumpleaños. Siempre que visitamos a un enfermo le llevamos este deseo. Incluso cuando se brinda con alegría, las copas suenan acompañadas de la exclamación «salud».

Sin embargo, aun siendo habitual, con frecuencia ese deseo se queda sólo en eso, un deseo. Todo el mundo sabe que una esperanza tan intensa de salud no se cumple por sí sola. No puede considerarse la salud simplemente como un regalo de la naturaleza. En gran medida depende de uno mismo, de nuestra consciencia sobre la salud y del comportamiento adulto que de ella se desprende, del estilo de vida. Así, cada uno puede colaborar de una forma muy importante, incluso con frecuencia decisiva, para mantener y favorecer la salud de forma activa.

Afortunadamente, cada día se instaura más este tipo de actitud autorresponsable en relación con la salud y comprende cada vez más a todas las generaciones y grupos sociales. El número de personas que se plantea su vida con plena consciencia y que se interesa por los procesos fisiológicos y psicológicos del cuerpo y las funciones orgánicas crece significativamente. Cada vez más, las personas tienen en cuenta sus reservas corporales, mentales y emocionales y se preocupan de mantenerlas y aumentarlas, por una parte mediante una moderación consciente y, por otra, mediante un entrenamiento sistemático. En sentido global, la salud será la reserva de capacidad más importante.

La moderna sociedad productiva en la que vivimos nos reclama prácticamente cada día mayores esfuerzos. Para muchas personas este desafío se ha convertido en el motivo de un pensamiento y forma de actuar conscientes respecto de la salud. El que sabe que el rendimiento depende en gran medida del bienestar físico y mental, actuará en consecuencia y se sentirá responsable de su propia salud. La capacidad productiva y la concienciación respecto de la salud van irremediablemente unidas.

Pero, ¿cómo puede uno mismo desarrollar esta consciencia de salud? ¿Cómo se alcanzan los conocimientos necesarios sobre los procesos y las funciones orgánicas, sobre las relaciones entre el cuerpo y el psiquismo, sobre las interacciones entre la salud y la enfermedad? ¿Qué debe y qué puede hacerse para protegerse frente a los trastornos funcionales y las enfermedades, cómo pueden reconocerse los signos de una enfermedad grave, quién y qué puede ayudar a tratarla rápida y eficazmente, a aliviarla, a curarla?

Este libro quiere dar respuesta a todas estas preguntas que hacen referencia al amplio campo del bienestar físico y mental. Científicamente exacto, aunque de fácil comprensión incluso para los profanos en la materia, también en esta edición ampliada, revisada en profundidad y actualizada, el presente libro permanece fiel a la pretensión y objetivos de su fundador, el profesor y doctor H. Lucas, de ofrecer consejos sobre la salud dirigidos a toda la familia. Los motivos y las expectativas que induzcan al lector a consultar este libro pueden ser diversos: el uno deseará informarse sobre síntomas o trastornos propios, qué causas lo han provocado y qué posibilidades terapéuticas existen. Otro querrá familiarizarse con las bases de las modernas técnicas de diagnóstico y tratamiento, con el fin de poder hablar con su médico como paciente culto. Un tercer tipo de lector puede estar interesado en la evolución de la vida del hombre en sus distintos períodos, en las situaciones problemáticas típicas de cada edad y su solución. Es posible que alguien se encuentre ante la difícil situación de tener que cuidar de un allegado y buscar consejo, guía y ayuda. Finalmente, otro tipo de lector puede sentirse estimulado o incluso inquieto por un medio de información y desee conseguir una información especializada y actualizada.

Para la elección y presentación de la materia, el editor y los autores de este libro, partiendo de una obra estándar que ha mantenido su prestigio durante decenios, se han basado en la realidad de la vida de nuestro tiempo. Por este motivo se han introducido en el libro algunos capítulos innovadores como, por ejemplo, «La salud como objetivo de vida». Al actualizar el contenido, muchas partes se han reescrito por completo. Otras han sufrido una revisión y renovación profundas.

Queremos expresar nuestro agradecimiento al Prof. Dr. Conradi, Prof. Dr. Dietze, Dr. Janisch, Prof. Dr. Knappe, Dra. Metzner, Prof. Dr. Parsi, Dr. Raschke, Prof. Dr. U. Schneeweiss, Prof. Dr. J. Schulz, Prof. Dr. Stobbe, así como al Dr. Tacke por su crítica de inestimable ayuda y su experto asesoramiento en la revisión del manuscrito. Para nuestro pesar, durante la edición original del libro falleció el Prof. Dr. R. A. Kühn, el autor del capítulo «Enfermedades cancerosas». Con él no sólo hemos perdido un valioso autor, sino también una personalidad médica eminente.

La creciente importancia de los trastornos psicosomáticos hace necesaria cada vez más una evaluación global, que considere al cuerpo y a la psique como una unidad inseparable.

Todos los capítulos de este libro están dirigidos a las personas mayores de edad, que se sienten responsables de su propia salud, que se informan y que desean afrontar sus problemas por sí solos, pero que también acuden al médico cuando los síntomas así lo requieren. En él encontrarán las posibilidades y las limitaciones de los modernos métodos diagnósticos y terapéuticos y se informarán sobre los métodos clásicos y alternativos.

Cada capítulo está dedicado a un sistema orgánico importante. Al inicio de cada uno de ellos se hace una breve referencia a su estructura y función en el hombre sano. Seguidamente, se dedica un amplio espacio a los estados patológicos, sus síntomas, los factores que determinan su aparición y las posibilidades terapéuticas. Prácticamente en todos los capítulos se indica la gran importancia de los trastornos psicosomáticos, que requieren una visión de conjunto. En los capítulos «Métodos de relajación» y «Psicoterapia», el lector hallará apartados referentes a este tema. Debido al amplio y cada vez más creciente interés por los métodos de medicina natural, estos métodos ocupan un merecido lugar y son ampliamente comentados. En este contexto, se hace especial hincapié en presentar los métodos de la medicina natural tanto como métodos alternativos y sustitutivos, y se muestran las posibilidades, aunque también las limitaciones, de su utilización doméstica. Los temas que con mayor frecuencia se tratan en los medios de comunicación, y que son causa de inseguridad en ciertos círculos de población, también son objeto de comentario (por ejemplo, la medicina del medio ambiente).

Los conceptos y bases de la medicina natural reciben una merecida atención.

Algunas partes de la obra tienen el carácter de un libro de consulta rápida: el orden alfabético de los métodos más importantes para la detección de las enfermedades, de las enfermedades infecciosas, de las intoxicaciones más frecuentes y el glosario de términos médicos asegura asimismo la obtención de una información rápida, como el capítulo sobre primeros auxilios en casos urgentes.

El orden alfabético de los métodos más importantes para la detección de las enfermedades, de las enfermedades infecciosas, intoxicaciones más frecuentes y el glosario de términos médicos asegura asimismo la obtención de una información rápida.

Mediante la estructura gráfica y tipográfica del libro queda garantizada una información rápida y segura. El uso de un sistema de colores a modo de guía, que parte del extenso índice, nos conduce con exactitud hasta el capítulo correspondiente, marcado con el mismo color. En el margen de la página, los textos cortos sobre fondo de color hacen hincapié en conceptos especialmente importantes, dan informaciones actuales adicionales y proporcionan datos sobre importantes lugares de información y asesoramiento.

Más de 1.000 ilustraciones (gráficos y fotografías en color) tienen el objetivo de hacer el texto todavía más claro e impactante.

Una vez apuntados los objetivos de este libro, también hay que aclarar los fines que el libro no puede ni quiere perseguir. En ningún caso puede sustituir al médico, ni una exploración médica especializada o un tratamiento. Por el contrario, debe conseguir que el lector sea capaz de reconocer fácilmente cuándo es recomendable o incluso imprescindible una consulta médica. Como libro de consulta, dirigido a un amplio círculo de lectores, este libro no puede ni quiere elevar ninguna reivindicación de totalidad, sobre todo en cuanto a las especialidades médicas. En este sentido, el avance científico-técnico ha llegado tan lejos, que los conocimientos actuales llenan las bibliotecas.

En ningún caso el libro puede sustituir al médico, ni una exploración médica especializada o un tratamiento.

En todo momento agradeceremos las críticas y las sugerencias constructivas.

El editor
Dr. B. Schneeweiss
Dr. W. P. Brunke

La enfermedad no es sólo el trastorno funcional de un órgano. Afecta a toda la persona en su historia personal con todas sus esperanzas, miedos y sueños.

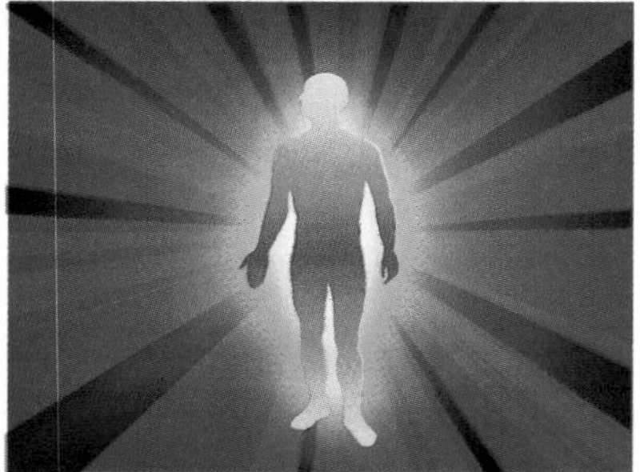

La salud es un importante objetivo en la vida.

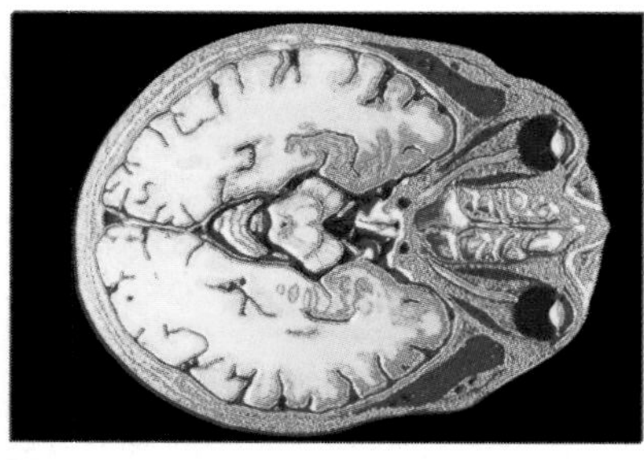

Tomografía por resonancia magnética.

En el curso de una vida de 70 años nuestro corazón late aproximadamente tres mil millones de veces y bombea sin interrupción más o menos 250 millones de litros de sangre a través del sistema vascular.

CONTENIDO

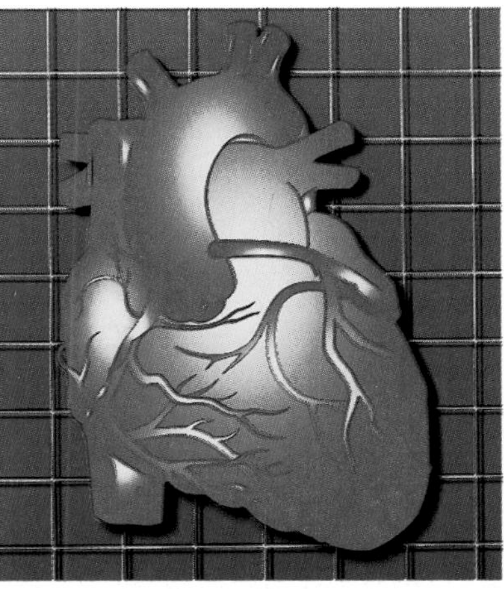

El sistema cardiocirculatorio.

Como órgano líquido del cuerpo, la sangre establece, a través de la circulación, la estrecha relación entre todos los órganos, tejidos y células de nuestro cuerpo y asegura sus funciones vitales.

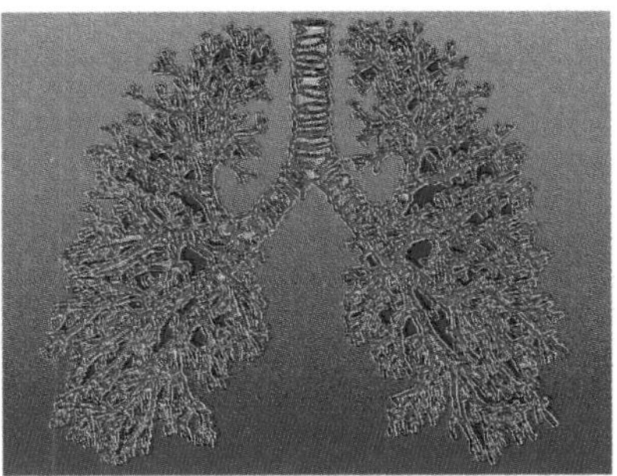

Tráquea, bronquios y pulmones.

El metabolismo comprende todos los procesos químicos del organismo, sobre los que descansan los procesos vitales.

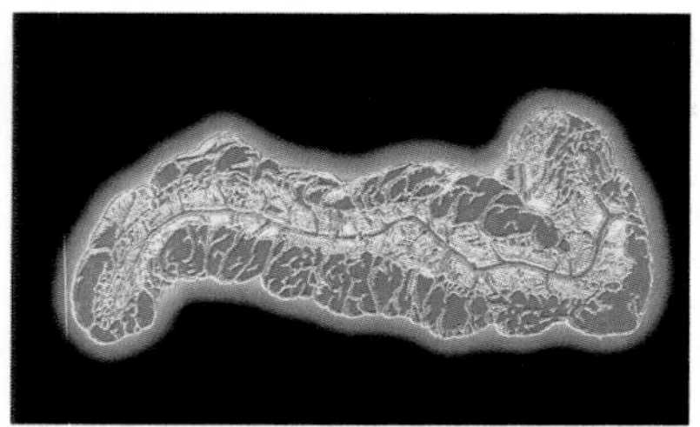

El páncreas.

La dentición sirve para desmenuzar los alimentos y contribuye al desarrollo del habla. Para el hombre, una dentadura completa es de gran importancia por razones estéticas.

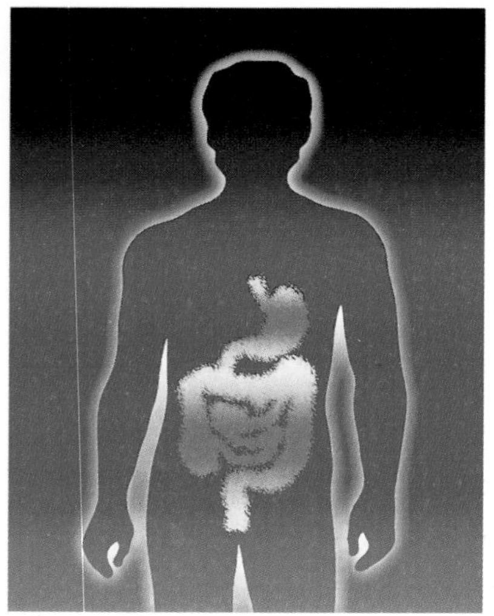

El sistema digestivo.

El sistema digestivo debe garantizar todas las funciones relacionadas con la ingestión, la preparación y la eliminación de los alimentos.

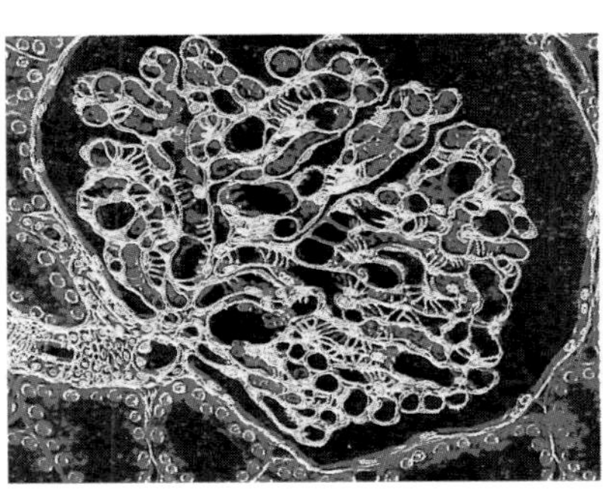

El sistema de canalización del riñón.

Hoy en día, el concepto de la sexualidad incluye algo más que un comportamiento dirigido simplemente a la procreación. Bajo este concepto se entiende todo aquello que tiene que ver con la necesidad del hombre de placer y sensualidad.

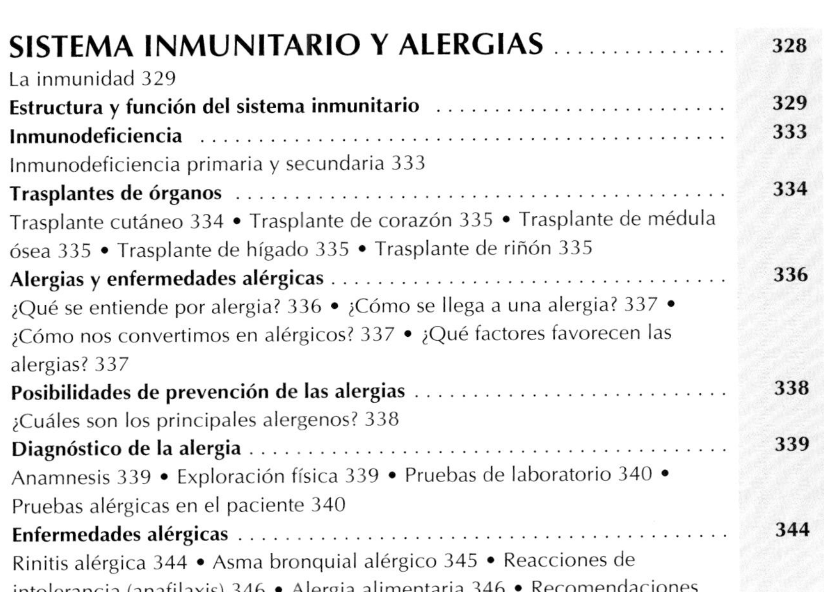

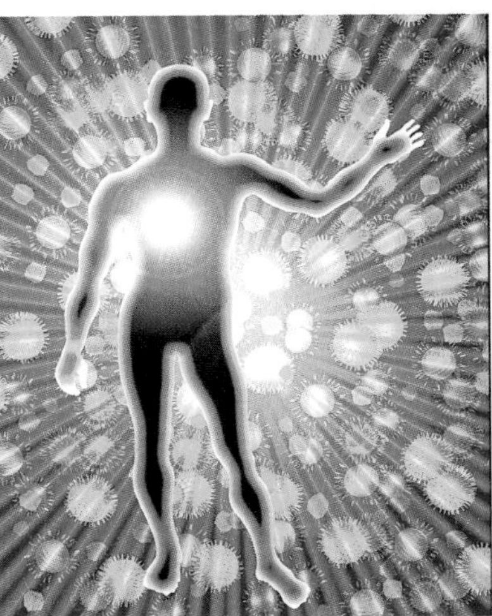

Los virus y las bacterias atacan el sistema inmunitario.

El sistema nervioso está formado por el sistema nervioso central, el sistema nervioso periférico y el sistema nervioso vegetativo o autónomo.

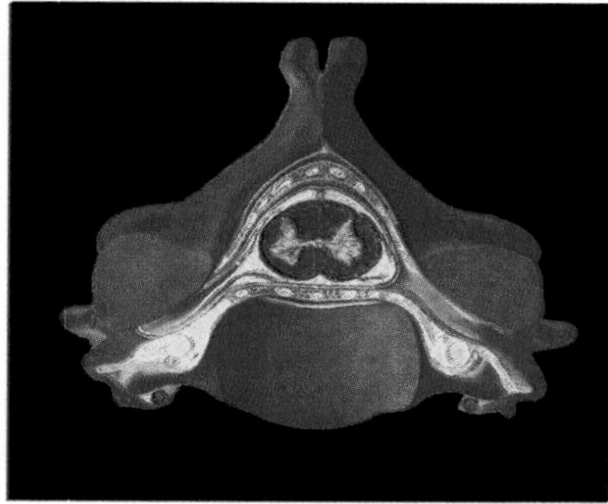

Cordones nerviosos en la médula espinal.

La médula espinal representa la prolongación del cerebro. Constituye una parte importante del sistema nervioso central.

La drogodependencia destruye la vida social de millones de personas.

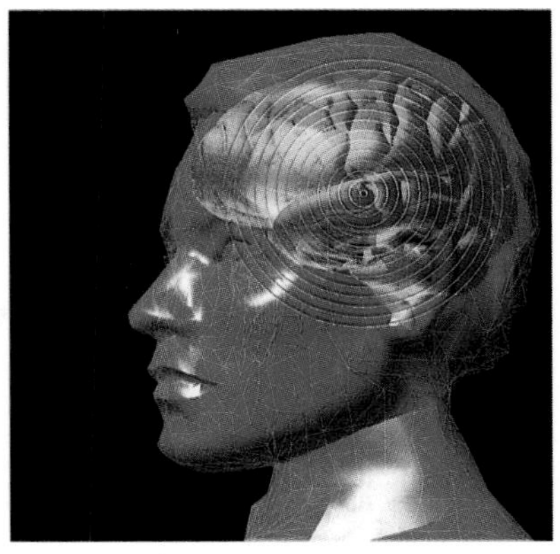

El consumo de drogas produce una dependencia psíquica.

El sistema esquelético y motor constituye el sistema orgánico mayor del cuerpo humano.

La piel es el «espejo del alma». Enrojecemos por vergüenza, sudamos de miedo y palidecemos por un susto. Las sobrecargas psíquicas pueden provocar incluso la aparición de erupciones cutáneas.

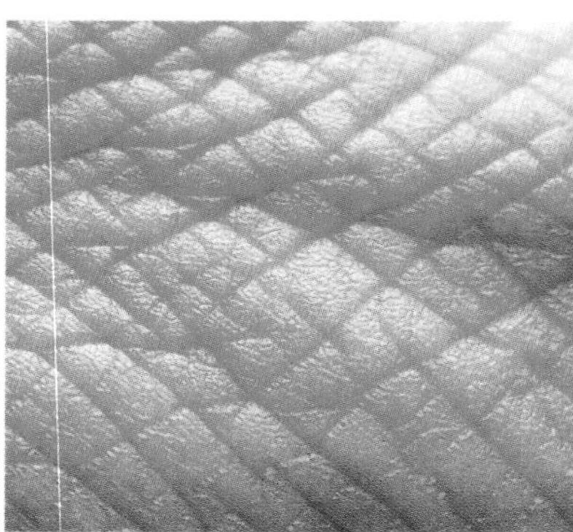

Relieve de la superficie cutánea.

Desde el punto de vista físico, la visión consiste en la transformación de ondas electromagnéticas en un estímulo sensorial, que se lleva a cabo en un órgano par: ambos ojos.

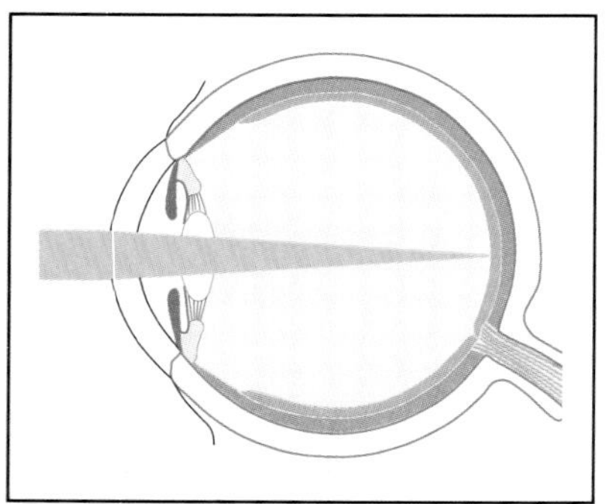

El ojo humano.

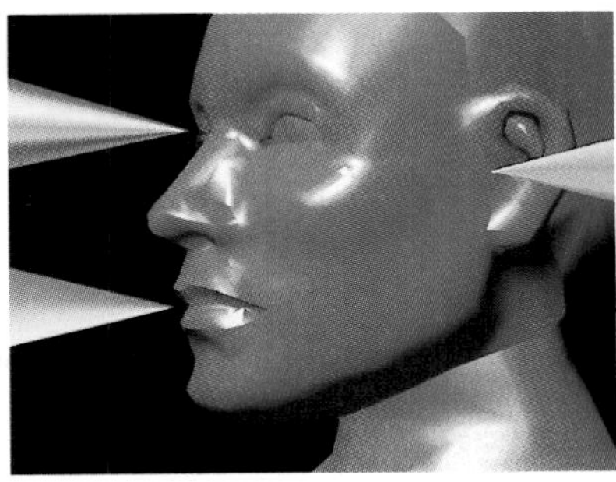

Percepción de la realidad a través de los órganos sensoriales.

Infección significa contagio.

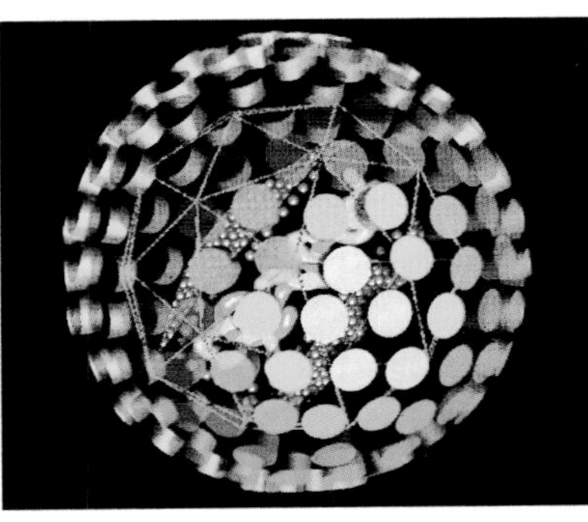

Virus del SIDA (modelo por ordenador).

En las estadísticas, las enfermedades cancerosas ocupan el segundo lugar como causa de muerte después de las enfermedades del sistema cardiocirculatorio.

Con el embarazo empieza una nueva etapa de la vida.

La concepción humana se produce por la unión de dos células germinales, el óvulo femenino y el espermatozoide masculino. Este proceso es denominado fecundación.

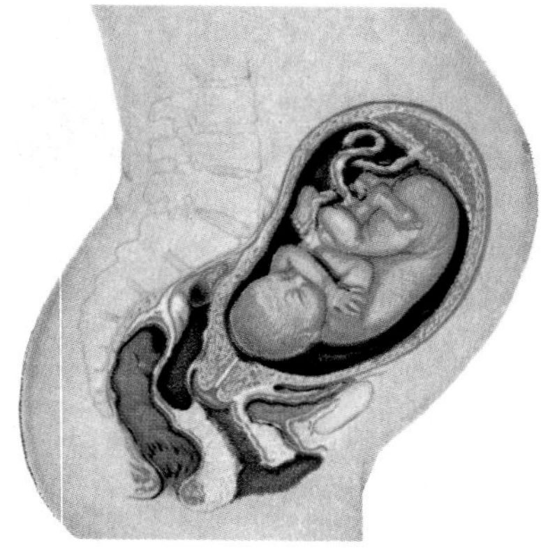

Gestación de 24 semanas.

Las enfermedades son acontecimientos importantes para el desarrollo del niño. Con frecuencia, durante su curso se produce un reforzamiento del sistema inmunitario del propio organismo.

«El niño tiende a reaccionar más como un todo, y el adulto a reaccionar parcialmente.»
(M. v. Pfaundler)

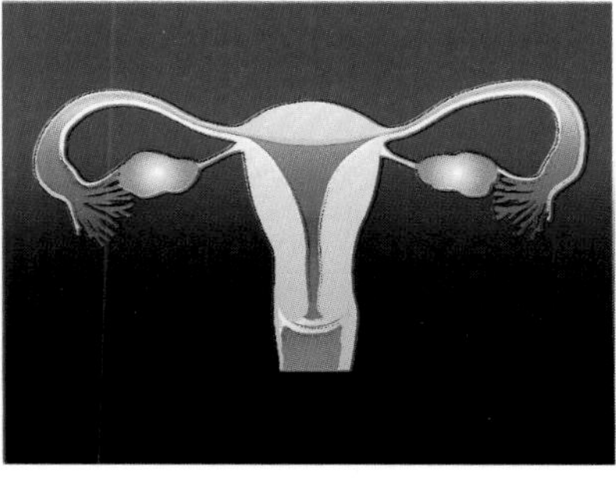

Órganos sexuales internos femeninos.

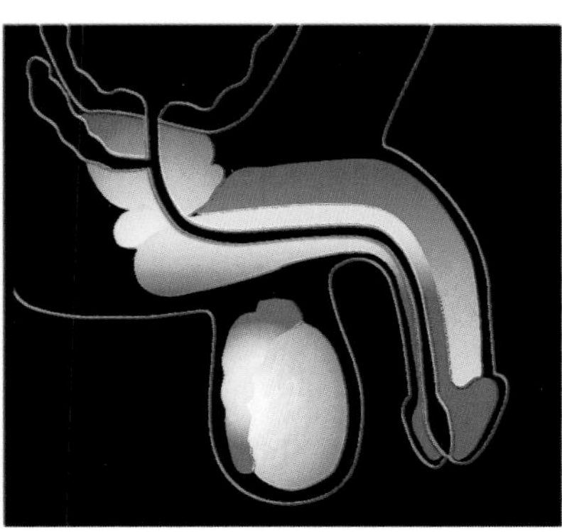

Órganos sexuales masculinos.

La edad y la enfermedad no van necesariamente unidos.

Una asistencia correcta del enfermo incluye la totalidad de los tratamientos asistenciales del individuo enfermo.

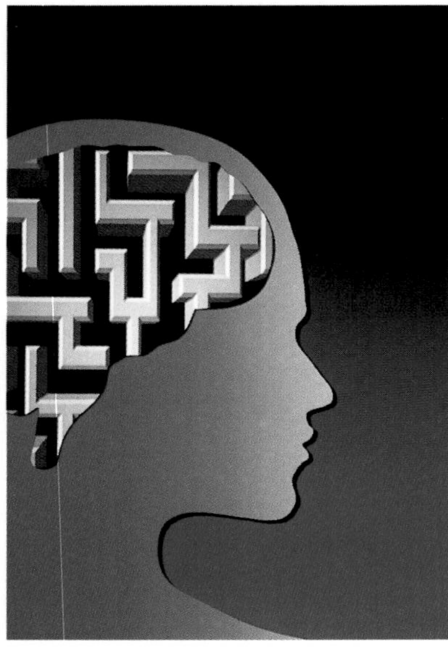

En el laberinto de las neurosis.

Muchas enfermedades crónicas o agudas se deben a un exceso de tensión.

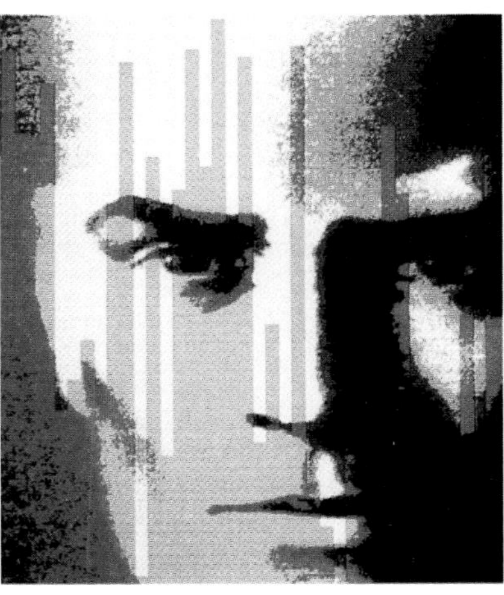

Nuestra vida se rige por distintos dinteles de tensión.

Hoy día, muchos métodos abandonados de la medicina natural han recuperado su importancia y se apoyan sobre bases científicas.

Sin medicamentos no realizaremos ningún tratamiento médico eficaz.

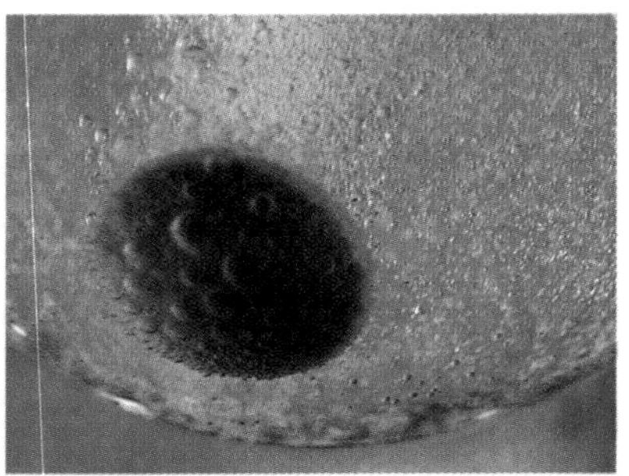

Los comprimidos se toman frecuentemente con líquidos.

Una alimentación sana aporta al organismo todas las sustancias que dan la energía necesaria para el crecimiento, desarrollo, metabolismo, salud y rendimiento, de acuerdo con las necesidades, en cantidad moderada y preparadas de una forma que dé placer.

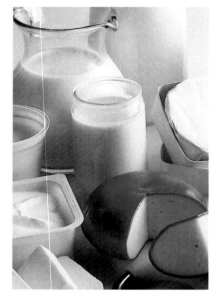

Productos lácteos para la salud.

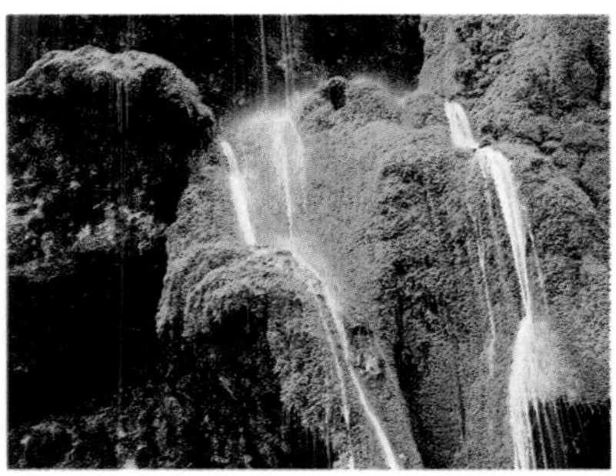

Encontrar la salud en la naturaleza.

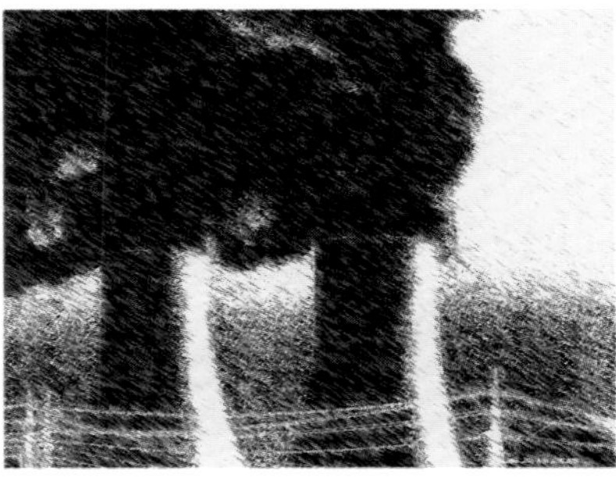

Evitar las sobrecargas medioambientales.

Todo ciudadano está obligado por razones humanitarias y legales a prestar los primeros auxilios dentro de sus posibilidades.

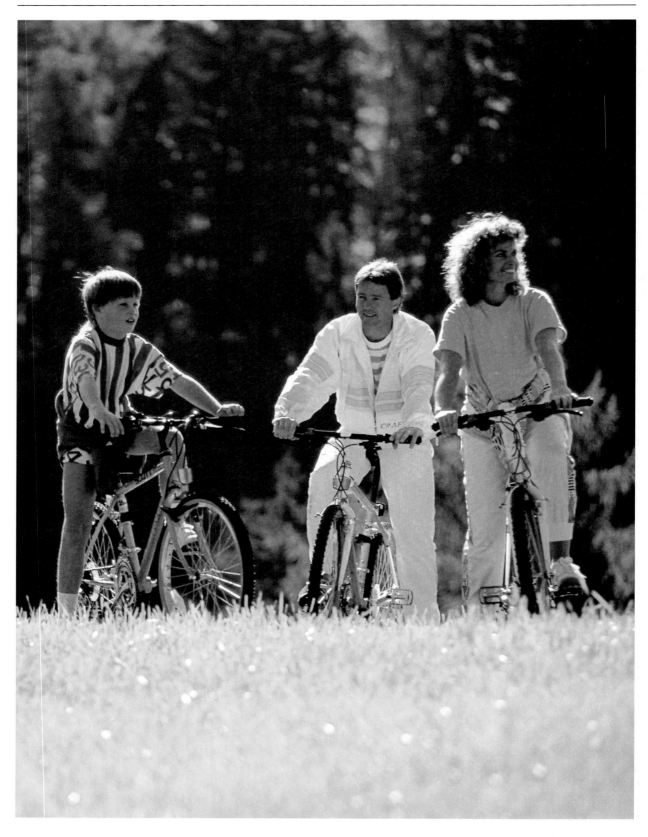

LA SALUD COMO OBJETIVO DE VIDA

Hoy en día, consideramos la salud y la enfermedad como un tejido de relaciones psicosomáticas y psicosociales.

«Salud para todos en el año 2000» es el ambicioso objetivo de la Organización Mundial de la Salud (OMS). Con este programa se lanza una llamada a todos los pueblos de la tierra para que aumenten sus esfuerzos en la «asistencia médica primaria» de cada uno de sus habitantes.

En 1948 la OMS dio una **definición de salud**, que la describe como «el estado de completo bienestar físico, psíquico y social». Con ella se estableció un cambio: el concepto de enfermedad no puede seguir reduciéndose al «trastorno funcional» de un órgano. Alcanza mucho más a toda la persona dentro de su inconfundible historia vital, con relaciones vitales felices o desgraciadas, con trabajo o sin él, con esperanzas y temores, posiblemente con sentimientos de culpa o con sueños no satisfechos.
Por otra parte, la definición de la OMS también ha creado una ilusión. Como si realmente la salud sólo pudieran conocerla las personas con un «bienestar completo». Así pues, ¿quién puede considerarse realmente sano (de forma duradera)? ¿No es cierto que todo hombre tiene que cargar con su propia «mochila», su pequeña o gran «cruz»? Existen muchos motivos para la pérdida del bienestar. Podemos citar sólo algunos de ellos, como podría ser una elección incorrecta del trabajo, una relación de pareja insatisfactoria, unos vecinos desagradables, unos compañeros de trabajo envidiosos, un período largo sin trabajo o problemas similares. ¿Debemos considerar a estas personas como no sanas? ¿Y cómo debemos clasificar a los millones de personas que viven en condiciones económicas y sociales desfavorables? ¿Queda limitado, con ello, el concepto de salud a las pocas personas afortunadas de los países modernos industrializados?
Indudablemente, las constantes humillaciones que una persona experimenta con ira en el ámbito familiar, en el de los estudios o en el del puesto de trabajo pueden hacerle enfermar. Las personas minusválidas, tanto si la minusvalía es leve como importante, lo tienen difícil para cumplir los requisitos de una definición moderna de salud. Así, los colegios médicos de algunos países europeos interpretan la salud como «la capacidad de rendimiento físico y psíquico del hombre, tanto individual como socialmente, que nace «de la unidad personal del bienestar subjetivo y del nivel de sobrecarga objetivo».

Las personas sensibles, socialmente débiles o minusválidas también deben tener su lugar en el círculo de la salud.

¿Qué nos puede aportar la sanidad pública?

Los avances de la **medicina moderna** son indiscutibles y obvios para todo el mundo. Algunas enfermedades infecciosas se han podido erradicar, por ejemplo, la viruela. Mediante la vacunación sistemática se han reducido significativamente otras infecciones, como la poliomielitis infantil, el sarampión o la tos ferina. Actualmente, con la moderna técnica médica se puede llevar a cabo una exploración completa del cuerpo «con obtención de imágenes», y gracias a la ecografía, a la tomografía computerizada o a la tomografía de resonancia magnética se pueden detectar pequeñas alteraciones del organismo.
Con la ayuda de los modernos procedimientos terapéuticos puede alargarse muchos años la vida de pacientes que de otra manera estarían destinados a morir, por ejemplo, mediante el trasplante de un órgano. ¿No es cierto que al mismo tiempo la medicina moderna sugiere que todo enfermo se puede curar? ¿Y, con todos los esfuerzos para conseguir la salud con los procedimientos médicos, no queda en la cuneta la **cuestión de seguir un tipo de vida responsable**? Como representación de este problema nos encontramos por ejemplo con la relación triangular entre el médico, el seguro médico y el paciente. En cierta me-

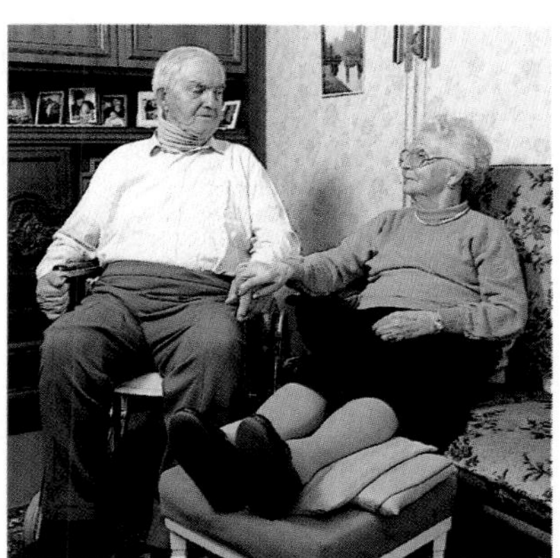

Con frecuencia son más importantes la entrega y la confianza de la pareja que los procedimientos terapéuticos empleados.

Muchas personas piensan que con el pago de su cuota al seguro pueden exigir su salud.

dida, el paciente descarga su responsabilidad y autodeterminación en el médico, que como especialista salvaguarda sus intereses para alcanzar la curación. El paciente compensa su autoinhabilitación con un elevado nivel de exigencia respecto del médico, de forma que con la ayuda del seguro exige del médico los correspondientes resultados. La implicación financiera del paciente tampoco supone ningún cambio profundo, sino más bien una **posición todavía más exigente frente al médico y la sanidad pública**. Muchas personas piensan que el pago de su seguro les da derecho a exigir su salud. Las necesidades y condiciones de vida de los enfermos crónicos y de los minusválidos, y especialmente las de los enfermos incurables, ancianos y enfermos terminales, no son suficientemente satisfechas por una sanidad pública que se basa en el **principio costes-necesidades**. Estas personas necesitan más y más cuidados y asistencia, consuelo y compañía, **características humanas** que, evidentemente, tienen poco lugar en una sociedad orientada hacia el rendimiento económico.

La dignidad en la vida de un hombre

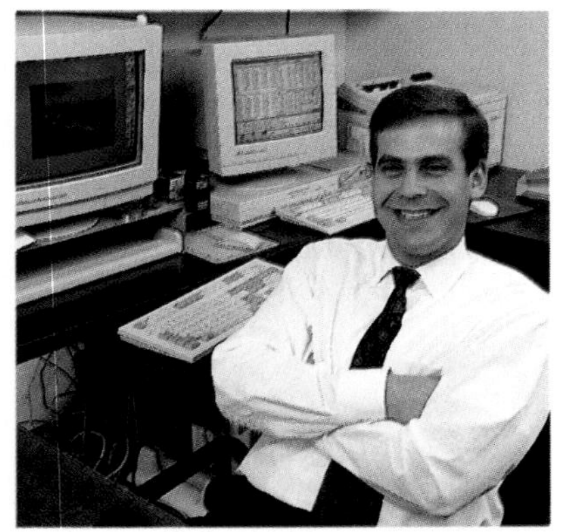

El hombre moderno debe vivir con muchos conflictos y aprender a superarlos sin caer enfermo.

El modelo del hombre sano parte de un esbozo abstracto e ideal de la imagen del hombre, que toma a la persona como objeto de su reflexión, en el que todo funciona, incluso sus relaciones con su entorno. Sin embargo, ya hemos visto en unos pocos ejemplos del día a día que ésta no es una imagen realista del hombre. Una persona que se ha impuesto como objetivo de vida «un modo de vida basado en un bienestar permanente» no debería exponerse a determinadas preocupaciones y problemas cotidianos como las agresiones ambientales, los conflictos interpersonales, entre otros. Pero éstos forman parte de la vida. No pueden evitarse. Al contrario, un hombre debe vivir con ellos y superarlos sin caer enfermo. A partir de ahí podría tenderse hacia un **nuevo concepto de la salud** que incluyera la capacidad de **dominar los conflictos**, que forman parte de la salud. El constante «toma y dame» que se da en un **grupo** familiar, de amigos, pero también laboral y social, constituye la base de una vida (convivencia) con sentido.

¿Qué significa en este contexto «sentido» o «dar sentido»? ¡Debe tratarse de algo más que necesidades recíprocas! ¿Cómo puede calcularse la felicidad de unos padres por su hijo en relación con el dinero? ¿Cómo puede medirse y expresarse en números la renuncia a un deseo personal por la disposición de ayudar a un amigo? ¿Cómo pueden funcionar los servicios de asistencia, sin alegría y disposición para ayudar, cuando se basan única y exclusivamente en la relación costes-necesidades?

En otras palabras: ¿no existe una atmósfera familiar enferma cuando los padres se quejan constantemente de la carga que representa su hijo? ¿No es enfermiza una amistad en la que la disposición de ayudar la practica sólo uno de los integrantes en lugar de ambas partes? ¿No provoca enfermedad un mundo laboral que exige productividad sin tener para nada en cuenta al hombre y al medio ambiente?

Cuando la presión es menor y las personas se sienten motivadas y autodisciplinadas en relación con su propia salud, el número de enfermos disminuye espectacularmente (en el sobrepeso, en los fumadores, en el alcoholismo, en la problemática de las dependencias). Aunque no sólo por ese motivo, parece indispensable que en la medicina y en la política sanitaria no se tome como punto de partida para cualquier reflexión posterior el antagonismo abstracto entre salud y enfermedad, sino su interrelación recíproca real.

En nuestra sociedad de consumo, con frecuencia se confunde el afán de disfrutar cada día más de la vida con la calidad de vida.

Bajo el punto de vista de una comunidad básica, deberían considerarse conjuntamente las personas sanas y las enfermas, las minusválidas y las no minusválidas. Y así, si consideramos a cada persona según sus experiencias vitales o según el objetivo de su plan de vida, será posible concederle su **individualidad** y, en contraposición a otras personas, también su **idiosincrasia**, teniendo en todo momento presente su personalidad. Esto excluye, naturalmente, una jerarquía y clasificación arbitrarias en personas de «valor elevado» y de «valor escaso».

Toda persona es única e irrepetible, no sólo como individuo biológico sino también como personalidad humana.

Desde este punto de vista, cada persona entra en la vida desde un punto de partida distinto, y alcanza distintos espacios de desarrollo y acción, que deben cumplir sus objetivos de vida. Y así también se entiende cuánto necesita cada persona a sus semejantes, independientemente de que esté sano o enfermo, minusválido o no; naturalmente, con diferencias graduales aunque no sustanciales.

Dar sentido a la vida en cualquier situación

Si bien no debe entenderse como realista el que se considere el **concepto de salud** como sinónimo de «bienestar completo», sí se plantea la cuestión de encontrar una definición de salud que se aproxime a la realidad. Según lo dicho hasta el momento, debería considerar la **relación con el prójimo**, la capacidad de influencia del propio entorno y la **capacidad de dar sentido a nuestra propia vida**.

La cuestión del sentido de la vida humana no encuentra respuesta en la autorrealización, sino en la propia comunidad humana.

Según estas reflexiones, puede describirse la salud como «la disposición y la capacidad de trazar nuestra vida, con sus correspondientes limitaciones y dependencias, en unión con el prójimo, e influir positivamente sobre las condiciones de vida modificables en interés de la humanidad» (Hans Grewel).

Esta definición incluye a los enfermos crónicos y a las personas minusválidas que se hallan en situación de conducir su vida teniendo en cuenta su enfermedad o su incapacidad, cualquiera que ésta sea. También tiene en cuenta a las personas jóvenes fuertes y productivas, que separan activamente su espacio vital y su espacio laboral, bajo condiciones variables. Según esta definición, el ganar en capacidad de sufrimiento, en ganas de vivir o en confianza puede favorecer la salud. La resignación y la autocompasión pueden dar paso a la enfermedad.

La pregunta sobre el sentido de la vida o bien sobre dar sentido a la vida se relaciona con la **pregunta de para qué se instaura la salud**, para qué se debe mantener y reforzar la salud. Básicamente, el planteamiento de estas cuestiones no es distinto para las personas minusválidas y enfermas que para las personas sanas y no minusválidas. Tanto los unos como los otros experimentan una crisis vital, por ejemplo, como consecuencia de una enfermedad, un accidente o la muerte de una persona querida, en relación con el sentido de la vida. En una situación de conflicto como ésta, debe evidenciarse si la persona afectada por esta crisis también parece perder el sentido de su propia vida o si sigue manteniendo la esperanza de dar un sentido a su vida.

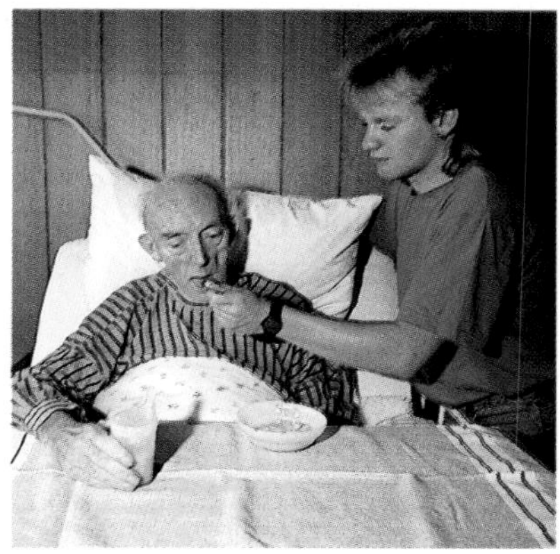

La sanidad pública como institución se encuentra sobrepasada cuando se trata de brindar compañía a los ancianos, a los que necesitan de cuidados o a las personas que sufren. En este contexto entra en juego la solidaridad enérgica, que no puede pagarse con dinero, a pesar de que debe ser convenientemente apreciada.

Así pues, debemos afirmar: ni la salud ni la enfermedad por sí mismas tienen un sentido. Tampoco podemos decir que una enfermedad como tal aporte un sentido o destruya una esperanza. En principio sólo nos permite la consideración de si el afectado le ve o no un sentido a su vida. El sentido no sigue a la enfermedad, sino a la persona que está en una situación que le supone una determinada limitación. De la misma manera, una persona sana que conoce sus limitaciones debería cuestionarse el sentido de para qué o para quién quiere reforzar y mantener su salud.

¿Son los niños una alegría o una carga? La sociedad humana sólo es productiva cuando hay solidaridad entre las generaciones.

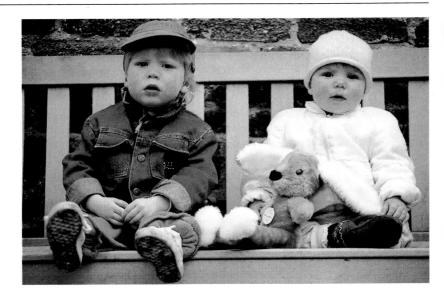

HACIA EL SIGLO QUE VIENE: POBLACIÓN Y ESPERANZA DE VIDA

Actualmente, el crecimiento de la población se produce casi exclusivamente en los países en vías de desarrollo.

El hombre no vive exclusivamente para sí mismo. Sano o enfermo, forma parte de la población y de sus cifras concretas y composición. El desarrollo en cifras de la **población mundial** se está convirtiendo en un problema acuciante. En el año 1800 la población mundial era aproximadamente de mil millones de personas. Actualmente la Tierra tiene prácticamente seis mil millones de habitantes. La población mundial aumenta diariamente alrededor de veinte mil personas. Por otra parte, el proceso de crecimiento se produce de forma absolutamente desigual. Mientras que los países altamente industrializados presentan un crecimiento muy pequeño o incluso inexistente de la población, los países en vías de desarrollo, en cambio, presentan un claro aumento. En África, Asia y Sudamérica se observa un aumento especialmente importante de la población, es decir, precisamente allí donde a muchos les falta de todo.

El problema de la población

La responsabilidad del hombre en los países desarrollados es especialmente importante.

Por lo menos existen signos alentadores que indican que, cada día más, se reconoce que el desarrollo demográfico mundial constituye un problema global de gran trascendencia. Las dificultades que se derivan de su control hacen necesario que los países industrializados de elevado desarrollo se conciencien y se responsabilicen de ello.

España tiene alrededor de 40 millones de habitantes. La distribución de la población según el sexo en cada uno de los grupos de edad es distinta. El mayor número de varones que se observa en el momento del nacimiento disminuye en la edad adulta. A los sesenta años se llega a cifras iguales entre ambos sexos. En los años sucesivos se produce un predominio progresivo de las mujeres frente a los varones. Esto se debe a la mayor mortalidad de los varones en todos los grupos de edad. Cuantos más años pasan tanto mayor es el predominio de las mujeres.

En edades superiores a los 75 años hay el doble de mujeres que de hombres.

En la población existe, grupo tras grupo de edad, una continua imbricación de las generaciones. Ésta es una importante premisa para el desarrollo y la estabilidad de la sociedad humana. Además, la edad desempeña un papel muy importante en la relación de los hombres con su entorno. El tener en cuenta la edad es de especial importancia, dado que prácticamente todas las circunstancias referentes a la población se relacionan de forma predominante por la edad.

La edad desempeña un papel muy importante en la relación de los hombres con su entorno natural y social.

La **estructura por edades** de la población de España presenta ciertas características que se evidencian en la así llamada pirámide de edades. Como árbol de la vida o pirámide de edades se entiende la representación gráfica de la estructura por edades de una población, en forma de un diagrama de columnas. Este diagrama, dependiendo de los datos demográficos, tiene forma de pirámide (de ahí su nombre), de campana, de cebolla o incluso de conífera.

A lo largo del siglo XX, el **árbol de la vida** de España ha experimentado importantes cambios. Las principales causas de ello las encontramos en el descenso de natalidad. En el árbol de la vida actual, la inestable distribución de cada una de las edades no es de difícil lectura. No siempre se encuentra el esperado retroceso de las cifras de población que acompaña al aumento de edad. Es sorprendente el aumento de las mujeres en las zonas de edad avanzada. La **pirámide de edades** descansa sobre una base relativamente estrecha, ya que las cifras anuales de nacidos vivos retroceden o como mínimo se estancan.

Pirámide de edades de los españoles en 1960 y 1995, así como el desarrollo estructural previsible para el año 2020.

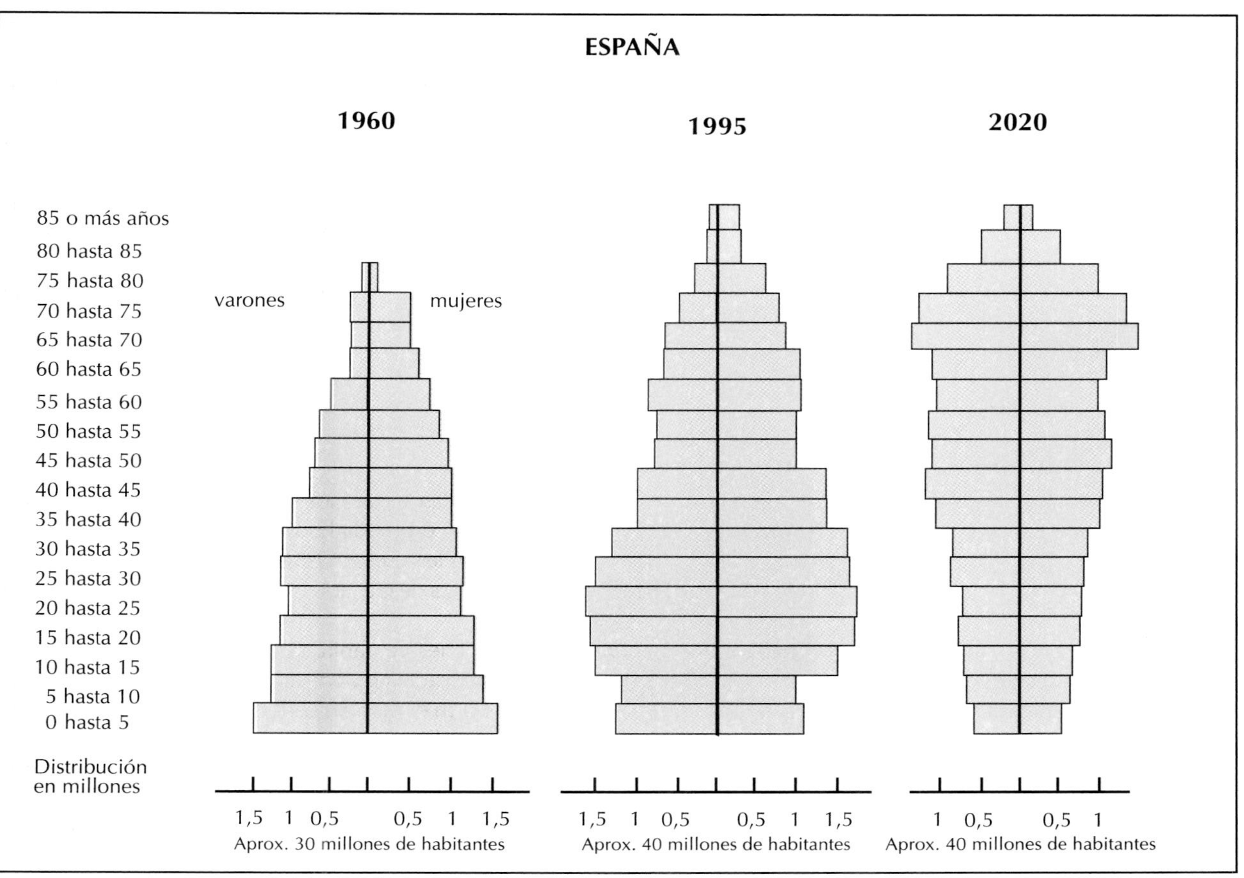

El envejecimiento de la población queda especialmente manifiesto por el elevado número y la alta proporción de personas de edad avanzada. Por este motivo, los especialistas en demografía prevén también para el futuro un retroceso del desarrollo de la población en los países industrializados.

Estructuración de la población por edades y morbilidad

La desequilibrada estructuración por edades de la población es especialmente manifiesta por el elevado número y la alta proporción de **personas de edad avanzada**. Actualmente, en España existen algo más de cinco millones de personas de 65 años de edad; de esta cifra, alrededor de dos millones son varones y tres millones, mujeres. Así, la proporción de personas de 65 años o mayores alcanza cerca del 14 % de la totalidad de la población. Por el contrario, la proporción de la población de menos de 15 años es sorprendentemente pequeña, con aproximadamente un 19 %.

Las personas de edad avanzada tienen con frecuencia varias enfermedades crónicas que conllevan importantes **requerimientos asistenciales**. Y por este motivo, una gran proporción de las personas de edad avanzada provocan problemas médicos y sociales a la sociedad. Desde el punto de vista médico y de la sanidad pública este hecho tiene múltiples consecuencias. Sobre todo se produce una transformación que agrava las relaciones de los enfermos con la población en general (estructura de morbilidad), así como un aumento de las exigencias de la asistencia médica y social. Aumenta el número de enfermos y de personas que necesitan cuidados, así como la duración de esta asistencia y la utilización de los recursos.

La morbilidad (la relación de los enfermos frente a toda la población) viene determinada cada día más por las personas de edad avanzada. Con frecuencia se trata de una multimorbilidad, es decir, frecuentemente una persona anciana sufre simultáneamente varias enfermedades.

El número y la frecuencia de **nacimientos vivos** es de especial importancia para el desarrollo futuro de la población. En España se prevé que en un futuro inmediato se producirán aproximadamente 350.000 nacimientos por año. Como regla general es válido que el número y frecuencia de nacimientos presenten una tendencia descendente, incluso en ocasiones (como en los años setenta) pueden registrarse retrocesos más importantes. Esta tendencia puede observarse desde los inicios de nuestro siglo. Todos los esfuerzos realizados, mediante medidas estatales, para modificar esta tendencia no han tenido éxito. En España, un desarrollo de la población de estas características repercutirá incluso en los primeros decenios del siglo XXI, momento en que la población de menos de 15 años representará el 15 % y la población de más de 60 años será más del 20 %.

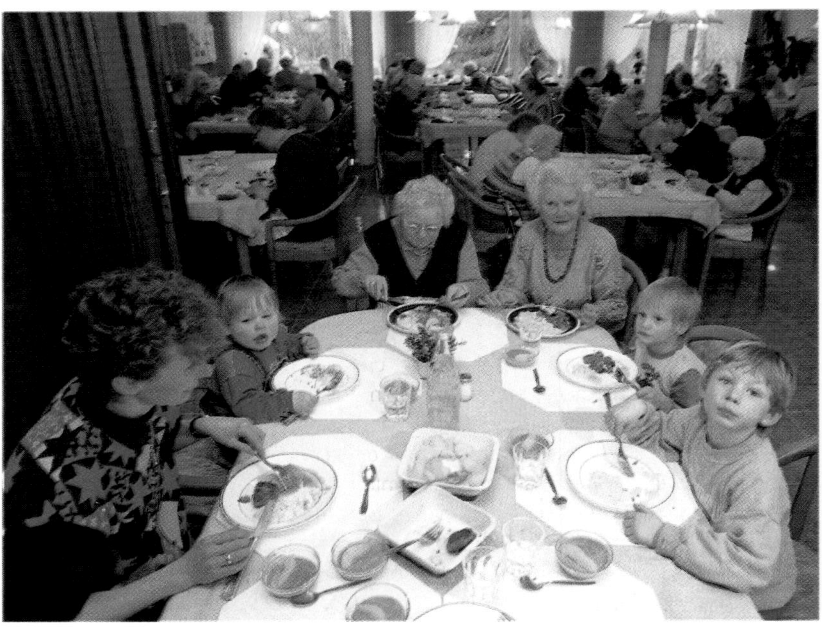

Tres generaciones sentadas alrededor de una misma mesa. Prácticamente una octava parte de la población española tiene más de 65 años, mientras que el número de jóvenes decrece progresivamente. ¿Quién cuidará de ellos cuando envejezcan?

El **tiempo de vida** del hombre, como el de cualquier ser vivo, es limitado. En España se registran anualmente alrededor de 450.000 muertes. Para la relación numérica entre la cifra de muertes y la cifra de la población (mortalidad) existen legislaciones estadísticas bien definidas. Inmediatamente después del nacimiento, la **mortalidad** es, en un principio, relativamente elevada (como ocurre nuevamente a los 60 años), a partir de ahí desciende rápidamente hasta la edad entre los 10 y los 15 años, donde alcanza su mínimo. Seguidamente, la mortalidad asciende nuevamente de forma continua a medida que aumenta la edad, con un ritmo creciente, es decir, a cada año de más la mortalidad es superior a la de la edad inmediatamente anterior. Por otra parte, la mortalidad de los hombres es siempre superior a la de las mujeres, es decir, existe una mortalidad superior de los varones. Así pues, existe un determinado escalonamiento estable de la cifra de muertes y de la mortalidad según la edad. Desde el punto de vista de la familia, la mortalidad es menor en las personas casadas que en las solteras, y es mucho más elevada en los viudos y divorciados.

En España mueren anualmente 450.000 personas; en contrapartida, se registran sólo alrededor de 350.000 nacimientos.

Desde el punto de vista de la familia, la mortalidad es menor en las personas casadas y mucho más elevada en los viudos y divorciados.

Las causas de muerte más frecuentes

Los datos sobre las causas de muerte son significativos aunque difíciles de calcular y valorar, sobre todo porque en general las causas que la determinan son variadas, y las circunstancias que la acompañan con frecuencia dificultan la determinación. Por regla general, aproximadamente el 90 % de las muertes se engloban en estos cinco grupos, que son las causas más frecuentes:

1. Enfermedades del sistema cardiocirculatorio.
2. Cáncer (tumores).
3. Consecuencia de accidentes.
4. Enfermedades del sistema respiratorio.
5. Enfermedades del sistema digestivo.

Las consecuencias de accidentes se encuentran en el tercer lugar de las causas más frecuentes de muerte.

Por lo general, hoy en día, las causas de muerte dominantes son las enfermedades crónicas y las enfermedades no infecciosas. Su proporción en los casos de muerte podría incluso aumentar, ya que la esperanza de vida de la población aumenta y, en consecuencia, son más las personas que alcanzan una edad avanzada.

Esperanza de vida

La esperanza de vida constituye el número de años que una persona de una determinada edad vivirá todavía, en relación con la media de los datos de mortalidad existentes. La esperanza de vida se muestra como un indicador útil del estado de salud de la población y de la capacidad de la sanidad pública. La **esperanza media de vida** en el momento del nacimiento es especialmente significativa.
La esperanza media de vida en los países industrializados ha aumentado claramente; en el siglo XX este crecimiento está entre los 20 y los 30 años.
La esperanza de vida media en algunos países desarrollados como Japón, Francia, España, Suecia, Suiza y Alemania es aproximadamente de 76 años para los

La esperanza de vida puede utilizarse como baremo para valorar el estado general de salud de una población o la calidad de su sanidad pública.

La esperanza media de vida en los países industrializados ha aumentado claramente; en el siglo XX este crecimiento está entre 20 y 30 años.

varones y de 81 años para las mujeres. En España prácticamente se podría haber doblado en los últimos 120 años. No obstante, debe tenerse en cuenta que la esperanza de vida a partir de los 50 años sólo ha aumentado de forma muy moderada. En otras palabras: al aumentar la edad se enlentece el ritmo del aumento de la esperanza de vida.

Por otra parte, **en todos los grupos de edad, la esperanza de vida media de las mujeres sobrepasa a la de los hombres**; la diferencia es de una magnitud de cinco a diez años y tiene una tendencia al alza. Todavía no se dispone de una explicación satisfactoria de este hecho.

El envejecimiento de la población

Tendencia en España:

- *Disminución de la tasa de natalidad.*
- *Disminución del número de hijos por familia.*
- *Aumento del número de personas de edad avanzada que han sobrepasado la edad laboral.*

El envejecimiento de la población se ha convertido en un suceso demográfico central. Con esta definición se entiende un proceso cuya máxima expresión es el aumento de la proporción de los grupos de mediana y avanzada edad en el conjunto de la población. Este proceso se debe tanto al aumento de la esperanza de vida como al descenso de la fertilidad. De esta manera, **la edad media de la población** aumenta y un mayor número de personas alcanzan edades avanzadas. Sin embargo, no se dispone de datos concluyentes sobre la posibilidad de alcanzar el límite superior de edad de la vida humana, que se sitúa alrededor de los 125 años. No obstante, puede partirse del hecho de que, en un futuro inmediato, cabe esperar un aumento del número y al mismo tiempo una proporción creciente de personas de edad avanzada en la población. Este proceso gana todavía mayor importancia si tenemos en cuenta que, al mismo tiempo, a edades avanzadas la proporción de personas económicamente activas, es decir, laboralmente productivas, en la población tiene tendencia a disminuir. Así, por ejemplo, entre los varones europeos entre 60 y 64 años de edad alrededor del 50 % siguen siendo económicamente activos, y a los 65 años o más sólo el 12 %. Esta creciente inactividad económica conlleva un aumento de la dependencia y de las sobrecargas psíquicas cuando aumenta la edad.

Etapas de la vida y enfermedad

En cada etapa de edad existen trastornos de la salud típicos de esa edad.

Desde el punto de vista de la relación de la edad con la morbilidad disponemos de conocimientos consolidados. Por regla general es válido que aproximadamente a partir de los 15 años la frecuencia de la mayoría de enfermedades aumenta a medida que aumenta la edad, es decir, más o menos de forma paralela al curso de la mortalidad específica de la edad. Persisten desviaciones características para determinados diagnósticos, como es el caso de las enfermedades infecciosas y cutáneas, pero tienen poca influencia sobre la relación global. Principalmente por este motivo, **con el envejecimiento de la población se produce un aumento de la frecuencia de las enfermedades**, así como del resultante aumento de la frecuencia de asistencia. Generalmente, más allá de los 50 años se dan varias enfermedades (**multimorbilidad**).

Al aumentar la edad aumenta la frecuencia de las enfermedades, y también el consumo de medicamentos.

La juventud está ligada a una menor frecuencia de enfermedades pero presenta un elevado riesgo social (accidentes y drogadicción). Al llegar a la edad adulta, aumenta la frecuencia de enfermedades.

El **consumo de medicamentos** también está en estrecha relación con la estructuración por edades y por sexos de la población. En general puede observarse que el consumo de medicamentos aumenta al hacerlo la edad, de la misma manera que en cada grupo de edad el consumo es superior en las mujeres que en los hombres.

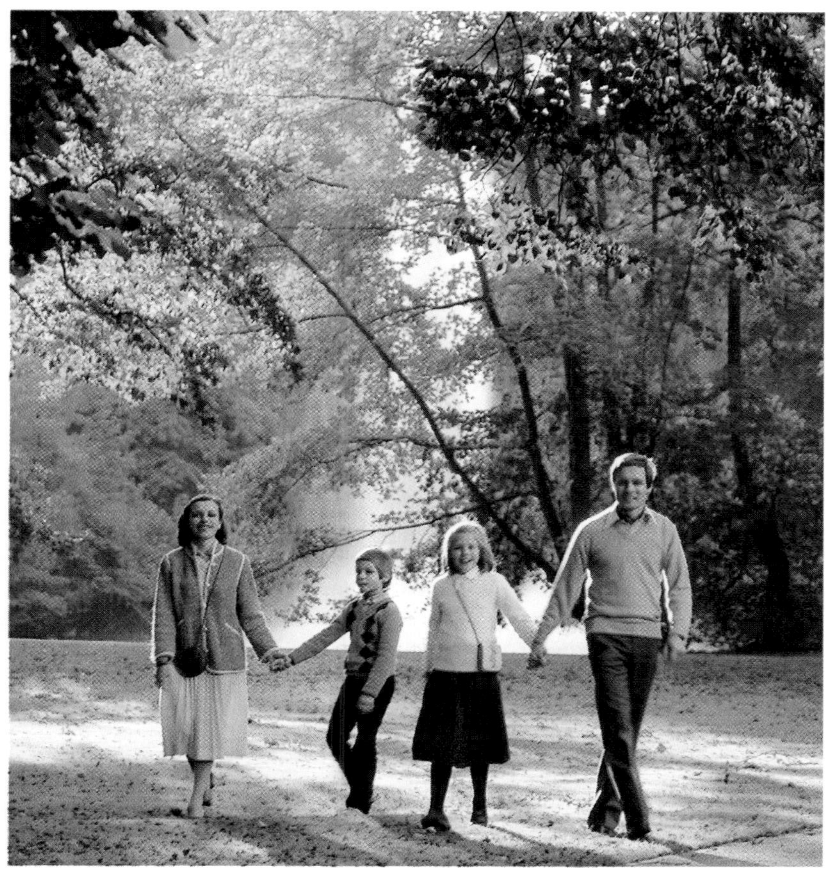

En todas las épocas y en todas las culturas, los lazos familiares estrechos y el cariño han favorecido el desarrollo emocional y personal armónico de la siguiente generación.

LA FAMILIA EN LA SOCIEDAD MODERNA

En todas las épocas y en todas las culturas, los estrechos lazos familiares y el cariño han favorecido el desarrollo emocional y personal armónico del niño. Muchos pueblos de África y Asia que viven en contacto con la naturaleza conviven en uniones familiares relajadas; los padres tienen un comportamiento espontáneo con sus hijos, y los parientes cercanos les ayudan en su educación. Este comportamiento evita las tensiones familiares. Los niños mayores y los jóvenes también toman parte en la educación de sus hermanos más pequeños. Los más mayores protegen, enseñan e influyen sobre los niños más pequeños. Estas estrechas relaciones entre hermanos pueden disminuir los sentimientos de rivalidad entre ellos. Todos los componentes de la familia colaboran en su sustento y se incluyen en la vida familiar.

Considerada desde un punto de vista histórico, la familia ha sido siempre el núcleo de la sociedad humana.

Principales funciones de la familia

En la **gran familia** conviven varias generaciones y su existencia se basa en la división del trabajo en un espacio limitado. Por el contrario, una sociedad de consumo altamente industrializada ha conllevado la **separación cada vez mayor entre el mundo del trabajo y la vida familiar**, la estructura y la función de la familia han variado de forma importante. Los realistas hablan de una crisis o incluso de una destrucción de la familia tradicional.

En la gran familia conviven varias generaciones y su existencia se basa en la división del trabajo en un espacio limitado.

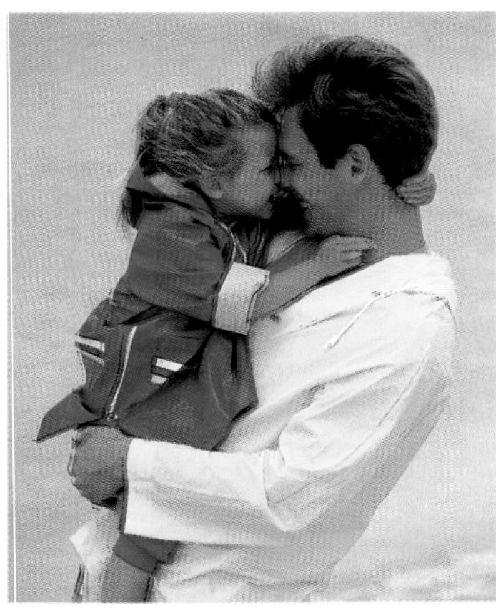

Cada día más los padres toman parte en la educación y cuidado de los hijos, dejando atrás la repartición tradicional de los papeles.

Originalmente las principales funciones de la familia eran:

- La concepción y nacimiento de la descendencia.
- La situación social y educación de los hijos.
- La producción y el consumo general en el seno de la familia.
- La seguridad económica de los componentes de la familia.
- La función intelectual-cultural y emocional.

Mediante la concepción y nacimiento de los hijos, la reproducción asegura la **conservación de la especie humana**. La relación entre el hombre y la mujer encuentra en este hecho su justificación biológica. Pero no sólo se trata de traer un niño al mundo, sino también de introducirlo en la sociedad humana. En la actual sociedad industrial, el niño juega un papel importante. Posiblemente, una razón para ello sea el hecho de que existen muy pocos niños, y que la mayoría de las familias tienen sólo uno, máximo dos hijos.
Las elevadas exigencias laborales hacen problemática la compatibilidad de la vida laboral y la vida familiar. Tradicionalmente, el hombre disfruta de mejores premisas para cumplir con las exigencias del mundo laboral. Relativamente pronto, hace ya más de 60 años, encontró su autorrealización y su notoriedad.
La estructuración de la vida de las mujeres se basó principalmente en el contexto de la familia. Los niños permanecían en casa, bajo su custodia, aproximadamente hasta su escolarización. La demora o interrupción de varios años de una ocupación laboral excluía prácticamente su reincorporación a un mundo laboral altamente competitivo. Con el tiempo creció la **pretensión de las mujeres y madres de realizarse tanto personal como laboralmente**. Sobre estos hechos escribe el sociólogo Franz Xaver Kaufmann: «La orientación laboral adulta entra en conflicto con la orientación familiar, la sobrecarga de los hijos parece cuestionar la relación de pareja, y especialmente conlleva la relajación de la obligación cultural del matrimonio y la liberalización general de las formas de vida, entrando más en juego las variables de decisión individual».

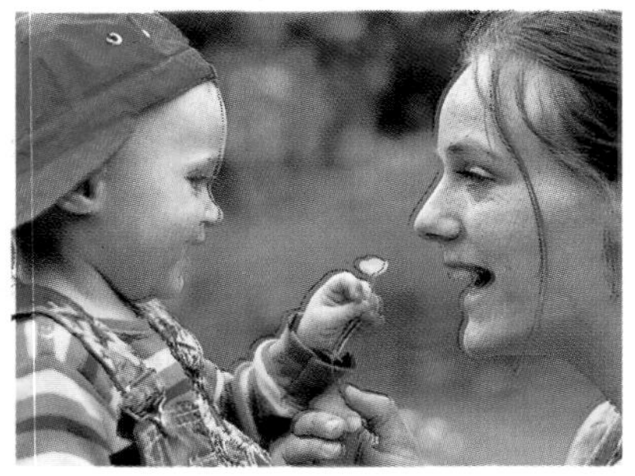

La madre y el hijo recorren la vida juntos. El número de madres que educan solas a sus hijos ha aumentado de forma importante.

De hecho, en el período más activo de la vida del hombre, entre los 20 y los 40 años, **la familia se ha convertido en una fase efímera de la vida**, en la que se puede esperar un período anterior y uno posterior. Podría hablarse de una camaradería después de la paternidad en el nido vacío.

Matrimonio y familia

Es muy indicativo que la familia tradicional se encuentre en crisis o que incluso se dirija hacia su destrucción.

Para el concepto democrático occidental, el hombre tiene la libertad y el derecho de decidir sobre sí mismo y sobre su plan de vida. Este derecho ha sido cimentado tanto para el hombre como para la mujer hace tiempo. Esta elección libre también concierne al hecho de si una persona quiere casarse o no, si quiere formar una familia o no, si quiere tener hijos o no. Y de esta manera, siguiendo con las múltiples opiniones, deseos y decisiones de una persona, se llegó a una **pluralización de las formas de vida**.

La familia comprendida dentro del concepto de familia nuclear (padre, madre, hijo) se presenta con diversas variantes, como:

- convivencia extramatrimonial,
- convivencia prematrimonial,
- convivencia posmatrimonial o
- educación por un solo miembro (generalmente la madre).

Con la pluralización de las formas de vida cambian también las estructuras familiares. El número de familias tradicionales disminuye, en tanto que proliferan las estructuras similares a la familia.

La multiplicidad de formas de convivencia en una sociedad similar a la familia no significa, necesariamente, que estas formas de vida estén en contraposición con el concepto de familia, ni la disolución completa de la familia, sino que representa un **nuevo patrón de convivencia**.
Tampoco se pueden menospreciar los peligros de este tipo de relaciones relajadas. Principalmente son el resultado de la incompatibilidad entre la vida laboral y familiar, de la doble sobrecarga, que cada vez con mayor frecuencia afecta sobre todo a la mujer, de una paternidad rechazada o no realizada, así como de los perjuicios económicos que sufren las familias con hijos.
Unas palabras sobre el **divorcio**. La elevada proporción de casos de divorcio en numerosos países industrializados parece justificar que se cuestione el futuro de la familia. Sin lugar a dudas, la elevada cuota de divorcios es impresionante y es el reflejo de una gran diversidad de razones y problemas. Sin embargo, no se debe obviar el hecho de que un gran porcentaje de los matrimonios se consolidan, aunque con ello no se demuestra su armonía.

Tras un divorcio, el niño debería mantener su acceso ilimitado a ambos progenitores.

El **hijo de un matrimonio divorciado** merece nuestra máxima atención. Generalmente, se le perjudica por el hecho de vivir en una familia incompleta. Las tensiones de un divorcio, que frecuentemente duran años, también representan con frecuencia una sobrecarga externa para el desarrollo emocional del niño, que será tanto mayor cuanto más sensible sea su carácter y su fase de desarrollo.
Si a los niños no se les deja de lado, sino que ambos progenitores los aceptan y los respetan sincera y abiertamente, un divorcio tendrá muy pocos efectos negativos sobre el niño. En este sentido, la no limitación del acceso temporal, espacial y emocional del niño en relación con ambos progenitores tiene un papel decisivo.
El problema de la pérdida completa de la familia puede solucionarse mediante una familia de acogida o adoptiva. En este contexto existen las correspondientes regulaciones legales.

Familias con niños minusválidos

Finalmente, debe tratarse el problema de las familias que tienen a su cargo un niño minusválido. La sociedad actual impone a cada progenitor elevadas exigencias cuando se trata de la educación de un niño minusválido. **Sin la colaboración de los padres, la inserción no tiene prácticamente ninguna posibilidad de éxito**. Sin embargo, la sobrecarga crónica que soporta esta familia por este motivo sólo pueden comprenderla aquellos que han vivido una situación similar. Las familias con componentes enfermos, minusválidos o que necesitan cui-

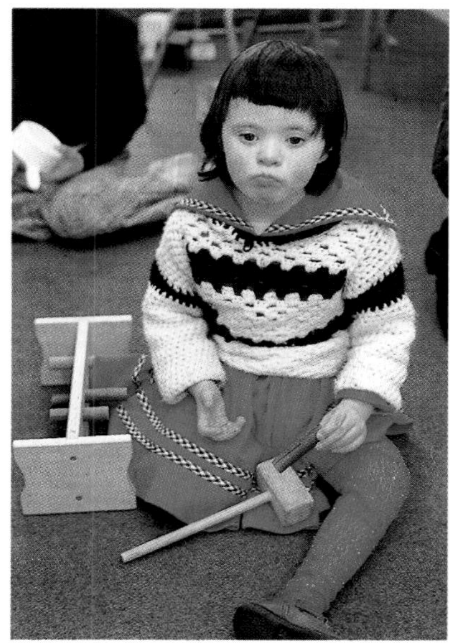

Los padres arrastran grandes sobrecargas materiales y emocionales en el cuidado e inserción de los niños minusválidos.

La sociedad y todos nosotros debemos hacer más para proteger a las familias con un miembro enfermo, minusválido o que necesita cuidados.

dados viven bajo importantes demandas emocionales, tensiones corporales y sobrecargas económicas; **una sociedad humana (¡humanizada!) debe protegerlos**. Tanto si los componentes de la familia están sanos, enfermos, incapacitados o son de edad avanzada, la familia o estructuras de la sociedad similares a la familia constituyen su «microcosmos», en el que deberían sentirse acogidos, apoyados y atendidos. El deber de la sociedad debe ser el de asegurar las premisas necesarias para una vida familiar intacta incluso entre varias generaciones.

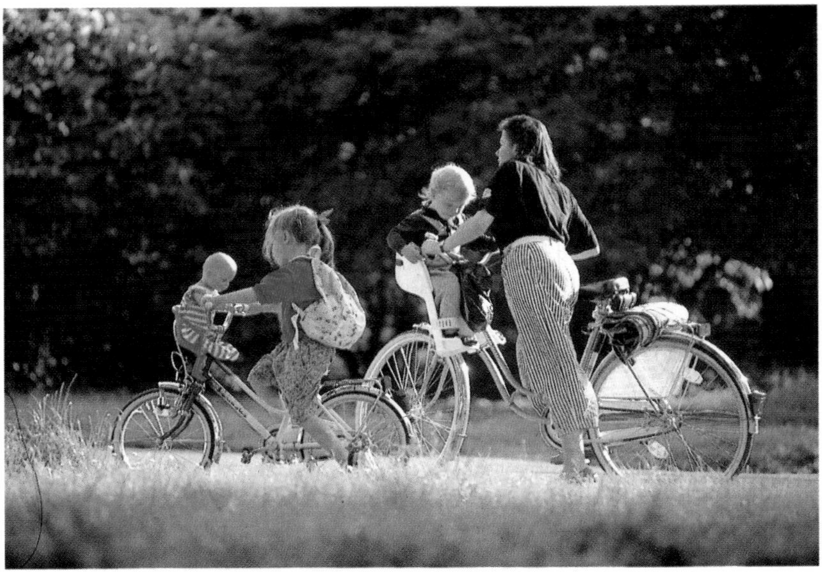

Las elevadas exigencias profesionales hacen difícil para muchas mujeres la compatibilidad entre la vida laboral y la familiar. Con frecuencia, sólo durante las vacaciones queda tiempo para la felicidad y necesidades de los niños.

EL INDIVIDUO Y LA SOCIEDAD

Nuestra sociedad tiende hacia una creciente individualización.

No hay duda de que somos testigos de una tendencia general hacia la individualización. Cada vez más las personas desean realizarse, buscar su sentido de la vida y el cumplimiento de su plan de vida individual. La sociedad moderna, por así decirlo, obliga a este predominio del hombre individual, ya que debe superarse a sí mismo en su capacidad de rendimiento y de competitividad para avanzar en el terreno personal y profesional y tomar parte convenientemente en la sociedad del bienestar.

Los centros industriales y las grandes ciudades ofrecen posibilidades de éxito especialmente buenas. La elevada proporción de personas que viven solas en las grandes ciudades (más del 33 %) demuestra la **tendencia a la individualización**, que, por una parte, indica un elevado compromiso laboral, pero, por otra, permite la posibilidad del anonimato del individuo.

Las relaciones interhumanas, bajo la influencia de la oferta y la demanda, están determinadas cada vez más por una expectativa recíproca de beneficios.

La economía de mercado funciona de tal forma que nunca pueden darse los mismos compañeros en el mercado. Las desigualdades personales y estructurales conducen a la **acumulación de la riqueza en una parte y el empobrecimiento en la otra**. Como consecuencia de este hecho, son muchas las personas que no pueden aportar nada a la economía de mercado, ya que aún no son capaces o han dejado de serlo.

Así pues, ¿debemos tener miedo de una sociedad productiva deshumanizada y regida por una economía de mercado? En vista de los grandes problemas que la rodean, existen siempre dudas razonables sobre el no cumplimiento del plan de vida de un hombre. En nuestro mundo profesional y laboral el comportamiento sobrio y calculador de las personalidades jóvenes y dinámicas se considera como ejemplar y susceptible de éxito. Por ello, la comprensión, la solidaridad y el calor humano para con los demás con frecuencia se interpreta como una debilidad de carácter, que no está en concordancia con la dura realidad del éxito en el mundo laboral, sino más bien con la vida emocional de una familia (anticuada). Por este motivo, lo conveniente sería dirigir la mirada hacia los **patrones**, que junto con su capacidad productiva también alcanzan un elevado nivel de formación y cultural y que tienen una sensibilidad y comprensión sociales para con sus semejantes. Una **autorrealización unilateral y excesiva** es nociva para la sociedad y con frecuencia conlleva un aislamiento social, una «jaula de oro», a partir de la que ningún camino conduce a la verdadera amistad o al afecto profundo. El alto rendimiento en el trabajo nunca debe estar en contraposición con la sensibilidad social, sino que deben ir siempre unidos.

Una autorrealización unilateral y excesiva es nociva para la sociedad.

Solidaridad e intereses personales

La solidaridad de una persona puede *a priori* no considerarse como natural. Realmente aparece sólo allí donde efectivamente existe una necesidad recíproca, donde existe una **sociedad de intereses dependiente de la existencia**. A lo largo de la historia hay un gran número de ejemplos que avalan este hecho. Por ello, se consuma sin la menor dificultad un intercambio recíproco de necesidades entre pobres y ricos. Así pues, desde el punto de vista del éxito sólo existen dos posibilidades de un rendimiento social activo para los débiles: la primera sería una **demanda moral de ayuda**. Partiendo de la experiencia, las recolectas, la beneficencia, los grupos de autoayuda y movimientos similares pueden aliviar necesidades concretas y ofrecer un apoyo útil, pero sólo en campos pequeños y limitados. Y la segunda posibilidad sería una **legislación social estatal**, con un compromiso económico social para los grupos más débiles como pretensión legal. Las personas que necesitan protección reciben de hecho ayuda económica, pero lo que también necesitan con urgencia es tiempo y dedicación.

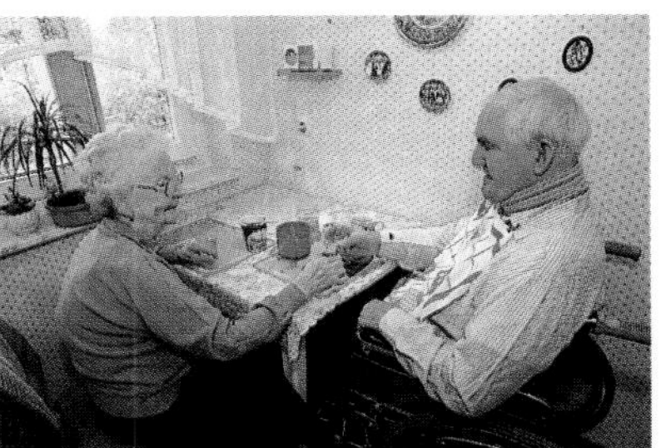

Muchas personas de edad avanzada no sufren necesidades materiales, pero frecuentemente los hijos y los nietos no encuentran el tiempo necesario para pasarlo con ellos.

Ayuda para la autoayuda

Afortunadamente, en nuestra sociedad moderna, tan preocupada por la productividad y los aspectos económicos, también encontramos numerosos **ejemplos de solidaridad**, de comportamientos altruistas individuales o de grupos con acciones de ayuda a todos los niveles. Sin embargo, existen no pocas opiniones que hay que tener en cuenta que temen que la tendencia moderna a la individualización sea expresión de un estilo de pensamiento y de vida basado en la inseguridad mundial. Estos críticos tampoco esperan ningún compromiso a través de la familia como sociedad solidaria, ya que ésta, en sus diversas variantes, persigue más el camino de las elevadas expectativas o de la autorrealización que otras cosas. Y es por ello que deben entrar en acción nuevas estructuras sociales. Todas ellas necesitan imperativamente un contexto legal sólido. Naturalmente, sólo podrán ser efectivas cuando se encuentren con personas que vean en su compromiso social el cumplimiento del sentido de sus vidas, en un contexto de solidaridad y disposición de ayuda. En este contexto, deben citarse sólo algunos ejemplos, como la ayuda entre vecinos, las iniciativas de autoayuda, las asociaciones de padres, etc. Estas personas consideran que **el individuo y la sociedad** no son conceptos contrarios que no pueden superponerse, sino que se pueden considerar y vivir como dos caras de una misma existencia humana.

La solidaridad no es una característica congénita del hombre, necesita aprendizaje y práctica.

El hombre se desarrolla como hombre y no para los hombres.

Desde la cuna hasta el sepulcro...

Las etapas de la vida

«Cada etapa de la vida responde a una determinada filosofía. El niño se muestra realista, ya que está tan convencido de la existencia de las peras y las manzanas como de él mismo. El adolescente, atormentado por el sufrimiento interno, debe tomar consciencia de sí mismo, presentirse: se transforma en idealista. El adulto tiene todos los motivos para convertirse en un escéptico; hace bien en dudar de si el medio utilizado para alcanzar el fin ha sido el correcto. Antes de actuar, mientras actúa tiene razón al mantener su mente abierta, para que más adelante no deba arrepentirse de una elección incorrecta. Sin embargo, el anciano se decantará hacia el misticismo. Se da cuenta de que tantas cosas parecen depender del azar: lo insensato funciona, lo sensato sale mal, la suerte y la mala suerte se asemejan inesperadamente; así es, así será, y el anciano se tranquiliza pensando en el que está, en el que estuvo y en el que estará.»

Etapas de la vida de J. W. Goethe

Cada etapa de la vida tiene sus determinados estímulos, pero también sus determinados problemas. Por esa razón es comprensible el sueño de la eterna juventud, aunque afortunadamente sólo es una ilusión.

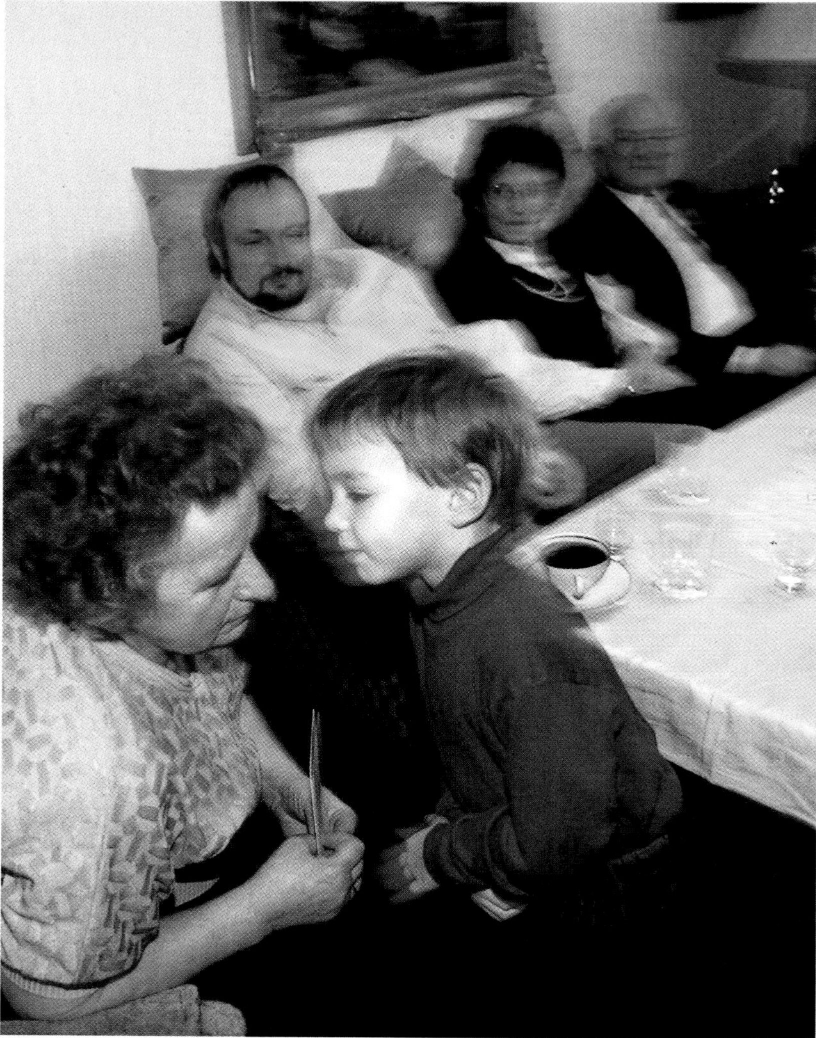

Una imagen poco frecuente: todas las generaciones están en armonía reunidas alrededor de la mesa familiar. Se pide consejo a los ancianos y se aprecia la actividad de los más jóvenes. Todos son útiles.

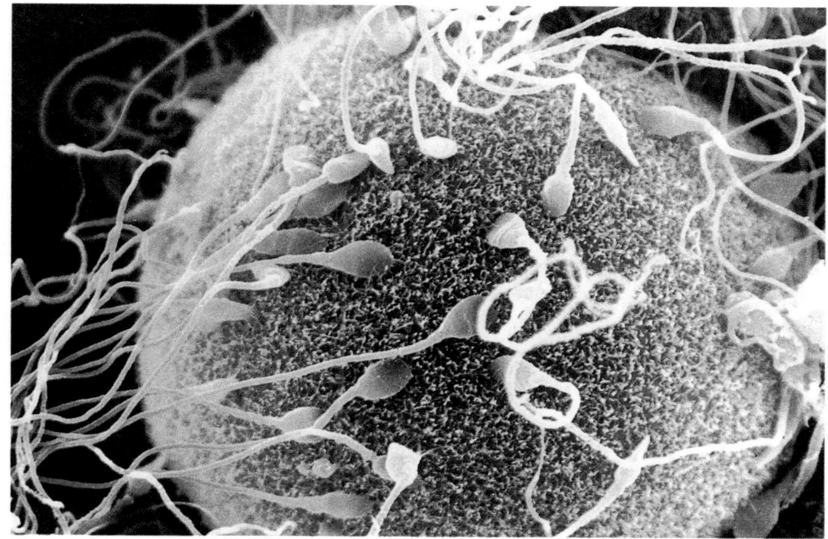

Empieza una vida. Sólo uno de los muchos espermatozoides penetra en el núcleo de un óvulo y lo fecunda.

EL DESARROLLO PRENATAL

«Podemos describir bajo muchos aspectos el milagro de que a partir de la unión de dos células germinales, por regla general, se desarrolle, en todas sus posibilidades corporales, mentales y emocionales, un individuo independiente, completo, funcionalmente activo y único; podemos explicarlo como procesos parciales, pero no podemos comprenderlo en su totalidad.»

Hinrichsen, 1990

El verdadero deseo de tener un niño es la primera y más importante premisa para una relación padres-hijo llena de amor.

Una y otra vez, ante el nacimiento de un niño nos enfrentamos al maravilloso acontecimiento de que esa personita se ha desarrollado en tan sólo 280 días a partir de dos células diminutas. Para que este desarrollo se lleve a cabo, son decisivos el deseo de la madre o de ambos padres de tener un hijo y el evitar las influencias nocivas durante el período prenatal.
Antes del contacto sexual, la pareja debería estar necesariamente de acuerdo en su **deseo de tener el niño**; en este contexto se hace imprescindible el conocimiento de las medidas anticonceptivas, que lo proporcionan las consultas matrimoniales, sexuales o familiares. La concepción constituye una decisión responsable que deben tomar ambos componentes de la pareja, teniendo en cuenta todas sus consecuencias y que previamente debería discutirse en profundidad.

Toda pareja debería conocer los métodos anticonceptivos antes de mantener relaciones sexuales.

El desear un niño: el niño deseado

El desear un niño significa decir sí a una aceptación, un parto y una compañía cuidadosa hasta la adolescencia o la juventud. La falta de aceptación del niño después de su concepción puede comportar graves o muy graves consecuencias: tras el parto le faltará el amor y la dedicación; si se realiza una interrupción del embarazo se apagará su existencia. ¡El aborto no es un método anticonceptivo! No obstante, la aceptación del niño puede producirse también durante el embarazo, y después del parto puede ser un elemento conductor para una relación madre-hijo feliz. El embarazo no sólo produce cambios en el plano corporal, sino también en el estado emocional de la mujer.

¡El aborto no es un método anticonceptivo!

El desarrollo prenatal de un niño puede dividirse en tres fases:

- *Fase de blasto: desde la fecundación hasta la tercera semana.*
- *Fase embrionaria: desde la cuarta semana hasta el tercer mes.*
- *Fase fetal: desde el cuarto mes hasta el nacimiento.*

La **fecundación** del óvulo femenino por el espermatozoide masculino tiene lugar en la trompa de Falopio. Una vez el huevo ha sido fecundado inicia su migración y anida en el endometrio. A partir de ahí empieza la división celular, de forma que en pocos días alcanza el estado de mórula. Este blastocito se desarrolla rápidamente hasta formar una esfera hueca.
En la **fase embrionaria**, que sólo dura unas semanas, se esbozan todos los órganos. Todo el desarrollo potencial de los distintos órganos, de las distintas características individuales de la nueva persona estará contenido en la carga genética de las dos células germinales, ya que sólo podrá desarrollarse a partir de la información preexistente (información genética).

Los órganos se desarrollan en la etapa prenatal siguiendo un plan temporal constante y conocido, al que nos podríamos referir como **calendario de determinación**. Las eventuales noxas, como infecciones, radiaciones o medicamentos, actúan sobre el embrión allí donde tiene lugar el máximo desarrollo en el momento en que se produce, por ejemplo, de la tercera a la quinta semana, en el corazón, de la cuarta a la octava semana, en los ojos o de la sexta hasta la novena semana, en el paladar, etc. El momento del estímulo negativo es decisivo. Las noxas que actúan en los primeros tres meses de gestación tienen una acción determinada independientemente de la causa. Se conocen muchas influencias nocivas; posiblemente existe todavía un gran número que hasta el momento no

Fases críticas del desarrollo prenatal. Los períodos de especial sensibilidad están marcados en rojo (según K. L. Moore).

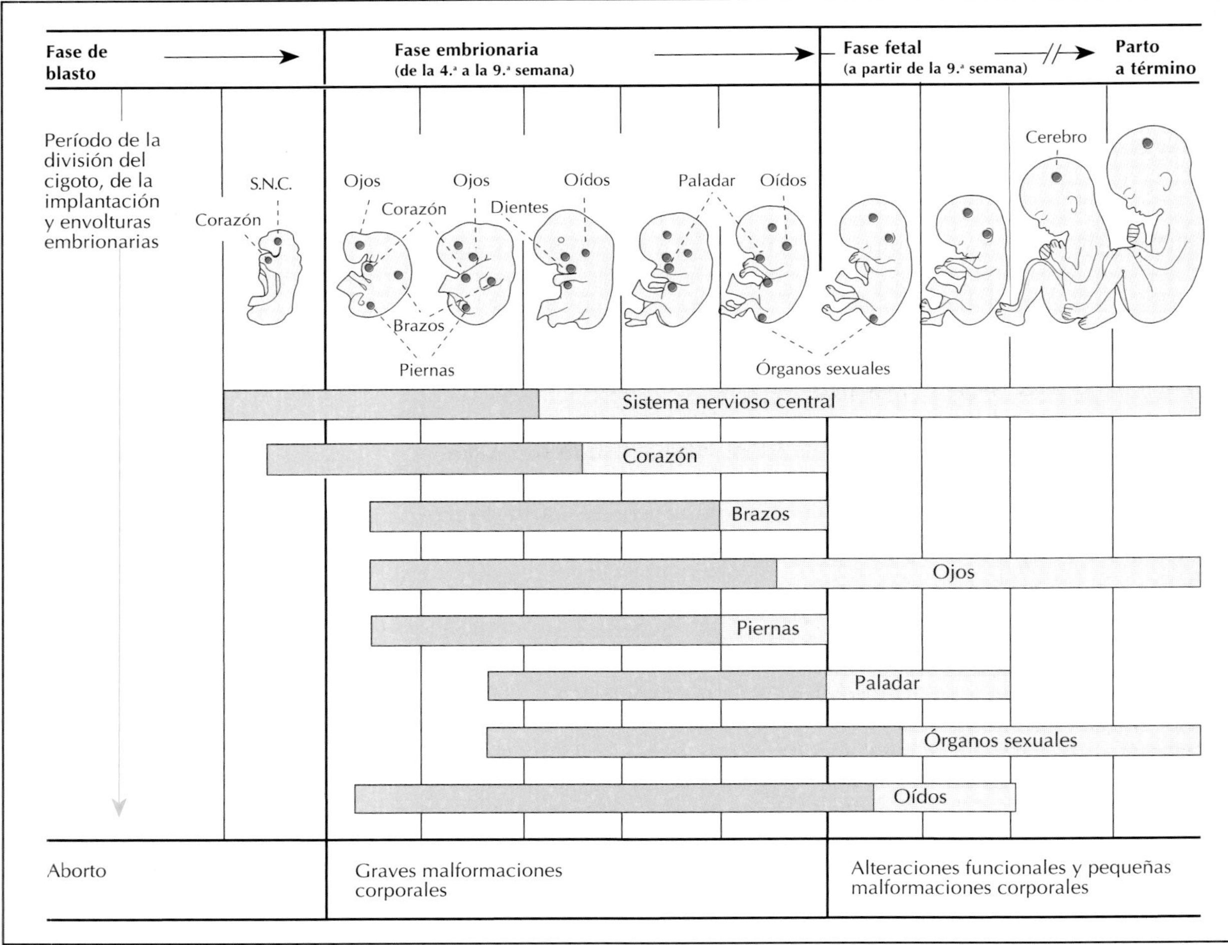

se ha descrito. Hay algunas noxas que se encuentran en el límite, y que especialmente al principio del embarazo pueden ser peligrosas para el desarrollo del niño:

Noxas que pueden ser peligrosas especialmente durante los primeros meses de gestación:

- *Infecciones.*
- *Radiaciones ionizantes.*
- *Enfermedades metabólicas de la madre.*

En este sentido, la nicotina, el alcohol y las drogas desempeñan un papel especialmente peligroso. Deben evitarse necesariamente durante el embarazo si se desea traer al mundo un niño sano.

Diagnóstico prenatal

Mediante los procedimientos exploratorios modernos, actualmente es posible seguir el desarrollo de un niño en el vientre de su madre y realizar un diagnóstico precoz de las desviaciones patológicas. La mayor parte de estos métodos son inocuos tanto para la madre como para el niño, por lo que pueden repetirse con relativa frecuencia. En este contexto debe mencionarse especialmente la **ecografía**. Con la ayuda de este método puede controlarse el crecimiento intrauterino y vigilarse el desarrollo prenatal.
Cuando se sospecha la existencia de una alteración del desarrollo prenatal, la embarazada o los futuros padres y el médico pueden ponerse de acuerdo para realizar un **diagnóstico prenatal** especial.

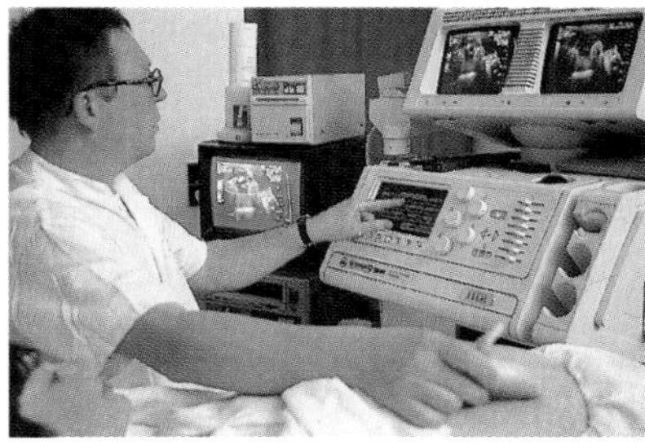

Mediante la ecografía puede controlarse regularmente el crecimiento y desarrollo del futuro niño sin que exista ningún peligro ni para la madre ni para el niño.

Los motivos más frecuentes para realizar una exploración de este tipo son los siguientes:

- Preexistencia de patologías congénitas en la familia (por ejemplo, enfermedades sanguíneas, distrofia muscular, fibrosis quística o procesos similares).
- Aparición de alteraciones cromosómicas en la familia (síndrome de Down).
- Hijos de la pareja muertos anteriormente bajo la sospecha de una patología hereditaria o de una alteración cromosómica.
- Edad avanzada de la madre (más de 35 años).
- Edad de ambos progenitores por encima de la media (suma de los dos superior a 80).
- Deseo expreso de los padres (o de la embarazada).

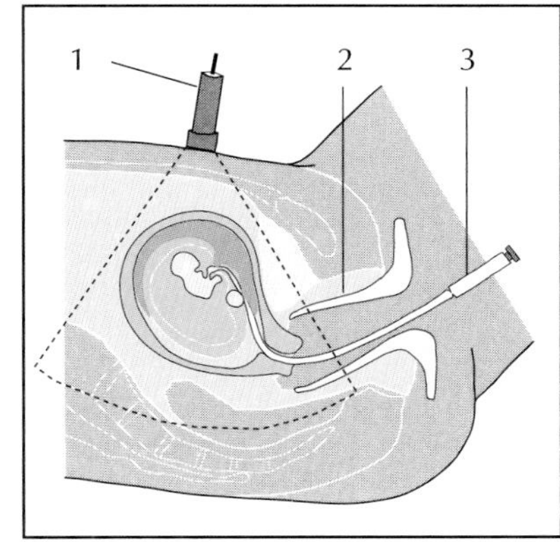

Representación esquemática de una aspiración coriónica transcervical. La operación se realiza bajo control ecográfico. Cabeza de ultrasonidos (1), colposcopio (2), catéter (3).

En estos casos se extraerá una muestra del **tejido coriónico**, a partir del que se forma la placenta, o bien una pequeña cantidad de **líquido amniótico**. También es posible un examen del niño a través de una **fetoscopia** (*véase* también capítulo «Fecundación, embarazo y parto», página 570). Las exploraciones permiten obtener una información exacta sobre determinadas malformaciones y sobre si las células del futuro niño presentan una dotación cromosómica normal (46) y si cuentan con una dotación enzimática funcionante. El riesgo de una exploración de este tipo es supuestamente pequeño, siempre que la realicen médicos experimentados en un centro especializado. Naturalmente, siempre se debe sopesar cuidadosamente la urgencia de la cuestión que se quiere aclarar teniendo presente el riesgo del método. Al **ponderar este riesgo** también debe asesorarse

El desarrollo del comportamiento humano empieza en el vientre materno y durante la gestación hace avances sorprendentes.

sobre la consecuencia que aparece en perspectiva si se produce un hallazgo patológico, es decir, **la interrupción del embarazo**. Sólo en casos excepcionales es posible la corrección quirúrgica de malformaciones importantes.

Por lo general, ante un hallazgo patológico del diagnóstico prenatal, la interrupción del embarazo permanece como única opción cuando los padres no se deciden explícitamente por el alumbramiento de un niño enfermo. Es obvio que el médico no puede dejar solos a los padres ante una elección tan difícil.

La **etapa fetal** se caracteriza por el crecimiento y la maduración funcional de todos los órganos. En este período, el desarrollo correcto depende esencialmente de una buena función de la placenta, responsable de la alimentación y metabolismo del feto.

Se dispone de notables conocimientos sobre **el desarrollo prenatal del comportamiento**, amparados por unas sorprendentes observaciones.

En la octava semana embrionaria ya puede reconocerse el chupeteo del pulgar con reflejo de succión; en la undécima semana, los dedos ya son capaces de cerrarse con el tacto de la palma de la mano (o bien los dedos de los pies con el tacto de la planta del pie); en la duodécima semana ya pueden observarse reacciones de parpadeo; en la decimoséptima semana los estímulos sonoros (campana, bocina, música) provocan reacciones motoras; a partir de la vigésimo segunda semana el feto traga el líquido amniótico; a partir de la vigésimo octava semana existe un verdadero ritmo sueño-vigilia. Los prematuros muy inmaduros de 28 semanas de gestación pueden oír, ver y oler. En las últimas semanas de gestación el futuro niño puede tranquilizarse más fácilmente con las cariñosas palabras de su madre que con voces extrañas.

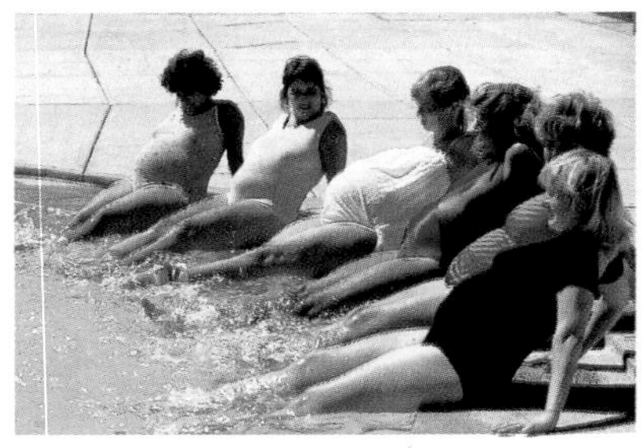

En programas especiales, las embarazadas se preparan para el parto sin dolor.

Durante el período fetal también hay noxas que pueden actuar sobre el niño y provocarle lesiones. Sin embargo, sus reacciones muestran con frecuencia una enfermedad fetal relacionada con la causa, por ejemplo, reacciones hepáticas por infecciones, etc. Generalmente se trata de las mismas noxas que también pueden provocar lesiones durante los primeros meses de embarazo.

El niño prematuro, que nace antes de las 37 semanas de gestación, es absolutamente viable; sin embargo, necesita determinadas condiciones ambientales y asistenciales. El prematuro especialmente inmaduro y de bajo peso necesita para su supervivencia sana una unidad de cuidados intensivos neonatal, en la que trabajan médicos experimentados (neonatólogos) y enfermeras con formación en pediatría intensiva, con la utilización de las técnicas más modernas.

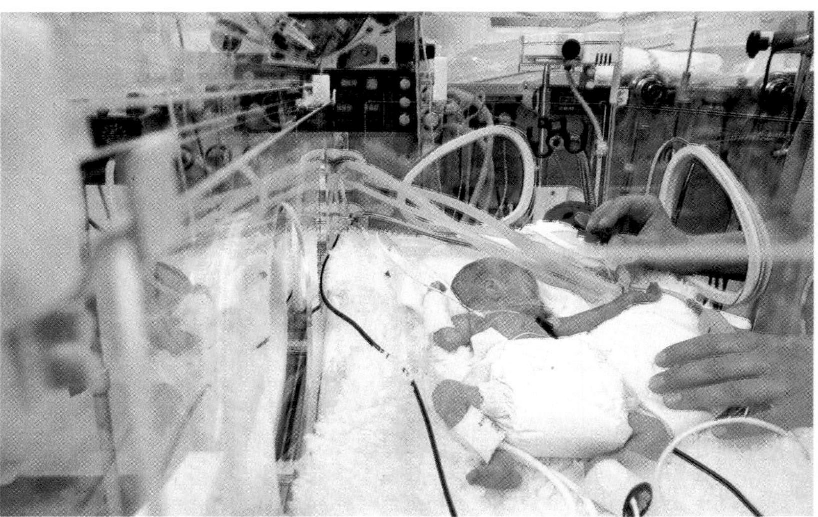

Los prematuros especialmente inmaduros y de bajo peso también tienen buenas probabilidades de supervivencia cuando les tratan neonatólogos experimentados en un centro de cuidados intensivos neonatal.

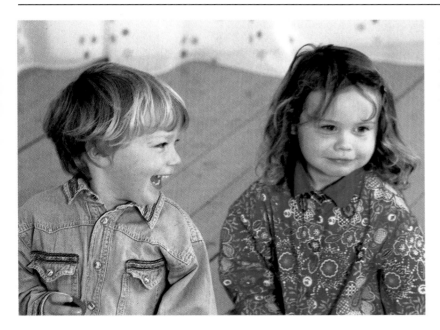

Los niños no son pequeños adultos. Sin embargo, necesitan la relación con personas adultas que, comprendiendo su condición de niños, les acompañan y les ofrecen cuidados, seguridad y estimulación afectiva.

LA INFANCIA

En la cumbre mundial de la UNICEF, en septiembre de 1990, más de setenta jefes de estado y de gobierno hicieron la solemne promesa de instaurar, desde su ámbito de responsabilidad, las medidas necesarias y oportunas para erradicar la desnutrición masiva, las enfermedades evitables y el analfabetismo hasta el año 2000. El programa unificado será inspeccionado por las Naciones Unidas y se controlará regularmente —un signo de esperanza para los niños de la tierra.

En todo el mundo, millones de niños sufren hambre, persecución y peligrosas enfermedades. ¿Traerá consigo el próximo milenio un signo de esperanza para ellos?

Cada niño nace dentro del seno de su familia. El íntimo contacto corporal precoz entre la madre y el niño, inmediatamente después de su nacimiento, tendrá un elevado significado emocional para la necesidad mutua de intercambio. La madre toca las manos y el cuerpo de su hijo recién nacido, acaricia cariñosamente la cara del neonato. En cierta manera mantiene una primera conversación directa con su hijo cara a cara. Por su parte, el niño respira una sensación visible de tranquilidad cuando capta, sobre el pecho de su madre, el latido cardíaco y la voz, que le resulta sumamente familiar por su experiencia prenatal.

El nacimiento de la familia

Durante la lactancia crece un contacto especialmente íntimo entre la madre y el niño. Sin embargo, con el nacimiento del niño no se establece sólo esta relación madre-hijo, a la que también podemos referirnos como **díada madre-hijo**, sino que mediante la inclusión del padre debe establecerse necesariamente una relación a tres, que representa la verdadera base para el **«nacimiento de la familia»**. Muy pronto, los padres se darán cuenta de que su hijo, en período de crecimiento, no es un adulto pequeño. En los primeros años de vida es cuando más necesita del amor y los cuidados de los padres. No sólo necesita alimentos, ropas y vivienda. Un niño necesita sobre todo dedicación, contacto y estimulación afectiva.

El nacimiento de un niño supone simultáneamente el nacimiento de una familia.

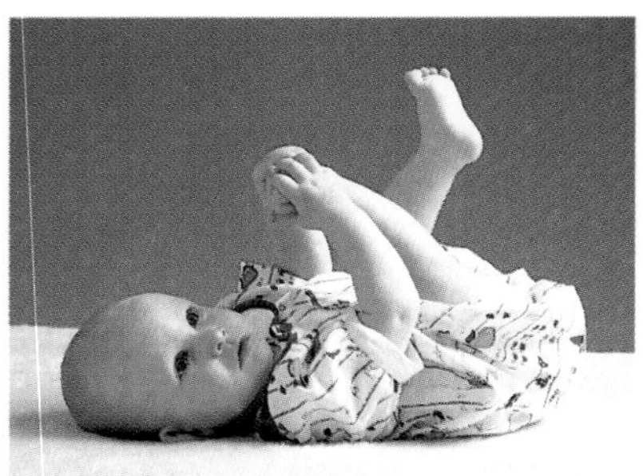

A los tres o cuatro meses el niño estira los brazos y empieza a coger cosas.

El desarrollo de un niño no se produce de forma lineal, sino más bien a empellones. Por ejemplo, el niño crece mucho más rápido en los dos primeros años de vida y en la pubertad que en otras etapas.

Períodos del desarrollo infantil

El desarrollo de un niño no se produce de forma lineal, sino más bien a empellones. Por ejemplo, el niño crece mucho más rápido en los dos primeros años de vida y en la pubertad que en otras etapas. La tabla muestra esquemáticamente las etapas de un niño.

Etapas de desarrollo biológico (funcional)	Edad	Etapas de desarrollo a efectos administrativos (cronológicas)
Pubertad	hasta 16 años	edad escolar superior
Prepubertad	hasta 14 años	edad escolar media
Infancia tardía	hasta 10 años	edad escolar básica
Infancia	hasta 5 años	edad preescolar
Primera infancia	hasta 3 años	jardín de infancia
Lactante	hasta 1 año	lactancia
Período neonatal (funcional)	hasta 28.º día	
	hasta 7.º día	período neonatal (internacional)
	nacimiento	

La representación gráfica de la página 45 muestra la así llamada transformación infantil que tiene lugar durante el período de crecimiento. Mediante la introducción de los valores de medición en una curva predefinida de los valores normales pueden observarse de forma inmediata las desviaciones de la normalidad. Este tipo de curvas se conoce como curvas percentil, porque dan la frecuencia relativa (porcentaje) del valor normal.

Los órganos del cuerpo también alcanzan su tamaño y función definitivos a velocidades bien diferenciadas. El crecimiento longitudinal y el aumento de masa (aumento de peso) de un niño quedan mejor representados gráficamente. Mediante la introducción de los valores de medición en una curva predefinida de los valores normales pueden observarse de forma inmediata las desviaciones de la normalidad. El valor de medición puede encontrarse, por ejemplo, a nivel del valor normal más frecuente para esta edad (50 %) o a nivel de los límites superior o inferior (tercera potencia).

Este tipo de curvas se conoce como **curvas percentil**, porque dan la frecuencia relativa (porcentaje) del valor normal. La curva percentil 1 (somatograma I) nos da el crecimiento longitudinal según la edad y los correspondientes momentos de control (U1 hasta U9); en la segunda curva percentil (somatograma II) se introducen la talla y el peso corporal, con el fin de valorar la masa corporal, no en relación con la edad sino con la talla. No obstante, los valores están sometidos a importantes oscilaciones individuales y familiares. Por este motivo, los padres no deben dejarse influir por la aparición de mediciones desviadas, sino que deben visitar a un pediatra que les ayude a diferenciar entre las variaciones de la normalidad y una desviación que precisa ser estudiada. Existen sencillas reglas empíricas para la valoración de la talla y el aumento de masa de un niño sano, que se exponen resumidamente en las siguientes tablas. Sólo sirven como orientación general, y bajo ningún concepto pueden generalizarse. Las desviaciones hacia arriba o hacia abajo pueden ser normales.

Reglas empíricas para el aumento de peso y el crecimiento longitudinal del niño sano.

Regla empírica para el crecimiento longitudinal de un niño sano:

Nacimiento		50 cm
1.er año de vida	aprox. 50 % más	75 cm
3.er año de vida	aprox. 25 % más	100 cm
6.º año de vida	aprox. 20 % más	120 cm

Regla empírica para el aumento de peso de un niño sano:

Nacimiento		3 kg
1.er año de vida	(se triplica)	9 kg
2.º año de vida	(se cuadruplica)	12 kg
3.er año de vida	(se quintuplica)	15 kg
6.º año de vida	(aprox. 50 % más)	22 kg

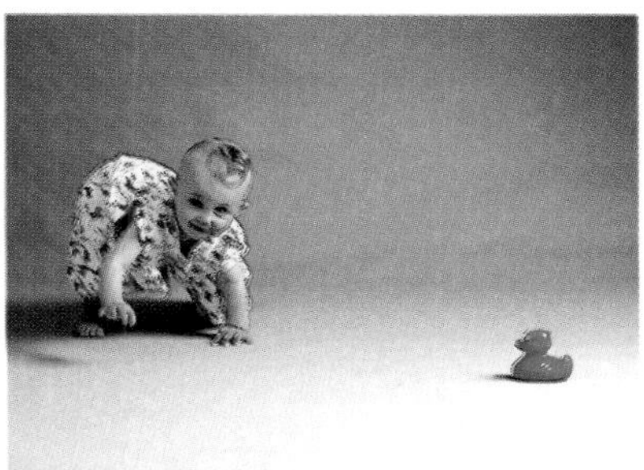

Aproximadamente a los nueve meses el niño empieza a desplazarse hacia delante gateando.

Si se quiere hacer completamente comprensibles los períodos de desarrollo de un niño, no sólo es necesario diferenciar las etapas de la vida, sino también el **plano de desarrollo funcional**.

Naturalmente, el desarrollo de un niño constituye un proceso complejo, que abarca la personalidad del **niño en su conjunto**. No obstante, para una mejor comprensión conviene estudiar por separado el desarrollo motor (estatomotor) hasta la adquisición de una marcha y control del cuerpo correctos, el desarrollo psicointelectual hasta adquirir el lenguaje y la facultad intelectual, así como el desarrollo social o del comportamiento hasta la personalidad plena y la solidaridad social.

El desarrollo estatomotor

El desarrollo de las funciones motoras se produce esencialmente con independencia del entorno, como consecuencia de un patrón humano general heredado. Podría decirse que se produce a partir de un impulso interno. La **necesidad de explorar y la curiosidad del niño** son estímulos que le impulsan en su desarrollo. Durante los primeros días y semanas un neonato yace en una posición encorvada, comparable a su posición en el vientre materno. El desarrollo empieza desde la cabeza y sigue hacia las piernas: en primer lugar, alrededor de las seis semanas mantendrá la cabeza; seguidamente, a los tres o cuatro meses estira los brazos hacia los objetos que se le pongan delante y, finalmente, a los seis u ocho meses estirará las piernas para mantenerse de pie.
La postura y la marcha bípedas, al principio inseguras y más adelante progresivamente más seguras, aparecen junto con un estiramiento de la columna vertebral: se ha alcanzado el paso erecto típico del hombre.

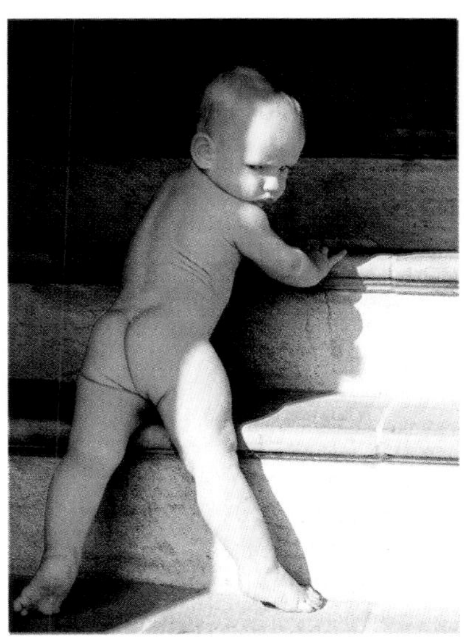

Se han realizado los primeros, todavía tambaleantes, pasos; se ha alcanzado el paso erecto.

Necesidades básicas del niño:

- *de sentirse saciado,*
- *de contacto y*
- *de actividad.*

Desarrollo psicointelectual

En el desarrollo psicointelectual del niño, las **influencias ambientales** desempeñan un papel decisivo. Sin embargo, se sabe que los aspectos hereditarios también son importantes para determinadas aptitudes. El trato con el niño, ya desde su nacimiento o incluso durante el embarazo, tiene una influencia decisiva sobre el desarrollo psíquico armónico. Como se sabe, todo niño tiene unas necesidades biológicas básicas que si se satisfacen conllevan su bienestar, pero que si no se satisfacen dan paso a una sensación de malestar.

Un lactante comunicará llorando su sensación de hambre y sed. Una vez esté saciado, se dormirá contento. Este mismo lactante, en la mitad de su primer año de vida, dará a conocer la felicidad que le proporcionan los cuidados de su madre a través de la mímica y los gestos. Alrededor del octavo mes de vida, muchos lactantes contemplan a las personas extrañas con clara reserva y se apartan, se «extrañan». En el segundo año de vida, la curiosidad y el interés vencen el miedo por el entorno extraño. Al aumentar la edad aumenta también la necesidad de autonomía. El lactante más mayor, y aún más el niño pequeño, quiere participar activamente en la vida familiar. Todo el mundo conoce el «orden» de una habitación infantil, que el mismo niño crea. Deben evitarse los **peligros de accidente** unidos a estas actividades: se pueden estirar los manteles junto con los líquidos calientes.

La siguiente tabla muestra de forma resumida el crecimiento psicointelectual durante el desarrollo del comportamiento de un niño sano:

Fase	**Edad**	**Función**
Fase de contacto elemental	Neonato	Se tranquiliza mediante caricias o lactancia
	Sexta semana	Descubrimiento del rostro humano, seguimiento con la mirada de objetos en movimiento (fijación)
	Tercer mes	Sonrisa, «llama» a la madre mediante la modulación del llanto
Fase de dar/recibir	Octavo mes	Se alegra ante los conocidos, defensa frente a los extraños como expresión del pensamiento
Fase de descubrimiento	Primer año de vida	«Conquista» del entorno inmediato
	Segundo año de vida	Orientación espacial, creciente necesidad de movimiento, comportamiento egocéntrico activo
Clasificación en grupos sociales	Tercer año de vida	Orientación yo-tú, comienzo de la comprensión de los papeles

El **lenguaje** tiene una importancia primaria en el contacto interhumano, que se halla estrechamente ligado al desarrollo del pensamiento a largo término. En las primeras etapas de la lactancia, el niño sólo es capaz de mantener las impresiones y las vivencias durante unos pocos minutos. A la edad de un año, la capacidad de percepción se alarga ya hasta alrededor de dos semanas. Al finalizar el segundo año de vida, el llamado **pensamiento a largo término** permite el almacenamiento de informaciones durante algunos meses. Sólo a finales del cuarto o a principios del quinto año de vida está completamente formado el pensamiento a largo término que abarca toda la vida. Cabe destacar que el pensamiento y el lenguaje se desarrollan conjuntamente.
Otra premisa importante para el aprendizaje del lenguaje es la **capacidad auditiva**. Un niño con trastornos auditivos no entiende el lenguaje de las personas con las que se relaciona, por lo que no puede imitarlas. En un niño sano, el número de palabras que entiende y que dice (el llamado vocabulario pasivo y activo) aumenta rápidamente. La tabla de al lado así lo muestra.

Aumento del vocabulario en la infancia

Edad *año; mes*	***Número*** *de palabras*	***Aumento*** *(Cifra)*
0;10	*1*	
1;0	*3*	*2*
1;6	*22*	*19*
2;0	*272*	*250*
2;6	*446*	*174*
3;0	*896*	*450*
3;6	*1.222*	*326*
4;0	*1.500*	*278*
4;6	*1.870*	*370*
5;0	*2.072*	*202*
5;6	*2.289*	*217*
6;0	*2.562*	*273*

Desarrollo social

Denominamos **socialización** al establecimiento de relaciones interhumanas. Esencialmente se produce en los primeros seis años de vida y, para ello, una premisa importante es la existencia de un desarrollo corporal y psíquico sano. Un entorno de **amor, comprensión** y el entorno que se crea como **consecuencia** es la condición determinante para un desarrollo social óptimo.

Desarrollo corporal entre uno y 18 años de edad.

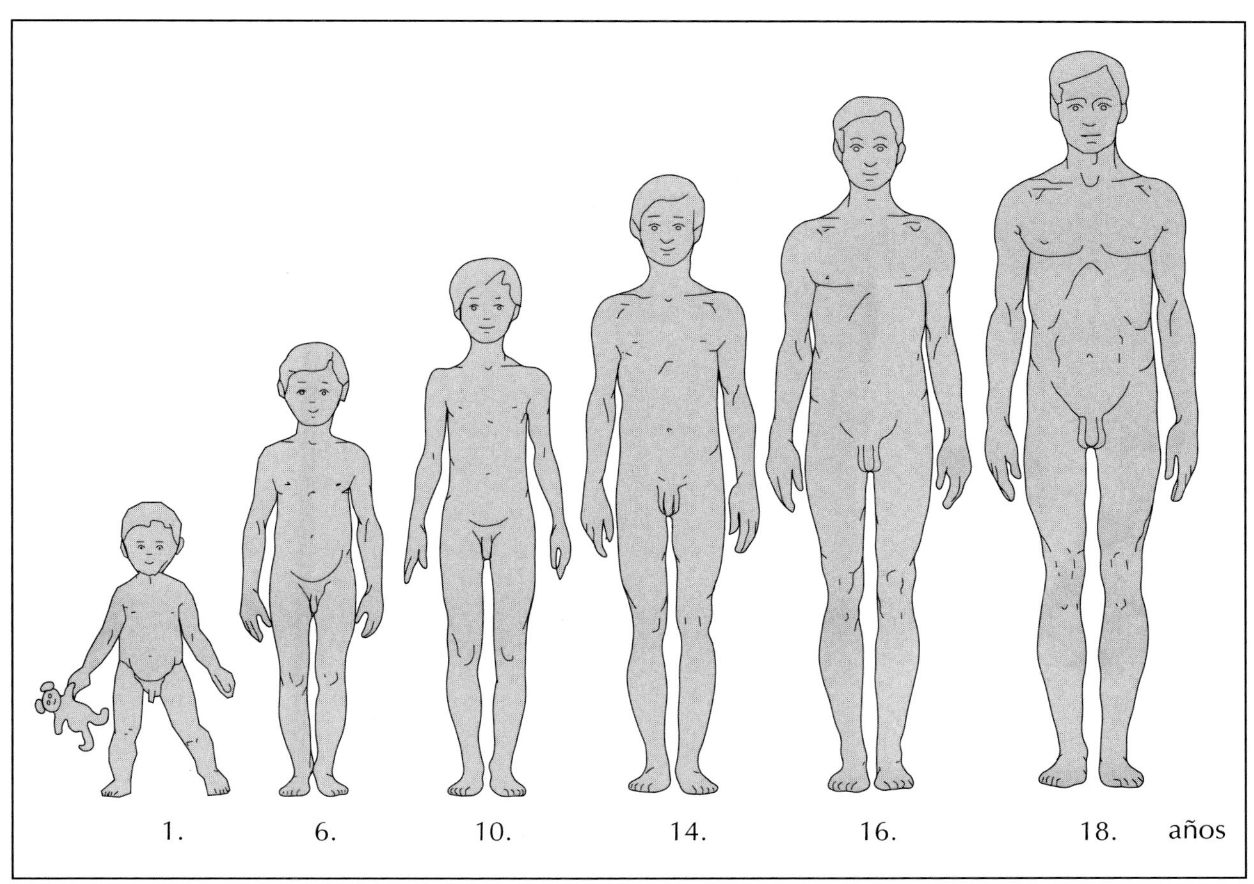

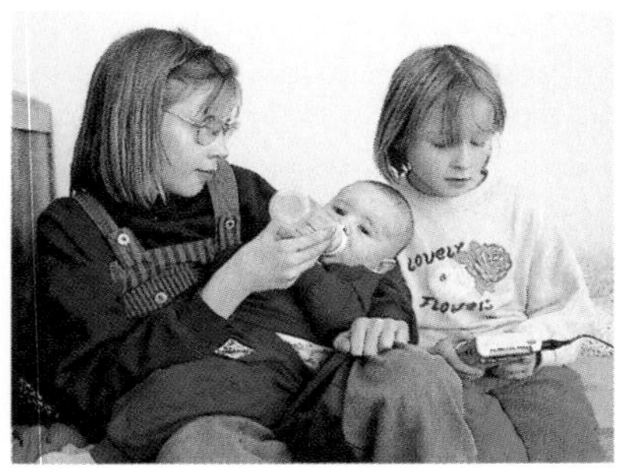

La socialización se produce mejor dentro de un grupo, en el que pueden ponerse en práctica los diversos tipos de comportamiento social.

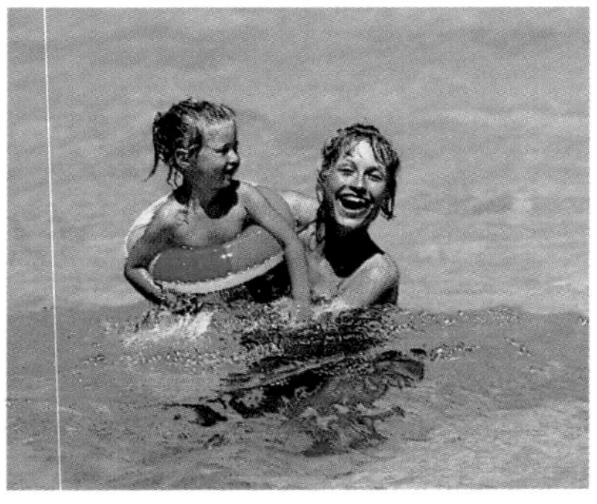

Con la convivencia, los padres no sólo pueden reforzar su relación con los hijos, sino también destruir miedos.

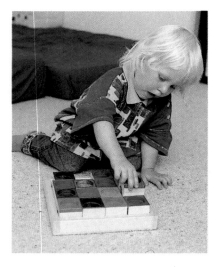

Los niños necesitan una zona propia, aunque sea muy pequeña. En ella deben poder colocar las cosas según su gusto.

ALGUNOS CONSEJOS PEDAGÓGICOS

El niño pequeño muestra precozmente **sentimientos de propiedad** como «mi muñeca», «mi osito», etc. Los padres deben reconocer al niño su propia posesión, una pequeña zona como rincón de juegos, un pequeño cajón, un juguete o cosas similares. De este modo el niño también desarrolla un sentido de precaución frente a las propiedades ajenas.

El niño aprende formas de pensamiento y comportamiento principalmente mediante la **imitación**. Si el niño vive una vida matrimonial y familiar armónica en su entorno, por regla general se adaptará sin discusiones ni problemas. Por el contrario, si advierte que sus padres se pelean continuamente o están en total desacuerdo, de manera similar insultará o pegará a sus muñecas. De un modo u otro los adultos representan para sus hijos **patrones que hay que seguir**. Algunos adultos se asustan ante esta función de ejemplo o pretenden no querer hacer que sus hijos dependan de ellos. Con ello se arriesgan a que sus hijos busquen este patrón fuera de ellos y que eventualmente se creen ídolos extremos. Puede considerarse una gran suerte para los niños y los adultos el contar con ejemplos que consideren adecuados como objetivo de vida, que a través de su forma de ser y su trato les abran nuevos niveles de experiencia y de vivencias, que enriquezcan su personalidad. Una buena unión entre lo viejo y lo joven, entre la experiencia y la curiosidad hace de la socialización un puente entre generaciones.

En un **juego** conjunto, tanto los adultos como los niños pueden practicar la convivencia tolerante y feliz. Son diversos los juegos que gozan de gran popularidad: juegos con reglas, pero sin ganador ni perdedor («el escondite», «la gallinita ciega», «veo, veo»). Otros juegos con ganador y perdedor tienen un componente de lucha, el niño aprende a esforzarse, pero también la sensación de sentirse inferior («carreras con cuchara y huevo», «Memory», etc.). En la **convivencia** en excursiones, vacaciones, pero también sentados frente al televisor, los adultos pueden enseñar a los niños reglas de comportamiento, hablar con ellos sobre las normas de convivencia y también disipar miedos. Las vivencias comunes son útiles tanto para los niños como para los adultos. Especialmente en los niños tienen un efecto duradero que incluso puede perdurar durante toda la vida.

En la convivencia entre los adultos y los niños, la concesión o negación de **deseos** tiene una especial importancia. Ostensiblemente, el cumplimiento completo de los deseos no lleva automáticamente a una personalidad infantil feliz y armónica. El cumplimiento inmediato de los deseos provoca más bien la aparición de nuevos deseos. Los padres están bien aconsejados, si consideran los deseos de sus hijos en el contexto de una «exploración de su **espacio de actividad y juego**». Así pues, la agresividad de un niño frente a la resistencia del cumplimiento de sus deseos tiene como objetivo oculto (con frecuencia sin saberlo) no sólo la satisfacción de sus necesidades, sino también la expansión de su «espacio de actividad y juego».

Los padres no deben dejarse llevar básicamente por directrices de tratamiento basadas en la agresividad de su hijo. Las necesidades básicas del niño, como la comida, el movimiento, el juego, planes y tratos independientes, etc., pueden permitirlas sin demora, sin embargo, no deberían transigir frente a los deseos de actividades que pueden tener efectos nocivos sobre hombres, animales, plantas o propiedades. Mediante una paulatina aceptación de las directrices, que se han de hacer comprensibles con amor y de forma consecuente, el niño crecerá con una personalidad independiente y que piensa en los demás, autorresponsable.

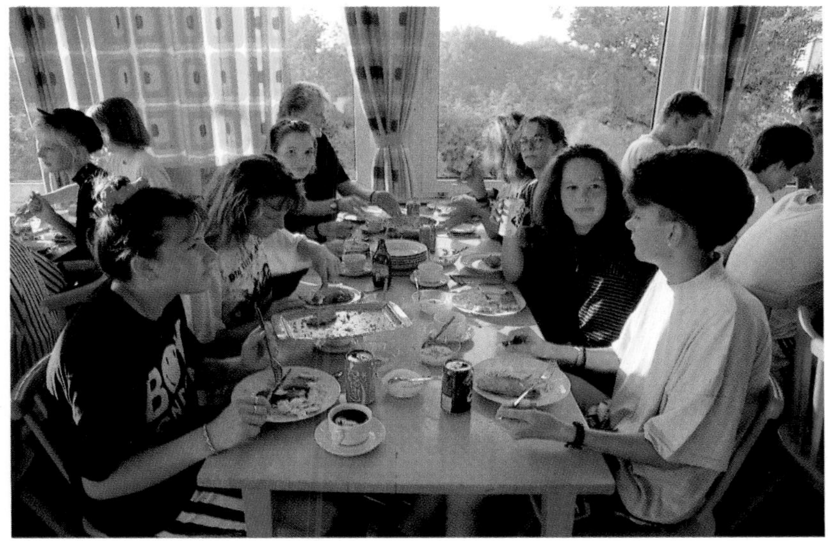

El grupo, en el que se pueden compartir los intereses individuales con los otros, aparece cada vez con más fuerza en la adolescencia. El hogar paterno y la familia ya no tienen el papel dominante. Empieza el camino de la autoafirmación y de la independencia. Para muchos padres es un proceso doloroso, pero que no debe ser controlado, porque no es controlable.

LA ADOLESCENCIA

Bajo el término pubertad se entienden todos aquellos cambios biológicos relacionados con la maduración corporal y sexual. Junto a los cambios biológicos se producen también transformaciones del pensamiento y del comportamiento del adolescente.

La adolescencia no es un estadio intermedio entre la infancia y la madurez, sino una etapa de la vida muy importante que los adultos deberían reconocer como tal.

Desarrollo corporal hacia la maduración sexual

Externamente, la fase de desarrollo se caracteriza por un estirón y por la aparición de los caracteres sexuales secundarios. En relación con el desarrollo corporal hacia la maduración sexual, existen grandes diferencias individuales, familiares e incluso raciales. La **división de la pubertad en estadios**, según Tanner, se utiliza en el ámbito mundial: el estadio I está constituido por la etapa infantil anterior a la maduración y el estadio V constituye el final del desarrollo del adulto.

El estirón intenso se da en las niñas entre los 12 y los 13 años y en los niños aproximadamente dos años después (entre los 14 y los 15 años).

La pubertad marca el paso de la infancia a la adolescencia.

La aparición del vello púbico se completa entre los 14 (niñas) y los 16 (niños) años. En el curso de dos años los testículos de los niños aumentan de tamaño. Aproximadamente a los 14 años se produce el cambio de voz. Las mamas de las niñas se desarrollan en el curso de tres a cuatro años, desde un botón hasta la maduración completa. También en los niños puede aparecer una ligera hinchazón de las mamas que es pasajera (ginecomastia puberal).

La base para el desarrollo de los caracteres sexuales secundarios es el **cambio hormonal**. En la hipófisis se aumenta la producción de las hormonas estimulantes de las glándulas germinales (gonadotrofinas), FSH (hormona foliculoestimulante) y LH (hormona luteinizante). Éstas inducen y se acompañan de un aumento en la producción de la hormona sexual masculina (testosterona) o femenina (estradiol). Los signos visibles o perceptibles de la maduración sexual son, en la niña, la aparición de la menstruación (menarquia) y, en el niño, la primera emisión de semen (polución).

La base para el desarrollo de los caracteres sexuales secundarios es el cambio hormonal.

Gracias a unas condiciones de vida favorables, especialmente en el plano nutricional y, sobre todo, con un aporte proteico óptimo, se observa una acelera-

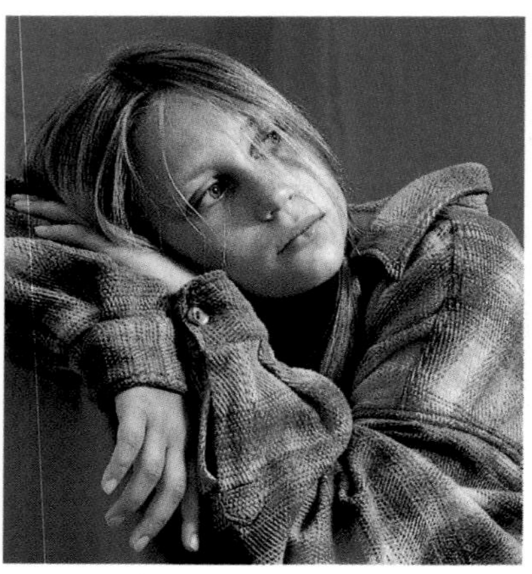

«¡Nadie me entiende!» Las crisis no son raras en la pubertad. En ocasiones los adultos no muestran sensibilidad hacia este hecho y con ello destruyen la confianza del adolescente.

ción del crecimiento o bien de la maduración corporal a través de las generaciones que se conoce como **aceleración**. Desde el inicio de este siglo, se constata un aumento de la talla de aproximadamente un centímetro por año en los niños de cinco a siete años, es decir, prácticamente diez centímetros. En 1850, la edad media de la menarquia se situaba alrededor de los 17 años, mientras que en la actualidad se sitúa entre los 12 y los 13 años. Un adelanto de la maduración biológica-sexual reduce en varios años el tiempo de la maduración psíquica. La fase de juego creativo y de la sed inocente de conocimientos se acorta como precio que hay que pagar por el adelanto de la pubertad y la aparición de la sexualidad.

Esta problemática se ha convertido cada vez en mayor medida en materia de discusión tanto en los círculos de expertos de la pedagogía, pediatría, psicología y psiquiatría juvenil como también en los medios de comunicación. En conjunto se están realizando importantes esfuerzos para que en el mundo de los adultos se comprenda el cambio de la situación de la adolescencia y para conseguir entre los adolescentes el esclarecimiento de la naturaleza de la sexualidad en toda su amplitud, para que se aparte un poco de los aspectos puramente científicos. Naturalmente, los importantes cambios biológicos también tienen consecuencias en las vivencias subjetivas de los adolescentes. En este contexto nos encontramos especialmente con dos fenómenos remarcables.

La toma de consciencia de los cambios del propio cuerpo pueden llevar fácilmente a una sobre o infravaloración, que se manifiesta en forma de conflictos consigo mismo o con los demás. Con frecuencia aparece un complejo de inferioridad o comportamientos arrogantes que suponen una molestia para los adultos.

Cambios en el propio cuerpo

La mayor observación del propio cuerpo y su comparación con otros de la misma edad conlleva frecuentemente a una **sobre o infravaloración**. La estimación exagerada de la propia fuerza se utiliza como provocación o beligerancia en un grupo, como prueba de valor. Sin embargo, son más frecuentes los complejos de inferioridad, que pueden llevar a importantes estados de temor y sentimientos de soledad (hipocondría puberal). Pero con frecuencia se esconden y compensan mediante una popularidad especialmente exaltada. Los adolescentes tienden a las corrientes de pensamiento y a un comportamiento extremos, con frecuencia como oposición a los adultos y al entorno establecido.

La toma de consciencia de las reacciones del entorno social frente a los propios cambios corporales

Los adolescentes registran la reacción de su entorno frente a sus cambios corporales, que puede exteriorizar con reconocimiento, sorpresa o negación, con burla o menosprecio. Su autoimagen se ve por ello muy influenciada. Con frecuencia, las así llamadas crisis puberales o de la adolescencia son desencadenadas por estas reacciones inconscientes o lesivas de las personas adultas. A menudo los adolescentes tienen dificultades para ser aceptados con sus problemas por el mundo adulto.

Basándose en esta autoconscienciación o consciencíación de los extraños, se producen importantes **cambios en el pensamiento, sentimiento y tratamiento** del adolescente. Se caracterizan por un aumento del pensamiento abstracto, separaciones emocionales críticas entre lo correcto y lo incorrecto, con la identidad del yo y la autoridad en la familia y en la sociedad, así como la reafirmación de sus opiniones, el desarrollo de la autoconfianza, construcción de un sistema de valores y de la independencia de los padres. Los adultos deberían pensar: ¡en la vida de un adolescente cambia prácticamente todo!

El autorreconocimiento y la autoaceptación deben aprenderse.

El camino hacia la autoafirmación

Es obvio que este tipo de cambios múltiples en todos los planos, corporal, intelectual y emocional, pone a la persona joven ante grandes y a veces insolucionables deberes. Sin embargo, a menudo los adultos no admiten estos problemas. Generalmente, el adulto no entiende que debe apoyar al joven en la búsqueda de su propio medio para compatibilizar las vivencias personales, las vivencias de los extraños y su adaptación a las normas sociales, sino que interpreta la autoconscienciación sobrecompensada del adolescente íntimamente inseguro como una falta de cooperación o como rebeldía. Un **adulto comprensivo** es una gran suerte para un adolescente, pero desgraciadamente se da en raras ocasiones. La inexistencia de un adulto de este tipo aleja al joven de sus relaciones familiares. Utiliza ejemplos fuera de la familia que, en ocasiones, a estas edades, pueden ser cuestionables. Con frecuencia los padres viven esta **retirada de la familia** como un abandono del hogar paterno. Este hecho puede expresarse eventualmente con un aumento de la necesidad de control de los padres, lo que hace aflorar nuevos conflictos. Los adolescentes se empeñan en sus propias opiniones, que con frecuencia se contraponen a las de sus padres.

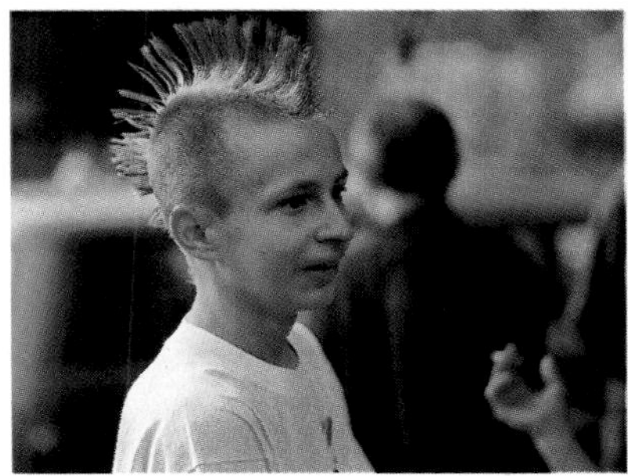

Mediante signos externos muchos adolescentes pretenden apartarse de la «norma» que parece ser válida.

«Todo el mundo conserva consigo restos de su nacimiento, flemas y cáscaras del huevo de un mundo antiguo, hasta el final de su vida. Algunos nunca alcanzarán el estado de hombre, permanecerán rana, permanecerán lagarto, permanecerán hormiga. Algunos son en su parte superior hombres y en su parte inferior peces. Pero todos son un intento de la naturaleza hacia el hombre. Y todos ellos tienen en común los orígenes, las madres, todos nosotros provenimos del mismo abismo; pero todo el mundo persigue sus propios objetivos, un intento y un parto desde lo más profundo. Podemos entendernos los unos a los otros; pero interpretarnos, sólo podemos interpretarnos a nosotros mismos.»

Hermann Hesse

Tampoco los adultos han finalizado o acabado su desarrollo.

Primariamente, la consciencia adulta de un adolescente no está dirigida a un determinado objetivo. Por regla general, él o ella rechazan los papeles propuestos por los adultos.

La adolescencia, como inicio de la vida adulta, se denomina también **«segundo nacimiento»**. Cuando los adolescentes rechazan los objetivos de los adultos, del estado y de la religión, no significa que rechacen todos los objetivos. Naturalmente, existen otras cosas que les motivan. Lo que se cuestiona, generalmente, es la intrusión sin permiso en las ideas de los demás. En la adolescencia predomina una intranquilidad que contiene en sí misma la **búsqueda del sentido y el camino de la propia existencia**. En este contexto, la timidez y la soledad juegan un papel esencialmente más frecuente que la necesidad de compartir y el intercambio de agradecimientos. El convertirse en su propia consciencia significa primariamente para el adolescente hacerse consciente no del ser presente sino del ser futuro, para experimentar quién es él, quizás también para experimentar cómo puede acoplarse a este descubrimiento. Entre los adolescentes de una misma edad existe una mayor vivencia del nosotros, sin que por ello se desprendan de sus pensamientos y sensaciones más íntimos. El **grupo** ofrece al adolescente una nueva sensación de hogar, que con frecuencia ya no sienten en el hogar paterno. El proceso de encontrarse a uno mismo se ve influenciado claramente por el grupo, con sus miembros dominantes. Así, sólo es cuestión de

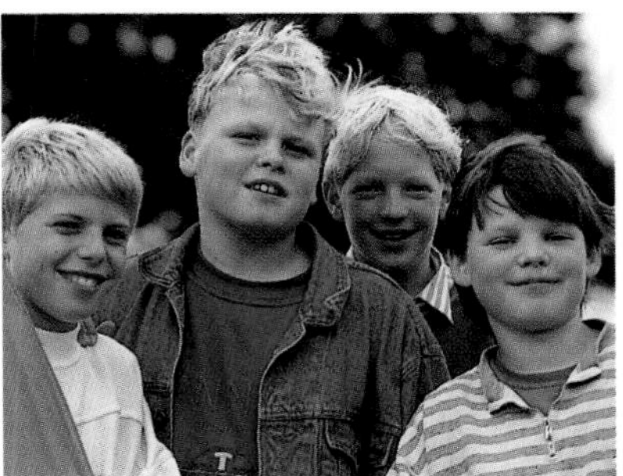

El grupo formado por miembros de edades similares desempeña un especial papel en el proceso del adolescente de encontrarse a sí mismo.

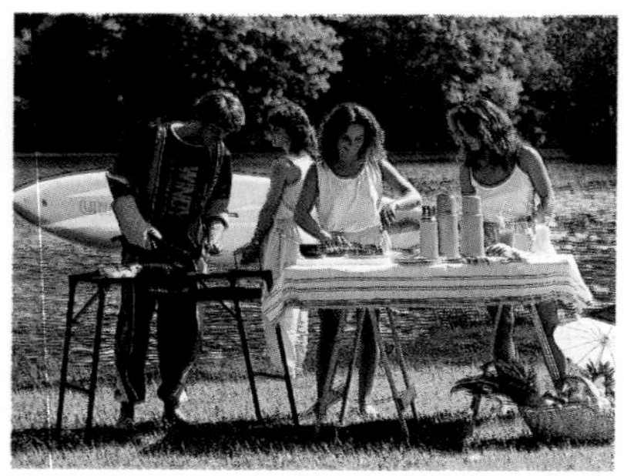

El deporte, las excursiones y la responsabilidad compartida frente al entorno natural ofrecen hermosos objetivos de vida para los adolescentes.

tiempo que el adolescente se integre en su grupo. De esta manera se crean nuevas dependencias, contra las que el joven desearía luchar, para ser completo, para encontrar su propio camino en la vida.

Puede considerarse feliz aquel que encuentra en su grupo comprensión y consideración, y al que se le toman en cuenta los atrayentes objetivos de vida que se ha marcado, en una convivencia amistosa; existen patrones que permiten que un joven se oriente hacia su propio esquema de vida. El desarrollo y la maduración sexual se han de valorar en los adolescentes desde dos puntos de vista, el biológico y el psicosocial. Los planos biológico y psicosocial de la maduración sexual no transcurren sincrónicamente. Mientras que hoy en día la **maduración sexual biológica** se alcanza muy pronto, el **desarrollo psicosocial**, con la formación de una pareja responsable, con frecuencia se produce varios años después. Además, los largos procesos de formación hasta la independencia laboral y social provocan el retraso de la formación de una familia, de la maternidad o de la paternidad. Así pues, se produce una discrepancia, que comprensiblemente provoca en el adolescente un rechazo frente a la sociedad productiva de los adultos y que le lleva a experimentar diversos modos de vida. Por ese motivo, no son raros en él los modos de pensar, de comportarse y de vida alternativos.

El desarrollo sexual del adolescente

El ejemplo de los padres influye en el comportamiento sexual infantil.

El desarrollo sexual se remonta a los primeros años de la infancia. Bajo determinadas situaciones, no necesariamente de estimulación sexual, los niños son excitables; así se sabe de adolescentes que cuando tienen miedo reaccionan con una erección. Estos comportamientos determinados biológicamente y todavía infantiles alcanzan una importancia social a través del comportamiento del mundo adulto. Los niños están muy atentos y manifiestamente sensibles a los patrones de comportamiento de los adultos, a las relaciones de pareja de sus padres, y las imitan en un proceso de aprendizaje social, o bien se identifican con ellos. El **ejemplo de los padres** influye en el comportamiento sexual infantil. Estos procesos de mimetismo en el comportamiento sexual se hacen especialmente notorios cuando existen desviaciones, mientras que cuando son normales pasan más inadvertidos. Si un niño es testigo de las relaciones sexuales de sus padres o de otros adultos, puede reaccionar de muy distintas maneras: curiosidad, miedo, compasión, vergüenza, repugnancia, aunque también puede producirse una excitación sexual. El peligro de que se entremezclen fatalmente las sensaciones sexuales con el miedo o la repugnancia existe, y puede provocar problemas en los contactos sexuales con una futura pareja. Frente a su hijo, ambos padres deberían separar sus sentimientos paternales, llenos de amor, de los impulsos eróticos y no satisfacer estos últimos en presencia del niño. De otra manera no puede excluirse que los niños se sientan empujados eróticamente por los adultos y que les provoque una fijación que los haga dependientes, y caigan en un estado de confusión que suponga un bloqueo en su futura vida de pareja.

El comportamiento sexual también se orienta, con frecuencia inconscientemente, según los modelos vividos.

Los padres deben tener un comportamiento natural en relación con la sexualidad, aunque han de evitar toda estimulación erótica de su hijo.

Generalmente, es aconsejable evitar las situaciones estimulantes que puedan marcar al niño, ya que un adulto nunca puede saber qué asociaciones puede hacer el niño con la estimulación sexual, de modo que tampoco puede evitarse que se establezcan asociaciones inhibidoras, que más adelante limiten esta faceta de su personalidad. Para los niños y los adolescentes es de gran ayuda que en su entorno exista una **atmósfera relajada** en lo referente a los temas de sexualidad.

En el intercambio de pensamientos y experiencias entre los adolescentes y los adultos no puede existir ningún tabú.

El adulto actuará correctamente si responde a las preguntas de los niños de acuerdo con la verdad y con su edad. En este contexto, junto con los hechos biológicos debe hablarse siempre de la responsabilidad mutua de la pareja y la deseable para con los futuros hijos. Nunca puede utilizarse a una persona como medio para satisfacer nuestras propias necesidades. Cualquier **explicación sobre la sexualidad** debe conducir al niño hacia una vida de pareja con amor, de acuerdo con su personalidad, y que incluye el plano físico, intelectual y emocional. Precisamente en los tiempos actuales es importante que, al explicar la sexualidad, se incida en los siguientes problemas, que se han de plantear desde el punto de vista de la responsabilidad y no de la presuntuosa consciencia moral:

Cualquier explicación sobre la sexualidad debe conducir al joven hacia una vida de pareja con amor, que incluya el plano corporal, intelectual y emocional.

- La sexualidad como bien de consumo.
- La sexualidad como medio para la propia higiene.
- La sexualidad como medio para adquirir prestigio.
- La sexualidad como medio para experimentar tipos de comportamiento sexual.

Una **relación de pareja basada en el amor** debe constituir una unión segura y basada en la confianza, una afirmación de la individualidad del otro, la disposición para satisfacer los deseos del otro, la complicidad en la garantía de ayuda y responsabilidad frente a los demás, incluso fuera de la pareja. Todo ello puede influir profundamente en el niño y el adolescente y puede llevar al despliegue de partes de la personalidad, que más adelante, como adulto joven, facilitará una relación de pareja satisfactoria.
Con frecuencia, durante la pubertad, la tendencia sexual se desarrolla sin una dirección determinada; en los chicos adolescentes no son raras las amistades apasionadas del mismo sexo, que en ocasiones están unidas a comportamientos homosexuales. Todo ello forma parte del período de rebeldía emocional y sexual del adolescente, y deriva progresivamente hacia una actividad heterosexual normal y madura.

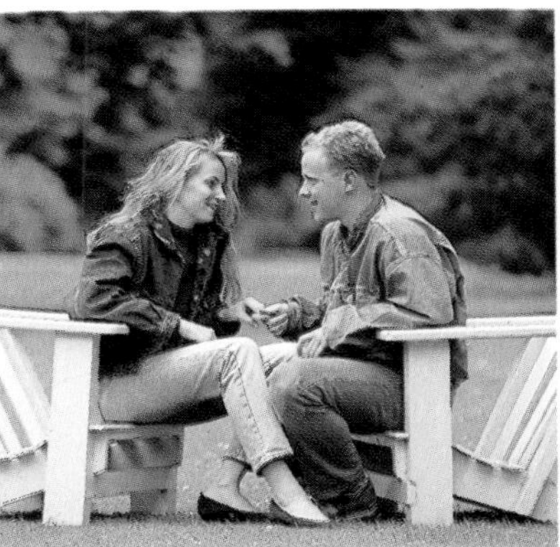

El amor entre jóvenes sorprende por su ternura y la expresión abierta de los sentimientos.

Homosexualidad

Algunas personas, por naturaleza, se sienten atraídas sexualmente hacia las personas del mismo sexo. Aproximadamente cinco de cada cien individuos presentan esta tendencia homosexual. Después del informe Kinsey, sabemos que prácticamente en todas las personas se muestran tendencias hacia el otro y hacia el propio sexo con intensidad variable. Durante el desarrollo de la vida sexual de una persona, antes o después se muestra su tendencia hacia el otro sexo en exclusividad (heterosexualidad), hacia el propio sexo exclusivamente (homosexualidad) o hacia ambos sexos (bisexualidad). Con ello, actualmente pueden tildarse de anticuadas todas las hipótesis sobre la inducción a la homosexualidad. Para muchos jóvenes, la **conscienciación de una tendencia homosexual** (*coming-out*) va unida a conflictos con el entorno familiar y extrafamiliar. Los padres y los amigos no deben juzgar el *coming-out* de un joven desde el punto de vista moral. Aun así se producirá. Las personas homosexuales (tanto hombres como mujeres) tienen el mismo derecho al elegir su pareja que las personas de tendencias heterosexuales. En una sociedad abierta, deberían tener las mismas oportunidades educacionales y laborales.

La homosexualidad no es ninguna desviación o enfermedad, sino la tendencia natural de algunas personas.

Para muchos adultos el trabajo se ha convertido en el plano más importante de su vida. Determina el ritmo de vida y con frecuencia influye decisivamente en la familia y la salud.

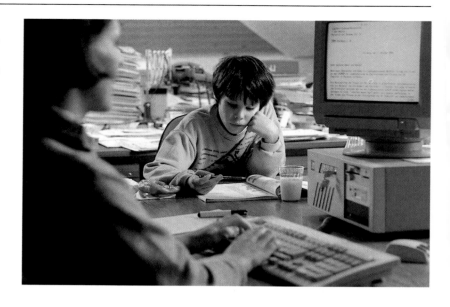

LA MADUREZ

Para un adulto el trabajo y la familia son de la mayor importancia.

En la edad adulta los procesos vitales individuales se diversifican más y dependen menos de la maduración biológica que en las etapas precedentes. El individuo gana progresivamente más espacio para el juego de intercambio y puede utilizar y ampliar sus capacidades, **participa activamente en su propio desarrollo**. Así pues, la edad adulta se considera menos en el sentido de las fases consecutivas de la vida y más en el sentido de un enriquecimiento de la vida, que es importante tanto para el desarrollo de la personalidad como para el desarrollo sano. La familia y el trabajo tienen un importante peso en el desarrollo sano.

Trabajo y familia

Actualmente, el período de formación escolar y profesional es mucho más prolongado que en épocas anteriores.

El adulto joven debe enfrentarse a la separación del hogar paterno, la construcción de una existencia material completa, mediante su entrada en el mundo laboral, y la búsqueda de una pareja estable. Condicionados por los largos períodos de formación en los países industrializados, muchos se plantean formar una familia entre los 24 y los 30 años. El drama clásico de la vida adulta, que ha existido hasta hace cincuenta años, ha variado considerablemente. En aquellos tiempos se seguía el siguiente esquema: fase de prueba en el trato con el sexo opuesto; matrimonio y formación de la familia; educación de los hijos; independización de los hijos; paso al papel de abuelo. Actualmente, aproximadamente un tercio de la sociedad todavía sigue ese esquema.

El hombre y la mujer tienen el mismo derecho y posibilidad de acceso a una educación y un trabajo. La mejora de los métodos anticonceptivos y los cambios en el concepto de pareja han contribuido al progresivo descenso del número de matrimonios. **¡Las parejas jóvenes buscan una alternativa al matrimonio!** La edad en que se casan por primera vez sigue aumentando; mientras que en los años cincuenta alrededor del 90 % de las mujeres de 34 años estaban casadas, en los ochenta, éstas constituyen sólo el 70 %. En encuestas representativas, el 80 % de las mujeres y el 85 % de los hombres consideraron el matrimonio como necesario; en el año 1985 esto sólo lo manifestaba un tercio de la población adulta.

La vida de pareja en formas diversas como alternativa al matrimonio convencional.

Especialmente las personas más jóvenes buscan alternativas al matrimonio, en forma de **convivencia** extramatrimonial. Según estimaciones, en 1982 el número de parejas que convivían extramatrimonialmente era cuatro veces superior al de diez años antes; las estimaciones actuales indican que el número sobrepasa el millón. En este tipo de relaciones, las parejas se deciden por una convivencia íntima durante una determinada fase de sus vidas individuales; en las fases siguientes, esta pareja puede continuar, pero no tiene la obligación de hacerlo. En este tipo de relación las normas no las establecen las leyes o los papeles que determina la sociedad, sino que las regulaciones de la convivencia de este tipo de pareja se basan en las necesidades y perspectivas individuales de sus componentes. Desde su punto de vista, una sociedad de este tipo no puede fracasar, ya que la posibilidad de una separación se prevé de antemano.

La convivencia extramatrimonial es cada vez más frecuente.

La valoración social de las parejas no casadas ha cambiado, desde el escepticismo y el rechazo hasta el concepto de que se trata de un matrimonio a prueba, es decir, una forma previa al matrimonio. Actualmente, muchas personas consideran la convivencia extramatrimonial como una forma de vida en pareja equivalente al matrimonio. Pero éste no es el caso de la legislación (derechos hereditarios, derechos fiscales, hijos), de forma que, cuando tienen hijos, la mayoría de las parejas deciden casarse. Sólo el 12 % de parejas no casadas tienen hijos.

Las parejas del mismo sexo luchan para obtener el reconocimiento social de su forma de vida.

Muchas **parejas del mismo sexo** desearían documentar su convivencia mediante una unión similar al matrimonio, también en el plano social. Hasta ahora no tienen este derecho; del mismo modo, sólo en casos excepcionales pueden tomar a un niño en adopción.

Después de un divorcio, el niño debería tener libre acceso a ambos progenitores.

Debido al creciente número de divorcios y el número asimismo creciente de segundos matrimonios (los hombres se casan nuevamente con mayor frecuencia que las mujeres), cada día es más frecuente un tipo de familia a la que podríamos referirnos como **familia de continuación**. En ella viven hijos de anteriores relaciones, que al mantener el contacto con la parte divorciada de la pareja y con los abuelos, en los casos favorables, disponen de muchas personas con las que relacionarse y que se preocupan por él. Los efectos del divorcio en el desarrollo psíquico del niño han sido ampliamente estudiados en relación con la situación de salud del adulto afectado. Si se mantiene el contacto estable entre el niño y la persona que deja la familia y la pareja se separa amistosamente, generalmente las consecuencias psíquicas que afectan al niño se pueden compensar. Si el niño se convierte en una pelota entre las reacciones de mortificación y odio de los padres, con frecuencia aparecen graves trastornos del desarrollo, cuyas consecuencias en lo que respecta a la salud (trastornos nerviosos) se podrán observar durante muchos años. Y ahí es donde se pueden encontrar las raíces de futuros conflictos de pareja.

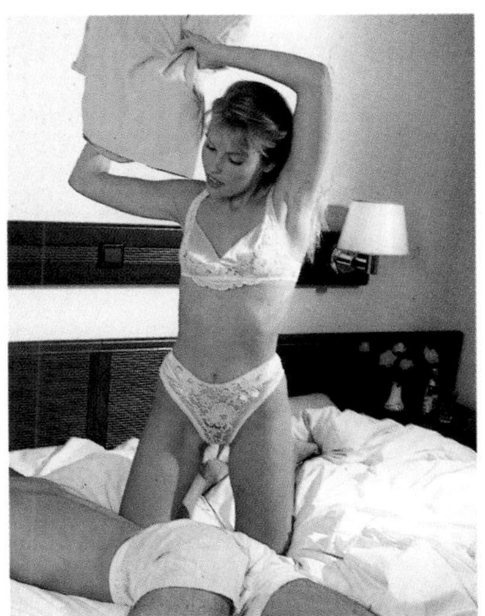

En las relaciones armónicas también pueden producirse crisis. Si se solucionan activamente, la pareja incluso puede ganar.

Crisis por pérdidas

La pérdida de la pareja causa con toda seguridad una gran crisis. Un **hecho capaz de provocar una crisis** (*life event*, «hecho vital potencialmente capaz de desencadenar una crisis») en la vida de una persona puede conllevar tanto un viraje hacia lo positivo como hacia lo negativo. Una desestabilización del equilibrio emocional aumenta la sensibilidad frente a las relaciones interhumanas y es un período en que aumenta la capacidad de aprendizaje de nuevos puntos de vista e influencias. La crisis que se desencadena por la pérdida de la pareja raramente aparece de forma súbita en los adultos jóvenes, sino que en general se desarrolla de forma progresiva. Es consecuencia del crecimiento continuo de

Los hechos inesperados y que se producen de forma súbita sufren un proceso distinto en el plano psíquico que aquellos que se esperan durante largo tiempo, frente a los que uno puede prepararse internamente.

A través de un divorcio, con frecuencia los hombres pierden más su equilibrio interno que las mujeres.

Unas relaciones familiares deterioradas o un divorcio con frecuencia tienen un efecto negativo sobre la salud.

tensiones, mientras que la pérdida de la pareja por muerte, como es más frecuente en edades avanzadas, generalmente aparece de forma inesperada. Los hechos inesperados y que se producen de forma súbita sufren un proceso distinto en el plano psíquico que aquellos que se esperan durante largo tiempo, frente a los que uno puede prepararse emocionalmente.

Por regla general, un **divorcio** puede aceptarse mejor cuando el matrimonio ha durado relativamente poco tiempo, no tiene hijos, y si los dos componentes de la pareja tienen trabajo. Más difícil es el divorcio de un matrimonio de más de veinte años, cuando uno de los dos depende económica y socialmente del otro. Según los estudios realizados hasta el momento, como consecuencia del divorcio los hombres sufren una pérdida más importante del equilibrio interno que las mujeres. En particular, los hombres divorciados de entre 40 y 50 años presentan una mortalidad más de dos veces superior a la de los hombres casados de la misma edad, sobre todo por cáncer, enfermedades cardiovasculares y enfermedades del sistema digestivo, así como por accidentes. El número de suicidios entre los hombres de esta edad es superior entre los divorciados que entre los casados.

Asimismo, las mujeres divorciadas presentan un aumento de la mortalidad, si las comparamos con las mujeres casadas de la misma edad, aunque es menos marcado que en los hombres. Los hombres se refugian con mayor frecuencia en el alcohol y las mujeres más en los somníferos y tranquilizantes. Los hombres soportan peor el vivir solos y tienden a casarse de nuevo con mayor rapidez. En términos muy generales, los divorciados presentan con mayor frecuencia enfermedades, y su esperanza de vida es menor que en los casados y solteros.

Las **relaciones familiares** permiten la descarga de frustraciones y estrés, intercambio, apoyo y cuidado en las enfermedades. Esto no significa que no existan malas relaciones matrimoniales, que provoquen progresivamente frecuentes enfermedades.

También se debe tener en cuenta que algunas personas que durante largo tiempo han vivido en el seno de un matrimonio infeliz, al divorciarse se estabilizan en lo que respecta a su salud. Después de la inseguridad, la rabia y la tristeza, y a pesar de la sobrecarga económica y los cambios, algunos divorcios pueden representar la oportunidad de un nuevo comienzo y de un desarrollo más libre de la personalidad.

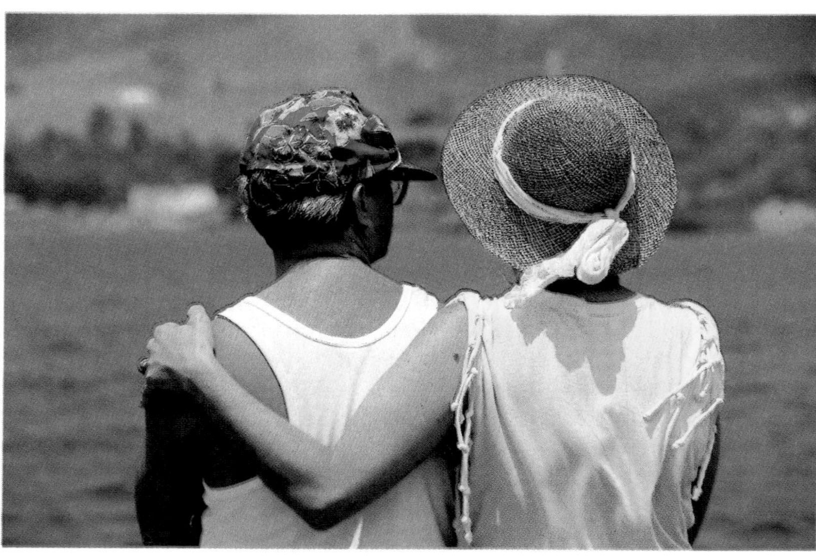

Una vida de pareja estable favorece la salud física y mental. Por ese motivo nunca es tarde para un nuevo comienzo.

La crisis de la mediana edad

En la mediana edad, la fase relativamente estable se ve interrumpida cada vez con mayor frecuencia por incisos críticos.

El período de tiempo entre los 30 y los 50 años se conoce como la *edad media del adulto*. En el ciclo de la vida familiar, profesional y personal se ha alcanzado una cierta estabilidad. A pesar de todo, la mayoría de los adultos viven este período en cierta forma como un inciso, que se puede interpretar como un hecho vital crítico. Además del divorcio o la muerte de la pareja, las enfermedades, la pérdida del puesto de trabajo, el cambio de trabajo o de lugar de residencia favorecen un cambio de orientación.
Años atrás se pronosticaba tanto para los hombres como para las mujeres una crisis entre los 40 y los 50 años, conocida como *midlife-crisis*. Generalmente se asociaba al cambio hormonal de las mujeres durante el climaterio, o bien a un descenso de la secreción de hormonas sexuales en el hombre. Se ha demostrado que no existe ninguna relación reglada entre la crisis y el climaterio, sino que ésta tiene identidad propia y que los antiguos conceptos de la vida se cuestionan por motivos socioculturales. Naturalmente, cuando la pérdida de la juventud queda muy lejos, cuando los hijos han dejado el hogar, cuando el matrimonio se convierte más en camaradería, muchos se preguntan: «¿debía ser todo así?». Este tipo de balance, dependiendo de las circunstancias de la vida, de la personalidad y de los objetivos de la vida, puede generar una respuesta de resignación y nostalgia en la vejez, pero también puede llevar a la búsqueda de nuevas experiencias. Las personas que se sienten a gusto profesional y familiarmente y con ellas mismas tienen menos trastornos climatéricos que aquellas que consideran el climaterio como un proceso de destrucción determinado biológicamente.

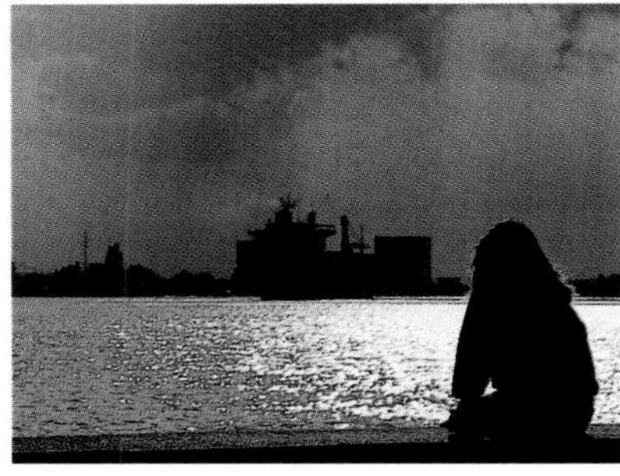

En un período de crisis se piensa: ¿debía ser todo así...?

Después de una fase de crisis, las enfermedades (por ejemplo, infarto, crisis reumática, cáncer, enfermedades psíquicas) se manifiestan más frecuentemente o empeoran. Las enfermedades funcionales las provoca prácticamente siempre una crisis, en la que el tipo de hecho desencadenante tiene poca importancia. Una boda también puede desencadenar una crisis, ya que representa un cambio. Cuanto menos tiempo se haya tenido para prepararse y cuanto menos se piense que se puede influir en su curso, tanto mayor será la sobrecarga psíquica y física provocada, que naturalmente siempre podrá ser mejor compensada por un organismo joven.

Trabajo y salud

El trabajo provoca sobre todo la sensación de ser útil, de valer algo.

El trabajar no puede equipararse a tener un trabajo. El trabajo permite a las personas una orientación hacia otros, favorece sus capacidades y fantasías, le permite cambiar la realidad y crear su propio entorno. Junto con la pareja, el trabajo permite a la persona adulta múltiples posibilidades de formar su **personalidad e identidad**, así como la sensación de ser útil y de poder dirigir su propia vida. Por ello, el trabajo es tan importante para su salud física y psíquica como el ejercicio o la alimentación. **La falta de trabajo**, cuando es prolongada o repetida, provoca enfermedad.

La falta de trabajo puede provocar enfermedad; cuando uno de los componentes está en paro, generalmente sufre toda la familia.

Si la falta de trabajo afecta a una persona en aquellos años en los que se dedica más intensamente a los planes de futuro, sus efectos serán especialmente destructivos. Sobre todo entre los parados jóvenes existe una mayor frecuencia de enfermedades psíquicas y físicas, y entre ellos se halla el porcentaje más elevado de alcoholismo, drogodependencia y dependencia medicamentosa, muertes por accidente y traumatismos por tomar parte en actividades agresivas. Si por prejuicios sociales se culpa a las personas desocupadas de su situación personal, a menudo asumen este estigma y se resignan. Si el paro dura mucho tiem-

De todas formas, las relaciones sociales constituyen las ayudas sociales más estables, sobre todo en situaciones de urgencia y de sobrecarga.

po pueden producirse **alteraciones de la personalidad**, desaparecen la flexibilidad, la actividad y el estímulo, la capacidad para encontrar de forma creativa nuevas soluciones. Aumentan el pesimismo y el fatalismo y empeora la salud. Toda la familia sufre (también en el plano de la salud) la falta de trabajo de uno de sus componentes.

De todas formas, las relaciones sociales constituyen las ayudas sociales más estables, sobre todo en situaciones de urgencia y de sobrecarga. Si debido a la falta de trabajo en una familia se altera la distribución de papeles entre el padre, la madre y los hijos, ello representa la posibilidad de crisis entre todos los afectados. Sin embargo, esto no excluye que se pueda hablar abiertamente de los cambios, de las ventajas y desventajas. Si ello no es posible, con gran probabilidad enfermará uno de los componentes de la familia, debido a que no se ha madurado la presión psicológica existente.

En el mundo laboral y profesional, las mujeres lo tienen más difícil que los hombres. Sin embargo, la mayoría de las mujeres desea alcanzar un mayor desarrollo personal gracias también a la actividad laboral.

Sobrecarga especial para las mujeres

Con frecuencia, las mujeres, debido a las exigencias profesionales y del hogar, soportan una sobrecarga de obligaciones cuando su pareja no participa en las tareas familiares. A menudo, las mujeres trabajan todavía hoy en ocupaciones de segundo orden, en las así llamadas **profesiones de mujeres**, y están mal pagadas. Dos tercios de las chicas no pueden, aun con una capacidad productiva igual a la de los chicos, desarrollarse en la profesión deseada, dado que frecuentemente se las rechaza cuando solicitan un puesto.

Según estudios psicológicos y médicos sobre el trabajo, las mujeres que trabajan no presentan más bajas laborales que los hombres. Una mayor frecuencia, citada en estudios sobre las bajas laborales, se debe a que a menudo las mujeres se ven obligadas a ocupar aquellos puestos de trabajo que generalmente están relacionados con una mayor frecuencia de bajas laborales: en los últimos escalones de la jerarquía laboral, con niveles especialmente **elevados de estrés**. Por el contrario, muchos estudios demuestran que el estado de salud de las amas de casa es peor que el de las mujeres que trabajan fuera de casa (excluidas eventualmente las mujeres con hijos que trabajan fuera de casa).

La mayoría de las mujeres desea un trabajo duradero, para poder desarrollar su personalidad y para alcanzar el suficiente reconocimiento social y la suficiente comunicación. Desde el punto de vista de la salud, el trabajo parece ejercer un efecto favorable tanto en el hombre como en la mujer.

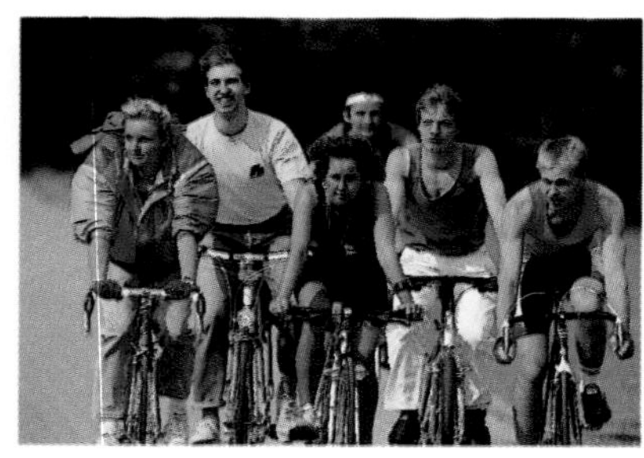

El entrenamiento físico previene la aparición de signos prematuros de envejecimiento y mantiene la capacidad productiva, incluso en las así llamadas fases críticas.

Cuando se ha alcanzado el punto máximo

Incluso para aquellos que tienen éxito en el trabajo y hacen carrera, el alcanzar los objetivos originales de la vida puede provocar una crisis si consideran que no se corresponden con el planteamiento íntimo de desarrollo personal. Las personas con éxito en el trabajo también pueden encontrarse con dificultades si, una vez dentro de la **fase del envejecimiento armónico**, no son capaces de enfrentarse a la competencia de los más jóvenes o si cuando pierden sus objetivos profesionales no saben utilizar de forma positiva su tiempo libre. En estas fases críticas de la vida hay que aprender otra vez a marcarse nuevos objetivos y a encontrar nuevos baremos. Es un hecho ampliamente demostrado por la experiencia que el miedo a hacerse viejo acelera el envejecimiento. Éste se debe combatir principalmente con un entrenamiento físico y mental intensivo.

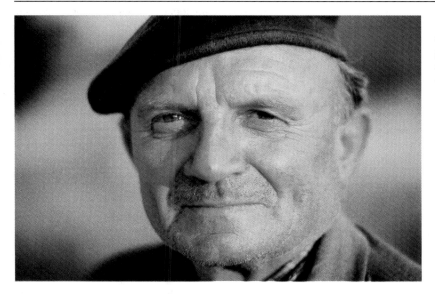

Envejecer no es ningún castigo. Quien acepte esta fase internamente, podrá ganarle muchas buenas páginas al ocaso de la vida. Para ello unas relaciones familiares armónicas son de gran ayuda.

LA VEJEZ

Debido al claro aumento de las personas mayores y muy mayores dentro de la población se han estudiado con exactitud los procesos de desarrollo biológico y psíquico y se han obtenido nuevos conocimientos. El envejecimiento no se caracteriza solamente por los procesos de degradación determinados por la edad, tal y como sostenían los estereotipos negativos ampliamente difundidos, sino que puede significar una fase del desarrollo humano donde se viven **experiencias nuevas y creativas**.

Las personas de edad avanzada también pueden ser activas y creativas.

Hoy en día, el envejecer no constituye la excepción como ocurría años atrás (aunque siempre han existido personas de edad muy avanzada), sino la regla. El entorno sociocultural, con las posibilidades sociales y económicas para la formación de un espacio vital, determina, al igual que la dotación genética, lo vieja que puede llegar a ser una persona. Pero determina esencialmente la calidad de su vida como persona anciana.

En los países industrializados, el proceso de envejecimiento tiene lugar en un campo de tensión, y se caracteriza por diversas evoluciones.

Existen actividades reconfortantes y muy útiles para las personas de edad avanzada.

Primero: las personas ancianas rechazan con mayor frecuencia los clichés antiguos y hacen uso de posibilidades que anteriormente estaban destinadas más bien a las generaciones más jóvenes: viajes, deporte, ampliación de los conocimientos en las universidades para la tercera edad, alimentación moderna y una amplia asistencia médica.

Segundo: de esta manera, los problemas típicos de la edad se han trasladado a edades más avanzadas y afectan a un número creciente de personas mayores de 80 años, y disminuyen los problemas del período laboralmente activo. Desgraciadamente, existen por el contrario puntos de vista económicos en el trasfondo de las discusiones, caracterizados por conceptos como «grupo de pensionistas» y «necesidad de asistencia».

Un factor importante y con frecuencia limitante es el factor económico.

Tercero: se prevé una lucha por los recursos cada vez más escasos de la sociedad, por cuyo motivo las posibilidades de desarrollo de las personas ancianas podrían verse más limitadas, o bien la diferencia entre los ancianos que vivirán

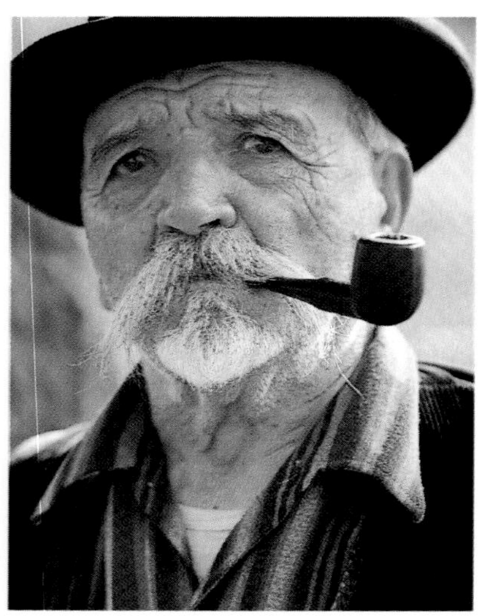

Los altibajos de una vida plena han marcado esta cara con la expresión característica de la vejez.

en la pobreza y aquellas que tendrán posibilidades de desarrollo en la vejez se puede hacer todavía mayor. Aquellos que tengan una dependencia económica y asistencial podrían enfrentarse a muchos problemas psicológicos y económicos. Su número crece. Actualmente, más del 80 % de las personas que necesitan asistencia reciben ayuda social.

El proceso de envejecimiento

En los planteamientos de muchas personas mayores, el envejecer estaba (y desgraciadamente todavía está) asociado a ciertos estereotipos: los ancianos son menos eficientes, no tienen capacidad de adaptación y son olvidadizos, tienen tendencia a enfermar y a las depresiones y socialmente tienen poca influencia. «Los viejos», contrariamente a lo que marca otro estereotipo, no son todos iguales. No son un grupo homogéneo sino, al igual que en otras etapas de la vida, «los viejos» reflejan la gran variabilidad interindividual. Los periódicos informan sobre hombres que con más de 80 años aún son capaces de enseñar a los jóvenes ejercicios sobre la barra fija y el trapecio, pero también hay personas de la misma edad o incluso más jóvenes que deben permanecer en cama sin capacidad de movimiento.
Se distingue entre los «viejos jóvenes», es decir, los que están entre los 60 y los 74 años, y los «viejos viejos», es decir, de más de 75 años. Esta división es arbitraria y se podría plantear de otra forma. Refleja la problemática de los pensionistas y parte de la base de que la mayoría de los «viejos jóvenes», con un estado de salud relativamente bueno, pueden hacer uso de las posibilidades de un **tipo de vida activo**. Por el contrario, en el caso de los «viejos viejos», los **problemas de salud**, al minar poco a poco las fuerzas físicas e intelectuales, limitan con mayor frecuencia el tipo de vida individual.

La salud en la vejez

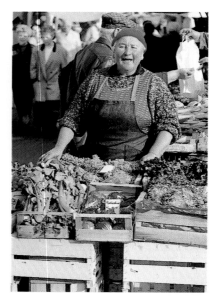

Precisamente en la vejez, la alimentación sana y equilibrada es importante para una salud estable.

¿Qué diferencia el envejecimiento «sano» del envejecimiento «enfermizo»? El envejecimiento normal, es decir, sano, puede favorecerse mediante una profilaxis precoz, llevando **una vida sana** desde la infancia. Un 90 % de las enfermedades crónicas, que generalmente afectan a varios sistemas orgánicos (multimorbilidad) y que empiezan a manifestarse en la mediana edad o a edades avanzadas, son la causa, o las empeora, el tipo de vida o las condiciones ambientales: los trastornos del sistema cardiocirculatorio, metabólicos, de las vías respiratorias, del aparato locomotor, con frecuencia son consecuencia de una alimentación incorrecta, una actividad física insuficiente, unos hábitos nocivos como el tabaquismo y el alcoholismo, y sobrecargas corporales. La capacidad de adaptación del organismo envejecido es limitada, de forma que cuanto más avanzada sea la edad tanto menor será la capacidad de adaptación física y psíquica a nuevas exigencias.
Las reservas de capacidad de una persona de edad avanzada son menores que las de una persona joven. Por este motivo es necesario concentrar las reservas de tiempo y energía en las cosas que son especialmente importantes. De esta forma, la persona es capaz, incluso cuando las fuerzas disminuyen, de realizar con éxito las aficiones o diversas actividades. Ayudas como las gafas, los audífonos y bastones también representan importantes posibilidades de compensación para poder llevar a cabo un importante rendimiento.
El envejecimiento normal no conlleva ninguna destrucción importante del raciocinio ni de la inteligencia, sino simplemente un **moderado enlentecimiento de las reacciones y de los procesos de aprendizaje**. La desestructuración del

pensamiento y las alteraciones de la personalidad en la vejez, que con frecuencia aparecen como signos de envejecimiento, no son la consecuencia de un proceso normal de envejecimiento, sino de una enfermedad cerebral diagnosticable. Las alteraciones del raciocinio, de la orientación y de la comprensión, el empobrecimiento del pensamiento, la debilidad extrema, la tendencia a cambiar rápidamente de ánimo con llanto o risa sin causa aparente pueden reflejar un trastorno global de la circulación cerebral (arterioesclerosis de las arterias cerebrales) o una enfermedad de Alzheimer.

Esencialmente, cada persona puede contribuir a que su envejecimiento no sea precoz ni enfermizo.

Durante el **proceso normal de envejecimiento del cerebro humano**, el número de neuronas de las circunvoluciones cerebrales permanece prácticamente inalterado. Mediante la utilización de las uniones neuronales, debido a las exigencias cotidianas de la vida laboral (concentración, realización de diferentes trabajos mentales), se influye (entrenamiento) sobre las funciones y las estructuras cerebrales. Si tras la jubilación, por obligación social o por deseo individual, no se buscan diariamente estímulos intelectuales de forma consciente, se produce una disminución demostrable de neuronas en las estructuras cerebrales frontales. Hasta hace sólo treinta años existía la opinión de que a partir de los 35 años el rendimiento intelectual empezaba a disminuir. Sin embargo, en la actualidad se ha demostrado que esos resultados se obtuvieron mediante métodos de estudio erróneos. No se tuvo en cuenta que las condiciones en las que crecieron los grupos de las personas estudiadas, con edades entre los 30, los 50 y los 70 años, no eran las mismas para todos. A lo largo del tiempo han aumentado las exigencias de rendimiento y las posibilidades de educación de los escolares. Así, una persona de 30 años dispone de más ventajas en la capacidad de aprendizaje y ejecución de las que tuvieron sus padres, y muchas más de las que tuvieron sus abuelos.

El envejecimiento normal no debe ser asociado automáticamente con la pérdida de las capacidades intelectuales. Las personas entrenadas intelectualmente conservan durante más tiempo su capacidad de rendimiento.

Capacidad de rendimiento intelectual en la vejez

La comparación de los rendimientos de las personas nacidas en diferentes épocas se denomina estudio transversal. Por el contrario, los estudios longitudinales, en los que se estudia a las personas de una misma generación en determinados intervalos hasta alcanzar una edad avanzada, en relación con su capacidad de rendimiento individual, han demostrado que la inteligencia permanece estable como mínimo hasta los 60 años. Más adelante, en algunas de las personas estudiadas se observa una disminución parcial, aunque en otras se sigue desarrollando. La inteligencia no puede medirse como algo unitario, sino que se determina como resultado de exploraciones de diversas capacidades. En el caso de la vejez se diferencian dos grupos de capacidades, la «inteligencia fluida» y la «cristalizada».

La **«inteligencia fluida»** se basa en estructuras cerebrales fisiológicas y comprende las capacidades que se han desarrollado independientemente de las influencias culturales, por ejemplo, la capacidad de almacenar y procesar informaciones, sobre la que se construyen las capacidades de memoria y especialmente de la memoria a corto término, o la capacidad de abstracción.
Como actualmente sabemos, la «inteligencia fluida» depende de la degradación que conlleva la edad, a partir de los 35 años. Sin embargo, en un gran número de estudios pudo demostrarse que la pérdida media se puede recuperar relativamente en poco tiempo mediante el entrenamiento. Si se somete a los ancianos a las estrategias y condiciones de entrenamiento adecuadas entonces pueden mantener el paso de las personas jóvenes del estudio. Incluso en las personas de edad avanzada motivadas intelectualmente, si se las somete a una limitación temporal de las condiciones del estudio, se observan limitaciones en la capacidad de desarrollo de la «inteligencia fluida». La **«inteligencia cristaliza-**

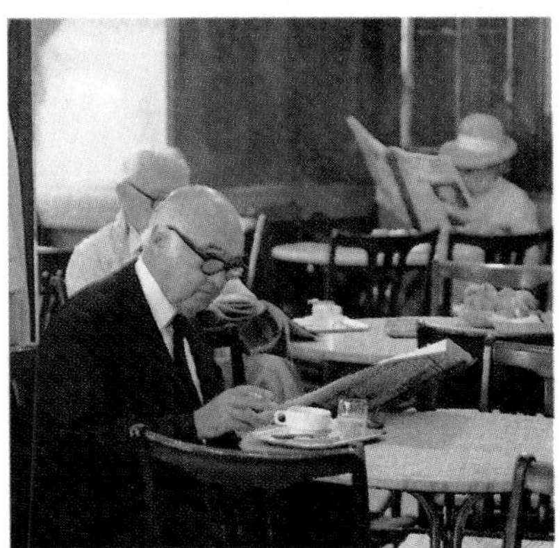

El entrenamiento intelectual ayuda a que la «inteligencia fluida» se conserve durante más tiempo.

Con su experiencia vital y profesional, las personas de edad avanzada con frecuencia se encuentran por encima de las personas jóvenes.

da» comprende las capacidades aprendidas y depende de un gran número de experiencias y de las posibilidades de utilizarlas. Esta forma de inteligencia depende más de la cultura y, al aumentar la edad, puede seguir desarrollándose. Engloba lo que se conoce como **«la sabiduría de la edad»**: los ancianos encuentran soluciones que los jóvenes no pueden encontrar debido a su experiencia.

El bienestar en la vejez depende directamente de un coeficiente de inteligencia elevado, una actividad intelectual, un ámbito de intereses más amplio y una gran variedad de contactos sociales. Las personas de edad avanzada que miran hacia el futuro de forma positiva, y que esperan para ellos lo positivo más que lo negativo, cuentan con mejores estrategias para solucionar los problemas habituales. Desde un punto de vista general están más sanos, ya que viven más activamente y con una mayor conciencia sobre su salud. Una formación elevada, una actitud abierta, por ejemplo, intereses políticos e intelectuales, el contactar con personas de su misma edad o capacidad de disfrutar del tiempo libre están relacionados con una mayor calidad de vida y con el alcanzar una mayor edad.

En la vejez, la actividad intelectual y el interés por su entorno también favorecen la calidad de vida.

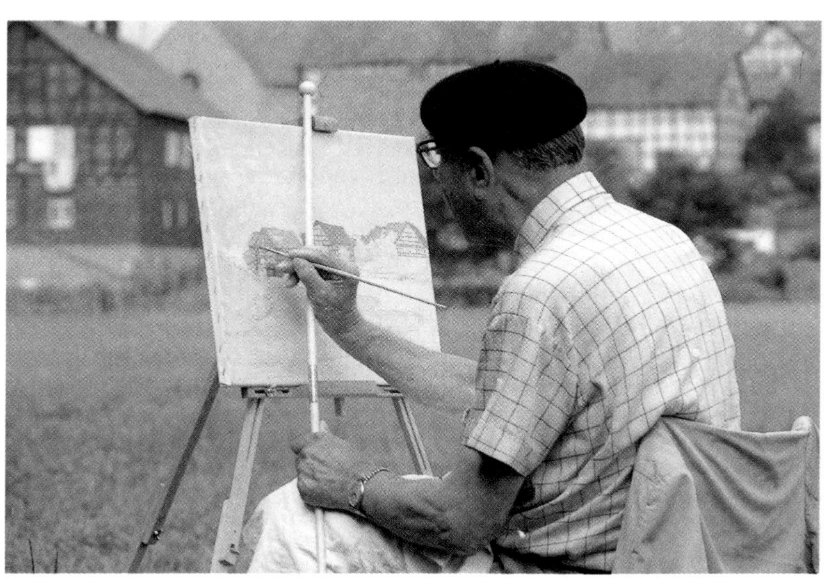

Mantenerse activo en la vejez: finalmente se tiene la oportunidad de realizar aquellas cosas que siempre se quiso hacer. Muchas personas mayores descubren en las actividades artísticas nuevas posibilidades de formación.

La vida del jubilado

Deberíamos preocuparnos por anticipado de las necesidades que surgen después de la jubilación. No sólo materiales, sino sobre todo intelectuales.

¿Es la jubilación una liberación de las obligaciones laborales, para poder dedicarse a los intereses personales, la familia y las aficiones, o se vive como una expulsión de la vida activa, caracterizada por el aislamiento, la pérdida de una estructuración del día, con aburrimiento y sensación de vacío? Esta vivencia, naturalmente marcada por un **mantenimiento y orientación de valores** a lo largo de la vida, determina la calidad de vida, con frecuencia con mayor intensidad que los hechos biológicos, incluyendo la salud, y en último extremo el tiempo de vida que queda. La variabilidad individual del tipo de vida es cada vez mayor a medida que aumenta la edad, y el perjuicio del estrato social o bien del estrato educacional más bajo se hace cada vez más marcado.

Cada cambio de situación debería ser discutido básicamente con las personas mayores y a ser posible decidido de mutuo acuerdo.

Un entorno deprimente, sin estimulación intelectual y física, como ocurre en las residencias mal llevadas, puede actuar de forma paralizante y con ello también ser perjudicial para la salud. Las personas que presentan una marcada disminu-

ción del rendimiento intelectual mueren con mayor frecuencia en el curso de cinco años si las comparamos con aquellas personas en las que no aparece un trastorno de este tipo. Este fenómeno se denomina «hundimiento antes del final». Todavía no se conocen con exactitud sus causas.
Asimismo, el **tiempo de reacción** aumenta incluso a partir de la edad media de la vida, y en ese punto el anciano también puede compensar este hecho en las situaciones cotidianas, con la **experiencia**, la rutina y, a veces, con una mayor motivación. Por ello, la capacidad de trabajo de las personas mayores a menudo es similar a la de los jóvenes o incluso superior. El problema consiste en que al aumentar la edad, algunas personas toman una orientación equivocada y se vuelven más miedosos, ya que temen la discriminación. Así, se exponen a una presión de rendimiento especialmente alta, que les sobrepasa y les conduce a una pérdida de rendimiento. En cuanto a la **memoria** ocurre lo mismo que con el tiempo de reacción. Si se sitúa a un anciano ante una situación de prueba para evaluar su memoria, obtendrá peores resultados que una persona más joven, y el tiempo necesario para la búsqueda de información en la memoria a corto término también aumenta. Aunque antiguamente predominaba la opinión de que los adultos tienden de forma creciente a moverse en situaciones ya conocidas y que en edades avanzadas se tiene cada vez menos capacidad para aprender cosas nuevas, actualmente se sabe que el aprendizaje es posible durante toda la vida, a todas las edades.
Si durante su vida una persona ha sido poco estimulada para encontrar soluciones a los problemas, no se le ha favorecido la predisposición para aprender y la capacidad de adaptación, por lo tanto, al envejecer tenderá más a permanecer con rigidez dentro de lo conocido, y también serán más frecuentes los conflictos con las generaciones más jóvenes.

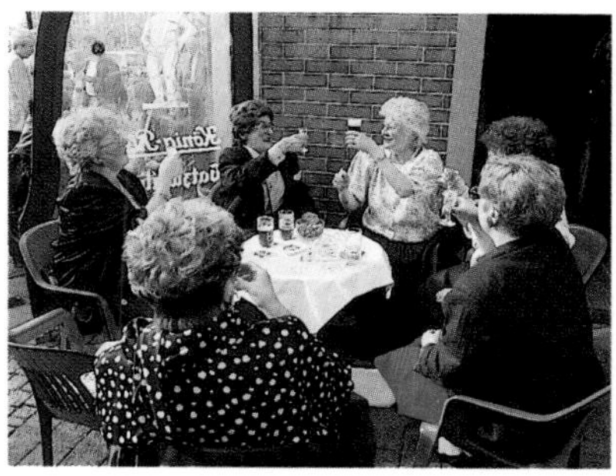

Los contactos sociales son especialmente importantes para las personas mayores. El compañerismo ayuda a soportar muchos problemas cotidianos.

Estructurar la propia vida

El Picasso de 90 años dijo: «debemos hacernos viejos para ser jóvenes». Por ello son tan importantes las condiciones en las que entramos en la jubilación. Pueden provocar una crisis, con el consiguiente detrimento de la salud, pero también pueden conducir hacia una especial **satisfacción**. Éste es el caso cuando la entrada en el período de retiro se ha planeado, los ingresos son elevados, el estado de salud bueno y la formación profesional elevada. Por el contrario, se habla del **«*shock* de la jubilación»** cuando estas condiciones no son favorables, de forma que aparecen el retroceso y el aislamiento de las personas de la misma edad, como consecuencia de dirigir la vida exclusivamente hacia el rendimiento y el éxito. No pocos lo viven como la pérdida total de su influencia sobre la estructuración de la vida.
Una persona envejecida y en ocasiones con una enfermedad crónica necesita tener la sensación de que puede influir activamente sobre su situación. Cuando se ingresa a una persona en una residencia de ancianos sin que sea ella quien decida realmente (por ejemplo, tras el alta hospitalaria a causa de un accidente), el tiempo de supervivencia es mucho menor que el de una persona con un estado de salud similar que ha tenido un largo período de tiempo para prepararse frente al hecho de ingresar en la residencia y que realmente estaba de acuerdo con esa decisión. Estudios realizados en diferentes tipos de residencia demuestran muy claramente que el estado de salud de los inquilinos es mucho mejor allí donde tienen una mayor influencia sobre la estructuración del hogar. Cuando una mujer, después de 75 años con la responsabilidad de comprar, cocinar y estructurar el tiempo dentro de la vida familiar, o incluso con trabajo físico, está convalesciente (con una verdadera dependencia), con frecuencia en-

Los ancianos dudan con frecuencia de sí mismos y con ello pierden la alegría de vivir. La consideración y el reconocimiento refuerzan su autoconfianza.

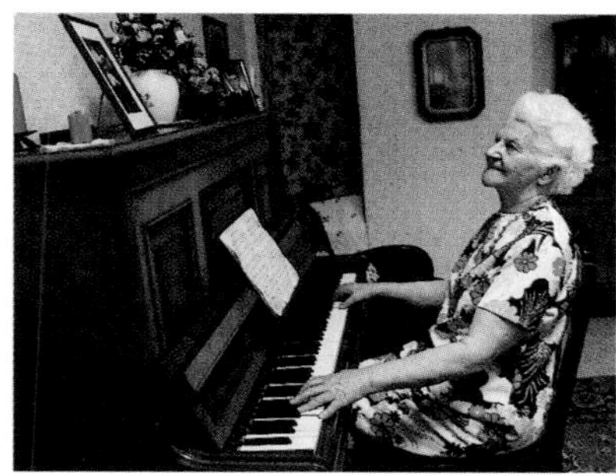

La música forma parte de las alegrías de la vida, de las que se puede disfrutar hasta edades muy avanzadas.

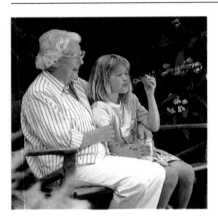

Muchos ancianos se sienten felices y útiles al cuidar de sus nietos.

ferma. Si por el contrario siguiera teniendo sobrecargas físicas, responsabilidad y obligaciones que la «mantuvieran al trote», probablemente estaría más sana.

Contactos sociales en la vejez

A partir de los 45 años se producen **alteraciones perceptibles de la capacidad de los órganos de los sentidos.** El cristalino de los ojos empieza a enturbiarse y se vuelve menos elástico, lo que puede compensarse mediante unas gafas. El oído disminuye incluso a partir de los 30 años, especialmente para las altas frecuencias (también a lo que ello se refiere puede ayudar la técnica). La movilidad está asegurada por los medios de transporte. Sin embargo, ¿con qué puede compensarse la falta de contactos sociales, de reconocimiento e influencia? La sociedad industrializada trajo consigo una **disolución del modelo de familia de las tres generaciones** como sociedad de convivencia, con lo que muchos abuelos pierden la obligación de participar en el cuidado de los nietos. Para los abuelos el mantener un estrecho contacto social y emocional con ellos y compartir su experiencia es una necesidad.

El matrimonio también cambia con la edad. Con la distribución de papeles tradicional, la mujer estaba acostumbrada a organizar libremente y a disponer de su tiempo de acuerdo con su propio planteamiento. El que el hombre de pronto esté todo el día en casa y realice sus propias actividades puede constituir un cambio muy difícil. Esta dificultad será todavía mayor si el hombre no sabe cómo ocupar su tiempo y sólo con dificultad puede digerir la pérdida de su influencia profesional. Pueden aumentar las peleas y las depresiones, y hacerse patente un enfrentamiento de toda la vida.

Prácticamente uno de cada cuatro ancianos sufre una depresión. Con frecuencia, los tranquilizantes y los somníferos agravan la sobrecarga psíquica.

Una cuarta parte de los hombres de edad avanzada está aquejado por **problemas y trastornos psíquicos**, y las depresiones son los trastornos psíquicos más frecuentes. Tanto pueden ser consecuencia de enfermedades cerebrales como reacciones a la soledad y la monotonía. En comparación con otras etapas de la vida, a partir de los 65 años, relativamente muchas personas, especialmente hombres, eligen el suicidio como salida a sus problemas.

Con frecuencia, los tranquilizantes y los somníferos empeoran los trastornos psíquicos, conducen a la descompensación y al desequilibrio. Pero tampoco debe olvidarse que la **pobreza en la vejez** y las condiciones de vida discriminantes tienen una acción más nociva sobre la salud de la persona de edad avanzada que cualquier otro tipo de enfermedad.

La sexualidad en la vejez

Las personas mayores también se sienten interesadas por la sexualidad. A menudo no se atreven a afrontarlo y lo ocultan.

La sexualidad de las mujeres de edad avanzada se ve frecuentemente limitada por la falta de pareja.

Hasta hace pocos años, la sexualidad en la vejez era un tabú y la sociedad la ignoraba abiertamente. En general, más las mujeres que los hombres son de la opinión que después del climaterio se pierde el interés por la sexualidad. Debido a que la exteriorización de las **necesidades sexuales de las personas de edad avanzada** se consideran a menudo como anormales y reprobables, estos deseos deben ser ahogados, y así muchos dicen que no los tendrán nunca más. En los últimos diez años, se ha hablado más abiertamente sobre el hecho de que tanto los hombres como las mujeres también desearían permanecer activos en la vejez. En este sentido, los estereotipos sociales han actuado de tal manera durante siglos, que tras el climaterio la sexualidad se iba apagando lentamente. Con 60 años, alrededor del 95 % de los hombres son sexualmente activos, con 70 años el 70 % y con 75 años el 50 %. Hay hombres de 80 años que diariamente tienen una eyaculación. La excitabilidad se enlentece, y la duración de la erección disminuye. En las mujeres de mediana edad se observa una capacidad de alcanzar el orgasmo incluso mayor comparada con la de la juventud. Si las encuestas a mujeres ancianas muestran una disminución en el porcentaje de la actividad sexual, no es tanto por la falta de interés (líbido) como por la **falta de pareja**. Las mujeres mayores viven solas con mayor frecuencia que los hombres mayores. Mientras que a los ancianos que se casan con una mujer 20 o 30 años más joven generalmente se les admira, o se les ridiculiza, las mujeres ancianas en el mismo caso a menudo deben sufrir rechazo o incluso discriminación.

La **pérdida del consorte o de la pareja** determina siempre una importante crisis. La muerte es la principal causa, aunque también el divorcio. La persona de edad avanzada no siempre es capaz de reponerse a la crisis de la pérdida de la pareja, a pesar de que todos debemos contar con la muerte de nuestra pareja. En realidad, raramente se observan las correspondientes señales de alarma, de forma que también el anciano se ve sorprendido y entra en crisis por la muerte de su pareja. En la primera mitad del primer año tras el fallecimiento, la muerte del anciano que ha enviudado es el promedio más frecuente. Los hombres que dependían de su mujer en lo referente a las necesidades del hogar y a la organización de la vida cotidiana enferman prácticamente por norma tras la pérdida de su compañera. Su mortalidad en la primera mitad del primer año está por encima del 40 %. El rechazo de los amigos y conocidos por parte del anciano durante la fase posterior al funeral constituye una mala señal.

El **duelo** también se produce mediante un proceso psíquico dividido en fases, que dura como mínimo seis u ocho meses y que necesita de la compañía de los familiares y amigos. Los viudos se casan de nuevo con mayor frecuencia que las viudas. La **soledad** es el problema principal de muchas mujeres viudas, a pesar de que, por lo general, son capaces de procesar mejor (sobre todo desde el punto de vista de la salud) la muerte de su compañero que los hombres la pérdida de su mujer. La estructuración de su vida anterior y el grado de autonomía son los indicadores más importantes de si su vida se reorganizará en torno a la soledad, la regresión y la depresión, o si conseguirá una nueva felicidad.

No son pocas las mujeres (y bajo otras condiciones de vida y una mayor tolerancia por parte de la sociedad serían muchas más) que después de la muerte de su marido, en la vejez, redescubren de nuevo la vida para sí mismas.

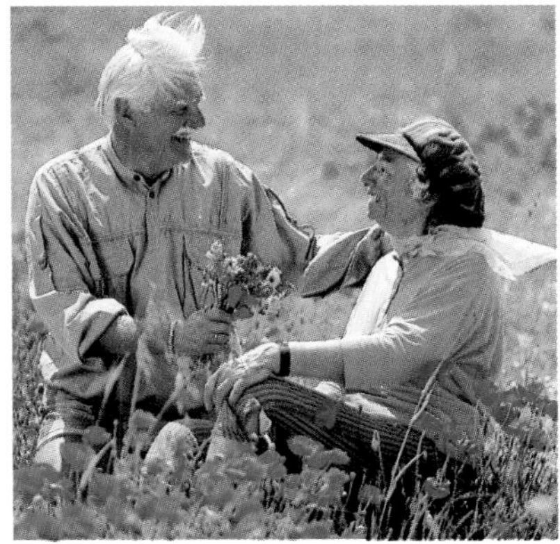

Cada día existen más personas de edad avanzada que, tras la pérdida de su pareja de toda la vida, tienen el valor de empezar de nuevo.

El envejecer adecuadamente significa utilizar y disfrutar de todas las posibilidades que existen en la propia persona y en el entorno social, para organizar la vida con autodeterminación.

Envejecer adecuadamente

El envejecer adecuadamente significa utilizar y disfrutar de todas las posibilidades que existen en la propia persona y en el entorno social, para organizar la vida de forma consciente. Cada persona tiene un concepto diferente e individual. Depende de los propios objetivos y de la propia escala de valores.

Con toda seguridad, junto con la ejecución de los quehaceres cotidianos, este envejecer adecuadamente depende sobre todo de la aceptación de la propia limitación, así como de una mirada hacia atrás de aceptación de lo pasado.

También puede significar la ampliación de los contenidos vitales, en el compromiso político y honorífico, en la **transmisión de las experiencias**.

El envejecer adecuadamente significa siempre salvaguardar la autodeterminación y la independencia tanto como sea posible, lo que significa también la capacidad de aceptar la disminución de las fuerzas y la ayuda necesaria, así como ante los múltiples déficits físicos mantener sólo algunos intereses importantes y limitarse en otros, y a pesar de todo **seguir considerando la vida como un bien muy valioso**.

También es importante el hecho de que el envejecimiento adecuado permite enfrentarse con el «cómo» y el «dónde» de la cercana muerte.

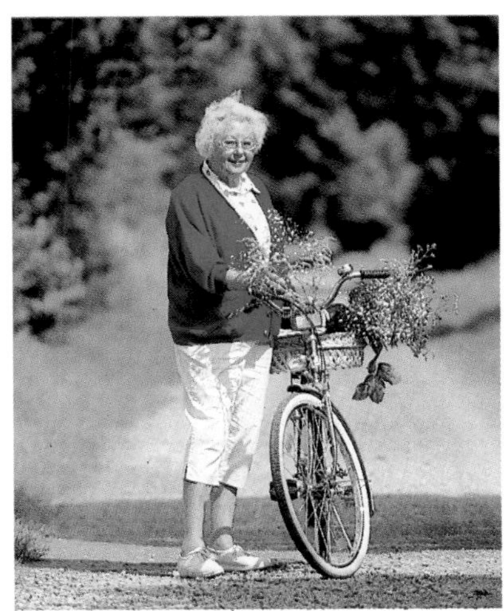

El envejecer adecuadamente también significa la capacidad de aceptar la disminución de la fuerza física y a pesar de todo seguir considerando la vida como un bien muy valioso.

Nuestra temporalidad es conocida, pero intentamos excluir la muerte de nuestros planes de vida. El enemigo permanece, y en último extremo conseguirá la victoria. Hasta entonces la muerte es siempre la muerte de los demás.

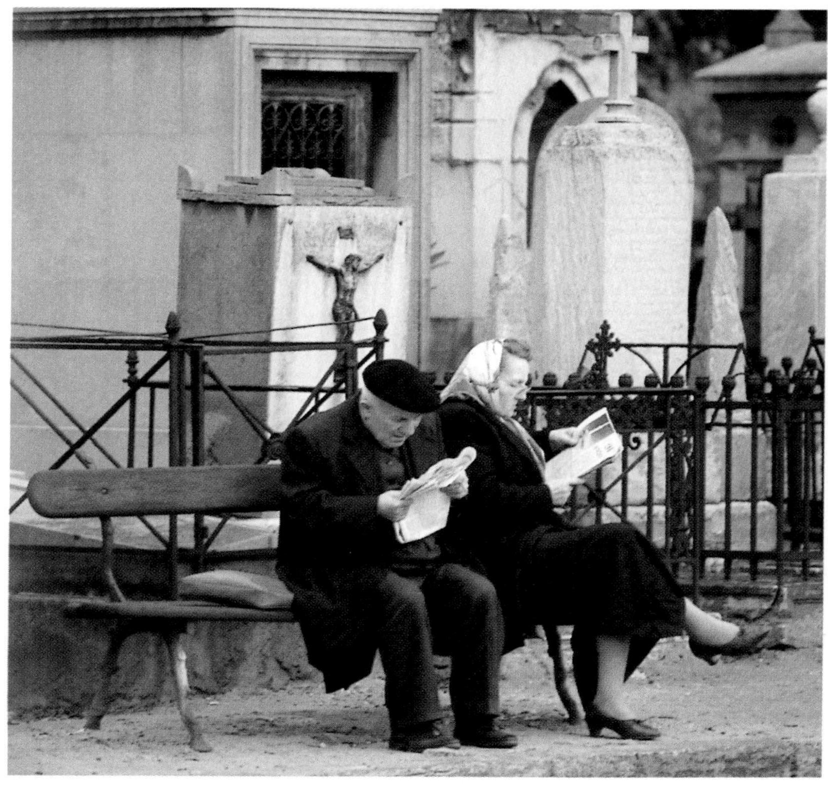

Sólo el que está preparado para enfrentarse a sus sentimientos contradictorios puede establecer una relación intensa con el enfermo terminal y posiblemente mantenerla hasta el final.

EL ENFERMO TERMINAL

Nuestra propia temporalidad es innegable y, sin embargo, la muerte es siempre la muerte de los otros. En nuestra época, muchas personas deben enfrentarse conscientemente por primera vez a la muerte de otra persona incluso a los 50 años de edad. El aumento de la esperanza de vida y el traslado de la muerte a los hospitales y las residencias contribuyen a este hecho. El contacto con enfermos graves nos enfrenta con la mortificación, la despedida, el dolor, la pena y provoca sensaciones de miedo, de haber fallado en algo y sentimiento de culpa. Nos faltan palabras para el encuentro. Sólo el que está preparado para enfrentarse a sus sentimientos contradictorios puede establecer una relación intensa con el enfermo terminal y posiblemente mantenerla hasta el final.

Podemos intentar prepararnos para entrar en contacto con un enfermo terminal mediante la meditación sobre la temporalidad de nuestra propia vida. ¿Cómo la malgastamos, qué objetivos nos guían? ¿Quién debe estar a nuestro lado cuando nos llegue la muerte? ¿Desearíamos saber la verdad sobre una enfermedad mortal? El conocimiento de que el tiempo que nos queda de vida no se puede determinar, pero que en todo caso será corto, varía radicalmente la relación entre el afectado y su familia. Con la amenaza de la muerte afloran a la consciencia miedos existenciales, pero también temores concretos relacionados con la asistencia de la persona cercana, del lugar y del «cómo» de la muerte. La mayoría de las personas, tanto enfermas como sanas, nombran a sus familiares como las personas que desean que les cuiden y su hogar el lugar donde desean morir. La prolongada situación de sobrecarga y también el carácter múltiple de las relaciones sociales del enfermo influyen sobre el curso de la última fase de la vida: la despedida deberá tener lugar en el hospital o residencia, cuando

La mayoría de las personas desean morir en el entorno de su hogar y acompañados por las personas de confianza.

se necesita asistencia, o en el hogar. Las personas que han acompañado a muchos enfermos terminales en su camino describen que tras el *shock* y el aturdimiento iniciales, que generalmente provoca el enfrentarse con la muerte inminente, los afectados se enfrentan a la situación de formas muy diversas; puede mantener una actitud combativa, amargada, resignada, de miedo, de negación o también de aceptación, casi serena.

El poder compartir los sentimientos presupone la presencia de personas dispuestas a escuchar y admitir esta comunicación.

El mantenimiento del entorno influye especialmente en los sentimientos que puede exteriorizar el afectado. Pueden acompañar emocionalmente al enfermo los familiares, los amigos, los médicos, las enfermeras, los religiosos o incluso aquella persona que casualmente se encuentra en la cama de al lado de la habitación del hospital.

Hablar de los propios miedos

¿Cómo vive el enfermo la limitación de su tiempo?

¿Cómo vive el enfermo el hecho de que su tiempo es limitado? En algún momento será consciente de ello. Como muy tarde cuando le falten las fuerzas, si hasta entonces no lo había tenido claro. Incluso los niños de más de cinco años parecen desarrollar una noción, cuando no sanan. Si no es posible disimular ante el enfermo terminal la amenaza de la muerte, entonces ¿por qué es tan difícil decirle la verdad? ¿Por qué se deja a muchos afectados con la duda de la gravedad de su enfermedad? Naturalmente, porque el enfrentamiento con la muerte del otro nos obliga a enfrentarnos con nuestra propia muerte.

El enfrentarse con la muerte inminente del otro significa también al mismo tiempo el hablar de nuestros propios miedos. Por ese motivo, con frecuencia nos es tan difícil enfrentarnos abiertamente al enfermo y ser sinceros con él. No ser capaz de seguir ayudando, el sentirse impotente, el perder a una persona importante para nosotros sin saber si seremos suficientemente fuertes, encontrar el momento para despedirse, todo ello representa importantes conflictos. Puede desencadenar una violenta agresividad contra todo aquello relacionado con la enfermedad, e incluso contra el afectado o contra sí mismo, porque se está inseguro de poder ver cumplidas las propias esperanzas. Tras exclamaciones como «¿por qué no existe posibilidad de ayuda para él, cuando existen tantas nuevas posibilidades de tratamiento médico?», o tras el convencimiento de que el afectado no puede enfrentarse con la verdad, podrían esconderse este tipo de sentimientos.

Si sólo los allegados saben el diagnóstico y el pronóstico, entonces comparten un secreto con el médico frente al enfermo, y al hablar con él se trasluce el sentimiento de culpa y la inseguridad. Cuando el estado comienza a empeorar progresivamente, se puede empezar a desconfiar de los allegados, que esconden la verdad. A partir de ahí existe el peligro de que durante las visitas la conversación se haga cada vez más superficial, ya que no puede encontrarse ningún camino que nos conduzca hacia los sentimientos del otro. Los allegados piensan que, al callar, pueden evitar al enfermo penas y desesperación. Debe suprimir sus sentimientos en un momento, y la despedida constituye la única posibilidad de liberar los sentimientos reprimidos y el silencio (lo que ya existía desde tiempo atrás por otros motivos), para finalmente manifestarse.

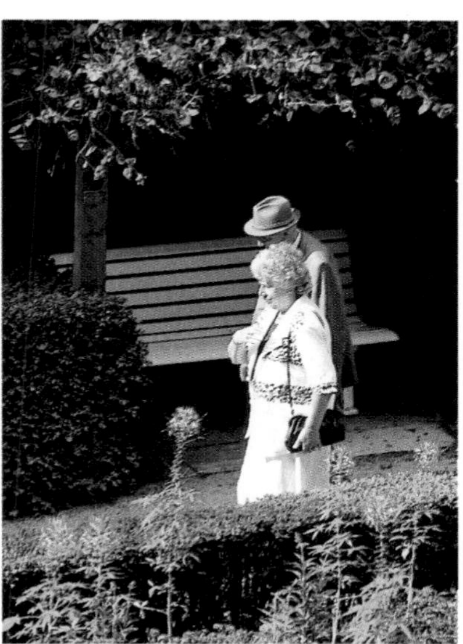

Puede servir de ayuda enfrentarse al «cómo» y al «dónde» de la inminente muerte, aunque el «cuándo» sigue siendo una incógnita.

No permitir que se interrumpa el diálogo

Los que cuidan al enfermo alcanzan la libertad interna para el encuentro cuando han tomado consciencia de que sólo el enfermo puede decidir sobre la organización del tiempo que le queda. Una actitud así hace posible dar informacio-

Para el médico tampoco es fácil hacer partícipe al enfermo terminal de la amarga realidad.

nes sobre el pronóstico de la enfermedad, tan extensas como el afectado desee. Con la seguridad de que se le responde sinceramente a todas las preguntas, puede abrirse al diálogo. La experiencia demuestra que el enfermo sólo plantea tantas preguntas y sólo desea tantas explicaciones como puede asumir. Este carácter abierto de la relación es imprescindible para que exista un sentimiento de compañía entre las personas. De esta manera no se crean falsas esperanzas. Las relaciones ya no se basan en la esperanza compartida de la supervivencia, sino en la esperanza de vivir una vida llena a pesar de la limitación del tiempo, o precisamente por eso.

Sólo el enfermo puede hablar sobre su muerte inminente. Él es quien ha de determinar el momento de hablar del tan peliagudo tema de su muerte. Cuando el tiempo que queda es tan corto que parece imposible un enfrentamiento interior (algunos días, semanas), generalmente los médicos callan la verdad. Los familiares y el médico deben cambiar impresiones acerca de qué informaciones deben comunicarse al enfermo y cuáles son los deseos que éste ha exteriorizado.

El enfrentarse a la certeza creciente de la muerte inminente necesita su tiempo. Tiene lugar por fases, en las que el afectado debe hacer un análisis de los diferentes sentimientos, hasta que al final aparezca siempre nuevamente la esperanza. Los acompañantes también son partícipes de estos sentimientos. Pero existe una diferencia inapelable: ellos siguen viviendo su cotidianidad.

El enfrentamiento con la certeza de la muerte es un proceso difícil con un gran número de sentimientos variables, que nosotros no podemos suavizar.

El enfermo terminal va perdiendo cada vez más esta naturalidad. Por este motivo, con frecuencia la percepción y los sentimientos de los familiares y del enfermo difieren ante una misma situación; y puede producirse el silencio, dado que es muy difícil expresar los sentimientos que afloran. El silencio compartido no tiene por qué tener como consecuencia la soledad, puede vivirse conjuntamente, siempre que la persona sea capaz de no dar rienda suelta a sus sentimientos de pena, rabia, debilidad y agotamiento, y mediante la actividad consiga no exteriorizarlos. Con ello ayudará al enfermo; le dará la posibilidad de liberarse de ellos.

La preparación interior

Hasta el último momento siempre queda una esperanza.

Hasta conseguir la completa aceptación de la temporalidad de la propia vida, el enfermo debe pasar diversas etapas de enfrentamiento interior. Este procesamiento interior no es tanto un proceso que debe realizar el enfermo solo, sino que es más el resultado, positivo o negativo, de la acción conjunta de todas las personas comprometidas.

El análisis de los diarios y los protocolos de diálogo publicados de enfermos graves dejan claro que todas las personas, cuando se ven arrancadas de su vida cotidiana de forma inesperada debido a los síntomas de la enfermedad o a un accidente, intentan eliminar por todos los medios posibles el factor desencadenante de la crisis:

«¡No puede ser, porque no puede ser!»

«¡Yo no, es un error!»

«No puede ser cierto... Por qué precisamente yo..., tampoco será tan grave...»

¡No puede ser, porque no puede ser!

Mientras que la dimensión de la amenaza es incierta, puede seguir manteniéndose la esperanza de que no será tan grave. Los enfermos buscan signos de mejoría. Con frecuencia, las alteraciones físicas se interpretan como positivas, por ejemplo, el aumento de peso, que sólo es consecuencia de una retención de líquidos de orden tisular. El miedo, la rabia, la desesperación pueden alejarse de tal manera de la experiencia, que el afectado puede hablar con una frialdad y naturalidad sorprendentes para los demás, sobre sí mismo, su enfermedad, su pronóstico; el conocimiento entonces es todavía inaceptable. La despedida y el duelo no pueden expresarse aún con palabras, y a menudo tampoco pueden exteriorizarse. Las manifestaciones de despedida, como los regalos, la búsqueda de lugares de confianza, el hablar de recuerdos, pueden anunciar una forma de despedida y una aceptación de la enfermedad.

El hundimiento y la esperanza caracterizan la fase inicial.

«Siendo así..., pero... ¿tengo tiempo todavía?»

Aun cuando la inminencia del desenlace se reconoce racionalmente, muchas frases reflejan una afirmación negada; lo que también es signo de que al mismo tiempo la inminencia debe ser desmentida, para proteger de alguna manera el equilibrio interno, para poderse plantear la vida y no caer en la resignación. El tipo de esperanza varía: ya no se trata de la esperanza en la curación y la recuperación de las capacidades, sino en la posibilidad de poder preocuparse durante más tiempo, de poder llevar a cabo algunas cosas en el tiempo que queda, o la esperanza de poder vivir los últimos días sin dolor y con dignidad. Si no pueden expresarse estos sentimientos y se reprimen las opiniones agresivas, se provoca una profunda depresión. No siempre es fácil de sobrellevar para los acompañantes y, con frecuencia, incomprensiblemente, este dolor se descarga con reproches injustificados, desconfianza, insatisfacción por naderías. Aclarar que la ira no está dirigida contra la enfermera, la propia mujer o el paciente de al lado, sino contra la situación en la que se encuentra el paciente, les ayuda a descargarse del sentimiento de culpa. En esta fase de tono agresivo, la relación con el afectado depende sólo de la capacidad de sobrecarga del visitante, de su disponibilidad y capacidad para introducirse en el mundo del enfermo. Si el enfermo tiene la impresión de que los demás quieren opinar sobre él y su comportamiento, sin preguntar por sus necesidades, es decir, no tomarle en serio, sino que ya lo han clasificado como enfermo terminal, se enemistará consigo mismo y con sus sentimientos. En cambio, si el enfermo y sus cuidadores son capaces de vivir los sentimientos dolorosos y agresivos, las relaciones se mantendrán estables.

La desesperación y la esperanza caracterizan las fases posteriores.

El probar posibles tratamientos alternativos, la búsqueda de una curación milagrosa, el depositar votos o el retorno a unas creencias religiosas, la búsqueda de nuevas creencias o el ocuparse de filosofías orientales, los intentos de autotratamiento, o incluso la interrupción de los tratamientos realizados hasta el momento y el cambio de médico, son sólo unas posibilidades que permiten (deberían permitir) al enfermo tener la sensación de que puede influir sobre su estado. Le mantienen la esperanza.

La búsqueda de otros caminos alimenta siempre de nuevo vagas esperanzas.

Despedida y duelo

Pero cuando más pronto o más tarde queda claro que se acerca el final, cuando se siente que todos los esfuerzos son inútiles, es el momento de la despedida y del duelo profundo. Duelo por lo que se acaba de perder, como los contactos con los amigos, la autonomía, la fuerza física, la belleza, pero duelo también en

Sólo hacia el final se instaura una cierta paz interna, cuando se ha aceptado lo inevitable.

Las preguntas sobre el «cómo» de la muerte y sobre si existen medidas para acortar la vida deben entenderse como el enfrentamiento y la preparación de la última fase. No son expresión de una elevada tendencia al suicidio y no se deben suprimir mediante tratamiento medicamentoso, sino que se deben comentar seria y sinceramente.

previsión de las futuras pérdidas, del padecimiento físico, de la dependencia de las personas que lo cuidan.

Las preguntas sobre el «cómo» de la muerte, y sobre si existen medidas para acortar la vida deben entenderse como el enfrentamiento y la preparación de la última fase. No son expresión de una elevada tendencia al suicidio y no se deben suprimir mediante tratamiento medicamentoso, sino que se deben comentar seria y sinceramente. A partir de la aceptación del inevitable final se puede propiciar el surgimiento de una fuerza interior, que haga posible que el enfermo terminal viva el último trecho del camino con paz interior y tranquilidad. Algunos hablan ampliamente sobre lo que esperan de los que queden después de su muerte; en ocasiones sólo son unos retazos de conversación.

Estas conversaciones pueden provocar una gran sobrecarga en los allegados, aunque ayuden al enfermo a relajarse y a reducir su resistencia frente a la muerte. Se muere más fácilmente. Hasta que se produce la pérdida de conocimiento, es posible tener paz y calma, y de nuevo miedo y resistencia.

En la última fase, el enfermo terminal no siente dolor. La «lucha contra la muerte» tiene lugar con la pérdida del conocimiento.

Se habla de **fase terminal** cuando empieza el proceso de la muerte, porque la irrigación de los órganos vitales no es suficiente. La experiencia demuestra que incluso personas que ya habían perdido el conocimiento por un corto espacio de tiempo vuelven a recuperarlo y son capaces de reconocer a sus familiares. No todas las funciones sensoriales se ven comprometidas simultáneamente; el oído es la función que se mantiene durante más tiempo. El enfermo terminal ya no siente dolor; la «lucha contra la muerte», que puede tener un efecto intimidatorio en las personas que acompañan al enfermo, se produce con pérdida del conocimiento.

Cuando nos hallamos ante la cama de una persona en estado terminal, debemos comportarnos como si pudiera ver y oír. Cuando las palabras ya no le llegan o ya no puede contestarnos, las caricias, el limpiarle la saliva o el sudor, el humedecerle los labios, el cogerle la mano permiten mantener la comunicación.

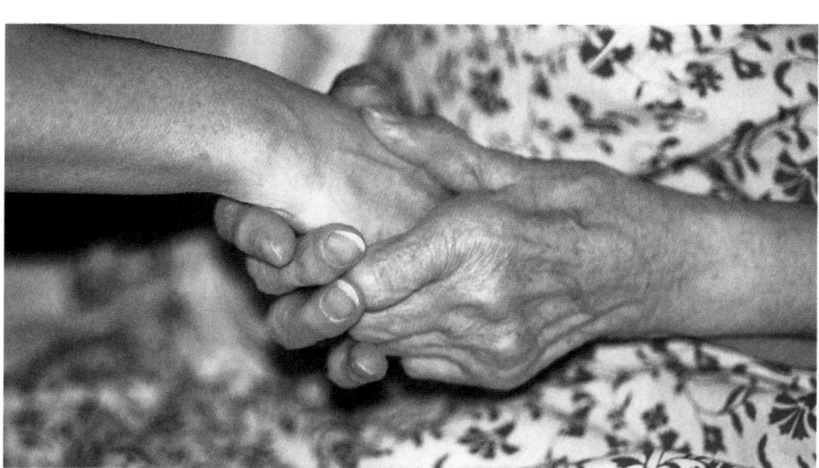

Las caricias, un contacto suave, el coger la mano permiten que no se rompa la comunicación...

Las personas que se han visto en una situación aguda de peligro de vida y han sobrevivido describen «experiencias frente a la muerte» similares entre ellas, incluso cuando las personas han crecido en culturas distintas. Según estas experiencias, perdieron totalmente el miedo a la muerte, ya que tenían sensaciones de armonía, paz interior, calor, luz y seguridad mientras tomaban consciencia de que debían morir. Algunos describen visiones de apariciones de carácter religioso y sensación de salir del cuerpo. Su capacidad de recordar los segundos que median entre la plena consciencia y la pérdida de conocimiento durante un estado con peligro de muerte (paro cardíaco, asfixia, caída desde una altura ele-

Probablemente, la falta de dolor y la sensación de armonía acompañan el paso de la vida a la muerte.

vada, etc.) permite echar una mirada al proceso psíquico, que está directamente relacionado con el deterioro de la función cerebral durante el inicio del proceso de la muerte. La falta de dolor y la sensación de armonía parecen estar unidos a la naturaleza humana en el paso de la vida a la muerte.

El cuidado en casa del enfermo terminal también tiene como objetivo el evitar el dolor.

El cuidado en casa de un familiar en estado terminal

La persona que va a morir en casa no desea ningún tratamiento más de medicina intensiva, sino sólo medidas que alivien sus sufrimientos. Debe tener la seguridad de que el médico de cabecera o el servicio social realizarán de forma óptima el tratamiento del dolor. Los analgésicos de acción fuerte, por ejemplo, la morfina, hacen posible que todas las personas tengan una muerte poco dolorosa, e incluso que muchas personas mueran sin ningún tipo de dolor. Dependiendo de sus necesidades, y en comunicación con el médico, el enfermo puede controlar él mismo la medicación contra el dolor. Este hecho es especialmente importante, ya que sólo la ausencia de dolor le ofrece la seguridad que él necesita para morir con dignidad. Tanto las personas sanas como las enfermas expresan, con frecuencia, menos miedo ante la muerte que ante el hecho de perder el autodominio y de depender de los demás.

El enfermo también tiene derecho a decidir sobre la organización de su muerte. Sólo así tiene la posibilidad de despedirse con dignidad.

Con el retorno del enfermo en fase terminal al seno de la familia, los familiares encuentran una fortaleza interior a través de los cuidados que deben ofrecer al enfermo; se sienten útiles, ya que pueden hacer algo por la persona amada. Mientras le cuidan es más fácil establecer un diálogo y expresar libremente los sentimientos. De este modo, los allegados también pueden despedirse. El enfermo sabe lo que le conviene y lo que no. Ha de poder opinar sobre la estructuración de los cuidados y de la organización del día. Algunos desean permanecer activos en sus últimos días, otros prefieren retraerse y hacer balance. Cuando los cuidados se prolongan durante meses o incluso más, los familiares deben aprender a tomar consciencia y satisfacer sus propias necesidades, ya que de otra forma no tendrán fuerza interior para llevar a cabo los cuidados intensivos. El acompañar al enfermo hasta el final de su camino también precisa asegurar tanto como sea posible la propia identidad y salud. De este modo, los familiares empiezan a plantearse la vida sin el enfermo.

El período de duelo no empieza tras la muerte de la persona allegada. En realidad empieza una vez se ha aceptado la mortalidad de la enfermedad. El duelo es un proceso psíquico y físico, y no existe ninguna forma de evitar los sentimientos que despierta. Si se suprimen los sentimientos del duelo, pueden producirse enfermedades psicosomáticas o dichos sentimientos explotarán en una situación inadecuada. Los componentes de la familia que habían tenido un contacto estrecho con la persona fallecida y que gracias a ello pudieron despedirse, durante el período de duelo tienen claramente menos trastornos físicos y emocionales.

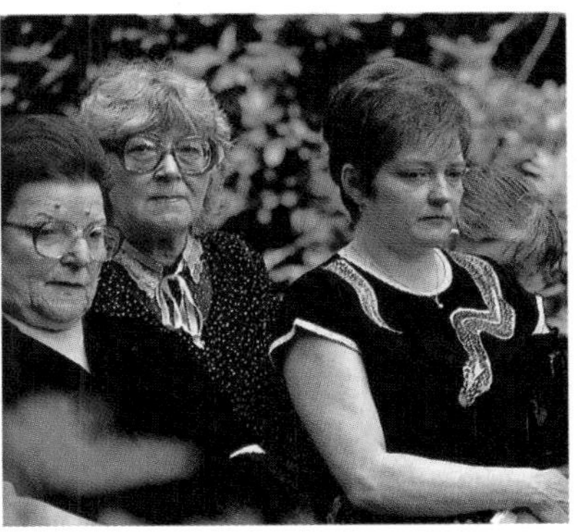

El duelo es un proceso psíquico y físico, y no existe forma alguna de evitar los sentimientos que despierta.

El período de la muerte del otro o de nuestra propia muerte puede ser un período de pena, de resignación, pero también puede ser un período trascendental, de estrechamiento de las relaciones y de encontrar el sentido.
El acompañar a un enfermo terminal, bien en casa o bien a través del contacto estrecho durante su hospitalización, no sólo ayuda a los que quedan a plantearse su propia temporalidad, sino que al mismo tiempo les ayuda a permanecer física y psíquicamente sanos.

El diálogo en confianza entre el médico y el paciente es la premisa indispensable para el diagnóstico rápido de la enfermedad, y el tratamiento eficaz que de él se deriva.

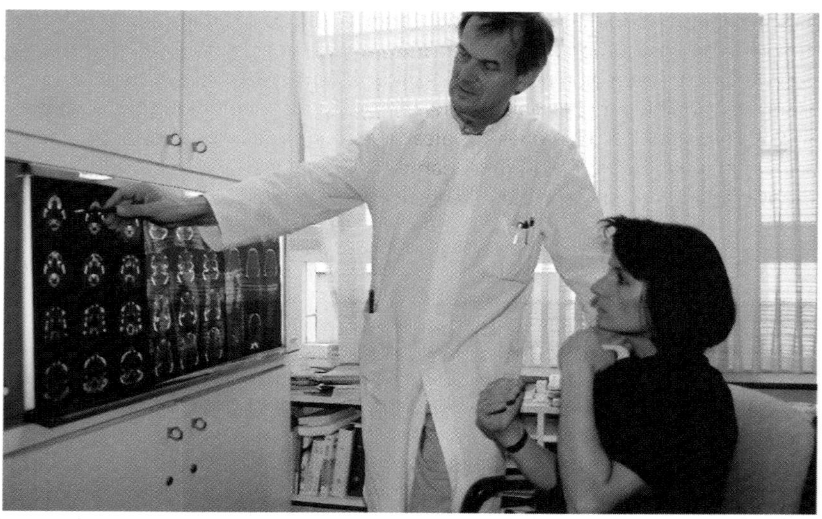

DIAGNÓSTICO DE LAS ENFERMEDADES

Todo paciente confía en que el médico que lo trata diagnostique rápidamente su enfermedad.

El diagnóstico de la enfermedad es imprescindible para su tratamiento. El paciente se dirige a un médico con la confianza de que éste tiene los conocimientos, experiencia e intuición necesarios para diagnosticar su enfermedad y para clasificarla correctamente. Para ello el médico no sólo precisa de los conocimientos científicos. No sin razón se habla del arte médico, término que se refiere a la capacidad de comprender el problema de un paciente y de encontrarle una solución.

Para cada diagnóstico se requieren diversas exploraciones, que generalmente el médico realiza al paciente de forma sistemática. Al principio se hacen unas preguntas básicas, conocidas como anamnesis (recuerdo). Sigue la exploración física, conocida como *status praesens*. Por regla general siguen diversas exploraciones, unidas a preguntas especiales.

El médico dispone de un gran número de posibilidades diagnósticas.

En el laboratorio se estudiará la existencia de agentes patológicos en los fluidos corporales, como la sangre, la orina, los jugos gástricos, la bilis o el líquido cefalorraquídeo, y también las muestras (frotis).

Con diversos métodos se obtienen imágenes de las partes del cuerpo, por ejemplo, pulmones, corazón, riñones, esqueleto, cráneo, hasta de todo el cuerpo: ecografía, radiografía (incluida la tomografía computerizada), tomografía por resonancia magnética nuclear, procedimientos de medicina nuclear, etc. Con instrumentos flexibles de luz fría actualmente es posible estudiar prácticamente cualquier órgano desde el interior (endoscopia). En este caso también puede extraerse una muestra de tejido para su estudio (biopsia).

Finalmente, a menudo el médico ordena el estudio de la función de determinados órganos (el corazón mediante la electrocardiografía, el cerebro mediante la encefalografía) o estudia la función de un órgano bajo condiciones de sobrecarga.

En algunos casos no puede evitarse realizar un método diagnóstico invasivo. Éste supone una pequeña intervención como la punción vascular.

Desde la primera entrevista se instaura la necesaria relación de confianza entre el paciente y el médico.

Anamnesis: con la anamnesis el médico desea recibir información, a través del enfermo o de sus familiares o allegados, sobre enfermedades anteriores del paciente (anamnesis personal), sobre los trastornos actuales y su desarrollo (anamnesis actual), así como sobre las enfermedades que ha habido en la familia (anamnesis familiar). Generalmente el médico también pregunta por la profesión (anamnesis laboral), por los hábitos tóxicos y medicamentosos (anamnesis medicamentosa) o bien por las vacunaciones (anamnesis vacunal). Una anamnesis más amplia tendrá también en cuenta otras informaciones sobre la personalidad, la historia, las relaciones sociales, las experiencias y los deseos del paciente. En la mayoría de los casos, una anamnesis básica y dirigida ofrece al médico la posibilidad de una sospecha diagnóstica, o como mínimo de reconocer el problema del paciente. A continuación realizará los siguientes pasos diagnósticos que se describen.

La anamnesis básica es la premisa para un diagnóstico correcto.

Exploración física *(status praesens)*

Bajo esta expresión se entiende la valoración del estado físico actual del paciente. El médico la realiza a través de sus cinco sentidos. Dependiendo de ello, los métodos se denominarán:

Mediante la exploración física el médico determina el estado físico del paciente.

Inspección: mediante la inspección el médico observa, además de la posición del cuerpo y el comportamiento de su paciente, las características de todas las zonas visibles del cuerpo, como la piel, el pelo, los ojos, la cara, la cavidad bucal, el cuello, los oídos, el tronco, la columna vertebral, los brazos y las piernas, etc. Para ello, generalmente es recomendable que el paciente se desnude total o parcialmente.

Palpación: mediante la palpación se exploran determinadas partes del cuerpo con la palma de la mano o la punta de los dedos. Con este método pueden describirse por ejemplo la frecuencia y las características del pulso. También puede valorarse el tamaño o el aumento de tamaño de algunos órganos, como la tiroides, los ganglios linfáticos, el hígado y el bazo. Finalmente se palparán raíces nerviosas para determinar la aparición de dolor frente a la presión. Mediante la inspección y la palpación también puede detectarse una hernia inguinal, alteraciones en los órganos sexuales y, en caso necesario, también en el recto, así como otros signos patológicos.

La anamnesis y los cinco sentidos del médico son imprescindibles para la valoración del paciente.

Percusión: mediante la percusión con el dedo medio de la mano derecha sobre el dedo medio de la mano izquierda, el médico obtiene una impresión de las características del tejido situado debajo. En cuanto a los campos pulmonares la percusión es clara, sobre los órganos abdominales que contienen aire es timpánica y sobre los tejidos densos es mate. De esta manera, el médico valora la movilidad de los límites pulmonares durante la inspiración y la espiración, pero también el tamaño de los órganos (hígado, bazo) o las así llamadas resistencias patológicas (por ejemplo, tumores).

Auscultación: la auscultación se realiza con la ayuda de un estetoscopio. Para una valoración correcta de los tonos cardíacos, y a veces también de los ruidos cardíacos, el médico necesita más experiencia que para el reconocimiento de determinados fenómenos acústicos en el plano pulmonar o intestinal.

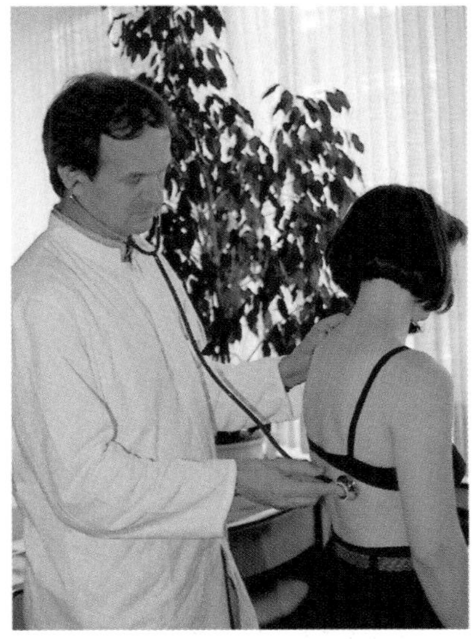

La auscultación con ayuda del estetoscopio: en este caso el médico realiza una auscultación pulmonar.

También forman parte de la exploración física la determinación de la **temperatura corporal** y de la **presión sanguínea**, la exploración de los **reflejos** más importantes, incluida la reacción pupilar, así como la evaluación de la **dentición**. El médico apuntará cuidadosamente todos los resultados, para que se puedan revisar en cualquier otro momento. De este modo, la detección de las desviaciones de la normalidad es más rápida.

Exámenes de laboratorio

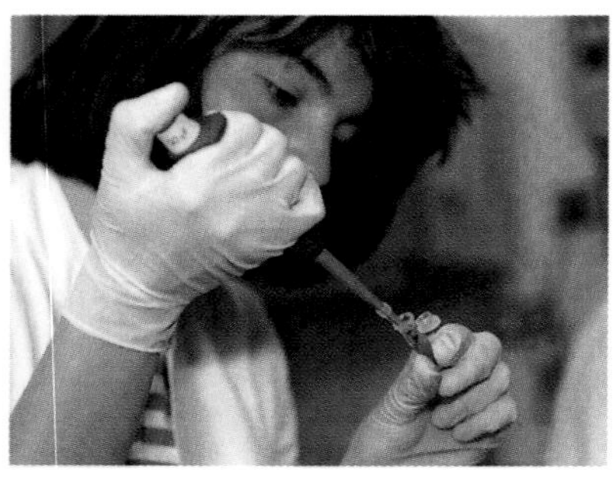

Los análisis de laboratorio de los diversos fluidos corporales forman parte de los métodos diagnósticos más importantes.

Hoy en día su número es tan elevado que aquí sólo podemos esbozarlos brevemente. Se distinguen cuatro métodos distintos, dependiendo de si son de naturaleza química, microscópica, miocrobiológica o inmunológica. No obstante, el paciente estará menos preocupado por el método empleado en el laboratorio que por el motivo por el que se estudia su sangre, orina u otro fluido corporal.

El hemograma da información sobre:

- *los hematíes,*
- *los leucocitos y*
- *las plaquetas.*

Sangre: el hemograma da información sobre el número y forma de las células sanguíneas (hematíes, leucocitos y plaquetas). Cuando se sospecha una anemia, debe realizarse un recuento de eritrocitos. Una enfermedad inflamatoria provoca alteraciones en los leucocitos. Ante una tendencia hemorrágica debe controlarse el número de plaquetas.
Antes de cualquier transfusión sanguínea debe determinarse el grupo sanguíneo. Junto con los grupos sanguíneos clásicos A, B, AB y 0, también se determina el factor Rh (Rh positivo o negativo). Antes de un trasplante de órganos es imprescindible el examen de los antígenos leucocitarios (*human leucocyte antigen* = HLA). Ante problemas de coagulación se determinará la coagulabilidad de la sangre y en caso necesario también cada uno de los factores de la coagulación y los antifactores. Se realizará un cultivo sanguíneo cuando se busquen agentes infecciosos.
Con una sencilla sedimentación globular (VSG), se calculará la sedimentación de los componentes sólidos (células) de la sangre no coagulada en una hora. Ésta será elevada en prácticamente todas las enfermedades inflamatorias, aunque también en la anemia y en los procesos malignos.

Con frecuencia se extrae suero sanguíneo para su análisis en el laboratorio.

Suero sanguíneo: en el suero sanguíneo pueden determinarse cuantitativamente las proteínas, grasas, glucosa, enzimas, electrolitos, pigmentos biliares, sustancias nitrogenadas, así como muchas otras sustancias. Se estudiarán dependiendo de la demanda del médico. Por ejemplo, en la delgadez extrema puede hallarse un déficit proteico y en la obesidad una elevación del nivel de colesterol. La sospecha de una diabetes mellitus se confirmará mediante el hallazgo de una concentración elevada de glucosa en sangre.
Las enfermedades hepáticas cursan generalmente con alteraciones enzimáticas; los pigmentos biliares también pueden estar aumentados en sangre y provocar una ictericia. Con frecuencia, las enfermedades renales conducen a una alteración de los electrolitos séricos, sodio, potasio, calcio, fosfato, así como a la aparición de sustancias en la orina. Existen muchos exámenes especiales para la valoración de determinados trastornos metabólicos.

El análisis de orina forma parte del estudio rutinario de un paciente.

Orina: el análisis de orina debe dar información sobre la cantidad, pH y peso específico de la orina, así como sobre la eliminación de proteínas, glucosa, pigmentos hepáticos y células (hematíes, leucocitos y bacterias).
En ocasiones, un simple cambio de color puede permitir al médico extraer importantes conclusiones; una orina de color café indica la presencia de pigmentos biliares (en la ictericia), una orina roja puede estar causada por la presencia de hematíes o hemoglobina, aunque también por determinados medicamentos. Un examen del aspecto o el olor de la orina sólo es orientativo. Siempre es necesario un análisis de orina más exacto. Para ello es imprescindible una muestra limpia de orina, que se obtiene en el orden siguiente: punción vesical, obtención de la orina a través de un catéter, orina de la mitad del chorro, orina espontánea.

La extracción de líquido cefalorraquídeo se realiza en caso necesario y no entraña ningún peligro.

Líquido cefalorraquídeo: el análisis del líquido cefalorraquídeo se realiza sólo en caso necesario. Con este análisis puede excluirse o confirmarse la existencia de una meningitis o una encefalitis.

Generalmente, el líquido cefalorraquídeo se obtiene mediante una punción lumbar entre la tercera y la cuarta o entre la cuarta y la quinta vértebras lumbares. Realizada por manos expertas esta punción no entraña ningún riesgo.

Confirmación o exclusión de una encefalitis o una meningitis.

Jugos gástricos y bilis: los trastornos epigástricos inespecíficos requieren con frecuencia la exploración del estómago y de la vesícula biliar. En los jugos gástricos interesa por ejemplo el contenido de ácido clorhídrico, a veces también bajo provocación (sobrecarga). En la bilis se encuentran con frecuencia agentes patológicos. La bilis A se libera antes del estímulo para la producción de bilis, la bilis B después de dicho estímulo.

Heces: los cuadros diarreicos constituyen uno de los cuadros patológicos más frecuentes. En este caso es útil el estudio de las heces para la determinación de virus, bacterias, hongos o parásitos. Cuando existe una enfermedad intestinal crónica se realizan los exámenes de heces para la determinación de la capacidad digestiva. Cuando se sospecha la eliminación de sangre, es útil la determinación de sangre en las heces.

Confirmación de infección por virus, bacterias, hongos o parásitos.

Diagnóstico de las infecciones

Para el diagnóstico de una enfermedad infecciosa se necesitan determinados análisis. La detección del agente patológico es el examen más concluyente. Esto es más fácil con las bacterias, a través de frotis o muestras, que con los virus, ya que no sólo son más grandes y tras la tinción pueden verse por el microscopio simple (**bacterioscopia**), sino que a diferencia de los virus pueden multiplicarse y cultivarse en un medio de cultivo (cultivo bacteriano). Para la obtención de una bacterioscopia sólo son necesarios unos pocos minutos, mientras que para un cultivo son necesarias como mínimo de 24 a 48 horas. La determinación de los virus se puede realizar mediante el microscopio electrónico o mediante su cultivo en células vivas. Estos métodos son dificultosos.

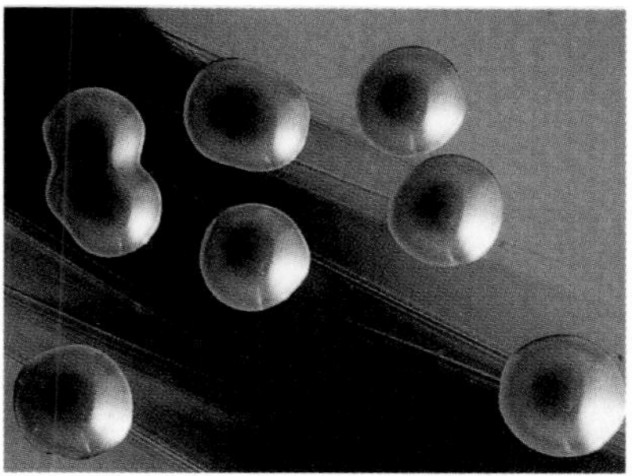

***Klebsiella pneumoniae*. Las bacterias provocan infecciones purulentas en el tracto respiratorio o en las vías urinarias.**

Hoy en día, en el plano biológico molecular es posible la determinación de un gran número de infecciones mediante la multiplicación enzimática de los ácidos nucleicos específicos del agente patológico; este moderno método recibe el nombre de **reacción en cadena de la polimerasa**.

Dado que ante cualquier enfermedad infecciosa el paciente crea anticuerpos contra el agente, mediante la determinación de los anticuerpos puede realizarse un diagnóstico indirecto de la infección. Mediante la diferenciación de los anticuerpos precoces (inmunoglobulina M) y los anticuerpos tardíos (inmunoglobulina G), el médico puede saber si una infección ha tenido lugar hace poco, de dos a cuatro semanas antes, o hace más tiempo.

Finalmente, en algunas infecciones existe la posibilidad de realizar el diagnóstico a través de pruebas cutáneas. El ejemplo más conocido es la prueba de la tuberculina. Después de una vacunación contra la tuberculosis (BCG), ésta será débilmente positiva entre tres y cinco años; tras una verdadera infección tuberculosa, se produce una reacción más fuerte con una latencia de seis semanas.

Con la ayuda de una determinación de anticuerpos se puede realizar un diagnóstico indirecto de una infección.

Pruebas funcionales

Las pruebas funcionales permiten comprobar la capacidad funcional de determinados órganos o sistemas orgánicos. Generalmente, se estudia la función bajo condiciones de sobrecarga definidas.

Comprobación de la capacidad funcional de órganos o sistemas orgánicos.

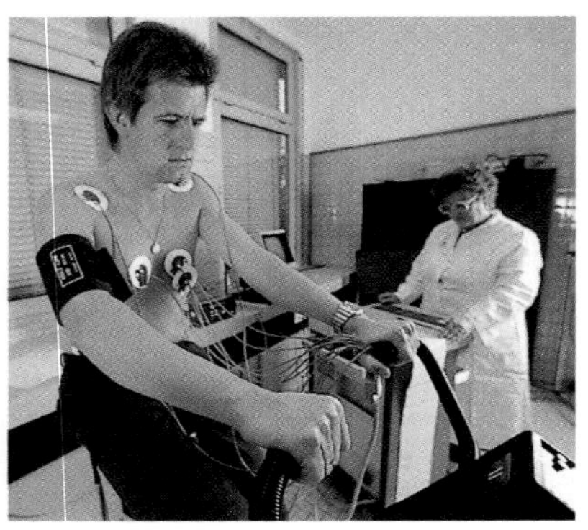

La prueba de sobrecarga física se realiza bajo determinadas condiciones, que nos ofrecen informaciones comparables. La fotografía muestra a un paciente sometido a un ECG de esfuerzo mediante la bicicleta ergométrica.

Cardiocirculatorio: el electrocardiograma (ECG) muestra los procesos eléctricos del corazón. A través de las curvas de un ECG se puede extraer información sobre la posición, fuerza muscular, irrigación, frecuencia y ritmo del corazón. El valor diagnóstico aumenta cuando el registro se realiza continuamente como mínimo durante 24 horas (ECG continuo) o mediante el registro simultáneo de los tonos y ruidos cardíacos (fonocardiografía). El ECG no ofrece ninguna información sobre la función de bomba del corazón. Para ello hay que utilizar métodos especiales, como la ecocardiografía o el catéter cardíaco. Todos los exámenes del sistema circulatorio bajo condiciones de sobrecarga controladas son de gran importancia. Como ejemplo podría servir el ECG realizado antes y después de un ejercicio físico simple como agacharse o subir escaleras. Sin embargo, por regla general se utiliza una bicicleta ergométrica. Una prueba circulatoria sencilla es por ejemplo la de Schellong. La determinación regular del pulso y la presión sanguínea del paciente en diferentes posiciones (en decúbito, de pie, bajo sobrecarga) permite obtener información sobre la capacidad de regulación circulatoria.

Respiración: la función respiratoria se estudia mediante diversos métodos de determinación. La cantidad de aire inspirado o espirado se puede determinar mediante métodos sencillos (espirometría) o complicados (pletismografía de cuerpo completo). Entre las determinaciones de la función ventilatoria se encuentra la frecuencia respiratoria, así como otros rendimientos respiratorios relacionados con la unidad de tiempo. El intercambio de gases puede determinarse mediante el examen sanguíneo de la concentración de oxígeno y anhídrido carbónico (análisis de los gases sanguíneos). Finalmente, entre las exploraciones ergométricas se encuentran las pruebas funcionales pulmonares y circulatorias: bajo un esfuerzo físico determinado se controla el comportamiento del pulso, la presión sanguínea, el ECG, el consumo de oxígeno y los volúmenes respiratorios.

Exámenes especiales de la función y el balance metabólico.

Metabolismo: el método principal para la valoración de la función del metabolismo lo constituye el balance de sustancias y energético. El balance de sustancias comprende la composición sustancial del alimento y sus productos finales; el balance energético confronta el valor fisiológico de quemado de los alimentos ingeridos por el organismo, así como de las sustancias eliminadas del entorno energético del organismo (trabajo mecánico, calor, etc.). A partir de ahí, se pueden estudiar funciones metabólicas determinadas.
En este aspecto, se realizan por ejemplo sobrecargas de glucosa cuando se sospecha la existencia de trastornos del metabolismo de los carbohidratos, pruebas funcionales hepáticas, renales o de otros órganos cuando se sospecha la existencia de trastornos de este tipo. Las glándulas hormonales tienen una especial importancia. Con frecuencia, la determinación de la concentración de hormonas en sangre no es suficiente para que el médico pueda valorar la función hormonal de una glándula. En este caso se necesitan las correspondientes pruebas de estimulación o supresión. La función digestiva o bien la tolerancia frente a determinadas sustancias como las proteínas vegetales (gliadina, gluten) también puede determinarse prácticamente sólo mediante una prueba de provocación.

Los síntomas alérgicos también son consecuencia del aumento de contaminación ambiental.

Alergia: ante la sospecha de la existencia de una alergia, una cuestión decisiva es la determinación del alergeno desencadenante. Tanto el paciente como el médico sólo pueden esperar la respuesta mediante una prueba generalmente muy amplia de la tolerancia frente a diversos alergenos estandarizados. En este contexto, la administración natural vía gastrointestinal (oral-enteral) o respiratoria (inhalación) arroja más información diagnóstica que las pruebas cutáneas.
Sin embargo, debido al peligro de posibles efectos secundarios, las pruebas

oral-enterales y por inhalación sólo se realizan bajo control hospitalario. Generalmente, en una consulta médica se realizarán las pruebas cutáneas.

La valoración del sistema nervioso precisa conocimientos médicos especializados y mucha experiencia.

Sistema nervioso: el sistema nervioso tiene una función aparentemente compleja y es responsable de todos los procesos de regulación inconscientes y todos los procesos racionales conscientes. Por este motivo, la exploración médica de las funciones nerviosas tiene una gran importancia. Para ello el médico valora la situación de consciencia del paciente; puede estar comprometida con diversa intensidad (confuso, somnoliento, obnubilado, inconsciente). Los movimientos pueden estar limitados por la alteración (elevación o descenso) del tono muscular o por la alteración (aumento o descenso) de los reflejos musculares. En una exploración neurológica también se estudia la sensibilidad a los estímulos mecánicos (punta aguda o roma), térmicos (calor o frío) y otros estímulos (por ejemplo, sensibilidad profunda).
Cualquier otro método diagnóstico del sistema nervioso depende de los requerimientos del médico. Por ejemplo, ante la sospecha de la existencia de una epilepsia se realizará un electroencefalograma (EEG), donde los potenciales de acción eléctricos de las células nerviosas se captarán en el plano de las regiones cerebrales superficiales. Los electrodos serán fijados en un casquete. Se trata de un procedimiento completamente indoloro.
Cuando se sospecha la existencia de inflamaciones en el sistema nervioso central se necesitará un examen del líquido cefalorraquídeo. El líquido cefalorraquídeo se obtendrá mediante una punción lumbar entre la tercera y la cuarta o entre la cuarta y la quinta vértebras lumbares. Este procedimiento tampoco entraña ningún riesgo, aunque el pinchazo es molesto.
Finalmente, hay enfermedades del sistema nervioso (central) que se presentan con alteraciones estructurales y que consecuentemente permiten un diagnóstico por imágenes. Las hemorragias cerebrales se pueden diagnosticar y localizar mediante la ecografía (en niños pequeños) o la tomografía computerizada. Los procesos ocupantes de espacio como malformaciones vasculares, tumores o similares se diagnostican mejor con la tomografía por resonancia magnética.

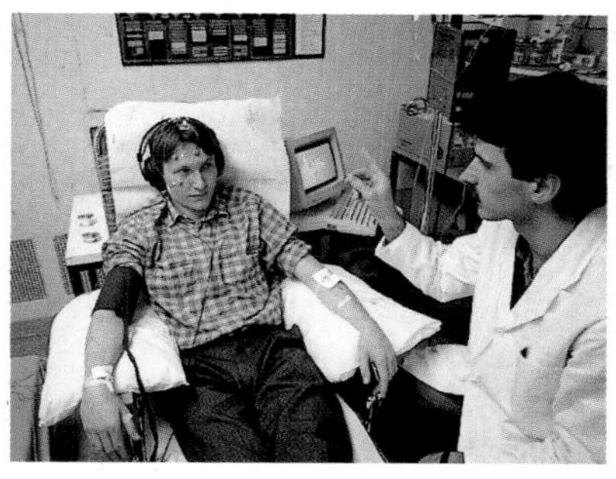

En una exploración neurológica como ésta, un electroencefalograma (EEG), se registran las corrientes cerebrales.

Estudio psicológico

La psicología estudia la personalidad humana y los comportamientos en el ámbito social. Existe un gran número de pruebas para el examen de las funciones psíquicas, como la percepción, el pensamiento, el habla, el comportamiento, que en manos de un psicólogo especializado (o también del médico) arrojan informaciones importantes sobre el estado psíquico del paciente. En último extremo, son útiles para la diferenciación entre las causas orgánicas y psíquicas de las enfermedades y por ello son la base para cualquier psicoterapia.

Antes de iniciar una psicoterapia deben descartarse las causas patológicas orgánicas.

Métodos diagnósticos invasivos

Bajo la denominación de exploración invasiva se entiende la utilización de procedimientos «penetrantes». Generalmente, con ello se entiende la introducción de instrumentos como agujas, catéteres o medios de contraste en los vasos o en otras partes del cuerpo del paciente. La mayoría de las veces se obtienen muestras que se utilizarán para el diagnóstico. El examen prenatal dentro del útero de la mujer embarazada también se considera un método invasivo. Naturalmente, el paciente debe ser informado por su médico amplia y meticulosamente sobre el sentido y posibles peligros de este tipo de exploración.

La utilización de un método diagnóstico invasivo debería determinarse a partir de sus consecuencias terapéuticas.

MÉTODOS EXPLORATORIOS DE LA A A LA Z

Ante la existencia de determinados cálculos puede estar indicada una dieta.

Aglutinación: aglomeración de células, por ejemplo, hematíes o bacterias. Si a una emulsión de bacterias se le añade un suero inmunológico específico, las bacterias se aglutinan. La aglutinación se utiliza en el diagnóstico serológico de diversas enfermedades infecciosas y es la base de la determinación del grupo sanguíneo.

Análisis de los cálculos: el estudio de la composición de los cálculos biliares o renales nos ofrece información importante para el tratamiento de la litiasis.

Angiocardiografía: imágenes de contraste de los vasos cardíacos obtenidas por radiografía con la utilización de un contraste.

Angiografía: radiografía que visualiza el trayecto y tamaño de los vasos.

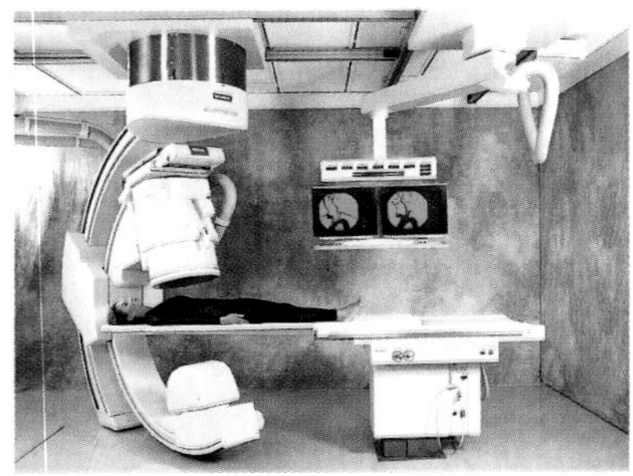

Mediante la angiografía pueden visualizarse el tamaño y el trayecto de los vasos sanguíneos.

Angiografía coronaria: imágenes radiográficas con contraste de las coronarias, para la confirmación o exclusión de estenosis u oclusiones. Poco antes de la sesión radiográfica se inyecta un contraste en las porciones vasculares objeto de estudio. El método es útil para la valoración de los vasos coronarios tras un infarto de miocardio o en el caso de una angina de pecho severa, y también se utiliza para la preparación de una dilatación mediante catéter (angioplastia) de un vaso coronario estenosado o para una cirugía de *bypass*.

Angiografía digital de sustracción: método de diagnóstico radiográfico para la obtención de imágenes de los vasos y de sus ramas con la ayuda de contraste.

Anticuerpos, determinación: los anticuerpos representan un grupo muy variado de proteínas. Entre otros, su determinación es útil para evaluar la inmunidad del organismo frente a determinados agentes patológicos. Mediante los resultados de la determinación de anticuerpos, el médico obtiene importantes informaciones sobre la existencia de enfermedades infecciosas agudas o crónicas, así como sobre las reacciones defensivas frente a las células propias del organismo (autoanticuerpos).

Un infarto de miocardio se produce por la estenosis o la oclusión de una arteria coronaria.

Aortografía: mediante la inyección de un medio de contraste, la aorta se hace visible en la radiografía. Se utiliza para la confirmación de estenosis, oclusiones y dilataciones (aneurismas) patológicas y como ayuda para tomar la decisión de realizar un procedimiento de cirugía vascular.

Arteriografía: procedimiento especial para la visualización de las arterias en la radiografía.

Al realizar una artroscopia también pueden llevarse a cabo procedimientos quirúrgicos.

Artroscopia: examen (endoscopia) de un espacio articular para la determinación de alteraciones patológicas, como signos de desgaste, valoración de los cartílagos interarticulares (meniscos) y los ligamentos articulares.

Astrup, método de: determinación del estado ácido-base en sangre. El pH, la concentración de oxígeno, de anhídrido carbónico y de bicarbonato en sangre arrojan información sobre la función respiratoria y metabólica.

Los anticuerpos son sustancias proteicas (inmunoglobulinas) contra determinadas sustancias extrañas, como por ejemplo los agentes infecciosos.

Audiometría: examen de la audición con el audiómetro.

Auscultación: mediante la aplicación de la oreja o del estetoscopio, que permite la conducción y refuerzo de los ruidos de los órganos internos, el médico intenta crearse una imagen del estado y función de dicho órgano; así, por ejemplo, sobre la tráquea, los pulmones y el corazón, y también sobre el abdomen (ruidos intestinales, tonos cardíacos del niño durante la gestación).

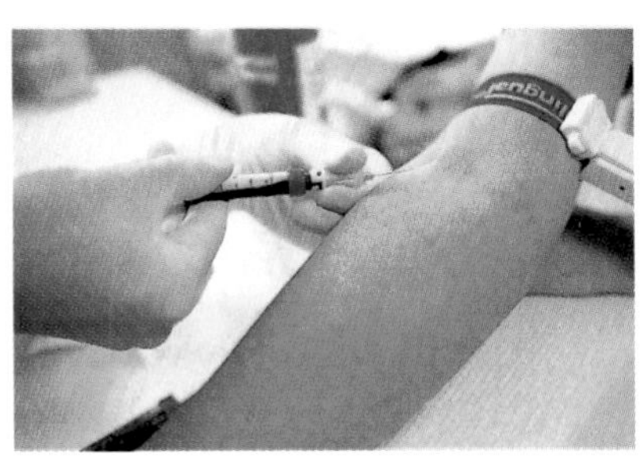

Extracción de sangre para su análisis.

Biopsia: obtención de una muestra de tejido. Dicha muestra se someterá a un examen histológico. La aguja de biopsia obtendrá, a pesar del pequeño calibre de la cánula de punción, un cilindro de tejido suficientemente grande para su estudio (por ejemplo, de pulmón, hígado, próstata, etc.).

Biopsia testicular: punción testicular con la que se obtienen células de las glándulas seminales para su examen microscópico, en el diagnóstico de la infertilidad o tumoral.

Broncografía: imágenes radiográficas con contraste del árbol bronquial para el diagnóstico de alteraciones patológicas.

El diagnóstico enzimático moderno permite la confirmación de un infarto de miocardio.

Broncoscopia: valoración de la tráquea y de los bronquios principales mediante la introducción de un tubo con una luz fría en el extremo o con un broncofibroscopio flexible, con la correspondiente óptica, en las vías aéreas mediante anestesia local.

Catéter: tubo fino para la extracción de material de examen médico, por ejemplo, orina de la vejiga urinaria o sangre de las arterias o venas. También para la dilatación de los vasos coronarios estenosados (dilatación mediante balón).

Chequeo: programa de exploración estandarizado que arroja información sobre la salud y el rendimiento de una persona. Se realiza en seis fases. Comentar con el médico los resultados es especialmente importante. El chequeo consta de las siguientes partes:

Exploración estandarizada que se recomienda realizar cada dos años a partir de los 35 años de edad.

1. Anamnesis (recreación de la historia patológica).
2. Exploración física completa.
3. Pruebas de laboratorio (glucemia, colesterol, ácido úrico, creatinina, análisis de orina con determinación de las proteínas, glucosa, hematíes y leucocitos, así como nitrito).
4. Registro del ECG en reposo.
5. Asesoramiento.
6. En el caso de que en las exploraciones, que se recomienda realizar cada dos años a partir de los 35 años, se detecte una enfermedad, debe proseguirse con su diagnóstico y posterior tratamiento.

Cistoscopia: estudio del interior de la vejiga urinaria mediante el cistoscopio; *véase* también «exploraciones endoscópicas».

Con el cistoscopio pueden detectarse cálculos vesicales, zonas hemorrágicas o infectadas de la vejiga y tumores vesicales.

Cloruro: *véase* «diagnóstico de laboratorio».

Colangiografía: imágenes radiográficas de las vías biliares.

Colecistografía: imágenes radiográficas con contraste de la vesícula biliar. Actualmente sustituida la mayoría de las veces por la ecografía.

Colinesterasa: enzima sintetizada en el hígado. Es elevada en sangre en caso, por ejemplo, de hígado graso, trastornos del metabolismo lipídico y diabetes. Está disminuido en caso, por ejemplo, de cirrosis hepática y hepatitis aguda.

Colposcopia: *véase* «exploraciones endoscópicas».

Creatinquinasa (cinasa de creatina): enzima cuya concentración es elevada en el infarto de miocardio y en las enfermedades del músculo esquelético.

Creatinquinasa MB (cinasa de creatina-MB): prácticamente determinante de infarto de miocardio cuando la proporción de creatinquinasa MB en relación con la creatinquinasa es superior al 6 %. La enzima consta de dos partes, la así llamada M (muscular) y la B (cerebral).

Cromatografía: procedimiento para la retención y separación de sustancias solubles. Se utiliza frecuentemente para estudios metabólicos.

Valoración de determinados agentes infecciosos.

Cultivo bacteriano: ante la sospecha de una enfermedad bacteriana, se utiliza para determinar el tipo de agente infeccioso. En un medio de cultivo artificial, el agente se multiplica en pocos días, a partir de la muestra obtenida del enfermo (por ejemplo, esputo, sangre, orina, fluido obtenido por punción o fragmentos de tejido). Generalmente, al mismo tiempo se determina frente a qué medicamentos (antibióticos) el agente es sensible o resistente (antibiograma).

La fiebre sólo debe tratarse con medicamentos antipiréticos bajo prescripción médica.

Determinación de la temperatura

El aumento de la temperatura corporal constituye un conocido signo de trastornos y enfermedades. En el hombre el valor normal de la temperatura axilar se encuentra entre los 36 y los 37 °C, y según el ritmo circadiano, habitualmente la temperatura por la mañana es algo menor que por la noche. Cuando la temperatura se encuentra entre los 37 y los 38 °C hablamos de febrícula, y sólo se habla de fiebre a partir de los 38 °C. Una temperatura de más de 40,5 °C se considera una fiebre alta y si se encuentra por debajo de 36 °C se habla de hipotermia.

La fiebre acelera todos los procesos metabólicos y las reacciones inmunológicas.

Al igual que en la persona sana, en el enfermo la temperatura presenta oscilaciones. Generalmente, la temperatura es más alta por la noche que por la mañana. En la tuberculosis, en ocasiones ocurre lo contrario. La temperatura determinada en el ano (rectal) o debajo de la lengua (sublingual) nos da valores más exactos que la axilar, por lo que debería optarse por tomarla de ese modo. El que sus valores sean 0,2 hasta 0,3 grados más altos no tiene importancia.

El aumento de la temperatura es reflejo de trastornos del centro de la temperatura: el valor esperado de la temperatura corporal está aumentado; de esta manera se aceleran todos los procesos metabólicos e inmunológicos del organismo. Las causas más frecuentes del aumento de la temperatura son: infecciones y destrucción celular (infecciones purulentas, tumores, extravasaciones sanguíneas, etc.). La elevación de la temperatura por sí sola no es un buen baremo para determinar la gravedad de la enfermedad.

La fiebre se presenta como un aumento del valor esperado de la regulación de la temperatura.

No debe olvidarse que la fiebre es un mecanismo de autodefensa del propio organismo. La utilización de medidas antipiréticas debería dejarse en manos del médico. Las temperaturas determinadas a lo largo del día se trasladan en forma de puntos a una tabla de temperaturas. La unión mediante líneas de dichos puntos nos da una curva de temperatura, a partir de la que se pueden extraer conclusiones sobre el tipo y el curso de la enfermedad, así como del éxito de las medidas terapéuticas. En muchas enfermedades la evolución de la fiebre es característica.

En algunas enfermedades, la evolución de la curva de temperaturas es muy característica.

La **determinación de la temperatura basal** es un procedimiento especial para detectar los días fértiles y no fértiles de la mujer durante su ciclo menstrual. Mediante un termómetro especial, que permite una lectura más exacta si lo comparamos con el termómetro habitual, la mujer determina su temperatura vaginal, por la mañana en ayunas y en decúbito. Las temperaturas se mueven en promedio alrededor de los 36 °C. Uno o dos días después de la ovulación la temperatura aumenta bruscamente algunas décimas (momento óptimo para la concepción). No obstante, ya que la temperatura corporal está influenciada por muchos factores, el método es relativamente inseguro. Por ello, es poco recomendable como método anticonceptivo.

La curva de temperatura basal nos ofrece información sobre los días fértiles y no fértiles de la mujer.

Determinación enzimática en sangre (GPT, GOT, Gamma-GT, LDH, CK, CK-MB, troponina-T): la determinación de estas enzimas es importante, entre otros, en la valoración de las enfermedades hepáticas y en el diagnóstico del infarto de miocardio.

Diagnóstico cardíaco

El método exploratorio más importante para el diagnóstico de las valvulopatías cardíacas es la ecografía del corazón (ecocardiografía). El electrocardiograma registra los procesos eléctricos ligados a la actividad cardíaca. A partir de las alteraciones de la curva típicas de determinadas enfermedades se pueden realizar diagnósticos relativamente seguros, por ejemplo, en el infarto de miocardio o en las enfermedades que provocan trastornos del ritmo cardíaco.

El ECG de esfuerzo es útil para la valoración de la irrigación cardíaca y la regulación de la presión arterial en situación de esfuerzo, así como la capacidad de esfuerzo del organismo. Para ello se realiza un registro electrocardiográfico de la presión sanguínea y de la frecuencia cardíaca antes, durante y después de un esfuerzo físico predefinido, que hoy en día se realiza generalmente con la bicicleta ergométrica.

Para el esclarecimiento diagnóstico y el análisis de trastornos complejos del ritmo cardíaco, se utiliza el ECG continuo (ECG de almacenamiento; ECG de Holter). En estos casos, el registro del ECG se realiza de forma continua entre 24 y 72 horas.

El diagnóstico cardíaco cuenta con un gran número de métodos exploratorios especializados.

Para valorar la función valvular se utiliza la ecocardiografía y la fonocardiografía, que junto con la curva del movimiento cardíaco dan la representación gráfica de los ruidos cardíacos (demostración de valvulopatías).

Para la valoración de las malformaciones congénitas y alteraciones morfológicas, junto con la ecocardiografía, la exploración mediante un catéter cardíaco en combinación con las imágenes radiográficas y la angiografía seriada obtiene resultados importantes y presenta ventajas esenciales. Pero este examen sólo se puede realizar en una clínica especializada.

Electrocardiograma, frecuencia cardíaca y presión sanguínea.

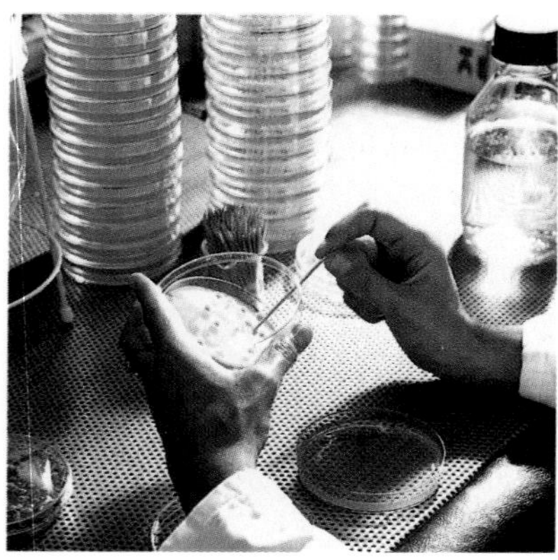

Mediante el cultivo artificial de bacterias u hongos pueden descubrirse los agentes infecciosos causantes de la enfermedad.

Diagnóstico de laboratorio

Actualmente, no puede imaginarse un diagnóstico moderno sin el laboratorio médico. El gran número de métodos de laboratorio llena gruesos libros, e institutos completos de investigación se dedican a ellos. Así pues, en este breve resumen sólo puede hacerse referencia a algunos de ellos:

Ácido úrico, determinación del: para la detección del aumento de depósito de los metabolitos del ácido úrico en la gota.

Muchos exámenes de laboratorio se realizan hoy en día automáticamente con la ayuda de robots electrónicos.

Colorimetría o fotometría: una vez se ha descubierto que es posible visualizar ciertos metabolitos, enzimas, minerales, etc. mediante su unión química con sustancias colorantes, se consigue ver en el fotómetro convencional el tipo o la concentración de la sustancia buscada comparando los colores. Pero cuando las concentraciones son pequeñas o las diferencias mínimas no basta con la capacidad de diferenciación del ojo humano, de modo que el siguiente paso lo constituye el fotómetro de luz eléctrica, que permite comparaciones de concentración de una milésima (mediante la determinación de la disminución de intensidad de la luz en fuentes de luz de determinada longitud de onda).

Determinación de sustancias mediante la comparación de color en el fotómetro.

Contenido en sangre de sodio, potasio, calcio, magnesio, cloro y fosfato, determinación del: estos elementos, los electrolitos, desempeñan un papel importante en el metabolismo mineral. En determinadas enfermedades, su contenido en sangre y orina está característicamente alterado. La determinación de la creatinina y del aclaramiento de creatinina arroja información sobre la función renal.

Los electrolitos como el sodio, el potasio y el calcio son importantes para el metabolismo.

Diagnóstico hematológico: esta denominación comprende sólo, en sentido estricto, los exámenes sanguíneos correspondientes a la determinación del hemograma: la determinación de hemoglobina, el recuento de hematíes, leucocitos y plaquetas, hemograma diferencial, determinación del tiempo de sangría y de coagulación y la determinación de los grupos sanguíneos. Asimismo, hoy en día en toda consulta médica existe la posibilidad de realizar un hemograma diferencial (determinación de la proporción porcentual de los diversos leucocitos) y de determinar el contenido de hemoglobina. Generalmente, la sangre necesaria para realizar estos análisis se extrae del pulpejo del dedo o del lóbulo de la oreja. No obstante, a veces, sobre todo cuando se trata de estudiar las células en los estadios precoces de su formación en la médula ósea, el médico extraerá muestras de la médula ósea (por ejemplo, del esternón —punción esternal— o del coxal), con una cánula especial.

La sangre necesaria para la realización de un hemograma se suele extraer del pulpejo del dedo o del lóbulo de la oreja.

El equilibrio férrico, importante para la producción hemática, se estudiará mediante la determinación del hierro, su proteína transportadora (transferrina), su proteína almacenadora (ferritina) y la capacidad de unión del hierro.
Todos juntos ofrecen un patrón a partir del que se extraen importantes informaciones que indican al médico si una anemia es debida a un déficit de hierro y si es necesario un aporte de hierro.

Electroforesis sérica: las proteínas plasmáticas son una combinación de múltiples moléculas proteicas de estructura química muy diversa. Mediante la técnica electroforética, estas moléculas de proteína se pueden clasificar en distintos grupos. Éstos se conocen como albúmina, alfa, beta y gammaglobulina. En determinadas enfermedades se produce una alteración característica de la composición electroforética. Así, por ejemplo, las inflamaciones agudas presentan un aumento de la alfaglobulina, y las inflamaciones crónicas un aumento de las gammaglobulinas.

Las enzimas son importantes para el diagnóstico del infarto de miocardio, la hepatitis, la pancreatitis y determinadas enfermedades musculares.

Las **enzimas** son proteínas que aceleran las reacciones químicas en los organismos vivos. Desde el punto de vista diagnóstico es importante el aumento de las enzimas séricas en el infarto de miocardio, la hepatitis, la pancreatitis y en determinadas enfermedades musculares.

La determinación del colesterol, los triglicéridos y la apolipoproteína forman parte del **estudio del metabolismo lipídico.**

Examen de heces: ante la sospecha de hemorragias del tracto digestivo, trastornos digestivos o de infecciones intestinales.

Examen de heces: se realiza ante la sospecha de hemorragias del tracto digestivo, infecciones intestinales, así como en diversos trastornos digestivos. La presencia de sangre en heces, cuando no se observa a simple vista, se determina con la ayuda de la prueba de la bencidina de elevada sensibilidad. Cuando se sospecha una infección por lombrices está indicado el examen microscópico de heces para la detección de huevos.
La presencia de porciones de alimentos no digeridos (grasas, fibras de carne, cereales duros) detectada microscópica y químicamente informa de la existencia de trastornos digestivos.
Cualquier sospecha de infección intestinal ha de ser esclarecida inmediatamente.

Las pequeñas cantidades de sangre en heces se detectarán mediante la prueba de la bencidina de elevada sensibilidad.

Fosfatasa ácida: elevada cuando existen metástasis óseas y determinados tumores malignos (por ejemplo, carcinoma bronquial).

Fosfatasa alcalina (FA): elevada cuando existe estasis biliar en el hígado (por ejemplo, por litiasis biliar).

Los **tests de ELISA** se aplican para la determinación de antígenos, anticuerpos, así como proteínas plasmáticas y del líquido cefalorraquídeo. Se trata de un, así llamado, enzimoinmunoanálisis (EIA).

Los **tests radioinmunológicos (RIA)** pueden utilizarse para la determinación de hormonas, marcadores tumorales, virus, medicamentos, entre otras sustancias biológicas.

Diagnóstico del líquido cefalorraquídeo: en un gran número de enfermedades del sistema nervioso se produce una alteración característica de la composición del líquido cefalorraquídeo. Los estudios químicos, microscópicos y microbiológicos ofrecen al médico informaciones de gran valor diagnóstico sobre enfermedades existentes y también sobre enfermedades pasadas o latentes. El líquido se obtiene mediante la punción del canal raquídeo (punción lumbar), entre las dos apófisis, en la línea media de la espalda. Esta punción no entraña ningún riesgo.

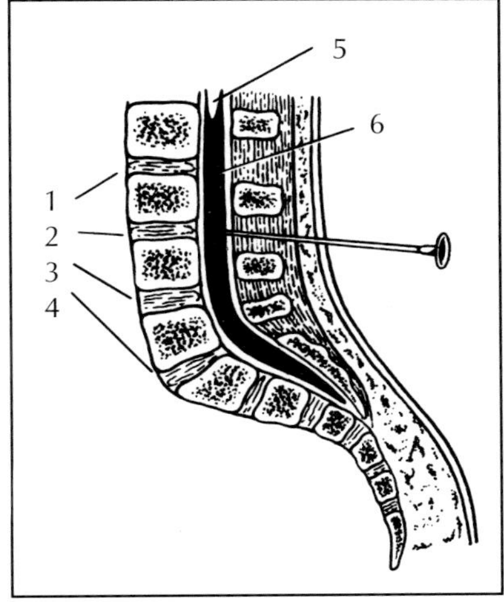

Diagnóstico del líquido cefalorraquídeo: extracción del líquido cefalorraquídeo con una aguja hueca.
Cartílagos intervertebrales (1, 2, 3, 4), médula espinal (5), canal raquídeo (6).

Diagnóstico diferencial: evaluación diferencial de los síntomas (fiebre, cefalea, vómitos, etc.) en relación con su valor diagnóstico.
En muchos casos, el médico deber realizar un diagnóstico «diferencial» de las causas que provocan los distintos síntomas, es decir, realizar una diferenciación de los distintos cuadros patológicos que cursan con síntomas similares.

Diagnóstico radiográfico: *véase* «diagnóstico radiológico».

Diagnóstico radiológico

Con frecuencia, tanto la radioscopia como la radiografía son útiles para establecer el diagnóstico. Los rayos X son ondas electromagnéticas, como por ejemplo, la luz visible, o las ondas de la telegrafía inalámbrica. La imagen radiográfica se obtiene gracias a que cada una de las partes del cuerpo anteponen una densidad diferente frente a los rayos X, o dicho de otra manera, la capacidad de penetración de los rayos X no es la misma para todos los tejidos. Así, por ejemplo, el hueso absorbe los rayos X en mayor proporción que el tejido pulmonar. De esta manera se producen imágenes más o menos contrastadas, que permiten al médico su interpretación. Los rayos X tienen la característica de impresionar determinadas placas preparadas químicamente, de forma que el contorno y la estructura del material irradiado se hace visible para el ojo humano.
Dado que en comparación con la luz diurna, la claridad de estas imágenes translúcidas es reducida, este proceso debe realizarse a oscuras. Sólo gracias a reforzantes de la imagen ha sido posible realizar este proceso en habitaciones poco oscuras, o incluso a la luz del día. Junto con la mayor claridad de las imágenes, el reforzador de la imagen ha disminuido la dosis de irradiación del paciente y del operario, que todo médico responsable valora adecuadamente al realizar la radiografía.
El reforzador de imágenes también se utiliza (uso de especial importancia) en el quirófano, para dar soporte a la cirugía de reducción de fracturas óseas (control de la posición de los extremos de la fractura) y de la cirugía vesicular (detección de cálculos).
En el proceso con pantalla, la imagen de una pantalla de luz especial se fotografía en formato pequeño o medio. La valoración se realiza sobre diapositivas o con una lupa. Este procedimiento ahorra mucha película y se utiliza principalmente en exploraciones en serie. Con sustancias radiopacas (medio de contraste radiológico) se pueden representar en forma de imágenes las cavidades orgánicas, los órganos huecos y los vasos.

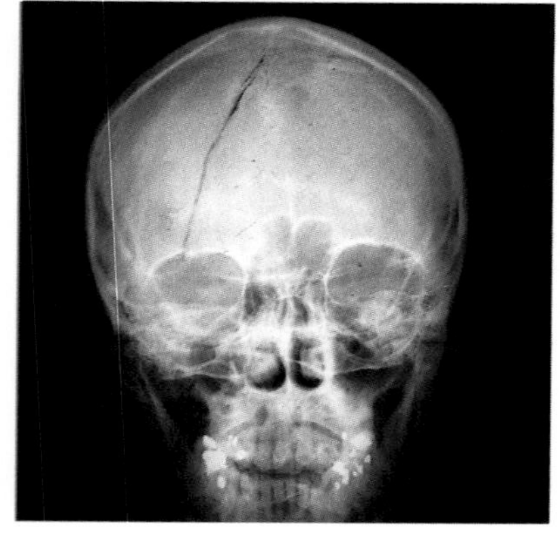

Radiografía de la cabeza. En la parte superior izquierda de la imagen puede observarse una línea de fractura.

En la actualidad se estudian radiológicamente las siguientes cavidades naturales y patológicas: trayectos fistulosos y heridas; conductos salivales **(sialografía)**; el sistema bronquial **(broncografía)**; los vasos sanguíneos en el plano craneoencefálico, de las extremidades y cardíaco **(angiografía)**, así como del tracto gastrointestinal; esófago; estómago; intestino delgado e intestino grueso; la vesícula biliar y las vías biliares **(colecistografía y colangiografía)**; los vasos aferentes de hígado y bazo **(hepatolienografía)**; ambas pelvis renales, sistemas caliciales y ambos uréteres **(pielografía)**, así como la vejiga urinaria **(cistografía)**; el útero y las trompas de Falopio **(histerosalpingografía)**.
El médico puede inyectar en la vena del paciente determinadas sustancias, para que se acumulen en determinados órganos, como los riñones y

Muchos métodos radiográficos utilizan medios de contraste para obtener imágenes de órganos huecos o vasos sanguíneos.

uréteres o en la vesícula biliar. Otras se inyectan directamente en la zona afectada, por ejemplo, en todas las angiografías, es decir, la representación de las venas y las arterias, así como en el plano del corazón a través de un catéter. Mediante aparatos adicionales y especiales, el diagnóstico se va afinando progresivamente, y se puede determinar documentalmente el estado de muchos órganos y procesos.

La **quimografía** constituye un ejemplo de las posibilidades de un aparato de este tipo. Mediante la interposición de una rejilla se consigue evidenciar los movimientos de la pared cardíaca y vascular, a partir de los que se extraen conclusiones sobre los movimientos del músculo cardíaco.

Tomografía (tomografía computerizada): las exploraciones especiales se apoyan en la técnica tomográfica. La radiografía normal nos da sólo una imagen de, por ejemplo, los pulmones, que muestra conjuntamente todas las capas del pulmón, de forma que una lesión limitada, como una caverna tuberculosa, puede quedar escondida.
Al realizar una tomografía, el tubo de rayos X y la placa se mueven de tal manera que se obtiene una imagen nítida de una determinada altura y tamaño de una sola capa del cuerpo, mientras que las porciones orgánicas por encima y por debajo de ésta permanecen borrosas y difuminadas. Así se pueden detectar los procesos ocultos no sólo en el pulmón, sino también en los huesos o en los órganos internos, capa tras capa.

Otros métodos de obtención de imágenes son la **angiografía por sustracción digital**, la **tomografía por resonancia magnética**, así como la **ecografía** y las exploraciones de medicina nuclear («gammagrafía», «tomografía por emisión de positrones», *véase* apartado correspondiente).

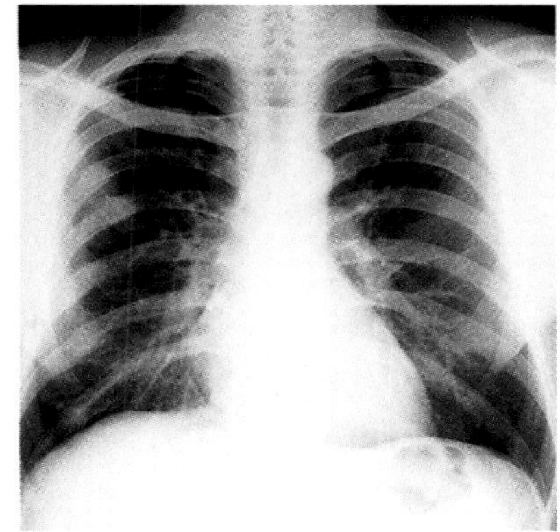

Radiografía de tórax.

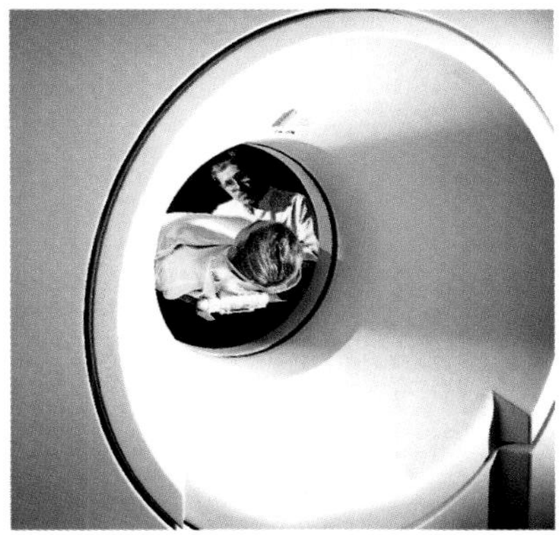

Moderno tomógrafo de espiral, que se utiliza principalmente para el diagnóstico oncológico.

Diagnóstico serológico de los procesos reumáticos: métodos serológicos de detección de los factores reumáticos, es decir, de anticuerpos contra diversas gammaglobulinas. Las enfermedades reumáticas crónicas pueden dividirse en «seropositivas» y «seronegativas»; generalmente los niños son seronegativos.

Diagnóstico tiroideo: la función tiroidea se estudia, entre otros, mediante el examen de la producción de hormonas tiroideas y del comportamiento del metabolismo del yodo y del metabolismo dirigido por las hormonas tiroideas, mediante la determinación directa de las hormonas producidas por la glándula tiroides (T3, T4), así como de la hormona tiroestimulante (TSH) sintetizada en la hipófisis. La captación y consumo de yodo radiactivo se determina por el test de yodo radiactivo, y esta información nos indica si existe una función normal, excesiva o deficitaria de la glándula tiroidea. Además, la gammagrafía tiroidea determina la forma de la tiroides, su situación y la presencia de nódulos relacionados con su producción hormonal. En este sentido, se diferencia entre los nódulos «calientes» (productores de hormonas) y los nódulos «fríos». Estos últimos serán puncionados con ayuda de la ecografía, con el fin de detectar tumores malignos.

Diagnóstico urinario: *véase* «diagnóstico de laboratorio».

Ecocardiografía: ecografía del corazón. El transductor colocado en la pared anterior del tórax está construido de tal manera que emite impulsos variables que

Con la técnica tomográfica pueden obtenerse imágenes de los órganos internos en capas sucesivas, con el fin de detectar procesos ocultos no sólo en lo que se refiere a los pulmones, sino también a los huesos y otros órganos internos.

En la tomografía por resonancia magnética se utilizan campos magnéticos intensos.

En las enfermedades reumáticas crónicas cabe esperar la presencia de factores reumáticos.

La ecografía durante el embarazo forma parte de las técnicas de prevención para la madre y el niño.

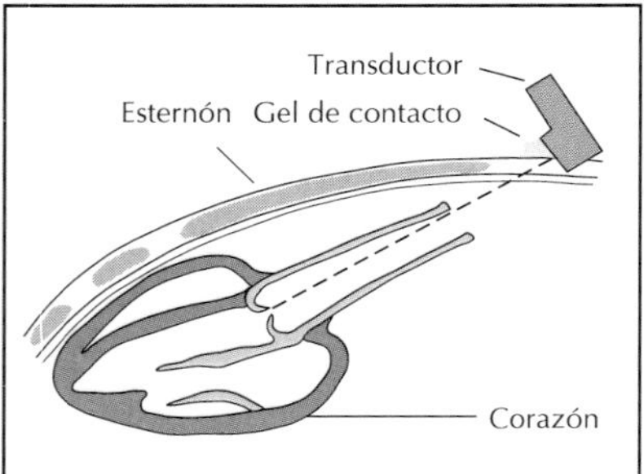

Representación esquemática de una ecocardiografía.

La curva de la corriente cerebral del EEG permite la diferenciación con seguridad de muchos tipos de epilepsia.

Gracias a la posibilidad de realizar pequeñas intervenciones quirúrgicas a través del endoscopio, la endoscopia adquiere una importancia todavía mayor.

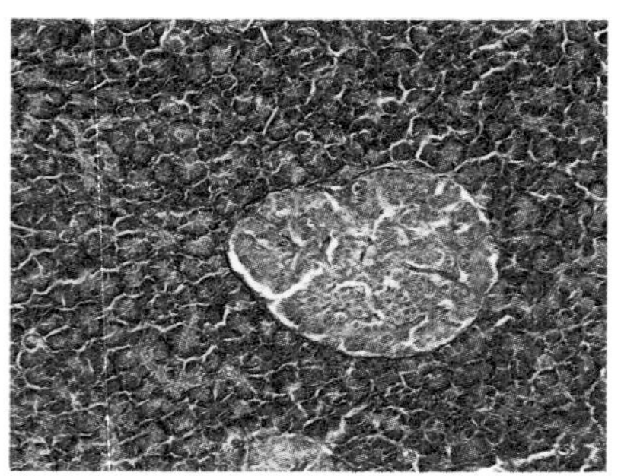

Examen histológico: el páncreas con un islote de Langerhans, aproximadamente a 50 aumentos.

provocan ecos. Se estudian las paredes cardíacas, las cavidades cardíacas y las válvulas cardíacas.

Ecografía: método diagnóstico que utiliza los ultrasonidos.

Electrocardiografía: *véase* «diagnóstico cardíaco».

Electroencefalograma (EEG): todas las funciones celulares del organismo se acompañan de procesos electroquímicos. De esta manera, en la superficie celular se crean pequeñas corrientes eléctricas, que, mediante aparatos de alta sensibilidad, no sólo se pueden localizar, sino que con ayuda de amplificadores se pueden reproducir en el papel. En el campo de la neurología, el EEG ha alcanzado importancia sobre todo en el diagnóstico de las epilepsias. El EEG facilita la representación gráfica de las corrientes eléctricas producidas en el cerebro. Durante el sueño, durante la actividad mental, tras la acción medicamentosa, el EEG muestra diversas curvas que el médico puede valorar desde el punto de vista diagnóstico. La exploración es sencilla y no es molesta para el paciente.

Electroforesis: transporte de componentes químicos en un campo eléctrico de corriente continua, es decir, entre dos polos. Los componentes emigran, partiendo de sus diferentes características físicoquímicas, a velocidades distintas. Con ello se consigue una separación de las sustancias. *Véase* también «electroforesis sérica» dentro de «diagnóstico de laboratorio».

Endoscopia: exploración del interior del cuerpo. *Véase* «exploraciones endoscópicas».

Esofagoscopia: *véase* «exploraciones endoscópicas».

Espermiograma: examen del número (de 40 a 120 millones por ml), estructura y movilidad de los espermatozoides, la cantidad de semen de una eyaculación, que debería estar entre 2 a 6 ml, así como de la composición del eyaculado.
El estudio es útil para la determinación de la fertilidad del hombre, por ejemplo, cuando no se produce embarazo, así como antes y después de cirugía testicular y de esterilización.

Examen del jugo gástrico: para poder valorar la concentración de ácido clorhídrico se aspira el jugo gástrico con la ayuda de una sonda gástrica. En algunas enfermedades las glándulas gástricas segregan demasiado ácido clorhídrico y, en otras, su producción es insuficiente.

Examen histológico: observación y valoración bajo el microscopio de cortes histológicos teñidos extremadamente finos. Muchas enfermedades provocan cambios característicos en el plano celular o tisular.

Examen linfocitario: los linfocitos son los leucocitos más pequeños. Como portadores de las funciones defensivas son de decisiva importancia para la defensa inmunológica. La disminución de la relación entre los subgrupos de linfocitos CD 4 : CD 8 por debajo de 1 nos indica la existencia de una inmunodeficiencia. Este análisis es importante para el control de la evolución de las personas infectadas por el VIH (virus de la inmunodeficiencia humana).

Exámenes de laboratorio durante el embarazo: en toda mujer embarazada deberían realizarse los siguientes exámenes tan pronto como sea posible: TPHA como prevención de la sífilis, el test HAH de la rubéola, estudio de la hepatitis B, un test del VIH (SIDA), determinación del grupo sanguíneo y de los factores D Rh, así como un test de anticuerpos. Otro test de anticuerpos entre la 24.ª y la 27.ª semana de gestación. En la 32.ª semana de gestación, a ser posible cerca del nacimiento: examen del antígeno HBs en todas las embarazadas. Otras determinaciones de anticuerpos: toxoplasmosis ante la presencia de síntomas sospechosos o contacto con gatos. Citomegalia ante toda enfermedad infecciosa clínicamente poco clara. Varicela, eritema infeccioso, sarampión, parotiditis, mononucleosis cuando ha existido contacto. Herpes simple cuando ha existido contacto o contacto íntimo con una persona con un herpes genital. Listeriosis cuando se sospecha la enfermedad (síntomas similares a la gripe). Exámenes después del nacimiento cuando la madre es Rh negativa o del grupo sanguíneo 0.

Todos los exámenes preventivos realizados durante el embarazo son útiles tanto para la futura madre como para el futuro niño.

Exámenes de laboratorio prequirúrgicos: en el contexto de la preparación a la anestesia antes de una operación quirúrgica (prequirúrgica) se necesitan los siguientes exámenes de laboratorio: hemograma, glucemia, grupo sanguíneo, enzimas hepáticas, examen de orina, contenido de potasio, sodio y cloro, creatinina, coagulación, lipidemia, ECG, radiografía de tórax, función pulmonar.

Exploraciones endoscópicas (endoscopia)

Mediante un endoscopio fabricado especialmente para ello es posible estudiar la nariz, los oídos, los ojos, la laringe, los bronquios, el esófago y el estómago, el intestino y la vagina, así como el hígado y otros órganos abdominales.

Todos los aparatos utilizados para el estudio de los órganos internos tienen características comunes. Generalmente están constituidos por una óptica flexible de fibra de vidrio, con una fuente de luz fría. Como instrumento de entrada se utiliza un canal hueco.

La mayoría de las veces, la endoscopia y la extracción de muestras de un tejido sospechoso para su estudio histológico van unidas. De esta manera, el médico obtiene (después de una exploración previa) material de estudio, ya que la obtención a ciegas de un fragmento tisular conlleva riesgos de que el médico lesione un vaso o que deje pasar el tejido enfermo y extraiga una muestra del tejido sano, lo que impedirá realizar el diagnóstico correcto. Muchos aparatos modernos tienen la posibilidad de acoplarse a una videocámara, que puede fijar el hallazgo.

Seguidamente referimos algunos ejemplos de diversas exploraciones endoscópicas:

La **broncoscopia** se utiliza en el diagnóstico pulmonar quirúrgico y especializado, así como en otorrinolaringología, generalmente bajo anestesia general o también bajo anestesia local de los centros reflejos. Es útil para la valoración de la mucosa, la extracción de secreciones y también para la obtención de muestras tisulares. Con ella se visualizan la tráquea, los bronquios principales derecho e izquierdo, así como las salidas de las demás ramificaciones del árbol bronquial.

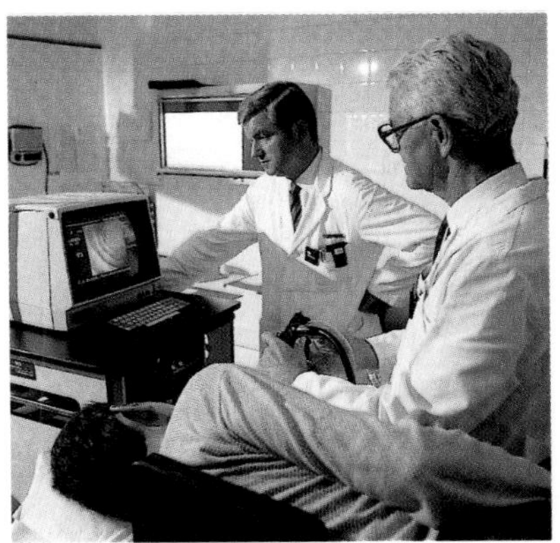

Mediante el endoscopio pueden explorarse directamente los órganos internos.

La cistoscopia también es útil para el estudio de la función renal.

Cistoscopia: la endoscopia de la vejiga urinaria es completamente indolora en el caso de las mujeres, cuya anatomía facilita su realización. Sin embargo, para los hombres es más molesta debido a que su uretra es más estrecha. Generalmente, además de la exploración del interior de la vejiga se realiza un estudio de la función renal: el médico inyecta por la vena del codo un colorante azul, que tras un tiempo determinado es conducido a la vejiga urinaria a través de ambos uréteres. Así, se observa cómo se abren rítmicamente los esfínteres ureterales y cómo los chorros azules desembocan en la vejiga urinaria.

La colposcopia se utiliza principalmente en la consulta ginecológica.

La colposcopia ha permitido realizar grandes avances en el diagnóstico precoz del cáncer.

Actualmente, la **colposcopia**, al igual que la laparoscopia, se utiliza con frecuencia en ginecología. Con ayuda del colposcopio, el médico tiene la posibilidad de realizar una exploración de la superficie de la vagina y del cuello uterino, con la paciente colocada en una camilla ginecológica. El colposcopio se compone de una óptica similar a una lupa sujeta a un soporte móvil que se fija sobre el tejido dudoso, lo que permite el estudio plástico de la estructura superficial. Una fuente de luz clara enfocada paralelamente ilumina suficientemente el interior de la vagina. Este método diagnóstico ha supuesto un gran avance en la prevención del cáncer mediante la detección precoz de las alteraciones tisulares sospechosas. El examen es completamente indoloro. En caso necesario, se extraerá una muestra del tejido sospechoso, un procedimiento asimismo indoloro.

Actualmente, a través del laparoscopio se puede realizar la extracción quirúrgica tanto de la vesícula biliar como del apéndice.

La **esofagoscopia**, el estudio del esófago, tiene su papel en la medicina interna, quirúrgica y otorrinolaringológica. Mediante un gastroscopio puede conseguirse una buena visión del esófago, de modo que se pueden extraer conclusiones sobre la disposición y características superficiales de la mucosa esofágica.

La **gastroscopia**, el estudio del estómago, se realiza con ayuda del gastroscopio; con ella puede confirmarse la impresión clínica. Cuando se sospecha, por ejemplo, un carcinoma gástrico, la gastroscopia puede facilitar informaciones decisivas; la cuestión de una intervención quirúrgica depende de los resultados de la exploración y, en ocasiones, de las muestras de tejido obtenidas.

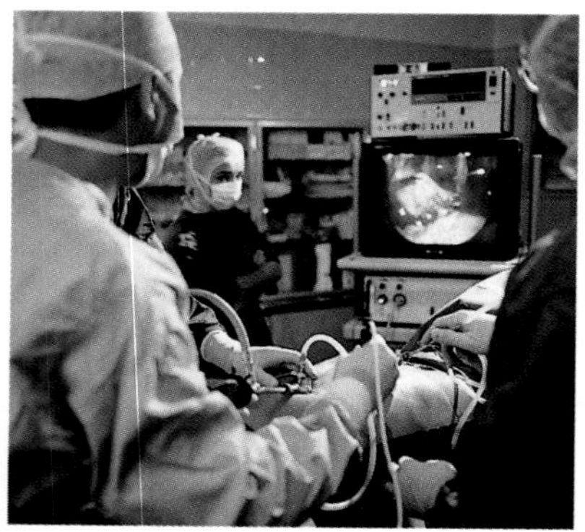

Exploración laparoscópica del hígado.

Con el término de **laringoscopia** se entiende la exploración endoscópica de la laringe mediante el laringoscopio, para estudiar la anatomía laríngea y la función de las cuerdas vocales.

Laparoscopia: para el diagnóstico hepático y tumoral de la cavidad abdominal, el acceso a ésta se realiza mediante una punción, de forma que el médico puede valorar el hígado y partes de otros órganos. En estos tejidos muy irrigados es especialmente importante la extracción dirigida de muestras de tejidos que permite evitar complicaciones y que también se asegura por el control visual que se puede realizar de la zona.

Detección de neoformaciones malignas en el recto.

La **rectoscopia** es útil para el control de las hemorroides, el diagnóstico de enfermedades de la mucosa del recto y sobre todo la detección de neoformaciones malignas en el recto. Se realiza con el rectoscopio, y a través de un tubo de goma se insufla aire en la porción intestinal, que adopta una forma abovedada.

Toracoscopia: cuando existen procesos tuberculosos o cuando se sospecha la existencia de tumores de la superficie pulmonar, para el médico es importante la posibilidad de poder valorar directamente las zonas sospechosas. Ello se realiza con la ayuda del toracoscopio. No obstante, es necesario hacer una incisión en la piel y la superficie corporal, lo que se realiza bajo anestesia local. El procedimiento no entraña riesgo alguno.

El fibrinógeno actúa en la coagulación sanguínea (fibrina).

La fiebre se presenta como un aumento del valor esperado de la regulación de la temperatura.

Factores de la coagulación, determinación de los: la determinación cuantitativa de los factores aislados de la coagulación se realiza ante la sospecha de una hemofilia.

Fibrinógeno, determinación del: el fibrinógeno es un importante factor de la coagulación que se halla elevado en las enfermedades infecciosas agudas y durante el embarazo. Un aumento del fibrinógeno (valor normal de 150 hasta 450 mg por 100 ml) constituye un factor de riesgo de infarto de miocardio o bien infarto cerebral. El tener el fibrinógeno alto junto con un aumento de la lipidemia constituye la base para un tratamiento preventivo en los grupos de riesgo. Una disminución puede ser causa de hemorragias por déficit de fibrinógeno.

La fonocardiografía se utiliza para el estudio de la función de las válvulas cardíacas.

Fiebre, determinación de la: *véase* «determinación de la temperatura».

Flebografía: procedimiento especial para la representación de las venas radiográficamente.

Determinación de sustancias mediante la comparación de color en el fotómetro.

Fonocardiograma: forma parte del diagnóstico cardiológico. Registro gráfico de los tonos y ruidos cardíacos.

Fotometría de llama: *véase* «fotometría» dentro del «diagnóstico de laboratorio».

Gammagrafía: representación gráfica de la acumulación de elementos radiactivos (isótopos), que se introducen artificialmente en un determinado órgano (por ejemplo, hígado, riñón, tiroides, corazón, esqueleto) con fines diagnósticos (*véase* «medicina nuclear»).

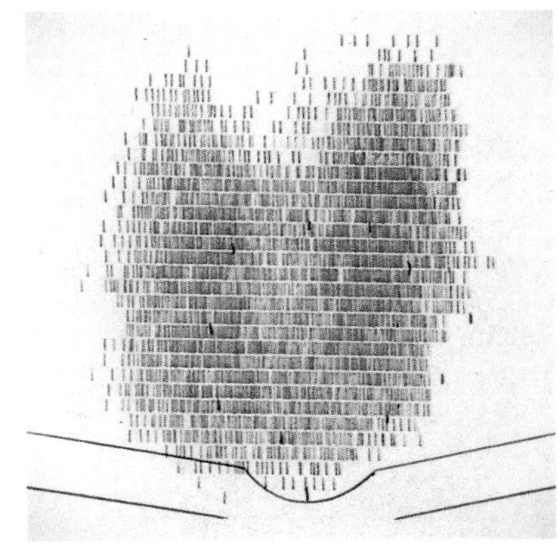

Gammagrafía con tecnecio-99 de una glándula tiroides humana.

Glucemia: examen del contenido de glucosa en sangre para el diagnóstico de la diabetes y su posterior tratamiento. Los valores normales oscilan entre 70 y 110 mg por 10 ml.

Grupos sanguíneos: existen diversos grupos sanguíneos, entre ellos los más conocidos son los grupos eritrocíticos 0, A, B y AB. Se conocen muchos otros grupos además del factor Rh. Tienen una importancia práctica para las transfusiones sanguíneas. Para los trasplantes tienen una especial importancia los grupos de los leucocitos (*human leucocyte antigen* = HLA).

Grupos séricos: las personas se diferencian por un gran número de marcados séricos distintos, de forma análoga a los grupos sanguíneos. Esto tiene una utilidad práctica, entre otras, para la determinación de la paternidad.

Para un control exhaustivo de un enfermo diabético no bastan los controles de glucosuria y glucemia.

HbA-1c: unión relativamente estable de la glucosa con la molécula de hemoglobina del adulto. La determinación es útil para el control a largo plazo de la diabetes. Los valores elevados de HbA-1c son equivalentes a la elevación de la glucemia en los últimos tres meses anteriores a la determinación. Así, el va-

Los hematíes se encargan del transporte de oxígeno a través de la sangre. En ella, la hemoglobina se une al oxígeno.

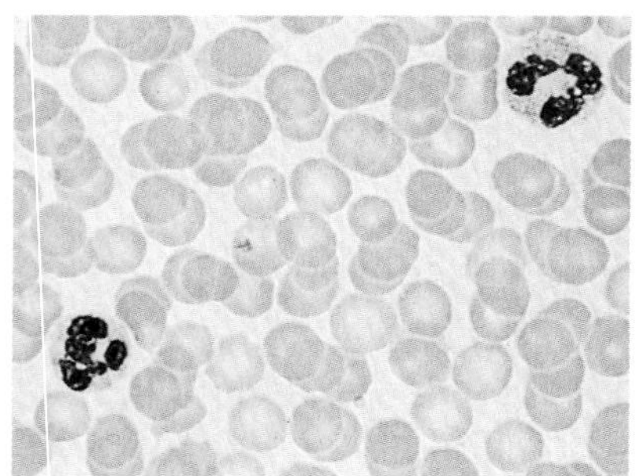

Células hemáticas (claras: hematíes, oscuras: granulocitos) visualizadas con un microscopio óptico a 700 aumentos.

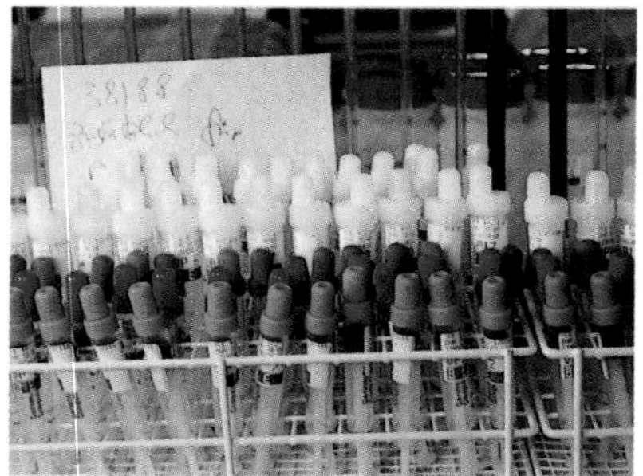

Tubos para el examen sanguíneo.

Lipidemia, valores normales:
Colesterol (global):
inferior a 250 mg/100 ml
Colesterol HDL:
superior a 55 mg/100 ml
Triglicéridos:
inferior a 150 mg/100 ml
Valores deseados:
Colesterol (global):
inferior a 200 mg/100 ml
Colesterol HDL:
superior a 35 mg/100 ml
Triglicéridos:
inferior a 150 mg/100 ml

La detección de marcadores tumorales puede ser interpretada por un médico.

lor constituye una medida de la calidad del estado metabólico del diabético, independientemente del tipo de tratamiento (dieta, comprimidos, insulina). Escala de valores: hasta 6,1 muy bien, hasta 7 bien, hasta 8 aceptable, hasta 9 debe mejorarse. Cuando los valores son superiores a 10 es necesaria la aplicación de medidas terapéuticas correctoras urgentes.

HDL: abreviatura de *high density lipoprotein* (lipoproteína de alta densidad). *Véase* también en «lipidemia».

Hematíes, estudio de los: el estudio de los hematíes con relación a su número, tamaño, aspecto y coloración permite, entre otras, extraer conclusiones referentes al diagnóstico de las enfermedades hemáticas.

Hematocrito: proporción de las células hemáticas en el volumen sanguíneo. Valores normales: de 30 a 50 %; existen grandes diferencias relacionadas con la edad (neonatos más elevado), y pequeñas diferencias en función del sexo (mujeres algo más bajo). Cuanto más elevado, tanto mayor es la viscosidad de la sangre.

Hemocultivo: cultivo bacteriano a partir de una muestra de sangre.

Hemoglobina, determinación de la: análisis sanguíneo o de los hematíes para la determinación del contenido de hemoglobina. Valores normales dependiendo del método de determinación y de las unidades utilizadas: de 13 a 18 g por 100 ml o bien de seis a nueve millones por litro. En el caso de anemia ferropénica los valores en el interior del hematíe están disminuidos; se hallan aumentados en la anemia perniciosa.

Hemograma: valoración del número, apariencia y distribución de las células hemáticas (hematíes, leucocitos y plaquetas, así como linfocitos). Constituye un análisis importante y se utiliza con frecuencia para la determinación de la anemia, las inflamaciones y otras enfermedades hemáticas.

HLA: abreviatura de *human leucocyte antigen* (antígeno de los leucocitos humanos); *véase* también «grupos sanguíneos».

Lipidemia: determinados lípidos en sangre pueden llevar al diagnóstico de un trastorno del metabolismo lipídico: colesterol global, colesterol HDL, colesterol LDL, triglicéridos, apolipoproteína A-1, apolipoproteína B, electroforesis lipídica. Este examen es útil, entre otros, para calcular el riesgo individual de arterioesclerosis, el riesgo en pacientes con historia familiar de enfermedades vasculares y para el control terapéutico en el tratamiento con medicamentos hipolipemiantes. Generalmente, un nivel de colesterol demasiado elevado sólo se descubre casualmente. Las personas de más de 40 años deberían someterse a un control cada dos años del así llamado estado lipídico.

Mamografía: exploración radiográfica con contraste de las mamas para la detección precoz de crecimientos tumorales.

Marcadores tumorales: grupo de sustancias (hormonas, proteínas, enzimas) liberadas por la membrana de una célula tumoral, detectables en la célula tumoral o en los fluidos corporales (suero sanguíneo, orina, líquido cefalorraquídeo). Nos dan información importante sobre la existencia y tipo del tumor (por ejemplo, carcinoma).

Medicina nuclear: especialidad médica que utiliza elementos (isótopos) radiactivos con fines diagnósticos o terapéuticos. Utilizaciones con fines diagnósticos son, entre otras, la localización de procesos patológicos metastásicos (mediante gammagrafía) en distintos órganos y la determinación de la función de algunos órganos (de la tiroides mediante el test de yodo radiactivo, de los riñones mediante el aclaramiento de isótopos). En el laboratorio, se utilizan elementos radiactivos (radionúclidos) para la determinación de hormonas, enzimas y concentraciones medicamentosas. Un importante método de la medicina nuclear es el radioinmunoanálisis (RIA).

La medicina nuclear es una disciplina médica todavía joven con un amplio campo de utilización.

Medición pélvica: la medición interna y externa de la pelvis ayuda al tocólogo a valorar el canal del parto para el futuro niño. La medición externa de la pelvis se realizará con un compás pélvico y la interna mediante la palpación.

Microscopía: con el microscopio se realiza el diagnóstico bacteriano, celular e histológico en todas las especialidades médicas.
Microscopio electrónico: el ojo humano, incluso con las lentes ópticas más potentes, sólo es capaz hasta un cierto grado de diferenciar dos puntos situados uno junto a otro. Para objetos muy pequeños ya no es suficiente su capacidad de resolución. Por el contrario, las radiaciones electrónicas son capaces de diferenciar los objetos o imágenes más pequeños. Al igual que ocurre con la televisión, el radar o la radiografía, el microscopio electrónico es capaz de transformar electromagnéticamente las radiaciones electrónicas, a través de una pantalla, en una imagen muy ampliada que nuestro ojo puede captar. La microscopía electrónica ha encontrado utilidad en el diagnóstico médico unida a la investigación médica, especialmente en el estudio de bacterias y virus, así como en la genética.

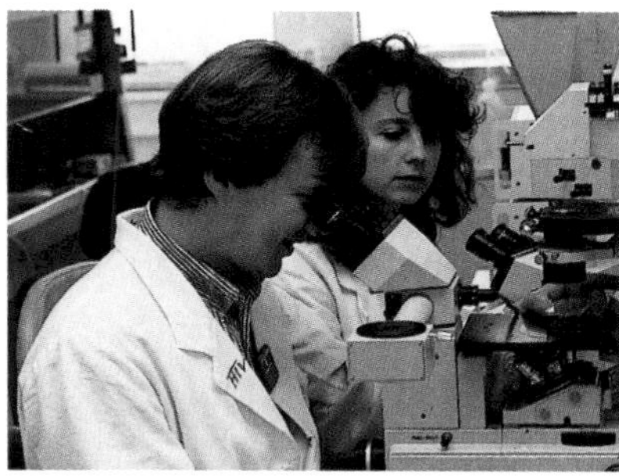

Los agentes infecciosos sólo son visibles microscópicamente.

Mioglobina, determinación de la: se determina a partir de la sangre o de la orina. Los valores elevados (>80 hasta 90 ng por ml) indican la existencia de un infarto agudo de miocardio o de una sobrecarga del músculo esquelético.

Oftalmoscopio: aparato para el examen del fondo de ojo (retina), así como para la valoración de las partes situadas por delante de la retina. Un pequeño espejo esférico, ligeramente curvado, con un pequeño agujero central, refleja la luz de una lámpara situada lateralmente al paciente a través de la pupila hasta el interior del ojo, de forma que el médico recibe una imagen de la rojiza retina. La retina visible a través del oftalmoscopio ofrece al médico importantes datos de enfermedades en el plano del cráneo, así como de alteraciones vasculares, enfermedades metabólicas y renales, y naturalmente también del propio ojo.

Orquidometría: determinación del tamaño de los testículos (longitud por ancho por 0,7) con modelos (elipsoides) de determinado volumen.

Péptido C: componente de la proinsulina (precursor de la insulina). En las células B del páncreas, la proinsulina se transforma en péptido C e insulina. Al contrario que la insulina, el péptido C no es metabolizado en el hígado. Por ello, la determinación en suero del péptido C ofrece una información relativamente exacta sobre la reserva secretora del páncreas, incluso durante el tratamiento con insulina.

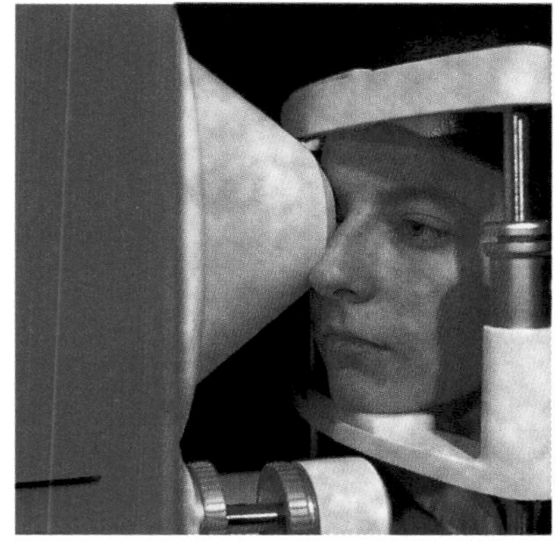

Examen de los ojos mediante un fotoqueratómetro.

Pielografía: radiografía con ayuda de la inyección de una sustancia de contraste (en la corriente sanguínea o en los uréteres) que permite el estudio de la forma, el tamaño y la función de los riñones y de las vías urinarias (*véase* «diag-

Valores de la presión arterial en el adulto:

Valor normal:
hasta 140/90 mm Hg

Valores límite:
141-159/91-94 mm Hg

Hipertensión arterial:
superior a 160/95 mm Hg

nóstico radiológico»). No obstante, en el estudio renal, actualmente la ecografía ocupa el primer lugar. La pielografía sólo se sigue utilizando en determinados casos, por ejemplo, en el diagnóstico de la litiasis.

Presión arterial, determinación de la: determinación externa de la presión sanguínea que impera en los vasos sanguíneos. La determinación de la presión sanguínea constituye un método diagnóstico estándar de la función cardíaca y circulatoria.
El tensiómetro está constituido por un manómetro (aparato para medir la presión), así como por un manguito que puede inflarse con aire, conectado a la escala mediante un tubo de goma. Además se necesita un estetoscopio. El médico, mediante una pera asegurada con una válvula de retroceso, bombea aire en el manguito colocado alrededor del brazo del paciente hasta que no se detecta el pulso en el codo. Seguidamente, el explorador deja salir lentamente el aire del sistema, hasta que se vuelve a oír el pulso. La cifra que marca en este momento el indicador de la escala corresponde a la presión sistólica. Seguidamente, se sigue dejando salir el aire hasta que vuelve a desaparecer el sonido del pulso (valor diastólico).
El aparato ofrece al médico los valores en una escala (manómetro de mercurio) de números. El médico obtiene siempre dos resultados: la presión sanguínea sistólica (el número más alto) y la presión sanguínea diastólica (el número más bajo). El valor sistólico nos indica la presión del vaso sanguíneo medido en la fase de contracción del músculo cardíaco (sístole), y el diastólico, el valor durante la dilatación (diástole).
Generalmente, el médico determina la presión sanguínea en un brazo (arteria del codo derecho o izquierdo) y, en algunos casos, con el fin de comparar los dos valores, en ambos brazos; también es posible realizar la medición en las piernas. El paciente debe estirarse o permanecer sentado, dependiendo del estado de salud.
Con el aumento de la edad, la presión sanguínea se eleva ligeramente (pérdida de elasticidad de la pared vascular debido a la progresiva arteriosclerosis). En ciertas enfermedades renales, arteriosclerosis precoz, etc., la presión arterial es anormalmente alta. En caso de insuficiencia cardíaca, infarto de miocardio, síncope, fallos en la regulación de la circulación, presentará una disminución importante.

En algunas enfermedades renales existe un importante aumento de la presión sanguínea.

Un nivel de proteína C demasiado bajo indica un elevado riesgo de trombosis.

Proteína C: glicoproteína producida en el hígado y que en el plasma se encuentra prácticamente inactiva. La activación se produce mediante procesos de la pared vascular (lesiones del endotelio), y provoca la inhibición de la coagulación con riesgo de hemorragias. Una disminución de la concentración de proteína C, por ejemplo en los trastornos hepáticos, implica por el contrario un elevado riesgo de trombosis.

Proteínas, determinación de las: determinación de las proteínas en orina y otros fluidos corporales. *Véase* también «diagnóstico de laboratorio».

La prueba de sobrecarga de glucosa es útil para el control del metabolismo glucídico.

Prueba de sobrecarga de glucosa: a partir de las alteraciones del nivel de glucemia tras la administración de glucosa (generalmente 50 g en un té ligero), pueden extraerse conclusiones sobre el metabolismo glucídico. Esta prueba se realiza especialmente ante la sospecha de una diabetes inicial.

Pulso, determinación del: *véase* capítulo «El sistema cardiocirculatorio».

La punción abdominal se realiza bajo anestesia local y es prácticamente indolora. Con frecuencia es útil para aliviar al paciente.

Punción abdominal: en algunas enfermedades se acumula líquido en la cavidad abdominal (ascitis), cuyo origen generalmente sólo puede establecerse mediante el estudio de la muestra de líquido obtenida mediante punción. El procedimiento puede repetirse varias veces cuando existe una acumulación importante de líquido con el fin de aliviar al paciente. Tras la administración de anestesia local, el procedimiento es prácticamente indoloro, y se realiza con una aguja especial de punción (trócar).

Punción coxal: punción para la obtención de médula ósea realizada bajo anestesia local de la zona de la punción.

Punción de un ganglio linfático: en algunas enfermedades de las glándulas linfáticas es necesaria una punción del ganglio más inflamado por motivos diagnósticos (diagnóstico celular microscópico o bacteriológico). Con una aguja adecuada se extrae una pequeña parte del contenido del ganglio. El procedimiento no es molesto para el paciente.

Punción esternal: punción del esternón con una cánula especial para la obtención de células sanguíneas a partir de la médula ósea. Esta punción diagnóstica es importante para el diagnóstico de la leucemia y para la detección de células tumorales metastásicas de un tumor maligno previo.

Punción hepática: método diagnóstico invasivo para la extracción de una muestra de tejido hepático, con una cánula de punción especial (aguja de Menghini), para su estudio histológico. La punción hepática es útil, entre otros, para la detección del tipo y afectación de una hepatitis, un tumor maligno o un hígado graso.

Una enfermedad hepática crónica también se puede diagnosticar histológicamente.

Punción lumbar: es imprescindible para el diagnóstico del líquido cefalorraquídeo. Con una aguja, el médico realiza la punción generalmente entre la cuarta y la quinta vértebras lumbares. En esta zona, el canal raquídeo sólo contiene líquido cefalorraquídeo, mientras que la médula espinal sensible finaliza varios centímetros por encima del lugar de la punción. Por ello este método diagnóstico no entraña ningún riesgo. Se estudiará la presión del líquido, la claridad, la presencia de sangre, pus y coágulos, así como de determinadas células, y el contenido de proteínas, glucosa y cloro. Es una prueba importante cuando existe la sospecha de enfermedades inflamatorias, degenerativas u otras enfermedades del sistema nervioso central.

En manos expertas la punción lumbar no entraña ningún riesgo.

Punción suboccipital: punción inmediatamente por debajo del occipital, que se realiza como método de descarga cuando existe una hipertensión cerebral, así como para el «diagnóstico del líquido cefalorraquídeo» (*véase* apartado correspondiente).

Punción venosa: tras la desinfección de la zona de punción se introduce una aguja hueca (cánula) en el vaso, para la extracción de sangre o para la administración de determinados medicamentos o soluciones.

Pupila, examen de: el comportamiento de la pupila constituye un signo de importancia diagnóstica para muchas enfermedades. Se examina la contracción y dilatación de la pupila, el reflejo pupilar a la luz, y se comparan los resultados del lado derecho y el izquierdo. Además, hay que observar la posición de la pupila al fijar la vista en un determinado objeto, por ejemplo, el dedo que el médico acerca y aleja. Finalmente, es importante comprobar si las pupilas son perfectamente redondas o tienen una forma irregular. La existencia de una dilatación pupilar (midriasis) unilateral puede indicar entre otras una lesión ce-

La existencia de una dilatación pupilar (midriasis) unilateral puede indicar entre otros una lesión cerebral postraumática.

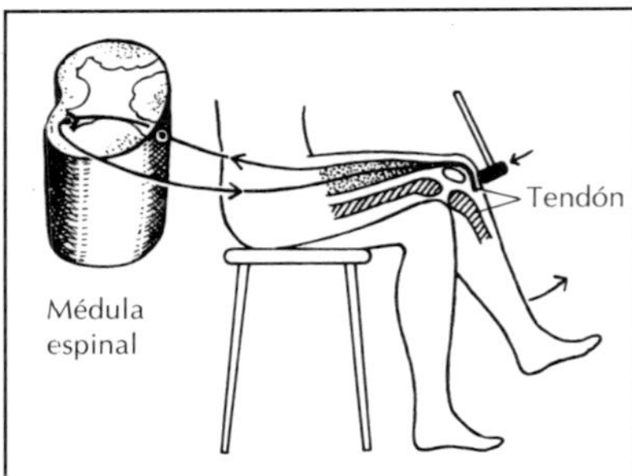

Examen del reflejo patelar.

rebral postraumática. Unas pupilas muy contraídas (miosis) hacen siempre sospechar una causa medicamentosa o tóxica (morfina, pilocarpina).

Quimografía: procedimiento radiográfico que registra el movimiento de los órganos; *véase* «diagnóstico radiológico».

Recuento leucocitario: el gran número de funciones de los leucocitos tiene como consecuencia que, en muchas enfermedades, se produzca un aumento o una disminución de ellos en la corriente sanguínea. *Véase* también «hemograma».

Reflejo patelar: si se golpea con un martillo de reflejos o con el canto de la mano estirada los tendones patelares, inmediatamente por debajo de la rótula, a través de un reflejo involuntario la musculatura del muslo empuja la pierna hacia delante. Esta exploración se realiza mejor con el paciente sentado y las piernas cruzadas. En los pacientes que yacen en cama el médico debe elevar, con el brazo por debajo de la rodilla, la pierna del paciente para conseguir la relajación de la musculatura. La disminución, inexistencia, aumento o diferencia entre uno y otro lado tienen valor diagnóstico.

Salpingografía: también llamada histerosalpingografía, consiste en la representación radiográfica del útero y las trompas de Falopio con contraste (la inyección del contraste se realiza a través del cuello uterino) (*véase* «diagnóstico radiológico»).

Sonda duodenal: aparato para el estudio del duodeno, hígado y vesícula biliar. También hace posible la aplicación de medidas terapéuticas.

Sonda duodenal: tubo de alrededor de 4 mm de grosor y aproximadamente 1,50 m de largo que tiene en su extremo una cápsula metálica hueca. Con la ayuda de la sonda duodenal se obtiene una muestra del contenido duodenal mediante succión (secreción duodenal, así como biliar y pancreática). Esta sonda se utiliza para los estudios microbiológicos del tracto digestivo.

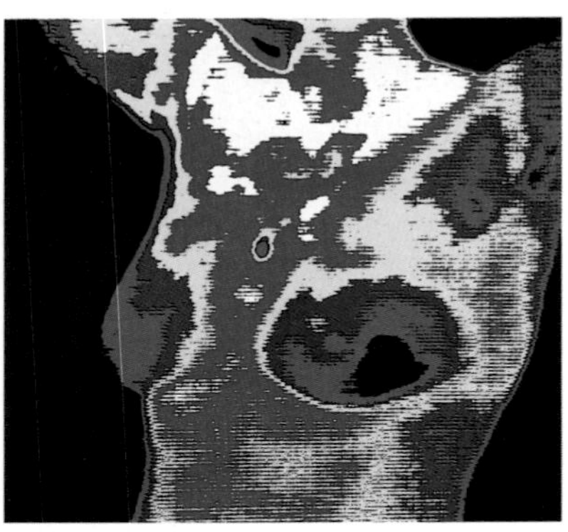

Con la termografía pueden detectarse trastornos de la irrigación y procesos inflamatorios.

Termografía: representación gráfica de la radiación de calor que parte de la superficie corporal mediante cristales líquidos. Éstos se colocan sobre el cuerpo en bandejas y, dependiendo de la temperatura, cambian de color. El procedimiento se utiliza para estudiar la temperatura del cuerpo y para el registro de la radiación infrarroja, que se desprende del interior del cuerpo a causa de tumores y procesos inflamatorios. Por otra parte, con la ayuda de la termografía también se pueden detectar zonas con irrigación arterial deficitaria.

Test de la tuberculina: test cutáneo con la tuberculina, es decir, componentes del agente causante de la tuberculosis. Una reacción positiva después de entre 48 y 72 horas nos indica la existencia de células sensibles a la tuberculosis (linfocitos), por ejemplo, después de una infección tuberculosa; también aparece después de la vacunación antituberculosa (BCG).

El test de Quick forma parte del estudio de la coagulación, que informa sobre la calidad de la coagulación.

Test de Quick: determinación del tiempo de coagulación tras la adición de determinados reactivos. El resultado se da en porcentaje del tiempo normal, y el plano de referencia se encuentra entre el 70 y el 120 %. Tiene importancia diagnóstica cuando existe una tendencia hemorrágica como consecuencia de un enfermedad hepática, el déficit de vitamina K o para el control de un tratamiento de prevención de la trombosis.

Tiempo de coagulación sanguínea: nos da el tiempo que transcurre hasta que se coagula una gota de sangre obtenida mediante punción del pulpejo del dedo. En las personas sanas, debe coagularse en el término de cuatro a siete minutos.

Tiempo de sangría: tras una pequeña punción en el pulpejo del dedo se seca cada 15 segundos la sangre que gotea, hasta que se detiene la hemorragia. El valor normal es de dos a tres minutos. Un mayor tiempo de sangría alerta al médico sobre posibles enfermedades con tendencia hemorrágica.

Toma de muestras por escisión: obtención mediante el corte de un pequeño trozo de tejido, especialmente cuando se sospecha la existencia de un tumor maligno, con fines diagnósticos.

Toma de muestras por punción: punción para la aspiración de una secreción existente, con el fin de estudiar su origen y características.

Tomografía axial computerizada (TAC): método diagnóstico radiográfico con soporte informático que ofrece imágenes que complementan a la ecografía y a la radiografía convencional. Para la confirmación o la exclusión de alteraciones orgánicas patológicas de hasta aproximadamente 0,5 mm.

Tomografía de resonancia magnética (TRM): imágenes tomográficas con soporte informático. Con la ayuda de impulsos de campo magnético irradiados hacia el cuerpo, se provoca la emisión de señales de eco por parte de determinados átomos. Éstas se miden, y a partir de ellas se realiza una imagen del plano orgánico explorado.

Tomografía por emisión de positrones: procedimiento tomográfico computerizado. Es útil, por ejemplo, para el estudio de la circulación y de los procesos metabólicos del corazón y del cerebro, mediante la utilización de los fotones que se forman por la descomposición de los positrones. Con este método también se pueden estudiar cualitativamente los tumores. La irradiación que provoca este método se encuentra al mismo nivel que la de los métodos habituales de medicina nuclear, o incluso un poco por debajo.

Tomografía por resonancia magnética: proceso de obtención de imágenes con soporte informático que, a diferencia de los procedimientos radiográficos, no supone para el paciente una sobrecarga de radiaciones ionizantes. Se utiliza en enfermedades del tejido nervioso, de los cartílagos y para la representación de los músculos y las articulaciones.

Urografía: *véase* «pielografía».

Velocidad de sedimentación globular (VSG): a ser posible, se utiliza sangre extraída en ayunas. Se encuentra aumentada en las enfermedades infecciosas, las inflamaciones, los tumores malignos, las enfermedades hepáticas y renales y las anemias. Disminuye, entre otros, en la insuficiencia miocárdica y en algunas ictericias.

En los siguientes capítulos se expondrán otros métodos diagnósticos especializados, cuando se explique el cuadro patológico correspondiente.

Con la ayuda de la tomografía computerizada pueden visualizarse prácticamente todas las partes del cuerpo.

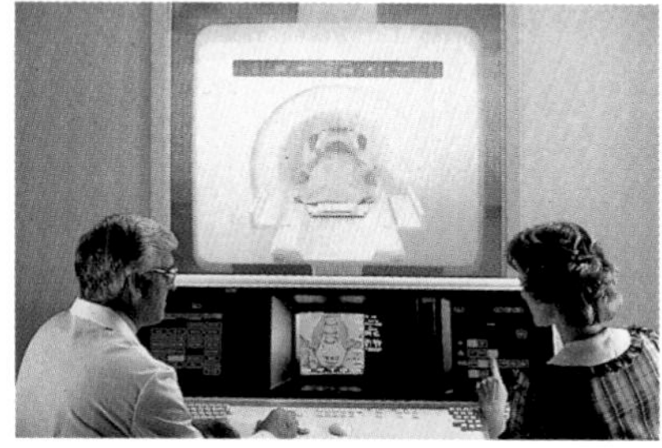

Mediante la tomografía computerizada se obtienen imágenes muy concluyentes desde el punto de vista diagnóstico.

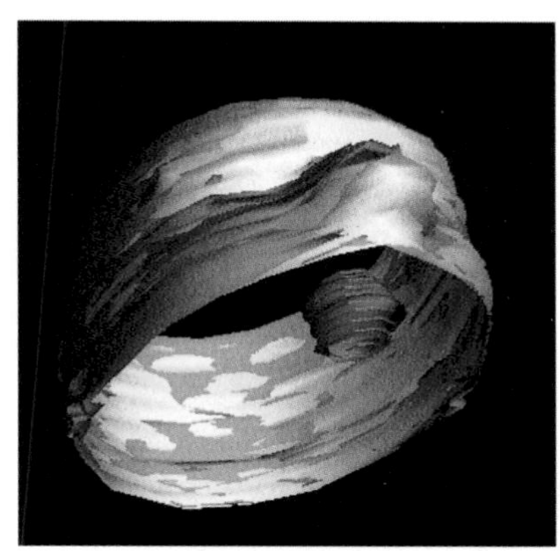

Imagen del cráneo obtenida por tomografía computerizada por emisión de positrones. Pueden descubrirse la localización y tamaño de un tumor.

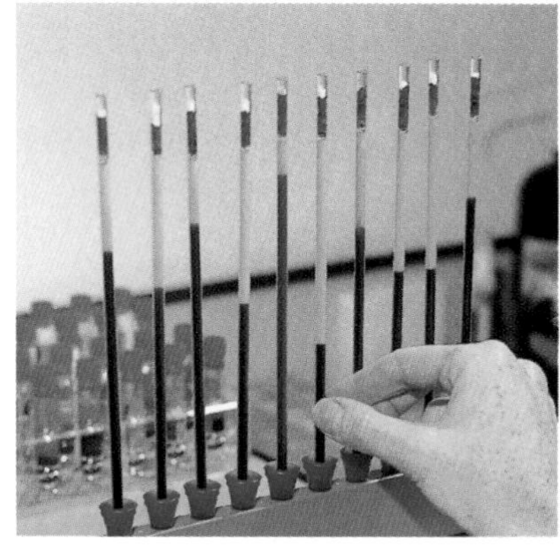

Determinación de la velocidad de sedimentación globular.

¡Incluso el mejor libro sobre la salud no puede sustituir al médico!

¡Más vale acudir tres veces innecesariamente al médico que llegar una sola vez demasiado tarde!

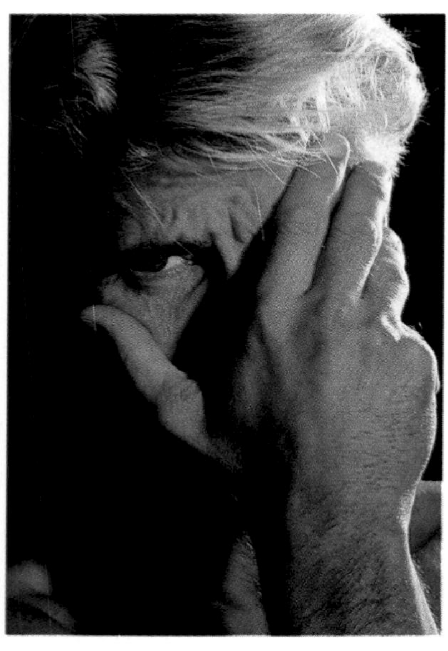

La sensibilidad al dolor es completamente subjetiva y constituye uno de los síntomas más ambiguos.

El dolor es conducido desde el órgano afectado, a través de las vías nerviosas, hasta el cerebro y desde allí hasta nuestra consciencia.

SÍNTOMAS IMPORTANTES

De la página 98 a la 120 se relacionan alfabéticamente aquellos síntomas de interés tanto para el enfermo como para el médico, para el enfermo porque pueden empujarle a visitar al médico, para el médico porque le permiten realizar el diagnóstico y establecer el tratamiento.
Ante una enfermedad, el lector podrá distinguir fácilmente si se trata de síntomas sin importancia y pasajeros, o si por el contrario son importantes. Sin embargo, este capítulo no debe sustituir al médico, es decir, evitar que el lector acuda al médico, sino facilitar el camino hacia él. En cualquier caso, siempre que se trate de algo más que una ligera molestia debe acudirse a la consulta del médico, aun cuando sea evidente que no existe una causa importante de fondo.
Desgraciadamente, con frecuencia el desconocimiento es la causa de la indiferencia y la despreocupación. De buen grado se tiende a tener la esperanza de que «no será nada». A menudo, con esta actitud se empeora una enfermedad y se dificulta a uno mismo y al médico la curación.
Por otra parte, muchas personas temerosas se sienten angustiadas incluso por los trastornos más insignificantes, y se dirigen rápidamente, incluso si es de noche, al médico, dado que equivocadamente dan una gran importancia a un síntoma que no la tiene. Así pues, este capítulo también intentará evitar las consultas innecesarias.

El dolor como síntoma

En este contexto debe decirse algo fundamental sobre el dolor. No existe ninguna persona que no haya sufrido una vez en algún momento y en alguna zona del cuerpo el síntoma apremiante y de advertencia que conocemos como dolor. Con frecuencia se ha intentado medir la localización y la intensidad del dolor, pero hasta el momento no se ha conseguido encontrar un método exacto.
Las diferencias en la estructura mental de las personas explican la gran variedad de grados de fortaleza, habituación, insensibilidad o quejas al soportar un dolor.
Para la medicina moderna, la estrecha relación entre las causas físicas y mentales de la enfermedad queda nuevamente evidenciada. Gracias a la cirugía cerebral, sabemos que, después de intervenciones quirúrgicas realizadas por motivos psiquiátricos en el plano del lóbulo frontal, se puede cortar la esfera de sensaciones corporales determinadas por la parte posterior de las conexiones centrales, es decir, el nivel de registro de las sensibilidades físicas. Este tipo de enfermos sienten todavía el dolor después de la operación, pero no les provoca estrés. Adoptan frente a él una postura de total indiferencia y no vuelven a preocuparse por él. A partir de estas experiencias se desprende la gran importancia que tienen los factores psíquicos en la valoración subjetiva del dolor.
Por regla general, el dolor parte del exterior del cuerpo o del órgano afectado. Las vías nerviosas que unen la médula espinal y el cerebro conducen los impulsos dolorosos, de forma que a través de la vía del tronco cerebral el dolor se hace consciente en las circunvoluciones cerebrales. Actualmente se sabe que no sólo las vías nerviosas sensibles (nervios sensitivos) están comprometidas en la percepción y conducción de la sensibilidad dolorosa, sino que también lo está el sistema nervioso vegetativo (no influenciado por la consciencia y la razón).
El lenguaje intenta expresar los tipos de dolor. Se habla por ejemplo de dolor quemante, punzante, transfixiante. El término cólico se utiliza en relación con calambre en los órganos huecos, como la vejiga urinaria, el intestino, la vesícu-

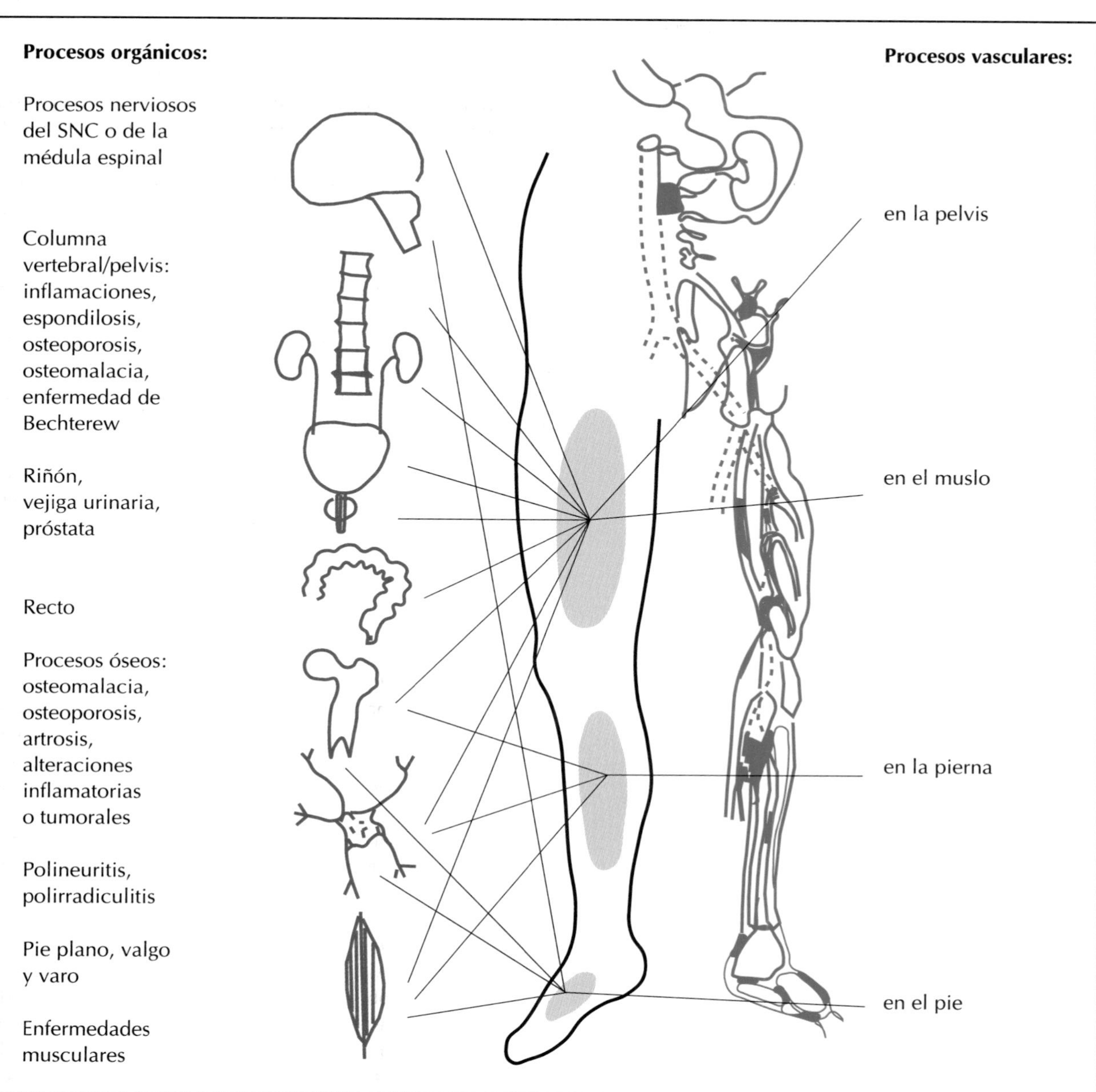

la biliar y los uréteres. Los denominados dolores espásticos son de tipo calambroide y afectan a la musculatura. Los estímulos emocionales intensos también pueden provocar estenosis vasculares, los así llamados espasmos vasculares. Así, existen cefaleas vasomotoras (afectación de los nervios vasculares), dolores punzantes en el infarto de miocardio, que provocan sensación de miedo. Las crisis migrañosas, por ejemplo, son un tipo de cefalea vasomotora. En este caso, la causa puede ser una estenosis vascular. Los dolores neurálgicos, como la neuralgia del trigémino (un tipo de dolor facial), son síntomas de la enfermedad del propio nervio.

Los órganos internos del cuerpo humano los dirige y protege exclusivamente el sistema nervioso vegetativo, de manera que el corte en un órgano interno es indoloro. No obstante, tan pronto como el cirujano liga un vaso o practica un es-

El gráfico representa en cierto modo un atlas del dolor de la mitad inferior del cuerpo humano. Muestra dónde se localizan las zonas dolorosas de determinadas enfermedades internas en lo que se refiere a las extremidades inferiores.

El carácter del dolor es importante para el diagnóstico.

El lugar donde se origina el dolor no siempre se corresponde con el lugar donde éste se siente. Existen dos posibilidades principales:

1. Allí donde se ha producido una lesión o traumatismo es donde aparece el dolor (por ejemplo, furúnculo en el cuello, corte en un dedo).

2. El enfermo siente dolor en una zona donde no existe ninguna lesión o trastorno; siente un dolor diferido.

tiramiento en el órgano, aparece el dolor. Las conducciones para los dolores internos corresponden al sistema simpático y parasimpático como nervios principales del sistema vegetativo.

Básicamente, cualquier estímulo puede provocar una respuesta dolorosa. A pesar de que la forma de tratamiento chino de la acupuntura ha utilizado durante milenios el conocimiento del dolor diferido, hace sólo unos años que se ha investigado científicamente. Así, en la actualidad no sólo sabemos que el dolor coronario además de en el plano cardíaco, se expresa también en la espalda y en el brazo izquierdo, e incluso llega hasta los dedos, o bien que es conducido hasta estas zonas, sino que sabemos también el por qué de este hecho: de ello son responsables la altura de salida de la médula espinal y el curso en las zonas corporales externas de todas aquellas vías nerviosas que en su camino tocan, inervan o están unidas a algún órgano interno mediante ramificaciones. Estas zonas de sensibilidad dolorosa de la superficie corporal, las así llamadas zonas *head* o dolorosas, son esenciales para el diagnóstico de la enfermedad, ya que quedan gráficamente representadas en su sintomatología.
Un tercer tipo de dolor que sólo aparece en las personas que han sido sometidas a la amputación de una extremidad (como un brazo, una pierna o una mano) es el denominado dolor fantasma. En este caso, la persona amputada siente, por ejemplo en el muñón de su muslo, intensos dolores «en su pie». Los nervios que han quedado en el muñón, que durante años han conducido la sensibilidad del pie y del muslo, provocan al amputado esta sensación dolorosa, con frecuencia muy intensa pero completamente subjetiva en un miembro que ya no existe.

Uno de los objetivos más antiguos e importantes de la medicina es la de liberar o como mínimo aliviar a las personas que sufren dolor. Hoy en día, existe para

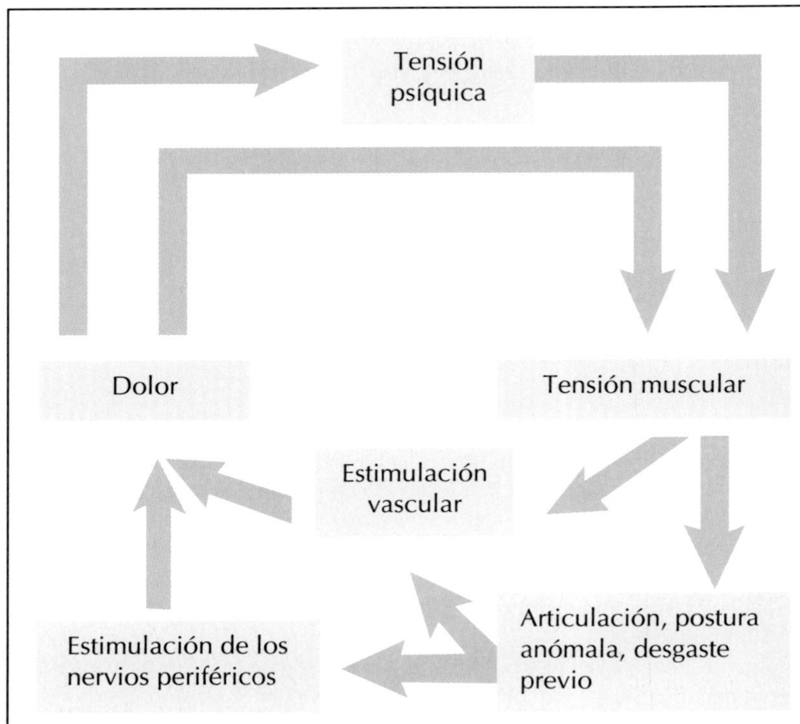

Esta representación esquemática de la así llamada espiral del dolor muestra claramente cómo, mediante la combinación de varias causas, se produce una cefalea tensional reincidente.

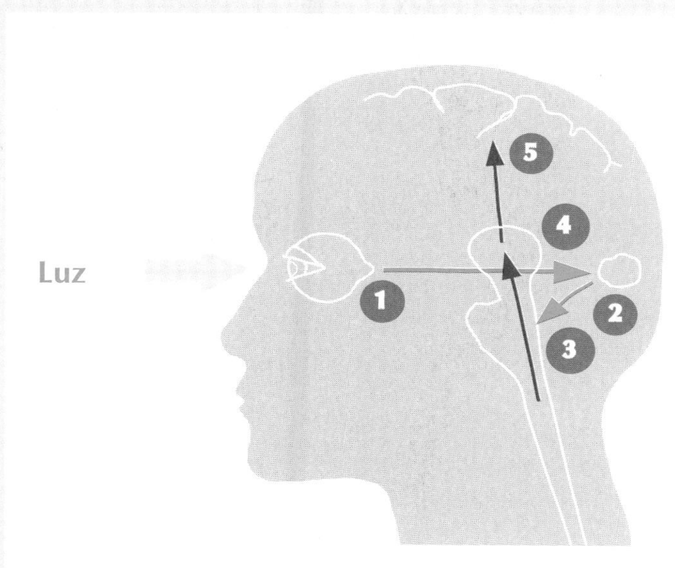

La sobrestimulación por estímulos ópticos puede provocar cefalea. Nuestro gráfico representa el mecanismo correspondiente a la transmisión del estímulo.

¿Cómo se produce la cefalea por sobrestimulación óptica?:

1. A través de los estímulos luminosos se produce una irritación nerviosa de la retina.

2. La irritación es transmitida al centro de la visión a través del nervio óptico.

3. La irritación nerviosa es transmitida en la médula espinal prolongada, donde se encuentra el centro del sistema nervioso vegetativo.

4. A partir del centro vegetativo los impulsos se dirigen al mesencéfalo.

5. Desde ahí, las informaciones se dirigen a la circunvolución mayor, donde se procesan todos los estímulos de la sensibilidad y sensoriales.

En la circunvolución mayor los estímulos actúan sobre los vasos sanguíneos. Éstos se contraen, de manera que disminuye el aporte de sangre al cerebro. El cerebro ya no es capaz de cubrir sus elevadas necesidades de oxígeno. La cabeza reacciona con dolor.

Mal uso de los analgésicos:

En muchas personas que con frecuencia sufren de ligero dolor de cabeza la administración indiscriminada y continuada de analgésicos provoca una peligrosa dependencia medicamentosa, que tiene como consecuencia la aparición de verdaderos síntomas de dependencia.

ello un gran número de medicamentos de acción muy concreta y otros métodos terapéuticos. En los siguientes capítulos de este libro lo trataremos más extensamente.
En todo caso, la causa del dolor determina el tipo de estrategia terapéutica. Los dolores de poca duración, limitados a unos pocos días, aparecen más frecuentemente en la cabeza y el abdomen; los dolores de larga duración, que duran meses e incluso años, se localizan principalmente en la espalda o las articulaciones. En numerosos países industrializados se estima que el tiempo laboral que se pierde al año a causa del dolor supera los millones de días laborables.

El principio más elevado frente al dolor dice:

La utilización indiscriminada de medicamentos analgésicos debe evitarse y en su lugar debe esclarecerse la causa.

Síntoma	Principales enfermedades en que aparece	Particularidades
Acné	*Véase* el capítulo «La piel».	
Acúfenos	Pueden ser de origen neurótico; típico cuando existe un tapón de cerumen en el oído externo, después de enfermedades del oído medio, en alteraciones del órgano del equilibrio; también en la hipertensión arterial y ocasionalmente cuando existen trastornos cardíacos y circulatorios.	
Adelgazamiento *véase* también «pérdida de peso»	Síntoma acompañante de enfermedades infecciosas crónicas, trastornos mentales y tumores malignos, trastornos hormonales, y también trastornos digestivos o infestación por cestodos.	Es importante la duración y el grado del adelgazamiento.
Afonía	Inflamación aguda y crónica de la laringe; por agotamiento del aparato vocal (oradores, cantantes); tumores benignos y malignos del aparato vocal.	Cuando la afonía dura más de tres semanas, sobre todo en personas de edad avanzada, es recomendable acudir al médico.
Agujetas	Tras ejercicio no habitual de un determinado grupo muscular. Eliminación incompleta de los metabolitos del metabolismo muscular.	Dura varios días. Se evita mediante el entrenamiento.
Alergia	*Véase* «hipersensibilidad».	
Alopecia	En los hombres generalmente constitucional y hereditaria, a partir de los 35 años. En las mujeres, más rara. Durante o después de embarazos caída de cabello temporal. Resulta importante en el hipertiroidismo. A veces después de infecciones tóxicas (intoxicaciones) caída limitada del cabello (sífilis, tifus, escarlatina, etc.). Caída del cabello circunscrita en enfermedades cutáneas; intoxicaciones, por ejemplo, con talio (raticida), mercurio, arsénico.	Este síntoma posterior a la gestación se autolimita con frecuencia al cabo de unos meses. La caída de cabello que sigue a las enfermedades infecciosas también mejora por sí sola al cabo de un tiempo.
Alteraciones mamarias en la mujer	Tumores.	Sensibilidad mamaria a la presión en mujeres, independientemente del ciclo menstrual, induraciones, retracción de los pezones. De especial importancia

Síntoma	Principales enfermedades en que aparece	Particularidades
Alteraciones mamarias en la mujer (sigue)		durante el climaterio y en los años posteriores.
en el hombre	Tumores, pero muy raros.	Hinchazón, induración, sensibilidad dolorosa. Si no se está realizando ningún tratamiento hormonal, que puede provocar alteraciones temporales de las mamas, existe la sospecha de un tumor.
Amigdalitis	Enfermedad dolorosa (con enrojecimiento e inflamación) de las amígdalas y faringe.	Disfagia (dolor al tragar). ¡Acudir al médico!
Anorexia	Síntoma general impreciso que acompaña a muchas enfermedades. Sin embargo, aparece con frecuencia en caso de indigestión, úlcera gástrica, carcinoma gástrico, enfermedades febriles.	Diferenciación entre hambre y apetito. La falta de apetito no se soluciona con alimentos especialmente apetecibles o preparados de una manera especial. Asimismo, los trastornos psíquicos pueden desempeñar un papel (anorexia nerviosa). El hambre puede desaparecer temporalmente cuando existen conflictos emocionales o un exceso de trabajo; por el contrario, la falta de apetito es más seria.
Astenia	Puede aparecer en cualquier enfermedad.	Puede ser un síntoma secundario junto con otro menos llamativo o que provoque menos trastornos, por ejemplo, palidez (anemia).
Atrofia muscular	Síntoma que aparece después de una inactividad de un grupo muscular o de todo el cuerpo a consecuencia del reposo; raramente constituye una enfermedad.	

Síntoma	Principales enfermedades en que aparece	Particularidades
Aumento de peso	Excepto en pocas excepciones se debe a una ingesta elevada y una falta de ejercicio físico. Muy raramente alteraciones de las glándulas endocrinas. Es frecuente el aumento de peso en las mujeres en el momento del climaterio.	
Calambres en las pantorrillas	Frecuentes durante el embarazo por déficit de calcio y hierro (el organismo en crecimiento del niño roba a la madre dichas sustancias). Además del embarazo, por agotamiento, malposición de uno o ambos pies; en deporte por falta del conveniente calentamiento. Efecto de la disminución de la temperatura por nadar demasiado tiempo en agua fría. Como consecuencia de una importante deshidratación tras diarreas prolongadas, en la arteriosclerosis, etc.	
Características de la piel	*Véase* el capítulo «La piel».	
Cefalea	La cefalea constituye un síntoma patológico muy impreciso. No aparece sólo cuando existen trastornos en lo que se refiere a la cabeza, sino también en muchas enfermedades sistémicas. Con frecuencia, incluso una exploración exhaustiva no puede determinar la causa, y de ninguna manera existe siempre una enfermedad grave detrás de una cefalea. Esto no debería llevar a tomar analgésicos a cada momento. El diagnóstico y el tratamiento están en manos del médico.	
Centelleos oculares	Trastornos circulatorios, trastornos de la visión, glaucoma.	
Cianosis	Coloración azulada de la piel: a) en las extremidades: consecuencia de lesiones por congelación antiguas. Signo de trastornos circulatorios (hormonales, estímulos nerviosos, lesiones de la pared vascular, enfermedades cardíacas); b) coloración limitada, en placas: tras contusiones y en enfermedades con tendencia hemorrágica o fragilidad capilar.	
Ciática	Dolor originado en la región glútea izquierda o derecha y que se irradia, pasando por la pantorrilla, al pie.	Son característicos el dolor al toser, al inclinarse o en

Síntoma	Principales enfermedades en que aparece	Particularidades
Ciática (sigue)	Dolor sordo y alteración de la sensibilidad de la superficie cutánea en el trayecto del nervio ciático. Generalmente causado por procesos inflamatorios, aunque con frecuencia también por deformaciones mecánicas, por ejemplo, malposiciones de la columna vertebral o trastornos de aparición súbita en la porción inferior de la columna vertebral. Ello provoca presión sobre las raíces nerviosas de la médula espinal. También son causa frecuente de la aparición de dolor ciático los focos dentales inflamatorios y las enfermedades infecciosas agudas.	decúbito, al elevar la pierna afectada por encima de un determinado ángulo. ¡Acudir al médico!
Colapso	Compromiso súbito de la regulación de la circulación periférica debido a diversas causas, como sobresalto, traumatismo con y sin hemorragia, calor, infarto de miocardio, intoxicación intestinal, etc.	Cara blanca con nariz afilada, sudor frío, pérdida de conocimiento, junto con respiración estertorosa, no se encuentra el pulso. Estirar al enfermo de costado. Evitar que se enfríe. ¡Llamar inmediatamente al médico!
Cólico	*Véase* «dolor abdominal».	
Cólico biliar	Colecistitis aguda o crónica, litiasis o arenilla biliar.	También dolor referido en el hombro derecho. ¡Acudir al médico!
Coloración de la orina	En condiciones normales amarillo dorado, tras una transpiración importante, más oscura. Cuando existe ictericia infecciosa, con frecuencia la orina es del color de la cerveza (marrón amarillenta) y en caso de procesos vesicales agudos o tumores vesicales, orina sanguinolenta.	
Coloración de las heces	Normal: marronácea por la mezcla de los pigmentos biliares. Las heces claras o acolia junto con la ictericia cutánea son características de la oclusión de las vías biliares o de una enfermedad hepática grave. Heces negras, por ejemplo, después de la ingesta de arándanos; las así llamadas melenas son heces negras que indican la existencia de hemorragias en el tracto intestinal (porción superior: esófago, estómago), donde la	*Véase* también la tabla de coloración «Características de la orina» en el capítulo «Los órganos urinarios y sus enfermedades».

Síntoma	Principales enfermedades en que aparece	Particularidades
Coloración de las heces (sigue)	sangre es digerida por la acción del ácido clorhídrico gástrico. También es posible la existencia de heces oscuras, incluso hasta negras, tras la administración de preparados de hierro.	
Conjuntivitis	Cuerpos extraños, rinitis alérgica, infecciones locales, enfermedades de la córnea, de las vías lagrimales, de los párpados.	
Constipación	*Véase* «trastornos del ritmo deposicional».	
Contractura muscular	Alteración circunscrita del tejido muscular como consecuencia de movimientos incorrectos, enfriamiento o procesos reumáticos.	Si no se controla, a partir de un síntoma pasajero puede desarrollarse una alteración muscular permanente.
Convulsiones	Convulsión febril de niño hasta los 4 años; epilepsia, trastornos del metabolismo del calcio, determinadas enfermedades psíquicas, tétanos, intoxicaciones, etc.	¡Acudir inmediatamente al médico!
Dedos en palillo de tambor	Engrosamiento de la punta de los dedos en enfermedades pulmonares y bronquiales crónicas. Enfermedades cardíacas severas.	
Delgadez	Con frecuencia hereditaria. Tumor gástrico, diarreas, lombrices, infecciones (especialmente intestinales), intoxicaciones crónicas; también de origen psíquico (*véase* también «pérdida de peso»).	
Dermatitis	*Véase* el capítulo «La piel».	
Deshidratación	En niños pequeños, síntoma precoz tras vómitos y diarreas. En el adulto, tras infecciones intestinales de larga duración, en trastornos glandulares endocrinos, en tumores malignos en estado avanzado o en estados febriles prolongados.	En realidad la deshidratación afecta a todo el cuerpo, pero generalmente se manifiesta con mayor frecuencia en las características de la piel y del tejido subcutáneo. ¡En los niños pequeños constituye un

Síntoma	Principales enfermedades en que aparece	Particularidades
Deshidratación (sigue)		síntoma de alarma e indica ingreso hospitalario!
Diarrea	a) Aguda: infecciones intestinales por bacterias, virus, hongos, triquinosis, errores nutricionales, intolerancias alimentarias, psicógena por miedo, susto, felicidad. b) Crónica: hipofunción pancreática, celiaquía, lombrices, amibiasis, déficit vitamínico, especialmente de la vitamina B_2. Mala utilización de laxantes, tumores intestinales.	¡Acudir al médico!
Dolor	*Véase* pág. 95.	
Dolor abdominal	Enfermedades gástricas, duodenales, hepáticas, de la vesícula biliar, renales, esplénicas y pancreáticas; también en flatulencia, cólicos, apendicitis, inflamaciones o infecciones del intestino delgado o grueso, constipación crónica. Procesos ginecológicos: inicio de aborto, embarazo ectópico, menstruación, inflamaciones en el útero y ovarios; también hernia inguinal, infarto de miocardio, lombrices, adherencias posquirúrgicas, etc.	Incluso para un especialista, el diagnóstico exacto de una causa patológica en el abdomen es con frecuencia difícil. Los cólicos, de causa intrascendente, pueden aparecer fácilmente por intolerancia alimentaria o tras el abuso de legumbres.
Dolor articular	En los jóvenes y la edad media generalmente causado por procesos reumáticos; en los pies, con frecuencia por posturas incorrectas. En edades avanzadas, además del reumatismo hay que pensar en la artrosis deformante. Alteraciones relativamente inflamatorias en infecciones bacterianas (intestinales).	
Dolor cervical	*Véase* «cefalea».	
Dolor de espalda	Alteraciones del esqueleto determinadas por la edad, en los cartílagos y ligamentos de la columna vertebral, alteraciones inflamatorias o tumorales de la vértebra, reumatismo, ocasionalmente en enfermedades gástricas, hepáticas, biliares y pancreáticas, y raramente en	

Síntoma	Principales enfermedades en que aparece	Particularidades
Dolor de espalda (sigue)	procesos inflamatorios o tumorales del pulmón, así como frecuente en tumores de esófago, etc.	
Dolor de garganta	Síntoma de la amigdalitis, y también en diversas enfermedades infecciosas como la escarlatina, la difteria, etc.	
Dolor en el hombro	En caso de neuralgia, reumatismo, enfermedades pulmonares, cardíacas, biliares.	En el hombro derecho (ocasionalmente con irradiación hacia la espalda), como dolor reflejo en las enfermedades de la vesícula biliar.
Dolor de la pared abdominal	Agujetas, peritonitis (por ejemplo, perforación del apéndice).	El dolor prolongado o que aparece en forma de crisis, sobre todo si se acompaña de fiebre, constituye un signo de alarma. ¡Acudir rápidamente al médico!
Dolor en la pantorrilla	Por arteriosclerosis, trombosis (*véase* también «dolor en las piernas»).	¡Acudir al médico!
Dolores en las extremidades	Todas las formas de reumatismo. Síntoma frecuente en las infecciones febriles, síntoma precoz de ictericia, gripe, poliomielitis así como otras enfermedades infecciosas.	
Dolor en las piernas	Ciática, varices, enfermedades vesicales, osteítis y osteomielitis, pie plano, pie varo, pie valgo, etc.	
Dolor en los brazos		
unilateral:	reuma muscular, reuma articular.	
lado izquierdo:	en trastornos de la circulación coronaria, se irradia hasta la mano y la punta de los dedos.	
derecho, izquierdo o bilateral:	por presión sobre los tractos nerviosos por inflamación linfática en el hombro y el cuello. También por presión	

Síntoma	Principales enfermedades en que aparece	Particularidades
Dolor en los brazos derecho, izquierdo o bilateral: (sigue)	sobre las raíces nerviosas por postura incorrecta de la columna cervical.	
Dolor en los pies	Fatiga, calzado erróneo, deformación del esqueleto del pie, alteraciones patológicas de la estructura ósea del pie, etc.	
Dolor renal	Más exactamente, dolor de la pelvis renal o de los uréteres como consecuencia de procesos inflamatorios (formación de cálculos y arenilla, así como estasis de orina en los uréteres).	¡Acudir al médico!
Dolor sacro	En algunas mujeres durante la menstruación; lesiones por sobrecarga, malas posiciones de la columna vertebral, degeneración de los cartílagos por la edad. Alteraciones reumáticas en la musculatura de la porción inferior de la espalda; procesos intestinales malignos, procesos inflamatorios u óseos en la pelvis ósea y la columna lumbar; procesos inflamatorios o malignos de los órganos sexuales internos de la mujer, de los riñones; con frecuencia consecuencia de calzado inadecuado o malas posiciones del pie, etc.	
Eccema	*Véase* el capítulo «La piel».	
Edema	Acumulación de agua tisular como consecuencia de un transporte deficitario por parte del sistema vascular y linfático, en las enfermedades cardíacas y renales, en traumatismos de las vías linfáticas debido al proceso inflamatorio, tumores o adherencias posquirúrgicas. Embarazo, climaterio, hipotiroidismo (mixedema), alergias, déficit proteico, déficit de vitamina B_1 (beriberi) y B_2 (pelagra).	Los edemas de origen cardíaco se sitúan principalmente en las piernas, tobillos y pies, así como en la zona lumbar cuando el paciente está en decúbito. Aparecen días después de un esfuerzo físico, y son más importantes por la noche, desaparecen durante el descanso nocturno. Los edemas de origen renal son más importantes por la mañana y se localizan principalmente en la cara.

Síntoma	Principales enfermedades en que aparece	Particularidades
Edemas de origen arterial	Trastornos circulatorios, insuficiencia cardíaca; en el tronco; enfermedades del sistema vascular que irriga el tracto gastrointestinal.	
Enrojecimiento de la piel (eritema)	*Véase* el capítulo «La piel».	
Entumecimiento de las extremidades	Generalmente limitado a ciertas zonas de las extremidades o del cuerpo. Alteración de la conducción nerviosa como consecuencia de procesos inflamatorios o tumorales, aunque con frecuencia también puede ser consecuencia de una fractura ósea, un hematoma o un trastorno circulatorio transitorio. Como síntoma sin importancia cuando se hace presión sobre nervios o vasos sanguíneos (por ejemplo, al adoptar una mala posición durante el sueño, al permanecer mucho rato con las piernas cruzadas o al mantener una posición incorrecta de la columna vertebral).	
Enuresis nocturna	Trastorno nervioso de la función nerviosa del esfínter urinario en la infancia a partir de los 4 años o como síntoma patológico en la vejez, en paraplejias.	
Epistaxis (hemorragia nasal)	Irritación local de la mucosa, arteriosclerosis, hipertensión arterial, enfermedades cardíacas, embarazo, estornudo violento. En niños también por cuerpos extraños.	
Eructos	Trastornos de la secreción de jugos gástricos, gastritis aguda o crónica, úlcera gástrica y duodenal, tumores gástricos, enfermedades hepáticas, rotura del diafragma.	En algunos casos el aumento de los eructos es consecuencia de tragar aire.
Erupción cutánea	Bien como enfermedad propia de la piel y las mucosas (también como alergia), o bien como síntoma que acompaña a diversas enfermedades infecciosas (por ejemplo, sarampión, rubéola) o en caso de intolerancia medicamentosa.	
Escalofríos, estremecimientos	Primer signo de una regulación térmica insuficiente debido a ropas inadecuadas, en infecciones. En enfermedades febriles, especialmente de naturaleza séptica,	

Síntoma	Principales enfermedades en que aparece	Particularidades	
Escalofríos, estremecimientos (sigue)	a menudo con alternancia de sensación de calor; en la anemia.		
Espectoración	En catarros nasofaríngeos, de los senos paranasales, bronquiales, en determinadas neumonías:	**Tipo** mucoso blanco	**Propiedades** en agua no se hunde
	en bronquitis purulenta, con frecuencia en la tuberculosis purulenta:	purulento grumoso, verdoso a amarillento	en agua no se hunde
	en el asma bronquial, también en determinadas neumonías:	viscoso, cristalino	generalmente no cae al girar el vaso
	en bronquiectasias:	masivo, grumoso	formado por varias capas
	sospecha de enfisema:	fluido	fluido, espumoso
	en el asma bronquial:	viscoso, cristalino	con pequeños fragmentos
	en el absceso pulmonar, así como en hemorragias nasofaríngeas y esofágicas:	abundante, verdoso-hemorrágico	con frecuencia maloliente
	en hemorragias gástricas:	hemorrágico y en poso de café	
	en hemorragia pulmonar:	rosado mucoso	
Estupor	Cuadro de entorpecimiento mental en insuficiencia circulatoria y cardíaca, intoxicación medicamentosa; intoxicaciones por gases, por productos metabólicos que no son eliminados a través del hígado, los riñones y el intestino. Tras hemorragia cerebral o embolia cerebral, traumatismo craneal, tumor cerebral, meningitis. En el coma diabético.		
Extremidades dormidas	Trastornos circulatorios, climaterio, déficit vitamínico, consecuencia de enfermedades infecciosas (por ejemplo, gripe).	Son importantes la frecuencia y los síntomas acompañantes.	

Síntoma	Principales enfermedades en que aparece	Particularidades
Faringitis	*Véanse* los capítulos «Enfermedades infecciosas» y «El aparato respiratorio».	
Fiebre	Síntoma que acompaña a muchas enfermedades como expresión del aumento de la actividad inmunológica del organismo.	
Flato	Por dilatación esplénica (lado izquierdo) debida a congestión sanguínea tras esfuerzo físico prolongado; especialmente en jóvenes. ¡Sin importancia! Como síntoma precoz de la inflamación del diafragma.	
Flatulencia	Generalmente sin importancia y transitoria, como consecuencia de la ingesta de determinados alimentos (por ejemplo, cebolla, col, legumbres). Síntoma precoz de la insuficiencia cardíaca. Hipofunción del páncreas.	Cuando perdura durante largo tiempo debe pensarse en un enlentecimiento del tránsito intestinal debido a procesos inflamatorios limitados o por hipofunción de las glándulas digestivas y alteración de la flora intestinal normal.
Flujo en la mujer	Inflamaciones de la mucosa vaginal, nerviosismo general y estados de agotamiento, déficit de hierro, procesos inflamatorios en el útero, alteraciones provocadas por un tumor, gonorrea, sífilis, tuberculosis, diabetes. También por cuerpos extraños (pesario), enjuagues vaginales. A veces por lombrices (oxiuros).	
Fotofobia	Síntoma que con frecuencia acompaña a las enfermedades infantiles (por ejemplo, sarampión) y enfermedades graves del cerebro y sistema nervioso.	
Halitosis	Caries dental, higiene bucal o de la prótesis incorrecta, inflamación de la mucosa bucal y de las encías, faringitis, amigdalitis, difteria, aftas a nivel orofaríngeo; enfermedades hepáticas, algunas enfermedades cancerosas (terroso o fecal), enfermedades gástricas, diabetes, enfermedades renales, uremia, enfermedades pulmonares, etc.; en algunas mujeres antes y durante la regla; halitosis característica de los alcohólicos. A partir del aire espirado se establece un diagnóstico de enfermedades como el sarampión, la escarlatina, la difteria y el tifus.	

Síntoma	Principales enfermedades en que aparece	Particularidades
Hambre exagerada	Síntoma importante tras la recuperación de estados de agotamiento, en el período de convalescencia, en los primeros días de una cura de ayuno, tras ejercicio no habitual al aire libre, en el hipertiroidismo debido al aumento del metabolismo, etc.	Caída del nivel de glucemia en los diabéticos después de la administración excesiva de insulina.
Hemoptisis, hematemesis	Tumores o procesos inflamatorios en el plano bronquial y pulmonar, laríngeo, de la parte posterior de la nariz y faríngeo, en el esófago y estómago. *Véase* también «espectoración».	No siempre se puede diferenciar la espectoración de la hemoptisis (espectoración hemorrágica), que con frecuencia se convierte en hematemesis (vómito hemorrágico). ¡Acudir inmediatamente al médico!
Hemorragia gástrica	*Véase* «hemorragias».	
Hemorragia pulmonar	Especialmente en la tuberculosis y el cáncer pulmonar. Pero también en los primeros días de una neumonía, en la gripe con participación pulmonar, traumatismos torácicos y pulmonares, en bronquiectasias y también en enfermedades cardíacas, circulatorias y vasculares.	¡Acudir inmediatamente al médico!
Hemorragias	A través de nariz (epistaxis) y oídos (otorragia), después de traumatismos craneales (fractura de la base del cráneo); también de la nariz y en tal caso sin importancia; en la mujer justo antes de la menstruación como consecuencia de una disminución de la capacidad de coagulación de la sangre. A través de la nariz y las encías (gingivorragia): intoxicaciones por plomo, mercurio, talio, ácidos, cáusticos. Todas las restantes hemorragias a través de los orificios naturales como el esófago, la tráquea, la vejiga urinaria, la vagina y el intestino se pueden deber a inflamaciones o tumores, pero también a alteraciones vasculares, por ejemplo, hemorroides. También existen hemorragias no detectables, las así llamadas hemorragias ocultas, sobre todo en el esófago y el tracto gastrointestinal (tumores gástricos, etc.).	¡Acudir inmediatamente al médico! Astenia, dolor, palidez y anemia.
Hemorragias intestinales	*Véase* «sangre en heces».	¡Acudir al médico!

Síntoma	Principales enfermedades en que aparece	Particularidades
Hiperexcitabilidad	Constitucional; intoxicaciones crónicas por alcohol, nicotina, café, climaterio, enfermedad tiroidea, exceso de trabajo, sobrecargas emocionales, traumatismos cerebrales.	
Hipersensibilidad, alergias	Reacción anormalmente intensa de la piel, las mucosas o también órganos internos a estímulos térmicos, químicos, de determinados alimentos, productos vegetales, sustancias gaseosas o pulverizadas, etc. También reacción anormal del organismo materno a metabolitos muy determinados del feto (toxinas gestacionales).	No existe ninguna sustancia en la tierra que no sea capaz, en personas con una determinada predisposición, de provocar una reacción de hipersensibilidad. La más conocida es la rinitis alérgica (alergia al polen).
Hipertensión	Herencia familiar, obesidad, pielonefritis, tumores suprarrenales. Durante y después de enfermedades infecciosas, embarazo, climaterio, insuficiencia cardíaca.	El valor normal es de aproximadamente 140/90 mmHg.
Hipertrofia ganglionar	Enfermedades de los ganglios linfáticos, por ejemplo, de naturaleza inflamatoria, tuberculosa o maligna. El aumento de tamaño en poco tiempo de un ganglio aislado hace sospechar la existencia de metástasis de células tumorales. En la región del cuello con frecuencia relacionado con enfermedades infecciosas, especialmente en niños. Hipertrofia ganglionar regional tras traumatismos, con la consiguiente inflamación como reacción de defensa, axilares para el brazo, inguinales para las piernas y los pies.	¡Acudir al médico!
Hipo	Contracción del diafragma; reflejo muy frecuente, muy molesto, pero generalmente sin importancia. Especialmente en personas de edad avanzada (tras largas enfermedades, cirugía, irradiación, etc.); también en tumores.	
Hipotensión	Herencia familiar, enfermedades infecciosas, estados de agotamiento, debilidad cardíaca, hipofunción de las glándulas suprarrenales.	
Ictericia cutánea	Ictericia de diversos tipos (véase el capítulo «El sistema digestivo»). En determinadas formas de anemia puede	Sin coloración ocular.

Síntoma	Principales enfermedades en que aparece	Particularidades
Ictericia cutánea (sigue)	observarse una ligera coloración amarillenta de la piel. Tras largos años de tabaquismo, especialmente en mujeres, se observa una ligera coloración amarillo grisácea de la piel.	
Ictericia ocular	Signo del exceso de bilirrubina en sangre debido a procesos inflamatorios o infecciosos, así como a tumores del hígado o en la vesícula o las vías biliares (ictericia infecciosa), anemia hemolítica.	La coloración amarillenta de la conjuntiva es el signo más fácil de reconocer la ictericia. ¡Acudir al médico!
Insomnio	Síntoma general sin una causa patológica característica. Por regla general la causa se debe a dolores o preocupaciones. Síntoma frecuente en las personas mayores.	Cuando la causa es el dolor debe buscarse ayuda médica. Cuando la causa son las preocupaciones pueden ser útiles las distracciones, la relajación mental y emocional, los paseos. ¡Debe evitarse el abuso de somníferos!
Lengua saburral	Es posible en todas las enfermedades infecciosas y febriles. Cuando existen alteraciones de las funciones digestivas. En ocasiones como signo de un mal estado físico como consecuencia de una enfermedad cancerosa. También en personas sanas sin trastornos aparentes.	
Lipotimia	Pérdida de conocimiento debida a una alteración de la distribución sanguínea. La irrigación cerebral es insuficiente, ya que la sangre está estancada en las regiones inferiores del cuerpo, y sólo fluye lenta e insuficientemente hacia el corazón. El afectado pierde el conocimiento por déficit de oxígeno en el cerebro.	
Manos húmedas	Con frecuencia en personas sensibles y nerviosas, en hipertiroidismo latente o verdadero; en estados de excitación de tipo interno o externo (fiebre); como síntoma de existencia de debilidad física ante pequeñas exigencias durante la convalescencia, por ejemplo, al levantarse por primera vez después de un largo tiempo en cama.	

Síntoma	Principales enfermedades en que aparece	Particularidades
Micción	Normal: de uno a un litro y medio por día. Sin embargo, depende mucho de la cantidad de líquidos ingerida. Aumenta con el nerviosismo, el déficit proteico, la irritación de la vejiga urinaria, cistitis y uretritis, tras abuso de café, alcohol y tabaco. Molestias al orinar como consecuencia de la disminución de la capacidad de almacenamiento de orina, sobre todo por aumento de tamaño de la próstata, que incluso puede llevar a la retención de orina. Los procesos inflamatorios y tumorales de la vejiga urinaria influyen sobre la frecuencia de la micción.	Cuando se produce retención de orina el médico debe sondar al paciente.
Náuseas	Estadio previo al vómito, *véase* «vómitos».	
Nerviosismo	Después de enfermedades graves, exceso de trabajo, sueño insuficiente, abuso de alcohol, nicotina o somníferos, traumatismos craneales, hemorragias, pero también en preocupaciones prolongadas, tensiones, agotamiento emocional y exceso de responsabilidad.	El carácter también puede contribuir al estado de nerviosismo o favorecerlo.
Neurosis	Trastorno funcional de diversos órganos, como el corazón, el estómago y el sistema circulatorio, desencadenado o mantenido por alteraciones psíquicas. También puede aparecer simplemente como un trastorno emocional (por ejemplo, la necesidad de limpiar).	Las neurosis pueden influir sobre las glándulas endocrinas; también se produce un trastorno regulativo del sistema nervioso vegetativo.
Odontalgia	Hipersensibilidad del diente por cambios climáticos o estrés; caries inicial o instaurada, inflamación del lecho dental, inflamación mandibular, mal acoplamiento de prótesis.	Dado que las inflamaciones en el plano dental pueden provocar con facilidad otras enfermedades, siempre que existan molestias debe acudirse al odontólogo. Realizar visitas de control regulares.
Olor corporal	Variación individual, sólo específico en determinadas enfermedades; desgraciadamente, sólo algunas enfermedades provocan un olor típico en la boca o el sudor; *véase* también «halitosis», «transpiración».	
Opresión torácica	Enfermedades inflamatorias pleurales, insuficiencia cardíaca, trastornos circulatorios de orden cardíaco, angina de pecho.	Se acompaña de irradiación en el cuello, pero sobre todo en el brazo izquierdo.

Síntoma	Principales enfermedades en que aparece	Particularidades
Otalgia	Otitis media, inflamación de la apófisis mastoides, furúnculo del canal auditivo, traumatismos del canal auditivo, enfermedades dentales y amigdalares.	Los dolores de origen otológico se pueden irradiar a la faringe y las sienes.
Palidez	Enfermedades sanguíneas (anemia), insuficiencia cardíaca, pielonefritis, enfermedades infecciosas, infecciones crónicas, intoxicación nicotínica, alcohólica o por metales pesados, embarazo.	Una palidez generalizada es con frecuencia una característica personal y no un síntoma patológico.
Parálisis	Síntoma frecuente en muchas inflamaciones e infecciones del sistema nervioso. Unilateral, en edades avanzadas, generalmente como consecuencia de un déficit de irrigación cerebral o por hemorragia cerebral. Cuando se produce una parálisis unilateral súbita: embolia de un vaso cerebral. Parálisis espástica: poliomielitis.	¡Acudir inmediatamente al médico!
Pérdida de peso	Síntoma acompañante especialmente en procesos inflamatorios crónicos y en tumores, más raramente como consecuencia de trastornos glandulares (por ejemplo, hipertiroidismo, diabetes).	Incluso cuando no se detecta ninguna enfermedad acompañante, si la pérdida de peso es importante debe acudirse al médico.
Pérdida del conocimiento	Un síntoma muy impreciso que puede aparecer por una simple lipotimia, como consecuencia de la falta de oxígeno, hasta por enfermedades psíquicas e intoxicaciones; consecuencia de accidentes.	*Véanse* las primeras medidas que deben aplicarse hasta que venga el médico en «Primeros auxilios». ¡Llamar inmediatamente al médico!
Peso corporal	El peso normal (en kilogramos) se calcula a partir de la talla en centímetros menos 100.	
Pies fríos	Falta de capacidad de regulación de la temperatura de los vasos sanguíneos de la pierna y el pie, generalmente debido a las influencias nocivas de la civilización (insuficiente ejercicio de los pies debido al trabajo en posición sentada y calzado incorrecto). Con frecuencia existen trastornos circulatorios o arteriosclerosis.	
Pirosis	Hiperacidez gástrica, pero también en la producción insuficiente de ácido, tumores gástricos y duodenales,	

Síntoma	Principales enfermedades en que aparece	Particularidades
Pirosis (sigue)	gastritis crónica, inflamaciones de la porción inferior del esófago (la así llamada enfermedad por reflujo).	
Presión arterial	El valor de la presión sanguínea depende de la edad (*véase* capítulo «El sistema cardiocirculatorio»).	
Prurito	*Véase* el capítulo «La piel». Síntoma precoz de una enfermedad de los ganglios linfáticos (linfogranulomatosis), muy frecuente en la ictericia, ocasionalmente síntoma de neurosis; picaduras de insecto, falta de higiene, etc.	
Prurito anal	Infestación por lombrices (generalmente por oxiuros), eccema pruriginoso y trastornos mentales neuróticos (*véase* «hipersensibilidad»); hemorroides.	
Prurito ocular	Cansancio, conjuntivitis inicial o instaurada, irritación de la conjuntiva.	
Pulso	*Véase* el capítulo «El sistema cardiocirculatorio».	
Rigidez de nuca, dolor por contracturas en la nuca	*Véase* «cefalea».	
Sangre en heces (melenas, rectorragias)	Tumor gástrico o intestinal, hemorroides, pólipos rectales.	No deben confundirse las verdaderas hemorragias con la coloración de las heces después de la ingesta de determinados alimentos como espinacas, arándanos, zarzamoras, butifarra de sangre, etc. ¡Ante la duda acudir al médico!
Secreción uretral en el hombre	Enfermedades de transmisión sexual (por ejemplo, gonorrea), inflamaciones de las vesículas seminales o de la próstata.	

Síntoma	Principales enfermedades en que aparece	Particularidades
Sed aumentada	Síntoma típico y frecuente en la diabetes inicial o ya instaurada pero no tratada. Alteración de una función de la hipófisis, mala regulación del equilibrio hídrico (diabetes insípida). Tras hemorragias, enfermedades renales y cardíacas.	Se beben grandes cantidades, pero también se eliminan grandes cantidades (hasta 20 litros al día).
Sensación de hambre	Hipertiroidismo, diabetes, lombrices, embarazo.	
Sensación de miedo	Insuficiencia respiratoria, angina de pecho; depresiones, esquizofrenia, neurosis.	
Sequedad bucal	Gran número de enfermedades, todas las infecciones intestinales, enfermedad prolongada en personas de edad avanzada (enfermedades tumorales), sed, etc.	
Shock	Compromiso circulatorio causado por una disminución importante de la cantidad de sangre que el corazón bombea por minuto hacia la circulación. Causas: hemorragias, quemaduras, vómitos, diarrea (pérdida de proteínas, agua y sales), así como insuficiencia cardíaca. También puede aparecer la sintomatología del *shock* en infecciones bacterianas graves (*shock* séptico) y cuando existe hipersensibilidad a proteínas extrañas o medicamentos (*shock* alérgico).	
Síntomas linguales y bucales	Síntomas que acompañan a las enfermedades más diversas; con frecuencia pueden encontrarse varias causas para un mismo síntoma. Sólo pocas enfermedades presentan diferencias características.	
Sofocaciones	Expresión de un fallo en la regulación del sistema neurovascular durante o después de enfermedades infecciosas, en el período de convalescencia, al realizar los primeros esfuerzos físicos después de una enfermedad larga. Determinadas hormonalmente durante el climaterio.	
Temblor o estremecimiento	Frío, excitación (por ejemplo, miedo, rabia, pero también un café fuerte), contracciones musculares involuntarias; síntomas de delírium trémens, cansancio y	

Síntoma	Principales enfermedades en que aparece	Particularidades	
Temblor o estremecimiento (sigue)	estrés, hipoglucemia en diabéticos; sobreinfección tiroidea. Crisis epiléptica.	¡Ante una crisis epiléptica avisar inmediatamente al médico de urgencia!	
Temperatura corporal elevada	*Véase* «fiebre».		
Tenesmo vesical	*Véase* «micción».		
Tos		**Tipo**	**Espectoración**
	Enfermedad pulmonar crónica, aunque poco activa, tuberculosis, tabaquismo importante.	escasa, pero duradera	escasa o ninguna
	Infecciones gripales agudas, enfermedades bronquiales crónicas (tuberculosis, pólipos, cáncer).	molesta, con gran irritación, con frecuencia unida a afonía	escasa o ninguna; en ocasiones sanguinolenta
	Enfermedades laríngeas.	perruna, fuerte, con frecuencia unida a afonía	escasa o ninguna
	Tosferina (prurito al inspirar), edema agudo de pulmón, ocasionalmente también en la enfermedad de los ganglios hiliares.	crisis convulsivas, cianosis facial	
	Bronquiectasias, absceso pulmonar, tuberculosis avanzada.		abundante, turbia hasta purulenta
Transpiración	La secreción de sudor, excepción hecha del sudor axilar, genital y de los pies, tiene una función termorreguladora. La humedad produce un enfriamiento que el organismo provoca en situaciones de exceso de calor. Con frecuencia, la fiebre se acompaña de transpiración. La supresión de la secreción de sudor, por ejemplo, en las axilas, mediante preparados cosméticos, no es, según las investigaciones realizadas hasta el momento nociva, dado que, como se ha dicho, en ellas no tiene una función termorreguladora. El olor individual del sudor se produce o bien por la mezcla parcial de las glándulas odoríferas (por ejemplo, en la región genital) o bien, y esto es lo principal, por la acción bacteriana sobre las zonas mal ventiladas del cuerpo. En el organismo sano, cualquier otra transpiración es		

Síntoma	Principales enfermedades en que aparece	Particularidades
Transpiración (sigue)	inodora. Los trastornos de la secreción de sudor, controlada vía nerviosa, se producen en algunas enfermedades del sistema nervioso. En trastornos emocionales (transpiración súbita junto con sensación de debilidad sin causa evidente) y estados de excitación (sobre todo por la noche), en trastornos circulatorios (sudor frío, principalmente en las palmas de las manos, con frecuencia en los estados de miedo) y, especialmente en forma de sudor nocturno, como síntoma acompañante cuando existe una situación de defensa frente a una infección grave o una intoxicación provocada por metabolitos, en la tuberculosis, en enfermedades renales, en la insuficiencia cardíaca y en enfermedades del sistema linfático. También puede provocar sudor nocturno el déficit proteico, así como los trastornos del metabolismo mineral y la ingesta excesiva de líquidos. Algunas enfermedades se relacionan con un olor característico, de forma que el médico puede diagnosticar la enfermedad prácticamente sólo por el olor de la transpiración.	
Transpiración de manos	*Véase* «manos húmedas».	
Transpiración de pies	*Véase* «transpiración».	
Transpiración nocturna	*Véase* «transpiración».	
Trastornos cardíacos	El dolor en el lado izquierdo del tórax puede estar provocado por diversas enfermedades. Generalmente se trata de: 1. dolor de origen cardíaco (angina de pecho, infarto de miocardio); 2. dolores originados en los grandes vasos; 3. dolores originados en la parrilla costal; 4. dolores originados en las articulaciones o en la columna vertebral; 5. dolores de origen muscular y óseo; 6. dolores originados en el esófago, el estómago, el duodeno, la vesícula biliar, el hígado, el páncreas o las glándulas mamarias, o por embolia pulmonar. En el contexto de cada uno de dichos órganos o sistemas orgánicos deben cuestionarse diversas enfermedades (*véase* el capítulo «El sistema cardiocirculatorio»).	¡Ante la sospecha de un infarto de miocardio llamar inmediatamente al médico!

Síntoma	Principales enfermedades en que aparece	Particularidades
Trastornos circulatorios	Arteriosclerosis, diabetes, oclusión vascular por embolia o trombo, varices, congelación, tendencia nerviosa a espasmos vasculares, tabaquismo.	Vasos sanguíneos endurecidos.
Trastornos de la defecación	Síntoma que acompaña a un gran número de enfermedades, no limitadas sólo al intestino. Hemorroides, disentería, furúnculo anal, inflamación rectal, fístulas, pólipos, enfermedades prostáticas, cáncer.	Debe evitarse la retención prolongada de heces. ¡Acudir al médico!
Trastornos de la deglución	Pueden ser de origen neurótico, pero también pueden constituir un síntoma de amigdalitis y tumores en la región del cuello.	
Trastornos del ritmo deposicional	Diversas causas, desde los trastornos de regulación de origen nervioso hasta enfermedades intestinales inflamatorias y falta de movilidad intestinal.	La eliminación regular de heces es imprescindible. Si durante varios días no se eliminan heces y sobre todo no se observa la expulsión de gases, debe sospecharse la existencia de una oclusión intestinal. ¡Acudir inmediatamente al médico!
Trastornos gástricos	*Véase* «dolor abdominal».	Sensibilidad a la presión en la región epigástrica.
Trastornos respiratorios, disnea	Junto con las conocidas crisis asmáticas, también pueden ser la causa de valvulopatías cardíacas, debilidad cardíaca, enfermedades pulmonares y obesidad, así como de la falta de entrenamiento físico.	
Trismo	Generalmente en forma de espasmo de la musculatura de la masticación, en trastornos del metabolismo del calcio (tetania), triquinosis, inflamación de la articulación temporomandibular, primeros estadios de la meningitis, así como enfermedades psíquicas. Infección por los bacilos del tétanos, epilepsia, etc.	Toda herida contaminada tiene riesgo de tétanos. ¡Acudir inmediatamente al médico!
Úlceras en las piernas	Generalmente como estadio final de las varices, la flebitis, los trastornos circulatorios. También en estadios edematosos importantes (*véase* «edema»).	

Síntoma	Principales enfermedades en que aparece	Particularidades
Uñas en cristal de reloj	Abombamiento importante de las uñas de las manos y de los pies por enfermedades pulmonares y bronquiales crónicas y en enfermedades cardíacas severas.	
Urticaria	*Véase* el capítulo «Sistema inmunitario y alergias».	
Varices	*Véase* el capítulo «El sistema cardiocirculatorio».	
Vértigos	Enfermedades cardíacas, hiper o hipotensión, anemia, irrigación deficitaria de los centros nerviosos, arteriosclerosis, enfermedades del oído interno, procesos cerebrales (tumores, abscesos); pero también las enfermedades renales, la constipación muy importante y las intoxicaciones (alcohol, nicotina, medicamentos) pueden llevar a la aparición de vértigos. Como consecuencia de accidentes cuando se ha producido conmoción cerebral. Muchas mujeres los sufren durante el embarazo. Tanto en el climaterio femenino como masculino son especialmente frecuentes. También pueden aparecer en una persona completamente sana, por ejemplo, tras unas vueltas en el tiovivo, la montaña rusa o el ascensor, así como al viajar en tren, barco o avión, o también al girar súbita y rápidamente (danza) o al levantarse repentinamente.	El vértigo es un síntoma muy frecuente, que no representa ninguna enfermedad sino un síntoma patológico. Para realizar un tratamiento correcto es imprescindible identificar la causa. Por este motivo, este tipo de síntomas acompañantes, como la cefalea, los vómitos, el dolor de extremidades, la sensación de miedo, la transpiración, los acúfenos o la sensación de entumecimiento, sobre todo cuando aparecen con frecuencia o no tienen un carácter pasajero, se deben consultar al médico.
Vómitos	Gastritis como consecuencia de errores nutricionales, también como consecuencia de catarros, insolación, intoxicaciones, tumores gástricos o duodenales; reacciones de hipersensibilidad de la mujer embarazada en los primeros meses de gestación. Alteración de la función hepática y biliar, pancreatitis, uremia. Insuficiencia renal como consecuencia de enfermedades renales, mareo del viajero (automóvil, avión, barco, tren), como trastorno nervioso relacionado con el órgano del equilibrio del oído interno; también anestesia, accidente (conmoción cerebral); tumores cerebrales, etc. En los niños, especialmente en cuadros graves de tos ferina (el reflejo del vómito y el de la tos están relacio-	Cuando existen vómitos irreprimibles es urgentemente necesario un estudio clínico.

Síntoma	Principales enfermedades en que aparece	Particularidades
Vómitos (sigue)	nados entre ellos). Vómitos acetonémicos por alteración del metabolismo glucídico al inicio de enfermedades infecciosas febriles en la infancia.	¡Acudir al médico!

El peso ideal del adulto

Según la constitución física y la estructura ósea, un adulto de una determinada talla no debería pesar ni más ni menos del peso indicado en esta tabla. Estos pesos constituyen el peso ideal, ya que están relacionados con la esperanza de vida más elevada. (Según Metropolitan Life Insurance Comp.).

Hombres				Mujeres			
Talla (cm)	Estructura ósea ligera (kg)	Estructura ósea media (kg)	Estructura ósea pesada (kg)	Talla (cm)	Estructura ósea ligera (kg)	Estructura ósea media (kg)	Estructura ósea pesada (kg)
155	50,5 – 54,2	53,3 – 58,2	56,9 – 63,7	145	42,0 – 44,8	43,8 – 48,9	47,4 – 54,3
156	51,1 – 54,7	53,8 – 58,9	57,4 – 64,2	146	42,3 – 45,4	44,1 – 49,4	47,8 – 54,9
157	51,6 – 50,2	54,3 – 59,6	58,0 – 64,8	147	42,7 – 45,9	44,5 – 50,0	48,2 – 55,4
158	52,2 – 55,8	54,9 – 60,3	58,5 – 65,3	148	43,0 – 46,4	45,1 – 50,5	48,7 – 55,9
159	52,7 – 56,3	55,4 – 60,9	59,0 – 66,0	149	43,4 – 47,0	45,6 – 51,0	49,2 – 56,5
160	53,2 – 56,9	55,9 – 61,4	59,6 – 66,7	150	43,9 – 47,5	46,1 – 51,6	49,8 – 57,0
161	53,8 – 57,4	56,5 – 61,9	60,1 – 67,5	151	44,4 – 48,0	46,7 – 52,1	50,3 – 57,6
162	54,3 – 57,9	57,0 – 62,5	60,7 – 68,2	152	44,9 – 48,6	47,2 – 52,6	50,8 – 58,1
163	54,9 – 58,5	57,6 – 63,0	61,2 – 68,9	153	45,4 – 49,1	47,7 – 53,2	51,3 – 58,6
164	55,4 – 59,2	58,1 – 63,7	61,7 – 69,6	154	46,0 – 49,6	48,2 – 53,7	51,9 – 59,1
165	55,9 – 59,9	58,6 – 64,4	62,3 – 70,3	155	46,5 – 50,2	48,8 – 54,3	52,4 – 59,7
166	56,5 – 60,6	59,2 – 65,1	62,6 – 71,1	156	47,1 – 50,7	49,3 – 54,8	53,0 – 60,2
167	57,2 – 61,3	59,9 – 65,8	63,6 – 72,0	157	47,6 – 51,2	49,9 – 55,3	53,5 – 60,8
168	57,9 – 62,0	60,7 – 66,6	64,3 – 72,9	158	48,2 – 51,8	50,4 – 56,0	54,0 – 61,5
169	58,6 – 62,7	61,4 – 67,4	65,1 – 73,8	159	48,7 – 52,3	51,0 – 56,8	54,6 – 62,2
170	59,4 – 63,4	62,1 – 68,3	66,0 – 74,7	160	49,2 – 52,9	51,5 – 57,5	55,2 – 62,9
171	60,1 – 64,2	62,8 – 69,1	66,9 – 75,5	161	49,8 – 53,4	52,0 – 58,2	55,9 – 63,7
172	60,8 – 64,9	63,5 – 69,9	67,6 – 76,2	162	50,3 – 53,9	52,6 – 58,9	56,7 – 64,4
173	61,5 – 65,6	64,2 – 70,6	68,3 – 76,9	163	50,8 – 54,6	53,3 – 59,8	57,3 – 65,1
174	62,2 – 66,4	64,9 – 71,3	69,0 – 77,6	164	51,4 – 55,3	54,0 – 60,7	58,1 – 65,8
175	62,9 – 67,3	65,7 – 72,0	69,7 – 78,4	165	52,0 – 56,0	54,7 – 61,5	58,8 – 66,5
176	63,6 – 68,2	66,4 – 72,8	70,4 – 79,1	166	52,7 – 56,8	55,4 – 62,2	59,5 – 67,2
177	64,4 – 68,9	67,1 – 73,6	71,2 – 80,0	167	53,3 – 57,5	56,1 – 62,9	60,2 – 67,9
178	65,1 – 69,6	67,8 – 74,5	71,9 – 80,9	168	54,1 – 58,2	56,8 – 63,6	60,9 – 68,6
179	65,8 – 70,3	68,5 – 75,4	72,7 – 81,8	169	54,8 – 58,9	57,5 – 64,3	61,6 – 69,3
180	66,5 – 71,0	69,2 – 76,3	73,6 – 82,7	170	55,5 – 59,6	58,3 – 65,1	62,3 – 70,1
181	67,2 – 71,8	69,9 – 77,2	74,5 – 83,6	171	56,3 – 60,3	59,0 – 65,8	63,1 – 70,8
182	67,9 – 72,5	70,7 – 78,1	75,2 – 84,5	172	57,0 – 61,0	59,7 – 66,5	63,8 – 71,5
183	68,6 – 73,2	71,4 – 79,0	75,9 – 85,4	173	57,7 – 61,9	60,4 – 67,2	64,5 – 72,3
184	69,4 – 74,0	72,1 – 79,9	76,7 – 86,2	174	58,4 – 62,8	61,1 – 67,8	65,2 – 73,2
185	70,1 – 74,9	72,8 – 80,8	77,6 – 87,1	175	59,1 – 63,6	61,8 – 68,6	65,9 – 74,1
186	70,8 – 75,8	73,5 – 81,7	78,5 – 88,0	176	59,8 – 64,4	62,5 – 69,3	66,6 – 75,0
187	71,5 – 76,5	74,4 – 82,6	79,4 – 88,9	177	60,5 – 65,1	63,3 – 70,1	67,3 – 75,9
188	72,2 – 77,2	75,3 – 83,5	80,3 – 89,8	178	61,3 – 65,8	64,0 – 70,8	68,1 – 76,8
189	72,9 – 77,9	76,2 – 84,4	81,1 – 90,7	179	62,0 – 66,5	64,7 – 71,5	68,8 – 77,7
190	73,6 – 78,6	77,1 – 85,3	81,8 – 91,6	180	62,7 – 67,2	65,4 – 72,2	69,5 – 78,6
191	74,4 – 79,3	78,0 – 86,1	82,5 – 92,5	181	63,4 – 67,9	66,1 – 72,9	70,2 – 79,5
192	75,1 – 80,1	78,9 – 87,0	83,2 – 93,4	182	64,1 – 68,6	66,8 – 73,6	70,9 – 80,4
193	75,8 – 80,8	79,8 – 87,9	84,0 – 94,3	183	64,8 – 69,3	67,5 – 74,3	71,6 – 81,3

Es sorprendente lo que el corazón es capaz de hacer. En el curso de 70 años, este músculo hueco, del tamaño de un puño y de sólo 300 gramos de peso, late casi tres mil millones de veces para bombear de forma ininterrumpida aproximadamente 250 millones de litros de sangre a través del sistema vascular.

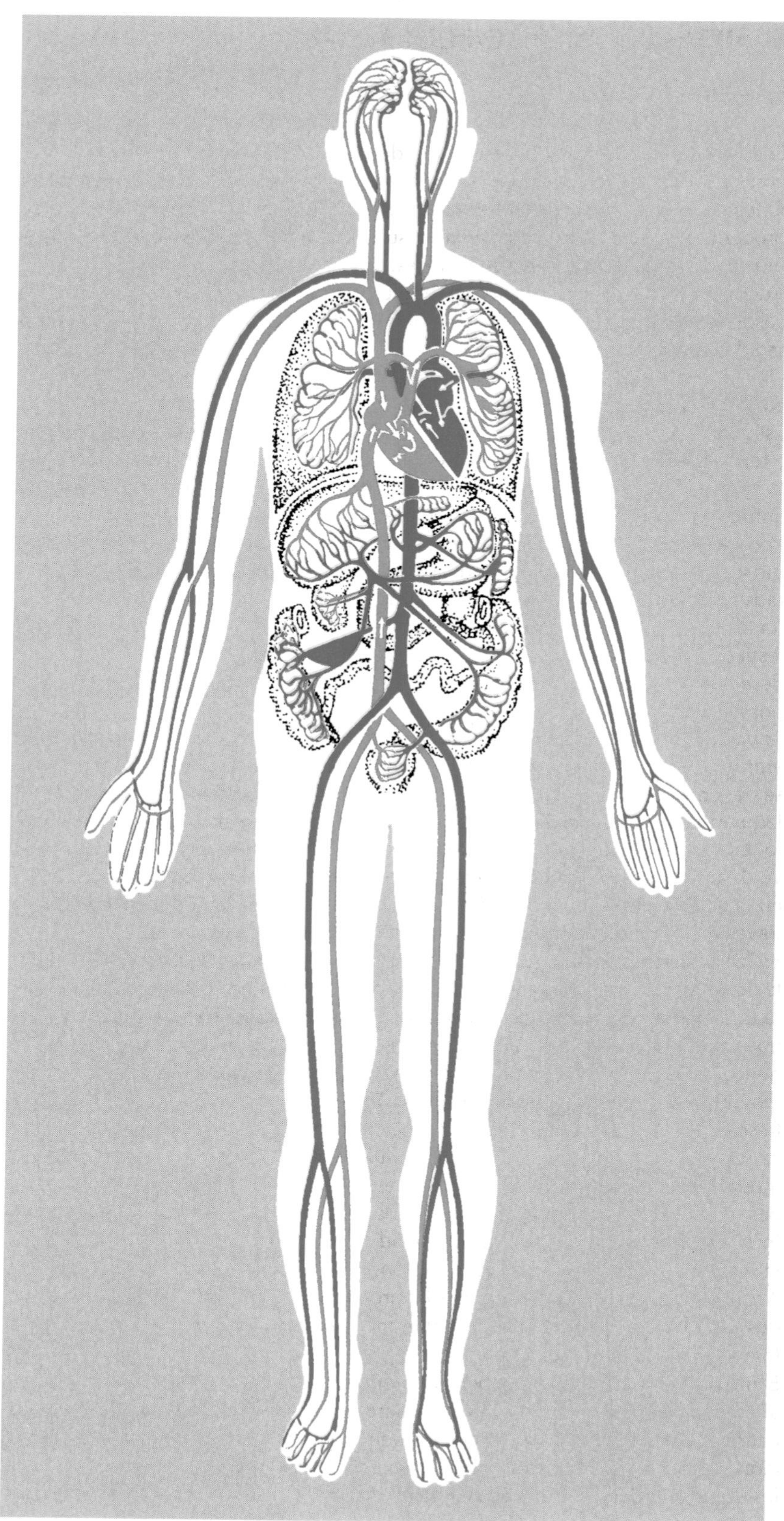

La sangre es el medio de transporte de los nutrientes y del oxígeno, y también facilita el transporte del anhídrido carbónico y los detritos que se producen en los órganos del cuerpo.

Como si fuera un motor, el corazón bombea la sangre a través de la circulación. A través de las arterias, coloreadas de rojo en este esquema simplificado, los nutrientes y el oxígeno son conducidos desde el ventrículo izquierdo del corazón hasta los órganos y los tejidos. Allí se produce el intercambio de oxígeno en el sistema capilar. La sangre cargada con el anhídrido carbónico y otros productos de degradación del metabolismo es transportada a través de las venas, coloreadas de azul, nuevamente hacia la aurícula derecha. Y de ahí pasa primero al ventrículo derecho, para seguir después hacia los pulmones, donde tiene lugar el intercambio gaseoso. Desde los pulmones regresa a la aurícula izquierda.

EL SISTEMA CARDIOCIRCULATORIO

Estructura y función

El sistema cardiocirculatorio está formado por el órgano hueco que es el corazón, las arterias, las venas, los capilares y la sangre que fluye por ellos. La función del corazón y del sistema ramificado de arterias y venas consiste en procurar el movimiento de la sangre y su distribución a través de todo el organismo, dependiendo de sus necesidades.

Además, el sistema capilar cumple otra función: las paredes de estos pequeños vasos sanguíneos (capilares) son tan delgadas que hacen posible un intercambio de sustancias entre la sangre y los tejidos vecinos. El intercambio de sustancias está en estrecha relación con la función de la propia sangre.

La sangre representa un gran órgano de transporte, que conduce los nutrientes así como las hormonas y otras sustancias activas hacia cada uno de los órganos y tejidos. Asimismo, actúa como mediador en la respiración interna y transporta el oxígeno obtenido a través de los pulmones hasta las células corporales y el anhídrido carbónico que éstas desprenden nuevamente hasta los pulmones.

Por otra parte, la sangre también recoge los desechos resultantes del metabolismo de los órganos y de los tejidos. La mayor parte de estos desechos son liberados por la sangre en los riñones. A partir de ahí, los desechos se eliminarán a través de la orina. Una pequeña parte se libera por el hígado o bien por el intestino, a través de la bilis o de las heces. Por el contrario, la eliminación de los desechos corporales a través de la piel, mediante el sudor, tiene sólo una importancia secundaria.

Todos los vasos que parten del corazón se denominan arterias. Los vasos que entran en el corazón, en resumen todos los vasos cuyo flujo se dirige hacia él, se denominan venas. El propio corazón está formado por dos partes, el corazón izquierdo y el corazón derecho, que a su vez se dividen en aurícula y ventrículo. La sangre rica en anhídrido carbónico y pobre en oxígeno (venosa), que fluye desde los tejidos (con la excepción de los pulmones) hacia el corazón, entra en la aurícula derecha y de ahí pasa al ventrículo derecho, y deja el corazón a través de la arteria pulmonar, que la conduce hasta los pulmones.

En los pulmones, la sangre libera el anhídrido carbónico y se carga nuevamente de oxígeno. Fluye a través de arterias primero pequeñas y luego mayores, para finalmente llegar a las venas pulmonares, que desembocan en la aurícula izquierda. Desde ella la sangre alcanza el ventrículo izquierdo, que abandona nuevamente, sólo bajo una presión relativamente alta, a través de la arteria de mayor calibre del organismo, la aorta. Todas las arterias que aportan sangre fresca a los órganos y tejidos del organismo parten de la aorta. Una vez ha llegado a su lugar de destino, la sangre fluye a través de una red formada por innumerables capilares, que a su vez desembocan en venas pequeñas y grandes, las cuales finalmente convergen en las dos grandes venas cavas (superior e inferior), que llevan la sangre de la mitad superior e inferior del cuerpo, y que, tal y como se representa en la ilustración, desembocan en la aurícula derecha.

Así pues, de hecho, el sistema cardiocirculatorio está formado realmente por dos circulaciones, la circulación pulmonar (menor) y la circulación sistémica (mayor) (*véase* figura derecha).

El movimiento de la sangre depende en primer lugar de la contracción rítmica y al unísono del músculo cardíaco y de la capacidad de cerrado de las válvulas cardíacas, que en el hombre sano impiden que la sangre retroceda por la dirección equivocada. Estas válvulas cardíacas se encuentran entre las aurículas y los ventrículos, así como en los lugares donde las grandes arterias abandonan

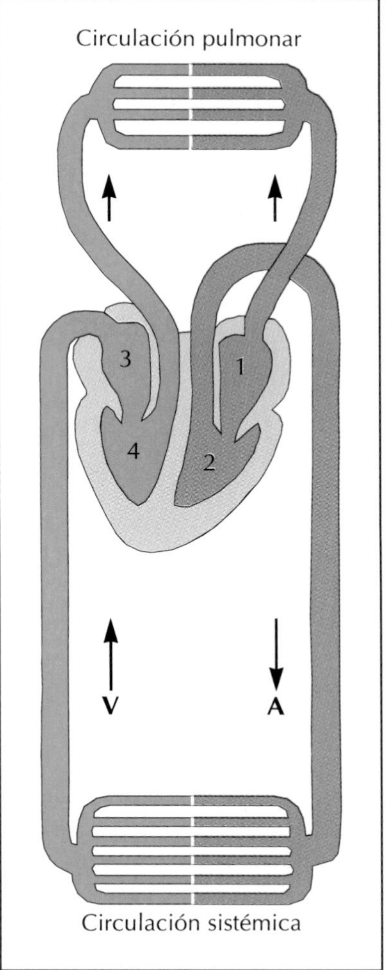

La circulación pulmonar (menor) conduce la sangre pobre en oxígeno y cargada de anhídrido carbónico, desde el ventrículo derecho (4) hacia el pulmón. Seguidamente, la sangre fluye hacia la aurícula izquierda (1). La circulación sistémica (mayor) conduce la sangre rica en oxígeno y sin anhídrido carbónico desde la aurícula izquierda y a través del ventrículo izquierdo (2) hacia los órganos, donde será bombeada hacia la aurícula derecha (3). Empieza la circulación pulmonar. V = venas; A = arterias

Las válvulas cardíacas determinan la dirección en que fluye la sangre.

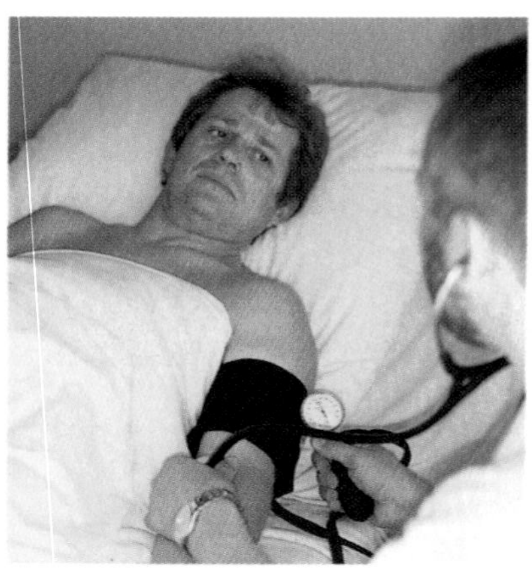

La determinación de la presión sanguínea forma parte de la exploración médica de rutina.

Se considera como normal una presión sanguínea sistólica de 140 mm Hg y diastólica de 90 mm Hg.
Los valores más elevados deben someterse a control médico.

La persona que desea tomarse él mismo la presión sanguínea debe procurar utilizar un aparato adecuado.
¡Permita que el médico controle regularmente la presión!

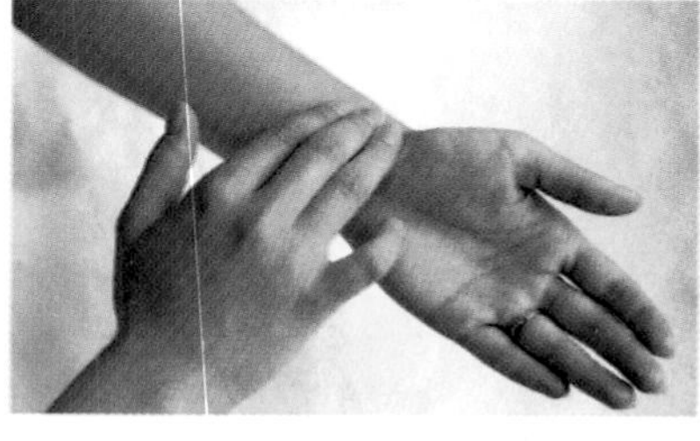

El pulso se toma en la muñeca, apoyando la punta de los dedos (nunca el pulgar).

los ventrículos. Pero los propios vasos también son de gran importancia para el movimiento de la sangre. Las arterias, cuya pared es musculosa, pueden contraerse o dilatarse en cierta medida, regulando así la presión sanguínea y con ello también la velocidad del flujo de sangre.

La presión sanguínea

La presión bajo la que fluye la sangre a través de las arterias no tiene un valor constante, sino que presenta una oscilación rítmica que depende de la acción del corazón. En el momento de la contracción cardíaca (sístole), la presión arterial alcanza su valor máximo, que coincide con la llegada de la onda del pulso (latido de la onda del pulso en las arterias), y en el momento de la relajación del corazón (diástole), alcanza su mínimo. Así pues, distinguimos entre la **presión sanguínea sistólica** y la **diastólica**, ambas se determinan durante la exploración física.
La presión sanguínea normal del adulto no ha de ser superior a 140 mm Hg (sistólica) y 90 mm Hg (diastólica). Cuando los valores son superiores deben someterse al control médico. Si la presión sanguínea disminuye de forma aguda por debajo de 90 de sistólica y de 60 de diastólica, existe el peligro de que se produzcan importantes lesiones, sobre todo porque bajo estas condiciones se dificulta la producción de orina, o incluso se hace imposible.
Al médico, no sólo la determinación de la presión arterial le permite extraer conclusiones. El comportamiento del pulso también arroja importante información sobre la existencia de trastornos o enfermedades.

El comportamiento del pulso

En el adulto, la **frecuencia normal del pulso** en reposo está entre los 60 y los 80 latidos por minuto.

Una **aceleración del pulso** por encima de 100/minuto (taquicardia) se observa sobre todo ante: un ejercicio físico intenso, una excitación importante, fiebre, insuficiencia cardíaca, anemia, trastornos respiratorios, *shock*, hemorragias importantes, lesiones del músculo cardíaco (por ejemplo, arteriosclerosis coronaria), enfermedad de Basedow, algunas intoxicaciones.

Un **enlentecimiento del pulso** por debajo de 60/minuto (bradicardia) se produce sobre todo ante: deportistas de elite, desnutrición por períodos largos de hambre, hipotermia, algunas enfermedades infecciosas (sobre todo tifus), algunas formas de ictericia, aumento de la presión cerebral (por ejemplo, como consecuencia de una conmoción cerebral o un absceso cerebral), ciertos trastornos endocrinos (por ejemplo, de la función tiroidea), algunas formas de lesiones del músculo cardíaco (como consecuencia de miocarditis), determinadas intoxicaciones.

Un **pulso irregular** se puede observar sobre todo en: personas nerviosas (en este caso sólo moderada), algunas intoxicaciones (también en el tabaquismo), valvulopatías cardíacas (sobre todo valvulopatía mitral), lesiones del músculo cardíaco (por ejemplo, como consecuencia de arteriosclerosis coronaria), y también en el hipertiroidismo.
Entre todas las enfermedades que actualmente sufre la humanidad, las enfermedades cardiocirculatorias son las más frecuentes. En las estadísticas de la causa de muerte, prácticamente en todos los países industrializados se sitúa en primer lugar, es decir, por delante del cáncer y otras enfermedades. No existe ninguna du-

da de que precisamente en el desarrollo de estas enfermedades la civilización moderna desempeña un papel decisivo, así, por ejemplo, el constante aumento de la utilización del automóvil, que provoca una disminución del ejercicio físico, o la «comida», refinada y especialmente abundante, que puede provocar obesidad y una arteriosclerosis precoz. Pero especialmente nocivos son los efectos de la vida acelerada y disparatada de nuestro tiempo. Los factores psíquicos actúan intensamente sobre el sistema cardiocirculatorio, tal y como sabemos a partir de nuestra propia experiencia: las emociones como la alegría o el miedo se reflejan con frecuencia en nuestra cara que enrojece o palidece, es decir, en un aumento o disminución de la irrigación de la piel. La expresión utilizada frecuentemente de que una persona tiene «el corazón destrozado» por la pena tiene un profundo significado. Una vida sana, una alimentación equilibrada, pero sobre todo la práctica de ejercicio físico suficiente, así como las suficientes horas de sueño, junto con el intento de alcanzar una mayor paz interior, no dejándose arrastrar ni hundir por las preocupaciones cotidianas, constituyen factores importantes para evitar la aparición de un gran número de enfermedades cardiocirculatorias.

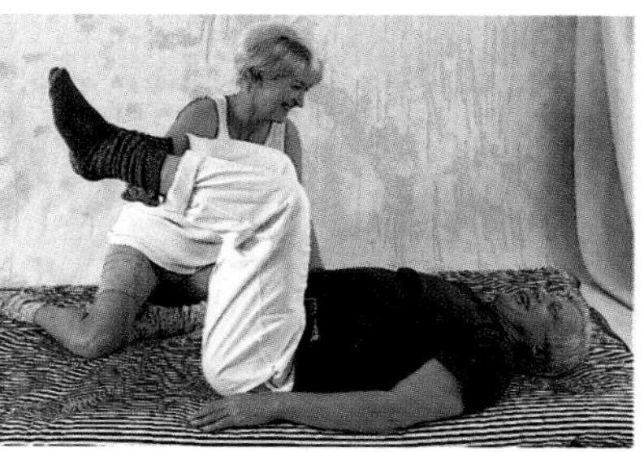

Precisamente en edades avanzadas, el ejercicio físico regular contribuye a evitar la aparición de lesiones cardiocirculatorias.

Estructura y función del sistema vascular linfático

Un tercer grupo de vasos son los vasos linfáticos, que están en relación con el sistema vascular sanguíneo, y que también se ramifican hasta formar una red capilar. Contienen un líquido amarillo claro, la linfa o fluido intersticial. Éste se compone de plasma linfático y linfocitos y se forma cuando el plasma sanguíneo llega a los tejidos a través de los capilares.

La linfa se recoge en los vasos linfáticos y retorna a la circulación sanguínea a través de los ganglios linfáticos. El conducto torácico es el vaso linfático de mayor tamaño del cuerpo. Desde el abdomen sube por el tórax y desemboca en las grandes venas que llevan la sangre del brazo izquierdo y del lado izquierdo de la cabeza hacia el corazón. A través de esta corriente linfática (diariamente pasan a la sangre alrededor de dos litros de linfa a través del conducto torácico), se transportan sobre todo las grasas obtenidas en los intestinos a partir de los alimentos.

La linfa también tiene la función de eliminar los agentes infecciosos. A través de la corriente linfática, éstos son conducidos hasta los ganglios linfáticos, donde los leucocitos que en ellos se acumulan los inactivan. Las inflamaciones importantes permiten observar las vías linfáticas como líneas rojas. Los ganglios linfáticos se hinchan. Además, la linfa permite la nutrición de las células y los tejidos y transporta los linfocitos desde su lugar de formación hasta la sangre.

Las inflamaciones importantes permiten observar las vías linfáticas como líneas rojas. Los ganglios linfáticos se hinchan.

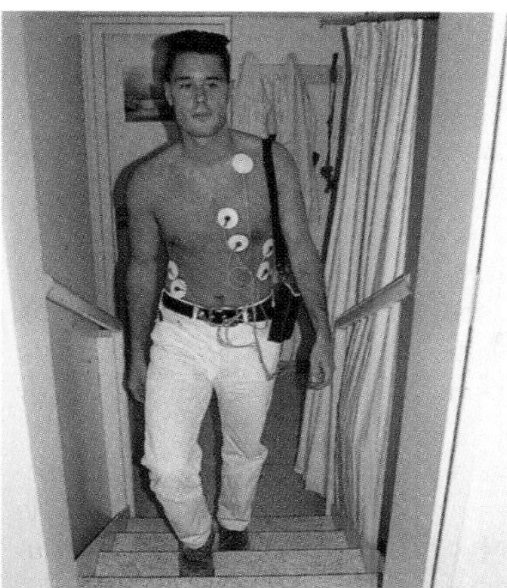

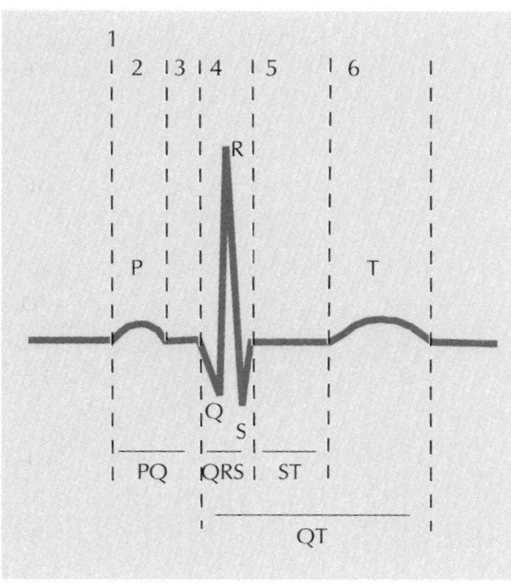

En el ECG (electrocardiograma) se muestran las variaciones de tensión que se producen en el corazón durante su funcionamiento. La fotografía de la izquierda muestra a un paciente sometido a un ECG de almacenamiento continuo.
A partir de la curva del ECG (la figura de la derecha muestra un fragmento típico), el médico puede extraer importantes conclusiones sobre el ritmo cardíaco, la irrigación y la capacidad de sobrecarga del corazón.

Corazón, visión anterior

1 Vena cava superior
2 Pericardio
3 Aorta
4 Arteria pulmonar, tronco común de la arteria pulmonar derecha e izquierda
5 Orejuela derecha
6 Orejuela izquierda
7 Desembocadura del ventrículo en la arteria pulmonar
8 Ventrículo derecho
9 Ventrículo izquierdo
10 Arteria coronaria derecha
11 Rama ascendente de la arteria coronaria izquierda
12 Rama circunfleja de la arteria coronaria izquierda

Corazón, corte longitudinal

1 Vena cava superior
3 Aorta
4 Arteria pulmonar
8 Ventrículo derecho
9 Ventrículo izquierdo
13 Válvula aórtica
14 Válvula pulmonar
15 Miocardio
16 Músculos papilares
17 Tabique interventricular
18 Valva posterior de la válvula mitral, entre la aurícula izquierda y el ventrículo izquierdo
19 Valva media de la válvula tricúspide
20 Valva posterior de la válvula tricúspide
21 Cayado aórtico
22 Arteria braquiocefálica derecha
23 Arteria carótida izquierda
24 Arteria subclavia izquierda
25 Arteria pulmonar derecha
26 Arteria pulmonar izquierda
27 Aurícula derecha con la fosa oval
28 Vena cava inferior
29 Aurícula izquierda
30 Vena pulmonar izquierda (inferior)
31 Vena pulmonar izquierda (superior)

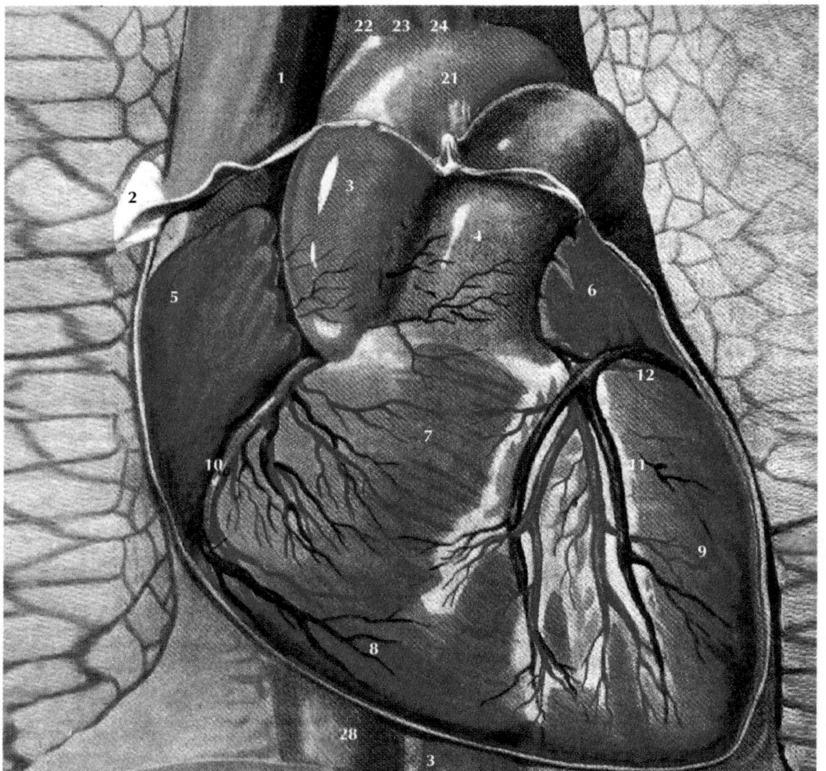

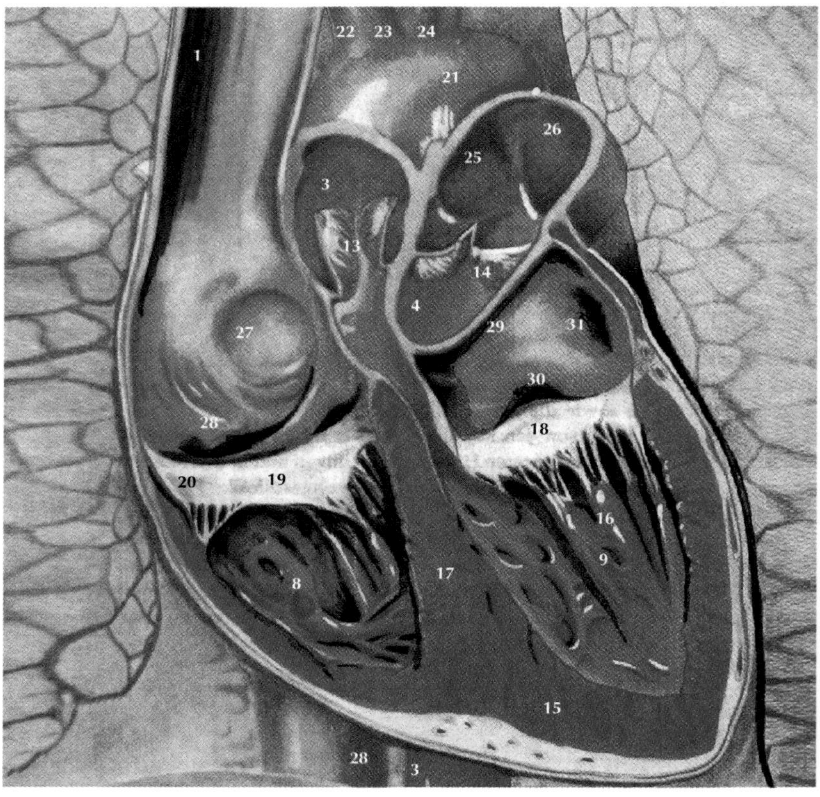

ENFERMEDADES DEL SISTEMA CARDIOCIRCULATORIO

Insuficiencia cardíaca

Sintomatología:

1. Disnea (dificultad para respirar), incluso en pequeños o mínimos esfuerzos.
2. Taquicardia.
3. Cianosis de los labios.
4. Necesidad de orinar durante la noche (nicturia).
5. Edema de las piernas, especialmente al atardecer, debido a la acumulación de líquido en el tejido subcutáneo. Si se realiza una ligera presión con la punta del dedo, queda marcado en la zona edematosa (signo de la fóvea).
6. Bronquitis crónica.
7. Aumento de la flatulencia, con distensión abdominal.
8. En estadios más avanzados, disnea progresiva incluso en reposo, especialmente en decúbito, así como aumento de la formación de edemas.

Patogenesia y etiología: los síntomas se producen porque debido a la pérdida de la fuerza del músculo cardíaco no puede mantenerse la circulación sanguínea normal. Se produce congestión sanguínea en las grandes venas situadas por delante del corazón y en las zonas vasculares anteriores. Con frecuencia, la insuficiencia cardíaca sólo afecta a una parte del corazón, derecha o izquierda. Si la insuficiencia cardíaca tiene su origen en el corazón izquierdo, se produce un estasis sanguíneo en la circulación pulmonar, la circulación menor., es decir, entre el corazón izquierdo y el derecho. Las consecuencias de esta situación son, junto con la disnea, principalmente los síntomas de una bronquitis crónica. Si el origen se encuentra en el corazón derecho, el estasis sanguíneo se produce en la circulación sistémica (mayor), es decir, entre el corazón derecho y el izquierdo. Así pues, aparecen sobre todo los síntomas de flatulencia, edemas en las piernas así como nicturia. Más tarde o más temprano la insuficiencia cardíaca acaba afectando a todo el corazón, de forma que aparecen simultáneamente todos los síntomas descritos anteriormente.

Existen diversas causas. Las más importantes son:

1. Estenosis de las arterias coronarias.
2. Sobrecarga durante años del corazón, sobre todo como consecuencia de una valvulopatía.

Ejercicios de gimnasia en la insuficiencia cardíaca:

Los enfermos cardíacos podrán realizar estos ejercicios sólo si el médico lo aconseja.
Se trata sobre todo de ejercicios de equilibrio. Debe empezarse con precaución con un número reducido de ejercicios en decúbito, y aumentar paulatinamente su dificultad hasta realizar los ejercicios de pie. Hacer una pausa para respirar después de cada ejercicio. Al finalizar todos los ejercicios hay que reposar como mínimo media hora. Realizarlos diariamente.

1.er ejercicio: *en decúbito supino, con una posición relajada, inspirar profundamente con el abdomen contraído, contar lentamente hasta diez, espirar y relajar completamente el abdomen (repetir unas diez veces).*

2.º ejercicio: *en decúbito supino, con una posición relajada, doblar las rodillas hasta la perpendicular, dejando resbalar los pies hasta la colchoneta, doblar las rodillas hasta el abdomen, estirar las piernas dejando resbalar los pies hasta la colchoneta (repetir de cinco a diez veces).*

3.er ejercicio: *como el segundo ejercicio, pero estirando las piernas mientras otra persona ofrece resistencia (diez veces).*

4.º ejercicio: *decúbito supino, con posición relajada, elevar alternativamente las piernas hasta la perpendicular, con las rodillas dobladas, estirar de nuevo y volver a la posición inicial (de cinco a diez veces).*

__5.º ejercicio:__ en la misma posición abrir y cerrar las piernas encogidas (de cinco a diez veces).

__6.º ejercicio:__ como en el quinto ejercicio, pero contra una resistencia fuerte (de cinco a diez veces).

__7.º ejercicio:__ en decúbito, doblar y estirar las dos piernas (entre cinco y diez veces).

__8.º ejercicio:__ como el séptimo ejercicio, pero doblar y estirar las piernas contra una resistencia (de cinco a diez veces).

__9.º ejercicio:__ de pie con las piernas separadas, las manos en la nuca, inspirar al tiempo que se contrae el abdomen; realizar una lordosis y espirar lentamente, al tiempo que se dobla la espalda hacia atrás (de cinco a diez veces).

__10.º ejercicio:__ decúbito supino con los brazos relajados pegados al cuerpo. Subirlos por encima de la cabeza, inspirar, volver los brazos a la posición inicial, al tiempo que se espira (de diez a veinte veces).

3. Sobrecarga cardíaca durante años como consecuencia de hipertensión arterial.

4. Proceso inflamatorio en el miocardio (miocarditis) o en el pericardio (pericarditis).

5. Como consecuencia o como síntoma que acompaña al infarto de miocardio.

6. Derrame pericárdico.

7. Miocardiopatías.

Tratamiento: independientemente de las distintas causas, el tratamiento de la insuficiencia cardíaca verdadera es siempre el mismo. Por ello se expondrá aquí de forma resumida, mientras que las medidas adicionales para combatir la enfermedad de base se expondrán en los diferentes apartados de este capítulo. El objetivo del tratamiento es, además de la utilización de medicamentos que aumenten la fuerza del miocardio, descargar en lo posible el sistema cardiocirculatorio.

Tratamiento medicamentoso: para el tratamiento de la insuficiencia cardíaca crónica, el médico dispone de un gran número de fármacos. La forma de administración de estos medicamentos es diversa y depende de la situación de la enfermedad. Cuando existe una insuficiencia cardíaca severa con estasis en el tracto gastrointestinal, la administración del medicamento en forma de gotas o comprimidos no es segura, de modo que el medicamento se ha de inyectar directamente en vena. Esta vía de administración tiene la ventaja de que el medicamento actúa inmediatamente.
Los medicamentos cardíacos sólo pueden administrarse bajo prescripción y control médicos. Siguiendo estas premisas, el tratamiento de la insuficiencia cardíaca puede realizarse con éxito durante muchos años. Por el contrario, la administración incontrolada de estos fármacos puede provocar graves trastornos de la salud. Las sustancias farmacológicas en cuestión (la digital y las plantas con sustancias activas que se utilizan pertenecen en su mayor parte a las plantas venenosas) tienen la especial propiedad de acumularse en el organismo cuando se utilizan de forma prolongada, de modo que su acción se refuerza progresivamente y pueden exceder la acción esperada por el médico. Sólo el médico puede establecer la dosis adecuada para el enfermo y el constante ajuste de la dosis prescrita. Por otra parte, en la actualidad también se están utilizando con gran éxito los inhibidores de la ACE y, en los casos agudos severos, los inhibidores de la fosfodiesterasa. Actúan en el sistema hormonal y, mediante una dilatación de los vasos sanguíneos, producen una descarga del músculo cardíaco.

El mantenimiento de un buen estado físico y psíquico es importante para el enfermo cardíaco. El enfermo debe realizar las actividades de las que todavía es capaz con el mínimo esfuerzo y fatiga.

Medidas generales y dietéticas: todo enfermo cardíaco tiene como primera ley mantener un buen estado físico y psíquico. Hay que conseguir que el enfermo realice las actividades de las que todavía es capaz con el mínimo esfuerzo y fatiga. En estadios avanzados, cuando ya existen edemas y disnea importante, el reposo en cama es estrictamente necesario para conseguir que el corazón se descargue. Por otra parte, debe seguir una dieta con la menor cantidad de sal posible e ingerir pocos líquidos, dado que cualquier ingesta de alimento, debi-

do al trabajo de la digestión, constituye una sobrecarga adicional para el corazón y la circulación, y la cantidad total de líquido ingerido, en último extremo, ha de ser conducida a través del corazón y de la circulación hasta el riñón para su eliminación.
Por este motivo, siempre que sea posible, las medidas terapéuticas de la insuficiencia cardíaca deben comenzar, junto con el reposo en cama, con una cura de ayuno o de zumos. Durante estos días, el aporte de líquidos se limitará a entre 0,6 y 0,8 litros. Mientras perduren los edemas no se aumentará esta cantidad de líquidos. Si el enfermo ha estado tomando sólo zumos durante unos días, después puede seguir con una dieta de manzana y arroz. Este tipo de dieta asegura el aporte reducido de sal. Con la mejoría general de la insuficiencia cardíaca puede iniciarse una dieta pobre en sal (tres gramos por día). Pero también entonces es aconsejable realizar un día de zumos una o dos veces por semana.
La dieta adecuada una vez han cedido los síntomas principales no debe ser demasiado calórica, sino de fácil digestión. Una dieta de difícil digestión es nociva, ya que en los enfermos cardíacos, debido al estasis sanguíneo en la región abdominal, existe de base una cierta alteración de la digestión y no debe sobrecargarse el organismo. Las comidas no deben ser muy calóricas, ya que en los enfermos cardíacos hay que evitar por todos los medios un aumento de peso. Si se trata de pacientes con sobrepeso, la dieta debe ser lo suficientemente hipocalórica como para que el paciente alcance lentamente su peso ideal.

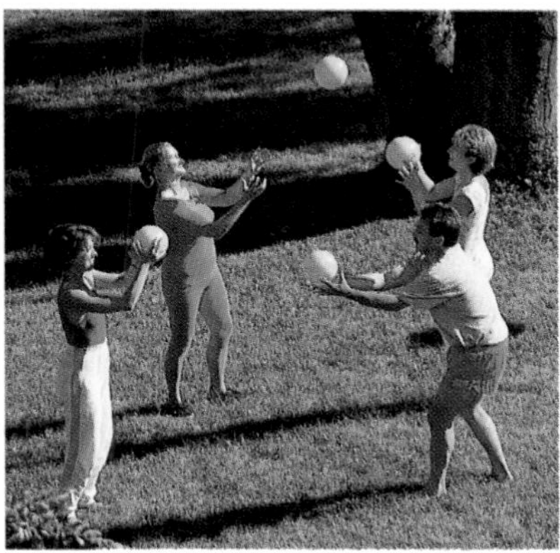

Después de superada una insuficiencia cardíaca deberíamos acostumbrar lentamente al organismo a esfuerzos cada vez mayores. Para ello está indicada la gimnasia dirigida por un especialista y controlada por el médico.

Seguimiento: si los síntomas inmediatos de la insuficiencia cardíaca han desaparecido completamente o como mínimo se han reducido de forma importante, el paciente puede volver a realizar su actividad normal e incluso, a menudo, su actividad laboral. Si ha permanecido en cama, al principio el esfuerzo se realizará con precaución, empezando por realizar ejercicios en la cama (*véase* pág. 127). Poco a poco se levantará y dará cortos paseos por la casa. Deben seguirse todas las reglas dietéticas, incluida la realización regular de un día de zumos. Asimismo, el paciente ha de llevar una forma de vida que evite cualquier esfuerzo físico. También es importante evitar en lo posible las sobrecargas emocionales, como la ira, las preocupaciones y la intranquilidad.

Tratamiento con baños: una vez han disminuido los síntomas más inmediatos y preocupantes de la insuficiencia cardíaca, el enfermo cardíaco puede beneficiarse de un tratamiento con baños. De esta manera se facilitará la convalescencia. Además de los baños de burbujas, de ácido carbónico y de extracto de pino, también son beneficiosas las estancias de varias semanas en un balneario.

Los factores de riesgo cardíacos:

- *tabaquismo*
- *falta de ejercicio*
- *sobrepeso*
- *hipertensión arterial*
- *diabetes*
- *trastornos del metabolismo lipídico*
- *estrés*
- *factores hereditarios*

Insuficiencia cardíaca aguda (paro cardíaco)

Sintomatología: desaparición súbita del pulso, pérdida del conocimiento, paro respiratorio; en casos especialmente severos no es raro que acabe en muerte.

Patogenesia: mientras que la insuficiencia cardíaca crónica tiene una gran importancia práctica, la insuficiencia cardíaca aguda es mucho más rara. A pesar de que la muerte puede considerarse como el cese de la actividad cardiocirculatoria, es decir, un paro cardíaco, la verdadera causa de la muerte se encuentra con frecuencia en los trastornos de otros órganos o en un deterioro avanzado del corazón. El paro cardíaco también puede presentarse por un accidente

Cuando se detecta un paro cardíaco, hay que prestar inmediatamente los primeros auxilios mediante el masaje cardíaco y la respiración boca-nariz.
Llamar inmediatamente al médico de urgencias.
¡Unos minutos pueden ser decisivos para la vida del enfermo!

eléctrico, por trastornos del ritmo cardíaco, así como, más frecuentemente, relacionados con la aparición de un infarto de miocardio o una embolia pulmonar (coágulo sanguíneo en una arteria pulmonar). Así pues, el paro cardíaco es una posible consecuencia de estas enfermedades.

Diagnóstico: exploración física, electrocardiograma (ECG), ecocardiografía.

Tratamiento: cuando se produce un paro cardíaco han de aplicarse medidas inmediatas. Pocos minutos después de producirse el paro desaparece la posibilidad de la resucitación. En los casos de buena evolución, por ejemplo, cuando se trata de un accidente eléctrico o de trastornos del ritmo cardíaco, la actividad cardíaca puede reinstaurarse por sí sola. Hasta la llegada del médico, al que se habrá llamado inmediatamente, el enfermo ha de colocarse en decúbito supino. Debe aflojarse la ropa en todos aquellos puntos donde apriete; además, debe empezarse inmediatamente con el masaje cardíaco y la respiración artificial. Mediante la inyección de fármacos de acción intensa, el médico puede prestar una ayuda con frecuencia decisiva. En los casos graves, desesperados, el médico tiene la posibilidad, bajo determinadas condiciones, cuando se trata de pacientes jóvenes (incluso fuera del quirófano), de abrir el tórax con el bisturí y masajear el corazón con la mano para estimular el latido. Si puede trasladarse al paciente en pocos minutos al quirófano de un gran hospital, todavía existirá esperanza de salvación, e incluso de curación completa.

Pronóstico: la evolución de un paro cardíaco depende completamente de la causa y la instauración. En algunos casos, por ejemplo, tras un accidente eléctrico, existen buenas perspectivas de curación.

Maniobras de resucitación en el paro cardíaco:

1. No esperar al médico, empezar inmediatamente.

2. Colocar al enfermo inconsciente sobre una superficie firme en decúbito supino. Aflojar las ropas apretadas.

3. Iniciar el masaje cardíaco. Para ello la persona que presta la ayuda debe arrodillarse y presionar perpendicularmente sobre el tercio inferior del esternón con las dos palmas de la mano, una encima de la otra, a un ritmo regular de entre 60 y 80 veces por minuto. Con cada presión, el esternón debe descender cuatro centímetros.

4. Simultáneamente (mejor por una segunda persona), iniciar la respiración boca-nariz. Procurar que las vías respiratorias estén libres, estirar el cuello del afectado, tapar sus labios con la mano y, a cada cinco presiones del masaje cardíaco, insuflar con fuerza aire en su nariz. Si no se dispone de una segunda persona, cada quince presiones de masaje, insuflar aire dos veces.

5. Aplicar las medidas de resucitación ininterrumpidamente hasta que se obtenga ayuda médica.

Edema agudo de pulmón

Síntomatología:

1. Disnea importante, especialmente en decúbito. Mayor dificultad en la inspiración que en la espiración.
2. Sensación constrictiva en tórax unida a sensación de miedo.
3. Respiración superficial, jadeante.
4. Palidez cutánea; sin embargo, en casos severos, coloración azul rojiza primero en los labios, después en la nariz y las puntas de los dedos y más adelante en toda la cara.
5. Pulso enlentecido.
6. Espectoración espumosa, sanguinolenta.
7. En los casos más severos, pérdida de conocimiento; paro cardíaco con resultado de muerte (*véase* «insuficiencia cardíaca aguda»).

Una disnea importante, especialmente en decúbito, puede indicar la existencia de edema agudo de pulmón.

Patogenesia: los síntomas mencionados aparecen súbitamente en forma de crisis después de grandes esfuerzos o también por la noche (aproximadamente entre media y una hora después de haberse acostado). En el caso del edema agudo de pulmón, se trata de una forma especial de la insuficiencia cardíaca, principalmente limitada al corazón izquierdo. Dado que en este caso la función del ventrículo derecho no está completamente alterada, la sangre impulsada desde éste a los pulmones se acumula por delante del ventrículo izquierdo, ya que debido a su insuficiencia no es capaz de asumirla. Como consecuencia del severo estasis sanguíneo en la circulación pulmonar, aparecen los citados síntomas. Las causas del edema de pulmón pueden ser varias. Con frecuencia se trata de una enfermedad cardíaca orgánica severa, como en el caso de una hipertensión prolongada, una valvulopatía, una arteriosclerosis coronaria o una miocarditis.

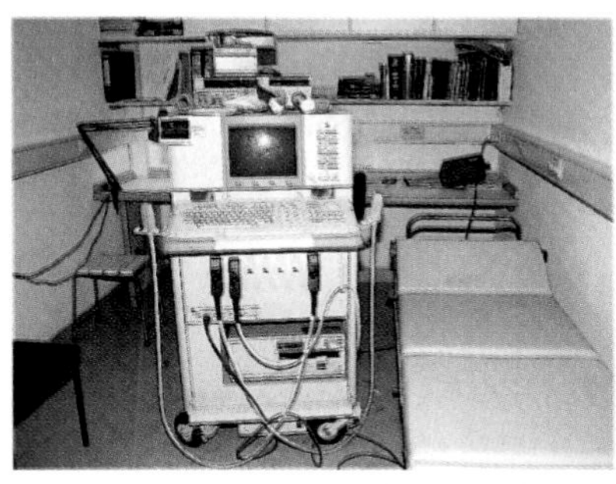

Sala de ecocardiografía. Mediante este método exploratorio indoloro puede establecerse el diagnóstico de muchas enfermedades cardíacas.

Diagnóstico: exploración física incluido el control de la presión sanguínea, ECG, ecocardiografía, radiografía de tórax.

Tratamiento: cuando se presenta un edema agudo de pulmón debe avisarse inmediatamente al médico, quien puede aliviar los síntomas mediante cardiotónicos y vasodilatadores (por ejemplo, pulverizador de nitroglicerina).
En los casos más severos, especialmente cuando existe una intensa sensación de miedo, puede administrarse morfina o algún otro tranquilizante fuerte. Las restantes medidas terapéuticas dependen de las características individuales del enfermo.
Dado que no es raro que se repitan nuevos episodios de edema agudo de pulmón, debe aconsejarse al enfermo de riesgo que a partir de mediodía beba la menor cantidad posible de líquidos.

Cuando se presenta un edema agudo de pulmón debe avisarse inmediatamente al médico, quien con frecuencia puede aliviar los síntomas mediante cardiotónicos y vasodilatadores.

Pronóstico: el edema agudo de pulmón es un proceso muy grave. No es raro que el paciente muera durante el cuadro agudo.

Insuficiencia circulatoria

Sintomatología: vértigo, crisis de transpiración y lipotimia, según la severidad del cuadro, hasta la pérdida de conocimiento.

Los síntomas de la insuficiencia circulatoria también pueden aparecer después de una larga permanencia en cama o cuando existe hipotensión crónica. Con frecuencia los adolescentes y las personas psíquicamente inestables la padecen.

Patogenesia: en este caso no se trata tanto de una insuficiencia cardíaca como de un trastorno de la regulación de la circulación, es decir, de una especie de relajación del sistema vascular sanguíneo, seguido de una disminución de la presión arterial. Esto conlleva, sobre todo en posición ortostática, una disminución de la irrigación cerebral, que a su vez provoca una alteración de los centros nerviosos situados en el cerebro. Cuando la persona está estirada, la sangre fluye con mayor facilidad hacia el cerebro que cuando está de pie, ya que entonces la corriente debe luchar contra la fuerza de la gravedad. En las personas sanas, la circulación se regula rápidamente ante cualquier cambio de postura del cuerpo. En los adolescentes, «vegetativamente lábiles», así como en las personas arterioescleróticas de edad avanzada, estos mecanismos de regulación se alteran con frecuencia, de forma que la adaptación de la circulación se realiza sólo lentamente, y pueden aparecer los síntomas arriba mencionados. Asimismo, los trastornos de la circulación pueden aparecer cuando la cantidad de sangre disminuye súbitamente, por ejemplo, por una gran pérdida de sangre como consecuencia de un traumatismo, y el aumento de la presión arterial que se produce inmediatamente no es suficiente para llenar el sistema vascular. La

Frecuentemente, tras accidentes con grandes pérdidas de sangre se produce una insuficiencia circulatoria.

¡No bañarse después de comer!

sangre también puede «estancarse» en la red capilar, de forma que a pesar de que la cantidad total de sangre sea normal, no se dispone de suficiente sangre para llenar el sistema vascular. Esto puede producirse, por ejemplo, cuando una persona, actuando inconscientemente, se baña inmediatamente después de haber ingerido una copiosa comida: por una parte, después de comer, debido a la actividad digestiva, la red capilar de los órganos digestivos acumula gran cantidad de sangre y, por otra parte, el baño provoca también que aumente de forma importante la irrigación cutánea, de modo que debido a este aumento súbito de la circulación capilar se capta tal cantidad de sangre que el conjunto del sistema circulatorio puede sobrecargarse.

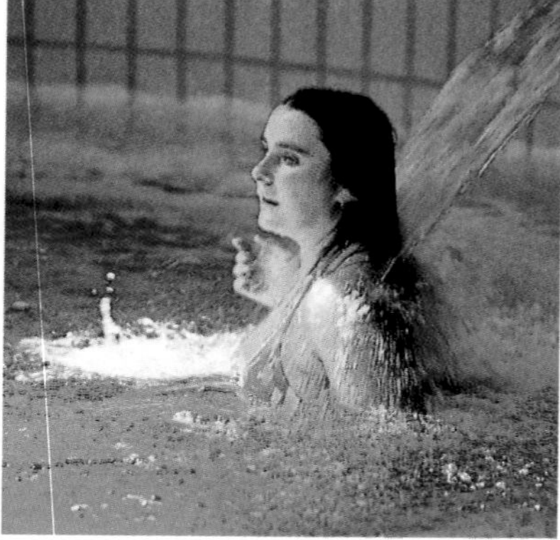

Para evitar una posible insuficiencia circulatoria, antes de saltar al agua fría hay que refrescarse siempre un poco.

Diagnóstico: exploración física, radiografía de tórax en decúbito y de pie, ECG y ECG continuo.

Tratamiento: debido al gran número de causas que pueden provocar la insuficiencia circulatoria, el tratamiento también será diverso. En el caso de la insuficiencia circulatoria debida al trastorno de la regulación por los nervios vegetativos que controlan la dilatación vascular (por ejemplo, en adolescentes lábiles, personas con tendencia a la rubicundez y a crisis de transpiración), así como después de períodos largos de permanencia en cama, el tratamiento consistirá en frotamientos en seco de la piel, baños alternantes o de Kneipp, ya que se estimula la reacción más rápida de los vasos sanguíneos ante las necesidades circulatorias de cada momento. Cuando la insuficiencia circulatoria se produce como consecuencia de una hipotensión crónica, los medicamentos que favorecen la contracción vascular, para elevar así la presión sanguínea, sólo deben administrarse en casos excepcionales durante un largo período de tiempo. No obstante, si la insuficiencia circulatoria se debe a una gran pérdida de sangre de aparición aguda, se ha de realizar de inmediato un aporte de fluidos. La mejor manera es una transfusión sanguínea o la administración vía intravenosa de fluidos. Como medida inmediata es aconsejable dar de beber a los heridos con hemorragias importantes.

Es preciso dar ar de beber abundantemente a los heridos con grandes hemorragias, siempre que no exista hemorragia en el tracto intestinal.

Pronóstico: por regla general no tiene importancia. Sin embargo, el tratamiento es difícil y sólo se consigue un éxito relativo después de meses de tratamiento.

Valvulopatías

Distinguimos entre las valvulopatías adquiridas y las congénitas, y de nuevo, según el tipo y localización del trastorno, un gran número de formas distintas. Así pues, los síntomas también son variados.

Las valvulopatías también pueden ser congénitas.

Sintomatología (tanto de la valvulopatía adquirida como congénita):

1. Disminución de la capacidad de esfuerzo como consecuencia de una ligera astenia, así como por la disnea que aparece después de mínimos esfuerzos.
2. Con frecuencia taquicardia o pulso irregular.
3. Con frecuencia «molestias cardíacas», como sensación de opresión o incluso dolor en la región cardíaca.

Las lesiones valvulares impiden la circulación normal de la sangre en el corazón.

4. Desarrollo de una insuficiencia cardíaca crónica, incluso en los primeros años de la vida.

Cuando una persona presenta con frecuencia cianosis en labios y mejillas, ha de acudir sin falta a su médico. Pueden ser síntomas de una valvulopatía, que todavía no se ha manifestado en forma de insuficiencia cardíaca.

Además, en las valvulopatías congénitas:

a) Cianosis, bien desde el nacimiento o más adelante (en las formas leves).

b) En ocasiones, un abombamiento del tórax en la zona cardíaca (la así llamada «jiba cardíaca»).

c) Ocasionalmente, engrosamiento de la punta de los dedos («dedos en palillo de tambor») o abombamiento importante de las uñas de las manos («uñas en cristal de reloj»).

Con frecuencia estos síntomas aparecen conjuntamente.

Una fatiga fácil, disnea y palpitaciones después de un esfuerzo físico son síntomas de una valvulopatía.

Además, en la valvulopatía adquirida:

A. En la insuficiencia mitral = incapacidad de cierre de la válvula situada entre la aurícula y el ventrículo izquierdo (válvula mitral):

a) Cianosis en labios y mejillas.

b) Con frecuencia pulso irregular.

B. En la estenosis mitral = estrechamiento de la abertura que cierra la válvula mitral, situada entre la aurícula y el ventrículo izquierdo:

Con frecuencia, las irregularidades en el pulso indican la existencia de una valvulopatía.

a) Cianosis en labios y mejillas.

b) Con frecuencia pulso irregular.

c) En casos severos espectoración sanguinolenta.

C. En la insuficiencia aórtica = incapacidad de cerrado de la válvula situada entre el ventrículo izquierdo y la aorta:

a) Palidez.

b) «Pulso rápido» (al tomar el pulso sólo se percibe una onda corta y rápida), como consecuencia de alteraciones de la presión arterial (elevación de la presión sistólica y descenso de la diastólica).

D. En la estenosis aórtica = estrechamiento de la válvula aórtica situada entre el ventrículo izquierdo y la aorta:

a) Fatiga fácil, vértigo.

b) Crisis de pérdida de conocimiento a causa de un esfuerzo previo importante.

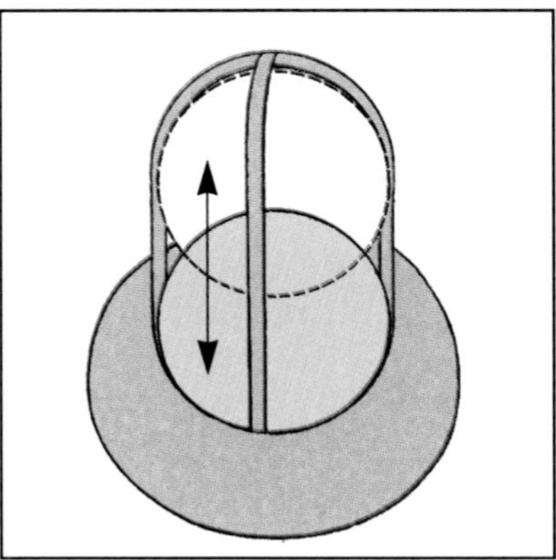

Representación esquemática de una válvula cardíaca artificial, que se utiliza para corregir las malformaciones cardíacas congénitas o adquiridas.

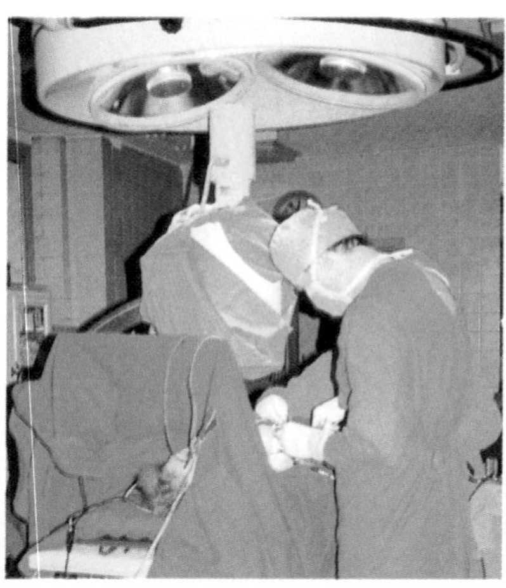

Cirugía cardíaca. Durante la intervención, el médico puede seguir el procedimiento por el monitor.

Patogenesia: entre las malformaciones cardíacas congénitas, las más frecuentes son los defectos en los tabiques interauricular (entre las dos aurículas) e interventricular (entre los dos ventrículos), que pueden variar desde una pequeña abertura hasta la ausencia completa de tabique. Otras malformaciones consisten en el estrechamiento del punto de partida de las grandes arterias o de la desembocadura de los grandes vasos sanguíneos. Las valvulopatías congénitas afectan prácticamente de forma exclusiva a las válvulas relacionadas con el ventrículo izquierdo: la válvula mitral, situada entre la aurícula izquierda y el ventrículo izquierdo, o la válvula aórtica, situada en el nacimiento de la aorta, inmediatamente en la salida del ventrículo izquierdo. La válvula tricúspide, situada entre la aurícula derecha y el ventrículo derecho, sólo se ve afectada raramente, cuando el corazón enfermo se dilata tanto que las valvas de la válvula no son capaces de cerrar la abertura. Tanto las valvulopatías adquiridas como las malformaciones cardíacas congénitas impiden el flujo normal de sangre en el corazón. Con relación a las valvulopatías, existen dos tipos posibles, que pueden aparecer por separado o (más frecuentemente) juntos: como consecuencia de la transformación cicatrizal de las valvas valvulares, la válvula puede estrecharse de forma importante (en la **estenosis**) o puede ser incapaz de cerrar el orificio (en la **insuficiencia**). En el caso de la estenosis, la sangre se acumula por delante de la válvula afectada, mientras que en la insuficiencia la sangre fluye con cada contracción del corazón no sólo en la dirección normal, sino que se produce un reflujo más o menos importante debido al mal funcionamiento de la válvula. En ambos casos el corazón sufre una sobrecarga: debe trabajar mucho más para asegurar la circulación bajo estas condiciones desfavorables. Debido al aumento de la sobrecarga, la musculatura de la zona del corazón más afectada aumenta en grosor, al igual que ocurre en los deportistas de elite en determinados grupos musculares, se hipertrofia. Cuando existen malformaciones cardíacas importantes, este refuerzo del miocardio no puede igualar en duración a la malformación, de forma que más pronto o más tarde aparecen los síntomas de la insuficiencia cardíaca crónica.

Cuando existe una valvulopatía, el corazón debe trabajar más para mantener la circulación sanguínea.

Causas: en el caso de las malformaciones congénitas, las causas son diversas (por ejemplo, herencia, agentes químicos, radiación en el período prenatal). Con frecuencia, las valvulopatías adquiridas son consecuencia de una endocarditis.

Tratamiento: en muchos casos el éxito terapéutico sólo puede conseguirse mediante procedimientos quirúrgicos (por ejemplo, implantación de una válvula artificial). La decisión sobre cuál es el tratamiento más adecuado sólo puede tomarse después de una exploración exhaustiva, por ejemplo, mediante cateterización cardíaca. Ésta consiste en la valoración del corazón derecho con un catéter cardíaco derecho (catéter venoso) o bien del corazón izquierdo con un catéter cardíaco izquierdo.

En muchos casos, cuando existe una valvulopatía debe implantarse una válvula artificial.

Mediante la extracción de muestras de sangre y la determinación de la presión arterial en diversos planos de los vasos cardíacos y pulmonares, puede estudiarse el tipo, localización y severidad de la malformación cardíaca, así como sus posibilidades quirúrgicas. La prueba se realizará con el paciente consciente, en decúbito y bajo control radiográfico y electrocardiográfico continuo. Los hallazgos obtenidos por ecocardiografía, que generalmente se realiza antes que la cateterización, también ofrecen información sobre el estadio de la enfermedad.

En estadios muy avanzados de la enfermedad sólo queda la posibilidad de un trasplante cardíaco o un trasplante cardiopulmonar, dependiendo de las presiones en la circulación pulmonar, o la colocación de un corazón artificial, constituido por dos sistemas de bombeo.

En los estadios avanzados es necesario un trasplante cardíaco.

Pronóstico: depende del tipo y severidad de la cardiopatía. Sin embargo, en términos muy generales puede decirse que con los avances de la medicina las posibilidades terapéuticas actuales son mucho mejores que hace veinte años. No obstante, es imprescindible que el paciente adopte una actitud positiva y que visite al médico regularmente.

Una vez se ha detectado una cardiopatía es necesario un control médico de la enfermedad.

Carditis

La carditis puede afectar a todo el cuerpo o sólo al endocardio (endocarditis), al miocardio (miocarditis) o al pericardio (pericarditis). Debido a que tanto el cuadro clínico como las consecuencias son diferentes, estos tres cuadros deben ser expuestos por separado.

Endocarditis

Sintomatología en la endocarditis reumática no bacteriana:

1. Sensación moderada o fuerte de enfermedad grave.
2. Aceleración del pulso.
3. Ligero aumento de la temperatura hasta fiebre moderada.
4. Sensación molesta en el corazón.

En la endocarditis séptica y bacteriana subaguda:

1. Sensación importante de enfermedad grave.
2. Fiebre.
3. Aceleración del pulso.
4. Esplenomegalia.
5. Formación de abscesos en la piel.
6. Anemia.
7. Pielonefritis metastásica.

Si una fiebre de ligera a moderada se acompaña de una sensación de malestar en el corazón, la causa puede ser una endocarditis.

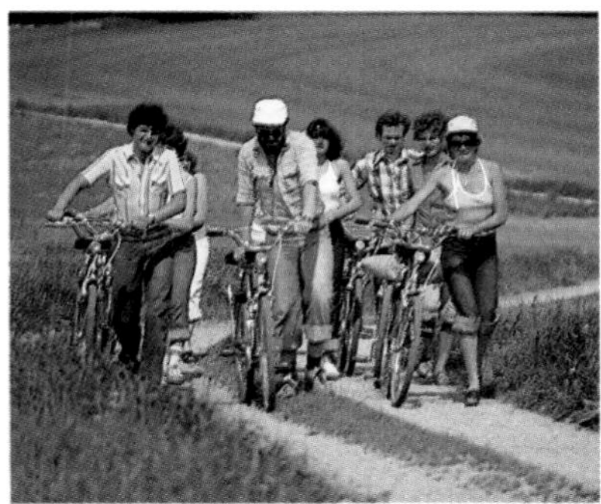

El pasear o montar en bicicleta en un ambiente sano tonifica el corazón y contribuye en gran medida a disminuir los factores de riesgo frente a la salud.

Patogenesia y etiología: en la mayoría de los casos, la endocarditis consiste en una inflamación no bacteriana, en realidad una reacción de hipersensibilidad (un proceso alérgico) frente a una infección estreptocócica (infección bacteriana purulenta, por ejemplo, amigdalitis).
Así pues, la endocarditis puede aparecer en relación con una amigdalitis o una fiebre reumática o escarlatina. Con frecuencia, la sintomatología es tan leve que el paciente no se da cuenta.
Sin embargo, mediante la auscultación cardíaca frecuente y, si simultáneamente existe una endocarditis, con la realización de un electrocardiograma, el mé-

La endocarditis puede presentarse inmediatamente después de una amigdalitis, una escarlatina o una fiebre reumática.

Los agentes infecciosos de un foco dental o de una amigdalitis pueden provocar una endocarditis.

dico puede establecer el diagnóstico. La ecocardiografía también puede servir de gran ayuda para el diagnóstico. En este tipo de endocarditis, el riesgo de recaída es elevado. Puede prevenirse, en gran medida, evitando nuevas infecciones estreptocócicas mediante la administración regular de comprimidos de penicilina o la administración cada catorce días de una inyección de penicilina retardada.

En las formas más raras de endocarditis bacteriana séptica y subaguda, se produce un anidamiento directo de las bacterias en el endocardio, en este caso también principalmente en las válvulas del corazón izquierdo. La causa es la entrada de agentes infecciosos en la corriente sanguínea a partir de focos dentales, amigdalitis purulenta u otros focos purulentos. Al curarse el proceso inflamatorio, siempre existe el riesgo de que se formen cicatrices. Estas cicatrices con tendencia a la retracción pueden provocar una alteración del mecanismo de las válvulas cardíacas y, por ello, producir una valvulopatía permanente. En este caso, la ecocardiografía también arroja información importante.

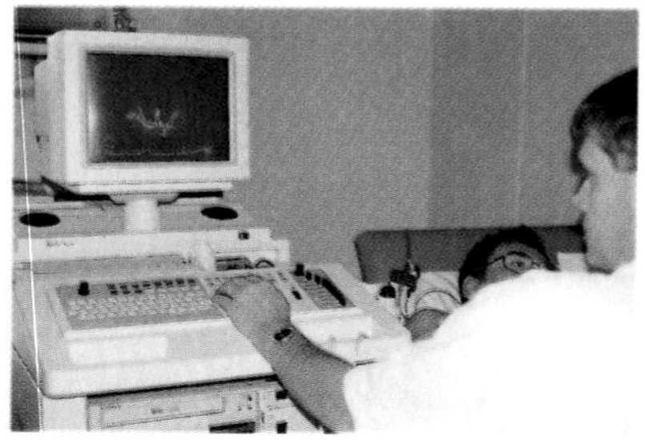

La ecocardiografía, es decir, el estudio del corazón mediante ultrasonidos, también es útil para el diagnóstico de la endocarditis.

Diagnóstico: análisis de sangre, ECG, ecocardiografía, gammagrafía.

Tratamiento: la enfermedad es grave y el riesgo de secuelas (valvulopatía) es elevado; por este motivo, es imprescindible el ingreso hospitalario. En la endocarditis no bacteriana, además de un estricto reposo en cama, se utilizan antiinflamatorios. Con ello se previene la formación de cicatrices con tendencia a la retracción y, así, la instauración de una valvulopatía permanente. En la forma bacteriana de la endocarditis la infección se combate con antibióticos. También puede ser necesaria una intervención quirúrgica.

Una endocarditis puede tener como secuela una valvulopatía.

Pronóstico: gracias a los fármacos modernos, en la actualidad no existe prácticamente riesgo de muerte inminente. Sin embargo, las secuelas, especialmente la valvulopatía, pueden poner en peligro la vida del paciente.

Miocarditis

Sintomatología:

1. Alteraciones del ritmo cardíaco, labilidad del pulso.
2. Desarrollo de una insuficiencia cardíaca funcional.
3. Respiración corta.
4. Intranquilidad.
5. Cansancio fácil.

La miocarditis aparece a menudo como consecuencia de una infección vírica o bacteriana grave. Sin embargo, también puede ser alérgica.

Patogenesia y etiología: enfermedad inflamatoria del músculo cardíaco (miocardio), que con frecuencia aparece como consecuencia de infecciones víricas o bacterianas severas, y en algunos casos también alérgica.

Diagnóstico: exploración física, análisis sanguíneo, radiografía de tórax, control de la evolución mediante ECG, ECG prolongado, ecocardiografía, cateterismo cardíaco como biopsia miocárdica.

Tratamiento: dependerá de la causa desencadenante. El cardiólogo realizará un tratamiento individual dependiendo de la indicación.

Existe un gran número de exploraciones para el establecimiento del diagnóstico de la miocarditis. Deben eliminarse otras causas de los trastornos.

Pericarditis

Sintomatología:

1. Al inicio, dolor intenso y punzante en la zona cardíaca, a veces durante días, aunque en algunos casos sólo unas horas. Además, febrícula. En este estadio (pericarditis seca), la enfermedad puede remitir completamente. Si finalmente se produce una pericarditis húmeda aparecerán:
2. Disnea importante.
3. Sensación opresiva en la región cardíaca (en este momento el enfermo generalmente no siente dolor).
4. Aceleración del pulso.
5. Cianosis moderada.
6. Hinchazón de las venas yugulares debido al estasis cardíaco por delante del corazón.
7. Síntomas de la insuficiencia cardíaca crónica.

La endocarditis raramente se presenta como una entidad propia, sino que generalmente aparece en el curso de otra enfermedad. El agente infeccioso alcanza el corazón a través de la corriente sanguínea.

Patogenesia y etiología: la endocarditis raramente se presenta como una entidad propia, sino que generalmente aparece en el curso de otra enfermedad. Las causas más importantes son las infecciones víricas, la fiebre reumática y la tuberculosis. Pero también puede estar causada por sepsis, neumonía, actinomicosis, infarto de miocardio o cáncer pericárdico. El pericardio está formado por dos finas capas tisulares. En condiciones normales, entre ellas sólo existe una pequeña cantidad de líquido. Con cada movimiento cardíaco ambas hojas pericárdicas se deslizan entre sí. Así se entiende que, en la pericarditis seca, este deslizamiento entre las hojas pericárdicas produzca dolor intenso. La pericarditis húmeda se produce cuando las hojas pericárdicas inflamadas producen un líquido que llena completamente el pericardio. La cantidad de líquido puede alcanzar los dos litros. Debido a este derrame pericárdico, las hojas pericárdicas quedan pegadas entre sí, de modo que ya no se deslizan entre ellas y cesa por completo el dolor tan típico, común y estudiado de la pericarditis seca.

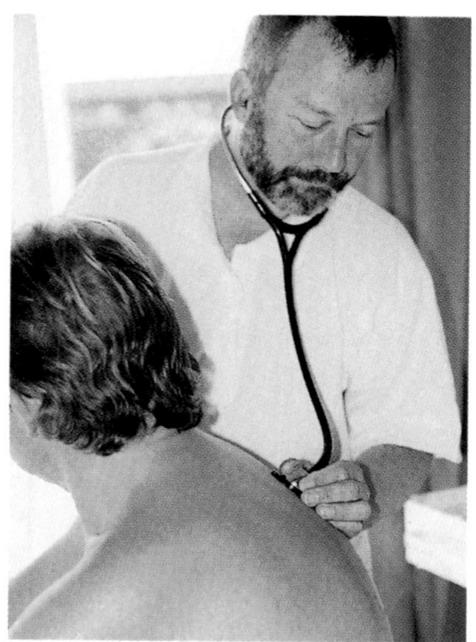

La auscultación pulmonar con el estetoscopio facilita una información importante sobre una posible miocarditis (estasis pulmonar).

Tratamiento: debido a la gravedad de la enfermedad es imprescindible el ingreso hospitalario. Dado que, por regla general, la pericarditis es consecuencia de otra enfermedad de base, las medidas terapéuticas estarán dirigidas especialmente a combatir dicha enfermedad. Hay que hacer un estricto reposo en cama y, a veces, se han de emplear tranquilizantes. De haber un gran derrame pericárdico, se tendrá que vaciar el líquido mediante una punción en la pared anterior del tórax. Este procedimiento, cuando lo realiza un especialista, no entraña ningún riesgo. No hay por qué temer a la punción. Mediante la punción pericárdica mejorarán espectacularmente los síntomas de opresión en la re-

Una carditis también puede presentarse con una sintomatología leve, que frecuentemente pasa inadvertida, acompañando a un resfriado. Por ello, después de la resolución de un resfriado se deben evitar esfuerzos físicos importantes durante como mínimo una semana.

gión cardíaca así como el entorpecimiento del flujo sanguíneo. El diagnóstico se establece con la ayuda del ECG, la radiografía de tórax y la ecocardiografía.

Pronóstico: depende en gran medida de la enfermedad de base. Actualmente, en la mayoría de los casos no existe peligro de muerte inminente. No obstante, existe el riesgo de que, debido a la pericarditis, se desarrolle una pericarditis constrictiva.

Pericarditis constrictiva, corazón acorazado

Sintomatología:

1. Síntomas generales de insuficiencia cardíaca progresiva.
2. Turgencia de las venas del cuello.
3. En ocasiones, tiraje visible en la zona de la punta cardíaca, en la pared torácica o en el margen de las costillas, con cada movimiento cardíaco.

Como consecuencia de una carditis no tratada pueden producirse valvulopatías. Así pues, acudir al médico ante la mínima sospecha.

Patogenesia y etiología: la pericarditis constrictiva es siempre consecuencia de una pericarditis previa. Una vez solucionada la inflamación aguda, con frecuencia se crean cicatrices que pueden conducir a una pericarditis constrictiva o a concreciones calcáreas (pericarditis calcárea). Con ello se entorpece de forma importante la función cardíaca. El corazón se encuentra como dentro de una coraza; no puede contraerse y dilatarse libremente y, por ello, el llenado del corazón con la sangre está muy impedido. Todos estos factores provocan una insuficiencia cardíaca y los síntomas anteriormente mencionados. Además aparece ascitis.

Diagnóstico: junto a la exploración física, radiografía de tórax, ECG, ecocardiografía.

La pericarditis constrictiva limita de forma importante la actividad cardíaca. Prácticamente la consecuencia es siempre una insuficiencia cardíaca.

Tratamiento y pronóstico: el único tratamiento que consigue resultados es una intervención quirúrgica precoz. Si ya se ha producido una insuficiencia cardíaca avanzada, los peligros de la intervención son mucho mayores.
En la intervención se extrae la coraza que limita los movimientos cardíacos. El acceso a la zona se realiza a través de una abertura en el lado izquierdo del tórax (con abertura de la parrilla costal). El éxito de una intervención de este tipo depende de las lesiones existentes, es decir, de la duración de la enfermedad.

El tratamiento más eficaz consiste en una intervención quirúrgica, a ser posible precoz.

Angina de pecho

Sintomatología:

1. Dolor intenso de aparición brusca en la zona del corazón que, con frecuencia, irradia sólo al hombro izquierdo, hasta el cuello, mandíbula, espalda, abdomen y brazo izquierdo. A menudo también se presenta sólo como una ligera presión en la zona cardíaca.

2. Aceleración del pulso.

3. Frío, palidez, con frecuencia piel cubierta de sudor.

4. Sensación de miedo.

Generalmente, los episodios de dolor de la angina de pecho duran sólo unos pocos minutos y remiten en reposo. Debido a sus diversas irradiaciones, con frecuencia no se identifican con claridad, y se pueden confundir con dolor de estómago, odontalgia o incluso dolor articular. Sin embargo, si los episodios se producen con frecuencia en relación con un esfuerzo físico, la sospecha es más evidente.

Patogenesia y etiología: los episodios de angina de pecho pueden repetirse en un corto espacio de tiempo (en el curso de días) o prolongado (en el curso de meses). Los intensos dolores que la acompañan siempre son expresión del déficit de irrigación del miocardio. El miocardio está irrigado por las arterias coronarias, que se originan directamente en la aorta (inmediatamente por detrás de su origen en el corazón izquierdo). Cualquier estrechamiento de los vasos coronarios dificulta el flujo sanguíneo en el vaso, de forma que produce un déficit de irrigación en el corazón.
No obstante, dado que el corazón está en constante funcionamiento y que por ello hay en el miocardio un constante metabolismo energético, el corazón debe asegurarse una buena irrigación. Si esta irrigación se obstaculiza, los metabolitos que constantemente se forman en el miocardio no pueden transportarse; asimismo, el aporte deficitario de oxígeno en el miocardio también tiene un efecto rápidamente nocivo. Así, durante el episodio se produce un déficit del flujo sanguíneo en los vasos sanguíneos, que provocan el dolor y, si los episodios se repiten o si el déficit de la irrigación coronaria es duradero, se produce una lesión progresiva del miocardio.
La causa de la estenosis de las coronarias puede ser diversa. En las personas mayores generalmente se trata de procesos arterioescleróticos de las arterias coronarias, que mediante la esclerosis de la pared vascular provocan una estenosis (estrechamiento) del vaso. En el caso de esta estenosis orgánica de los vasos coronarios, los síntomas aparecen sobre todo cuando el corazón, debido a una sobrecarga adicional, presenta un aumento de la demanda de oxígeno, es decir, por ejemplo, después de un esfuerzo físico. No obstante, también puede tratarse de alteraciones nerviosas, que provocan una estenosis por contracción de los vasos coronarios. Cuando se trata de esta estenosis funcional de las arterias coronarias, los episodios se desencadenan con frecuencia en relación con estados de excitación emocional.

Cuando existe una alteración del aporte de sangre al miocardio se produce un episodio de angina de pecho con el dolor torácico típico.

Diagnóstico: el médico debe realizar una anamnesis exhaustiva. ECG, ECG de esfuerzo, ECG continuo, estudios de medicina nuclear del miocardio, ecocardiografía. En caso necesario se utilizará también la angiografía.

Tratamiento: durante el episodio, la utilización de una cápsula de nitroglicerina (la cápsula ha de abrirse para que su contenido se absorba inmediatamente a través de la mucosa bucal) o de un *spray* de nitroglicerina tiene una eficacia por lo general inmediata. Con el fin de mejorar la irrigación insuficiente del

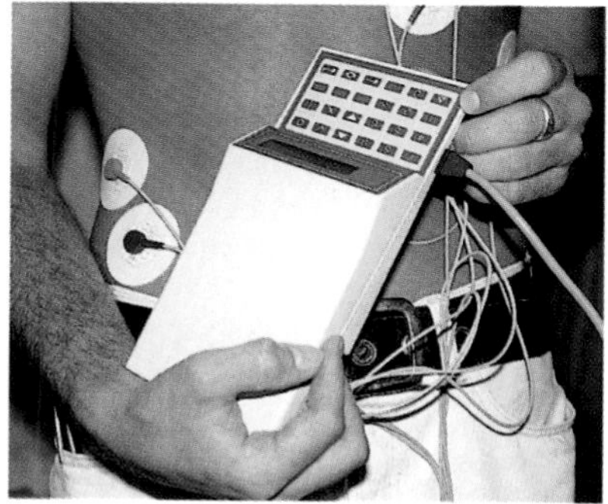

El paciente sometido a un ECG continuo lleva consigo este pequeño aparato. Se realiza un registro continuo.

Medidas que se deben tomar en una angina de pecho:

1. Adoptar una posición cómoda y tranquila.

2. Hacer dos pulverizaciones con un nitrospray o abrir una cápsula de trinitrato de glicerol (para ello la presión arterial debe presentar un valor máximo por encima de 100 mm Hg, dado que estos preparados de nitratos provocan su descenso).

3. La utilización del spray *o de las cápsulas puede repetirse cada diez minutos hasta que desaparezcan los síntomas.*

Cuando aparecen señales de alarma, como la existencia de una angina inestable, es imprescindible un médico:

1. Aumento de la duración, intensidad y frecuencia del dolor.

2. Duración del dolor de más de quince minutos.

3. Respuesta insuficiente a los preparados de nitroglicerina.

4. Náuseas, sudoración profusa, irregularidad del pulso, pérdida del conocimiento.

Éstos son síntomas de un infarto de miocardio.

¡Llamar inmediatamente al médico de urgencias!

¡En caso de paro cardíaco aplicar inmediatamente los primeros auxilios!

¡Respiración boca-nariz y masaje cardíaco!

músculo cardíaco, también se puede realizar quirúrgicamente una desviación artificial de la circulación. Para ello se coloca un trozo de vena que evita la zona estenosada, generalmente entre la aorta y la arteria coronaria (el así llamado *bypass* coronario).
La dilatación de la correspondiente estenosis vascular (dilatación coronaria transluminal percutánea) mediante un catéter también puede ser útil. Por otra parte, es importante llevar una vida regular, dormir lo suficiente, llevar una dieta con poca sal y grasas, así como dejar completamente el tabaco, ya que la nicotina favorece la formación de las lesiones.

El **tratamiento** de la angina de pecho exige, además de una vida sana, un tratamiento médico con medicamentos que reduzcan la demanda de oxígeno del corazón y mejoren la irrigación del miocardio. Asimismo, existen preparados que actúan sobre la coagulabilidad de la sangre, para evitar la formación de coágulos y, así, la aparición de un infarto de miocardio en los vasos coronarios. El médico debe informar al paciente sobre los medicamentos que debe utilizar en caso de urgencia (preparados de nitroglicerina en gotas o *spray*) y cuáles se han de administrar de forma continua (nitratos, betabloqueantes, antagonistas del calcio, inhibidores de la ACE, preparados de ácido acetilsalicílico).

Infarto de miocardio

Los trastornos descritos en el apartado de la angina de pecho también son síntomas guía del infarto de miocardio. Sólo mediante otras exploraciones (análisis de sangre, ECG, eventualmente ecografía) se llega al diagnóstico.
Las alteraciones típicas del infarto sólo serán evidentes mediante diversas exploraciones y controles electrocardiográficos repetidos.

Sintomatología:

1. Episodio severo de angina de pecho con dolor intenso en la zona cardíaca, junto con miedo y sensación de muerte inminente. Con frecuencia el dolor se irradia hasta el brazo izquierdo, incluso hasta la mano izquierda, y dura más de 30 minutos. Los preparados de nitroglicerina no resuelven el dolor torácico.

2. Con frecuencia, episodio de debilidad, sudoración profusa, en ocasiones incluso pérdida del conocimiento por caída de la presión arterial.

3. Aumento moderado de la temperatura.

4. En los casos más graves, paro cardíaco.

En casos atípicos de infarto de miocardio, puede no presentarse el dolor torácico característico. En ocasiones, el dolor sólo se siente en la región epigástrica.

Patogenesia y etiología: se trata de una oclusión completa de un vaso coronario. Con frecuencia, la oclusión se debe a un coágulo sanguíneo formado en la pared de una arteria coronaria con alteraciones coronarias previas. Debido a

la oclusión completa de la arteria, una zona más o menos grande del miocardio deja de recibir el aporte sanguíneo, de forma que esta zona de miocardio muere. Si se ocluye repentinamente una arteria coronaria importante, la lesión del miocardio puede ser tan extensa que se produce inmediatamente la muerte.
Cuando el sistema vegetativo es hipersensible, hay estímulos que también pueden desencadenar un infarto de miocardio, como un susto, la ira o el miedo. Sin embargo, ésta constituye una causa mucho más rara de infarto de miocardio que la oclusión mecánica de una arteria coronaria.
Científicos americanos han intentado esclarecer la cuestión de si el riesgo de infarto de miocardio es mayor en los fumadores. En un gran número de estudios, que abarcan varios años, pudo demostrarse que en los hombres que fuman veinte o más cigarrillos al día, el riesgo de infarto era alrededor de tres veces mayor que en los no fumadores. Así pues, parece obvia la importancia del consumo de cigarrillos en relación con el aumento continuo de la enfermedad coronaria. Con ello, también podría considerarse como probado que la eliminación completa del consumo de tabaco disminuye claramente el riesgo de lesiones de las arterias coronarias.
Hay enfermedades que conllevan un aumento del riesgo coronario y que tienen una influencia negativa sobre la instauración y evolución del infarto de miocardio. En este sentido cabe destacar esencialmente la arteriosclerosis, la hipertensión arterial, la diabetes y los trastornos del metabolismo lipídico, ya que todas ellas provocan precozmente lesiones vasculares. Así pues, todas estas enfermedades representan un elevado riesgo de infarto de miocardio. El riesgo aumenta de forma importante cuando coinciden dos o más de estos factores. Hasta el momento, la importancia de la gota como factor de riesgo independiente para la cardiopatía coronaria sigue siendo controvertida.

Diagnóstico: como en la angina de pecho.

Tratamiento: todo enfermo con infarto de miocardio debe ser ingresado inmediatamente en un hospital. Hasta la llegada de la ambulancia debe calmarse al paciente. Además, deben utilizarse el *spray* o las cápsulas de nitroglicerina de acuerdo con las instrucciones descritas para la angina de pecho.
Si el enfermo está muy excitado puede administrársele un tranquilizante. Sin embargo, ante la sospecha de un infarto de miocardio está completamente contraindicada la inyección intramuscular, ya que falsean los resultados del diagnóstico de las enzimas sanguíneas en el hospital e imposibilitan la realización de un tratamiento para la disolución del coágulo situado en la arteria coronaria (la así llamada terapia fibrinolítica intracoronaria local o la terapia fibrinolítica sistémica). El enfermo debe adoptar una posición cómoda, o si lo prefiere puede permanecer sentado. En ocasiones, el infarto de miocardio provoca un compromiso circulatorio que puede llevar a la pérdida del conocimiento. Esta situación representa siempre un síntoma grave. En ese caso, no deben administrarse los medicamentos circulatorios, que se encuentran en prácticamente todos los botiquines domésticos. Si se produce un paro cardíaco (ausencia de pulso), deben aplicarse las medidas de resucitación. Con la aplicación simultánea de la respiración boca-nariz y del masaje cardíaco con frecuencia puede evitarse la muerte del paciente. Los allegados de personas con riesgo de infarto de miocardio harían bien en realizar algún curso de primeros auxilios. En todos los casos es necesaria una actuación rápida. Incluso cuando el enfermo no quiera acudir al hospital, es necesario convencerle de la imperiosa necesidad de someterse a un tratamiento hospitalario. Esto es especialmente importante para los pacientes que ya han sufrido previamente un infarto de miocardio o una angina de pe-

Al llamar a la ambulancia:

1. Dar el nombre de la persona que realiza la llamada y el del enfermo.

2. Hacer una breve exposición de la situación.

3. Facilitar la situación exacta de donde se encuentra el enfermo.

4. A ser posible, esperar al médico de urgencias en la puerta de la casa.

5. Abrir las puertas de acceso y, a ser posible, dejarlas bloqueadas.

Es aconsejable dejar a mano y bien visibles (a ser posible al lado del teléfono) los números de teléfono del médico y de urgencias. Ello puede ahorrar un tiempo precioso.

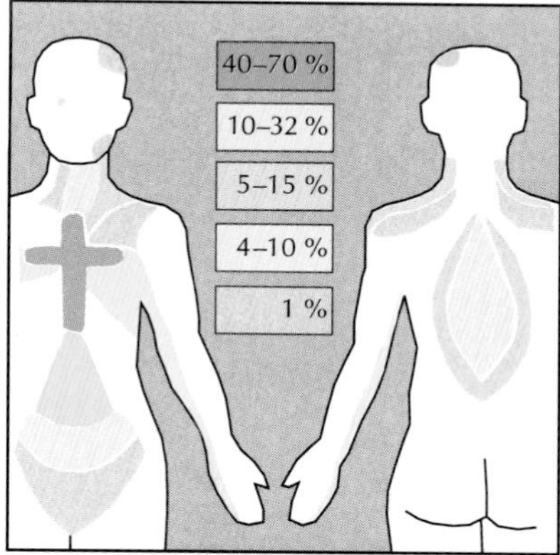

Extensión del dolor en la angina de pecho y el infarto de miocardio. Los porcentajes reflejan la frecuencia con la que un dolor aparece en un determinado lugar; el color marca la zona del cuerpo afectada.

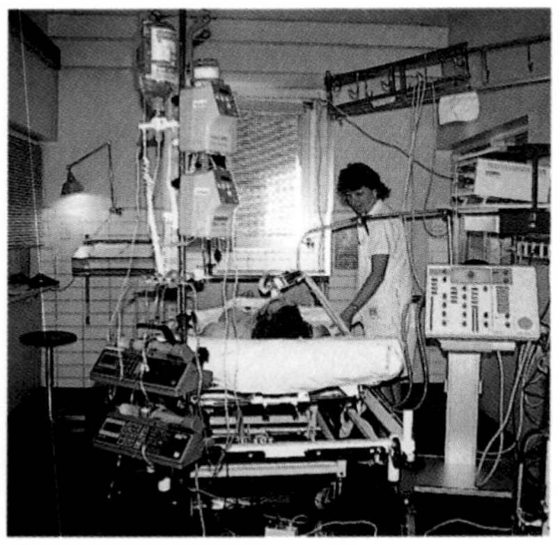

En determinados casos, dentro de la unidad de cuidados intensivos (UCI), puede intentarse la disolución del coágulo que ha desencadenado el infarto, mediante la infusión de fibrinolíticos.

Muchos factores de riesgo pueden favorecer la aparición de un infarto de miocardio. Este esquema permite tener una visión global, a la vez que pone de manifiesto el aumento del riesgo por la coincidencia de varios factores.

cho crónica. Cuanto más se tarde en aplicar las medidas agudas, tanto mayor será el peligro de un paro cardíaco.

En el hospital, el paciente con un infarto de miocardio debe permanecer ingresado generalmente un mínimo de tres semanas. En los casos que responden favorablemente al tratamiento, el dolor, la sensación de vértigo y la elevación de la temperatura desaparecen en pocos días.

En primer lugar, el tratamiento (tras la solución de la oclusión vascular aguda) debe intentar mantener al paciente, aquejado de miedo y dolor, tranquilo con los fármacos adecuados. Además, se intentará evitar de inmediato el aumento de tamaño del coágulo que ha provocado la oclusión vascular. Esto se consigue mediante fármacos que logran disminuir considerablemente la coagulabilidad de la sangre.

Desde finales de los años setenta, se ha mejorado notoriamente el tratamiento agudo del infarto de miocardio, especialmente mediante medicamentos capaces de disolver coágulos ya existentes. Estos fármacos reciben el nombre de fibrinolíticos (por ejemplo, estreptoquinasa y uroquinasa). Estudios realizados en todo el mundo sobre la tasa de mortalidad del infarto agudo tratado con fibrinolíticos demostraron que se producía una disminución de la mortalidad en la fase aguda del infarto de miocardio de aproximadamente el 30 %. Es importante el hecho de que esta terapia debe realizarse entre las tres y como máximo seis primeras horas posteriores al diagnóstico del infarto. Cuando simultáneamente existe una insuficiencia cardíaca crónica, se adoptarán las medidas descritas en el correspondiente apartado.

Tras la curación del infarto, el paciente podrá realizar progresivamente esfuerzo físico y, finalmente, después de varias semanas, reemprender su actividad laboral. A partir del tercer día después del infarto de miocardio se somete al paciente a esfuerzos progresivamente mayores, según un programa de movili-

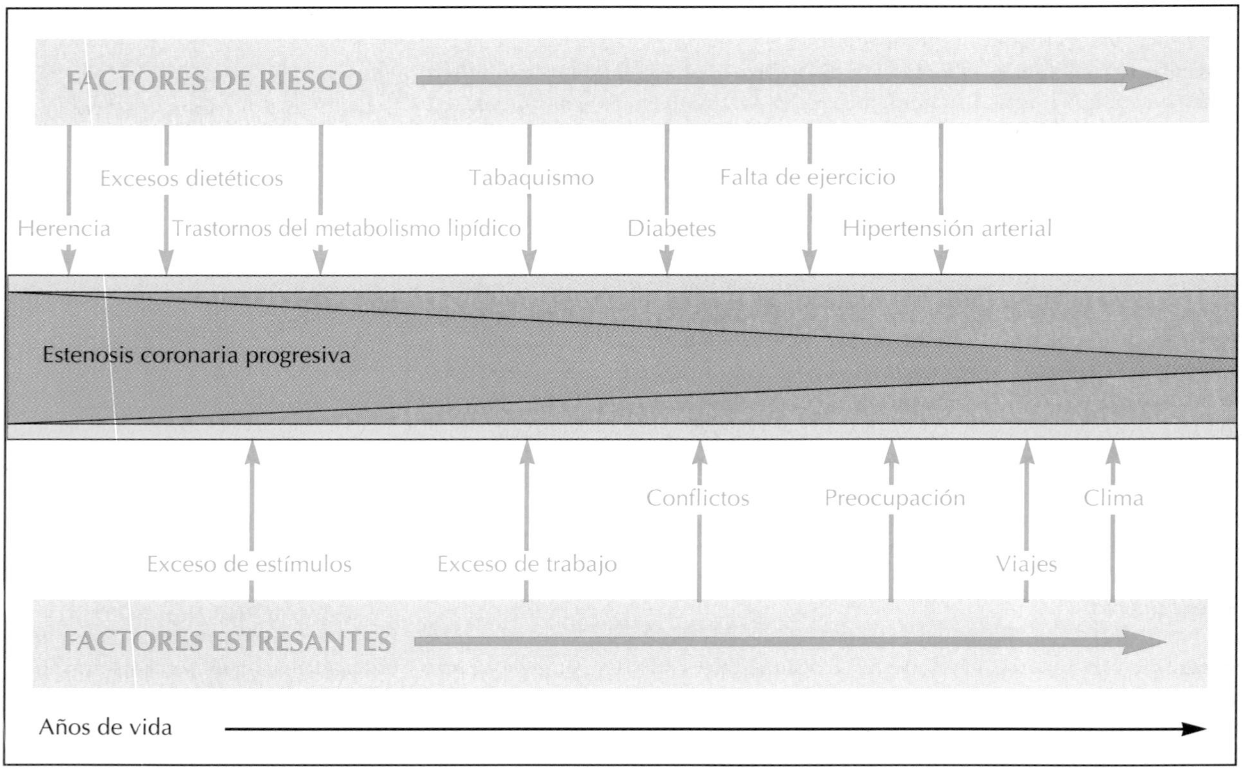

FACTORES DE RIESGO
Excesos dietéticos
Tabaquismo
Falta de ejercicio
Herencia
Trastornos del metabolismo lipídico
Diabetes
Hipertensión arterial
Estenosis coronaria progresiva
Conflictos
Preocupación
Clima
Exceso de estímulos
Exceso de trabajo
Viajes
FACTORES ESTRESANTES
Años de vida

zación elaborado a partir de la extensión del infarto y la edad del paciente. Con el fin de evitar la aparición de un nuevo infarto, se administra al paciente, durante y después del tratamiento hospitalario, medicamentos anticoagulantes o preparados de ácido acetilsalicílico. Con frecuencia este tratamiento debe mantenerse de por vida.

¡Después de un infarto debe darse conscientemente una nueva dirección a la vida!

El **nuevo comienzo** precisa un cambio profundo de los hábitos establecidos hasta ese momento y una reordenación de los planes de vida, de cuyo cumplimiento depende el estado posterior del afectado. La tranquilidad y el reposo son prioritarios. Además, la actividad física, sobre todo los paseos, deben contribuir a estimular el corazón y la circulación, y favorecer la irrigación de la zona privada del aporte sanguíneo como consecuencia del infarto. Para ello, es especialmente adecuado el paseo diario, con el que se puede dosificar el esfuerzo individualmente y aumentarlo de forma progresiva hasta que se es capaz de realizar un deporte moderado, siempre y cuando el médico dé su permiso. Son especialmente adecuados el caminar, el *jogging*, los paseos por el campo, la bicicleta y la práctica regular con la bicicleta ergométrica. Deben evitarse los ejercicios que provoquen una respiración forzada (halterofilia, levantamiento de pesas, culturismo). No existe ninguna objeción esencial contra la práctica del tenis, siempre que no se quiera ganar a cualquier precio. Tampoco presentan problemas deportes como el fútbol, el balonmano, el balonvolea.

Los paseos diarios ayudan a sobreponerse paso a paso a las consecuencias de un infarto.

Al realizar un deporte, evitar bajo cualquier concepto una respiración forzada.

La natación en cambio sí presenta problemas, ya que produce una sobrecarga importante de la circulación. En las primeras semanas después de un infarto se observó la aparición repetida de casos intermedios al nadar y bucear. Al nadar, la temperatura del agua debe ser de 28° C. La respiración forzada debe evitarse en todos los casos. Y se consultará al médico sobre la conveniencia de realizar una excursión a la montaña. Como regla general, puede decirse que los pacientes que vayan a alcanzar una altura de entre 2.000 y 2.500 metros deben esperar de diez a doce meses después del infarto. Después de unos ejercicios iniciales con aparatos de gimnasia y con la pelota medicinal, puede empezarse con precaución con la natación. Naturalmente, los deportes de alto rendimiento quedan completamente prohibidos para siempre.

Comentar con el médico el destino de las vacaciones.

El ejercicio regular precisa en la misma medida del suficiente reposo y sueño.

Asimismo, deben introducirse cambios profundos en la alimentación. Como regla general, cabe decir que debe evitarse cualquier exceso en la alimentación. Las grasas animales como la mantequilla, tocino, sebo de buey y la manteca de cerdo, que contienen especialmente mucho colesterol y triglicéridos, deben eliminarse del menú y sustituirse por grasas vegetales como el aceite de girasol, el aceite de germen de trigo, el aceite de maíz, el aceite de cacahuete o el aceite de oliva. Por lo demás, no debe llevarse una dieta demasiado estricta, siempre que se tenga medida. Todo ello es válido también para el café y las bebidas alcohólicas.

Después de un infarto deben cambiarse los hábitos alimentarios.

¡Dejar de fumar!

En cualquier caso, la prohibición estricta del tabaco debe mantenerse después del infarto de miocardio. La adaptación lenta y paso a paso a la vida normal es de gran importancia. Se trata especialmente de alcanzar una armonía interna y de mantener un comportamiento economizado de las reservas de capacidad de rendimiento.

Economizar las reservas de capacidad de rendimiento.

Pronóstico: actualmente, el infarto de miocardio, especialmente en el hombre, es muy frecuente. Sin embargo, una gran proporción de los afectados sobrevive al infarto. Muchos de ellos, después de superar un infarto, son capaces de desarrollar durante años su actividad laboral.

Los hombres de más de 50 años tienen un riesgo especialmente elevado.

Mediante la coronarioangiografía pueden localizarse con exactitud las estenosis y oclusiones de las arterias coronarias.

Con frecuencia, después de un infarto agudo de miocardio es necesaria la realización de una coronarioangiografía.

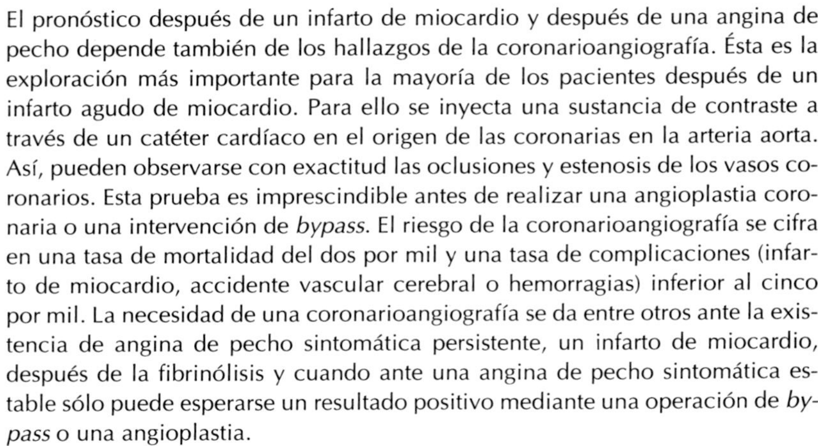

El pronóstico después de un infarto de miocardio y después de una angina de pecho depende también de los hallazgos de la coronarioangiografía. Ésta es la exploración más importante para la mayoría de los pacientes después de un infarto agudo de miocardio. Para ello se inyecta una sustancia de contraste a través de un catéter cardíaco en el origen de las coronarias en la arteria aorta. Así, pueden observarse con exactitud las oclusiones y estenosis de los vasos coronarios. Esta prueba es imprescindible antes de realizar una angioplastia coronaria o una intervención de *bypass*. El riesgo de la coronarioangiografía se cifra en una tasa de mortalidad del dos por mil y una tasa de complicaciones (infarto de miocardio, accidente vascular cerebral o hemorragias) inferior al cinco por mil. La necesidad de una coronarioangiografía se da entre otros ante la existencia de angina de pecho sintomática persistente, un infarto de miocardio, después de la fibrinólisis y cuando ante una angina de pecho sintomática estable sólo puede esperarse un resultado positivo mediante una operación de *bypass* o una angioplastia.

Trastornos del ritmo cardíaco (arritmias)

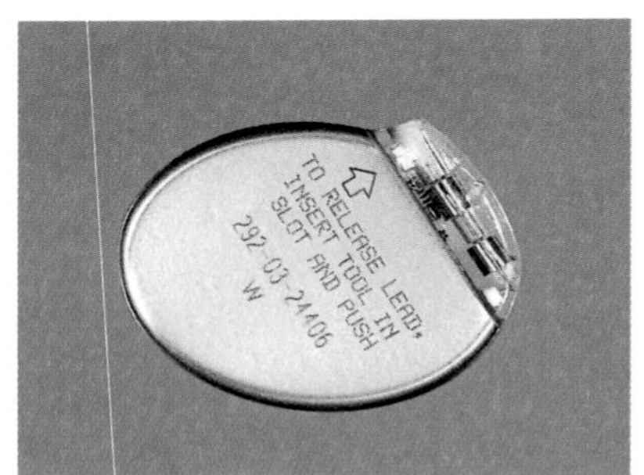

Cuando existen trastornos severos del ritmo cardíaco es necesaria la implantación de un marcapasos.

Sintomatología: según la severidad y el tipo de los muy diversos trastornos del ritmo, la sintomatología puede ser también muy variada. Sin embargo, con frecuencia el mismo enfermo no se da cuenta del trastorno; en ocasiones sólo siente un «tropezón» inocuo del corazón, en ocasiones una aceleración muy molesta y desasosegante.

Patogenesia y etiología: la causa puede ser desde trastornos de la irrigación hasta el infarto de miocardio y sus consecuencias, medicamentos, trastornos de la función pulmonar (por ejemplo, asma), anemia, *shock*, alteraciones en el suero sanguíneo, trastornos funcionales de la tiroides y labilidad vegetativa. Los factores emocionales pueden influir sobre la función cardíaca y provocar en ella una aceleración o un enlentecimiento.
El estímulo responsable de la función cardíaca se origina en el propio corazón, en el así llamado nodo sinusal. Provoca la contracción de las aurículas. Seguidamente el estímulo es conducido hasta los ventrículos, donde también provoca la contracción.
La formación de estímulos regular y a un ritmo constante también puede interrumpirse en alguna ocasión en las personas sanas por la aparición de una extrasístole (contracción del corazón fuera del ritmo normal). En personas muy sensibles y nerviosas puede ocurrir incluso con mayor frecuencia; este tipo de personas constatan este hecho como un «tropezón del corazón». No obstante, en cardiopatías graves, como las valvulopatías y los trastornos miocárdicos severos, puede aparecer un latido cardíaco completamente irregular (denominado arritmia absoluta). En este caso con frecuencia no se produce una sístole normal de las aurículas, y sólo los ventrículos se contraen todavía con fuerza, aunque de manera muy irregular. Sin embargo, sorprendentemente este estado puede permitir la vida durante decenios. No es raro que los enfermos no sean conscientes de este trastorno.
Otro tipo de trastornos del ritmo cardíaco, que se manifiesta en forma de crisis de aceleración del ritmo cardíaco (prolapso de la válvula mitral), se observa en anomalías cardíacas sin importancia, en trastornos nerviosos generales, aunque tampoco puede ser raro observarlos en las cardiopatías severas y avanzadas.

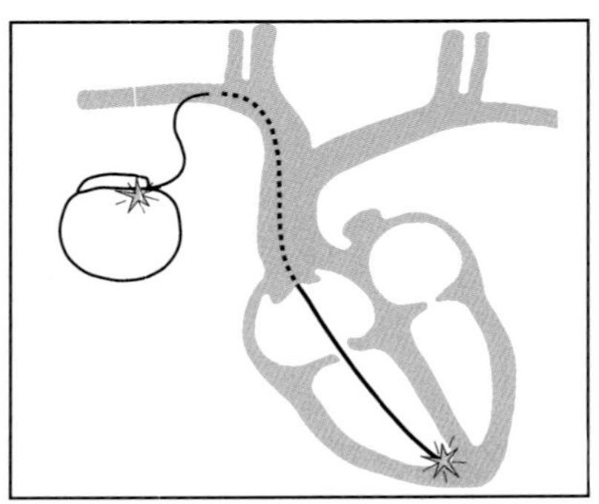

Localización y función de un marcapasos cardíaco.

Diagnóstico: exploración física, ECG en reposo, de esfuerzo y de almacenamiento, ecocardiografía; a veces también la estimulación ventricular programada.

La aparición ocasional de un «tropezón» del corazón generalmente no tiene importancia.

Tratamiento y pronóstico: dado que generalmente los trastornos del ritmo cardíaco acompañan o son consecuencia de otras cardiopatías, el tratamiento será el mismo que se describe para dichos casos. En los casos de bradicardia (enlentecimiento del ritmo cardíaco) en los que existe el riesgo de un paro cardíaco, se implantará al paciente un marcapasos cardíaco. Se trata de un aparato que funciona con pilas, que da al corazón impulsos eléctricos para conseguir una función cardíaca regular. El ECG continuo desempeña un papel importante para la valoración de los trastornos del ritmo cardíaco. Por regla general, los trastornos del ritmo cardíaco sólo se han de tratar farmacológicamente cuando dificultan la capacidad de rendimiento cardíaco, ya que cualquier medicamento antiarrítmico en casos aislados también puede provocar un empeoramiento del trastorno del ritmo.

El corazón y la circulación también reaccionan a los estímulos psíquicos.

Neurosis cardíaca

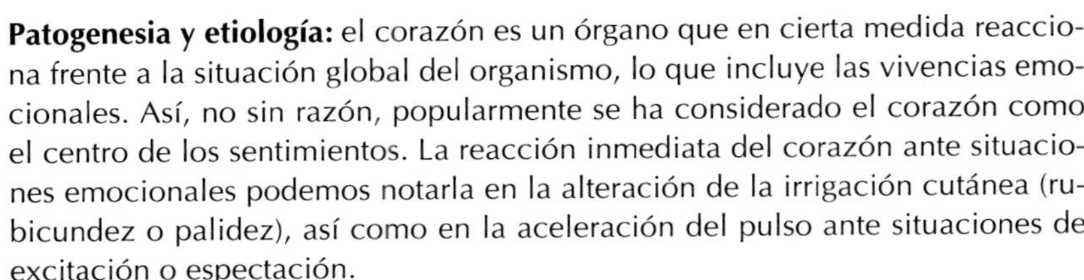

Sintomatología: puede ser muy variada. Algunos enfermos se quejan de una sensación «desagradable» en la región cardíaca, en ocasiones incluso de dolor cardíaco, especialmente después de situaciones de gran excitación; otros se quejan de una tendencia a la taquicardia o de la sensación de «tropezón» del corazón, tendencia a una sensación vertiginosa, ligera rubicundez, ligera sudoración, sueño intranquilo y falta de equilibrio.

Patogenesia y etiología: el corazón es un órgano que en cierta medida reacciona frente a la situación global del organismo, lo que incluye las vivencias emocionales. Así, no sin razón, popularmente se ha considerado el corazón como el centro de los sentimientos. La reacción inmediata del corazón ante situaciones emocionales podemos notarla en la alteración de la irrigación cutánea (rubicundez o palidez), así como en la aceleración del pulso ante situaciones de excitación o espectación.

Especialmente en las personas de naturaleza sensible, esta dependencia del corazón y del sistema circulatorio de los estímulos emocionales y del estado global del organismo, sobre todo también del sistema nervioso, es tan marcada que el afectado sufre trastornos importantes, incluso hasta el punto de temer que padece una cardiopatía orgánica. Estos trastornos que sufren estas personas sanas aparecen principalmente cuando se produce una cierta alteración transitoria del equilibrio de los procesos vitales, de la relación armónica entre los factores psíquicos y físicos. Esto ocurre especialmente en los momentos de sobrecarga laboral o familiar o siempre que el afectado no ha dormido lo suficiente, o en las mujeres en el momento de la menstruación o del climaterio.

Con frecuencia, el lenguaje médico se refiere a las personas con este tipo de trastornos funcionales como «personas con labilidad vegetativa» o también como «personas con distonía vegetativa». Pero el discernir en un caso determinado si se trata sólo de un trastorno nervioso sin importancia o si en el fondo existe una enfermedad grave, sólo puede hacerse mediante una exploración física completa, a la que debería someterse toda persona que sufra estas molestias.

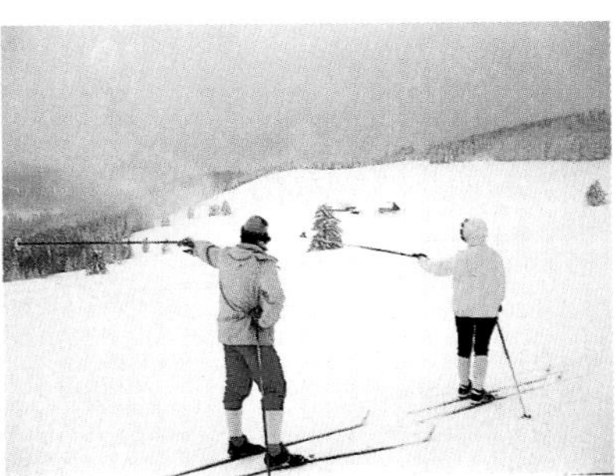

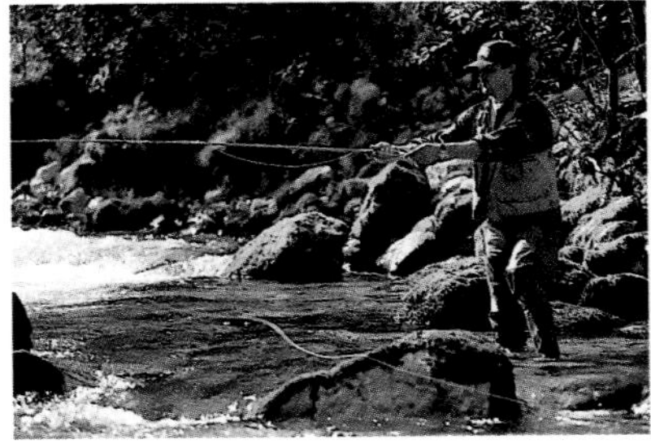

Las tensiones emocionales que provocan también una sobrecarga del corazón pueden eliminarse fácilmente cuando el entorno permite la relajación y el reposo. ¡Permítase este tipo de escapadas de la cotidianidad, siempre que le sea posible! ¡Su corazón se lo agradecerá!

El médico también debería controlar los trastornos funcionales del ritmo cardíaco.

El conocimiento de las causas de los trastornos cardíacos nerviosos también pueden contribuir a su desaparición.

Tratamiento: el tratamiento de los trastornos cardíacos nerviosos se basa principalmente en unos hábitos regulares, con una alimentación equilibrada, dormir lo suficiente y ejercicio físico. Una estancia en la playa, las técnicas de Kneipp, baños de oxígeno, ácido carbónico o aire, así como la utilización de la sauna con precaución también tienen un efecto positivo.
Asimismo, el conocimiento de las causas que provocan los trastornos puede contribuir a su desaparición.

Hipertensión arterial

Hoy en día, la hipertensión es una enfermedad muy extendida.

Sintomatología:

En una gran parte de los afectados, los síntomas se instauran tan lentamente que con frecuencia al principio no se detecta ningún trastorno. Más adelante aparece:

1. Tendencia a presentar cefalea.
2. Disminución de la capacidad de rendimiento.
3. Tendencia a la disnea y a las palpitaciones.
4. Sensación de pulsación torácica, en el cuello o en la cabeza.
5. Trastornos del sueño, sobre todo dificultad para conciliar el sueño.
6. En estadios avanzados síntomas cardíacos, como la angina de pecho o la insuficiencia cardíaca, lesiones renales y trastornos circulatorios cerebrales y periféricos.

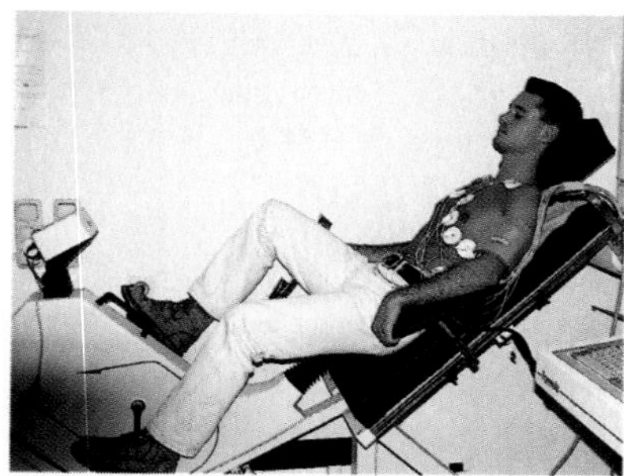

Registro del ECG y la presión arterial sobre la bicicleta ergométrica bajo un esfuerzo físico definido.

Patogenesia y etiología: actualmente, la hipertensión es un trastorno muy extendido, y las causas pueden ser muy diversas. Por otra parte, cuando la hipertensión se mantiene durante largo tiempo provoca una sobrecarga del corazón y del sistema vascular que puede ser causa de enfermedades secundarias graves. Algunos casos de hipertensión se deben claramente a factores predisponentes. Pero el entorno también tiene una importante influencia sobre el desarrollo de la hipertensión, sobre todo los estímulos lumínicos y auditivos, el agotamiento crónico y la tensión excesiva, a los que las personas se ven sometidas actualmente, así como el abuso de estimulantes como la nicotina y el café. Asimismo, las exigencias emocionales y las relaciones difíciles entre las personas también influyen con toda seguridad en la aparición de la hipertensión. Las formas especialmente malignas de hipertensión se desarrollan en relación con enfermedades renales crónicas, enfermedades vasculares con esclerosis de las pequeñas arterias, así como en determinados tumores endocrinos, sobre todo de las glándulas suprarrenales. Finalmente, las intoxicaciones y determinadas valvulopatías también pueden ser causa de una hipertensión arterial.

Las influencias ambientales pueden constituir un factor de riesgo de hipertensión.

Generalmente, la hipertensión precisa un tratamiento medicamentoso crónico.

Diagnóstico: exploración física, ECG de reposo y de esfuerzo (siernpre que el médico no indique ninguna contraindicación), ecografía del corazón y renal, radiografía de tórax, análisis de sangre y de orina, estudio del fondo de ojo.

En determinados casos será necesaria la determinación de la presión sanguínea durante 24 horas.

Tratamiento general y dieta: necesita mucha paciencia tanto por parte del enfermo como por parte del médico. Para aplicar las medidas terapéuticas es imprescindible la determinación y tratamiento de la causa de la hipertensión. Por lo demás, debe hacerse hincapié en los siguientes puntos: en la mayor parte de las formas de hipertensión, la medida más importante y efectiva no es la administración de medicamentos sino la variación consecuente de los hábitos. La relajación, el dormir suficientemente, la total eliminación de la nicotina y otras sustancias estimulantes, así como el seguimiento de una dieta para perder peso y la realización con precaución de ejercicio físico pueden llevar a mejorías importantes. Como control, debe tomarse con frecuencia la presión arterial.
La dieta debe ser estricta e hiposódica, es decir, sobre todo pobre en sodio; en total, el enfermo no debería sobrepasar los dos o tres gramos de sal al día. Por otra parte, el aporte de grasas debería limitarse a aproximadamente 60 gramos al día (si se realiza una dieta más estricta sólo entre 10 y 20 gramos de grasa). Ha de optarse por el aceite de maíz, el del germen de trigo, el de linaza, el de soja o el de girasol, que contienen ácidos grasos insaturados que tienen un efecto inhibidor en relación con el desarrollo de la arteriosclerosis. La mantequilla y las mantecas se han de suprimir de la dieta. Cuando se sigue una dieta relativamente estricta es imprescindible vigilar que el aporte de vitaminas sea el adecuado.

Ejercicios gimnásticos: ejercicios especiales, como los indicados en la página 127 o los que el médico aconseje, pueden favorecer la curación.

Tratamiento de baños: los baños de yemas de pino y de burbujas, así como las curas en balnearios pueden tener un efecto positivo.

Tratamiento medicamentoso: actualmente se utiliza un gran número de preparados modernos. La medicina moderna considera que el tratamiento de la hipertensión precisa de una terapia farmacológica crónica. Para el tratamiento de la hipertensión severa, se dispone de medicamentos especialmente efectivos. Sin embargo, éstos no son totalmente inocuos, de modo que se han de administrar bajo un estrecho control médico, e incluso a veces bajo control hospitalario. El riesgo de estos fármacos reside en la posible aparición de una bajada importante de la presión arterial con pérdida repentina del conocimiento y la posibilidad de que el paciente se lesione al caer. Pueden aparecer efectos secundarios por ejemplo en la función intestinal, la salivación, la mucosa nasal o la formación de lágrimas, así como en la función sexual.

Pronóstico: debido a las distintas formas de la enfermedad, no puede establecerse un pronóstico general de la hipertensión. La hipertensión debida a una enfermedad renal generalmente presenta una mala evolución como hipertensión esencial. Para todos los hipertensos es válido que, si se siguen cuidadosamente los consejos del médico, puede llevarse una vida completamente normal durante mucho tiempo, años o incluso décadas. Para el pronóstico de la hipertensión es importante determinar si ésta se presenta sola o en combinación con otros factores de riesgo (alcoholismo, tabaquismo, diabetes, trastornos del metabolismo lipídico, gota). Cuanto mayor sea el número de factores de riesgo combinados tanto peor será por regla general el pronóstico.

Medicamentos antihipertensivos:

Diuréticos: *permiten que los riñones eliminen mayor cantidad de agua y sodio. Así, disminuye el volumen en los vasos sanguíneos y desciende la presión arterial.*

Betabloqueantes: *disminuyen la influencia del sistema nervioso simpático sobre el corazón y los vasos sanguíneos.*
Se enlentece el latido cardíaco y disminuye la presión sanguínea. Posibles efectos secundarios: trastornos de la potencia sexual y sequedad ocular.

Clonidina: *actúa sobre el cerebro, de manera que se produce una vasodilatación y disminuye la presión arterial. Generalmente se utiliza en combinación con un diurético. Posibles efectos secundarios: astenia, trastornos de la potencia sexual, sequedad de boca.*

Metildopa: *actúa de forma similar a la clonidina. Puede administrarse sin riesgo durante la gestación.*

Antagonistas del calcio: *inhiben la acción del calcio en la pared muscular de los vasos sanguíneos, de forma que éstos se dilatan. Disminuye la presión arterial. Posibles efectos secundarios: cefalea, edema maleolar, erupciones cutáneas.*

Inhibidores de la ACE: *entre otros, disminuyen la acción del sistema hormonal, que contrae los vasos sanguíneos, que es lo que mantiene la hipertensión. Posibles efectos secundarios: en ocasiones aparece tos irritativa y alteraciones del gusto.*

La hipotensión no es una enfermedad sino un síntoma.

Hipotensión crónica

Sintomatología:

1. Disminución de la capacidad de rendimiento física y mental.
2. Tendencia a episodios de vértigo y pérdida de conocimiento.

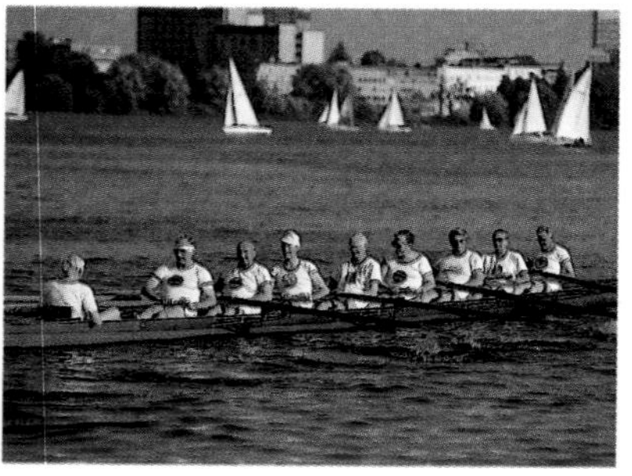

El entrenamiento físico activa la circulación y evita la aparición de hipotensión.

En realidad, la hipotensión no es una enfermedad sino un síntoma. Una presión arterial baja en un adulto que siempre ha estado por debajo de 110 mm Hg no es ningún signo patológico, sino una característica constitucional. Cuando la presión arterial es más baja y se acompaña de síntomas por alteración de la circulación en el sistema nervioso central (vértigo, trastornos de la visión, pérdida de conocimiento), ésta puede ser expresión de un trastorno funcional u orgánico. El diagnóstico está en manos del médico, que barajará diversas posibilidades.

Tratamiento: un tratamiento prolongado sólo estará indicado cuando las medidas terapéuticas generales (entrenamiento físico, duchas a chorro de Kneipp, baños de ácido carbónico, masaje cutáneo con cepillo) no proporcionen el alivio de los síntomas. Cuando se producen caídas ocasionales de la presión arterial, el tratamiento farmacológico sólo se ha de utilizar para superar el período crítico.

Pronóstico: a pesar de que los síntomas pueden ser molestos, el pronóstico es bueno. Generalmente no existe verdadero riesgo.

Arteriosclerosis

La arteriosclerosis es una enfermedad de la civilización. Una alimentación desequilibrada, principalmente rica en grasas, y el tabaquismo son dos de sus principales causas.

Sintomatología (raramente aparecen todos los síntomas juntos, depende de la afectación del órgano):

1. Disminución general de la capacidad de rendimiento físico y mental; especialmente disminución de la memoria y de la concentración.
2. Con frecuencia hipertensión arterial.
3. En ocasiones trastornos circulatorios en ciertas zonas vasculares, en las piernas con riesgo de gangrena o en las arterias coronarias con la sintomatología de la angina de pecho, o en el cerebro con la sintomatología de la arteriosclerosis cerebral.

La arteriosclerosis es una de las principales fases previas de un posible infarto de miocardio. Las personas de mediana edad tienen un riesgo mayor.

Patogenesia y etiología: si el tipo y la severidad de la sintomatología dependen también de la capacidad de reacción psíquica del paciente, se trata de los efectos del depósito patológico lipídico y cálcico en la pared de las arterias, por cuyo motivo los vasos sanguíneos pierden su elasticidad. Por otra parte se produce una lesión del endotelio vascular. Debido a todos estos cambios, la luz de la arteria se reduce, de forma que se dificulta el flujo sanguíneo y por ello aparecen trastornos circulatorios en los órganos y tejidos irrigados por los vasos afectados. La arteriosclerosis es una enfermedad de la civilización, debida a la alimentación sobre todo rica en grasas tan frecuente hoy en día, así como al hábito del tabaco. También juegan un papel importante la hipertensión arterial, la diabetes y naturalmente la edad.

Diagnóstico: exploración física, radiografía de tórax, ECG, determinación de la presión arterial en decúbito y en posición ortostática, estudio ecográfico y/o radiográfico de determinadas zonas vasculares.

Tratamiento: como en el caso de la hipertensión arterial y de la angina de pecho, la dieta también constituye en este caso la medida terapéutica más importante. Los consejos expresados en dichos apartados también son válidos en este caso. ¡Prohibición estricta de fumar! El tratamiento farmacológico tiene poca trascendencia.

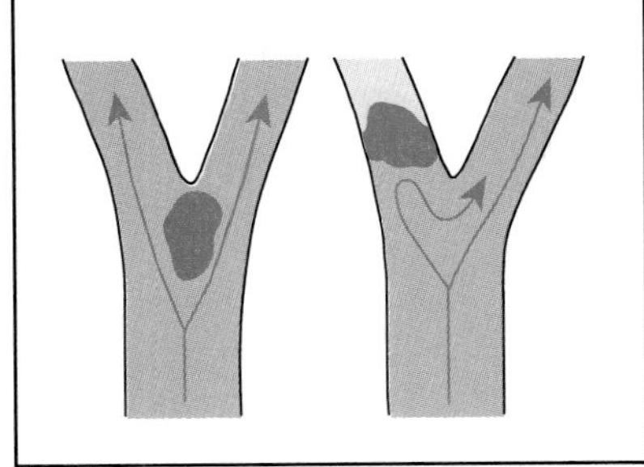

Los trombos impiden la circulación en el sistema vascular.

Accidente vascular cerebral (apoplejía)

Sintomatología: según la gravedad, aparición súbita o en el curso de algunas horas de trastornos del sistema nervioso central, con pérdida del conocimiento y parálisis, bien de un solo miembro o de la mitad del cuerpo; en ocasiones alteración simultánea del habla y de la visión; raramente las alteraciones del lenguaje constituyen el único síntoma.

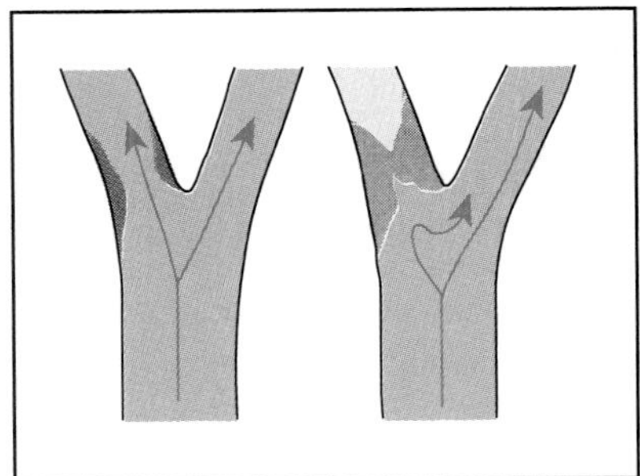

Los depósitos en la pared vascular actúan de la misma forma.

Patogenesia y etiología: se trata de una lesión cerebral de aparición brusca, bien por rotura de una arteria cerebral o bien por oclusión de uno de estos vasos como consecuencia de un trombo. Con frecuencia, los síntomas remiten parcial o incluso completamente. Sin embargo, en los casos severos las lesiones permanecen de por vida. Cuando la zona afectada es muy extensa, se produce la muerte. Una vez se ha producido un episodio de accidente vascular cerebral (AVC), existe el riesgo de una recidiva.

Diagnóstico: tomografía computerizada craneal, con el fin de diferenciar entre un infarto cerebral y una hemorragia cerebral. Ecografía de los vasos cerebrales.

Tratamiento: debido a la gravedad de la enfermedad, en todos los casos es necesario el ingreso hospitalario. Mediante la infusión precoz de fármacos en los vasos sanguíneos, puede influirse con frecuencia decisivamente sobre la evolución de la enfermedad. También es importante la asistencia especializada del paciente paralizado o incluso inconsciente. Una vez superada la fase aguda, se inician precozmente los ejercicios de movilización y los masajes, para favorecer la recuperación de las zonas paralizadas. Tras el alta hospitalaria, si todavía existe parálisis, es aconsejable seguir practicando los ejercicios de fisioterapia y de logopedia.
En la convalescencia puede ser aconsejable una estancia en un balneario.
Una vez superado un episodio de AVC, se ha de intentar prevenir un nuevo episodio mediante medidas generales y dietéticas. Hay que seguir las medidas propuestas en el apartado de «hipertensión».

Cuando después de un AVC persisten trastornos del habla y de movilidad, los ejercicios de logopedia y la fisioterapia pueden contribuir a la recuperación de estas alteraciones. Para ello, los fisioterapeutas experimentados pueden prestar ayuda y consejo. También es importante la actitud y voluntad del paciente.

Una vez se ha producido un episodio de accidente vascular cerebral, existe el riesgo de una recidiva.

Pronóstico: el pronóstico depende de la extensión de la lesión cerebral, así como de la severidad de la enfermedad de base. Una vez superada la fase aguda,

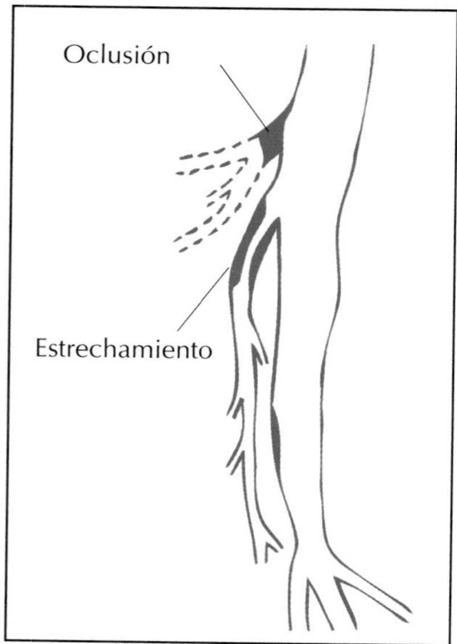

Los trastornos de la circulación arterial se originan, por ejemplo, en la oclusión o estrechamiento de los vasos sanguíneos. Progresivamente se entorpece el suministro de sustancias nutritivas a los órganos afectados.

Cinco ejercicios para mejorar la circulación sanguínea en las extremidades inferiores:

1. Siéntese en una silla y levántese con los brazos cruzados. Repita diez a veinte veces al día.

2. De pie, levántese sobre las puntas de los pies y vuelva a la posición original. Repita cada día de veinte a treinta veces.

3. Igual que el ejercicio anterior, pero alternando un talón con el otro. Repita cada día de veinte a treinta veces.

4. Flexión de rodillas. Repita cada día aproximadamente diez veces.

5. Suba las escaleras sobre las puntas de los pies.

con el tratamiento dietético y general puede conseguirse una vida plena y satisfactoria durante muchos años.

TRASTORNOS DE LA CIRCULACIÓN ARTERIAL

Enfermedad de Raynaud

Síntomatología: con frecuencia, después de varios años de latencia, con tendencia a presentar manos o dedos fríos y cianóticos, se producen episodios de trastornos circulatorios en los dedos de las manos o de los pies. En primer lugar se ponen completamente blancos; simultáneamente aparece dolor y sensación de entumecimiento. Seguidamente aparece con frecuencia un intenso prurito en las extremidades afectadas, que finalmente toman una coloración azulada. Con el tiempo estos episodios pueden hacerse cada vez más frecuentes, de forma que en los casos severos puede llegarse a una verdadera necrosis de zonas aisladas.

Patogenesia y etiología: esta enfermedad, que sufren principalmente las mujeres jóvenes, se debe a que los vasos sanguíneos de los dedos de las manos o de los pies tienden a contraerse. Las crisis se desencadenan por el contacto con agua fría, aunque también pueden desencadenarse por situaciones de excitación emocional. No obstante, la verdadera causa de esta enfermedad sigue siendo desconocida. Con toda seguridad existe un factor hormonal. Las personas que por su trabajo están constantemente en contacto con agua fría tienen un mayor riesgo.

Diagnóstico: análisis de sangre y pruebas funcionales realizadas por el médico.

Tratamiento: con frecuencia, el tratamiento médico intensivo evita graves consecuencias.

Síndromes neurovasculares cervicobraquiales

Sintomatología: palidez intensa y repentina de uno o más dedos, con frecuencia por frío. No existe dolor.

Patogenesia y etiología: se trata de una enfermedad relativamente benigna. En este caso también se produce una vasoconstricción, que provoca un entorpecimiento de la irrigación de los dedos.
Con frecuencia la enfermedad se produce por presión sobre los tractos nerviosos del cuello, provocado, por ejemplo, por una costilla cervical o por alteraciones de la columna vertebral.

Tratamiento y pronóstico: mantener las manos calientes, así como hacer ejercicios de fisioterapia. Cuando sea posible, debe tratarse también la enfermedad de base (por ejemplo, enfermedad de la columna vertebral cervical). Las perspectivas de curación son favorables.

Arteriosclerosis obliterante y enfermedad de Winiwarter-Buerger, enfermedad de los aparadores

Síntomatología:

Los trastornos son especialmente frecuentes en las piernas.

1. Dolor intenso en la pantorrilla, calambroide, después de caminar un corto trecho. Si el afectado para durante unos minutos, desaparece el dolor. Si vuelve a caminar, vuelve a aparecer el dolor. Este estado se conoce como claudicación intermitente.

2. La extremidad afectada está más fría que la sana; con frecuencia la piel de la zona afectada está pálida, incluso algo cianótica.

3. En la extremidad enferma el pulso se percibe peor que en el lado sano; en los casos avanzados incluso desaparece. El pulso de la arteria femoral puede percibirse en la parte superior del muslo, inmediatamente por debajo de la ingle. También puede palparse en el hueco poplíteo, así como en el empeine y por detrás del maleolo interno.

4. En los casos severos se produce una coloración rojo azulada, en las puntas de los dedos de los pies. Cuando la evolución es mala puede llegar a desarrollarse una gangrena, que puede llevar a la amputación de los dedos de los pies o de otras partes del cuerpo.

Cuando esta enfermedad vascular no afecta tanto a las extremidades sino a otros órganos, los síntomas serán distintos. Cuando la afectación predomina en la región coronaria, se produce la angina de pecho, y cuando se localiza en los vasos cerebrales, se producirá una sintomatología mental.

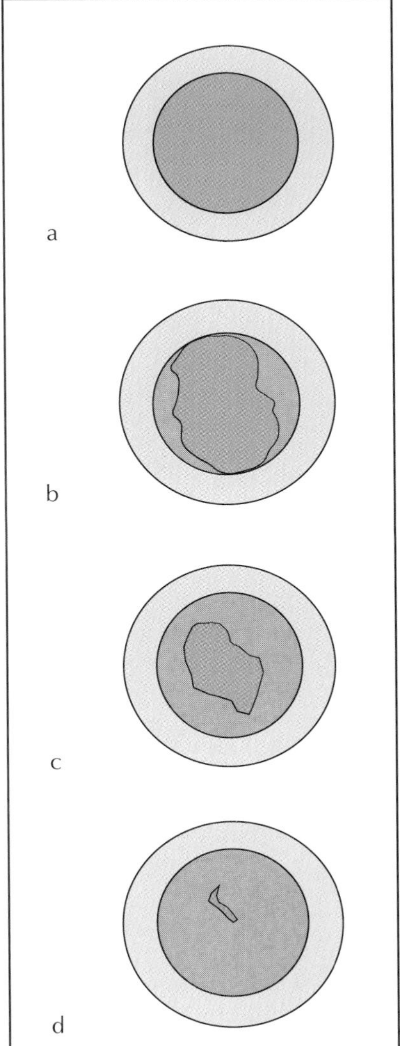

Estadios de los trastornos de la circulación arterial: (a) estadio I, sin alteraciones; (b) estadio II, dolor por sobreesfuerzo; (c) estadio III, dolor en reposo; (d) estadio IV, necrosis tisular.

Patogenesia y etiología: se trata de una estenosis progresiva de las grandes arterias que pone en peligro el flujo sanguíneo. En la claudicación intermitente se alcanza un estadio en el que la corriente sanguínea todavía es suficiente para irrigar la pierna en reposo. Sin embargo, cuando el paciente camina, el flujo de sangre no es suficiente para aportar al músculo en actividad el suficiente oxígeno y para transportar los metabolitos liberados en mayor cantidad por el músculo. Como consecuencia, aparece un dolor intenso, que obliga a pararse. Si la enfermedad sigue avanzando, el aporte de sangre deja de ser suficiente incluso en reposo, de forma que aparecen los síntomas de gangrena y necrosis, principalmente en los dedos de los pies.
Aun cuando la sintomatología y las medidas terapéuticas sean las mismas, la enfermedad puede estar causada por dos procesos distintos: la enfermedad de Winiwarter-Buerger consiste en una inflamación crónica de la pared arterial, que aparece principalmente en hombres de entre 40 y 50 años. Su causa no se conoce con certeza; sin embargo, el tabaquismo es un factor que contribuye sin lugar a dudas. Por el contrario, la arteriosclerosis obliterante es una lesión vascular que afecta mayoritariamente a personas de edad avanzada. Los diabéticos de edad avanzada se ven afectados con mayor frecuencia.

Diagnóstico: exploración física, análisis de sangre, pruebas funcionales de los órganos, imágenes vasculares (doppler, angiografía).

La enfermedad de Winiwarter-Buerger es una inflamación crónica de la pared vascular, que aparece principalmente en los hombres entre 40 y 50 años.

Los diabéticos de edad avanzada presentan una mayor frecuencia de arteriosclerosis.

La precocidad del tratamiento tiene una importancia decisiva.

Importante: si un paciente tiene tendencia a presentar trombosis, este factor se deberá tener en cuenta y tratarse convenientemente antes de una intervención quirúrgica.

Tratamiento: para conseguir resultados positivos es imprescindible el inicio precoz del tratamiento. Si ya se ha producido la gangrena, no se podrán aplicar muchas de las medidas que sí son efectivas durante los primeros estadios. Es imprescindible dejar de fumar, así como el seguimiento de la dieta recomendada en la arteriosclerosis. También se pueden realizar ejercicios de fisioterapia, frotamientos en seco de la piel, baños ascendentes, iontoforesis con histamina (un método terapéutico que con ayuda de una corriente eléctrica introduce sustancias activas, en este caso histamina, en el organismo a través de la piel). Por otra parte, se dispone de un gran número de fármacos que deben ser prescritos individualmente por el médico. En algunos casos también se pueden obtener resultados con una intervención quirúrgica (incisión de los nervios vegetativos que inervan la arteria). En la enfermedad de Winiwarter-Buerger se administran preparados anticoagulantes para evitar la formación de trombos.

Pronóstico: buenas expectativas de curación cuando se realiza un tratamiento precoz.

Trombosis arterial y embolia arterial

Sintomatología: depende de la arteria afectada. Cuando se afecta una arteria del brazo o de la pierna, aparece un dolor intenso y súbito en el brazo o la pierna afectada, y la extremidad se vuelve pálida y fría.

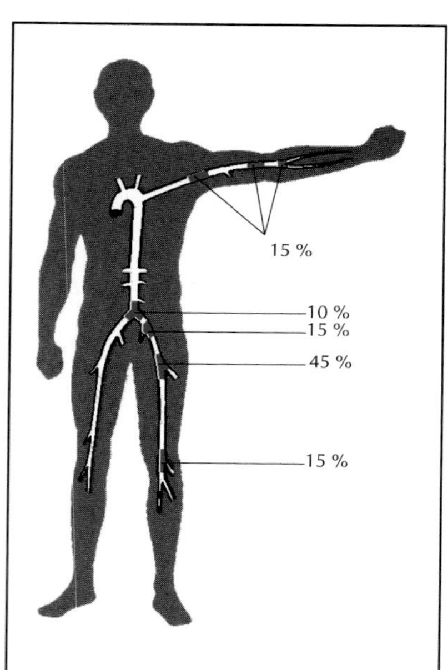

Frecuencia de oclusión arterial aguda en la región pélvica y en las extremidades.

Patogenesia y etiología: se produce una oclusión repentina de una gran arteria, bien sea por un coágulo formado en la propia arteria bien por la oclusión del vaso por un coágulo transportado por la corriente sanguínea.
Si un paciente tiene tendencia a presentar trombosis, este factor se deberá tener en cuenta y tratarse convenientemente antes de una intervención quirúrgica.

Diagnóstico: análisis de sangre, pruebas funcionales, imágenes vasculares (ecografía, angiografía = representación radiográfica de las arterias).

Tratamiento: en el caso de la embolia en las grandes arterias del brazo o de la pierna, a veces se requiere una intervención quirúrgica inmediata (extracción del coágulo).
Dependiendo de cuándo se haya producido y del tamaño del coágulo obliterante, también se puede intentar disolverlo farmacológicamente (trombólisis). Si no es posible ninguno de los dos procedimientos, se realizará un tratamiento paliativo.

Pronóstico: depende en gran medida del tamaño y de la zona irrigada de la arteria ocluida. No obstante, en la mayoría de los casos se consigue un restablecimiento completo.

En ocasiones es necesaria una intervención quirúrgica inmediata.

Embolia pulmonar

Sintomatología: disnea de aparición brusca, sensación de miedo y de muerte inminente, dolor al respirar, pulso rápido y débil.

Una permanencia prolongada en la cama, por ejemplo después de una intervención quirúrgica, puede aumentar el riesgo de embolia pulmonar. Los medicamentos anticoagulantes reducen el riesgo.

Etiología: estenosis de una rama de la arteria pulmonar por un coágulo, que en la mayoría de los casos proviene de las venas de las piernas o pélvicas. En los casos severos se produce la oclusión repentina del vaso por el que bombea la sangre desde el ventrículo derecho hacia el pulmón. Las embolias pequeñas y medias conducen a un infarto pulmonar. La evolución de la enfermedad dependerá del calibre del vaso ocluido.

Diagnóstico: exploración física, análisis de sangre, radiografía de tórax, ECG, a veces gammagrafía de perfusión pulmonar o angiografía pulmonar, flebografía.

Tratamiento: el enfermo debe ser trasladado inmediatamente al hospital para la evaluación diagnóstica de la severidad del cuadro. En caso necesario, se le realizará una intervención quirúrgica o se le administrarán fibrinolíticos.
En los casos leves, el tratamiento se limita a la observación del paciente y la administración de medicamentos anticoagulantes (heparina, Sintrom®, Marcumar®).

Las varices aumentan el riesgo de enfermedad al aumentar la edad. Las mujeres se ven más afectadas .
De un estudio se desprende que alrededor de dos tercios de las mujeres mayores de 60 años presentan varices; en los hombres de la misma edad la afectación es menos de la mitad.

ENFERMEDADES DE LAS VENAS

Varices

Sintomatología:

1. Venas azuladas, con frecuencia tortuosas, visibles y palpables a través de la piel, generalmente en la pierna. Cuando son poco marcadas no provocan molestias. En este caso sólo tienen importancia estética.
2. Cuando son más importantes existe una tendencia al estasis sanguíneo y a la consecuente formación de edemas en la pierna afectada.
3. Asimismo, cuando son importantes se produce una tendencia hemorrágica de las varices y la formación de úlceras que cicatrizan con dificultad.
4. Tendencia a la flebitis y a la tromboflebitis.

Evitar permanecer de pie durante un tiempo prolongado; y a menudo poner las piernas en alto.

El sobrepeso y la actividad laboral realizada de pie también favorece la aparición de varices.

Patogenesia y etiología: se trata de una dilatación patológica de las finas paredes de las arterias. En su formación desempeña un papel importante la debilidad del tejido conjuntivo. El estasis venoso, como consecuencia por ejemplo del embarazo, empeora el cuadro, así como una profesión que requiere estar muchas

Con frecuencia, las varices no son sólo un problema estético, sino que provocan intensas molestias.

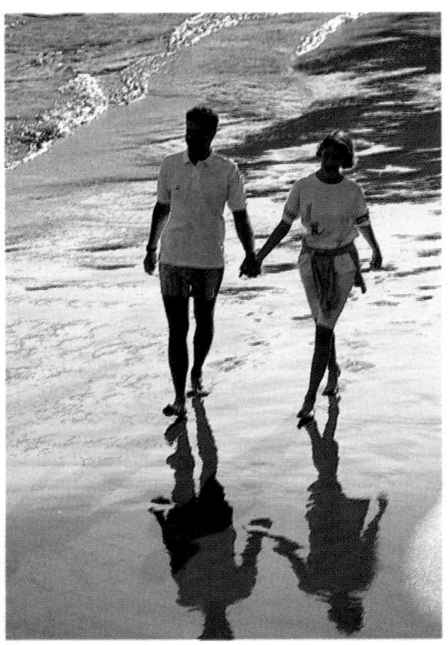

Cuando existen varices, el caminar ayuda a mantener la salud.

horas de pie. En las varices muy dilatadas el flujo sanguíneo prácticamente se detiene, de forma que se favorece la coagulación sanguínea espontánea, es decir, la formación de trombos.

Diagnóstico: pruebas funcionales, y en ocasiones flebografía (representación radiográfica de las venas).

Tratamiento: las formas leves no precisan más tratamiento que la prevención de un empeoramiento de las varices. Debe evitarse el permanecer durante largo tiempo de pie; en caso necesario deberá cambiarse de trabajo. Si las varices están muy dilatadas, el dermatólogo o el cirujano podrá realizar una esclerosis mediante la inyección local de fármacos. De esta manera puede desaparecer prácticamente la enfermedad. Sin embargo, más adelante pueden aparecer trastornos si persiste la causa desencadenante de las varices (por ejemplo, trabajar de pie).

El realizar de manera continuada determinados ejercicios de fisioterapia pueden evitar un empeoramiento del proceso. Durante el reposo deben mantenerse las piernas elevadas, y evitar la utilización de medias y calcetines que aprieten. Es necesario regular el ritmo deposicional. La medicina natural recomienda alternar baños calientes y fríos en las piernas, así como los frotamientos en seco por la mañana y por la noche. El médico es el que debe decidir si es necesaria la utilización de una venda elástica o de medias adecuadas. Aunque éstas no deben impedir de tal manera la función de la pared venosa que aumente su debilidad.

Hemorroides

Receta para el tratamiento de las hemorroides:

Mezcla: hojas de nogal (Folia juglandis) *5 g; hinojo* (Fructus foeniculi) *5 g; flores de manzanilla* (Flores chamomillae) *5 g; raíz de hibisco* (Radix althaeae) *10 g; corteza de frángula* (Cortex frangulae) *20 g.*
Aplicación: infusión; una cucharadita colmada en una taza de agua hirviendo. Tomar una taza por la noche.

No puede realizarse un tratamiento de las hemorroides si no se ha descartado la existencia de un cáncer de recto.

Sintomatología:

1. Prurito anal.
2. Constipación (si no existía ya antes).
3. Dolor durante la defecación.
4. Sangre en heces. Las heces están recubiertas de sangre.

Patogenesia: se trata de una dilatación similar a las varices de las venas del ano. Generalmente, si son poco importantes no provocan molestias, de forma que el afectado no tiene consciencia de sus hemorroides. Los síntomas anteriormente mencionados aparecen en un estadio avanzado.

Debido a la presión que se realiza al defecar, se produce un estasis sanguíneo que consecuentemente genera un apreciable aumento del tamaño de las hemorroides. Finalmente, éstas pueden salir al exterior. Como consecuencia del dolor que provoca la expulsión de las heces, se produce una constipación involuntaria, por cuyo motivo el paciente debe realizar una mayor presión para expulsar las heces, lo que provoca, como el pez que se muerde la cola, un empeoramiento de su dolencia. La eliminación de las heces se hace entonces más dolorosa.

Causa: como en el caso de las ya mencionadas varices, en general pueden existir diversas causas, que con frecuencia actúan conjuntamente: debilidad congénita de la pared venosa, constipación crónica (presión del bolo fecal sobre las venas), sobrepeso y otras enfermedades internas (por ejemplo, cirrosis hepática).

Diagnóstico: exploración física y consecuente investigación de la enfermedad de base.

Tratamiento: los casos leves permanecen completamente asintomáticos una vez regulado el ritmo intestinal. Esta importante medida debe tomarse en todos los casos. Un ritmo deposicional regular con heces blandas no requiere hacer presión, por lo que no se favorecerá la irritación mecánica del ano. Cuando existe prurito y dolor, los baños calientes de asiento con infusión de manzanilla y la utilización de las pomadas antihemorroidales adecuadas son muy efectivos. Siempre que exista hemorragia al defecar, debe consultarse al médico, para que estudie a fondo si esta hemorragia se debe simplemente a las hemorroides o a un cáncer de recto que precisa un tratamiento inmediato. Si con las medidas mencionadas no se consigue un alivio duradero, pueden esclerosarse las hemorroides mediante la inyección local de fármacos. En episodios de estadios muy avanzados el tratamiento quirúrgico da muy buenos resultados.

Pronóstico: se trata de una dolencia molesta y dolorosa pero sin importancia. Con el tratamiento médico las molestias pueden desaparecer o disminuir en poco tiempo.

Flebitis y tromboflebitis

1. Flebitis superficial

Sintomatología:

1. Endurecimiento de los tractos venosos, con frecuencia en venas varicosas.

2. Enrojecimiento, más adelante también calor y dolor en el vaso afectado. En ocasiones también aparece febrícula.

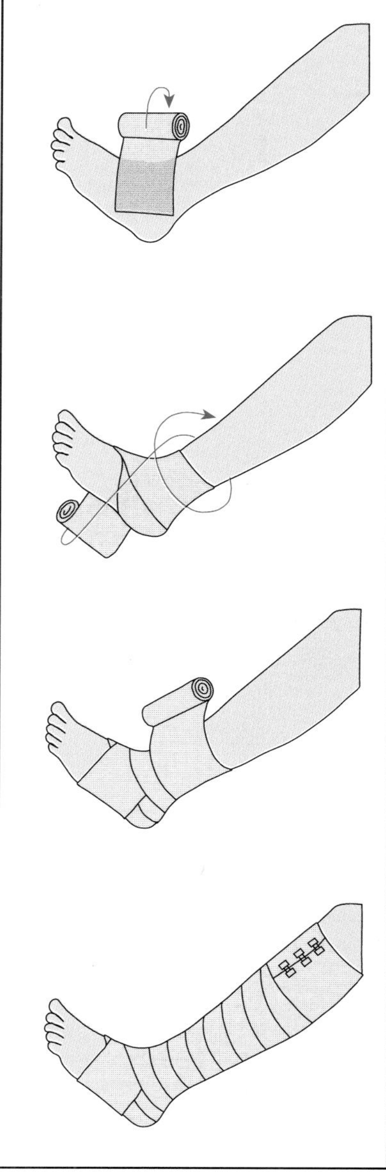

El vendaje compresivo debe presionar el tejido y evitar el estasis sanguíneo. No ha de quedar holgado pero tampoco apretado, ya que de ser así impedirá la circulación.
La venda elástica, de 8 a 10 cm de ancho, ha de tensarse de forma regular sobre el empeine. Pasarla alrededor del talón, para después llevarla hacia la parte anterior del pie y de nuevo hacia la pierna. Seguidamente subirla de forma regular a lo largo de la pierna.

Causa: trastornos circulatorios en venas varicosas. Inflamaciones tras infecciones o traumatismos. Pueden formarse trombos en la pared del vaso inflamado.

Tratamiento: tratamiento del dolor, colocación de un vendaje compresivo, con que se debe caminar mucho. Con frecuencia se obtiene alivio mediante el tratamiento local con vendajes con pomadas refrescantes. Además deben administrarse antiinflamatorios.

Pronóstico: cuando la flebitis superficial se trata a tiempo y correctamente, la enfermedad remite en unos pocos días y como máximo en el curso de una o dos semanas.

Dolor en la pantorrilla especialmente cuando se realiza presión sobre la planta del pie, hinchazón de la pierna afectada.

Así puede evitarse la tromboflebitis:

- *Mantener en forma la circulación sanguínea mediante el deporte.*
- *¡Dejar de fumar!*
- *Las mujeres de más de 35 años deberían dejar de tomar anticonceptivos orales y elegir otro método.*

El sobrepeso no sólo sobrecarga el corazón y la circulación, sino también las venas.

Factores de riesgo de la tromboflebitis profunda:

Traumatismos graves y cirugía mayor.
Enfermedades cancerosas y diabetes mellitus.
Insuficiencia cardíaca, sobrepeso, varices.
Gestación.
Trastornos congénitos de la coagulación.
Largos trayectos en coche o avión.

2. Tromboflebitis profunda

Sintomatología: dolor en la pantorrilla especialmente cuando se realiza presión sobre la planta del pie, hinchazón de la pierna afectada y en los casos avanzados coloración azulada de la pierna. Aumento de los síntomas al dejar colgar la pierna. Sin embargo, con frecuencia la tromboflebitis profunda empieza de forma solapada con o sin dolor difuso en la pierna, de forma que sólo se realiza el diagnóstico cuando se produce una embolia pulmonar. Ante una hinchazón unilateral de una pierna siempre debe sospecharse la existencia de un trastorno venoso.
Aproximadamente el 90 % de las tromboflebitis profundas afectan a las piernas o la zona pélvica, y sólo en un 5 % de los casos la afectación se sitúa en los brazos y hombros.

Etiología: trastornos de la circulación venosa de las piernas por sobrepeso, reposo prolongado en cama, tumores. Se trata de un coágulo sanguíneo en la vena, generalmente varicosa, seguida de la consiguiente inflamación. Como consecuencia de este proceso se entorpece la circulación, de modo que se produce edema en la pierna.
Una causa frecuente es la anticoncepción hormonal, especialmente combinada con el tabaquismo. En el 25 % de los pacientes, la trombosis aparece sin ningún motivo aparente, o existen trastornos de la coagulación sanguínea.

Diagnóstico: exploración física, ecografía y/o flebografía.

Tratamiento: acudir inmediatamente al médico para evitar la embolia pulmonar y las secuelas (el así llamado síndrome postrombótico). El tratamiento se realiza con medicamentos anticoagulantes (heparina, seguida de Marcumar® o Sintrom®). También puede practicarse la disolución del trombo mediante fármacos fibrinolíticos (estreptoquinasa, uroquinasa) o una intervención quirúrgica (trombectomía), dependiendo de la localización y de cuándo haya aparecido el trombo.
Una importante medida terapéutica aguda es el vendaje compresivo, que presiona el trombo contra la pared venosa y de esta manera lo mantiene fijo. Con ello se evita el riesgo de una embolia. No es aconsejable hacer reposo en cama siempre que se haya practicado un buen tratamiento compresivo.

Autoayuda: para prevenir o mejorar la evolución de la temida tromboflebitis existen algunas reglas de eficacia comprobada que deben seguirse:

Evite las actividades en posición sentada o de pie que duren más de una hora. Entremedio dé algunos pasos o haga como mínimo algunos ejercicios de movimiento de los dedos de los pies. Siempre que sea posible coloque las piernas en alto.

Camine descalzo donde y cuando pueda. A ser posible, utilice calzado cómodo de tacón bajo. La persona que siempre o con frecuencia utiliza calzado con tacón de más de seis centímetros de alto pone en peligro la salud de sus piernas y sus venas. Son preferibles los zapatos que mantienen el pie sujeto.

A ser posible, practique deporte con frecuencia y regularmente, sobre todo caminar, ir en bicicleta o nadar. Los deportes con alto riesgo de lesiones como el balonmano o el fútbol son menos adecuados; tampoco son muy beneficiosos el tenis o el squash, en los que a menudo se hacen paradas bruscas.

El mejor medio de prevenir la tromboflebitis es la práctica regular de deporte. Los deportes de resistencia como el ciclismo, el caminar o la natación son especialmente adecuados.

Si se le hinchan las piernas, debe descubrir las situaciones en las que esto ocurre con especial frecuencia. Tome nota de las actividades, las condiciones climáticas y otros factores.

Observe el perímetro de la pierna en la zona del tobillo y de la pantorrilla y, en caso necesario, mídalo.

Hágase duchas en los pies y en los muslos como mínimo dos veces al día durante unos minutos con agua fría (pero no helada) de arriba hacia abajo. Esto también alivia a las venas inflamadas.

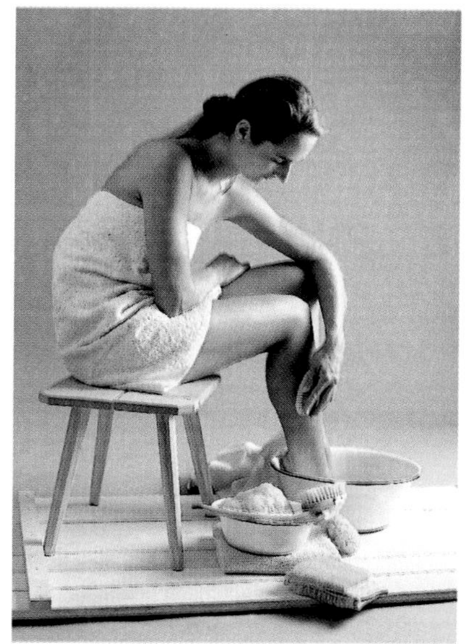

Un baño frío (pero no helado) diario mejora los edemas venosos. Las duchas también son adecuadas para aliviar las molestias.

Si existen edemas, alce las piernas por la noche. Es mejor levantar el extremo de la cama unos diez centímetros que poner un cojín debajo de los pies. Un somier graduable es ideal.

Vigile su peso. El sobrepeso no sólo sobrecarga el corazón y la circulación, sino también las venas. Coma menos grasas pero más fruta y verdura con vitaminas y fibra. Sobre todo en las estaciones de más calor, beba lo suficiente, como mínimo dos litros diarios. Elija agua mineral pobre en sodio. Deje de fumar.

Evite el calor excesivo. Durante el verano permanezca la mayor parte del tiempo a la sombra. Las botellas de agua caliente o las esterillas eléctricas no son recomendables. La persona que ha sufrido una tromboflebitis debe evitar la sauna.

Evite todos los movimientos y actividades relacionadas con tensión, por ejemplo, levantar pesos. Por el mismo motivo debe procurar que las heces sean blandas; la constipación y la tensión que ha de hacer para expulsar las heces empeora la dolencia.

Lleve regularmente las medias compresivas prescritas por el médico. Actualmente se encuentran en muchos colores, de forma que no pueden diferenciarse de otras medias. Las medias hacen que las venas estén ligeramente comprimidas, y así se consigue que las válvulas venosas recuperen su capacidad de cierre y que la sangre no se acumule en la zona inferior de la pierna. La sangre puede regresar con mayor rapidez al corazón, y se solucionan los edemas.

La constipación y la tensión que se ha de hacer para expulsar las heces empeora la tromboflebitis.

Tome anticonceptivos orales sólo después de consultar a su médico y bajo control médico regular. Si es mayor de 35 años, debería decidirse por otro método anticonceptivo.

Úlcera crural

Se trata de una ulceración cutánea crónica que puede desarrollarse en las personas con varices. El tratamiento es difícil y lo debe hacer el dermatólogo (*véase* el capítulo «La piel»).

Cuando hay varices pueden producirse úlceras cutáneas de difícil cicatrización.

Imagen endoscópica de una arteria coronaria, que garantiza el aporte de sangre al corazón. Miles de arterias del tamaño de un cabello recorren el miocardio y aseguran su importante función.

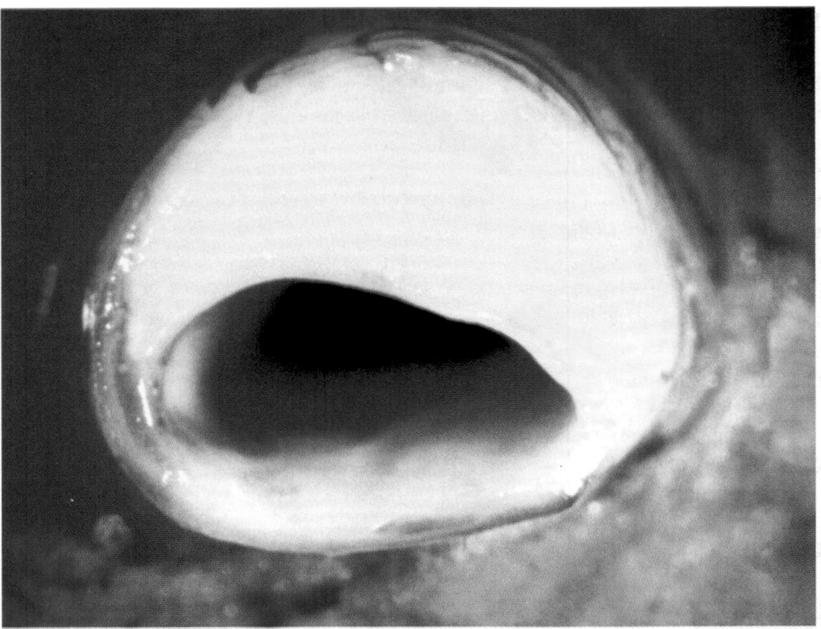

De hecho, la sangre es un fluido muy especial. Como órgano líquido representa, a través de la circulación, la conexión entre todos y cada uno de los órganos, tejidos y células de nuestro organismo y asegura sus funciones vitales.

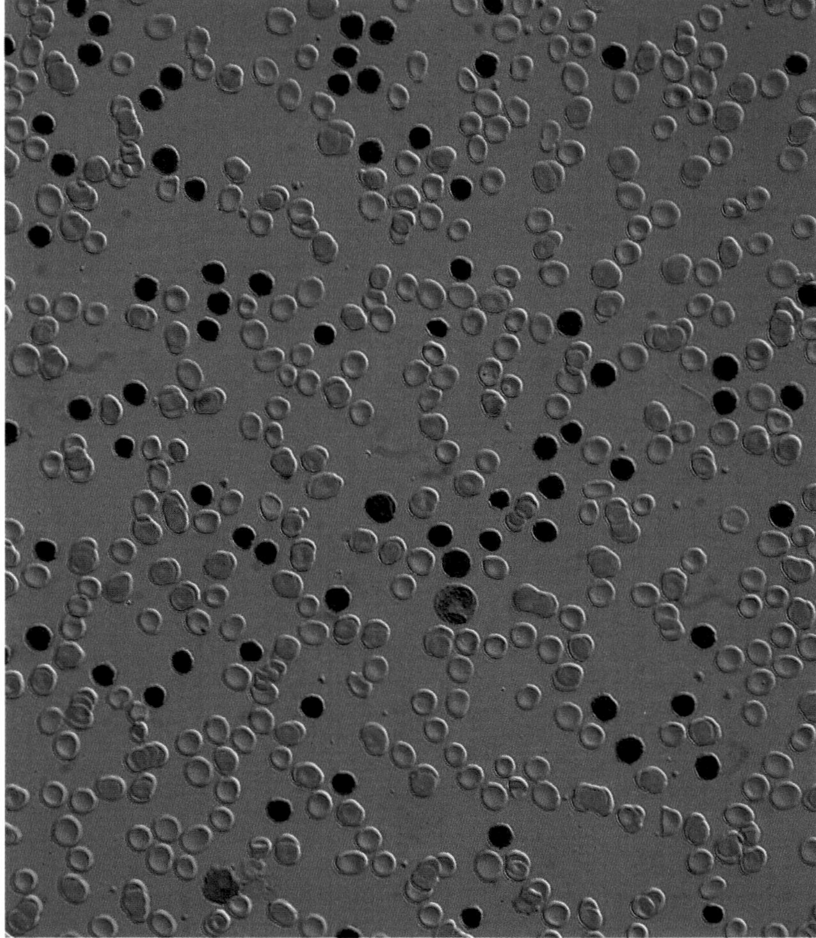

Células sanguíneas. A aproximadamente 320 aumentos, pueden reconocerse claramente bajo el microscopio las formas características de las células sanguíneas.

LA SANGRE Y SUS ENFERMEDADES

La sangre es mucho más que un simple fluido corporal. Como órgano líquido representa, a través del sistema circulatorio, la conexión entre todos y cada uno de los órganos, tejidos y células de nuestro organismo y asegura sus funciones vitales.

En el hombre, la sangre corresponde a entre un 6 y un 8 % del peso corporal; en un adulto ello representa un volumen de cuatro a seis litros. Aproximadamente una tercera parte de este volumen no forma parte directamente de la función circulatoria, sino que se encuentra en el sistema capilar del hígado, bazo, pulmones y piel, en una especie de almacén, y sólo se pone en marcha cuando es necesario (esfuerzos físicos, enfermedad con un gran aumento del metabolismo, etc.).

COMPOSICIÓN DE LA SANGRE

Plasma sanguíneo

La parte líquida de la sangre, el plasma sanguíneo, corresponde aproximadamente al 56 % del volumen total y la parte celular, aproximadamente al 44 %. Esta parte celular del volumen total puede medirse, y su determinación se conoce como hematocrito. El plasma sanguíneo está formado en su mayor parte por agua (aproximadamente el 90 %), minerales y proteínas. Una de las proteínas más importantes es el fibrinógeno, necesario para la coagulación sanguínea, para lo que se transforma en fibrina. Si se deja sangre recién extraída en un recipiente, ésta se coagula en poco tiempo; las células sanguíneas quedan atrapadas entre los filamentos de fibrina en que se ha transformado el fibrinógeno. El plasma sanguíneo sin fibrinógeno se conoce como suero.

Proteínas: existen aproximadamente cien tipos de proteínas en el plasma. Los grupos principales son la albúmina y las globulinas. En conjunto, en los tres litros de plasma del organismo éstas representan aproximadamente entre 180 y 240 gramos. Las proteínas del plasma se renuevan constantemente, y el tiempo de vida media de la albúmina es de diez a quince días y el de las globulinas aproximadamente de cinco días; es decir, tras este tiempo se ha renovado la mitad de la proteína.

La composición de las proteínas sanguíneas puede determinarse mediante métodos electroforéticos. Mediante la electroforesis se diferencian, además de las inmunoglobulinas, las proteínas transportadoras, el sistema del complemento, los factores de la coagulación, las proteínas que dependen del desarrollo, las enzimas y los inhibidores enzimáticos.

Nutrientes: las sustancias que el organismo capta, procesa y elimina necesitan la sangre como medio de transporte, por lo que pueden detectarse de forma transitoria o constante. Los lípidos, es decir, las grasas, desempeñan un papel importante tanto para el anabolismo como para el metabolismo funcional. Otro nutriente que se encuentra en sangre es la glucosa, que por una parte actúa como liberador principal de energía y que por otra se utiliza también en un gran número de uniones. Contrariamente a las grandes oscilaciones del nivel de lípidos en sangre, el nivel de glucosa permanece constante con desviaciones muy ligeras del valor normal. Cuando la producción de insulina es insuficiente se produce una importante elevación de la glucemia.

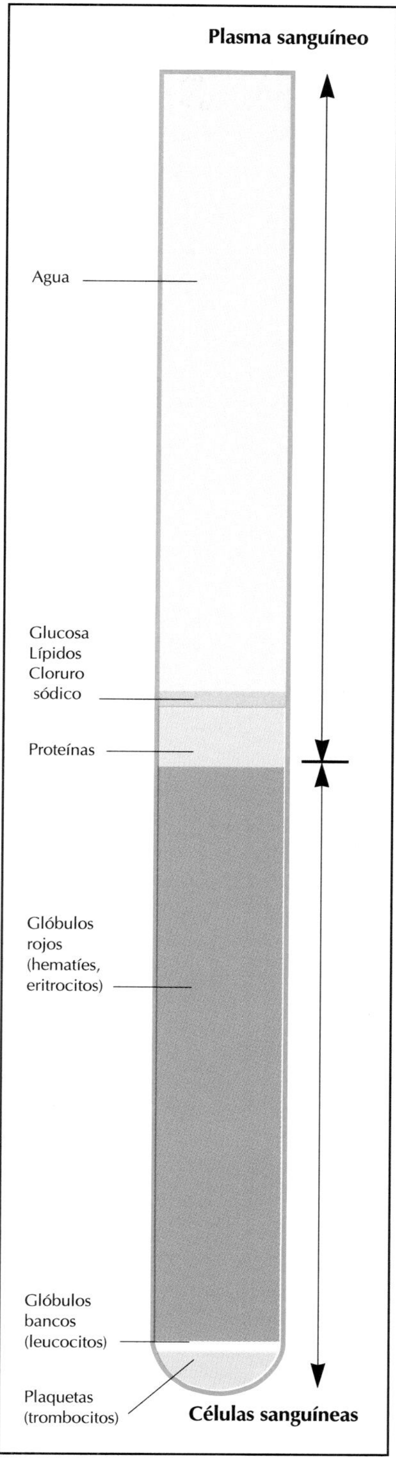

El gráfico muestra de forma resumida los principales componentes de la sangre, así como su proporción cuantitativa frente al volumen total.

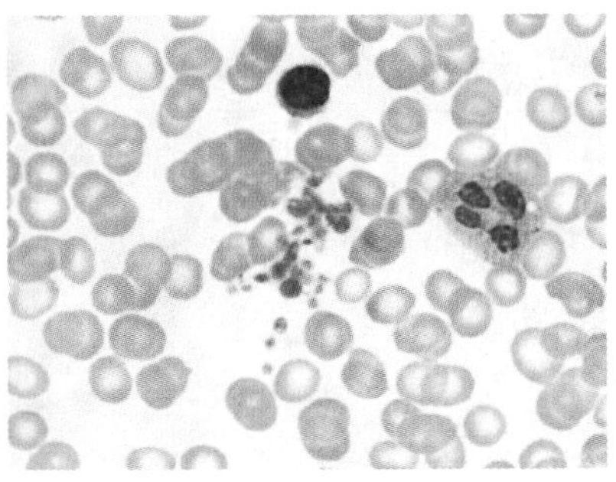

Células sanguíneas: eritrocitos y leucocitos. A la derecha, un granulocito; en la parte superior, un linfocito y plaquetas.

Vitaminas: están disueltas en el plasma o unidas a las proteínas y son transportadas en el plasma; su cantidad depende de su aporte a través de la dieta o de su síntesis intestinal por parte de las bacterias. Lo mismo ocurre con los **oligoelementos**, que tienen determinadas funciones en el organismo, como el hierro, el cobre, el yodo, el cobalto, el zinc, etc. En el plasma sanguíneo también están presentes en gran proporción las hormonas y las enzimas, que se presentan bajo diversas estructuras químicas, sufren importantes oscilaciones y cuyo déficit o hiperproducción es causa de determinadas enfermedades.

Debido a los procesos metabólicos llegan a la sangre sustancias que son nocivas para el organismo, y que deben ser eliminadas como **sustancias de desecho** (detritos). A este grupo pertenecen los productos finales del metabolismo proteico (sobre todo la urea), el anhídrido carbónico y también el agua. Los riñones aseguran la composición constante del plasma sanguíneo, ya que a través de la orina eliminan estos productos de degradación, especialmente del metabolismo proteico (y también sustancias extrañas para el organismo); según las necesidades del organismo, se determina la cantidad, composición, presión osmótica y pH de la orina. Si debido a una insuficiencia renal estos productos de degradación se acumulan en la sangre, la persona sufrirá una uremia (intoxicación urémica). El anhídrido carbónico producido en los procesos oxidativos en el metabolismo tisular es transportado por la sangre en forma de bicarbonato hasta los pulmones, desde donde se expulsa. Si se origina un aumento del anhídrido carbónico en sangre, se produce una estimulación del centro respiratorio cerebral y se acelera la respiración, para eliminar el exceso de éste a través de la respiración. El agua que se vierte al sistema circulatorio se elimina principalmente a través de la orina, pero también a través de los pulmones y de la piel.

Las sales sanguíneas, que generalmente se presentan en forma de bicarbonato o de fosfato, son imprescindibles para importantes funciones orgánicas, como la contracción muscular o la excitabilidad nerviosa.

Sales sanguíneas: las sales inorgánicas del plasma sanguíneo son de gran importancia. Se trata principalmente del cloruro sódico y, en cantidades menores, de compuestos de calcio, magnesio y potasio. Mientras que la principal función del cloruro sódico es el mantenimiento de la presión osmótica, las sales restantes, que en su mayoría se presentan en forma de bicarbonato o fosfato, son imprescindibles para importantes funciones vitales del organismo, como la contracción muscular o la excitabilidad nerviosa. Por otra parte, realizan una función de tampón químico que contribuye al mantenimiento de un pH sanguíneo ligeramente alcalino, y con ello a que el medio químico del organismo sea constante.

Células sanguíneas

Basándose en su forma, tamaño y función, entre los leucocitos se distinguen:
- *granulocitos*
- *linfocitos*
- *monocitos*

La parte celular de la sangre corresponde aproximadamente al 44 % del volumen total. Este hematocrito determina la viscosidad de la sangre: si el número de eritrocitos aumenta o disminuye el volumen plasmático en relación con la parte celular, disminuye la fluidez de la sangre, se vuelve espesa. De esta manera aumenta el trabajo cardíaco, se dificulta la circulación y aumenta la tendencia coagulativa en el sistema vascular.
La parte celular se compone de tres grupos diferentes: los eritrocitos, los leucocitos y las plaquetas. A pesar de que tanto los eritrocitos como las plaquetas carecen de núcleo, presentan un metabolismo, al igual que los leucocitos.
Los **eritrocitos** representan el mayor porcentaje de las células sanguíneas. Son responsables del color rojo de la sangre. Su número en el volumen sanguíneo es bastante constante: aproximadamente 5×10^{12} eritrocitos por litro, lo que representa alrededor de cinco millones de eritrocitos en una millonésima parte de

un litro de sangre. Los valores varían en ambos sexos: en las mujeres son algo inferiores a los citados (aproximadamente 4,6 x 10^{12}/litro). Los hematíes carecen de núcleo, son esféricos, con una ligera depresión central, es decir, bicóncavos, de unos dos micrómetros (μm) de grosor, un diámetro de aproximadamente 7,5 μm y un volumen de 80 a 90 $μm^3$. Su forma la determina una sustancia estructural, el denominado estroma, rodeada por una membrana, que contiene las características del grupo sanguíneo.
En el estroma se encuentra depositado el pigmento rojo de la sangre, la hemoglobina, que es una combinación de una proteína, la globina, con el pigmento que contiene el hierro, el grupo hemo. La **hemoglobina**, que representa aproximadamente el 90 % del peso seco del eritrocito, es la sustancia transportadora del oxígeno en la sangre, que es así transportado desde los pulmones hasta todas las regiones del organismo, donde queda a disposición de los procesos metabólicos.

La hematopoyesis (formación de la sangre) tiene lugar en diferentes partes del organismo, sobre todo en la médula ósea, en el hígado, en los ganglios linfáticos y en el bazo.

Los **leucocitos** se encuentran en la sangre en una proporción de 4 hasta 10 x 10^9/litro, es decir, por cada 100 eritrocitos encontramos aproximadamente un leucocito. Esta cifra es relativamente constante; sin embargo, en caso de infección o leucemia puede sufrir un aumento importante.

Representación esquemática simplificada de la hematopoyesis en el organismo humano, que parte de la célula madre y, a través de pasos intermedios, finaliza con las células sanguíneas.

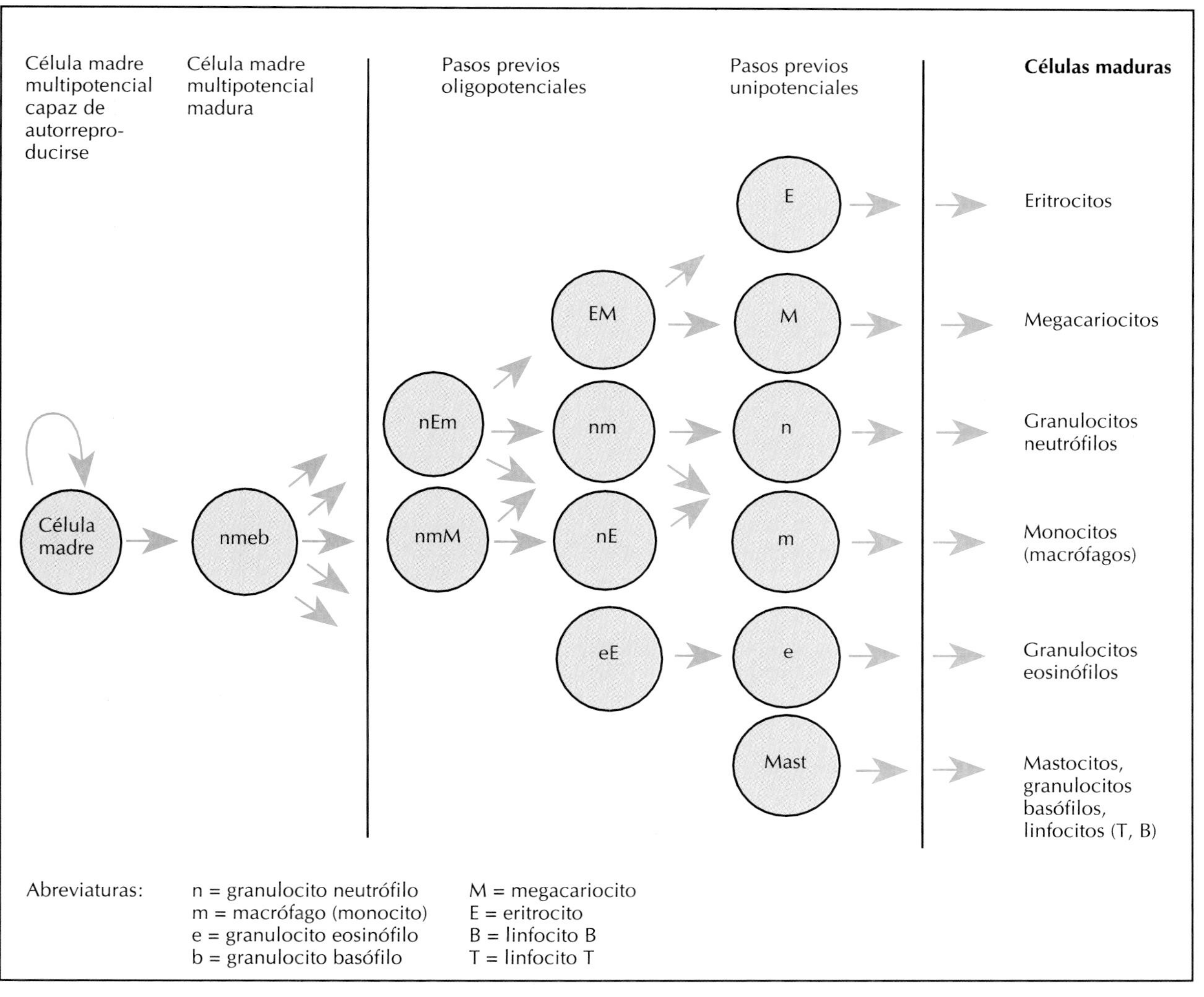

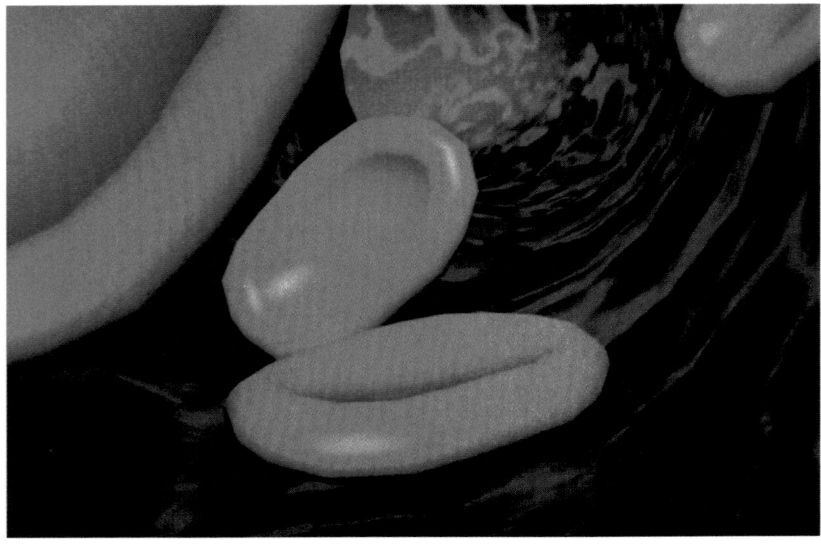

Eritrocitos en el interior de una arteriola. Cada eritrocito recorre diariamente alrededor de 15 kilómetros con el fin de aportar el oxígeno necesario a todos los sistemas orgánicos.

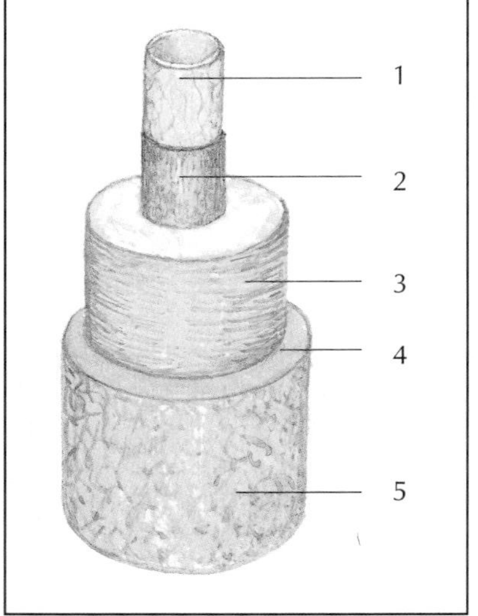

Estructura de un vaso sanguíneo: (1) endotelio (recubierta celular con una capa de epitelio plano); (2) elástica interna (endotelio vascular elástico); (3) media (pared arterial media formada por una gruesa capa de células musculares lisas); (4) elástica externa (exotelio vascular elástico); (5) adventicia (pared vascular externa de tejido conectivo, donde se encuentran los vasos nutricionales de la arteria).

Entre los leucocitos, los más numerosos son los **granulocitos**, que representan alrededor del 60 % y que cumplen determinadas funciones en el sistema defensivo inespecífico. Pueden compararse a una especie de tropa policial de la salud de aparición rápida. Son atraídos por los agentes infecciosos que han entrado en el organismo, sobre todo bacterias, y abandonan el sistema vascular en los capilares con el fin de envolver al intruso con su citoplasma, en cierta manera «devorarlo», es decir, lo fagocitan y lo destruyen mediante enzimas digestivas. Las grandes cantidades de este tipo de granulocitos en la región tisular junto con el fluido tisular forman el pus.

Los granulocitos eosinófilos y basófilos son granulocitos especiales que aparecen en pequeñas proporciones, cuyo nombre proviene de su coloración con diversas tinciones, que tienen determinadas funciones en el organismo.

Una tercera parte de los leucocitos son **linfocitos**. Éstos forman parte del sistema inmunitario del organismo, cuyas funciones se reparten diferenciadamente y cooperan con otras células, por ejemplo, con los granulocitos y los monocitos.

Las relaciones cuantitativas de los distintos tipos de leucocitos en la sangre no reflejan necesariamente las relaciones reales de estas células en los distintos tejidos del organismo. A pesar de que se habla de células sanguíneas, en cierta manera son más frecuentes fuera de los vasos sanguíneos.

Las **plaquetas (trombocitos)** son delgados y pequeños discos que carecen de núcleo y de color, cuyo diámetro es de dos a cinco micrómetros, y que cumplen importantes funciones en el proceso de la coagulación sanguínea. Se forman por la desintegración de los megacariocitos en la médula ósea. En el volumen total de sangre se encuentran alrededor de 400×10^9 trombocitos. Son especialmente adhesivas, de forma que se fijan fácilmente a las células lesionadas del endotelio vascular. La mayoría de las veces se produce entonces una acumulación, es decir, la agregación de muchas plaquetas. Este proceso lo desencadena un gran número de circunstancias. El agregado libera sustancias que influyen de forma reguladora en el proceso de la coagulación. La formación de un «trombo blanco», que impermeabiliza en un primer momento la zona vascular lesionada, se sustituye por la aparición de un «trombo rojo», que cierra la herida.

Hematopoyesis (formación de la sangre)

La circulación de la sangre asegura todas las funciones del organismo. Una irrigación insuficiente provoca la muerte de la zona afectada.

La formación de los diferentes componentes de la sangre tiene lugar en distintos órganos. Todos los componentes celulares se forman en la médula ósea, donde se produce un desarrollo escalonado y donde se multiplican intensamente. Sólo cuando se ha alcanzado un determinado estado de maduración o funcional de las células, se produce su liberación a la corriente sanguínea. En el caso de los eritrocitos, ésta es su última etapa funcional, y circulan durante 100 o 120 días. Una vez transcurrido este período, se agotan sus reservas metabólicas, su membrana se hace permeable, la célula pierde su elasticidad, de forma que ya no son capaces de amoldarse al interior de los capilares, y finalmente son atrapados en el sistema reticular del bazo y fagocitados por los macrófagos.
Las plaquetas también son liberadas a la circulación sanguínea después de la fragmentación de los megacariocitos, donde presentan un tiempo de vida media de alrededor de diez días, sensiblemente inferior al de los hematíes. Los granulocitos, monocitos y linfocitos también se producen en la médula ósea. Estos tres tipos celulares utilizan la sangre sólo como medio de transporte para alcanzar el lugar de actuación del sistema defensivo inespecífico (granulocitos y monocitos) o bien de los mecanismos inmunológicos específicos (linfocitos). Una vez allí abandonan los capilares, con el fin de actuar con eficacia en el lugar del evento.

Todos los componentes celulares de la sangre se forman en la médula ósea, donde se produce un desarrollo escalonado y donde se multiplican intensamente. Sólo cuando se ha alcanzado un determinado estado de maduración o funcional de las células se produce su liberación a la corriente sanguínea.

Los granulocitos también presentan un tiempo de vida media corto. Como mínimo después de tres días, las células muertas son captadas y destruidas por los macrófagos. En este caso también está garantizada la producción de nuevos granulocitos.
El destino de los linfocitos, después de su producción en la médula ósea, es diverso y depende del tipo (*véase* el capítulo «Sistema inmunitario y alergias»). Así, en este tipo de células se distingue entre los linfocitos de vida media corta y los de vida media prolongada; estos últimos mantienen en su memoria («células con memoria»), durante meses o años, el recuerdo de contactos anteriores con sustancias extrañas (antígenos).

FUNCIONES DE LA SANGRE

Una de las principales funciones de la sangre es la de **transporte**. El transporte del oxígeno y el anhídrido carbónico es imprescindible para los procesos vitales. En el organismo, la energía suministrada por los nutrientes es nuevamente liberada mediante procesos oxidativos. El oxígeno necesario para esta oxidación biológica es captado por los pulmones y transportado hasta las células a través de la sangre (hemoglobina). El anhídrido carbónico y el agua resultantes son transportados de nuevo por la sangre.
El transporte de los nutrientes, hidratos de carbono, lípidos y proteínas se realiza a través de la sangre, una vez han sido éstos ingeridos con la dieta y procesados en pequeños fragmentos moleculares en la región intestinal.
El transporte de los metabolitos no sólo concierne al monóxido de carbono y al agua, sino también a los productos finales del metabolismo proteico. El amoníaco resultante de este metabolismo se combina de tal forma que la mayor parte de los productos de degradación se transportan en forma de urea hasta los riñones a través de la sangre y se eliminan por la vejiga urinaria.
La sangre también toma parte en el transporte de información. La transmisión se realiza mediante las hormonas. Recientemente se han analizado sustancias activas de tipo hormonal que, como citoquinas, estimulan o frenan, incluso interrumpen, las funciones de determinadas células. Éste es el caso por ejemplo de

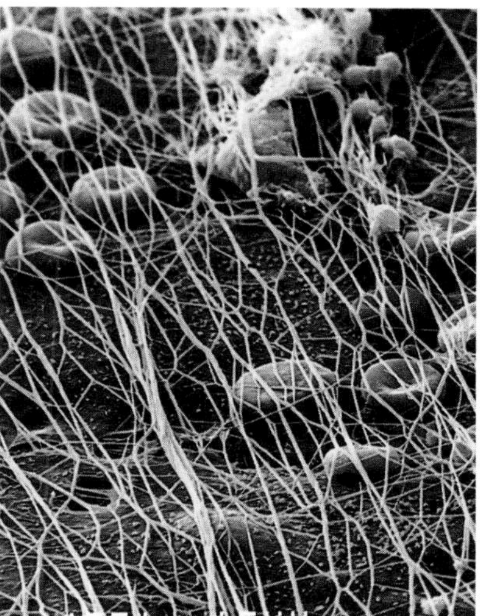

Coagulación sanguínea: la fibrina forma una red de malla ancha en la que quedan atrapadas las células sanguíneas.

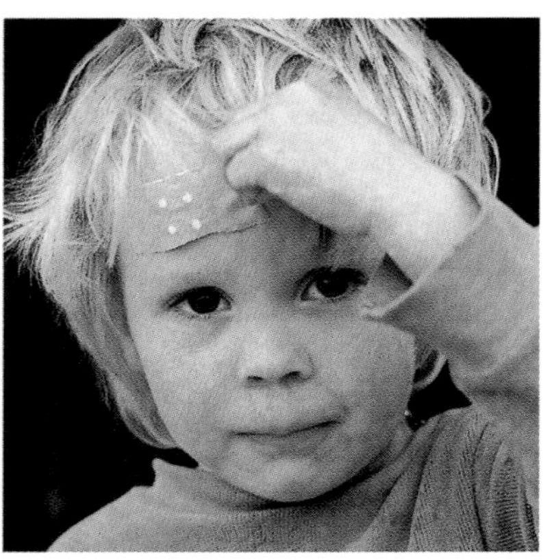

El tiempo de coagulación normal de la sangre debe oscilar entre los cinco y los seis minutos. Si este «tiempo de sangría» se alarga notablemente, existirá la sospecha de un trastorno patológico de la coagulación.

la eritropoyetina, sintetizada en los riñones, que estimula la producción de los eritrocitos en sus diferentes etapas de desarrollo, de forma que cuando se produce una insuficiencia renal (por ejemplo, por una enfermedad renal grave) se produce necesariamente una anemia. Hoy en día, la eritropoyetina puede obtenerse mediante técnicas genéticas y administrarse en forma de fármaco.

Entre las funciones de la sangre también se encuentra **la regulación de la temperatura corporal**, que lleva a cabo conjuntamente con el sistema vascular. Sólo una temperatura corporal constante puede garantizar las condiciones óptimas para la viabilidad y funcionalidad de las células, los tejidos y los sistemas orgánicos. Si el sistema vascular no fuera capaz de reducir esta pérdida mediante una vasoconstricción, al bajar la temperatura ambiental se produciría una pérdida importante de calor. Cuando existe una producción excesiva de calor interno, mediante la vasodilatación de los capilares se consigue disminuir el calor.

La sangre también toma parte en la **regulación del equilibrio hídrico**. La constancia del nivel hídrico del organismo está asegurado por la regulación de la ingesta y la eliminación. A través de los pulmones y de la piel, el organismo elimina constantemente vapor de agua y, a través de la orina, sales y metabolitos en solución acuosa; sin embargo, las pérdidas de agua se vuelven a compensar mediante la correspondiente ingesta de líquidos. La distribución del agua en los espacios intersticiales desempeña un importante papel en la regulación hídrica. Éstos están en constante intercambio con la sangre, de forma que la sangre también es importante en ellos. El papel de la sangre en relación con el sistema inmunitario se tratará en otros apartados.

La sangre realiza el transporte del oxígeno, los nutrientes, los metabolitos y de información. Por otra parte, desempeña un papel importante en la regulación de la temperatura corporal y del equilibrio hídrico del organismo.

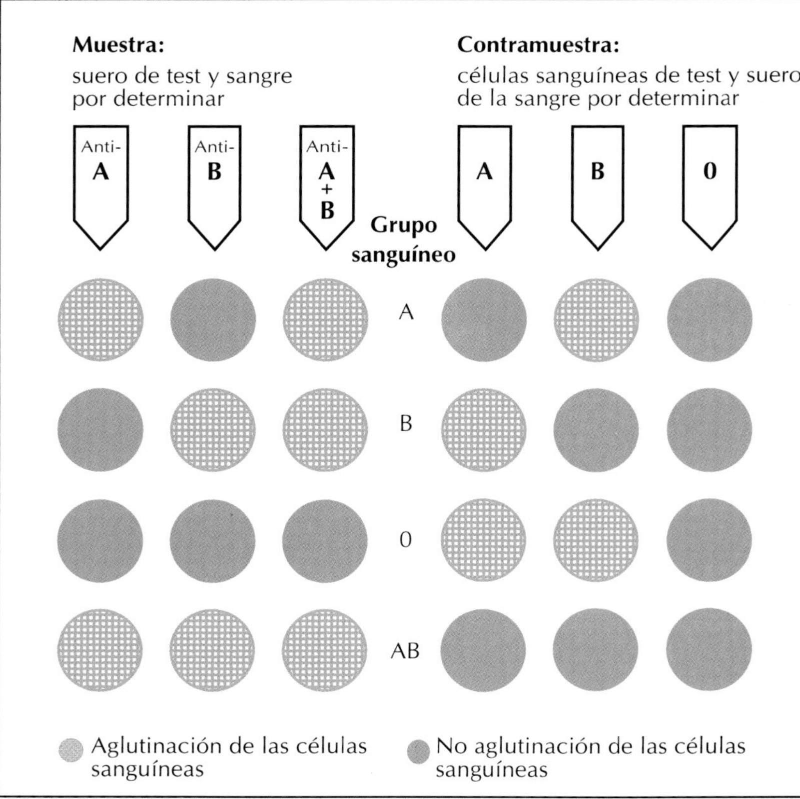

Representación esquemática de una determinación del grupo sanguíneo, que se garantiza mediante la muestra y la contramuestra.

Una **hemorragia** importante pone en peligro la vida. Las lesiones que provocan una hemorragia ponen en marcha los mecanismos de la coagulación, y mediante ellos se cierran los vasos lesionados. No obstante, la tendencia coagulativa en el sistema vascular también pone la vida en peligro si por ejemplo se produce la formación de coágulos, formados por plaquetas, fibrina y eritrocitos, en los vasos coronarios, dado que así se imposibilita el aporte de oxígeno a través de la sangre de determinadas zonas del miocardio (infarto de miocardio).

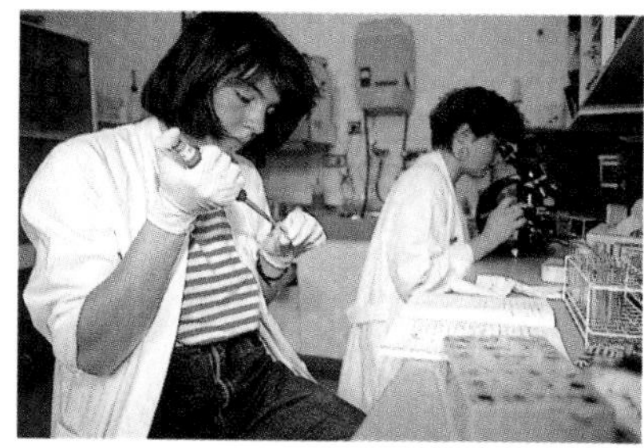

Generalmente, para los estudios de laboratorio y la determinación de los grupos sanguíneos sólo son necesarias pequeñas cantidades de sangre.

Grupos sanguíneos

La sangre humana no tiene unas características unitarias. Existen distintos tipos sanguíneos hereditarios, que se diferencian en la característica de los eritrocitos y en la presencia o ausencia de anticuerpos (aglutininas) en el suero sanguíneo, que son los que provocan la aglutinación de la sangre. En la superficie de las células sanguíneas existen estructuras típicas que hacen posible su clasificación en grupos: sobre los eritrocitos los grupos A, B, AB y 0 (cero), que deben coincidir al realizar una transfusión; sobre los leucocitos los grupos HLA-A, HLA-B, HLA-C y HLA-D con sus numerosos subgrupos, que deben determinarse en caso de trasplante.

La determinación del grupo sanguíneo también es importante para la determinación de la paternidad.

La determinación de los grupos sanguíneos de los hematíes se realiza mediante tres sueros de test; cada uno de ellos presenta anticuerpos contra un determinado grupo sanguíneo que se confrontan con una muestra sanguínea. Cuando los anticuerpos y el grupo sanguíneo concuerdan, se produce una aglutinación de las células hemáticas observable bajo el microscopio. Cuando, por ejemplo, tras añadir a una muestra sanguínea los sueros de test anti-A y anti-AB se produce una aglutinación de las células sanguíneas pero ésta no se produce tras la adición del suero de test anti-B, se trata de sangre del grupo A. Si tras añadir los sueros anti-B y anti-AB se produce una aglutinación pero ésta no se produce con el suero anti-A, nos encontramos ante una muestra del grupo B, etc. Si al añadir los tres antisueros no se produce ninguna aglutinación se tratará de una muestra de sangre del grupo 0. Se realiza también una contraprueba con células de test de los grupos A, B y 0, que se añaden al suero de la sangre cuyo grupo deseamos determinar (*véase* representación esquemática, pág. 164). En Europa , aproximadamente el 42 % de la población pertenece al grupo A, el 38 % al grupo 0, el 13 % al grupo B y el 7 % al grupo AB.

Una intolerancia de grupo sanguíneo entre la madre y el futuro niño puede provocar en el neonato una enfermedad hemolítica.

Factor Rh: otra característica específica de la sangre, similar a los grupos sanguíneos, es el factor Rh. Aproximadamente el 85 % de las personas son Rh positivos, y sólo el 15 % son Rh negativos. Sólo pueden producirse síntomas de intolerancia cuando se transfunde más de una vez sangre Rh positiva (Rh) a una persona Rh negativa (Rh) o cuando se produce más de un embarazo de una mujer Rh negativa de un hombre Rh positivo. De la unión de una mujer Rh negativa con un hombre Rh positivo pueden producirse niños Rh positivo. A través del niño Rh positivo, durante el parto la madre Rh negativa puede sensibilizarse frente a la característica Rh positiva de la sangre de su hijo. Si en un próximo embarazo se desarrolla nuevamente un niño Rh positivo, pueden producirse síntomas de intolerancia entre el organismo materno sensibilizado contra el factor Rh positivo y el feto Rh positivo, que tienen como consecuencia una patología neonatal con intensa anemia e ictericia. Desde que existe la posibilidad de proteger a las mujeres Rh negativas inmediatamente después del parto de un niño Rh positivo con una inmunoglobulina, no se producen las reacciones de intolerancia al factor Rh. La determinación del factor Rh forma parte del estudio rutinario de toda mujer embarazada.

Desde la introducción de la inmunoprofilaxis anti-D ha disminuido considerablemente la intolerancia al Rh.

La transfusión de sangre y de productos hemáticos ha salvado muchas vidas.

TRANSFUSIÓN SANGUÍNEA

La transfusión de sangre y productos hemáticos tiene una gran importancia en la medicina. Invariablemente, constituye una medida terapéutica importante, que con frecuencia salva vidas. Contrariamente a lo que ocurría antiguamente, en la actualidad pocas veces, sólo en muy raras ocasiones, se transfunde sangre completa, por ejemplo en forma de sangre fresca. Actualmente se encuentran en primera línea las transfusiones de componentes de la sangre (hemoderivados), que se aplican de acuerdo con las necesidades terapéuticas. Para la recuperación del volumen plasmático, sobre todo después de grandes hemorragias, se utilizan sustitutivos hemáticos. Permanecen menos tiempo en la vía sanguínea que las sustancias de tipo plasmático.
La siguiente tabla muestra una pequeña selección de los componentes hemáticos más frecuentes y de sus aplicaciones.

Hoy en día las transfusiones se realizan bien con conservas hemáticas o bien con los componentes sanguíneos necesarios para cada caso.

Componentes de la sangre y su aplicación terapéutica

Componente sanguíneo	**Aplicación**
Componentes celulares de la sangre:	
Concentrado de eritrocitos.	Anemia severa.
Concentrado ultracongelado de eritrocitos.	Anemia severa, con la ventaja de una sensibilización muy reducida de las células del donante.
Concentrado de células blancas *(buffy coat)* —en la sangre en reposo (por ejemplo, en un tubo de ensayo), los leucocitos forman una capa amarilla rojiza.	Aplicación cuando existe una leucopenia (disminución de los leucocitos) o una inmunodeficiencia severa.
Concentrado de plaquetas.	Aplicación en la plaquetopenia severa.
Componentes acelulares de la sangre:	
PFC (plasma fresco congelado) o PFAC (plasma fresco con actividad coagulativa).	Como tratamiento de urgencia en las hemorragias severas debidas a un déficit de los factores de la coagulación.
Factor VIII de la coagulación.	Hemofilia A.
Factor IX de la coagulación.	Hemofilia B.

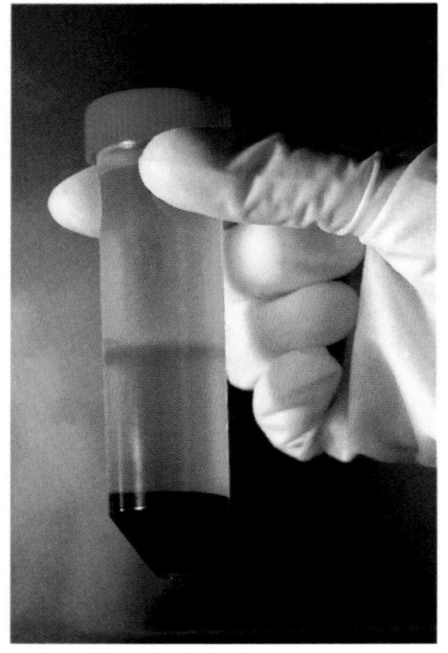

Al realizar un examen sanguíneo, los leucocitos se disponen en forma de anillo rosado en el tubo de ensayo.

Riesgos de la transfusión sanguínea

Los derivados hemáticos forman parte de los preparados biológicos incluidos en la Ley del Medicamento. Según esta ley, antes de su utilización cada medicamento debe cumplir estrictos criterios de inocuidad y eficacia. En todo preparado que utiliza como sustancia de partida la sangre humana, debe excluirse con la mayor probabilidad el peligro de transmisión de algún agente infeccioso.

En numerosos países, las **normas de seguridad** para la sangre y los productos hemáticos constituyen unas de las más estrictas. Éstas empiezan con la elección y estudio del donante. Cada donación de sangre se sigue de un gran número de análisis y determinaciones para valorar el estado de salud del donante. Junto con la determinación del grupo sanguíneo, se estudia la posible presencia de anticuerpos contra marcadores de grupo sanguíneo extraño. Se estudia el corazón, la circulación y el hígado; asimismo se estudian determinadas infecciones como la sífilis, la hepatitis B y la hepatitis C. Desde 1985 se realiza también de forma obligatoria un test VIH (SIDA).

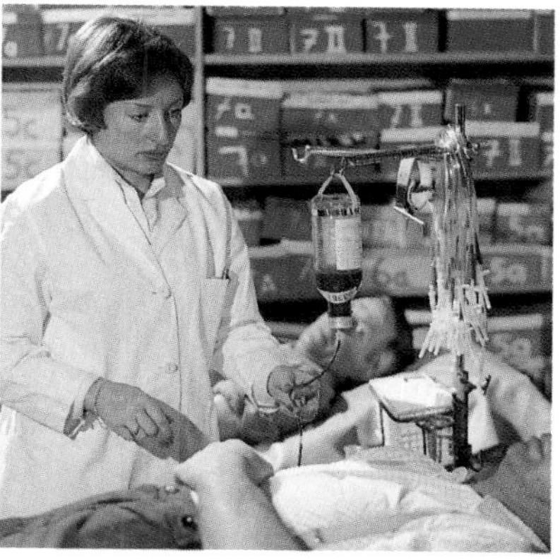

La donación voluntaria de sangre, para la que toda persona está capacitada, ayuda a muchas personas que necesitan con urgencia sangre o productos hemáticos.

Mediante un **«documento anónimo de autoexclusión»**, cada donante de sangre decide si su sangre puede ser utilizada para la transfusión. De esta manera, las personas que pertenecen a grupos de riesgo tienen la posibilidad, mediante un cuestionario que cada donante rellena sin coacciones, de señalizar que su sangre no debería seguir siendo utilizada. Naturalmente, el material utilizado para las donaciones de sangre está completamente esterilizado y sólo se utiliza una vez.

Análisis de laboratorio: tras la donación, la sangre se estudia varias veces en el laboratorio. Actualmente existen procedimientos muy sofisticados para la detección de los virus de la hepatitis y del SIDA. Sólo si estos resultados son negativos, se podrá seguir procesando la sangre. Para ello se separan sus componentes sólidos de los líquidos. Seguidamente, el plasma sanguíneo se ultracongela a –30 °C, y así se mantiene durante aproximadamente medio año.
En parte, el plasma es utilizado directamente para transfusión. Sin embargo, una gran parte se procesa para la obtención de productos hemáticos. Hoy en día, durante la fabricación de los preparados hemáticos los componentes sanguíneos sufren un proceso de purificación e inactivación. Se trata de procedimientos físicos y químicos que eliminan con seguridad todos los agentes infecciosos. En este contexto se utiliza el «lavado» de las células hemáticas para la eliminación de restos plasmáticos, la filtración para la eliminación completa de los leucocitos, en los que pueden existir agentes infecciosos, o los procedimientos de estabilización para determinados preparados proteicos. Éstos se utilizan sobre todo en el caso de las inmunoglobulinas humanas (anticuerpos humanos), que en ningún caso deben ser fuente de transmisión de una infección. Según el nivel científico y técnico actual, los preparados de factores de la coagulación para el tratamiento regular de una hemofilia también pueden considerarse seguros, siempre que se sigan todos los procedimientos de control. Debe hacerse especial hincapié en este hecho, ya que antes de 1985, debido a los insuficientes conocimientos científicos, constituyeron una fuente de infección del virus de la inmunodeficiencia humana (SIDA). Estas pruebas están estrictamente controladas mediante inspecciones estatales. Asimismo, a partir de 1994 se introdujo un control final adicional para los productos hemáticos inactivados, el denominado control de lotes.

Mediante la conservación y procesamiento reglamentados de los productos hemáticos se eliminan todos los agentes infecciosos.

Antes de la comercialización de un producto hemático en forma de medicamento, el fabricante debe asegurar la seguridad y la calidad del producto mediante las pruebas correspondientes.

Riesgo residual: a pesar de todas la reglamentaciones queda un riesgo residual, determinado por el error humano o el fallo técnico. Éste queda todavía más mi-

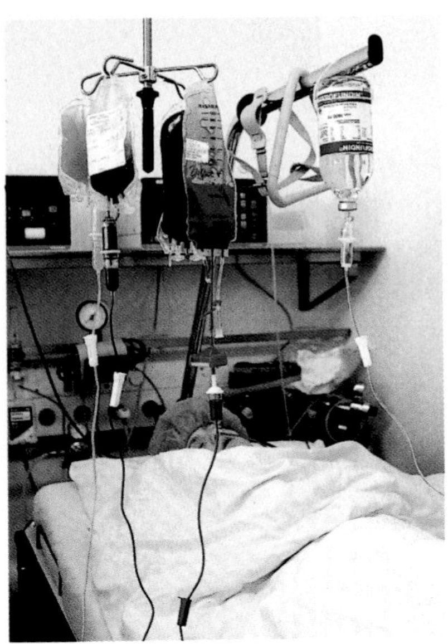

Durante o después de muchas intervenciones quirúrgicas graves, la transfusión de sangre o de productos hemáticos constituye una medida decisiva para la supervivencia.

Cada vez más pacientes se deciden, ante una intervención programada, por la autodonación de sangre. Éste es el método más seguro para protegerse contra posibles infecciones a través de la transfusión sanguínea. Sin embargo, antes debe dejarse aconsejar por su médico sobre este método, ya que no está exento de riesgo en todos los casos.

El almacenamiento profiláctico de la propia sangre sólo tiene sentido en caso de grupos sanguíneos poco frecuentes.

nimizado mediante la reducción de la llamada ventana diagnóstica. Este concepto comprende el tiempo que transcurre entre una posible infección por el VIH (virus de la inmunodeficiencia humana) y la aparición de anticuerpos detectables en una donación de sangre. El mantener en reserva una donación de sangre para repetir el examen del donante representa una medida adicional de seguridad. Se habla de una cuarentena de la sangre o de los derivados hemáticos. El motivo de una medida de seguridad de este tipo es el hecho de que los anticuerpos pueden estar ausentes después de una infección reciente, y que éstos pueden detectarse semanas o incluso meses después.

Naturalmente, no puede existir una garantía absoluta de ausencia de infecciones en relación con la transfusión de sangre y de medicamentos de origen hemático. No obstante, el riesgo residual calculado de una transmisión, entre dos millones de transfusiones sanguíneas, es muy pequeño, mucho más reducido que en otras muchas actuaciones médicas.

Autodonación de sangre

La posibilidad más segura para protegerse de la transmisión de infecciones a través de la transfusión sanguínea es la utilización de la propia sangre. Ante una intervención quirúrgica programada, se realizan de tres a un máximo de cinco extracciones de sangre a intervalos semanales. Tras el procesamiento correspondiente y un almacenamiento adecuado, la sangre es utilizable durante como mínimo 35 días, de forma que se dispone de ella hasta que se lleve a cabo la intervención. Globalmente, hoy en día la proporción de intervenciones quirúrgicas en las que se utiliza una autodonación sanguínea es aproximadamente del 10 %. Según los especialistas, esta proporción podría y debería aumentar entre un 20 y un 30 % en todas las intervenciones quirúrgicas. No obstante, en el caso de las mujeres embarazadas esta valoración positiva de la autodonación sanguínea sólo tiene un valor limitado. Médicos de gran experiencia, especializados en transfusiones, sólo consideran justificado el procedimiento en las embarazadas en casos absolutamente excepcionales, por ejemplo, cuando la mujer presenta un grupo sanguíneo poco frecuente, lo que en un embarazo de riesgo dificulta la preparación de sangre tolerable para la madre y el niño. De otro modo, la autodonación en embarazadas conlleva demasiados riesgos, que incluyen la aparición de contracciones o un déficit de oxígeno en la sangre del niño.

Toda persona que deba ser sometida a una intervención quirúrgica en la que se prevé la posibilidad de una transfusión, debería ser ampliamente informada por su médico de las ventajas y posibles riesgos de una autotransfusión.

También puede economizarse la sangre de donantes cuando se extrae sangre de un paciente inmediatamente antes de una intervención quirúrgica. En sustitución se le administrarán sustitutivos hemáticos, de forma que durante la intervención sólo se perderá sangre diluida.

Otra posibilidad de autodonación de sangre es la de aspirar la sangre de la herida quirúrgica durante la intervención. Esta sangre se procesa mediante un «lavado» de los eritrocitos y se le puede transfundir al paciente en caso necesario.

Por regla general no se utiliza la autodonación de sangre como medida puramente profiláctica, sino sólo en caso de grupos sanguíneos extremadamente raros, ya que el almacenaje a largo término de las conservas hemáticas sólo es posible a las temperaturas extremadamente bajas del nitrógeno líquido (–196 °C). En algunos países europeos, la Cruz Roja mantiene un departamento central de ultracongelación para los grupos sanguíneos poco frecuentes. En éste, las donaciones pueden almacenarse durante más de veinte años.

HEMOGRAMA

El hemograma, es decir, la determinación del número, tipo y forma de las células sanguíneas, constituye uno de los métodos diagnósticos más importantes. Se determinan:

El **recuento eritrocitario** se realiza ante la sospecha de anemia, trastornos hematopoyéticos y enfermedades sistémicas. Un número bajo indica la existencia de una anemia. Los valores demasiado elevados pueden estar determinados por una pérdida de líquidos (por ejemplo, en caso de diarreas severas), así como por un aumento reactivo de los eritrocitos en caso de enfermedad cardíaca o pulmonar, cuando el aporte de oxígeno está comprometido o cuando a grandes alturas la presión parcial de oxígeno está reducida. Este aumento se conoce como poliglobulia. En la policitemia, una enfermedad de la sangre de tipo canceroso, el número de eritrocitos puede aumentar de forma descontrolada.

La **concentración de hierro** en el suero sanguíneo nos ofrece información sobre una posible pérdida de hierro a través de hemorragias constantes (por ejemplo por carcinoma intestinal, hemorroides, aumento del flujo menstrual) o por migración del hierro al sistema monocito-macrofágico, que se encuentra en los distintos órganos. Esto se observa en las enfermedades crónicas y en las enfermedades tumorales. Por este motivo, ante una anemia de causa poco clara es necesario realizar otras medidas diagnósticas. En ciertas formas de anemia pueden aparecer valores normales o incluso elevados del hierro en suero, y el cuadro deberá esclarecerse mediante otras exploraciones.

El **recuento leucocitario** es siempre una consecuencia del balance: una disminución por debajo del valor normal puede ser consecuencia de una producción insuficiente en la médula ósea (por ejemplo, por acción lesiva de determinados medicamentos) o por un aumento de la destrucción (por ejemplo, cuando existe esplenomegalia). Un aumento por encima del valor normal puede aparecer por activación de las defensas inespecíficas; éste es el caso de las infecciones agudas, las situaciones de estrés, el infarto de miocardio, etc. También puede producirse un aumento ante situaciones de sobrecarga física o psíquica. Un aumento muy importante del número de leucocitos debe hacer sospechar la existencia de una enfermedad hemática cancerosa. En este caso aparecen alteraciones cualitativas de las células sanguíneas, que se han de evaluar. Cuando se produce una disminución de los leucocitos deben controlarse los valores de las otras células sanguíneas, es decir, de los eritrocitos y de los trombocitos.

La **fórmula leucocitaria** constituye una prueba cualitativa. Para ello se muestrean 100, 200 o más leucocitos en una extensión sanguínea y se registran según un determinado esquema. De esta forma se obtienen los valores porcentuales de granulocitos, linfocitos y monocitos, y los granulocitos pueden clasificarse en neutrófilos, eosinófilos y basófilos. Además, los granulocitos neutrófilos se clasifican según su etapa de maduración. Las desviaciones de estos porcentajes son indicativas de determinados grupos patológicos.

La **velocidad de sedimentación globular** (VSG) es una reacción muy inespecífica que sólo arroja una información muy general. La información que nos ofrece esta VSG es poco significativa, ya que, por ejemplo, tanto todos los procesos inflamatorios como las neoformaciones malignas en estadios avanzados presentan un aumento de la VSG, al igual que en el caso de las anemias y las desviaciones de las proteínas plasmáticas.

Los valores normales del hemograma son:

***Eritrocitos** (10^{12}/l):*
mujeres: de 4,5 a 6,4
hombres: de 4,1 a 5,5

***Hematocrito** (porcentaje):*
mujeres: de 36 a 48
hombres: de 39 a 55

***Hemoglobina** (gramos/litro):*
mujeres: de 120 a 160
hombres: de 140 a 180

***Hierro** (micromol/litro):*
mujeres: de 6,5 a 26,0
hombres: de 10,6 a 28,3

Leucocitos:
de 4,8 a 10,0 x 10^9/litro

***Fórmula leucocitaria** (porcentaje):*
monocitos: de 2 a 6
linfocitos: de 20 a 30
granulocitos segmentarios: de 60 a 70
granulocitos en cayado: por debajo de 3
granulocitos eosinófilos: de 1 a 5
granulocitos basófilos: por debajo de 1

Velocidad de sedimentación globular:
mujeres: de 20 a 30
hombres: de 15 a 20

Plaquetas:
de 150 a 400 x 10^9/litro

Las enfermedades de la sangre provocan una debilidad general del organismo. Sobre todo en los países subdesarrollados, el déficit proteico ocasiona una mayor incidencia de las enfermedades.

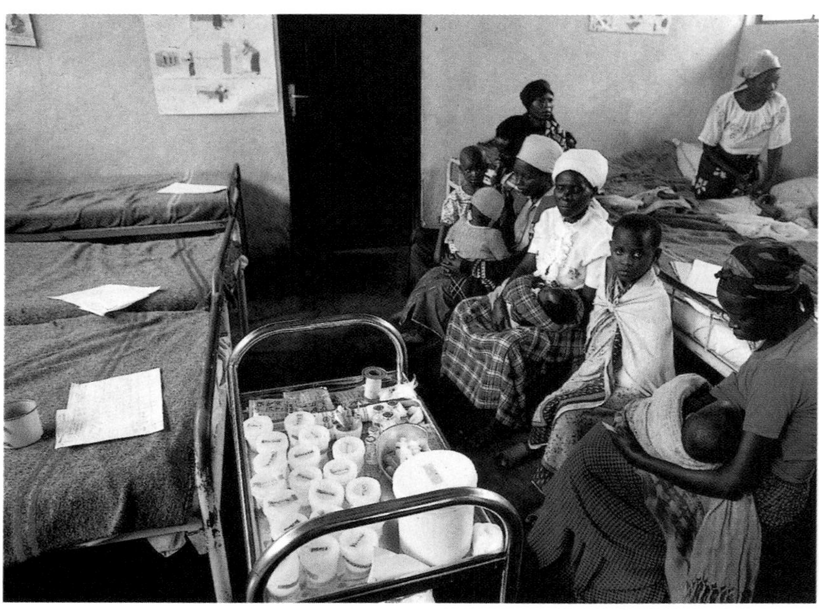

Enfermedades de la sangre

Todas las enfermedades graves provocan más pronto o más tarde alteraciones patológicas de la sangre.

La estrecha relación de la sangre con todos los órganos conlleva que todas las enfermedades más graves provoquen también, antes o después, alteraciones patológicas hemáticas. Este tipo de alteraciones sólo podrán ser aquí brevemente esbozadas. Este capítulo está dedicado principalmente a las verdaderas enfermedades propias de la sangre. Pueden clasificarse en tres grandes grupos:

1. Enfermedades que

a) cursan con una disminución de los eritrocitos (y de la hemoglobina) y que son conocidas con el nombre de anemia, o que

b) cursan con un aumento de los eritrocitos y que se presentan en forma de poliglobulia o policitemia.

2. Enfermedades que

a) cursan con una disminución de los leucocitos y que se conocen como leucopenias, o que

b) cursan con un aumento de los leucocitos y que se conocen como leucocitosis o leucemia, así como

c) enfermedades relacionadas con un crecimiento tumoral de los linfocitos.

Las enfermedades hemáticas pueden dividirse en tres grandes grupos.

3. Enfermedades que

presentan hemorragias y se conocen como diátesis hemorrágica.

ENFERMEDADES DE LOS GLÓBULOS ROJOS

Anemia (disminución de los eritrocitos)

En el lenguaje médico, por anemia no se entiende la disminución de la cantidad de sangre que circula por los vasos sanguíneos, conocida como hipovolemia, sino la disminución del número de hematíes y/o de la hemoglobina de los hematíes en el volumen total de sangre.

La palidez crónica, la astenia fácil, la disminución del rendimiento, la aceleración del pulso, la disnea, pueden ser síntomas de una anemia.

Dependiendo de la causa distinguimos varios tipos de anemia:

- anemia hemorrágica,
- anemia ferropénica (por déficit de hierro),
- anemia perniciosa (por déficit de vitamina B_{12}),
- anemia hemolítica (por aumento de la destrucción de los hematíes),
- anemia en el curso de enfermedades crónicas (inflamaciones, enfermedades tumorales), así como
- anemia por trastornos de la hematopoyesis en la médula ósea.

La anemia ferropénica es la forma de anemia más frecuente.

Causas (selección):

Déficit de hierro: una causa frecuente de anemia la constituyen las pequeñas hemorragias crónicas, generalmente no detectadas. La causa pueden ser hemorragias por tumores gástricos o intestinales (hemorragia oculta), por hemorroides o hemorragias menstruales especialmente intensas. Esta pérdida continuada de sangre provoca un déficit de hierro, de forma que el hierro disponible en la médula ósea es insuficiente para la producción de hemoglobina.
La causa del déficit de hierro puede descansar en hemorragias crónicas, un aporte insuficiente a través de la dieta (poco frecuente), pero a menudo también en un trastorno de la captación del hierro en la región gástrica e intestinal. Durante el embarazo aumentan las necesidades de hierro, motivo por el que durante este período es más frecuente la existencia de una anemia ferropénica. El hierro no es útil en el tratamiento de todas las anemias.

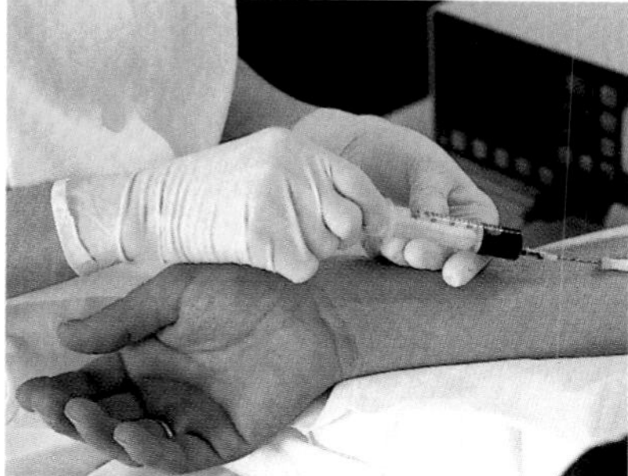

Extracción de sangre para la determinación del hierro. Cuando el componente más importante de los hematíes no está presente en cantidad suficiente, se dificulta la producción de hematíes.

Déficit de vitamina B_{12} en relación con un trastorno de la función de la mucosa gástrica, especialmente en personas de edad avanzada.

Las **alteraciones congénitas** de los hematíes o procesos inmunológicos adquiridos, dirigidos contra los propios hematíes, provocan un aumento de su destrucción, es decir, una destrucción precoz de los hematíes.

Lesiones de la médula ósea por intoxicaciones (por ejemplo, plomo, disolventes orgánicos), irradiación radiactiva, etc.

No toda persona con palidez presenta una anemia.

Durante el embarazo aumentan las necesidades de hierro, motivo por el que durante este período no es infrecuente la aparición de una anemia ferropénica.

Sintomatología:

1. Palidez intensa de piel y mucosas, por ejemplo, de los labios, de la boca o de la conjuntiva. (La palidez cutánea aislada es con frecuencia un signo engañoso, ya que la coloración de la piel depende en gran medida de la irrigación cutánea. Existe un gran número de personas de aspecto pálido que están completamente sanas.)

2. Ligera astenia, insomnio, excitabilidad, dificultad de concentración.

3. Aceleración del pulso y de la respiración, sobre todo con el esfuerzo físico.

Además, en la anemia por déficit de vitamina B_{12} (anemia perniciosa):

4. Trastornos secundarios en forma de hormigueos y trastornos de la sensibilidad, sobre todo en las manos y los pies.

Además, en la anemia hemolítica:

5. Aparición periódica de ictericia así como hepatomegalia.

Debe evitarse la administración incontrolada de preparados de hierro.

Patogenesia: excepción hecha de la anemia aguda provocada por grandes pérdidas sanguíneas, la sintomatología de la anemia se desarrolla lenta e insidiosamente.
Los síntomas de la enfermedad vienen determinados por la limitación del transporte de oxígeno, consecuencia de la disminución del número de hematíes y con ello de la hemoglobina. De esta manera, los órganos sufren un déficit de oxígeno, que es especialmente importante en el corazón y el cerebro.

La creencia ampliamente difundida de que las espinacas son especialmente ricas en hierro es errónea.

Tratamiento: si se ha demostrado la existencia de hemorragia oculta en heces mediante tiras de test (o métodos similares), debe tratarse el origen de la hemorragia crónica (de evolución lenta y prolongada).

La anemia ferropénica se trata con éxito mediante la administración de preparados de hierro.
En condiciones normales, las necesidades de hierro del organismo son cubiertas por la dieta. El pescado y la carne son las principales fuentes de hierro.
La creencia ampliamente difundida de que las espinacas son especialmente ricas en hierro es errónea.
Debería evitarse la administración incontrolada de preparados de hierro, ya que su utilización inadecuada y prolongada puede llevar a la formación de peligrosos depósitos de hierro.

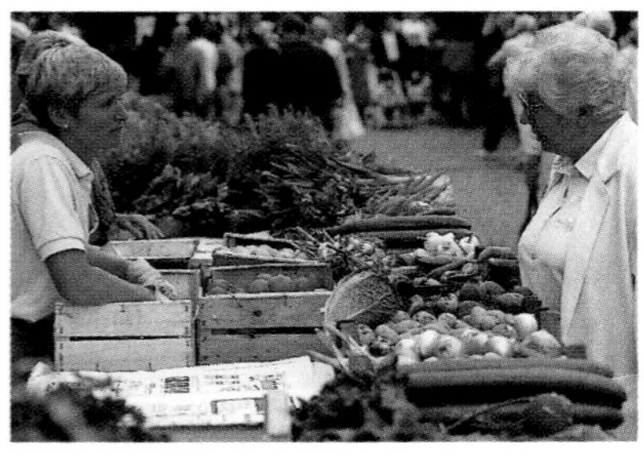

Una alimentación equilibrada con frutas y verduras frescas contribuye de forma importante a la regulación del equilibrio férrico.

Desde el descubrimiento de la vitamina B_{12}, la anemia por déficit de vitamina B_{12}, anemia perniciosa, ha perdido su gravedad. La administración a tiempo y de por vida de preparados de vitamina B_{12} de forma regular puede hacer desaparecer toda la sintomatología.

Algunas formas de anemia, consecuencia de un aumento de la destrucción de hematíes, también se pueden tratar eficazmente mediante la extirpación quirúrgica del bazo (esplenectomía).

Aumento de los hematíes (poliglobulia, policitemia)

Generalmente, la poliglobulia no tiene importancia y no precisa ningún tratamiento especial.

Si se hace una estancia prolongada a grandes alturas (aire con baja concentración de oxígeno), el organismo responde con un moderado aumento de los hematíes, que no tiene como consecuencia ninguna alteración remarcable o visible externamente. Este estado se denomina **poliglobulia**. Generalmente no tiene importancia y no precisa ningún tratamiento especial. La poliglobulia también puede aparecer como consecuencia de un déficit interno de oxígeno en determinadas enfermedades cardíacas y pulmonares.
Como enfermedad relativamente rara encontramos la **policitemia**, en la que debido a un importante aumento de los hematíes la sangre se vuelve tan espesa que provoca una coloración azulada de la piel, cianosis, y que puede provocar lesiones secundarias (hipertensión arterial, trombosis, insuficiencia cardíaca, etc.).

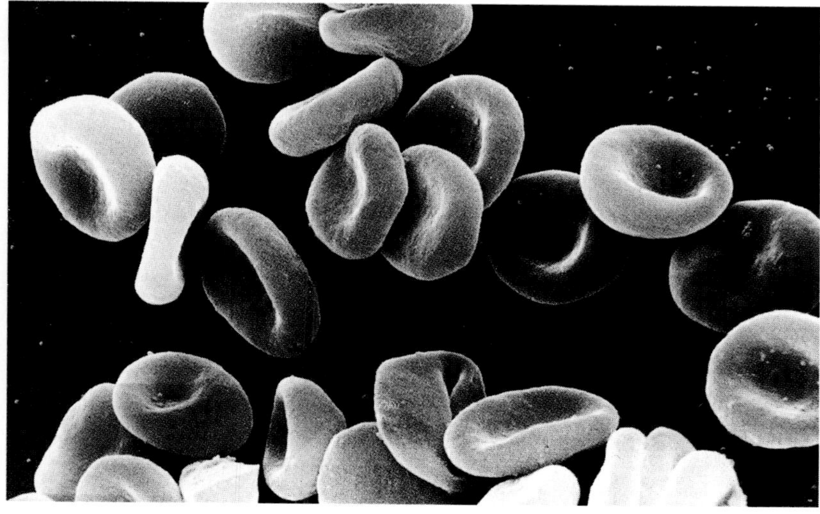

Cuando los hematíes se aglutinan en el interior de los vasos, puede formarse un trombo, que ocluye el vaso sanguíneo y provoca un infarto.

La **cianosis** constituye un síntoma que aparece en diversas enfermedades, sobre todo en los trastornos cardíacos y pulmonares. La coloración azulada de la piel se debe a la coloración que toma la sangre que desde los vasos sanguíneos se refleja en la piel. Dicha coloración de la sangre está determinada por una proporción demasiado elevada de eritrocitos cargados de anhídrido carbónico. La sangre, que transporta el anhídrido carbónico desde los tejidos hasta los pulmones (la sangre venosa), tiene un aspecto rojo azulado, mientras que la sangre arterial, liberada del anhídrido carbónico, tiene un aspecto rojo brillante. Debido al gran aumento de los hematíes, en la policitemia se produce un aumento del contenido de hematíes cargados con el anhídrido carbónico, y por ello el enfermo tiene un aspecto cianótico. En los enfermos cardíacos y pulmonares, la sangre arterial toma una coloración más azulada, debido a que en estas personas el intercambio gaseoso en los pulmones está afectado. Las formas más intensas de cianosis se producen en las cardiopatías congénitas, en las que en el corazón se produce una mezcla patológica entre la sangre venosa y la sangre arterial. Por el contrario, en la intoxicación por monóxido de carbono, la sangre toma una coloración rojo brillante.

Cianosis cutánea por aumento del contenido de anhídrido carbónico de la sangre.

Tratamiento: en la policitemia es necesario un tratamiento (sangría, citostáticos, fósforo radiactivo) precoz. La cianosis como síntoma de otras enfermedades depende del tratamiento del trastorno de base.

Una cianosis puede estar causada por una enfermedad cardíaca o pulmonar.

Leucemia: la extensión sanguínea muestra un número claramente aumentado de leucocitos atípicos.

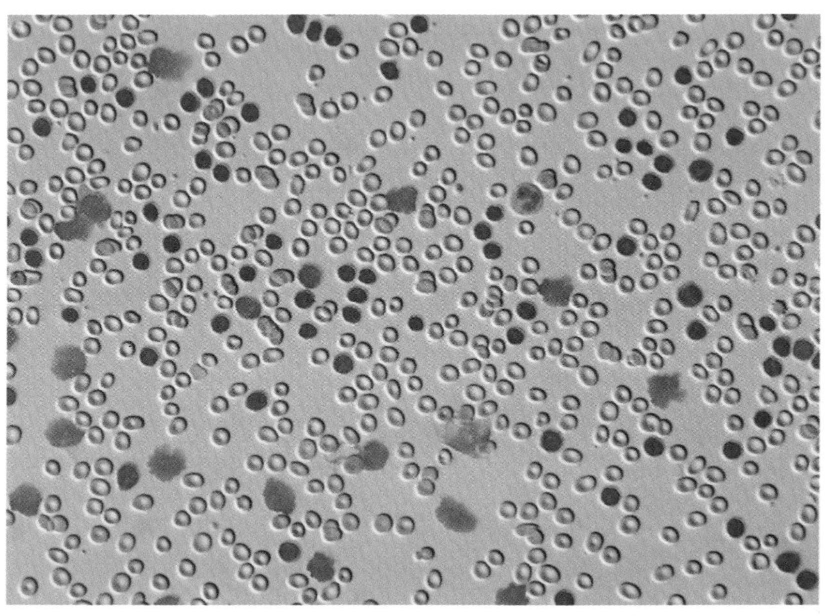

ENFERMEDADES DE LOS GLÓBULOS BLANCOS

Disminución de los leucocitos (leucopenia, agranulocitosis)

Los granulocitos neutrófilos son pequeñas «células fagocíticas»; representan la primera línea defensiva frente a las infecciones.

Sintomatología: generalmente, este trastorno afecta sólo a los granulocitos neutrófilos.
Las disminuciones leves o moderadas de los leucocitos, denominadas leucopenias, no presentan sintomatología. Una disminución importante o la completa ausencia de estas células, conocida como agranulocitosis, provoca una sintomatología grave.

Dado que los leucocitos desempeñan un papel importante en la defensa frente a las infecciones, cuando éstos faltan se produce un peligroso aumento de éstas.

Etiología: este trastorno puede estar causado por lesiones de la médula ósea debidas a intoxicaciones (por ejemplo, con benzol y otros disolventes orgánicos), radiaciones ionizantes, más raramente por reacciones de hipersensibilidad frente a determinados fármacos.

Tratamiento: cuando se produce una agranulocitosis aguda severa aparecen cuadros infecciosos que precisan un tratamiento especializado intrahospitalario.

Granulocitopenia crónica: si no presenta sintomatología no hay que someterse a un tratamiento medicamentoso.
Pero si en este tipo de enfermos aparece fiebre o signos de infección, se ha de hacer inmediatamente un tratamiento médico. Dependiendo de la severidad y tipo de la enfermedad concomitante, se realizará un tratamiento antibiótico, con el que se vencerá la infección.

¡Si aparece fiebre o signos de infección, acudir inmediatamente al médico!

Aumento maligno de los leucocitos (leucemia)

No se trata de una sola enfermedad. Cuando afecta a los granulocitos que se forman en la médula ósea recibe el nombre de **leucemia mielocítica**. Cuando el aumento patológico afecta sólo a los linfocitos hablamos de **leucemia linfocítica**. Ambos tipos de leucemia se pueden presentar de forma aguda o crónica, y en ambos tipos el número de leucocitos puede aumentar entre veinte y treinta veces en relación con el valor normal. Los leucocitos tumorales no son como los leucocitos normales, sino que su función está alterada. Por ese motivo, a pesar de su gran número, no son capaces de ofrecer al enfermo una protección adecuada frente a las infecciones.

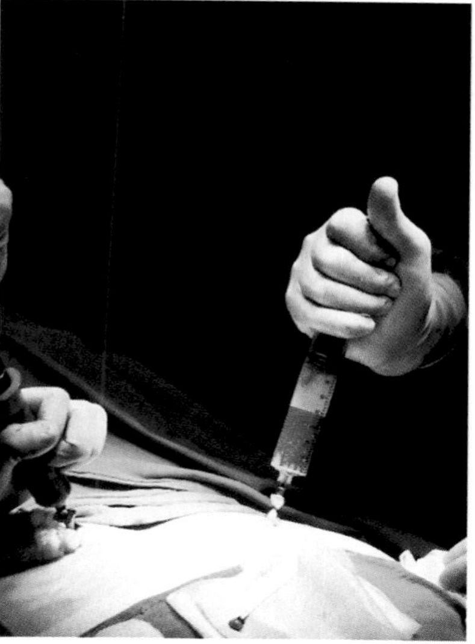

En las formas graves de leucemia debe realizarse un trasplante de médula ósea. El trasplante debe realizarse con leucocitos sanos para la reconstrucción de la médula ósea.

Sintomatología: frecuentemente, los primeros síntomas de la leucemia consisten en inflamaciones y hemorragias en la boca y la faringe. Además, en muchos tipos de leucemia se produce un aumento de tamaño de los ganglios linfáticos del cuello, axilas e ingles, así como del bazo. Más adelante se produce una anemia severa.

Etiología: en general la causa es desconocida. Las leucemias pueden producirse por ejemplo por radiaciones ionizantes, sustancias químicas (benzol), virus, así como por factores hereditarios.

Tratamiento: todas las leucemias precisan un tratamiento médico precoz, para poder aprovechar las posibilidades de curación. En las leucemias infantiles, la tasa de curación con las medidas terapéuticas modernas es bastante elevada. Por el contrario, en los adultos, el éxito terapéutico es más moderado. De los tipos de leucemia mencionados, hay que diferenciar el aumento moderado de los leucocitos que se produce en muchas enfermedades infecciosas (leucocitosis). Éste constituye un mecanismo de defensa del organismo. Al solucionarse la enfermedad de base, la alteración sanguínea desaparece por sí sola.

Todos los tipos de leucemia precisan un tratamiento moderno y adecuado.

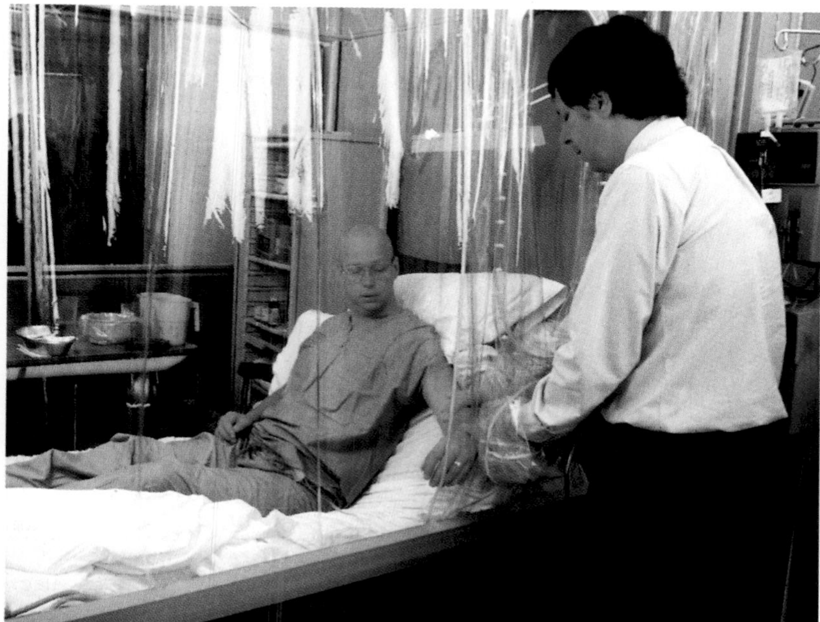

Después de un trasplante de médula ósea, este enfermo de leucemia debe permanecer en una cabina estéril, dado que su sistema inmunitario no funciona.

En la linfogranulomatosis aumenta el grosor de los ganglios linfáticos. En la palpación, los ganglios linfáticos cervicales se perciben como «nueces dentro de un saco».

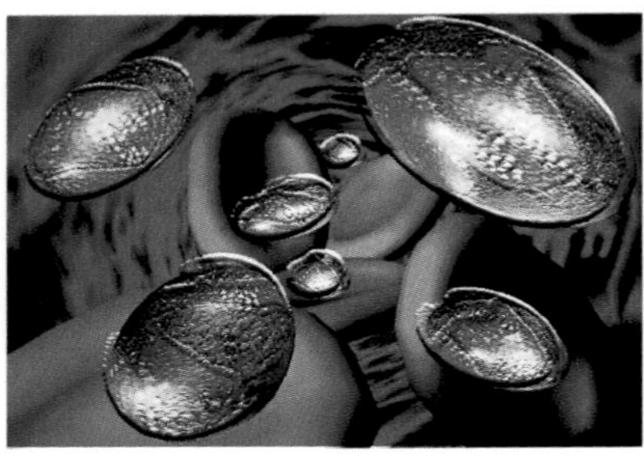

Representación gráfica por ordenador de la liberación de leucocitos (linfocitos) tras una infección vírica.

Infiltraciones tumorales de los linfocitos (linfomas)

Entre las enfermedades tumorales del sistema linfático se encuentra el linfoma de Hodgkin y un gran número de linfomas de tipo no Hodgkin.

Sintomatología: los pacientes con un linfoma maligno presentan un inicio insidioso de la enfermedad.
Una zona de ganglios linfáticos laterocervical, más raramente torácica o abdominal, aumenta de tamaño sin dolor.
En el linfoma de Hodgkin aparecen crisis febriles irregulares, trastornos del apetito, más adelante disminución del rendimiento y pérdida de peso. El linfoma de Hodgkin afecta principalmente al adulto. Por el contrario, los linfomas no Hodgkin afectan generalmente a personas de edad avanzada.

Etiología: las causas no se conocen todavía. Se discute la posibilidad de que la causa sean diversas infecciones víricas.

Tratamiento y pronóstico: dado que el tratamiento sólo tiene perspectivas de obtener un resultado duradero cuando se inicia precozmente, es importante realizar un diagnóstico a tiempo. Por ello, cualquier persona que presente inflamación de ganglios linfáticos de más de tres semanas de evolución debe acudir inmediatamente al médico.

Los linfomas se clasifican por estadios: los primeros estadios se caracterizan por ser un proceso limitado localmente, en tanto que los estadios avanzados corresponden a la expansión de la enfermedad a otras regiones del organismo.

El tratamiento sólo tiene perspectivas de obtener un resultado duradero cuando se inicia precozmente. Por este motivo, cualquier persona que detecte los síntomas en sí mismo debe acudir inmediatamente al médico.

El procedimiento diagnóstico decisivo es el estudio morfológico (citológico e histológico) de un ganglio linfático aumentado de tamaño. Métodos especiales permiten una diferenciación más exacta del linfoma. Esto es importante para la elección de la pauta terapéutica que hay que seguir, al igual que para averiguar el grado de expansión de la enfermedad (limitada localmente o generalizada).

El tratamiento de un linfoma maligno limitado localmente es la radioterapia; la expansión generalizada de la enfermedad precisa de un tratamiento quimioterápico. La esplenectomía se realiza con fines diagnósticos (determinación del estadio) y terapéuticos (para evitar una recidiva), y está indicada en aquellos casos en que no se haya detectado una generalización de la enfermedad con otros métodos diagnósticos. El tratamiento precoz de los linfomas malignos mejora sensiblemente el pronóstico.

DIÁTESIS HEMORRÁGICA

El síntoma común de todas las diátesis hemorrágicas es el aumento de la tendencia hemorrágica, que puede expresarse tanto interna como externamente.

Bajo la denominación de diátesis hemorrágica se agrupa un conjunto de enfermedades de causas muy diversas. El síntoma común a todas ellas es el aumento de la tendencia hemorrágica. Ésta no se manifiesta sólo en forma de hemorragias gastrointestinales, sino que también puede manifestarse en forma de petequias (puntos hemorrágicos cutáneos del tamaño de una cabeza de alfiler) o equimosis cutáneas (afectación de una superficie mayor) por traumatismos insignificantes, así como en los casos severos (sobre todo en la hemofilia) en forma de hemorragias articulares y de los órganos internos.

Debilidad congénita de la pared vascular

Afecta principalmente a los capilares. Se trata de una característica familiar sin importancia. Este tipo de personas desarrollan con facilidad hematomas, sin presentar ninguna otra enfermedad o trastorno. No se conoce ningún tratamiento, aunque tampoco es necesario.

Los hematomas frecuentes que aparecen como consecuencia de una fragilidad capilar generalmente no tienen importancia.

Trombocitopenia (déficit de plaquetas)

Después de una infección vírica puede producirse una disminución aguda y pasajera de las plaquetas. La trombocitopenia también puede tener una causa inmunológica.
Mediante la extirpación quirúrgica del bazo (esplenectomía), los síntomas pueden aliviarse en gran medida o incluso desaparecer.

El déficit de plaquetas también puede ser de causa inmunológica.

Hemofilia

La causa es un déficit congénito, es decir, hereditario, de importantes factores de la coagulación (de las globulinas antihemofílicas).

Sintomatología: la sintomatología, que se presenta en forma de hemorragias incontrolables incluso por las lesiones más insignificantes, empieza generalmente después del primer año de vida y más adelante remiten en cierta medida por sí solas.

La hemofilia es una enfermedad hereditaria.

Tratamiento: es importante llevar un tipo de vida de acuerdo con la enfermedad. Cuando se producen hemorragias graves o como preparación ante la necesidad de una intervención quirúrgica (incluso ante la necesidad de una extracción dental), puede disminuirse la tendencia hemorrágica mediante la administración intravenosa de los factores de la coagulación deficitarios.

Hematoma

Sintomatología: una porción más o menos grande de la superficie cutánea presenta una coloración azulada. En los días siguientes esta zona cambiará hacia una coloración verde amarillenta.

La coloración verde amarillenta de los hematomas refleja la transformación de la hemoglobina en bilirrubina.

Etiología: la sangre de los vasos sanguíneos se extravasa hacia el tejido conjuntivo. Generalmente se debe a un estímulo mecánico como una contusión, una caída, etc. La sangre extravasada es visible a través de la piel como una mancha azulada y es reabsorbida lentamente por el organismo.

Tratamiento: aplicar inmediatamente un chorro de agua sobre los pequeños hematomas. Los hematomas más importantes con hinchazón en forma de tumoración sanguinolenta deben recibir tratamiento médico. Cuando no se ha producido una herida abierta, pueden aplicarse compresas frías sobre la zona. Utilice una pomada, que contribuye a la resolución del hematoma.

¡Aplicar inmediatamente un chorro de agua sobre un hematoma reciente!

Durante la respiración se inspira aire rico en oxígeno y se espira el aire cargado de anhídrido carbónico. De esta manera se mantiene en funcionamiento el metabolismo.

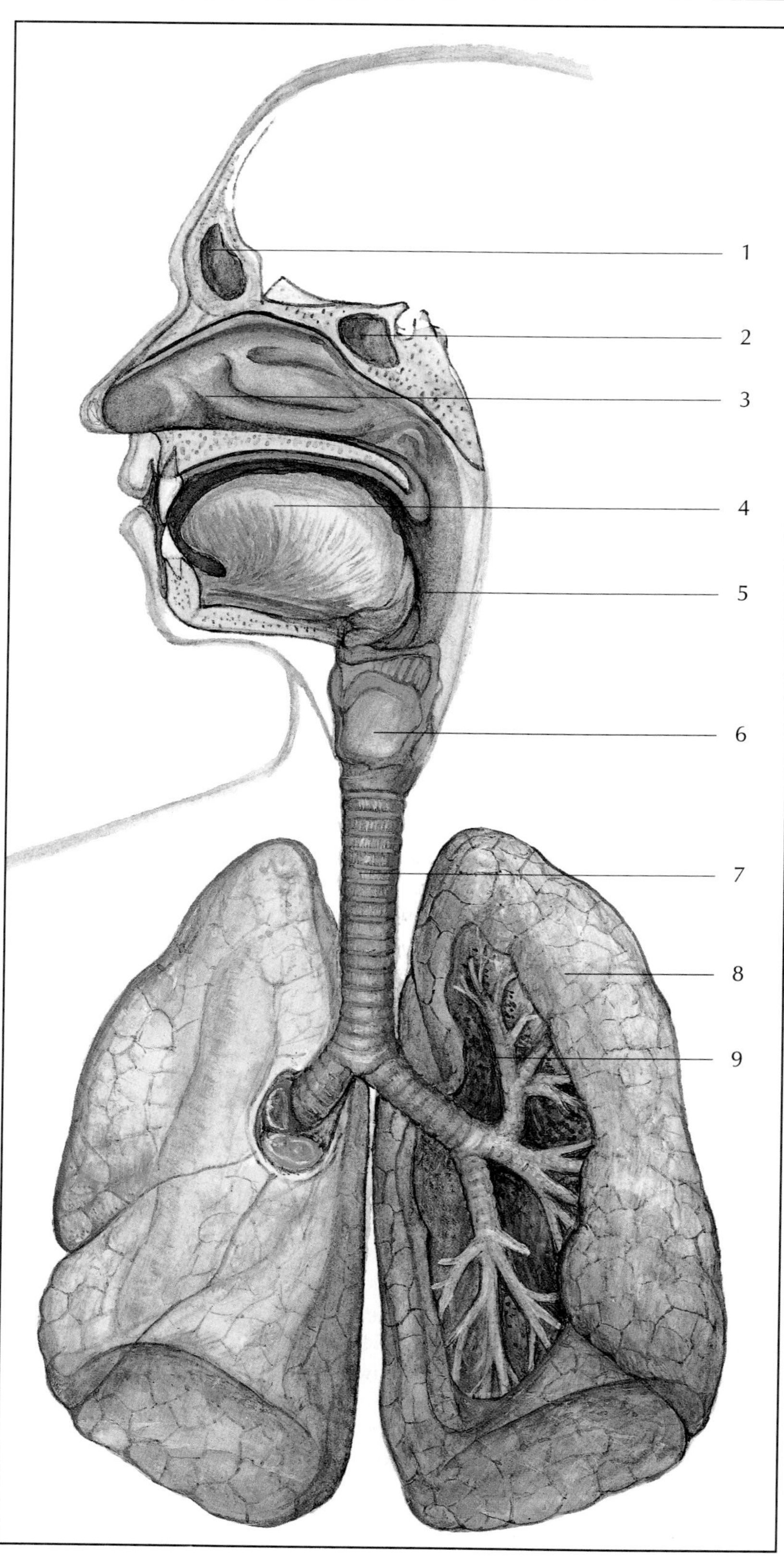

La nariz, la boca, la faringe, la laringe, la tráquea, los bronquios y los pulmones forman parte del sistema de los órganos respiratorios.

La figura muestra la estructura de los principales órganos respiratorios del hombre.
Seno frontal (1), seno esfenoidal (2), cavidad nasal y cornetes nasales (3), lengua y cavidad faríngea (4), lugar de cruce entre el aire y los alimentos en la cavidad faríngea posterior (5), laringe (6), tráquea (7), lóbulo pulmonar (8), bronquios (9).

EL APARATO RESPIRATORIO

El proceso de la respiración

La respiración es dirigida y regulada por el centro de la respiración, que se sitúa en la parte superior del bulbo raquídeo.

Desde siempre los hombres han hecho elucubraciones sobre el mecanismo de la respiración. Pero hace sólo trescientos años se supo que en el aire existe una sustancia que mantiene el fuego y la vida: en un espacio cerrado una llama se apaga en el mismo espacio de tiempo en que un animal se asfixia. La propia sustancia, el oxígeno, fue descubierta sólo cien años después. En esta época se descubrió también el anhídrido carbónico del aire espirado, una sustancia que ya era conocida por la combustión del carbón. De ello se dedujo que en el organismo tiene lugar un proceso similar a la combustión, sólo que en el organismo transcurre mucho más lentamente y con reducida formación de calor. Sirve para la obtención de energía y tiene lugar en las células del organismo y no en los pulmones. La respiración asegura el aporte de oxígeno y la eliminación del anhídrido carbónico resultante de la combustión. La sangre, que irriga todo el organismo y que, a través de los órganos respiratorios, se pone en contacto con el aire, tiene una función mediadora en el intercambio gaseoso. El aire atmosférico contiene tan sólo una quinta parte de oxígeno, mientras que las cuatro quintas partes restantes contienen nitrógeno, además de algunos gases nobles y pequeñas cantidades de anhídrido carbónico.

ESTRUCTURA Y FUNCIÓN DEL SISTEMA RESPIRATORIO

La historia evolutiva nos enseña que la respiración no se realizaba desde un principio a través de órganos especializados. En los organismos unicelulares, por ejemplo en las amebas, la respiración se realiza a través de toda la célula. A lo largo de la evolución el intercambio gaseoso se realizó a través de la piel, el intestino y las branquias. Los pulmones acuáticos son estructuras en forma de saco, en los que el agua se bombea hacia dentro y hacia fuera mediante la actividad muscular; de este modo se obtiene el oxígeno. Los insectos respiran a través de tráqueas, un sistema tubular con aberturas en la superficie corporal.

En los anfibios, reptiles, aves y mamíferos encontramos pulmones. Los sacos alveolares se dividen por repliegues: una superficie relativamente grande. Los tabiques presentan un gran número de vasos sanguíneos en forma de pequeños ovillos. Así se establece un contacto íntimo entre el aire respirado y la corriente sanguínea. A partir de los capilares, la sangre fluye a través de las venas hacia la aurícula derecha, de ahí hacia el ventrículo derecho. Éste impulsa la sangre a través de las arterias pulmonares hasta los pulmones. En ese punto las arterias se ramifican, hasta que finalmente las delicadas paredes de los capilares hacen posible el intercambio gaseoso. El oxígeno del aire es captado por la sangre; se une con la hemoglobina. Simultáneamente, el anhídrido carbónico que transporta la sangre es expulsado hacia el exterior. Este proceso constituye la respiración externa. La sangre se recoge en las venas pulmonares y es transportada hasta la aurícula izquierda. Seguidamente fluye hacia el ventrículo izquierdo, que la bombea hacia los tejidos a través de la aorta y las restantes arterias. En los tejidos la sangre se desprende del oxígeno y capta el anhídrido carbónico resultante de los procesos de combustión. Tras esta respiración interna, la sangre se recoge en las venas y fluye nuevamente hacia el corazón derecho. Dado que la sangre cargada de anhídrido carbónico se encuentra en las venas, recibe el nombre de sangre venosa. Así pues, la sangre saturada de oxígeno que fluye a través de las arterias, desde el corazón hasta los tejidos, recibe el nombre de sangre arterial.

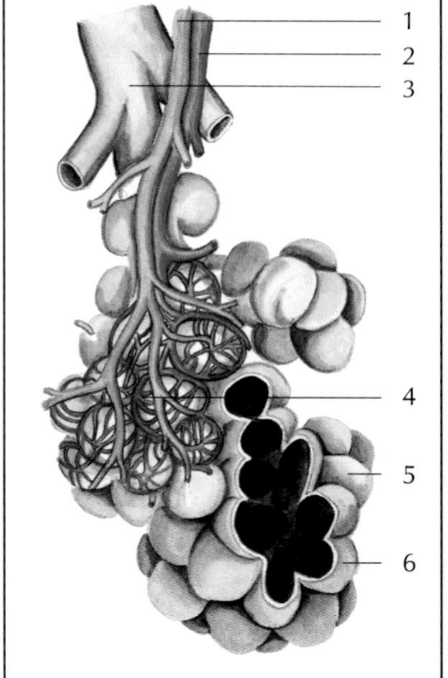

Representación esquemática de la estructura del tejido pulmonar. Los pequeños alveolos se sitúan en el extremo de las ramificaciones bronquiales más pequeñas y están rodeados por delicados vasos sanguíneos que forman una malla. Arteria (1), vena (2), ramificación bronquial (3), red capilar alrededor del alveolo (4), alveolo pulmonar (5), saco alveolar (6).

La principal función de la nariz consiste en calentar y humidificar el aire inspirado.

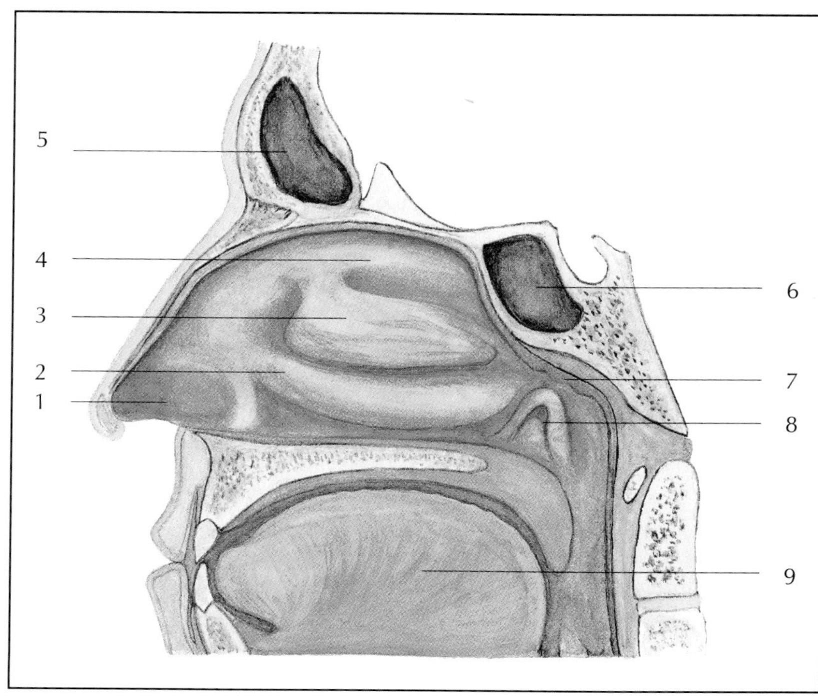

Relieve mucoso de la pared lateral de la nariz: vestíbulo nasal (1), cornete inferior (2), cornete medio (3), cornete superior (4), seno frontal (5), seno esfenoidal (6), amígdala (7), trompa de Eustaquio (8), lengua (9).

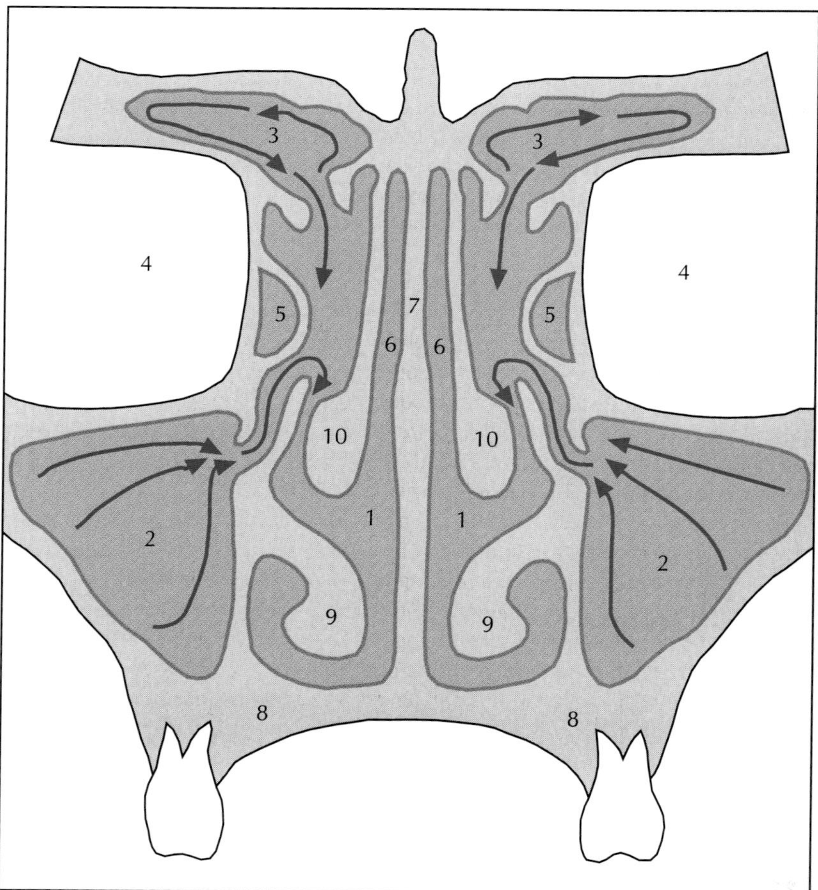

Corte frontal a través de los meatos nasales comunes, del etmoides y de los grandes senos paranasales: cavidad nasal (1), seno maxilar (2), seno frontal (3), cavidad orbitaria (4), celdillas del hueso etmoides (5), surco olfatorio (6), tabique nasal (7), paladar (8), cornete nasal inferior (9), cornete nasal medio (10).

El sistema respiratorio está formado por la nariz, la boca y la faringe, la laringe, la tráquea, los bronquios y los pulmones. Las primeras se conocen como vías respiratorias altas. Su importancia reside en el calentamiento y humidificación del aire respirado. Las porciones inferiores de las vías respiratorias están recubiertas de epitelio ciliar; son células con finos «pelillos» (cilios) en su superficie. Éstos presentan un movimiento constante hacia el exterior y de este modo favorecen la expulsión de pequeñas partículas de polvo, bacterias, así como del moco.

La **nariz** está constituida por una estructura en parte ósea y en parte cartilaginosa, músculos y un revestimiento externo cutáneo. Las porciones móviles inferiores de las paredes laterales son las alas de la nariz. La zona de transición con la frente constituye la raíz nasal. Los orificios nasales desembocan a través de los vestíbulos nasales en las cavidades nasales, separadas entre ellas por el tabique nasal. La parte anterior de la cavidad nasal, el vestíbulo, está recubierta por piel, folículos pilosos y glándulas sebáceas. La verdadera cavidad nasal está dividida en varios meatos por tres músculos superpuestos (cornetes), que desde la pared lateral irrumpen en la cavidad nasal. En ella desembocan los canales de drenaje de los senos paranasales, que son espacios huecos de los huesos frontal, esfenoides y etmoides, así como del hueso maxilar. En el meato inferior desemboca el conducto lagrimal. La mucosa de la porción superior de la cavidad nasal contiene las células olfativas. La nariz también es el órgano del olfato. Al pasar el aire se estimulan los cilios olfativos; este estímulo es conducido hasta las células nerviosas, donde se origina la sensación olfativa.

Sin embargo, la principal función de la nariz es el calentamiento y humidificación del aire inspirado. Por detrás de los cornetes, la nariz sigue hacia la faringe a través de unas aberturas posteriores (coanas). En ellas lateralmente se encuentran las aberturas tubáricas (canal de conexión de la nasofaringe con el oído medio). En este contexto también debe considerarse la cavidad bucal, formada por dos porciones, el vestíbulo y la verdadera cavidad bucal, que se comunica con la faringe. En realidad, la cavidad bucal debe considerarse como la primera porción del sistema digestivo; pero también puede realizar las funciones de la nariz, especialmente cuando existe una enfermedad (estenosis, coriza), o cuando hay un aumento de las necesidades de oxígeno (sobreesfuerzo físico).

A través de la **faringe**, situada por detrás de la nariz y la boca, se produce la conexión, por una parte, de la nariz y la laringe con el resto de las vías respiratorias y, por otra parte, de la boca y el esófago con los restantes órganos digestivos. Ahí existe un gran número de ganglios linfáticos, las llamadas amígdalas tubáricas y amígdalas faríngeas. Junto con las amígdalas palatinas y linguales forman un anillo alrededor de la entrada de la faringe, y su función es la detención y destrucción de los agentes infecciosos introducidos a través del aire o de los alimentos.

A través de la faringe, el aire inspirado llega a la **laringe**, una estructura cartilaginosa en forma de anillo, móvil gracias a una acción muscular. Su función es la de proteger a los órganos respiratorios inferiores de los cuerpos extraños, así como la modulación de la voz. Su cartílago de mayor tamaño es el cartílago tiroides, que puede palparse en la parte anterior del cuello y que se hace visible sobre todo al tragar. La entrada de la laringe puede cerrarse mediante la epiglotis. Esto se produce durante la deglución, de forma que los alimentos no se introduzcan en la laringe ni en la tráquea. En el interior de la laringe, lateralmente, encontramos dos pliegues cutáneos y por debajo las dos cuerdas vocales elásticas, que se ponen en movimiento por el paso del aire y, de esta forma, modulan la voz. Entre ellas forman la glotis (situada de detrás hacia delante), que, incluso cuando las cuerdas vocales están tensadas al máximo (tonos más altos), se abre lo suficiente para que el aire pueda pasar con facilidad. Hacia abajo, a continuación de la laringe, sigue la **tráquea**. Mediante cartílagos en forma de

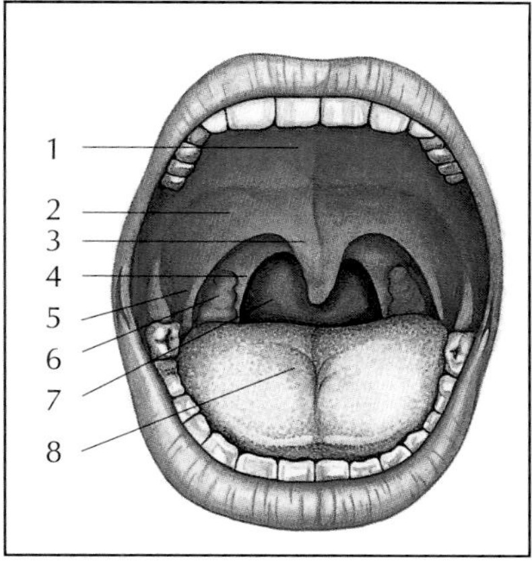

La cavidad bucal: paladar duro (1), paladar blando (2), úvula (3), pilar anterior y posterior del velo del paladar (4/5), amígdala palatina (6), faringe (7), lengua (8).

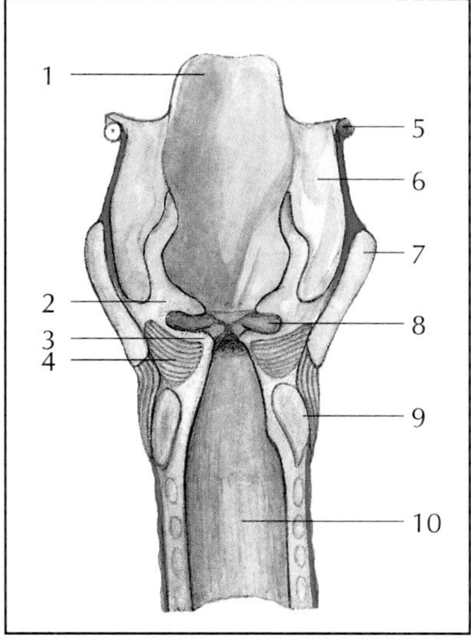

La laringe: epiglotis (1), tubérculo cuneiforme (2), tubérculo corniculado (3), cuerda vocal (4), asta mayor del hueso hioides (5), membrana tirohioidea (6), cartílago tiroides (7), ventrículo laríngeo (8), cartílago cricoides (9), tráquea (10).

El bronquio principal derecho es más corto, más ancho y más perpendicular que el izquierdo, de forma que es más frecuente encontrar los cuerpos extraños en el bronquio derecho.

herradura situados uno debajo del otro se consigue una cierta solidez; sólo la parte posterior está formada por una pared cutánea atravesada por músculo liso. Baja por delante del esófago, desde la séptima vértebra cervical hasta la cuarta dorsal, y a esta altura se divide en los dos bronquios: izquierdo y derecho. El bronquio principal derecho es más corto, más ancho y más perpendicular que el izquierdo, de forma que es más frecuente encontrar cuerpos extraños en el bronquio derecho. Los **bronquios principales** entran junto a las venas y arterias pulmonares en el hilio pulmonar y con ello en el pulmón.

El **pulmón** se sitúa en la cavidad torácica (*véase* ilustración). Está formado por el pulmón izquierdo y el derecho. La superficie inferior se sitúa encima del diafragma, y las puntas se encuentran en la parte superior del tórax, a ambos lados, por encima de las clavículas. Los pulmones están separados por el mediastino, situado entre el esternón y la columna vertebral. En él se encuentran la tráquea y los bronquios principales, el esófago, glándulas, nervios y vasos sanguíneos y linfáticos. El corazón también se sitúa en esta región. El pulmón sano tiene una coloración rosada. La superficie está dividida en forma de mosaico formado por los lobulillos pulmonares, su aspecto brillante se debe a una cubierta, la pleura visceral. Del mismo tejido, la pleura parietal constituye el recubrimiento de la superficie interna de la caja torácica (pleura visceral y pleura parietal = pleura). El pulmón llena completamente la cavidad torácica, de forma que las dos hojas de la pleura se encuentran en estrecho contacto. En determinadas situaciones (traumatismos, enfermedades, medidas terapéuticas) puede introducirse aire, líquidos u otras sustancias en el espacio entre la pared torácica y el pulmón. Ambos pulmones están divididos por una fisura que discurre desde la parte superior y posterior hasta la parte anterior e inferior, en un lóbulo superior y un lóbulo inferior. En el lóbulo superior derecho, una nueva fisura prácticamente horizontal separa el lóbulo medio, de forma que en el pulmón izquierdo hay dos lóbulos pulmonares y en el derecho tres. En la raíz pulmonar de ambos pulmones, allí donde los bronquios se dividen y entran en los pulmones, hay ganglios linfáticos, cuya función es la captación y destrucción de los agentes infecciosos que alcanzan el pulmón. El bronquio principal derecho se divide en tres ramas y el izquierdo en dos, para cada uno de los lóbulos pulmonares. Cada bronquio lobar se bifurca y ramifica más y más, de manera que forma una estructura arboriforme (árbol bronquial).

La superficie está dividida en forma de mosaico formado por los lobulillos pulmonares, su aspecto brillante se debe a una cubierta, la pleura visceral.

En la raíz pulmonar de ambos pulmones hay ganglios linfáticos, cuya función es la captación y destrucción de los agentes infecciosos que alcanzan el pulmón.

La pared de los bronquios de mayor tamaño y de tamaño medio está reforzada por placas cartilaginosas y su interior está recubierto por una mucosa con epitelio ciliar y glándulas. Los bronquios más finos (bronquiolos terminales) son de aproximadamente un milímetro de ancho y su pared está parcialmente ocupada por alveolos. Al entrar en un lobulillo pulmonar desembocan en los conductos alveolares, cuyas paredes están formadas únicamente por alveolos. Los alveolos están rodeados por una red capilar, entre cuyos repliegues y asas se sitúan islotes del denominado epitelio respiratorio. Hacia el exterior, los alveolos están rodeados por una membrana con un gran número de fibras fuertes y elásticas, gracias a las cuales el pulmón obtiene su elasticidad. Cada uno de los lobulillos pulmonares está separado por una capa intermedia de tejido conjuntivo, que también rodea cada uno de los bronquios y que asimismo se encuentra por debajo de la pleura visceral.

De la misma forma que los bronquios, la arteria pulmonar se divide hasta formar la red capilar que rodea el alveolo. Seguidamente se produce la transición de los capilares hacia las venas pulmonares, cuyas ramas se unen en vasos mayores hasta formar las venas pulmonares derecha e izquierda. La división de los bronquios y de los vasos sanguíneos se realiza conjuntamente, de forma que cada rama irriga una determinada porción pulmonar (segmento). Este hecho permite que, con frecuencia, cuando existe un foco patológico circunscrito a

Todas las vías respiratorias están recubiertas por una mucosa, cuya irritación provoca la tos.

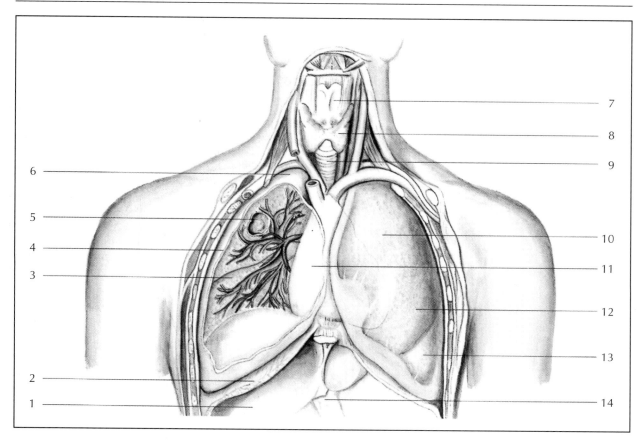

un determinado segmento pulmonar, éste pueda ser extirpado quirúrgicamente (resección segmentaria), respetando el tejido pulmonar restante. Para ello se seccionan los bronquios y los vasos y se cierran los extremos.

Órganos de la cavidad torácica y del cuello: hígado (1), diafragma (2), pulmón (aumentado, en el lóbulo superior derecho se observa una caverna) (3), pleura parietal y visceral (4), caverna (5), pared superior del tórax (6), laringe (7), glándula tiroides (8), tráquea (9), pulmón izquierdo dentro del saco pleural (10), corazón (11), lóbulo superior del pulmón (12), lóbulo inferior (13), estómago (14).

Mecanismo de la respiración

La respiración tiene lugar mediante movimientos rítmicos del tórax. Durante la inspiración se expande, en la respiración torácica por la elevación de las costillas y en la respiración abdominal por contracción, es decir, descenso del diafragma. Durante la espiración las costillas descienden o bien el diafragma se relaja y asciende. Dado que los pulmones están unidos a la pared interna de la caja torácica, se ven obligados a seguir su mismo movimiento, es decir, deben expandirse durante la inspiración. Con ello, en el interior del pulmón se provoca una baja presión, mediante la que hacemos entrar el aire atmosférico.
Simultáneamente, durante la inspiración se favorece la circulación de la sangre en las venas cavas y en el corazón derecho. Durante la espiración, la disminución del volumen de la caja torácica provoca la expulsión del aire. Este movimiento de aire en los pulmones provoca ruidos, que se pueden escuchar acercando la oreja o con el estetoscopio. En las enfermedades pulmonares y bronquiales pueden modificarse de una manera determinada, lo que permite el diagnóstico médico. En el adulto en reposo, la cantidad de aire inspirado y espirado es de aproximadamente medio litro. Mediante una inspiración más profunda pueden introducirse todavía 1,5 litros más de aire (volumen de reserva inspiratorio). Mediante una espiración más intensa, después de la espiración

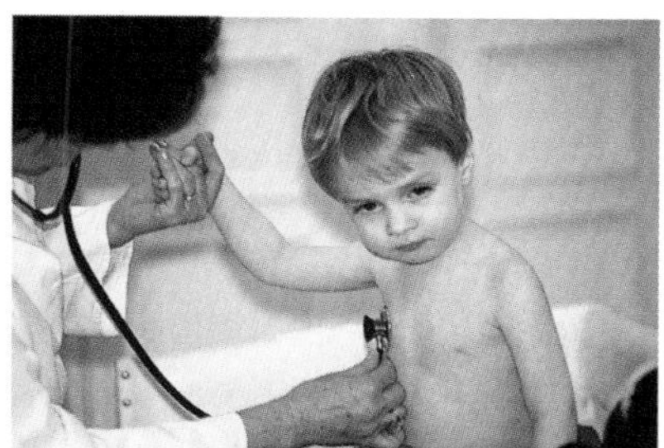

El movimiento del aire dentro de los pulmones provoca ruidos, que permiten al médico establecer un diagnóstico.

En reposo, con 16 respiraciones por minuto se utilizan aproximadamente ocho litros de aire.

normal, pueden expulsarse 1,5 litros más de aire (volumen espiratorio de reserva). Aun así, en los pulmones queda un cierto volumen de aire (volumen residual) de 1,2 litros. La capacidad vital, el mayor volumen de aire que puede expulsarse mediante la espiración forzada después de haber realizado una inspiración forzada, corresponde a una media de 3,5 litros y, mediante entrenamiento (es decir, en los deportistas), puede aumentarse hasta aproximadamente 4,5 litros. Cuando la técnica respiratoria es incorrecta o cuando existe alguna enfermedad, estará más o menos reducida.

En reposo, con 16 respiraciones por minuto, se utilizan aproximadamente ocho litros de aire. Cuando las necesidades son mayores, este volumen por minuto puede aumentarse con respiraciones más profundas y más frecuentes. Con el espirómetro, un aparato similar a un tambor, puede estudiarse la respiración cuantitativamente. A través de un tubo con una boquilla desechable estéril se sopla en el aparato todo el aire disponible, tras una inspiración lo más profunda posible. Una escala muestra el volumen de aire, la capacidad vital.

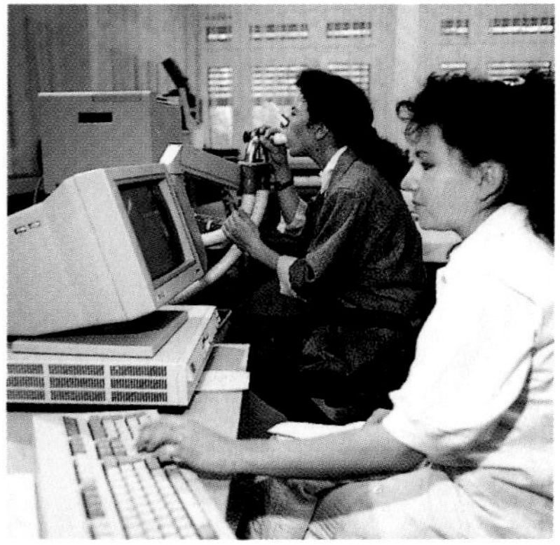

Pletismografía para la valoración de la función pulmonar.

La respiración está controlada y regulada por el centro de la respiración, localizado en el bulbo raquídeo. Es un centro automático y envía estímulos regulares a la musculatura respiratoria y a los músculos de la laringe y de los bronquios. Está influenciado por las características de la sangre (disminución del oxígeno, aumento del anhídrido carbónico) y por estados nerviosos y anímicos (alegría, miedo, excitación).

La respiración puede inhibirse temporalmente mediante la voluntad (buceador), pero manteniendo la respiración no puede uno por ejemplo suicidarse. Por estímulos cutáneos (por ejemplo, ducha fría) se produce una aceleración de la respiración. El centro de la respiración puede ser estimulado artificialmente aumentando la concentración de anhídrido carbónico en el aire, que es lo que se hace en caso de anestesia para evitar un paro respiratorio. Si el contenido en anhídrido carbónico es muy elevado, se produce finalmente la pérdida de conocimiento y la parálisis respiratoria.

Mediante una respiración exclusivamente nasal el aire es sometido a un buen precalentamiento y humidificación antes de que éste llegue a los pulmones.

A través de su función, los órganos respiratorios están sometidos a influencias del entorno, como las oscilaciones de la temperatura, la humedad, la sequedad del aire, los agentes infecciosos y el polvo. Para protegerlos de las lesiones y las enfermedades, es necesario el mantenimiento o refuerzo de las defensas generales del organismo mediante un tipo de vida y una dieta sanas. Una ropa adecuada para cada momento, con una ropa interior transpirable, protege contra el enfriamiento incluso después de una sudoración profusa. Las ropas tampoco han de ser excesivamente calientes. Los lavados, las duchas frías, el ejercicio al aire libre, la gimnasia y el deporte favorecen su fortalecimiento. Mediante una respiración exclusivamente nasal el aire es precalentado y humidificado. Los senos paranasales constituyen la principal fuente de la mucosidad nasal, que humidifica el aire antes de que éste llegue a los pulmones. En la mucosa húmeda de las vías respiratorias superiores queda atrapada la mayor parte de las impurezas, que mediante el movimiento ciliar son impulsadas hacia la faringe. La espiración normal también tiene lugar a través de la nariz.

Los ejercicios respiratorios realizados diariamente, a ser posible al aire libre o frente a una ventana abierta, permiten una buena ventilación incluso de las zonas pulmonares que no toman parte en la respiración superficial normal. Para ello también se ha de tener en cuenta la alternancia de la respiración abdominal y torácica.

Los ejercicios respiratorios permiten una buena ventilación incluso de las zonas pulmonares que no toman parte en la respiración superficial normal. Para ello también se debe tener en cuenta la alternancia de la respiración abdominal y torácica. La inspiración puede favorecerse elevando los brazos y la espiración bajándolos al tiempo que se flexiona el tronco. Tenga en cuenta que la espiración es más prolongada que la inspiración, para expulsar la mayor cantidad de aire utilizado. Antes de una nueva inspiración debe hacerse una pausa. Dado que durante la realización de estos ejercicios la respiración se realiza por la nariz, se puede comprobar la duración de la espiración mediante un silbido y aumentar la fuerza del aire espirado taponando parcialmente los orificios nasales.

Enfermedades de los órganos respiratorios

ENFERMEDADES DE LA NARIZ

1. Rinitis aguda (coriza)

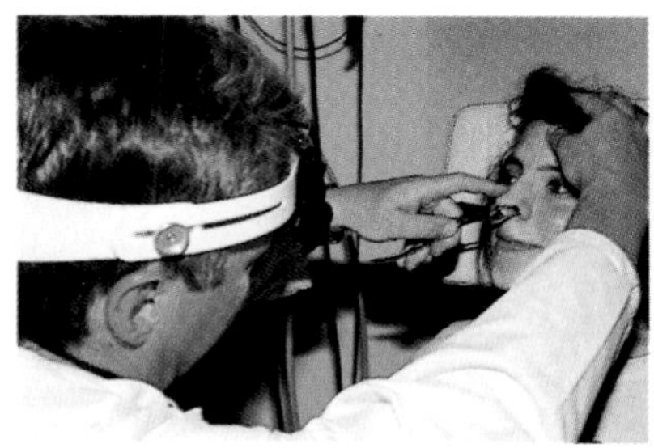

Exploración de la nariz.

Sintomatología:

1. Escozor y sensación de picor en la nariz y faringe con estornudos.
2. Mucosidad abundante, al principio acuosa, más adelante purulenta.
3. Con frecuencia también enrojecimiento de la mucosa faríngea.
4. Debido al creciente edema de la mucosa, taponamiento nasal que impide la respiración nasal, lo que provoca la aparición de «voz nasal»; alteración del sentido del gusto y del olfato.
5. Astenia.
6. Dolor en las extremidades.
7. Ligero aumento de la temperatura corporal.

La rinitis aguda se produce por el contagio del virus del resfriado común o por una hipersensibilidad frente a determinadas sustancias (rinitis alérgica). El enfriarse también puede favorecer la aparición del proceso.

La rinitis aguda (resfriado común) constituye una de las enfermedades más frecuentes. Cuando la inflamación de la mucosa nasal afecta a la laringe y a la tráquea aparece la tos y la afonía. La cefalea frontal o maxilar aparece cuando adicionalmente se produce una sinusitis (inflamación de los senos paranasales). Los trastornos auditivos y en algunos casos la otalgia se deben a la inflamación del oído medio.

Patogenesia y etiología: la rinitis aguda se produce por el contagio del virus del resfriado común o por una hipersensibilidad frente a determinadas sustancias (rinitis alérgica). El enfriarse también puede favorecer la aparición del proceso. Estas situaciones se dan cuando se está demasiado tiempo en una habitación fría con ropas insuficientes o tras permanecer en espacios demasiado calientes o por falta de costumbre a los cambios de temperatura. Estas situaciones favorecen la aparición de una infección con los virus siempre presentes. Tras la infección vírica con mucosidad acuosa no es raro que se desarrolle una sobreinfección secundaria bacteriana con mucosidad purulenta.

Tratamiento: en el estadio inicial en ocasiones puede frenarse el desarrollo de la enfermedad con una cura de sudor: se empieza con un baño caliente de 20 a 30 minutos de duración, habiendo tomado previamente una infusión de tila o de saúco. Además hay que hacer un aporte importante de vitamina C (la contienen las naranjas, los limones, el jugo de espino amarillo).
En la rinitis de origen vírico la mejor medicina es dormir suficientemente, motivo por el que después de la cura de sudor debería hacerse reposo en cama durante 24 horas.
La exposición de la cara a la luz roja, así como las inhalaciones de vahos de eucalipto, mentol o manzanilla también tienen, con frecuencia, un efecto positivo. Si no se dispone para ello de un aparato especial de inhalaciones, debe

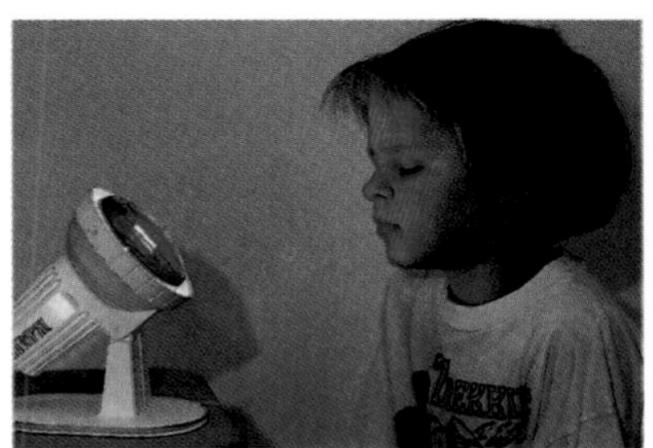

En la exposición a la luz roja, la distancia entre la lámpara y la cara debe ser de unos de 50 centímetros.

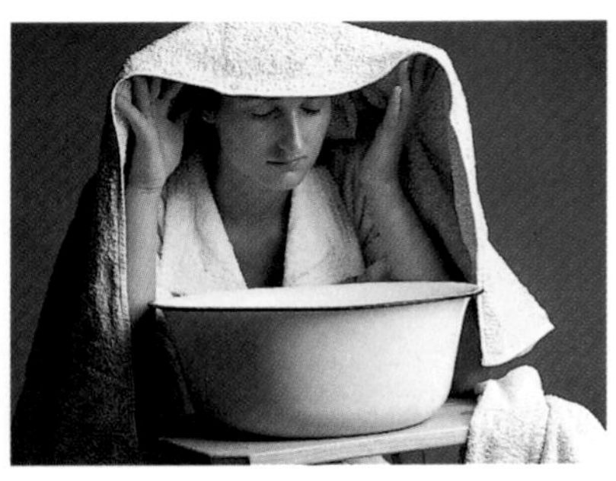

Un baño de vapor de cabeza, al que se ha añadido para su inhalación eucalipto, mentol o manzanilla ha demostrado su eficacia como tratamiento natural casero de la coriza aguda.

mantenerse la cara sobre un recipiente con el agua vaporosa, cubriéndose la cabeza con una toalla.
También es recomendable la administración de un fármaco antigripal. Generalmente contiene aspirina o paracetamol. Mediante su acción analgésica, antiinflamatoria y antipirética disminuye el malestar, aunque no tiene ninguna acción específica sobre el agente causal.
Las gotas nasales para desinflamar la mucosa y disminuir el dolor son importantes. Sin embargo, no se deben utilizar nunca durante más de diez días seguidos, con el fin de evitar una posible lesión de la mucosa.
Si se mantiene la cefalea o el dolor en la cara debe acudirse siempre a un otorrinolaringólogo.

Métodos naturales: antes de acostarse, aplicar un baño de pies de 15 minutos a 35 o 40 °C; durante la noche utilizar unos calcetines de algodón y encima unos de lana. Como método casero de eficacia demostrada puede hacerse un baño de vapor de cabeza, con inhalación de eucalipto, mentol o manzanilla.

Vacunación: dado que la inmunidad que provoca es de corta duración no es aconsejable.

Las gotas nasales para desinflamar la mucosa y disminuir el dolor nunca deben utilizarse durante más de diez días seguidos, con el fin de evitar una posible lesión de la mucosa.

Pronóstico: si se realiza un tratamiento a tiempo la enfermedad remite en el curso de pocos días.

2. Rinitis crónica

Sintomatología:

1. En primer plano se encuentra la dificultad para la respiración nasal (taponamiento nasal), debida a una intensa inflamación de los cornetes nasales.
2. En los adultos también se da con frecuencia la formación de pólipos.
3. Secreciones en la nasofaringe con carraspera.
4. Cefalea crónica.
5. Algunos pacientes presentan simultáneamente asma bronquial.

Los siguientes síntomas indican el proceso de los senos paranasales (sinusitis crónica):

Cefalea prolongada, taponamiento nasal y secreciones en la nasofaringe, que aparecen de forma aislada o conjuntamente.
El dolor prolongado en la cara o dental, en el maxilar superior, también puede indicar la existencia de una sinusitis.

Patogenesia y etiología: generalmente aparece después de rinitis agudas de repetición con o sin sinusitis, existencia de pólipos o también por lesiones crónicas (vapores, calor, humo, polvo y aire demasiado seco).
Con frecuencia existe una predisposición.

Tratamiento: lavados nasales con solución salina al 1 % y a temperatura corporal (una pizca de sal de cocina en un vaso de agua), tratamiento quirúrgico con extirpación de las tumoraciones localizadas en la nasofaringe en los niños o de los pólipos en los adultos, y en ocasiones también de parte de los cornetes. A menudo también hay que corregir las desviaciones del tabique nasal si éstas son importantes. Hay que tener cuidado cuando se utilizan de forma prolongada las gotas nasales descongestionantes. Es aconsejable dejarlas después de diez días de utilización, ya que de otra manera disminuye considerablemente la duración de su eficacia. En caso de que aparezca una rinitis provocada por las gotas nasales, será necesario dejar inmediatamente las gotas, al tiempo que se administra prednisolona durante una semana. Después puede empezarse nuevamente con la administración de las gotas nasales.

Medicina natural: en caso de pies fríos, baños alternantes de pies y cepillados; duchas frías en la nuca y en la parte superior del cuerpo; envolturas de las pantorrillas y los pies durante la noche; cepillado en seco por la mañana y lavados fríos completos como reforzante.
Las personas con problemas para la utilización de gotas nasales pueden utilizar entre las aplicaciones una solución salina al 1 %. Es útil para la rinitis y tiene una acción positiva sobre las mucosas.
Los aceites esenciales, que se encuentran en muchas plantas locales y exóticas, actúan sobre la mucosa nasal y la descongestionan. Son adecuados para inhalaciones el aceite de árnica, artemisa, eucalipto, lavanda, melisa, naranja amarga, romero y limón. Si durante el tratamiento con aceites esenciales se producen irritaciones cutáneas, debe interrumpirse su utilización.

Pronóstico: sin tratamiento, la constante respiración por la boca provoca sinusitis y bronquitis crónica. Tras el tratamiento adecuado cabe esperar una mejoría general.

Solución salina en lugar de las gotas nasales:

Las personas con problemas para la utilización de gotas nasales pueden utilizar entre las aplicaciones una solución salina al 1 %. Es útil para la rinitis y tiene una acción positiva sobre las mucosas.

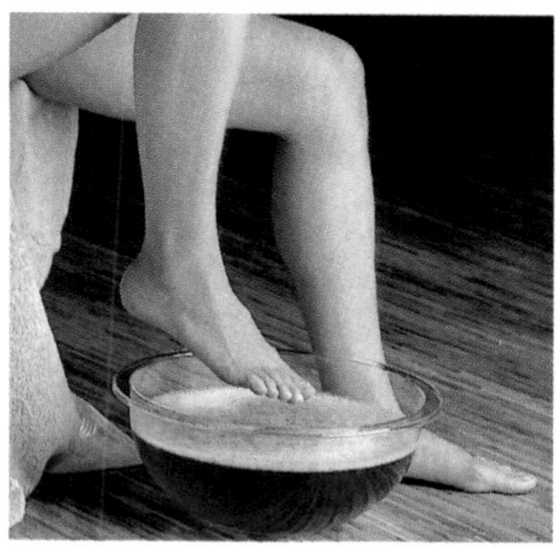

En caso de pies fríos pueden ser útiles los baños alternantes de pies y los cepillados. Se hacen por la mañana al levantarse y, en caso necesario, por la noche antes de acostarse.

Adenoides

Sintomatología:

1. Respiración por la boca (boca continuamente abierta).
2. Rinitis crónica.
3. Ronquidos.
4. Otitis medias agudas frecuentes.
5. Sordera de transmisión crónica.

Patogenesia y etiología: se trata de una hipertrofia crónica no dolorosa de las amígdalas faríngeas (adenoides), que aparecen sobre todo en los niños y más raramente en los adolescentes. La hipertrofia puede incluso taponar los meatos posteriores de la nariz (taponamiento nasal), así como la desembocadura de las trompas de Eustaquio en la nasofaringe. Con frecuencia la consecuencia es un trastorno de la ventilación del oído medio, que puede conllevar el desarrollo frecuente de otitis media aguda.

Tratamiento: exclusivamente quirúrgico, con la extirpación de las amígdalas faríngeas hipertrofiadas.

Pronóstico: muy favorable cuando se instaura el tratamiento otorrinolaringológico.

Todas las enfermedades nasales crónicas precisan un tratamiento médico con el fin de evitar que las mucosas se lesionen de forma permanente.

No es raro que la epistaxis constituya el primer síntoma de una enfermedad generalizada. La presencia de sangre en la secreción nasal (incluso cuando aparece en pequeñas cantidades y sin dolor) precisa una exploración médica (que ocasionalmente incluye la endoscopia y la tomografía).

Mediante la presión de las dos alas de la nariz sobre el tabique nasal con el pulgar y el índice de una mano durante un minuto, manteniendo al mismo tiempo la boca abierta, con frecuencia puede controlarse de forma directa y permanente la hemorragia nasal.

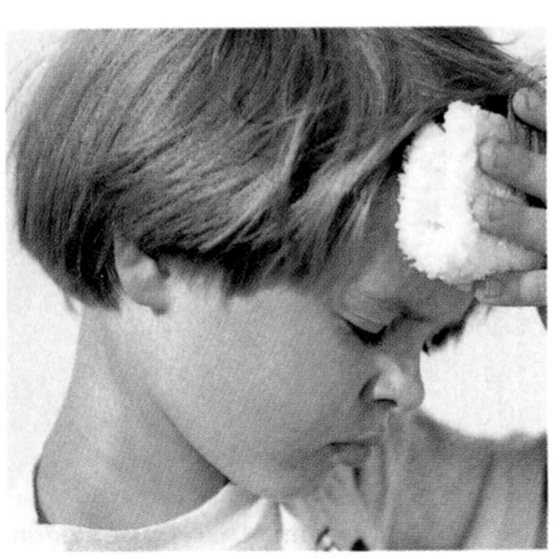

En caso de epistaxis es útil la aplicación de una compresa húmeda, a ser posible fría, sobre la frente. Para ello el paciente debe permanecer sentado, con la cabeza ligeramente inclinada hacia delante.

La cirugía endoscópica del etmoides constituye un moderno procedimiento quirúrgico para la extracción de los pólipos.

Epistaxis (hemorragia nasal)

Patogenesia y etiología: generalmente, la epistaxis aparece después de pequeños traumatismos (también al hurgarse la nariz). Cuando existe una predisposición para ello, el sonarse con fuerza o un esfuerzo intenso puede provocar la hemorragia. Generalmente, la hemorragia se produce a partir de una zona ricamente irrigada en la parte anterior del tabique nasal. Sin embargo, en ocasiones la epistaxis es el primer síntoma de una enfermedad generalizada, como una cardiopatía o una patología renal, hemática o vascular, así como de una hipertensión arterial. Determinadas enfermedades infecciosas (tifus, escarlatina, mononucleosis infecciosa, etc.), así como la menstruación, también pueden acompañarse de epistaxis.

Tratamiento: en caso de hemorragia nasal debida a sonarse con excesiva fuerza o a traumatismos, generalmente es suficiente con evitar sonarse o hablar. El enfermo debe sentarse derecho con la cabeza ligeramente inclinada hacia delante, para evitar tragar la sangre. Se debe poner una compresa húmeda fría o una bolsa de hielo en la frente. En caso de hemorragias recurrentes, el otorrinolaringólogo deberá descubrir la causa (pólipos o tumores malignos, etc.), contener la hemorragia y tratar la enfermedad de base.

Pronóstico: una vez excluida la existencia de un tumor maligno, no existe temor de consecuencias serias.

Pólipos nasales

Sintomatología:

1. Enfermedad que se presenta principalmente en adultos, más raramente en la infancia.
2. Taponamiento nasal crónico.
3. Rinitis acuosa o purulenta, con frecuencia crónica.
4. Frecuentemente secreción nasofaríngea.
5. Alteraciones del olfato.

Etiología: los pólipos son excrecencias de la mucosa nasal que taponan los meatos y desembocaduras de los senos paranasales. Con frecuencia la causa se debe a una alergia frente a los analgésicos, alergenos inhalados, etc.

Tratamiento: extracción quirúrgica de los pólipos, tras lo que la inflamación de los senos paranasales desaparece. Es necesario un postratamiento de varias semanas para evitar lesiones residuales de la nariz. Tratamiento coadyuvante mediante inhalaciones y exposición a la luz roja. En caso de alergia está indicada una desensibilización específica o bien el evitar el contacto con el alergeno.

Pronóstico: tras la cirugía por regla general es favorable. Tendencia a la recidiva. En caso necesario debe repetirse la cirugía.

Furúnculos nasales

¡Tomar en serio los furúnculos nasales! Es imprescindible el control por parte de un otorrinolaringólogo.

Sintomatología: dolor espontáneo y a la palpación, enrojecimiento y edema de la nariz o del labio superior. Sensación de tirantez.

Patogenesia y etiología: el furúnculo nasal es una inflamación originada en el folículo piloso cerca de la ventana nasal (punta, ala de la nariz, límite con el labio) o en el vestíbulo de la nariz, que se produce por una pequeña herida.

Aplicar compresas de agua helada sobre la nariz y tomar antibióticos según prescripción médica. ¡No tocarse la nariz!

Tratamiento: para mantener en reposo la zona de la punta de la nariz y del labio superior hay que evitar hablar y seguir una dieta líquida. Existe el peligro de que el agente infeccioso, a través de las venas de la comisura ocular, se desplace directamente hacia la base del cerebro, y de que provoque una trombosis con una evolución grave. Administración precoz de antibioticoterapia. No tocar la nariz. Aplicar compresas de alcohol o de agua helada sobre la nariz.

Pronóstico: si se siguen las medidas indicadas el pronóstico es favorable.

Rinitis vasomotora

Sintomatología: bajo importantes crisis de estornudos y secreción acuosa abundante se produce una inflamación súbita de la mucosa nasal («bloqueo de la nariz»). Con frecuencia aparece en forma de crisis, también en relación con el consumo de alcohol.

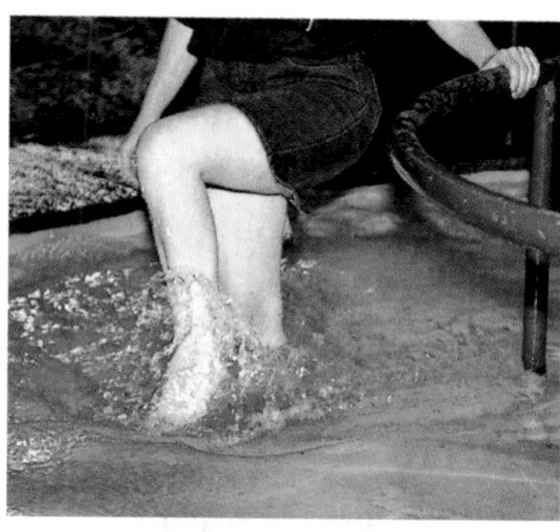

Los lavados fríos y las duchas de cara, así como el caminar en el agua pueden provocar la mejoría de una rinitis vasomotora.

Etiología: no se trata de un proceso infeccioso. La enfermedad se debe a una hipersensibilidad nerviosa, que aparece en relación con cambios bruscos de temperatura, el efecto de determinados olores y muchos otros motivos.

Tratamiento: gotas nasales para inhibir la secreción y reducir la inflamación. Cambiar las gotas nasales como máximo a los diez días. Ocasionalmente dilatación quirúrgica de zonas estenosadas de la nariz.

Pronóstico: inseguro. La evolución depende de si el organismo puede ser cambiado, lo que precisa de mucha paciencia. Si se desencadena por sustancias irritantes, su eliminación puede provocar una mejoría del cuadro.

Rinitis alérgica (polinosis)

Generalmente, la rinitis alérgica aparece a mediados de primavera. También es posible la aparición de ataques a principios o finales de la estación.

¡Ante la sospecha debería acudirse inmediatamente al médico!

Sintomatología: importante picor y estornudos, aumento de la secreción mucosa nasal, inflamación de la mucosa nasal hasta el taponamiento, picor y enrojecimiento de la conjuntiva ocular y ocasionalmente crisis nocturnas de disnea.

Patogenesia y etiología: hipersensibilidad (alergia) frente al polen de hierbas, arbustos y cereales (*véase* «Alergias»).

La amigdalitis aparece con mayor frecuencia en los niños y los adolescentes. Por el contrario, en los adultos es poco frecuente.

ENFERMEDADES DE LA FARINGE

Amigdalitis aguda

1. Amigdalitis catarral

Sintomatología:

1. Sensación de punzadas y cosquilleo en la garganta, especialmente con dolor al tragar (disfagia), que irradia hasta el oído.
2. Sensación de malestar general.
3. Enrojecimiento y tumefacción leve a intenso de las amígdalas y voz «abotargada». Angina significa «estrechamiento».
4. Fiebre con escalofríos y cefalea.
5. Hinchazón y sensibilidad a la presión de los ganglios linfáticos maxilares.

Cualquier exploración pediátrica debe incluir una inspección meticulosa de la faringe.

Etiología: la enfermedad es un síntoma acompañante bastante frecuente de una infección vírica de las vías respiratorias altas. Aparece en cualquier época del año y se ve favorecida por el enfriamiento, sobre todo cuando se está sentado o en decúbito. Los niños y los adolescentes son especialmente sensibles.

Tratamiento y pronóstico: debido al peligro de secuelas, la amigdalitis no se puede considerar una «afección sin importancia». Se debe tratar al enfermo hasta la desaparición de los síntomas agudos, la disfagia y la fiebre.
En ocasiones, al inicio de la enfermedad se puede conseguir una mejoría mediante la administración de altas dosis de vitamina C (un gramo diario) y el complejo de la vitamina B. Simultáneamente se aplicarán cataplasmas cervicales, que según la tolerancia del enfermo se aplicarán calientes o frías.

También es recomendable hacer enjuagues bucales y gárgaras con infusión de salvia y manzanilla, y mantener una buena higiene dental. Cura de sudor, bebiendo al mismo tiempo una infusión caliente de manzanilla o tila y administración de aspirina o paracetamol, con lo que aliviaremos el dolor.

Debe evitarse la administración incontrolada de antibióticos. Alteran la flora bacteriana normal de la boca y en ciertas ocasiones provocan la aparición de resistencias del agente infeccioso frente al antibiótico, de forma que más adelante la administración de incluso grandes cantidades del mismo medicamento no será útil para el tratamiento.

Medicina natural: baños ascendentes de pies, baño parcial diario seguido de una cura de sudor; cuando existe temperatura elevada, cataplasmas en las pantorrillas. Dos veces al día aplicar durante dos horas un compresa cervical de cataplasma.
Si aparece una hinchazón importante y dolorosa de los ganglios linfáticos, debe acudirse inmediatamente al médico. Además deben hacerse enjuagues bucales con una infusión templada de manzanilla o salvia varias veces al día.

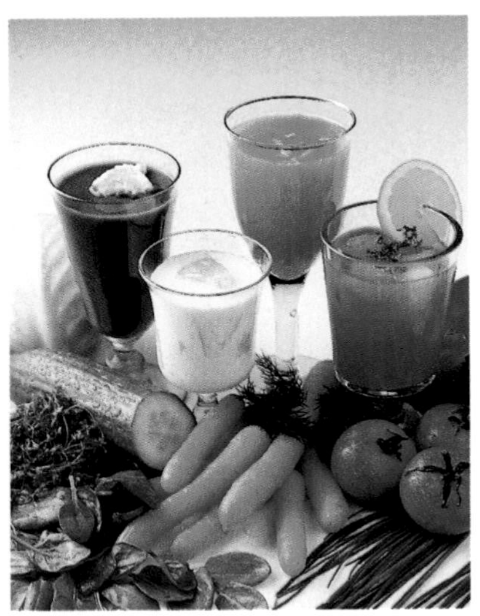

La administración de dosis elevadas de vitamina C al inicio de una amigdalitis aguda, junto con una cura de sudor, puede evitar la complicación del desarrollo de la enfermedad.

2. Amigdalitis purulenta

Sintomatología: como en la amigdalitis catarral. Presenta además placas blancogrisáceas o amarillas. Secreciones en las fosas amigdalares, que pueden retirarse con la espátula. Cuando se unen forman placas membranáceas (amigdalitis membranácea). En este caso debe excluirse la existencia de una difteria y hay que hacer el estudio de un frotis de dicho material. Cuando se trata realmente de una amigdalitis y se hace el tratamiento correcto, las placas desaparecen generalmente en el curso del período de una semana.
Cuando se trata de depósitos amigdalares banales y sin importancia, no se produce ni dolor ni enrojecimiento de las amígdalas, y los ganglios linfáticos no son sensibles a la presión. Cuando aparecen en gran cantidad o existe halitosis, se pueden extraer o aspirar presionando contra el velo anterior del paladar.

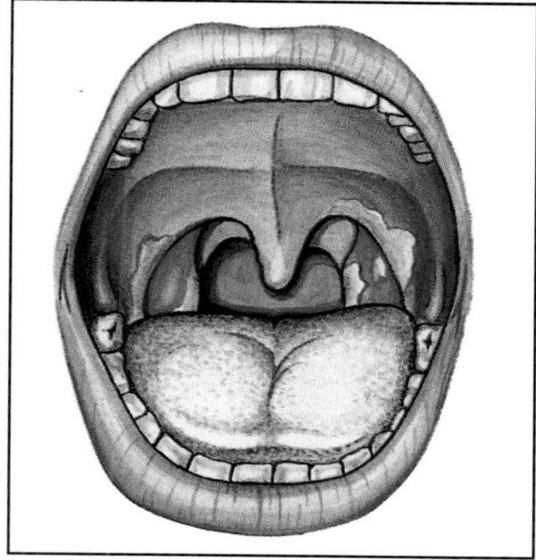

Representación de una amigdalitis purulenta.

Etiología: infección bacteriana (generalmente por estreptococos).

Tratamiento y pronóstico: la conocida amigdalitis purulenta (pultácea) precisa de un tratamiento antibiótico prescrito por el médico. Por otra parte, al igual que en el caso de la amigdalitis catarral, también es aconsejable la administración de dosis elevadas de vitamina C, así como los enjuagues bucales y las gárgaras con infusión de manzanilla y salvia, añadiendo a todo ello el necesario reposo en cama.

Una amigdalitis purulenta siempre debe ser tomada en serio, ya que existe el riesgo de secuelas. Si la enfermedad no es tratada a tiempo pueden aparecer cardiopatías, fiebre reumática o pielonefritis.

3. Absceso del lecho amigdalar (amigdalitis flemonosa)

Sintomatología:
Con frecuencia después de una amigdalitis purulenta ocurrida varios días antes (intervalo asintomático):

1. Tumefacción y enrojecimiento amigdalar unilateral y de las zonas circundantes, con desviación de la úvula hacia el lado sano.
2. Irradiación del dolor hacia el oído del mismo lado.
3. Molestias progresivas al tragar y al hablar; la voz es desde pastosa a nasal, la boca no puede abrirse, lengua intensamente saburral.
4. Halitosis intensa.
5. Tumefacción y sensibilidad a la presión de los ganglios linfáticos maxilares del mismo lado.

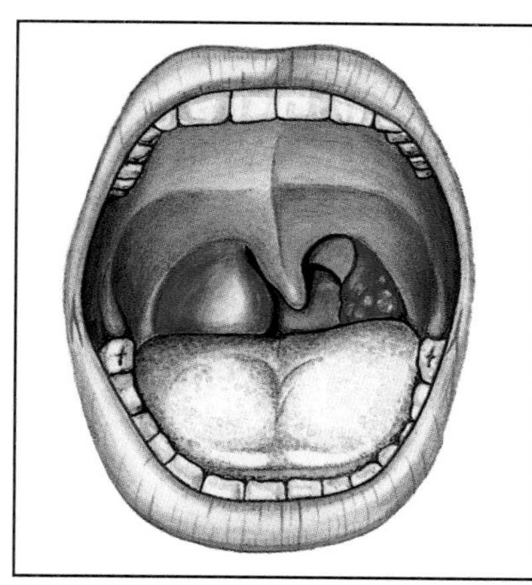

Absceso del lecho amigdalar derecho en la amigdalitis flemonosa.

Si el desbridamiento espontáneo o quirúrgico no se realiza a tiempo, la enfermedad puede extenderse al suelo de la boca o a lo largo de los vasos del cuello hasta la caja torácica. Si se produce simultáneamente un edema de glotis, existe riesgo de asfixia.

¡Acudir inmediatamente al médico!
Existe riesgo de asfixia.

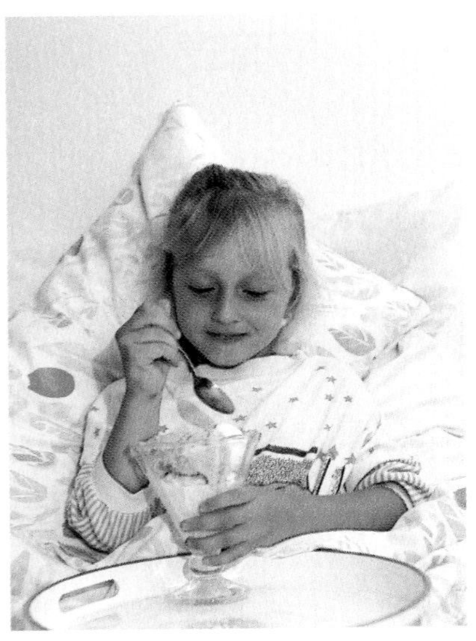

Para satisfacción de los más jóvenes, después de una amigdalectomía los helados forman parte del tratamiento médico.

Tratamiento: al principio, administración de antibióticos a altas dosis. Cuando se ha formado el absceso, el tratamiento será quirúrgico: inmediata amigdalectomía en «caliente», o primero sólo desbridamiento del absceso y extirpación posterior de la amígdala, para evitar la formación de nuevos abscesos.

Amigdalitis crónica

Sintomatología: habitualmente no existen síntomas.

1. Amigdalitis agudas de repetición a intervalos relativamente cortos.
2. Fluido turbio, que fluye de las fosas amigdalares cuando se presionan las amígdalas.
3. Hipertrofia no dolorosa de los ganglios linfáticos submaxilares.

La importancia de este proceso radica en el riesgo para el conjunto del organismo, dado que a partir del foco inflamatorio se produce una migración constante hacia la circulación de agentes infecciosos, a través de las que puede desarrollarse un reumatismo articular, una endocarditis o una pielonefritis.

Etiología: los agentes causales son los estreptococos, que se mantienen en las fosas amigdalares y que provocan el desarrollo de microabscesos.

Tratamiento: el tratamiento antibiótico sólo es útil temporalmente. El único eficaz es la amigdalectomía (extirpación de las amígdalas), que se realiza intrahospitalariamente. Tras la operación debería guardarse cama durante unos días.

Faringitis

1. Faringitis aguda

Sintomatología:

1. Sensación de escozor, picor en la garganta, carraspeo y sequedad.
2. Disfagia, que ocasionalmente puede irradiar hasta el oído.
3. Enrojecimiento e inflamación de la pared posterior de la faringe.
4. Sensación ligera o intensa de malestar general.

Etiología: con frecuencia se debe a una infección vírica de las vías respiratorias altas o por irritantes físicos o químicos (quemadura, humo, gases corrosivos).

Tratamiento: comprimidos analgésicos y antisépticos (para chupar). Prohibido fumar. Inhalaciones o gárgaras con infusión de salvia; compresas cervicales. No administrar antibióticos.

Dieta después de una amigdalectomía:

Después de la intervención se aplica al paciente una compresa de hielo y la primera comida consiste sólo en una taza de té.

Durante el primer día después de la operación se recomienda por la mañana una sopa, a mediodía una papilla y por la noche pan blanco. Se permiten los zumos de fruta helados y los helados de fruta.

Al tercer día leche tibia, zumo de tomate al que se han añadido dos yemas de huevo; puré de patata, fruta triturada, helado.

A partir del cuarto día empieza la introducción lenta de los alimentos sólidos.

2. Faringitis crónica

En la faringitis crónica existe con frecuencia una sequedad de la mucosa de causa desconocida.

Sintomatología:

1. Picor, escozor y sensación de sequedad en la garganta de intensidad variable, que se mantiene durante semanas y meses.
2. Tos irritativa, carraspera y ocasionalmente algo de mucosidad.
3. No existe sensación de malestar general ni fiebre.

Patogenesia y etiología: frecuentemente en relación con una enfermedad crónica de la nariz o de los senos paranasales, de la laringe o de las amígdalas. Por otra parte, puede instaurarse por inhalación frecuente de sustancias nocivas como el tabaco, trabajos con excesivo calor o polvo, aunque también por técnica incorrecta del habla en el caso de cantantes y maestros.

¡Evitar el tabaco y el alcohol, así como las comidas demasiado calientes o demasiado frías!

Tratamiento: evitar el tabaco y el alcohol, así como las comidas muy calientes o muy frías. Inhalaciones con sales de Ems o solución salina, infusión de salvia. Tratamiento de la enfermedad de base. Tratamiento con vitamina A y ácido pantoténico.

Medicina natural: duchas frías en la nuca y en la porción superior del cuerpo, baños alternantes de pies, utilización local según la tolerancia de cataplasmas frías o calientes y húmedas, baños cervicales de luz, masajes de cabeza y cuello; beber sal de Ems con leche.

En los ejercicios respiratorios debe darse especial importancia a la respiración nasal.

Dieta: instauración de una dieta lactovegetariana, y en casos importantes una dieta cruda. Respirar mucho aire fresco.
Ejercicios respiratorios para favorecer la respiración nasal.

Balneoterapia: en la faringitis crónica es beneficiosa la estancia en un balneario.

Pronóstico: a menudo la faringitis crónica es muy persistente; no siempre es posible eliminar la etiología. No obstante, con un tratamiento adecuado e intensivo se obtienen resultados satisfactorios.

La faringitis crónica es con frecuencia difícil de tratar, sobre todo porque no siempre pueden suprimirse todas las causas desencadenantes.

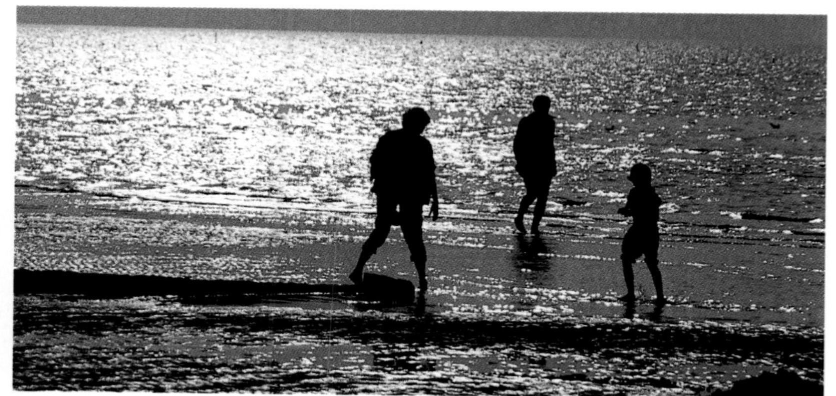

En la faringitis crónica es beneficiosa la estancia en un balneario o cerca del mar. La inhalación del aire rico en sal ayuda al alivio de la sintomatología.

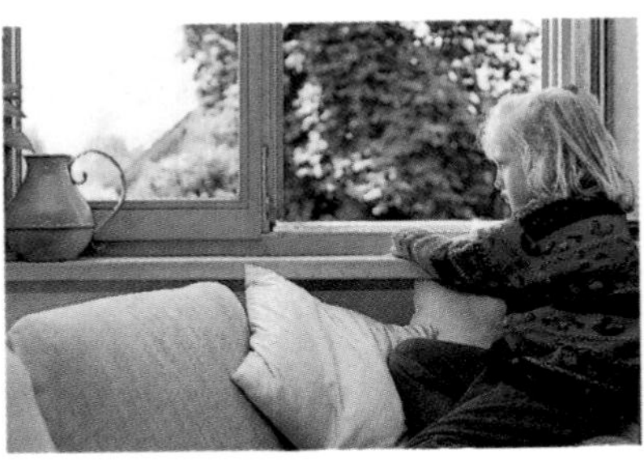

En la laringitis aguda, que en los niños con frecuencia se presenta en forma del llamado pseudocrup, conviene respirar aire fresco y húmedo, y a ser posible tranquilamente.

ENFERMEDADES DE LA LARINGE

Laringitis, laringitis aguda

Sintomatología:

1. Ronquera hasta afonía completa.
2. Picor o dolor en la garganta.
3. Sensación de cuerpo extraño, con frecuencia tos irritativa.
4. En los niños de entre uno y cinco años tos y disnea, es decir, un ruido respiratorio intenso y ronco durante la inspiración, «pseudocrup» (laringitis subglótica).

Etiología: generalmente la enfermedad aparece por resfriado en forma de infección vírica, pero también puede aparecer por la acción de vapores corrosivos, por polvo y por uso excesivo de la voz. En los niños pequeños, la inflamación de la mucosa provoca una importante estenosis de la todavía relativamente estrecha porción de la tráquea situada inmediatamente por debajo del órgano de la laringe.

Tratamiento: en la disnea aguda infantil (también denominada síndrome crupal, pseudocrup) se utilizan todas las medidas terapéuticas que disminuyan la inflamación de la mucosa. Ello se consigue con las medidas que se citan en el margen izquierdo.
El punto principal del tratamiento de la laringitis del adulto consiste en dejar descansar la voz, mejor un silencio absoluto. Beber leche caliente; compresas calientes alrededor del cuello; inhalación de sal de Ems o solución salina al 1 % (dos pizcas de sal en un vaso de agua). Cuando existe una tos irritativa intensa es recomendable la utilización de antitusígenos, ocasionalmente incluso codeína (*véase* «Bronquitis»).

Pronóstico: en el pseudocrup la disnea desaparece completamente con el tratamiento especializado en casa o intrahospitalario, sin dejar secuelas.
La laringitis aguda del adulto tiende a desaparecer rápidamente si se evitan las causas desencadenantes. Sin embargo, si la ronquera se mantiene durante más de tres semanas, sería muy importante y conveniente acudir a un otorrinolaringólogo.

Medidas que hay que seguir en caso de «pseudocrup»:

1. Abrigar al niño y colocarlo ante una ventana abierta. Facilitar que respire tranquilamente.

2. Colgar en la habitación toallas húmedas. Abrir la ducha del cuarto de baño para aumentar la humedad del aire.

3. Transmitir al niño sensación de seguridad hablándole sosegadamente y tratándole con cariño. El miedo aumenta la disnea.

4. Si la disnea no desaparece en el curso de media hora acudir rápidamente al médico.

Laringitis crónica inespecífica

Sintomatología:

1. Ronquera, que con frecuencia se mantiene durante semanas o meses.
2. Escozor, sensación de sequedad, carraspera y tos irritativa, generalmente sin secreción.

La laringitis crónica aparece con frecuencia después de una laringitis aguda o en relación con una sinusitis crónica, así como por impedimento crónico de la respiración nasal.

Etiología: la laringitis crónica aparece con frecuencia después de una laringitis aguda o en relación con enfermedades faríngeas o nasales, y especialmente también por impedimento crónico de la respiración nasal. Asimismo existen lesiones laborales en los cantantes, los maestros, los oradores, así como por la acción mantenida del polvo, el humo y el alcohol.
El diagnóstico de una laringitis crónica se realiza sólo después de la exclusión de un cáncer de laringe por parte de un otorrinolaringólogo.

Cuando la ronquera se prolonga más de tres semanas existe el riesgo de que se trate de una enfermedad grave, por ejemplo un cáncer de laringe.

¡Acudir inmediatamente al médico para diagnosticar el cuadro!

Tratamiento: ante cualquier ronquera crónica que se mantiene durante más de tres semanas, es importante sobre todo que un otorrinolaringólogo excluya la existencia de una tuberculosis o de un cáncer laríngeo. Es necesario realizar un reposo de la voz y hacer las inhalaciones descritas para la laringitis aguda. Dado que habitualmente la laringitis crónica no es de etiología bacteriana, los antibióticos no son útiles para su tratamiento.

Medicina natural: evitar sobre todo los pies fríos. Cepillados en seco y baños de inhalación a los que se añade aceite de hojas de pícea o de pino, masaje, utilización de cámara climatizada, sauna.

En caso de laringitis crónica evitar los pies fríos.

Dieta: no es necesaria una dieta especial. En especial deben evitarse el alcohol y el tabaco.

Pronóstico: el tratamiento necesita paciencia pero se obtienen resultados.

Espasmo de glotis (laringoespasmo)

Sintomatología: enfermedad poco frecuente en los adultos. En un niño completamente sano, aparición súbita de disnea, intensa sensación de miedo y de muerte. Coloración azulada de la cara. Tiraje en la región del cuello.

Disnea de aparición súbita acompañada de sensación de miedo y de muerte inminente.

Etiología: oclusión espasmódica de la glotis, que aparece de forma súbita, en reposo o especialmente después de un susto, por llanto, así como por la entrada de un cuerpo extraño en la laringe (por ejemplo, saliva, alimento, agua). Generalmente, la crisis se soluciona en pocos segundos; habitualmente la recuperación es rápida.

Tratamiento: las compresas frías alrededor del cuello tienen un efecto calmante. A pesar de todo debería visitarse a un especialista.

Pronóstico: las complicaciones graves son poco frecuentes. Por regla general, tras la crisis, habitualmente corta, no se producen otras molestias.

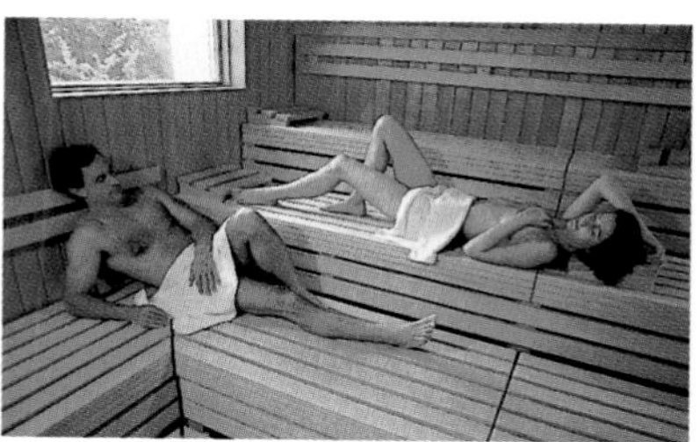

La acción desintoxicante y estimulante de la circulación sanguínea de la sauna también es beneficiosa para las mucosas de las vías respiratorias.

Edema de epiglotis

Sintomatología: al principio sólo sensación de estrechamiento en la garganta, que se sigue de un dolor progresivo al tragar y finalmente disnea con peligro de muerte.

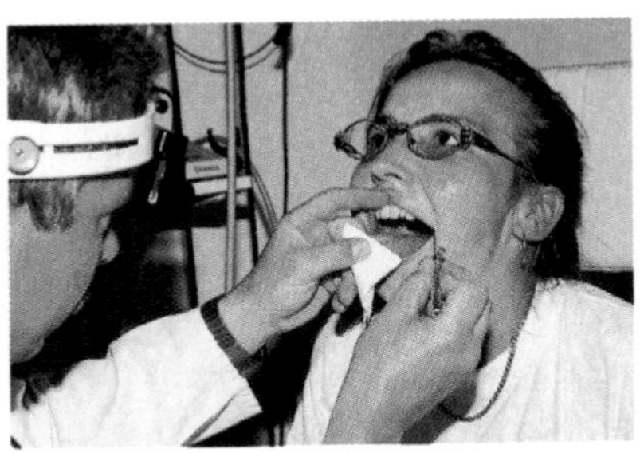

Ante cualquier inflamación o tumoración en la boca o la faringe es necesario acudir al médico.

Etiología: una microlesión con frecuencia no detectada de la epiglotis y una infección bacteriana provocan un edema inflamatorio agudo (epiglotitis), que puede provocar un rápido cierre de la laringe. Otras causas pueden ser: la inhalación de gases corrosivos, la urticaria o el llamado edema de Quincke, una alergia alimentaria, por ejemplo tras el consumo de determinados alimentos (cítricos, nueces, kiwi, fresas, etc.).
Las picaduras de abeja o de avispa en la boca o por debajo de la faringe también pueden provocar edema de epiglotis, con el consiguiente peligro de muerte para el afectado.

Tratamiento: compresas frías alrededor del cuello. Acudir inmediatamente a un otorrinolaringólogo, que en caso necesario indicará el ingreso hospitalario.

Pronóstico: es importante acudir a tiempo al médico para evitar la asfixia. La evolución depende de la enfermedad de base. En caso de una sola inhalación de gases o cuando se trata de un proceso alérgico, los síntomas remiten rápidamente.

Nódulos del cantante

Sintomatología: ronquera de larga evolución. Existe dificultad para cantar. No hay dolor.

Los niños que presentan nódulos de los cantantes no deben cantar, pero pueden tomar parte pasiva en las clases de canto.

Patogenesia: pequeños engrosamientos en ambas cuerdas vocales de localización típica, en maestros, cantantes y niños.

Tratamiento y pronóstico: generalmente, el descanso y educación de la voz consiguen una mejoría de los síntomas. En ciertos casos es necesaria la extirpación quirúrgica de los nódulos. En los niños simplemente evitar que canten; generalmente se produce una curación espontánea durante la maduración sexual.

Pólipos laríngeos

¡Ante la presencia de pólipos en las cuerdas vocales hay que someterse inmediatamente a una intervención quirúrgica!

Los pólipos de las cuerdas vocales son tumoraciones benignas pedunculadas, de tamaño variable, que provocan ronquera e incluso afonía. Es imprescindible un tratamiento quirúrgico, ya que en ocasiones pueden degenerar hacia un proceso canceroso. Si una ronquera dura más de tres semanas, es imprescindible acudir al otorrinolaringólogo para poder ratificar o excluir la existencia de un cáncer de laringe.

Tuberculosis laríngea

*Cuando existe una ronquera sin dolor, de más de **tres** semanas de evolución, es necesario acudir al médico para descartar la existencia de un tumor laríngeo o una tuberculosis pulmonar.*

Sintomatología: ronquera que se mantiene durante meses y tos, así como disfagia, que con frecuencia se irradia al oído.

Patogenesia y etiología: la enfermedad no se presenta nunca aislada, sino generalmente cuando existe una tuberculosis pulmonar. Se forman pequeños nódulos que pueden degenerar tumoralmente.

Tratamiento y pronóstico: antiguamente se trataba de una enfermedad prácticamente incurable y atroz, que provocaba grandes lesiones en la epiglotis y la laringe. El intenso dolor al tragar de los estadios avanzados impedía la ingesta de alimentos. Actualmente, el tratamiento con los medicamentos antituberculosos conduce a la curación del proceso (*véase* «Tuberculosis pulmonar»).

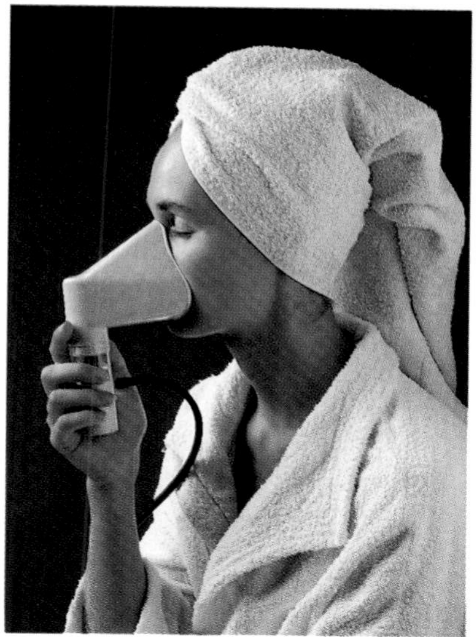

Con las inhalaciones se humidifica el aire, lo que generalmente mejora los síntomas de la bronquitis. La adición de manzanilla o aceites esenciales potencia la acción curativa de las inhalaciones.

ENFERMEDADES DE LOS BRONQUIOS

Bronquitis

1. Bronquitis aguda

Sintomatología:

1. Malestar general de moderada intensidad, cefalea.
2. Rinitis y ronquera.
3. Tos seca o productiva.
4. Ligero aumento de la temperatura.
5. Cuando existe afectación de la tráquea, picor y sensación de herida retroesternal.
6. Generalmente, a partir del tercer día espectoración mucopurulenta.

Etiología: en general, la enfermedad aparece como consecuencia de infecciones de las vías respiratorias altas, tras la inhalación de gases y polvo, así como acompañando a otras enfermedades (gripe, sarampión, tifus y tos ferina).

En caso de bronquitis y fiebre es necesario guardar cama.

Tratamiento: en caso de bronquitis aguda, y sobre todo cuando hay fiebre, debe guardarse cama. Debe humidificarse el aire (inhalador, adición de aceites esenciales). En caso de tos seca se administra alguno de los numerosos preparados de la farmacopea, que también pueden contener un mucolítico.
Como remedio casero puede prepararse además una cocción de leche, miel y cebolla a partes iguales. Es importante el aporte de vitamina C (frutas, zumos, ocasionalmente comprimidos).
Las curas de sudor dan buen resultado: se toma un baño caliente, se bebe leche caliente con miel, infusión de tila, sal de Ems disuelta en agua caliente o vino caliente, junto con dos aspirinas. Debe precalentarse bien la cama.
En las personas de edad avanzada las curas de sudor no se han de hacer demasiado intensivamente, para evitar una sobrecarga cardiocirculatoria. En realidad, en las personas mayores todos los métodos se deben aplicar con precaución. Deben sentarse más a menudo y mojárseles con un paño húmedo para evitar la aparición de una neumonía. También puede aplicarse una compresa torácica húmeda dos veces al día durante aproximadamente dos horas. Debería consultarse al médico.

En las personas de edad avanzada las curas de sudor no pueden realizarse demasiado intensivamente, para evitar una sobrecarga cardiocirculatoria.

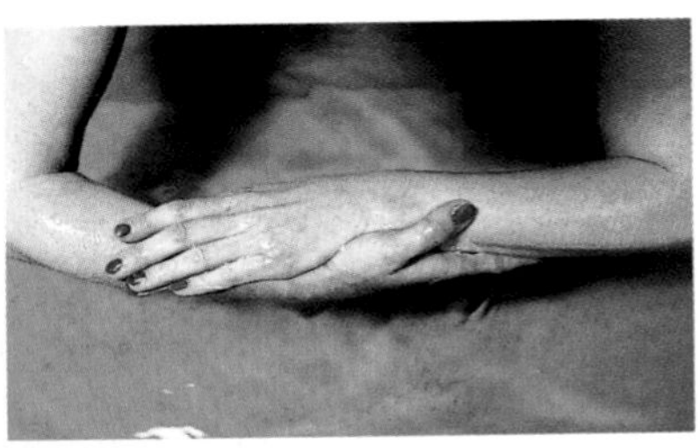

Si existe sensación distérmica sin fiebre, se realizarán diariamente baños ascendentes de pies, de asiento, de brazos o torácicos, seguidos de una envoltura completa o de tres cuartos para favorecer la sudoración.

Medicina natural: en combinación con la compresa torácica, compresas frías en las pantorrillas (dos o tres veces al día). Si existe sensación distérmica sin fiebre, conviene hacer diariamente baños ascendentes de pies, de asiento, de brazos o torácicos, seguidos de una envoltura completa o de tres cuartos para favorecer la sudoración. Después, lavado completo con agua helada; cuando hay fiebre, administrar cada hora una cucharada sopera de vinagre en un litro de agua. Además, compresa de flor de heno, cataplasma de arcilla o de puré de patatas, para favorecer la espectoración, y cataplasma de mostaza (mezclar 0,5 kilogramos de harina de mostaza con un litro de agua a 70 °C, esparcirlo encima de un pañuelo y aplicarlo durante unos minutos, hasta que se enrojece la piel pero sin que se formen ampollas). Después mejorará considerablemente la respiración.
Para aliviar el dolor pueden aplicarse compresas de vapor caliente o de aceite. Simultáneamente hacer inhalaciones con una solución de sal de Ems o salina (una a dos pizcas de sal en un vaso de agua).

Dieta: mientras dura la fiebre se mantendrá un ayuno con zumos (grosellas negras, espino amarillo). En caso de bronquitis húmeda es preciso restringir el aporte de líquidos, manteniendo el aporte de calcio (leche, queso).
Cuando existe tos seca debe realizarse un aporte importante de fluidos. Cuando la espectoración es espesa es útil una infusión pectoral con miel, leche con miel o agua carbónica, así como sal de Ems.

Pronóstico: la bronquitis simple se resuelve en unos pocos días o como máximo en el curso de tres semanas. En personas débiles o ancianas, con cardiopatías o neumopatías concomitantes, la enfermedad puede presentar una evolución lenta y representar una grave sobrecarga para el paciente. Si la bronquitis es sólo un síntoma acompañante, desaparecerá con la enfermedad de base.
El tratamiento de una bronquitis debería mantenerse hasta la completa curación, con el fin de prevenir la cronificación del proceso.

El tratamiento de una bronquitis debería mantenerse hasta la completa curación, con el fin de prevenir la cronificación del proceso.

2. Bronquitis crónica

Se habla de bronquitis crónica cuando en el curso de dos años (en los niños un año), como mínimo durante tres meses, ha existido tos u otros síntomas de bronquitis.

Sintomatología:

1. Tos intensa con espectoración, que empeora en las estaciones húmedas.
2. Con frecuencia respiración rápida (taquipnea).
3. Raramente fiebre.
4. Sensación distérmica.

Cuando existe una bronquitis crónica debe acudirse al médico para la exclusión de la tuberculosis y el cáncer, así como para evitar posibles consecuencias.

Posibles complicaciones graves:

Foco neumónico cuando la inflamación bronquial se extiende al tejido vecino.

Dilatación de los bronquios inferiores con posibilidad de absceso pulmonar y gangrena pulmonar.

Enfisema pulmonar con la subsiguiente consecuencia de una sobrecarga cardíaca.

Se habla de bronquitis crónica cuando en el curso de dos años (en los niños un año), como mínimo durante tres meses, ha existido tos u otros síntomas de bronquitis.

Etiología: la bronquitis crónica puede instaurarse tras una bronquitis aguda y otras enfermedades, por ejemplo tos ferina, así como por lesiones crónicas (tabaco, polvo de una cantera, hilanderías, telares, panadería, molinos, etc.). También encontramos la bronquitis crónica en los estados de estasis circulatorio, enfermedades crónicas de corazón y riñón y en el derrame pleural.
En las personas de edad avanzada no es raro el desarrollo de una bronquiectasia, que por su parte es causa frecuente de bronquitis crónica.

Tratamiento: el tratamiento general es el mismo que para la bronquitis aguda. Estricta prohibición del tabaco, mucho ejercicio al aire libre, inhalaciones regulares durante un largo período. Las inhalaciones (preferiblemente con un aparato de inhalaciones) pueden ser de sal de Ems, decocción de manzanilla y aceites esenciales como el eucalipto o extracto de yemas de pino.
Un tratamiento de fisioterapia con ejercicios respiratorios generalmente tiene un efecto muy beneficioso y es recomendable.

Medicina natural: además de las duchas alternantes seguidas de una envoltura, son útiles las duchas de la parte superior del cuerpo, así como los baños de antebrazos con posterior aplicación de una envoltura de antebrazos, una ducha caliente prolongada (de 15 a 30 minutos), después ocasionalmente una ducha fría de espalda, envolturas prolongadas después de un baño caliente parcial o un baño con cepillado ascendente. Cataplasma seca de cuatro a ocho horas con botellas de agua caliente; asimismo, zumo de fruta caliente para favorecer la transpiración, y empezar precozmente el fortalecimiento (baños fríos cortos o baños de aire).

Dieta: como en la bronquitis aguda; además, dos o tres veces por semana realizar un día de fruta o de alimentos crudos y jugos de verdura.

Pronóstico: la bronquitis crónica precisa un tratamiento enérgico y prolongado, ya que de otra manera aparecen las secuelas anteriormente citadas.
Cuando existe una bronquiectasia, el tratamiento de la bronquitis es especialmente difícil, puesto que las dolencias se agravan mutuamente.
El tabaco y el permanecer en una habitación con humo de tabaco o con un aire viciado es nocivo para el enfermo, y limitan las posibilidades de curación.
Se ha de evitar el enfriamiento, ya que un leve resfriado, que no afecta a una persona sana, puede aumentar de forma importante la sintomatología de la bronquitis crónica.

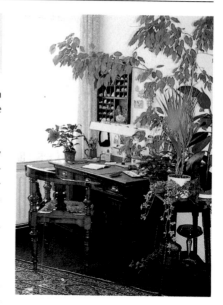

Las plantas verdes ayudan a mejorar el clima de la habitación. Tampoco deberían faltar en el lugar de trabajo.

Plantas que limpian el aire de productos tóxicos:

Benzol:
hiedra,
drago,
gerbera,
crisantemo.

Formaldehído:
aloe,
plátano,
Clorophytum comosum
filodendron.

Tricloroetileno:
crisantemo,
gerbera,
drago,
higuera.

Bronquiectasia

Con frecuencia, las bronquiectasias son consecuencia de una bronquitis crónica. La causa también puede residir en las neumonías de repetición.

Sintomatología:

1. Tos importante, especialmente a primera hora de la mañana, al cambiar de posición y al inclinarse, con gran cantidad de espectoración, con mal olor y sabor, y que al dejarlo reposar se separa en tres capas.

2. En los estadios avanzados aparecen con frecuencia engrosamientos de la punta de los dedos, los denominados dedos en palillo de tambor, y aumento de la curvatura de las uñas (uñas en cristal de reloj).

3. Más adelante debilidad progresiva. Cuando la bronquiectasia es grande, la mucosidad puede acumularse y volverse purulenta, y formar un absceso pulmonar; al destruirse el tejido pulmonar circundante se puede producir una gangrena húmeda (características de la espectoración: gris, mezclada con sangre y pus, olor penetrante y desagradable). Si sigue evolucionando pueden aparecer lesiones renales y hepáticas.

La tos intensa con grandes cantidades de espectoración constituye un síntoma de la bronquiectasia.

Etiología: generalmente, la dilatación de las porciones bronquiales inferiores está causada por bronquitis crónica o neumonías de repetición. Menos frecuentemente, las bronquiectasias son de origen congénito.

Diagnóstico: radiografía y tomografía computerizada pulmonar; estudio del esputo respecto a su composición, la presencia de bacterias y la eficacia de distintos antibióticos frente a las bacterias halladas; pruebas funcionales pulmonares; ocasionalmente broncoscopia.

Tratamiento: ocasionalmente, cuando la bronquiectasia se localiza en una zona limitada puede procederse a la extirpación quirúrgica de la zona afectada, con lo que se evita su evolución crónica.
Si el médico ha excluido la existencia de un proceso maligno, primero deberán tratarse las enfermedades nasales y faríngeas. Los estímulos nocivos conocidos, como el humo (¡humo de tabaco!) y el polvo, deben evitarse. Las cataplasmas torácicas sólo se utilizarán a intervalos largos, con el fin de evitar una irritación cutánea.
En caso de inflamación seca se administrarán fármacos mucolíticos. El vaciado de la mucosidad puede favorecerse mediante posiciones especiales. La espectoración aumentará especialmente si, situándose en decúbito prono, se deja colgar la parte superior del cuerpo.
Es importante hacer ejercicios respiratorios remarcando la espiración. Al realizar ejercicios respiratorios en decúbito supino se favorece la espiración si se presiona con las palmas de la mano la porción inferior de la caja torácica.

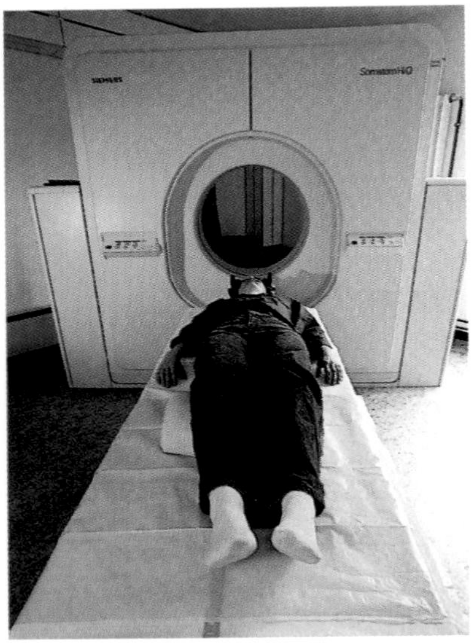

Con ayuda de la tomografía computerizada puede establecerse con mucha seguridad el diagnóstico de una bronquiectasia.

Dieta: como en la bronquitis crónica.

Pronóstico: exceptuando los casos poco frecuentes que requieren una intervención quirúrgica, no es posible la curación completa. Mediante el tratamiento médico puede mejorar sensiblemente la sintomatología y pueden reducirse las consecuencias.

Asma bronquial

Es característico de la crisis asmática que la dificultad no resida tanto en la inspiración como en la espiración.

Sintomatología: la crisis asmática aparece con frecuencia de forma inesperada, aunque también frecuentemente lo hace acompañada de síntomas prodrómicos (cosquilleo nasal, sensación de irritación laríngea, ansiedad). Algunos enfermos padecen sensación de miedo y disnea, de forma que deben sentarse o incluso levantarse de la cama. Es característico de la crisis asmática que la dificultad no resida tanto en la inspiración como en la espiración. Por el contrario, en el llamado asma nervioso el paciente tiene más bien la sensación de que no puede respirar. La crisis se acompaña de sibilantes (pitos) que se oyen claramente y una espiración jadeante. Con frecuencia el afectado tiene una coloración azulada y transpira intensamente. Finalmente aparece tos con espectoración viscosa. La frecuencia y severidad de las crisis es variable. Como consecuencia puede aparecer enfisema, bronquitis crónica y sobrecarga cardíaca.

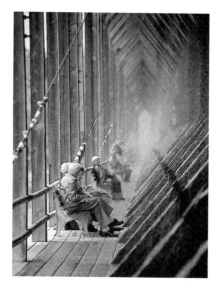

La respiración de aire rico en sales supone con frecuencia una mejoría del enfermo asmático y una disminución de la tendencia a la presentación de crisis asmáticas.

Etiología: el asma bronquial está causado por un espasmo de los bronquios con una simultánea inflamación de la mucosa bronquial y aumento de la producción de moco. La enfermedad tiene una base alérgica con o sin infección, con frecuencia después de una gripe o una neumonía, así como en enfermedades crónicas de la garganta y de la nariz, especialmente en la sinusitis. En el asma bronquial, junto con la inflamación catarral crónica de las vías respiratorias, la hipersensibilidad (alergia) desempeña un papel importante. Con frecuencia, la enfermedad se presenta en familias en las que existen casos de migrañas, rinitis alérgica, eccema crónico, urticaria y gota.
Las causas psíquicas (susto, miedo, ansiedad, etc.) también tienen importancia. En estados de tensión y sobrecarga psíquica existe una predisposición al asma psicógeno.
El clima y la meteorología también tienen un efecto desencadenante y favorecedor de las crisis, sobre todo los cambios bruscos de tiempo y el tiempo brumoso o húmedo, así como el polvo y las sustancias alergenas.

Tratamiento: la estrategia terapéutica debe considerar los diferentes grados de severidad de la enfermedad. En el asma leve se intenta, de acuerdo con las necesidades, no instaurar de forma continua la utilización de nebulizadores de acción corta, los beta-2-antagonistas.
Cuando se prevén situaciones de sobreesfuerzo físico o el contacto con alergenos, puede administrarse además cromoglicato disódico. Precozmente, como máximo cuando los trastornos son de grado moderado y no pueden controlarse con la terapia anteriormente citada, deben utilizarse nebulizadores de glucocorticoides de efecto antiinflamatorio.
En el asma de grado moderado y en el asma severo se administran además preparados de teofilina. Para ello es importante el control regular del nivel de teofilina en sangre, con el fin de evitar la aparición de efectos secundarios indeseados (trastornos del ritmo cardíaco, disminución del apetito, náuseas, vómitos).
Sobre todo para el control de las crisis nocturnas, se utilizan preparados de teofilina de acción lenta (retardada). La determinación regular mediante la llamada escala Peak-flow (para la determinación del nivel plasmático), que puede manejar el propio paciente, ofrece al afectado una visión objetiva de la severidad de su asma.
Para evitar la aparición de peligrosos trastornos del ritmo cardíaco (arritmias), los nebulizadores broncodilatadores sólo se deben utilizar en las dosis prescritas por el médico.

En caso de una crisis asmática severa:

- *Permitir que el paciente se siente.*
- *Procurar que entre aire fresco.*
- *Tener siempre a mano los medicamentos prescritos y utilizarlos según la prescripción médica.*
- *Cuando la crisis se prolonga, llamar al médico o acudir al servicio de urgencias.*

Desencadenantes de la crisis asmática:

Ácaros del polvo doméstico
Pelos de animales y plumas
Polen
Esporas de moho
Humo de tabaco
Nebulizadores
Medicamentos
Diversos alimentos
Conservantes

Pruebas alérgicas: toda persona alérgica debería observar por sí misma cuándo y dónde aparece su enfermedad y cuándo y dónde remite. Este tipo de observaciones pueden reducir el número de pruebas que el médico debe realizar para establecer la causa de la alergia.
La alergia se puede producir por contacto con pelo de animal, plumas, relleno del colchón, detergentes; otros agentes causales provienen de la alimentación o de medicamentos. Por el contrario, las alergias de los órganos respiratorios son causadas por sustancias que la persona inhala a través de la nariz y la tráquea. Con frecuencia se trata del polen de hierbas, cereales, flores, arbustos o también por el polvo doméstico, y especialmente por los excrementos del ampliamente extendido ácaro del polvo doméstico.

Dieta: curas de fruta y vegetales crudos, que deberían mantenerse largo tiempo cuando las crisis son frecuentes y severas. En los casos restantes se debe seguir una dieta sin estimulantes, con poca sal y poca carne, y procurar un adecuado ritmo deposicional. Se recomienda moderar la ingesta de huevos.

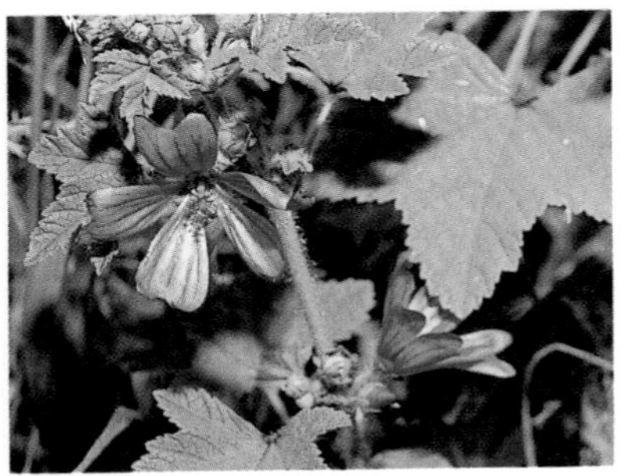

Una infusión de las flores secas de la malva (*Malva sylvestris* L) actúa como calmante en las enfermedades del sistema respiratorio.

Ejercicios respiratorios: es importante una relajación completa y una sensible reducción de la respiración torácica, excepción hecha de la respiración de los flancos, así como hacer una pausa tras la espiración y antes de iniciar la siguiente inspiración. Para aprender una buena técnica respiratoria, debería seguirse un curso con un fisioterapeuta. Después los ejercicios se podrán hacer en casa. Con frecuencia también se consigue una mejoría mediante masajes del tejido conjuntivo.
En casos difíciles es necesario el consejo de un psicoterapeuta. Con perseverancia y concentración puede obtenerse un buen resultado con un entrenamiento autógeno.

Curas climáticas: las curas climáticas a orillas del mar consiguen con frecuencia una mejoría de la sintomatología y una disminución de las crisis. En ocasiones, el cambio de lugar de residencia conlleva la desaparición de la enfermedad.

Pronóstico: la evolución de la enfermedad es muy variable. El asma que aparece durante la infancia en ocasiones puede desaparecer más adelante. Algunos enfermos no presentan sintomatología durante años hasta que, después de un resfriado importante, una neumonía, un embarazo u otra sobrecarga, la enfermedad aparece de nuevo. Por el contrario, en otros casos una enfermedad febril o un embarazo tienen precisamente un efecto beneficioso; después no vuelve a aparecer la sintomatología.

El asma que aparece en la infancia puede desaparecer más adelante.

Edema de pulmón (asma cardíaco)

Sintomatología: crisis de disnea con sensación de muerte inminente. Con frecuencia se acompaña de tos y espectoración. La enfermedad se presenta principalmente por la noche y afecta con mayor frecuencia a personas de edad avanzada. En el asma cardíaco la dificultad reside principalmente en la inspiración, y la disnea está relacionada con la posición, es decir, empeora en decúbito.

El asma cardíaco siempre es consecuencia de una enfermedad del sistema cardiocirculatorio. Para más información, véase el capítulo «El sistema cardiocirculatorio», páginas 122-157.

Etiología: el asma cardíaco se presenta en los enfermos con cardiopatía. En este caso los fármacos para el tratamiento del asma bronquial no tienen efecto.

ENFERMEDADES PULMONARES

Enfisema

Un enfisema de larga evolución puede provocar una insuficiencia cardíaca.

Sintomatología:

1. Disnea por esfuerzo físico y en casos avanzados incluso en reposo; dificultad especialmente en la espiración; con frecuencia el flujo de aire es tan débil que no es capaz de apagar la llama de una vela.
2. Tos, pero con frecuencia no es posible la espectoración.
3. En general existe simultáneamente una bronquitis crónica.

Patogenesia: después de la lesión de un gran número de alveolos pulmonares, el enfisema se produce por la importante dilatación de los alveolos pulmonares restantes. De esta manera el volumen respiratorio global se reduce y el intercambio gaseoso se hace insuficiente. La tensión de las fibras elásticas de los alveolos pulmonares es insuficiente. Durante la espiración éstas reducen muy poco el volumen de los alveolos pulmonares, de forma que durante la inspiración sólo puede producirse la entrada de muy poco aire fresco en los pulmones. En ocasiones, el aporte de oxígeno se ve reducido hasta un cuarto o un quinto del valor normal y sólo es suficiente cuando el organismo se encuentra en reposo, pero no cuando está en movimiento o en tensión.
Cuando se mantiene durante largo tiempo, el enfisema puede provocar una insuficiencia cardíaca. Esto se produce con mayor frecuencia en las personas de edad avanzada.

El permanecer el mayor tiempo posible al aire libre y una buena técnica respiratoria (¡realización regular de ejercicios respiratorios!) ayudan en el tratamiento del enfisema.

Etiología: bronquitis crónica, asma bronquial, lesiones laborales y edad avanzada; debilidad congénita del tejido conjuntivo.
El tabaquismo también activa factores del propio organismo que lesionan el tejido pulmonar. Por este motivo, en todos los fumadores de más de 60 años puede observarse un enfisema pulmonar más o menos manifiesto.

Diagnóstico: auscultación, radiografía de tórax, pruebas funcionales pulmonares, determinación de la presión parcial de oxígeno y anhídrido carbónico en sangre, electrocardiograma (ECG).

Tratamiento y pronóstico: el propio enfisema no tiene curación. Es importante el tratamiento de la enfermedad de base (bronquitis, asma). Deben evitarse las lesiones adicionales por tabaco, polvo e infecciones, ya que provocarían una progresión de la lesión del tejido pulmonar, así como una progresión de la sobrecarga cardíaca por comidas copiosas y excesivo aporte de líquidos. El sobrepeso debe solucionarse mediante dieta o medicamentos, bajo estricto control facultativo.
El permanecer el mayor tiempo posible al aire libre y una buena técnica respiratoria, que debe aprenderse mediante la realización regular de ejercicios respiratorios, son importantes para el éxito del tratamiento.
Para mejorar la bronquitis, que con frecuencia acompaña al cuadro, están indicadas las curas de inhalaciones y climáticas (*véase* «Bronquitis»).
Para facilitar la espectoración son útiles las decocciones de tusilago, llantén menor, tomillo, etc.

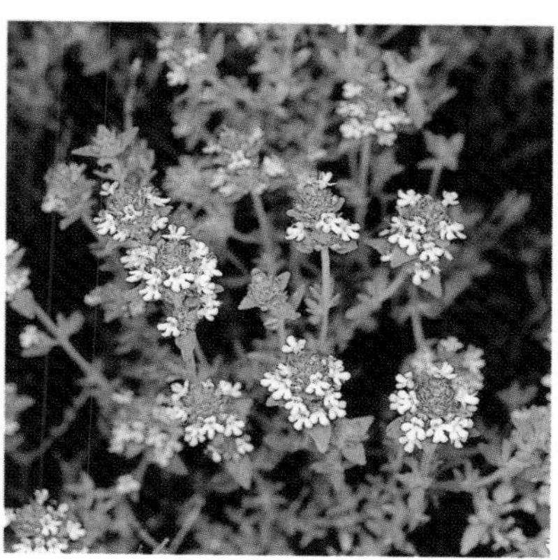

Las decocciones de las hojas y las flores del tomillo (*Thymus vulgaris*) favorecen la espectoración.

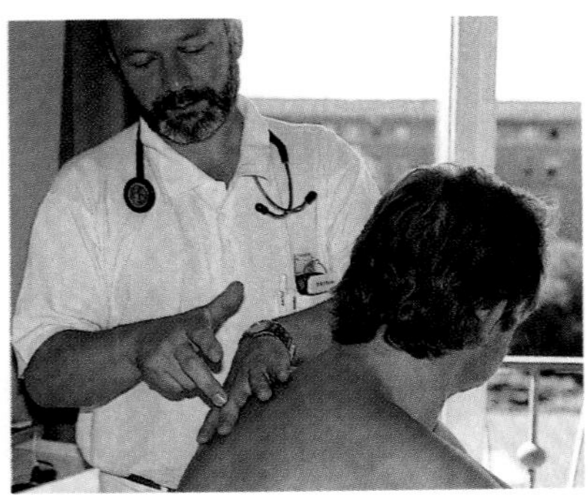

Una exploración pulmonar empieza con la percusión en la espalda, para la detección de posibles trastornos.

Personas con un riesgo especialmente elevado:

- *niños pequeños,*
- *ancianos,*
- *fumadores,*
- *personas con inmunodeficiencia.*

Cuando la fiebre y la tos duran más de dos días, debe acudirse al médico.
¡Si el esputo está manchado de sangre, se ha de acudir inmediatamente al médico!

En la mayoría de los casos la bronconeumonía se desarrolla a partir de una bronquitis, que con frecuencia es consecuencia de una enfermedad infecciosa.

Neumonía

Pueden diferenciarse dos formas:

1. Neumonía lobar

Sintomatología:

Antiguamente, el siguiente cuadro clínico era muy típico. Hoy en día, con frecuencia aparecen sólo algunos de los síntomas citados:

1. Habitualmente empieza con escalofríos, taquicardia y fiebre alta; aparece herpes labial. Sin tratamiento, con un pulso de alrededor de ciento veinte pulsaciones por minuto, la fiebre se mantiene aproximadamente una semana a 40 °C. Después, tras una crisis de transpiración, disminuye progresivamente o de forma brusca hasta el valor normal. Sin embargo, la crisis no siempre se produce al séptimo día, sino que con frecuencia también se produce antes o después. Con el tratamiento adecuado, la fiebre desaparece a partir del tercer día.

2. Dolor torácico y dolor en punta de costado.

3. Tos dolorosa con espectoración, que con frecuencia tiene un color marrón tostado.

4. Con frecuencia el cuadro se acompaña de cefalea, sopor y estado de confusión.

Etiología: en la mayoría de los casos el agente causal es el neumococo; más raramente la infección se debe a otras bacterias.

2. Bronconeumonía

Sintomatología:

Su evolución es mucho menos típica que la de la neumonía lobar.

1. Generalmente fiebre que aumenta lentamente hasta los 38-40 °C, en muchos casos con oscilaciones.

2. Espectoración mucopurulenta.

3. Pérdida del apetito, astenia, dolores punzantes en el tórax.

Como enfermedades secundarias a las dos formas de neumonía pueden aparecer: absceso pulmonar con espectoración de mal olor y gangrena pulmonar.

Patogenesia: la bronconeumonía puede estar producida por distintos agentes, y en la mayoría de los casos se desarrolla a partir de una bronquitis, que con frecuencia es consecuencia de una enfermedad infecciosa (gripe, sarampión, tifus, psitacosis, etc.). Se forman inflamaciones focales en el tejido que circunda el bronquio. La enfermedad también puede producirse por la entrada en las vías respiratorias de un cuerpo extraño, largos períodos en cama en personas con insuficiencia cardíaca, micosis, infestación por lombrices y embolia. Con frecuencia, al evolucionar la enfermedad el foco patológico pulmonar se reabsorbe. Sin embargo, también puede progresar o incluso necrotizarse. Y en ese caso se forma un absceso pulmonar o incluso una gangrena pulmonar, tal y como se citó en el apartado de la sintomatología. En ciertos casos la neumonía puede cronificarse. En la llamada neumonía migratoria aparecen nuevos focos una y otra vez en diferentes zonas pulmonares. La neumonía también puede afectar a la pleura.

Cuando en una neumonía la inflamación afecta no sólo al tejido pulmonar sino también a la pleura puede producirse una acumulación de líquido entre las dos hojas pleurales (derrame pleural).
Este derrame pleural dificulta la respiración.

Tratamiento: desde el principio debe estar exclusivamente en manos del médico, quien utilizará el antibiótico adecuado de acuerdo con el probable agente causal.
Una extracción de sangre tomada antes de empezar el tratamiento, para la determinación del agente causal y de su sensibilidad frente a determinados antibióticos, permite la aplicación de un tratamiento dirigido.

Pronóstico: se trata de una enfermedad importante.

En ciertos casos la neumonía puede cronificarse.

Neumoconiosis

Sintomatología: principalmente existe un déficit ventilatorio progresivo, tos y espectoración. En los estadios avanzados aparece insuficiencia cardíaca. En casos excepcionales aparece tuberculosis o cáncer, como enfermedad secundaria.

Patogenesia: la enfermedad se produce por permanecer durante largo tiempo en un ambiente con gran contenido en polvo y especialmente cuando existe una dificultad para la respiración nasal. De hecho, todos los habitantes de las grandes ciudades presentan un depósito de polvo de carbón y otros en el pulmón, aunque generalmente estas inusuales presencias no provocan trastornos claros.
Por el contrario, las grandes cantidades de polvo pueden provocar alteraciones patológicas en los bronquios y en los pulmones y originar una neumoconiosis. En este sentido, la cal, la harina y el hollín no son tan peligrosos como el sílice, el cual se disuelve en parte en el pulmón.
En primer lugar, debido a la continua entrada de polvo se produce una irritación crónica de los bronquios. A partir de los alveolos pulmonares, las partículas de polvo son depositadas en el tejido intersticial y, a través de las vías linfáticas, transportadas hasta los ganglios linfáticos. Especialmente en el caso del polvo que contiene una acción química importante (como el citado sílice) se producen inflamaciones crónicas y alteraciones cicatrizales en los tejidos citados.
Se dificulta la respiración, se reduce el intercambio de gases, el corazón se ve más sobrecargado, aumentan los casos de tuberculosis y, en algunos tipos de neumoconiosis, de cáncer pulmonar. En la mayoría de los casos se trata de una enfermedad laboral; entre ellas la silicosis tiene una gran importancia y relevancia.

Las grandes cantidades de polvo pueden provocar alteraciones patológicas en los bronquios y en el tejido pulmonar.

La persona que trabaja en un ambiente polvoriento, debería llevar una mascarilla de protección durante su jornada laboral. La mascarilla debe cubrir la boca y la nariz.

Los llamados polvos finos son especialmente peligrosos, ya que pueden depositarse en los alveolos pulmonares y desde allí provocar la enfermedad. Con frecuencia, estos polvos contienen también pequeñas cantidades de metales pesados tóxicos, como el cadmio y el plomo, que a partir de los pulmones y a través de la circulación alcanzan los órganos.
Además, el aire con concentraciones elevadas de polvo puede empeorar enfermedades respiratorias ya existentes, sobre todo en los niños y en las personas de edad avanzada.

Etiología: dependiendo del tipo de polvo se diferencia entre la antracosis de los mineros, los fogoneros y profesiones similares, con coloración negruzca de los pulmones; el pulmón ferropénico de los trabajadores de la metalurgia, especialmente en los pulidores, con coloración marrón tostada de los pulmones por el polvo de óxido de hierro (siderosis); la peligrosa silicosis de los trabajadores de las minas, picapedreros, la industria del vidrio, de la porcelana y de la cerámica y de los sopladores de vidrio, con una coloración grisácea de los pulmones. Existe un gran número de sustancias, como la cal, la harina, el serrín, etc., que pueden provocar una neumoconiosis. Algunas de estas neumoconiosis favorecen la aparición de un cáncer de pulmón.

Tratamiento: lo importante es la prevención. Sólo las personas con una correcta respiración nasal deberían dedicarse a estas peligrosas profesiones. La cantidad de polvo se ha de reducir mediante aspiradores o chorros de agua. A pesar de lo molesto, hay que utilizar los métodos de protección (mascarillas). En cuanto al tratamiento farmacológico, consiste en la administración de mucolíticos como en la bronquitis. Es importante salir frecuentemente al aire libre. Generalmente es necesario cambiar de trabajo.
A pesar de las intensas investigaciones científicas, hasta el momento ningún tratamiento ha demostrado su eficacia en la terapia de las neumoconiosis en el ámbito de la medicina laboral.

¡Tomar en serio los síntomas que aparezcan!

Pronóstico: hoy en día, la neumoconiosis sigue siendo una enfermedad seria, dado que las lesiones ya instauradas son irreversibles. En ocasiones, las lesiones pueden empeorar incluso después de dejar el puesto de trabajo que las ha provocado. Sin embargo, si se actúa a tiempo al aparecer los primeros síntomas, se suprime la inhalación de polvo y se evitan las infecciones con bronquitis, los síntomas permanecen dentro de unos límites tolerables.

Bronquiocarcinoma (cáncer de pulmón)

Sintomatología: no existen síntomas característicos del cáncer de pulmón. En muchos pacientes el cáncer de pulmón se descubre cuando el médico estudia un dolor torácico poco característico. Con frecuencia, los primeros síntomas de la enfermedad son las hemorragias pulmonares (hemoptisis) súbitas o la ronquera, así como la rápida degradación física; en ocasiones, la enfermedad es completamente asintomática y se descubre casualmente por una radiografía torácica realizada por cualquier otro motivo.

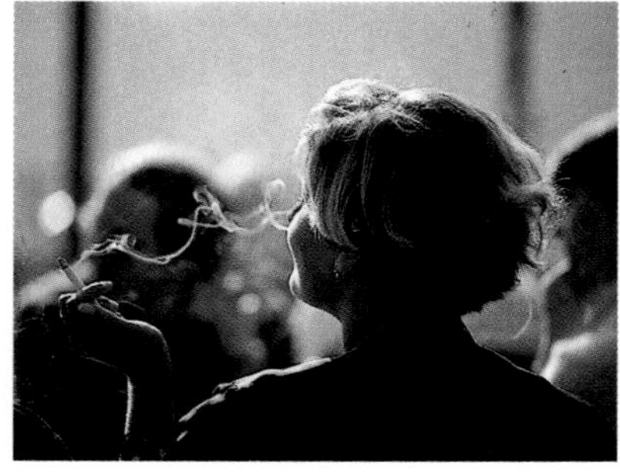

El humo de un cigarrillo contiene más de 200 sustancias, y entre ellas la mayoría presentan un efecto cancerígeno.

Patogenesia y etiología: en el capítulo «Enfermedades cancerosas» se ofrece una información general sobre la patogenesia y etiología del cáncer.
El cáncer de pulmón empieza la mayoría de las veces en una rama bronquial y se extiende hacia el tejido pulmonar circundante. El tabaco y la acción crónica de vapores de alquitrán, pez y asbesto, de metales pesados (por ejemplo el cromo), de polvo y las lesiones por irradiación (minería de radio y uranio), así como enfermedades de larga evolución del sistema respiratorio con irritaciones crónicas, constituyen las causas de la instauración.

Tratamiento: dependiendo del tipo de hallazgo deberá decidirse un tratamiento quirúrgico (resección), radioterápico o una combinación de los dos tipos de terapia. El tratamiento del bronquiocarcinoma de células pequeñas no operable consiste actualmente en una combinación de radioterapia y quimioterapia. Según el tipo de tumor, que se determina mediante el estudio microscópico del tejido, los especialistas deciden qué estrategia terapéutica es la más indicada para cada caso.

Cuando el tratamiento es precoz es posible la curación completa. Es importante la detección precoz de la enfermedad.

Pronóstico: cuando el tratamiento es precoz es posible la curación completa. Es importante la detección precoz de la enfermedad (realización de una radiografía siempre que se presente un enfermo con tos de larga evolución, sobre todo en personas de mediana edad o de edad avanzada).

Neumotórax

Sintomatología:

Aparición brusca de:

1. Disnea, sensación de opresión, palpitaciones.

2. En ocasiones, dolor punzante en el lado afectado de la caja torácica.

Sintomatología de la complicación poco frecuente del neumotórax valvular:

Disnea más importante, sensación de muerte inminente, cianosis facial; ¡si no se consigue ayuda médica inmediata existe peligro de muerte!

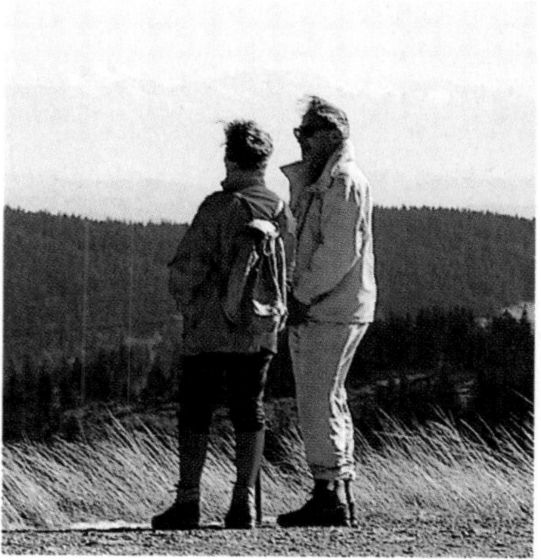

El permanecer frecuentemente al aire libre, como ocurre en el campo, puede proteger las vías respiratorias de posibles enfermedades.

Patogenesia: en la caja torácica, en el espacio entre la pleura parietal y la pleura visceral, hay en condiciones normales una baja presión. De esta manera, el pulmón, en contacto con el aire ambiental a través de las vías respiratorias, se expande. Mediante el movimiento del diafragma y de la caja torácica esta baja presión se aumenta durante la inspiración y se reduce durante la espiración, de forma que se produce la corriente de entrada y de salida de aire tan importante para el proceso de la respiración. Debido a lesiones de la pared torácica externa o por desgarros de la superficie pulmonar, el aire entra en el espacio entre la pleura visceral y la pleura parietal; aumenta la baja presión en el lado afectado y el pulmón se repliega sobre sí mismo y deja de ser útil para el proceso de la respiración. En los casos más desfavorables, la entrada de aire se produce con cada respiración, sin que el aire vuelva a salir con cada espiración. Hablamos entonces de neumotórax valvular.

Mediante traumatismos de la pared torácica puede producirse un neumotórax espontáneo, situación en la que el pulmón afectado ya no es útil para el proceso de la respiración.

Etiología: traumatismos externos, así como desgarros pulmonares, como consecuencia de enfisema pulmonar, bronquiectasias, tuberculosis pulmonar o cáncer de pulmón. Debido a una debilidad congénita del tejido pulmonar, en algunas familias se producen con frecuencia casos de neumotórax.

Tratamiento: el médico debe aspirar el aire. Cuando existe una disnea intensa como consecuencia de un neumotórax valvular, hay que acudir inmediatamente al médico, quien mediante la introducción de una pequeña aguja a través de la pared torácica consigue una igualación de la presión, con lo que se controla el estado con peligro de muerte. En la aguja de punción debe conectarse un tu-

¡Cuando existe una disnea intensa, se ha de acudir inmediatamente al médico!

Las personas con un enfisema pulmonar tienen un mayor riesgo de presentar un neumotórax.

bo de drenaje. A través de un orificio en el extremo del tubo de drenaje se instala un mecanismo de válvula, de forma que no se puede formar otro nuevo neumotórax valvular. El neumotórax valvular se forma cuando la abertura de la pared de la caja torácica, consecuencia de una lesión penetrante, está conformada de tal manera que durante la inspiración entra aire del exterior en la cavidad torácica, sin que vuelva a salir con la espiración.

Pronóstico: cuando el neumotórax no se debe a un cáncer de pulmón, el pronóstico es favorable. Si la causa es una tuberculosis, se habrá de realizar un tratamiento prolongado. En todas las otras formas de neumotórax la curación se produce en el curso de pocas semanas.

Pleuritis

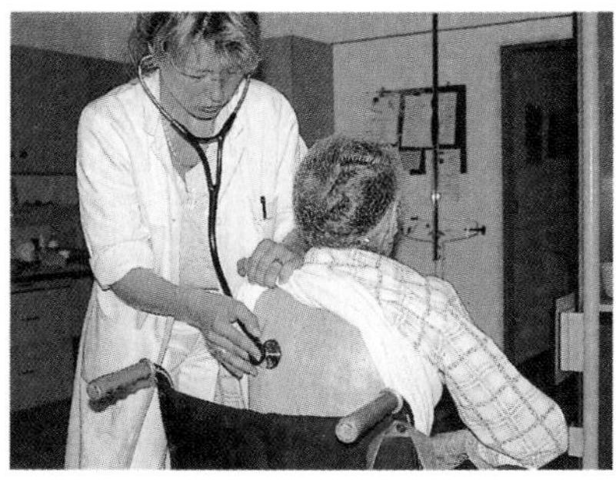

La aparición súbita de una dificultad respiratoria puede constituir un síntoma de neumotórax. Una exploración pulmonar puede esclarecer el caso.

Sintomatología:

1. Comienzo solapado o agudo con dolor torácico punzante o pinchazos laterales.
2. Disnea más o menos intensa.
3. El lado afectado se ve arrastrado por los movimientos respiratorios.
4. Puede producirse un ligero aumento de la temperatura o fiebre elevada.
5. En ocasiones tos irritativa.

Patogenesia: la inflamación de la pleura parietal (cobertura cutánea por encima de la superficie interna de la caja torácica) y de la pleura visceral (cobertura cutánea de los pulmones), que se encuentran superpuestas y que durante la respiración se deslizan entre ellas, se produce a causa, entre otras, de una neumonía, un infarto pulmonar, cáncer, tuberculosis, enfermedades epigástricas, después del infarto de miocardio y en la insuficiencia miocárdica. Se diferencia entre una forma seca de pleuritis y una forma húmeda (pleuritis exudativa), en la que se produce un exudado inflamatorio con fibrina y líquido en el espacio existente entre la pleura parietal y la pleura visceral y que provoca la adherencia entre las dos hojas. Cuando en la pleuritis húmeda se produce gran cantidad de líquido (pueden ser de dos a tres litros), este exudado puede provocar una importante limitación de espacio para el pulmón del mismo lado, lo que dificulta el proceso de la respiración. Generalmente, el líquido se reabsorbe en el curso de pocas semanas. Cuando no evoluciona adecuadamente, puede producirse una cicatrización del lado afectado. Con frecuencia, estas cicatrices tienen un grosor de varios centímetros y son muy rígidas, y tienen una importante tendencia a retraerse. Así, en el lado afectado se produce una rigidez y una disminución de espacio de la caja torácica que incluso con inspiraciones forzadas será incapaz de dilatarse, por lo que el pulmón de ese lado, aun cuando esté sano, estará limitado funcionalmente. El paciente presentará dificultad respiratoria incluso con pequeños esfuerzos. Debido a la disminución de la elasticidad del tejido cicatrizal, la circulación pulmonar se verá sometida a un esfuerzo mayor, y se producirá una sobrecarga del corazón. Además, en la cicatriz existen siempre pequeñas bolsas con restos de exudado que provocan crisis febriles súbitas.

Existen dos tipos de pleuritis: la pleuritis seca y la pleuritis exudativa (húmeda).

La pleuritis puede provocar una sobrecarga cardíaca.

Etiología: infección bacteriana. Ocasionalmente por neumonía, embolia pulmonar, absceso pulmonar, bronquitis crónica, reumatismo articular, fiebre puerperal y escarlatina, traumatismos torácicos, cáncer y cardiopatías. La pleuritis purulenta está causada por bacterias purulentas.

Generalmente, la infección es bacteriana. La pleuritis purulenta está causada por bacterias purulentas.

Tratamiento: es importante el reposo absoluto en cama. Se pueden utilizar cataplasmas torácicas, incluso cataplasmas de mostaza y fricciones con yodo o pomada de hirudina y sustancias similares. Si existe fiebre deben aplicarse compresas en las pantorrillas y administrarse aspirina. La tos irritativa generalmente no remite con remedios caseros e infusiones antitusígenas, sino que precisa de la administración de antitusígenos más activos (codeína). Para evitar la formación de grandes derrames hay que hacer una restricción del aporte de líquidos, preferentemente zumos y fruta. Además debe favorecerse la excreción de orina (botella de agua caliente, infusiones diuréticas). ¡Todas las medidas terapéuticas se han de aplicar sólo bajo un estricto control médico! Los grandes derrames que dificultan la respiración hacen necesaria una punción, que debe realizarse en un hospital mejor que en casa.

Todas las medidas terapéuticas deben realizarse solamente bajo un estricto control médico.

Medicina natural: el tratamiento, según Kneipp, consiste en compresas de piernas por su efecto de drenaje, envolturas precoces de flores de heno y compresas torácicas al inicio de la enfermedad, cuando todavía no existe derrame de líquido. En la pleuritis no debe utilizarse una terapia de lavados enérgica, ya que provoca una sobrecarga excesiva. El reposo es esencial para el paciente.

Debe evitarse una terapia de lavados demasiado enérgica, con el fin de no provocar en el paciente una sobrecarga.

Ejercicios respiratorios: durante el proceso curativo y para evitar la formación de cicatrices en el lado afectado, los ejercicios respiratorios han de iniciarse con precaución, siempre y cuando después no se produzca un aumento de la temperatura. El paciente alza el brazo del lado enfermo por encima de la cabeza, inclina la parte superior del cuerpo hacia el lado sano y respira profundamente. Al espirar debe bajarse lentamente el brazo y enderezar nuevamente el cuerpo. También puede reforzarse la respiración hinchando un globo. Ambos ejercicios deben repetirse varias veces al día.

Pronóstico: la pleuritis precisa un tratamiento muy cuidadoso para evitar la formación de cicatrices en el lado enfermo, así como otras secuelas. Toda pleuritis debe estar completamente curada antes de que el paciente pueda someterse nuevamente a un esfuerzo. La recuperación puede ser tan completa que en radiografías posteriores no se observe ninguna secuela de la enfermedad.

Toda pleuritis debe estar completamente curada antes de que el paciente pueda someterse nuevamente a un esfuerzo.

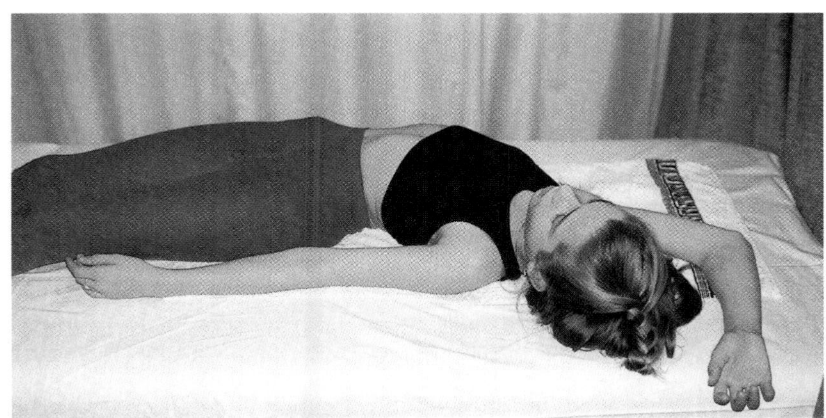

Mediante los ejercicios respiratorios, después de una pleuritis, puede fortalecerse nuevamente la respiración. El paciente alza el brazo del lado enfermo por encima de la cabeza, inclina la parte superior del cuerpo hacia el lado sano y respira profundamente. Al espirar debe bajarse lentamente el brazo y enderezar nuevamente el cuerpo.

Tuberculosis pulmonar

Véase también el capítulo «Enfermedades infecciosas», páginas 514-549.

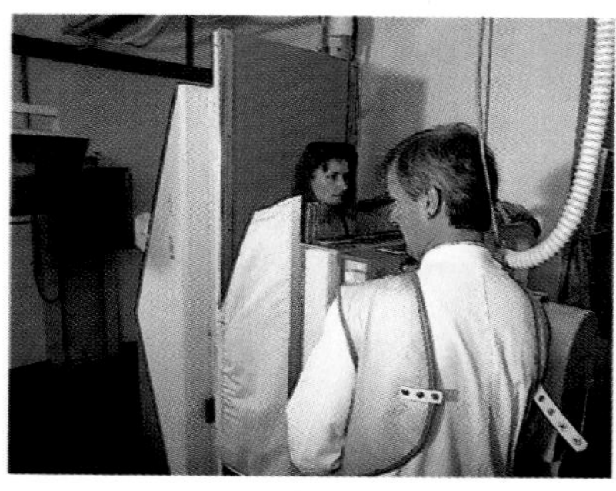

Mediante la exploración radiográfica rutinaria puede detectarse la existencia de la tuberculosis y el cáncer pulmonar.

Sintomatología: la enfermedad puede empezar y evolucionar de forma muy diversa, de modo que la sintomatología también puede ser muy variada. Con frecuencia, los síntomas se perciben como consecuencia de un sobreesfuerzo o de un resfriado. Sólo cuando el paciente acude al médico por una sintomatología poco clara se realiza el diagnóstico de la tuberculosis. Incluso para el médico, la detección de una tuberculosis inicial no es fácil, ya que ni la percusión ni la auscultación arrojan hallazgos significativos, ni tampoco la determinación de la velocidad de sedimentación globular, que en muchas otras enfermedades está aumentada. El estudio del esputo sólo permite la detección del bacilo de Koch en estadios avanzados de la enfermedad, lo que no ocurre en sus inicios. Además, el estudio del esputo con técnicas de cultivo necesita varias semanas para obtener algún resultado. La detección de la enfermedad se realiza principalmente mediante la radiografía, y muy frecuentemente se descubre por casualidad en una radiografía realizada por cualquier otro motivo, sin que el enfermo hubiera presentado hasta el momento ningún tipo de trastorno.

Los siguientes síntomas pueden aparecer de forma aislada o combinada:

1. Malestar general.
2. Debilidad, astenia y pesadez en las extremidades, cansancio incluso ante mínimos esfuerzos.
3. Anorexia y pérdida de peso.
4. Ligero aumento de la temperatura, en ocasiones con escalofríos y sensación de calor; cuando la enfermedad está avanzada se produce un importante aumento de la temperatura.
5. Tendencia a la transpiración, especialmente de noche y de madrugada.
6. Tos, especialmente a primera hora de la mañana, con espectoración al principio escasa y más adelante abundante y en ocasiones sanguinolenta.
7. Aceleración del pulso.
8. Cefalea, dolores torácicos y de espalda.

Cuando existe la sospecha de que se ha producido un contacto con un enfermo tuberculoso, debería acudirse lo antes posible al médico. Esto es especialmente importante para aquellas personas con un déficit inmunológico.

La aparición de la quimioterapia significó un espectacular retroceso de la mortalidad.

Patogenesia: la tuberculosis, denominada de forma abreviada Tbc, constituyó una de las enfermedades más frecuentes y graves. Prácticamente puede afectar a todos los tejidos del organismo. La más frecuente e importante es la tuberculosis pulmonar, que lesiona el tejido pulmonar y que puede provocar la muerte del enfermo. Después de la Segunda Guerra Mundial, la aparición de la quimioterapia significó un espectacular retroceso de la mortalidad. En los países industrializados también ha disminuido considerablemente la frecuencia de la enfermedad.

El riesgo de infección tuberculosa ha disminuido de forma importante mediante la mejora de las condiciones socioeconómicas.

Patogenesia y etiología: la enfermedad está provocada generalmente por los bacilos de la tuberculosis humana y más raramente por los de la tuberculosis bovina. La transmisión de la Tbc humana generalmente tiene lugar a través de las gotas que se despiden al toser o al estornudar, y en casos menos frecuentes también al hablar. Sin embargo, muchos gérmenes caen también con estas gotitas o con el esputo al suelo y se secan. Seguidamente son levantados con el polvo e inhalados. También se pueden transmitir directamente a través del suelo en los niños que gatean.

Una posible vía de transmisión de la tuberculosis bovina es la constituida por la alimentación, generalmente por beber leche cruda de vacas tuberculosas. Al hervir la leche las bacterias de la tuberculosis mueren. Este hecho debería tenerse especialmente en cuenta al realizar viajes a países no europeos.

Los bacilos de la tuberculosis alcanzan el pulmón a través de la respiración y provocan la formación de un foco inflamatorio como enfermedad primaria (foco primario). Desde ahí, a través de las vías linfáticas, los bacilos alcanzan los ganglios linfáticos del hilio pulmonar, que reaccionan también de forma inflamatoria y que con frecuencia aumentan mucho de tamaño (tuberculosis de los ganglios del hilio).

Si el organismo es capaz de vencer a los bacilos de la tuberculosis o de debilitarlos mucho, desaparecen los signos inflamatorios. En su lugar aparecen alteraciones cicatriciales, que más adelante presentarán con frecuencia calcificaciones y que se observarán en la radiografía como manchas del tamaño de una cabeza de alfiler, aunque también pueden alcanzar el tamaño de una habichuela o de una avellana. En algunos casos con ello se vence completamente la enfermedad.

Sin embargo, en ocasiones, con frecuencia después de una pausa prolongada, los bacilos se multiplican en los viejos focos y en las zonas circundantes se forman nuevos focos patológicos. En el interior de los focos tuberculosos más grandes se origina una necrosis del tejido pulmonar. Se produce una masa caseosa, que se puede expulsar con un golpe de tos. Así se forma una gran cavidad en el pulmón, denominada caverna. A partir de dicha caverna, los bacilos pueden alcanzar, a través de los bronquios, nuevas zonas pulmonares, incluso la laringe y la boca, para formar ahí nuevos focos patológicos. Por otra parte, a través de la espectoración se facilita un contacto directo de los agentes infecciosos con el exterior: se eliminan bacilos de la tuberculosis; se trata de una tuberculosis abierta y contagiosa. En estos casos la espectoración es, en ocasiones, sanguinolenta.

Ocasionalmente, la rotura del foco se puede producir también en un vaso sanguíneo, y así los bacilos de la tuberculosis se extienden por todo el organismo a través de la sangre. Si no se les vence, en poco tiempo (aunque con frecuencia también después de varios años) pueden provocar enfermedad en otros órganos. En ese caso observamos muchos nódulos del tamaño de un grano de mijo en el órgano afectado, que es cuando se habla de tuberculosis miliar (*milium* = grano de mijo), una de las formas más graves de la tuberculosis. Con frecuencia en esos casos graves se produce simultáneamente una meningitis tuberculosa.

Tratamiento: la tuberculosis se ha transformado en una enfermedad curable gracias al tratamiento médico con fármacos antituberculosos. Debido a la aparición del tratamiento antituberculoso farmacológico, los antiguos tratamientos como el reposo en cama (se utiliza todavía sólo en caso de fiebre o complicaciones), cambios de clima y dieta, han ido perdiendo importancia.

Dado que todos los medicamentos antituberculosos tienen efectos secundarios, su conocimiento y control constituye la base para el éxito del tratamiento. El médico facilita toda la información necesaria.

Una vacunación preventiva contra la tuberculosis ofrece una protección durante aproximadamente diez años frente a las formas más graves de tuberculosis, pero no frente a la infección.

Cuando una persona teme haberse infectado (por ejemplo durante un viaje) puede, bajo prescripción facultativa, tomar fármacos antituberculosos de forma preventiva.

Una tuberculosis latente siempre puede reactivarse.

Antes de que aparezcan los síntomas de la tuberculosis pueden pasar meses e incluso años.

Tras dos semanas de tratamiento la tuberculosis ya no es contagiosa. El reposo en cama sólo es necesario en caso de fiebre u otras complicaciones.

Los medicamentos prescritos deben tomarse siempre de forma regular. Bajo ningún concepto pueden retirarse por decisión propia.

Postratamiento: el paciente que es dado de alta de un sanatorio o del tratamiento médico, incluso después de un control médico prolongado, todavía no está tan sano y equilibrado como para realizar inconscientemente todos los esfuerzos o para que su alimentación y su modo de vida no se lleve con una cierta precaución.

El paciente que ha sufrido una tuberculosis pulmonar debe contar siempre con la posibilidad de una recaída. Por ello, para él es imprescindible seguir correctamente las indicaciones del médico sobre el tipo de vida que debe llevar. De especial importancia es el pasar el mayor tiempo posible en ambientes con aire puro y fresco y evitar un sobreesfuerzo físico, junto con una dieta equilibrada y una buena técnica respiratoria. En este caso son especialmente válidas las recomendaciones dadas para la prevención de la Tbc.

Los principales fármacos antituberculosos:

Isoniacida (INH)
Rifampicina (RMP)
Piracinamida (PZA)
Etambutol (EMB)
Estreptomicina (SM)

Todos los preparados tienen efectos secundarios, sobre los que el médico debe informar.

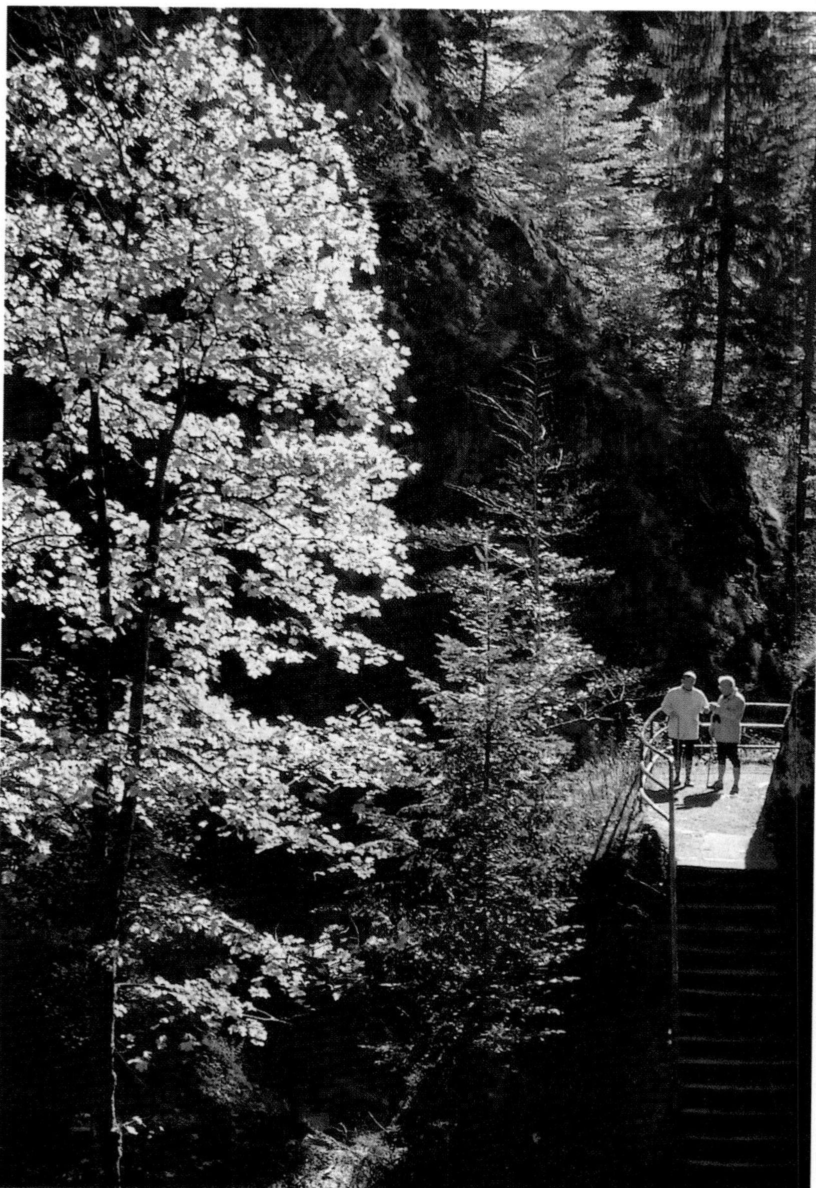

El aire fresco del bosque no sólo favorece el proceso curativo; también actúa de forma preventiva frente a una posible enfermedad infecciosa del pulmón.

Pronóstico: antiguamente la tuberculosis era una enfermedad que con frecuencia abocaba al enfermo al sufrimiento crónico y a la muerte. Las curas en sanatorios, empleadas desde hace tiempo, junto con la detección precoz y con más precisión del foco, mediante la exploración radiográfica, y el tratamiento moderno han aportado buenos resultados. El desarrollo del tratamiento antituberculoso moderno ha conseguido otra mejora esencial. Los casos leves se curan totalmente. En los casos graves de tuberculosis, que años atrás conducían irremediablemente a la muerte, se consigue mantenerlos en latencia y muy frecuentemente, tras cierto tiempo, se pueden controlar definitivamente. Con la premisa de que el paciente debe tener la suficiente comprensión y paciencia, hoy en día en los casos de tuberculosis se obtienen muy buenos resultados terapéuticos.

Si el enfermo tiene la suficiente paciencia, la mayoría de los casos de tuberculosis se curan completamente.

No existe una inmunidad absoluta: el hecho de que el número de personas con infección tuberculosa se mantenga entre ciertos límites, está determinado por sustancias defensivas que se forman en el organismo a causa de una infección superada y con frecuencia inadvertida, que generalmente ocurre en las primeras etapas de la vida. Por ese motivo, según Moro, entre otros, se realiza el test de la tuberculina. Un enrojecimiento de la zona cutánea en la que se ha realizado el test demuestra que en el organismo existen linfocitos específicos contra los bacilos de la tuberculosis. Sin embargo, ya que éstos sólo se forman como defensa frente a una infección tuberculosa, el enrojecimiento de la piel nos indica la existencia de una infección actual o antigua.

Sólo posteriores exploraciones pueden indicarnos si existe una tuberculosis que precise tratamiento. Un niño pequeño no vacunado y con un test de la tuberculina positivo siempre debe considerarse con infección tuberculosa. Con esta misma prueba también se puede controlar el estado de salud del personal sanitario en los sanatorios y hospitales.

A pesar de la inmunidad celular, la protección contra una infección tuberculosa no es absoluta. La vacunación con el bacilo atenuado de Calmette-Guérin (BCG) provoca, aproximadamente a las seis semanas, la positivización del test de la tuberculina y protege al vacunado sobre todo contra la expansión del bacilo en el organismo, es decir, contra la tuberculosis miliar y una meningitis tuberculosa.

La vacunación con el bacilo atenuado de Calmette-Guérin (BCG) provoca, aproximadamente a las seis semanas, la positivización del test de la tuberculina y protege al vacunado sobre todo contra la expansión del bacilo en el organismo, es decir, contra la tuberculosis miliar y una meningitis tuberculosa.

Profilaxis: la mejor prevención contra la tuberculosis es la limpieza, los hábitos higiénicos, permanecer el máximo tiempo posible al aire libre y una alimentación sana, rica en vitaminas, variada pero no copiosa.

Deben eliminarse de la habitación de una persona tuberculosa todos los almohadones y alfombras. Debido al levantamiento de polvo que se produce, el suelo no debe barrerse nunca, sino que se debe retirar únicamente con un paño húmedo. Al igual que la ropa del enfermo, a éste se le debe tratar con determinados desinfectantes.

Los detergentes habituales no matan el bacilo de la tuberculosis. La espectoración del paciente se ha de recoger en un envase adecuado y, durante algunas horas, aplicar el desinfectante, para evitar que a través de las aguas residuales se produzca una nueva expansión de los gérmenes. El paciente debe tener su propia vajilla, que también se ha de desinfectar y lavar aparte.

En caso de una tuberculosis abierta son necesarias unas estrictas normas higiénicas para evitar una mayor expansión de la enfermedad.

El adulto debe someterse regularmente una vez al año a una exploración radiográfica, especialmente después de sufrir otras enfermedades graves, y más frecuentemente si existen casos de tuberculosis en su entorno.

El antiguo enfermo no debería dejar la exploración radiográfica preventiva. Este tipo de exploración no es nociva, y en cambio puede detectar enfermedades hasta entonces desconocidas y aplicarles el tratamiento adecuado, cuya detección precoz permite en muchos casos una curación completa.

¡Haga uso de la posibilidad de someterse a una exploración preventiva regular!

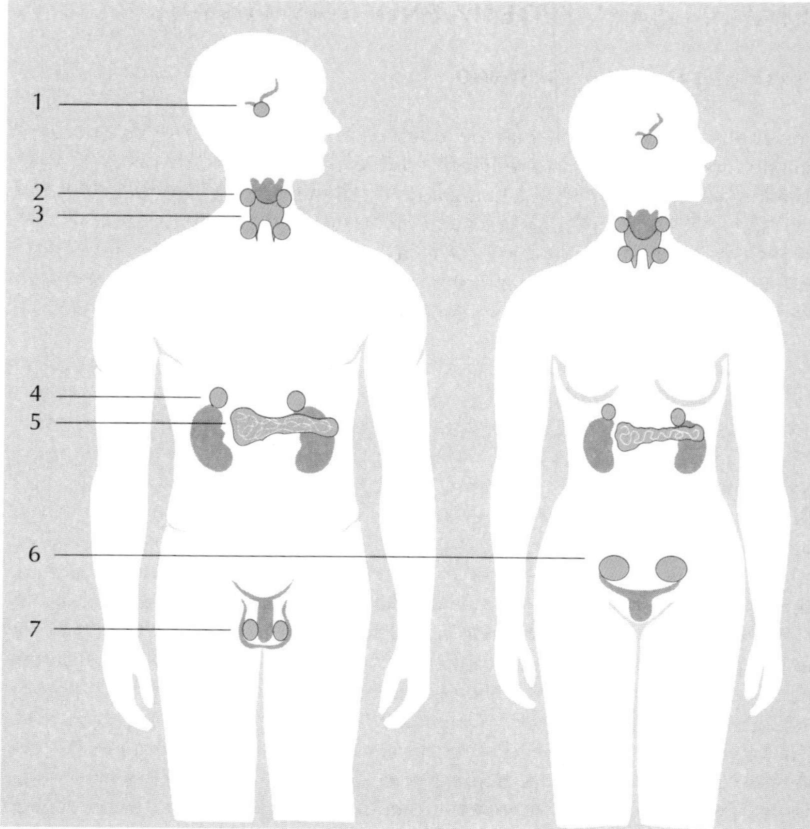

Localización de las glándulas endocrinas en la mujer y en el hombre:
(1) Hipófisis
(2) Glándulas paratiroideas
(3) Glándula tiroides
(4) Glándulas suprarrenales
(5) Páncreas
(6) Glándulas germinales femeninas (ovarios)
(7) Glándulas germinales masculinas (testículos)

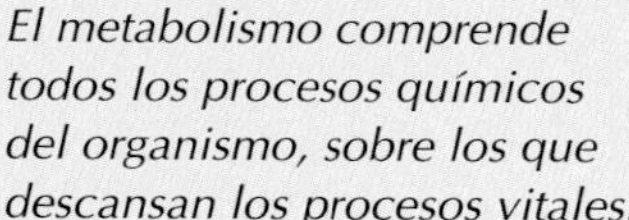
El metabolismo comprende todos los procesos químicos del organismo, sobre los que descansan los procesos vitales.

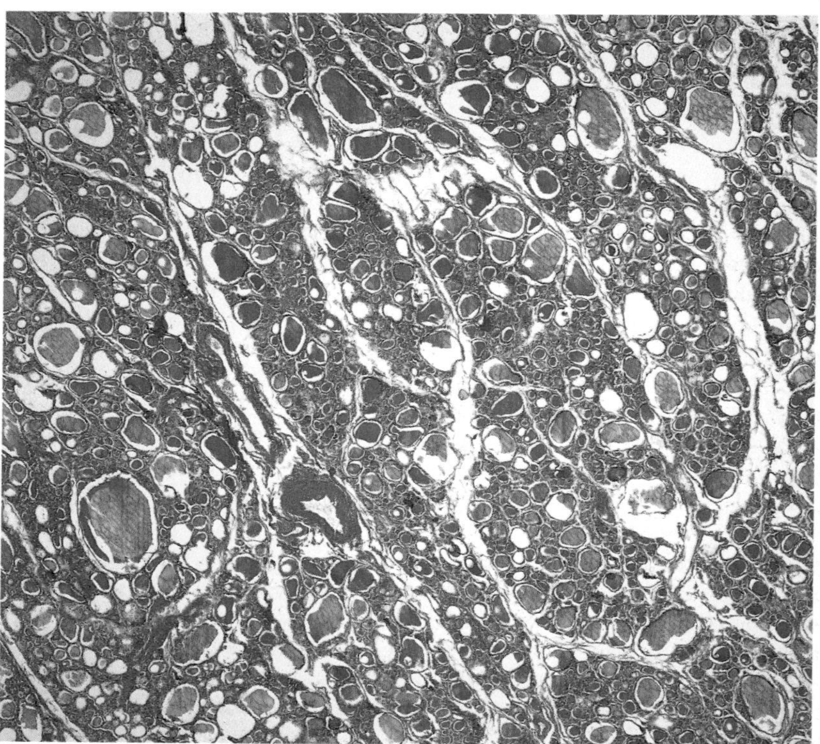

Corte histológico del tejido tiroideo. La glándula más grande del hombre presenta un gran número de vasos sanguíneos y linfáticos, que cada hora se irrigan con cinco a seis litros de sangre. De esta manera se transporta hacia el organismo la hormona tiroidea rica en yodo, que estimula el metabolismo energético.

METABOLISMO Y SISTEMA ENDOCRINO

El proceso del metabolismo

El metabolismo constituye la base de todos los procesos vitales. Representa una suma de procesos químicos que hacen posible el intercambio de sustancias en el organismo y la obtención de energía de los alimentos o de las sustancias de depósito del organismo. Para el mantenimiento de un metabolismo sano deben actuar conjuntamente diversos factores. La constitución y el tipo de vida se hallan en interacción con la alimentación y la digestión; por otra parte, debe asegurarse la función normal y la combinación armónica de las distintas glándulas del organismo.

El metabolismo representa una suma de procesos químicos que hacen posible el intercambio de sustancias en el organismo y la obtención de energía de los alimentos o de las sustancias de depósito del organismo.

Metabolismo constructivo (anabolismo) y energético (catabolismo)

Podemos dividir el metabolismo en dos círculos de acción principales. El metabolismo constructivo comprende todas las funciones, que con la ayuda de complicados procesos metabólicos permiten la transformación de los nutrientes y las sustancias de depósito del propio organismo en sustancias que se pueden utilizar para la renovación o crecimiento de los distintos tejidos del organismo. En el organismo vivo, las sustancias de todos los órganos y tejidos se renuevan cada poco tiempo. Este anabolismo, así como todas las funciones del organismo, tanto el trabajo físico como el pensamiento humano y todas las funciones orgánicas, como la digestión, la respiración, la circulación sanguínea, la formación de orina, necesitan energía. Ésta la aporta asimismo el metabolismo, en este caso el denominado metabolismo energético o catabolismo, en forma de energía química. Para ello se produce la combustión de los glúcidos, lípidos y proteínas que provienen de los nutrientes o de las sustancias de depósito del propio organismo.

El metabolismo constructivo comprende todas las funciones, que con la ayuda de complicados procesos metabólicos permiten la transformación de los nutrientes y las sustancias de depósito del propio organismo en sustancias que se pueden utilizar para la renovación o crecimiento de los distintos tejidos del organismo.

El metabolismo energético o catabolismo permite el funcionamiento normal de los procesos vitales, mediante la combustión de sustancias ricas en energía.

Combustión biológica

Esta combustión tiene poco que ver con el proceso de combustión de, pongamos por ejemplo, un leño. Desde el punto de vista biológico se entiende por combustión la unión química de una sustancia con el oxígeno. Si este proceso se produjera de forma rápida y violenta, nos encontraríamos, como en el caso de un leño llameante, con una combustión en el sentido estricto. Sin embargo, el intenso calor resultante no sería compatible con la vida. La combustión en el organismo de sustancias orgánicas ricas en energía se produce de forma mucho más lenta y delicada, por etapas. Así, en el metabolismo, el azúcar se convierte por combustión en anhídrido carbónico y agua. El oxígeno necesario para ello proviene de la respiración, y el anhídrido carbónico formado a través de la ingesta de azúcar o similares se elimina del organismo a través de los pulmones. La verdadera combustión que se produce constituye un proceso muy complicado. Así, en el organismo, bajo determinadas condiciones, por ejemplo, la glucosa, rica en energía, puede sufrir una combustión a través del ácido láctico, pobre en energía, hasta anhídrido carbónico y agua. No obstante, en detalle, este proceso de combustión liberador de energía, sólo desde la glucosa hasta el ácido láctico, está conformado por seis pasos intermedios con sustancias cada vez menos energéticas. Mediante esta combustión controlada se evita la formación excesiva de calor y se asegura la utilización óptima de la energía para los procesos vitales.

La combustión en el organismo de sustancias orgánicas ricas en energía se produce de forma mucho más lenta y delicada, por etapas. Así, en el metabolismo, el azúcar se convierte por combustión en anhídrido carbónico y agua. El oxígeno necesario para ello proviene de la respiración, y el anhídrido carbónico formado se elimina del organismo a través de los pulmones.

Una vez a la semana debería controlar su peso. De esa manera se detecta a tiempo si se está ingiriendo más cantidad de alimentos de los que el organismo necesita.

Kilocalorías y kilojulios

La energía que el organismo obtiene de las sustancias orgánicas, glúcidos, proteínas y lípidos, se puede calcular de la misma manera que se calcula la energía que necesita el organismo humano según la edad, la talla, el peso y el tipo de vida. Las cantidades de energía contenidas en los nutrientes y las cantidades que el organismo necesita se expresan en unidades de calor, kilocalorías (kcal) o kilojulios (kJ).

La fórmula de conversión es: kilocalorías x 4,1868 = kilojulios

El contenido de energía de los glúcidos, las proteínas y los lípidos no es el mismo. Así, un gramo de azúcar o de proteína tiene alrededor de cuatro kilocalorías (16,7 kJ), mientras que los lípidos tienen nueve kilocalorías (37,7 kJ) por gramo.
Las necesidades energéticas del hombre dependen de varios factores: de la edad, ya que el organismo todavía en crecimiento del niño o del adolescente necesita más, la talla, el peso y no menos importante la intensidad del trabajo que realiza la persona. La persona que pasa la mayor parte del día ante su escritorio necesita menos energía que la atareada ama de casa y ésta a su vez menos que un trabajador con un trabajo duro. Las tablas que se encuentran en el capítulo «Nutrición y salud» arrojan información sobre las necesidades calóricas de la persona en relación con su edad y actividad laboral, así como sobre el contenido calórico de cada uno de los nutrientes.

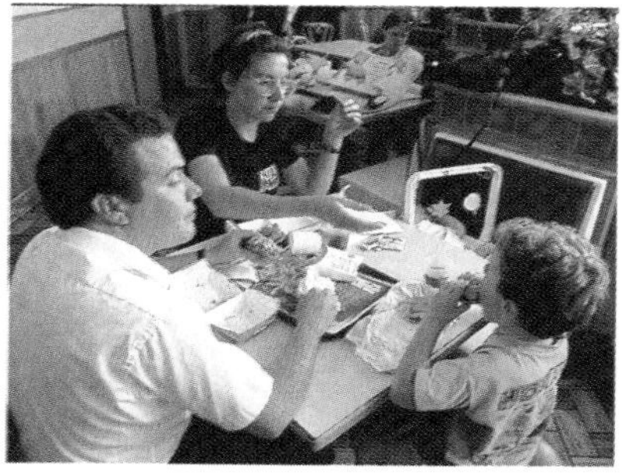

Aunque sepa tan bien: demasiado de lo bueno pone en peligro, antes o después, nuestra salud.

Alimentación y metabolismo

Así pues, el conocimiento de estas relaciones tiene una gran importancia, ya que el hecho de que una persona ingiera más alimentos de los que el organismo necesita para el anabolismo y el catabolismo a la larga resulta contraproducente para su salud. Las sustancias que la persona come por encima de la cantidad necesaria, es decir, sana, sobrecargan el metabolismo. Si éste no puede someterlas a combustión, se deshará de ellas almacenándolas en los depósitos de grasa, que finalmente perjudican la salud, cuando no la ponen seriamente en peligro.
Por el contrario, cuando no se aporta al organismo la cantidad necesaria de alimento para el correcto mantenimiento del metabolismo constructivo y energético, o cuando éste no es capaz, como consecuencia por ejemplo de enfermedades digestivas, de captar adecuadamente los alimentos aportados, el organismo debe utilizar las sustancias propias del cuerpo.

Buenos y malos asimiladores de alimentos

En este contexto cabe hablar sobre los llamados buenos y malos asimiladores de alimentos. Muchas personas, a pesar de realizar frecuentes excesos en su alimentación, no engordan, y se mantienen delgados durante largo tiempo. Éstos, buenos asimiladores de alimentos, disponen constitucionalmente de un metabolismo muy activo, que es capaz de deshacerse del aporte excesivo de nutrientes mediante un aumento de la combustión interna. Por el contrario, en el caso de los malos asimiladores de alimentos, el metabolismo realiza sólo la combustión de aquellos nutrientes estrictamente necesarios para el mantenimiento de las funciones vitales y del esfuerzo físico realizado. En este tipo de personas, cualquier pequeño exceso en la dieta diaria provoca rápidamente un depósito de grasa y con ello un sobrepeso.

Cantidad de kilocalorías contenidas en un gramo (g) de nutriente:
4 kcal (16,7 kJ) 1 g de glúcidos
4 kcal (16,7 kJ) 1 g de proteínas
9 kcal (37,7 kJ) 1 g de lípidos
7 kcal (29,3 kJ) 1 g de alcohol

El peso normal

Los conceptos de sobrepeso y bajo peso implican un concepto de peso normal. El establecer con exactitud este concepto es muy difícil, ya que para ello deben tenerse en cuenta muchos factores individuales. Como indicador general puede utilizarse esta fórmula (según Broca):

El peso ideal se encuentra aproximadamente un 10 % por debajo del peso normal calculado mediante la fórmula de Broca.

Peso normal en kilogramos = talla en centímetros menos 100

Debido al amplio margen de oscilación de este peso normal, determinado por factores individuales, debe hablarse de sobrepeso y bajo peso patológicos sólo cuando el peso se desvía del valor esperado en más de un 10 % hacia arriba o en más de un 20 % hacia abajo.

Se habla de sobrepeso cuando se sobrepasa en más del 10 % el peso normal.
El bajo peso empieza a partir de un 20 % por debajo del peso normal.

Trastornos y enfermedades más frecuentes del metabolismo

DESNUTRICIÓN

Se cree que la desnutrición es un problema exclusivamente social, por lo que no es frecuente hallarla representada en nuestras latitudes. Sin embargo, no puede olvidarse que como mínimo una tercera parte de la población mundial la sufre temporal o crónicamente. Existen dos formas de desnutrición:

Adelgazamiento y edema del hambre

Sintomatología: en el adelgazamiento se produce una pérdida de peso con consumo en primer lugar de los depósitos de grasa del organismo y más adelante el consumo de la musculatura. En los estadios más avanzados, el enfermo tiene el aspecto de un esqueleto cubierto sólo por la piel. En el edema del hambre, el alto grado de consumo de la sustancia corporal está relacionado con la retención de agua en el tejido subcutáneo, así como en el abdomen y tórax. De este modo, a primera vista el adelgazamiento queda escondido por la retención de agua. El edema del hambre aparece siempre que el déficit proteico se sigue de un aporte aumentado de agua y cloruro sódico. Ello ocurre con frecuencia en los períodos de escasez, debido a que mediante el mayor volumen de una comida rica en agua el estómago se llena más y con ello se consigue una sensación de saciedad (que de todas maneras dura poco).
Por otra parte, ambas formas de desnutrición están relacionadas con una rápida disminución del rendimiento físico e intelectual, con astenia, apatía y depresión, sensibilidad al frío, síntomas vertiginosos y enlentecimiento del pulso. Aumenta considerablemente la predisposición frente a las enfermedades infecciosas, especialmente la tuberculosis. Además, en el edema del hambre aparecen intensas diarreas.

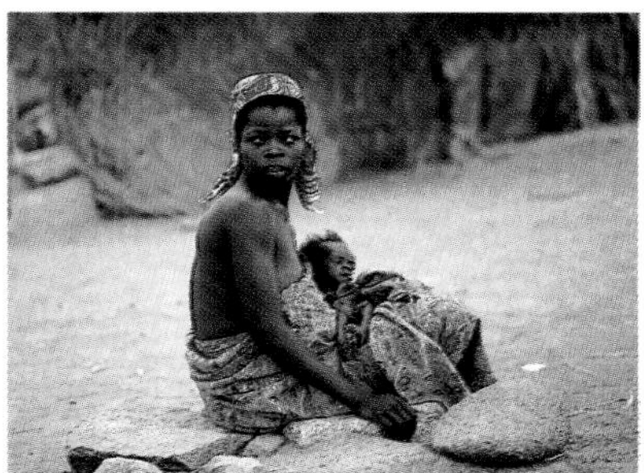

Hoy en día, el hambre y la desnutrición todavía constituyen la mayor causa de muerte en muchas zonas del planeta.

La desnutrición está ligada a una rápida disminución del rendimiento físico e intelectual, con astenia, apatía y depresión, sensibilidad al frío, vértigos y enlentecimiento del pulso. Aumenta de forma importante la susceptibilidad frente a las infecciones.

Tratamiento: depende del estado del paciente. En las formas graves consiste en reposo en cama, control médico y evitar las pérdidas de calor. Dado que el organismo se ha desacostumbrado durante un largo período a la alimentación normal, el inicio de la alimentación debe ser progresivo y bajo control clínico.

Alimentos para ganar peso:

- *pan blanco, pasta, sémola*
- *puré de patatas*
- *carne de vacuno y de ave*
- *pescado*
- *mantequilla, aceites vegetales*
- *verduras finas*
- *fruta, cruda y cocida*
- *queso*
- *miel, mermeladas*
- *leche entera, zumos de fruta*

Ejemplo de un día de una dieta para ganar peso (3.500 kcal)
(según Crecelius)

7.00 horas: *Muesli con manzana (100 g de manzana, 50 g de copos de avena, 30 g de nata, 30 g de miel de abeja).*

9.00 horas: *una taza de café con 1 ½ cucharada (sopera) de nata, azúcar, dos rebanadas de pan blanco con 10 g de mantequilla y 30 g de mermelada o jamón del país.*

11.00 horas: *un huevo revuelto sobre una tostada (un huevo, una cucharada de aceite de oliva).*

13.00 horas: *caldo con fideos (125 g de caldo de carne o de gallina, 50 g de fideos).*

14.00 horas: *almuerzo: un filete de ternera (80 g), puré de patatas (150 g con media taza de leche entera y 20 g de mantequilla), 100 g de tomate aderezados con aceite de oliva, helado de chocolate (una yema de huevo, 3 g de gelatina y 150 g de nata montada).*

16:00 horas: *una taza de té con 1 ½ cucharada (sopera) de nata así como azúcar según el gusto; pastas de té (35 g de harina, 25 g de azúcar, 25 g de mantequilla).*

Delgadez

Debemos distinguir la delgadez constitucional, que no es ninguna enfermedad, sino que en general es una característica normalmente familiar, de la verdadera delgadez patológica que conocemos como desnutrición de causas internas. Excepto el bajo peso, determinado por la ausencia de depósitos de grasa, no existe ningún otro síntoma. No existe alteración del apetito ni de la capacidad de rendimiento.

Delgadez patológica

También en este caso distinguimos dos formas:

1. El adelgazamiento que aparece como consecuencia de otra enfermedad, la delgadez secundaria, que puede deberse a las siguientes enfermedades:

- Enfermedades infecciosas, sobre todo la tuberculosis, el tifus, etc.
- Enfermedades del tracto gastrointestinal, como la diarrea crónica.
- Enfermedades de las glándulas endocrinas, sobre todo el déficit de las glándulas suprarrenales o la hiperfunción tiroidea.
- Enfermedades cancerosas.

Sintomatología: en la delgadez secundaria el adelgazamiento es sólo un síntoma. Por ello, el tratamiento debe estar dirigido principalmente hacia la enfermedad de base. Sin embargo, además de éste también deben tenerse en cuenta las recomendaciones dietéticas citadas a continuación.

2. La delgadez que se presenta como enfermedad por sí misma se debe a alteraciones de la sensación de hambre y de apetito.

Etiología: con frecuencia lesiones cerebrales orgánicas como consecuencia de enfermedades anteriores (encefalitis, tumor cerebral, etc.). Traumatismos craneales o trastornos psíquicos. Por otra parte, conocemos la denominada delgadez pospuberal, que aparece en las niñas en relación con la maduración sexual. Representa un trastorno relativamente benigno. Una delgadez de grado intenso provocada por graves trastornos afectivos es la que aparece casi exclusivamente en las adolescentes como consecuencia de la anorexia nerviosa.

Tratamiento: en primer lugar mediante una dieta adecuada. Sin embargo, cuando la verdadera causa consiste en graves trastornos afectivos, es aconsejable una psicoterapia y un cambio de entorno si el ambiente familiar empeora la situación.
El tratamiento dietético precisa de mucho amor, paciencia y comprensión. El objetivo no es sólo cubrir las necesidades calóricas del paciente, sino restaurar los depósitos de grasa perdidos. Con el fin de no llenar el estómago de líquido, a ser posible no se tomarán bebidas durante las comidas. Es muy importante que los alimentos sean apetitosos, tanto para la vista como para el paladar, y

variados. Dado que los pacientes no están acostumbrados a tomar grandes cantidades se le deben ofrecer muchas comidas pequeñas a lo largo del día y darle alimentos de gran valor biológico y calóricos. Sin embargo, existen límites, dado que precisamente los componentes más calóricos de la alimentación, los lípidos, utilizados en grandes cantidades provocan repugnancia incluso en las personas sanas.

Así pues, la dieta para ganar peso se basa principalmente en los carbohidratos de alto valor biológico y de fácil digestión (harinas refinadas, sémola, fideos, etc.). Adicionalmente se utilizará leche, compotas, carnes de fácil digestión (carne de ternera, pollo, jamón, etc.), nata, mantequilla y aceite de oliva. Estas grasas pueden «esconderse» en las comidas (en ensaladas, en el puré de patatas, en los postres, etc.), de forma que el paciente no se vea agredido por su aspecto o sabor. Naturalmente, debe tenerse en cuenta un aporte adecuado de vitaminas y minerales esenciales para la vida.

Para apoyar el tratamiento dietético es especialmente recomendable: el suficiente reposo físico, para que los alimentos no sean «pulverizados» en el metabolismo energético, sino que se utilicen para el metabolismo constructivo. Para estimular el apetito se recomiendan ligeros paseos y una cucharada (sopera) de glucosa en un poco de zumo alrededor de media hora antes de comer.

20.00 horas: *cena:*
Menestra de verduras (50 g de zanahorias, 30 g de coliflor, colinabo y judía verde, ½ yema de huevo y 30 g de aceite de oliva, hierbas aromáticas), macedonia sobre una tostada (30 g de pan blanco, 50 g de pera y ciruelas, 20 g de pasas y 10 g de azúcar).

21.00 horas: *un vaso de leche con galletas (125 g de leche entera, 10 g de azúcar y 40 g de galletas).*

OBESIDAD

Sintomatología: entendemos por obesidad un peso corporal que sobrepasa el peso normal en el 20 % o más. Ello supone una importante sobrecarga para el conjunto del organismo, de forma que como consecuencia aparecen otros síntomas:

1. Trastornos del sistema cardiocirculatorio, que debe irrigar a la masa corporal aumentada patológicamente de tamaño. Por este motivo los obesos pueden presentar precozmente insuficiencia cardíaca, hipertensión arterial, así como tendencia a la flebitis y las trombosis.
2. Trastornos de la piel por aumento de la sudoración e inflamaciones en los pliegues cutáneos.
3. Trastornos digestivos, especialmente por constipación.
4. Trastornos metabólicos, motivo por el que existe una mayor incidencia de diabetes y trastornos del equilibrio hídrico (por ejemplo aumento de la sed).

Estas situaciones pueden provocar una reducción media de diez años en la esperanza de vida, si la comparamos con la de las personas con peso normal.

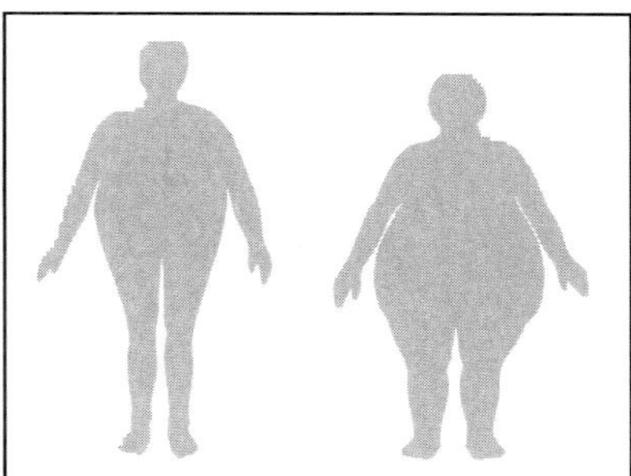

Diferentes estructuras corporales en la obesidad: «forma de manzana» (izquierda) y «forma de pera» (derecha).

Patogenesia y etiología: prescindiendo de muy pocas excepciones (enfermedad endocrina), la causa de la obesidad es el comer en exceso, en lo que un poco demasiado cada día provoca un aumento importante del peso corporal. No existe la obesidad congénita. Las características constitucionales de los buenos y los malos asimiladores de alimentos tienen desgraciadamente como consecuencia que unas personas pueden comer en exceso sin consecuencias durante más tiempo que las otras.

El riesgo de obesidad no es el mismo en todas las etapas de la vida. Durante los primeros años de vida es relativamente pequeño, sobre todo si los padres se

La obesidad que en ocasiones aparece relacionada con la maduración sexual generalmente no tiene importancia y desaparece cuando las glándulas endocrinas consiguen nuevamente el equilibrio.

De forma muy generalizada las personas ancianas tienden al sobrepeso. En las personas de alrededor de 50 años el metabolismo, debido a su evolución natural, pierde actividad y también se reduce la actividad física. Todo ello tiene como consecuencia que también disminuyan las necesidades calóricas.

preocupan por dar una alimentación equilibrada. La obesidad que se presenta en relación con la maduración sexual no tiene importancia y desaparece cuando las glándulas endocrinas consiguen nuevamente el equilibrio.
De forma muy generalizada las personas ancianas tienden al sobrepeso. En las personas de alrededor de 50 años el metabolismo, debido a su evolución natural, pierde actividad y también se reduce la actividad física. Todo ello tiene como consecuencia que también disminuyan las necesidades calóricas.

Tratamiento: aparte de las pocas excepciones en que la obesidad tiene un origen endocrino, el tratamiento de la obesidad se basa principalmente en seguir una dieta adecuada, así como en un cambio consciente de los hábitos alimentarios y de vida.
Es importante un control regular del peso corporal. Las oscilaciones ocasionales de hasta un kilogramo pueden estar causadas por irregularidades del ritmo intestinal.

Alimentos recomendables para una dieta de adelgazamiento	Alimentos no recomendables
Tipos de pan: pan integral, pan de centeno, biscotes integrales.	**Tipos de pan:** pan blanco, toda la pastelería (bizcochos, galletas y pasteles), alimentos farináceos (fideos, sémolas).
Carne: carne magra de buey y ternera, carne magra de pollo y de pavo, carne de conejo, corzo y ciervo, pescado blanco cocido, huevos cocidos.	**Carne:** carne de cerdo y de cordero, oca y pato, pescado azul (anguila, carpa, atún), todas las conservas de pescado.
Patatas: (¡cocidas!) limitadas; **Arroz:** (integral) limitado.	
Hortalizas: todo tipo excepto las que se incluyen en el grupo de las «no recomendables».	**Hortalizas:** alcachofas, guisantes, lentejas, judías, maíz.
Fruta: (sólo cruda, no seca; en compota prepararlas sólo con edulcorantes, no con azúcar) manzana, pera, cerezas, ciruela, melocotón, albaricoque, grosellas, arándanos, zarzamoras, naranja, mandarina y arándanos rojos.	**Fruta:** fresas, higos, dátiles, piña, pasas, uva, nueces, almendras.
Ensaladas: todo tipo de ensaladas frescas.	**Ensaladas:** todas excepto las ensaladas frescas.
Leche y queso: leche descremada, queso fresco, requesón, yogur.	**Leche y queso:** nata y nata montada, quesos grasos y semigrasos (Edamer, Tilsiter, de Limburg, Camembert, Brie, Roquefort).
Bebidas: zumos de fruta no endulzados o con edulcorantes, infusiones caseras y té negro, café, zumos de hortalizas, mosto natural o vinos suaves.	**Bebidas:** leche entera, cerveza, todos los refrescos endulzados.
Especias: todas las especias excepto las que se nombran en el apartado de «no recomendables», sal de cocina (5 g diarios).	**Especias:** pimienta, pimentón, curry.
	¡Chocolate y caramelos!

La utilización de preparados hormonales es peligrosa, y sólo es aconsejable en casos excepcionales y la decisión y el control debe quedar en manos del médico. Sin embargo, tanto las medidas dietéticas como el programa de ejercicio físico pueden completarse con la utilización regular de laxantes suaves (por ejemplo, infusiones laxantes), dado que generalmente los obesos padecen estreñimiento.

No tiene mucho sentido someterse una y otra vez a drásticas curas de hambre para perder cinco o diez kilogramos o incluso más, para después caer nuevamente en los viejos hábitos que causaron la obesidad.

Para que una cura de adelgazamiento sea eficaz se requiere mucha paciencia y autodisciplina. No tiene mucho sentido someterse una y otra vez a drásticas curas de hambre para perder cinco o diez kilogramos o incluso más, para después caer nuevamente en los viejos hábitos que causaron la obesidad. La paciencia también es necesaria, porque al iniciar una cura de adelgazamiento se produce una importante pérdida de peso, pero más adelante la pérdida de peso es más lenta. Los cinco kilogramos o más que se pierden durante la primera o incluso la segunda semana de una cura de ayuno constituye esencialmente una ilusión; en realidad no se debe en su mayor parte a una disminución del tejido graso, sino a una pérdida de líquidos. En la obesidad se produce una alteración del equilibrio hídrico, ya que el tejido graso puede almacenar hasta un 60 % de su peso en agua. Por este motivo, todo tratamiento dietético de la obesidad incluye una restricción del consumo de sal, que al principio permite la eliminación del agua almacenada en los depósitos de grasa. Con frecuencia se trata de grandes cantidades de agua, que al eliminarse producen una importante pérdida de peso.

Así pues, al plantear cualquier plan dietético para una cura de adelgazamiento eficaz debe tenerse en cuenta que se trata de unas medidas que deben seguirse durante un número indeterminado de meses. Por ello, hay que realizar un plan nutricional suficientemente hipocalórico para conseguir una continua pérdida de peso, y al mismo tiempo que el paciente lo pueda seguir durante un largo período de tiempo, sin que por ello se vea alterada su ilusión o su capacidad de rendimiento. El éxito de una buena dieta de adelgazamiento reside en conseguir que el paciente no llegue nunca a presentar asiduamente sensación de hambre.

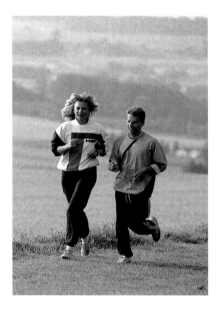

La actividad deportiva regular también ayuda a perder más rápidamente los kilogramos que sobran.

A partir de la experiencia, sabemos que la sensación de saciedad depende en gran medida del llenado del estómago. Así pues, no se trata de restringir imprescindiblemente la cantidad de los alimentos, sino que lo esencial es elegirlos correctamente. Simplemente el hecho de suprimir de la dieta todos los alimentos ricos en calorías, como los productos de pastelería, postres, el azúcar para endulzar los alimentos y bebidas, el evitar las grasas al cocinar y la eliminación de las carnes y quesos grasos, así como el limitar el consumo de sal, conduce, si se sigue consecuentemente, a resultados seguros. En todos los casos hay que evitar el consumo de alcohol, sobre todo de la cerveza y los licores de alta graduación.

Por el contrario, la persona con sobrepeso puede consumir sin ningún tipo de problemas hortalizas, ensaladas, vegetales crudos, carne magra, quesos no grasos (sobre todo requesón), y con una limitación moderada biscotes integrales, puede comer de dos a tres patatas cocidas en la comida o en la cena y, finalmente, incluso puede untar su pan con 20 gramos diarios de mantequilla o (¡mejor!) margarina vegetal. Si se sigue una dieta correcta se queda saciado, aun cuando la mencionada dieta intente que los alimentos que se consuman al día contengan aproximadamente 500 kcal menos de las que el afectado, según su edad, talla y ocupación, necesitaría realmente si se encontrara en su peso normal para completar a la perfección la jornada.

Una cura de adelgazamiento suave y larga con alimentos normales, con pocas calorías, se tolera mejor y es más eficaz que las curas radicales con cualquier dieta especial.

Debe evitarse la utilización incontrolada de los inhibidores del apetito (medicamentos que disminuyen la sensación de hambre), ya que provocan reacciones circulatorias indeseadas y peligrosas (aumento de la presión sanguínea en la circulación pulmonar) y conducen a una dependencia medicamentosa.

Inhibidores del apetito y medicamentos adelgazantes

Debe evitarse la utilización incontrolada de los inhibidores del apetito (medicamentos que disminuyen la sensación de hambre), ya que provocan reacciones circulatorias indeseadas y peligrosas (aumento de la presión sanguínea en la circulación pulmonar) y conducen a una dependencia medicamentosa. Si en algún caso es necesaria su utilización debe realizarse bajo control médico.

En el caso del gran número de medicamentos adelgazantes existente en el mercado, la gran mayoría de ellos son preparados con acción laxante, o sustancias que consiguen una sensación de saciedad.

TRASTORNOS DEL METABOLISMO LIPÍDICO (HIPERLIPOPROTEINEMIAS)

Sintomatología: no provoca síntomas directamente. Se trata de trastornos congénitos o adquiridos que provocan un aumento de los niveles de lípidos en sangre (colesterol, triglicéridos). Se sospecha que la concentración elevada de estos lípidos sanguíneos favorece la aparición de enfermedades (estenosis) de los vasos del sistema cardiocirculatorio. Para más información, *véase* el capítulo «El sistema cardiocirculatorio».

El colesterol total está constituido por dos componentes, el colesterol LDL y el HDL. Es positivo cuando el componente LDL presenta valores bajos y el HDL relativamente elevados. Los valores normales son de menos de 150 mg/100 ml para el LDL y de más de 55 mg/ 100 ml para el HDL.

Etiología: el colesterol del organismo se produce principalmente en el hígado. Sin embargo, también es ingerido (como los triglicéridos) a través de la alimentación. Sobre todo los alimentos de origen animal ricos en grasas, así como el consumo excesivo de alcohol, llevan a un aumento de la lipidemia. Además, las enfermedades hepáticas, renales y tiroideas, así como la diabetes mellitus, pueden contribuir a la alteración de la destrucción del exceso de lípidos en sangre.

Tratamiento: cuando en adultos sin ningún otro trastorno se determina un nivel de colesterol por encima de 220 miligramos / 100 mililitros, deberían estudiarse los hábitos alimentarios del paciente. En primer lugar, retirar el tabaco y disminuir de forma importante el consumo de alcohol. Evite el consumo de alimentos ricos en colesterol. Entre ellos se encuentran los sesos, el hígado, los riñones, la yema de huevo, la mantequilla y la leche entera y sus derivados. La proporción de lípidos se debe reducir a un 30 % de la cantidad total de energía. El tratamiento dietético debería completarse mediante medidas fisioterapéuticas (gimnasia metabólica y condicionamiento muscular). La necesidad de un tratamiento farmacológico, que sólo debe prescribir el médico, se produce cuando mediante la reducción de peso, la dieta y la fisioterapia no se consigue la reducción de la lipidemia hasta los valores deseados. En las personas con factores de riesgo individuales de estenosis vascular arterioesclerótica y en cuyas familias esta enfermedad es frecuente, el nivel de colesterol debe mantenerse por debajo de 200 miligramos / 100 mililitros; en los pacientes que ya presentan estenosis vasculares arterioescleróticas, los niveles deben mantenerse por debajo de 180 miligramos / 100 mililitros. En cuanto a los triglicéridos, el valor deseado se encuentra por debajo de los 200 miligramos / 100 mililitros.

El alcohol provoca un aumento de la lipidemia.

Pronóstico: se ha conseguido un estancamiento de las estenosis vasculares mediante el tratamiento dietético o farmacológico. Para ello se recomienda una dieta de bajo contenido en colesterol y vegetariana.

GOTA

Sintomatología:

1. Ataques agudos de dolor (más frecuentemente en primavera y otoño) en las articulaciones, especialmente en el dedo gordo del pie y en el pie. La articulación afectada está hinchada y con una coloración azulada, caliente y muy sensible al tacto.

2. Formación progresiva de los llamados tofos gotosos debajo de la piel, que aparecen principalmente en la articulación afectada y el cartílago auricular.

3. Destrucción y deformación progresiva de la articulación afectada.

Por otra parte, pueden aparecer las siguientes enfermedades secundarias: diabetes, obesidad, hipertensión arterial, enfermedades alérgicas, lesiones renales, cálculos renales.

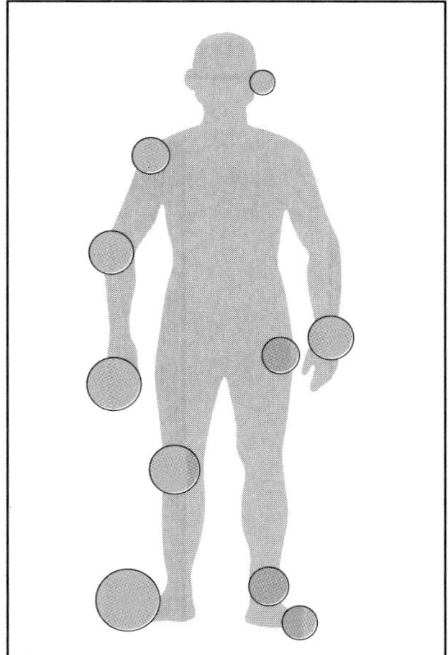

Las crisis de gota son especialmente frecuentes en estas articulaciones.

Etiología: aumento del nivel de ácido úrico en sangre como consecuencia de un trastorno metabólico. Éste puede estar determinado por una predisposición familiar, aunque también por una alimentación incorrecta y excesiva, falta de ejercicio y abuso de alcohol. Los procesos metabólicos del organismo de una persona sana se hallan tan imbricados unos con otros que no puede almacenarse ningún exceso de ácido úrico.

En un principio, las personas con un nivel de ácido úrico demasiado elevado no presentan ningún tipo de trastorno. Sólo cuando los niveles de ácido úrico permanecen elevados durante un largo período, los riñones no son capaces de eliminarlo. El ácido úrico se deposita en los tejidos. El depósito de ácido úrico en las articulaciones tiene una acción destructiva progresiva. En los riñones pueden formarse cálculos. La hipertensión arterial es otra consecuencia de la lesión renal progresiva.

Valores normales del ácido úrico:

Mujeres: 2,4 a 5,7 mg/100 ml
Hombres: 3,4 a 7 mg/100 ml

Infusión casera para la gota:

Marrubio 10 g
Hojas de cerezo 10 g
Hojas de abedul 10 g
Ajenjo 10 g

Cocer la mezcla en un litro de agua. Tomar una taza caliente por la mañana y por la noche.

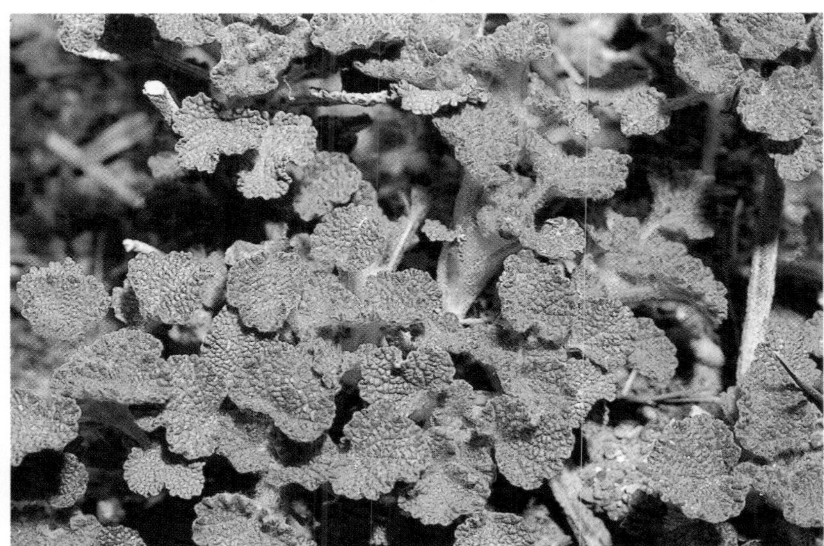

El marrubio (*Marrubium vulgare*) forma parte de una mezcla para infusión que se utiliza para el tratamiento de la gota.

Pequeña tabla de purinas
Contenido de ácido úrico (en mg) por 100 g de alimento:

extracto de carne	3.500
mollejas de ternera	1.100
bazo	350
riñón, hígado	240
pierna de cordero	150
carne de cerdo	130
carne de ternera	125
carne de buey	120
paté de cerdo	114
pollo	110
oca	100
pato	80
jamón cocido	70
pescado (sardinas en aceite)	450
arenque	210
filete de trucha	170
bacalao	120
platija	100
cangrejo	60
bogavante	175
salmón, caviar	150
lentejas secas	185
guisantes secos	145
judías blancas secas	130
espinacas	70
setas comestibles	50
lechuga, espárrago	30
coliflor	25
champiñones	20
judía verde	20
col, col lombarda, colinabo	20
col de Bruselas	15
tomates	10
patatas, escorzonera	5
zanahoria, cebolla	0
pan moreno	40
pan blanco	10
arroz, pastas	0
manteca de cerdo	0
mantequilla, margarina	0
huevo	2
leche, queso, requesón	0
azúcar, miel	0
mermelada	0
la mayoría de las frutas	0
zumos	0
cerveza	15
café, té, cacao	0

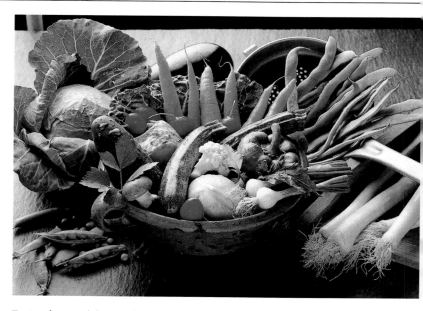

Tratamiento: deben aplicarse medidas dietéticas, farmacológicas y generales. El tratamiento de la hiperuricemia y de sus posibles consecuencias, la gota, debe estar siempre en manos del médico. Sin embargo, la persona afectada puede contribuir de forma importante al éxito terapéutico en la medida en que se preocupe de reducir un posible sobrepeso, el consumo de alcohol y evite el consumo de alimentos ricos en purinas.
Éstos son sobre todo las vísceras, es decir, el hígado, el riñón, el corazón, el pulmón, las mollejas y la lengua. Además debe evitarse: extracto de carne (caldo deshidratado, cubitos de caldo), carne grasa de cerdo, salchichas grasas, tocino, pescado ahumado, así como legumbres, espinacas, cacahuetes y cebada.
Están permitidos: la leche desnatada y los productos lácteos, la carne magra en porciones razonables, las hortalizas frescas, la fruta, las pastas, las patatas.
Es necesario un aporte importante de líquidos (café, té, zumos de fruta), para prevenir la formación de cálculos renales. Debería tomarse líquido suficiente como para producir diariamente 1,5 litros de orina.
Tras el cambio de los hábitos alimentarios puede ser necesario un tratamiento farmacológico suplementario. En este sentido desempeñan un papel importante el alopurinol y la benzobromarona. El alopurinol es capaz de inhibir la síntesis del ácido úrico, y la benzobromarona acelera su eliminación. Si se combinan ambas sustancias, puede reducirse la dosis única. La colchicina, un fármaco utilizado desde hace mucho tiempo, representa todavía hoy uno de los preparados más eficaces contra el dolor durante la crisis gotosa, sin que su acción disminuya el nivel de ácido úrico. El fármaco sólo puede ser prescrito por el médico.

Medidas generales: en la crisis aguda, compresas húmedas calientes para aliviar el dolor de la articulación afectada. Pero incluso durante el intervalo entre las crisis, este tipo de compresas y los baños completos calientes (adición de azufre o de fango) suponen un tratamiento efectivo. Para estimular el metabolismo y especialmente para mantener la función de la articulación afectada, debe recomendarse la realización de mucho ejercicio físico y de ejercicios de fisioterapia. Además, la regulación de la digestión, así como los paseos regulares al aire libre, y dormir suficientemente también son importantes para el éxito del tratamiento.

Enfermedades de las glándulas endocrinas

Junto con el sistema nervioso, las glándulas endocrinas representan uno de los sistemas de control y regulación más importantes de nuestro organismo. Está compuesto principalmente por la hipófisis, la tiroides, las paratiroides, las células insulares del páncreas, las suprarrenales y las glándulas germinales.
Cada una de estas glándulas endocrinas constituye un órgano que, dependiendo del tipo de células glandulares, fabrica una o varias sustancias activas (hormonas), que, según las necesidades, liberan a todo el organismo a través del torrente sanguíneo, donde llevan a cabo importantes funciones.
Además, cada una de las glándulas hormonales actúa conjuntamente, estimulando pero también compensando, a través de un mecanismo de contrarregulación, su funcionamiento. La hipófisis tiene un papel esencial, ya que entre otras tiene la función de regular, mediante la estimulación o la inhibición, la acción de las restantes glándulas endocrinas. Estos hechos permiten entender que una alteración en las glándulas endocrinas generalmente tiene como consecuencia síntomas graves y que estos cuadros patológicos son a su vez con frecuencia variados y complicados.

Las glándulas endocrinas representan uno de los sistemas de control y regulación más importantes de nuestro organismo. Está compuesto principalmente por la hipófisis, la tiroides, las paratiroides, las células insulares del páncreas, las suprarrenales y las glándulas germinales.

La siguiente tabla muestra de forma resumida las glándulas hormonales del cuerpo humano, sus funciones en el organismo sano y sus múltiples enfermedades.

Glándulas hormonales (resumen muy simplificado)

Glándula	**Hormona producida**	**Función biológica**	**Enfermedades por alteraciones de la glándula afectada**
Adenohipófisis	Hormona de crecimiento (STH)	Mediante esta hormona se estimula la función de las glándulas afectadas	Gigantismo, enanismo, acromegalia, diabetes
	Hormona tiroestimulante (TSH)	Mediante esta hormona se estimula la función de las glándulas afectadas	Aparición de bocio, exoftalmos
	Hormona adenocorticotropa (ACTH)	Mediante esta hormona se estimula la función de las glándulas afectadas	Enfermedad de Cushing
	Prolactina, hormona foliculoestimulante	Mediante esta hormona se regula la función de las glándulas germinales	Pubertad precoz o trastornos de la función de las glándulas germinales
	Hormona luteinizante	Mediante esta hormona se estimula la función de las glándulas afectadas	En las mujeres provoca la maduración y estallido del folículo; en el hombre, la estimulación de la producción de andrógenos

Glándulas hormonales (resumen muy simplificado)

Glándula	Hormona producida	Función biológica	Enfermedades por alteraciones de la glándula afectada
Neurohipófisis	Vasopresina	Inhibición de la eliminación de orina	Diabetes insípida (aumento de la excreción de orina y mucha sed)
	Oxitocina	Estimulación de la musculatura lisa del útero	
Tiroides	Tiroxina Triyodotironina	Estimulación del metabolismo y de los procesos de crecimiento	Hiperf.: Enfermedad de Basedow Hipof.: mixedema (cretinismo)
Glándulas paratiroideas	Parathormona	Regulación del metabolismo del calcio y del fósforo	Hiperf.: descalcificación ósea Hipof.: tetania
Células insulares del páncreas	Insulina	Regulación y estimulación del metabolismo glucídico	Hiperf.: hipoglucemia Hipof.: diabetes
	Glucagón	En cierto modo, acción contraria a la de la insulina, con escasa importancia	Hiperf.: toma parte en la diabetes Hipof.: (*véase* «adrenalina»)
Médula suprarrenal	Adrenalina	Mantiene y aumenta la tensión arterial, aumenta la glucemia mediante la movilización de los depósitos de glucosa del hígado	Hiperf.: trastornos de la regulación de la presión arterial en casos excepcionales
	Noradrenalina	Mantiene y aumenta la tensión arterial, sin acción sobre el metabolismo glucídico	Hiperf.: feocromocitoma (tumor de la médula suprarrenal), aumento de la tensión arterial
Corteza suprarrenal	Glucocorticoides	Influyen sobre el equilibrio de los carbohidratos y el metabolismo proteico; tienen una función contraria a la insulina; efecto inhibidor de la inflamación y antialérgico	Hiperf.: síndrome de Cushing (aumento de la presión arterial y aumento de la glucemia), síndrome de Conn (hipertensión con déficit de potasio), síndrome adrenogenital
	Mineralocorticoides Andrógenos	Regulan el metabolismo del sodio, del potasio y el equilibrio hídrico Masculinización	Hiperf.: enfermedad de Addison (hipotensión arterial, disminución de peso, astenia, coloración marronácea de la piel)
Glándulas germinales	Diversas hormonas: los estrógenos, la progesterona y la testosterona	Aparición de los caracteres sexuales secundarios, regulación de la función sexual	Trastornos menstruales, abortos, pubertad precoz Disminución de las funciones sexuales, impotencia en el hombre

Afortunadamente, la mayoría de las enfermedades aquí mencionadas aparecen tan raramente que no es necesario incidir en ellas. Por el contrario, la diabetes mellitus y las enfermedades de la glándula tiroides (bocio, Basedow) son más frecuentes, por lo que sí hablaremos de ellas más extensamente en los siguientes apartados. Las enfermedades del páncreas se tratarán en el capítulo «El sistema digestivo», página 291.

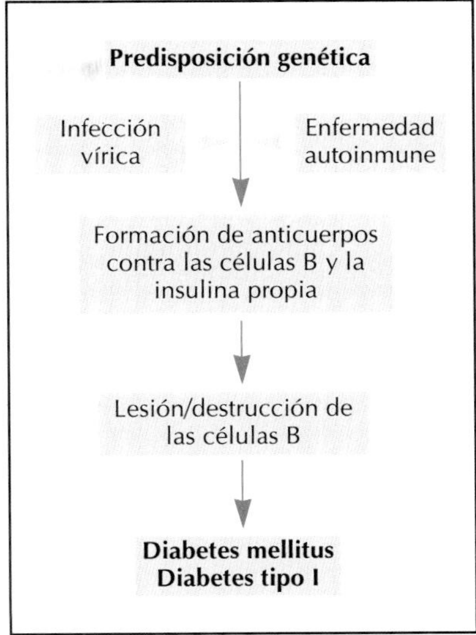

Etiología y patogenesia de la diabetes tipo I (las células B son las células productoras de insulina del páncreas).

Diabetes mellitus

Sintomatología: la diabetes no provoca fiebre, dolor u otros síntomas claros de enfermedad. Así pues, se puede ser diabético sin sentir la más mínima indisposición. Los siguientes síntomas pueden indicar la existencia de una diabetes y dar la pista al médico para realizar un análisis de sangre y de orina:

1. Sed importante.
2. Aumento de la excreción de orina, incluso por la noche.
3. Astenia, así como limitación del rendimiento físico e intelectual.
4. Pérdida de peso.
5. Prurito, especialmente en el ano y en la región genital.
6. Disminución de la líbido (deseo sexual) y potencia sexual.
7. Olor afrutado del aliento y la orina.

Cuando no se trata, se hacen transgresiones dietéticas importantes, se interrumpe conscientemente el tratamiento o aparecen otras enfermedades severas, sobre todo en la diabetes severa; pueden aparecer síntomas acompañantes o secundarios:

- Furunculosis.
- Tendencia a las infecciones, especialmente la tuberculosis.
- Arteriosclerosis, que puede conducir a graves trastornos irrigatorios de las extremidades, por ejemplo, gangrena húmeda del pie con necesidad de amputación.
- Trastornos de la visión, que en casos graves pueden conducir a la ceguera.
- Trastornos renales.
- Neuritis o bien parálisis nerviosas.
- Intoxicaciones metabólicas (coma diabético).

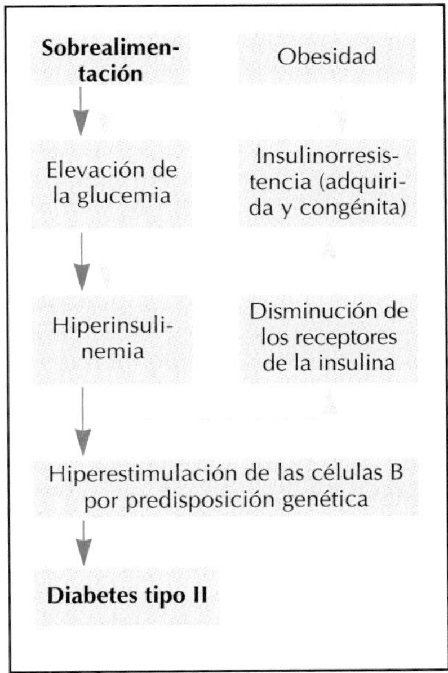

Causas que pueden provocar la aparición de una diabetes tipo II.

Patogenesia: en la diabetes mellitus existe de base un trastorno del metabolismo energético, en un sentido más estricto, una alteración del metabolismo de la glucosa y sus metabolitos. Éste está determinado por el déficit absoluto o relativo de insulina, la hormona de las células insulares del páncreas. La insulina disminuye el nivel de glucemia y actúa directa o indirectamente sobre todas las

En la diabetes mellitus existe un trastorno de base del metabolismo energético.

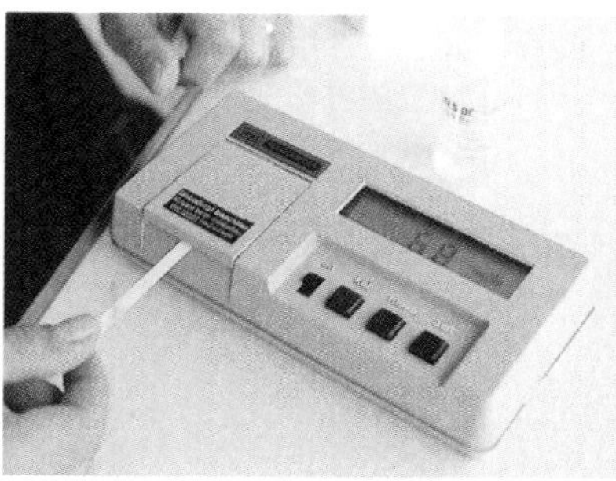

Con este aparato de medición los diabéticos pueden determinar en cualquier momento y por ellos mismos la glucemia.

Distinguimos entre la diabetes tipo I, como consecuencia de un déficit de insulina, y la diabetes tipo II, como consecuencia de una disminución de la acción de la insulina. La diabetes tipo II aparece principalmente en el adulto.

El sobrepeso es la causa del fenómeno de resistencia a la insulina. La consecuencia de la hiperproducción de insulina es la aparición de trastornos del metabolismo lipídico, hipertensión arterial y arteriosclerosis de la pared vascular.

Todos los diabéticos deberían tener en cuenta:

1. *Alcanzar el peso normal.*
2. *Alimentación adecuada.*
3. *De cinco a seis pequeñas comidas al día.*
4. *Prohibido el azúcar y los alimentos que lo contienen.*

reacciones metabólicas. Así pues, la diabetes puede considerarse tanto una enfermedad metabólica como una enfermedad endocrina.
Diferenciamos la diabetes tipo I, consecuencia de un déficit de insulina, de la diabetes tipo II, consecuencia de una disminución de la acción de la insulina. La diabetes tipo II aparece en los adultos, mientras que la diabetes tipo I lo hace principalmente en el período de la infancia así como en el de la adolescencia.
En condiciones normales, además de la insulina existen otras hormonas con acción sobre el metabolismo glucídico, especialmente las hormonas tiroideas, de la médula y de la corteza suprarrenal y la hormona del crecimiento; realizan una acción contrapuesta a la insulina. De esta manera se hace comprensible que existan formas de diabetes determinadas no sólo por el déficit de insulina, sino también por la hiperfunción de otras glándulas hormonales. No obstante, son raras y presentan un cuadro patológico leve.

Etiología: el mecanismo desencadenante del trastorno metabólico diabético insulinodependiente (tipo I) consiste en una disminución de las células productoras de insulina del páncreas, como consecuencia de un mecanismo autoinmune.
La diabetes tipo II se caracteriza tanto por un trastorno de la secreción de insulina como por una resistencia periférica a la insulina, determinada por una sobrealimentación y una falta de ejercicio. Es decir, en este tipo de diabetes, el trastorno metabólico primario no reside en un déficit de insulina, sino mucho más en una reducción de la acción de dicha hormona en sus principales órganos diana, el hígado y el músculo esquelético. Este proceso conocido como resistencia a la insulina conduce a una hiperproducción de insulina y con ello a un exceso crónico de ella, con lo que al principio se mantendrá una glucemia normal. En este contexto es de gran importancia señalar que, a pesar de que con frecuencia se utiliza la expresión «déficit relativo de insulina», desde un punto de vista absoluto existe un exceso de insulina. Sólo cuando aparece un trastorno adicional de la producción de insulina, por ejemplo, por destrucción de las células pancreáticas productoras de insulina (células insulares), al evolucionar la enfermedad aparecen las manifestaciones de la diabetes.

Tratamiento: el tratamiento dietético de la diabetes parte de la base de que la posibilidad de utilización de los nutrientes, especialmente de los que contienen azúcares, está limitada, y que la gravedad de cada caso depende de la proporción de esta limitación. Incluso en los casos más severos es raro que exista un compromiso completo de la utilización del azúcar. En muchos diabéticos, y con especial frecuencia en los diabéticos tipo II, en los que generalmente la enfermedad aparece a partir de los 50 años, el metabolismo todavía es capaz de procesar en cantidad suficiente los nutrientes necesarios para la vida. En este caso es suficiente con la aplicación de una dieta para reducir los alimentos a las cantidades que todavía pueden ser procesadas. En las formas graves de la diabetes deben aplicarse también medidas médicas.
A este respecto conocemos hoy en día dos grupos de preparados: los antidiabéticos orales (comprimidos), es decir, administrados vía oral, y la insulina inyectable. Sin embargo, la utilización de ambos medicamentos no libera al diabético del mantenimiento estricto de la dieta prescrita.
En cuanto a los **antidiabéticos**, se trata de sustancias que mejoran la utilización del azúcar en el organismo. Sólo son útiles en las formas leves y moderadas de diabetes, y su acción precisa de la presencia de la insulina propia del organismo. Así pues, el tratamiento oral está especialmente indicado en los diabéticos

tipo II. Permite que el organismo queme diariamente hasta 30 gramos más de carbohidratos de los que podría procesar sin el tratamiento. Este punto óptimo no puede ser sobrepasado. Por este motivo, tampoco es posible aumentar más la utilización del azúcar mediante la administración de más comprimidos, con el fin de compensar un error dietético.

En los casos de diabetes grave es imprescindible el **tratamiento con insulina**. La insulina se ha de inyectar debajo de la piel (vía subcutánea), lo que aprende sin dificultad el propio enfermo. El tipo y la frecuencia de las inyecciones de insulina no sólo dependen de la severidad de la enfermedad, sino también de las características personales y laborales del paciente, por ejemplo, de si el trabajo se realiza de forma ininterrumpida o de si las comidas pueden hacerse en casa.

Es especialmente importante que el diabético sometido a tratamiento con insulina ingiera las cantidades de carbohidratos en forma de alimentos. La insulina provoca una disminución de la glucemia, y la inyección de insulina se calcula siempre teniendo en cuenta que con la siguiente ingesta de alimentos se aportará de nuevo azúcar a la sangre. No obstante, si en alguna ocasión no se produce la ingesta, como consecuencia de la disminución extrema de la glucemia se produce una pérdida de conocimiento, el peligroso *shock* insulínico.

En los pacientes que a pesar de la administración correcta de la terapia con insulina se producen oscilaciones irregulares de la glucemia, se dispone de la **bomba de insulina.**

En la diabetes tipo II, recientemente se ha probado la **terapia IGF-I**. El factor de crecimiento IGF-I, similar a la insulina, ejerce su acción hipoglucemiante especialmente en el músculo esquelético. En él tiene una acción tan intensa como la insulina.

Finalmente, también desempeñan un papel en el tratamiento de la diabetes mellitus los medicamentos que disminuyen la captación intestinal de carbohidratos, con lo que potencian las medidas dietéticas.

Todo diabético puede encontrarse ante situaciones que alteren peligrosamente su equilibrio y que provoquen un descontrol de la diabetes que ponga en peligro la vida del enfermo. Por ello, en caso de enfermedades febriles o del tracto gastrointestinal, que cursen con náuseas, vómitos y eventualmente diarreas, es necesario un control mucho más estricto de la glucemia y la actuación del médico.

Medidas generales: el diabético debe llevar una vida sana y regular. Ello afecta principalmente a una higiene meticulosa, una actividad física regular, pero no excesiva, y dormir suficientes horas. La resistencia a la insulina y sus consecuencias pueden controlarse principalmente mediante la reducción calórica y de peso, así como mediante el ejercicio físico. Se debe dejar completamente el tabaco, debido a la mayor frecuencia de enfermedades vasculares en los diabéticos, y limitar de forma importante el consumo de alcohol (que sólo está permitido en el contexto del plan dietético). Se ha de alcanzar necesariamente el peso corporal normal.

Pronóstico: bajo controles médicos regulares y el cumplimiento estricto tanto de las prescripciones médicas como de un tipo de vida adecuado, el diabético tiene prácticamente la misma esperanza de vida que una persona sana. Tras una evolución de la enfermedad de 20 a 30 años, en ocasiones aparecen en los diabéticos complicaciones tardías en el sistema vascular y nervioso que pueden limitar de forma importante la calidad y la esperanza de vida del enfermo.

El médico establece para cada diabético el tratamiento óptimo. Esta estrategia terapéutica precisa de una dieta, en la que se establece la cantidad de hidratos de carbono aportados diariamente.
Las cantidades se miden en unidades pan (UP). Una unidad pan corresponde a la cantidad de un alimento que contiene 12 g de hidratos de carbono.
El contenido de hidratos de carbono de cada uno de los alimentos puede observarse en las tablas de conversión.

Ejemplos del contenido de hidratos de carbono de los alimentos.
Contienen una unidad pan (UP):

harina de trigo	*20 g*
copos de avena	*20 g*
pan integral	*30 g*
biscotes	*20 g*
panecillo	*25 g*
patatas	*80 g*
fideos (cocidos)	*60 g*
arroz (cocido)	*50 g*
guisantes	*20 g*
leche entera	*250 g*
yogur	*250 g*
plátano	*60 g*
pera	*90 g*
manzana	*100 g*
kiwi	*110 g*
ciruela	*120 g*
naranja	*130 g*
fresas	*200 g*
pomelo	*200 g*
sandía	*400 g*

Permitido hasta 200 g sin cálculo: col verde, calabaza, pimiento, col lombarda, judía verde, zanahoria, col de Bruselas, bróquil, coliflor, champiñones, lechuga, pepino, tomate, espárrago, espinacas, col blanca.

Por regla general, en los suelos y las aguas europeas el yodo no está presente en cantidades suficientes. Sobre todo en las regiones alpinas existe un déficit de yodo.

ENFERMEDADES DE LA GLÁNDULA TIROIDES

Las hormonas tiroideas regulan todos los procesos metabólicos y mantienen su equilibrio. Controlan el crecimiento y el desarrollo y función normal del sistema nervioso, vascular, glandular y muscular. La hormona tiroidea contiene yodo. Como glándula endocrina, la tiroides puede presentar una hiperfunción o una hipofunción.
El aumento de tamaño de la glándula tiroides se denomina en términos muy generales bocio. Sin embargo, un bocio también puede presentarse sin alteración de la función tiroidea. Por otra parte, muchas formas de hipofunción o hiperfunción tiroidea se presentan con bocio. Incluso el cáncer de tiroides puede tener el aspecto externo de un bocio benigno.

Hipertiroidismo

El hipertiroidismo se caracteriza por el aumento de la producción y liberación de las hormonas tiroideas. Estas hormonas estimulan el metabolismo de todos los órganos, de forma que el metabolismo basal y las necesidades calóricas generales aumentan de forma importante. Por este motivo, a pesar de comer suficientemente, con frecuencia se produce una importante disminución de peso. Las sofocaciones, la ligera excitabilidad, la aceleración del pulso, etc. se explican por el aumento de todas las funciones metabólicas y vitales de los órganos.

Sintomatología:

- Adelgazamiento a pesar de presentar buen apetito.
- Disminución de la capacidad de rendimiento físico e intelectual.
- Aceleración del pulso.
- Aumento ligero o moderado del tamaño de la tiroides, detectable al palpar el cuello.
- Exoftalmos y ojos brillantes, acompañados sólo raramente de parpadeo (en la forma de Basedow).
- Inquietud, excitabilidad, temblor fino especialmente de las manos, sofocaciones.
- Insomnio.
- Trastornos menstruales, pérdida de la líbido.
- Caída del cabello.
- Con frecuencia tendencia a la diarrea, en ocasiones también estreñimiento.

El hipertiroidismo es relativamente frecuente. Afecta principalmente a las mujeres entre los 20 y los 30 años, así como durante la menopausia.

Patogenesia: esta enfermedad se caracteriza por el aumento de la producción y liberación de las hormonas tiroideas. Estas hormonas estimulan el metabolismo de todos los órganos, de forma que el metabolismo basal y las necesidades calóricas generales aumentan de forma importante. Por este motivo, a pesar de comer suficientemente, con frecuencia se produce una importante disminución de peso. Las sofocaciones, la ligera excitabilidad, la aceleración del pulso, etc. se explican por el aumento de todas las funciones metabólicas y vitales de los órganos.
El hipertiroidismo es una enfermedad relativamente frecuente que aparece principalmente en las mujeres, entre los 20 y los 30 años, así como relacionada con

la menopausia. No se ha demostrado si aparece más raramente en las zonas de montaña, donde por regla general el contenido de yodo en el agua y en el suelo es menor que en los terrenos bajos y en la costa.

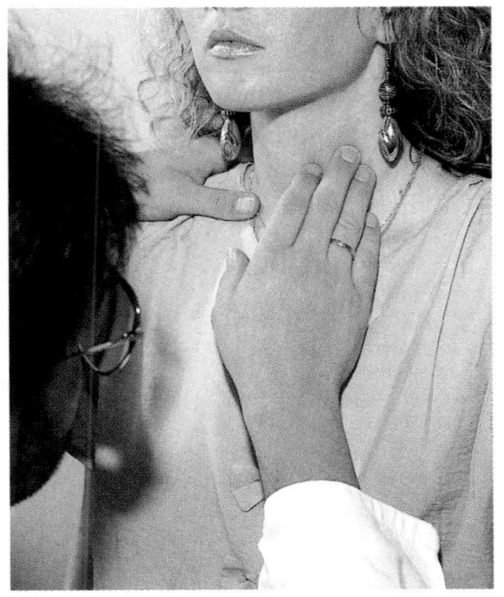

El médico puede detectar una hipertrofia tiroidea mediante la palpación.

Etiología: existen diversos factores que pueden ser responsables de la aparición de un hipertiroidismo y que causan diversas formas. Basándose en los hallazgos exploratorios, el médico determina qué factores han causado posiblemente la enfermedad, y según ello determina la terapia individual.

Tratamiento: pueden aplicarse medidas dietéticas, farmacológicas, generales y quirúrgicas. En las formas leves se puede influir positivamente sobre la evolución de la enfermedad mediante la dieta en combinación con tranquilizantes suaves. En los casos graves la dieta especializada potencia la acción de las restantes medidas terapéuticas.
La así llamada **crisis tireotóxica** se caracteriza por la aparición brusca de un hipertiroidismo. Los pacientes presentan fiebre, intranquilidad extrema, confusión. Taquicardia importante. La crisis tireotóxica puede desarrollarse a partir de un hipertiroidismo no tratado o tratado insuficientemente. Representa un peligro para la vida del paciente, que precisa un inmediato control de medicina intensiva.

El tratamiento dietético persigue, en definitiva, dos objetivos. Los alimentos, cuyo contenido en yodo pueden producir un empeoramiento de la enfermedad tiroidea, se han de consumir con precaución y en ciertos casos evitarse, sobre todo el pescado marino, el marisco, el aceite de hígado de bacalao, las espinacas y los berros. Por otra parte, aquellos alimentos que estimulan el metabolismo, es decir, especialmente los productos cárnicos, deberían estar poco presentes en la dieta. Por el contrario, la leche y las proteínas vegetales están permitidos.
Finalmente, en la dieta también se ha de tener en cuenta que el enfermo hipertiroideo, debido al aumento de su metabolismo, tiene unas necesidades energéticas superiores a las de una persona sana. Así pues, al elaborar el plan dietético se calculará aproximadamente 50 kilocalorías por cada kilogramo de peso corporal al día, frente a las aproximadamente 35-40 kilocalorías que necesita una persona sana con un trabajo ligero.

Debido al importante aumento del metabolismo que se produce en las personas con hipertiroidismo, sus necesidades calóricas se ven intensamente incrementadas.

Tratamiento medicamentoso: además de los tranquilizantes generales existen preparados que inhiben específicamente la producción hormonal de la tiroides, de forma que frenan la acción de dichas hormonas, que son los tireostáticos (tiamazol, propiltiouracil). En general, con este tratamiento se produce rápidamente una remisión del aumento del metabolismo y de la pérdida de peso.
Sobre todo en las personas de edad avanzada que ya no están en edad de concebir o gestar, se utiliza la radioterapia con yodo radiactivo.

Cirugía: si no se obtienen buenos resultados con el tratamiento farmacológico, es aconsejable realizar un tratamiento quirúrgico. Sin embargo, este método tampoco garantiza una curación definitiva, ya que en muchos casos, antes o después, se produce una recidiva.

Medidas generales: el enfermo con hipertiroidismo precisa un entorno tranquilo y paciente. Su ligera excitabilidad está determinada por la enfermedad, lo que debe tenerse en cuenta al relacionarse con él. A ser posible debe evitarse el contacto con estímulos y ruidos intensos.

El enfermo con hipertiroidismo precisa un entorno tranquilo y paciente. Su ligera excitabilidad está determinada por la enfermedad, lo que debería tenerse en cuenta al relacionarse con él.

Hipotiroidismo (mixedema)

Actualmente, gracias a la determinación de la TSH después del nacimiento de cada neonato, el hipotiroidismo congénito se detecta precozmente.

Por hipotiroidismo se entiende una hipofunción de la glándula tiroides. Existe una graduación progresiva desde una función tiroidea ligeramente alterada hasta el cuadro clínico manifiesto con síntomas claros.

Sintomatología:

En niños: actualmente, gracias a la determinación de la TSH después del nacimiento de cada neonato, el hipotiroidismo congénito se detecta precozmente. En el hipotiroidismo no diagnosticado o no tratado el lactante presenta falta del reflejo de succión, falta de movimiento, ictericia tardía del recién nacido, voz en forma de graznido profundo, expresión facial abotargada y piel seca, pálida y fría. Se produce un retraso del desarrollo físico y psíquico.

En el adulto, el hipotiroidismo adquirido se detecta tardíamente debido a su evolución lenta y solapada.

En el adulto: en este caso, el hipotiroidismo adquirido se detecta tardíamente debido a su evolución lenta y solapada. Aparecen:

- Indiferencia.
- Falta de concentración y memoria.
- Aumento de la sensibilidad al frío.
- Edema de los párpados.
- Piel fría, descamada y pálida amarillenta.
- Fragilidad capilar y ungueal.
- Hablar lento.
- Estreñimiento.
- Trastornos menstruales.
- Limitación de la capacidad sexual.

En las personas de edad avanzada, la falta de movimiento, el estreñimiento, la tendencia a la producción de edemas o un estado depresivo pueden constituir en ocasiones los únicos síntomas de la enfermedad.

En las personas de edad avanzada, la falta de movimiento, el estreñimiento, la tendencia a la producción de edemas o un estado depresivo pueden constituir en ocasiones los únicos síntomas de la enfermedad.

Etiología y patogenesia: el hipotiroidismo congénito se puede deber a la inexistencia de la glándula tiroidea, a diversas formas de defectos enzimáticos en la síntesis hormonal o a alteraciones de los receptores en los órganos diana. Su frecuencia se encuentra alrededor de un caso por cada tres mil neonatos.
En la edad adulta, la causa puede ser una intervención quirúrgica previa de la glándula, una radioyodoterapia, una inflamación crónica de la glándula tiroides de origen inmunológico o la administración de determinados medicamentos (¡tenga en cuenta las advertencias del prospecto!). Además, existen otras causas, como el déficit extremo de yodo o, muy raramente, neoformaciones malignas (tumores).
La hipofunción tiroidea afecta con mucha mayor frecuencia a las mujeres que a los hombres. Entre los 40 y los 50 años se observa un claro aumento de los casos de hipotiroidismo.

El hipotiroidismo aparece con mucha más frecuencia en las mujeres que en los hombres. La mayoría de los casos se presentan entre los 40 y los 50 años de edad.

Diagnóstico: determinación del nivel de hormonas tiroideas y de la TSH (hormona tiroestimulante) en suero. Búsqueda de anticuerpos contra el tejido tiroideo. Ecografía, gammagrafía y, de ser necesario, biopsia para el estudio del tejido.

Tratamiento: todo hipotiroidismo debe recibir tratamiento. El tratamiento se realiza con comprimidos de hormonas tiroideas, cuya dosificación debe ser establecida por el médico, de acuerdo con el proceso patológico individual.
Cuando existe una hipertrofia tiroidea difusa en la infancia o la adolescencia, generalmente es suficiente con la administración de comprimidos de yodo; este tratamiento también puede aplicarse en el adulto hasta los 40 años. La administración de comprimidos de yodo, en caso necesario combinados con las hormonas tiroideas, obtiene buenos resultados terapéuticos.

Todo hipotiroidismo precisa un tratamiento inmediato.

Bocio

Sintomatología: aumento del perímetro del cuello debido a una hipertrofia de la glándula tiroides hasta la deformación de la zona. Sensibilidad a la presión en el cuello, trastornos respiratorios, al tragar y cardíacos, especialmente cuando una porción del bocio crece hacia el interior de la caja torácica.

El bocio consiste en un aumento del perímetro del cuello debido a una hipertrofia de la glándula tiroides.

Patogenesia: especialmente en zonas con déficit de yodo, por ejemplo, en los valles alpinos, pero también en otras zonas lejos del mar el bocio aparece con mayor frecuencia. Con este término se entiende toda hipertrofia tiroidea que aparece sin alteración de la función hormonal tiroidea. Ello no excluye que junto con el bocio, con frecuencia benigno, aparezcan también hiper e hipotiroidismos.
Sin embargo, dado que generalmente la función de la glándula tiroides no está alterada, la sintomatología se produce realmente por la acción mecánica del bocio. Dependiendo del tipo de bocio, éste es de tamaño variable. Así conocemos el bocio difuso, es decir, un bocio que afecta del mismo modo a toda la glándula tiroidea, y la hipertrofia nodular de porciones aisladas de la tiroides, el llamado bocio nodular.

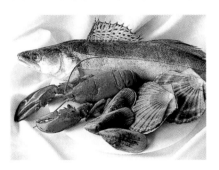

El pescado marino y el marisco son especialmente ricos en yodo.

Etiología: generalmente, alimentación con déficit de yodo. Se calcula que la ingesta de yodo es en promedio sólo la mitad de la cantidad de yodo necesaria diariamente, que es de 150 a 200 microgramos. Las mujeres se ven afectadas con una frecuencia alrededor de cuatro veces superior que los hombres.
Durante el embarazo, el déficit de yodo es, después del déficit de hierro, el déficit alimentario más frecuente. Este hecho viene determinado por el aumento de las necesidades, que se sitúan alrededor del 50 % por encima de las necesidades normales. Si no se aporta al organismo esta cantidad necesaria de yodo, con frecuencia se desarrolla el llamado bocio gestacional, como signo de la alteración de la función tiroidea. Sin embargo, el mayor riesgo recae sobre el niño que ha de nacer. Un déficit continuo de hormonas tiroideas debido a la ingesta insuficiente de yodo puede provocar un retraso en el desarrollo del niño y del adolescente. Estos niños no sólo crecen más lentamente, sino que su rendimiento escolar y físico también está disminuido.

Contenido de yodo de los alimentos
(en microgramos por 100 gramos):

gambas	*130,0*
crustáceos	*74,0*
arenque	*66,5*
espinacas	*20,0*
champiñones	*18,0*
rábanos	*8,0*
pan de centeno	*8,5*
pan blanco	*5,8*
arroz	*2,2*
carne de cerdo	*3,0*
carne de buey	*3,0*
carne de cordero	*2,7*

Tratamiento y pronóstico: el bocio ha de ser estudiado por un médico, que es quien debe realizar un diagnóstico diferencial para poder aplicar un tratamiento adecuado.
En las zonas con déficit de yodo de distintos países se utiliza desde hace años una sal de cocina enriquecida con yodo, mediante la que se puede evitar eficazmente la aparición del bocio. En algunos países también se ha introducido la utilización de la sal de cocina enriquecida con yodo. Cuando ya existe el bo-

En las zonas costeras y en las zonas próximas a la costa la ingesta de yodo es generalmente mejor que en las zonas del interior.

Cuando ya existe el bocio o para evitar el empeoramiento de un bocio de aparición reciente es aconsejable evitar la col y los nabos en la dieta. Todos los tipos de col, así como los nabos, contienen sustancias favorecedoras del bocio.

Esta enfermedad consiste en una alteración del metabolismo del calcio.

La extirpación quirúrgica indeseada de las glándulas paratiroides en el curso de una intervención de la glándula tiroides es con mucho la causa más frecuente de la tetania por déficit de calcio.

En la crisis espasmódica aguda, la inyección de calcio administrada por el médico actúa de forma inmediata.

cio o para evitar el empeoramiento de un bocio de aparición reciente es aconsejable evitar la col y los nabos en la dieta. Todos los tipos de col, así como los nabos, contienen sustancias favorecedoras del bocio. Es posible contrarrestar la aparición de un bocio mediante la administración de yodo, aunque puede constituir una medida peligrosa.
Por ello esta medida sólo puede aplicarla el médico y bajo controles médicos regulares. Cuando el bocio provoca síntomas importantes es aconsejable la extracción quirúrgica.

TETANIA

Por *tetania* se entiende el aumento de la tendencia espasmódica, como consecuencia de una hiperexcitabilidad neuromuscular. Se distinguen dos formas: la tetania por déficit de calcio y la tetania por hiperventilación.

Tetania por déficit de calcio

Sintomatología: crisis muy dolorosas de espasmos musculares, especialmente en las manos, pies y boca. Además con frecuencia existe sensación de calor, mareos y excitabilidad psíquica.

Patogenesia: se trata de un trastorno del metabolismo del calcio. Éste representa incluso en condiciones normales un proceso extremadamente complicado. Está estrechamente ligado al metabolismo del fósforo, y regulado por la hormona de las glándulas paratiroides (parathormona) y por la vitamina D. De la cantidad total de calcio de 1.100 gramos, en el adulto sano más del 99 % se localiza en los huesos.
Por el contrario, un litro de sangre contiene sólo una reducida cantidad de aproximadamente 0,1 gramos de calcio. De éstos, en condiciones normales sólo alrededor de la mitad está libre, en su forma activa, mientras que el resto está unido en su mayor parte a la albúmina plasmática.
El calcio plasmático libre cumple, a pesar de encontrarse en cantidad tan reducida, una función vital. Su disminución (por ejemplo por hipofunción de las glándulas paratiroideas) provoca entre otras crisis severas de espasmos, y su aumento (por ejemplo por hiperfunción de las glándulas paratiroideas o en determinadas enfermedades renales) tiene como consecuencia la calcificación patológica de los órganos.

Etiología: la lesión o la extirpación quirúrgica indeseada de las glándulas paratiroides en el curso de una intervención de la glándula tiroides es con mucho la causa más frecuente. Las glándulas paratiroides se localizan inmediatamente por detrás de la tiroides y, debido a su pequeño tamaño (del tamaño de una lenteja y de un peso aproximado de 1 gramo), así como por su localización frecuentemente atípica, es decir, fuera de su localización normal, pueden pasar fácilmente inadvertidas. También pueden producirse otras lesiones de las glándulas paratiroideas que con frecuencia son de causa desconocida.

Tratamiento: en la crisis espasmódica aguda, la inyección de calcio administrada por el médico actúa de forma inmediata. El tratamiento a largo plazo consiste en la administración de vitamina D o del preparado A.T. 10, que actúa como la parathormona. Sin embargo, este tratamiento se ha de realizar bajo un estricto control médico, ya que, si con el tiempo se produce una sobredosificación, se provocarán lesiones orgánicas graves como la descalcificación ósea (con tendencia a las fracturas óseas) o la formación de cálculos renales. En ocasiones también se administran tranquilizantes suaves. El aporte adicional de calcio potencia el tratamiento, y es aconsejable la administración diaria de uno a dos gramos de lactato de calcio o de gluconato de calcio.

Durante la crisis aguda de tetania es útil respirar dentro de una bolsa de plástico, para evitar la pérdida de anhídrido carbónico.

Medidas generales: el paciente debe permanecer en un entorno armónico y tranquilo y a ser posible evitar todos los esfuerzos físicos y psíquicos.

Dieta: a ser posible la alimentación debe ser «ácida», ya que favorece la absorción intestinal de calcio. Por otra parte, debe contener pocos fosfatos, ya que los fosfatos dificultan la absorción del calcio. La acidificación debe favorecerse mediante preparados ácidos (por ejemplo, acidol-pepsina). Dado que la leche presenta un alto contenido en fosfatos debe limitarse su consumo.

Dado que la leche presenta un alto contenido en fosfatos debe limitarse su consumo en la tetania.

Tetania por hiperventilación

Sintomatología: la sintomatología de la tetania hiperventilatoria puede aparecer aún cuando la función de las glándulas paratiroideas sea normal. La crisis tetánica como síntoma transitorio en una persona completamente sana puede estar provocada por respirar rápidamente durante largo rato.

En personas muy nerviosas, especialmente chicas jóvenes, la aceleración prolongada de la respiración puede provocar la aparición de una crisis espasmódica, que se ve favorecida todavía más por el estado de nerviosismo. Este estado, que en un principio parece tan aparatoso, no es sin embargo grave.
Al enlentecerse la respiración (en caso necesario manteniendo la respiración durante un momento o respirando dentro de una bolsa de plástico) la crisis cede rápidamente.

La sintomatología de la tetania hiperventilatoria puede aparecer aún cuando la función de las glándulas paratiroideas sea normal.

Etiología: la crisis tetánica (tal y como se explicó en la tetania por déficit de calcio) se produce por la disminución del calcio activo en sangre. Este contenido de calcio libre no depende tan sólo de la acción de las glándulas paratiroideas, sino de muchas otras influencias, como es el caso del grado de acidez de la sangre y del contenido de otros minerales.
Al aumentar y acelerarse la respiración se incrementa la eliminación del anhídrido carbónico de la sangre, motivo por el que aumenta su alcalinidad. Ello provoca inmediatamente una disminución del calcio plasmático libre, que tiene como consecuencia la aparición de la tetania.

Al aumentar y acelerarse la respiración se aumenta la eliminación del anhídrido carbónico de la sangre, motivo por el que aumenta la alcalinidad de ésta. Ello provoca inmediatamente una disminución del calcio plasmático libre, que tiene como consecuencia la aparición de la tetania.

En la insuficiencia renal o en la diabetes mellitus, la hiperventilación se realiza con el fin de eliminar el exceso de anhídrido carbónico, para así contrarrestar la hiperacidez de la sangre.

Tratamiento: depende de la enfermedad de base. Durante la crisis aguda es útil respirar dentro de una bolsa de plástico, para contrarrestar la disminución del anhídrido carbónico. El aprendizaje de técnicas de relajación disminuye la tendencia espasmódica.

Tiene una bonita sonrisa. Una dentadura sana no sólo es importante para lucir un aspecto atractivo, sino que también permite el desmenuzamiento adecuado de los alimentos al inicio del proceso de la digestión.

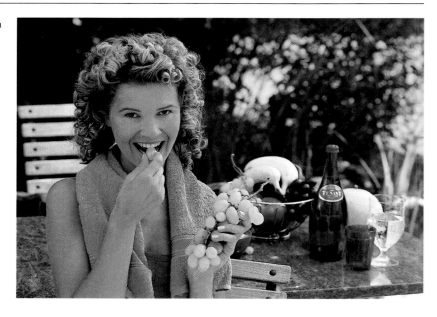

LA DENTICIÓN

Una buena masticación facilita la digestión. Cada uno de los grupos de piezas dentarias tiene su función especial para el correcto desmenuzamiento de los alimentos. Así pues, una dentadura completa constituye una importante premisa para una buena digestión.

La dentición se considera parte del sistema digestivo. Su principal función consiste en el desmenuzamiento de los alimentos. Cada uno de los grupos de piezas dentarias tiene una función distinta: las piezas anteriores (incisivos y caninos) desgarran los alimentos, las pequeñas muelas anteriores (premolares) los desmenuzan y las grandes muelas (molares) los trituran. Por este motivo, para desmenuzar adecuadamente los alimentos se necesita una dentición completa y fuerte.

Además, la dentadura toma parte en la estructuración del habla. Si falta alguna pieza el habla se hace menos clara.

Para el hombre también es importante una dentadura completa por motivos estéticos. La falta de alguna pieza afea el rostro.

Dentición de leche

El primer diente de leche aparece en promedio hacia los siete meses de vida del niño. No son raros los retrasos de algunos meses. No obstante, no debería alcanzarse el primer año de vida sin que hubiera aparecido el primer diente. En casos poco frecuentes puede observarse también la aparición precoz de los dientes. Si ello ocurre en los primeros meses de vida, puede dificultar de forma importante la lactancia.

El orden en el que van apareciendo las distintas piezas de leche tiene una cierta regularidad (*véase* tabla), pero los padres no deben preocuparse si no siguen el esquema con exactitud.

La dentición de leche completa está formada por 20 piezas, que se clasifican en cinco grupos de cuatro piezas cada uno:

- grupo 1: cuatro incisivos medios
- grupo 2: cuatro incisivos externos
- grupo 3: cuatro caninos
- grupo 4: cuatro primeros molares
- grupo 5: cuatro segundos molares

} dos superiores y dos inferiores

Aparición de los dientes de leche (estos datos tienen sólo un valor orientativo).

Incisivos medios	*6.°-8.° mes*
Incisivos externos	*8.°-12.° mes*
Caninos	*16.°-20.° mes*
Primer molar	*12.°-16.° mes*
Segundo molar	*20.°-30.° mes*

Tras su aparición, los dientes de leche no están todavía muy rectos en la mandíbula. Tampoco este hecho debe causar una preocupación inmediata ya que con el crecimiento progresivo la dentición de leche se ordena y la colocación de las piezas dentales se normaliza. Con frecuencia, la aparición de la dentición en los niños pequeños es dolorosa. En el capítulo «El niño y las enfermedades infantiles», página 665, se informa sobre las causas y las posibilidades terapéuticas.

La dentición de leche (superior) está formada por un total de 20 piezas dentarias. Las cifras 1, 2, etc. indican el orden en que generalmente aparecen. No obstante, es frecuente que aparezcan irregularidades en el orden de aparición de dichas piezas.

Dentición definitiva

Aproximadamente a los seis años aparece el primer molar como primera pieza de la dentición definitiva. Entre los siete y los doce años le siguen los incisivos y los caninos, así como los premolares. El segundo molar aparece durante la pubertad, entre los doce y los catorce años de edad. El último molar (muela del juicio) aparece ya en la edad adulta; con frecuencia aparece sólo parcialmente o no aparece, ya que en general no hay suficiente espacio en la mandíbula. No son raras las irregularidades en el orden o momento de aparición de las piezas dentarias. La corona y la raíz de cada una de las piezas dentarias tienen una forma característica. Sin embargo, cada persona presenta una variación individual más o menos marcada de estas formas.

La dentición definitiva (inferior) está formada por 32 piezas dentarias, aunque con frecuencia la muela del juicio sólo aparece parcialmente o no aparece, cuando no hay suficiente espacio en la mandíbula. La forma de la porción visible en la boca, así como de la raíz, es característica para cada tipo de diente, aunque cada diente presenta también unas características individuales. Las cifras se refieren a la denominación que utilizan los odontólogos.

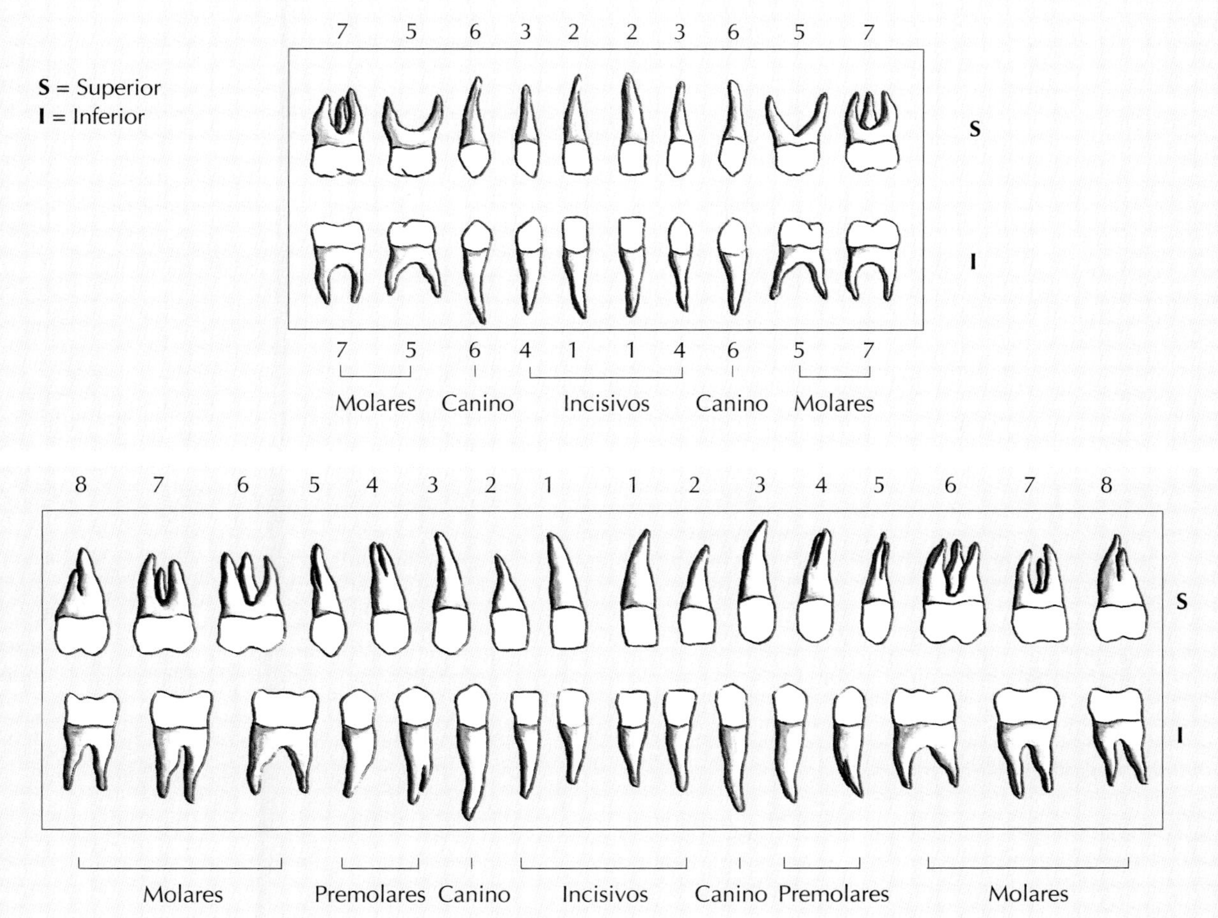

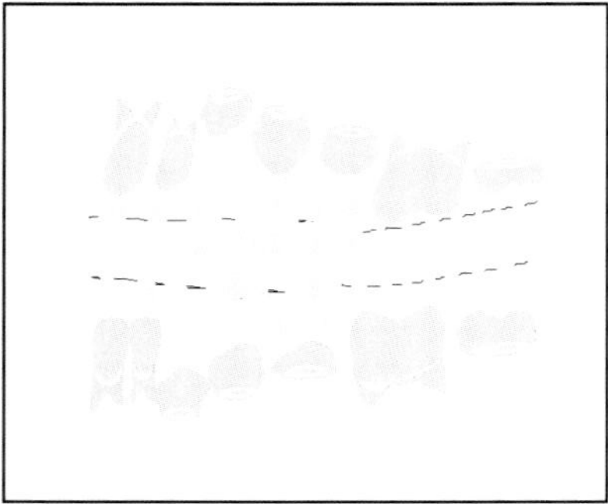

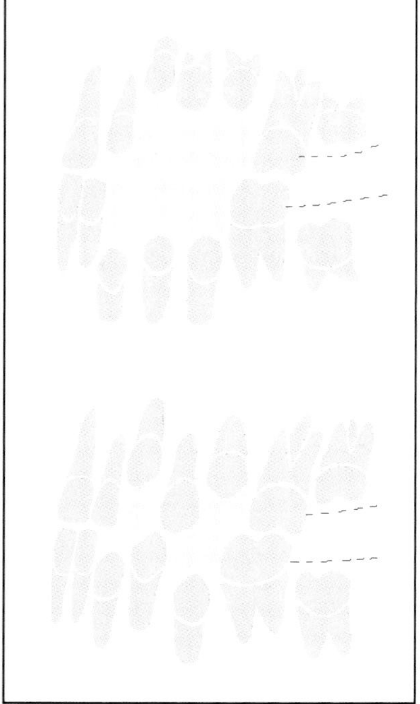

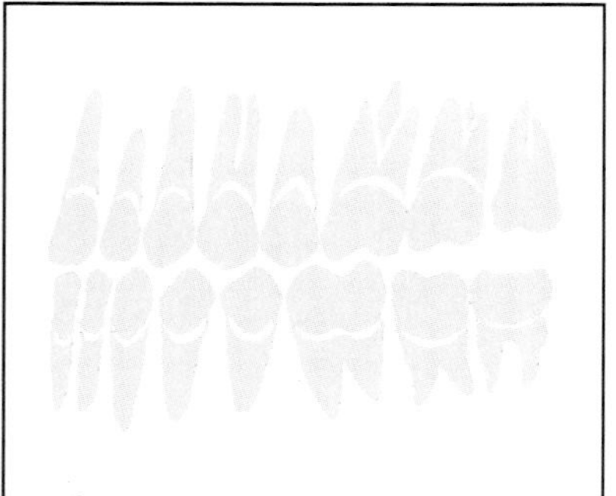

Diversas fases del cambio de dentición: dentición de leche en su período útil (superior). Debajo: las dos fases del cambio de dentición (I y II). Inferior: la dentición permanente completa.

Estructura del diente

El diente humano está formado por la corona, porción visible en la boca, el cuello dental, algo más estrecho, y la raíz, que se sitúa en el lecho dental de la mandíbula. La sustancia básica que forma el diente es la dentina. Esta masa básica fibrosa y calcificada en la corona y del cuello dental está cubierta por una fina capa de esmalte dental, una sustancia similar a la porcelana, brillante y translúcida, de extraordinaria dureza y gran resistencia. La raíz dentaria está rodeada del denominado cemento dental, una sustancia cuya estructura se asemeja al hueso.

En el interior de cada diente hay una cavidad rellena con la pulpa dentaria, de consistencia gelatinosa. De ahí parten conductos apicales que presentan una abertura en la punta de la raíz, a través de la que entran y salen los vasos sanguíneos, así como los vasos linfáticos y los nervios.

Mientras que el esmalte dentario no está inervado, la dentina está atravesada por ramas nerviosas muy finas. La irrigación se realiza a través de los vasos de la pulpa dentaria. La raíz dentaria está unida a la superficie interna del lecho dentario óseo a la membrana periodontal. La encía que la recubre llega hasta la mucosa bucal.

El esmalte dentario, la sustancia más dura del cuerpo humano, recibe sobre todo la influencia de la saliva, y las sustancias que ésta contiene pueden contribuir a lesionar la capa protectora.

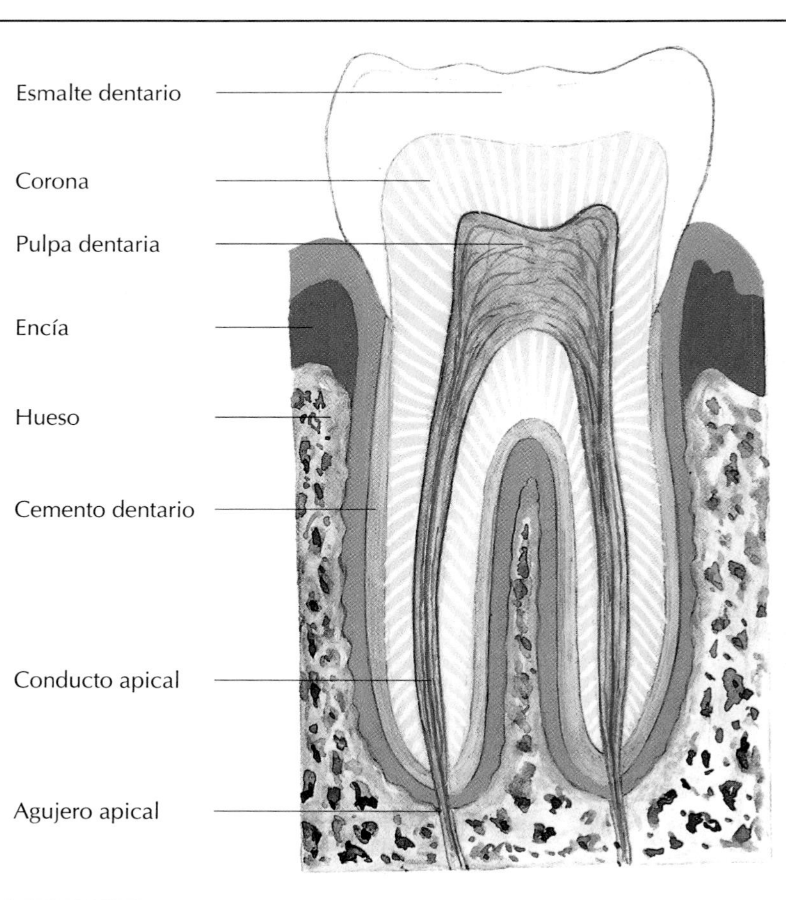

ENFERMEDADES DENTALES

Caries dental

Sintomatología: los primeros signos de una caries consisten en una coloración blanquecina (descalcificación) y marronácea, así como en la destrucción del esmalte, y más adelante también de la corona. Otros síntomas son la sensibilidad a los alimentos dulces y ácidos, así como a las temperaturas extremas y finalmente el dolor (odontalgia).

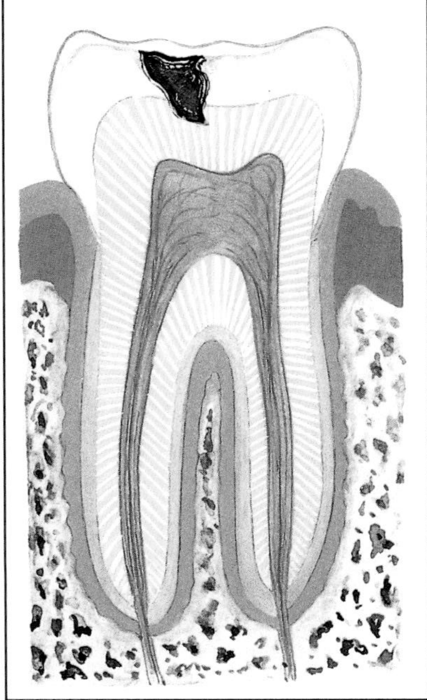

Fases de la destrucción de una pieza dental por la caries. Primero afecta al esmalte, y más adelante empieza la caries de la corona dental.

Patogenesia: el término caries proviene de la palabra latina *caries* y significa quebradizo. La **caries dental** consiste en una destrucción de las sustancias duras del diente que se presenta prácticamente en todos los hombres civilizados. En las sustancias de la placa dental que provienen de los alimentos se producen productos de fermentación (ácidos), con ayuda de bacterias productoras de ácidos, que pueden descalcificar el esmalte. La caries dental empieza en las zonas de la dentadura, donde se forman depósitos fácilmente que con frecuencia no se eliminan completamente mediante la limpieza natural y el cepillado.
La placa dental, en parte no visible (pero sí coloreable), está formada por componentes de la saliva, los alimentos y las bacterias que actúan en ella. Si sobre los residuos alimentarios de material fácilmente fermentable (carbohidratos desnaturalizados como la harina y el azúcar) actúan las bacterias productoras de ácidos, existe un mayor peligro para la pieza dental.
El azúcar disuelto en la saliva es un medio de cultivo ideal para las bacterias. Se produce una concentración de ácidos, mediante la que los minerales (calcio) del diente pueden disolverse.
También influye la propia **saliva**. No sólo lubrifica los alimentos para facilitar su deglución, sino que también tiene una acción germicida. Si se altera la composición de la saliva y se disminuye su acción germicida, vuelve a favorecerse la aparición de caries.
Asimismo, la flora de la boca, término que determina a las bacterias presentes de forma natural en la cavidad bucal, también puede variar en cuanto al tipo y la calidad. De esta manera puede favorecerse la extensión de las bacterias productoras de ácidos.

El azúcar constituye un medio de cultivo ideal para las bacterias productoras de ácidos, que ponen en peligro la capa protectora de esmalte.

Tratamiento: las piezas dentales afectadas por la caries deben ser tratadas odontológicamente, incluso aunque no existan molestias. El tratamiento precoz ahorra dolor y la pérdida prematura de la pieza. Tras la eliminación de la sustancia enferma, el defecto se cierra con un empaste.

Profilaxis: sobre todo mediante una higiene dental regular y adecuada. La forma de prevención de la caries dental y de sus consecuencias está descrita en el apartado «Higiene dental correcta», pág. 244.
Sin embargo, la alimentación también desempeña un papel importante, ya que el azúcar y los alimentos que la contienen favorecen el desarrollo de las bacterias productoras de ácidos de acción lesiva. Los dulces, sobre todo el chocolate, deberían tomarse sólo excepcionalmente y a ser posible sustituirse por fruta. Si se toman, mejor hacerlo después de las comidas principales, ya que en este momento la saliva tiene una mayor acción de limpieza. En el caso del pan, deberían preferirse las variedades integrales, que además han de masticarse mejor.

Generalmente, cuando aparece la odontalgia ya es demasiado tarde. Sólo mediante los controles odontológicos regulares puede detectarse a tiempo la caries y evitar lesiones posteriores.

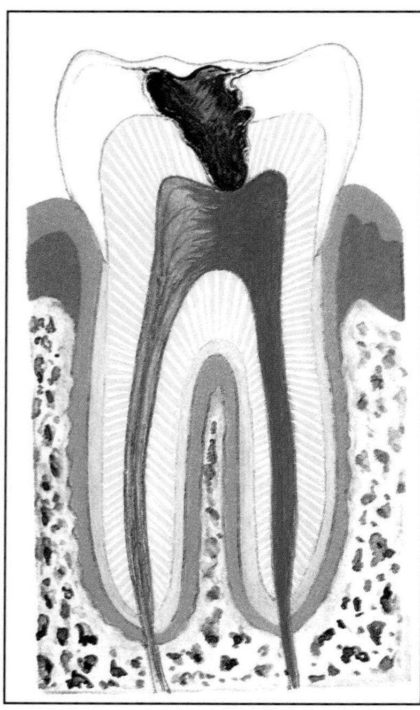

Como consecuencia de una caries no tratada las bacterias han invadido la pulpa dentaria.

Pulpitis

Sintomatología:

1. La sensibilidad (hasta dolor) al calor y al frío, sobre todo al consumir alimentos o bebidas calientes o frías, constituye un signo del inicio de una pulpitis. Si predomina la sensibilidad al calor, la inflamación de la pulpa dentaria ha alcanzado un grado que puede poner en peligro la conservación de la pieza dentaria.
2. Cuando el proceso avanza, la inflamación puede provocar la aparición de trastornos en forma de crisis, sin la presencia de estímulos térmicos o de otro tipo; se manifiesta en forma de dolor tironeante, taladrante o lancinante, que generalmente aumenta al atardecer y por la noche.

La pulpitis también puede pasar de forma inadvertida. Los trastornos leves incluso pueden desaparecer. Más adelante se produce la destrucción de la pulpa dentaria (gangrena), a la que generalmente sigue una parodontitis apical.

Patogenesia: se trata de la consecuencia de una caries que no ha sido tratada. Las bacterias que han entrado a través de la dentina destruida infectan la pulpa dentaria.

Tratamiento: cuando la pulpitis se trata en los primeros estadios puede remitir completamente. Si la pulpitis ha progresado, la pulpa con alteraciones inflamatorias debe extraerse bajo anestesia. La cavidad que queda después de la extirpación de la pulpa (conductos radiculares) se empasta. Si se ha producido la gangrena, antes del empaste debe realizarse durante unos días una aplicación medicamentosa en el conducto radicular.

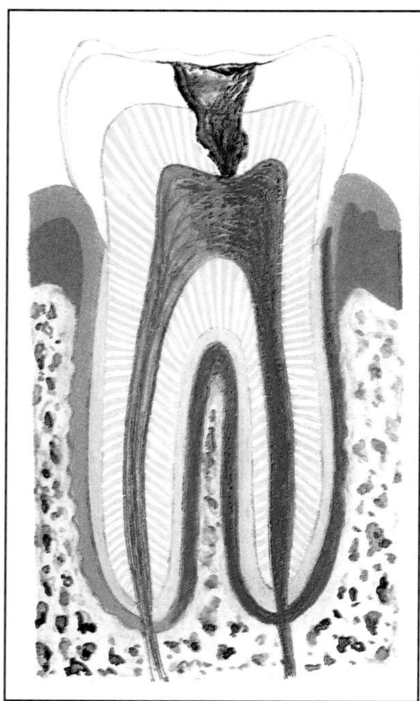

Parodontitis apical: también consecuencia de una caries no tratada.

Parodontitis apical

Sintomatología: en la **parodontitis apical aguda** la pieza dental afectada es sensible a la presión y a la percusión; el dolor aparece simplemente al tocar el diente, y especialmente al apretar los dientes. El diente parece más largo, ya que el tejido que rodea la raíz está engrosado por la inflamación. El dolor es continuo y no disminuye con el frío.
En la **parodontitis apical crónica**, externamente no se observa ningún signo de la enfermedad, y el dolor sólo aparece en la crisis aguda. Con frecuencia, los casos crónicos sólo se descubren al realizar una radiografía del diente.

Patogenesia: se trata de una inflamación del tejido que rodea a la raíz como consecuencia de la destrucción de la pulpa por una caries dental no tratada. La forma inflamatoria aguda se cronifica cuando no se realiza el tratamiento. Debido al estímulo inflamatorio continuo del tejido circundante se produce una limitación del foco. El organismo protege de la inflamación a los tejidos circundantes (hueso, lecho dental) mediante la formación de una muralla de tejido inflamatorio (tejido de granulación); por ello, el foco purulento circunscrito a la punta de la raíz recibe también el nombre de granuloma.

Tratamiento: la aplicación externa de frío puede aliviar de forma importante el dolor. Sin embargo, en todos los casos el odontólogo debe abrir el diente enfermo, con el fin de que puedan eliminarse los gases y las secreciones (pus). En caso de que el proceso inflamatorio sea pequeño puede ser suficiente con el tratamiento del conducto radicular. En los procesos muy extensos (la inflamación se ha extendido hasta el hueso) debe extirparse quirúrgicamente (**resección de la punta de la raíz**). Si no puede conservarse el diente, éste debe ser extraído.
Cuando el pus alcanza el hueso se produce primero una inflamación, provocada por un absceso muy doloroso bajo el periostio que, cuando se rompe, puede extenderse por debajo de la superficie mucosa.
En los estadios iniciales, con frecuencia la apertura del diente o su extracción consigue aliviar los síntomas. Cuando no se realiza una apertura quirúrgica para la descarga de secreciones, se produce la rotura espontánea y el pus rompe la cobertura mucosa y fluye hacia la cavidad bucal. La inflamación se cronifica y se forma una vía de salida (**fístula**) para la secreción purulenta.

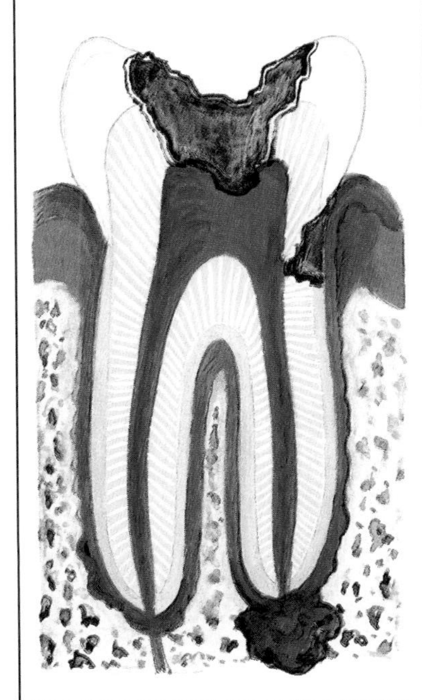

A partir de la parodontitis apical se ha desarrollado un granuloma, un foco purulento circunscrito a la punta de la raíz. Fácilmente puede desarrollarse una fístula.

Enfermedades secundarias: tanto a partir de la parodontitis apical aguda como crónica pueden desarrollarse otros trastornos. Entre ellos se encuentran los **quistes**. Se trata de tumoraciones saculares encapsuladas, que afectan a los tejidos vecinos, que pueden alcanzar un considerable tamaño y que están llenos de un fluido seroso. Son relativamente inocuos y sólo constituyen un peligro cuando se halla comprometido tanto tejido que existe el temor de una fractura ósea o de una gran pérdida de sustancia.

Tratamiento: debe ser quirúrgico. Actualmente es rara la aparición de una **osteomielitis** por entrada de gérmenes del sistema dental en la médula del hueso, y puede controlarse mediante un tratamiento antibiótico. Tampoco son muy frecuentes los flemones, una infección bacteriana grave que se extiende de forma ilimitada por los tejidos, incluida la musculatura, y que cursa con fiebre alta, escalofríos y progresivo malestar general.
El **flemón** puede afectar a toda una mitad de la cara, al suelo de la boca o a la zona del cuello. El tratamiento consiste en la aplicación inmediata de medidas quirúrgicas.
La **sinusitis maxilar dentógena** es más frecuente, y puede provenir de focos dentales purulentos, y muy a menudo se acompaña de dolor intenso en todo un grupo de dientes (molares) del maxilar superior. Un síntoma sumamente característico consiste en una extraña sensación de pesadez en la cabeza al inclinarse hacia delante o al agacharse. Por regla general, el diagnóstico se establece al realizar una radiografía y a continuación compararla con la del otro seno paranasal.

A partir de una parodontitis apical pueden desarrollarse otros cuadros patológicos, por ejemplo, quistes.

Tratamiento: inicialmente consiste en el intento de eliminar las secreciones inflamatorias del seno maxilar mediante enjuagues, así como en la extracción de la pieza dentaria responsable del proceso. No obstante, con frecuencia es necesaria la extirpación quirúrgica de la mucosa del seno maxilar. Debido a la situación de las raíces, muy cerca del seno maxilar, al extraer un molar superior puede producirse un desgarro de la mucosa del seno maxilar, con lo que se forma una abertura. Ello crea una unión entre la cavidad bucal y el espacio nasofaríngeo, y cuando se intenta espirar a través de la nariz tapada (con la mano), en la cavidad bucal se produce un ruido de sorbido. En muchos casos la

Un síntoma característico que indica la existencia de una sinusitis maxilar consiste en una extraña sensación de pesadez en la cabeza al inclinarse hacia delante o al agacharse.

Durante la aparición de la muela del juicio puede producirse una inflamación que en ocasiones se convierte en un absceso.

abertura se cierra de forma espontánea, sin que se haya detectado su presencia en ningún momento. En el resto de los casos deben aplicarse medidas quirúrgicas.

En la zona posterior del maxilar inferior, las características anatómicas determinan con frecuencia una dificultad para la aparición de la muela del juicio inferior. Debido a la falta de espacio se produce una inflamación, que puede llegar a formar un absceso, y que hace necesario un tratamiento quirúrgico de desbridamiento. Debido a la falta de espacio, la parte posterior de la muela del juicio queda cubierta por mucosa, en forma de capucha. Forma un lugar de incubación para las bacterias y puede provocar graves infecciones purulentas en el maxilar inferior que pueden impedir la apertura de la boca (el llamado trismo). Una vez ha bajado la inflamación debe levantarse ligeramente la encía y extraer el diente. Después de la extracción de la muela del juicio, el dolor puede seguir durante varios días o incluso más.

Los gérmenes del foco dental pueden alcanzar, vía sanguínea, otros lugares del organismo y provocar patología.

La destrucción progresiva del diente, que se muestra en las ilustraciones previas, provoca la formación de focos purulentos, por ejemplo, en la raíz del diente afectado por la caries. A través del sistema vascular la pulpa se halla en comunicación con la circulación de todo el organismo. Así, los gérmenes del foco dental pueden alcanzar, vía sanguínea, otros lugares del organismo y provocar patología. En ocasiones pueden detectarse antes que el diente enfermo, cuanto éste no provoca trastornos. Por ello, cuando existe un malestar general, estados de agotamiento, decaimiento, alteraciones nerviosas, etc., una vez excluidas otras causas, también debe pensarse en infecciones en la región dental.

El proceso focal por inflamaciones agudas o crónicas de la raíz dentaria debe tenerse especialmente en cuenta en las endocarditis y en las enfermedades reumáticas.

ENFERMEDADES DEL LECHO DENTAL

Gingivitis

Tumefacción y enrojecimiento de la encía.

Sintomatología:

La **gingivitis aguda** cursa con enrojecimiento y tumefacción de la encía, junto con una mayor o menor tendencia hemorrágica.

La **gingivitis crónica** presenta un curso solapado, tiene diversas formas de presentación (diversos signos inflamatorios, hipertrofia), pero quedan circunscritos a la encía. En todo momento las formas crónicas pueden transformarse en cuadros agudos.

La **gingivitis ulcerosa** empieza generalmente de forma súbita, es muy dolorosa y con frecuencia cursa con halitosis, sabor pútrido y fiebre. El tejido se necrosa, y debido al dolor se hace imposible la ingesta de alimentos.

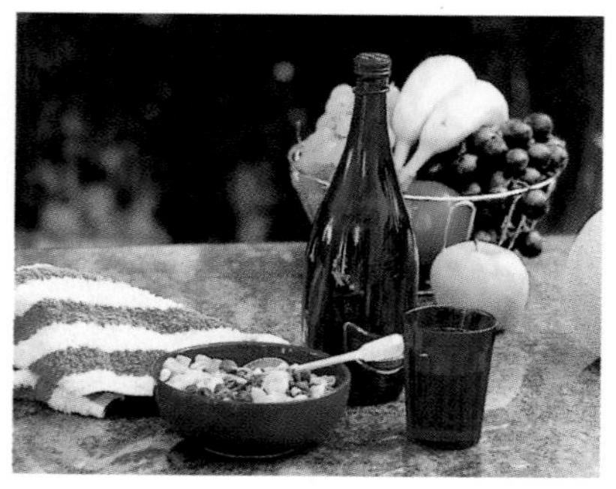

Fruta en lugar de dulces. Una dentadura sana y unas encías fuertes tienen relación con una alimentación adecuada.

Patogenesia: los agentes causales de esta inflamación son las propias bacterias que se encuentran en la cavidad bucal, que pueden ejercer una acción lesiva cuando aumenta la predisposición a la enfermedad, debido a causas externas (falta de higiene bucal, falta de la autolimpieza mecánica por preferencia de alimentos semisólidos, sarro, empastes poco afianzados, fundas y

prótesis) o causas internas (alteración del estado general, enfermedad de larga evolución, déficit vitamínico y trastornos hormonales, intoxicación por metales).
La frecuente **gingivitis gestacional** se produce por las alteraciones hormonales que aparecen durante el embarazo. Generalmente, remite por sí sola después del parto.

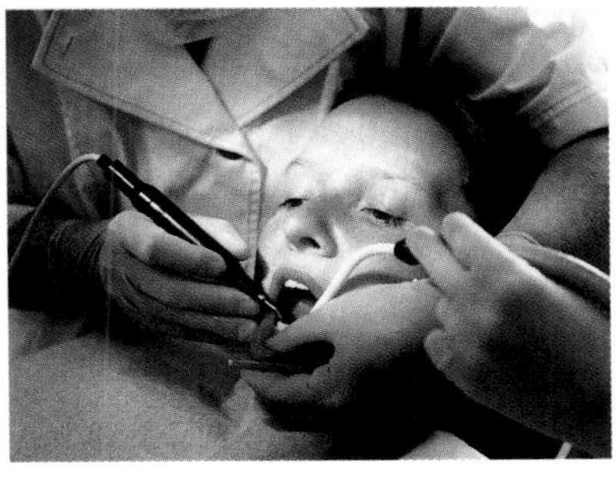

La eliminación del sarro por parte del odontólogo es rápida e indolora. Si no se elimina regularmente existe el peligro de que se desarrolle una parodontitis.

Tratamiento: para evitar una gingivitis, el factor más importante consiste en una correcta higiene bucal que incluya las encías. En el apartado «Higiene dental correcta» se dan normas específicas sobre el tema (página 244).
El odontólogo intentará, mediante la eliminación de los factores externos (por ejemplo, eliminación del sarro, renovación de los empastes y fundas en mal estado, etc.) la curación de la gingivitis. Si ésta no se produce, debe pensarse en la existencia de factores internos, y en ese caso se consultará a otros especialistas médicos. En casos severos a veces también deben prescribirse medicamentos (por ejemplo, antibióticos).

Parodontitis

Sintomatología: la parodontitis es una enfermedad crónica. La encía se retrae, asimismo se destruye el tejido periapical y el hueso, la raíz se hace visible. Las crisis agudas, con inflamación de las encías y eliminación de secreciones, pueden provocar un reforzamiento de los síntomas crónicos. En los casos avanzados puede producirse un aflojamiento de los dientes.
Debido a la retracción de las encías se pone progresivamente al descubierto el cuello dental. La superficie de la raíz no está cubierta con la capa protectora del esmalte, de forma que los estímulos térmicos (calor, frío) y químicos (dulce y ácido) pueden irritar la pulpa dentaria y causar dolor.

La parodontitis también puede estar causada por trastornos metabólicos, alteraciones hormonales, reacciones alérgicas e incluso por sobrecargas psíquicas.

Patogenesia y etiología: la causa más frecuente de la parodontitis consiste en la acción lesiva de la **placa** y el **sarro**. Bajo la influencia de los componentes minerales de la saliva, éstos se depositan sobre la placa que no se ha eliminado durante largo tiempo. De esta manera se forma el sarro, un depósito marrón amarillento y duro en el límite de la encía y marrón oscuro por debajo de ésta. La encía forma bolsas, en las que se acumulan las bacterias, que pueden provocar gingivitis y finalmente parodontitis.
Por otra parte, la mayoría de las veces los empastes y fundas defectuosos y las prótesis dentales mal adaptadas actúan también como factores externos en la aparición de la parodontitis. En algunos casos, la enfermedad se debe a alteraciones metabólicas, de la circulación sanguínea o del equilibrio hormonal, a procesos patológicos del metabolismo de las vitaminas o a reacciones alérgicas.

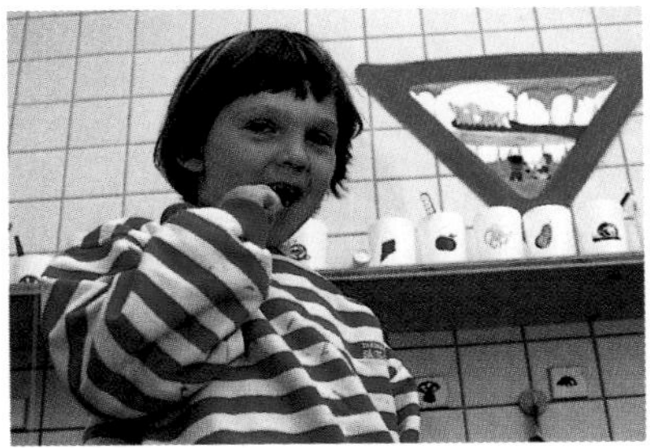

La mejor prevención contra la parodontitis consiste en lavarse los dientes regularmente con una técnica que también ejerza un masaje sobre las encías.

Prevención y tratamiento: los dientes deben lavarse a fondo con una técnica correcta que debe incluir el masaje de las encías. Las placas dentales duras han de ser eliminadas regularmente por el odontólogo. Éste también dispone de diversas posibilidades para el tratamiento de las alteraciones gingivales ya existentes. Cuando el tratamiento se realiza a tiempo los resultados son óptimos.

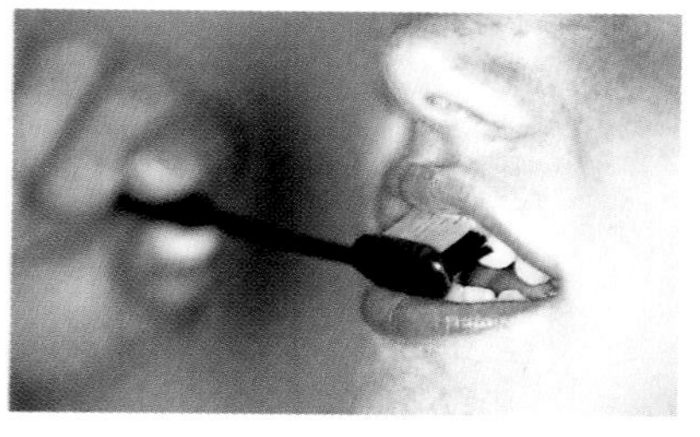

Método vibratorio: colocar el cepillo de dientes inclinado sobre el borde de la encía, hacerlo vibrar suavemente sobre el borde de ésta y con movimientos cortos sobre el diente, arriba y abajo, hasta limpiar toda la superficie de la corona.

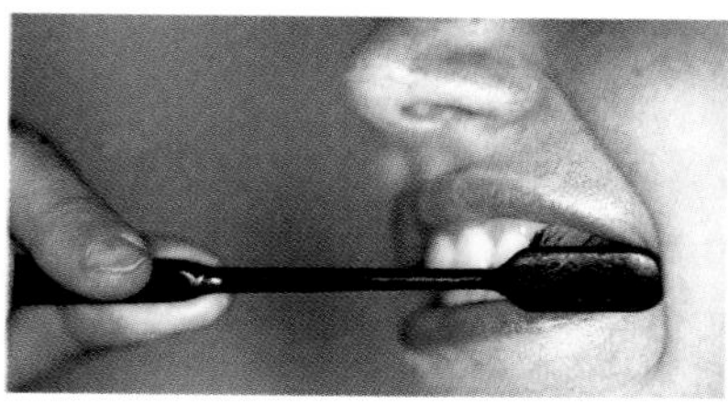

En primer lugar, limpiar las superficies externas: colocar el cepillo de dientes inclinado sobre el borde de la encía y hacerlo vibrar.

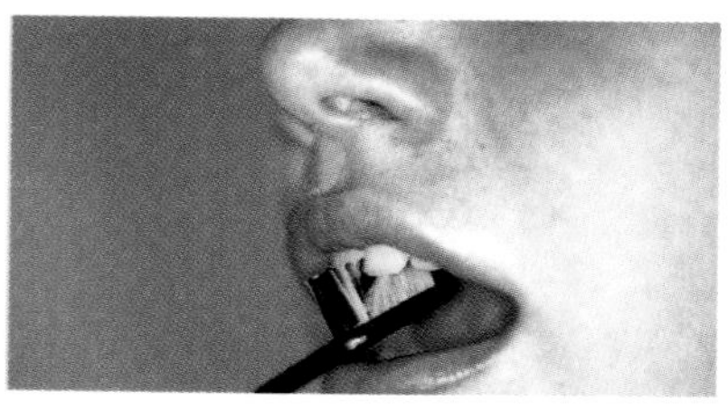

De esta manera se limpia la cara interna de los incisivos: colocar el cepillo de dientes perpendicularmente y después hacerlo vibrar hacia arriba y hacia abajo.

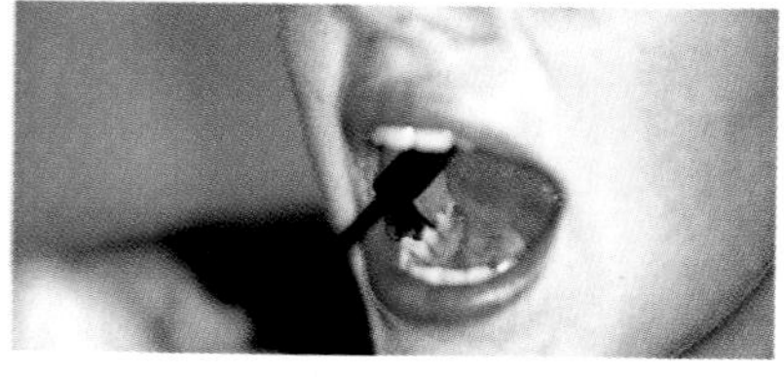

Cepillar enérgicamente las superficies de masticación de los dientes superiores e inferiores.

HIGIENE DENTAL CORRECTA

Dado que los depósitos son la causa principal de las enfermedades dentales (caries) y de la encía (gingivitis, parodontitis), la higiene dental desempeña un papel muy importante en el mantenimiento de la salud dental.

La profilaxis frente a las enfermedades dentales y gingivales descansa sobre cuatro pilares básicos:

- higiene dental,
- alimentación correcta,
- aporte de flúor,
- controles odontológicos regulares.

La **higiene bucal** debe conseguir, mediante un técnica correcta de lavado, que los dientes se mantengan libres de la placa dental. La higiene dental debe empezar en los niños a partir de los dos años, y aproximadamente hasta los cinco años la deberían realizar los padres y, después, el propio niño (bajo el control de los padres).

Para los niños lo más apropiado es el **método de rotación**, ya que es muy eficaz y fácil de aprender. Se cepilla conjuntamente la superficie externa de los dientes superiores e inferiores, haciendo un movimiento de rotación con el cepillo, que debe permanecer continuamente en contacto con la superficie dental. Las superficies de masticación e internas de los dientes se limpian mediante movimientos de rotación más pequeños.

Además, los adultos pueden utilizar una **técnica con una mayor vibración** del cepillo de dientes. Para ello, el cepillo de dientes se ha de colocar inclinado sobre el límite de la encía, y hacerlo vibrar suavemente sobre ella con pequeños movimientos sobre el diente, arriba y abajo, hasta limpiar toda la superficie. Lo más importante es que se limpien los dientes después de cada comida, especialmente cuando se han consumido dulces. Sobre todo por la noche, antes de acostarse, no debe olvidarse la higiene dental. También deben limpiarse los espacios entre los dientes. Esto puede hacerse con palillos dentales o seda dental.

El **cepillo de dientes** debe ser, a ser posible, de cabeza corta y cerdas artificiales con la punta redondeada. Después del lavado siempre debe dejarse secar el cepillo.

En cuanto al **dentífrico**, se recomienda que contenga flúor; por el contrario, la adición de otras sustancias farmacológicas sólo debería utilizarse bajo prescripción facultativa.

Una **alimentación sana, a ser posible natural y rica en vitaminas**, no sólo es imprescindible para el desarrollo, sino también para el mantenimiento de una dentadura sana y fuerte.

El consumo de azúcar (todo tipo de dulces, bebidas endulzadas, etc.) debería limitarse todo lo posible, en favor de los alimentos que precisan masticación (pan integral, fruta fresca, ensaladas). Una masticación correcta realiza una función de autolimpieza de los dientes y refuerza las encías, la mandíbula y la musculatura de la masticación. La masticación enérgica también favorece la formación de saliva y facilita con ello la digestión. Mediante la **aportación de flúor** se consigue reforzar el esmalte dental, debido a la reducción de su solubi-

lidad ácida. La utilización general del flúor (por ejemplo, mediante la adición de flúor al agua potable) se ha demostrado sumamente eficaz en muchos países.
En los niños se recomienda la administración de comprimidos de flúor (bajo prescripción del odontólogo o del pediatra), cuya utilización regular obtiene espectaculares resultados en la prevención de la caries. Dado que los niños hasta los cinco años tragan con gran frecuencia una gran cantidad del dentífrico al llevar a cabo su limpieza dental diaria, deberían utilizar uno especial para niños.
En cuanto a los adultos, además de los dentífricos enriquecidos con flúor, existen geles y soluciones especiales con un gran suplemento de flúor, que no deben utilizarse más de una vez a la semana.

Mediante el aporte de flúor se refuerza el esmalte dental, con lo que disminuye de forma importante el riesgo de caries.

El odontólogo debe aconsejar en todo lo referente a la higiene dental, y se debe visitar regularmente, lo óptimo es cada medio año.

Los controles odontológicos son la protección más segura contra la caries dental.

MALAS POSICIONES DENTARIAS

En los niños las malas posiciones dentarias se dan con mucha frecuencia (aproximadamente uno de cada cuatro niños sufre una mala posición dentaria que precisa tratamiento). Sus causas son de naturaleza diversa, como la pérdida precoz de los dientes de leche a causa de la caries, hábitos de succión, morderse los labios y apretar la lengua. Los factores hereditarios también pueden llevar a irregularidades de la dentadura.

Aproximadamente uno de cada cuatro niños sufre una mala posición dentaria que precisa tratamiento.

Signos que pueden indicar malas posiciones en los niños:

- Los incisivos están demasiado juntos.
- Los dientes de leche no caen en el período normal.
- Pérdida precoz de los dientes de leche a causa de la caries.
- Los niños se chupan el dedo, se muerden las uñas o respiran con la boca abierta.

La detección y el tratamiento precoz de las malas posiciones dentarias ahorran un gran número de medidas costosas, en dinero y en tiempo, en la edad adulta. Generalmente, el tratamiento lo hacen el odontólogo o el ortodoncista durante el cambio de dentición (entre los 6 y los 14 años), para aprovechar el crecimiento de los maxilares. Un tratamiento ortodóncico es especialmente necesario cuando el niño tiene problemas para masticar o para hablar, o cuando ha de respirar continuamente por la boca, porque los labios no pueden cerrarse correctamente. Mientras que en la mayoría de los casos a los niños se les puede tratar con aparatos extraíbles, los adultos deben llevar casi siempre aparatos fijos.

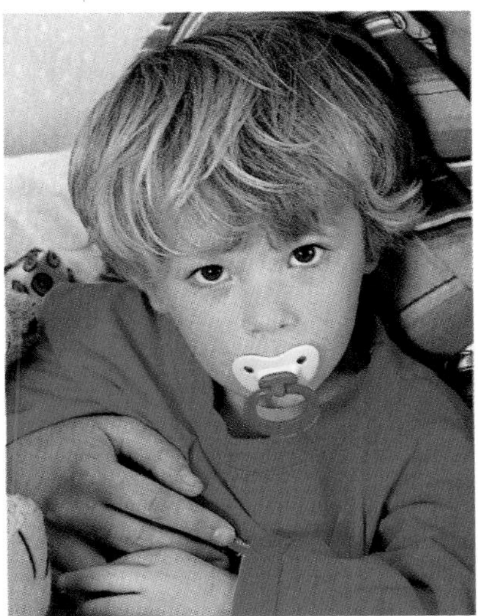

Determinados hábitos de succión, que pueden aparecer por el uso cada día más frecuente del chupete, causan en algunas ocasiones malas posiciones dentarias.

Los crujidos de la articulación temporomandibular constituye un primer signo, que con frecuencia pasa inadvertido, de que se ha alterado el equilibrio funcional entre los dientes, la musculatura de la masticación y la mandíbula.

ENFERMEDADES DE LA ARTICULACIÓN TEMPOROMANDIBULAR

Las enfermedades de la articulación temporomandibular se producen cuando se altera el equilibrio funcional entre los dientes, la musculatura de la masticación y la articulación temporomandibular. Ello puede deberse a diversas causas. La mala situación de la dentadura (por ejemplo, tras pérdida de un diente, por malas posiciones dentarias o por prótesis dentales incorrectas) puede provocar una mala regulación del movimiento mandibular, al igual que los problemas emocionales (estrés, situaciones conflictivas). Éstos últimos provocan con frecuencia bruxismo (rechinar de dientes) y espasmos de los músculos de la masticación.

En ocasiones no se puede evitar la extracción de un diente enfermo, cuando hay que prevenir que los gérmenes se extiendan a otros órganos.

Los trastornos se manifiestan en primer lugar por **crujidos de la articulación temporomandibular**, lo que frecuentemente pasa inadvertido. Seguidamente puede aparecer una limitación de la capacidad de abrir la boca, dolor en la musculatura de la masticación y finalmente en la articulación temporomandibular. En caso de que aparezcan estos trastornos debe consultarse al odontólogo. Cuanto más pronto se acuda al especialista, tanto menos costoso será el tratamiento.

NORMAS DE COMPORTAMIENTO DESPUÉS DE UNA EXTRACCIÓN DENTARIA

El día de la extracción no hay que fumar ni beber alcohol.

Por favor, tenga en cuenta lo siguiente:

- El día de la extracción evite los esfuerzos físicos y el consumo de alcohol y tabaco; en los siguientes días el consumo debe ser reducido.
- Tenga en cuenta que su capacidad de conducir puede estar disminuida. Si conduce un automóvil debe hacerlo bajo su propia responsabilidad.
- El chupar y aspirar frecuentemente la herida es perjudicial.
- Puede ingerir comida normal, pero evite tocar la herida al masticar.
- Realice la higiene dental habitual con cuidado. No obstante, no toque la herida y enjuáguese la boca después de las comidas con agua hervida o infusión de manzanilla.
- Refrésquese la zona de la herida con un paño húmedo y una bolsa de hielo para evitar la tumefacción; no se aplique calor en el curso de las primeras 48 horas.
- Retire el algodón colocado en la herida tras aproximadamente una hora.
- Si hay hemorragia, muerda una gasa o un pañuelo de tela. Si no consigue contenerla consulte a su odontólogo.
- Si aparece dolor o tumefacción intensas, de uno a tres días después de la extracción, debe consultar con su odontólogo.

Después de la comida, enjuagar la boca con agua hervida o infusión de manzanilla.

En caso de que la hemorragia no ceda en pocas horas, acudir al odontólogo o al servicio de urgencias.

Pérdida de una pieza dentaria por accidente

Con frecuencia, la reimplantación de un diente se realiza con éxito.

En ocasiones, especialmente en niños cuando se accidentan jugando o montando en bicicleta, puede salirse un incisivo del lecho dental. El afectado debe buscar inmediatamente el diente, mantenerlo húmedo (eventualmente con saliva) y acudir lo más rápidamente posible al odontólogo. Con frecuencia, la pieza dental se puede reimplantar con éxito. También pueden salvarse los dientes que se han aflojado a causa de un accidente. En todo caso, la rapidez con que se realiza el tratamiento es decisiva.

Sustitución de una pieza dentaria por pérdida

La sustitución del diente no es sólo necesaria para la masticación, sino también para contrarrestar los posibles aflojamientos, migraciones o crecimiento de los dientes del lado contrario.

Cuando se pierde una pieza dentaria, el agujero que queda debe cerrarse mediante la sustitución del diente. La sustitución del diente no es sólo necesaria para la masticación, sino también para contrarrestar los posibles aflojamientos, migraciones o crecimiento de los dientes del lado contrario.
Si existe un gran agujero, que en un primer momento no provoca una alteración de la masticación, más adelante puede causar enfermedades de la articulación temporomandibular y trastornos en la musculatura de la masticación.
Cuando se pierde un solo diente, generalmente es posible una sustitución fija (**fundas** y **puentes**). Si el agujero es demasiado grande o si se han perdido varios dientes, se colocará una prótesis parcial extraíble.
Si faltan todos los dientes, se coloca una **prótesis completa**. De todos modos, el odontólogo debe planear individualmente la prótesis y encargarla al laboratorio protésico dental. En la planificación se tiene en cuenta el estado de los dientes que deben soportar la prótesis (por ejemplo, aflojamiento de piezas dentarias), así como la colocación de las piezas vecinas y contrarias.
Además de la función de masticación, la prótesis dental debe permitir un lenguaje correcto y a ser posible mantener el aspecto original de la persona. Sobre todo cuando se trata de una prótesis dental extraíble, es necesario habituarse a ella, lo que requiere paciencia y esfuerzo por parte del paciente.

Masticar correctamente, hablar con seguridad, tener buen aspecto. Cuando se coloca una prótesis dental bien ajustada, todo ello deja de ser un problema después de un corto período de adaptación.

Las personas que llevan una prótesis deberían tener en cuenta:

- Deje que el odontólogo compruebe regularmente el ajuste correcto de la prótesis.
- A ser posible, limpie a fondo la prótesis y los dientes restantes después de cada comida con agua y un cepillo blando.
- Los depósitos calcáreos pueden eliminarse mediante el tratamiento de agua con vinagre, de vez en cuando.
- Los limpiadores químicos de las prótesis no son estrictamente necesarios.

La sustitución de un diente debería hacerse en el momento adecuado, antes de que la mandíbula se deforme.

Los implantes están todavía en vías de desarrollo. Algunos odontólogos creen que con ellos pueden introducirse bacterias en la mandíbula.

En casos excepcionales, actualmente el odontólogo puede implantar estructuras de materiales con tolerancia tisular (titanio, óxido de aluminio), los así llamados **implantes**, sobre el hueso maxilar sin dientes. Estas estructuras implantadas quirúrgicamente sirven para el anclaje de puentes o para mejorar el acoplamiento de una prótesis dental extraíble.

El sistema digestivo tiene la función de asegurar todas las funciones relacionadas con la ingesta, procesamiento y eliminación de los nutrientes.

El tracto digestivo, por donde pasan los alimentos, es un tubo de aproximadamente ocho metros de largo, que va desde la boca, a través de la faringe, el esófago, el estómago, el intestino delgado y el intestino grueso hasta el ano.

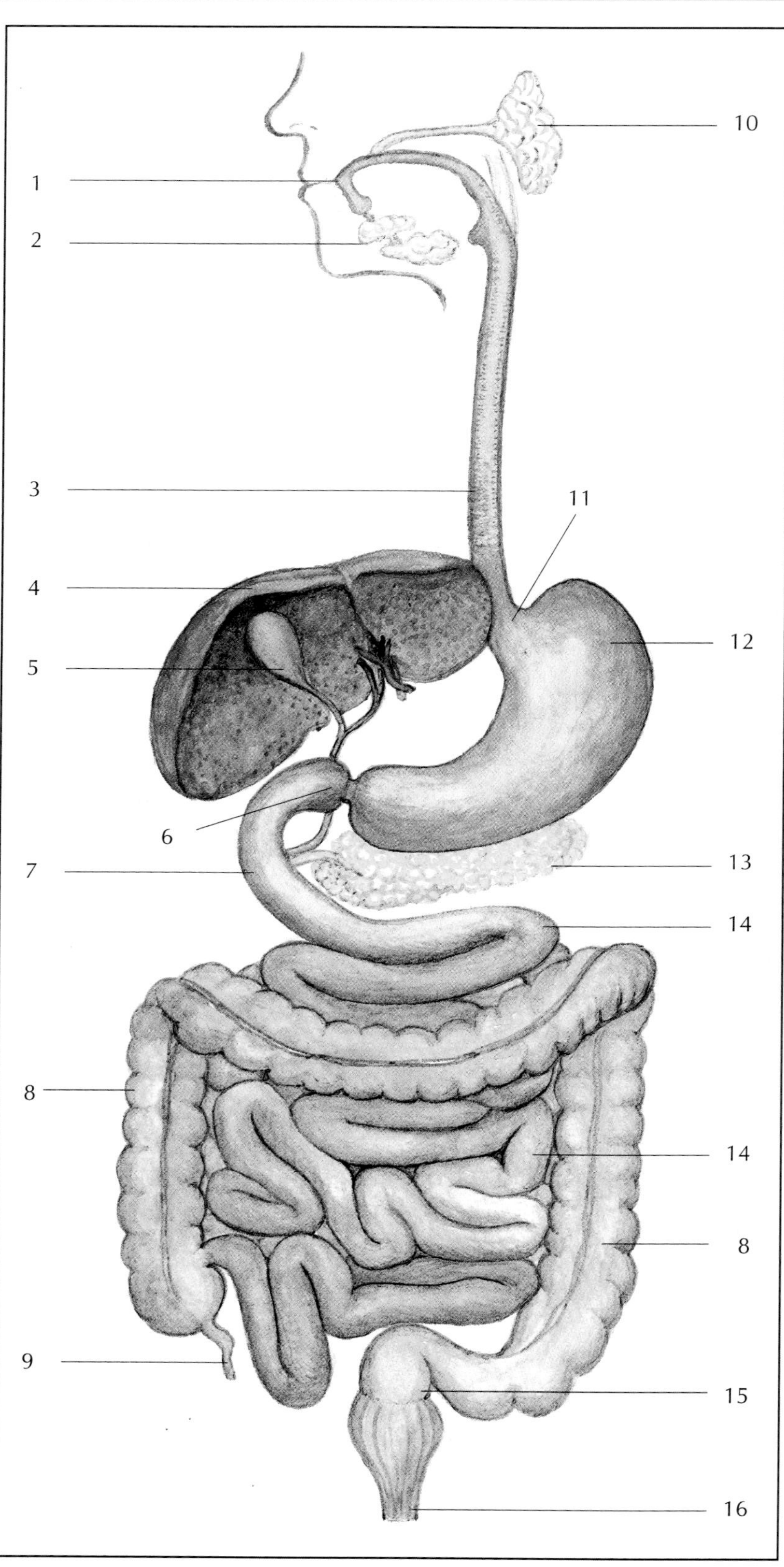

Representación esquemática del sistema digestivo: boca y faringe (1), glándulas salivales (2); esófago (3); hígado (4); vesícula biliar (5); píloro (6); duodeno (7); intestino grueso (8); apéndice vermiforme (9); glándula parótida (10); cardias (11); estómago (12); páncreas (13); intestino delgado (14); recto (15); ano (16).

EL SISTEMA DIGESTIVO

Estructura y función del sistema digestivo

Con la alimentación se aporta al organismo todas las sustancias energéticas y estructurales.

Este importante sistema orgánico tiene la función de asegurar todas las funciones relacionadas con la ingesta, procesado y eliminación de los nutrientes. Por ello es de básica importancia para nuestro bienestar. Ciertamente, los órganos que forman este sistema son muy diferentes en cuanto a su localización, estructura y función; sin embargo, todos ellos forman una unidad. Por este motivo, los trastornos en una de sus partes influyen generalmente sobre todo el sistema digestivo.

En la primera porción del tracto digestivo se desmenuzan y ensalivan los alimentos ingeridos.

En la boca, en el estómago y en la corta porción de duodeno que le sigue se produce la preparación de los alimentos. Los nutrientes que ahí se liberan son absorbidos en el duodeno y en las porciones de intestino delgado que le siguen para ponerlos a disposición del organismo, donde se utilizan para la obtención de la energía necesaria para los procesos vitales. Por el contrario, el intestino grueso tiene como principal papel la eliminación. En él, el contenido intestinal que contiene los residuos no utilizables aumenta de volumen y se convierte en heces.

En el proceso de la digestión, las enzimas tienen un papel importante. Son sustancias activas que, al igual que biocatalizadores, posibilitan las reacciones químicas que son la base de los procesos vitales. Así pues, las enzimas digestivas tienen la función de provocar el desdoblamiento de los alimentos, con el objetivo de liberar y procesar los nutrientes importantes para el organismo (proteínas, glúcidos y lípidos), de forma que el organismo pueda captarlos a través de la pared intestinal. Las enzimas digestivas más importantes responsables del desdoblamiento de los glúcidos se encuentran en la saliva, así como en el jugo pancreático y las pequeñas glándulas digestivas del intestino delgado. Los fermentos digestivos más importantes para el desdoblamiento de las proteínas se encuentran en el jugo pancreático y en el intestino delgado. Por el contrario, el desdoblamiento de los lípidos empieza en el intestino delgado. El jugo pancreático, la bilis y el jugo del intestino delgado contienen las sustancias importantes para el desdoblamiento y absorción de los lípidos.

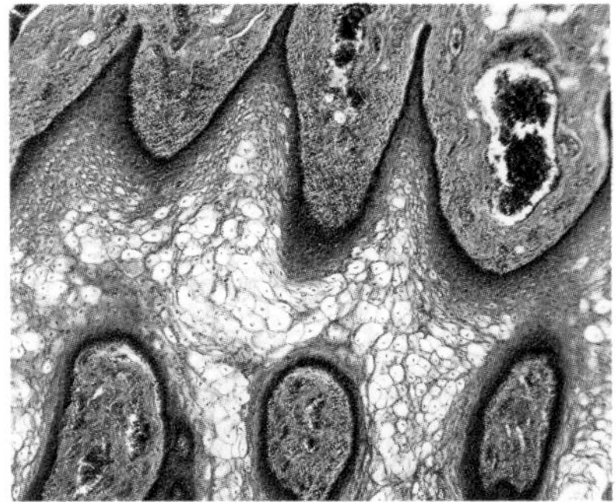

Corte tisular en las papilas gustativas de la lengua.

ÓRGANOS DEL SISTEMA DIGESTIVO

En la **cavidad bucal** empieza el proceso de la digestión. La **dentadura**, con sus dos hileras de dientes, permite la preparación de los alimentos mediante su desmenuzamiento. El desmenuzamiento mediante el proceso de masticación es imprescindible tanto para la entrada de los alimentos en el tracto digestivo y para su deglución, como también para la liberación química de los nutrientes.

La **lengua**, formada por la raíz, el cuerpo y la punta, es importante como órgano del gusto. Presenta unas formaciones verrugosas (papilas) de distinta forma, los órganos del gusto (botones gustativos), que permiten la detección de los sabores dulce, ácido, salado y amargo. El órgano del olfato toma parte en la sensibilidad gustativa.

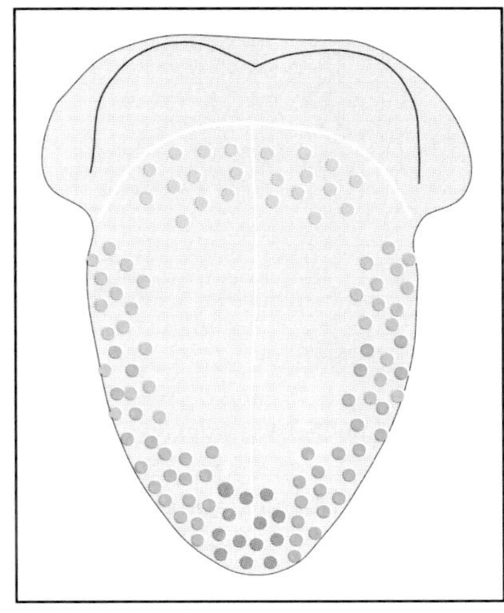

Lengua con las zonas gustativas de los cuatro sabores básicos: amargo (amarillo), ácido (verde), salado (azul) y dulce (rojo).

La saliva, que fluye de tres pares de **glándulas salivales** (dos parótidas y dos submaxilares —derecha e izquierda—, así como de dos glándulas en el suelo de la boca —derecha e izquierda—), tiene una importante función.

La sustancia activa de la saliva forma parte del grupo de las enzimas digestivas.

La saliva es una sustancia de cohesión y de transporte indispensable para los alimentos desmenuzados por los dientes. Por otra parte, contiene una importante sustancia activa, la amilasa, que disuelve los alimentos que contienen hidratos de carbono. Esta sustancia de la saliva forma parte del grupo de las enzimas digestivas.

Además de la preparación mecánica y química de los alimentos se producen otros procesos: las papilas gustativas de la lengua hacen posible y favorecen, actuando conjuntamente con los órganos del olfato, no sólo el sabor y en cierto sentido el apetito; también envían, y esto es especialmente importante, como respuesta al estímulo del sabor de un alimento, impulsos nerviosos que ponen en funcionamiento las restantes glándulas digestivas. Con ello se consigue que el bolo alimenticio que primero alcanza el estómago y posteriormente el intestino se encuentre con los jugos digestivos preparados de antemano por las glándulas digestivas.

La epiglotis tiene la función de evitar la asfixia durante la deglución.

Mediante la deglución, el contenido de la boca es empujado hacia el esófago, que es donde se cruzan las vías respiratorias con el tracto digestivo. La epiglotis tiene la función de impedir la asfixia, ya que durante el proceso de deglución desciende, y así cierra temporalmente las vías respiratorias.

El **esófago** es un órgano tubular de aproximadamente 30 centímetros de largo, con una pared musculosa. Atraviesa la cavidad torácica por detrás del corazón y, a través del diafragma, entra en la cavidad abdominal. Inmediatamente después desemboca en el estómago. Al igual que la boca y el resto del tracto digestivo, el interior del esófago está recubierto por una mucosa. Mientras que en la mucosa bucal y faríngea existe todavía una sensibilidad al tacto y térmica, en el caso del esófago esto sólo ocurre en el tercio superior.

La pared del esófago puede contraerse rítmicamente y en forma de ondas, con el fin de acelerar el transporte del bolo alimenticio.

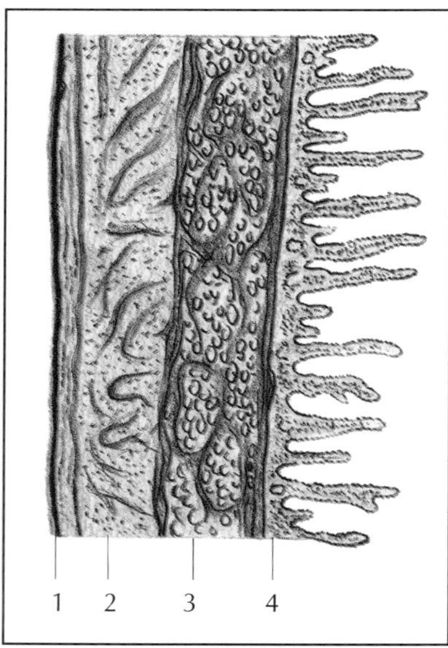

Corte longitudinal de la porción superior del duodeno. La pared intestinal está estructurada en varias capas.
De fuera hacia dentro: capa muscular longitudinal (1), capa muscular circular (2), capa tisular con glándulas digestivas (3), mucosa con vellosidades (4).
La capa muscular circular permite gracias a sus movimientos de dilatación el avance del contenido intestinal.

El **estómago** es un órgano en forma de saco de aproximadamente entre 1,5 y 2,5 litros de capacidad. Se sitúa por debajo del diafragma, en el lado izquierdo de la cavidad abdominal. La transición del esófago en estómago se conoce como cardias y la transición del estómago en el duodeno como píloro. Y es ahí donde encontramos un grueso anillo muscular, el esfínter, que se abre de vez en cuando. La pared gástrica es más delgada que la pared del esófago. Sobre todo se debe a la capa muscular menos fuerte. En la mucosa gástrica se encuentran, especialmente en las porciones inferiores del estómago, un gran número de pequeñas glándulas digestivas. Ahí se produce la mucosidad gástrica, los ácidos gástricos y la enzima digestiva pepsina. Exteriormente, al igual que la porción intestinal, el estómago está recubierto por el peritoneo.

El tiempo de permanencia del bolo alimenticio en el estómago depende de la digestividad de los alimentos. Los líquidos como las sopas y las bebidas generalmente permanecen poco tiempo en el estómago y alrededor de una media hora después de su ingestión entran en el intestino delgado. Las grasas, las carnes de digestión difícil, como los asados de oca o de cerdo, pueden permanecer hasta seis horas en el estómago.

Al igual que el esófago, el estómago también se contrae rítmicamente en forma de ondas, de modo que cuando la salida del estómago está cerrada se facilita una cierta acción de mezcla del contenido gástrico y cuando el píloro está abierto se consigue el paso del bolo alimenticio al duodeno.

El **duodeno**, de escasa longitud, aproximadamente sólo 25 centímetros, tiene una estructura en forma de herradura y se sitúa por delante de la pared posterior de la cavidad abdominal. Por así decirlo, en el anillo interno de la herradura se

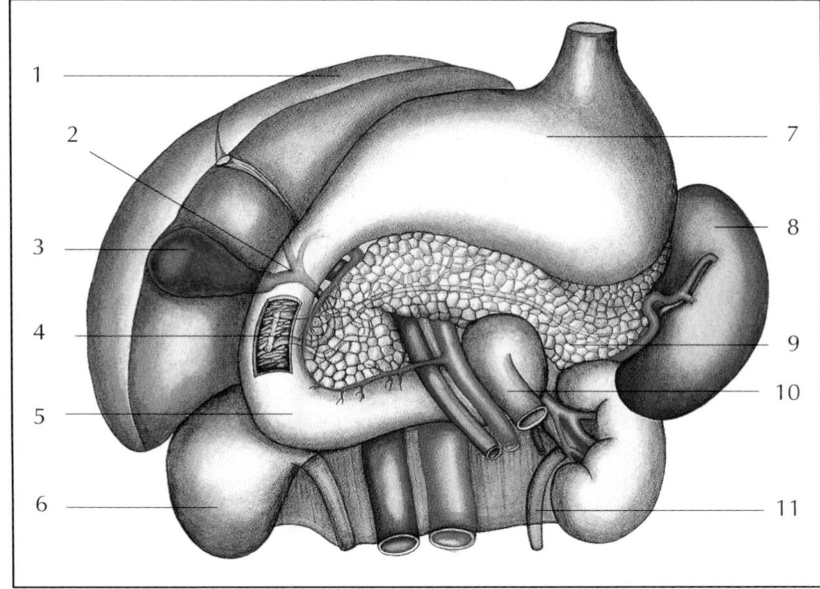

Los órganos de la parte superior de a cavidad abdominal: hígado (1), colédoco (2), vesícula biliar (3), páncreas con conducto eferente (4), duodeno (5), riñón derecho (6), estómago (7), bazo con vasos (8), páncreas (9), transición del duodeno en yeyuno (10), uréter izquierdo (11). En la figura se ha elevado ligeramente el hígado para visualizar los órganos situados por debajo de él. La porción principal del páncreas se sitúa aproximadamente por delante de la segunda vértebra lumbar.

sitúa la cabeza del páncreas. El **páncreas** es la glándula digestiva más importante. El jugo pancreático, del cual se produce una cantidad diaria de 1,5 litros, contiene enzimas activas para el desdoblamiento de los carbohidratos, lípidos y proteínas. El jugo pancreático se vierte en el duodeno en la desembocadura del colédoco. Éste conduce la secreción biliar producida en el hígado.

El páncreas es la glándula digestiva más importante del cuerpo humano.

El **hígado** es la glándula de mayor tamaño del organismo. En el adulto sano pesa aproximadamente 1.500 gramos. La bilis producida por cada uno de los hepatocitos se recoge en una fina red de conductos biliares de estructura similar a la red capilar del sistema circulatorio. Los conductos biliares desembocan en vasos biliares progresivamente mayores, que finalmente, en el hilio hepático, se unen para formar el ya citado colédoco que conduce la bilis hasta el duodeno.

Aproximadamente a medio camino entre el hígado y el duodeno, el conducto biliar principal se bifurca en otro conducto biliar que desemboca en la **vesícula biliar**. Ésta constituye un órgano de depósito, dado que la secreción biliar sólo es necesaria en el intestino cuando llega un quimo con contenido graso. Este hecho siempre depende de la alimentación. Sin embargo, el hígado produce continuamente, día y noche, bilis. Esta bilis producida durante los momentos en que no está en marcha el proceso de la digestión se almacena en la vesícula biliar. Dado que la capacidad de la vesícula biliar es limitada, simultáneamente tiene lugar una concentración de la bilis que llega a ella. La secreción biliar concentrada, cuando es necesario, es conducida hacia el duodeno mediante una contracción de la vesícula biliar. Ahí actúa favoreciendo la absorción de los lípidos y las vitaminas liposolubles (A, D, K).

Diariamente se secretan de 800 a 1.000 mililitros de bilis.

La función del hígado no se limita a la producción de la bilis. Como órgano de mayor tamaño y con toda seguridad más importante del metabolismo, ejerce otras importantes funciones. Las múltiples transformaciones químicas, imprescindibles para la vida, de los nutrientes y las sustancias orgánicas, la desintoxicación de los detritos producto del metabolismo, la producción de muchas proteínas plasmáticas y de muchos precursores de las sustancias estructurales del propio organismo se producen en su mayor parte en el hígado. Así pues, el hígado es un órgano vital; sin él ninguna persona puede vivir más allá de unas po-

El hígado es el órgano metabólico de mayor tamaño del cuerpo.

El hígado representa el centro metabólico del organismo humano.

cas horas. Sin embargo, la bilis y el jugo pancreático no son los únicos encargados de la digestión en las porciones intestinales. Su acción se ve reforzada por jugos digestivos que proceden de las numerosas y pequeñas glándulas que se encuentran en la mucosa intestinal. Todos estos jugos diluyen el quimo predigerido en la boca y en el estómago, de forma que los nutrientes puedan ser absorbidos por el organismo. La absorción comienza en el duodeno y persiste a lo largo de todo el intestino delgado.

El **intestino delgado** constituye, con sus seis a siete metros de longitud, la porción principal del sistema intestinal. Tiene aproximadamente tres centímetros de ancho y está atravesado por numerosos pliegues longitudinales. Gracias a estos pliegues longitudinales y a millares de pequeños repliegues de la mucosa, las denominadas vellosidades intestinales, se aumenta considerablemente la superficie intestinal. Las glándulas de la mucosa intestinal producen asimismo enzimas para el desdoblamiento de los nutrientes.

El desdoblamiento de los alimentos comienza en el duodeno y persiste en todo el intestino delgado.

La absorción de los nutrientes del contenido intestinal tiene lugar en las vellosidades, que pueden contraerse como pequeños aparatos de bombeo. Así, los nutrientes captados por los vasos sanguíneos y linfáticos de las vellosidades son transportados hacia los vasos sanguíneos y linfáticos de mayor calibre de la pared intestinal. Desde ahí son transportados al hígado o al sistema vascular linfático. Al igual que el esófago y el estómago, el intestino delgado también produce movimientos en ondas, con los que empuja el quimo hacia delante.

En la porción inferior derecha de la cavidad abdominal, el intestino delgado, que forma un gran número de asas, se transforma en el intestino grueso. La desembocadura se localiza poco antes del extremo ciego, **intestino ciego**, en el que se encuentra el **apéndice vermiforme**.

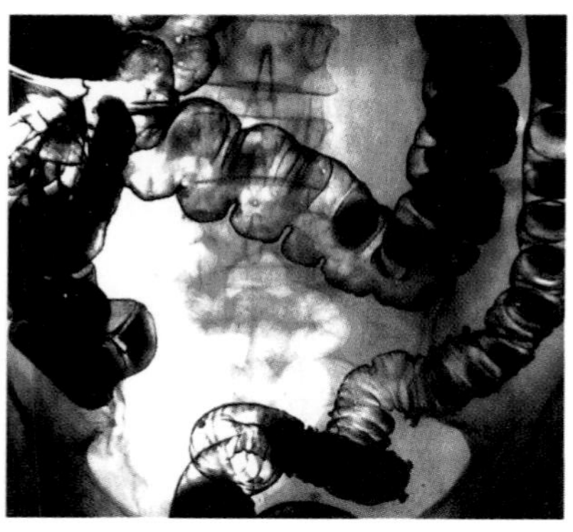

Radiografía de contraste del intestino grueso de una persona sana.

El **intestino grueso** se dirige desde la porción inferior derecha de la cavidad abdominal (fosa ilíaca derecha) hacia arriba hasta el hígado (colon ascendente), seguidamente sigue un curso transversal por encima del estómago hasta el hipocondrio izquierdo (colon transverso), y desde allí, en ángulo recto, alcanza la parte izquierda del abdomen (colon descendente). Tiene una longitud de aproximadamente 1,5 metros y desemboca en el **recto**, a nivel de la pelvis, tras formar un asa simple, o en ocasiones múltiple, que a su vez finaliza en el **ano**. El intestino grueso también presenta pliegues transversales y, gracias a su musculatura, puede contraerse rítmicamente en forma de ondas, con el fin de transportar hacia delante el contenido intestinal.

La mucosa interna del intestino grueso no presenta glándulas digestivas. Sin embargo, en el contenido intestinal, formado realmente por los restos no digeridos del bolo alimenticio, se producen también reacciones químicas. Éstas las provocan millones de bacterias. Estas bacterias, cuyo conjunto recibe el nombre de flora intestinal, no sólo completan los procesos de la digestión y producen simultáneamente vitaminas, sino que también representan un equilibrio microecológico, con lo que hacen posible los mecanismos de defensa contra los agentes patológicos.

Los productos finales restantes no digeridos de la alimentación permanecen durante diez horas o incluso días en el intestino grueso, donde se recupera la mayor parte de su agua, para finalmente entrar en el **recto** y ser eliminados del organismo en forma de heces a través del ano.

La regulación de los órganos digestivos se realiza esencialmente a través del sistema nervioso vegetativo.

El movimiento de la musculatura de los órganos del tracto digestivo, desde el esófago hasta el intestino grueso, está regulado por el sistema nervioso vegetativo. Únicamente el esfínter anal que se encuentra en el extremo del recto se puede controlar voluntariamente.

Órganos digestivos y sus enfermedades

CAVIDAD BUCAL

Muchos trastornos de la salud cursan con alteraciones de la superficie lingual.

Además de las enfermedades que sólo afectan a la cavidad bucal, muchos otros trastornos de la salud cursan con alteraciones de la lengua, la mucosa de las mejillas y del paladar, así como de la faringe. Por este motivo, cualquier exploración médica incluye también un examen meticuloso de la cavidad bucal.

Lengua saburral

Sintomatología: coloración grisácea blanquecina del dorso de la lengua, provocada por un depósito fijado sobre la mucosa lingual. Este depósito está formado principalmente por un fluido tisular proteínico que después coagula, secretado por la mucosa lingual.

Frecuentemente, la lengua saburral es expresión de una característica individual, en una persona por lo demás sana, que aun cuando realiza una higiene bucal regular presenta continuamente en mayor o menor grado una lengua saburral.

Etiología: existen múltiples causas. Frecuentemente, el depósito lingual es expresión de una característica individual, en una persona por lo demás sana, que aun cuando realiza una higiene bucal regular presenta continuamente en mayor o menor grado una lengua saburral.
Por otra parte, encontramos esta alteración en las personas con gastritis crónica, con úlcera gástrica o duodenal, con déficit de ácido clorhídrico en el jugo gástrico, así como con enfermedades intestinales o estreñimiento.
Finalmente, la lengua saburral aparece también en todos los enfermos graves y en las personas debilitadas. Generalmente, estas personas ingieren pocos alimentos y con frecuencia éstos son sólo líquidos o semilíquidos, por lo que no realizan el proceso de la masticación, que desempeña un papel importante en la función de autolimpieza de la cavidad bucal.

La lengua saburral también puede ser expresión de un trastorno del sistema digestivo.

Tratamiento: debe dirigirse hacia el trastorno que ha provocado esa alteración. En los enfermos graves, personas que comen poco, es necesaria una meticulosa higiene bucal en forma de enjuagues o cepillado suave de la mucosa bucal mediante una turunda de algodón.

Cuando falta el proceso de autolimpieza es preciso una higiene bucal cuidadosa.

Glositis

Sintomatología: en general aparece secundariamente a otras enfermedades, bien en forma de coloración roja de la lengua con superficie brillante, en la anemia perniciosa y en el déficit de vitamina B, o con una coloración rosada con tumefacción de las papilas, como en la escarlatina.

La glositis, que sólo raramente se presenta como enfermedad aislada, cursa con una tumefacción más o menos importante, así como dolor y trastornos de la deglución y ocasionalmente va incluso acompañada de una dificultad respiratoria.

Generalmente, la glositis es una manifestación secundaria de otras enfermedades o estados deficitarios.

La glositis también puede estar causada por traumatismos, picaduras de insectos o la acción de caústicos sobre la mucosa bucal.

Etiología: las causas están determinadas por la enfermedad de base. La glositis aislada puede estar causada por traumatismos, picaduras de insectos o por la acción de cáusticos sobre la mucosa bucal.

Tratamiento: mediante el tratamiento correcto de la enfermedad que causa las alteraciones linguales, generalmente desaparecen por completo los depósitos e inflamaciones de la lengua. Cuando la glositis aislada provoca intensas molestias, el tratamiento debe realizarlo siempre el médico.

Carcinoma de lengua

El carcinoma de lengua es relativamente poco frecuente. Se detecta precozmente por la aparición de crecimientos tumorales en la superficie lingual y precisa tratamiento médico inmediato.

Halitosis

Cuando existe halitosis debe acudirse al médico.

Un número relativamente elevado de personas sufre de halitosis. El problema es que generalmente la persona afectada no se da cuenta.

Etiología: la halitosis se produce como consecuencia de procesos químicos de descomposición, como manifestación secundaria. Las causas pueden ser: higiene dental y bucal deficitaria, caries dental, inflamaciones de la mucosa bucal y de las encías, enfermedades gástricas crónicas, amigdalitis crónica purulenta, así como enfermedades de la nariz y de los senos paranasales.
Otras enfermedades favorecen la aparición de la halitosis, como la bronquitis purulenta, el divertículo esofágico, la uremia crónica, las enfermedades pulmonares, la difteria, la diabetes y la laringitis.

La higiene bucal regular forma parte de la higiene corporal general.

Tratamiento: está dirigido a la causa desencadenante. Es imprescindible una correcta higiene dental. Por otra parte deben realizarse enjuagues frecuentes y gárgaras con un enjuague bucal, tintura de mirra (aproximadamente 20 gotas en un vaso de agua), agua oxigenada al 2 % o infusión de manzanilla o de salvia (una cucharadita de la mezcla para infusión en una taza).

Gingivitis

Sintomatología: enrojecimiento hasta coloración rojiza violácea de las encías y de la mucosa bucal. Aumento de la sensibilidad dolorosa y tendencia hemorrágica, sobre todo al lavarse los dientes. También puede ser un síntoma de una enfermedad sistémica, por ejemplo, leucemia.

Etiología: infección bacteriana por la placa dental, lesión de las encías, trastornos hormonales, intoxicaciones, déficit de vitaminas.

Para más información sobre la gingivitis, véase el capítulo «La dentición», página 236.

Tratamiento: buena higiene bucal, es decir, lavado a fondo de los dientes (preferiblemente después de cada comida), así como limpieza de los espacios interdentales con seda dental. (Para más información, *véase* el capítulo «La dentición», pág. 236).

Estomatitis

En el caso de la estomatitis ulcerosa de los niños pequeños, se trata de una gingivoestomatitis como consecuencia de una infección por herpesvirus. Es muy dolorosa y contagiosa.

Sintomatología:

- Tumefacción y enrojecimiento de la mucosa bucal, que se detecta por la impronta dental en la mucosa de las mejillas, así como en los bordes laterales de la lengua, lengua saburral, con frecuencia sequedad de boca.
- Dolor quemante o sensación de herida en la boca.
- En casos graves, fiebre y malestar general.
- Según la severidad, además depósitos, vesículas o úlceras en la mucosa bucal inflamada.

Etiología: irritaciones mecánicas (por ejemplo, por prótesis dentales mal adaptadas); irritaciones químicas (por ejemplo, cáusticos, alcohol, tabaco); caries dental, roturas dentales; déficit vitamínico (sobre todo de la vitamina B y C); infección por el virus del herpes (en niños); intoxicaciones (sobre todo por yodo, plomo o mercurio); enfermedades hemáticas; uremia; autolimpieza bucal deficitaria, si no se come y se mastica lo suficiente.

En las personas mayores, la estomatitis o la gingivitis se deben generalmente a problemas dentales o con la prótesis dental.

Tratamiento: consiste principalmente en la eliminación de las causas. Por otra parte son aconsejables los enjuagues con infusión de salvia o de manzanilla, tintura de mirra (aproximadamente 20 gotas en un vaso de agua) o agua oxigenada (una cucharadita de solución al 3 % en un vaso de agua). Cuando existe dolor intenso pueden chuparse caramelos analgésicos.

Aftas bucales

Sintomatología: zonas redondeadas, de color blanco y rodeadas de una zona rojiza, que aparecen sobre la lengua o en la cara interna de las mejillas y labios, generalmente formando grupos. Muy dolorosas.

Infección vírica que aparece en situaciones de estrés intenso.

Etiología: generalmente una infección vírica (herpes simple), que puede producirse cuando disminuye la inmunidad o en situaciones de estrés. Las aftas también pueden estar provocadas por tuberculosis, sífilis, leucemia y reacciones alérgicas.

Tratamiento: como en la estomatitis. Cuando duran mucho o reaparecen con frecuencia es preciso acudir al médico.

Son recomendables los enjuagues bucales con infusión de salvia o manzanilla, tintura de mirra (aproximadamente 20 gotas en un vaso de agua) o agua oxigenada (una cucharadita de solución al 3 % en un vaso de agua). En caso de que el proceso se prolongue o que reaparezca con frecuencia es preciso un tratamiento médico.

Actinomicosis

Esta enfermedad infecciosa provocada por los actinomicetos, que afecta principalmente a la cavidad bucal con participación de las encías y la lengua, así como a la musculatura masticatoria, se tratará con mayor detalle en el capítulo «Enfermedades infecciosas» (*véase* página 514).

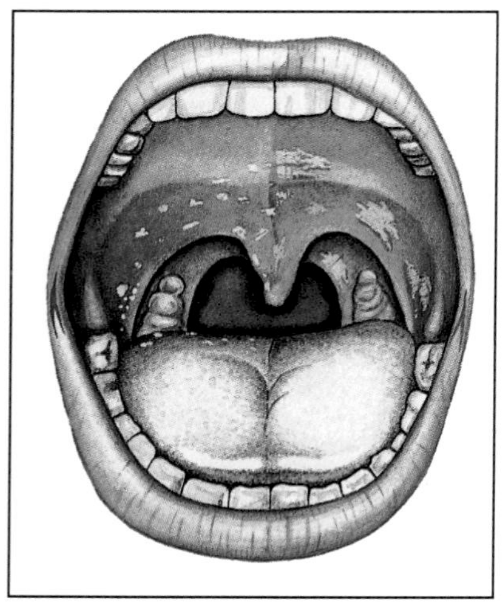

Candidiasis en estadio precoz. El depósito grisáceo blanquecino de la mucosa lingual y bucal todavía forma manchas aisladas.

Candidiasis

Sintomatología: depósito grisáceo blanquecino, primero en forma de manchas, para después unirse en forma de membranas amarillo marronáceas en la lengua y en la mucosa bucal; en estadios avanzados se extiende desde ahí hacia el esófago y la tráquea.

Etiología: infección fúngica por *Candida albicans*. Antiguamente, la candidiasis aparecía sólo en enfermos graves, en los adultos y niños con su capacidad de resistencia disminuida. Actualmente la encontramos con mayor frecuencia como efecto secundario de tratamientos antibióticos, así como en personas con inmunodeficiencia.
Es frecuente cuando se realiza un tratamiento con pastillas para chupar que contienen penicilina y en el tratamiento del pezón durante la lactancia con pomada de penicilina, ya que se transmite a la boca del lactante a través de la lactancia.

Tratamiento: con tratamiento médico la enfermedad cura rápidamente. Para prevenirla se recomienda reducir la utilización de los antibióticos sólo a los casos estrictamente necesarios.

INFLAMACIÓN DE LAS GLÁNDULAS SALIVALES

Entre las enfermedades de las glándulas salivales la más frecuente es la inflamación de la parótida (parotiditis), que constituye una conocida enfermedad infantil (*véase* apartado «parotiditis», en el capítulo «Enfermedades infecciosas», página 536). La **parotiditis purulenta** de origen bacteriano es menos frecuente, pero tiene un curso grave.

Cálculos salivales

La higiene bucal previene la formación de cálculos salivales.

Sintomatología: con frecuencia no existen síntomas. Sin embargo, ocasionalmente el enfermo toma consciencia del trastorno debido a la aparición de tumefacción de la glándula salival o dolor, que aparece especialmente al comer y al producir saliva. Además, se produce un estasis de saliva en el conducto de salida de la glándula que provoca inflamación y formación de pus.

Patogenesia y etiología: formación de cálculos de carbonato cálcico como consecuencia de la alteración de la solubilidad de la saliva. No obstante, con frecuencia se debe a un impedimento del flujo de la saliva por cuerpos extraños introducidos en el canal de la glándula. El acodamiento del canal de salida de la glándula puede provocar una sintomatología similar.

Cuando existe una tumefacción prolongada de la parótida debe acudirse al médico, ya que puede existir un cáncer de la glándula.

Tratamiento: si el cálculo no se expulsa rápidamente de forma espontánea, es necesaria una extracción quirúrgica. Cuando existe una tumefacción prolongada, especialmente de la parótida, debe realizarse una exploración médica, ya que puede existir un cáncer de la glándula salival, por otra parte muy poco frecuente.

ENFERMEDADES DEL ESÓFAGO

Acalasia

La acalasia se debe con frecuencia a una debilidad congénita de la pared esofágica.

Sintomatología: trastornos de la deglución, dolor retroesternal, especialmente al comer, pirosis frecuente, regurgitaciones, sensación de plenitud.

Etiología: con frecuencia, debilidad congénita de la pared esofágica; síntoma secundario a estenosis esofágica espasmódica o cicatrizal (por ejemplo, por la acción de cáusticos) o por cáncer.

Tratamiento de la acalasia mediante una sonda de balón neumático.

Tratamiento: el tratamiento de una acalasia se concentra en la dilatación del esfínter esofágico inferior con dilatadores, generalmente con una sonda de balón neumático.

Estenosis esofágica

Sintomatología: sensación de presión o dolor durante la deglución, vómitos. En los estadios avanzados sólo puede tragarse comida semilíquida o líquida.

Etiología: estado cicatrizal secundario tras la acción caústica de álcalis o ácidos; estenosis congénita; cáncer de esófago; espasmo esofágico.

En la estenosis cicatrizal o espasmódica, el tratamiento de dilatación del esófago tiene perspectivas relativamente buenas de curación.

Tratamiento y pronóstico: dependen de la causa. Cuando se trata de una estenosis cicatrizal o espasmódica, el tratamiento de dilatación del esófago tiene perspectivas relativamente buenas de curación. El cáncer de esófago se ha de tratar precozmente mediante cirugía. La alimentación se ve facilitada por comidas pequeñas y frecuentes. Debe prestarse especial atención a la masticación y ensalivación de los alimentos.

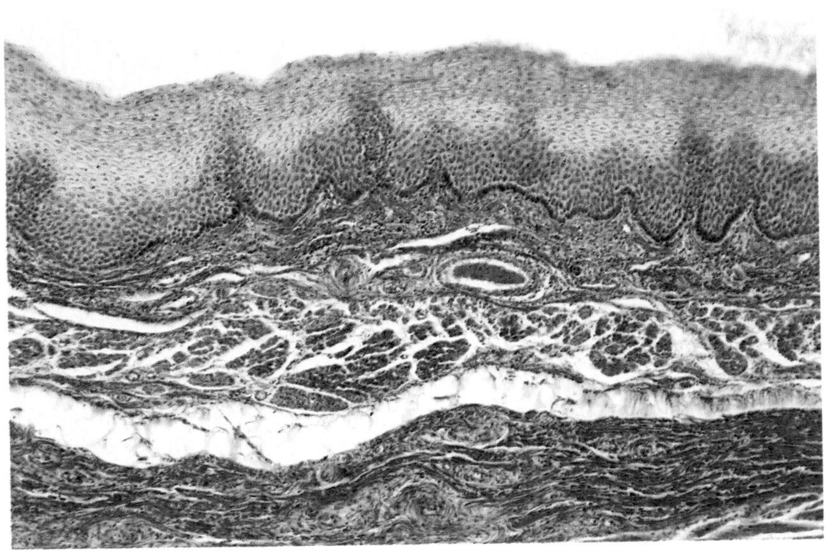

Muestra del tejido esofágico a aproximadamente 25 aumentos. En la zona azul se ven claramente las fibras musculares de la pared.

La dilatación localizada de la pared esofágica se desarrolla lenta pero continuamente. Debido a la entrada de los alimentos ingeridos, el divertículo se dilata progresivamente desde el interior.

Divertículo esofágico

Sintomatología: sensación de cuerpo extraño en el cuello, tos con espectoración mucosa. Da la sensación de que el primer mordisco queda atascado en el esófago, mientras que los siguientes se pueden tragar correctamente, o bien los primeros mordiscos se tragan bien, mientras que los siguientes parecen quedar atascados. Con frecuencia se producen vómitos o regurgitaciones de restos alimenticios medio descompuestos y de olor pútrido.

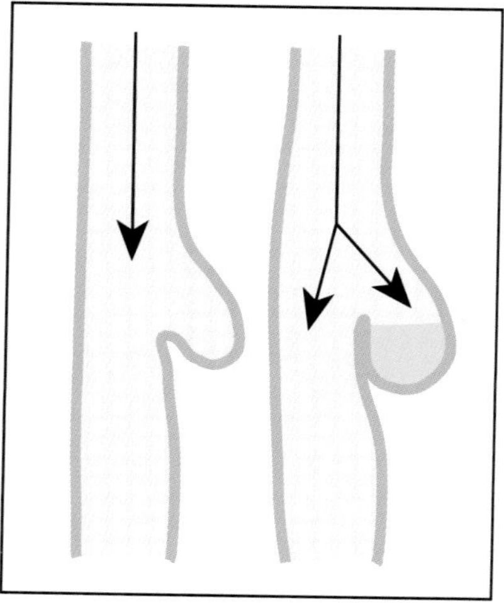

Divertículo de la pared esofágica. Las flechas indican la dirección del bolo alimenticio.

Etiología: se trata de la formación de divertículos patológicos en el esófago. La bolsa que se forma puede alcanzar diversos tamaños. Con frecuencia se llena con los alimentos deglutidos, lo que provoca sensación de presión y la posterior descomposición del contenido. La dilatación localizada de la pared esofágica se desarrolla lenta pero continuamente. Debido a la entrada de los alimentos ingeridos, el divertículo se dilata progresivamente desde el interior. Puede estar causado por una debilidad congénita localizada de la pared esofágica, así como por traumatismos e infecciones.

Tratamiento: extirpación quirúrgica del divertículo. Como preparación prequirúrgica se recomienda realizar una alimentación semilíquida rica en calorías. En ocasiones se facilita la deglución si el paciente adopta una posición de decúbito lateral.

Hernia de hiato

Herniación de una porción del estómago a través de una hendidura diafragmática en la cavidad torácica.

Sintomatología:

- Sensación de presión y de plenitud epigástrica.
- Dolor retroesternal, que con frecuencia irradia hacia el lado izquierdo de la caja torácica.
- En ocasiones reflujo esofágico (retroceso del jugo gástrico al esófago).
- Pirosis.
- En casos graves, disnea y dolores espasmódicos.

Etiología: hernia de una porción del estómago a través del diafragma en la cavidad torácica. Más frecuente en personas con sobrepeso y fumadores importantes. La hernia de hiato también puede ser congénita.

Repartir la ingesta diaria entre cuatro o seis comidas.

Tratamiento: reducción del sobrepeso, dejar de fumar. Para aliviar los síntomas, la ingesta diaria se ha de repartir en cuatro o seis comidas. No acostarse después de comer. Elevar la cabeza al dormir. El tratamiento farmacológico pretende conseguir una aceleración del vaciado gástrico.
En casos graves, es decir, cuando el reflujo esofágico es continuo, puede ser necesaria una intervención quirúrgica.

Carcinoma esofágico

Ante cualquier trastorno de la deglución debe excluirse la sospecha de un cáncer esofágico.

Sintomatología: dificultad de paso de los alimentos sólidos y sensación de cuerpo extraño, que al inicio es imperceptible. En los primeros estadios y con frecuencia también más adelante, no existe dolor. Al progresar la estenosis esofágica aparecen espasmos de esófago, sensación de plenitud y regurgitaciones de alimentos y mucosidad, unidos a un aliento dulce y pútrido. Según la localización del tumor puede aparecer también ronquera, afonía completa y tos severa.

Los principales factores de riesgo del cáncer de esófago son el abuso del alcohol y el tabaco.

Tratamiento: gracias a los grandes avances de la cirugía, en muchos de los casos detectados precozmente puede realizarse una intervención quirúrgica con buenos resultados. Si ésta no es posible, la sintomatología puede remitir mediante irradiación profunda.

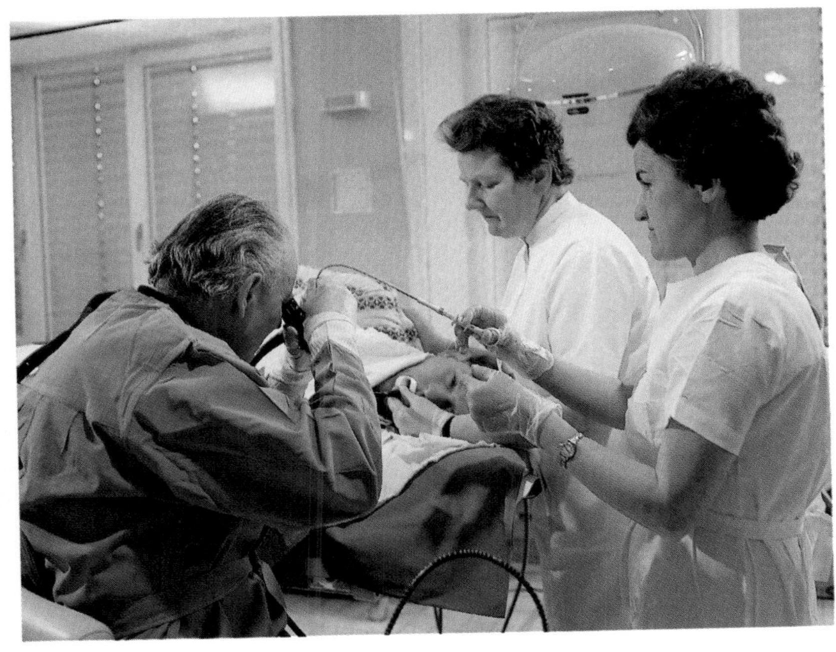

En la gastroscopia se introduce un fino tubo a través del esófago hasta el estómago.

Pirosis

Sintomatología: aparición de acidez sin naúseas; dolor quemante retroesternal; dolor al tragar; eructos. Generalmente los trastornos aparecen a intervalos regulares después de las comidas.

Patogenesia y etiología: reflujo del contenido ácido gástrico por cierre insuficiente del cardias.

Cuando existe pirosis se recomienda pasear un rato después de comer y elevar la parte superior del cuerpo al dormir.

Tratamiento: normalización del peso corporal cuando existe sobrepeso; evitar las ropas apretadas y el permanecer largo tiempo sentado. Alimentación pobre en grasas y proteínas, sobre todo por la noche. Evitar el alcohol y el tabaco. Medicamentos que contrarrestan la acidez y disminuyen la secreción ácida del estómago.

ESTÓMAGO Y DUODENO

Desgraciadamente, los síntomas de las enfermedades gástricas son de difícil detección, ya que son ambiguos.

Sintomatología: desgraciadamente, los síntomas de las enfermedades gástricas son de difícil detección, ya que son ambiguos. Muchas molestias gástricas consideradas como trastornos también pueden deberse a enfermedades de la vesícula biliar, del hígado, del páncreas y de otros órganos.
Los síntomas que con mayor seguridad se deben a una enfermedad gástrica son:

- **Relación temporal regular entre los trastornos epigástricos y la ingesta de alimentos.**
- **Pirosis.**

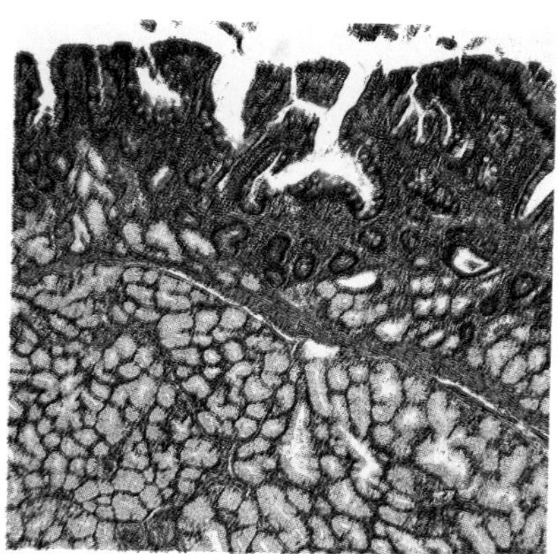

Tejido duodenal con las vellosidades intestinales características (en la parte superior de la imagen).

La totalidad de los siguientes síntomas gástricos tienen una gran importancia diagnóstica. Pueden, aunque no obligatoriamente, estar causados por una enfermedad gástrica. Son:

- **Anorexia.** Es un síntoma muy general, que se acostumbra a encontrar en multitud de enfermedades, no necesariamente gástricas (por ejemplo, enfermedades renales, enfermedades hepáticas, enfermedades infecciosas).
- **Sensación de plenitud y de presión en la zona gástrica, así como «dolor de barriga».** Este síntoma no sólo lo encontramos en la gastritis o en ocasiones en el carcinoma gástrico, sino que aparece frecuentemente en las enfermedades hepáticas, pancreáticas, vesiculares, cardíacas y del tracto intestinal.

Las náuseas y los vómitos no constituyen un signo seguro de enfermedad gástrica.

- **Náuseas y vómitos.** Estos síntomas pueden presentarse por una enfermedad gástrica, aunque también son frecuentes en enfermedades de la vesícula biliar, del páncreas, renales, neurológicas, así como durante el embarazo.

El vómito de sangre que proviene del estómago es de color negro marronáceo.

- **Hematemesis.** El vómito de sangre no siempre proviene del estómago. La sangre que entra en contacto con el ácido clorhídrico del estómago toma una coloración negra marronácea. Por ese motivo, el vómito de contenido gástrico hemático se denomina en posos de café. Si la sangre no proviene del estómago, sino que su origen se encuentra en el esófago, por ejemplo, por rotura de varices esofágicas, será de color rojo. El vómito de sangre que parece provenir del estómago también puede originarse en la parte posterior de la cavidad nasal o faríngea, así como en los pulmones. En este caso, generalmente se debe a que el paciente traga la sangre de la hemorragia y posteriormente la vomita.

La pirosis puede ser indicativa de la existencia de una hiperacidez de los jugos gástricos.

- **Pirosis y eructos ácidos.** Este síntoma aparece tanto en la hiperacidez del jugo gástrico como ante la falta de ácido clorhídrico en el jugo gástrico y la formación posterior de ácidos orgánicos debido a la fermentación.

- **Eructos frecuentes.** Aparecen con mayor frecuencia en personas nerviosas (por ejemplo, que tragan aire) que en las personas con enfermedades gástricas.

- **Hipo.** Se produce por la contracción espasmódica del diafragma y no constituye un síntoma típico de enfermedad gástrica. Ocasionalmente, cualquier persona sana puede tener hipo. Sin embargo, su aparición puede deberse a un proceso patológico que se desarrolla en las cercanías del diafragma o a un trastorno nervioso.

- **Flatulencia.**

- **Sequedad de boca.**

- **Escozor lingual.**

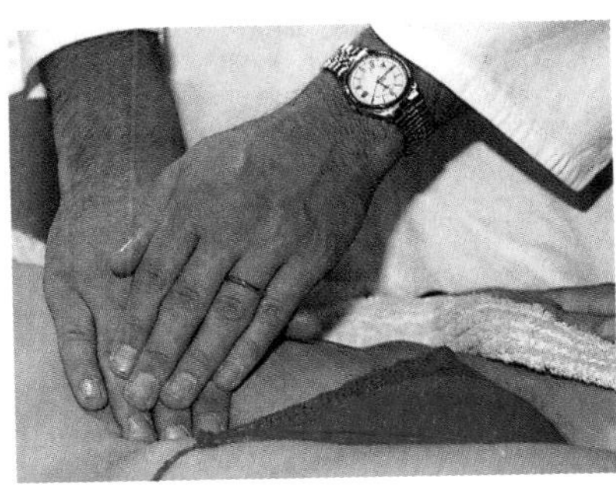

Mediante la palpación abdominal, el médico puede localizar los síntomas.

Patogenesia y etiología:

Hábitos de vida irregulares. En las personas con tendencia a los trastornos gástricos, conduce con frecuencia a la gastritis o a la úlcera gástrica o duodenal. El mantenimiento de un ritmo de vida normal es de gran importancia para una función gástrica normal. La continua irregularidad de las comidas actúa antes o después de forma nociva sobre la salud.

Crisis emocionales. Los cambios bruscos en la forma de vida, las pérdidas y las situaciones de miedo repercuten con frecuencia en el estómago. Asimismo ocurre con los problemas acuciantes e insolucionables en el ámbito laboral.

Comer rápidamente. Si a la irregularidad de los hábitos de vida y la sobrecarga emocional se une una falta de cultura en el comer, se favorecerá todavía más la aparición de enfermedades gástricas. Para conseguir una digestión sana, en realidad para el bienestar general de las personas, es imprescindible tomarse tiempo para las comidas. Los alimentos deben saborearse, masticarse y ensalivarse correctamente. Los alimentos demasiado calientes son tan nocivos como los demasiado fríos.

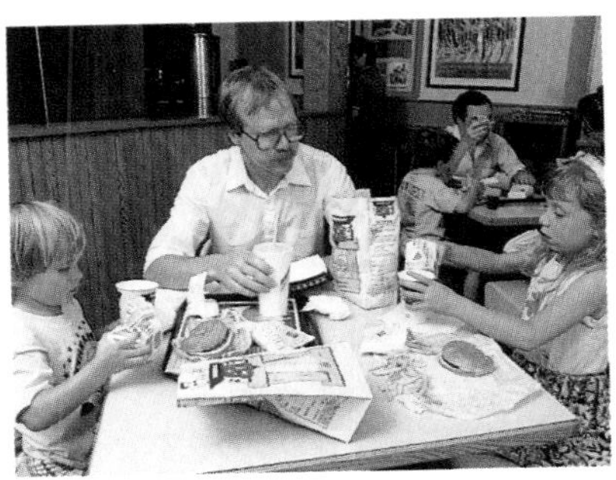

El comer precipitadamente puede contribuir a la aparición de graves enfermedades gástricas.

Comer demasiado. La dilatación y sobrecarga excesiva del estómago también pueden ser causa de una enfermedad gástrica.

El alcoholismo y el tabaquismo, especialmente con el estómago vacío.

Caries dental.

Tratamiento: cualquier medida eficaz para combatir las enfermedades gástricas empieza con la eliminación de todos los factores nocivos, es decir, con un cambio de los hábitos de vida. Todos los trastornos gástricos precisan tratamiento médico. Dependiendo de la causa desencadenante de la enfermedad, el médico aconsejará un determinado tratamiento. El tratamiento farmacológico es importante, pero los métodos psicoterapéuticos y en determinados casos la cirugía pueden constituir las formas terapéuticas adecuadas.

Cualquier medida eficaz para combatir las enfermedades gástricas comienza por la eliminación de todos los factores nocivos, es decir, con un cambio de los hábitos de vida.

Después de una comida copiosa es aconsejable hacer ayuno y en los días siguientes tomar sólo comidas ligeras. De esta manera se evita una sobrecarga del estómago.

Primeras medidas: toda sobrecarga del estómago, por ejemplo, por una comida demasiado copiosa, puede producir trastornos gástricos incluso en un persona sana. En este caso es aconsejable un ayuno temporal y comida ligera para los días siguientes.
Cuando existe pirosis y eructos frecuentes debe acudirse al médico. Como medida de emergencia es recomendable comer una rebanada de pan seco.
El hipo molesto puede desaparecer aplicando una compresa fría y húmeda en la parte anterior del tórax.

Gastritis

1. Gastritis aguda

Sintomatología:

- Sensación indeterminada y desagradable en la zona gástrica, que en ocasiones puede transformarse en dolor.
- Pérdida del apetito hasta aversión a la comida.
- Eructos, náuseas y vómitos.
- Lengua saburral.
- Según la gravedad, mayor o menor sensación de malestar general.
- Ocasionalmente, tendencia a la diarrea.
- Muy raramente ligero aumento de la temperatura.

Existen personas con un estómago «débil». Ante la excitación, la ira, la preocupación y otras situaciones estresantes reaccionan con la aparición de trastornos gástricos.

Patogenesia y etiología: se trata de una inflamación de la mucosa gástrica en forma de hipertrofia e irritación de los pliegues mucosos, que la mayoría de las veces se combina con un aumento de la producción de jugos y mucosidad gástrica.

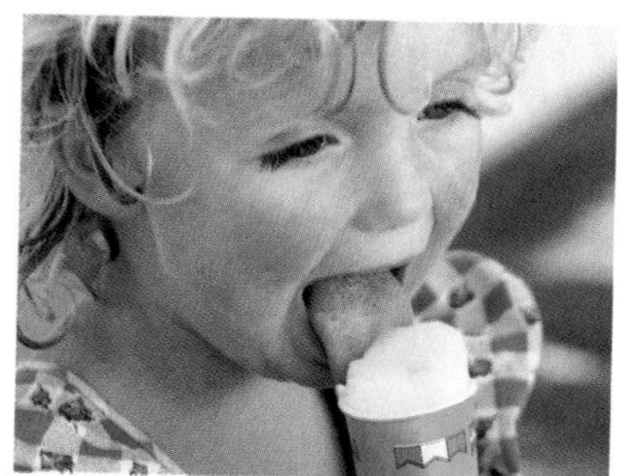

El comer helado en cantidad excesiva y demasiado rápido puede provocar una gastroenteritis aguda. Lo mismo ocurre con las bebidas heladas.

Etiología: abuso de alimentos y bebidas demasiado fríos, por ejemplo, tragar cantidades demasiado grandes de alimento de una sola vez o grandes cantidades de bebidas demasiado frías. Más raramente la gastritis puede estar provocada por alimentos o bebidas demasiado calientes.
Consumo excesivo de condimentos demasiado concentrados, especialmente con el estómago vacío. Sobre todo condimentos con un contenido demasiado concentrado de alcohol o azúcar (licores, dulces). Las sustancias alquitranadas que contiene el humo del tabaco se depositan en parte en la cavidad bucal y son deglutidas junto con la saliva. De esta manera se produce una irritación del estómago, sobre todo si está vacío o está predañado por el abuso de licores.
Algunos fármacos también provocan una irritación de la mucosa gástrica y de esta manera se pone en peligro la continuación de un tratamiento por otra parte necesario. Para prevenir este tipo de irritación de la mucosa gástrica se intenta evitar el contacto del fármaco con la mucosa gástrica. Cuando se trata de fármacos poco irritantes es suficiente con prescribir dicho medicamento después

de las comidas, de forma que al tomarlo el estómago esté lleno. A los fármacos muy irritantes se les añade una cobertura que sólo se disuelve una vez han llegado al intestino delgado, de forma que se evita completamente el contacto del fármaco con la mucosa gástrica.

Las bacterias lesionan la mucosa gástrica y la hacen sensible a los ácidos gástricos.

Del 80 al 90 % de los casos, la **inflamación crónica** de la mucosa gástrica está causada por el germen *Helicobacter pylori*. También puede causar una gastritis aguda. Mediante la acción de *Helicobacter*, la mucosa se hace sensible a los ácidos.

Como causas internas encontramos las enfermedades infecciosas (sarampión, escarlatina, hepatitis, etc.), enfermedades hepatobiliares, uremia, insuficiencia cardíaca, así como reacciones alérgicas.

Una gastritis aguda puede transformarse fácilmente en un trastorno crónico.

Tratamiento: es imprescindible la eliminación de la causa de la enfermedad. Debe seguirse durante unos pocos días con una alimentación suave y de fácil digestión, y la prohibición estricta de consumir alcohol o tabaco.

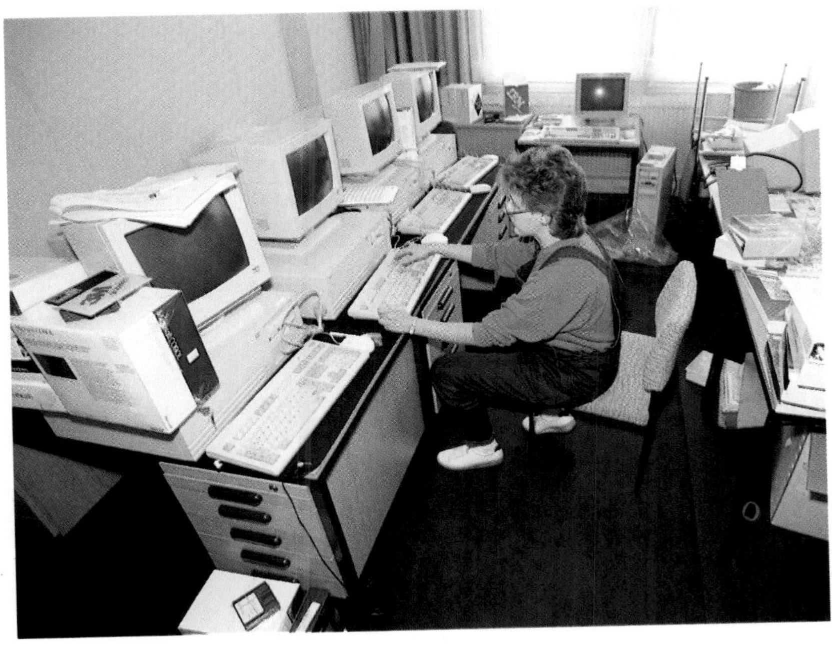

El trajín del puesto de trabajo y las comidas no casan bien. La persona que no quiere sufrir trastornos gástricos debe darse tiempo para saborear un corto pero tranquilo almuerzo.

2. Gastritis crónica

Sintomatología: como en la gastritis aguda. Su intensidad es variable. Períodos de trastornos intensos se siguen de períodos prácticamente asintomáticos. Con frecuencia aparece halitosis.

La variabilidad de los trastornos gástricos indica una cronificación de la gastritis, aunque también pueden estar causados por un proceso maligno. ¡Acudir inmediatamente al médico!

Etiología: además de los factores citados para la gastritis aguda (cuando éstos actúan prolongadamente sin eliminarlos), existen otras posibles causas: foco purulento en la cavidad bucal, nasal o faríngea (por ejemplo, caries dental, amigdalitis crónica purulenta, sinusitis purulenta o procesos similares); alcoholismo o tabaquismo crónico, intoxicaciones, déficit vitamínico (especialmente de las vitaminas del complejo B), enfermedades hepáticas y biliares, insuficien-

¡No tomar bicarbonato sódico como antiácido!
Este remedio doméstico antiguamente muy utilizado tiene muchos efectos secundarios, incluyendo efectos renales y sobre la presión arterial. En la farmacia existe un gran número de medicamentos contra la hiperacidez gástrica que no contienen sodio.

cia cardíaca crónica, trastornos de la producción del jugo gástrico (hiperacidez o déficit de ácido clorhídrico en el jugo gástrico), así como úlcera gástrica o duodenal.

Ciertamente, la gastritis crónica no pone en peligro la vida del enfermo, pero sí que es una enfermedad que limita de forma importante la capacidad de rendimiento del individuo. Una vez se ha instaurado una inflamación crónica de la mucosa gástrica, siempre existirá una tendencia a la recidiva a pesar de realizar un tratamiento adecuado.

Tratamiento: en este caso también es imprescindible eliminar la lesión original de base y evitar todas las situaciones anteriormente descritas, que favorecen el mantenimiento de la enfermedad gástrica. La regulación de los hábitos de vida y alimenticios es de gran importancia.
Tratamiento farmacológico: en el caso de la hiperacidez de la secreción gástrica se administrarán antiácidos o inhibidores de la secreción gástrica (atropina, preparados de belladona, H_2-bloqueantes); en el caso del déficit de ácido clorhídrico en la secreción gástrica deberán administrarse fármacos que contengan ácidos (por ejemplo, ácido clorhídrico rebajado o similares).
Si se detecta la presencia de *Helicobacter pylori*, el tratamiento consistirá en la combinación de sales de bismuto con antibióticos.

Cuando existen frecuentes trastornos gástricos se debería:

- *acudir al médico para esclarecer si existen causas orgánicas para ellos;*
- *evitar los alimentos que sientan mal;*
- *tomarse el tiempo suficiente para comer y para ir al lavabo;*
- *limitar el consumo de alcohol y tabaco;*
- *procurarse un modo de vida equilibrado, con poco estrés, mucho aire fresco y suficiente sueño.*

Trastornos gástricos de origen nervioso

El término popular de insuficiencia gástrica o trastornos gástricos de origen nervioso pretende hacer referencia a un estómago «sensible». Se refiere a la tendencia a la gastritis, incluso tras pequeñas transgresiones, como, por ejemplo, comidas abundantes, irregulares o precipitadas o por masticación insuficiente. Dado que generalmente se trata de personas con déficit de secreción ácida o hiperacidez de la secreción gástrica, este trastorno responde generalmente bien al tratamiento médico (administración regular de gotas o comprimidos).

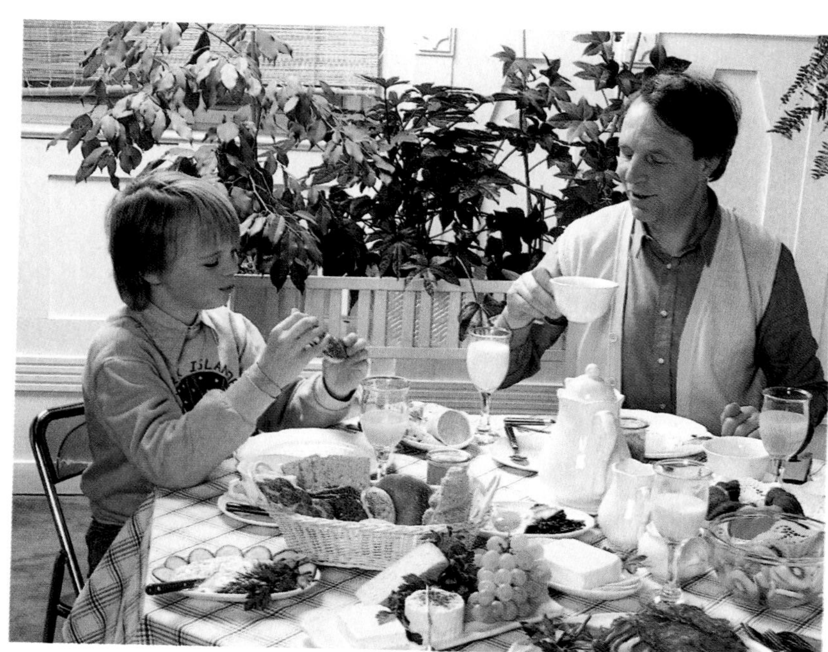

La persona que se toma el tiempo de desayunar tranquilamente en compañía de su familia ya hace mucho para evitar la aparición de trastornos gástricos de origen nervioso.

Úlcera gástrica o duodenal

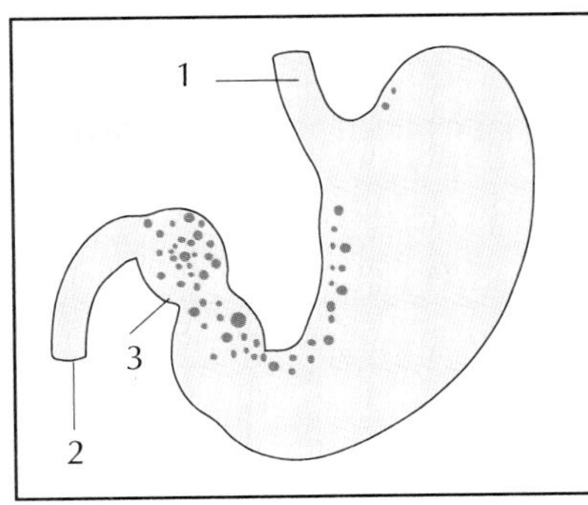

Principales localizaciones de las úlceras gástricas y duodenales (punteado). Esófago (1), duodeno (2), píloro (3).

Sintomatología:

- Dolor epigástrico que con frecuencia se irradia hacia el lado izquierdo. El dolor puede sentirse como sordo o taladrante, y con frecuencia está directamente relacionado con la ingesta de alimentos:

  como dolor de hambre, que aparece especialmente con el estómago vacío y es típico de la úlcera duodenal;

  como dolor posprandial, que aparece sobre todo directamente después de la ingesta y que es típico de la úlcera gástrica;

  como dolor tardío, que aparece más intensamente de una a tres horas después de la ingesta y que es más frecuente en las úlceras pilóricas o de la zona circundante.

- Sensación de plenitud, pirosis, eructos ácidos.
- Estreñimiento frecuente.
- Sin que exista una pérdida general del apetito, se produce una hipersensibilidad a determinados alimentos o una aversión hacia ellos. Frecuente sobre todo con aquellos alimentos que estimulan la secreción gástrica, es decir, «que hacen la boca agua» como los asados, los caldos de carne, los fritos, el alcohol concentrado, los vinos ácidos, el café negro, las especias picantes.
- Con frecuencia cara típica de sufrimiento con mejillas contraídas y arrugas profundas desde la nariz hasta las comisuras de los labios.

Toda úlcera gástrica debe ser sometida a una endoscopia con biopsia para descartar la existencia de un tumor maligno.

Patogenesia: se trata de defectos de la pared gástrica o duodenal que sólo afectan a la mucosa, pero que en los casos graves o crónicos pueden incluir las capas musculares más profundas o incluso el peritoneo que cubre el estómago y el duodeno.
Las úlceras se localizan en zonas típicas, usuales y determinadas bien en la pequeña curvatura gástrica o en la región pilórica, o bien en la porción inicial del duodeno.
Las personas jóvenes y de mediana edad están especialmente afectadas. En todos los países industrializados, la frecuencia de la enfermedad ulcerosa del estómago y el duodeno aumenta progresivamente. Con toda seguridad, la influencia del estilo de vida moderno, así como las sobrecargas físicas y emocionales, desempeñan un papel importante en la instauración de la enfermedad. Por otra parte, también son importantes las características individuales. Las personas sensibles y nerviosas, de constitución delgada, enferman con mayor frecuencia.
Se sospecha, aunque todavía no se ha demostrado, que ocasionalmente estas úlceras pueden consistir en una autodigestión patológica de la pared gástrica o duodenal provocada por las enzimas digestivas presentes en los jugos digestivos.

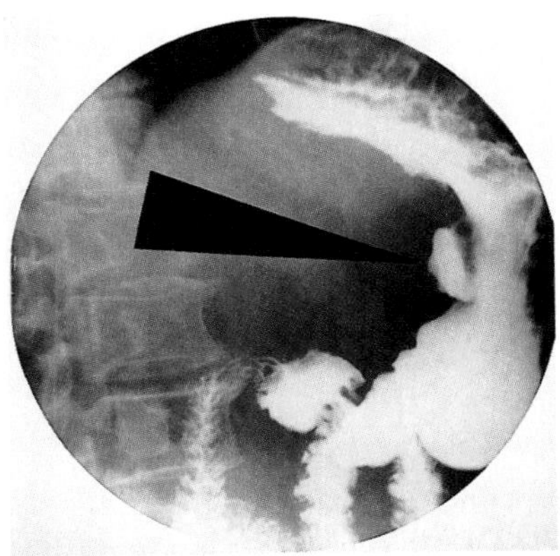

Radiografía del estómago con una gran úlcera (flecha).

Localización del dolor y zonas cutáneas reflejas en la úlcera gástrica y duodenal. En los trastornos gástricos, el dolor raramente se localiza en una estrecha zona circunscrita, sino que se siente en la zona coloreada en rosa mucho más amplia. El dolor puede tener un carácter sordo o más punzante, o incluso espasmódico.

En la úlcera duodenal el dolor se localiza generalmente en una zona mucho más circunscrita, con frecuencia algo a la derecha del ombligo (superficie roja). Las zonas cutáneas reflejas están representadas en amarillo.

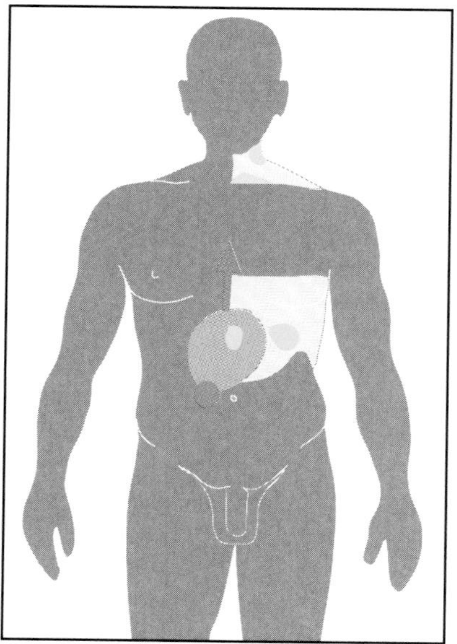

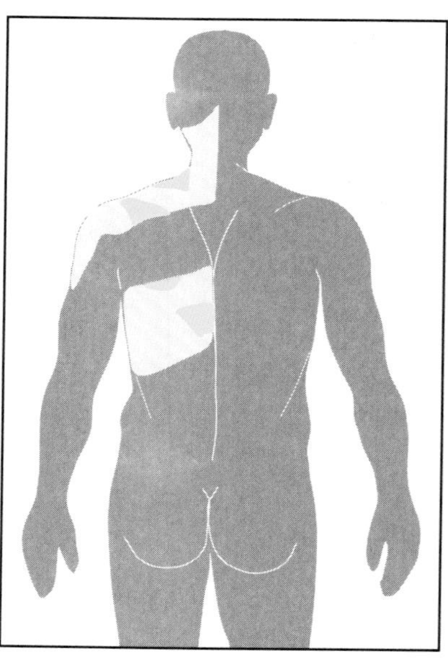

Las situaciones de estrés prolongado también pueden causar la aparición de una úlcera gástrica.

Etiología: existen múltiples factores, que generalmente actúan conjuntamente, responsables de la aparición de una úlcera. Éstos incluyen todas las causas de enfermedad gástrica citadas hasta ahora. Además pueden estar provocadas por intoxicaciones por los productos de degradación que pasan a la sangre a partir de una zona de lesión, en quemaduras cutáneas o congelaciones. Las situaciones de estrés intenso también pueden provocar la enfermedad.

Tratamiento: es importante realizar un cambio del estilo de vida: evitar las prisas, dejar de fumar, reducir de forma importante el consumo de alcohol. Se ha demostrado la eficacia de remedios caseros como infusiones de menta, melisa y manzanilla, así como de linaza y jugo de col blanca. Las cataplasmas húmedas calientes sobre el abdomen alivian los síntomas.
El tratamiento farmacológico se basa en la administración de antiácidos e inhibidores de la secreción ácida, así como fármacos que protegen la mucosa gástrica.

La intervención quirúrgica sólo es necesaria cuando se producen hemorragias importantes o cuando se produce la rotura de una úlcera.

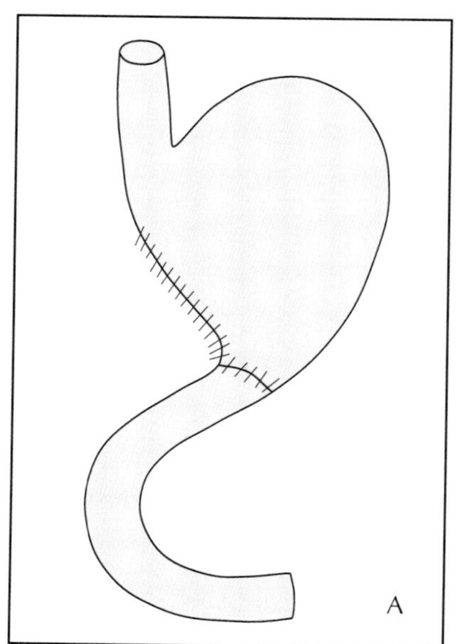

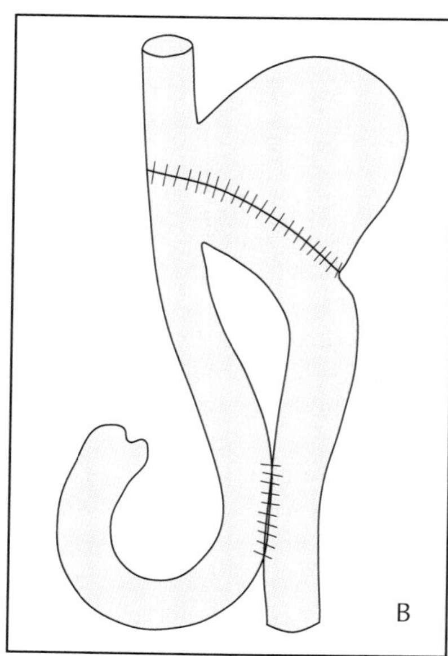

Alrededor de un tercio de todas las úlceras gástricas deben tratarse quirúrgicamente.
Las figuras muestran las variantes quirúrgicas de Billroth I (A) y Billroth II (B), que se utilizan dependiendo de la localización de la úlcera (*véase* figura, pág. 265).

Hemorragia gástrica

Cuando existe una hemorragia gástrica debe acudirse inmediatamente al médico.

Sintomatología:

- Debilidad física que se instaura rápidamente, con frecuencia acompañada de mareo, que puede desembocar en *shock.*
- Aceleración del pulso.
- Palidez cutánea de instauración rápida y progresiva.
- Ocasionalmente vómitos en posos de café.
- Uno o dos días después de la aparición de la hemorragia gástrica aparición de heces negras (melenas). (La sangre proveniente del estómago es transformada en él y en el intestino en productos de degradación que dan la coloración negra.)

Signos de advertencia:

- *náuseas,*
- *hematemesis,*
- *melenas.*

Etiología: la hemorragia gástrica se produce cuando, a causa de la necrosis tisular ulcerosa, se produce la rotura de un vaso sanguíneo. La hemorragia aparece con especial frecuencia en la úlcera gástrica aguda, es decir, en aquellos enfermos que hasta el momento no tenían conocimiento de la úlcera de estómago, ya que no les había provocado ningún trastorno.

Tratamiento: para evitar el peligro de hipovolemia, el enfermo debe ser tratado imprescindiblemente en el hospital. Ante una hemorragia gástrica se realizará inmediatamente una gastroscopia, con el fin de localizar el origen de la hemorragia y de controlarla a través del gastroscopio. Cuando la hemorragia es incontrolable se hace necesaria una transfusión sanguínea y el tratamiento quirúrgico. Además debe hacerse reposo absoluto en cama, ayuno y la posterior realización de una cura de la úlcera.

Cuando la pérdida de sangre es importante se instaura rápidamente un estado de shock, *que puede provocar la muerte. ¡Acudir rápidamente al hospital!*

Perforación gástrica

La perforación gástrica consiste en un proceso raro pero de curso rápido y peligroso.

Sintomatología:

- Aparición súbita de dolor epigástrico intenso; después de un período de latencia sin dolor de pocas horas, el dolor reaparece extendiéndose a todo el abdomen.
- Malestar general con contracción importante de la pared abdominal, palidez, aceleración del pulso que progresa hacia el *shock.*

Tratamiento: debe instaurarse tan pronto como sea posible. Es imprescindible el ingreso hospitalario y la cirugía de urgencia, ya que de otra manera el enfermo puede morir.
Además de la perforación de una úlcera conocemos también la llamada penetración. Se trata también de una alteración de la pared gástrica o duodenal. Sin embargo, en este caso la necrosis de la úlcera se produce tan lentamente

Es imprescindible el ingreso hospitalario y el tratamiento quirúrgico, ya que de otra manera el enfermo puede morir.

Las úlceras penetrantes son especialmente profundas y tienden a degenerar en un proceso maligno.

que da tiempo a que alrededor de la úlcera se forme una pared de protección de tejido inflamatorio que evita la verdadera rotura de la úlcera. Este tipo de úlceras penetrantes son especialmente profundas, cursan con trastornos gástricos importantes y no responden al tratamiento farmacológico o dietético. Además, este tipo de úlceras tiende a degenerar en un proceso maligno. En este caso la cirugía es el tratamiento de elección.

Estenosis pilórica

Sintomatología: según la gravedad, aparecen progresivamente los siguientes síntomas:

- Sensación de presión epigástrica.
- Eructos con náuseas y pirosis.
- Vómitos, sólo una o dos veces al día, con los que se expulsan grandes cantidades de contenido gástrico ácido, en ocasiones fermentado (con frecuencia con restos de los alimentos del día anterior).
- Pérdida progresiva de peso.
- Signos de deshidratación (piel seca que forma pliegues al pellizcarla).

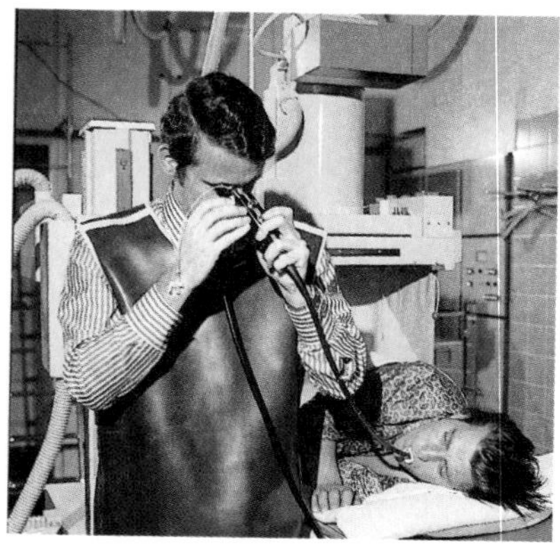

La gastroscopia con toma de muestra para biopsia es útil para determinar la localización y naturaleza de una úlcera gástrica.

Patogenesia y etiología: una úlcera en la salida del estómago o en las cercanías dificulta de forma importante el vaciado gástrico o incluso lo bloquea. Esto ocurre especialmente cuando, tras la curación de una úlcera, la cicatriz se retrae. Pero la estenosis pilórica también puede estar causada por una úlcera activa, úlceras benignas y malignas, así como por adherencias (por ejemplo, tras una operación de vesícula). Por otra parte, la estenosis pilórica provoca la dilatación progresiva del estómago.

Tratamiento: cirugía. Si no se trata la estenosis pilórica, debido a los continuos vómitos puede producirse una pérdida de cloro, posteriormente lesiones renales y uremia. Generalmente después de la cirugía el paciente queda asintomático.

Carcinoma gástrico

Con frecuencia la sintomatología es poco característica, y consiste en pérdida de apetito, aversión a la carne, así como en una clara pérdida de peso. En lo referente a los síntomas gástricos, éstos aparecen sólo en estadios avanzados. Junto con el tabaquismo y al alcoholismo, los alimentos ahumados y asados directamente sobre carbón vegetal pueden aumentar el riesgo de cáncer de estómago. La cirugía precoz alcanza buenos resultados.

Cuando existe una importante pérdida de peso con anorexia y aversión a la carne, existe la posibilidad de que nos encontremos ante un carcinoma gástrico. ¡Acudir al médico!

ENFERMEDADES DEL TRACTO INTESTINAL

Sintomatología general:

- Dolor abdominal, ruidos o borborigmos intestinales.
- Producción de gas intestinal aumentada con trastornos de la expulsión de las flatulencias.
- Diarrea o constipación, en ocasiones alternados.

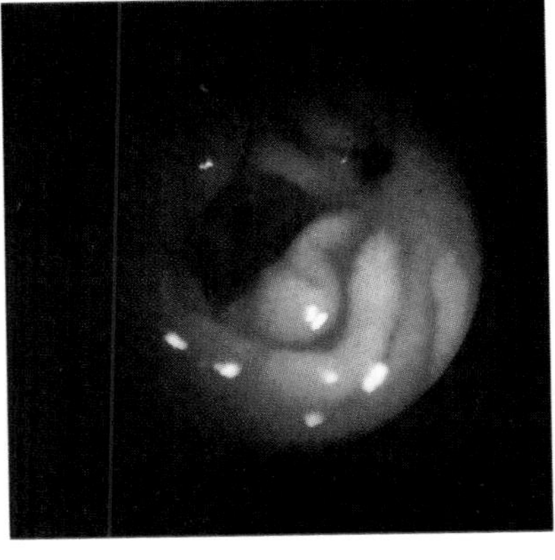

La endoscopia permite una exploración detallada de todo el tracto digestivo. En este caso se trata de una visión del duodeno.

Gastroenteritis

La sintomatología y la etiología de la gastroenteritis es tan variada y compleja que sólo podemos hacer una ligera aproximación a ellas.

Sintomatología:

- Dolor abdominal espasmódico intenso de aparición brusca.
- Diarrea —heces pastosas o líquidas y de olor pútrido; más adelante pierden ese olor y presentan características mucosas.
- Según la gravedad mayor o menor grado de malestar general.
- Lengua saburral, así como sed aumentada debida a la gran pérdida de líquidos provocada por la diarrea.
- Cuando el estómago toma parte aparecen los síntomas ya citados para la gastritis.
- Cuando existe compromiso del intestino grueso aparece sensibilidad a la presión en el lado izquierdo y derecho del abdomen, así como en el epigastrio.
- Cuando existe compromiso del recto con frecuencia aparece dolor intenso durante la defecación, sin que haya heces en el recto.
- Los continuos vómitos y diarreas pueden provocar una importante pérdida de líquidos y electrolitos, de forma que puede instaurarse un *shock* circulatorio o una insuficiencia renal.

Los continuos vómitos y diarreas pueden provocar una importante pérdida de líquidos y electrolitos, de forma que puede instaurarse un shock *circulatorio o una insuficiencia renal.*

Formas de la enteritis: generalmente, cuando se habla de esta enfermedad, se trata de una inflamación no ulcerada de la mucosa del intestino delgado, de aparición aguda.
Cuando se halla comprometida la mucosa gástrica, se habla de **gastroenteritis**. Si también existe inflamación de la mucosa del intestino grueso, el cuadro recibe el nombre de enterocolitis. Ambas formas son relativamente frecuentes en la edad adulta.

Detrás de cada diarrea puede existir una infección intestinal.

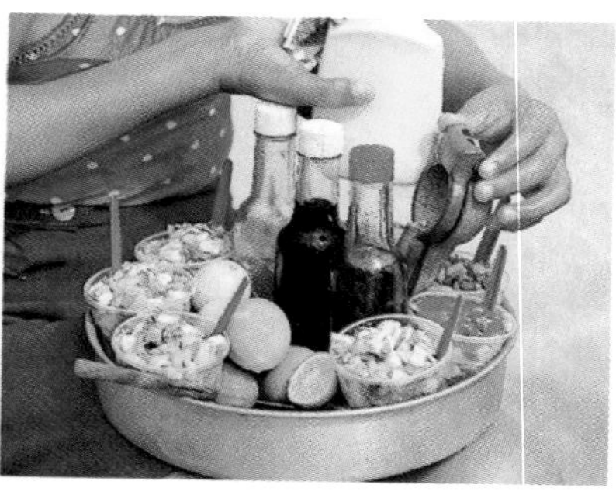

En los viajes al extranjero debería tenerse mucho cuidado al consumir alimentos crudos.

Etiología y patogenesia: se trata siempre de una irritación de la mucosa intestinal, que provoca su inflamación. Muchos laxantes son sustancias que irritan la mucosa intestinal. Provocan una ligera inflamación y de esta manera realizan su efecto laxante.
Dado que detrás de una enfermedad diarreica puede existir una grave y, sobre todo para el entorno del afectado, una peligrosa infección bacteriana (por ejemplo, salmonelosis, shigelosis, etc.), siempre es aconsejable una exploración médica, así como la realización de un análisis bacteriológico de las muestras de heces.

Causas principales:

- Infección intestinal (*véase* capítulo «Enfermedades infecciosas», pág. 524).
- Consumo de alimentos en mal estado. Especialmente frecuente en las estaciones cálidas. La enteritis puede estar producida por los productos de degradación de dichos alimentos o bien por las bacterias que en éstos proliferan.
- Alteraciones de la función gástrica, especialmente por el déficit de ácido clorhídrico en la secreción gástrica.
- Intoxicaciones (por ejemplo, alcohol, arsénico, plomo, mercurio, etc.).
- Mal uso de laxantes y otros medicamentos.
- Reacciones alérgicas.

En caso de diarrea debe cuidarse especialmente la reposición de líquidos. Si no hay náuseas y vómitos, puede utilizarse una solución glucosalina, mediante la mezcla de comprimidos o polvos en agua o infusión. Dichos comprimidos o polvos se venden en la farmacia.

Tratamiento: el tratamiento de la gastroenteritis aguda persigue tres objetivos: la restitución de líquidos y electrolitos, el control de los vómitos, la diarrea y el dolor y, sobre todo, la eliminación de la causa desencadenante.
Si no existen náuseas y vómitos, puede utilizarse una solución glucosalina (una cucharadita de sal, una cucharadita de soda y cuatro cucharaditas de glucosa disueltas en un litro de agua).
Sin embargo, cuando existen diarreas y vómitos intensos, la restitución de fluidos debe realizarse vía endovenosa. Además se utilizarán carbón animal, analgésicos y antiespasmódicos (por ejemplo, atropina), así como codeína o loperamida. En cuanto el paciente tolera los líquidos calientes, se reinstaura lentamente la dieta, con copos de avena cocidos y ligeramente salados, huevos cocidos y otros alimentos poco irritantes.

Infusión gastrointestinal calmante:

comino	*25 g*
flores de manzanilla	*25 g*
hojas de menta	*25 g*
raíz de valeriana	*25 g*

Una cucharada de la mezcla en una taza. Una taza de una a cuatro veces al día.

Colon irritable

Sintomatología: presión o dolor en la zona gástrica que en la mayoría de los casos presenta relación con las comidas y/o gran tensión psíquica.

Gran tendencia a presentar pirosis, eructos ácidos, sensación de plenitud, náuseas, anorexia y heces pastosas o líquidas. Alternancia de diarreas y constipación.

Etiología: comidas precipitadas, masticación incorrecta, comidas demasiado fuertes, demasiado copiosas, demasiado especiadas; alergias alimentarias, abuso de alcohol, café, tabaco; utilización frecuente de analgésicos, que lesionan la mucosa gástrica; estrés mantenido, situaciones conflictivas, psicosis y depresiones.

El **diagnóstico** del colon irritable es siempre un diagnóstico por exclusión. En primer lugar deben descartarse las causas orgánicas del trastorno (ecografía, exploraciones gastrointestinales, exploración de la vesícula biliar y del páncreas). Especialmente, el médico debe esclarecer lo más inmediatamente posible el diagnóstico cuando existe una alternancia continua de diarreas y constipación.

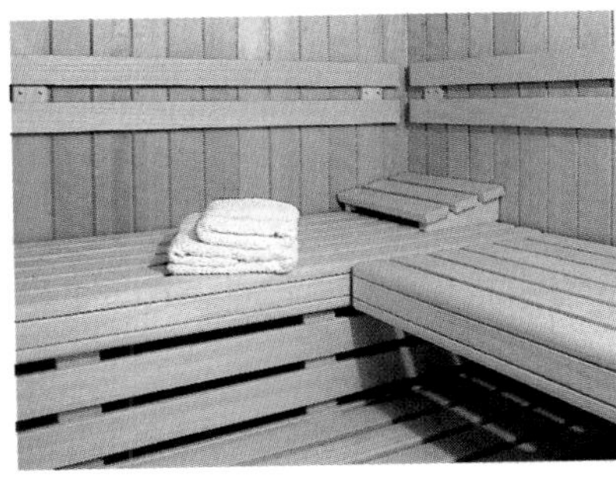

Las sesiones regulares y relajantes de sauna ayudan a prevenir los trastornos gástricos e intestinales de origen nervioso.

Tratamiento: psicoterapia, dieta (evitar los alimentos que la propia experiencia del enfermo demuestra que no tolera bien); no tomar alcohol, café, ni fumar, regularidad en las comidas. El médico debe decidir qué medicamentos deben utilizarse.

Medicina natural: gimnasia, deporte; ducha fría por la mañana (según Kneipp), masaje por cepillado, sauna, llevar una vida regular. También es importante una relación equilibrada entre el trabajo y el tiempo libre para evitar la sensación de estrés.

Celiaquía

Sintomatología: se trata de una de las enfermedades diarreicas crónicas infantiles más frecuente. Comienza durante los dos primeros años de vida tras la introducción de alimentos que contienen cereales; también puede aparecer más tarde, incluso en la edad adulta; en este caso recibe el nombre de esprue nostras. Junto con la pérdida del apetito y las náuseas, se producen diarreas y vómitos periódicos. Rápidamente se desarrollan los signos típicos de la celiaquía, como heces mucosas y grasientas, abdomen muy distendido y adelgazamiento. Las diarreas pueden llegar a ser masivas; en estos casos los niños pierden muchos líquidos y sales y pueden entrar en un estado similar al *shock*.

La celiaquía es una de las enfermedades diarreicas crónicas infantiles más frecuente.

Patogenesia y etiología: la enfermedad la desencadena el gluten, una proteína que se encuentra en la mayoría de los cereales. El arroz, el maíz y las patatas son alimentos que no contienen gluten. Probablemente, esta proteína de los cereales desencadena una reacción inmunológica, en la que se crean los denominados inmunocomplejos, que lesionan las células del intestino delgado. Como consecuencia desaparecen las vellosidades del intestino delgado, de forma que el enfermo no es capaz de captar las sustancias a partir de la alimentación.

La enfermedad la desencadena el gluten, una proteína que se encuentra en la mayoría de cereales.

Tratamiento: consecuentemente, deben eliminarse de la dieta los alimentos que contienen gluten (trigo, centeno, avena, cebada y sus derivados). El pan y productos de panadería deben elaborarse con harinas sin gluten, como la harina de maíz, de patata, de arroz o de soja. Al inicio del trastorno diarreico debe administrarse gran cantidad de líquidos, minerales y una dieta sin lactosa. Por otra parte, debe vigilarse el aporte de vitaminas, hierro y proteínas, cuando se limitan los alimentos grasos.

Para obtener más información sobre la enfermedad, así como sobre recetas y establecimientos de alimentos sin gluten diríjase a:
Asociación de Celíacos de Cataluña
Ronda Universitat, 21
08007 Barcelona (España)

Para obtener más información sobre enfermedades intestinales crónicas diríjase a:

Asociación de Enfermos de Crohn y Colitis Ulcerosa
Marató, 8-10
08003 Barcelona (España)

Colitis ulcerosa

Sintomatología:

- Tendencia diarreica de inicio solapado.
- Dolor abdominal (a la palpación son especialmente sensibles la parte izquierda y derecha del abdomen, así como la zona umbilical).
- Diarreas que aumentan progresivamente; primero las heces son fétidas, más adelante contienen mucosidad, pus y sangre.
- Defecación muy dolorosa, que no se alivia después de la deposición.
- Progresiva pérdida de peso, anemia y deshidratación.
- Ocasionalmente prurito anal intenso.

Tratamiento farmacológico:

Los corticosteroides sirven para disminuir la inflamación y alivian los síntomas agudos. Como tratamiento crónico se utilizan medicamentos con el principio activo mesosalacina (por ejemplo, Claversal®). El tratamiento es difícil y no está exento de efectos secundarios.

Patogenesia y etiología: se trata de una inflamación severa de la mucosa del intestino grueso, con formación de múltiples úlceras, que afecta principalmente a personas entre los 20 y los 50 años de edad y que generalmente tiene una evolución crónica.

La colitis ulcerosa es una enfermedad autoinmune del intestino grueso. Sus síntomas están fuertemente influidos por el psiquismo. Preocupaciones que se mantienen largo tiempo, dificultades laborales o de pareja parecen favorecer la aparición de esta enfermedad. Hasta el momento no se ha encontrado una causa única.

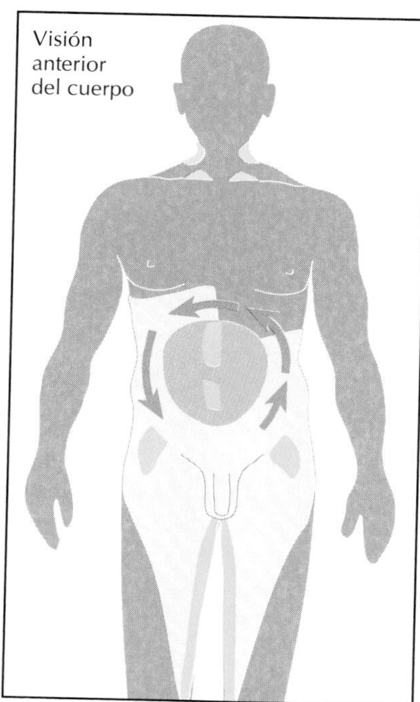

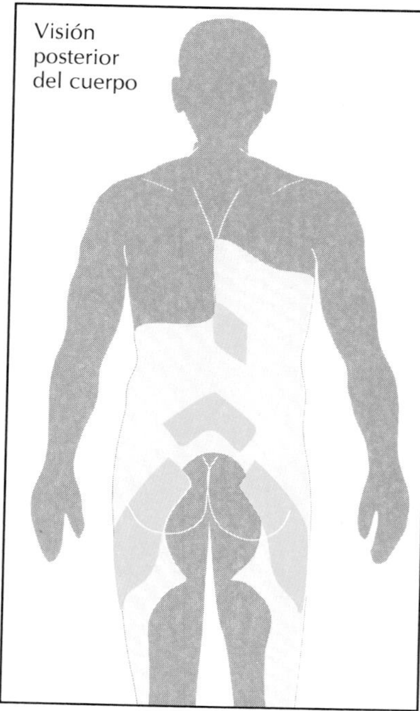

Localización del dolor en las enfermedades intestinales. Los síntomas del intestino delgado se concentran en la zona umbilical, los síntomas del intestino grueso también en las zonas límite del abdomen, tal y como muestran las flechas. Las zonas cutáneas sensibles al dolor están coloreadas de amarillo.

Tratamiento: el tratamiento se basa en una dieta pobre en proteínas y exenta de grasas, en cataplasmas calientes y tratamiento farmacológico regular. Se ha demostrado especialmente útil hacer simultáneamente una psicoterapia.
En casos muy graves puede realizarse una intervención quirúrgica para descargar temporalmente el intestino grueso. La intervención consiste en la construcción de un ano artificial en la fosa ilíaca derecha, con el objetivo de que el contenido intestinal sea eliminado del cuerpo justo al terminar el intestino delgado. De esta manera se desconecta completamente el intestino grueso. Después de unos meses puede cerrarse nuevamente el ano artificial, de forma que la digestión vuelva a seguir su camino normal. En los casos más graves se extirpa quirúrgicamente todo el intestino grueso.

Pronóstico: si el tratamiento es precoz, con frecuencia se consigue la curación completa. Pero aun entonces se mantiene una tendencia a crisis diarreicas ocasionales.

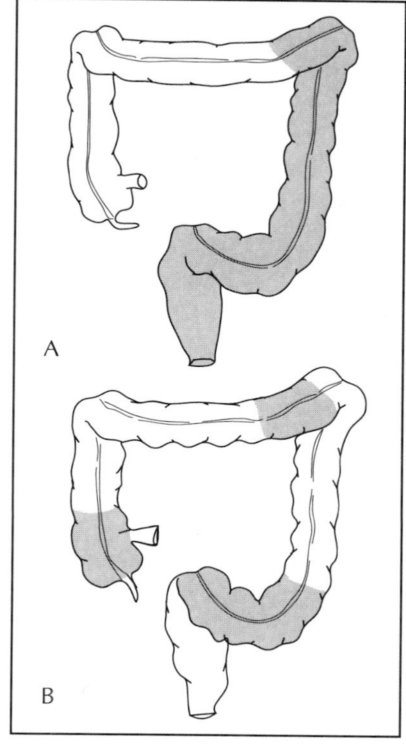

Principal extensión de la colitis ulcerosa (A) y de la enfermedad de Crohn (B) en el intestino grueso. Las zonas de extensión se han marcado en gris.

Enfermedad de Crohn

Sintomatología: dolor abdominal, diarrea ligera sin sangre, pérdida de peso, anemia. Los dolores opresivos o espasmódicos se limitan generalmente a la parte inferior del abdomen. Como complicaciones pueden aparecer dolor ocular, trastornos de la visión, dolores taladrantes al defecar, así como escozor al orinar.

Patogenesia: no se conoce la causa. Se ha detectado una mayor incidencia familiar. Es más frecuente alrededor de los 30 años.

Tratamiento y pronóstico: la estrategia terapéutica se asemeja a la de la colitis ulcerosa. El médico prescribe el tratamiento farmacológico, la dieta que hay que seguir, así como el tratamiento psicoterápico coadyuvante. En los casos graves es necesaria la cirugía.
Tras varios años de enfermedad, se ha observado un mayor riesgo de cáncer.

Tras varios años de evolución de la enfermedad de Crohn se ha observado un mayor riesgo de cáncer.

Carcinoma de colon

Sintomatología: por regla general, los síntomas son poco característicos y aparecen tardíamente, con frecuencia meses después del inicio de la enfermedad. La hemorragia intestinal puede constituir el primer síntoma. No obstante, en la mayoría de los casos existen sólo pérdidas inapreciables de sangre, pero que pueden llevar al desarrollo de una anemia. Más adelante, pueden aparecer síntomas de estenosis intestinal y de oclusión intestinal (*véanse* páginas siguientes).

Los trastornos digestivos inesperados que duran más de diez días pueden ser síntoma de un carcinoma de colon.

Etiología: alimentación pobre en fibra; contaminantes (nitrosamina, cadmio en los alimentos).

Una alimentación rica en grasas y pobre en fibra puede aumentar el riesgo de cáncer de colon.

Tratamiento y pronóstico: precisa siempre un tratamiento quirúrgico. El pronóstico es favorable, ya que el cáncer de colon presenta metástasis tardía.

Apendicitis

La apendicitis consiste en la inflamación del apéndice vermiforme del ciego.

1. Apendicitis aguda

Sintomatología:

- Disminución del apetito, que puede llegar a náuseas y vómitos.
- Aparición de intenso dolor abdominal. Al realizar una palpación abdominal, con frecuencia aparece sensibilidad a la presión en la región de la fosa ilíaca derecha. En ocasiones el dolor se siente especialmente cuando, después de presionar la pared abdominal, se suelta la mano que ejerce la presión de forma brusca.
- Contracción espasmódica de la musculatura abdominal.
- Retención de heces y de gases.
- Fiebre (alrededor de 38 °C axilares). Es típico de la apendicitis que al determinar la temperatura simultáneamente en el ano y en la axila exista una diferencia entre las dos de más de 1 °C.
- Lengua saburral.
- Cuando el enfermo está en decúbito mantiene la pierna derecha ligeramente flexionada a la altura de la cadera.

En los casos agudos, con diagnóstico médico claro, es preciso realizar lo más rápidamente posible una intervención quirúrgica, en el transcurso de la cual se extirpa el apéndice vermiforme.

Patogenesia: se trata de una enfermedad muy frecuente. Se produce una inflamación del apéndice vermiforme del ciego. Puede afectar a personas de todas las edades, desde niños hasta ancianos. En ocasiones la enfermedad es favorecida por la localización de coprolitos o por el anidamiento de lombrices en el apéndice vermiforme.

Etiología: básicamente, todavía desconocida. Se cree que el cierre del extremo abierto del apéndice por un acodamiento o por cuerpos extraños lleva al desarrollo de una infección, a partir de la que puede formarse un absceso.
En los niños, la apendicitis también puede estar provocada o favorecida por infecciones purulentas, por ejemplo, una amigdalitis.

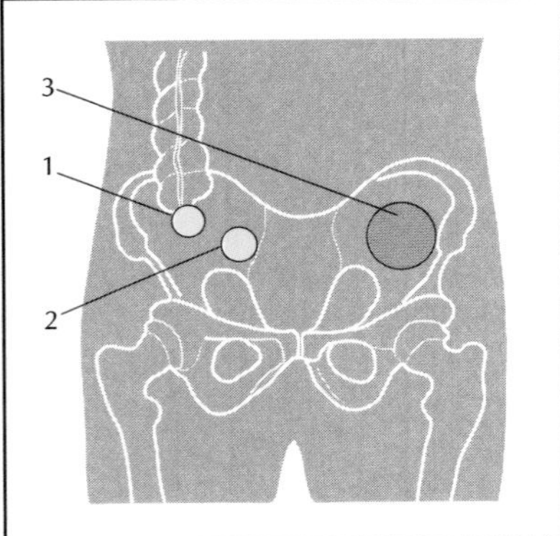

Visión anterior del ciego con el apéndice vermiforme. Generalmente, el dolor más intenso se localiza en la fosa ilíaca derecha (1). Sin embargo, en ocasiones éste se localiza algo más abajo y hacia el centro (2).
(3) Indica la zona en que con mayor frecuencia se produce el dolor al cesar bruscamente de ejercer presión.

Tratamiento y pronóstico: en los casos agudos, con un diagnóstico médico claro, es preciso realizar lo más rápidamente posible una intervención quirúrgica, en el transcurso de la cual se extirpa el apéndice vermiforme (apendicectomía). Con los avances médicos actuales la intervención no entraña ningún riesgo. Hemos de tener claro que si se retrasa la intervención quirúrgica, existe el peligro de que el apéndice se perfore. En este caso se desarrollará una peritonitis (*véase* pág. 278).
No obstante, debe tenerse en cuenta que una pequeña parte de las extirpaciones quirúrgicas del apéndice vermiforme se basan en un diagnóstico erróneo, ya que al abrir se descubre que no existe inflamación del apéndice. Sin embargo, el riesgo que entraña el no realizar la intervención cuando sí es necesaria es mucho mayor.

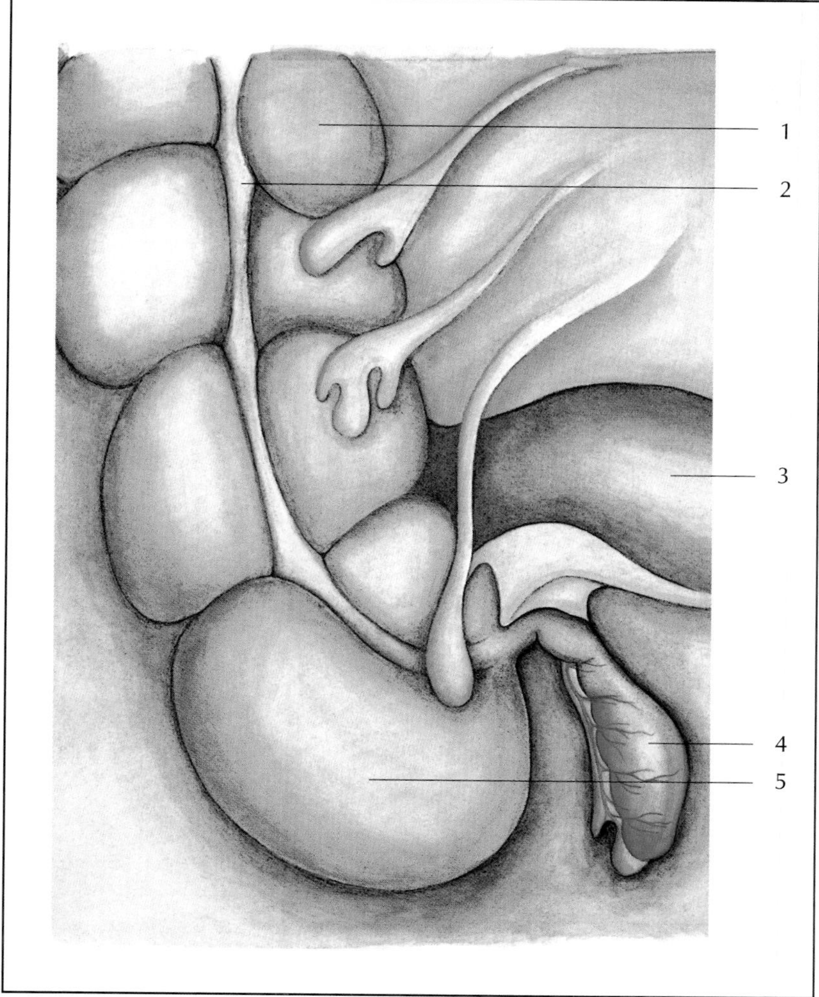

Ciego con desembocadura del intestino delgado y apéndice vermiforme. En este caso el apéndice está muy inflamado y edematoso. Colon ascendente (1), tenia libre del colon ascendente (2), intestino delgado (3), apéndice vermiforme inflamado (4), ciego (5).

En ocasiones la apendicitis presenta un curso solapado y crónico, que provoca durante meses síntomas de intensidad variable.

2. Apendicitis crónica

Mucho más raramente, la apendicitis se desarrolla en forma de enfermedad crónica, que durante meses provoca síntomas de intensidad variable antes de agudizarse, provocando la inflamación del apéndice del que tratamos en estas líneas.

La pérdida de apetito, con frecuencia también constipación y otros problemas digestivos, pueden indicar la existencia de una apendicitis crónica.

Sintomatología: postración física. Trastornos en la fosa ilíaca derecha, pérdida de apetito, con frecuencia también constipación y otros problemas digestivos.
Sólo una exploración médica minuciosa puede esclarecer el cuadro.

Tratamiento: en la apendicitis crónica la intervención quirúrgica en un período asintomático también es la única medida terapéutica efectiva. Antes de la operación no se puede comer ni beber. Tampoco deben tomarse laxantes o analgésicos.

La apendicitis crónica se interviene durante una fase asintomática de la enfermedad.

Cuando existen síntomas que hacen sospechar la existencia de una oclusión intestinal, debe acudirse inmediatamente al hospital. Si no se trata, la oclusión intestinal puede causar la muerte del enfermo.

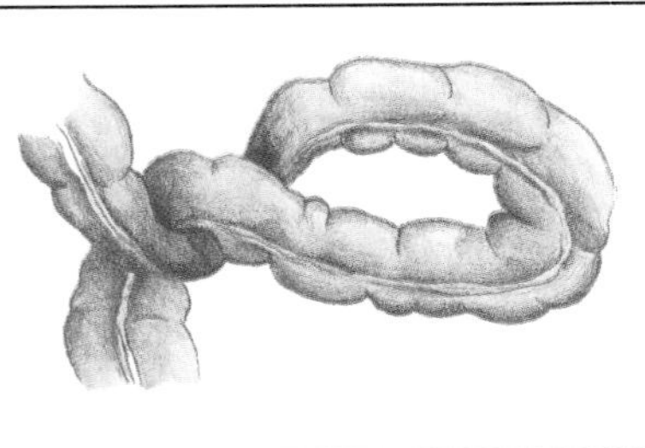

Torsión de un asa intestinal en el intestino grueso. Se bloquea completamente el paso del contenido intestinal.

Cuando existe una estenosis intestinal no debe realizarse una alimentación copiosa.

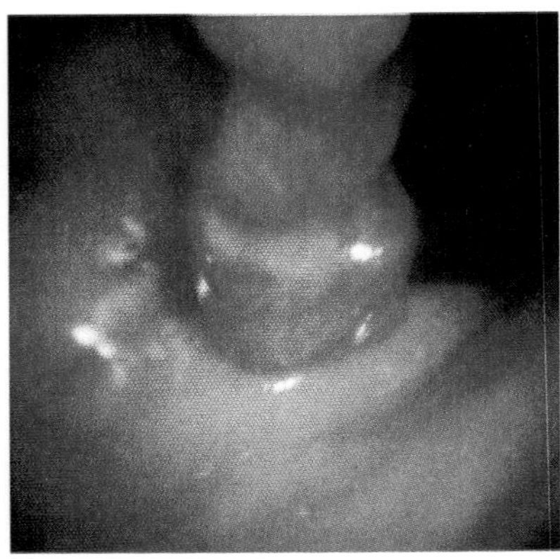

Fotografía de una endoscopia del intestino grueso. Se observa un pólipo, que se estudiará mediante biopsia.

Cuando existe una infección grave (neumonía, sepsis) puede producirse un íleo paralítico.

Estenosis intestinal y oclusión intestinal (íleo)

Sintomatología de la estenosis intestinal:

- Dolor abdominal y flatulencia.

Sintomatología de la oclusión intestinal:

- Dolor espasmódico abdominal intenso.
- Retención de heces y gases.
- Vómitos; con frecuencia el vómito tiene características fecales.
- Desarrollo rápido de un estado grave con palidez, aceleración del pulso, cara contraída, en ocasiones calambres en las pantorrillas.

Etiología de la oclusión intestinal: existen diversas causas de una oclusión intestinal. Con frecuencia se trata de una estrangulación de una hernia, de forma que una porción intestinal queda bloqueada en la pared abdominal.
Otras causas pueden ser: adherencias cicatrizales por cirugía abdominal antigua o por una peritonitis antigua; torsión de un asa intestinal (vólvulo); carcinoma intestinal; peritonitis y otras enfermedades intestinales inflamatorias como la colitis ulcerosa (pág. 272) o la enfermedad de Crohn (pág. 273). También puede estar causada por cálculos biliares y más raramente por un ovillo de ascárides.

Patogenesia: la estenosis intestinal es el estadio previo, relativamente benigno, de la oclusión intestinal completa, que sin embargo puede ser muy peligroso. Afortunadamente la enfermedad es muy poco frecuente.

Tratamiento y pronóstico: cuando existe una sintomatología que hace sospechar la existencia de una estenosis o incluso una oclusión intestinal, debe acudirse inmediatamente al hospital. Debido al peligro que representa para el paciente, la única medida terapéutica posible es la intervención quirúrgica.

Íleo paralítico

Sintomatología: gran distensión abdominal, sin que puedan expulsarse ni heces ni gases. Simultáneamente aparece un progresivo malestar general que puede desembocar en un colapso circulatorio. El íleo paralítico puede ser consecuencia de una oclusión intestinal antigua.

Patogenesia: al contrario que en el caso de la oclusión intestinal antes descrita, que sólo afecta a una porción del intestino, en el íleo paralítico se produce una parálisis de todo el intestino, de forma que el contenido intestinal no puede avanzar, por lo que se producen procesos de fermentación en el intestino. Debido a los productos de degradación que se forman en estos procesos, se produce una situación de intoxicación que pone en peligro la vida del enfermo.

Etiología: el íleo paralítico es siempre secundario o consecuencia de otras enfermedades abdominales. Se observa principalmente después de intervenciones quirúrgicas abdominales, en la peritonitis, así como en infecciones generales graves (neumonía purulenta, sepsis).

El íleo paralítico puede ser consecuencia de una oclusión intestinal previa.

Tratamiento: debe realizarse bajo ingreso hospitalario y debe dirigirse principalmente a la enfermedad de base. Además, se han de utilizar fármacos que estimulen la función de la musculatura intestinal. También puede ser útil aplicar calor sobre el abdomen para volver a poner en funcionamiento la función intestinal.

La aplicación de calor sobre el abdomen ayuda a reinstaurar la función intestinal.

Hemorragia intestinal

Siempre es un síntoma acompañante de las enfermedades intestinales antes mencionadas o de las que se incluyen en el capítulo «Enfermedades infecciosas» (*véase* pág. 514).

Sintomatología:

- Cuando la sangre proviene de las porciones intestinales superiores o bien del estómago o del esófago, las heces son de color negro. Se denominan melenas.
- Cuando la sangre se debe a hemorroides u otras enfermedades perianales, se distingue sobre la superficie de las heces. Las capas internas de las heces son normales.

Cuando la sangre proviene de las porciones intestinales superiores o bien del estómago o del esófago, las heces son de color negro.

Tratamiento: cuando se sospecha una hemorragia intestinal se debe acudir inmediatamente al médico. Él diagnosticará la enfermedad de base y aplicará las medidas terapéuticas necesarias.

Cuando se sospecha una hemorragia intestinal se debe acudir inmediatamente al médico.

Hernias

Hernia inguinal, hernia crural, hernia umbilical, hidrocele

Sintomatología de la hernia inguinal y de la hernia crural: aparición ocasional o constante de un bulto en la zona inguinal. Aumenta de tamaño al toser o al ejercer presión. Si la hernia se estrangula aparece dolor intenso en ella y, rápidamente, todos los síntomas antes descritos de la oclusión intestinal mecánica.

Sintomatología de la hernia umbilical: los mismos que en la hernia inguinal pero en la región umbilical.

Sintomatología del hidrocele: el saco testicular aumenta de tamaño. Se produce una acumulación de líquido entre las envolturas que rodean el testículo.

Cuando una hernia se estrangula aparece un dolor intenso en la zona de la hernia. Rápidamente aparece toda la sintomatología típica de una oclusión intestinal.

Las hernias se forman en zonas típicas, en realidad allí donde los vasos sanguíneos u otros tractos orgánicos salen de la cavidad abdominal a través de su pared. Estos lugares se encuentran sobre todo en la zona inguinal y umbilical.

Patogenesia de las hernias: en ciertas circunstancias la pared de la cavidad abdominal cede. A través de la abertura formada, el peritoneo, generalmente junto con parte de los intestinos, se hernia. Si más adelante los tejidos que forman la hernia quedan estrangulados en la abertura de la pared abdominal, puede desarrollarse un peligroso proceso. Las hernias se forman en zonas típicas, en realidad allí donde los vasos sanguíneos u otros tractos orgánicos salen de la cavidad abdominal a través de su pared. Estos lugares se encuentran sobre todo en la zona inguinal y umbilical. Menos frecuentemente se forma una hernia en el lugar donde el esófago atraviesa el diafragma. Finalmente, existen también las hernias cicatrizales, que aparecen tras una mala cicatrización de una cirugía abdominal. La hernia umbilical aparece principalmente en niños. La hernia inguinal es la más frecuente entre todos los tipos de hernia.

Etiología: las hernias se producen sobre todo en personas de edad avanzada, cuando cede la tensión de los tejidos. El tejido también puede relajarse tanto después de levantar un peso con rapidez, que en la zona comprometida puede producirse una hernia. De esta forma se entiende que en los prematuros y en los niños, después de una enfermedad que ha provocado un adelgazamiento rápido, pueda aparecer súbitamente una hernia. Estas hernias, debido a su tendencia a estrangularse, son generalmente más peligrosas que las hernias de los adultos.

Cuando la hernia se estrangula puede intentarse la reinserción del saco herniario en la cavidad abdominal. Sin embargo, esto debe realizarse precozmente (en una o dos horas después de la estrangulación).

Tratamiento: cuando la hernia se estrangula, puede intentarse la reinserción del saco herniario en la cavidad abdominal. Sin embargo, esto se debe realizarse precozmente (entre una o dos horas después de la estrangulación, es decir, antes de que la presión haya producido lesiones en el intestino). Esta reinserción la ha de realizar el médico y se facilita si se coloca al enfermo en un baño caliente para conseguir una relajación completa. Si es posible, debe realizarse la intervención quirúrgica de la hernia. El procedimiento no presenta prácticamente riesgos. Cuando la hernia no es operable, debe utilizarse un braguero bien adaptado. Sin embargo, los bragueros están cayendo en desuso debido a su eficacia insuficiente. El hidrocele precisa tratamiento quirúrgico.

Peritonitis

Un dolor abdominal progresivo muy intenso con la pared abdominal dura y contraída indica la existencia de una peritonitis.

Sintomatología: dolor abdominal progresivo muy intenso; la pared abdominal está dura y contraída. Sensación de enfermedad grave, con palidez, sudor; retención de heces y gases, vómitos, fiebre y aceleración del pulso.

Patogenesia y etiología: se conocen varias formas: la peritonitis purulenta, que se produce tras la rotura de un proceso inflamatorio en la zona gastrointestinal (apendicitis, inflamación de la vesícula biliar, úlcera gástrica o intestinal), así como una peritonitis que se desarrolla como consecuencia de una enfermedad sistémica, generalmente una infección.

En la peritonitis purulenta es imprescindible acudir inmediatamente al médico.

Tratamiento y pronóstico: en el caso de la peritonitis purulenta se trata de un proceso grave de instauración aguda. ¡Acuda inmediatamente al hospital! Si no se aplica rápidamente tratamiento quirúrgico, en la mayoría de los casos el paciente muere.

Enteroptosis, gastroptosis

La enteroptosis no provoca nunca sintomatología.

Sintomatología: generalmente ningún síntoma, o bien síntomas leves que pueden manifestarse en forma de dolor de espalda, presión gástrica o como constipación.

Patogenesia: se trata de un descenso o desplazamiento inferior del intestino en la cavidad abdominal (enteroptosis); en el caso de la gastroptosis, desplazamiento del estómago hacia abajo.

Etiología: con frecuencia causas hereditarias, especialmente en personas de constitución fibrosa y delgada. En las mujeres puede producirse una relajación de la pared abdominal después de varios embarazos.

En las mujeres puede producirse una relajación de la pared abdominal después de varios embarazos.

Tratamiento: se basa en un reforzamiento de la pared abdominal mediante ejercicios de gimnasia y natación, así como, en caso necesario, la colocación de una faja abdominal bien adaptada.

Constipación

Sólo debe hablarse de constipación cuando la falta de deposiciones es de varios días.

Sintomatología: retención de las heces durante un período de tiempo de más de tres días. Las heces son duras y secas, su expulsión es difícil y con frecuencia dolorosa. Generalmente queda la sensación de no haber vaciado completamente los intestinos.

Patogenesia: muchas personas sufren constipación. Generalmente se trata de un trastorno leve, que el afectado exagera ligeramente. La defecación diaria no debe ser la regla; se considera como normal tres deposiciones a la semana. Sólo cuando estos intervalos se sobrepasan regularmente debería hablarse de una constipación crónica.

Etiología: la primera causa es una dieta pobre en fibra, tal y como hoy en día es habitual en muchos países industrializados. También son factores desencadenantes el aporte insuficiente de líquidos, la falta de ejercicio e ignorar frecuentemente la necesidad de ir al lavabo. La debilidad de la musculatura abdominal y del suelo de la pelvis también pueden favorecer la aparición de una constipación aguda, sobre todo en personas mayores y durante el embarazo. Enfermedades intestinales como el colon irritable, la estenosis intestinal, las hemorroides o un carcinoma de colon también pueden ser causa de este trastorno.

Tratamiento: la dieta rica en fibra (pan integral, fruta fresca y verduras), los zumos de fruta y de verduras, así como el ejercicio físico regular estimulan la función intestinal. A ser posible se deberían evitar los laxantes, ya que a la larga lesionan la musculatura intestinal. En la constipación crónica o cuando se producen cambios bruscos del ritmo deposicional debe acudirse inmediatamente al médico, para descartar la existencia de enfermedades más graves.

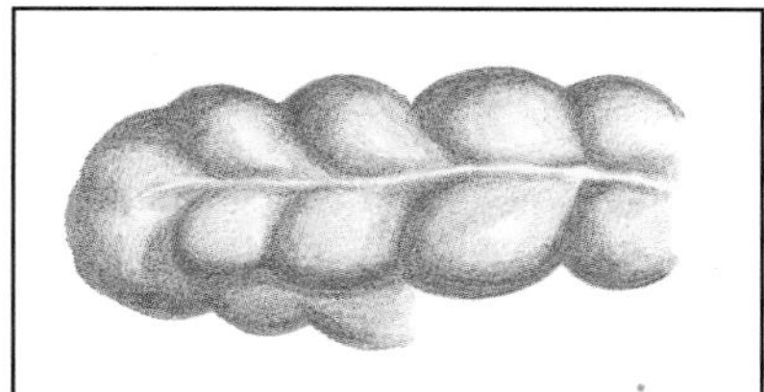

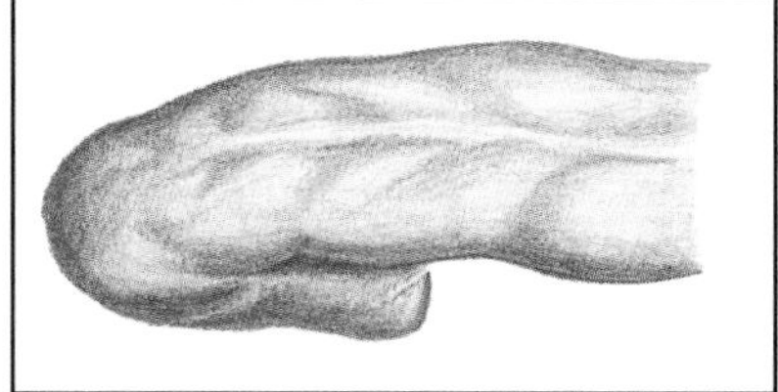

Cuando la constipación se produce por espasmos intestinales, el intestino está claramente estrechado (superior). Cuando la constipación se debe a una relajación intestinal, el intestino está distendido (inferior).

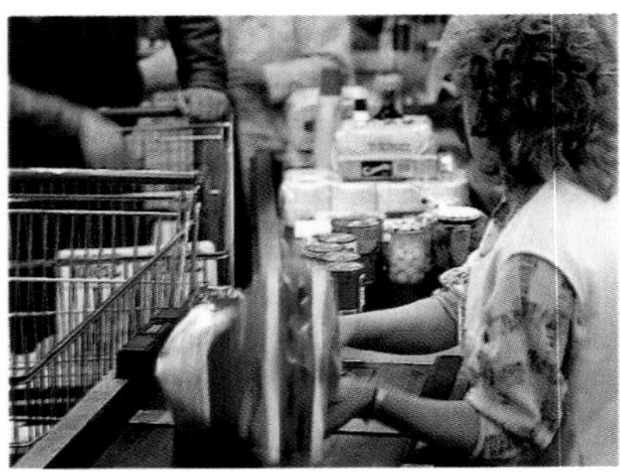

Las actividades sedentarias y la falta de ejercicio favorecen la inactividad intestinal.

Inactividad intestinal

No se trata de una enfermedad de inmediata gravedad, aunque es muy molesta e influye sobre la capacidad de rendimiento y de disfrutar de la vida, especialmente cuando algunas personas la sufren durante toda su vida, lo que no es raro.

Causas principales:

- Características físicas heredadas, que se manifiestan en una cierta inactividad intestinal. Si las personas con esta constitución se someten a los factores favorecedores de la constipación, la inactividad intestinal se desarrollará antes y de forma más persistente.

- Alimentación desequilibrada. Actualmente, muchas personas prefieren alimentos refinados, es decir, que contengan muy poca fibra. Esto es nocivo para la función digestiva. El contenido intestinal es empujado hacia delante mediante contracciones rítmicas en forma de onda del intestino. Este movimiento, importante para la digestión, sólo se produce cuando el intestino se distiende ligeramente debido a un cierto volumen del contenido.
Nuevamente, esto sólo ocurre cuando la dieta tiene suficiente cantidad de fibra (por ejemplo, celulosa), que el cuerpo no aprovecha, y que asegura el volumen intestinal necesario.

El aporte suficiente de líquidos favorece la digestión.

- Falta de ejercicio físico: las personas que realizan una actividad principalmente sedentaria y que fuera de ella tampoco dan ni dos pasos, sino que sólo se desplazan en automóvil, están especialmente predispuestos. Sin el suficiente ejercicio físico se produce una inactividad intestinal.

- Sobrepeso.

La alimentación rica en fibra estimula la actividad intestinal.

- Factores emocionales: las sobrecargas psíquicas, las preocupaciones y el miedo favorecen con frecuencia la inactividad intestinal.

- El temor (inconsciente) al dolor durante la defecación (por ejemplo, cuando existen hemorroides o fisuras anales) también provocan constipación.

- Asimismo, durante el embarazo también existe una tendencia a la inactividad intestinal.

Tratamiento: en todo caso se debe intentar contrarrestar el trastorno con medidas naturales, sin la utilización frecuente o incluso constante de laxantes. En primer lugar debe instaurarse una dieta equilibrada y rica en fibra. La alimentación debe constar de cantidades importantes de pan integral, pan de centeno, verduras, ensaladas y fruta.
El consumo de frutos secos, como las ciruelas pasas, favorece de forma importante el proceso de la digestión. Por otra parte se ha de procurar hacer el suficiente ejercicio físico en forma de paseos, trabajo en el jardín o deporte. También puede ser útil el tomar un vaso de zumo de fruta con dos cucharaditas de glucosa en ayunas.

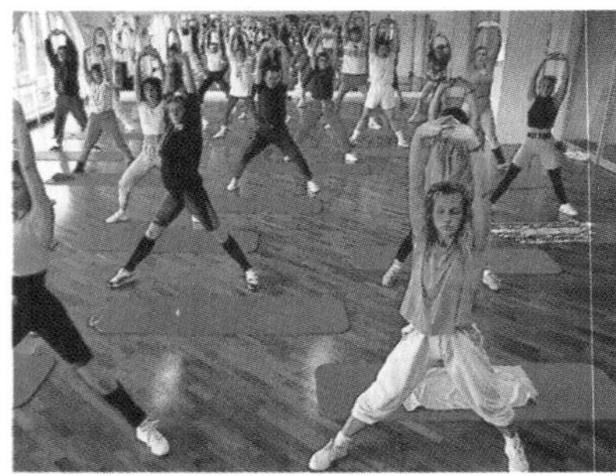

El ejercicio mantiene la actividad intestinal.

También es de especial importancia la autoeducación para regular el ritmo deposicional. Si uno se ha acostumbrado a ir regularmente cada mañana al lavabo, en la mayoría de los casos el organismo se acostumbra a ese ritmo.

Medidas adicionales en la constipación pertinaz: si mediante las medidas anteriormente mencionadas no se consigue solucionar la inactividad intestinal severa, deberán realizarse ejercicios fisioterapéuticos (por ejemplo, masaje del tejido conectivo). Además, de vez en cuando puede tomarse un baño intestinal de Suda. Sin embargo, debe tenerse en cuenta que su utilización frecuente y excesiva puede provocar importantes lesiones en las porciones inferiores del intestino.

Laxantes: en casos graves, a pesar de todos los esfuerzos no se puede evitar la utilización de laxantes suaves. En este contexto entran en juego los llamados laxantes salinos. Estas aguas salinas actúan a través de sus sales. El organismo no las capta, sino que permanecen en el intestino, donde captan el agua, ejerciendo de esta forma su efecto laxante. Con estas sustancias no existe el peligro de que se presente una habituación, tal y como ocurre en el caso de otros laxantes.

Mezcla laxante suave:

frutos del sen	*30 g*
hojas de menta	*20 g*
flores de manzanilla	*10 g*
hinojo	*10 g*

Una cucharadita copada en una taza. Colar después de diez minutos. Una taza por la mañana y otra por la noche.

¡No utilizar durante el embarazo o la lactancia!

Flatulencia

Durante el proceso de la digestión se produce siempre una cierta cantidad de gas. Así, todo estómago sano contiene algo de aire. Los gases formados en el sistema digestivo normal no son nocivos, ya que la mayor parte son absorbidos por el organismo a través de la pared abdominal. De esta manera, el aire que no se expulsa a través del ano desaparece del intestino de manera natural.
Sin embargo, esta producción natural de gas puede alcanzar cotas muy elevadas en un gran número de enfermedades. Todos los trastornos de la función digestiva normal, provocados por enfermedades del estómago, del intestino, del hígado, de la vesícula biliar o del páncreas, favorecen los procesos de fermentación del contenido intestinal, lo que tiene como consecuencia el aumento de la producción de gas. El estasis sanguíneo como consecuencia de una insuficiencia cardíaca, así como la deglución patológica de aire de las personas nerviosas, provoca la aparición de flatulencia. Finalmente, el tipo de alimentación que se ingiere es importante para el grado de producción de gases.
Con frecuencia, la flatulencia también puede ser un síntoma acompañante de trastornos digestivos nerviosos (funcionales) que aparecen en situaciones de estrés psíquico. Muchas personas reaccionan entonces con sensación de plenitud, alternancia de constipación y diarrea y flatulencia en estas situaciones de sobrecarga.
Cuando se tiene una acentuada tendencia a la flatulencia se han de tener en cuenta una serie de consejos o advertencias de gran utilidad para su eliminación, parcial o total: hay que evitar los alimentos que favorecen especialmente la producción de gas. Se trata sobre todo de la cebolla, las legumbres y los distintos tipos de col. El masticar correctamente y el ensalivar bien los alimentos también limita la producción de gases. En las personas de edad avanzada, puede tratarse este trastorno mediante la administración de enzimas digestivas (deben tomarse durante las comidas). También es útil la infusión de manzanilla y el carbón animal.

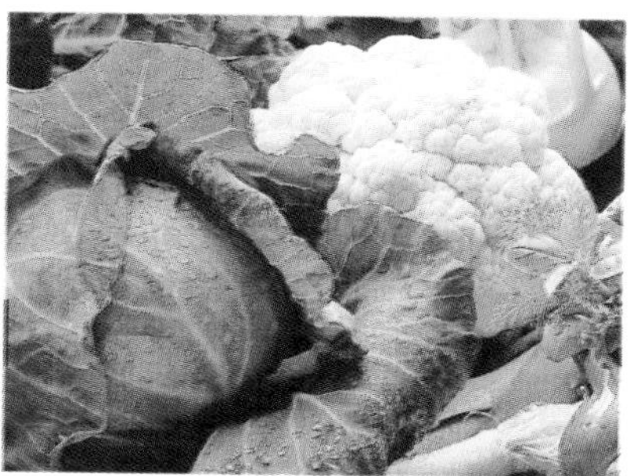

Las personas que tienden a presentar flatulencia deberían consumir sólo ocasionalmente legumbres, cebolla o col.

El masticar correctamente y el ensalivar bien los alimentos también limita la producción de gases.

ENFERMEDADES DEL RECTO Y EL ANO

Escozor y prurito y ocasionalmente humedad en la región anal pueden ser síntomas de una proctitis.

Proctitis

Sintomatología:

- Defecación más frecuente y dolorosa, con evacuación de sólo pequeñas cantidades de heces, con frecuencia cubiertas de moco, pus o sangre.
- Escozor y prurito; ocasionalmente humedad en la región anal.
- Con frecuencia aparece simultáneamente con las hemorroides.

La proctitis aparece con frecuencia como consecuencia de una inflamación del intestino grueso, como, por ejemplo, la colitis ulcerosa o la enfermedad de Crohn.

Patogenesia y etiología: la proctitis aparece con frecuencia como consecuencia de una inflamación del intestino grueso, como por ejemplo la colitis ulcerosa (*véase* pág. 272) o la enfermedad de Crohn (*véase* pág. 273). Más raramente está causada por lesiones mecánicas del recto y el ano (por ejemplo por heces muy duras, por enemas frecuentes y mal aplicados, abuso de supositorios). También puede estar causada por hemorroides y enfermedades por lombrices. Cuando se realizan prácticas sexuales anales, la proctitis también puede ser la causa de enfermedades de transmisión sexual.

Tratamiento: para la curación es imprescindible la eliminación del trastorno de base. Los corticosteroides (en forma de supositorios) alivian los síntomas. Además son útiles los pequeños enemas de aceite de hígado de bacalao o infusión de manzanilla. Una higiene cuidadosa y baños de asiento con manzanilla favorecen la curación.

Ptosis rectal

La constipación crónica también puede ser causa de una ptosis rectal.

Sintomatología: aparición a través del ano de una porción del recto, especialmente al realizar presión durante la defecación. Este proceso es muy doloroso, especialmente cuando la porción del recto afectada se edematiza y se inflama.
En ocasiones en relación con constipación crónica y con aparición de sangre o moco en las heces.
Cuando la ptosis es muy importante se produce incontinencia de la heces.

Etiología: una debilidad del tejido conectivo y de protección del intestino, que ocasionalmente aparece en el niño y que generalmente es pasajera. En las personas mayores la debilidad tisular puede ser permanente. Afecta principalmente a mujeres de edad avanzada, en las que simultáneamente se produce una ptosis del útero en la vagina.
Asimismo, una constipación crónica puede ser causa de una ptosis rectal.

La alimentación rica en fibra y los ejercicios de fisioterapia estimulan el intestino y fortalecen los tejidos.

Tratamiento: la alimentación rica en fibra y los ejercicios de fisioterapia estimulan el intestino y fortalecen los tejidos. En las personas ancianas generalmente sólo se obtienen resultados mediante una intervención quirúrgica.

Fisura anal

Sintomatología: fisuras ulcerosas, con frecuencia sangrantes, en la mucosa anal, que se abren una y otra vez. Dolor intenso al defecar, que ocasionalmente se mantiene incluso hasta una hora después. Manchas de sangre en las heces y en el papel higiénico.

Dolor intenso durante la defecación y manchas de sangre en las heces y en el papel higiénico.

Patogenesia y etiología: generalmente, las fisuras están causadas por heces demasiado duras y secas. Pueden ser un síntoma secundario de la proctitis o de las hemorroides. La causa también pueden ser las prácticas sexuales anales.

Generalmente las fisuras están causadas por heces demasiado duras y secas.

Tratamiento: la mayoría de las veces las fisuras curan por sí mismas al cabo de pocos días. Una alimentación rica en fibra y un aporte suficiente de fluidos facilita que las heces sean más blandas. Cuando las lesiones recidivan con frecuencia el médico realizará una dilatación anal.
Cuando aparece dolor intenso y hemorragia hay que visitar inmediatamente al médico.
Se debe evitar el consumo de laxantes, así como la utilización prolongada de supositorios o pomadas antiinflamatorios o analgésicos.
Las relaciones sexuales anales deberían realizarse siempre con un lubrificante, para disminuir el riesgo de lesiones. Por otra parte, cuando se realizan prácticas sexuales anales sin protección existe el riesgo de una transmisión del SIDA. Por ello debe utilizarse siempre un preservativo. Cuando existen fisuras anales se han de evitar las relaciones sexuales anales.

Cuando existen fisuras anales dolorosas, con frecuencia el paciente inhibe conscientemente la defecación.

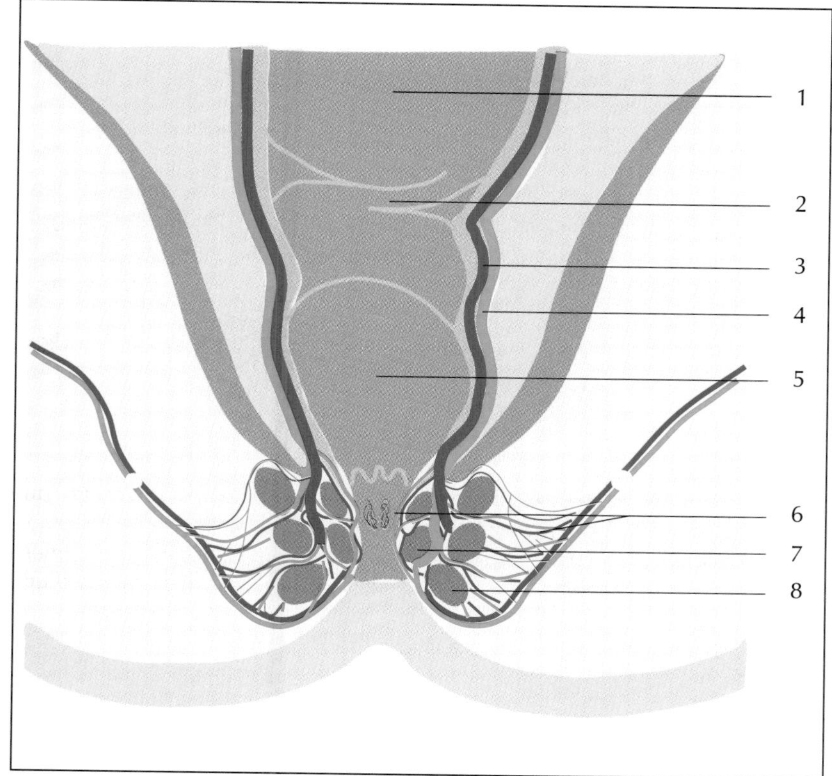

El ano es un órgano complicado y muy sensible en el que frecuentemente se producen trastornos.
La figura muestra una representación esquemática: recto (1), ampolla rectal (2), arteria rectal superior (3), vena rectal superior (4), canal anal (5), arteria y vena rectal inferior (6), músculo esfínter interno (7), músculo esfínter externo (8).

El hígado es la glándula de mayor tamaño del cuerpo humano. Es tan importante para la digestión como para el metabolismo, la circulación y el equilibrio hormonal.
La figura muestra la estructura microscópica del hígado. Está formado por lobulillos (en la figura representados en forma de corte histológico), que a su vez están formados por láminas celulares, entre las que circula la sangre portal (violeta) y que se reúne en el centro para formar una vena centrolobulillar (azul). La bilis producida en los hepatocitos fluye hacia los conductos biliares (verde). Con el fin de mostrar el flujo de los fluidos, la superficie de corte de uno de los lobulillos se ha dividido en tres sectores. Lobulillo con vena centrolobulillar (1), láminas celulares con capilares sanguíneos (2), láminas celulares con capilares biliares (3).

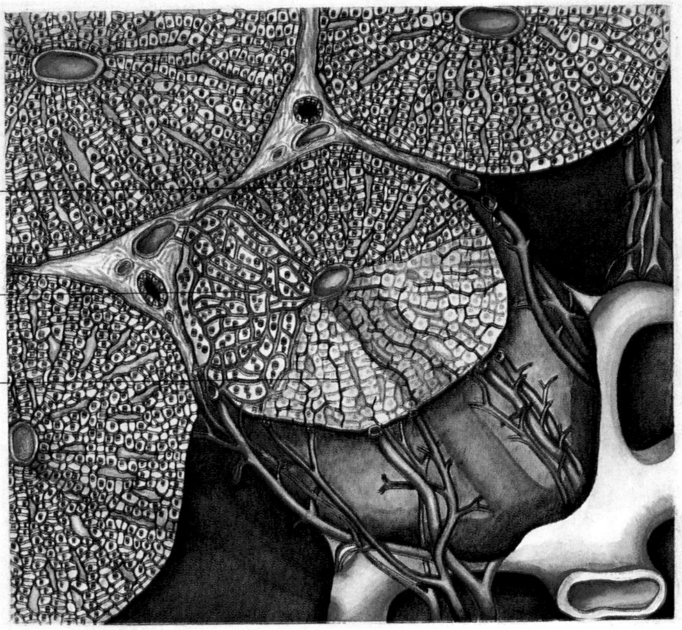

ENFERMEDADES DEL HÍGADO Y DE LA VESÍCULA BILIAR

Las enfermedades hepáticas tienen con frecuencia un curso insidioso. Los síntomas son poco característicos e indican más bien la existencia de trastornos gástricos o intestinales.

Las enfermedades hepáticas tienen con frecuencia un curso insidioso. Frecuentemente permanecen un largo período de tiempo en estado de latencia, sin provocar la aparición de síntomas de alarma. Y cuando se detecta algo, los síntomas parecen estar relacionados con el estómago o con el intestino: generalmente aparecen síntomas poco característicos como náuseas e intolerancia a las grasas, así como sensación de presión en la parte superior del abdomen.
Es diferente en las enfermedades biliares. El colédoco y la vesícula biliar son órganos con una gran sensibilidad al dolor, e incluso los trastornos más leves pueden provocar molestias importantes. Ante determinadas situaciones, por ejemplo, cálculos biliares, puede presentar uno de los dolores más intensos que el organismo puede sentir, el cólico biliar.

Ictericia

Sintomatología: coloración amarilla de la conjuntiva ocular, que puede afectar también a las mucosas y a toda la piel. Generalmente orina oscura, heces del color de la arcilla. En ocasiones intenso prurito cutáneo, fiebre, vómitos, diarrea o constipación.

En realidad, la ictericia no constituye por sí misma una enfermedad, sino que es un síntoma de otras enfermedades, con frecuencia hepáticas. Por regla general también acompaña a las enfermedades infecciosas.

Patogenesia: en realidad, la ictericia no constituye por sí misma una enfermedad, sino que es un síntoma de otras enfermedades, con frecuencia hepáticas. Por regla general también acompaña a las infecciones, por ejemplo, hepatitis (*véase* capítulo «Enfermedades infecciosas»). La causa de la ictericia es un aumento de los pigmentos biliares en sangre.

La ictericia constituye el signo más importante de la existencia de una enfermedad hepática o del sistema biliar. Se diferencia entre:

Ictericia hemolítica: en este caso existe en sangre más bilirrubina de la que el hígado puede procesar.
Ictericia hepatocelular: la bilirrubina se acumula en la sangre, dado que el paso del hígado a la vesícula no es posible.
Ictericia poshepática: se produce un bloqueo del flujo biliar debido a cálculos biliares o a un tumor. La cirrosis hepática también puede provocar una alteración de las vías biliares.

Etiología: en la hepatitis, los hepatocitos no son capaces de derivar la bilis hacia los conductos biliares, sino que la liberan directamente en sangre.
La causa también puede descansar en un estasis del flujo biliar, por ejemplo por obstrucción del colédoco debido a un cálculo biliar. En este caso el hígado puede estar completamente sano.
Finalmente, la ictericia puede ser consecuencia de un aumento de la destrucción de los hematíes, por ejemplo, en la anemia hemolítica (*véase* capítulo «La sangre y sus enfermedades», pág. 158). La hemoglobina que se libera por ese motivo se transforma, incluso fuera del hígado, en bilirrubina, por lo que puede producirse un aumento de la bilirrubina en sangre.

Tratamiento: depende de los resultados de las pruebas sanguíneas y hepáticas, y siempre está dirigido a la enfermedad de base.

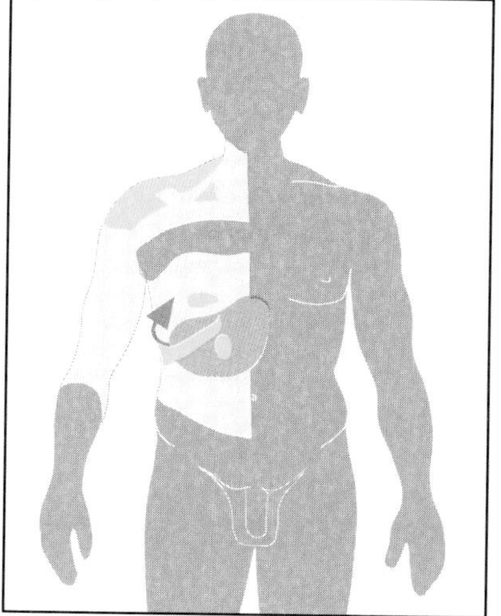

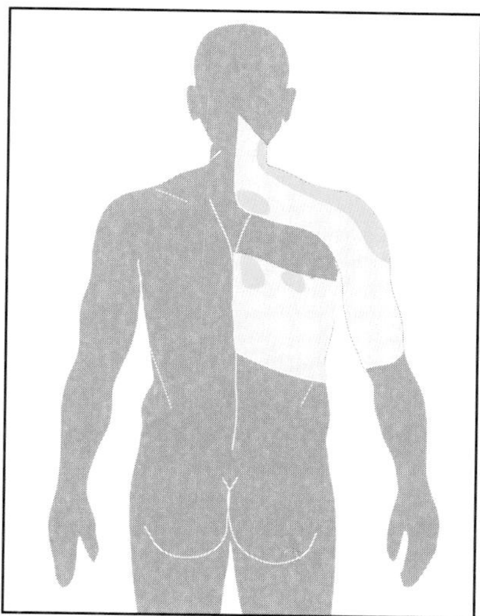

Localización del dolor y zonas cutáneas reflejas en los trastornos hepáticos.
El dolor por hepatomegalia (zona roja) es siempre sordo y nunca irradia.
Con frecuencia aparecen simultáneamente sensación de plenitud y anorexia.
Las zonas amarillas muestran las zonas cutáneas reflejas en los trastornos hepáticos y biliares.

Hepatitis aguda

Sintomatología:

- Durante los primeros días astenia, indiferencia, pérdida de apetito, presión en la parte superior del abdomen y en ocasiones dolores articulares erráticos. Seguidamente:
- Desarrollo rápido de una ictericia.
- Coloración marronácea, como la cerveza, de la orina.
- Heces de color claro.
- Hepatomegalia.

Por regla general, la ictericia remite a la primera o segunda semana de la enfermedad, y la hepatomegalia a la tercera o sexta semana. Incluso cuando los demás síntomas subjetivos de la enfermedad han desaparecido hace tiempo, en la analítica se detectarán durante largo tiempo alteraciones hepáticas residuales, que deben ser controladas.

Para más información sobre la hepatitis, véase capítulo «Enfermedades infecciosas».

Patogenesia: se trata de una infección vírica bastante frecuente, que afecta a personas de todas las edades. El virus de la hepatitis A es eliminado por el enfermo a través de las heces. La transmisión se produce generalmente a través de la boca, probablemente por agua contaminada, polvo o insectos. También es

Con frecuencia, el inicio de una hepatitis se asemeja a una gripe: cefalea, febrícula, astenia. Más adelante aparecen náuseas y aversión a las grasas, la carne y el alcohol.

posible la transmisión sanguínea, aunque actualmente es muy rara. La hepatitis A recibe su nombre del agente que la causa, el virus de la hepatitis A. La forma transmitida vía sanguínea causada por el virus de la hepatitis B recibe el nombre de hepatitis B. Además, la hepatitis puede estar causada por el virus de la hepatitis C (hepatitis C). Otra forma, la hepatitis E, es una causa frecuente de grandes epidemias de hepatitis vírica en los países en vías de desarrollo. La hepatitis causada por el virus de Epstein-Barr o el citomegalovirus es menos frecuente.

El tratamiento de la hepatitis se ha de mantener hasta que se demuestre que han desaparecido los signos patológicos, con frecuencia no detectados por el propio enfermo. Esta precaución es imprescindible, ya que de otra manera existe el riesgo de desarrollar una hepatitis crónica y cirrosis.

Tratamiento: actualmente existen varios tipos de tratamiento para la hepatitis vírica, aunque probablemente ninguno de ellos influye realmente sobre la evolución de la enfermedad. Si el enfermo se siente agotado, debe limitar su actividad, e incluso hacer reposo en cama.
A ser posible, las medidas terapéuticas deben aplicarse en el hospital. La hepatitis A cura siempre sin secuelas. El tratamiento se ha de mantener hasta que se demuestre que han desaparecido los signos patológicos, con frecuencia no detectados por el propio enfermo. Esta precaución es imprescindible, ya que sobre todo en el caso de la hepatitis B y la hepatitis C existe el riesgo de desarrollar una hepatitis crónica y cirrosis. En los casos no complicados no es necesario el tratamiento farmacológico. Ante una hepatitis debe evitarse el consumo de alcohol.
Es posible la vacunación contra la hepatitis A y la hepatitis B.

Hepatitis crónica

Sintomatología: corresponde a la de la hepatitis aguda, con la diferencia de que se mantiene la ictericia y la hepatomegalia, así como los trastornos funcionales hepáticos.
En ocasiones, la hepatitis puede provocar un importante empeoramiento del estado general, lo que ocurre principalmente en los alcohólicos: después de una importante astenia aparece un estado de confusión mental, seguido de pérdida del conocimiento y muerte en el curso de pocos días.

En ocasiones, la hepatitis puede provocar un importante empeoramiento del estado general, lo que ocurre principalmente en los alcohólicos.

Patogenesia y etiología: la enfermedad se desarrolla a partir de las hepatitis agudas A y B. Se pueden diferenciar dos formas: la hepatitis crónica persistente, que presenta, en principio, un buen pronóstico, y la hepatitis activa crónica, que ofrece un pronóstico incierto.
Los afectados son, principalmente, personas en las que no se ha identificado la existencia de una hepatitis aguda y, por tanto, no han recibido el tratamiento correspondiente.
Tratamiento: en la hepatitis crónica persistente, generalmente el tratamiento no es necesario. Sin embargo, hay que evitar el consumo de alcohol.
El tratamiento de la hepatitis crónica activa depende del tipo de evolución: cuando existe una manifiesta actividad inflamatoria es necesario el reposo en cama. En caso contrario, el paciente puede realizar esfuerzos físicos de acuerdo con su capacidad de rendimiento (generalmente limitada). Es imprescindible evitar el consumo de alcohol. El médico tomará la decisión de realizar un tratamiento farmacológico de acuerdo con los resultados analíticos y la evolución de la enfermedad.

En la hepatitis activa crónica es imprescindible evitar el consumo de alcohol.

Cirrosis hepática

Sintomatología: la enfermedad tiene un curso solapado. Pueden aparecer consecutivamente los siguientes síntomas:

1. Disminución general de la capacidad de rendimiento.
2. Presión en la porción superior del abdomen, anorexia, náuseas, intolerancia a las grasas.
3. Distensión abdominal.
4. Tensión emocional.
5. Enrojecimiento de las palmas de las manos.
6. Pequeñas formaciones vasculares en forma de estrella en la piel (conocidas como arañas vasculares).
7. Ascitis.
8. Formaciones varicosas periumbilicales.
9. Hematemesis como consecuencia de la rotura de varices esofágicas.
10. Estado terminal: alteraciones del estado de consciencia, que pueden llegar al estado de coma.
11. Ocasionalmente crisis transitorias de ictericia.

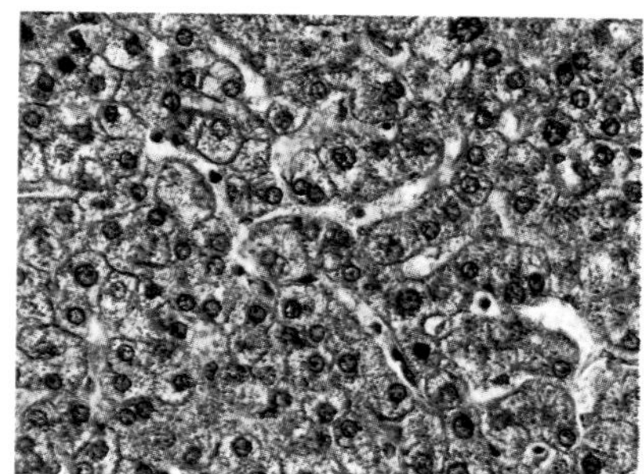

Tejido hepático normal a aproximadamente 100 aumentos.

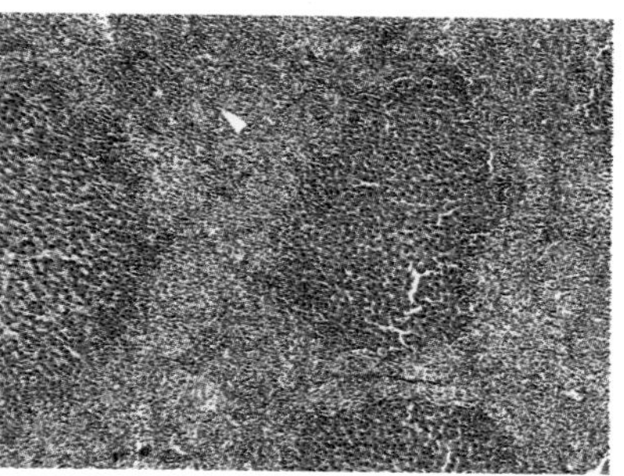

Éste es el aspecto microscópico del tejido hepático cirrótico, de estructura fibrosa y no funcional (zonas claras).

Patogenesia: se trata de una enfermedad crónica del hígado, en la que el tejido inflamatorio sustituye al tejido hepático sano y forma retracciones cicatrizales. La cirrosis es una enfermedad muy grave, cuya evolución sólo puede retrasarse mediante un tratamiento médico continuo y adquiriendo unos determinados hábitos de vida.
Una de las causas más frecuentes de cirrosis hepática es el alcoholismo. Los síntomas claros aparecen generalmente a partir de los 40 años y las lesiones permanentes a partir de los 50.

La causa más frecuente de cirrosis es el alcoholismo.

Las **causas** más frecuentes entre las múltiples posibles son:

- Hepatitis aguda o crónica no curada.
- Enfermedades crónicas de las vías biliares.
- Alcoholismo crónico.
- Desnutrición (especialmente déficit proteico prolongado).
- Intoxicaciones (por ejemplo, con arsénico, fármacos, etc.).

Los síntomas claros de la cirrosis hepática aparecen generalmente a partir de los 40 años y las lesiones permanentes incluso a partir de los 50.

La cirrosis hepática no tiene curación. Sin embargo, el tratamiento puede evitar el avance de la enfermedad y la aparición de complicaciones.

Tratamiento: las alteraciones del tejido hepático no son reversibles. Sin embargo, el tratamiento puede evitar el avance de la enfermedad y la aparición de complicaciones. Para ello deben retirarse de forma estricta las causas que han provocado el proceso. En determinados casos también existe la posibilidad de un trasplante hepático.

Colelitiasis

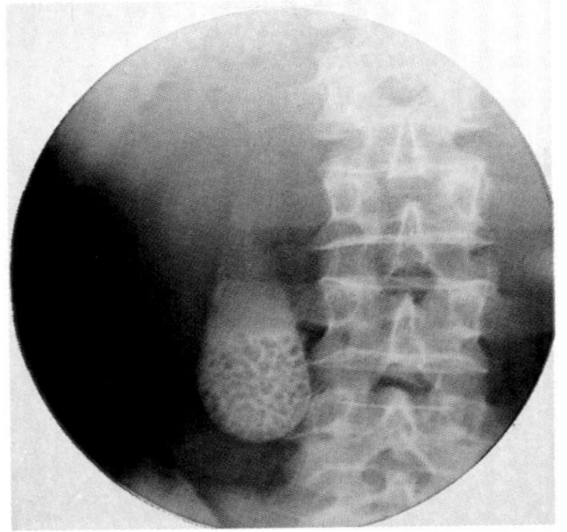

Los cálculos biliares, que generalmente son asintomáticos, con frecuencia pasan inadvertidos. A menudo se descubren casualmente durante una intervención quirúrgica o por una radiografía. La sintomatología se presenta sólo en aproximadamente una de cada diez personas con cálculos biliares.

Sintomatología:

- Dolor y sensación de presión en el hipocondrio derecho, que con frecuencia irradia a la derecha, hacia la espalda y el hombro.
- Intolerancia a los alimentos grasos, guisos grasos, frutos secos, col, huevos duros y café negro.
- Ocasionalmente náuseas y anorexia.
- Cólico biliar. Se trata de un dolor intenso, de aparición brusca, en el hipocondrio derecho, que irradia hacia la espalda y hacia el hombro derecho. Con frecuencia aparecen simultáneamente vómitos. En relación con el cólico, con frecuencia aparece distensión abdominal así como en ocasiones ictericia transitoria.

Complicaciones del cólico biliar:

- Bloqueo de un cálculo en el colédoco con el consiguiente estasis biliar. Se produce una importante ictericia; este proceso recibe el nombre de ictericia obstructiva.

Los cálculos biliares son aproximadamente cinco veces más frecuentes en las mujeres que en los hombres.

Los cálculos biliares son muy frecuentes. Aproximadamente una de cada cuatro personas presenta cálculos biliares; en las mujeres es aproximadamente cinco veces más frecuente que en los hombres. Dado que generalmente los cálculos biliares no producen síntomas, en ocasiones no se detectan. Con frecuencia se descubren casualmente durante una intervención quirúrgica o por una radiografía. La sintomatología aparece aproximadamente en una de cada diez personas con cálculos biliares.

Patogenesia y etiología: todavía no se conoce totalmente. La bilis, especialmente la bilis concentrada de la vesícula biliar, es una solución sobresaturada. Los pigmentos y ácidos biliares contenidos a concentración elevada en la bilis se mantienen diluidos en la sustancia mucosa de la vesícula. Una alteración de la estructura de dichas sustancias (alteración de la mezcla del sistema coloidal) provoca la formación de cristales de una o varias sustancias geloides y su precipitación en un núcleo cristalizado. Se pueden formar cálculos biliares de tal tamaño que uno sólo o unos pocos pueden llenar completamente la vesícula biliar. Las inflamaciones antiguas de las vías biliares favorecen la formación de cálculos.

El cólico biliar agudo sólo puede controlarse mediante la inyección de analgésicos y antiespasmódicos de acción intensa.

Tratamiento: el cólico biliar agudo sólo se puede controlar mediante la inyección de analgésicos y antiespasmódicos de acción intensa, o cuando los síntomas son leves en forma de supositorios. Las cataplasmas abdominales húmedas muy calientes alivian al enfermo. El beber agua a pequeños tragos también puede aliviar momentáneamente el intenso dolor de un cólico biliar.

Cirugía: si la destrucción de los cálculos biliares mediante ondas de choque no tiene éxito o si debido a la composición de los cálculos ésta no es posible y el paciente es quirúrgicamente adecuado, se deberá realizar la intervención quirúrgica. Hoy en día, el riesgo quirúrgico es bajo, y por regla general los síntomas desaparecen completamente después de la intervención. Por otro lado, actualmente los cálculos del colédoco pueden eliminarse sin cirugía mayor, a través de un endoscopio introducido en el tracto digestivo.

Dieta: si no es posible la intervención quirúrgica, se puede intentar controlar mediante la dieta. A ser posible ésta no debe contener aquellos alimentos que estimulan especialmente el flujo biliar; hay que evitar las comidas grasas, el café y las especias fuertes. Además, no debe sobrecargarse el intestino, por lo que se debe evitar el consumo de frutos secos y col. Es especialmente importante la regulación de la digestión.

Pronóstico: si se siguen estrictamente los consejos del médico, las esperanzas de curación son muy buenas. Sin embargo, en los casos que evolucionan mal existe el peligro de enfermedades secundarias graves, sobre todo la cirrosis hepática.

Colecistitis

Sintomatología:

- Fiebre, escalofríos, vómitos.
- Acolia.
- Dolor opresivo intenso en hipocondrio derecho.
- Sensibilidad a la presión en la parte superior del abdomen con contracción de la pared abdominal.
- En ocasiones ligera ictericia.

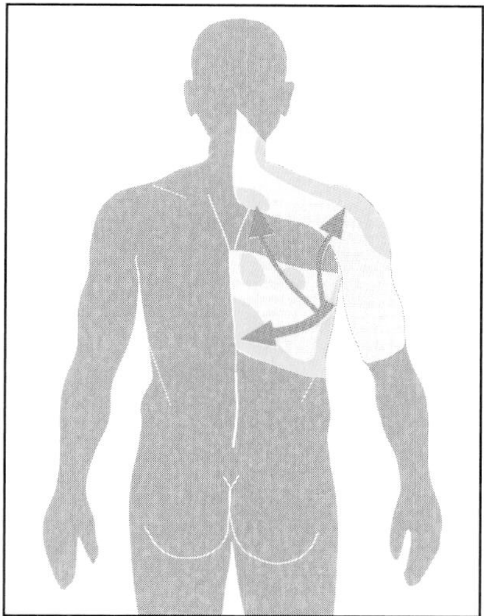

Localización del dolor y de las zonas cutáneas reflejas en los trastornos biliares. El dolor en la zona de la vesícula biliar (colelitiasis o colecistitis) se localiza por regla general en las zonas marcadas en rojo. Con frecuencia aparecen simultáneamente dolores intensos que irradian al hombro, y desde el hipocondrio derecho en forma de cinturón a lo largo del borde inferior de la caja torácica hasta la espalda.
Las áreas amarillas muestran las zonas cutáneas reflejas en los trastornos biliares y hepáticos.

Patogenesia y etiología: aparece frecuentemente en las personas con cálculos biliares, aunque también puede aparecer sin la presencia de cálculos, y es de causa infecciosa. En ocasiones, la colecistitis es consecuencia de accidentes, quemaduras o intervenciones quirúrgicas graves.

Tratamiento: debido al peligro de la localización de la vesícula biliar, con la posterior aparición de una peritonitis, es preciso el inmediato ingreso hospitalario. Primero se intentará controlar el cuadro patológico mediante tratamiento médico, ayuno y cataplasmas heladas. Extirpación de los cálculos biliares que ocasionalmente existan. En ocasiones es imprescindible la extirpación quirúrgica de la vesícula biliar.

Colangitis

La inflamación de las vías biliares está causada con frecuencia por cálculos biliares.

Sintomatología:

- Fiebre alta, con frecuencia acompañada de escalofríos.
- Ictericia.
- Sensación de presión en hipocondrio derecho, anorexia.
- Hepato y esplenomegalia.

La colangitis afecta principalmente a las mujeres.

Etiología: siempre por infección bacteriana. Los gérmenes provienen del intestino o de la sangre. Es una enfermedad grave pero poco frecuente, que afecta principalmente a mujeres.

Tratamiento: debe realizarse imprescindiblemente en el hospital. Además del reposo en cama, deben administrarse antibióticos.

Pronóstico: si no se trata correctamente, existe el riesgo de que más adelante se desarrolle una cirrosis hepática. Pero incluso cuando se realiza un tratamiento intensivo el paciente tiende a las recidivas.

Carcinoma de la vesícula biliar

El carcinoma de la vesícula biliar es un cáncer relativamente frecuente que puede desarrollarse a partir de una colecistitis crónica.

Es un cáncer relativamente frecuente que puede desarrollarse a partir de una colecistitis. Los primeros síntomas son poco característicos; existen molestias generalizadas en la parte superior del abdomen. Más adelante aparece ictericia. El carcinoma de la vesícula biliar hace con frecuencia metástasis hepáticas. La intervención quirúrgica precoz ofrece los mejores resultados.

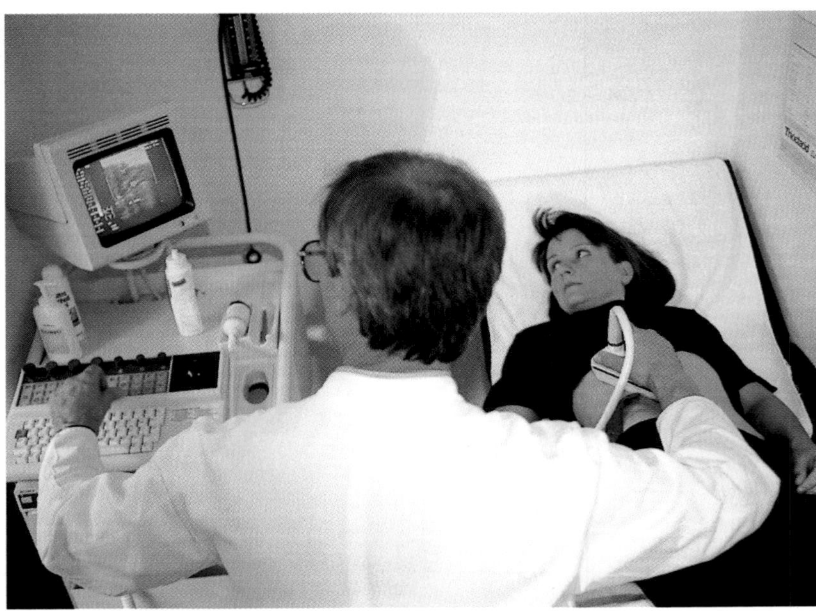

Los métodos ecográficos también son apropiados para el diagnóstico indoloro de alteraciones hepáticas y de las vías biliares, así como de las litiasis.

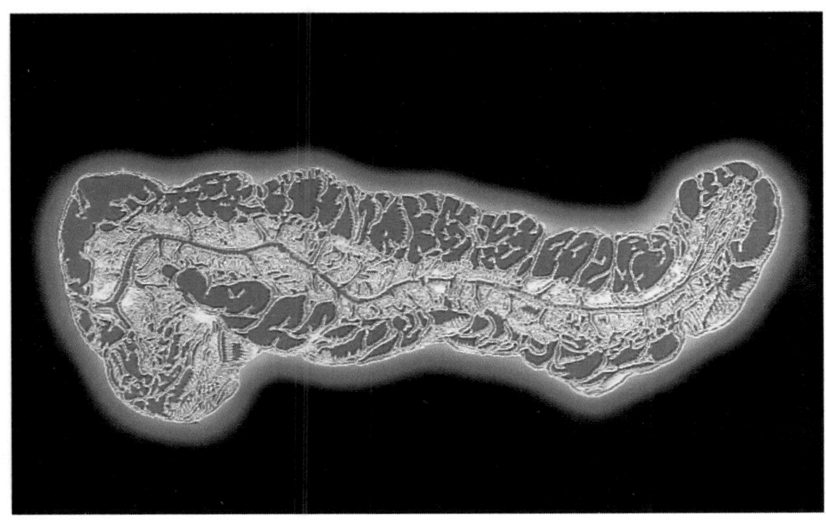

Representación gráfica computerizada del páncreas. El órgano se localiza detrás del estómago; su zona más ancha, la «cabeza», se encuentra en el lado izquierdo en la curva del duodeno. El extremo más estrecho, la «cola», acaba junto al bazo.

ENFERMEDADES DEL PÁNCREAS

Pancreatitis aguda

Sintomatología: dolor intenso de aparición brusca en la zona media del abdomen, pulso débil, palidez y crisis de sudoración.

Si no se acude inmediatamente al hospital, la muerte puede sobrevenir en el curso de unas pocas horas.

Patogenesia y etiología: esta enfermedad poco frecuente y que pone en peligro la vida del enfermo aparece en relación con enfermedades infecciosas, colecistitis, colelitiasis, úlcera duodenal, duodenitis, úlcera gástrica, alcoholismo crónico y trastornos del metabolismo lipídico. También puede aparecer tras traumatismos e intervenciones quirúrgicas abdominales, así como después de trasplante cardíaco o renal.

Pancreatitis crónica

Sintomatología: esta enfermedad se caracteriza por sensación de presión abdominal y disminución del apetito, pero sobre todo por trastornos digestivos. Existe tendencia a la diarrea y la flatulencia. Debido a la presencia de grasas no digeridas las heces tienen un aspecto brillante.

Patogenesia y etiología: inflamación y restricción de la función pancreática como consecuencia de alcoholismo, gastritis y duodenitis crónica y colangitis. Disminuye el flujo de jugos pancreáticos al intestino, de forma que se altera la digestión de proteínas y grasas.

Si la pancreatitis aparece con frecuencia, se deberán extirpar quirúrgicamente las zonas enfermas.

Tratamiento: administración de medicamentos que contienen los fermentos pancreáticos que faltan. Además, alimentos de fácil digestión y ocasionalmente analgésicos. Debe evitarse el alcohol.

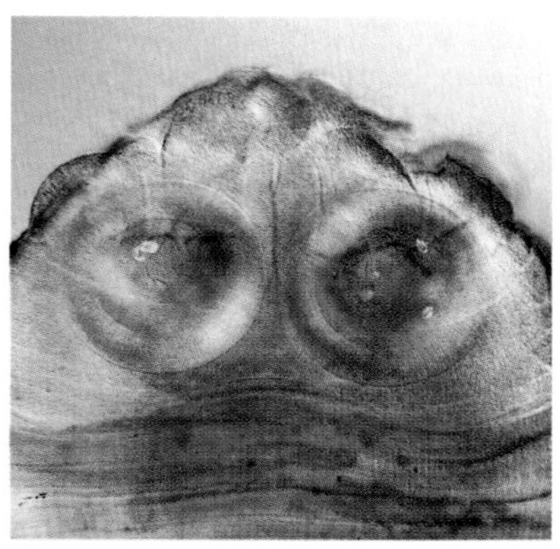

Cabeza de *Taenia saginata* con las características ventosas.

ENFERMEDADES POR LOMBRICES

Las enfermedades por lombrices están todavía hoy muy extendidas. Aunque la infestación por lombrices es muy molesta, en la mayoría de los casos no reviste ninguna gravedad. No obstante, tanto la triquinosis como la hidatidosis constituyen dos excepciones a esta norma.

Tenias (cestodos)

Las tenias pueden tener una longitud de varios metros, como *Dibothriocephalus latus,* que puede alcanzar hasta diez metros. Cuentan con una pequeña cabeza, del tamaño de una cabeza de alfiler, armada según los diversos tipos con ventosas o coronas de anclaje. Con ellos se adhieren a la pared intestinal. A partir de la cabeza, la tenia está formada por un gran número de segmentos. Éstos nacen de la cabeza y se ensanchan progresivamente hacia el extremo de la tenia. De vez en cuando los segmentos finales se separan y se eliminan con las heces. Cada uno de los segmentos contiene un aparato reproductor masculino y uno femenino. Así pues, cada uno de los segmentos puede fecundarse a sí mismo. De esta manera se desarrollan un gran número de huevos, que abandonan el intestino junto con los segmentos que se han separado. Antes de que estos huevos puedan desarrollarse hasta nuevas tenias que aniden en el intestino del hombre (que actúa como «huésped»), éstos deben sufrir un estadio intermedio (estadio de cisticerco) en un «huésped intermedio» (por ejemplo, buey o cerdo). Tras ingerirlos a través del tracto gastrointestinal, de los huevos emergen los embriones, que perforan la pared intestinal del huésped intermedio y a través de la sangre alcanzan los diversos órganos. Ahí, los embriones crecen hasta el estadio de cisticercos. Si se consume carne infestada con los cisticercos, puede desarrollarse una nueva tenia a partir de los cisticercos ingeridos a través de la alimentación. El hombre es el huésped de *Taenia saginata, Taenia solium* y *Dibothriocephalus latus,* mientras que es el huésped intermedio para *Diphylidium caninum,* es decir, que puede ser el portador de los cisticercos.

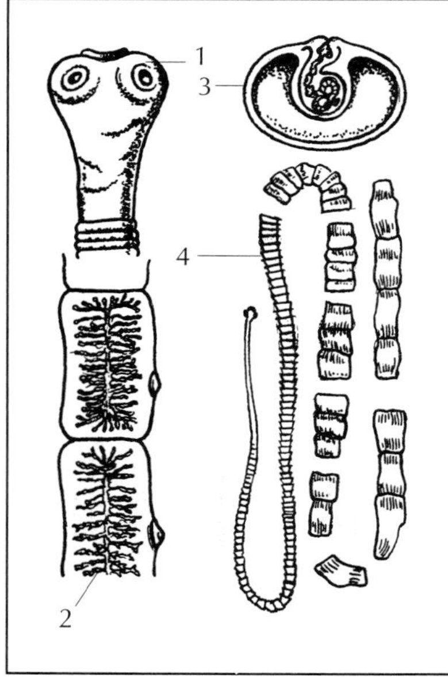

Taenia saginata: **cabeza (1), segmento (2), cisticerco con la cabeza hacia el interior (3), orden de los segmentos (4).**

De las tenias que viven en el intestino humano, algunas de las principales son:

1. *Taenia saginata.* Es como mínimo cien veces más frecuente que las dos siguientes:
2. *Taenia solium,*
3. *Dibothriocephalus latus.*

La infestación por Taenia saginata *se produce por el consumo de carne de vacuno cruda o insuficientemente cocida.*

Vías de infestación y características de estas tenias: *Taenia saginata* puede alcanzar de cuatro a ocho metros de longitud. Su cabeza es de aproximadamente dos milímetros y los segmentos finales tienen aproximadamente quince milímetros de ancho. Los cisticercos se encuentran principalmente en la carne de vacuno. La infestación se produce por el consumo de carne de vacuno cruda o insuficientemente cocida. Cuando la carne se asa o se cocina suficientemente los cisticercos mueren.

Taenia solium es más pequeña que *Taenia saginata.* Alcanza aproximadamente los tres metros de longitud, y los segmentos finales son sólo de unos ocho milímetros de ancho. Los cisticercos se encuentran en la carne de cerdo. Desde que en numerosos países se legisló la inspección de carnes, los casos de infestación por *Taenia solium* son muy poco frecuentes. Sobre todo en el caso de *Taenia solium,* ocasionalmente puede ocurrir que la persona afectada vuelva a reinfestarse con los huevos de la tenia. De esta manera actuará de huésped intermedio.
Los cisticercos localizados en los órganos humanos pueden provocar síntomas graves. Sin embargo, en las personas que mantienen unos hábitos higiénicos correctos no se debe temer esta sobreinfección.

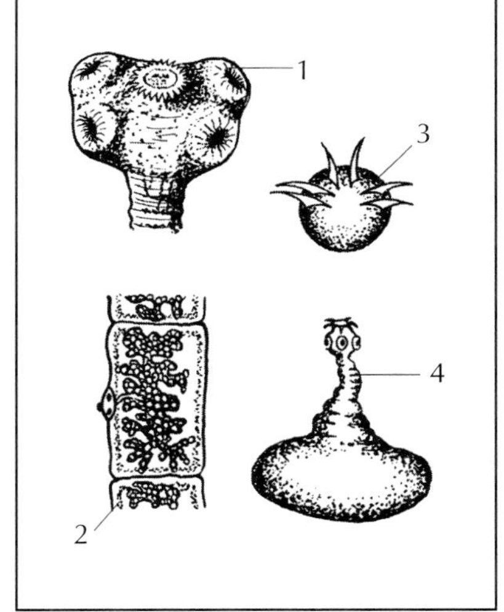

***Taenia saginata*: cabeza (1), segmentos (2), larva con ganchos (3), cisticerco con la cabeza hacia el exterior (4).**

Sintomatología:

- Cefalea, borborigmos abdominales, hambre canina o anorexia.
- Pérdida de peso, palidez cutánea, ojeras.
- Expulsión de segmentos de la tenia. Pueden ser visibles en las heces, pero también pueden salir inadvertidamente a través del ano y encontrarse en la ropa interior. Mediante el estudio microscópico de las heces puede detectarse la presencia de los pequeños huevos, no visibles a simple vista.

En numerosos países industrializados la infestación por tenias se ha hecho poco frecuente.

Dibothriocephalus latus puede alcanzar hasta diez metros de longitud. Sus cisticercos se encuentran en los peces, de forma que la infestación sólo puede producirse por el consumo bien de pescado crudo o bien de pescado insuficientemente cocido.

Tratamiento: debe eliminarse la lombriz mediante la acción de fármacos. La administración adicional de laxantes permite en ocasiones la expulsión de la lombriz entera. Si no se expulsa la cabeza, el resultado del tratamiento es nulo. A partir de la cabeza, crecen en pocas semanas nuevos segmentos. Por ello es recomendable realizar un tratamiento intrahospitalario.

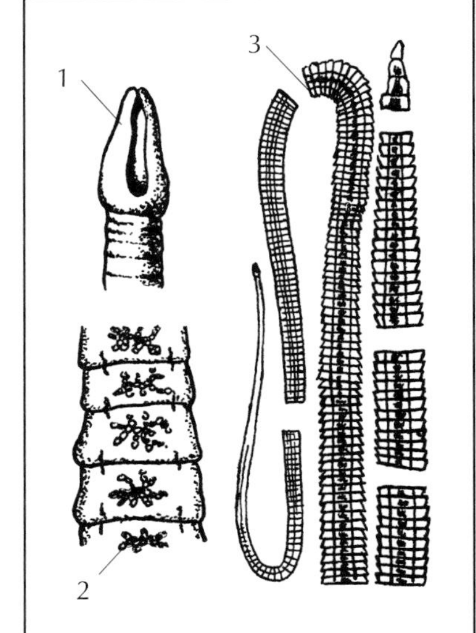

***Dibothriocephalus latus*: cabeza (1), segmento (2), orden de los segmentos (3).**

Otros tipos de tenias:

Equinococo

La lombriz se encuentra en el intestino de los perros (*Echinococcus granulosus*) y de los zorros (*E. multilocularis*). Si una persona se infesta con los huevos de lombriz, en su intestino se desarrollan los embriones, que perforan la pared intestinal y a través de la sangre alcanzan el hígado, para después emigrar a otros órganos. Ahí se forman los cisticercos, que originan quistes (quistes hidatídicos), que pueden alcanzar desde el tamaño de una nuez hasta el de la cabeza de un niño.

También es peligrosa la infestación con los huevos de *Echinococcus multilocularis,* que es posible a través de setas o frutas silvestres contaminadas. Los cisticercos se localizan principalmente en el hígado y, en caso de contaminar todo el órgano, provocan la muerte de la persona afectada.

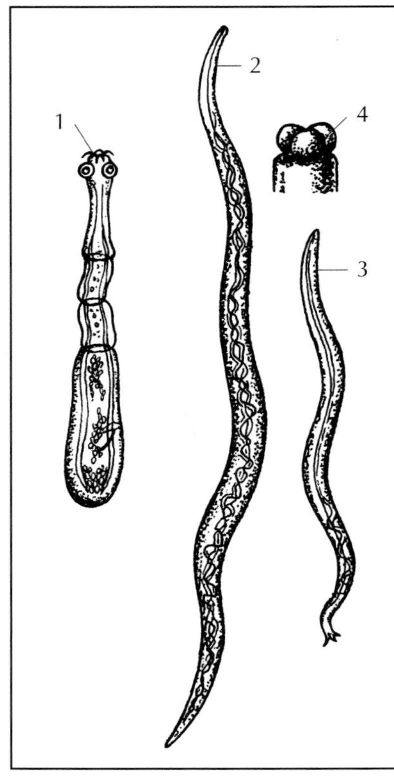

***Echinococcus granulosus* (1) y *Ascaris lumbricoides*: hembra (2), macho (3), cabeza (4).**

Sintomatología: dependiendo de la localización de los quistes, la sintomatología de esta enfermedad puede ser muy variada. Afortunadamente, en ocasiones no provocan ningún síntoma. Los quistes que han alcanzado un tamaño muy grande pueden causar, por presión sobre los órganos cercanos al hígado, trastornos como el cólico biliar con importante ictericia, cólicos gástricos, trastornos digestivos, sensación de presión y de plenitud en la zona gástrica. Los quistes también se pueden romper y provocar graves reacciones de hipersensibilidad frente al contenido líquido del quiste. En ocasiones se infectan formándose abscesos.

Tratamiento: es muy limitado. En determinados casos es necesaria la extirpación quirúrgica del quiste.

Lo más importante es la prevención: si se está en contacto con perros debe hacerse especial hincapié en la higiene. No se debe permitir que nos laman; preferiblemente, debe mantenerse a los niños pequeños alejados de los perros.

Ascárides (*Ascaris lumbricoides*)

Los ascárides son parásitos de color blanco pálido. La hembra alcanza los 35 centímetros de longitud, mientras que el macho alcanza sólo los 20 centímetros. Todavía se encuentran muy extendidos en Europa. La infestación se produce a través de los huevos, que se encuentran en los alimentos vegetales que se consumen en crudo. En el intestino se desarrollan las larvas, que atraviesan la pared abdominal y a través de la sangre alcanzan los pulmones. En ellos entran a través de los alveolos, y son empujados por el epitelio ciliar a lo largo de las vías respiratorias hasta la faringe. Desde la faringe las larvas son nuevamente deglutidas. A partir de ellas, en el intestino se desarrolla el gusano adulto.

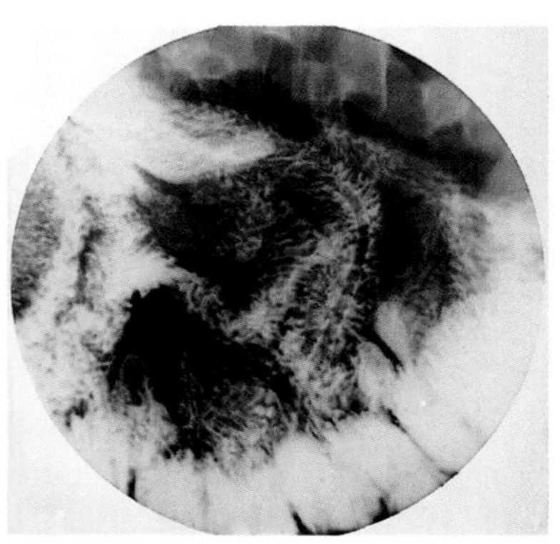

La radiografía muestra la presencia de ascárides en el intestino delgado (flecha).

Sintomatología:

- Dolor abdominal, sobre todo en la zona umbilical.
- Postración, palidez, ojeras.
- Expulsión de lombrices. Lo más frecuente es que se encuentren en las heces, muy raramente las larvas son espectoradas y aparecen en la boca, y todavía más raramente en la nariz. En ocasiones también pueden emigrar desde el intestino hasta el colédoco y provocar ictericia. Mediante el estudio microscópico de las heces se detecta la presencia de huevos.
- En caso de infestación masiva aparece tos y bronquitis en relación con la presencia de larvas en las vías respiratorias.

Dado que la infestación se produce a través de los vegetales contaminados con los huevos, éstos deben limpiarse a fondo.

Tratamiento: consiste en la administración de modernos antiparasitarios. Estos fármacos son completamente inocuos, al contrario de lo que ocurría con los preparados de helecho utilizados antiguamente. En este caso también es especialmente importante la profilaxis. Dado que la infestación se produce a través de los vegetales contaminados con los huevos, éstos deben limpiarse a fondo.

Oxiuros (*Enterobius vermicularis*)

Los oxiuros pequeños y blancos (macho siete milímetros, hembra doce milímetros de longitud) son muy frecuentes, especialmente en los niños. No obstante, la enfermedad es relativamente leve.

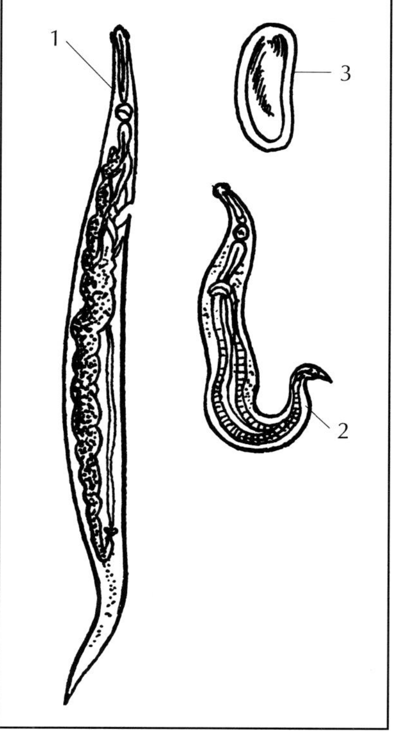

Oxiuro: hembra (1), macho (2), huevo (3).

Sintomatología:

- Prurito anal frecuente, sobre todo antes de dormir. Por la noche las hembras se asoman a través del ano y ponen sus huevos en las inmediaciones.
- Expulsión de los gusanos con las heces. Se reconocen por su color claro y su movimiento. Mediante el estudio microscópico de las muestras, que se obtienen de la región anal mediante una cinta adhesiva, puede detectarse la presencia de huevos.
- Si la infestación se mantiene durante largo tiempo se produce humedad de la región anal y desarrollo de un eccema anal.

Tratamiento: eliminación de las lombrices mediante uno de los muchos fármacos inocuos que existen en el mercado. Sin embargo, si no se toman determinadas medidas el resultado del tratamiento es dudoso. La dificultad reside en evitar la reinfestación.
Los huevos situados en la región anal se secan y contaminan, sin que el afectado se dé cuenta o lo detecte, en forma de polvo, la ropa de cama, incluida, aunque resulte raro e inusual, la almohada, de forma que es inevitable la reinfestación inconsciente. Además, debido al prurito anal el niño se rasca, de manera que los huevos se instalan debajo de las uñas, favoreciéndose de esta manera la reinfestación.

Para que el tratamiento sea eficaz es imprescindible:

1. Cortar cortas las uñas de los dedos.
2. Al comenzar el tratamiento (administración regular del fármaco durante tres días), poner ropa de cama limpia.
3. Para combatir el prurito anal, utilizar una pomada que contenga azufre, en casos importantes que contenga mercurio, y hacer una limpieza a fondo del ano y de las manos después de cada defecación.
4. Por la noche utilizar ropa interior estrecha, para evitar la contaminación de los dedos por los huevos (la ropa interior debe hervirse al día siguiente).
5. Una vez acabado el tratamiento volver a cambiar la ropa de cama.
6. A ser posible, hacer el tratamiento todos los miembros de la familia y, en todo caso, todos los niños.

Hacer una limpieza a fondo del ano y de las manos después de cada defecación.

A ser posible, hacer el tratamiento todos los miembros de la familia y, en todo caso, todos los niños.

Localización de los órganos urinarios en el cuerpo humano: riñones (verde), uréteres, vejiga urinaria y uretra (amarillo).

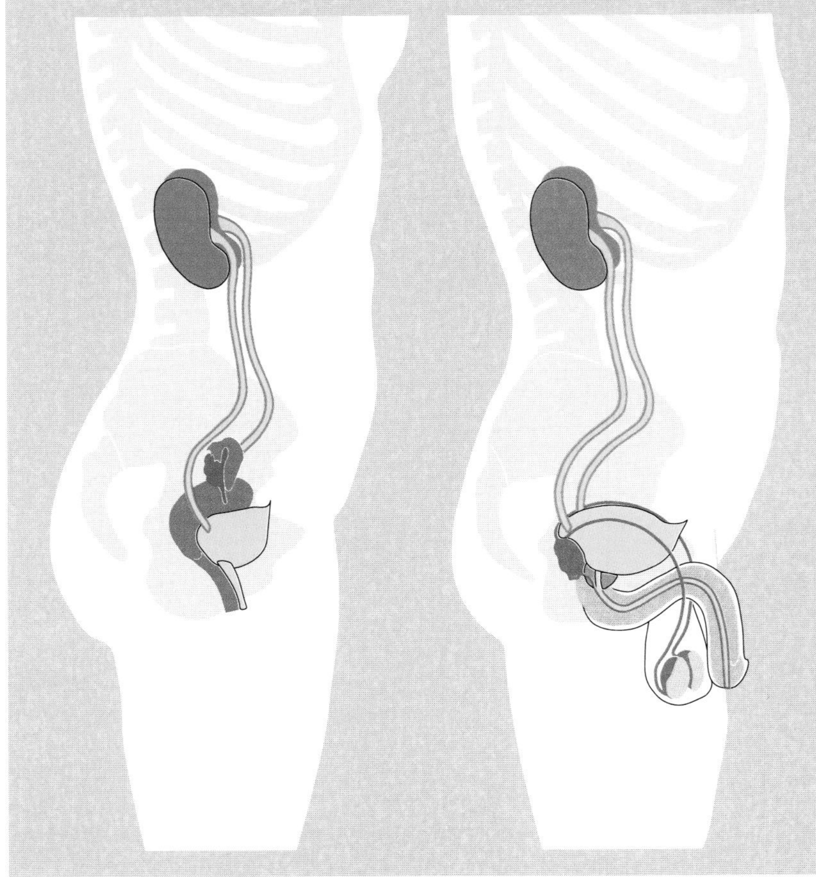

El sistema urinario está formado por los riñones, los uréteres, la vejiga urinaria y la uretra. Tiene la función de eliminar del organismo los residuos metabólicos y las toxinas, así como de regular el equilibrio electrolítico.

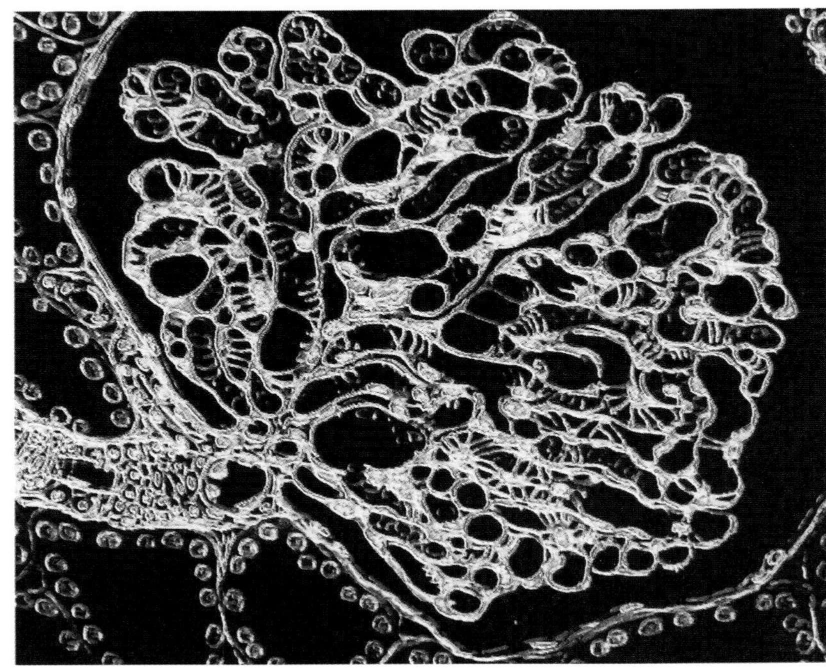

Tinción de un fino corte histológico de la corteza renal. Se reconoce claramente un glomérulo (zonas amarillas) con los vasos sanguíneos aferentes. Alrededor se observan cortes transversales de los diversos túbulos renales. La fotografía está muy ampliada.

LOS ÓRGANOS URINARIOS Y SUS ENFERMEDADES

Estructura y función de los órganos urinarios

Cada riñón se divide en el verdadero tejido renal, donde se distingue una zona medular y una zona cortical, y en la pelvis renal.

Los **riñones** son dos órganos con forma de habichuela y del tamaño de un puño que se localizan en la pared posterior de la cavidad abdominal, aproximadamente a la altura de entre la segunda y la cuarta vértebra lumbar. Por delante están cubiertos por el peritoneo y por detrás están limitados por la fuerte musculatura de la espalda. Cada riñón se divide en el verdadero tejido renal, donde incluso a simple vista se distingue una zona medular y una zona cortical, y en la pelvis renal. En la pelvis renal convergen porciones de tejido renal coneiformes (las papilas), a través de las cuales se descarga en la pelvis renal la orina formada en el tejido renal. La pelvis renal desemboca en el uréter. De cada riñón parte un uréter hacia la vejiga urinaria.
La principal función del riñón es la regulación del equilibrio electrolítico. Mediante la producción de orina se eliminan los detritos metabólicos y se regula el equilibrio hídrico del organismo, y mediante la regulación de la composición de la orina se consigue simultáneamente el mantenimiento constante del pH de la sangre. Finalmente, en los riñones se producen dos importantes hormonas, la eritropoyetina y la renina. La eritropoyetina estimula la producción de hematíes en la médula ósea; la renina es la encargada de regular la presión arterial.

La principal función del riñón es la formación de orina, mediante la que se eliminan del organismo los detritos metabólicos y se regula el equilibrio hídrico y electrolítico del organismo.

Los **uréteres** son canales tubulares, recubiertos de mucosa y con una pared muscular, que se contraen en forma de ondas a intervalos rítmicos. Así se acelera el flujo de la orina hasta la vejiga urinaria.

La **vejiga urinaria** es un órgano hueco con una capacidad aproximada de uno a dos litros. Se localiza sobre el pubis, por debajo del peritoneo. En el hombre limita por detrás con el recto y en la mujer con el útero. La vejiga urinaria también está recubierta de una mucosa y tiene una fuerte pared muscular. En su parte inferior se encuentra el inicio de la uretra.

En la mujer, la **uretra** tiene sólo unos pocos centímetros de longitud y desemboca por delante de la entrada de la vagina. En el hombre atraviesa la próstata y el pene; así pues, en el hombre es esencialmente más larga. En el punto de transición de la vejiga urinaria a la uretra está el esfínter vesical, que puede controlarse voluntariamente. Por el contrario, la movilidad de la musculatura de la vejiga y de los uréteres depende del sistema nervioso vegetativo (involuntario).

La **producción de orina** se realiza en dos fases. En la corteza renal hay alrededor de dos millones de pequeños corpúsculos renales, formados por los glomérulos (ovillos vasculares) y la cápsula de Bowman (en forma de embudo). En los glomérulos se filtra la sangre que llega al riñón (diariamente alrededor de 1.500 litros). El resultado de esta filtración, la orina primaria, contiene, además de la albúmina, todos los componentes solubles de la sangre, y la cantidad producida en 24 horas es de aproximadamente 180 litros.
Por un sistema de canales (túbulos renales) relacionado con la ya mencionada cápsula de Bowman, la mayor parte del agua y de las sustancias disueltas en ella retorna al torrente sanguíneo.
La restante cantidad final de orina, aproximadamente dos litros, contiene los detritos metabólicos filtrados de la sangre. Transportada a través de los cálices renales, la pelvis renal y el uréter hasta la vejiga, es finalmente eliminada por la uretra.

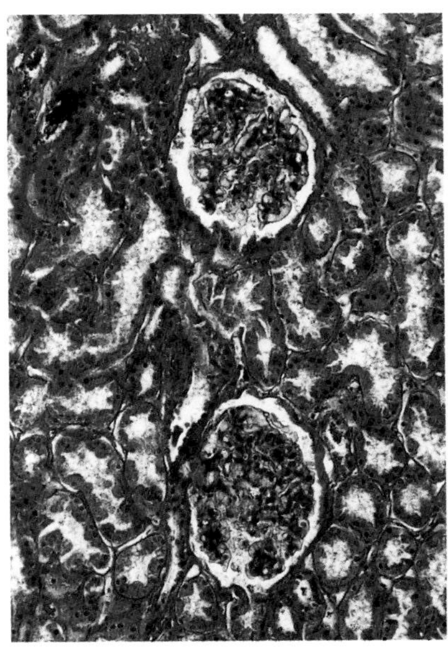

Visión del tejido renal con el microscopio óptico. Se observan los finos vasos sanguíneos y los glomérulos, que producen la orina.

Enfermedades de los órganos urinarios

De la misma manera que la estructura y la función de los órganos urinarios son muy distintas, las enfermedades que los afectan también pueden ser muy diversas. En primer lugar tenemos las enfermedades renales, la insuficiencia renal, las diversas formas de nefritis, el absceso renal, las malformaciones renales y otros trastornos.

Entre las enfermedades más frecuentes de las vías urinarias encontramos la pielonefritis, las enfermedades vesicales y las enfermedades uretrales, así como la litiasis. La tuberculosis renal afecta con frecuencia conjuntamente al riñón, las vías urinarias y la vejiga.

En tanto que las enfermedades renales y la litiasis descansan generalmente sobre causas orgánicas internas, la cistitis y la pielonefritis se relacionan generalmente con una infección externa, con frecuencia favorecida por el frío.

En tanto que las enfermedades renales y la litiasis descansan con frecuencia sobre causas orgánicas internas, la cistitis y la pielonefritis se relacionan generalmente con una infección externa, con frecuencia favorecida por el frío.

Principales síntomas y sus posibles causas:

Un ***cólico*** *(dolor espasmódico intenso en la espalda que irradia hacia el abdomen y la vejiga urinaria) indica la existencia de un cálculo renal, un tumor renal, un cólico biliar, pero también puede indicar un lumbago, un cólico intestinal o una apendicitis.*

La presencia de ***sangre en orina*** *(orina desde color ligeramente rojizo hasta rojo oscuro, que ocasionalmente puede contener coágulos sanguíneos) puede constituir un síntoma de litiasis renal, tumor renal, tuberculosis renal, cistitis, pólipos vesicales, hipertrofia prostática, pero también puede indicar la existencia de lesiones farmacológicas y otros tóxicos de naturaleza química.*

Un ***calambre vesical*** *(dolor espasmódico en hipogastrio, por encima y por detrás del pubis) puede indicar la existencia de una cistitis, cálculos vesicales, tumor vesical, hipertrofia prostática, pero también enfermedades de los órganos sexuales.*

¡Si aparecen estos síntomas hay que acudir inmediatamente al médico!

Características de la orina

Para la detección de las enfermedades de los órganos urinarios son importantes las características y cantidad de la orina. Además del estudio químico y microscópico, el simple aspecto de la orina ya arroja datos importantes.

En la persona sana, el color de la orina varía desde el amarillo ambarino oscuro hasta una suave tonalidad amarillenta. Esta característica coloración de la orina se debe a los pigmentos urinarios que contiene la orina normal (urocromos), y su intensidad viene determinada por la cantidad diaria de orina. A su vez, esta última depende de dos factores: de la cantidad de líquido ingerida en forma de bebidas, sopas, frutas, etc., así como de la cantidad de líquido que el organismo pierde por otras vías que no son la urinaria. La sudoración profusa, una diarrea prolongada, etc. provocan una pérdida de líquidos que se manifiesta por el aumento de la sensación de sed y la disminución de la eliminación de orina.

La eliminación constante de grandes cantidades de orina de una suave tonalidad amarilla pajiza hace sospechar el inicio de una insuficiencia renal. La orina de coloración entre rosácea y rojiza indica la existencia de sangre en ella. En las enfermedades hepáticas que cursan con ictericia se produce una orina marronácea, del color de la cerveza. La tinción de la orina también puede deberse a la administración de fármacos, situación que no reviste ninguna importancia.

El hecho de que la orina sea transparente o turbia generalmente no tiene nada que ver con la salud o la enfermedad. En la orina con reactividad alcalina, las sales de fosfato que normalmente se encuentran en ella se precipitan y hacen la orina turbia. Así pues, la orina que se deja reposar al aire libre durante largo tiempo se alcaliniza debido a la acción de las bacterias, de forma que siempre se enturbiará.

Por otra parte, en muchos casos la orina fresca presenta una ligera turbiedad en forma de nubes que se disuelve con el tiempo o se deposita en el fondo. Se trata de un hallazgo completamente normal, en ocasiones sustancias mucosas visibles, que generalmente constituyen un componente de la orina sana. Además de estas turbiedades sin importancia, consideradas como normales, existen otras debidas a la presencia de pus o de células mucosas en la orina. Esto ocurre por ejemplo en el caso de una cistitis importante. La exploración médica, y especialmente el análisis químico y microscópico de la orina, permite el diagnóstico rápido de una turbiedad de la orina sospechosa. En el gráfico de la página 299 se representan visualmente las alteraciones de la orina aquí citadas. El olor de la orina tiene poca importancia diagnóstica. Depende de la reacción (ácida o alcalina), el tiempo de reposo, el tipo de alimentos ingeridos anteriormente (en algunos casos el consumo de espárragos altera de forma importante el olor de la orina) y de otros factores. Por otra parte, en caso de inflamaciones de las vías urinarias (cistitis), incluso la orina fresca puede presentar un olor pútrido.

ENFERMEDADES RENALES

Insuficiencia renal crónica, insuficiencia renal aguda, uremia

Sintomatología:

- Disminución importante o cese total de la producción de orina.
- Olor a orina del aliento y del aire espirado.
- Trastornos gástricos e intestinales, sobre todo en forma de vómitos.
- Alteraciones de la consciencia, que acaban finalmente con la pérdida de conocimiento.
- Predisposición a las infecciones.

Patogenesia: tanto en la forma aguda como en el estadio terminal de algunas enfermedades renales crónicas, la producción de orina puede verse reducida significativamente o incluso cesar por completo. Si este estado crítico se mantiene durante largo tiempo (cuando la producción de orina se detiene bastan sólo unos pocos días), se desarrolla una uremia. Los detritos que en condiciones normales se eliminan a través de la orina, se acumulan entonces en el organismo y provocan una intoxicación interna.

Etiología: la insuficiencia renal aguda aparece principalmente cuando se produce un *shock* circulatorio prolongado (por ejemplo tras traumatismos importantes, más raramente también después de intervenciones quirúrgicas).
La insuficiencia renal crónica generalmente la provocan enfermedades que comprometen la función renal. Entre ellas destacan principalmente la hipertensión arterial y la diabetes mellitus, aunque también se produce por cálculos renales y vesicales, tumores e hipertrofia prostática.
Las personas que durante largo tiempo utilizan analgésicos de forma sistemática tienen un elevado riesgo de insuficiencia renal.

Tratamiento: en la insuficiencia renal aguda como consecuencia de *shock* circulatorio con frecuencia es útil un tratamiento de urgencia, con el que se solucionen las causas y las consecuencias del *shock* mediante la administración endovenosa de soluciones o transfusión sanguínea.
Cuando el flujo de orina se halla impedido por la presencia de cálculos o tumores, se debe realizar una intervención quirúrgica.
En algunos casos, el tratamiento farmacológico con diuréticos puede contribuir a la eliminación del exceso de líquidos y con ello a la mejoría del flujo urinario.
Cuando se espera la reinstauración de la función renal, sobre todo en la insuficiencia renal aguda, el momento crítico de la uremia se puede solucionar mediante la utilización de la diálisis.

Alteraciones de la orina

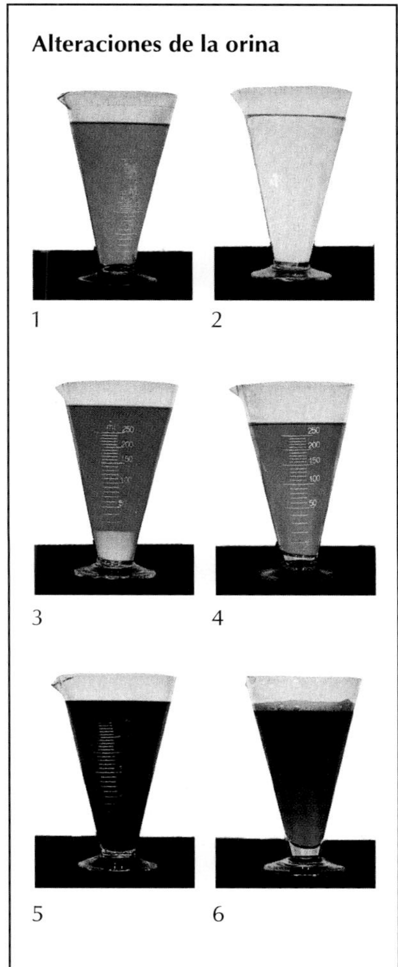

El color de la orina como indicador de trastornos patológicos del organismo: 1 Orina normal; el color puede oscilar entre el amarillo pálido y el amarillo rojizo, e incluso puede ser completamente rojo tras la ingesta de determinados alimentos o medicamentos. 2 Orina con escasos urocromos, que se observa después de beber grandes cantidades de líquido, pero también en caso de nefritis crónica. 3 Orina purulenta; el pus se deposita en forma de precipitado. 4 Orina hematúrica con escaso componente hemático. 5 Orina hematúrica con importante componente hemático. 6 Coloración de la orina en la ictericia. La orina presenta un gran contenido de bilirrubina; la espuma también presenta el típico color oscuro de la cerveza.

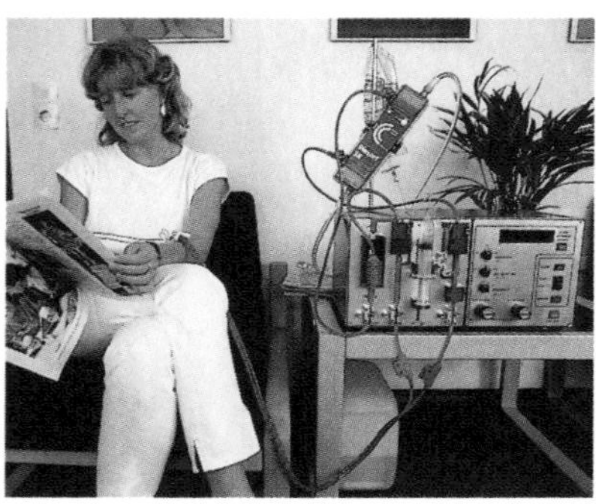

Mediante la hemodiálisis, la sangre extraída del antebrazo del paciente se purifica a través de una membrana con un líquido de diálisis que capta los detritos metabólicos tóxicos.

Mediante la utilización de la diálisis peritoneal continua ambulatoria el paciente dializado es mucho más independiente.

Diálisis (riñón artificial)

Cuando la función renal se halla muy comprometida, los productos tóxicos de degradación del metabolismo se han de eliminar del organismo artificialmente.

Mediante la **hemodiálisis**, la sangre extraída del antebrazo del paciente se purifica en un aparato de diálisis, que cuenta con una membrana semipermeable con un líquido especial, el líquido de diálisis. Debido a la diferencia de concentración entre la sangre y el líquido de diálisis, los detritos metabólicos tóxicos y el exceso de agua pasan al líquido de diálisis, mientras que los restantes componentes de la sangre no pueden atravesar la membrana.
La duración de la hemodiálisis es generalmente de cuatro horas, tres veces por semana. Se determina individualmente para cada paciente, y depende entre otros de la función renal y del régimen de diálisis.

La **hemodiálisis en casa** permite al paciente una mejor organización de su tiempo de diálisis y una mejor integración social y rehabilitación laboral, en comparación con la diálisis en determinadas instalaciones centrales disponibles. Otra importante ventaja de la hemodiálisis en casa es la importante disminución del riesgo de transmisión de la hepatitis B.

En el caso de la **hemodiálisis peritoneal**, el peritoneo se utiliza como membrana natural. A través de un catéter permanente, se introduce en la cavidad abdominal el correspondiente líquido de diálisis, que mediante la difusión capta los detritos y las toxinas a través de los poros del peritoneo. El tratamiento, que necesita alrededor de diez a doce horas, tres veces por semana, es especialmente adecuado para las personas debilitadas o de edad avanzada.

Mucho más independiente es el paciente de diálisis sometido a una **diálisis peritoneal continua ambulatoria**. En este caso, a partir de una bolsa de plástico que se lleva unida al cuerpo, se introducen cuatro veces al día dos litros de líquido de diálisis, determinado individualmente, en la cavidad abdominal a través de un catéter permanente, y que tras un intervalo de cuatro a seis horas (por la noche ocho horas) se extrae nuevamente. Después hay que cambiar la bolsa de diálisis. La entrada del líquido de diálisis fresco, así como la salida del líquido cargado con los detritos, se debe a la fuerza de la gravedad; así, la bolsa se mantiene en una posición elevada para la entrada y baja para la salida del líquido.
Este método es adecuado para los pacientes jóvenes y cooperantes.

Otros métodos: en algunas circunstancias, para la desintoxicación de la sangre en la insuficiencia renal se pueden utilizar los métodos de **hemofiltración**, **hemodiafiltración**, **hemoperfusión** y **plasmaseparación** con filtros de membrana.

Información y ayuda para los afectados:

Asociación de Enfermos Renales (ADER)
Pintor Tapiro, 4
08028 Barcelona
(España)

ALCER
Sirio, 30, 1.º
28007 Madrid
(España)

Tratamiento coadyuvante de la diálisis

Entre los métodos terapéuticos coadyuvantes de la diálisis se encuentran el aporte de vitaminas hidrosolubles mediante determinadas combinaciones, el cuidado y desinfección de las zonas cutáneas alrededor del catéter permanente (shunt) y una dieta rica en proteínas pero pobre en grasas, potasio y fosfato. Además, ocasionalmente, hay que tratar farmacológicamente el déficit de hierro y la hipertensión arterial. El soporte psicosocial, con frecuencia necesario, de los pacientes dializados se consigue de forma efectiva mediante su participación en un grupo de autoayuda.

Pielonefritis

Se distinguen diversas formas. Las más importantes son las que se detallarán a continuación:

En los niños, la causa de la pielonefritis es con frecuencia el denominado reflujo, retroceso de la orina desde la vejiga hacia el uréter, como consecuencia de un defecto congénito del cierre del uréter.

1. Pielonefritis aguda bacteriana (nefritis tubulointersticial infecciosa aguda)

Sintomatología: cólico renal de instauración brusca con dolor intenso en la espalda y los flancos. Poliuria, dolor durante la micción (disuria).
Con frecuencia la orina es turbia, y en ocasiones también hematúrica. Fiebre, escalofríos, intenso malestar general con cefalea, anorexia y náuseas.

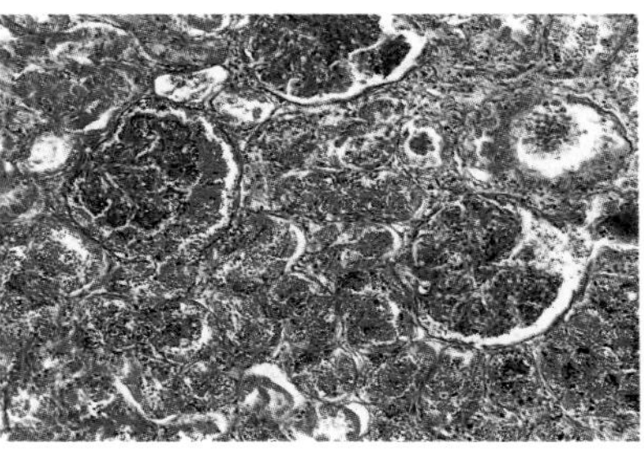

Tejido renal, afectado por una nefritis (microscopio óptico, aproximadamente 50 aumentos).

Etiología: infección bacteriana ascendente que con frecuencia (especialmente en mujeres) empieza en las vías urinarias inferiores. A menudo como consecuencia de una cistitis o una uretritis.
En los niños, la causa de la pielonefritis es con frecuencia el denominado reflujo, retroceso de la orina desde la vejiga hacia el uréter, como consecuencia de un defecto congénito del cierre del uréter.

Tratamiento: reposo en cama y aumento del aporte de líquidos. Tratamiento antibiótico. Se ha de realizar siempre el tratamiento de la infección de las vías urinarias.

Pronóstico: el tratamiento antibiótico consigue la curación de la pielonefritis en aproximadamente dos semanas. Si no se realiza tratamiento, la sintomatología puede repetirse con facilidad y, finalmente, instaurarse una pielonefritis crónica, en cuyo caso no puede excluirse la posibilidad de aparición de lesiones renales irreversibles.

Infusiones que ayudan en el tratamiento de la nefritis:

Mezcla 1

hojas de malva	*10 g*
hojas de fresa	*10 g*
hojas de ortiga	*10 g*
hojas de abedul	*20 g*

Mezcla 2

frutos del perejil	*5 g*
raíz de gatuña	*10 g*
hojas de malvavisco	*15 g*
sanguinaria mayor	*20 g*

Mezcla 3

cola de caballo	*10 g*
pensamiento	*10 g*
hojas de gayuba	*30 g*

Utilización en forma de infusión: una o dos veces al día una cucharadita en una taza de agua hirviendo.

2. Pielonefritis bacteriana crónica (nefritis tubulointersticial infecciosa crónica)

Sintomatología: como en la pielonefritis aguda, pero con frecuencia relativamente de poca intensidad. Postración, irresolución, nicturia (necesidad de orinar por la noche), ocasionalmente náuseas y prurito cutáneo. En ocasiones hipertensión arterial y edemas.

Etiología: pielonefritis aguda de repetición. Además, estenosis de las vías urinarias por cálculos renales (*véase* litiasis renal, pág. 304) o hipertrofia prostática (*véase* pág. 311).

Tratamiento: además de la eliminación de las causas, antibioticoterapia. Puede ser necesario un tratamiento antibiótico que se prolongue durante un período de tiempo bastante largo.

Pronóstico: existe el riesgo de que se transforme en una insuficiencia renal aguda o crónica (*véase* pág. 299).

Una unidad funcional (nefrona) del riñón con los vasos sanguíneos, el glomérulo y los túbulos renales. Conducto colector (1), arteriola eferente (2), asa de Henle (3), capilares (4), arteriola aferente (5), glomérulo (6), cápsula de Bowman (7), arteria (8), vena (9), orina (amarillo), arteria (rojo), vena (azul).

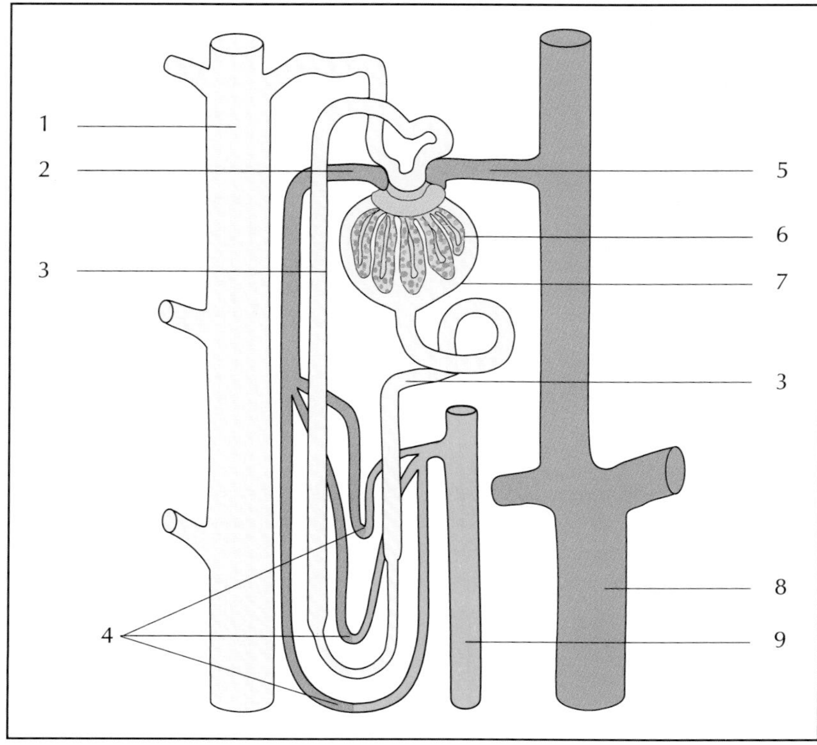

3. Pielonefritis no bacteriana (nefritis intersticial no bacteriana)

En la forma aguda de la pielonefritis no bacteriana aparecen erupción cutánea, fiebre, dolor articular y síntomas de la insuficiencia renal.

Sintomatología:

En la forma aguda: erupción cutánea, fiebre, dolor articular, síntomas de la insuficiencia renal.

En la forma crónica: cefalea, postración y astenia, con frecuencia hipertensión arterial, síntomas de la insuficiencia renal.

Etiología: reacción alérgica o tóxica a determinados medicamentos como los antibióticos, las sulfonamidas, los diuréticos, los antirreumáticos, etc.
Frecuente por la utilización prolongada e incontrolada de analgésicos. Intoxicaciones con metales pesados (plomo, cadmio). Depósito de ácido úrico en el riñón (riñón gotoso).

La alcalinización de la orina elimina los depósitos de ácido úrico del riñón y evita que se formen nuevos depósitos.

Tratamiento: al retirar el medicamento desencadenante generalmente se consigue la recuperación rápida de la función renal normal.
La alcalinización de la orina elimina los depósitos de ácido úrico en el riñón y evita que se formen nuevos depósitos.

Pronóstico: en relación con el tipo, la dosis y la duración de la acción nociva, es posible la curación completa o también la evolución a una insuficiencia renal.

Glomerulonefritis aguda

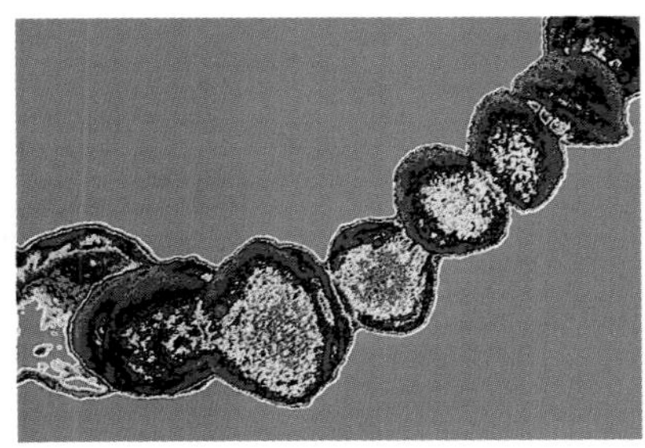

Generalmente, el desencadenante de la glomerulonefritis es una infección estreptocócica.

Sintomatología: aproximadamente catorce días después de la infección, coloración y turbiedad de la orina, disminución de la cantidad de orina. Formación de edemas en los párpados, la cara, las manos y los tobillos. Cefalea, vértigo debido a la hipertensión, náuseas y postración.

Etiología: generalmente se debe a una infección por estreptococos. Sin embargo, en realidad, la glomerulonefritis está causada por procesos inmunológicos. Así, en los glomérulos renales se depositan estructuras proteicas complejas que se forman como consecuencia de la infección y que están compuestas por un antígeno y un anticuerpo.

Tratamiento: de tres a cuatro semanas de reposo absoluto en cama, hasta que desaparecen la hematuria, la proteinuria y la hipertensión arterial. La infección estreptocócica debe tratarse con antibióticos. Cuando existen edemas se ha de restringir de forma importante el aporte de líquidos y de sal. La dieta debe ser de bajo contenido proteico (diariamente no más de 0,5 gramos por kilogramo de peso corporal).

Cuando existen edemas debe restringirse el aporte de líquidos y sal.

Pronóstico: por regla general la evolución es buena. Aproximadamente en un 75 % de los casos se produce la curación completa. Como complicaciones graves poco frecuentes pueden aparecer edema de pulmón o edema cerebral, o bien una insuficiencia cardíaca aguda. En algunos casos se convierte en una nefritis crónica.

Glomerulonefritis crónica

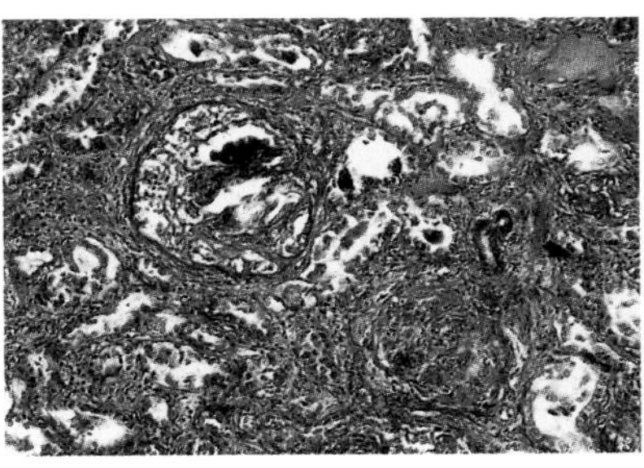

El cuadro de la glomerulonefritis crónica desde el punto de vista histológico (aproximadamente a 50 aumentos).

Sintomatología: debido a la evolución solapada de la enfermedad, al principio no se detectan los síntomas. Una ligera hematuria o una turbiedad de la orina por presencia de proteínas son datos alarmantes. Más adelante aparecen síntomas de insuficiencia renal con anemia, hipertensión arterial y edemas tisulares.

Etiología: la forma crónica puede desarrollarse a partir de la enfermedad aguda o bien puede estar causada directamente por reacciones inmunológicas. En ese caso se considera determinante una inmunodeficiencia congénita.

Tratamiento: con frecuencia no es necesario ningún tratamiento determinado. Sin embargo, la hipertensión arterial y otros síntomas secundarios, sobre todo la aparición ocasional de una insuficiencia renal incipiente, sí precisan tratamiento. Como regla general se recomienda el reposo físico, así como la protección frente al frío y la humedad. En casos especiales, el tratamiento con inmunosupresores ofrece buenas perspectivas de curación. El tratamiento debe ir acompañado de una dieta especial con bajo contenido proteico.

El éxito terapéutico depende esencialmente del diagnóstico precoz de la enfermedad.

Pronóstico: el éxito terapéutico depende esencialmente del diagnóstico precoz de la enfermedad. Si la insuficiencia renal está muy avanzada, será necesaria la diálisis o incluso el trasplante renal.

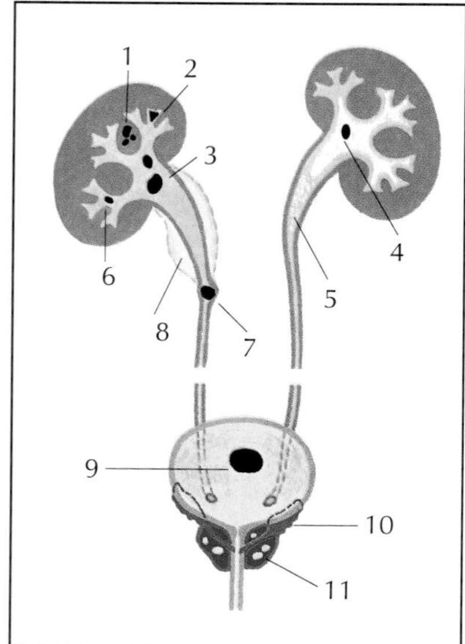

Formación de cálculos en los órganos urinarios: la representación esquemática muestra la posible presencia de cálculos o arenilla en el riñón, vejiga, uréteres o próstata.
Cálculos corticales (1), cálculo en cáliz renal (2), cálculo en pelvis renal (3), cálculo de la salida de la pelvis renal (4), arenilla (5), cálculo en el vértice del cáliz renal (6), cálculo ureteral (7), estasis de orina, causa de un cólico (8), cálculo vesical (9), vesícula seminal (10), cálculos prostáticos (11).

Litiasis renal

Sintomatología: generalmente los síntomas aparecen sólo cuando los cálculos emigran desde el riñón hacia el uréter y restringen significativamente el flujo de la orina. Entonces se produce el cólico renal (dolor extremadamente intenso en los flancos, que irradia hacia delante hasta el hipogastrio). Con frecuencia, el cólico se acompaña de escalofríos, náuseas y vómitos. Los cólicos se repiten hasta que el cálculo ha alcanzado la vejiga; el paso a través de la uretra es prácticamente indoloro. Si el cálculo bloquea la pelvis renal, con frecuencia se desarrolla estasis de orina e inflamación. Los síntomas se corresponden con los ya descritos en el apartado de la pielonefritis (*véase* pág. 301).

Etiología: en el caso de los depósitos, que bajo determinadas características del medio cristalizan a partir de la orina, entre el 70 y el 80 % de los casos se trata de cálculos de oxalato cálcico o bien una mezcla de oxalato cálcico y fosfato cálcico. Menos frecuentes son los cálculos de fosfato amónico de magnesio (del 8 al 20 %), de ácido úrico (del 6 al 14 %), así como de cistina o xantina (del 0,5 al 2 %). Los depósitos se forman en el riñón y emigran por las vías urinarias descendentes, hasta que son expulsados con la orina a través de la uretra. Las inflamaciones crónicas de las vías urinarias, los trastornos metabólicos (por ejemplo, de la glándula suprarrenal) y las enfermedades intestinales crónicas favorecen la formación de los cálculos renales, así como una alimentación demasiado rica en carne y sal y el aporte insuficiente de líquidos. La utilización prolongada de analgésicos también puede constituir una causa de la litiasis renal.

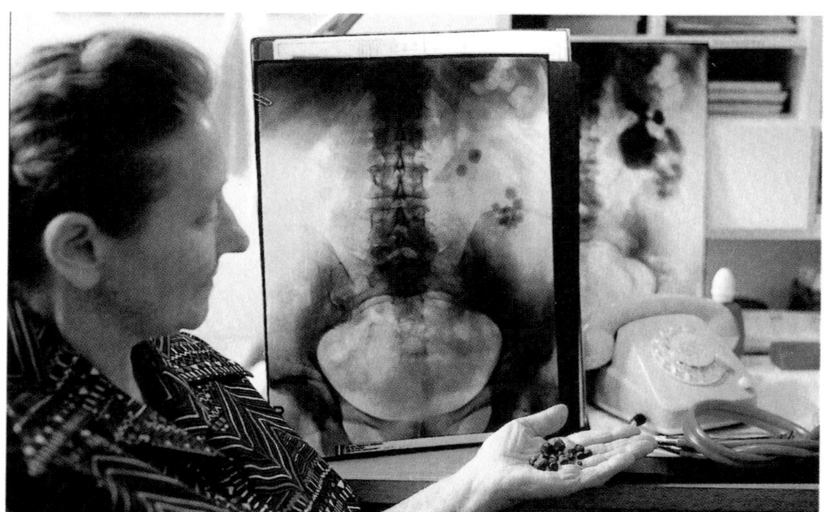

Paciente después de una extracción quirúrgica de los cálculos, que sostiene en la mano, junto a la radiografía que demuestra la existencia de éstos.

En caso de cólico renal, los espasmolíticos, mucho líquido, el calor y el movimiento alivian los síntomas y favorecen la expulsión de los cálculos.

Tratamiento: en caso de cólico renal, los espasmolíticos, mucho líquido, el calor y el movimiento alivian los síntomas y favorecen la expulsión de los cálculos. Si se mantiene estasis de orina durante más de dos semanas, se deberá extraer el cálculo. Ello se realiza bien mediante una endoscopia vesical o bien mediante la destrucción del cálculo por ondas de choque o con una intervención quirúrgica. Esta última es necesaria cuando los cálculos son muy grandes o existe una importante inflamación de los órganos urinarios.

Para prevenir de forma eficaz la nueva formación de cálculos hay que beber mucho, de forma que la cantidad de orina eliminada en un día sea como mínimo de dos litros.
Según la composición de los cálculos será necesaria una dieta especial (*véase* pág. 306).
Si se demuestra un exceso de calcio u oxalatos en la orina se deberá restringir el consumo de cítricos, tomates, espinacas, ruibarbo, así como de chocolate, cacao, almendras y té negro.

Pronóstico: si se siguen las medidas terapéuticas y profilácticas, generalmente el pronóstico es bueno.
No obstante, existe un mayor riesgo de inflamación de las vías urinarias, especialmente de pielonefritis crónica (*véanse* págs. 301-302).

Tumores renales y vesicales

Sintomatología: el primer signo externo que se detecta de un tumor maligno renal o vesical es la hematuria. Generalmente, la enfermedad aparece a partir de los 40 años y es mucho más frecuente en el hombre que en la mujer.

Etiología: las verdaderas causas orgánicas no se conocen. Lo que se sabe con toda seguridad es que la utilización durante años de analgésicos y el tabaco favorecen su aparición.

Tratamiento: cuando el diagnóstico es precoz, la cirugía y la quimio o radioterapia consiguen la curación. En el caso del carcinoma vesical, con frecuencia es necesaria la extirpación de toda la vejiga, de forma que será necesaria la fabricación de una salida artificial para la orina.

Tuberculosis renal

Sintomatología: necesidad frecuente de orinar, que se mantiene después de vaciar la vejiga. Escozor y dolor en la uretra y vejiga durante la micción. Debido a la frecuencia de la micción, generalmente sólo se eliminan pequeñas cantidades de orina en forma de goteo, que es muy doloroso. Orina turbia, con frecuencia de olor pútrido, que ocasionalmente tiene una coloración rojiza debido a la presencia de sangre.

Etiología: contaminación por bacilos tuberculosos a través de la sangre cuando existen focos tuberculosos en otros órganos.

Tratamiento y pronóstico: mientras que anteriormente, cuando se diagnosticaba una tuberculosis renal, se realizaba rápidamente la extirpación quirúrgica del riñón afectado, en la actualidad la enfermedad se puede tratar eficazmente con fármacos.
Sólo en muy pocos casos se requiere la extirpación quirúrgica de una parte del riñón enfermo, cuando se mantiene un foco tuberculoso residual.

Infusiones que ayudan en el tratamiento del cólico renal por litiasis:

Mezcla 1

celidonia	*10 g*
raíz de malvavisco	*15 g*
raíz de granza	*25 g*

Preparación: una o dos cucharaditas en dos tazas de agua fría, en forma de infusión. Dejar reposar toda la noche y beberla a lo largo del día.

Mezcla 2

hierba de san Juan	*10 g*
tomillo	*10 g*
celidonia	*10 g*
hojas de malva	*20 g*

Preparación: una o dos veces al día una cucharadita en una taza de agua hirviendo, en forma de infusión.

Infusiones que ayudan en el tratamiento de la litiasis renal y vesical:

Mezcla 1

celidonia	*5 g*
raíz de agropiro	*15 g*
raíz de gatuña	*30 g*

Preparación: decocción de una cucharadita en una taza de agua, dos o tres veces al día.

Mezcla 2

raíz de valeriana	*5 g*
herniaria	*15 g*
hojas de abedul	*30 g*

Preparación: una cucharadita en una taza de agua hirviendo, en forma de infusión, de dos a tres veces al día.

Trasplante renal

El trasplante renal es uno de los trasplantes más frecuentes en numerosos países industrializados.

Cuando los riñones han perdido su capacidad funcional debido a una insuficiencia renal crónica, la vida del enfermo se puede salvar mediante el trasplante de un riñón sano proveniente de un donante vivo o muerto. El trasplante renal es uno de los trasplantes más frecuentes en numerosos países industrializados.

El trasplante renal es una operación mucho menos complicada que otros trasplantes de órganos. Por ese motivo, más del 80 % de los casos evolucionan favorablemente. La evolución es especialmente buena cuando el donante es un familiar cercano del receptor. De ser así, el rechazo inmunológico del órgano trasplantado es mucho más raro que en el resto de los casos, en los que existe un gran riesgo de que aparezca durante los dos primeros meses posteriores a la intervención. Si ello ocurre, la función renal puede ser sustituida por la diálisis (*véase* pág. 300), e intentarse un nuevo trasplante. Después del trasplante a los pacientes se les ha de tratar con inmunosupresores, para evitar la reacción de rechazo.

En cuanto al donante, la donación no supone ningún perjuicio para su salud, ya que el riñón restante aumenta de tamaño y asume la función del órgano extirpado.

En cuanto al donante, la donación no supone ningún perjuicio para su salud, ya que el riñón restante aumenta de tamaño y asume la función del órgano extirpado.

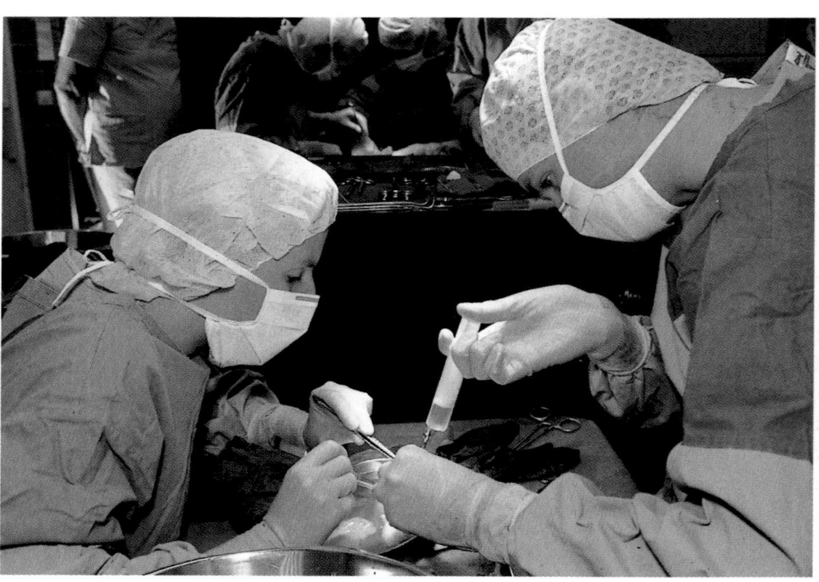

Trasplante renal: se prepara el riñón del donante para el trasplante.

RECOMENDACIONES DIETÉTICAS GENERALES PARA LOS PACIENTES RENALES

Hay que proteger el riñón y prevenir la aparición de complicaciones mediante la dieta.

En las diversas formas de nefritis, así como en los restantes trastornos renales, la dieta es la medida terapéutica más importante. La evolución del enfermo depende en gran medida del cumplimiento meticuloso y paciente de las normas dietéticas. Mediante la dieta, hay que proteger el riñón. Por otra parte, mediante la alimentación se intenta evitar la aparición de nuevas lesiones, sobre todo de la hipertensión arterial. La protección y descarga del riñón se lleva a cabo sobre todo mediante el intento de mantener lo más reducidos posible los detritos de eliminación renal. Dado que la mayoría de los detritos, y en especial los responsables de la uremia, provienen del metabolismo proteico, debe restringirse de forma importante el contenido proteico de la dieta. En la fase aguda de la enfermedad, la alimentación no ha de contener proteínas. Incluso cuando exista una pérdida importante de proteínas por la orina, se recomienda la restricción del aporte proteico (0,8 gramos por kilogramo de peso corporal). El déficit calórico de la dieta se ha de compensar con un mayor aporte de hidratos de carbono, con el fin de frenar el catabolismo de las proteínas del propio organismo. Las necesidades proteicas básicas deben sumarse a las pérdidas proteicas diarias de la orina. Sin embargo, más adelante se aportarán las proteínas que el metabolismo constructivo necesite (en el adulto alrededor de 60 a 70 g diarios) para la renovación de las sustancias orgánicas (*véase* capítulo «Metabolismo y sistema endocrino»).

En la dieta de los enfermos renales también adquiere una gran importancia la restricción de sal (entre unos dos y tres gramos por día). No obstante, el aporte de sodio sólo se ha de limitar cuando existan edemas o hipertensión arterial.
A la larga, la restricción absoluta del sodio (sal) pone en peligro la vida del enfermo, ya que el riñón necesita el sodio para la producción de orina. Por ese motivo, una alimentación hiposódica estricta sólo es útil y adecuada para las primeras semanas de la nefritis aguda. Afortunadamente, su aplicación es prácticamente imposible, ya que casi todos los alimentos contienen una cantidad mayor o menor de sodio. Incluso cuando prescindimos de la sal al preparar los alimentos, la dieta diaria habitual contiene en promedio alrededor de diez gramos de sal. Si en casos aislados se precisa una mayor restricción, se puede conseguir mediante una dieta de zumos o de manzana y arroz, o bien con mantequilla y pan sin sal. Las manzanas y el arroz son especialmente adecuados, ya que no contienen prácticamente sodio.

Además de la sal, también se han de eliminar de la dieta las especias fuertes como la pimienta, el vinagre y el pimentón. Sin embargo, con ello los alimentos son algo insípidos. Con el tiempo, al enfermo se le hace difícil mantener la dieta que él necesita. Para evitar esta situación se utilizarán hierbas aromáticas como el perejil, el cebollino, la mejorana, etc.
En cuanto a las bebidas, se debe evitar el alcohol. El café y el té están permitidos siempre y cuando se consuman en cantidades moderadas. Si se produce una disminución del sodio plasmático, se deberá establecer una restricción del aporte de líquidos. Las infusiones de plantas medicinales están especialmente indicadas en las enfermedades de las vías urinarias. Es aconsejable la balneoterapia.

Los pacientes con cálculos urinarios pueden llevar una dieta normal, con determinadas restricciones dependiendo del tipo de cálculo. Dado que la mayoría de los cálculos están formados por varias sustancias, la profilaxis se realizará de acuerdo con el componente mayoritario. Dependiendo del tipo de cálculo, se puede producir alcalinización, neutralización o acidificación de la orina mediante determinados alimentos o fármacos, con el fin de evitar la nueva formación de cálculos.
Actualmente existe una gran controversia sobre la eficacia de la restricción del consumo de leche y productos lácteos cuando hay un aumento de la excreción urinaria de calcio. Alimentos como por ejemplo té negro y el chocolate contienen gran cantidad de ácido oxálico, por lo que se deberán evitar en determinados casos.

En la dieta renal estricta hay que evitar:

las espinacas, la col lombarda, el apio, las endibias, las cerezas, los plátanos, los higos, los dátiles;

la leche y los productos lácteos;

los alimentos preparados con sal, como el pan, los embutidos, los salazones, los arenques en salmuera y las conservas.

En la dieta renal estricta están permitidas:

todas las hortalizas y las frutas no mencionadas anteriormente;

la carne fresca, los embutidos y los quesos hiposódicos, el pan sin sal y conservas sin sal;

las especias suaves y las hierbas aromáticas.

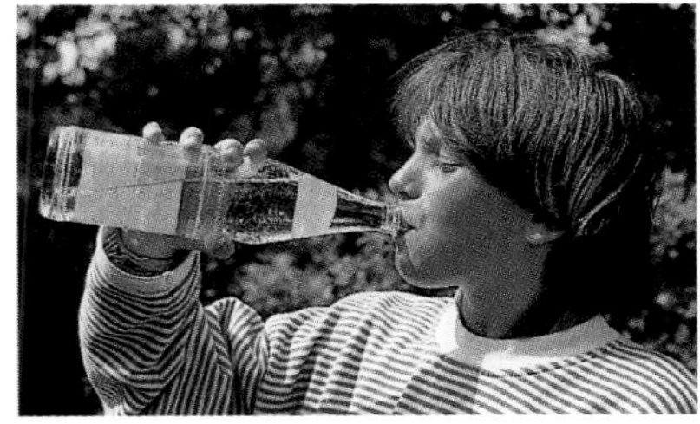

Las personas que hacen una dieta hiposódica deberían consumir un agua mineral con contenido reducido de sodio.

Alimentos que alcalinizan la orina:

la leche, la margarina;

el almidón, la harina de patata, la tapioca;

las pasas;

la fruta, excepto los arándanos rojos y negros y las ciruelas;

todas las coles excepto la col de Bruselas, la coliflor, espárragos;

las patatas, los tomates, las zanahorias, la judía verde, las espinacas, la lechuga, las olivas, las setas excepto la oreja de gato, la colmenilla y la trufa;

el cacao muy concentrado;

el azúcar de caña, la sacarina, la miel;

el café, el vino, el mosto.

Alimentos que la acidifican:

la carne de cerdo, el hígado, el pollo, el jamón, los embutidos, el pescado;

la manteca de cerdo, la mantequilla, la nata, el queso graso, los huevos;

los productos elaborados con cereales, también el arroz, el maíz, etc.;

las nueces, las almendras;

los arándanos rojos y negros, las ciruelas;

las coles de Bruselas, la coliflor, las puntas de los espárragos, las alcachofas;

los guisantes secos, las lentejas, las judías, la oreja de gato, la colmenilla y la trufa;

el chocolate, el azúcar refinado, la cerveza.

ENFERMEDADES DE LAS VÍAS URINARIAS

Infección de las vías urinarias

Sintomatología: poliuria (necesidad frecuente de orinar). Sensación quemante durante la micción. Dolor en el hipogastrio; generalmente se acompaña de fiebre y malestar general. Más frecuente en la mujer que en el hombre.

Etiología: se trata de inflamaciones de las vías urinarias a menudo causadas por bacterias que afectan a la mucosa. Los gérmenes provienen, normalmente por falta de higiene, del recto, pero también pueden estar relacionados con enfermedades sexuales o haber sido transmitidos a través de la sangre. Los cálculos urinarios, los tumores vesicales o las malformaciones de las vías urinarias también pueden desencadenar o favorecer la aparición de una infección de las vías urinarias.

Tratamiento: la infección de las vías urinarias se ha de tratar con antibióticos, cuya elección depende del tipo de germen. La infección de las vías urinarias se puede evitar mediante una higiene adecuada, el vaciado regular de la vejiga y la ingesta abundante de líquidos.

Pronóstico: generalmente la enfermedad cura sin secuelas, cuando la infección no alcanza el riñón. En el caso contrario, si no se realiza el tratamiento adecuado pueden producirse lesiones renales. También es posible el paso de los gérmenes a la sangre, lo que puede provocar un *shock* séptico. Hay que acudir al médico ante los primeros síntomas de una infección de las vías urinarias.

Cistitis

Sintomatología: necesidad frecuente de orinar, pero con cada micción sólo se eliminan pequeñas cantidades de orina (polaquiuria). Dolor quemante o punzante durante la micción. Mal olor de la orina, que con frecuencia contiene sangre. En los niños aparece frecuentemente fiebre y dolor abdominal; lloran durante la micción.

Etiología: todas las condiciones internas y externas que limitan la eliminación de orina (cálculos urinarios, tumores vesicales, estenosis uretral) constituyen factores que favorecen la aparición de agentes infecciosos que anidan en la mucosa de la vejiga urinaria. Afecta con mucha mayor frecuencia a las mujeres, ya que su uretra es más corta que la de los hombres, y las bacterias del ano o de la vagina alcanzan con mayor facilidad la vejiga urinaria. El riesgo aumenta cuando existe una ptosis uterina, cuando se utiliza el diafragma como método anticonceptivo o los denominados *sprays* íntimos, cuando existe flujo vaginal y durante el embarazo.
En los hombres es frecuente la dificultad para orinar debido a una hipertrofia prostática.

Tratamiento: por regla general, la administración precoz de antibióticos resuelve los síntomas en el curso de uno a tres días. No obstante, el tratamiento anti-

biótico se ha de seguir de acuerdo con la prescripción del médico. Si la enfermedad aparece en mujeres de edad avanzada y no está provocada por bacterias, algunos médicos emplean también preparados hormonales (estrógenos) para su tratamiento.
Para la prevención, así como ante los primeros síntomas de una cistitis, hay que beber gran cantidad de líquidos y procurar que la vejiga se vacíe completamente con cada micción. Cuando existe una predisposición, las mujeres deberían orinar a ser posible inmediatamente después del contacto sexual. Se recomienda mantener la orina alcalina mediante la utilización de bicarbonato sódico (una cucharadita cada seis horas).
Es muy importante que la higiene sea cuidadosa, limpiando la zona siempre de delante hacia atrás (de la vagina hacia el ano).

Pronóstico: cuando se realiza un tratamiento precoz correcto no hay que temer la aparición de complicaciones. En caso contrario, existe el peligro de una pielonefritis. En casos que evolucionan especialmente mal, sobre todo cuando hay una inflamación solapada de larga evolución tratada insuficientemente o no tratada, se puede producir una retracción de la vejiga. La elasticidad de la vejiga se ve muy comprometida, de forma que muy frecuentemente se siente la necesidad de orinar.

Infusión para la cistitis:

Mezcla 1

cola de caballo	*10 g*
pensamiento	*10 g*
hojas de gayuba	*30 g*

Preparación: tres cucharadas colmadas en un litro de agua fría, en forma de infusión; dejarlo reposar toda la noche y beberlo a lo largo del día.

Mezcla 2

raíz de agropiro	*10 g*
hojas de abedul	*20 g*
té renal indio	*20 g*

Preparación: hacer una infusión con una cucharadita en una taza de agua hirviendo; tomar dos o tres veces al día.

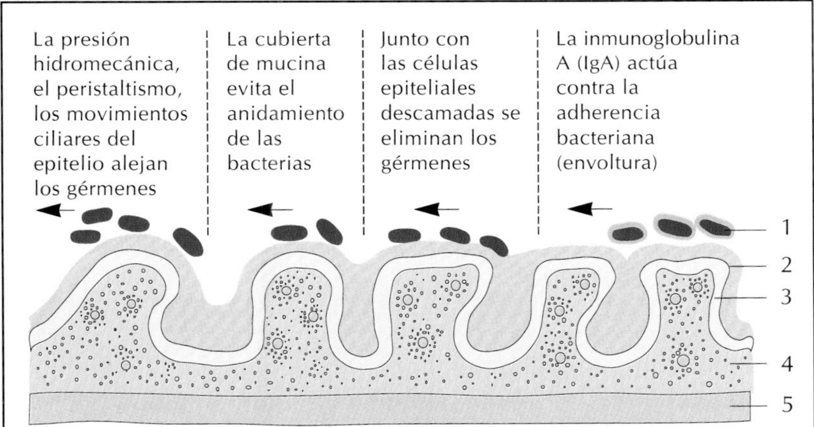
La presión hidromecánica, el peristaltismo, los movimientos ciliares del epitelio alejan los gérmenes
La cubierta de mucina evita el anidamiento de las bacterias
Junto con las células epiteliales descamadas se eliminan los gérmenes
La inmunoglobulina A (IgA) actúa contra la adherencia bacteriana (envoltura)
1
2
3
4
5

Factores mucosos que evitan la infección bacteriana de las vías urinarias. Envoltura del germen, IgA (1), cubierta de mucina (2), epitelio (3), vasos de la mucosa (4), capa muscular (5).

Uretritis

Sintomatología: dolor quemante muy intenso al orinar, a veces con la sensación de que con la orina se eliminan fragmentos de vidrio. En ocasiones la orina es hematúrica o purulenta.

Dolor quemante muy intenso al orinar.

Etiología: infección bacteriana (por ejemplo, gonorrea) o fúngica (por ejemplo, clamidias, *véase* pág. 514). Los gérmenes se transmiten durante las relaciones sexuales, aunque también pueden provenir del intestino o de la piel.
La uretritis también puede aparecer después de una endoscopia vesical, un traumatismo o la acción de agentes químicos (antisépticos, anticonceptivos espermicidas).
En ocasiones la causa reside, sobre todo en el hombre, en una estenosis o una tumoración de la uretra.

Los gérmenes se transmiten durante las relaciones sexuales.

La uretritis recidivante puede provocar una estenosis uretral o la formación de cicatrices en la uretra, que a su vez dificultan nuevamente el flujo de la orina.

Tratamiento: con los antibióticos adecuados para el tipo de agente infeccioso. En caso de estenosis uretral se realizará una dilatación de la uretra.

Pronóstico: la uretritis recidivante puede provocar una estenosis uretral o la formación de cicatrices en la uretra, que a su vez dificultan nuevamente el flujo de la orina.

Incontinencia urinaria

La incontinencia urinaria se debe, en la mayoría de los casos, a debilidad de la musculatura pelviana.

Sintomatología: eliminación involuntaria de orina que el afectado no puede controlar. Dependiendo de la causa y la sintomatología se diferencian varias formas de incontinencia urinaria:

- **Incontinencia por rebosamiento:**
  Continencia urinaria crónica; el vaciado normal de la vejiga no se puede realizar por estenosis u oclusión de la uretra. Por ello la vejiga urinaria está siempre llena, y se produce un goteo continuo de la orina.
- **Incontinencia por urgencia:**
  Gran necesidad de orinar con incapacidad simultánea para controlar la vejiga. La orina sale repentinamente, no puede detenerse el flujo y sólo cesa cuando la vejiga se ha vaciado por completo.
- **Incontinencia por esfuerzo:**
  Emisión incontrolada de pequeñas cantidades de orina al realizar un esfuerzo físico (levantar pesos importantes, deporte) o emocional (miedo, estrés) importante. Frecuente en las mujeres después del parto.
- **Incontinencia absoluta:**
  Debido a la pérdida de actividad del esfínter, el flujo de orina es completamente incontrolable.

Etiología: con frecuencia por debilidad de la musculatura pelviana (por ejemplo, a edades avanzadas, después de varios embarazos o por sobrepeso importante), pero también en el caso de la denominada vejiga irritativa, en la que la musculatura vesical se contrae periódicamente, con lo que aumenta significativamente la necesidad de orinar. Otras causas pueden ser traumatismos o enfermedades de los órganos urinarios (cálculos vesicales, tumores, inflamaciones crónicas), prolapso uterino, así como importantes sobrecargas psíquicas (estrés).
En los hombres, la causa de la incontinencia urinaria también pueden ser las enfermedades prostáticas (*véase* pág. 311).
Más raramente, la incontinencia urinaria puede estar causada por lesiones cerebrales o nerviosas en la médula espinal.

En caso de debilidad de la musculatura pelviana es útil un entrenamiento especial del suelo de la pelvis, que se realiza bajo el control de un fisioterapeuta.

Tratamiento: el tratamiento de la incontinencia urinaria generalmente es largo, e incluye la eliminación de las causas desencadenantes o favorecedoras. En caso de debilidad de la musculatura pelviana es útil un entrenamiento especial del suelo de la pelvis, que se realiza bajo el control de un fisioterapeuta. En el margen de la página 311 se indican algunos ejercicios que se pueden practicar en cualquier momento.

En determinados casos se puede poner un anillo hinchable alrededor de la uretra, que hace las funciones de esfínter artificial. Si se deja salir el aire se permite el flujo de la orina.
El tratamiento de la vejiga irritativa se realiza con anticolinérgicos, que relajan la musculatura vesical.
Para aliviar los efectos molestos de la incontinencia urinaria se puede utilizar una ropa interior especial, con material absorbente para la recogida de la orina. También es posible la colocación de un catéter que lleva la orina hasta una bolsa donde se recoge.
En casos especialmente severos hay que realizar un tratamiento quirúrgico, que consiste en crear una vía urinaria artificial que evita la vejiga.
Como prevención se recomienda vaciar la vejiga con regularidad y de esta manera «educarla». A ser posible, por la noche no se debería beber mucho.

Gimnasia del suelo de la pelvis:

Siéntese en una silla dura e incline ligeramente hacia delante la parte superior del cuerpo. Contraiga ahora la musculatura pelviana y mantenga la tensión al mismo tiempo que respira con regularidad.
Al cabo de cinco segundos de tensión, relaje la musculatura durante diez segundos. Repita el ejercicio hasta cinco veces.

Pronóstico: la curación de la incontinencia urinaria generalmente cuesta mucho tiempo y siempre se precisa la colaboración del paciente. Debido a las molestias que acarrea, los pacientes están generalmente inseguros, evitan los contactos sociales y las relaciones de pareja. A pesar de la comprensión y la protección de su familia y amigos, con frecuencia necesitan un control psicoterapéutico prolongado.

Hipertrofia prostática (adenoma prostático)

Sintomatología: molestias al orinar, especialmente dificultad para iniciar la micción. Goteo de orina después de la micción. Dolor en la zona de la vejiga, con todos los síntomas de la cistitis.
En fases avanzadas aparece retención urinaria dolorosa, es decir, incapacidad para orinar. Se puede producir incontinencia con goteo de pequeñas cantidades de orina.

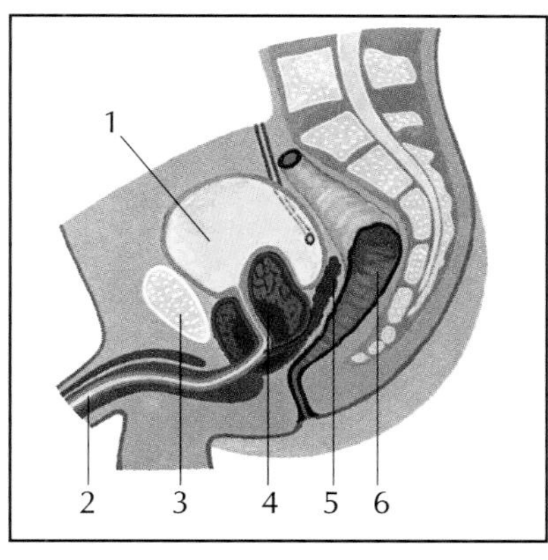

La próstata y los órganos vecinos: vejiga urinaria (1), uretra (2), sínfisis púbica (3), próstata (4), vesícula seminal (5), recto (6).

Etiología: se trata de una tumoración benigna del tejido de la próstata que ejerce presión sobre la uretra. La causa es la alteración hormonal que se produce en el organismo del hombre a partir de los 50 años.

Tratamiento: en las primeras fases de la hipertrofia prostática, actualmente todavía muchos médicos realizan un tratamiento con preparados hormonales, a pesar de que hay discrepancia sobre su eficacia. La utilización de preparados que contienen el principio activo vegetal sitosterina puede disminuir (generalmente temporal) el tamaño de la próstata. Si la hipertrofia progresa, se deberá extirpar quirúrgicamente la próstata. Por regla general, con la extirpación se consigue la normalización completa de la micción. La progresión de una hipertrofia prostática determinada por la edad se puede retrasar mediante el vaciado regular de la vejiga urinaria, la restricción del aporte de líquidos (¡a ser posible no consumir alcohol!), así como mediante el ejercicio físico. Los baños calientes de asiento también alivian los síntomas.

La potencia y la sensibilidad sexual no se ven prácticamente alteradas por la cirugía prostática.

Pronóstico: con la extirpación quirúrgica de la próstata generalmente el hombre se vuelve estéril, ya que el líquido seminal no se expulsa a través del pene, sino que retrocede y fluye a la vejiga urinaria. Sin embargo, la intervención no altera la potencia y la sensibilidad sexual más que en casos muy raros.

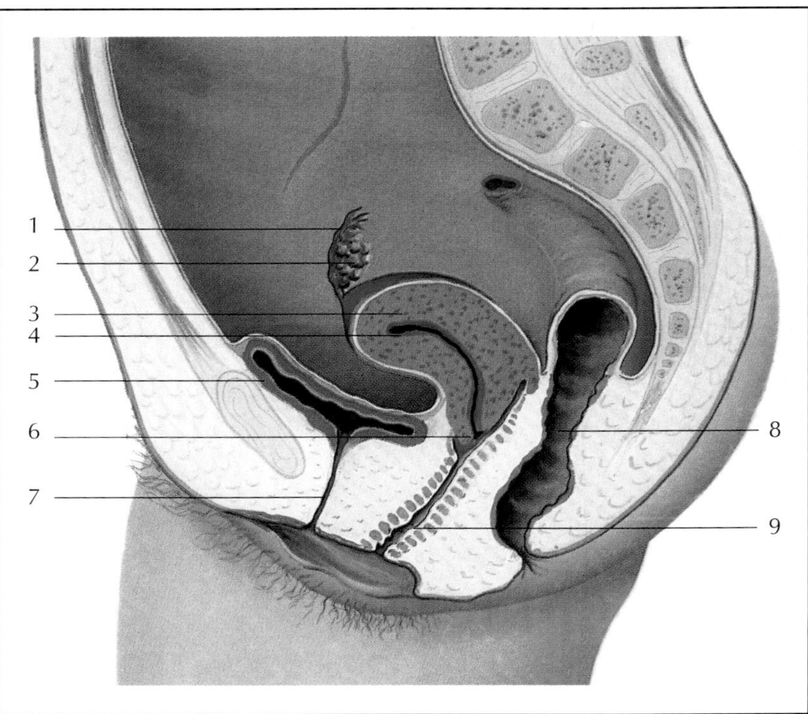

Localización de los órganos sexuales femeninos en la pelvis: trompa de Falopio (1), ovario (2), cuerpo uterino (3), cavidad uterina (4), vejiga urinaria (5), cuello del útero (6), uretra (7), recto (8), vagina (9).

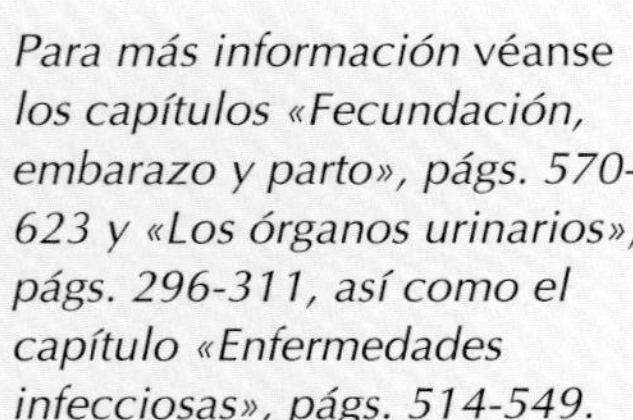
Para más información véanse los capítulos «Fecundación, embarazo y parto», págs. 570-623 y «Los órganos urinarios», págs. 296-311, así como el capítulo «Enfermedades infecciosas», págs. 514-549.

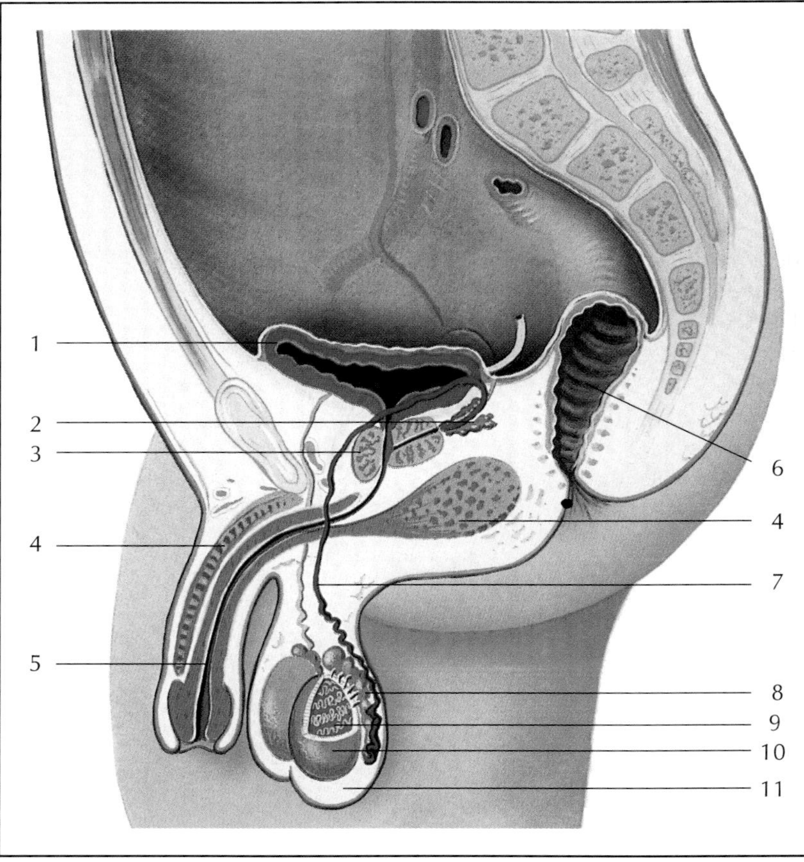

Localización de los órganos sexuales masculinos en la pelvis: vejiga urinaria (1), vesículas seminales (2), próstata (3), cuerpo cavernoso (4), uretra (5), recto (6), conducto deferente (7), epidídimo (8), túbulos seminíferos (9), testículos (10), escroto (11).

ÓRGANOS SEXUALES Y SEXUALIDAD

Estructura y función de los órganos sexuales

ÓRGANOS SEXUALES MASCULINOS

En el hombre, una parte de los órganos sexuales se sitúa fuera del cuerpo. Esta parte está formada por el pene, que también recibe el nombre de falo, y el escroto con los dos testículos y los dos epidídimos. En el interior del cuerpo se encuentran las vesículas seminales y la próstata. La migración de la mayor parte de los órganos sexuales desde la cavidad abdominal hacia el exterior está determinada evolutivamente, mientras que por el contrario los genitales de la mujer se localizan básica y principalmente en el interior de la cavidad abdominal.

Los hombres deberían hacer una autoexploración regular de sus testículos, y a partir de los cuarenta años acudir a una revisión médica anual, en la que también se realiza una palpación de la próstata. La detección precoz de alteraciones en los testículos y la próstata puede salvar la vida del paciente.

Mediante la migración de las glándulas germinales del hombre (testículos) hacia el exterior, la naturaleza persigue un determinado objetivo. Se ha demostrado que los testículos (cuando no se produce esta migración debido a un trastorno del desarrollo), en el calor de la cavidad abdominal (la temperatura del cuerpo es superior a la temperatura exterior), se vuelven funcionalmente inoperantes y se atrofian, e incluso tienden a la formación de tumores malignos. De ahí se desprende que las glándulas germinales masculinas, contrariamente a lo que ocurre con las glándulas femeninas, precisan una temperatura más baja para su función.

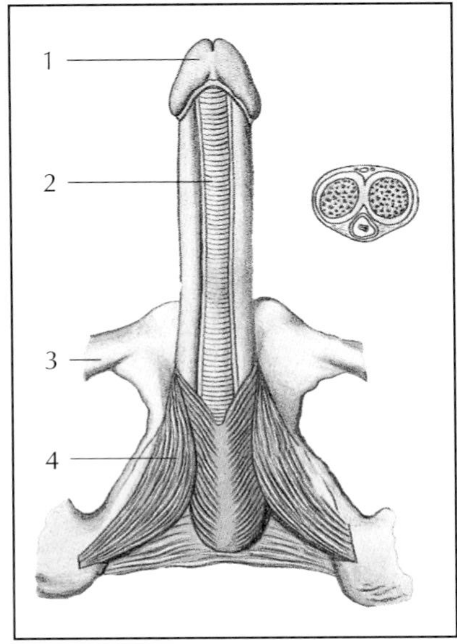

El pene: glande (1), cuerpo cavernoso (2), hueso ilíaco (3), musculatura (4). El corte transversal muestra los cuerpos cavernosos.

Pene

El pene se encuentra por debajo y por delante de la sínfisis púbica. Cuando está relajado constituye una estructura tubular, cuya fuerza y longitud es variable. Dentro de la envoltura cutánea existen tres cuerpos cavernosos longitudinales, separados unos de otros. Son cavidades huecas finamente tabicadas que se llenan de sangre cuando se produce una excitación sexual, de forma que se origina la erección del pene. De esta manera se hace posible la penetración. Mientras dura la excitación sexual, la salida de la sangre de los cuerpos cavernosos permanece cerrada mediante un sencillo mecanismo.
En el extremo anterior del cuerpo cavernoso uretral inferior se produce un ensanchamiento que forma el glande, cuya superficie presenta terminaciones nerviosas muy sensibles.
El **glande** habitualmente se encuentra cubierto por una delicada piel, el prepucio. Con frecuencia, en el hombre adulto se ha retraído de tal manera que una porción del glande queda descubierta. El borde elevado del glande representa su mayor perímetro (corona del glande). Inmediatamente por detrás hay una depresión alrededor del pene. Ahí se encuentra el frenillo del prepucio, que con frecuencia es el punto de partida de infecciones (balanitis). Ciertamente, sobre todo cuando la higiene es deficitaria, la hendidura capilar, siempre húmeda, entre la parte interna del prepucio y la superficie del glande constituye un medio ideal para el desarrollo de los microbios. La piel que recubre el pene puede desplazarse y distenderse. Así es posible la distensión del pene durante la excitación sexual.
La uretra está rodeada por tres capas cilíndricas de un tejido esponjoso. Una fina membrana que rodea por completo cada uno de los cilindros tisulares, y que mantiene la sangre en cada uno de ellos, contribuye al mantenimiento de la erección.

Un germen que típicamente aparece entre la parte interna del prepucio y la superficie del glande es la bacteria del esmegma, cuyos productos metabólicos tienen una acción cancerígena (carcinoma uterino, carcinoma de pene).

Autoexploración de los genitales masculinos:

1. Glande: observar cuidadosamente la punta y el orificio uretral (para ello, los hombres no circuncidados deben retraer ligeramente el prepucio). Hay que observar si han aparecido nódulos, vesículas, heridas, verrugas, enrojecimiento e irritación cutáneas. Obsérvese también si existe algún tipo de secreción a través del orificio uretral.
2. Exploración del pene: deben realizarse las mismas observaciones que en la exploración del glande. Con un espejo se puede observar la parte inferior del pene.

Si se detecta algo anormal, hay que acudir inmediatamente al médico o al urólogo. Algunos síntomas de las enfermedades de transmisión sexual desaparecen por sí solos después de un tiempo. Sin embargo, ello no significa que haya desaparecido la infección y que la enfermedad no progrese.

Testículos

El escroto es una bolsa cutánea dividida por una pared intermedia. En ella se encuentran, a derecha e izquierda, cada uno de los testículos con el epidídimo. Por regla general, el testículo izquierdo cuelga ligeramente más bajo que el derecho. Desde el punto de vista de la maduración sexual del hombre tienen la misma importancia que los ovarios en la mujer.
En los testículos se producen las hormonas sexuales masculinas, conocidas también como andrógenos (testosterona y androsterona). Estas hormonas, especialmente la testosterona, junto con la acción de otras hormonas, influyen, de forma similar a como lo hacen las hormonas foliculares y del cuerpo amarillo de la mujer, en todo el organismo del hombre.

El proceso de la **espermatogénesis** (producción de los espermatozoides) es extremadamente complicado. A partir de un cuerpo celular, primero inmóvil, se forma una cola móvil capaz de desplazarse por la trompa de Falopio femenina. Durante el proceso de desarrollo de los espermatozoides se reduce a la mitad el número de cromosomas de la célula humana normal, que es de 22 pares de cromosomas más el par desigual de cromosomas sexuales XY.
El transporte de los espermatozoides desde el testículo se realiza a través de un enrevesado sistema de canales, hasta el epidídimo, que se encuentra encima del testículo.

En el **epidídimo** convergen aproximadamente doce cordones espermáticos, y forman la cabeza y la cola más estrecha del epidídimo. Del epidídimo parte el conducto deferente, que atraviesa el canal inguinal para dirigirse hacia la pared posterior de la vejiga urinaria. Ahí el conducto deferente converge con el conducto eyaculador de las vesículas seminales, situadas por encima y lateralmente a la próstata, para desembocar finalmente en una elevación de la mucosa de la pared posterior de la uretra (cresta uretral).

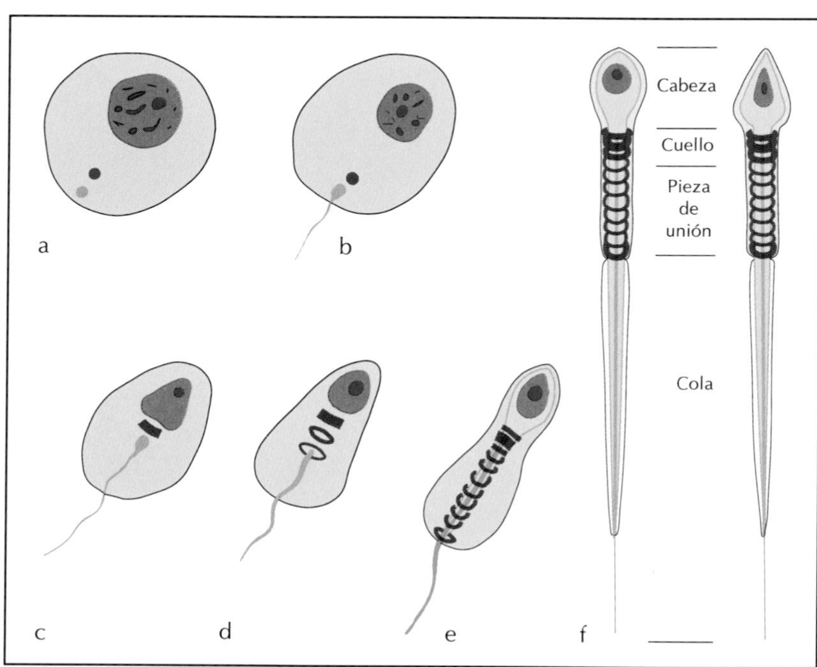

Desarrollo y estructura madura de los espermatozoides:
a) Espermátides con los dos corpúsculos centrales.
b) A partir del corpúsculo central externo crece el flagelo en forma de cola.
c) El núcleo celular toma la forma de lo que más tarde será la cabeza.
d) A partir del corpúsculo central externo se ha formado un anillo, que emigra hacia el polo opuesto de la célula.
e) La porción interna del corpúsculo central externo se ha unido al corpúsculo central interno. El anillo final se encuentra en el otro polo, donde el flagelo caudal abandona el cuerpo celular.
f) Estructura madura del espermatozoide.

Las **vesículas seminales** producen una parte del fluido seminal, que debido a sus características alcalinas permite el paso de los espermatozoides del canal uretral ácido. Tal y como se puede observar en la figura de la página 312, desde la próstata la uretra constituye un sistema de canales que presenta una doble función. Sirve para:

- la conducción de la orina y
- la conducción del semen.

En el hombre sano existe un mecanismo innato y natural que se encarga de que los dos procesos anteriormente mencionados no ocurran nunca simultáneamente.

En los túbulos seminíferos tiene lugar, contrariamente a lo que ocurre con la multiplicación y crecimiento en los períodos de maduración, la espermatogénesis. Para ello, las células espermáticas emigran desde el borde hacia el centro del testículo. A partir de las células testiculares inmaduras se forman las espermatogonias, que mediante un proceso de meiosis reducen a la mitad la dotación cromosómica de la célula, de forma que se pasa al estado de espermátide.

Bajo la influencia de las hormonas sexuales producidas en las células de Sertoli se forman los **espermatozoides**, que acaban su proceso de maduración en el epidídimo, donde también se almacenan. Los espermatozoides son células con movilidad propia, cuya estructura es muy diferente de las restantes células del organismo. Su longitud es de aproximadamente 0,07 milímetros. El espermatozoide está formado por la cabeza, la pieza de unión y la cola. La cabeza contiene el núcleo celular, es decir, los caracteres hereditarios. La cola del espermatozoide es el aparato móvil. Durante la fecundación, la cabeza y la pieza de unión penetran en el óvulo. La cola se desprende. Las dos figuras de la página anterior muestran una representación más aproximada de la espermatogénesis en el testículo y del desarrollo del espermatozoide.

Exploración de los testículos:

La exploración se ha de realizar después de una ducha caliente, con el fin de que el escroto esté completamente distendido. Se debe estar de pie y utilizar ambas manos; mientras que el dedo índice y medio se sitúan en la parte inferior, el pulgar se pone sobre la parte superior del testículo que se está explorando. Hay que hacer rodar cuidadosamente el testículo entre los dedos y así palpar en búsqueda de nódulos, induraciones, alteraciones del tamaño y tisulares. Un testículo sano debe ser suave, duro y con forma de huevo.

Epidídimo: se encuentra en la parte posterior del testículo, tiene forma tubular y, en ocasiones, al hacer la autoexploración, se toma erróneamente por un nódulo testicular. No obstante, la mayoría de los posibles nódulos patológicos se localizan en la parte superior del testículo; de todas maneras, si no está seguro consulte a su médico.
El tener unos testículos especialmente grandes no es ningún signo de virilidad.
Los testículos grandes no aumentan ni la capacidad de fecundación ni la capacidad sexual. Sin embargo, pueden constituir un síntoma patológico. Si observa un aumento súbito del tamaño, así como molestias o dolor, acuda inmediatamente al médico.

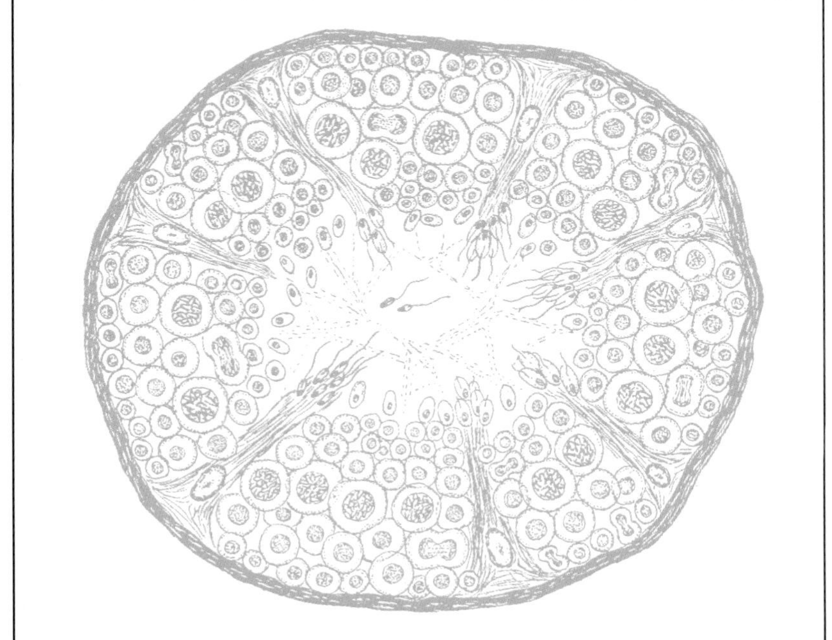

La espermatogénesis se realiza en el testículo desde el borde hacia el centro. Bajo la influencia de las hormonas sexuales se forman los espermatozoides, que finalizan su proceso de maduración en el epidídimo, donde se almacenan.

Los órganos sexuales externos de la mujer están constituidos por el monte de Venus y por una serie de diversos pliegues cutáneos, que incluyen la vulva, con el vestíbulo vaginal, el orificio vaginal y la desembocadura de la uretra.

ÓRGANOS SEXUALES FEMENINOS

Los órganos sexuales externos de la mujer están constituidos por el monte de Venus y por diversos pliegues cutáneos, que incluyen la vulva, con el vestíbulo vaginal, el orificio vaginal y la desembocadura de la uretra. Estos pliegues cutáneos se dividen en los labios mayores y los labios menores. Los labios menores envuelven el clítoris por delante. Por detrás, entre el orificio de la vagina y el ano se encuentra el periné.

Vagina

El **monte de Venus** está constituido por un cúmulo local de grasa. Tras la maduración sexual, su superficie se cubre de pelo.

Mediante la estimulación adecuada, el clítoris alcanza la excitación del orgasmo.

En una mujer sana nulípara, los **labios vulvares** cierran la entrada de la vagina. Los labios mayores constituyen dos pliegues cutáneos formados por tejido graso y un moderado número de vasos sanguíneos. Su cara externa está cubierta de pelo, tiene glándulas sebáceas y sudoríparas y están pigmentados con mayor o menor intensidad. La cara interna no presenta pelos. Entre los labios mayores se encuentran los labios menores. Están formados por tejido conjuntivo sin grasa, muy irrigado e inervado, con un gran número de fibras elásticas. Ocasionalmente, la relación de tamaño entre los labios mayores y menores puede invertirse, de forma que los labios menores son esencialmente de mayor tamaño y asoman a través de los labios mayores, lo que no tiene ninguna importancia desde el punto de vista de la función. Por su base pasan dos zonas vasculares en forma de maza (cuerpos esponjosos) unidas al clítoris. Por delante, los labios menores cubren una estructura en forma de capuchón, el clítoris. Desde el punto de vista evolutivo, el clítoris se corresponde con el pene del hombre.

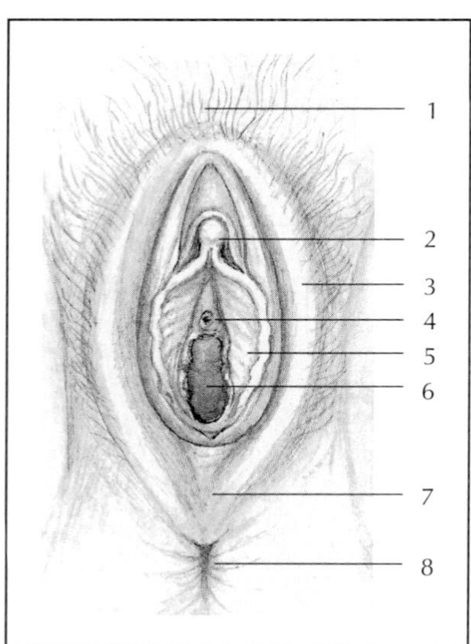

Genitales femeninos externos: monte de Venus (1), clítoris (2), labios mayores (3), uretra (4), labios menores (5), orificio de la vagina (6), periné (7), ano (8).

El **clítoris** constituye un cuerpo cavernoso relativamente duro, aproximadamente del tamaño de un guisante, ricamente irrigado e inervado. Mediante la estimulación adecuada, el clítoris puede llegar a alcanzar la excitación del orgasmo.

Entre el orificio de la vagina y el ano se encuentra el periné. Está formado por la musculatura del suelo de la pelvis y es muy elástico.

Si se separan los labios menores, se pasa a una zona plana con forma de artesa. Esta zona recibe el nombre de vestíbulo y conduce a la vagina. Está limitado por la parte interna de los dos labios menores y por la cara anterior del himen. En la cara interna de los dos labios menores, en el límite entre el tercio medio y el tercio posterior, se encuentra a cada lado el punto donde desembocan las glándulas de Bartholino, situadas en los labios mayores. Las glándulas de Bartholino segregan una secreción mucosa en el vestíbulo, de forma que éste se mantiene húmedo.

El **himen** separa el vestíbulo vulvar de la vagina. En las mujeres vírgenes, entre el vestíbulo y la vagina hay un orificio de sólo unos milímetros de ancho, para la eliminación de la secreción vaginal y de la sangre menstrual. El himen es una membrana fina que se rompe durante la primera penetración. A veces este desgarro provoca una intensa hemorragia. Si el himen es más resistente de lo habitual, en ocasiones puede llegar a dificultar las relaciones sexuales. No obstante, ello se soluciona fácilmente mediante la práctica de una pequeña incisión.

La vagina constituye un tubo muscular muy elástico, en el que la pared anterior y la posterior se tocan, de manera que se forma una cierta barrera entre los genitales externos y los genitales internos. Su longitud es aproximadamente de diez a doce centímetros. La naturaleza muscular de la pared vaginal permite tanto una mayor elasticidad (por ejemplo, durante el parto) como también un estrechamiento de la cavidad vaginal.
La pared vaginal por sí misma no contiene ninguna glándula. La secreción vaginal es el producto metabólico formado entre la pared celular y las bacterias vaginales presentes en estado de salud, además de las secreciones del cuello del útero, situado en el extremo superior de la vagina. La función de la vagina consiste en la recepción del pene y del semen durante el coito. Además, actúa como canal de eliminación de la sangre menstrual y forma parte del canal del parto, a través del cual el niño abandona el vientre materno.

Las funciones de la vagina consisten en la recepción del pene y del semen durante el coito y en la eliminación de la sangre menstrual, además de formar parte del canal del parto a través del cual el niño abandona el vientre materno.

Órganos sexuales internos

Los órganos genitales externos se siguen de los órganos genitales internos. El límite lo constituye el himen. Los órganos genitales internos están constituidos por la vagina, el útero, las trompas de Falopio y los ovarios.

El **útero (matriz)** es un órgano hueco. La masa principal es de naturaleza muscular. La cavidad uterina está recubierta de una mucosa que, en la mujer sexualmente madura, está sometida a cambios cíclicos. La regulación se lleva a cabo a través de las glándulas germinales. Una secreción deficitaria, insuficiente o alterada en la composición de las hormonas sexuales, puede llevar a trastornos del desarrollo uterino y con ello, ocasionalmente, a limitaciones funcionales o incluso a su incapacidad funcional.
La mucosa del cuerpo uterino (endometrio) está constituida por una mucosa basal, que se conoce como capa basal. A partir de ésta, y dependiendo de la fase del ciclo menstrual, se forma una mucosa funcional, que se pierde junto con la hemorragia menstrual.
El útero tiene una estructura en forma de pera y su porción inferior asoma en forma de cuña en la vagina. El útero está formado, de acuerdo con sus funciones, por tres partes (*véase* figura). La parte de mayor tamaño corresponde al cuerpo uterino, donde realmente se produce la gestación. Se extiende desde el orificio interno del útero hasta su extremo superior (fondo del útero). Las fibras musculares del cuerpo uterino están dispuestas en espiral. Esta disposición es imprescindible para la distensión y aumento de tamaño de la cavidad uterina durante la gestación. Las contracciones rítmicas de las fibras musculares durante el parto (contracciones) provocan un aumento de la presión interna del cuerpo uterino y con ello la dilatación del cuello uterino, para la expulsión del niño y de la placenta.

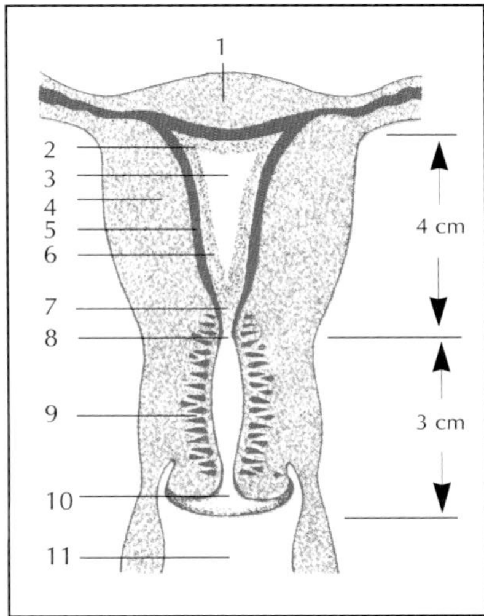

Fondo del cuerpo uterino (1), ángulo tubárico (2), cavidad uterina (3), miometrio (4), mucosa basal (5), endometrio (6), istmo uterino (7), orificio interno del útero (8), glándulas del cuello uterino (9), orificio externo del útero (10), vagina (11).

El **cuello del útero** se extiende desde el orificio interno hasta el orificio del útero, y acaba como una estructura cuneiforme en la vagina. Su longitud aproximada es de tres centímetros. La mucosa del cuello uterino contiene, contrariamente a lo que ocurre en la mucosa del cuerpo uterino, un gran número de glándulas que producen una secreción viscosa. La viscosidad de la secreción y su composición química son adecuadas para conseguir un cierto grado de impermeabilización mecánica y química del cuello uterino. Así pues, el cuello uterino representa, tanto por su estructura como por su función, un mecanismo de protección de los genitales internos. Entre el cuello

El cuello del útero se extiende desde el orificio interno hasta el orificio del útero, y acaba como una estructura cuneiforme en la vagina.

El cuello uterino representa tanto por su estructura como por su función un mecanismo de protección de los genitales internos.

del útero y el cuerpo del útero se encuentra, como tercera parte, el llamado istmo del útero. Su revestimiento mucoso no contiene glándulas. En la porción inferior del cuello del útero, que asoma a la vagina en forma de cuña, no es raro que aparezcan enfermedades benignas, aunque también especialmente malignas.

En los extremos superiores del cuerpo uterino tienen su inicio (a ambos lados) las **trompas de Falopio** (oviductos). El canal de unión entre el útero y las trompas es muy estrecho; se va ensanchando a medida que las trompas se acercan a su extremo. Una trompa tiene una longitud aproximada de doce centímetros y el grosor de un lápiz. Conecta el interior de la cavidad abdominal con la cavidad uterina. El revestimiento de las trompas de Falopio está constituido por una capa de epitelio ciliar, con células en parte secretoras. La corriente ciliar y de la secreción fluye en dirección al útero y, conjuntamente con las contracciones de la musculatura de la capa externa de la trompa, permiten el transporte del óvulo hasta el útero. La mucosa presenta gran número de repliegues. Por ello, como consecuencia de una inflamación, es fácil que se produzcan adherencias o bien se formen bolsas ciegas, que más tarde pueden ser causa de esterilidad o de embarazos ectópicos.

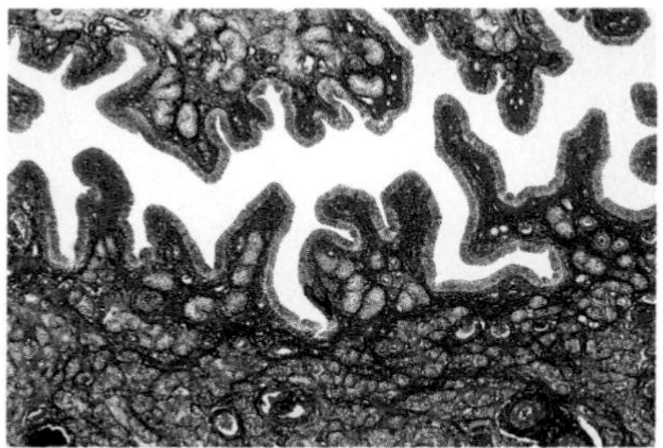

Aspecto microscópico, a 30 aumentos, de la mucosa uterina.

La dirección de la corriente ciliar, como contracorriente, constituye un método de orientación para los espermatozoides en su migración hacia el óvulo en la trompa de Falopio. El extremo lateral de la trompa, ensanchado como un embudo, presenta unas extensiones en forma de flecos que envuelven la zona ovárica donde se encuentra el óvulo maduro listo para la fecundación. La regulación se realiza esencialmente vía hormonal. El mecanismo de captación y transporte se puede alterar por diversos factores, por ejemplo, por adherencias como consecuencia de una inflamación pélvica o por alteraciones del movimiento, determinadas neurológicamente, de la musculatura de la pared de la trompa de Falopio, que tiene como consecuencia una estenosis espasmódica de ésta.

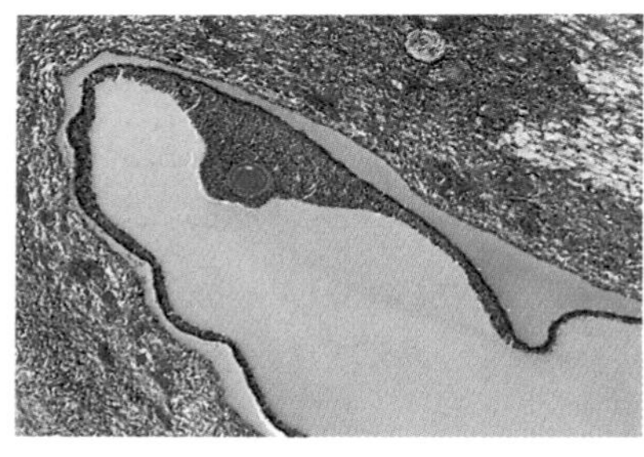

Un óvulo en el ovario. Microscopio óptico, aproximadamente 20 aumentos.

Lateralmente y por debajo de las trompas del Falopio se encuentran los **ovarios**. Tienen la forma de una almendra y, en la mujer madura sexualmente, pesan de cuatro a ocho gramos. Su superficie es irregular y está recubierta de zonas cicatrizales. Destacan de su entorno por su color blanco como la leche. Los ovarios son las glándulas germinales femeninas. Ya desde el nacimiento, cada ovario contiene alrededor de doscientos mil óvulos. Además del crecimiento y maduración de los óvulos, los ovarios producen las hormonas sexuales femeninas, que son liberadas directamente a la sangre y determinan la aparición de los caracteres sexuales secundarios.

En la página 574 y siguientes se tratan extensamente las funciones de los órganos sexuales femeninos.

FUNCIONES DE LOS ÓRGANOS SEXUALES

El estímulo más intenso se provoca generalmente por la estimulación del clítoris. Está inervado por un sistema nervioso muy sensible. Su capacidad sensitiva completa se alcanza con la maduración sexual.

Una de las funciones de los órganos sexuales externos consiste en recibir el estímulo sexual y durante las relaciones sexuales provocar, elevar y mantener la excitación. Es conocido que simplemente las caricias entre el hombre y la mujer fuera de las zonas genitales pueden provocar la excitación sexual; sin embargo, el estímulo más intenso se provoca por la estimulación del clítoris. Está inervado por un sistema nervioso muy sensible. Incluso en las niñas pequeñas el clítoris es, en cierta manera, sensible a los estímulos.

Su capacidad sensitiva completa se alcanza con la maduración sexual. Además de la excitación del estímulo sexual, los genitales externos también preparan y posibilitan las relaciones sexuales.

Mediante el estímulo sexual, los cuerpos esponjosos se llenan de sangre, lo que provoca una contracción de los labios vulvares y una apertura más fácil del orificio vaginal. Otro mecanismo preparatorio para la penetración del pene consiste en que con el estímulo sexual se ponen en funcionamiento las glándulas de Bartholino, cuya desembocadura se encuentra justamente en el vestíbulo, en la cara interna de los dos labios menores. Segregan una secreción mucosa que humedece el vestíbulo vaginal y consecuentemente logran lubrificarlo lo necesario.

Mediante el estímulo sexual, los cuerpos esponjosos se llenan de sangre, lo que provoca una contracción de los labios vulvares y una apertura más fácil del orificio vaginal.

Sexo y estructura del cuerpo

El esqueleto óseo determina la estructura del cuerpo humano. Por el contrario, la forma de nuestro cuerpo está determinada por la musculatura y el tejido adiposo.
El cuerpo femenino se diferencia del cuerpo masculino por una estructura distinta del esqueleto óseo. Estas diferencias son especialmente marcadas en la región pélvica.
Sin embargo, la diferencia decisiva viene dada por la distinta disposición de la musculatura y el tejido graso. Con frecuencia, esta diferente forma del cuerpo, debida a la distinta disposición del tejido graso, puede verse incluso antes de la pubertad, es decir, determinadas regiones del cuerpo femenino tienden a acumular grasa, aun cuando todavía no existe un verdadero depósito. Por ejemplo, en las adolescentes la región mamaria muestra una plétora más intensa que en los chicos de la misma edad.

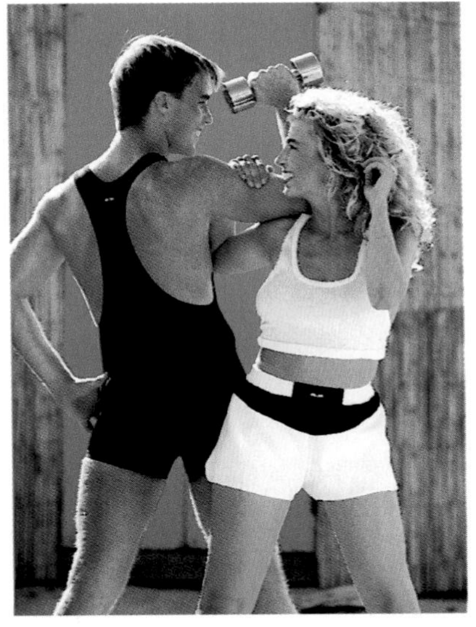

Comparación de la forma de los cuerpos masculino y femenino.

Caracteres sexuales secundarios

La influencia de las hormonas sexuales femeninas y masculinas se pone de manifiesto con la aparición de los caracteres sexuales secundarios. De esta manera, entre ellos se encuentra la distribución diferente del vello entre el hombre y la mujer.
La **aparición de la barba** en la cara del hombre indica la existencia de hormonas sexuales. La **aparición del vello inguinal** también es diferente en el hombre que en la mujer. En tanto que en el hombre el vello de los genitales se prolonga hacia arriba hasta el ombligo, en la mujer el vello se interrumpe algo más arriba del monte de Venus, en una línea horizontal.
Sólo en casos excepcionales, el **pecho de la mujer** presenta vello, y generalmente se localiza inmediatamente alrededor de la aureola mamaria, mientras que en el hombre con frecuencia está cubierto de vello en mayor o menor grado. Asimismo, la **aparición de pelo en las piernas** es más marcada en el hombre. Una marcada cantidad de vello en las piernas y la distribución de tipo masculino del vello púbico en la mujer indican la existencia de una función glandular predominantemente masculinizada. Si debido a una enfermedad o a trastornos congénitos existe un déficit funcional de las glándulas germinales, la aparición del vello será mínima o inexistente.
Los órganos internos también reciben la influencia de la función sexual. Así, el timbre de la voz depende del tamaño de la laringe. Mientras que antes de la pubertad los niños y las niñas tienen el mismo tipo de voz clara, en el adolescente la laringe crece más que en las chicas (cambio de voz) y su voz se hace más profunda. En este período la laringe de las chicas crece sólo un poco; la voz toma un carácter más lleno y tonal.

Sólo en casos excepcionales, el pecho de la mujer presenta vello, y generalmente se localiza inmediatamente alrededor de la aureola mamaria.

Si debido a una enfermedad o a trastornos congénitos existe un déficit funcional de las glándulas germinales, la aparición del vello será mínima o inexistente.

La sexualidad es todo aquello que está en relación con las necesidades humanas elementales de ilusión y búsqueda de un sentido y con la satisfacción de las necesidades físicas y emocionales que de ello se desprenden.

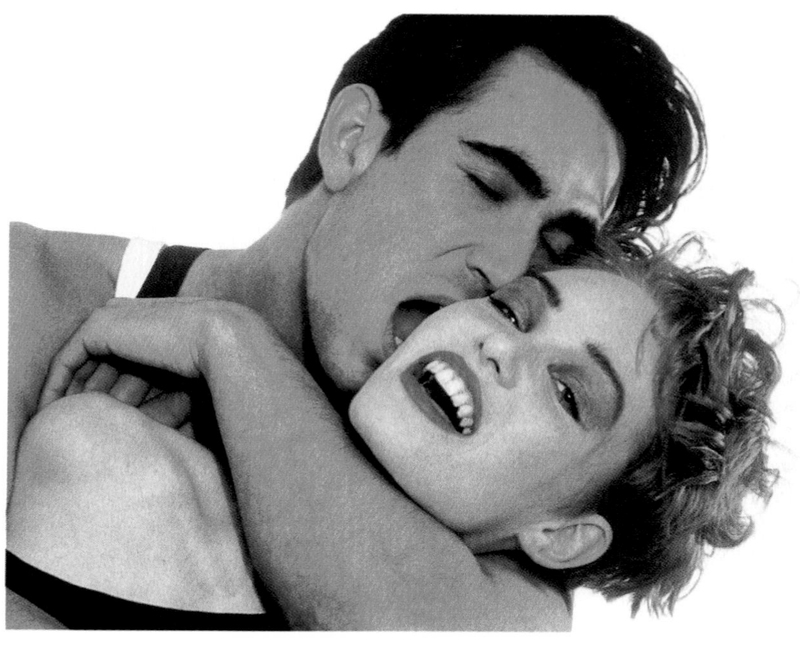

Sexualidad

La sexualidad y la conducta sexual se manifiestan de forma muy individual en cada persona, por lo que las normas son innecesarias. Sin embargo, estas normas existen, lo que con frecuencia crea controversias y conflictos.

El concepto de sexualidad, antiguamente limitado al comportamiento puramente sexual orientado a la concepción, es actualmente mucho más amplio. Por sexualidad se entiende todo aquello que tiene que ver con la necesidad humana de ilusión y búsqueda de un sentido y la satisfacción de las necesidades físicas y emocionales que de ello se desprenden.

De esta manera, la sexualidad y la conducta sexual no sólo están en relación con los órganos sexuales, sino que incluyen todas las formas y métodos de satisfacción propia y de nuestra pareja, prácticamente todas las zonas del cuerpo y todos los sentidos.

Si se aplica este amplio baremo, también se podrá aceptar que la sexualidad y la conducta sexual se manifiestan de forma muy individual en cada persona y que en realidad se apartan de las normas establecidas desde fuera. Además, existen las normas establecidas por la sociedad, la religión dominante, las tradiciones culturales y los intereses políticos. Por ese motivo, con frecuencia aparecen controversias y conflictos entre los deseos y tendencias individuales y aquello que es o debería ser considerado como normal por la mayoría.

Así pues, un gran número de personas desarrollan sentimientos de miedo y culpa que les llevan a la marginación social o bien a la anulación de sus instintos sexuales naturales. Ambas situaciones actúan negativamente sobre el desarrollo sano de la personalidad y pueden abrir un camino hacia los trastornos orgánicos o psíquicos, o incluso hacia la enfermedad. Cada persona debería, juntamente con su pareja, encontrar las formas y tipos de juego individualmente válidos para ambos, con el fin de disfrutar de una sexualidad plena; éstos han de orientarse en primer lugar hacia las necesidades personales y realmente en último lugar a las posibles autoridades morales.

Sólo cuando uno mismo conoce sus propias necesidades, las reconoce y las expresa, es también capaz de alcanzar la satisfacción sexual mediante la satisfacción de su pareja.

Cada uno puede y debe decidir qué es lo normal. El límite sólo puede establecerse allí donde otras personas quedan limitadas u ofendidas en su dignidad, en su integridad física o emocional y en su capacidad de libre elección. El legislador debe preocuparse de establecer este límite. Sin embargo, debería establecerse también un límite moral allí donde los miedos y preocupaciones de tipo sexual de las personas se utilizan con fines comerciales y donde la sexualidad se convierte en un negocio.

Incluso durante la lactancia se pueden observar erecciones en el niño y en las niñas la humidificación de la vagina. Las sensaciones que acompañan a este hecho son agradables, pero inicialmente permanecen en el inconsciente.

DESARROLLO DE LA CONDUCTA SEXUAL

En la infancia

La manifestación de las necesidades sexuales personales empieza, inicialmente de forma inconsciente, ya en la primera infancia. Incluso durante la lactancia pueden observarse erecciones en el niño y en las niñas la humidificación de la vagina. Las sensaciones que acompañan a este hecho son agradables, pero inicialmente permanecen en el inconsciente. Sólo mediante procesos de aprendizaje sociales, este tipo de conductas y sensaciones se van haciendo poco a poco conscientes y se encauzan por vías que son las que principalmente predominan en el entorno, es decir, formas y normas que predominan en la familia. Así pues, los niños aprenden desde muy pequeños a reforzar las conductas que parecen correctas y a inhibir aquellas que parecen incorrectas.
La cercanía de la madre y el contacto corporal con ella y con otros familiares constituye para el niño pequeño un importante impulso para conocer su propia corporalidad. La dedicación emocional ayuda a hallar la propia sexualidad. El rechazo y la falta de amor provocan confusión y pueden llevar más adelante a la aparición de problemas en la sexualidad.

El rechazo y la falta de amor provocan confusión y pueden llevar más adelante a la aparición de problemas en la sexualidad.

Los padres como modelo

La relación de pareja y la conducta sexual entre los padres tienen una gran importancia en el desarrollo de la conducta sexual del niño y en su futura elección de pareja. Si la vida sexual de los padres es satisfactoria para ambos, entonces el niño también tiene buenas perspectivas de alcanzar una sexualidad satisfactoria. Por el contrario, si la vida sexual de los padres está alterada, el niño lo tendrá difícil para alcanzar unas relaciones sexuales felices y satisfactorias.

Aprendizaje del papel sexual

Ya en la primera infancia, muchos niños y niñas empiezan a descubrir su propio cuerpo y centran también su curiosidad en sus órganos sexuales. Los padres no deben inhibir categóricamente esta curiosidad completamente natural, sino que les han de dar soporte y comprensión, y de forma esclarecedora.
Lo mismo ocurre con los llamados juegos de médicos y de papás y mamás, mediante los que a veces los niños quieren descubrir el aspecto de su compañero o compañera de juegos. Generalmente, el motor de esta consulta es simplemente la curiosidad, que los padres o los educadores no deben confundir con la sexualidad o las necesidades sexuales del adulto.

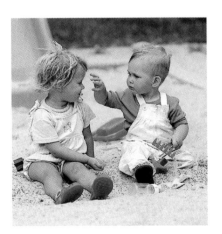

Ya en la primera infancia, muchos niños y niñas empiezan a descubrir su propio cuerpo.

A determinadas edades o fases del desarrollo, los niños buscan compañeros de juego del mismo sexo. En ocasiones, estas manifestaciones se interpretan erróneamente como una «fase homosexual del desarrollo sexual». Lo cierto es que estas fases del desarrollo son aquellas en que los niños intentan integrarse en su papel específicamente masculino o femenino.

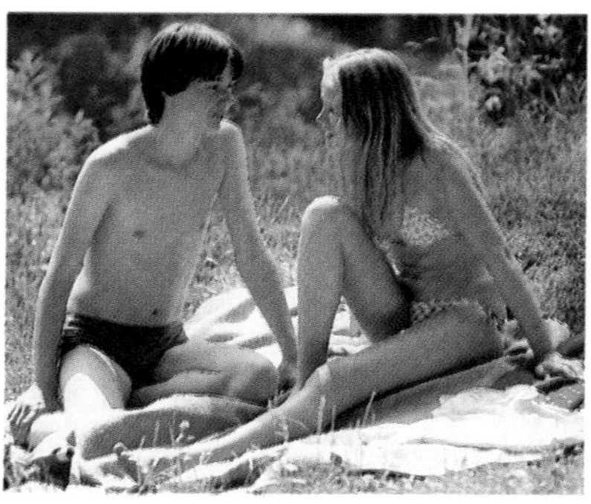

En los adolescentes, con la pubertad empieza la fase de la sexualidad consciente.

En la adolescencia

En los adolescentes, con la pubertad empieza la fase de la sexualidad consciente. La toma de consciencia de la sexualidad dura más en las niñas que en los niños, a pesar de que la maduración sexual externa aparece bastante antes en las niñas. En realidad las causas de ello no son del todo biológicas, sino que hay que atribuirlas a los procesos de aprendizaje social.

Masturbación (onanismo)

Muchos adolescentes, sobre todo chicos, en un principio viven su creciente reactividad sexual espontáneamente. Con frecuencia, las primeras eyaculaciones tienen lugar por la noche y están relacionadas con sueños sexuales indeterminados. Algunas chicas también experimentan sus primeros orgasmos durante el sueño.

Con el fin de construir el comportamiento sexual del adulto y de alcanzar la satisfacción sexual, aproximadamente el 100 % de los chicos y el 25 % de las chicas utilizan de forma completamente consciente diversas técnicas de masturbación. Ésta constituye una conducta completamente natural y de ninguna manera pecaminosa, anormal, patológica o nociva para la salud o el psiquismo del adolescente. Los adultos conscientes de su responsabilidad (padres, educadores, profesores) deberían evitar que con este tipo de prejuicios, refutados científicamente desde hace tiempo pero todavía frecuentes, el adolescente se sienta inseguro y humillado, con un sentimiento infundado de culpa e indecisión, de clandestinidad y aislamiento. A menudo, la consecuencia de este tipo de educación incorrecta se manifiesta en forma de alteración permanente de la relación con la propia sexualidad y de las relaciones de pareja satisfactorias para ambos componentes.

La masturbación ocasional o frecuente durante la adolescencia no es nociva y tampoco llega a ser exagerada, ya que el organismo limitará esta conducta por sí mismo si la función sexual está demasiado estimulada.

La masturbación ocasional o frecuente durante la adolescencia no es nociva y tampoco llega a ser exagerada, ya que el organismo limitará esta conducta por sí mismo si la función sexual está demasiado estimulada. La masturbación no puede provocar debilidad ni existe el peligro de una enfermedad de transmisión sexual. Hay que añadir que muchas personas que han practicado la masturbación durante la adolescencia han conseguido unas relaciones sexuales de pareja mejores y más satisfactorias para ambos componentes, dado que en cierto modo ya han aprendido a controlar o dirigir las necesidades y la excitación sexuales.

Primeras relaciones sexuales

Se ha demostrado que, desde el punto de vista de la conducta sexual, existen ciertas diferencias de desarrollo entre el hombre y la mujer. Estas diferencias afectan también a las relaciones entre sexos.

Mientras que para la mayoría de los chicos las actividades corporales sexuales adquieren progresivamente mayor importancia, las adolescentes inhiben mucho más la exteriorización de sus necesidades sexuales.

Mientras que para la mayoría de los chicos las actividades corporales sexuales adquieren progresivamente mayor importancia y se intentan también insistentemente, a menudo de forma poco responsable, las adolescentes inhiben mucho más la exteriorización de sus necesidades sexuales. Por lo tanto, en ningún caso este hecho se debe a razones biológicas, sino que descansa mucho más en los planteamientos morales existentes en la sociedad; según dichos planteamientos, los «errores» sexuales se juzgan más severamente en las chicas, mientras que las actividades sexuales de los adolescentes generalmente se toleran, cuando no se celebran.

Los contactos sexuales empiezan generalmente con diversas formas de caricias («besuqueo», «caricias»), que al aumentar en intensidad también pueden llevar al orgasmo. Muchos adolescentes, pero especialmente las chicas, tienen grandes dudas referentes a las verdaderas relaciones sexuales (coito), ya que además del riesgo de un embarazo no deseado y el posible contagio de enfermedades de transmisión sexual, también están influenciadas por la desaprobación de los padres y de la denominada moral pública. Por otra parte, las condiciones habituales de los adolescentes no les permiten disponer ni del tiempo ni del espacio para una verdadera intimidad, de forma que para muchos las primeras vivencias son más bien frustrantes, debido a que se realizan en una atmósfera de secreto y temor a ser descubiertos. Por ese motivo se pueden establecer errores y alteraciones en el desarrollo sexual. Este tipo de consecuencias negativas se pueden evitar, cuando los adultos comprensivos, confiando en la conciencia de responsabilidad del adolescente, toman en serio y aceptan sus preferencias personales para con su pareja y la sexualidad. En ese caso, el adolescente tiene la posibilidad de articular y probar sus deseos y capacidades sexuales sin tapujos ni inhibiciones. Ésta es la mejor preparación para una relación de pareja estable y feliz en un futuro matrimonio.

Los errores en el desarrollo sexual se pueden evitar cuando los adultos comprensivos, confiando en la conciencia de responsabilidad del adolescente, toman en serio y aceptan sus preferencias personales para con su pareja y la sexualidad. En ese caso, el adolescente tiene la posibilidad de articular y probar sus deseos y capacidades sexuales sin tapujos ni inhibiciones.

SEXUALIDAD EN EL ADULTO

Con la elección de la pareja, la estructuración de una vida en pareja estable basada en el amor y la sexualidad satisfactoria que desemboca en la formación de una familia, empieza una nueva fase de la sexualidad y de la conducta sexual. No obstante, el establecimiento de la relación y de la satisfacción sexual de la pareja no es nada fácil. Precisa paciencia, tolerancia y un elevado grado de sinceridad por parte de ambos componentes de la pareja.

La paciencia es necesaria para experimentar las diferentes experiencias, pretensiones y capacidades sexuales del otro, y unificarlas de tal manera con las propias que ambos alcancen satisfacción.

La tolerancia entra en juego cuando, en el curso de la relación, las necesidades sexuales se desarrollan de forma diferente, por ejemplo, en relación con el embarazo, separaciones temporales o una importante sobrecarga laboral de uno u otro de los componentes de la pareja.

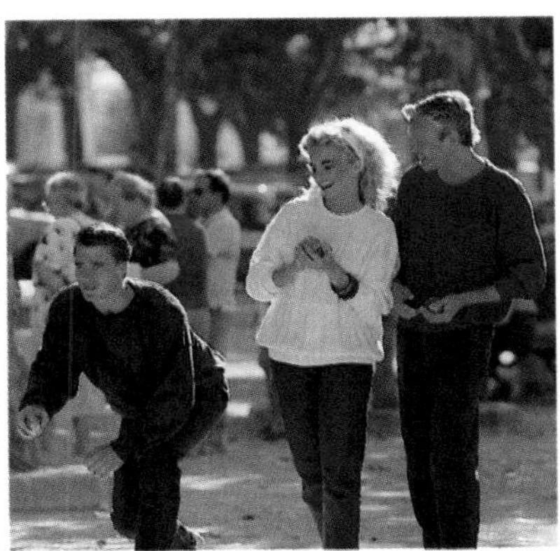

La paciencia, la tolerancia y la sinceridad constituyen premisas indispensables para una relación de pareja estable y satisfactoria.

La sinceridad es necesaria para poder hablar sin temor entre la pareja sobre los verdaderos deseos y sensaciones sexuales. Esto parece obvio, pero en muchos casos no es así. Incluso en parejas establecidas desde hace tiempo, debido a inseguridad, ignorancia o prudencia, no se habla abiertamente sobre los problemas sexuales. Cuando este intercambio, sobre, por ejemplo, la frecuencia deseada y la variación o prueba de nuevas técnicas de relaciones sexuales, se ve inhibido o frenado, el aburrimiento, la monotonía y la falta de fantasía pueden provocar un sentimiento de frustración sexual, que con el tiempo puede romper una relación en otro tiempo feliz. Si la pareja no es capaz de exteriorizar estas frustraciones, es posible que un asesoramiento matrimonial y sexual, tal como ofrecen diversas instituciones y organizaciones, pueda liberar las inhibiciones y posibilite un diálogo abierto y de plena confianza.

Las parejas adultas, a lo largo de su vida en común, también pueden vivir situaciones en las que las necesidades sexuales evolucionen de forma diferente. Al inicio de una relación, generalmente son los hombres los que exteriorizan unas necesidades sexuales más intensas, en tanto que muchas mujeres todavía tienen que superar inhibiciones. Más adelante, es posible una inversión de esta situación: mientras que las mujeres ganan en seguridad y con ello en sus exigencias sexuales, con frecuencia la sexualidad disminuye en los hombres de mediana edad.

Incluso en parejas establecidas desde hace tiempo, debido a inseguridad, ignorancia o prudencia, no se habla abiertamente sobre los problemas sexuales.

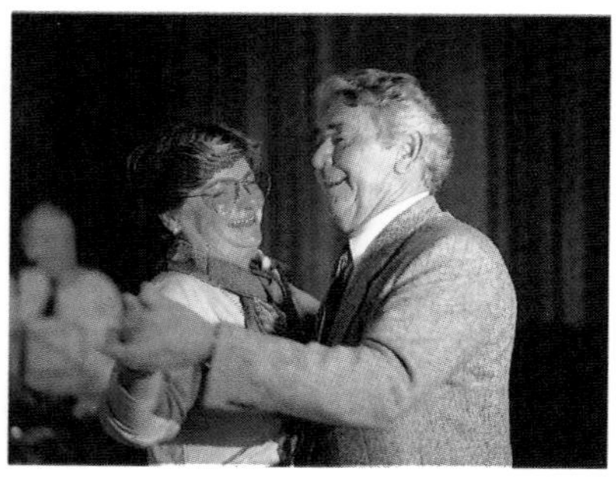

Contrariamente a la antigua creencia de que las capacidades sexuales de la mujer disminuían rápidamente después de la menopausia y las del hombre después de los cincuenta años, la investigación sexual ha demostrado que la actividad sexual es posible hasta edades muy avanzadas.

SEXUALIDAD EN LA VEJEZ

Contrariamente a la antigua creencia de que las capacidades sexuales de la mujer disminuían rápidamente después de la menopausia y las del hombre después de los cincuenta años, la investigación sexual ha demostrado que la actividad sexual es posible hasta edades muy avanzadas.

Si a pesar de ello muchas personas mayores limitan o cesan en su actividad sexual debido a una disminución de las necesidades, generalmente no depende de alteraciones biológicas. En muchos casos otros intereses, la dedicación intensa a los hijos y los nietos, compromisos laborales, o una afición absorbente, se sobreponen a los intereses sexuales. Muchos hombres consideran que la disminución progresiva de su fuerza física representa el final de su virilidad y se resignan desde el punto de vista sexual. La soledad de muchos ancianos que han perdido a su pareja, y que por influencia del entorno social consideran indigno o incluso inmoral el buscar una nueva pareja sexual, representa un gran problema.

Por estos y otros motivos, muchas personas mayores abandonan la actividad sexual mucho antes de que se vean obligados a ello por motivos biológicos. Esto es lamentable dado que la actividad sexual regular, aunque no tenga lugar de manera tan frecuente ni tan intensa, también puede aportar placer y satisfacción en la vejez, evitar el envejecimiento precoz y dar nuevas fuerzas físicas y psíquicas.

Cuando los problemas de salud o la debilidad física limitan la capacidad sexual, el médico puede aplicar determinadas medidas terapéuticas y ocasionalmente un tratamiento hormonal.

TRASTORNOS DE LA SEXUALIDAD

La mayoría de los trastornos sexuales son atribuibles a causas psíquicas, psicosociales o psicosomáticas, de forma que no están en relación directa con la capacidad funcional de los órganos sexuales.

Tal y como demuestran las experiencias de la práctica médica, la mayoría de los trastornos sexuales son atribuibles a causas psíquicas, psicosociales o psicosomáticas, de forma que no están en relación directa con la capacidad funcional de los órganos sexuales.

Frigidez

Sintomatología: disminución o total desaparición de las necesidades sexuales en la mujer. En algunas mujeres desde la adolescencia (inhibición primaria), en otras en determinadas situaciones o fases de la vida (inhibición secundaria).

Una educación estricta, con negación de cualquier manifestación de la sexualidad, conflictos importantes entre los padres o abusos sexuales influyen negativamente sobre la sexualidad e imposibilitan el disfrutar de ella.

Etiología: cuando se trata de una inhibición primaria, las causas desencadenantes se han de buscar en la infancia y la adolescencia de la afectada. Una educación estricta, con negación de cualquier manifestación de la sexualidad, conflictos importantes entre los padres o abusos sexuales influyen negativamente sobre la sexualidad e imposibilitan el disfrutar de ella.

La inhibición secundaria se debe con frecuencia a un sentimiento de infravaloración, conflictos de pareja o sobrecarga psicosocial (estrés).

Tratamiento: es posible una actuación farmacológica (tranquilizantes, preparados hormonales), pero no modifica en nada las causas que han ocasionado el problema. El asesoramiento especializado y de confianza puede ser de gran ayuda, sin embargo, con frecuencia es necesario un tratamiento psicoterapéutico global y profundo (a ser posible junto con la pareja).

En el caso de la anorgasmia, con frecuencia es necesario y útil un tratamiento psicoterapéutico global.

Anorgasmia

Sintomatología: las mujeres afectadas, a pesar de tener necesidades sexuales y ser sexualmente excitables, durante el coito alcanzan sólo raramente o nunca el punto máximo de placer (orgasmo).

Etiología: generalmente, problemas de pareja, conflictos emocionales o sobreesfuerzo laboral. En casos poco frecuentes pueden existir causas orgánicas: inflamaciones, tumores en los genitales, alteraciones hormonales durante o después de la menopausia, trastornos del sistema nervioso central.

Con frecuencia es útil la búsqueda conjunta de prácticas sexuales nuevas, estimulantes y satisfactorias.

Tratamiento: con frecuencia es útil el diálogo abierto con la pareja sobre los verdaderos deseos e intereses sexuales y la búsqueda conjunta de nuevas prácticas estimulantes y satisfactorias.
Si se sospecha la existencia de causas orgánicas, éstas deberán ser diagnosticadas por un ginecólogo. Cuando existen conflictos emocionales es útil el asesoramiento o tratamiento psicoterapéutico.

El **orgasmo** en la mujer evoluciona en las siguientes cuatro fases consecutivas:

1.ª fase: estimulación
La vagina se humedece, los labios vulvares y el clítoris aumentan de tamaño debido al aumento de la irrigación. Las mamas se tensan; los pezones reaccionan con sensibilidad al estímulo del tacto. El útero aumenta de tamaño y se mueve hacia arriba en la pelvis. Se acelera el pulso y la respiración, los músculos se tensan.

Los trastornos de la vida sexual casi siempre están relacionados con una falta de orgasmo.

2.ª fase: meseta
La vagina se contrae en su porción anterior y la posterior se ensancha. Aumenta la tumefacción de los labios y del clítoris. El útero alcanza su punto más alto en la pelvis. Sigue aumentando la frecuencia respiratoria y la tensión muscular.

3.ª fase: orgasmo
Contracciones musculares intermitentes involuntarias de la vagina que se repiten rítmicamente. Simultáneamente sensación cálida de relajación que llena todo el cuerpo.
Pueden seguir nuevos orgasmos.

4.ª fase: regresión
En el curso de 20 a 40 minutos desaparecen los cambios acaecidos en la región genital. La respiración y los músculos se relajan. Sensación general de satisfacción y relajación.

El orgasmo transcurre en cuatro fases que se experimentan de distinta forma individualmente. Si la pareja es comprensiva tendrá en cuenta dichas fases.

El vaginismo puede aparecer como una reacción psicosomática a un rechazo interno de la pareja sexual.

Vaginismo

Sintomatología: a pesar de presentar unos genitales de anatomía normal, la penetración del pene en la vagina está unida a un intenso dolor o simplemente no es posible.

Etiología: contracción muscular intensa involuntaria en la región genital, de forma que la entrada de la vagina sufre un espasmo. Este espasmo aparece con frecuencia como una reacción psicosomática a un rechazo interno de la pareja sexual o refleja profundos conflictos emocionales, con frecuencia inconscientes, que existen desde hace tiempo.

Mediante la utilización de otras técnicas sexuales que eviten el coito, con frecuencia se consigue eliminar poco a poco el espasmo vaginal.

Tratamiento: se pueden utilizar fármacos tranquilizantes o bien espasmolíticos, aunque generalmente no solucionan el problema. Es mucho mejor aclarar la situación con la pareja y eventualmente cambiarla. También se pueden intentar otras técnicas sexuales que eviten el coito y que también lleven al orgasmo. De este modo a menudo se consigue eliminar poco a poco el espasmo.
Cuando existen causas emocionales es necesario un asesoramiento y/o una psicoterapia.

Trastornos de la líbido en el hombre

Sintomatología: ausencia o disminución de los deseos sexuales, a pesar de que técnicamente sería posible el coito.

Las inhibiciones sexuales profundas también se pueden deber a una educación represora de la sexualidad durante la infancia o la adolescencia.

Etiología: aversión a la pareja, tendencias homosexuales hasta el momento ignoradas o inhibidas, edad avanzada, miedo al fracaso y sentimientos de infravaloración. Las inhibiciones sexuales profundas también se pueden deber a una educación represora de la sexualidad durante la infancia o la adolescencia.
Más raramente existen causas orgánicas: hipofunción congénita de las glándulas germinales o déficit de hormonas sexuales (testosterona).

Tratamiento: aclarar la relación de pareja. Elección de otras prácticas sexuales probablemente más estimulantes.
Cuando se ha demostrado un déficit hormonal (¡y sólo entonces!), tratamiento con testosterona bajo un estricto control médico (¡peligro de carcinoma de próstata!). La utilización de los llamados afrodisíacos con frecuencia es peligrosa y generalmente ineficaz.

Trastornos de la erección

Algunos hombres sufren ocasionalmente una erección prolongada (priapismo), que es muy dolorosa.

Sintomatología: a pesar de existir deseo sexual no se produce la erección del pene o sólo débilmente, de forma que no es posible la penetración en la vagina de la mujer (impotencia). Algunos hombres sufren ocasionalmente una erección prolongada (priapismo), que es muy dolorosa.

Etiología: los trastornos ocasionales de la erección son normales y generalmente indican la existencia de una sobrecarga nerviosa transitoria (por ejemplo, en el trabajo) o están provocados por una determinada situación (conflictos de consciencia, miedo a las relaciones sexuales, aversión a la pareja, etc.).
Los trastornos de la erección que se repiten durante tiempo pueden tener diversas causas orgánicas: trastornos circulatorios, relajación de los cuerpos cavernosos determinada por la edad, trastornos o enfermedades del sistema nervioso central (parálisis, herpes zoster, esclerosis múltiple), aunque también los puede causar un importante estrechamiento del prepucio.
Algunas enfermedades crónicas como la diabetes mellitus, el asma bronquial, la hipertensión arterial, la arteriosclerosis, así como el alcoholismo y el tabaquismo, también pueden provocar trastornos de la erección, hasta llevar a la impotencia. Algunos medicamentos tienen asimismo una acción inhibidora de la erección (leer el prospecto).
Con frecuencia, debido a los trastornos de la erección aparece una falta de confianza, de forma que se crea un círculo vicioso y se agrava todavía más el problema.

Los trastornos ocasionales de la erección son normales y generalmente indican la existencia de una sobrecarga nerviosa transitoria. No precisan tratamiento.

Tratamiento: los trastornos ocasionales de la erección no necesitan tratamiento. Cuando los trastornos se repiten, se aplica una inyección de fármacos favorecedores de la circulación (prostaglandinas, papaverina) directamente en los cuerpos cavernosos. Generalmente el método tiene éxito aunque no carece de complicaciones, ya que la inyección debe ponerse unos quince minutos antes de las relaciones sexuales. En ocasiones, como efecto secundario puede aparecer dolor en el pene o una erección prolongada, que hay que tratar con una contrainyección. También es posible el tratamiento quirúrgico (*bypass* o prótesis de pene). En cuanto al tratamiento hormonal, *véase* el apartado «Trastornos de la líbido en el hombre».

Algunas enfermedades crónicas como la diabetes mellitus, el asma bronquial, la hipertensión arterial, la arteriosclerosis, así como el alcoholismo y el tabaquismo, también pueden provocar trastornos de la erección.

Trastornos de la eyaculación

Sintomatología: eyaculación (precoz) del semen antes de alcanzar el punto máximo de la relación sexual (orgasmo de la mujer, *véase* pág. 325). Así, las relaciones sexuales no son satisfactorias para la mujer. El trastorno se considera patológico cuando la eyaculación se realiza fuera de la vagina, sin que se produzca una ulterior estimulación del pene.

Se considera que un trastorno de la eyaculación es patológico cuando la eyaculación se produce sin que se realice una estimulación previa del pene.

Etiología: la eyaculación precoz es especialmente frecuente en hombres jóvenes, inexpertos sexualmente. Los miedos, las inhibiciones y los conflictos internos favorecen el trastorno. Sobre todo el miedo a no satisfacer suficientemente a la pareja provoca prácticamente siempre una eyaculación precoz.

Tratamiento: todo hombre es capaz y debe aprender a controlar su eyaculación. Su pareja ha de ayudarle. Se ha demostrado la eficacia de un método de entrenamiento mediante el que tras la estimulación del pene, poco antes de la eyaculación, ésta se inhibe al presionar el pene con los dedos por debajo del glande. Generalmente, mediante la repetición de este método se consigue el control consciente de la eyaculación.

Tras una eyaculación precoz, generalmente un segundo coito permite la satisfacción de las necesidades de la mujer, dado que en este caso la eyaculación se produce con un cierto retraso.

Se ha demostrado la eficacia de un método de entrenamiento mediante el que tras la estimulación del pene, poco antes de la eyaculación, ésta se inhibe al presionar el pene con los dedos por debajo del glande. Generalmente, mediante la repetición de este método se consigue el control consciente de la eyaculación.

Con ayuda del sistema inmunitario el organismo es capaz de proteger su propia estructura corporal frente a todos los posibles trastornos.

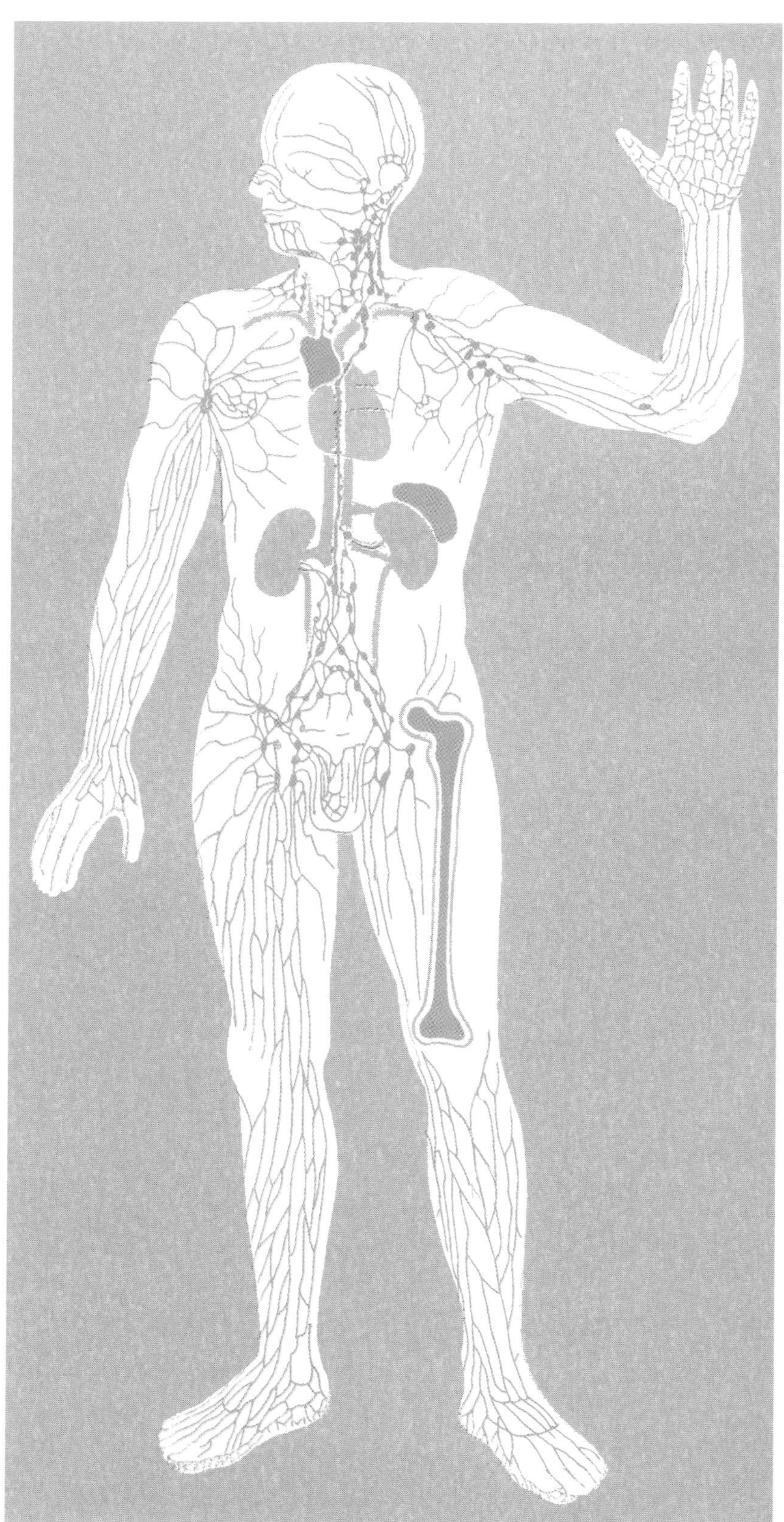

El sistema inmunitario está constituido por un determinado tipo de leucocitos, los linfocitos, y por las sustancias que éstos liberan, entre ellas, los anticuerpos.

Los linfocitos se encuentran prácticamente en todos los tejidos; son especialmente frecuentes en los órganos resaltados en la figura, es decir, en los ganglios linfáticos, la médula ósea, el timo, el bazo, así como en los folículos linfoides del intestino delgado (placas de Peyer) y también en las amígdalas. Los linfocitos se producen en la médula ósea. Una parte de ellos son transportados al timo, donde se multiplican y simultáneamente se forman los linfocitos T, que en el sistema inmunitario se transforman en células asesinas, supresoras y colaboradoras. Otra parte de los linfocitos alcanza el bazo y los ganglios linfáticos. Ahí forman los linfocitos B, que son los que producen los anticuerpos.

SISTEMA INMUNITARIO Y ALERGIAS

La inmunidad

Por inmunidad entendemos la protección de la propia estructura biológica. Con ayuda del sistema inmunitario el organismo es capaz de proteger su propia estructura corporal frente a todos los posibles trastornos. El sistema inmunitario tiene la capacidad de reconocer, procesar y almacenar informaciones biológicas. Reconoce sustancias extrañas que nunca antes habían penetrado en el organismo, y es capaz de diferenciar si algo pertenece o no al propio organismo. Y lo más importante: puede eliminar del organismo sustancias extrañas, como agentes infecciosos, células tumorales o similares. Por ello, con frecuencia al sistema inmunitario se le compara con el órgano más complejo de todos, el sistema nervioso.

Estructura y función del sistema inmunitario

El sistema inmunitario está constituido por un determinado tipo de leucocitos, los **linfocitos**, y por las sustancias que éstos liberan, entre ellas los **anticuerpos**. Estas células se encuentran prácticamente en todos los tejidos; son especialmente frecuentes en los órganos resaltados en la figura de la página 328, es decir, en los ganglios linfáticos, la médula ósea, el timo, el bazo, así como en los folículos linfoides del intestino delgado (placas de Peyer) y también en las amígdalas.
Los linfocitos se producen en la **médula ósea**. Una parte de ellos son transportados al **timo**, donde se multiplican y simultáneamente se forman los linfocitos T, que en el sistema inmunitario se transforman en células asesinas, supresoras y colaboradoras. Otra parte de los linfocitos alcanza el bazo y los ganglios linfáticos. Ahí forman los linfocitos B, que son los que producen los anticuerpos.

¿Cómo trabaja el sistema inmunitario?

Si una célula es reconocida como extraña, **antígeno**, rápidamente se desencadena una reacción. Aparecen en escena los fagocitos. Los pequeños **granulocitos** y los grandes **macrófagos** pertenecen al grupo de los fagocitos. Cada día la médula ósea produce alrededor de cien millardos de granulocitos. Viven sólo pocos días, pero durante una infección su número aumenta espectacularmente. Se pueden considerar como la primera línea de defensa del organismo frente a los agentes infecciosos que entran en él. Cada célula mata y procesa aproximadamente 25 bacterias antes de morir ella misma.
Por el contrario, los **macrófagos** matan a cien microbios y más grandes, antes de morir. Son de mayor tamaño, más fuertes y tienen una vida más larga que los granulocitos. También se producen en la médula ósea; se encuentran en la sangre y en todos los órganos vitales, donde reciben diversos nombres (células gliales en el cerebro, macrófagos alveolares en los pulmones, células estrelladas de Kupfer en el hígado, etc.).
Cuando un macrófago capta una célula extraña, no sólo la destruye. Simultáneamente da la voz de alarma a todo el sistema inmunitario, que en poco tiempo manda refuerzos, poniendo en movimiento los linfocitos T y los B para la detección de los antígenos. Primero aparecen los linfocitos T cuya estructura superficial (receptor) concuerda con la porción especial del antígeno del macrófago.

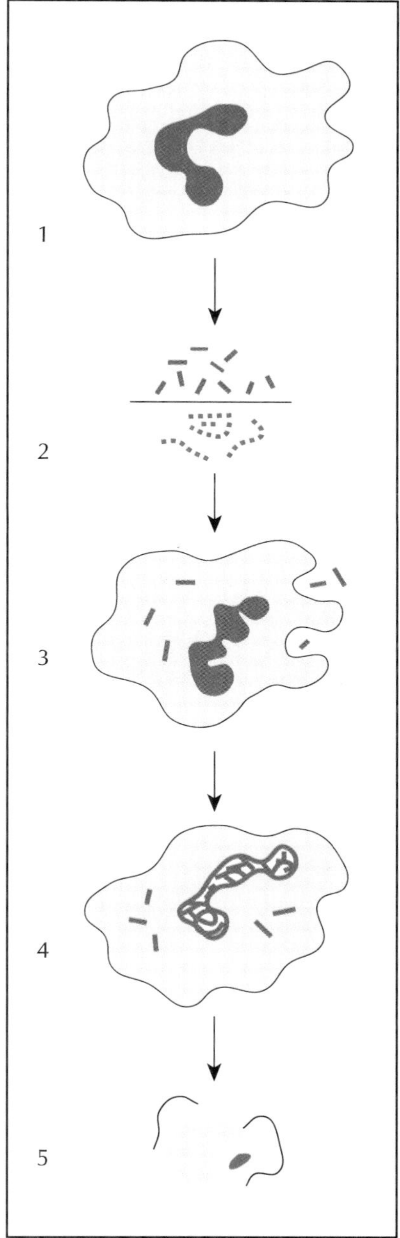

Esquema de la función de un fagocito:
1. Quimiotaxis: los leucocitos son atraídos con estímulos inflamatorios.
2. Opsonización: las bacterias son cubiertas con anticuerpos específicos (IgG, IgM) y factores del complemento (C_3, C_5, C_6, C_7).
3. Fagocitosis: activación bioquímica de los fagocitos.
4. Muerte, digestión de las bacterias.
5. Muerte celular, autólisis.

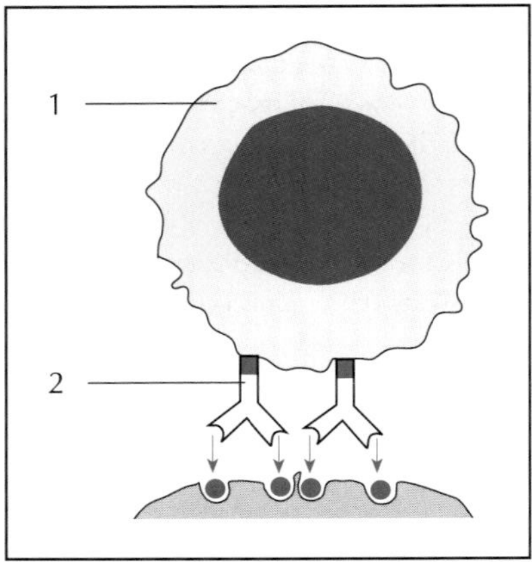

Los portadores de la inmunidad celular son los linfocitos T (1). Maduran en el timo, donde se forman los receptores (2) de la pared celular.

Distribución de los linfocitos en el organismo:

médula ósea	*aprox. 10 %*
timo	*aprox. 10 %*
ganglios linfáticos	*aprox. 40 %*
bazo	*aprox. 15 %*
pared intestinal	*aprox. 10 %*
otros tejidos	*aprox. 15 %*
sangre periférica	*aprox. 2 %*

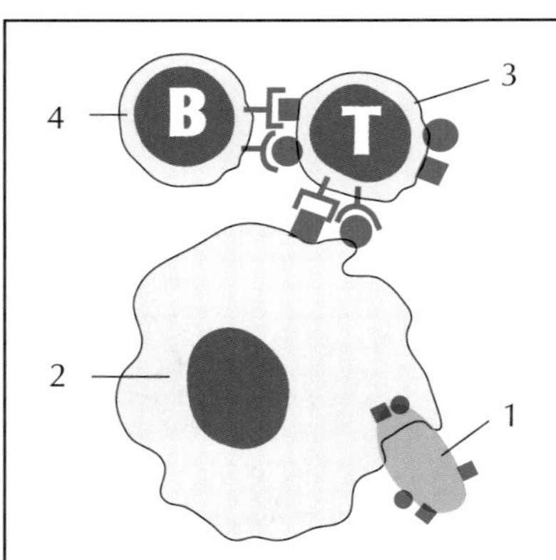

La inmunidad empieza con el ataque de los fagocitos (2) contra el antígeno (1). Posteriormente se produce el refuerzo del proceso inmunitario mediante el aviso a las células T (3) y B (4).

Arsenal de las células inmunitarias

Aun cuando un linfocito T se una al antígeno extraño, los macrófagos y los linfocitos intercambian las sustancias químicas de señal. Estas **citoquinas** o bien **linfoquinas** son sustancias similares a las hormonas, con un asombroso número de funciones en relación con el control y refuerzo de la reacción inmunitaria. En ese momento los macrófagos y los linfocitos T empiezan a multiplicarse de forma exponencial.

Ello significa más macrófagos, que destruyen las células extrañas, y más linfocitos T concordantes, que se unen al antígeno y que pueden poner en marcha otros procesos inmunológicos, como por ejemplo la activación de distintos tipos de **linfocitos T** (células colaboradoras, supresoras y efectoras), así como también de **linfocitos B** (células plasmáticas productoras de anticuerpos).

El sistema inmunitario contiene un arsenal de células precursoras contra cualquier sustancia extraña. Con este objetivo, el organismo humano produce un gran número de linfocitos con distinta estructura superficial (receptor). Se encuentran en un número de 10^{11}, es decir, 100.000.000.000 células estructuralmente diferentes. Tenga la estructura que tenga la sustancia extraña al cuerpo, existe un receptor para ella en la superficie linfocítica al que puede unirse y ser reconocida. La distribución de estos linfocitos en el organismo humano es bastante variable.

Tal y como hoy en día se sabe, el «llenado» de los diversos **receptores** se consigue a través de un complejo proceso genético mediante el que las porciones de los genes se entremezclan y se vuelven a recombinar. Los dos genes activadores de la recombinación descubiertos hasta el momento (RAG-1 y RAG-2) trabajan de manera conjunta, de forma que en el menor tiempo posible pueden producirse los millones de receptores de células T necesarios.

Su acción desarrolla el sistema inmunitario propio del organismo en diferentes partes del cuerpo humano. De esta manera, se puede reaccionar de forma flexible, pero sobre todo específica, contra los antígenos. Diferenciamos entre el sistema inmunitario celular, humoral y mucoso. A continuación los describimos brevemente.

Sistema inmunitario celular

Los linfocitos T y B no están preparados para entrar en acción inmediatamente después de formarse a partir de una célula madre de la médula ósea. El millón de linfocitos que se produce cada dos minutos en la **médula ósea** emigra al **timo**, donde alcanzan su «estructura T». Los linfocitos T se transforman en células colaboradoras, supresoras y asesinas.

Otro millón de linfocitos, que se produce cada dos minutos en la médula ósea, emigra desde el timo hacia los ganglios linfáticos y a otros tejidos linfáticos, donde se transforman en linfocitos B, es decir, en potenciales **productores de anticuerpos**. Bajo la influencia de las células T-colaboradoras, un linfocito B maduro se convierte en una célula plasmática, que es capaz de producir y liberar anticuerpos idénticos y con la misma especificidad antigénica, con una tasa de aproximadamente diez mil moléculas por célula y por minuto. Determinados linfocitos T, con sus receptores específicos, se caracterizan por un tiempo de vida media de cinco, diez o incluso más años; se denominan células con memoria y constituyen la base para una rápida respuesta inmunológica al establecerse un nuevo contacto con el antígeno.

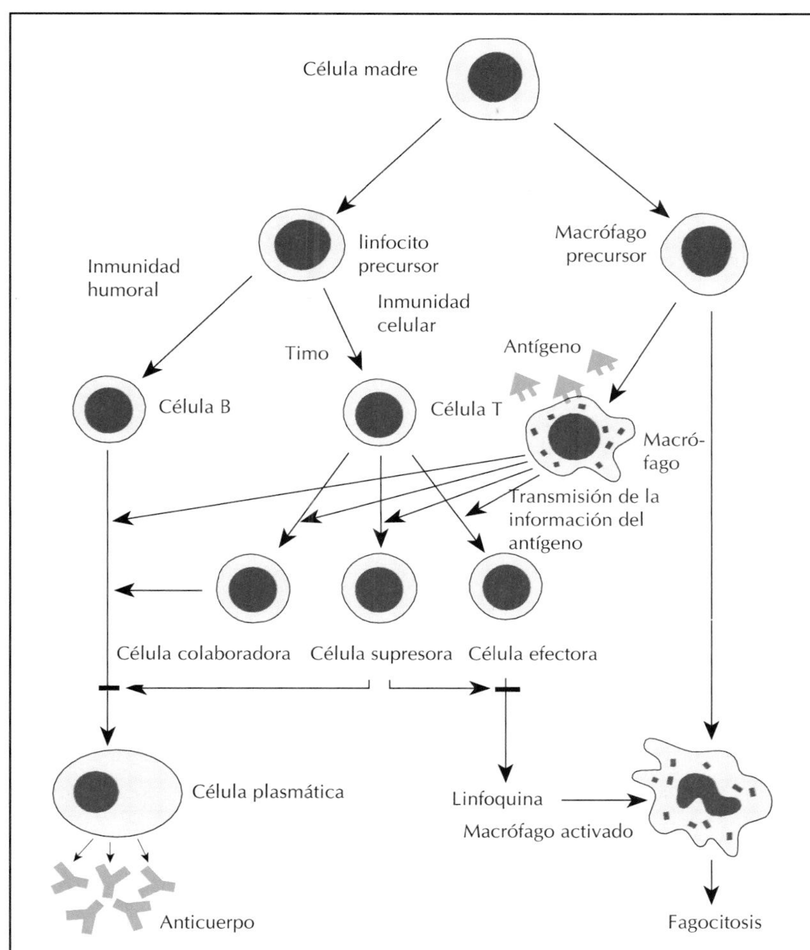

Representación esquemática de la función del sistema inmunitario: los linfocitos y los macrófagos se desarrollan a partir de una célula precursora que procede de una célula madre de la médula ósea. A partir de ella se forman las diferentes células defensivas del organismo.

Los anticuerpos son proteínas (inmunoglobulinas), producidas en gran número y con estructuras diferentes de las células plasmáticas, que se unen a las sustancias extrañas.

Sistema inmunitario humoral

El sistema inmunitario humoral está representado esencialmente por la presencia de anticuerpos en los fluidos orgánicos (humores). Hoy en día, los anticuerpos reciben el nombre de **inmunoglobulinas** (Ig), ya que químicamente son globulinas, es decir, un tipo de molécula proteica. La estructura de una molécula de inmunoglobulina se conoce con exactitud. Como ejemplo mostramos un modelo simplificado.

Las inmunoglobulinas se producen en las células plasmáticas. Dado que cada célula plasmática sólo produce un tiempo de inmunoglobulina con un lugar específico de unión para una determinada porción del antígeno (epitopo), en el organismo existen millardos de inmunoglobulinas, que se clasifican en cinco clases de Ig. Si se repite la entrada del antígeno aumenta de forma importante la producción de anticuerpos contra dicho antígeno.

Las inmunoglobulinas se unen a los antígenos, y enlentecen sus movimientos, lo que provoca su agregación, y así los preparan para el proceso de fagocitosis. Las inmunoglobulinas también pueden desactivar directamente determinados antígenos. Tan pronto como se fijan a su superficie, se reúnen sobre el antígeno otras proteínas, los factores del complemento. Si se trata de agentes infecciosos o células extrañas, se destruye su membrana celular; la célula se vuelve porosa, entra agua en su interior, estalla y muere.

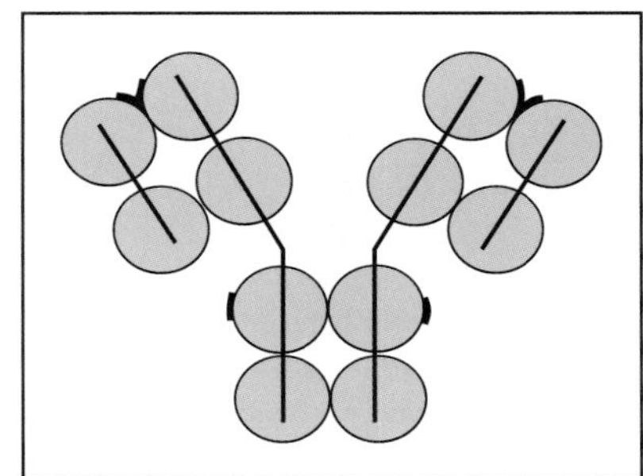

Estructura de una molécula de Ig (anticuerpo) en una representación esquemática, muy simplificada.

Los anticuerpos secretores forman una capa defensiva contra los agentes infecciosos sobre todas las mucosas.

Sistema inmunitario mucoso

El sistema inmunitario asociado a las mucosas adquiere una posición importante. En las mucosas y en las secreciones se encuentra una elevada concentración de anticuerpos de la clase de las IgA. Éstas han sido comparadas a la acción de un antiséptico aplicado a la mucosa, es decir, tienen una acción antiséptica. Estas IgA las producen localmente las células plasmáticas de la mucosa y, mediante un determinado mecanismo de transporte, son introducidas a través de las células de la mucosa (epitelio), donde se acoplan a otra proteína, el componente secretor (SC), con lo que se hacen especialmente estables. Formando un complejo con la **doble molécula de IgA** (IgA-SC-IgA), un gran número de anticuerpos alcanza las secreciones, por ejemplo en el sistema bronquial y en el sistema intestinal.

Durante los primeros días de la lactancia, la leche materna contiene cantidades especialmente elevadas de anticuerpos. Así, el neonato queda protegido contra las infecciones intestinales.

La gran importancia del sistema inmunitario mucoso (*mucosa associated lymphoid tissue* = **MALT**) reside en que la cantidad de IgA producida diariamente se iguala a la cantidad de IgG en sangre. La secreción-IgA se encarga de que las impurezas de la mucosa intestinal (*gut associated lymphoid tissue* = **GALT**), de las vías respiratorias (*bronchus associated lymphoid tissue* = **BALT**), de la saliva, de las lágrimas, etc. sean capturadas y desactivadas. En la leche materna, la IgA también desempeña un papel decisivo. Durante los primeros días de la lactancia, la leche materna contiene cantidades especialmente elevadas (doce gramos por litro). Así, el neonato lactante queda bien protegido contra las infecciones intestinales a través de los anticuerpos IgA de la madre.

Las IgA de las mucosas han sido comparadas a la acción de un antiséptico aplicado a la mucosa, es decir, tienen una acción antiséptica, ya que representan una línea defensiva contra los agentes infecciosos.

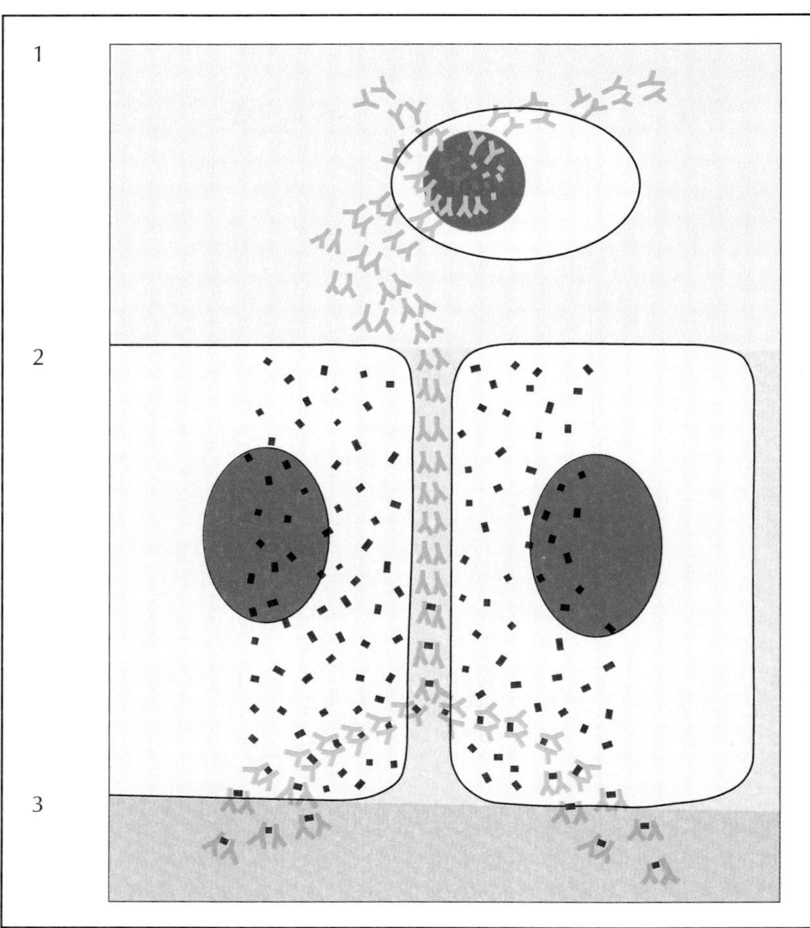

Así funciona el sistema inmunitario mucoso: los anticuerpos (1) producidos en las células plasmáticas se unen a la superficie de la mucosa con las porciones secretorias allí presentes (2) y cubren como anticuerpos secretorios el interior de las vías respiratorias, el tracto intestinal y las vías urinarias (3).

INMUNODEFICIENCIA

La inmunodeficiencia puede ser congénita (primaria) o adquirida (secundaria).

La extremadamente compleja respuesta inmunitaria puede sufrir una alteración importante cuando falla alguno de sus componentes. La consecuencia puede ser la aparición de infecciones graves y en ocasiones mortales. Si un trastorno de este tipo se presenta debido a un defecto congénito, hablamos de una inmunodeficiencia primaria o bien un síndrome inmunodeficitario primario (**S**índrome de **I**nmuno**d**eficiencia **P**rimaria = **SIDP**).
Si la inmunodeficiencia aparece en el curso de la vida de una persona hablaremos de una inmunodeficiencia secundaria o síndrome de inmunodeficiencia adquirida (**S**índrome de **I**nmuno**d**eficiencia **A**dquirida = **SIDA**, *véase* página 541).

Inmunodeficiencia primaria

Generalmente, la inmunodeficiencia primaria se manifiesta durante la primera infancia.

La inmunodeficiencia primaria se debe a un trastorno congénito de una parte del sistema inmunitario. Cada uno de los numerosos trastornos posibles ha contribuido a esclarecer el mecanismo inmunitario correspondiente; en este contexto se habla de un, así denominado, experimento de la naturaleza.

Podemos diferenciar cuatro grupos principales de estos déficits funcionales:

1. Trastorno de la función fagocítica.
2. Trastorno de las células T.
3. Trastorno combinado de las células T y B.
4. Trastorno de las células B.

En las personas con una inmunodeficiencia primaria aparecen con frecuencia, ya en el período de lactancia, infecciones graves. Éstas deben hacer sospechar la existencia de un defecto inmunológico y precisan de un diagnóstico analítico especial. En ocasiones existe la posibilidad de realizar un tratamiento de sustitución, por ejemplo, en caso de defectos de las inmunoglobulinas, mediante la administración regular de preparados de Ig. Un síndrome de inmunodeficiencia combinado severo con defectos en las células madre de la médula ósea obliga actualmente a intentar un trasplante de médula ósea.

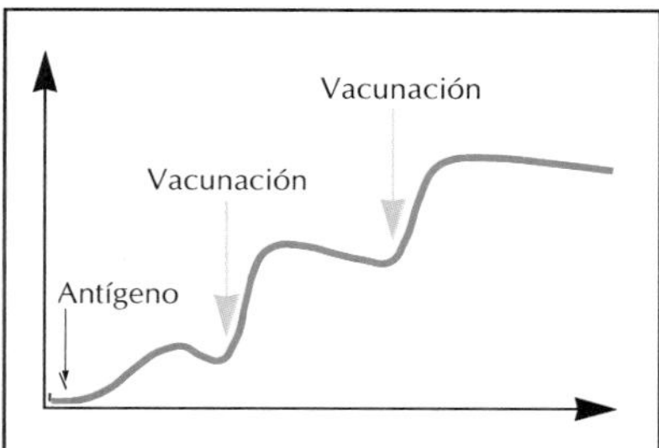

Mediante la administración repetida y dosificada con exactitud puede elevarse continuamente el nivel de anticuerpos.

Inmunodeficiencia secundaria

A lo largo de la vida, la inmunodeficiencia puede adquirirse de formas muy diversas. Por ejemplo, el aumento de las leucemias provocadas por **radiación radiactiva** (supervivientes de Hiroshima, Nagasaki, Chernóbil) se debe a una disminución de las defensas inmunológicas frente a células sanguíneas malignas.
En los niños en edad preescolar, la **extirpación del bazo** puede llevar a la aparición de una inmunodeficiencia. A esta edad, el bazo es uno de los órganos inmunitarios más importantes. Por ello ha de evitarse la esplenectomía durante los cinco primeros años de vida, y en caso de que sea estrictamente necesaria,

La inmunodeficiencia también se puede desencadenar por la acción de radiaciones radiactivas.

Existe un especial interés en relación con el virus de la inmunodeficiencia humana (VIH), el agente causal de la temida infección del SIDA. El virus se fija a las células T colaboradoras y altera su función. Como resultado de la severa inmunodeficiencia aparecen frecuentes infecciones provocadas por los gérmenes oportunistas, es decir, microbios que no afectan a las personas con un sistema inmunitario sano; además pueden aparecer tumores malignos y síntomas neurológicos.

debe dejarse una porción del órgano. De otra manera, los niños pequeños a los que se les ha extirpado el bazo pueden desarrollar súbita e intensamente infecciones bacterianas que ponen en peligro su vida.

Un **déficit proteico** severo también puede ser causa de una inmunodeficiencia. La desnutrición crónica que existe en algunos países subdesarrollados favorece la aparición de infecciones. Las enfermedades que cursan con una importante pérdida de proteínas, como las enfermedades renales (nefrosis), la enteritis, las quemaduras, también provocan generalmente una inmunodeficiencia.

Determinadas infecciones víricas también cursan con una inmunodeficiencia. Así, antiguamente los médicos sabían que después de un sarampión o una varicela se podía desarrollar fácilmente una infección tuberculosa. En el punto de mira de los intereses actuales se encuentra el virus que debilita de forma crónica el sistema inmunológico y que provoca la grave y mortal enfermedad conocida como SIDA.

TRASPLANTES DE ÓRGANOS

Por trasplante se entiende la **implantación de células vivas y órganos.** Con ello se consigue volver a establecer y asegurar una determinada función. De esta forma, desde hace decenios, las porciones de piel quemadas y cicatrizales se sustituyen mediante el injerto de la propia piel por otras regiones del cuerpo. En este caso se trata de un **autotrasplante**, es decir, el injerto en otro lugar del propio organismo. Los autotrasplantes, por ejemplo, de piel o hueso no crean problemas de tipo inmunológico, ya que el organismo no los considera como extraños.

Para el éxito del trasplante es necesaria una elección correcta del donante y una supresión de la reacción de rechazo del trasplante.

La implantación de células u órganos procedentes de otro donante sí que crean grandes problemas inmunológicos. En esos casos hablamos de **alotrasplante** (del griego *allos* = otro). Para que el trasplante sea funcional es necesario un sofisticado control y una supresión de la **reacción de rechazo** inmunológica. Hoy en día, todos los modernos centros de trasplantes disponen de estos métodos.

La búsqueda del donante o bien la **elección del donante** también representa otro problema. Aparte de algunas excepciones, en que la donación de algunas células de la médula ósea o de uno de los órganos pares (riñón) la hacen los familiares (padres, hermanos), por regla general se utilizan órganos de personas fallecidas (córnea, riñón, hígado, páncreas, corazón, etc.).

Globalmente se puede asegurar que el trasplante ha alcanzado un importante lugar en la medicina moderna. Miles de personas no sólo deben agradecer a este método su supervivencia, sino una buena calidad de vida. Después del trasplante muchos pacientes vuelven a su trabajo, otros cambian de actividad laboral. Muchas mujeres han cumplido con su deseo de ser madres después de un trasplante renal.

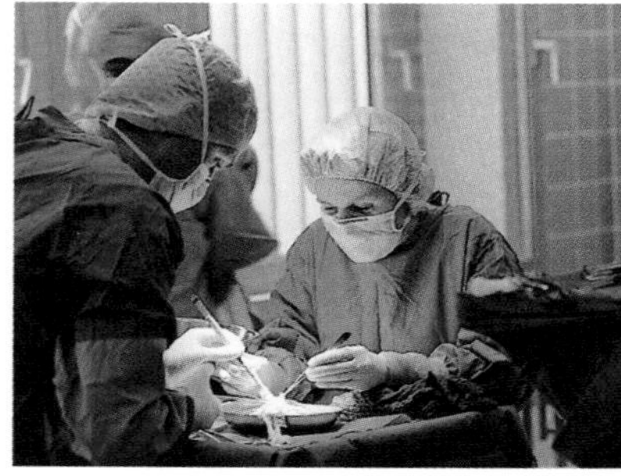

Entre los trasplantes de órganos, el de riñón es el más seguro. Miles de personas deben la vida a este método.

Trasplante cutáneo

Consiste en el injerto de porciones superficiales de piel para cubrir un defecto cutáneo en otra zona del propio organismo (= trasplante cutáneo autógeno). Mediante determinados métodos artificiales (separación de cilindros con el bisturí) se consigue la extensión de los fragmentos (trasplante de malla o de red). Se trata de un moderno y prometedor método terapéutico que se aplica por ejemplo en caso de grandes quemaduras o zonas cicatrizales. En la mayoría de los casos los trasplantes cutáneos evolucionan sin complicaciones.

Trasplante de corazón

En algunos centros médicos altamente especializados, el trasplante de corazón es un método cotidiano.

En cuanto al trasplante de corazón se trata de la sustitución completa de un corazón con lesiones irreversibles por un corazón de un donante (trasplante de corazón alógeno). La técnica quirúrgica está completamente estandarizada. Es necesaria la elección de un donante inmunológicamente adecuado y el tratamiento inmunosupresor posquirúrgico con ciclosporina, corticosteroides y azatioprina. La tasa de supervivencia al año es superior al 80 % y a los cinco años es del 60 al 70 %.

Trasplante de médula ósea

Trasplante de células madre de la médula ósea; por ejemplo, extracción de médula ósea y reimplantación de las células madres de la médula ósea propia después de un tratamiento citostático a dosis elevadas (= trasplante de médula ósea autólogo). Si el donante y el receptor son gemelos se habla de trasplante de médula ósea singenérico. Si el donante presenta una concordancia inmunológica se habla de trasplante de médula ósea alógeno. Un trasplante de médula ósea se realiza siempre que existe una inmunodeficiencia combinada severa.
También tiene perspectivas de éxito cuando se realiza como tratamiento de un trastorno de la hematopoyesis (anemia aplástica, panmielopatía), en la leucemia resistente al tratamiento y en enfermedades metabólicas congénitas. Es imprescindible una elección adecuada del donante y la eliminación de todas las células madre de la médula ósea del propio paciente. Los pacientes deben mantenerse en un **ambiente estéril**, es decir, deben ser protegidos contra las infecciones.

La complicación más importante de un trasplante de médula ósea es la reacción de huésped contra donante, es decir, las células del donante dirigen su actividad contra el receptor.

Trasplante de hígado

Implantación de un hígado completo cuando existe una insuficiencia hepática debida a una cirrosis hepática o por tumores hepáticos. Se ha de elegir un órgano inmunológicamente compatible y realizar un tratamiento inmunosupresor. La mortalidad intraquirúrgica es del 15 %. La tasa de supervivencia a los cinco años es de aproximadamente el 50 %; en pediatría es todavía superior.

Los trasplantes de hígado en la infancia obtienen resultados especialmente positivos.

Trasplante de riñón

Implante de un riñón de un gemelo (= trasplante renal singenérico) o más frecuentemente de otra persona inmunológicamente compatible (trasplante renal alógeno). Será necesario siempre que los riñones propios no sean funcionales (insuficiencia renal terminal). El 95 % de los **donantes de órganos** son personas que han fallecido inmediatamente antes de la intervención y sólo el 5 % son donantes vivos del círculo familiar más cercano del enfermo (padres, hermanos).
Para el éxito del trasplante renal es imprescindible la compatibilidad inmunológica entre el donante y el receptor. Se determina por diversos métodos exploratorios: determinación de los grupos sanguíneos AB0 y HLA, compatibilidad linfocítica entre el donante y el receptor (cross-match negativo). La implantación quirúrgica del riñón se realiza en la zona pélvica. Mediante el tratamiento inmunosupresor con ciclosporina, corticosteroides y eventualmente con azatioprina, se favorece la aceptación del órgano por parte del receptor y se evita una reacción de rechazo.

El trasplante renal se considera como muy seguro:
Después de un año aproximadamente el 85 % (donante no familiar) o el 95 % (donante familiar) de los riñones trasplantados funcionan. En caso necesario puede repetirse el trasplante.

De esta forma, a partir de una alergia, se desarrolla una enfermedad alérgica

dotación genética

↓

primer contacto con el antígeno

↓

formación de anticuerpos especiales

↓

nuevo contacto con el antígeno

↓

reconocimiento del antígeno

↓

liberación de mediadores

El que tiene conocimientos sobre las alergias puede protegerse mejor.

En el caso de la alergia se trata de una alteración del estado de reacción del organismo contra sustancias de nuestro entorno, mediada por el sistema inmunitario.

Alergias y enfermedades alérgicas

¿Por qué en la actualidad las alergias despiertan un especial interés?

«Las alergias en primera línea en todo el mundo»; «Las alergias, la nueva pandemia». «Alergia, la nueva enfermedad de la civilización de los países industrializados.» Así o de manera similar se refieren hoy en día los medios de comunicación a las alergias y a las enfermedades alérgicas.
¿Son realmente las alergias una enfermedad de los tiempos modernos? ¿El aumento de la contaminación contribuye realmente al espectacular aumento de las reacciones alérgicas? ¿Podemos cambiar de tal manera nuestros hábitos de vida y alimentarios que nos permitan evitar la sobrecarga alérgica? ¿Por qué unas personas reaccionan frente a una sustancia de forma alérgica y otras no?
Éstas y otras preguntas similares dejan entrever la preocupación que muchas personas tienen ante este problema. Una y otra vez las encuestas han demostrado que aproximadamente el 40 % de la población sufre algún tipo de alergia. Estudios científicos también han obtenido resultados que hablan de un espectacular aumento de las alergias, especialmente en los niños y en los jóvenes.

Además de todas las preguntas, que sólo pueden ser respondidas parcialmente, existe algo completamente seguro: una alergia no es una nimiedad que se pueda ignorar como si de una bagatela se tratara, sino que constituye una cuestión cada vez más seria contra la que se debe actuar precozmente. Cuando no se realiza un tratamiento los trastornos aumentan progresivamente. A partir de una molesta rinitis alérgica, en pocos años puede desarrollarse un grave cuadro respiratorio, el asma bronquial.
Sin embargo, en manos de cada persona está el procurar no llegar tan lejos. Un paso decisivo consiste en conseguir una información global sobre el campo de la alergología, dado que el que conoce a qué se enfrenta puede protegerse mejor.

¿Qué se entiende por alergia?

Se trata de una alteración del estado de reacción del organismo contra sustancias de nuestro entorno, mediado por el sistema inmunitario. La interacción entre la sustancia extraña (denominada antígeno o alergeno) y sus anticuerpos específicos o los linfocitos sensibilizados puede llevar a este estado alterado de la reacción del organismo. En 1906, Pirquet denominó a este estado «alergia»; una denominación que todavía utilizamos hoy en día. Generalmente se trata de una predisposición de reacción por encima de lo normal (hiperergia), de forma que el concepto de alergia (no demasiado correcto) con frecuencia se utiliza como sinónimo de hipersensibilidad.
El número creciente de reacciones alérgicas en relación con el desarrollo técnico industrial se explica entre otros por el aumento de las llamadas sustancias extrañas. Así, hasta el momento se han podido detectar veinte mil sustancias que presentan una acción desencadenante de alergias. Las más frecuentes de todas ellas, alrededor de cuatrocientas, son proteínas de origen vegetal y animal (polen de flores, polvo doméstico, pelos de animales). Se introducen en el organismo a través de la respiración o de los alimentos. Otras sustancias, como diversos metales, sustancias químicas o plásticos, al entrar en contacto con la piel, pueden provocar las llamadas alergias de contacto. Algunas personas también presentan una reacción alérgica desencadenada por la picadura de un insecto.

¿Cómo se llega a una alergia?

El alergeno alcanza el interior del cuerpo por distintas vías. Por ejemplo, el polen de la hierba se inhala y aterriza en la mucosa de las vías respiratorias. Ahí, las células del organismo reconocen al alergeno como una sustancia extraña. Inmediatamente después, estas células orgánicas empiezan a producir sustancias defensivas especiales, los anticuerpos, por ejemplo inmunoglobulinas de la clase E. Estos anticuerpos se adhieren a la superficie de otras células orgánicas, los mastocitos. Y ahí esperan por si los mismos alergenos se introducen nuevamente en el organismo.
El proceso descrito hasta este punto se conoce como **fase de sensibilización**.
Después de este primer contacto, al encontrarse nuevamente con el alergeno se pueden desencadenar síntomas de alergia. Los alergenos se encuentran con las IgE sensibles preparadas y unidas a la superficie de los mastocitos, y es entonces cuando se produce una intensa reacción antígeno-anticuerpo, de modo que la membrana del mastocito se abre. De esta manera se liberan del interior de la célula los mediadores, que desencadenan una reacción inflamatoria más o menos intensa. Entre los mediadores inflamatorios alérgicos más importantes se encuentran la histamina y la serotonina.

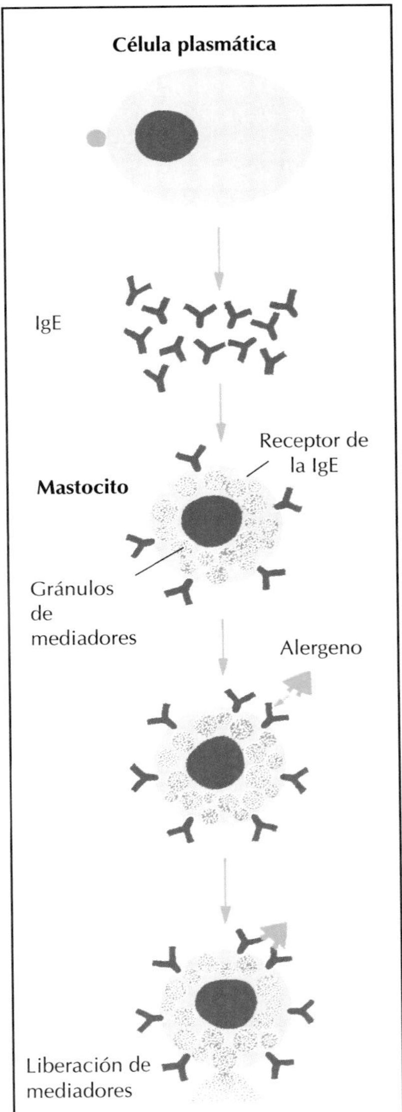

Desarrollo de una reacción alérgica: el alergeno alcanza el interior del cuerpo. En él, las células del organismo reconocen al alergeno como una sustancia extraña. Después, las células plasmáticas empiezan a producir anticuerpos especiales. Éstos se adhieren a la superficie de los mastocitos. Al entrar nuevamente en contacto con el alergeno se produce una intensa reacción antígeno-anticuerpo, de modo que la membrana del mastocito se abre. Los mediadores salen del interior de la célula y desencadenan una reacción inflamatoria.

¿Cómo nos convertimos en alérgicos?

Una gran parte de las enfermedades alérgicas tienen como base una **tendencia alérgica hereditaria**. Aparecen con mayor frecuencia entre los miembros de una determinada familia. En ese caso se trata de las **reacciones atópicas**. La palabra *atopos* deriva del griego y significa tanto como de otro tipo.
La tendencia alérgica familiar no desempeña un papel en todos los tipos de alergias o bien reacciones de hipersensibilidad. Sin embargo, en las reacciones atópicas el riesgo de alergia está determinado de forma decisiva por la sobrecarga alérgica familiar. Así, los hijos de padres que los dos sufren enfermedad atópica presentan un riesgo de alergia de como mínimo el 60 %. En la población media este riesgo es del 5 al 15 %.
Se puede sospechar que en estas personas atópicas existe una dotación genética que determina la capacidad de reaccionar a los alergenos con una respuesta inmunitaria rápida e intensa y con la producción de inmunoglobulina E. Hasta el momento no se ha podido determinar la localización del gen responsable.

¿Qué factores favorecen la aparición de una alergia?

La experiencia diaria nos demuestra que un contacto con el alergeno puede provocar sintomatología de forma más rápida y más intensa cuando, además de la tendencia hereditaria, ésta se favorece mediante **factores externos adicionales**.
Los contaminantes del aire, como por ejemplo los gases que desprenden los automóviles, pueden intensificar significativamente una alergia al polen. Todavía no se ha demostrado con seguridad si los gases industriales tienen un efecto similar favorecedor de las alergias, aunque lo más probable es que así ocurra.
Los productos de combustión de los cigarrillos tienen un efecto negativo perdurable. Los niños con una predisposición alérgica que viven en su entorno familiar donde se ven obligados a ser **fumadores pasivos**, no sólo tienen un riesgo aumentado de enfermedades de las vías respiratorias, sino también de reacciones alérgicas y de las enfermedades que de éstas resultan.

Riesgo de atopia para el neonato:

ambos padres	*40 – 80 %*
uno de los padres	*20 – 40 %*
un hermano	*25 – 35 %*
sin sobrecarga familiar	*5 – 15 %*

Es mejor alimentar al lactante con leche materna. Contiene proteínas humanas, por lo que no provoca alergias.

POSIBILIDADES DE PREVENCIÓN DE LAS ALERGIAS

Si se espera un niño en una familia atópica, los padres deben plantearse las posibilidades de prevención de los riesgos de alergia.
Antes del nacimiento, los padres pueden aplicar determinados métodos preparatorios en su vivienda. A ser posible no deberán tener animales domésticos. La habitación del niño no ha de tener alfombras, muebles que atraigan el polvo, cortinas y otros nidos de polvo. El ambiente del interior de la habitación debe ser inhóspito para los ácaros del polvo doméstico, es decir, debe mantenerse una atmósfera fresca y seca.
Es mejor alimentar al lactante con leche materna. Contiene proteínas humanas, por lo que no provoca alergias. La recomendación de los pediatras es que los lactantes con una sobrecarga atópica familiar sean alimentados con leche materna durante los seis primeros meses de vida y que la introducción de otros alimentos se realice tan tarde como sea posible, y nunca antes de los cinco meses. El lema es: «¡la leche materna es lo mejor!». Si realmente, debido a cualquier motivo, la lactancia materna no es posible, se recomienda seguir una alimentación hipoalergénica. En este tipo de alimentación, los componentes proteicos están fragmentados (péptidos). Éstos tienen un reducido efecto alergénico. No evitan la atopia, pero retrasan su manifestación patológica. Así los niños presentarán su rinitis alérgica, su neurodermatitis o bien su asma notablemente más tarde.

¿Cuáles son los principales alergenos?

Principales desencadenantes de alergias:

polvo de harina
polvo de cemento
formaldehído
dióxido de azufre
colorantes
aditivos cosméticos
penicilina
analgésicos
protectores solares
sol
polen vegetal
ácaros del polvo doméstico
pelos de animales
mohos
derivados lácteos
proteínas de gallina
proteínas de pescado
fresas
frutos meridionales
chocolate
levaduras

Los alergenos son aquellas sustancias que provocan una sensibilización, es decir, un cambio de las células orgánicas con (o sin) la formación de anticuerpos. Hoy en día se tiene un conocimiento bastante exhaustivo de muchos de los principales alergenos.
Se trata por ejemplo de proteínas del polen o de las esporas de mohos, pelos, descamaciones cutáneas, suero, saliva u orina de animales, componentes de las heces de los ácaros del polvo doméstico que pueden aparecer en la vivienda. Durante los primeros días o semanas de vida se puede entrar en contacto con alergenos, y la principal fuente de alergenos es la leche de vaca, cuyas proteínas son extrañas para el hombre. Las proteínas de vaca están constituidas por como mínimo cuarenta componentes diferentes, y entre ellos algunos tienen un intenso efecto alergénico. Además de las proteínas de la leche de vaca, existen otras proteínas alimentarias que desempeñan un importante papel como alergenos. En este contexto hay que pensar especialmente en las proteínas de gallina, que se pueden ingerir a través de determinados alimentos. Este tipo de alergeno puede incluso pasar al niño a través de la leche materna y provocar en él reacciones cutáneas alérgicas.
Así pues, en la naturaleza existe un gran número de sustancias que pueden tener un efecto alergénico. Sin embargo, también hay que tener en cuenta innumerables sustancias químicas, si pensamos en el aumento progresivo de las reacciones alérgicas experimentado en los últimos tiempos.
Pero... también existen **pseudoalergias**. Éstas son reacciones del organismo que por la sintomatología y cuadro que provocan no pueden distinguirse de una verdadera alergia. Generalmente se trata de reacciones de intolerancia frente a diversos aditivos alimentarios sin que anteriormente se hubiera producido una reacción de sensibilización, y por ello con frecuencia son de difícil diagnóstico. En esos casos es importante identificar y evitar de por vida la sustancia causante.

DIAGNÓSTICO DE LA ALERGIA

Anamnesis

El diálogo entre el paciente y el médico sobre los trastornos y las situaciones que los acompañan constituyen la base de la búsqueda de la causa de la alergia. Este tipo de anamnesis, que tiene en cuenta el entorno y el pasado del paciente, se puede realizar de forma estandarizada con la ayuda de un cuestionario especial.

A partir de las respuestas a determinadas preguntas, con frecuencia se extraen importantes conclusiones diagnósticas. El cuestionario en caso de sospecha de una rinitis alérgica plantea, por ejemplo, las siguientes preguntas:

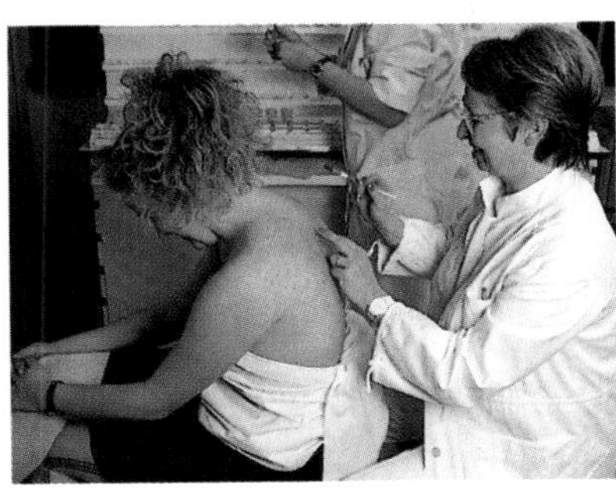

Exploración física de una paciente alérgica. En las pruebas intracutáneas, el alergeno es inyectado en la piel mediante una aguja fina.

- ¿Cuándo aparecen las molestias (en qué mes de primavera, verano, otoño, invierno o durante todo el año)?
- ¿En qué momento del día aparecen los síntomas más intensos (por la mañana, al mediodía, por la tarde, por la noche)?
- ¿Con qué frecuencia aparece la sintomatología (de una a dos veces al año)?
- ¿Dónde aparecen los síntomas (en la naturaleza, principalmente en lugares cerrados, en la vivienda, en el dormitorio, en la cocina, lugar de trabajo, cerca de animales)?
- Descripción de las características de la vivienda (vivienda en la ciudad, en el campo, construcción antigua, construcción moderna, seca, húmeda, alfombras, pieles, plantas, animales, tabaquismo).
- ¿En qué situación aparecen los síntomas con mayor intensidad (al pasear por el campo, al sacar el polvo, al cocinar, al hacer las camas)?
- ¿Qué medicamentos se toman habitualmente?

La anamnesis exhaustiva constituye la base del éxito del diagnóstico de la alergia.

Naturalmente, tampoco puede faltar una extensa anamnesis familiar. Tal y como ya hemos dicho, una sobrecarga alérgica hereditaria habla a favor de la existencia de este tipo de situaciones de reacción. Los denominados diarios de síntomas tienen un gran valor diagnóstico: en una especie de calendario se apuntan diariamente los síntomas que han aparecido, los medicamentos que se han tomado, la meteorología del día, la alimentación, etc., de forma que el médico puede realizar junto con el paciente una valoración global de un largo período de tiempo y, a partir de ella identificar, primero sólo como sospecha, el alergeno desencadenante del cuadro alérgico.

Exploración física

El médico explora a fondo todos los órganos. Hay que hacer hincapié en aquellos órganos en que la enfermedad alérgica se manifiesta con mayor intensidad; éstos son principalmente la piel, la región otorrinolaríngea, los pulmones y el abdomen.

Hay que hacer hincapié en aquellos órganos en que la enfermedad alérgica se manifiesta con mayor intensidad.

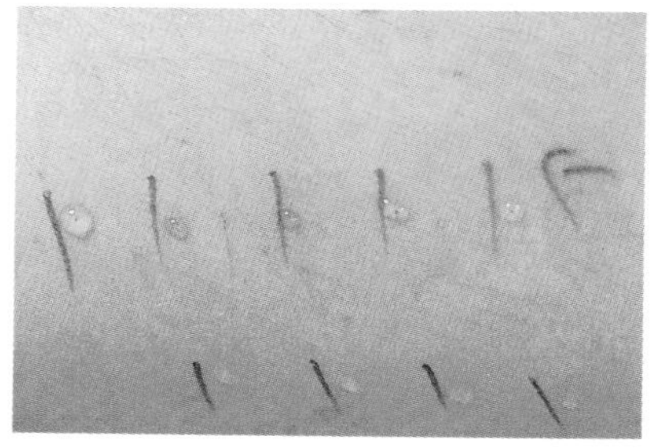

En la prueba de punción superficial se perfora superficialmente la piel con una pequeña aguja con el fin de introducir algunas gotas de la solución del alergeno.

Pruebas de laboratorio

En el laboratorio se realizará un análisis sanguíneo o sérico para detectar la existencia y la cantidad de anticuerpos, las inmunoglobulinas E. Si el **nivel sérico de IgE está aumentado**, se incluirán nuevas pruebas de laboratorio. Se estudia la especificidad de esta IgE aumentada, es decir, se busca el antígeno desencadenante. El método exploratorio consiste en una prueba de radioabsorción del alergeno. La ventaja de esta prueba reside en que la sobrecarga para el paciente es mínima, se trata tan sólo de una extracción de sangre. Su desventaja es su elevado coste y la elección insegura del alergeno cuestionado.
Un médico experimentado debe realizar una preselección de los alergenos del entorno del paciente que con mayor probabilidad pueden provocar la alergia, y someterlos a la prueba. En cuanto al gran número de pruebas restantes, el paciente debe seguir el consejo del médico. Éste evitará que el paciente soporte unos costes excesivos e innecesarios para unas baterías de test poco serias.

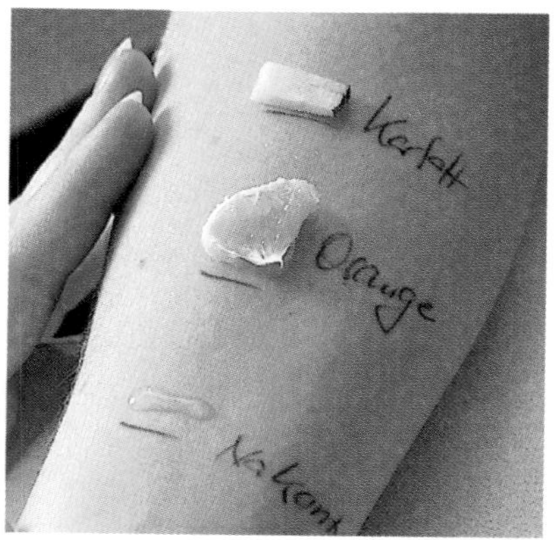

En la prueba por rascado, la solución que contiene el alergeno se aplica sobre la piel que se ha rascado previamente.

Pruebas alérgicas en el paciente

Las pruebas que se realizan con mayor frecuencia son las cutáneas. Los tests de provocación tienen un gran valor diagnóstico, y se pueden realizar en diferentes zonas del organismo.

1. Pruebas cutáneas

Forman parte desde hace decenios del diagnóstico alergológico estandarizado. Se realizan basándose en el siguiente principio: los extractos de diversos alergenos se aplican o inyectan en la piel. Las reacciones que se observan en la piel permiten extraer conclusiones sobre la sensibilización.

La **prueba de punción superficial** consiste en inyectar superficialmente en la piel unas gotas de la solución del alergeno con una aguja pequeña y afilada. Cuando la reacción es positiva se observa, de diez a veinte minutos después, la aparición de un habón y un enrojecimiento alrededor del lugar del pinchazo. A las 24-48 horas se hace una nueva lectura.

En la **prueba por rascado** se rasca ligeramente la piel en la zona de la prueba y se aplica la solución que contiene el alergeno. La lectura se hace de la misma forma que en la prueba anterior.

En la **prueba intracutánea**, el alergeno se inyecta en la piel con una aguja fina. La reacción se produce de la misma forma que en la prueba de punción superficial.

La **prueba del parche** consiste en la aplicación de un emplasto especial embebido en la solución que contiene el alergeno, que se adhiere a la piel. La reacción se valorará a las 24-48 horas.

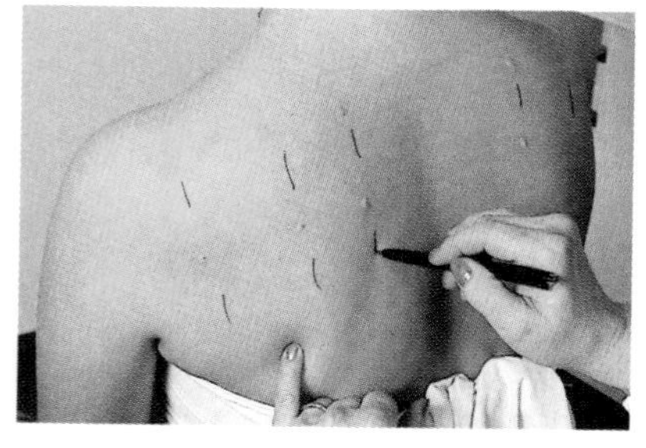

Después de la prueba intracutánea el lugar de la inyección debe marcarse claramente.

2. Pruebas sanguíneas

En esta prueba indirecta se detecta la presencia de anticuerpos específicos, sin exponer al afectado al contacto con el alergeno.

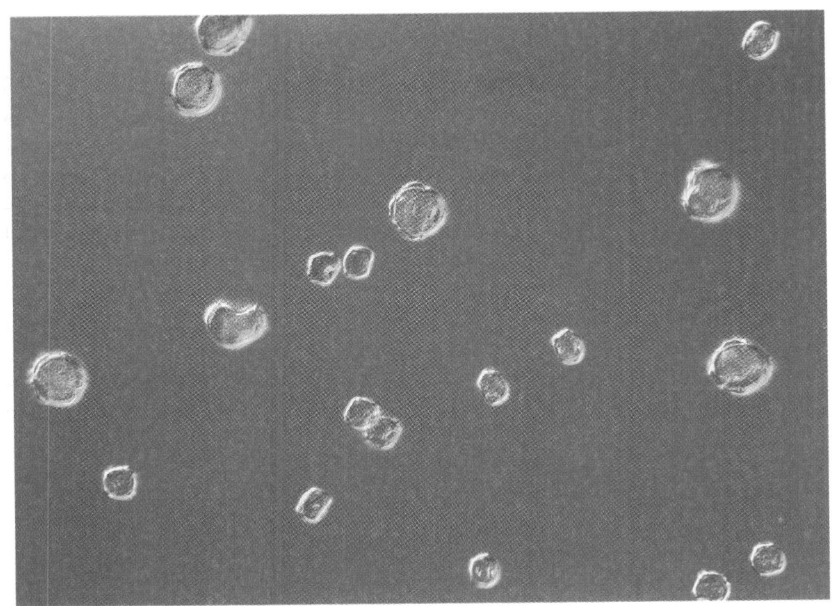

Las pequeñas partículas de polen de los árboles y arbustos se encuentran entre el grupo de sustancias con acción alergénica. La fotografía muestra partículas de polen de diversos tipos de árbol a 60 aumentos.

3. Pruebas de provocación

En este caso se aplicará el alergeno que se sospecha que provoca la alergia directamente sobre el órgano afectado; en la rinitis alérgica el alergeno es nebulizado en la nariz, en la conjuntivitis en el saco conjuntival, en los trastornos asmáticos se inhalará. Las pruebas de provocación con alergenos las ha de realizar el médico, quien cuenta con una gran experiencia y está preparado para afrontar la posible aparición de síntomas alérgicos o incluso de un *shock* anafiláctico. Las pruebas de provocación pulmonares e intestinales se han de realizar, a ser posible, bajo ingreso hospitalario.

Las pruebas de provocación ponen al paciente en contacto con el alergeno sospechoso, para observar posteriormente, bajo estrictas precauciones, la reacción desencadenada.

Pruebas de provocación nasales

El alergeno sospechoso se aplica en la nariz en forma de solución acuosa. En caso de alergia aparecerán estornudos, picor y **aumento de la secreción mucosa**. Para valorar del resultado es importante aplicar una solución control sin alergeno, tras la que no debe producirse ninguna reacción. Si no aparece reacción alérgica, al cabo de media hora puede continuarse la prueba con otro alergeno.

Al aplicar el alergeno en la nariz generalmente aparecen estornudos y picor. También se observa un aumento de la secreción mucosa.

Prueba de provocación ocular

Al empezar la prueba se aplicará una solución neutra de control en el saco conjuntival. En el curso de los diez minutos siguientes no debe aparecer ninguna reacción. Seguidamente se aplicará en el saco conjuntival el alergeno sospechoso en forma de solución acuosa. Se aplicarán gotas a intervalos de diez minutos, alternando ambos ojos y aumentando progresivamente la concentración del alergeno. Se confirma la acción del alergeno cuando aparece un **enrojecimiento de la conjuntiva**, que generalmente desaparece al cabo de pocos minutos de haber interrumpido la administración del alergeno. Si no aparece ninguna reacción, al cabo de 30 minutos se podrá realizar la prueba con otro alergeno.

Se confirma la acción del alergeno cuando aparece un enrojecimiento de la conjuntiva, que generalmente desaparece al cabo de pocos minutos de haber interrumpido la administración del alergeno.

La sobrecarga de las vías respiratorias se detecta a través de la tos irritativa y la dificultad respiratoria.

Prueba de provocación pulmonar

En este contexto pueden diferenciarse dos tipos de provocación orgánica. En la provocación inespecífica (sin alergeno) el sistema respiratorio del paciente se somete a un sobreesfuerzo, que no provoca molestias en las personas sanas pero que en las alérgicas provoca la aparición de **tos irritativa** y **dificultad respiratoria**. Este tipo de sobrecarga consiste en una actividad física estandarizada (en una cinta deslizante), inhalación de determinadas sustancias (histamina) o inhalación de aire frío. En el caso de la provocación específica, el alergeno sospechoso es nebulizado finamente, de manera que se pueda inhalar en forma de aerosol. En ese caso también se aumenta la concentración progresivamente, con el fin de no provocar una reacción demasiado intensa. El resultado de la provocación, en especial la inflamación irritativa, se determina con exactitud con la ayuda de las pruebas pulmonares funcionales.

Prueba de provocación intestinal

Los alergenos alimentarios más frecuentes son las proteínas de la leche de origen animal, los huevos de gallina, el pescado, la soja y los cereales.

Con el fin de estudiar el carácter alergénico de los alimentos, es necesaria una anamnesis especialmente extensa. En el caso de los alergenos alimentarios, las pruebas cutáneas no arrojan datos muy determinantes. Por ello, la provocación natural (mediante la ingesta) constituye el método diagnóstico de elección, con el fin de valorar de forma segura la acción alergénica de un alimento.
La prueba para determinar una alergia alimentaria debería tener lugar bajo ingreso hospitalario. La valoración es más exacta si se hace bajo control médico; en caso de una reacción exagerada de intolerancia, se podrá actuar con mayor rapidez. Los alergenos alimentarios más frecuentes son las proteínas de la leche de origen animal, los huevos de gallina, el pescado, la soja y los cereales.
Se pueden seguir los siguientes métodos:

Dieta de eliminación: al eliminar el alimento sospechoso se produce una mejoría de los síntomas.

Dieta de provocación: el alimento sospechoso se consume una vez o durante un período de tiempo limitado.

Dieta de base: durante varios días se administra una alimentación lo más estandarizada posible, con el fin de demostrar o excluir básicamente la influencia de ciertos alergenos alimentarios.

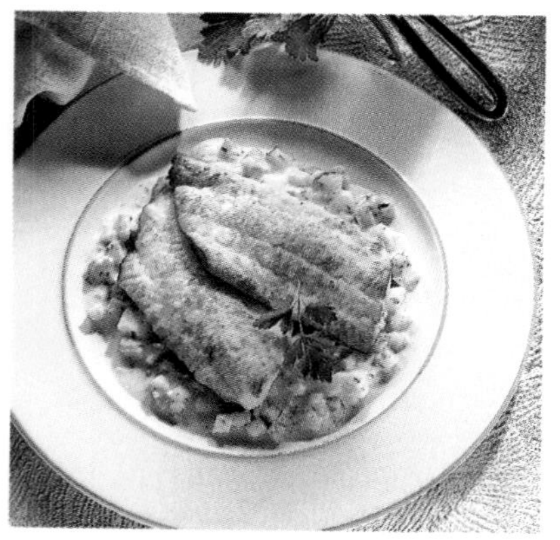

Cuando existe una predisposición, las proteínas de pescado pueden desencadenar una reacción alérgica.

¿Que reacciones puede desencadenar una provocación alimentaria?

1. En el curso de pocos minutos hasta una o dos horas, aparecen reacciones inmediatas típicas: náuseas, vómitos, diarrea, erupción cutánea, síntomas respiratorios, *shock*.

2. Empeoramiento de un cuadro sintomático previo entre las 12 y las 48 horas posteriores a la prueba (reacción tardía). Aumento del enrojecimiento y del prurito de una neurodermatitis.

Provocación con veneno de insectos

En determinados casos en los que se sospecha una alergia a las avispas o a las abejas se puede realizar una prueba de provocación. El **tratamiento de hiposensibilización**, es decir, un tratamiento con pequeñas dosis de veneno que se aumentan progresivamente para su habituación, también constituye un método diagnóstico seguro.

En el tratamiento de hiposensibilización el paciente debe habituarse lentamente al alergeno, de forma que más adelante no se produzcan reacciones alérgicas.

La provocación se puede realizar de forma natural (con un insecto) o artificialmente (mediante la inyección del veneno). En primer lugar hay que conseguir que el enfermo no sienta ningún temor. En prevención de la aparición de efectos secundarios alérgicos inesperados, se prepara una vía intravenosa con el fin de poder realizar un tratamiento inmediato en caso necesario.

Principales alergenos:

Alergeno	**Acciones**
1. Mohos	Las alergias a mohos se manifiestan principalmente en las vías respiratorias y provocan tos irritativa o trastornos respiratorios.
2. Aditivos y conservantes	Los aditivos alimentarios de naturaleza química (colorantes y aromatizantes), pero también los componentes biológicos (enzimas), pueden provocar un amplio espectro de reacciones alérgicas.
3. Ácaros del polvo doméstico	Un pequeño arácnido que se localiza en colchones, alfombras, cortinas y cojines. Sus heces provocan asma alérgico.
4. Polen	En primavera y verano, el polen de hierbas y árboles es frecuente en el exterior. Provoca rinitis alérgica, así como conjuntivitis y cefalea.
5. Alimentos	Sobre todo las proteínas de la leche, del huevo de gallina, del pescado y las nueces pueden provocar enfermedades alérgicas gástricas e intestinales.
6. Medicamentos	Algunos antibióticos pueden provocar erupciones cutáneas alérgicas.
7. Animales domésticos	Las proteínas del pelo, la saliva y la orina de caballos, gatos, cobayas, etc. provocan en algunas personas reacciones alérgicas

Los mohos son frecuentes en las habitaciones húmedas, en los sistemas de aire acondicionado y en los alimentos.

Las regiones de alta montaña y costeras son zonas en que el polen es relativamente escaso. Las personas alérgicas deberían tenerlo en cuenta al planear sus vacaciones.

A ser posible, la persona alérgica debe evitar el contacto estrecho con los animales domésticos. En caso de duda, una prueba de alergia se lo esclarecerá.

Los síntomas de la rinitis alérgica son especialmente frecuentes en primavera.

ENFERMEDADES ALÉRGICAS

Rinitis alérgica

Sintomatología: las personas afectadas presentan prurito prácticamente constante en nariz, ojos y garganta. Lagrimeo, estornudos y secreción clara y acuosa por la nariz, que el paciente siente como muy molestos. También pueden presentar cefalea, anorexia, irritabilidad, trastornos del sueño y aumento de la temperatura corporal de corta duración.

Etiología: la aparición estacional de la sintomatología, especialmente en los meses de primavera y verano, se debe al alergeno desencadenante. En realidad se trata del polen empujado por el viento. Si los síntomas se mantienen durante todo el año, debe pensarse en otras causas, por ejemplo ácaros del polvo doméstico.

Si los síntomas se mantienen durante todo el año, frecuentemente la causa son los ácaros del polvo doméstico.

¡Tener en cuenta el calendario del polen y las emisiones de polen del entorno!

▓ Floración principal / ░ Pre y posfloración	Finales de invierno	Principios de primavera	Mediados de primavera	Finales de primavera	Principios de verano	Mediados de verano	Finales de verano	Principios de otoño
Aliso	▓	▓						
Avellano	▓	▓	▓					
Álamo		▓	▓					
Sauce		▓	▓					
Olmo		▓	▓					
Grama			▓	▓	▓	▓	░	
Abedul			░	▓				
Haya			░	▓				
Fresno			░	▓				
Diente de león			░	▓	░	░	░	▓
Centeno				▓	▓			
Espiguilla				▓	▓			
Dactilo				▓	▓		░	
Avena rubia				▓	▓		░	░
Pino				▓	▓	▓		
Festuca				▓	▓	▓	░	░
Llantén menor				▓	▓	▓	▓	░
Encina				░	▓			
Liliáceas				░	▓	▓		
Fleo de los prados				░	▓	▓	░	░
Cebada				░	▓	░		
Trigo				░	▓	░		
Saúco					▓	▓		
Avena gigante					▓	▓		
Holco					▓	▓	░	
Agrostis					▓	▓	░	
Tilo					▓	▓	░	
Cola de perro					▓	▓	░	░
Avena					░	▓	░	
Maíz					░	▓	░	

Calendario de polen. La emisión de polen empieza entre las tres y las cinco de la madrugada, de forma que la concentración más elevada de polen aparece por la mañana.

Profilaxis:

La recomendación de evitar el polen que desencadena la enfermedad es fácil. Lo difícil es cumplirla, sobre todo en los meses de primavera y verano. No obstante, se pueden dar algunos consejos para prevenirlo:

- Evitar las praderas y los campos durante el período de floración.
- Cerrar las ventanas durante el día para que no entre el polen.
- Cerrar las ventanillas del coche mientras se circula.
- Eliminar el polen de los muebles pasando el aspirador diariamente.
- Lavarse el pelo cada tarde para eliminar el polen.
- A ser posible hacer las vacaciones después del período de máxima emisión de polen y en zonas de poco polen (alta montaña, costa).

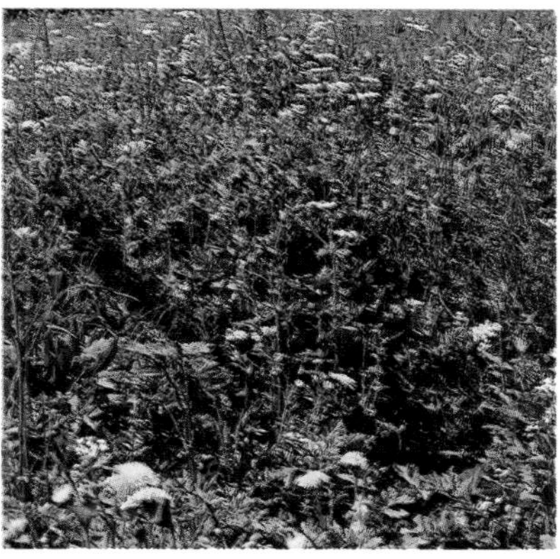

La persona que sufre de rinitis alérgica debe evitar los prados y los campos durante el período de floración.

Tratamiento: los síntomas pueden disminuir evitando el alergeno. Justo antes de la estación, se empieza a aplicar cromoglicina en las dos narinas, cuatro veces al día.
Como tratamiento agudo, se recomienda la utilización de preparados antihistamínicos. En casos severos deben administrarse temporalmente corticosteroides (prednisona).

Hiposensibilización: antes de que se desarrolle un asma bronquial alérgico, hay que realizar una hiposensibilización. Para ello se inyectan, durante varios meses, concentraciones cada vez mayores del alergeno, con el fin de conseguir una especie de habituación del organismo. Es importante empezar con concentraciones muy bajas, por ejemplo, 0,1 mililitros de una solución diluida de una a cien mil veces, así como el control médico del paciente durante el tratamiento.

Antes de que se desarrolle un asma bronquial alérgico, se ha de realizar una hiposensibilización.

Asma bronquial alérgico

Sintomatología:

Aparece una disnea importante en forma de crisis. Los enfermos sufren principalmente de una **dificultad en la espiración**. La severidad de las crisis asmáticas puede ser variable. Así, progresivamente aparecen:

- Disnea de esfuerzo.
- Disnea en reposo.
- Disnea severa con déficit de oxígeno (labios cianóticos).
- Disnea muy severa con pérdida de conocimiento.

Crisis de disnea, en las que la dificultad reside principalmente en la espiración.

En los pacientes asmáticos el médico elaborará un plan terapéutico individualizado.

Tratamiento: entre las crisis el enfermo puede encontrarse relativamente bien. No obstante, es imprescindible acudir al médico para el establecimiento de un diagnóstico exacto y la realización de un tratamiento. Hay que determinar si se trata de un asma alérgico (extrínseco) y cuál es el alergeno desencadenante. El médico aplicará al enfermo un plan terapéutico individualizado, aproximadamente según el siguiente patrón:

Fase previa: administración de betamiméticos. Cuando los síntomas aparecen más de dos veces por semana, la administración de betamiméticos se prolongará durante seis semanas.

1.ª fase: tratamiento con cromoglicina, eventualmente con betamiméticos.

2.ª fase: administración adicional de corticosteroides.

3.ª fase: comprimidos de teofilina retardada.

4.ª fase: administración de dosis elevadas de corticosteroides.

5.ª fase: corticosteroides en comprimidos.

Reacciones de intolerancia (anafilaxis)

Para la persona alérgica, las picaduras de avispa o abeja pueden ser mortales si se desarrolla un shock *anafiláctico. Por ello, después de una picadura de insecto la persona alérgica a su picadura debería acudir inmediatamente al médico.*

Sintomatología: las reacciones de intolerancia oscilan entre un curso suave con enrojecimiento cutáneo general, prurito y trastornos respiratorios, hasta un estado de *shock* grave de aparición brusca.

Etiología: antiguamente el desencadenante podía ser un **suero extraño (de animal)**, por ejemplo en un tratamiento serológico. Dado que en la actualidad prácticamente sólo se utilizan preparados de origen humano, no existe el peligro de un *shock* anafiláctico de este tipo. Por el contrario, el interés actual se centra en los **medicamentos**, como la penicilina, los contrastes radiográficos y los **venenos de insectos** (avispas, abejas).

Tratamiento: junto con la eliminación inmediata del alergeno, la adrenalina y la cortisona pueden salvar la vida del enfermo.

Alergia alimentaria

Sintomatología: en la infancia, principalmente diarrea, en ocasiones con moco y sangre, vómitos; grado variable hasta la insuficiencia circulatoria que pone en peligro la vida del enfermo. En la edad adulta pueden aparecer migrañas, disnea asmatiforme o dolores articulares.

En el caso de las intolerancias alimentarias con frecuencia se trata de pseudoalergias, de causas no inmunológicas.

Etiología: la verdadera intolerancia alimentaria de base alérgica es rara. Con mayor frecuencia se trata de intolerancias no basadas en reacciones inmunológicas.

Un ejemplo típico de una verdadera alergia intestinal es la **intolerancia a las proteínas de la leche de vaca** en la primera infancia. Puede poner en peligro la vida del enfermo, con diarrea y vómitos hemorrágicos e insuficiencia circulatoria.
Otros alergenos alimentarios son las proteínas de gallina, pescado, soja, avellanas, chocolate, trigo, fresas, manzana y frutos meridionales. El gran número de colorantes, aditivos y conservantes que contienen los alimentos también pueden desencadenar reacciones alérgicas o pseudoalérgicas. El médico experimentado determinará el alergeno responsable. Así, en algunos casos de alergia alimentaria, al estudiarlas más a fondo, se descubre que en realidad son alergias a mohos.

Una verdadera alergia intestinal es la intolerancia a las proteínas de la leche de vaca en la primera infancia. Puede poner en peligro la vida del paciente, con diarrea y vómitos hemorrágicos e insuficiencia circulatoria.

Tratamiento: evitar el alergeno durante un mínimo de dos años. La tasa de curación espontánea en los niños es elevada; en el 80 % de los niños la alergia ha desaparecido al llegar a la edad escolar. Por ello, la aplicación prolongada de restricciones dietéticas sólo es necesaria en casos excepcionales.

Recomendaciones dietéticas para la alimentación sin leche de vaca

Básico: debe procurarse un aporte adecuado de proteínas, grasas y carbohidratos, así como de minerales, vitaminas y fibra.
Se deben **evitar**: la leche y los derivados lácteos, incluido el yogur, requesón, queso, flan, chocolate con leche, mantequilla, pan elaborado con leche, muchos tipos de pan blanco, pasteles, bollería (preguntar al panadero); productos cárnicos y de pescado en cuya elaboración se hayan utilizado proteínas de la leche.
También hay que evitar los productos grasos que contengan leche, como mayonesas envasadas, salsas envasadas, sopas envasadas, etc.
La lactosa está presente en muchos alimentos industriales y también en algunos medicamentos y preparados vitamínicos.
También hay que tener en cuenta que muchos dulces como el chocolate, praliné, etc. contienen lactosa.

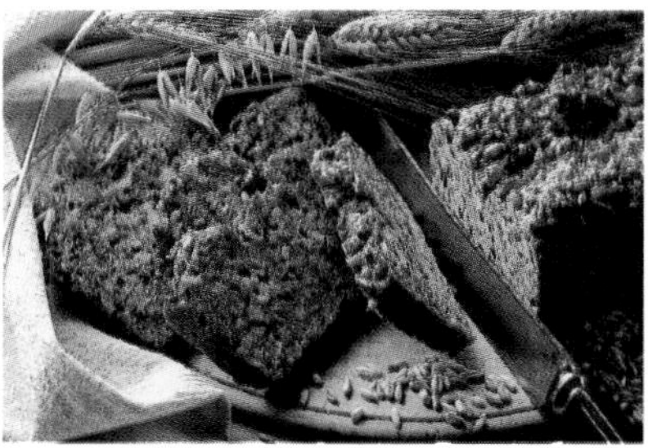

El pan integral no contiene ni leche ni huevo, por lo que es adecuado en caso de alergias alimentarias.

Se **permite** la leche de soja y los productos derivados de la leche de soja, así como otros tipos de leche, como la leche de cabra, la leche de oveja y los yogures y quesos preparados con ellas.
Asimismo las margarinas sin leche (margarinas dietéticas).
Pan y bollería: pan integral, pan de varios cereales, pan de centeno, bollería sin leche ni mantequilla.
Patatas y puré de patatas sin leche.
Preparados cárnicos sin proteínas de la leche como algunos embutidos (preguntar al charcutero).
Productos elaborados a partir de la soja, que se encuentran en tiendas de dietética.
Golosinas, como polos, sorbetes de fruta, miel, confituras, copos de cereales, palomitas de maíz, arroz inflado, algunos chocolates amargos.

En caso de dudas se debe consultar el contenido del producto al fabricante o al vendedor.

Recomendaciones dietéticas sin proteínas de gallina

Básico: dieta variada y equilibrada con aporte suficiente de proteínas, grasas, carbohidratos, minerales, vitaminas y fibra, evitando los huevos de gallina.
Se deben **evitar** los huevos de gallina y todos los alimentos que los contienen, como cremas, flanes, pasta de huevo, tortilla de patatas, croquetas, albóndigas, etc.
También las carnes y los pescados empanados o rebozados.
Productos grasos elaborados con huevo.
Dulces, como helados, algunos tipos de caramelos, etc.

Existen recetarios especiales para personas alérgicas, que facilitan la elección y la preparación de comidas sin alergenos.

La alergia alimentaria puede provocar migrañas, rinitis crónica, asma y dolores articulares.

Están **permitidos**: pan, pan integral, pan de varios cereales, pan blanco, pan de centeno, algunos tipos de galletas; pasteles caseros sin huevo. Pastas sin huevo. Productos caseros derivados de la patata. Carnes y pescados no empanados o rebozados. Dulces, como polos, sorbetes, caramelos de goma, confitura, miel, palomitas de maíz, arroz inflado, fruta, verduras, leche y productos y bebidas lácteos.

Profilaxis en las alergias por mohos

- Suficiente aireación de habitaciones húmedas y oscuras como baños, alacenas, buhardillas.
- Sellado de todas las grietas de las paredes, especialmente en sótanos húmedos.
- Evitar la humedad del aire en todas las habitaciones.
- Guardar los alimentos, especialmente frutas y verduras, sólo en el frigorífico. No dejar prolongadamente la basura doméstica.
- No realizar trabajos de jardinería, ya que los mohos anidan con frecuencia en las partes muertas de las plantas y en los abonos.
- Evitar en lo posible las zonas en que puedan existir mohos, es decir, zonas de vegetación espesa, de sombra con acumulación de hojas y ramas podridas.

Al estudiar más a fondo algunas alergias consideradas como alimentarias, se ha demostrado que en realidad se trataba de una alergia a los mohos.

Alergia medicamentosa

Con frecuencia es muy difícil determinar una alergia medicamentosa.

No es fácil demostrar la existencia de una alergia medicamentosa. La aparición de la alergia ante contactos repetidos con el medicamento y con pequeñas dosis de él hace sospechar la existencia de una reacción alérgica.

Sintomatología: erupción cutánea, febrícula, disminución de los eritrocitos y/o de los leucocitos, o bien de las plaquetas.

Etiología: el mecanismo de acción puede variar de un medicamento a otro. Así, la penicilina puede desencadenar una reacción anafiláctica y la ampicilina, la sulfonamida y los barbitúricos una reacción citotóxica.
La aparición de una reacción citotóxica puede describirse de forma simplificada de la siguiente manera: el alergeno desencadena la formación de anticuerpos. Los anticuerpos se unen a la superficie celular, con lo que provocan su rotura. Las células que con mayor frecuencia se ven afectadas por los anticuerpos son los eritrocitos y las plaquetas.

La mayoría de los efectos secundarios alérgicos de los medicamentos desaparecen al retirar el medicamento que los ha causado.

Tratamiento: la mayoría de los efectos secundarios alérgicos de los medicamentos desaparecen al retirar el medicamento que los ha causado. Las reacciones severas, por ejemplo, con formación de grandes vesículas cutáneas (dermatitis bullosa exfoliativa) precisan de altas dosis de corticosteroides.

Enfermedades por inmunocomplejos

Sintomatología: síntomas inflamatorios en los capilares (capilaritis) del órgano afectado (riñón, pulmón, articulación, etc.). Fiebre, dolor, limitación funcional, por ejemplo del riñón (glomerulonefritis), del pulmón (alveolitis), de las articulaciones (artritis), de la piel (vasculitis).

Es característica de este tipo de reacción inflamatoria la unión rápida y relativamente estable del alergeno al anticuerpo, formando el así llamado inmunocomplejo.

Etiología: el alergeno, por ejemplo, una proteína extraña, provoca la formación de anticuerpos. Es característica de este tipo de reacción inflamatoria la unión rápida y relativamente estable del alergeno al anticuerpo formando el así llamado inmunocomplejo, que a través del complemento refuerza su acción favorecedora de la inflamación.

Reacciones de hipersensibilidad tipo IV

Sintomatología: esta reacción de hipersensibilidad evoluciona como una forma inflamatoria típica. Existe un gran número de linfocitos además de los macrófagos, las así llamadas células de Langerhans. De este modo, pueden aparecer síntomas clínicos de una dermatitis de contacto (como consecuencia del níquel, las sustancias químicas, etc.), el rechazo de un trasplante (como consecuencia de las células extrañas) o la formación de un granuloma en las infecciones crónicas (tuberculosis, toxoplasmosis).

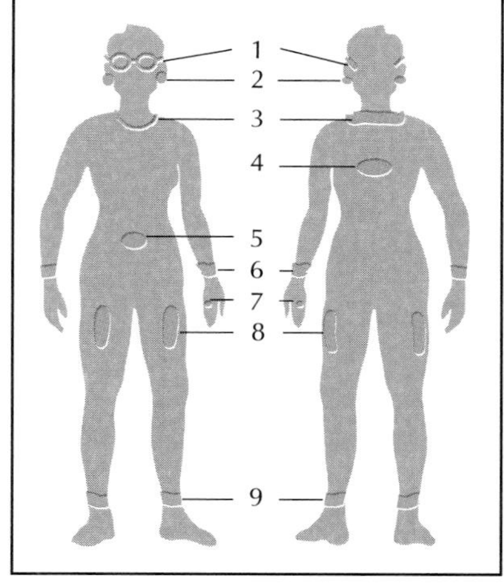

El eccema de contacto puede estar causado por ciertas piezas del vestuario o por la bisutería.
Gafas (1), pendientes (2), cadenas (3), cierre del sujetador (4), botón del pantalón tejano (5), cadena del reloj o pulseras (6), anillos (7), ligueros (8), pulseras de tobillo (9).

Etiología: un antígeno (por ejemplo tuberculina) sensibiliza a los linfocitos tipo T. Si se repite el contacto, estas células provocan una reacción de hipersensibilidad en la piel o en un determinado órgano, donde se encuentra el antígeno (alergeno).
La bisutería es muy frecuente que desencadene eccemas de contacto. Los botones de los tejanos también provocan a menudo reacciones cutáneas alérgicas. Además de los metales como el níquel, los cosméticos, los productos de limpieza y las fibras sintéticas también pueden desencadenar alergias.

Tratamiento: el tratamiento de estos cuadros patológicos tan distintos debe orientarse hacia la eliminación del antígeno desencadenante.

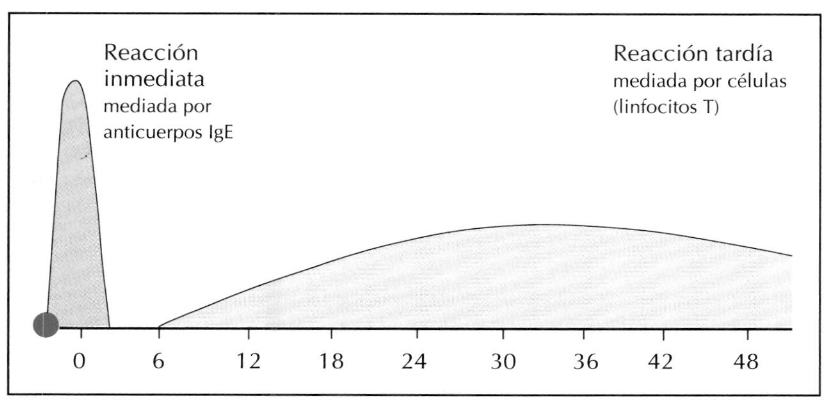

Los distintos tipos de reacciones inmunológicas están causadas por anticuerpos o células especiales. Desencadenante de la reacción: punto rojo. La duración de la reacción se expresa en horas.

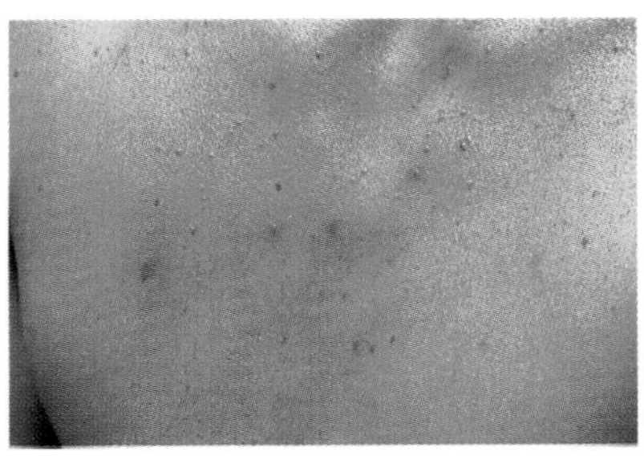

Cuando se produce una exposición intensa y prolongada a los rayos del sol pueden aparecer reacciones cutáneas similares a la alergia, que se manifiestan en forma de enrojecimiento, inflamación y formación de eritemas, vesículas y habones.

INFORMACIONES PRÁCTICAS

¿Existe la alergia solar?

Desde un punto de vista estricto no existe una «alergia solar» determinada inmunológicamente. Sin embargo, la experiencia demuestra que pueden aparecer reacciones cutáneas similares a la alergia por una exposición intensa y prolongada a los rayos del sol. Afecta principalmente a las personas de piel clara. Además del enrojecimiento, inflamación y formación de eritemas, vesículas y habones, generalmente aparece un intenso prurito. Determinadas sustancias contenidas en los productos cosméticos, desodorantes y protectores solares pueden reforzar la sensibilidad a la luz.

Consejos para las personas sensibles al sol:

- Habituación progresiva al sol.
- Antes de ir de vacaciones a zonas soleadas, preparar la piel en un solarium puede ayudar a hacer frente las radiaciones solares intensas.
- Utilizar un protector solar con un elevado factor de protección (como mínimo 12).
- Evitar los perfumes, desodorantes o cosméticos que pueden favorecer la intolerancia al sol.
- En caso de que aparezcan erupciones cutáneas debe interrumpirse la exposición al sol. En casos severos, acuda al médico.

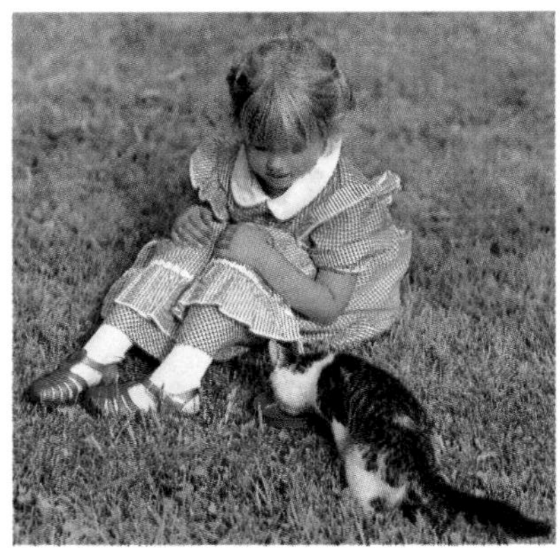

En algunas personas el pelo de gato desencadena intensas reacciones alérgicas.

¿Las familias alérgicas deben tener animales domésticos?

Los animales domésticos son una causa frecuente de alergias. El alergeno puede estar constituido por el pelo del animal, la zona habitada por animales de pelo largo (perros, gatos, cobayas, conejos, ratones, etc.), pero también por su saliva, que se reparten por toda la vivienda. Una mínima cantidad de alergeno es suficiente para provocar intensas reacciones alérgicas y síntomas patológicos. Otros animales como aves o peces son mucho menos alergénicos. Sin embargo, hay que tener en cuenta los cuidados y la alimentación que recibe el animal. La comprobación exacta de la relación causal entre los síntomas y la sospecha de la alergia animal del paciente es decisiva. El médico debe determinar si el/los animales pueden permanecer o no en la vivienda. Para la salud de toda la familia, especialmente cuando la alergia afecta a niños, deberían seguirse los consejos del médico.

El niño alérgico necesita especialmente la vacunación, dado que el curso de la enfermedad puede ser más grave que en un niño no alérgico.

¿Se pueden vacunar los niños alérgicos?

Cualquier niño necesita la protección de las vacunas frente a las enfermedades infecciosas más importantes como el tétanos, la difteria, la tos ferina, la poliomielitis, *Haemophilus influenzae* (tipo B), el sarampión, la parotiditis y la rubéola. El niño alérgico necesita especialmente esta vacunación, dado que el curso de la enfermedad puede ser más grave que en un niño no alérgico. Por ejemplo, para un niño que sufre un asma alérgico, una tos ferina representa una enfermedad llena de complicaciones que incluso puede poner en peligro su vida. Por ese motivo en general es válido que las personas alérgicas se vacunen. Es muy poco frecuente que las vacunas contengan componentes alergénicos frente a los que una persona alérgica pueda reaccionar. Esto es especialmente importante para la vacuna de la gripe, que contiene trazas de proteínas de gallina. Las personas alérgicas a las proteínas de gallina sólo pueden vacunarse después de haberse sometido a una prueba previa. Las trazas de proteína de gallina que contiene la vacuna del sarampión, parotiditis y rubéola (triple vírica) actualmente están consideradas como prácticamente inocuas.

Es muy poco frecuente que las vacunas contengan componentes alergénicos frente a los que una persona alérgica pueda reaccionar. Esto es especialmente importante para la vacuna de la gripe, que contiene trazas de proteínas de gallina. Las personas alérgicas a las proteínas de gallina sólo pueden vacunarse después de haberse sometido a una prueba previa.

Lo que se debe saber sobre las alergias relacionadas con el entorno laboral

Las alergias se encuentran entre las enfermedades laborales más frecuentes. Además de las alergias de las vías respiratorias, las alergias de contacto tienen un papel importante. La piel de los peluqueros está sometida a un gran número de sustancias agresivas como los tintes o los líquidos de permanente. Los trabajadores metalúrgicos con frecuencia están en contacto con aceites desencadenantes de alergias. Tampoco hay que olvidar la acción agresiva de los desinfectantes dentro del entorno sanitario. Las personas jóvenes no deberían dejar que una situación así se prolongara hasta hacerse necesario el cambio de trabajo. Por el contrario, una persona joven que sufre una alergia debe acudir inmediatamente al médico. Éste, junto con la empresa, debe reducir el riesgo laboral y ofrecer las recomendaciones necesarias para evitar la alergia laboral.

Las alergias se encuentran entre las enfermedades laborales más frecuentes. Además de las alergias de las vías respiratorias, las alergias de contacto tienen un papel importante.

¿Cómo debemos comportarnos cuando se es alérgico a algún insecto?

- Los perfumes, los aerosoles capilares, las cremas solares, los cosméticos atraen a las abejas y las avispas. También deben evitarse los jabones perfumados.
- No hay que caminar nunca descalzo por el campo; las avispas y las abejas pueden esconderse en el suelo.
- El sudor atrae a los insectos. Por ello hay que evitar los trabajos al aire libre que provoquen transpiración.
- Los colores chillones de la ropa también atraen a los insectos.
- En las ropas anchas y sueltas es fácil que queden atrapadas las avispas y las abejas, lo que provoca que adopten una actitud agresiva y piquen.
- No dejar abiertos los cubos de la basura, los recipientes con fruta o mermelada y las botellas de zumos o refrescos. Atraen a los insectos.

En caso de urgencia, provocada por una reacción alérgica (cuando la picadura se produce en la planta del pie, de diez a veinte minutos después aparece urticaria y edema en la cara), hay que acudir inmediatamente al médico o hacer un autotratamiento con inyección de adrenalina.

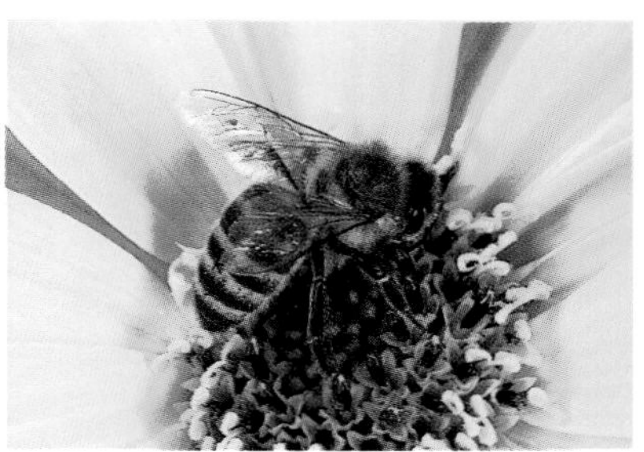

En algunas personas, la picadura de abeja o de avispa puede provocar una intensa reacción alérgica.

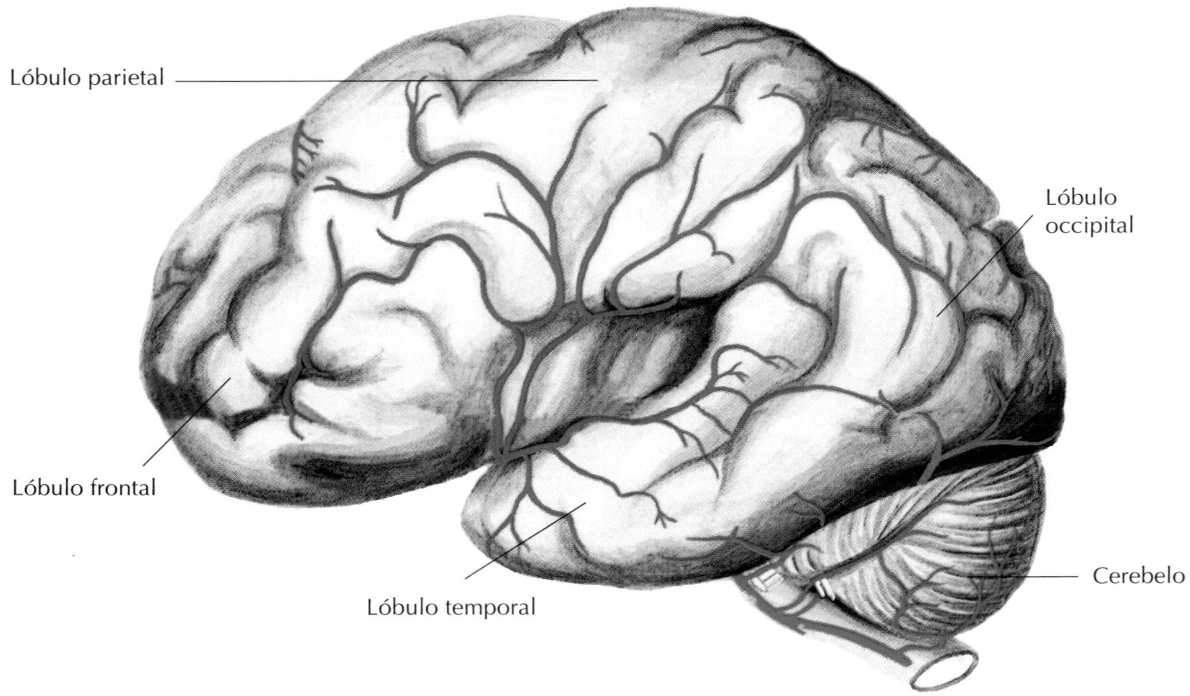

Lóbulo parietal

Lóbulo occipital

Lóbulo frontal

Cerebelo

Lóbulo temporal

Visión externa de la mitad izquierda del cerebro. Los vasos sanguíneos están representados en rojo.

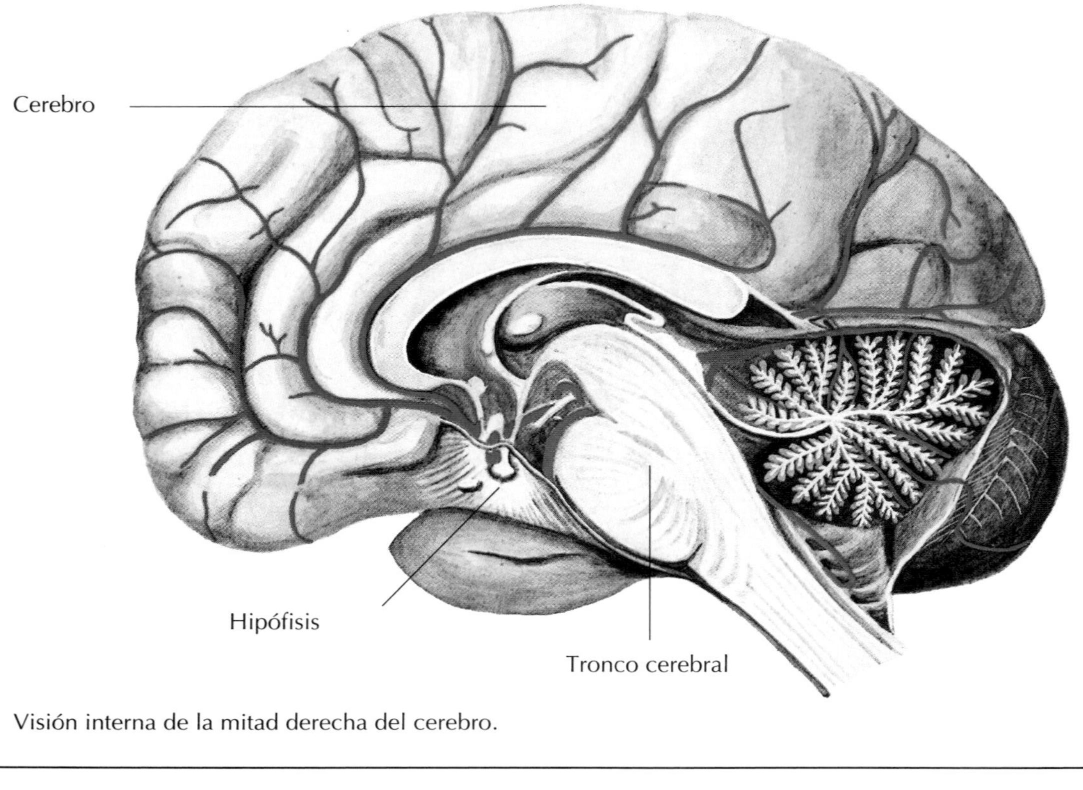

Cerebro

Hipófisis

Tronco cerebral

Visión interna de la mitad derecha del cerebro.

EL SISTEMA NERVIOSO Y SUS ENFERMEDADES

Neurología

En este apartado, además de una visión general de la estructura y función del sistema nervioso, se describirán las enfermedades exclusivamente neurológicas.

Partes del cráneo humano. Cerebro (1), tronco cerebral (2), cuerpo vertebral de las vértebras cervicales (3), huesos craneales (4), duramadre con la tienda (5), cerebelo (6), médula espinal (7).

ESTRUCTURA Y FUNCIÓN DEL SISTEMA NERVIOSO

Estructural y funcionalmente, el sistema nervioso forma una unidad.

Se distinguen las siguientes partes:

- El **sistema nervioso central**, formado por el encéfalo y la médula espinal.
- El **sistema nervioso periférico**, formado esencialmente por los nervios motores y sensitivos.
- El **sistema nervioso vegetativo o autónomo**, con una porción central y una porción periférica.

Sistema nervioso central

El **encéfalo** está situado dentro del cráneo (calota craneana). La médula espinal se encuentra dentro del canal vertebral, formado por los cuerpos y los arcos vertebrales. De esta forma, el sistema nervioso queda eficazmente protegido contra traumatismos externos. El encéfalo y la médula espinal están cubiertos por tres membranas. En el encéfalo, que con los dos hemisferios cerebrales, el tronco cerebral y el cerebelo llena la cavidad craneal, la duramadre se halla adherida a la cara interna de la calota y contiene los conductos sanguíneos (seno). La piamadre está en íntimo contacto con la superficie encefálica. El espacio existente entre la duramadre y la piamadre lo ocupa la aracnoides. Las mismas membranas (meninges) recubren la médula espinal. Al observar la superficie del cerebro se reconocen las abombadas circunvoluciones cerebrales, ricas en conexiones. Están claramente separadas entre ellas por surcos. De esta manera, se multiplica de forma realmente considerada la superficie cerebral.

Un profundo surco, en el que se hunde una porción de la duramadre, hoz del cerebro, lo divide en dos partes completamente simétricas, los hemisferios cerebrales. El tronco cerebral se encuentra en la base del cráneo y enlaza a través de la médula oblongada (bulbo raquídeo) con la médula espinal. La depresión de la duramadre existente entre el tronco cerebral y el cerebro que tiene la forma de una tienda de campaña se denomina «tienda del cerebelo» (*tentorium cerebeli*), ya que debajo se encuentra el cerebelo. La hoz del cerebelo, formada por la duramadre, se introduce entre los hemisferios cerebelosos. Si hacemos un corte en el cerebro observaremos una capa gris situada más en la parte superficial y una parte blanca. Así, se distingue entre la corteza cerebral gris, de alrededor de cinco milímetros de espesor, y la médula blanca. El color gris de las estructuras corticales se debe al gran número de células nerviosas (ganglionares), y el color blanco de la médula, a la estructura de las fibras nerviosas. En el cerebelo hay una estructuración similar, con la corteza y la médula. En el tronco cerebral, la distribución de los grupos de células ganglionares (núcleos) sigue otras reglas.

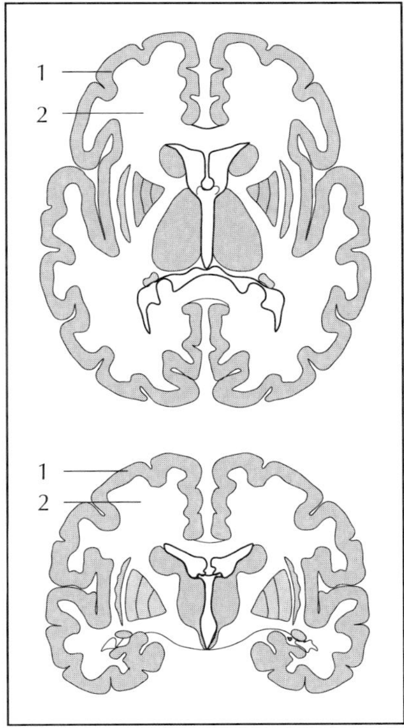

Estructura interna del cerebro humano. La figura superior muestra un corte longitudinal (horizontal) y la inferior, transversal.
Corteza cerebral (sustancia gris) (1), médula (sustancia blanca) (2).

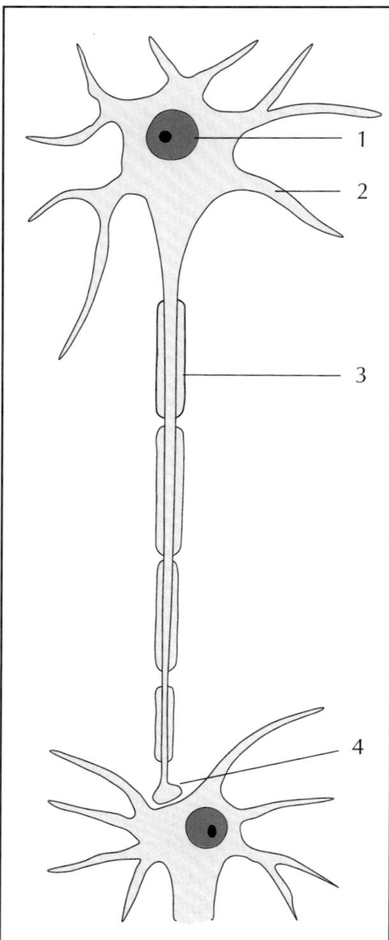

Neurona con núcleo y nucléolo (1), dendrita (2), axón (3) y sinapsis (4).

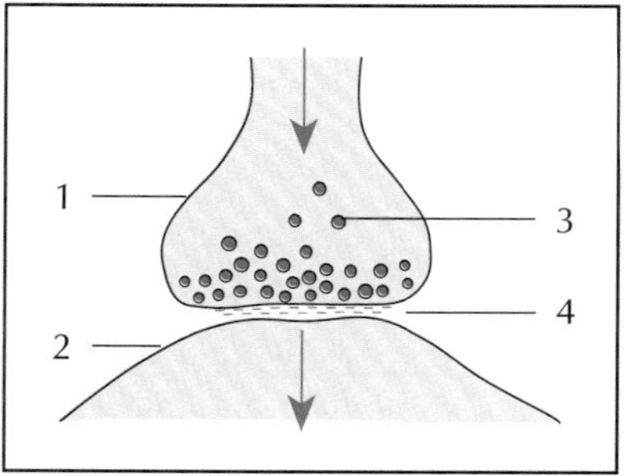

Sinapsis: zona presináptica (1), zona postsináptica (2), vesícula con neurotransmisor (3), hendidura sináptica (4).

Generalmente está relacionada con la función. De este modo, en el tronco cerebral la sustancia gris se localiza mayoritariamente en la parte interna, mientras que la sustancia blanca se halla en la zona más superficial.

Esencialmente, en el sistema nervioso central se distinguen dos tipos de células:

- neuronas o células ganglionares
- células gliales

Las **células glanglionares**, generalmente irregulares, tienen un gran núcleo en forma de vesícula. En él se encuentra un pequeño nucléolo. A partir del cuerpo celular emergen numerosas prolongaciones, las más cortas reciben el nombre de dendritas y la más larga, de axón. Las dendritas reciben informaciones de otras neuronas y las transmiten a otras neuronas. El lugar de la transmisión de información de una neurona a otra se denomina sinapsis. A través del gran número de dendritas y axones se conforman las estructuras medulares del cerebro.

Las **células gliales** forman una red ininterrumpida que recorre todo el encéfalo. La totalidad de estas células con sus prolongaciones se conoce como neuroglía. Además de una función de protección, la neuroglía desempeña un papel decisivo en el metabolismo del sistema nervioso central. Con el microscopio se pueden distinguir diferentes tipos de células gliales. Éstas adquieren una especial importancia para la clasificación de los tumores cerebrales, constituidos por estas células gliales. A través de la lesión de determinadas zonas cerebrales obtenemos información sobre su función. Así, la lesión de las porciones anteriores del lóbulo parietal provoca parálisis. Por tanto, la función inalterada de esta zona cerebral permite el funcionamiento de grupos musculares completos del cuerpo humano. Los impulsos motores son conducidos desde las células gliales de la corteza cerebral del lóbulo parietal a través de un sistema de fibras, la **vía piramidal**, que a través de la médula cerebral y del tronco cerebral alcanza la médula espinal. Desde ahí, los impulsos motores son conducidos a través de los nervios periféricos que parten de la médula espinal hasta la musculatura. La vía piramidal originada en los lóbulos derecho e izquierdo del lóbulo parietal se cruza en la médula oblongada. Por ello, una lesión del lóbulo parietal derecho provoca la parálisis de la mitad izquierda del cuerpo.

Cualquier tipo de lesión cerebral puede provocar una disminución del rendimiento en el plano intelectual o emocional, ya que todas las capacidades emocionales así como intelectuales y de memoria conciernen siempre a la totalidad del cerebro. Cuando existe una lesión del mesencéfalo y del tronco cerebral, se producen fallos funcionales de la porción central del sistema nervioso vegetativo, ya que en estas regiones se encuentran los mayores centros del sistema neurovegetativo. Cuando la lesión se localiza en la médula oblongada se produce un compromiso de la respiración y de la circulación que lleva a la muerte del paciente. La lesión de los ganglios troncales y de las estructuras del tronco cerebral produce una inhibición del movimiento, como en la enfermedad de Parkinson, o un exceso de movimiento como en la corea.

Cuando se produce una lesión de estructuras cerebelosas aparece una marcha tambaleante e incapacidad para la realización de movimientos finos. La coordi-

Los trastornos funcionales más importantes cuando se produce una lesión de otras zonas cerebrales son:

- Trastornos de la visión cuando se produce una lesión del lóbulo occipital, ya que en él finaliza la vía óptica.
- Trastornos del lenguaje (afasia motora) cuando se produce una lesión del centro motor del lenguaje, que se encuentra en la zona de transición del lóbulo frontal al lóbulo parietal.
  En este caso, el enfermo es incapaz de hacerse entender con palabras, aunque él sabe lo que quiere decir. Sin embargo, no es capaz de utilizar correctamente la musculatura del habla.
- Trastornos del lenguaje (afasia sensorial) cuando se produce una lesión del centro sensorial del lenguaje en la región posterior de la circunvolución superior y media y el límite entre el lóbulo parietal y occipital. El enfermo pierde la capacidad de comprensión del lenguaje.
- Trastornos auditivos cuando se produce una lesión del centro auditivo, que se encuentra en el lóbulo temporal.
- Trastornos del gusto o del olfato cuando la lesión afecta al centro del gusto o del olfato.

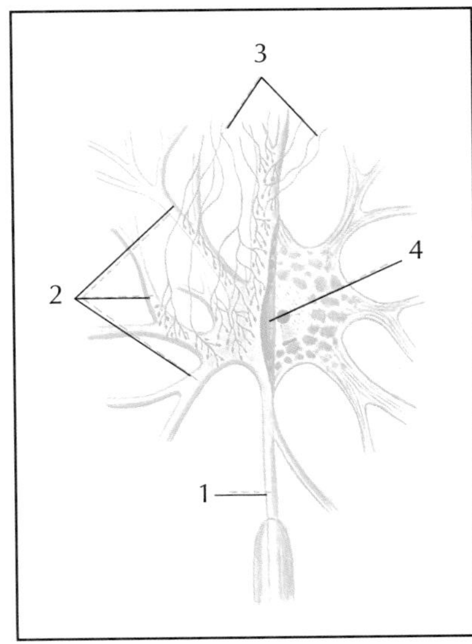

Estructura de una neurona con sus prolongaciones. Una neurona de este tipo es, por así decirlo, la unidad básica del sistema nervioso. Axón (1), dendritas (2), fibras nerviosas de otras neuronas (3), núcleo celular (4).

nación del movimiento, es decir, la capacidad de realizar un movimiento regulado, está alterada. No es posible la realización del movimiento fino.

Según el tipo del trastorno funcional se puede determinar el lugar de la lesión cerebral.

El sistema nervioso central produce el **líquido cefalorraquídeo**. Éste está secretado por porciones tisulares que se encuentran en la pared de los espacios cerebrales, que están llenos de este líquido. Estos espacios huecos son los **ventrículos cerebrales**. Existen cuatro de estos ventrículos cerebrales que están comunicados entre sí a través de pequeñas aberturas y que se continúan en un espacio hueco cilíndrico. Éste se extiende desde el cerebro hasta la médula espinal, donde se sitúa en el centro y la sigue hasta el final. En la persona sana el líquido cefalorraquídeo es un fluido incoloro e inodoro que, al igual que la sangre, contiene proteínas, glucosa, minerales y células, aunque en cantidades más pequeñas.

Para la función normal del sistema nervioso es imprescindible un **aporte sanguíneo** regular y suficiente. Dos pares de arterias, las arterias carótidas y las vertebrales, aportan la sangre al cerebro. Las arterias se comunican entre sí a través de una red circulatoria en el interior de la calota (*Circulus arteriosus*). Este tipo de medida preventiva de la naturaleza es necesaria dado que el cerebro precisa mucho **oxígeno** y un metabolismo inalterado. Como mínimo el encéfalo utiliza una sexta parte del consumo total de oxígeno del organismo. Las células nerviosas sensitivas del encéfalo reaccionan de forma especialmente rápida frente al déficit o privación de oxígeno y mueren. Esto ocurre a los pocos minutos y provoca la muerte del enfermo o lesiones permanentes de gravedad considerable.

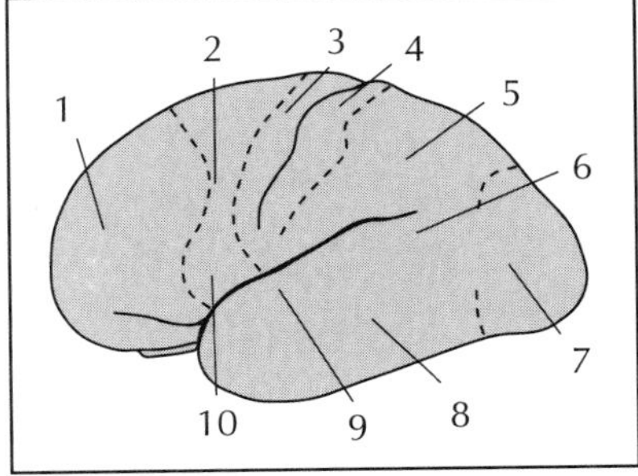

Cada una de las zonas del cerebro dirige una determinada función del organismo y de la consciencia. Capacidad de raciocinio (1), movimientos oculares (2), movimientos voluntarios (3), sensibilidad corporal (4), trabajo manual (5), lenguaje-comprensión (6), visión (7), patrón de memoria (8), audición (9), lenguaje-motor (10).

La **médula espinal**, la prolongación del encéfalo, finaliza a la altura de la primera o segunda vértebra lumbar. De ella parten, clasificados por segmentos, los

La médula espinal representa la prolongación del encéfalo. Se considera también como parte del sistema nervioso central y está recubierta por las meninges.

Si se lesionan los tractos posteriores de la médula espinal se produce una alteración motora y de la acción conjunta de determinados grupos musculares.

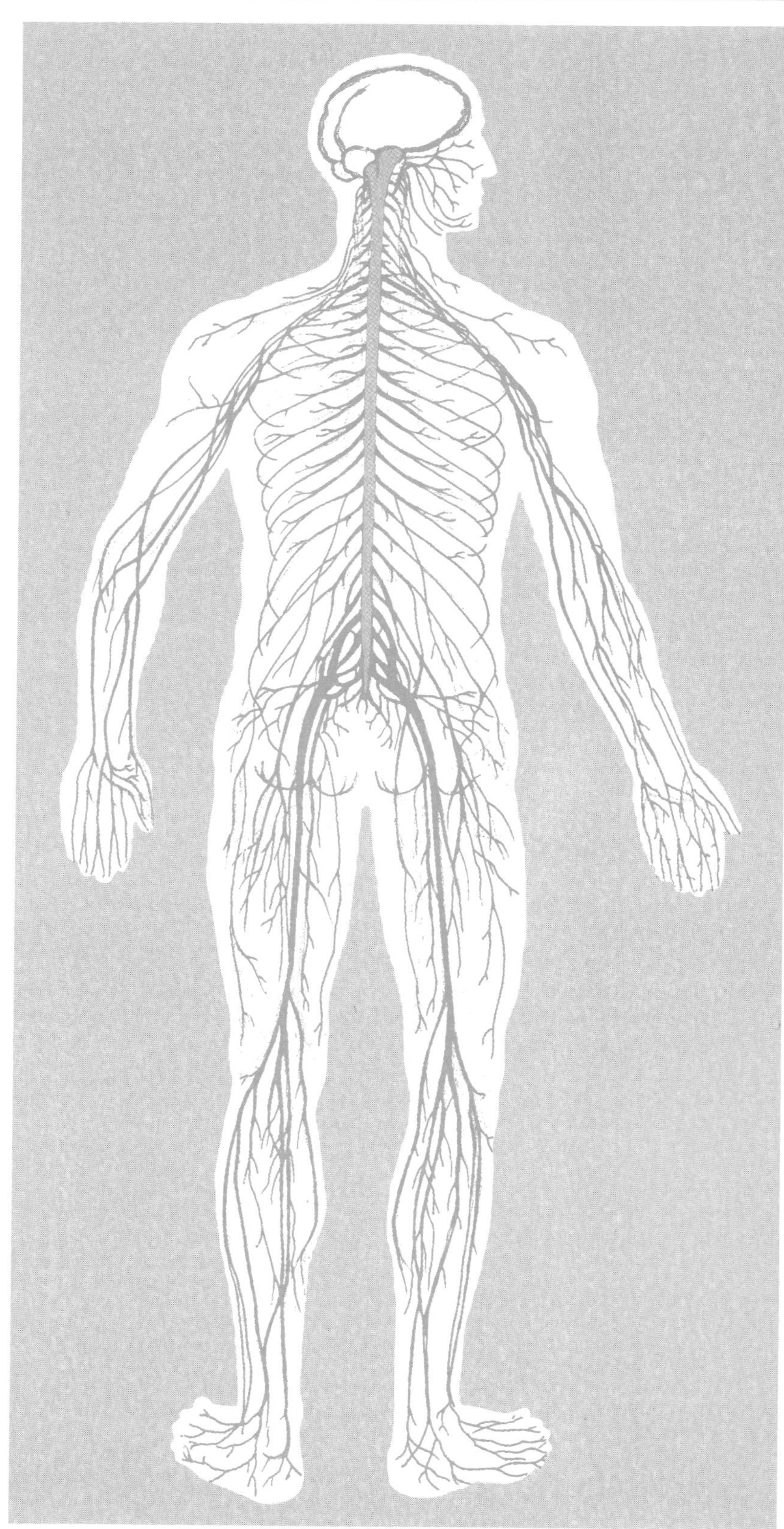

El sistema nervioso periférico comprende la totalidad de las vías nerviosas que unen el encéfalo y la médula espinal con las restantes zonas corporales.
31 pares de nervios, los denominados nervios espinales, salen y entran de la médula espinal; por el contrario, los doce pares de nervios craneales establecen la conexión directamente con el encéfalo.
La ilustración muestra las principales vías nerviosas que llegan a las extremidades.

nervios periféricos (nervios motores y sensitivos). Por debajo de la médula espinal, los nervios que empiezan en la última porción de la médula espinal parten simétrica y paralelamente, algo perpendiculares, hacia abajo y forman la llamada cola de caballo, que llega hasta los segmentos inferiores del canal espinal. Ahí, los nervios periféricos todavía están envueltos por la duramadre. Por ello el médico puede extraer de ahí el líquido cefalorraquídeo, que es importante para el diagnóstico de numerosas enfermedades (**punción lumbar**). Así pues, este método se aplica en una zona en la que no puede lesionarse la médula espinal.

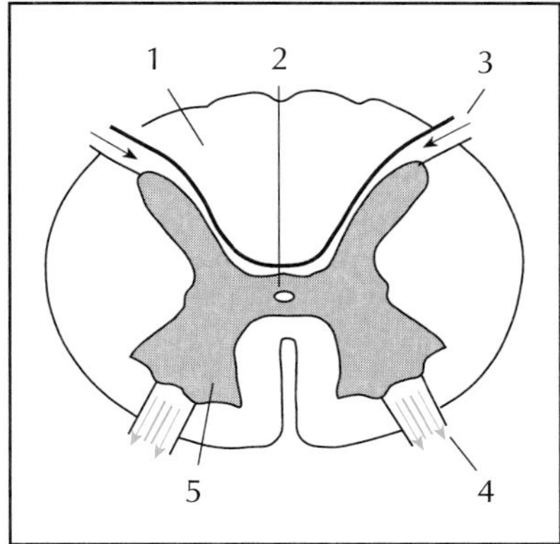

Corte transversal de la médula espinal: sustancia blanca (1), canal espinal (2), asta posterior —sensitiva (3), asta anterior —motora (4), sustancia gris (5).

Como en el caso del cerebro, en un corte transversal de la médula espinal también se puede distinguir una sustancia gris y una sustancia blanca. En el corte transversal, la sustancia gris, que a este nivel está situada centralmente, tiene una forma de mariposa y está formada, como en el caso de la sustancia gris cerebral, por células nerviosas (neuronas). La sustancia gris está completamente rodeada por la sustancia blanca, que contiene las fibras nerviosas de la médula. La sustancia blanca se divide en diversos tractos nerviosos. Se conoce con exactitud su localización y función. Éstos tienen la función de conducir los impulsos desde la periferia, por ejemplo desde una pierna, hasta el cerebro o viceversa y desde el cerebro hasta la periferia. Mediante el conocimiento preciso de la localización de estos tractos nerviosos se puede saber la localización exacta de la lesión de un determinado tracto a partir de un trastorno característico de la marcha. Así pues, su lesión provoca, por ejemplo, alteraciones motoras y de la acción conjunta de determinados grupos musculares. Esta lesión es típica de la forma tardía de la sífilis, la tabes dorsal. Las enfermedades que afectan a los tractos posteriores aparecen también cuando existe un determinado déficit vitamínico (déficit de vitamina B_{12}).

La lesión del tracto posterior es típica de la forma tardía de la sífilis, la tabes dorsal.
Las enfermedades que afectan a los tractos posteriores aparecen también cuando existe un determinado déficit vitamínico (déficit de vitamina B_{12}).

Sistema nervioso periférico

Los nervios periféricos se originan en parte en el encéfalo, aunque la mayor parte lo hace desde la médula espinal. La función de los nervios craneales y también de los espinales consiste principalmente en la conducción de la excitación nerviosa, bien desde la periferia, por ejemplo, de las masas musculares de las extremidades hacia el sistema nervioso central o bien en dirección contraria, desde el sistema nervioso central hacia las masas musculares de las extremidades.

Los nervios periféricos están formados por cordones de fibras nerviosas recubiertas por envolturas.

En cuanto a los nervios craneales tienen todavía otra función, la conducción del gusto y el olfato hacia el cerebro. Además, se diferencian los impulsos motores, los impulsos sensitivos y los impulsos sensoriales.
Los nervios periféricos están formados por cordones de fibras nerviosas recubiertas de envolturas especiales. Su irrigación es variable y es especialmente escasa en las porciones finales. Estos nervios se dividen en su extremo y, en la periferia, forman una red muy fina que sólo es posible observar con la ayuda del microscopio. Los extremos nerviosos establecen en el órgano determinados lugares de contacto, donde o bien se toma o bien se da una información.
En el caso de la información que parte desde el sistema nervioso central hasta el músculo, la transmisión de la información se realiza químicamente a través de la zona de contacto (sinapsis). A partir de determinados receptores localizados en la piel, el músculo o los órganos, la información es conducida por los nervios periféricos hasta el sistema nervioso central.

En el caso de la información que parte desde el sistema nervioso central hasta el músculo, la transmisión de la información se realiza químicamente a través de la sinapsis como zona de contacto.

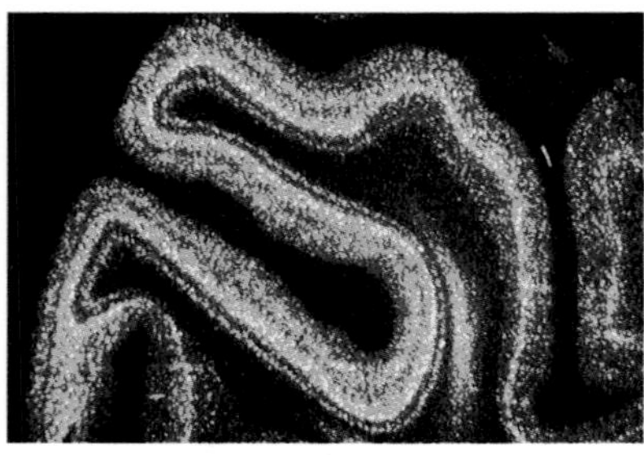

Mediante los marcadores radiactivos se hace visible una porción del córtex (corteza cerebral) (18 aumentos).

Si se produce una parálisis del sexto par craneal, se provocará una posición estrábica del ojo. El enfermo se queja entonces de visión doble.

El noveno par craneal inerva la musculatura de la pared posterior de la faringe, la cavidad faríngea, y es responsable de la sensibilidad gustativa del tercio posterior de la lengua.

El sistema nervioso vegetativo regula todas las funciones vitales del organismo inconscientes.

Los **nervios craneales**: en la región craneal se distinguen doce pares craneales. En la médula espinal, en la columna cervical, dorsal y lumbar, hay 31 pares de nervios espinales.

Los dos primeros pares craneales, el nervio olfatorio y el nervio óptico en realidad no son unos verdaderos nervios periféricos sino prolongaciones del encéfalo.

El tercero (nervio motor ocular común), el cuarto (nervio patético) y el sexto (nervio motor ocular externo) par craneal inervan los músculos necesarios para los movimientos oculares.

El movimiento ocular está regulado por el tronco cerebral, de manera que las imágenes siempre se forman en el mismo lugar de la retina. Si, por ejemplo, se produce una parálisis del sexto par craneal, se produce una posición estrábica del ojo. El enfermo se queja entonces de visión doble. Dado que el tercer par craneal no sólo tiene funciones motoras sino también vegetativas, cuando se produce una lesión completa de este nervio aparece una parálisis de diversos músculos oculares. Se produce una caída (ptosis) del párpado superior, la pupila está muy dilatada (midriasis) y el globo ocular sólo puede moverse hacia la parte externa e inferior interna.

El quinto par craneal (nervio trigémino) tiene tres funciones principales. Inerva la piel y las mucosas de la cara y conduce el estímulo doloroso, de temperatura y de tacto hasta el encéfalo. También inerva la córnea del ojo y la musculatura de la masticación.

El séptimo par craneal, el nervio facial, inerva toda la musculatura mimética de la cara.

El octavo par craneal (nervio auditivo) está formado por dos porciones, la auditiva y la del equilibrio. Al lesionarse la porción auditiva el paciente presentará sordera, y si la lesión afecta a la porción del equilibrio aparecerá marcha insegura y tendencia a las caídas del lado afectado.

El noveno par craneal (nervio glosofaríngeo) también tiene tres funciones distintas. Inerva la musculatura de la pared posterior de la faringe, la cavidad faríngea y es el responsable de la sensibilidad gustativa del tercio posterior de la lengua.

El décimo par craneal (nervio neumogástrico o vago) inerva, conjuntamente con el noveno par, la musculatura faríngea. También presenta una porción vegetativa que es de especial importancia para el corazón, el pulmón y el intestino. Además, algunas fibras sensitivas inervan los órganos abdominales.

El decimoprimer par craneal (nervio accesorio) es un nervio motor que con sus dos porciones inerva el músculo esternocleidomastoideo y parte del trapecio.

El decimosegundo par craneal (nervio hipogloso) es responsable de la movilidad de la lengua. Cuando se lesiona se produce una desviación de la lengua hacia el lado sano.

Sistema nervioso autónomo o vegetativo

Esta parte del sistema nervioso sirve para la regulación automática, no consciente, de los principales órganos. Se hallan especialmente afectadas la sensación de hambre y sed, la termorregulación, el metabolismo de cada uno de los órganos, la digestión y otras funciones glandulares, la función cardíaca y pulmonar, y también la movilidad gastrointestinal. El sistema vascular y la función sexual también están estrechamente relacionados con el sistema nervioso vegetativo. Simultáneamente, el sistema nervioso autónomo presenta una estrecha relación con los estados anímicos y afectivos, con el instinto, la voluntad y la consciencia, así como con el ritmo de sueño y vigilia.

Los impulsos son conducidos a través del tronco cerebral y la médula espinal, y seguidamente a través de los ganglios nerviosos colocados en forma de cadena, paralelamente a la columna vertebral, hasta los órganos internos, vasos sanguíneos y glándulas.
Se distinguen dos tipos de inervación, la parasimpática y la simpática. Las fibras parasimpáticas tienen su origen de forma prácticamente exclusiva en el décimo par craneal. Los impulsos simpáticos y parasimpáticos tienen un papel contrario en la regulación, que en una persona sana se mantiene en equilibrio. Sólo en este estado de equilibrio es posible la coordinación adecuada de los órganos vitales más importantes. La alteración de una de las partes se puede reconocer fácilmente, por ejemplo, a través de la variación de la frecuencia cardíaca. Así, el exceso de estimulación parasimpática produce un enlentecimiento del latido cardíaco, mientras que el exceso de estimulación simpática provoca una aceleración de la frecuencia cardíaca.

Los impulsos simpáticos y parasimpáticos del sistema nervioso periférico tienen un papel contrapuesto en la regulación, que en una persona sana se mantiene en equilibrio. Sólo en este estado de equilibrio es posible la coordinación adecuada de los órganos vitales más importantes.

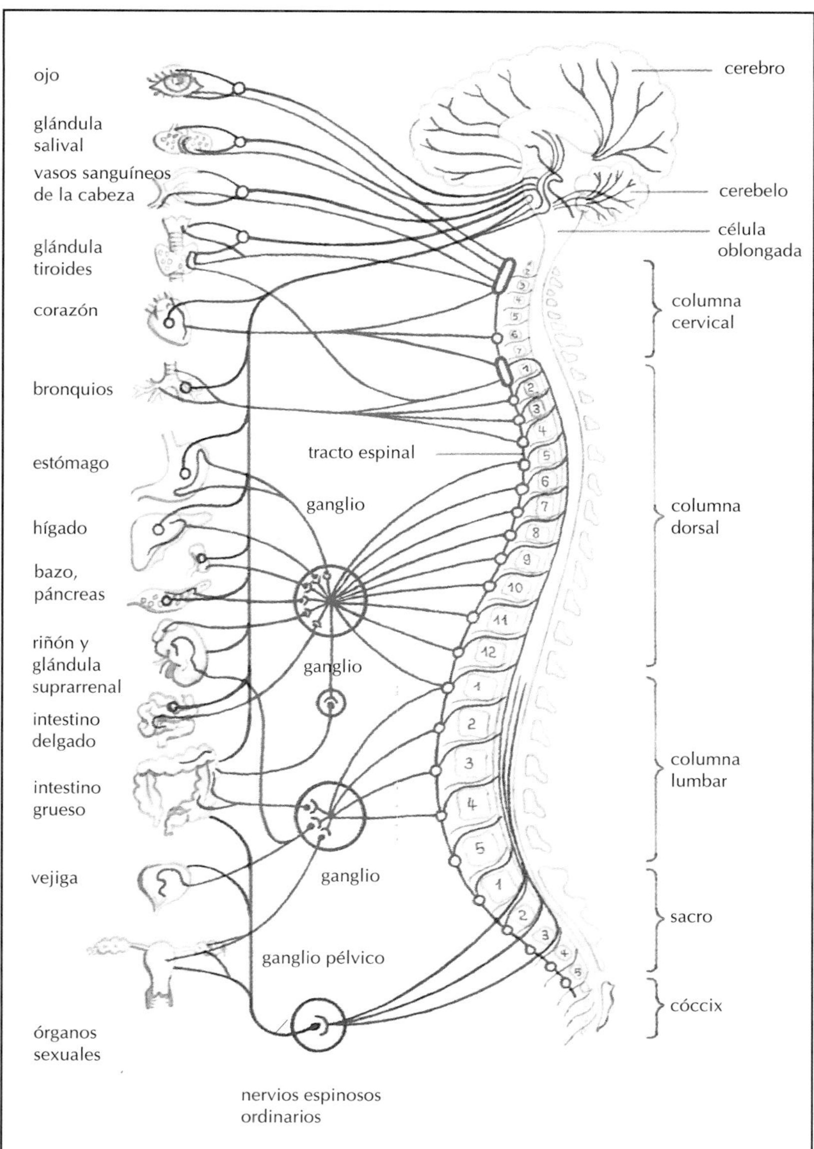

Sistema nervioso vegetativo: todos los procesos vitales regulados de forma inconsciente, como por ejemplo la respiración, la digestión o el latido cardíaco, están controlados por este sistema. Actúa sobre todos los órganos internos de dos maneras distintas: a través del parasimpático (azul), formado principalmente por el nervio vago, que se distribuye a lo largo de la cavidad torácica y abdominal, y del simpático (rojo), que se forma principalmente en la médula espinal. Los dos regulan los procesos vitales mediante el equilibrio de sus impulsos contrapuestos.

La lesión de un nervio periférico provoca tanto trastornos sensitivos como motores, como una parálisis que puede conllevar una atrofia muscular.

ENFERMEDADES DE LOS NERVIOS PERIFÉRICOS

La porción motora y la sensitiva parten separadamente de la médula espinal y se unen después de su origen para formar los nervios periféricos mixtos. Éstos se dirigen hacia los músculos o los órganos y sólo en casos excepcionales vuelven a dividirse en sus porciones originales, como ocurre por ejemplo con el quinto par craneal. Por ello, la lesión de un nervio periférico provoca tanto trastornos sensitivos como motores, como una parálisis que puede conllevar una atrofia muscular.

La causa de la lesión puede ser una inflamación, reacciones alérgicas, intoxicaciones, alcoholismo crónico, enfermedades metabólicas (diabetes mellitus), trastornos de la función renal y déficit vitamínico. También se pueden producir lesiones mecánicas, como ocurre con las heridas de bala, desgarros por fractura ósea y lesiones compresivas.

*Cuando existe una **neuritis** o una **neuropatía**, además de los trastornos sensitivos aparece frecuentemente una parálisis total o parcial. Cuando existe una **neuralgia** se produce un trastorno sensitivo o dolor sin alteración motora.*

Las lesiones de los nervios periféricos pueden estar provocadas por:

- Una neuritis, es decir, la inflamación de un nervio.
- Una neuropatía, es decir, una lesión o alteración del nervio sin signos inflamatorios.
- Una neuralgia, en la que existe una alteración de la zona inervada correspondiente al nervio sin que se detecte una lesión del propio nervio.

Lesiones de los pares craneales

Lesión del primer par craneal (anosmia)

En caso de anosmia el paciente no es capaz de detectar los olores.

Sintomatología: el enfermo no puede detectar los olores. El diagnóstico se confirma cuando el enfermo es capaz de detectar sustancias que irritan el quinto par craneal (por ejemplo el amoníaco).

Etiología: la pérdida del olfato se debe con frecuencia a traumatismos craneoencefálicos en los que se produce un desgarro del nervio olfatorio.

Lesión del segundo par craneal

Sintomatología: cuando las alteraciones del nervio óptico son bilaterales provocan la desaparición completa de la visión (amaurosis).

Las alteraciones del nervio óptico pueden ser por causa inflamatoria, aunque también pueden producirse por intoxicación o déficit de vitamina B_{12}

Etiología: estas alteraciones pueden ser por causa inflamatoria, por intoxicación o por déficit de vitamina B_{12}.

El **tratamiento** de esta enfermedad consiste en la eliminación de la causa, lo que en muchos casos puede ser muy difícil o incluso imposible.

Lesión del tercer, cuarto y sexto par craneal

Se produce parálisis de los músculos oculares. El paciente empieza a desviar el ojo y/o a ver doble. La desviación del globo ocular depende de cuál de los tres pares craneales ha sufrido la lesión.

Sintomatología: se produce parálisis de los músculos oculares. El paciente empieza a desviar el ojo y/o a ver doble. La desviación del globo ocular depende de cuál de los tres pares craneales ha sufrido la lesión.

Etiología: se produce por trastornos circulatorios, inflamaciones, trastornos metabólicos (por ejemplo en la diabetes) o también en el caso de traumatismos.

La corrección quirúrgica de la desviación ocular puede obtener buenos resultados.

El **tratamiento** se ha de orientar hacia la enfermedad de base. En determinados casos, la corrección quirúrgica de la desviación ocular puede obtener buenos resultados.

Lesión del quinto par craneal

Sintomatología: el trastorno más frecuente es la neuralgia del trigémino. Se caracteriza por crisis de dolor intenso en la cavidad ocular y el maxilar superior o inferior, que puede desencadenarse por mínimos estímulos, como el mover el maxilar inferior o por estímulos térmicos en la cara.

Células piramidales del tejido nervioso del cerebro.

Etiología: en este caso deben diferenciarse las formas idiopáticas, en las que no se puede demostrar ninguna causa, y las formas sintomáticas, que se deben a una inflamación, un traumatismo, etc.

El **tratamiento** se realiza mediante la administración de analgésicos de acción central como la carbamacepina. En este caso los restantes analgésicos no son eficaces. La escisión quirúrgica de la rama que provoca la neuralgia sólo se debe practicar como última medida, ya que no siempre obtiene el resultado deseado. Inyectar los analgésicos en el nervio o en sus cercanías no se ha de hacer con demasiada frecuencia, ya que este tipo de tratamiento puede provocar una irritación adicional sobre el nervio lesionado.

En determinadas ocasiones, la utilización de la acupuntura consigue el alivio del dolor intenso.

Lesión del séptimo par craneal

Sintomatología: la lesión del nervio facial provoca parálisis facial. Así, la comisura bucal puede descender, puede impedirse el cierre total de los párpados y es imposible arrugar la frente. Esta enfermedad aparece sobre todo unilateralmente y con frecuencia se debe a una inflamación o presión sobre el nervio.

La parálisis facial es relativamente frecuente. Necesariamente se ha de esclarecer la causa.

Etiología: se puede desencadenar por infecciones en la cara, por ejemplo, herpes zoster. La exposición al frío intenso, así como las enfermedades dentales u otológicas, también pueden provocar en determinadas ocasiones la lesión del nervio.

Cuando el cierre de los párpados no es completo, se puede producir fácilmente una lesión corneal. La córnea puede secarse. Por ello, se ha de procurar la constante humidificación de la córnea y, ocasionalmente, debe aplicar un parche ocular.

El **tratamiento** debe estar dirigido a la enfermedad de base, que no siempre es evidente. La terapia de corrientes de estimulación sólo se puede practicar dosificadamente y en pequeñas áreas. La fisioterapia intensiva y la gimnasia facial obtienen con frecuencia buenos resultados. Cuando el cierre de los párpados no es completo, se puede producir fácilmente una lesión corneal. La córnea puede secarse. Por ello, hay que procurar la constante humidificación de la córnea y, ocasionalmente, aplicar un parche ocular.

Lesión del octavo par craneal

Ruido continuo en los oídos (tinitus), trastornos del equilibrio con tendencia a las caídas hacia el lado enfermo, así como en ocasiones aparición de movimientos oculares patológicos (nistagmo).

Sintomatología: ruido continuo en los oídos (tinitus), que más adelante se transforma en una pérdida de audición y/o trastornos del equilibrio, con tendencia a las caídas hacia el lado enfermo. Con frecuencia aparecen movimientos oculares patológicos (nistagmo).

Etiología: puede deberse a inflamaciones o trastornos circulatorios.

El **tratamiento** del trastorno se ha de realizar mediante la eliminación de las causas que lo han desencadenado.

Lesión del noveno par craneal

La neuralgia del noveno par craneal es muy poco frecuente.

Sintomatología: trastornos de la sensibilidad de la pared posterior de la faringe, trastornos del sentido del gusto en el tercio posterior de la lengua y parálisis del velo del paladar, con desviación de la úvula hacia el lado sano.

Etiología: los procesos irritativos en forma de una neuralgia de este nervio son muy poco frecuentes.

Lesión del décimo par craneal

La ronquera crónica puede indicar la existencia de un trastorno del décimo par craneal.

Sintomatología: ronquera, ya que una de las ramas del décimo par craneal inerva el músculo encargado de la apertura de las cuerdas vocales.

Etiología: generalmente los trastornos se asocian a lesiones del noveno par craneal.

Lesión del decimoprimer par craneal

Posición oblicua de la cabeza y hundimiento simultáneo del hombro.

Sintomatología: el enfermo mantiene la cabeza inclinada y el hombro se hunde de forma importante.

Etiología: generalmente se debe a un traumatismo en la región cervical. Sólo en casos excepcionales la lesión nerviosa está provocada por inflamaciones en la base del cráneo.

Tras traumatismo de la zona cervical puede producirse una lesión del decimoprimer par craneal.

El **tratamiento** se ha de dirigir básica y fundamentalmente a la causa desencadenante.

Lesión del decimosegundo par craneal

Sintomatología: la parálisis de este nervio provoca la desviación de la lengua hacia el lado paralizado.

Etiología: se puede deber a inflamaciones en la zona occipital, de la base del cráneo o también más centralmente en la médula oblongada (parálisis bulbar).

Desviación de la lengua hacia el lado de la parálisis.

El trastorno sólo mejora mediante un **tratamiento** adecuado de la causa desencadenante.

Parálisis de los nervios motores de brazos y piernas

Sólo se hablará de las lesiones provocadas por otras enfermedades, como, por ejemplo, inflamaciones, intoxicaciones, trastornos metabólicos y traumatismos.

Parálisis del nervio cubital

Sintomatología: dedos extendidos en la articulación metacarpofalángica y flexionados en las restantes articulaciones. Se produce una atrofia muscular, especialmente de los pequeños músculos de la mano, en el dorso de la mano y en la región hipotenar.
Debido a su aspecto se habla de mano en garra.

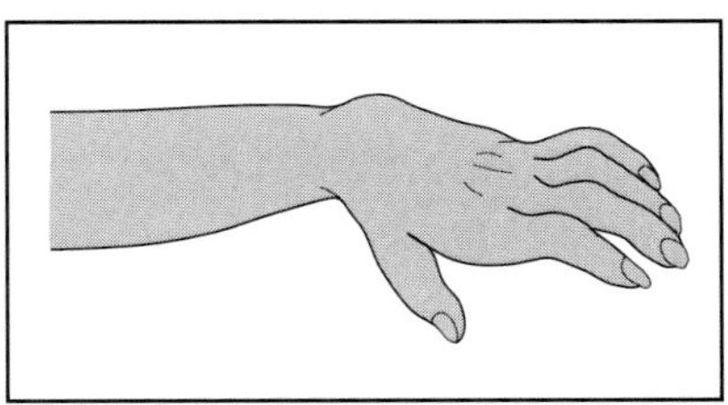

Mano en garra por parálisis del nervio cubital.

Parálisis del nervio radial

Sintomatología: la mano cuelga inerte. El pulgar no puede extenderse ni abducirse. No es posible la extensión de los dedos en la articulación metacarpofalángica.
Debido a la parálisis radial no pueden moverse los músculos extensores de la mano. Se la conoce también como mano péndula.

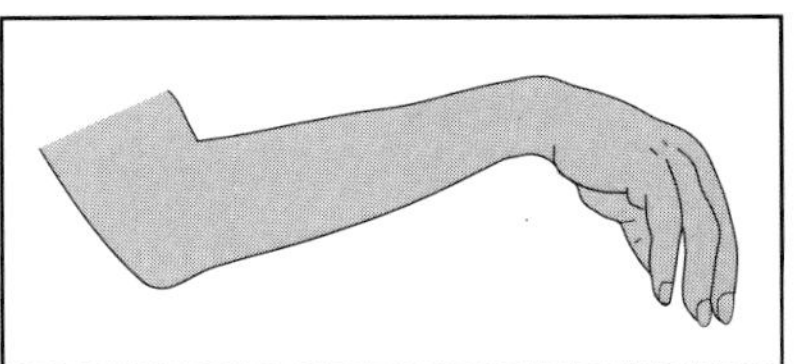

Mano péndula por parálisis del nervio radial.

Etiología: lesiones por presión en el tercio inferior del brazo. También se observa el cuadro en la intoxicación por plomo (saturnismo), que es muy poco frecuente debido a las medidas de la medicina laboral.

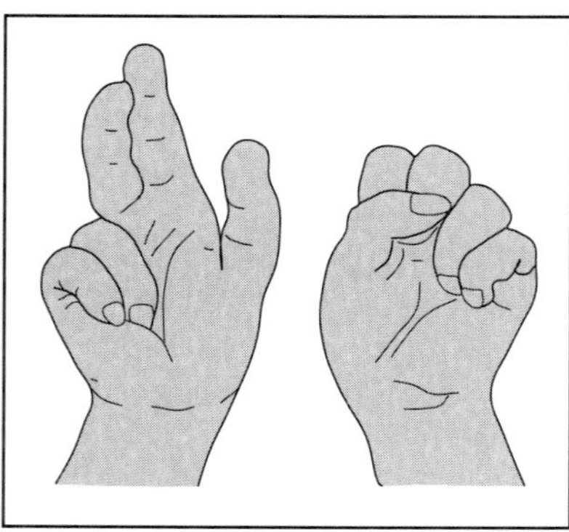

Parálisis del nervio mediano.

Parálisis del nervio mediano

Sintomatología: el pulgar no se puede flexionar ni acercar a los restantes dedos. Simultáneamente la abducción está impedida. Del segundo al quinto dedo sólo se pueden flexionar en la articulación metacarpofalángica pero no en las demás articulaciones.

Etiología: con frecuencia una lesión por presión en la articulación de la mano. Ahí el nervio debe atravesar un túnel (el denominado túnel carpiano) que puede estrecharse por diversos procesos, ya inflamatorios o degenerativos. Aparece dolor intenso, que se presenta principalmente por la noche y a primeras horas de la mañana, y una considerable disminución de la fuerza de la eminencia tenar.

Tratamiento: con frecuencia la única posibilidad terapéutica es el ensanchamiento quirúrgico del túnel carpiano.

En algunas de las parálisis aquí descritas pueden ser útiles los antiinflamatorios. Sin embargo, los síntomas de parálisis también se pueden corregir mediante fisioterapia intensiva, como masaje y ejercicios de rehabilitación.

Parálisis del nervio peroneo

Sintomatología: no se puede levantar el empeine del pie, y se imposibilita la extensión de los dedos del pie. Al caminar, el enfermo debe levantar especialmente la rodilla para no arrastrar el pie por el suelo. No es posible andar sobre el talón.

Etiología: lesiones compresivas en la cabeza del peroné o lesiones de la columna vertebral lumbar.

Parálisis del nervio tibial

Sintomatología: no es posible bajar la punta del pie. Los dedos del pie no pueden flexionarse ni abducirse. El paciente no puede andar de puntillas.

Etiología: lesión por presión o por fractura de la tibia o traumatismos en la columna lumbar.

El **tratamiento** se ha de dirigir a la eliminación de la causa. Cuando se trata de causas inflamatorias, qué duda cabe de que los antiinflamatorios pueden prestar una estimable ayuda. Los síntomas de parálisis se pueden corregir mediante fisioterapia intensiva, como es el caso de masajes y ejercicios de rehabilitación.

Pronóstico: el grado de la mejoría depende de la causa de la lesión y de si el tratamiento se aplica a su debido tiempo. El pronóstico más favorable es para los casos de causa inflamatoria y cuando las lesiones por presión se detectan a tiempo.

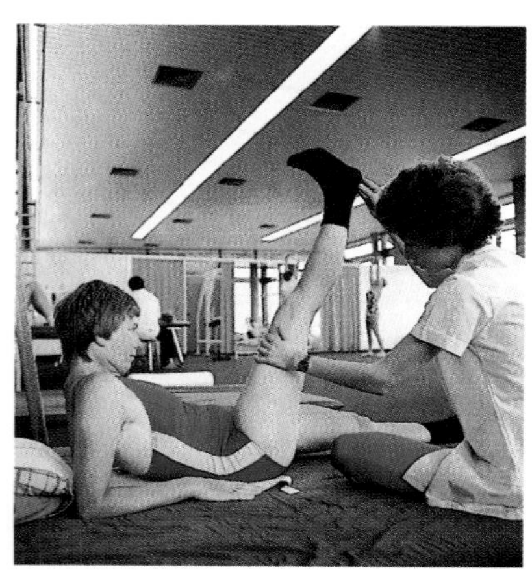

Las consecuencias de la parálisis se pueden corregir mediante masajes y ejercicios de rehabilitación.

Polineuritis

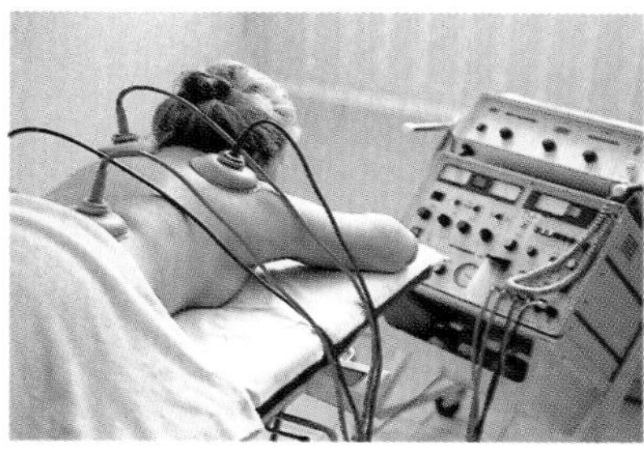

Mediante la utilización de corrientes de estimulación puede mejorarse la función muscular.

Sintomatología: parálisis completa o parcial de las extremidades, del tronco y también de la cara; trastornos de la sensibilidad, que aparecen esencialmente en la parte inferior de las extremidades y que también pueden provocar dolor. La extensión de estos trastornos de la sensibilidad aparece en forma de guante o de calcetín. Al evolucionar la enfermedad puede aparecer una atrofia muscular, más marcada en la parte inferior de las extremidades.

Etiología: la enfermedad se puede desencadenar por reacciones inflamatorias o el efecto crónico de sustancias tóxicas como el alcohol, los metales pesados, los medicamentos, la bencina, los disolventes o las drogas. Con frecuencia, la causa de la polineuritis reside en la aparición de reacciones alérgicas después de infecciones leves como la gripe o inflamaciones de la región nasofaríngea, o una diabetes mellitus de larga evolución. El cuadro patológico también puede aparecer después de infecciones graves como la difteria, el tifus, el paratifus, la disentería, la fiebre petequial y la malaria.

El **tratamiento** de esta enfermedad se basa en primer lugar en la eliminación de la causa desencadenante. Con frecuencia son útiles los fármacos antiinflamatorios. Las dosis elevadas de vitaminas pueden mejorar el resultado del tratamiento. Además, debe instaurarse un tratamiento fisioterapéutico intensivo con masajes, ejercicios de rehabilitación y corrientes de estimulación, con el fin de mejorar la función de los músculos paralizados y limitar la atrofia muscular. Generalmente la evolución de la enfermedad es benigna, aunque depende de la enfermedad desencadenante. En casos excepcionales, se produce un ascenso de la parálisis desde los grupos musculares inferiores hacia los superiores. Así, puede ponerse en peligro la vida del enfermo cuando la enfermedad afecta a la musculatura respiratoria. Puede ser necesaria la respiración artificial. Esta forma poco frecuente se conoce como parálisis de Landry.

En casos excepcionales se puede comprometer la musculatura respiratoria. En ese caso la vida del paciente estará en peligro.

Herpes zoster

Sintomatología: esta enfermedad infecciosa provocada por un virus afecta a los nervios periféricos. En la zona inervada el paciente presenta dolor intenso, y en poco tiempo aparecen vesículas llenas de un líquido acuoso. Además de los nervios sensitivos también se puede producir la participación de los nervios motores. En ese caso se produce parálisis.

La irritación de las fibras vegetativas provoca alteraciones de la secreción de sudor y de la función glandular. Es especialmente peligrosa la afectación del quinto par craneal (herpes zoster oftálmico). Si esta forma no recibe tratamiento inmediato, el enfermo puede perder la visión.

Es especialmente peligrosa la afectación del quinto par craneal (herpes zoster oftálmico). Si esta forma no recibe tratamiento inmediato, el enfermo puede perder la visión.

El **tratamiento** consiste en la administración local o por vía intravenosa de fármacos antivíricos (Zovirax®). Como tratamiento coadyuvante se pueden administrar dosis elevadas de vitaminas. Para el tratamiento del dolor se utiliza con frecuencia un analgésico de acción central como la carbamacepina.

Como tratamiento coadyuvante de la terapia antivírica se administran vitaminas a dosis elevadas.

ENFERMEDADES DE LA MÉDULA ESPINAL

Atrofia muscular espinal

La atrofia muscular espinal consiste en una parálisis en las masas musculares de las extremidades.

Sintomatología: parálisis en las masas musculares de las extremidades, que según las formas se manifiesta de diversas maneras.

La forma **Werdnig-Hoffmann** aparece durante la lactancia y afecta a la musculatura de las piernas en sus porciones inferiores.

La forma **Kugelberg-Welander** se desarrolla en la infancia y afecta a los grupos musculares proximales del tronco.

La forma adulta de **Duchenne-Aran** empieza en los músculos del brazo distales al tronco y se extiende hacia el tronco.

La atrofia muscular espinal de **Vulpian-Bernhard** se extiende inicialmente hacia el hombro y la parte superior del brazo. En este caso se distinguen dos evoluciones, la forma infantil precoz rápidamente progresiva y la forma adulta de progresión lenta.

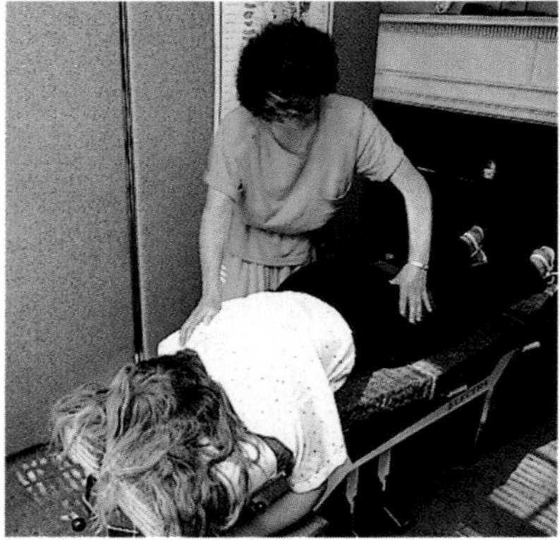

Las medidas fisioterapéuticas intensivas pueden retrasar la evolución de la atrofia muscular.

Etiología: la característica principal de la atrofia muscular espinal es la parálisis y la atrofia muscular que de ésta se deriva. Los genes de esta enfermedad se heredan según determinadas reglas.

Tratamiento: no existe un tratamiento etiológico. La única posibilidad terapéutica consiste en un tratamiento fisioterapéutico intensivo, para mantener tanto tiempo como sea posible la funcionalidad de los grupos musculares afectados.

Esclerosis lateral amiotrófica

Se producen parálisis en los pequeños músculos de las manos y de los pies, lo que provoca su atrofia. La parálisis progresa y puede afectar a la musculatura de la masticación y de la deglución, así como a la musculatura de la lengua.

Sintomatología: esta enfermedad tiene unas características similares a la anteriormente citada atrofia muscular espinal. Se produce parálisis, con frecuencia primero en los pequeños músculos de las manos y de los pies, lo que provoca su atrofia.
El proceso paralítico progresa hasta los grupos musculares superiores del brazo y de la pierna. Más adelante puede verse afectada la musculatura de la masticación y de la deglución, así como la musculatura de la lengua. Además se produce una elevada tensión muscular en los brazos y las piernas.

No es posible un tratamiento etiológico. Sin embargo, las medidas fisioterapéuticas intensivas retrasan su evolución.

Etiología: no se conocen las causas de la enfermedad. Sólo se sabe que se produce una lesión de las células originales de los nervios motores de la médula espinal en las células del asta anterior. Incluso se afecta la conexión entre el encéfalo y las células del asta anterior, es decir, la vía piramidal.

Tratamiento: para esta enfermedad tampoco existe un tratamiento etiológico de la sintomatología paralítica. Sin embargo, las medidas fisioterapéuticas intensivas pueden retrasar su evolución.

Siringomielia

Debido a la pérdida de la sensibilidad térmica, los enfermos presentan con frecuencia quemaduras o congelaciones extensas de las que no son conscientes.

Sintomatología: según el grado de afectación, la sintomatología es muy variable. Se puede producir parálisis o disminución de la fuerza de las masas musculares de las extremidades, aunque también pueden aparecer trastornos sensitivos, entre los que es característica la pérdida de la sensibilidad térmica. Este trastorno provoca que los enfermos presenten con frecuencia quemaduras o congelaciones de las que no se dan cuenta.
En casos aislados, el cuadro patológico cursa con trastornos del crecimiento, así por ejemplo pueden aparecer desviaciones de la columna vertebral, deformidades torácicas, pie equinovaro o cóncavo, así como alteraciones cutáneas y gástricas. A menudo el primer síntoma es el dolor que aparentemente no obedece a ninguna causa.
También es frecuente la parálisis con la consiguiente atrofia muscular.

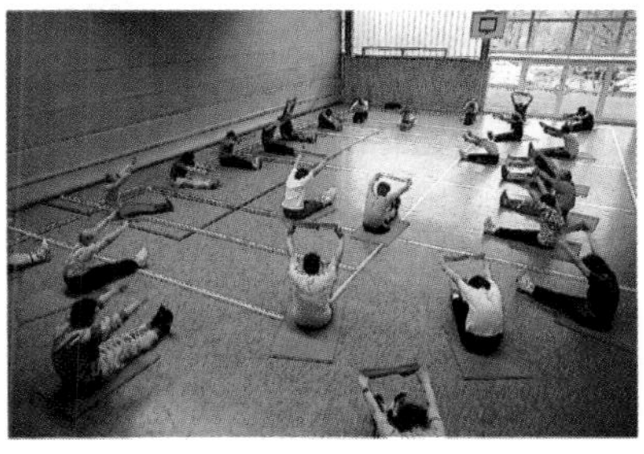

Los ejercicios de fisioterapia ayudan en el tratamiento de las enfermedades que afectan a las masas musculares de las extremidades.

Etiología: aproximadamente la mitad de los casos se debe a un trastorno congénito de la médula espinal. En otros casos la enfermedad aparece en relación con un tumor de la columna vertebral.

Tratamiento: se puede hacer un tratamiento sintomático mediante radioterapia de la médula espinal para detener el proceso. También es posible un tratamiento quirúrgico. En todos los casos hay que hacer ejercicios de rehabilitación para retrasar la evolución del proceso. La progresión de la enfermedad es lenta, con frecuencia durante decenios.

Lesiones medulares por accidente

Sintomatología: parálisis, trastornos sensitivos, trastornos vesicales y rectales. A pesar de que se produzca una fractura del cuerpo vertebral debida a un accidente, las lesiones de la médula espinal son raras si se las compara con las lesiones encefálicas por fractura craneal, ya que la médula espinal está especialmente bien protegida mediante la columna vertebral y su aparato ligamentoso y muscular. Los traumatismos contusos sobre la columna vertebral, como una patada, lesión de latigazo en la columna cervical en un accidente de tráfico o una lesión por aplastamiento al saltar de cabeza a un agua poco profunda también pueden provocar una lesión medular sin que exista fractura, con manifestaciones de intensidad variable.

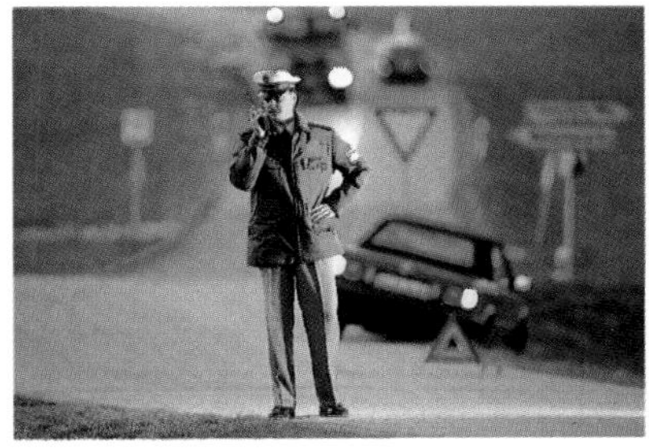

Los accidentes de tráfico provocan con frecuencia traumatismos por latigazo, que son causa de lesiones medulares.

Etiología: conmoción medular; necrosis parcial del tejido medular por hematoma medular (contusión medular); lesión por compresión crónica de la médula espinal, por ejemplo por un fragmento óseo (compresión medular); hemorragia en una gran porción de la médula espinal (hematomielia), así como rotura completa de la médula espinal.

Lesiones: estas lesiones se pueden producir a diferente altura de la columna cervical, dorsal o lumbar. Poco después del proceso agudo, a pesar de la diferencia en el grado de la lesión, la sintomatología es muy similar en todos los casos. Si la lesión se localiza en la columna cervical, se producirá una parálisis de

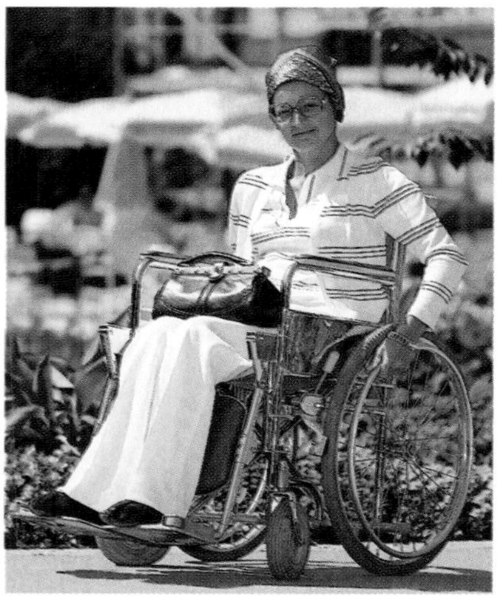

Los pacientes con parálisis por sección medular se ven ligados de por vida a la silla de ruedas.

los brazos y de las piernas (tetraplejia). Las lesiones de la columna dorsal o lumbar pueden producir una parálisis de ambas piernas u ocasionalmente de parte de la musculatura del tronco. En todos los tipos citados de parálisis se producen trastornos vesicales y rectales. Actualmente, puede determinarse con exactitud el grado de afectación de la médula espinal, gracias a los modernos métodos de diagnóstico por imágenes o a los métodos de exploración de la neurofisiología.

Tratamiento: con frecuencia el tratamiento es sólo sintomático. Mediante ejercicios fisioterapéuticos se intentan mejorar las alteraciones funcionales y sensitivas. Con frecuencia sólo se consigue en pequeño grado mediante una prolongada rehabilitación. La mayoría de las veces, los pacientes quedan ligados a la silla de ruedas. Los trastornos vesicales y rectales se pueden reducir o incluso desaparecer mediante fármacos o ejercicios de rehabilitación. Se debe tener claro que para estas personas es importante una actitud comprensiva por parte de las personas sanas respecto de su incapacidad y sus problemas dentro de la sociedad.

Tumores de la médula espinal

Sintomatología: los síntomas empiezan con dolor en las masas musculares de las extremidades o del tronco, que con frecuencia se confunde con una neuralgia. Con el paso del tiempo aparece parálisis, atrofia muscular y trastornos sensitivos. Se pueden instaurar trastornos vesicales y rectales. El cuadro puede evolucionar hasta una sección medular completa, que según la altura del proceso cursará con parálisis de ambas piernas (paraplejia) o de los brazos y las piernas (tetraplejia).

Dolor en las extremidades o en el tronco, que con frecuencia pasa inadvertido en un primer momento y que se diagnostica como una simple neuralgia. Más adelante aparece parálisis, atrofia muscular y trastornos sensitivos.

Etiología: no se conoce la causa responsable del desarrollo de un tumor medular. Con frecuencia se trata de tumores metastásicos de un proceso canceroso localizado en cualquier otra zona del organismo. Tienen especial interés cualquiera de los tumores de crecimiento lento, cuyo origen es generalmente cutáneo, que rodean la médula espinal (neurinoma) y provocan su compresión externa. Con el paso del tiempo pueden llegar a generar graves lesiones medulares.

Tratamiento: el tratamiento quirúrgico tiene buenas perspectivas de éxito. El posterior tratamiento fisioterapéutico puede llegar a conseguir, con mayor o menor rapidez, la recuperación como mínimo parcial de la función muscular afectada.

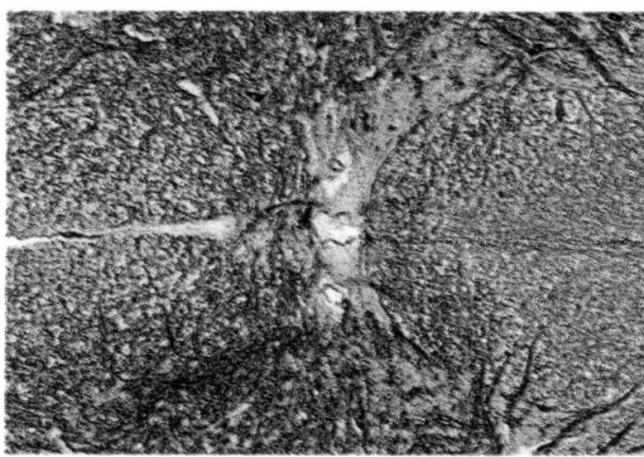

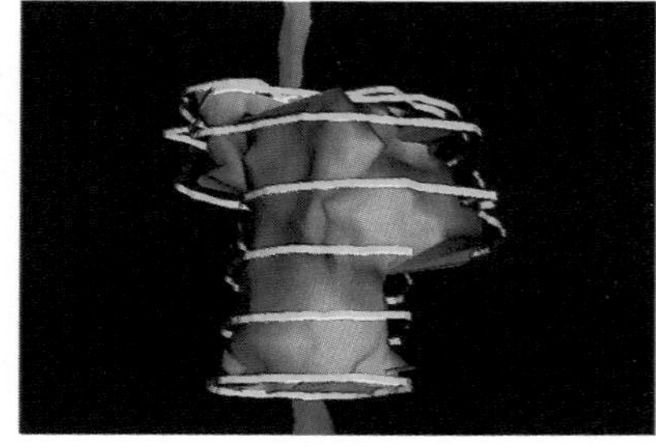

Izquierda: el tejido de los nervios centrales de la médula espinal a aproximadamente 25 aumentos.

Derecha: tejido tumoral (rojo) en la columna vertebral (azul).

Tabes dorsal

En un principio la tabes dorsal se manifiesta en forma de dolores cortantes muy intensos.

Sintomatología: dolor que súbitamente atraviesa las extremidades como si se tratara de una daga (dolor lancinante), marcha insegura, movimientos de las piernas característicamente sinuosos, disminución de la capacidad visual, trastornos sensitivos, hipersensibilidad del tronco al agua fría, sensación vertiginosa, trastornos vesicales y rectales y rigidez pupilar, disminución de la capacidad sexual, alteraciones articulares, sobre todo de las articulaciones de la rodilla y del pie.

La tabes dorsal consiste en una forma tardía de la sífilis que afecta a determinadas porciones de la médula espinal, los tractos posteriores, pero que también puede provocar la lesión de otras regiones del sistema nervioso, por ejemplo el nervio óptico.

Etiología: se trata de una forma tardía de la sífilis que afecta a determinadas porciones de la médula espinal, los tractos posteriores, pero que también puede provocar la lesión de otras regiones del sistema nervioso, como el nervio óptico. La tabes dorsal se desarrolla sólo al cabo de varios años de la infección.

Tratamiento: ha mejorado mucho con el descubrimiento de la penicilina. Si se diagnostica a tiempo, el pronóstico es favorable. Sin embargo, la mayor parte de los síntomas de la tabes dorsal completamente desarrollada no desaparecen.

ENFERMEDADES ENCEFÁLICAS

Esclerosis múltiple

La esclerosis múltiple es una de las enfermedades más frecuentes del sistema nervioso.

Sintomatología: la sintomatología es tan variada que sólo citaremos los síntomas más frecuentes: parálisis completa o parcial de los brazos o las piernas. Trastornos vesicales y rectales; trastornos de los músculos oculares, ocasionalmente con visión doble o nistagmo; marcha insegura y ataxia; alteraciones del lenguaje; en conjunto el paciente habla lentamente, las palabras y las sílabas se pronuncian prácticamente de forma explosiva, se remarcan sílabas aisladas, el habla es rígida. Alteraciones de la voz; elevación o disminución involuntaria de la voz.

La enfermedad tiene un curso crónico, generalmente en forma de crisis. No obstante, también se pueden producir períodos de latencia de la enfermedad de varios años de duración.

Etiología: se trata de una inflamación que afecta a todas las porciones del encéfalo y la médula espinal. La causa de esta inflamación es desconocida. Actualmente se tiende a considerar que, en el sentido más amplio, se trata de una enfermedad alérgica. Estas reacciones inflamatorias de base inmunopatológica se producen sólo en la región encefálica, destruyen el aislamiento de las fibras nerviosas interrumpiendo así su función.

En la crisis aguda de la enfermedad se ha de hacer inmediatamente reposo en cama. Con preparados antiinflamatorios se intenta inhibir la reacción alérgica.

Tratamiento: en la crisis aguda de la enfermedad se ha de hacer inmediatamente reposo en cama. Con preparados antiinflamatorios, como los corticoides, se intenta inhibir la reacción alérgica. También es útil el tratamiento coadyuvante con vitaminas.
Durante las fases asintomáticas, los pacientes deben evitar los grandes esfuerzos, como por ejemplo el deporte de competición. Además, las infecciones leves, la cirugía o un embarazo pueden desencadenar una crisis que empeoraría considerablemente la enfermedad.

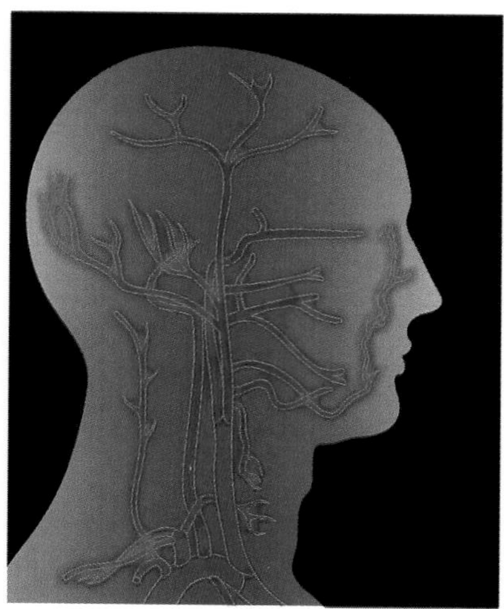

La figura obtenida informáticamente representa de forma gráfica la irrigación arterial del encéfalo. Cualquier trastorno en él puede acarrear graves consecuencias.

Enfermedades vasculares del encéfalo

Se diferencia entre el accidente vascular cerebral, bien como hemorragia cerebral o como disminución transitoria de la circulación cerebral, y la oclusión vascular aguda cerebral (embolia).

Sintomatología: los síntomas son similares para las tres formas. Súbitamente aparece un trastorno de la consciencia que puede llegar hasta la pérdida del conocimiento. Simultáneamente se desarrolla una parálisis de las extremidades. La hemorragia provoca una necrosis irreparable del tejido cerebral con pérdida de la función de la región afectada. En la disminución aguda de la circulación y en la embolia se produce un súbito déficit de oxígeno de las células cerebrales, de forma que se altera masivamente su función y que en ciertos casos puede llevar a la necrosis.

Cuando se produce una fractura ósea, sobre todo cuando se trata de fracturas de los huesos largos, el desprendimiento de fragmentos de tejido adiposo de la médula ósea puede provocar la oclusión de un vaso sanguíneo.

Etiología: hipertensión arterial, arteriosclerosis y otras enfermedades del sistema cardiocirculatorio, en especial de las válvulas cardíacas. Cuando existe una inflamación de una válvula cardíaca se forman trombos, que a través de la circulación pueden llegar al cerebro y ocluir los vasos en forma de émbolo. Las valvulopatías, especialmente la valvulopatía mitral, constituyen la causa más frecuente de la embolia cerebral. Sin embargo, la fractura ósea, sobre todo cuando se trata de fracturas de los huesos largos, puede provocar una oclusión de los vasos sanguíneos mediante fragmentos de tejido adiposo desprendidos de la médula ósea (embolia grasa).

Tratamiento: cuando existe pérdida de conocimiento hay que estirar al enfermo de lado de forma estable, con el fin de evitar que se produzca una aspiración. A ser posible, es preciso el traslado inmediato a un hospital para el tratamiento de las consecuencias del trastorno circulatorio, como la pérdida funcional, el edema cerebral y el consecuente aumento de la presión intracraneal.
Además, se ha de hacer un tratamiento de la sintomatología de la enfermedad de base (*véase* también el capítulo «El sistema cardiocirculatorio», pág. 122).

Trastorno de origen cerebral del desarrollo motor que generalmente cursa con un déficit intelectual.

Parálisis cerebral infantil

Se trata de un trastorno de origen cerebral del desarrollo motor que puede cursar con o, más raramente, sin déficit intelectual.

Sintomatología: como mínimo se distinguen dos grupos patológicos:

1. Parálisis espástica congénita bien de un brazo o de una pierna, de un brazo y una pierna del mismo lado, o de ambos brazos y ambas piernas.

2. Parálisis espástica de ambos brazos o, más frecuentemente, de ambas piernas, que también se conoce como enfermedad de Little.

Se ha de instaurar precozmente un tratamiento fisiopedagógico con el fin de asegurar la estimulación óptima del niño.

Tratamiento: el tratamiento de estas enfermedades es primordialmente fisioterapéutico y de ser necesario también ortopédico. El tratamiento fisiopedagógico precoz asegura la estimulación óptima del niño.

Conmoción cerebral

El síntoma más importante es la pérdida de conocimiento inmediatamente después del accidente, que puede ser de corta duración.

Sintomatología: el síntoma más importante es la pérdida de conocimiento inmediatamente después del accidente, que puede ser de corta duración. Posteriormente puede aparecer somnolencia, que puede durar pocas horas. Aparece cefalea, vértigo y vómitos. También es posible la aparición de oscilaciones de la presión arterial y trastornos pupilares. Se producen trastornos funcionales transitorios cerebrales; no obstante, no se puede descartar una lesión cerebral.

Etiología: la causa más frecuente es el traumatismo en la cabeza.

Tratamiento: reposo en cama durante algunos días, para después reinstaurar lentamente la actividad. Si aumenta la sintomatología hay que acudir inmediatamente al médico. Generalmente, los síntomas desaparecen en pocas semanas.

Contusión cerebral

Tras un traumatismo cerebral pueden aparecer parálisis de las extremidades, trastornos sensitivos, diversas formas de trastornos del lenguaje y trastornos de la visión.

Sintomatología: de esta manera, la pérdida de conocimiento es más prolongada, pudiendo ser de varias horas y con frecuencia incluso de días o semanas. Pueden aparecer parálisis de las extremidades, trastornos sensitivos, diversas formas de trastornos del lenguaje y trastornos de la visión. Además, a menudo aparecen trastornos de la regulación de la circulación que indican el compromiso del sistema nervioso vegetativo. Mediante el diagnóstico por imágenes se puede detectar una posible lesión cerebral. Según su extensión, ésta puede ocasionar en mayor o menor grado trastornos físicos y psíquicos.
Se distingue entre traumatismos cerebrales abiertos, por ejemplo por herida de bala, y cerrados. En el caso del traumatismo abierto existe un elevado riesgo de infección debido al contacto de la masa encefálica con el exterior.

Toda persona que haya sufrido un traumatismo cerebral debe ser conducida inmediatamente a un centro hospitalario.

Tratamiento: entre las primeras medidas que hay que tomar se encuentra el estirar al paciente y asegurar la permeabilidad de las vías respiratorias. Todo herido cerebral debe ser conducido inmediatamente a un centro hospitalario y, de ser necesario, sometido a una intervención quirúrgica de urgencia. Con frecuencia es necesario un tratamiento intensivo de varias semanas del edema cerebral determinado por la lesión cerebral, y de los consecuentes trastornos circulatorios y respiratorios.
Según la gravedad de la lesión, debe contarse con secuelas más o menos extensas, que también pueden manifestarse en forma de trastornos psíquicos. Con frecuencia se afectan la capacidad de concentración y de percepción, y en ocasiones puede enlentecerse el proceso de raciocinio. A menudo el paciente muere debido a la gravedad de las lesiones. Presentan hiperexcitabilidad e hipersensibilidad a los estímulos. Después de un traumatismo cerebral pueden aparecer crisis convulsivas, incluso al cabo de los años, que hay que tratar mediante fármacos antiepilépticos. Estas personas necesitan cuidados especiales. El entorno del paciente debe tener en cuenta las características del enfermo. Es importante llevar un tipo de vida regular, dormir lo suficiente y evitar situaciones de estrés. A lo largo de los años pueden remitir las consecuencias.

Dependiendo de la gravedad de la lesión, debe contarse con lesiones permanentes más o menos extensas, que también pueden manifestarse en forma de trastornos psíquicos.

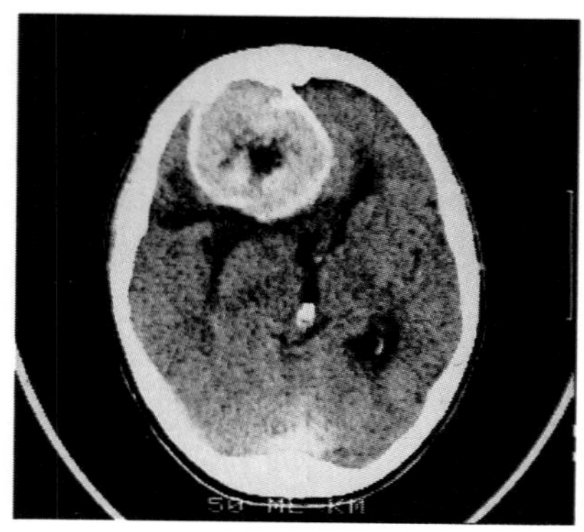

Tomografía computerizada de un tumor meníngeo. Este gran meningioma es un tumor benigno.

Tumores cerebrales

Sintomatología: la sintomatología es muy variable y depende de la localización, tipo y velocidad de crecimiento del tumor.

Cuando el tumor cerebral es de crecimiento lento encontramos:

- Crisis convulsivas, con frecuencia como primer y único síntoma.
- Parálisis lentamente progresiva de una mitad del cuerpo, acompañada de trastornos sensitivos.
- Enlentecimiento del pensamiento y de la acción.
- Estupor (realmente síntoma tardío).
- Cefalea (prácticamente siempre síntoma tardío).

Es muy poco frecuente que la cefalea sea el único síntoma. Por ello, una persona con cefaleas no debe pensar que tiene un tumor cerebral.

Con frecuencia, las crisis convulsivas son el primer y único síntoma.

Cuando el tumor cerebral es de crecimiento rápido aparecen:

- Trastornos psíquicos, enlentecimiento del pensamiento y de la acción, estupor y confusión.
- Parálisis de una mitad del cuerpo, que se desarrolla en pocos días o semanas y que cursa con trastornos sensitivos.
- Cefalea sorda crónica.
- Trastornos de la visión por afectación de los pares craneales, sobre todo del sexto par (visión doble). Debido a su longitud, el sexto par craneal es especialmente sensible a la hipertensión craneal.
- Vómitos en escopetazo, principalmente por la mañana antes del desayuno.

Es muy poco frecuente que la cefalea sea el único síntoma. Por ello, una persona con cefaleas no debe pensar inmediatamente que tiene un tumor cerebral.

Cuando el tumor se localiza en el cerebelo se producen precozmente síntomas de hipertensión arterial, cefalea, vómitos, visión doble, así como trastornos del equilibrio, marcha inestable, inseguridad en la presión, nistagmo e importantes alteraciones de la escritura.

Patogenesia y etiología: los tumores cerebrales se presentan a todas las edades, aunque principalmente aparecen en la edad media de la vida. Los niños presentan sobre todo tumores cerebelosos y del tronco cerebral. Es común en todos los tumores cerebrales que, debido a su crecimiento, lesionen zonas de tejido sano. Éste no puede expandirse ya que está rodeado por la calota craneana. Así, se produce un importante aumento de la presión intracraneana con los síntomas descritos. Hoy en día no se sabe gran cosa sobre la etiología de los tumores cerebrales.

Gracias al desarrollo de la tomografía computerizada y de la resonancia magnética, hoy en día es mucho más fácil el diagnóstico precoz de los tumores cerebrales.

Tratamiento: los tumores cerebrales se pueden tratar mediante cirugía, radioterapia o quimioterapia. Para combatir la hipertensión intracraneal, el médico administrará diuréticos. Para el paciente es importante el reposo en cama y unos hábitos regulares.

En los últimos años, el éxito terapéutico ha aumentado claramente gracias a la mejora de los métodos diagnósticos y de las posibilidades terapéuticas.

Absceso cerebral

Sintomatología: similar a la de los tumores cerebrales. Además, aparecen con frecuencia, aunque no siempre, los síntomas de un proceso infeccioso, como la fiebre y determinadas alteraciones del hemograma.

Patogenesia: el absceso cerebral constituye una forma especial de la encefalitis; se trata de una concentración de pus encapsulada por una membrana. Con frecuencia, los abscesos cerebrales se desarrollan a partir de otitis o sinusitis. Sin embargo, también se pueden desarrollar como consecuencia de gérmenes transportados a través de la sangre a partir de un foco infeccioso localizado en otro lugar del organismo.

Cuando el absceso cerebral está convenientemente encapsulado, es posible su extirpación quirúrgica.

Tratamiento: cuando el absceso está convenientemente encapsulado, es posible extirparlo quirúrgicamente. Además de la intervención quirúrgica, es necesario un tratamiento antibiótico. El pronóstico depende de si el absceso se puede eliminar completamente. Si debido a un total encapsulamiento del absceso, éste no se vacía por completo, disminuyen las perspectivas de curación.

ENFERMEDADES DEL SISTEMA EXTRAPIRAMIDAL

El sistema extrapiramidal está constituido por grupos celulares del mesencéfalo y del tronco cerebral. Estos grupos celulares están conectados entre sí por un sistema de fibras y regulan la coordinación motora.

Corea de Sydenham

Sintomatología: movimientos involuntarios irregulares, asimétricos, de aparición brusca y de corta duración, de las manos y las piernas. Se produce además una contracción de la musculatura. Generalmente, el inicio de la enfermedad es solapado, por lo que con frecuencia los primeros síntomas se confunden con movimientos motivados por la timidez. No obstante, el cuadro patológico plenamente desarrollado es inconfundible.

Generalmente, el inicio de la corea es solapado, por lo que con frecuencia los primeros síntomas se confunden con movimientos motivados por la timidez.

Patogenesia: la enfermedad aparece entre los seis y los trece años, sobre todo en las niñas. Existe una clara relación con otras enfermedades, especialmente con el reumatismo. Una parte de los enfermos presenta una historia previa de amigdalitis estreptocócica o de endocarditis.

Tratamiento: el tratamiento se realiza con fármacos antirreumáticos, estricto reposo en cama, aislamiento del niño en una habitación tranquila y oscura. Hay que evitar las lesiones provocadas por los movimientos involuntarios.

Globalmente, los resultados terapéuticos son buenos.

Corea de Huntington

La corea de Huntington se desarrolla entre los 30 y los 50 años y presenta trastornos motores similares a los de la corea de Sydenham.

Sintomatología: esta enfermedad lentamente progresiva es hereditaria. Se desarrolla entre los 30 y los 50 años y presenta trastornos motores similares a los de la corea de Sydenham. Son característicos los movimientos exagerados e involuntarios. Además aparecen lentamente trastornos psíquicos, que no tienen por qué progresar necesariamente con el desarrollo de la enfermedad. Las alteraciones psíquicas consisten principalmente en trastornos afectivos, de la motivación, alucinaciones y en algunas formas una disminución progresiva de la capacidad intelectual.

Se trata de una enfermedad hereditaria del sistema extrapiramidal.

Patogenesia: se trata de una enfermedad crónica degenerativa del sistema extrapiramidal. Con frecuencia el enfermo ha de pasar la última parte de su vida en sanatorios y residencias. Hasta el momento no se ha descubierto ningún tratamiento efectivo.

Enfermedad de Parkinson

Sintomatología: esta enfermedad se caracteriza por una elevada rigidez muscular. Además existe una clara dificultad motora que es especialmente marcada en la musculatura de la cara (cara de máscara). Debido al aumento de la secreción de las glándulas sebáceas, el enfermo presenta una cara grasienta. La marcha es acelerada y el paciente se inclina hacia delante. Falta el movimiento acompasado de los brazos durante la marcha. Al progresar la enfermedad se desarrolla una característica inestabilidad de la marcha y del ortostatismo. Además, en las extremidades aparece un temblor brusco durante el movimiento, de modo que la trayectoria de éste sigue la forma de una rueda dentada.
Con frecuencia el habla es monótona y sin entonación. La formulación de las palabras es lenta. Da la impresión de que se ha producido una disminución de la inteligencia. Sin embargo, generalmente los pacientes conservan una capacidad intelectual normal.

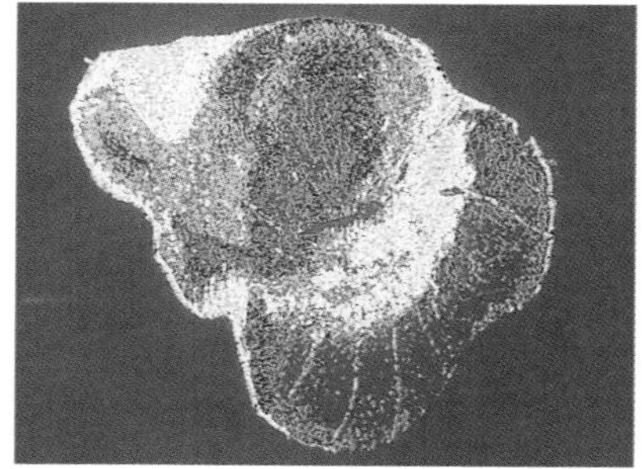

La sustancia negra contiene células que producen la dopamina (núcleo pálido). Cuando estas células se ven destruidas por determinadas enzimas (color rojo), se puede desarrollar la enfermedad de Parkinson.

Etiología: A menudo existe una enfermedad vascular cerebral, una inflamación o una enfermedad degenerativa de base.

Tratamiento: el tratamiento se realiza por una parte mediante medidas fisioterapéuticas intensivas y por otra parte mediante fármacos, que estabilizan la función de las estructuras enfermas del sistema extrapiramidal.

Demencia senil

La demencia senil se desarrolla casi siempre a partir de los 70 años.

Esta enfermedad se desarrolla prácticamente siempre a partir de los 70 años. En los últimos cien años, los resultados de la asistencia sanitaria y de la lucha contra las enfermedades han hecho aumentar claramente la esperanza de vida de la población. Sin embargo, este hecho también ha provocado un aumento en la frecuencia de enfermedades que afectan a las personas de edad avanzada. Entre ellas se encuentran ciertos procesos degenerativos del tejido cerebral que se manifiestan en una afectación progresiva de la memoria, del discernimiento, así como en alteraciones de la estructura de la personalidad y que se conocen como procesos de demencia. A menudo, los síntomas que presentan los enfermos no constituyen una determinada forma patológica, como por ejemplo la **enfermedad de Alzheimer**, la **arteriosclerosis cerebral** generalizada, la **enfermedad de Pick** o la **pseudoesclerosis de Jacob-Creutzfeldt**.

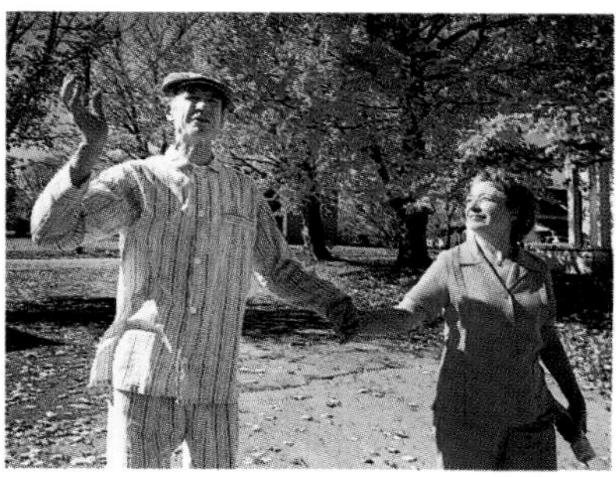

Las personas con demencia senil precisan los cuidados y la ayuda protectora de sus semejantes.

Sintomatología: en primer lugar, ligera alteración de la memoria, que al principio todavía se puede ir sobrellevando. El enfermo olvida acontecimientos y actividades recientes; olvida dónde ha dejado las cosas o qué ha contestado a una determinada pregunta. Estas alteraciones de la memoria reciente pueden ser tan severas que incluso es posible olvidar acontecimientos importantes muy cercanos en el tiempo.

Más adelante, también se afecta la memoria a largo plazo. El enfermo olvida datos y situaciones de su vida pasada. Los trastornos cada vez más importantes de la memoria afectan a su actividad y le provocan una incapacidad para desenvolverse en su entorno. Confunde los momentos del día, no sabe en qué día de la semana vive, de forma que pierde la orientación temporoespacial. Es incapaz de comprender totalmente una conversación o una emisión televisiva. También se afecta la capacidad de concentración. El enfermo no puede concentrarse en acontecimientos que transcurren paralelamente. Disminuye su interés y su capacidad de rendimiento. El paciente necesita ayuda incluso para las actividades más sencillas, como vestirse y desnudarse. Las actividades complicadas suponen un obstáculo insuperable.

Debido a las alteraciones de la memoria y la concentración aparecen con frecuencia problemas en el lenguaje, como la incapacidad de encontrar una determinada palabra. El enfermo es incapaz de nombrar correctamente los objetos o utiliza palabras incorrectas. Las alteraciones del lenguaje se desarrollan de tal manera que su interlocutor es incapaz de entender lo que ha dicho el enfermo, de forma que es imposible mantener una conversación.

Cuando la enfermedad ha alcanzado este extremo, el enfermo no reconoce su propia vivienda, las personas conocidas le parecen extrañas, pierde completamente el contacto con la realidad. Con frecuencia, el enfermo vive en el pasado. Busca objetos que utilizaba de niño, relata con frecuencia recuerdos de su juventud, pero todos los acontecimientos recientes son confundidos o incluidos en sus recuerdos.

Pierde la consciencia de su enfermedad; aparece intranquilidad y un deambular sin rumbo fijo; se da un cambio de carácter. El enfermo se vuelve desconfiado y agresivo contra sus familiares. Con frecuencia aparecen síntomas psicóticos, acompañados de alucinaciones. También aumentan los síntomas físicos, como la dificultad para comer o para beber. Aparecen crisis convulsivas; también se puede producir incontinencia urinaria y anal.

Debido a las alteraciones de la memoria y la concentración aparecen con frecuencia problemas en el lenguaje, como la incapacidad de encontrar una determinada palabra. El enfermo es incapaz de nombrar correctamente los objetos o utiliza palabras incorrectas. Las alteraciones del lenguaje se desarrollan de tal manera que su interlocutor es incapaz de entender lo que ha dicho el enfermo, de forma que es imposible mantener una conversación.

Tratamiento: no todos los enfermos sufren todas las fases de la enfermedad. En algunos casos la progresión de la enfermedad puede detenerse durante un período más o menos largo de tiempo. No obstante, no existe un tratamiento efectivo. No es necesario que los enfermos reposen en cama, pero precisan una vigilancia y unos cuidados continuos que a menudo los familiares no pueden realizar por sí solos.

Los enfermos precisan una vigilancia y unos cuidados continuos, que a menudo los familiares no pueden realizar por sí solos.

Ante cualquier cefalea hay que investigar su causa. Nunca se advertirá demasiado sobre el peligro de utilizar indiscriminadamente los fármacos antimigrañosos.

ENFERMEDADES DEL SISTEMA NERVIOSO VEGETATIVO

Cefalea

La cefalea es un importante síntoma de muchas enfermedades no necesariamente neurológicas. Ante cualquier cefalea se ha de investigar su causa. Sólo entonces podrá establecerse un tratamiento efectivo. Nunca se advertirá demasiado sobre el peligro de utilizar indiscriminadamente los fármacos antimigrañosos.

El dolor no se origina en el cerebro sino en las meninges, el cuero cabelludo y los vasos sanguíneos. También es frecuente que la cefalea se desencadene por contracciones musculares en la cabeza, la nuca y la cara.

En la tabla del capítulo «Diagnóstico de las enfermedades» (pág. 100) quedan reflejadas las múltiples formas en que puede aparecer la cefalea y cuáles pueden ser sus causas.

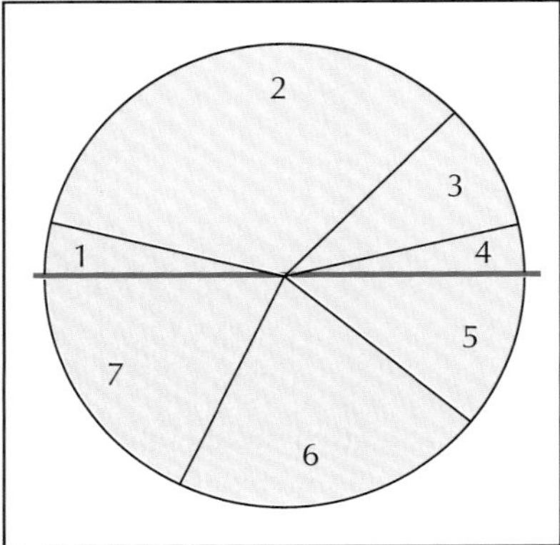

Las diversas formas de cefalea presentan diferentes trastornos. En la mitad superior del círculo se incluyen las cefaleas que aparecen en forma de crisis, y en la mitad inferior aquellas que no se presentan en forma de crisis. Cefalea (1), migraña simple (2), migraña clásica (3), migraña complicada (4), cefalea con depresión larvada (5), cefalea tensional (6), cefalea vasomotora (7).

Migraña

Sintomatología: cefalea intensa hemicraneana espasmódica que puede acompañarse de vómitos y nistagmo. El dolor que generalmente aparece en forma de crisis es de duración variable. Sin tratamiento, el dolor se puede prolongar incluso durante varios días.

Patogenesia: sólo debería hablarse del cuadro clínico de la migraña cuando los síntomas se hallan perfectamente perfilados. A menudo, las primeras crisis migrañosas aparecen ya en la pubertad. Las mujeres se afectan con mayor frecuencia que los hombres. Una pequeña parte de los pacientes desarrollan la enfermedad durante la menopausia.

Etiología: el desencadenamiento de una crisis se puede deber a una excitación psíquica (ira, estrés, sobreexcitación), aunque no es tan frecuente como en general se piensa. A menudo está relacionada con el ciclo menstrual. En ocasiones se detecta una predisposición hereditaria. También se ha establecido una relación entre la migraña y ciertos alimentos, como el queso, los productos lácteos, el vino tinto, el chocolate y los cítricos, así como con bruscos cambios de tiempo y estímulos lumínicos intensos.

Sin embargo, no se conoce la verdadera causa de la enfermedad. Posiblemente exista un déficit regulatorio de la inervación vascular que provoque un espasmo de los vasos cerebrales. Este espasmo aparecerá cuando se altere el equilibrio entre el simpático y el parasimpático. También pueden existir causas alérgicas.

Tratamiento: la crisis migrañosa puede tratarse con fármacos que contengan ergotamina (alcaloide del cornezuelo del centeno). Durante los períodos entre las crisis se ha de hacer una psicoterapia intensiva. También puede ser beneficiosa la práctica de algún deporte. Hay que evitar el alcohol y el tabaco.

Es importante detectar los conflictos emocionales crónicos, que en ocasiones sólo se pueden esclarecer mediante la psicoterapia. El tratamiento farmacológico crónico de la migraña se ha de hacer imprescindiblemente bajo un estricto control médico.

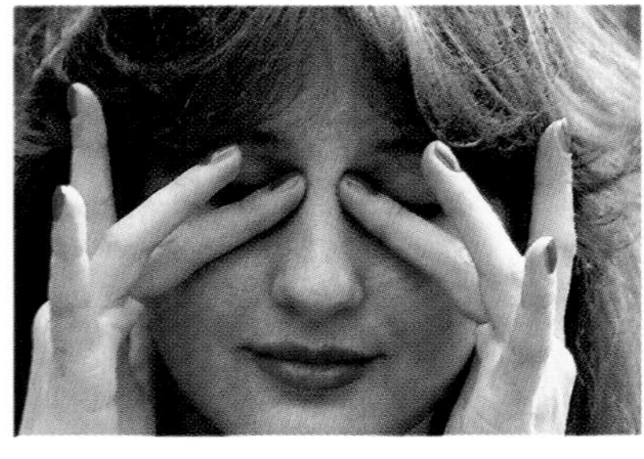

Los masajes relajantes pueden mejorar la sintomatología migrañosa.

Epilepsia

Se distingue entre la epilepsia mayor, que se presenta en forma de crisis convulsivas, y la menor, en la que aparecen trastornos transitorios de la consciencia. La epilepsia se debe a un trastorno funcional encefálico. Éste se detecta mediante el registro de las corrientes cerebrales con el electroencefalograma (EEG). En caso de epilepsia, el EEG muestra signos de la hiperexcitabilidad.

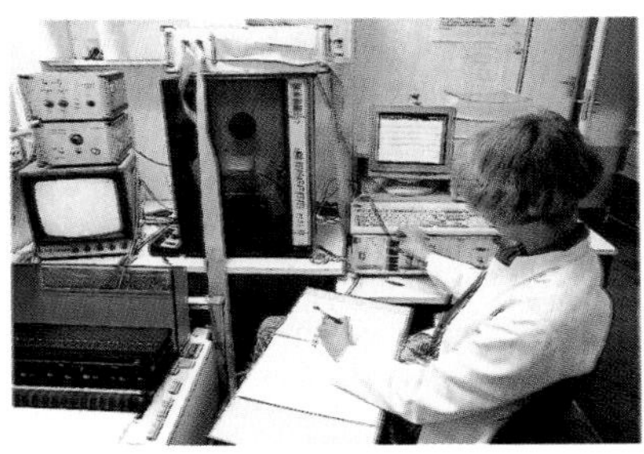

Mediante la determinación y representación gráfica de las corrientes cerebrales en el EEG se pueden detectar las curvas de excitación epilépticas.

Sintomatología:

Grand mal
Crisis convulsivas que afectan a todo el cuerpo con pérdida súbita de la consciencia, convulsiones que duran minutos, emisión de espuma por la boca, peligro de mordedura de la lengua y relajación de esfínteres. Posteriormente gran somnolencia. Con frecuencia las crisis aparecen también durante las primeras fases del sueño o al despertar. La crisis convulsiva puede ir precedida de un aura (síntomas que indican la inminencia de la crisis). Así, el enfermo puede sentir determinados ruidos, luces u olores.

Crisis focales
Las convulsiones se limitan a determinadas partes del cuerpo, como un brazo o una pierna. A menudo se mantiene el estado de consciencia. No obstante, estas crisis pueden afectar a todo el cuerpo y en ese caso se produce pérdida de conocimiento.

Petit mal
Se producen trastornos de la consciencia (ausencias) que duran segundos, y que pueden repetirse varias veces a lo largo del día. Súbitamente, el enfermo interrumpe una frase que había empezado, deja caer un objeto o permanece rígido durante un momento. No recuerda lo que le ha ocurrido. Este tipo de crisis aparecen con frecuencia durante la infancia.

Con frecuencia las crisis aparecen también durante las primeras fases del sueño o al despertar.

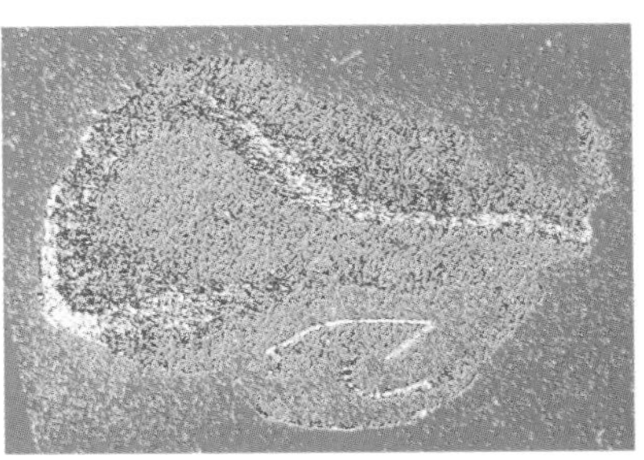

Las crisis epilépticas están desencadenadas por la súbita descarga energética de células cerebrales hiperexcitadas. En la región (marcada aquí en blanco y rojo) conocida como hipocampo pueden ejercer su acción los tranquilizantes de la clase de las benzodiacepinas.

Patogenesia: en sentido amplio, el término epilepsia ya incluye cualquier enfermedad que cursa con crisis cerebrales. Se habla de epilepsia sintomática cuando se conoce la causa de las crisis. Se sabe que prácticamente todas las enfermedades cerebrales pueden desencadenar estas crisis.
Desde un punto de vista estricto, se entiende por epilepsia (epilepsia genuina) la aparición de las crisis sin una causa determinable. En cierta medida la epilepsia genuina es hereditaria. Hoy en día, gracias a los nuevos métodos terapéuticos es raro que se presenten los graves trastornos de la personalidad que tiempo atrás eran frecuentes.

Tratamiento: existe un gran número de fármacos que pueden suprimir total o parcialmente la aparición de las crisis epilépticas. Naturalmente, el médico sólo aplicará el tratamiento farmacológico en los casos de epilepsia genuina. En cuanto al tratamiento de la epilepsia sintomática, lo más importante es la eliminación de la causa desencadenante. Todos los enfermos epilépticos deben prescindir estrictamente del consumo de alcohol. Igualmente nociva es la falta de sueño. No es aconsejable que el enfermo epiléptico conduzca y sólo debe practicar determinados deportes, como la natación, en compañía de otras personas.

¡Prohibido el alcohol!
Incluso un pequeño vaso puede desencadenar una crisis epiléptica.

La paz externa e interna, así como la sensación de seguridad, constituyen las bases para un sueño sano, reparador tanto física como mentalmente. Mediante el «muñeco de peluche preferido», el niño pequeño pretende mantener a su lado a las personas queridas y con ello superar el miedo a dormirse.

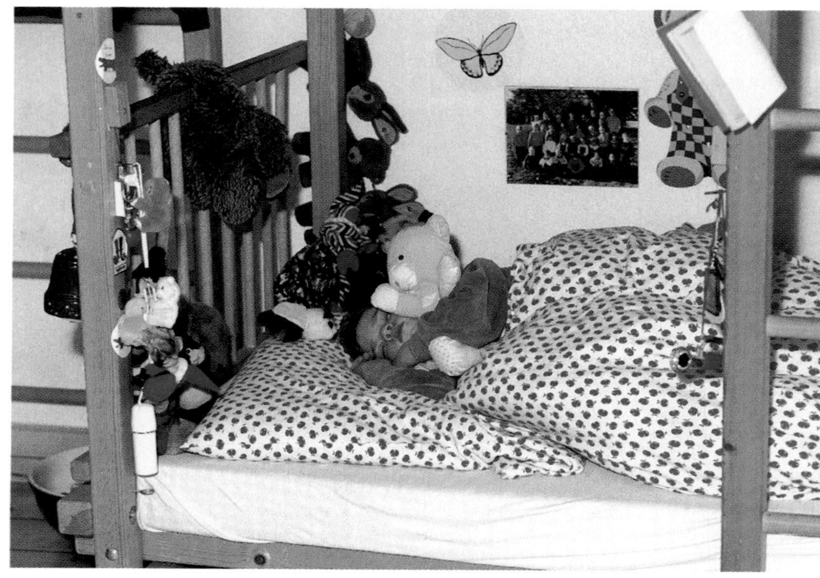

SUEÑO Y TRASTORNOS DEL SUEÑO

El sueño constituye la recuperación mental y física del procesamiento de los estímulos a los que la persona se ve sometida durante la vigilia.

Entre todos los ciclos diarios, el cambio entre el sueño y la vigilia es el más importante. El sueño constituye la recuperación mental y física del procesamiento de los estímulos a los que la persona se ve sometida durante la vigilia. El sueño y la vigilia son los polos opuestos de una escala de los diversos grados de atención que se van superponiendo de forma fluida.

El sueño tiene como consecuencia un gran número de cambios en el organismo. La respiración y la frecuencia cardíaca se hace más lenta y la presión arterial y la temperatura corporal disminuyen. Se limita la actividad de un gran número de glándulas, la musculatura se relaja y se reduce la excitabilidad refleja. Disminuye claramente la actividad metabólica general. Por el contrario, durante el sueño, las glándulas sudoríparas y digestivas, así como la actividad nerviosa de los vasos presentan un especial aumento de su actividad. Esto también es así para determinados músculos (esfínteres).

El principal signo del sueño es la alteración de la capacidad de reacción del sistema nervioso frente a los estímulos sensoriales.

Los resultados de las investigaciones modernas demuestran que el sueño normal de una persona de mediana edad presenta oscilaciones periódicas y que es interrumpido regularmente por cuatro o cinco fases de sueños durante la noche.

El principal signo del sueño es la alteración de la capacidad de reacción del sistema nervioso frente a los estímulos sensoriales. Gracias a la técnica electroencefalográfica, el registro de la actividad de las corrientes cerebrales, se pudo desarrollar un método exploratorio que hizo posible determinar los diversos grados de profundidad del sueño. Los estudios del sueño demostraron la existencia de alteraciones electroencefalográficas características que dependen de la profundidad del sueño. Así, se demuestra que el sueño normal de una persona de mediana edad presenta oscilaciones periódicas y que se ve interrumpido regularmente por cuatro o cinco fases de sueños durante la noche. El sueño necesario para recuperarse depende de la edad y de la actividad de cada uno y presenta una variabilidad individual.

Las personas sanas presentan durante el sueño períodos aislados compuestos de diversas fases:

Estadio I: fase de adormecimiento

Dura aproximadamente cinco minutos. En el EEG desaparecen completamente las ondas alfa y en su lugar aparecen las ondas theta, más lentas.

Estadio II: sueño ligero
Su duración es de unos siete u ocho minutos. Se pierde la consciencia de la vigilia. En el EEG, además de la actividad theta lenta, se encuentran repartidos irregularmente los denominados husos del sueño, que presentan una frecuencia más alta. Asimismo aparecen otros potenciales, conocidos como complejos K. En este estadio el cerebro todavía registra los ruidos sin que se produzca la interrupción del sueño. Aún no se ha modificado el tono muscular.

Estadio III: sueño de profundidad media
Su duración es de unos ocho minutos. Aparecen las ondas delta, más lentas.

Estadio IV: sueño profundo
Tiene una duración de entre 40 y 60 minutos. En el EEG aparecen casi únicamente ondas delta, que se originan principalmente en las estructuras del tronco cerebral. Todas las demás zonas cerebrales duermen. Las funciones del organismo se mantienen al mínimo. En ese momento la persona puede hablar en sueños, puede producirse una enuresis (emisión involuntaria de orina) o sonambulismo. En esta fase el umbral del despertar es muy elevado.

Causas de los ronquidos:

- *herencia*
- *trastornos neuromusculares*
- *edad avanzada*
- *sobrepeso*
- *insomnio*
- *alcohol*
- *tabaco*
- *somníferos*
- *aumento de la resistencia nasal*
- *hipertrofia adenoidea*
- *lengua grande*
- *localización profunda de la laringe*
- *decúbito supino*

Trastornos del sueño

Etiología: en relación con la causa desencadenante se distinguen los trastornos del sueño desencadenados por factores psíquicos, como afectos, miedo, alegría, preocupación, etc. Las situaciones conflictivas, estrés, sobreesfuerzo, problemas familiares, sexuales y laborales también pueden provocar trastornos del sueño.
Además de éstas también existen causas orgánicas como, por ejemplo, alteraciones de las estructuras cerebrales que alteran la función de los centros del sueño. Otros desencadenantes pueden ser la encefalitis, las cefaleas, el accidente vascular cerebral, intoxicaciones, enfermedades infecciosas y enfermedades cardíacas, renales y del tracto gastrointestinal. Las enfermedades psíquicas como las psicosis también provocan trastornos del sueño.
Estos trastornos también los provocan algunos fármacos, como los que crean habituación, los inhibidores del apetito o medicamentos circulatorios.

Según sus características se distinguen:

Trastornos en la conciliación del sueño: la fase de adormecimiento, habitualmente corta, puede durar de una a cuatro horas.

Trastornos durante el sueño: después del primer sueño la persona se despierta frecuentemente. El sueño no es lo suficiente profundo y por ello es poco reparador.

El despertar precoz: tras cuatro horas de sueño como máximo la persona se despierta y no puede volver a conciliar el sueño.

Los trastornos del sueño son muy frecuentes. Aproximadamente el 15 % de la población presenta trastornos crónicos del sueño y otro 15 % duerme ocasional o frecuentemente mal.

Tratamiento: debe dirigirse a la búsqueda de la causa desencadenante y a su eliminación. A menudo esto es problemático, dado que entran en juego varios factores. El tratamiento farmacológico debe ser el método de última elección, ya que todos los fármacos inductores del sueño presentan efectos secundarios y nunca se consigue un patrón del sueño normal.

El tratamiento farmacológico de los trastornos del sueño debe ser el método de última elección, ya que todos los fármacos inductores del sueño presentan importantes efectos secundarios.

Curva normal del sueño en una persona sana, con cuatro a cinco fases REM.

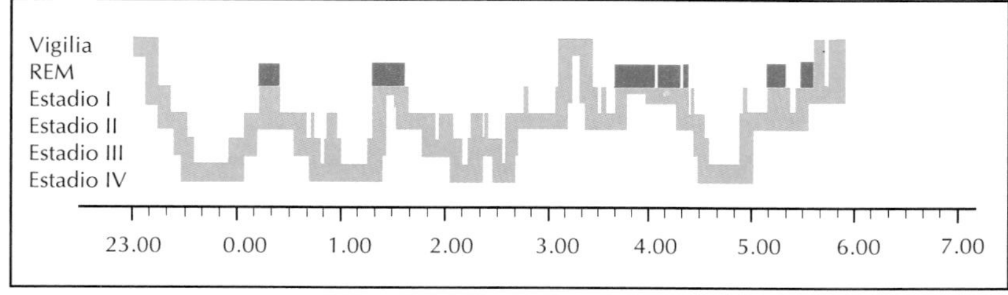

Curva con importantes alteraciones del sueño. El número de fases REM está disminuido.

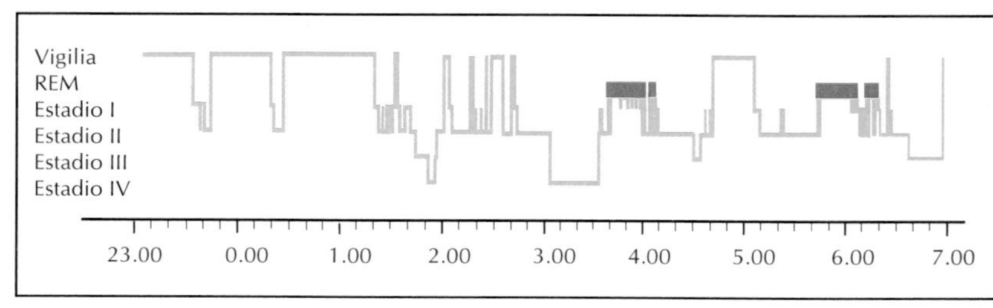

Higiene del sueño

Los métodos de relajación eliminan el estrés por lo que inducen al sueño.

Hay un gran número de medidas y métodos que aplicados durante el día pueden conseguir un sueño nocturno sano. Se trata principalmente de **métodos de relajación**, como el entrenamiento autógeno, las técnicas de *biofeedback*, la meditación, la respiración diafragmática, la relajación mediante la música o una lectura ligera (*véase* el capítulo «Métodos de relajación», pág. 756).

Los **ejercicios de respiración** llevan a la relajación psíquica y física. Se pueden hacer inmediatamente después de irse a la cama:

Inspirar y mantener el aire durante unos diez segundos. Seguidamente espirar y mantener nuevamente la respiración durante diez segundos. Estos ejercicios deben hacerse como mínimo durante diez minutos, si no nos hemos dormido antes.

Las actividades deportivas son beneficiosas, pero han de realizarse como mínimo de cuatro a seis horas antes de acostarse.

Las **actividades deportivas** son beneficiosas, pero se han de hacer como mínimo de cuatro a seis horas antes de acostarse. Tras este período, después del sobreesfuerzo físico realizado y el aumento de la temperatura corporal que éste conlleva, se produce una contrarregulación compensatoria de la temperatura corporal, que tiene un marcado efecto inductor del sueño.

Los **paseos** relajados por la tarde también tienen un efecto inductor del sueño. Habitualmente, un paseo a ritmo lento durante como mínimo 30 minutos tiene un efecto especialmente calmante.

Las grandes **comidas** se deben haber ingerido como mínimo dos o, incluso mejor, cuatro horas antes de ir a dormir. La persona que no puede dormirse o se despierta por hambre puede tomar una bebida a base de zumo de frutas caliente o una infusión con glucosa. De esta manera, no sólo se elimina la sensación de hambre sino que también se aumenta el nivel de insulina en sangre, lo que puede inducir el sueño.

La persona con insomnio debe evitar el consumo de estimulantes, ya que, entre otros, provocan la liberación de hormonas de estrés, que inhiben el sueño.

La persona con insomnio debe evitar el consumo de **estimulantes**, ya que entre otros provocan la liberación de hormonas de estrés, que inhiben el sueño. Entre ellos se incluye el alcohol, la nicotina y la cafeína. No obstante, la persona con hipotensión posiblemente podrá dormir mejor después de beber una taza de café.

La persona que presenta trastornos del sueño debe estudiar la relación entre el **tiempo que yace en cama** y la **duración del sueño**. En el caso ideal, ambos tiempos han de ser casi idénticos. Si el tiempo que se yace en cama supera en más de 30 minutos al tiempo que se duerme, debe acortarse el primero.

Psiquiatría

Este apartado versará sobre las enfermedades tratadas por el especialista de las enfermedades mentales, el psiquiatra.

Enfermedades tratadas por el especialista de las enfermedades mentales, el psiquiatra.

PSICOSIS ENDÓGENAS

Se trata de enfermedades mentales que se originan en el propio organismo o como consecuencia de una predisposición especial, y no por factores externos.

Las psicosis endógenas son enfermedades mentales que se originan en el propio organismo o por una especial predisposición, y no por factores externos.

Trastorno maniacodepresivo

No se trata de un único cuadro patológico. Lo único característico es la variabilidad entre dos estados anímicos completamente contrapuestos, a los que les siguen períodos completamente asintomáticos.
En esta enfermedad se producen estados de ánimo de una profunda tristeza, melancolía o depresión y otros de excitación exagerada (manía), que generalmente empiezan sin que exista un factor externo detectable y, tras un determinado período de tiempo (fase), que sin tratamiento puede ser de varios meses, desaparecen por completo.

Sintomatología:

En la fase depresiva el ánimo del enfermo es extremadamente bajo. Están temerosos, intranquilos y se abandonan a temores infundados. Presentan una disminución de su propia iniciativa y de su capacidad de decisión. Tienden a la autorrecriminación, hasta obsesionarse con el pecado. Los pacientes piensan que tienen la culpa de la infelicidad del mundo o de su familia. Creen que son responsables de la muerte incluso de personas extrañas. Los pacientes depresivos sufren con frecuencia importantes trastornos del sueño. En general el enfermo se duerme sin demasiadas dificultades, pero se despierta al poco rato y pasa el resto de la noche con pensamientos de autorrecriminación. Debido a estos pensamientos los pacientes tienden al suicidio. Por ese motivo han de estar estrechamente vigilados y, si se sospecha que existe riesgo de suicidio, se deberán ingresar inmediatamente en un centro hospitalario.

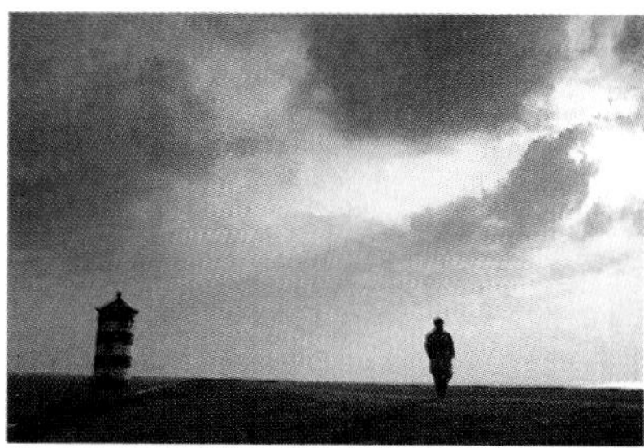

Esta fotografía refleja en cierta manera de forma simbólica el estado de ánimo de un enfermo depresivo.

En la fase maníaca el ánimo y la autovaloración del enfermo están aumentados. Esta excesiva valoración de uno mismo puede desembocar en delirios de grandeza. Los enfermos actúan desinhibidamente. Su necesidad de actividad y movimiento está claramente incrementada.
Entre otras peculiaridades, los enfermos maníacos presentan súbitamente una escritura prolija, abruman a sus familiares y amigos con una marea delirante de cartas y propuestas. Se meten en todo, buscan siempre nuevas ocupaciones. Sin embargo, debido a los constantes cambios y ocupaciones, esta necesidad de actividad pierde su objetivo y dirección. La necesidad imperiosa de hablar y el flujo de ideas que la acompaña es especialmente turbadora para el entorno del paciente. El ánimo excitado puede transformarse fácilmente en una severa irritabilidad. En ese estado, los enfermos también tienden a comportamientos agresivos.

En la fase maníaca, el enfermo también tiende a presentar comportamientos agresivos.

Las causas de la enfermedad no han sido claramente determinadas. Sin embargo, se ha observado una predisposición hereditaria.

Etiología: no se ha determinado claramente. Se sospecha que existe un trastorno de los neurotransmisores. Con frecuencia hay una predisposición hereditaria.

Tratamiento: el tratamiento de las depresiones y las manías se lleva a cabo con medicamentos que influyen positivamente en el estado de ánimo. Hoy en día, el tratamiento con electrochoque sólo es necesario en casos excepcionales y especialmente graves.

Esquizofrenia

Constituye uno de los trastornos mentales más frecuentes, y tiene tendencia a progresar.

Al inicio de su enfermedad no actúan de forma «loca», sino simplemente algo extraña y distinta. Más adelante llama la atención que el enfermo se para en medio de una frase, parece haber perdido el hilo de su pensamiento. Sus discursos y sus cartas son incomprensibles.

Sintomatología: los síntomas son muy variables. Los enfermos actúan en sus procesos de pensamiento, declaraciones e impulsos de una manera claramente extraña, de forma que nos hallamos impotentes frente a sus extrañas efusiones y extravagantes conductas. Sin embargo, se puede conversar con ellos y sólo al cabo de un rato nos damos cuenta de la imposibilidad de sus razonamientos lógicos.
Al inicio de su enfermedad no actúan de forma «loca», sino simplemente algo extraña y distinta. Más adelante llama la atención que el enfermo se para en medio de una frase, parece haber perdido el hilo de su pensamiento. Sus discursos y sus cartas son incomprensibles. Da extensas explicaciones sin sentido y crea nuevas palabras sin significado.
La vida emocional del enfermo se hace superficial. Súbitamente está deprimido o ríe sin motivo, puede actuar de forma absurda. Al igual sin motivo aparecen súbitamente accesos de cólera, conductas agresivas, por ejemplo, contra su médico con el que siempre había tenido un comportamiento amistoso. A menudo los enfermos adoptan un comportamiento marcadamente agresivo y lo mantienen durante largo tiempo, para realizar luego movimientos salvajes y descontrolados, como golpear varias ventanas con gran rapidez, destrozar objetos o repartir golpes.
Con frecuencia manifiesta que unas voces le dan órdenes que debe cumplir. Ven alucinaciones o creen percibir diversos olores. Los trastornos de la sensibilidad corporal son extremadamente variables, a menudo de tipo sexual. Cuando no existe una alteración del propio lenguaje, algunos enfermos tienden a hablar mucho, en tanto que otros dejan de hacerlo (mutismo).

Con frecuencia el esquizofrénico manifiesta que unas voces le dan órdenes que debe cumplir. Ve alucinaciones o cree percibir diversos olores.

Patogenesia: la esquizofrenia constituye una desestructuración de la vida emocional. Se producen severos trastornos en todos los planos de la vida emocional. La inteligencia constituye una excepción, puesto que en la esquizofrenia no se afecta. Tras una larga evolución, la personalidad del enfermo se altera significativamente. El profano se refiere a esta enfermedad como «locura» o «demencia». Se calcula que el número de esquizofrénicos es el 1 % de la población total.

Cuando se habla de «locura» o «demencia», el profano se refiere habitualmente a la esquizofrenia.

La **causa** de la enfermedad se desconoce hasta el momento. Tiempo atrás se creía que existían factores hereditarios, pero todavía no se ha podido demostrar. Lo único que se sabe es que en las mujeres la enfermedad aparece con mayor frecuencia en los momentos de intenso cambio hormonal (pubertad, puerperio, menopausia).

La hebefrenia, que se desarrolla principalmente en la adolescencia, cursa principalmente con alteraciones emocionales, de la voluntad y de las relaciones.

Una forma de la esquizofrenia que se presenta durante la adolescencia es la **hebefrenia**, y cursa principalmente con alteraciones emocionales, de la voluntad y de las relaciones. La exteriorización de los sentimientos pierde espontaneidad y profundidad. La sonrisa del enfermo es vacía y rígida, como helada. Ni los estímulos de amistad ni de agresividad provocan en él respuesta alguna.
En estos esquizofrénicos adolescentes la iniciativa es prácticamente nula. Con frecuencia, los familiares han de ayudar a los enfermos hasta en las actividades cotidianas más sencillas como lavarse o comer. Si se les deja a sus propios cuidados, en poco tiempo abandonan tanto su cuerpo como su vestimenta.

En la catatonia aparecen estados de necesidad y excitación que pueden alternar con una completa inmovilidad (estupor).

Otra forma de esquizofrenia, la **catatonia**, se caracteriza por estados de necesidad y excitación que pueden alternar con una completa inmovilidad (estupor). Es especialmente alarmante cuando el enfermo permanece en cama durante días sin hablar y sin reaccionar a los estímulos o en una posición forzada, que una persona sana debería dejar en pocos minutos debido a los dolores musculares que le provocaría.

Uno de los síntomas que aparecen regularmente en la esquizofrenia son las **ideas delirantes**. Dominan con mayor o menor intensidad el cuadro. Generalmente su contenido es grotesco y amenazador; se viven escenas infernales o también manifestaciones celestiales en un estado delirante de ensoñación, así como alucinaciones.

Entre los síntomas más importantes de las formas esquizofrénicas se encuentran las ideas delirantes, que dominan completamente al enfermo.

El enfermo intenta dar un significado a sus vivencias inquietantes. Cree estar influenciado por la electricidad, la hipnosis o la radiación. Todo tiene un significado especial, incluso los hechos más sencillos.
Además, expresan ideas religiosas alucinatorias, con una devoción exagerada. A menudo los pacientes manifiestan tener una estrecha relación con un santo que les impone quehaceres.

En la **forma paranoidealucinatoria** de la esquizofrenia, las ideas delirantes se encuentran en primer plano, mientras que los sentidos y la toma de consciencia están intactos. La memoria, la orientación y la concentración también permanecen normales durante mucho tiempo. No existen errores de percepción. Es imposible corregir las ideas alucinatorias del enfermo, ninguna prueba puede hacerle abandonar su delirio. El enfermo puede esconder su alucinación durante largo tiempo, hasta que un día la manifiesta de forma explosiva. La esquizofrenia puede evolucionar en forma de brotes o ser lentamente progresiva.

Los métodos terapéuticos modernos permiten equilibrar en pocas semanas al enfermo y distanciarlo parcialmente de sus ideas delirantes y de sus errores de percepción.

Tratamiento: en los últimos años se ha avanzado mucho en este campo. En la actualidad, es posible controlar de tal manera los brotes esquizofrénicos, incluso cuando existe un estado de intensa excitación, que en pocas semanas se puede conseguir equilibrar al enfermo y distanciarlo parcialmente de sus ideas delirantes y de sus errores de percepción.
El tratamiento farmacológico ha desplazado prácticamente por completo al tratamiento por electrochoque antes tan utilizado. Es importante que el enfermo se mantenga ocupado y que se habitúe de nuevo a una vida dentro de la sociedad. Esta reinserción se inicia incluso durante el tratamiento hospitalario.
Mediante la administración de medicamentos y medidas psicoterapéuticas y ocupacionales, la mayoría de los enfermos pueden integrarse de nuevo en la sociedad al cabo de poco tiempo.

Es importante que el enfermo se mantenga ocupado y que se habitúe de nuevo a una vida dentro de la sociedad.

Enfermedades mentales o alteraciones emocionales graves, de causa externa.

PSICOSIS EXÓGENAS

Bajo este concepto se incluyen las enfermedades mentales o alteraciones emocionales graves, de causa externa. Entre ellas se encuentran las intoxicaciones cerebrales crónicas, por ejemplo, por alcohol u otros estupefacientes o medicamentos, sobre todo por abuso de somníferos y analgésicos.
Sin embargo, también se observan estos mismos trastornos mentales en algunas enfermedades de los órganos internos. No obstante, sólo aparecen cuando existe una enfermedad especialmente grave de estos órganos y sólo en un pequeño porcentaje de los pacientes.

Parálisis progresiva

En esta enfermedad, que cursa con afectaciones físicas claras, distinguimos dos grupos de síntomas.

Los cuadros patológicos del delirio y de la parálisis se conocen muy bien.

Síntomas físicos:

- Trastornos pupilares. Las pupilas están contraídas, han perdido su esfericidad y no reaccionan a la luz, aunque sí se reacciona a la convergencia, que aparece al mirar de cerca.
- Cefalea, muy frecuente al atardecer y por la noche.
- Insomnio.
- Agotamiento fácil (síndrome pseudoneurasténico).
- Parálisis relajada de la musculatura de las extremidades y de la cara.
- Trastornos del lenguaje.

Los síntomas principales son una desestructuración progresiva de la personalidad unida a una progresiva disminución de la inteligencia. La aparición simultánea de la incapacidad de juicio y crítica provoca un delirio de grandeza.

Síntomas mentales:

Los síntomas principales son una desestructuración progresiva de la personalidad unida a una progresiva disminución de la inteligencia. La aparición simultánea de la incapacidad de juicio y crítica provoca un delirio de grandeza, que puede manifestarse de formas grotescas.
La sensibilidad emocional del enfermo está entorpecida. Con frecuencia se produce una desinhibición, por ejemplo manifestaciones groseras en el ámbito sexual en personas que anteriormente nunca habían presentado síntomas de ese tipo.

Etiología: esta enfermedad es la consecuencia tardía de una infección sifilítica no conocida o no tratada.

La parálisis progresiva es la consecuencia tardía de una infección sifilítica no conocida o no tratada.

Tratamiento: dado que hoy en día existe tratamiento de la sífilis, esta enfermedad es poco frecuente. Si la sífilis ha sido tratada con éxito con antibióticos en un estadio precoz, el estadio tardío no aparece. Una vez aparece la parálisis progresiva, el tratamiento sólo conseguirá mantener la enfermedad en estado de latencia.

Psicosis por sustancias químicas

1. Drogodependencia

(*Véase* también el capítulo «Drogodependencia y toxicomanía», pág. 392.)

Sintomatología: la persona drogodependiente tiene una necesidad imperiosa de conseguir droga; ésta le levanta el ánimo, le hace más activo e indiferente a las sobrecargas externas. Todas las sensaciones desagradables desaparecen con el consumo de esta sustancia. Finalmente el toxicómano se hace completamente dependiente de la droga. Todas las funciones orgánicas quedan supeditadas a dicha sustancia. Toda la vida del paciente queda dominada por la continua necesidad de conseguir la droga. El enfermo no se detiene frente al comportamiento criminal. Las drogas se caracterizan por la necesidad que provocan en el toxicómano de conseguir dicha sustancia, por la tendencia a necesitar una dosis cada vez más alta y por crear una dependencia tanto física como mental.

La persona drogodependiente tiene una necesidad imperiosa de conseguir droga, que le levanta el ánimo, le hace más activo o indiferente a las sobrecargas externas. Todas las sensaciones desagradables desaparecen mediante el consumo de esta sustancia.

Entre las sustancias que crean drogodependencia encontramos:

Morfina y derivados: la drogodependencia a la morfina es especialmente peligrosa, ya que crea dependencia muy pronto de modo que el enfermo debe aumentar rápidamente la dosis.

Somníferos y tranquilizantes: muchos de nuestros analgésicos contienen algún tranquilizante, de forma que el consumo abusivo puede crear una dependencia con todas sus consecuencias. La combinación de la analgesia y el efecto tranquilizante produce una sensación especialmente agradable.

Estimulantes: estas sustancias pueden provocar durante un corto período de tiempo un aumento del rendimiento, al que le sigue una disminución de proporciones similares. A este grupo pertenecen las anfetaminas, como la pervitina, así como sustancias que pueden confundir a los sentidos, los alucinógenos como el hachís, la mescalina y el LSD. Existen muchos otros preparados con acción euforizante y alucinógena. El abanico abarca desde los disolventes hasta los estupefacientes sintéticos.

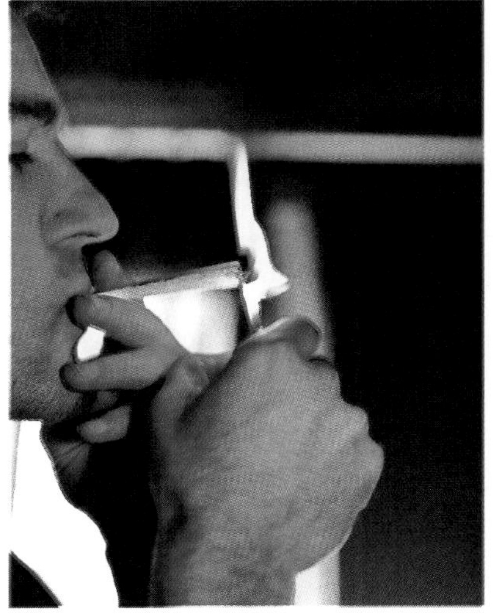

El hachís corresponde a los estupefacientes que pueden provocar una dependencia psíquica.

Alcohol: es la droga más utilizada y que potencialmente puede crear adicción. La adicción que crea el alcohol no entraña menos riesgo que la de otras sustancias.

Generalmente, los drogodependientes presentan una determinada estructura de la personalidad, caracterizada por una voluntad débil. Intentan suprimir sus problemas mediante la acción de la droga. Las razones que el toxicómano aduce para el abuso de las drogas raramente son convincentes. Existen pocas excepciones, como dolor de larga duración en las enfermedades crónicas.

Generalmente, los drogodependientes presentan una determinada estructura de la personalidad, caracterizada por una voluntad débil. Intentan suprimir sus problemas mediante la acción de la droga.

Tratamiento: ha de realizarse durante varios meses mediante una cura radical de desintoxicación, que sólo puede llevarse a cabo en un centro especializado. El éxito del tratamiento depende de la fuerza de voluntad del paciente.

El delírium trémens, provocado por el consumo excesivo de alcohol, es muy grave. Especialmente está afectada la capacidad de regulación de la circulación, de forma que existe el riesgo de una insuficiencia circulatoria aguda que puede provocar la muerte del paciente.

2. Delírium trémens

Sintomatología: alteración de la consciencia. El enfermo está confuso, no sabe dónde se encuentra y no entiende su situación. Con frecuencia está muy intranquilo y presenta alucinaciones visuales, como los conocidos «ratones blancos». El proceso del pensamiento está completamente desestructurado y no es posible mantener una conversación con el enfermo. Cuando el cuadro desaparece los pacientes no recuerdan lo que les ha ocurrido.

La **causa** del delírium trémens puede ser el consumo excesivo de alcohol, aunque también se puede deber a una privación brusca del alcohol cuando existe un alcoholismo crónico. Este proceso es muy grave. Especialmente está afectada la capacidad de regulación de la circulación, de forma que existe el riesgo de una insuficiencia circulatoria aguda que puede provocar la muerte del paciente.

Tratamiento: el tratamiento de este cuadro patológico se debe realizar en centros o clínicas especializados. El pronóstico es bueno cuando el tratamiento médico intensivo se inicia a tiempo.
Algunos de los síntomas del delirio alcohólico deben diferenciarse claramente de los que aparecen en algunas enfermedades orgánicas. Resultan especialmente frecuentes los estados delirantes en las enfermedades que cursan con fiebre elevada. En este caso, además del control en una unidad de medicina intensiva, debe realizarse un tratamiento adecuado y pertinente de la enfermedad de base.

La arteriosclerosis de los vasos sanguíneos cerebrales es una de las causas más frecuentes de la psicosis senil.

PSICOSIS SENIL

Las psicosis seniles pueden estar desencadenadas por los factores más variados. En ese caso nos referiremos a las alteraciones cerebrales causadas por la **arteriosclerosis** de los vasos cerebrales.

Sintomatología: disminución de la concentración y pérdida de memoria. La memoria de hechos pasados es mucho mejor que la memoria de los hechos recientes.
Con frecuencia el enfermo cambia los objetos de sitio y olvida dónde los ha puesto. Aparecen intensas oscilaciones del estado de ánimo. Los pacientes están excitados, llorosos e irritables. Están tristes y temerosos.
Se intensifican las características individuales preexistentes. Así, pueden exagerarse la desconfianza, la obstinación, la desconsideración y una cierta dejadez. Todo ello puede desembocar en un estado confusional provocado por la arteriosclerosis.

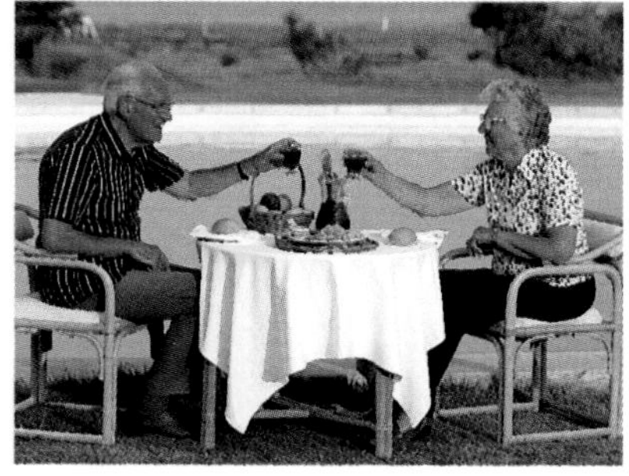

La arteriosclerosis puede prevenirse mediante una alimentación baja en colesterol y rica en ácidos grasos insaturados.

Tratamiento: la curación no es posible; sólo se puede intentar la prevención de la arteriosclerosis mediante una alimentación baja en colesterol y rica en ácidos grasos insaturados, así como el suficiente ejercicio físico. El intento de mejorar la sintomatología mediante fármacos favorecedores de la circulación obtiene pocos resultados.

DEFICIENCIA MENTAL

El número de personas que sufre algún tipo de déficit intelectual es elevado. Dentro de la población representan aproximadamente un 2 %.

La sintomatología de la deficiencia mental se caracteriza por un marcado déficit intelectual, que puede dividirse en tres categorías.

1. **Debilidad:** las personas afectadas conservan una cierta capacidad de aprendizaje.

2. **Imbecilidad:** los enfermos presentan muy poca capacidad de aprendizaje.

3. **Idiocia:** el enfermo no presenta ninguna capacidad de aprendizaje.

Las **causas** que provocan estos tipos de déficit intelectual pueden ser muy variadas. En este contexto entran en juego las lesiones cerebrales de la primera infancia, por complicaciones durante el parto, trastornos metabólicos congénitos en los que se forman sustancias con acción lesiva sobre las funciones cerebrales, o también por meningitis. Asimismo, desempeña un importante papel el carácter hereditario de algunas formas de la deficiencia mental.

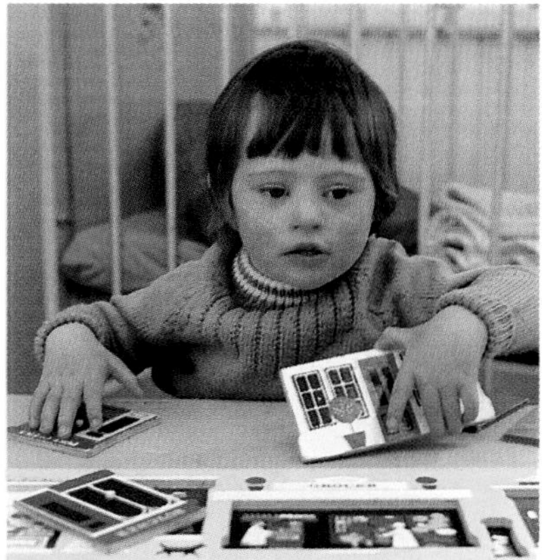

Los niños con deficiencia mental pueden obtener muchas ayudas que hacen posible su integración en la sociedad.

Tratamiento: el tratamiento eficaz de la deficiencia mental sólo es posible en casos excepcionales, como en los trastornos metabólicos como la fenilcetonuria (enfermedad de Fölling), en la que, mediante una dieta estricta se consigue que no se formen las sustancias que lesionan las estructuras cerebrales. Sin embargo, las personas con deficiencia mental pueden obtener muchas ayudas que hacen posible su integración en la sociedad. Ello se consigue mediante escuelas u hogares especiales, donde incluso las personas con una deficiencia mental profunda encuentran seguridad y la posibilidad de acceder al aprendizaje de ciertas actividades.

TRASTORNOS DE LA PERSONALIDAD

Una estructura anormal de la personalidad provoca que el enfermo sufra esta anormalidad o que ésta sea sufrida por su entorno.

Bajo este concepto se entiende la manera de proceder de algunas personas, cuya estructura mental se encuentra muy alejada de la norma media de la población. Esta estructura mental se debe a características congénitas y no adquiridas durante la vida. Esta personalidad anormal provoca que el enfermo sufra esta anormalidad o que ésta sea sufrida por su entorno.

Sin lugar a dudas, los siguientes tipos con manifestaciones de mayor o menor grado pueden encontrarse también entre las personas normales. Sin embargo, las personalidades psicopáticas se manifiestan con especial claridad debido a sus características individuales.

Las personas con una personalidad débil caen frecuentemente en la drogadicción.

Personalidad débil. Se reconocen por su falta de voluntad. Su incapacidad para realizar un trabajo regular y con un objetivo le impide desarrollar correctamente sus capacidades. Estas personas son fácilmente influenciables y oponen sólo una ligera resistencia a las tentaciones.
Huyen de las dificultades y si con frecuencia se encuentran ante situaciones desagradables acuden rápidamente al alcohol y a los fármacos con el fin de esconderse. Por ello es frecuente que estas personas caigan en la drogadicción.

Las personalidades emocionalmente lábiles presentan una labilidad emocional que se manifiesta en la variabilidad de su estado de ánimo. Con frecuencia injustamente, su entorno considera su comportamiento como caprichoso.

Personalidades emocionalmente lábiles: presentan una labilidad emocional que se manifiesta en la constante variabilidad de su estado de ánimo. Con frecuencia injustamente, su entorno considera su comportamiento como caprichoso.

Personalidad irritable: su comportamiento viene determinado esencialmente por su fácil irritabilidad. El más pequeño pretexto es suficiente para que este tipo de personas alcancen un estado tal de excitación que desemboque en una agresión que incluso puede ser física.

Personalidad narcisista: su comportamiento está dominado completamente por la necesidad de sobresalir en todo lo que hace y en hablar tanto como sea posible de sí mismo. El comportamiento de estas personas está completamente supeditado a alcanzar estos objetivos. Con frecuencia son extremadamente mentirosos. Inventan historias de las que nada es cierto, tan sólo con el fin de satisfacer su narcisismo.

En las personas con una personalidad fría se detecta desde la infancia que las relaciones afectivas con sus familiares son débiles. Sus amistades duran poco tiempo. No conocen ni el agradecimiento ni la lealtad y son superficiales en todos los sentidos.

Personalidad fría: desde la infancia se detecta que las relaciones afectivas con sus familiares son débiles. Sus amistades duran poco tiempo. No conocen ni el agradecimiento ni la lealtad y son superficiales en todos los sentidos. Son incapaces de desarrollar una relación profunda con otra persona; incluso en el plano sexual su comportamiento es frío.

Personalidad extravagante: se caracterizan por un comportamiento y una forma de expresarse extraños.

Seudología fantástica: en este caso existe una fantasía desbordada, de forma que se olvida la realidad y el comportamiento está dominado por los planteamientos fantásticos. Tendencia a la sobrevaloración.

Pseudoquerulantismo: son marcadamente reivindicativos y están en posesión de la verdad. Por ello, con frecuencia existe una necesidad de pleitear. Viven en continua lucha con el prójimo y por ese motivo pierden con frecuencia su trabajo.

NEUROSIS

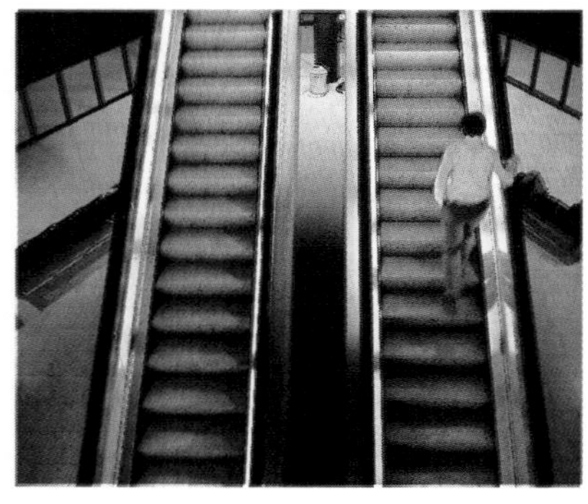

La fobia se caracteriza por un miedo irracional a determinadas situaciones (oscuridad, lugares cerrados, ascensores, lugares elevados, etc.).

Bajo este concepto se entienden aquellos cuadros patológicos que se inician por determinados hechos ocurridos durante la vida del enfermo. El término neurosis es muy conocido popularmente y con frecuencia se utiliza de forma incorrecta. No se trata de enfermedades de los nervios, sino de posiciones incorrectas a partir del desarrollo psíquico anormal de una personalidad después de determinados hechos. Una reacción emocional anormal a una vivencia se considera como neurótica cuando provoca el sufrimiento del enfermo. La premisa para una reacción de este tipo es siempre una personalidad predispuesta. En la mayoría de los casos existe una relación entre la enfermedad y ciertos hechos de la vida del paciente. Con ayuda de la psicoterapia estos hechos se pueden descubrir y procesar.
La conducta neurótica más conocida es la **paranoica**. Si después de una experiencia patogénica una persona precisa un desagravio y no lo consigue a pesar de sus constantes esfuerzos, debido a la lucha prolongada que lleva a cabo, puede enfrascarse cada vez más en sus emociones. Pierde la escala de sus objetivos y finalmente no sólo enferma sino que se siente intensamente afectado

por esa situación. Estas reacciones aparecen en las personas con una personalidad obsesiva.

En la **reacción depresiva** en general es relativamente fácil reconocer la causa en una desazón, inicialmente caracterizada por la tristeza y que finalmente se convierte en una experiencia conmovedora, como la muerte de un familiar querido. Mucho más frecuente es la persona que entra en un estado depresivo y que como consecuencia de sus vivencias el estado de ánimo cae cada vez en un pozo más profundo. Así evolucionan hasta una **neurosis depresiva**.

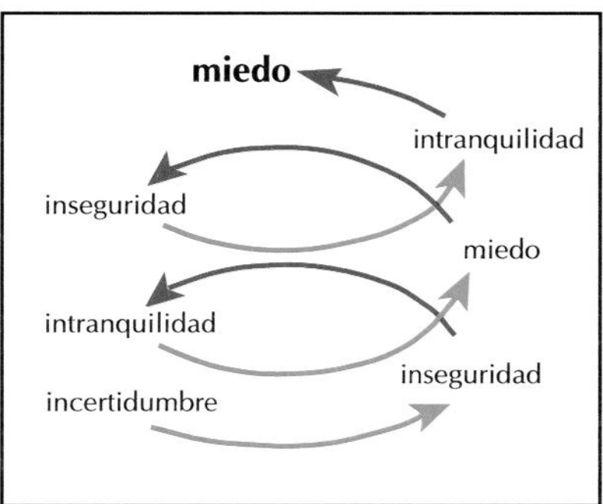

Espiral del miedo: lo que empieza como algo sin importancia en determinadas ocasiones puede desembocar en pánico.

La **neurosis de angustia** se caracteriza por el miedo del enfermo a perder determinadas capacidades que posee. Se trata de capacidades que acomete con miedo por el temor a fracasar. Debido a la angustia que esta situación crea acaba fracasando realmente. Una forma típica de esta forma de neurosis es el tartamudeo neurótico.

La **neurosis obsesiva** aparece principalmente en las personas perfeccionistas. Para estas personas es difícil dar por acabada una tarea, ya que siempre desean comprobar una y otra vez si se han olvidado algo o si pueden mejorarla de alguna manera. Así, una mujer que se acuesta por la noche empieza a pensar si realmente ha cerrado la llave del gas. Dado que no es capaz de tranquilizarse, aparece una y otra vez el temor de haberlo olvidado. Se levanta y lo comprueba. Su razón no puede imponerse sobre su angustia y se desarrolla el pensamiento obsesivo de que se ha dejado la llave del gas abierta. De esta forma se desarrolla un comportamiento compulsivo que constituye el síntoma típico de la neurosis obsesiva.

En su instauración, la **neurosis hipocondríaca** es muy similar a la neurosis obsesiva. La diferencia reside en si los temores se dirigen hacia el entorno o hacia el propio cuerpo. Así, una molestia física conduce a prestar una especial atención a la correspondiente función corporal. Con frecuencia no se trata de una verdadera enfermedad, sino de un trastorno regulatorio del sistema nervioso vegetativo que se soluciona rápidamente. Aparece temor frente a las enfermedades conocidas, como el infarto de miocardio o el cáncer. Se compara la molestia con los síntomas de dicha enfermedad y debido al estado emocional se la identifica con ellos. Así se desarrolla la neurosis hipocondríaca, como la carcinofobia y la cardiofobia. Las personas perfeccionistas sufren con mayor frecuencia una neurosis de este tipo.

La neurosis hipocondríaca con frecuencia no se trata de una verdadera enfermedad, sino de un trastorno regulatorio del sistema nervioso vegetativo que se soluciona con relativa rapidez.

La **fobia** se caracteriza por el miedo irracional frente a determinadas situaciones (oscuridad, lugares cerrados, ascensores, lugares elevados, viajes en avión o en barco) o animales (perros, ratones, serpientes, arañas).
La **agorafobia**, que consiste en un estado de miedo o incluso pánico cuando el enfermo se encuentra en espacios abiertos, puede ser muy problemática.
Las fobias se instauran generalmente durante la infancia, cuando el paciente ha sufrido una experiencia especialmente atemorizante o ha sido educado e influenciado por personas con temores similares. Algunos miedos, que se manifiestan en forma de fobias, pueden reflejar también deseos o sensaciones inhibidos.

Las fobias se instauran generalmente durante la infancia, cuando el paciente ha sufrido una experiencia especialmente atemorizante o ha sido educado e influenciado por personas con temores similares.

Tratamiento: el tratamiento de las neurosis raramente es farmacológico. Muy frecuentemente estas enfermedades pueden tratarse con éxito mediante la psicoterapia, en general con un tratamiento conductista (*véase* el capítulo «Psicoterapia»).

Las reacciones histéricas representan posiciones psíquicas anormales deseadas subjetivamente. Son estados deseados de forma subjetiva. Podría hablarse de un deseo de estar enfermo, con el que se persigue un objetivo.

Reacción histérica

Las opiniones sobre la patogenesia de la reacción histérica son muy diversas. Las reacciones histéricas representan posiciones psíquicas anormales deseadas subjetivamente. Son estados deseados de forma subjetiva. Podría hablarse de un deseo de estar enfermo, con el que se persigue un objetivo. La reacción histérica se diferencia de una simulación en que el afectado no es consciente, sino que se produce mediante la supresión de las circunstancias objetivas. Estos síntomas de «huida en la enfermedad» tienen valor patológico.

Tratamiento: en este caso la psicoterapia también tiene buenas perspectivas de éxito en los pacientes que tienen el deseo de curarse.

Neurastenia

La neurastenia se manifiesta en forma de una excitabilidad fácil, un claro agotamiento, síntomas vegetativos como cefaleas, vértigos, trastornos del sueño, falta de concentración y trastornos de la potencia sexual.

Al contrario que en los procesos neuróticos, en los cuadros patológicos neurasténicos aparece un gran número de factores externos que influye en ellos. Estas acciones negativas externas provocan una desestructuración más que un procesamiento de la situación. De esta manera aparece una excitabilidad fácil, un claro agotamiento, síntomas vegetativos como cefaleas, vértigos, trastornos del sueño, falta de concentración y trastornos de la potencia sexual. La enfermedad afecta con mayor frecuencia a personas de naturaleza fácilmente excitable y que se afectan más intensamente por las situaciones.

El **tratamiento** de estos cuadros neurasténicos se consigue mediante la detección y eliminación de la causa desencadenante.

PERVERSIONES SEXUALES

Exhibicionismo: bajo este término se entiende la necesidad de mostrar los genitales a otras personas con el fin de alcanzar una satisfacción sexual. A menudo se da en personas con una personalidad insegura y tímidas.

Sodomía: concúbito entre personas de un mismo sexo, o contra el orden natural.

Sadismo: el término deriva del francés marqués de Sade y se refiere a la obtención de placer mediante la tortura de otros. Estas personas alcanzan el orgasmo cuando tienen la posibilidad de provocar dolor, heridas o también humillaciones a su pareja. Con frecuencia estas personas son incapaces de mantener una relación sexual normal.

Las perversiones sexuales no se han de considerar en todos los casos como enfermedades. Representan una desviación de lo que en la sociedad se considera generalmente como normal, y sólo hay que tratarlas cuando afectan o hieren a otras personas en su dignidad y en su integridad física o mental.

Masoquismo: bajo este término se entiende el placer en ser torturado. El masoquismo representa el polo opuesto al sadismo.

Fetichismo: el fetichista traslada sus sensaciones eróticas sobre las pertenencias de la persona amada, como piezas de ropa, pelo, zapatos. En ocasiones se siente excitado simplemente por mirar esos objetos.

CONSECUENCIAS PENALES Y CIVILES

Derecho penal

Según el derecho legal, las enfermedades psíquicas pueden anular o disminuir la responsabilidad penal del autor.

Las enfermedades psíquicas pueden provocar una reducción o una suspensión de la responsabilidad penal del individuo.

El artículo 20, sección 1.ª del Código Penal español dice: «Estará exento de responsabilidad criminal el que al tiempo de cometer la infracción penal, a causa de cualquier anomalía o alteración psíquica, no pueda comprender la ilicitud del hecho o actuar conforme a esa comprensión».

El trastorno de la consciencia, del que se desprende un posible acto criminal, también puede estar provocado por el consumo de grandes cantidades de alcohol o de medicamentos tranquilizantes.

Si la capacidad de discernir el carácter delictivo del hecho o de actuar según éste estaba disminuida en el momento del hecho, según las disposiciones sobre la pena del hecho delictivo, ésta podrá ser atenuada. El trastorno de la consciencia, del que se desprende un posible acto criminal, también puede estar provocado por el consumo de grandes cantidades de alcohol o de drogas, estupefacientes o sustancias psicotrópicas.
El trastorno patológico de la capacidad mental se observa principalmente en las enfermedades mentales, sobre todo en la esquizofrenia, aunque también en el trastorno maniacodepresivo y en las psicosis de base orgánica.

Las personalidades anormales (psicopáticas) se amparan sólo en casos excepcionales en el artículo 20 del Código Penal, por ejemplo, en combinación con la deficiencia mental. En las psicopatías se trata simplemente de personas con características individuales que aunque se desvían de la media de la población no están enfermos en el sentido de «una anomalía o alteración psíquica».

Si el sujeto que ha cometido un hecho delictivo es declarado exento de responsabilidad criminal, la ley ordenará su internamiento en un centro especializado, cuando la seguridad pública así lo requiera. La ley también puede ordenar un tratamiento educacional (artículos 101 y 102 del Código Penal español).

En las psicopatías se trata simplemente de personas con características individuales que, aunque se desvían de la media de la población, no están enfermos en el sentido de «una anomalía o alteración psíquica».

Derecho civil

El artículo 200 del Código Civil español dice: «Son causas de incapacitación las enfermedades o deficiencias persistentes de carácter físico o psíquico que impidan a la persona gobernarse por sí misma».
La capacidad de contratar puede estar alterada parcial o completamente en todos los trastornos mentales (artículo 1.301 del Código Civil). Estos trastornos mentales pueden estar provocados tanto por enfermedades orgánicas como por trastornos de la capacidad mental. En este caso se ha de retirar al enfermo su capacidad de decisión volitiva, y no sólo temporalmente.
Nadie puede testar cuando se le ha declarado incapacitado o cuando debido a trastornos de la capacidad mental o de la consciencia no es capaz de captar el significado de las últimas voluntades por él expresadas o de actuar según ese punto de vista (artículos 663-666 del Código Civil).
Se puede declarar incapacitada a una persona cuando debido a una enfermedad o deficiencia mental no es capaz de salvaguardar sus intereses o no es capaz de atender las necesidades de su familia o las suyas propias o pone en peligro la seguridad de otras personas.

Se puede declarar incapacitada a una persona cuando debido a una enfermedad o deficiencia mental no es capaz de salvaguardar sus intereses.

El riesgo afecta principalmente a los niños y a los adolescentes, ya que buscan la huida de los problemas familiares y sociales dentro del mundo de la droga.

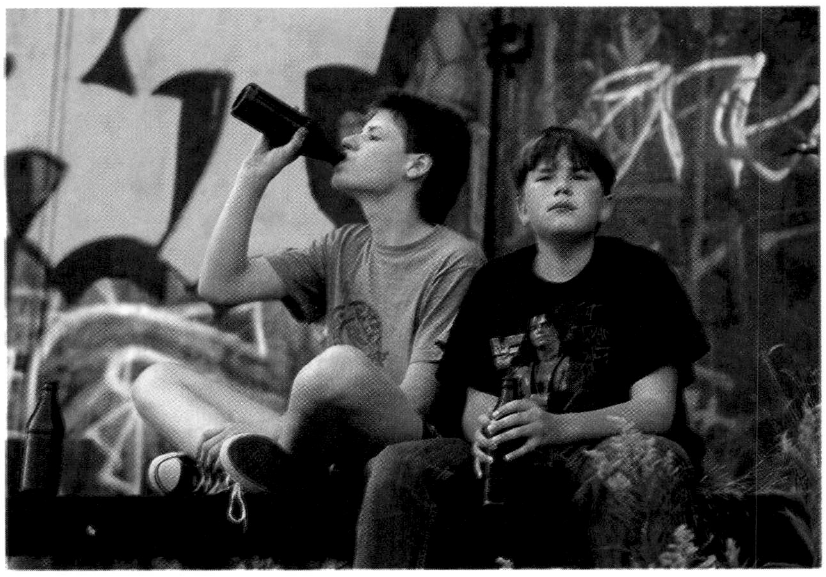

DROGODEPENDENCIA Y TOXICOMANÍA

La dependencia patológica de sustancias químicas y drogas pone en peligro la salud y la existencia en la sociedad de millones de personas.

En las sociedades industrializadas modernas, la dependencia patológica a sustancias químicas y drogas ha alcanzado tal dimensión e importancia que pone en peligro la salud y la existencia en la sociedad de millones de personas. El riesgo afecta principalmente a los niños y a los adolescentes, ya que buscan la huida de los problemas familiares y sociales dentro del mundo de la droga. Lo que empieza con el tabaco y el alcohol, pasa con frecuencia al hachís y a las anfetaminas, hasta llegar al consumo de las drogas duras, como la heroína y la cocaína, y no es raro que acabe con la muerte. La medicina se enfrenta a este problema pero no puede solucionarlo ella sola. Mientras que la necesidad de los drogadictos se vea satisfecha por narcotraficantes sin escrúpulos, será necesaria la intervención estatal.

La drogodependencia es la necesidad irresistible e imperiosa del consumo continuo de una droga con el fin de alcanzar un determinado grado de placer o para evitar sensaciones de malestar.

Drogodependencia y droga

Una tesis ampliamente aceptada es la que define la drogodependencia como la necesidad irresistible e imperiosa del consumo continuo de una droga, con el fin de alcanzar un determinado grado de placer o para evitar sensaciones desagradables.

Bajo este concepto tan general existen muchas diferencias y grados que hay que tener en cuenta al estudiar cada una de las drogas. No obstante, en todos los casos es válido que toda toxicomanía que hace a una persona dependiente de una droga o estupefaciente le despoja de las fuerzas que el afectado podría utilizar para cambiar algo y liberarse de su dependencia. De esta forma se crea un círculo vicioso que induce al toxicómano a introducirse cada vez más en su adicción.

Toda toxicomanía despoja a la persona de las fuerzas que podría utilizar para cambiar algo y liberarse de su dependencia.

Para muchos drogadictos, la sensación de placer que experimentan después del consumo de la droga en forma de éxtasis, elevación del ánimo o aumento transitorio del rendimiento es menos determinante que el miedo a las sensaciones de malestar que se manifiestan mental y/o físicamente en mayor o menor grado al interrumpir su consumo (síndrome de abstinencia).

ALCOHOL: LA DROGA COTIDIANA LEGAL NÚMERO 1

El alcohol es una droga y como tal provoca en muchas personas una intensa dependencia.

La cerveza, el vino, los licores y aguardientes forman parte de las bebidas alcohólicas que con regularidad consume aproximadamente el 90 % de la población. En pequeñas cantidades, el alcohol etílico que éstas contienen tiene un efecto inhibidor sobre el sistema nervioso central, favorece la desinhibición, la desaparición de temores y tensiones y aumenta la capacidad de relacionarse. Consumido en grandes cantidades, el alcohol conduce a la embriaguez. Con ello se limita significativamente la capacidad de rendimiento física y mental; con frecuencia la persona presenta reacciones y realiza actos incontrolados que pueden tener graves consecuencias sanitarias, sociales e incluso penales.

Alcoholismo

Sintomatología: la existencia o el inicio de alcoholismo puede detectarse tanto por unos determinados síntomas de conducta como también por la aparición de síntomas físicos.

En cuanto a los síntomas de conducta encontramos entre otros:

- Cambio en los hábitos de bebida (cambio de la cerveza o el vino a bebidas de alta graduación alcohólica; beber por la mañana o antes de las comidas).
- Cambios de la personalidad, como una creciente agresividad, irritabilidad, accesos incontrolados de ira y violencia.
- Frecuentes promesas a los demás o a sí mismo de dejar la bebida; comprar la bebida y beber en secreto.
- Cambio frecuente del puesto de trabajo.
- Descuido en la higiene corporal y en el vestir; descuido en la alimentación.

Entre los síntomas físicos encontramos:

- Enrojecimiento cutáneo de la cara.
- Temblor por la mañana, sudor, náuseas, dolor abdominal, vómitos.
- Sensación de entumecimiento en brazos y piernas, calambres.
- Desasosiego debido a un estado progresivo de confusión y trastornos de la memoria.
- Dificultad para controlar la emisión de orina y de heces.
- Ante la privación súbita de alcohol se produce un delírium trémens con alucinaciones, intensas sacudidas involuntarias y calambres, y graves trastornos circulatorios.

Cuando existe un consumo excesivo de alcohol crónico, generalmente relacionado con el alcoholismo, se producen graves síntomas orgánicos y neurológicos, como lesiones hepáticas, enfermedades cardiocirculatorias, psicosis y demencia. Rápidamente se produce una desestructuración de la personalidad, destrucción de las relaciones familiares y sociales, que frecuentemente provocan una marginación social.

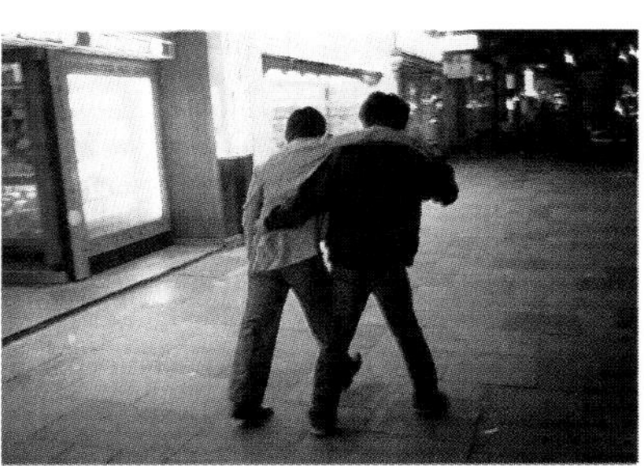

¿Se trata sólo de una droga inocua? Bajo los efectos del alcohol la persona con frecuencia presenta reacciones y realiza actos incontrolados que pueden tener graves consecuencias sanitarias, sociales e incluso penales.

Alcoholismo y embarazo

Cada día se presta más atención al efecto del consumo de alcohol durante el embarazo. Si una mujer embarazada consume diariamente la pequeña cantidad de dos vasos de vino o cerveza, ello influirá negativamente en el desarrollo del niño. El niño nace con bajo peso. En ocasiones, simplemente un consumo moderado es causa de una elevada tasa de abortos. Las altas dosis de alcohol pueden provocar malformaciones en el futuro niño. Así pues, las mujeres embarazadas deben evitar completamente el consumo de alcohol.

Etiología: en el desarrollo del alcoholismo entran en juego diversos factores. Junto a una cierta debilidad de carácter, el riesgo está representado por una personalidad lábil, un determinado entorno social, la duración del consumo y la cantidad de alcohol que se consume, así como el potencial de sobrecarga y de conflicto que debe soportar la persona. Bajo una sobrecarga psíquica importante, la persona, que de otra manera sólo bebía ocasionalmente, puede habituarse a la bebida y caer finalmente en el alcoholismo.

Desarrollo de la dependencia: habitualmente tiene lugar en cuatro fases consecutivas.
En la primera fase se adquiere el hábito de beber diariamente y cada vez con más intensidad.
En la segunda fase aparecen las primeras lagunas de memoria después de haber bebido. Se desarrollan sentimientos de culpa que compensa frente a su entorno restándole importancia al consumo de alcohol. Ahora también se bebe en casa.
En la tercera fase el alcohólico pierde progresivamente el control sobre la bebida; es incapaz de prescindir del alcohol.
Finalmente, en la cuarta fase los estados de embriaguez son cada vez más frecuentes y determinan el transcurso del día del alcohólico. Ocasionalmente, puede ocurrir que en esta fase el alcohólico no muestre nunca signos de embriaguez. Se trata de personas que en ningún momento consumen cantidades exageradas de alcohol, sino que van bebiendo con regularidad durante todo el día, de forma que mantienen constante el nivel de alcohol en sangre (alcoholemia), con el fin de evitar los síntomas de la abstinencia.

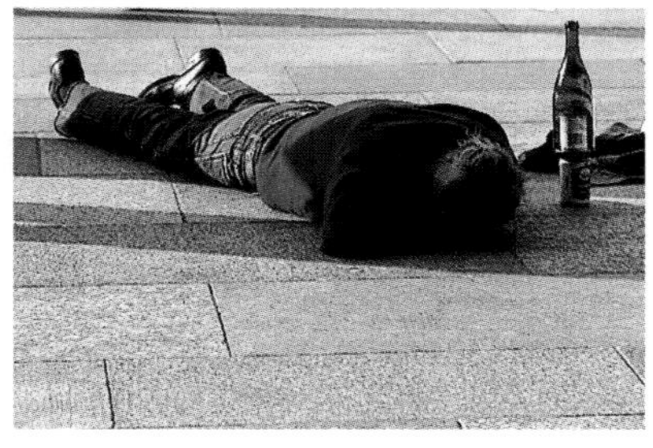

El alcoholismo debe considerarse siempre una enfermedad crónica progresiva y no un problema esencialmente moral.

Tratamiento: el alcoholismo debe considerarse una enfermedad crónica progresiva y no un problema esencialmente moral. El primer paso del tratamiento debe ser la interrupción del consumo. Para ello se administrarán, con una disminución progresiva de la dosis, fármacos con acción farmacológica similar al alcohol. El objetivo es romper la atadura del alcohol sin que aparezcan importantes síntomas de abstinencia.
Generalmente este proceso se realiza bajo ingreso durante varios meses en un centro de desintoxicación. Es importante que el paciente desee realmente hacer la cura de desintoxicación. Finalmente se ha de conseguir una abstinencia total. La conexión del alcohólico con una actividad que le ocupe el tiempo y con unas relaciones interhumanas duraderas refuerza la confianza en sí mismo.

Una estrategia para luchar contra el alcoholismo es la administración del fármaco **disulfiram**. Se trata de una sustancia sensibilizante que provoca intensas náuseas cuando el paciente toma alcohol. Esta desagradable reacción provoca la imposibilidad de tomar bebidas alcohólicas.

Los enfermos alcohólicos con síntomas de reducida o mediana intensidad se pueden tratar ambulatoriamente. El grado de severidad del síndrome de abstinencia depende de la intensidad del alcoholismo durante las semanas previas a la interrupción del consumo.
Los familiares y amigos de una persona alcohólica deben estar atentos a la aparición de los síntomas de la abstinencia y animar al enfermo para que acuda a un programa de desintoxicación. Hay un gran número de organizaciones y grupos de autoayuda que ofrecen información, asesoramiento y ayuda tanto para el afectado como para sus familiares.

Asistencia y ayuda cuando existen problemas con el alcohol:
Alcohólicos Anónimos
Portaferissa, 23
08002 Barcelona (España)

Asociación de Alcohólicos Rehabilitados
Casanova, 143
08036 Barcelona (España)

TABAQUISMO

Si se parte de la base de que alrededor de la mitad de los hombres, una tercera parte de las mujeres y prácticamente una quinta parte de los niños y adolescentes fuman, hay que considerar el tabaco como una de las drogas legalizadas más extendida en el mundo. Hoy en día, se conocen ampliamente las consecuencias nocivas que el tabaco tiene sobre la salud; en este libro también se incide sobre ellas en diversos apartados. No se tiene suficientemente en cuenta el importante potencial de dependencia que tiene sobre todo el fumar cigarrillos.

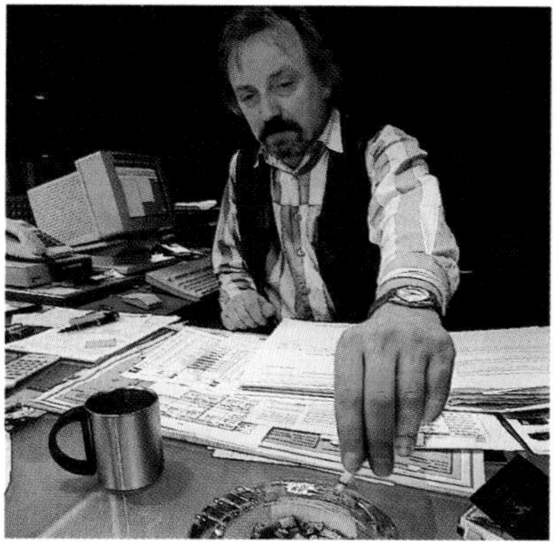

El camino hacia la dependencia nicotínica pasa por la habituación.

Dependencia nicotínica

Sintomatología: además de muchas otras sustancias nocivas, entre ellas los productos del alquitrán y el monóxido de carbono son especialmente nocivos para la salud, el humo del tabaco contiene nicotina, que es la responsable de la adicción que crea el tabaco. En dosis muy pequeñas tiene un efecto excitante; en cantidades algo mayores tiene un cierto efecto tranquilizante y relajante.
Sin embargo, estos efectos que persiguen los fumadores se acompañan de un gran número de efectos secundarios que deben entenderse como señales de aviso: mareo, náuseas, sequedad de boca, irritación de las vías respiratorias, cefalea, trastornos circulatorios con crisis de sudor.
La nicotina crea una dependencia psíquica y física. Los síntomas de la abstinencia son la intranquilidad, irritabilidad, trastornos de la concentración así como náuseas y sudoración.

El grado de dependencia también está influido por el tipo de fumador, que se manifiesta durante la fase de habituación. Se distingue:

*la persona que fuma **por placer**, o recurre al cigarrillo después de una buena comida, al saborear un buen vino o al disfrutar de una lectura emocionante durante su tiempo libre;*

*la persona que fuma **por condicionamientos sociales**, principalmente en sociedad junto con otras personas;*

*la persona que fuma ante **situaciones conflictivas**, cuando se enfrenta a situaciones de sobrecarga reales o ficticeas.*

Etiología y evolución: el camino hacia la dependencia nicotínica comienza con la habituación, que generalmente se inicia en la adolescencia, antes de los 18 años. En un principio se fuma para imitar a otros, para parecer mayor o para llenar determinadas situaciones (después de las comidas, durante el recreo o las pausas laborales, al mantener una conversación, en relación con el consumo de alcohol, etc.).
Posteriormente aparece una progresiva tolerancia a la nicotina, es decir, la sustancia nociva se elimina con mayor rapidez del organismo, de forma que el fumador aumenta inconscientemente el consumo de tabaco. Así se instaura una dependencia de tipo psíquico y físico.

Tratamiento: a base de fuerza de voluntad cualquier persona es capaz de superar su dependencia a la nicotina y dejar de fumar. Dependiendo del tipo de fumador (*véase* al margen), es posible liberarse del hábito del tabaco.
La persona que fuma por placer ha de hallar un sustituto para el cigarrillo e intentar distraerse, por ejemplo, con café, goma de mascar, música, etc.
La persona que fuma por razones sociales, durante el período de deshabituación debería evitar los contactos sociales que motivan su tabaquismo.
En cuanto a la persona que fuma en situaciones conflictivas, necesita fases más largas de deshabituación y ocio (preferiblemente durante las vacaciones) para conseguir dejar de fumar.
La fuerza de voluntad y la autodisciplina se ven reforzadas si durante la fase de deshabituación se participa en un grupo de autoayuda. El tratamiento farmacológico, así como la acupuntura o la hipnosis, pueden facilitar el proceso de deshabituación.

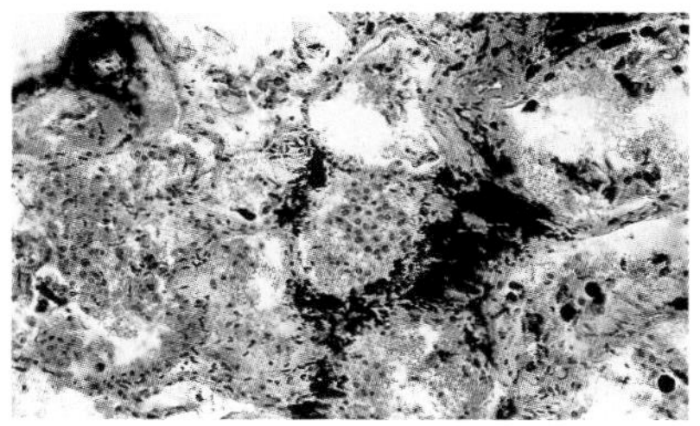

Corte histológico de un pulmón de un fumador, con depósitos de alquitrán.

Entre las drogas ilegales más importantes se encuentran el cannabis, los opiáceos y la cocaína.

DROGAS ILEGALES

Entre las drogas ilegales más importantes se encuentra el cannabis (hachís, marihuana), los opiáceos (heroína, opio, morfina), así como la cocaína. Además, también tienen importancia los alucinógenos (mescalina, LSD), las anfetaminas y las drogas de diseño. Un gran número de medicamentos que precisan receta médica, sobre todo los analgésicos y los psicofármacos, pueden conducir también a una dependencia patológica cuando son mal utilizados.

Cannabis (hachís, marihuana)

Existe una intensa controversia entre los expertos y los políticos sobre si el hachís y la marihuana se han de incluir en las drogas permitidas.

Esta droga, que después del alcohol y el tabaco es la más extendida, se obtiene de la planta hembra del cáñamo índico, y se comercializa y se consume en forma de hachís (de la resina de las inflorescencias y del peciolo) o de marihuana (de las partes secas de la planta).
Existe controversia sobre si el hachís y la marihuana deben incluirse en las drogas permitidas. Están consideradas como drogas relativamente inocuas, ya que crean dependencia psíquica pero no física.
Se fuman mezcladas con el tabaco o con otras especias.

En un primer momento el hachís provoca típicamente una sensación de bienestar y de elevación del ánimo, y simultáneamente aparece una cierta apatía, que permite desconectar de los problemas cotidianos.

Sintomatología: el hachís actúa con relativa rapidez sobre el sistema nervioso central. En un primer momento provoca una sensación de bienestar y de elevación del ánimo, y simultáneamente aparece una cierta apatía, que permite la desconexión de los problemas cotidianos. Además se produce una importante disminución de la capacidad de concentración, raciocinio y memoria, así como crecientes alteraciones sensoriales y disminución de las sensaciones físicas.
Sin embargo, en algunos casos puede producir reacciones atípicas. En este caso dominará el decaimiento del ánimo, la confusión, el miedo y la intranquilidad. Las consecuencias físicas pueden ser una disminución de la capacidad de orientación; náuseas, temblor, vómitos y trastornos del equilibrio.

Etiología y evolución: la dependencia es exclusivamente psíquica. Se crea por la habituación al efecto agradable experimentado y por el deseo (repetido) de huir de situaciones desagradables.
Los síntomas psíquicos de abstinencia generalmente son leves y son similares a los de la dependencia nicotínica. Entre ellos encontramos intranquilidad interna, nerviosismo, falta de concentración y motivación, así como trastornos del sueño. A partir de ahí se desarrolla una necesidad de consumir más droga.

Entre los síntomas de abstinencia encontramos intranquilidad interna, nerviosismo, falta de concentración y motivación, así como trastornos del sueño.

Consecuencias del consumo de cannabis: además de las consecuencias conocidas del consumo de tabaco (sobre todo en las vías respiratorias), cuando se consume hachís o marihuana durante un largo período se pueden producir alteraciones de la personalidad, que llevan al afectado a graves conflictos con la sociedad de consumo.
Otras consecuencias consisten en una afectación progresiva de las capacidades mentales, sobre todo en el pensamiento lógico, en la concentración y la memoria. El deseo que en ocasiones aparece de aumentar el efecto de la droga lleva a algunos consumidores de cannabis hasta las llamadas drogas duras, que crean una severa dependencia.

Tratamiento: muchas personas son capaces de interrumpir el consumo de cannabis después de consumirlo una o varias veces, sin sufrir especialmente los síntomas mencionados de abstinencia. De no ser así, la deshabituación ha de realizarse bajo control médico (preferiblemente en un grupo). En los adolescentes es especialmente importante que los padres, profesores y amigos tengan una actitud comprensiva y de confianza. En general, los castigos y la falta de confianza atan al adolescente todavía más a la droga.

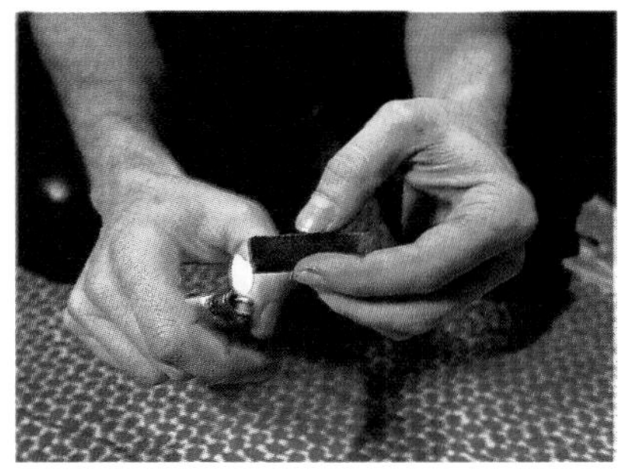

Fumador de hachís preparando la droga. En estos momentos existe controversia sobre la valoración legal y sanitaria del cannabis.

Opiáceos (heroína)

Una parte de las llamadas drogas duras se fabrica a partir del opio, que se obtiene del jugo concentrado de la cápsula de la adormidera. Originalmente empleadas como medicamentos para el tratamiento del dolor, hoy en día la morfina y la heroína (alterada químicamente), así como algunos otros componentes, constituyen las drogas más importantes y peligrosas.
Principalmente, la heroína se inyecta en la vena como solución acuosa y, más raramente, se inhala. Produce una intensa dependencia psíquica y física.

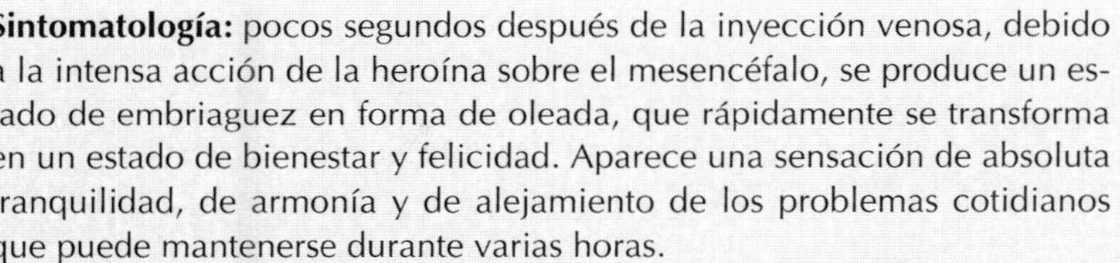

Sintomatología: pocos segundos después de la inyección venosa, debido a la intensa acción de la heroína sobre el mesencéfalo, se produce un estado de embriaguez en forma de oleada, que rápidamente se transforma en un estado de bienestar y felicidad. Aparece una sensación de absoluta tranquilidad, de armonía y de alejamiento de los problemas cotidianos que puede mantenerse durante varias horas.

Hoy en día la morfina y la heroína (alterada químicamente), así como algunos otros componentes, constituyen las drogas más importantes y peligrosas.

Etiología y evolución: la dependencia se instaura ya desde el primer o segundo consumo de heroína. Después aparece la necesidad de ir aumentando progresivamente la dosis con el fin de evitar los graves síntomas de abstinencia que en seguida aparecen. El toxicómano oscila entre el elevado estado de ánimo después del consumo de la droga, el temor al síndrome de abstinencia y la constante necesidad de conseguir nueva droga.
El síndrome de abstinencia empieza con una intensa intranquilidad mental y física, seguida de escalofríos, crisis de sudoración y trastornos del sueño, y que finaliza con dolores insoportables y calambres.
Cuando existe un consumo crónico de heroína, el miedo a este síndrome de abstinencia y el deseo intenso de evitarlo se convierte en el verdadero motor del drogadicto. Los efectos deseados originalmente (elevación del ánimo y sensación de felicidad) no vuelven a alcanzarse.

Un heroinómano necesita diariamente entre 0,5 y 3 gramos de heroína. La necesidad de conseguir la elevada cantidad de dinero para pagarla diariamente conduce a muchos toxicómanos a la delincuencia o la prostitución.

Consecuencias de la heroinomanía: los drogodependientes pierden rápidamente el interés por las cuestiones cotidianas, no tienen ilusión y son incapaces de realizar ninguna actividad. Su pensamiento y sus actividades se concentran sólo en conseguir la droga. Con la pérdida de la capacidad de rendimiento mental aparece el deterioro físico; aunque no necesariamente debido a la heroína, sino más bien como consecuencia de las condiciones que acompañan al consumo de droga. Entre ellas se encuentra sobre todo la utilización de sustancias no puras y jeringas sucias, que con frecuencia provocan la infección por el virus de la hepatitis B y por el VIH. Como consecuencia de una alimentación insuficiente y poco sana se producen enfermedades por déficit de determinadas sustancias e intoxicaciones, que pueden conducir a la muerte.

Los drogodependientes pierden rápidamente el interés por las cuestiones cotidianas, no tienen ilusión y son incapaces de realizar ninguna actividad.

La dependencia patológica a los opiáceos sólo puede tratarse eficazmente mediante una cura de desintoxicación realizada en un centro especializado y bajo control médico.

Tratamiento: la dependencia patológica a los opiáceos sólo puede tratarse eficazmente mediante una cura de desintoxicación realizada en un centro especializado y bajo control médico. Son frecuentes las recaídas. Hasta el momento de disponer de una plaza, la toxicomanía se puede tratar mediante la administración, bajo prescripción médica, de las denominadas drogas sustitutivas (por ejemplo, metadona) y así evitar las consecuencias sociales que comporta.

Cocaína

La cocaína constituye una droga estimulante, por lo que se convirtió en la droga de moda entre las estrellas de la música pop, los ejecutivos y los deportistas de elite.

El polvo blanco que se obtiene, después de varias fases de procesamiento, de las hojas de la mata de coca, y que se cultiva principalmente en determinados países de Sudamérica, constituye una droga estimulante, por lo que se convirtió en la droga de moda entre las estrellas de la música pop, los ejecutivos y los deportistas.

La cocaína se toma principalmente por inhalación nasal, aunque también se puede fumar o inyectar. Una variante, el denominado crack, se fuma en unas pipas especiales. La cocaína crea dependencia psíquica; no se conocen efectos físicos.

Sintomatología: el efecto de la cocaína aparece en tres fases. Rápidamente, después de la inhalación nasal se produce un estado de euforia, de vigilia activa y de gran motivación. Este estado puede mantenerse durante horas, y se sigue de una fase de sopor, a la que rápidamente le suceden sensaciones de infelicidad, que desembocan en miedo, depresión y agotamiento general.

Etiología y evolución: la dependencia se crea de una forma más lenta que con la heroína, aunque incluso con el consumo ocasional no tarda en precisarse un continuo aumento de la dosis. Al evolucionar la dependencia aparecen paulatinamente trastornos de la capacidad de rendimiento mental, déficit de la concentración y de motivación, así como disminución de la potencia sexual. Cuando el consumo se mantiene durante mucho tiempo aparecen graves trastornos del sueño, estados de pánico y alucinaciones, y con frecuencia pensamientos de suicidio.

Como consecuencia de la dependencia pueden producirse psicosis severas, con características esquizofrénicas.

Además, también se producen las consecuencias sociales y penales citadas en el caso de la heroína.

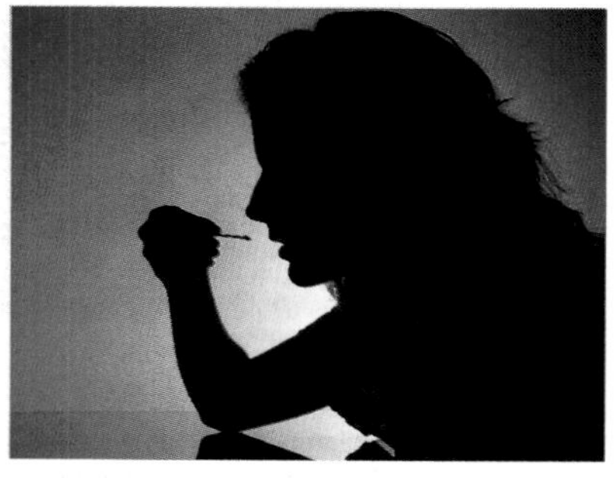

La cocaína se toma principalmente por inhalación nasal, aunque también se puede fumar o inyectar.

Tratamiento: dado que al interrumpir el consumo aparece una intensa sintomatología de abstinencia psíquica, la deshabituación sólo puede realizarse bajo un constante control médico en un centro especializado. El tratamiento psicoterapéutico y una actitud comprensiva de los familiares y amigos pueden ayudar significativamente durante el período de deshabituación.

Alucinógenos (LSD, mescalina)

Estas sustancias, cuyo principal efecto son los trastornos sensoriales, se sintetizan en el laboratorio (LSD: dietilamida del ácido lisérgico), aunque también se encuentran en la naturaleza (mescalina, psilocibina, atropina, muscarina).
Cuando se toman durante largo tiempo provocan una dependencia que se mantiene exclusivamente en el plano psíquico.
El LSD, cuyo consumo estuvo muy extendido en los años setenta, se toma en pequeñas cantidades (de 50 a 100 microgramos).

Cuando se utilizan durante largo tiempo provocan una dependencia que se mantiene exclusivamente en el plano psíquico.

Sintomatología: tras la ingestión de la droga aparecen en primer lugar palpitaciones, intranquilidad interna y a veces una ligera sensación de miedo. Todo ello se sigue de una fase más prolongada de embriaguez, caracterizada por una alteración de la realidad, trastornos sensoriales y pérdida parcial de la orientación espacial.
Al ir desapareciendo lentamente el cuadro aparece el agotamiento, que puede pasar a un estado de depresión, miedo e intranquilidad. La anterior sensación de elevación se entremezcla con una confusión estuporosa.
En algunos casos, en lo que los adictos denominan viaje de horror, predominan las sensaciones de miedo y las alteraciones sensoriales angustiosas que a menudo provocan la aparición de pensamientos de suicidio.

En algunos casos, en lo que los adictos denominan viaje de horror, predominan las sensaciones de miedo y las alteraciones sensoriales angustiosas que con frecuencia provocan la aparición de pensamientos de suicidio.

Etiología y evolución: después de consumir varias veces el LSD, se produce un fenómeno de tolerancia, que obliga a aumentar progresivamente la dosis. De esta forma se instaura una dependencia psíquica con una necesidad imperiosa de consumir nuevamente la droga. Al interrumpir el consumo aparece intranquilidad, nerviosismo intenso y crisis de pánico.

Al igual que ocurre con la cocaína, como consecuencia del consumo prolongado de LSD pueden aparecer psicosis con características esquizofrénicas. No se conocen las posibles consecuencias físicas negativas; se discute la posibilidad de alteraciones genéticas.

Al igual que ocurre con la cocaína, como consecuencia del consumo prolongado de LSD pueden aparecer psicosis con características esquizofrénicas.

Tratamiento: si la dependencia psíquica no está todavía plenamente desarrollada, en general el tratamiento ambulatorio de deshabituación, bajo control médico y psicoterapéutico, consigue buenos resultados. Sin embargo, es imprescindible el consentimiento y la fuerza de voluntad del afectado. Cuando existe una fuerte dependencia el paciente debe ingresar en un centro especializado.

Anfetaminas y drogas de diseño

Estas drogas, que actualmente se han puesto de moda especialmente entre los adolescentes, corresponden a un gran número de compuestos químicos que se pueden considerar derivados de las anfetaminas. Forman parte del grupo de las drogas estimulantes y se consumen para disminuir la necesidad de dormir y para mejorar el estado de ánimo.
Junto con el alcohol y bajo la influencia de la música provocan también estados de embriaguez y éxtasis, que con frecuencia terminan con un desmoronamiento físico y psíquico.
Cuando se utilizan prolongadamente se produce una intensa dependencia psíquica, y como consecuencia pueden aparecer trastornos mentales.

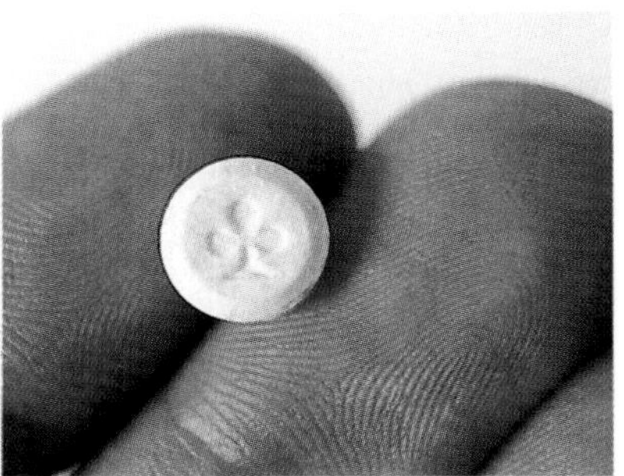

Droga de diseño éxtasis. Junto con el alcohol y bajo la influencia de la música provoca también estados de embriaguez y éxtasis, que con frecuencia terminan con un desmoronamiento físico y psíquico.

El aparato locomotor es el sistema orgánico de mayor tamaño del cuerpo humano.

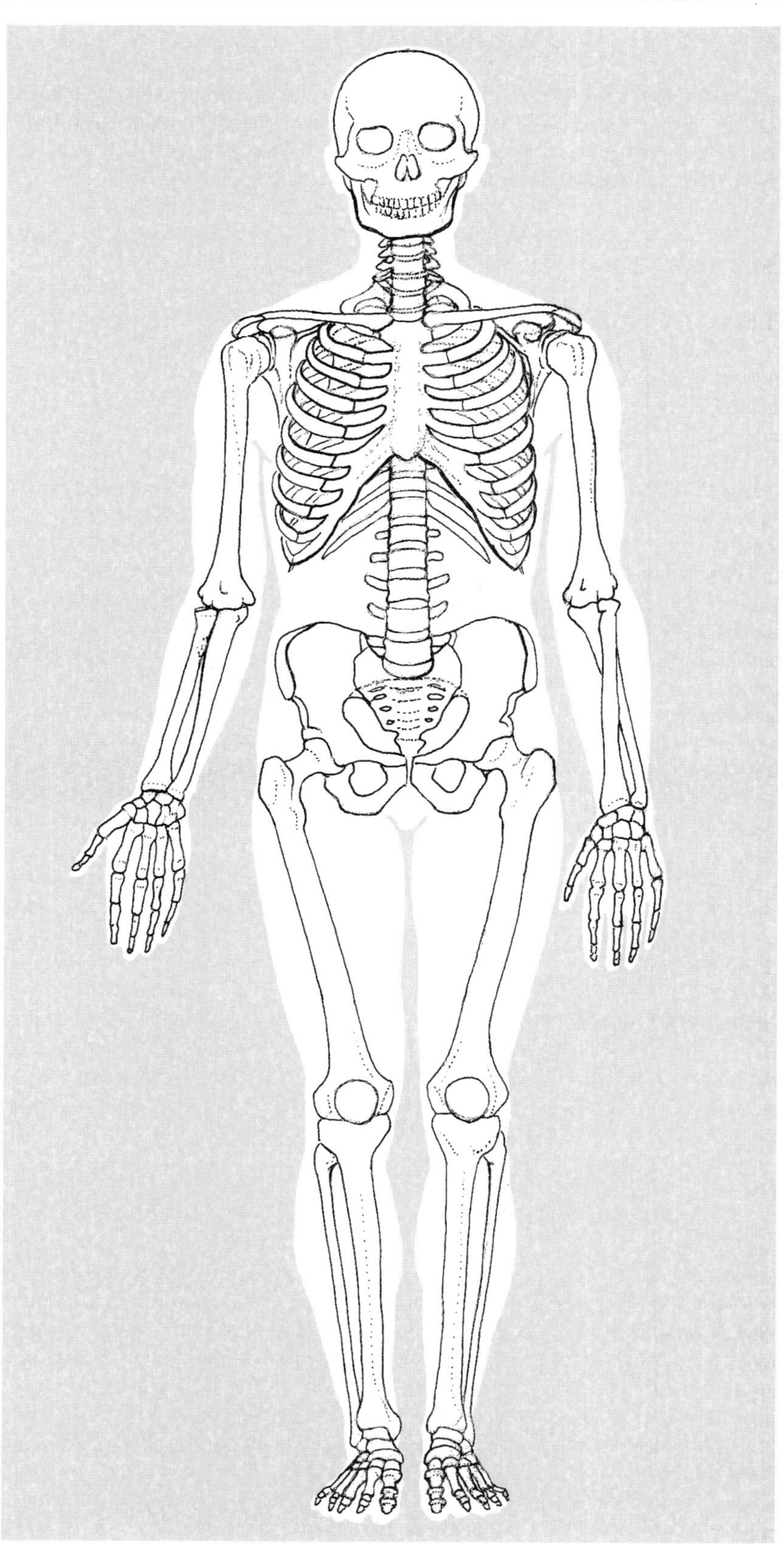

El esqueleto óseo, el aparato locomotor pasivo, está formado en el adulto por 212 huesos. Constituye la base estable y al mismo tiempo móvil del aparato locomotor activo, que es el que realiza el trabajo muscular.

El esqueleto humano está formado por dos partes, el esqueleto axial y el esqueleto de las extremidades.
El esqueleto axial está formado por el cráneo, la columna vertebral, el tórax, el hueso sacro y el cóccix.
Las extremidades superiores e inferiores, la clavícula, la escápula y el hueso coxal constituyen el esqueleto de las extremidades.
El esqueleto del hombre y de la mujer presenta pocas diferencias entre sí.
El hueso coxal femenino es más ancho y plano, para facilitar el proceso del parto. Por regla general, los huesos del hombre son más grandes y pesados.

EL APARATO LOCOMOTOR

La posición erecta —que diferencia al hombre de los demás seres vivos— es posible gracias a un sistema muy especial formado por huesos, músculos, tendones y ligamentos, que representa dos tercios del peso corporal y que constituye el sistema orgánico de mayor tamaño, el aparato locomotor.

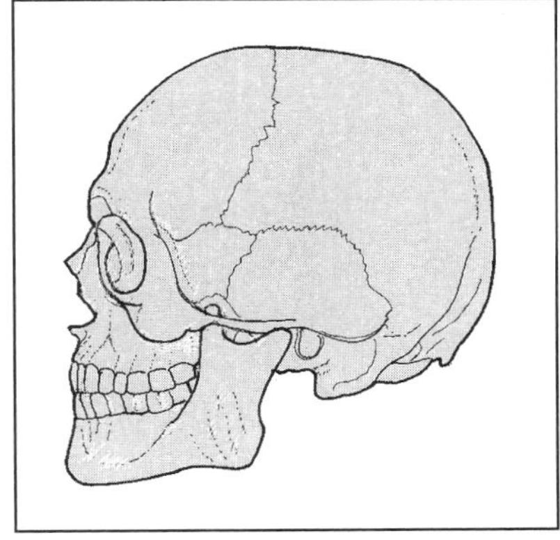

La cabeza está protegida por una cobertura ósea dura. El esqueleto craneal se divide en la porción encefálica y la porción facial, constituidas en total por 29 huesos.

Estructura y función del aparato locomotor

El esqueleto

El esqueleto óseo representa la parte pasiva del aparato locomotor y está formado por 212 huesos con sus diversas uniones. Generalmente, el esqueleto se divide en dos grandes partes:

El **esqueleto axial** comprende los 29 huesos del cráneo, la columna vertebral, con 33 huesos, así como la caja torácica, con doce pares de costillas y el esternón.
A su vez, la columna vertebral se divide en tres partes principales:
La **columna cervical** (el cuello), formada por siete vértebras y discos intervertebrales, presenta una gran movilidad; sostiene la cabeza. La **columna dorsal** (la espalda), formada por doce vértebras y discos intervertebrales. Su unión con las costillas es relativamente rígida, por lo que presenta una menor movilidad. La **columna lumbar** (la parte inferior de la espalda) está formada por cinco vértebras y discos intervertebrales y presenta una buena movilidad. La gran parte del peso corporal descansa sobre la última vértebra lumbar y sobre el sacro (con el cóccix), que se sitúa inmediatamente por debajo.

El esqueleto óseo cumple tres funciones: protege los órganos internos y el sistema nervioso, sirve de soporte para los músculos y tendones y protege todo el organismo.

El **esqueleto de las extremidades** está formado por la cintura escapular, que sostiene las extremidades superiores (brazos y manos), con 32 huesos a cada lado, y la cintura pelviana, de la que parten las extremidades inferiores (piernas, pies), con 31 huesos cada una.

El esqueleto del hombre y de la mujer presenta pocas diferencias entre sí. En general, los huesos del hombre son algo más grandes y pesados, mientras que el hueso coxal femenino es más ancho y plano para facilitar el proceso del parto. El esqueleto óseo cumple tres funciones: protege los órganos internos y el sistema nervioso, sirve de soporte para los músculos y tendones y protege todo el organismo.

Los huesos

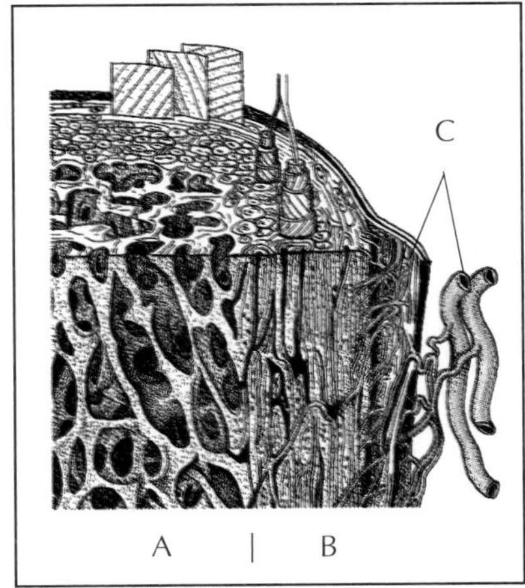

Estructura de los huesos.
A: hueso esponjoso.
B: hueso cortical.
C: periostio con vasos sanguíneos arteriales y venosos.

Aun teniendo en cuenta todas las variaciones en cuanto a la forma, tamaño y función de todos los componentes del esqueleto óseo, su estructura es similar en todos ellos. La superficie ósea está recubierta por el fino periostio, una membrana de tejido conjuntivo que contiene una red de vasos sanguíneos y fibras nerviosas. Por debajo se encuentra la capa cortical, densa y dura. Protege un espacio hueco interno que contiene una sustancia esponjosa, alveolar o reticular (esponjosa).
En algunos huesos, el espacio hueco interno o bien los espacios huecos dentro de la esponjosa están ocupados por la médula ósea, donde se producen las células sanguíneas (hematopoyesis). En la zona articular, el hueso está recubierto por cartílago.

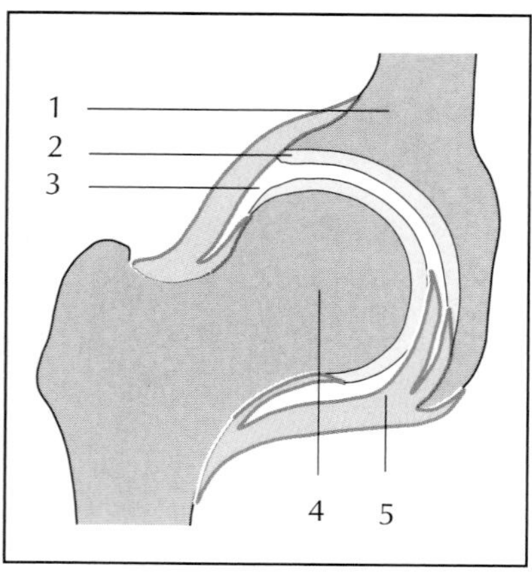

Estructura articular: cavidad articular ósea (1), cubierta cartilaginosa (2), hendidura articular llena de líquido (3), cabeza articular ósea (4), cápsula y ligamentos (5).

Las articulaciones

Los huesos del esqueleto están unidos entre sí bien mediante las llamadas sinartrosis, en las que los huesos están unidos por tejido conjuntivo, cartílago o hueso, de forma más o menos inmóvil, o bien mediante las verdaderas articulaciones, que permiten una gran movilidad entre los huesos.
Este tipo de articulación está formado principalmente por los dos cartílagos articulares que recubren el hueso y una cápsula articular, a partir de cuya capa interna se produce el líquido sinovial. Hay ligamentos articulares que refuerzan la cápsula articular y cuerpos cartilaginosos (meniscos, discos) que procuran una mejor concordancia entre las caras articulares de las epífisis óseas. Los tipos de articulaciones más frecuentes son:

La **articulación esferoidal** permite la mayor amplitud de movimiento a lo largo de tres ejes (anterior, posterior, lateral y rotación). Como ejemplo nombraremos la articulación del hombro y la articulación de la cadera.

Por el contrario, la **articulación elipsoidea** sólo permite movimientos en dos ejes (anterior, posterior, lateral). En el hombre se presenta por ejemplo en la articulación de la muñeca.

La **articulación coclear**, con una cabeza articular cilíndrica y una cavidad articular en forma de tenaza, sólo permite el movimiento a lo largo de un eje (en una dirección). La articulación del brazo y del antebrazo (codo) pertenece a este tipo.

La **articulación rotatoria** también es monoaxial. Permite giros (derecha, izquierda) y se encuentra por ejemplo entre la primera y la segunda vértebras cervicales.

Representación esquemática de la estructura del tejido conjuntivo reticular tal y como se observa con el microscopio.

Los músculos

A través de los tendones, los huesos están unidos a más de cien músculos que, mediante su contracción, hacen posible el movimiento. Además, los músculos mantienen el cuerpo derecho, descargan a los huesos y las articulaciones y también producen una gran parte del calor corporal. Según su estructura histológica y su función se distinguen tres tipos de músculo:
El **músculo estriado**, que constituye la mayor parte de la musculatura, comprende aproximadamente 600 músculos sobre los que puede influirse conscientemente. Según su función se clasificarán en extensores, flexores, aductores, abductores, elevadores, depresores y constrictores. La regulación de la actividad muscular se lleva a cabo por el encéfalo, a través del sistema nervioso.

El **músculo liso** permite el movimiento de los órganos internos, por ejemplo el reflejo de deglución, el peristaltismo intestinal o las contracciones uterinas durante el parto. Al contrario que el músculo estriado, el músculo liso no está sujeto a la voluntad. Está regulado por el sistema nervioso vegetativo o por el sistema hormonal.

La **musculatura cardíaca** (miocardio) tiene una estructura relacionada tanto con la musculatura estriada como con la musculatura lisa; tiene un centro de excitación propio y su única función consiste en contraerse alrededor de cien mil veces al día para bombear la sangre a través del cuerpo.

Enfermedades del aparato locomotor

MALFORMACIONES CONGÉNITAS

Este grupo puede dividirse en malformaciones congénitas de una determinada parte del esqueleto y enfermedades congénitas de la totalidad del sistema esquelético, que también reciben el nombre de enfermedades sistémicas congénitas.

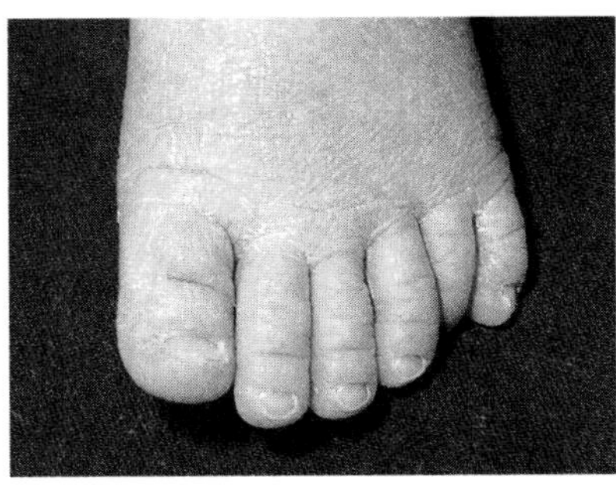

Malformación por exceso: este niño nació con seis dedos en un pie.

Patogenesia y etiología: las enfermedades congénitas del aparato locomotor se producen bien por un mecanismo hereditario o bien por la acción de factores lesivos durante la gestación. El mecanismo exacto de la herencia sólo se conoce con exactitud en unas pocas enfermedades hereditarias. A pesar de todo, los conocimientos genéticos y bioquímicos del metabolismo cartilaginoso y óseo son de gran importancia para la profilaxis y el tratamiento de estas enfermedades.

Son factores lesivos durante la gestación (especialmente durante los tres primeros meses):

- el déficit de oxígeno,
- las enfermedades víricas (por ejemplo la rubéola),
- la acción de los rayos X y de radiaciones radiactivas,
- el déficit vitamínico,
- las enfermedades metabólicas de la madre (por ejemplo la diabetes),
- lesiones del embrión provocadas por fármacos.

El mecanismo exacto de la herencia sólo se conoce con exactitud en unas pocas enfermedades hereditarias.

Un ejemplo especialmente trágico de la lesión farmacológica es el constituido por las malformaciones que aparecieron durante los años sesenta a causa de la talidomida.

Entre las malformaciones más frecuentes se encuentra la llamada luxación congénita de la cadera y el pie equinovaro.

Ejemplos de malformaciones congénitas

Entre las malformaciones más frecuentes se encuentra la luxación congénita de la cadera (*véase* pág. 418) y el pie equinovaro (*véase* pág. 433). Mucho menos frecuentes son las malformaciones por exceso o por defecto en las extremidades y las sinostosis (soldadura de huesos adyacentes). Algunas de estas malformaciones pueden provocar importantes minusvalías.

Malformaciones por exceso:
Van desde un número excesivo de dedos de las manos o de los pies (polidactilia) hasta el denominado gigantismo parcial.

Malformaciones por defecto:
Desde la falta de algún dedo hasta la falta de una extremidad completa (amelia), existen todas las variaciones posibles.

Soldaduras:
De los dedos de las manos y de los pies (sindactilia); puede afectar incluso a los huesos o simplemente a las partes blandas. También puede afectar a los huesos del antebrazo, del pie, del cráneo y de la columna vertebral.

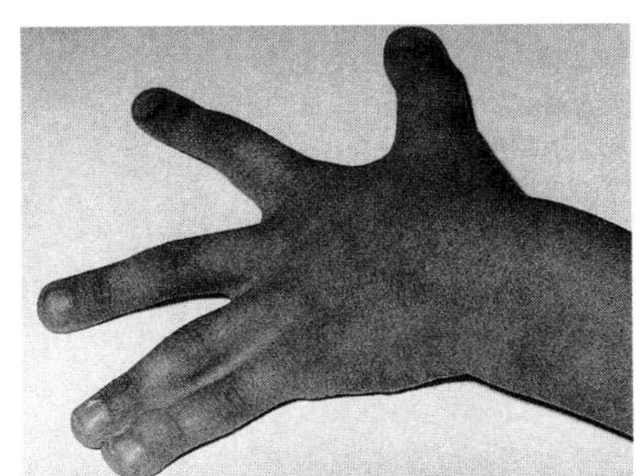

Soldadura: dos dedos de una mano han crecido soldados.

En la forma precoz de la osteogénesis imperfecta las fracturas se producen en el niño incluso durante la gestación.

ENFERMEDADES SISTÉMICAS CONGÉNITAS

Osteogénesis imperfecta

Sintomatología: fragilidad ósea. Los huesos se fracturan por el más mínimo traumatismo. Esto puede llevar a grandes deformaciones óseas. En la forma precoz las fracturas óseas se producen ya en el útero materno. Los niños nacen muertos o mueren al poco tiempo del nacimiento.

El pronóstico es mejor en la forma tardía de la enfermedad. Mediante el tratamiento conservador y quirúrgico de las fracturas se pueden evitar las deformaciones graves. Una vez acabado el período de crecimiento, disminuye la fragilidad ósea.

Enanismo determinado por alteraciones en la estructura cartilaginosa (acondroplasia, condrodistrofia)

La escasa longitud de las extremidades en relación con el tronco, la frente elevada, la raíz nasal hundida, la lordosis excesiva y las piernas en O son signos típicos de la acondroplasia.

Etiología: el enanismo puede tener como punto de partida diversas causas. La forma a la que aquí nos referimos se produce por un trastorno hereditario de la estructura cartilaginosa del cartílago en el crecimiento de los huesos. Es típica y frecuente de esta enfermedad la escasa longitud de las extremidades en relación con el tronco, la frente elevada, la raíz nasal hundida, la lordosis excesiva y las piernas en O.
Esta forma se ha de diferenciar claramente del enanismo provocado por un trastorno hormonal de la glándula tiroides y de la hipófisis, por déficit de vitamina D (raquitismo) y de aquél cuyas causas se remiten a otros trastornos óseos menos frecuentes.

Exóstosis múltiples

Las exóstosis se localizan principalmente en la porción del fémur cercana a la articulación de la rodilla y en la tibia.

En diversos huesos aparecen formaciones óseas recubiertas de una capa cartilaginosa. Hasta que finaliza el período de crecimiento van aumentando de tamaño. Cuando alteran la función motora, provocan compresión nerviosa o deformaciones, hay que extirpar quirúrgicamente las exóstosis. Éstas se encuentran principalmente en la porción del fémur cercana a la articulación de la rodilla y en la tibia.

Trastornos de la estructura ósea con focos de tejido conjuntivo (osteítis fibrosa quística, displasia fibrosa)

El cuadro de alteraciones óseas que aparece en las niñas asociado a una pubertad precoz se conoce como síndrome de Albright.

Sintomatología: al inicio de la enfermedad no existe sintomatología. Más adelante aparecen dolores tironeantes, deformaciones óseas y ocasionalmente fracturas óseas. Además, en general, en la piel aparecen manchas pigmentarias pardas. En las niñas, estas alteraciones óseas y las manchas cutáneas pueden aparecer asociadas a una pubertad precoz. En este caso el cuadro recibe el nombre de síndrome de Albright. El diagnóstico se confirma por la presencia de las alteraciones radiológicas típicas.

Patogenesia y etiología: no se conoce con exactitud la causa de esta rara enfermedad del sistema óseo. Empieza entre los diez y los veinte años y puede afectar a un sólo hueso (forma monóstica) o a varios huesos simultáneamente (forma polióstica). En el hueso se forman focos de tejido conjuntivo y zonas de hueso muy ricas en fibras. Ello puede provocar deformaciones o fracturas óseas.

No se conoce con exactitud la causa de esta rara enfermedad del sistema óseo.

Tratamiento: no existe un tratamiento curativo. Los huesos con una gran deformación se tratan quirúrgicamente. Los espacios huecos formados se rellenan con nuevo tejido óseo. Sin embargo, en ocasiones se necesita un tratamiento preventivo con aparatos protectores.

Trastornos óseos estructurales generalizados con focos de tejido conjuntivo (osteodistrofia fibrosa generalizada)

¡Atención! Se pueden producir fracturas espontáneas.

Sintomatología: dolor espontáneo y al presionar los huesos y las articulaciones afectadas. Se pueden producir fracturas espontáneas. Deformación de la columna vertebral y de las extremidades. La concentración plasmática de calcio está claramente aumentada, mientras que en cambio el nivel de fosfatos está disminuido. Este cuadro patológico puede cursar también con formación de cálculos renales.

Patogenesia y etiología: las alteraciones óseas se producen por una hiperfunción de las glándulas paratiroideas. Ésta conlleva un aumento de la producción de hormonas paratiroideas. Así se forma un gran número de espacios huecos (quistes) que pueden estar llenos de productos de degradación de la sangre, y que se conocen como tumores pardos.

Los quistes pueden estar llenos de los llamados tumores pardos.

Tratamiento: eliminación de la causa mediante la extirpación quirúrgica de los nódulos hipertrofiados de las glándulas paratiroides.

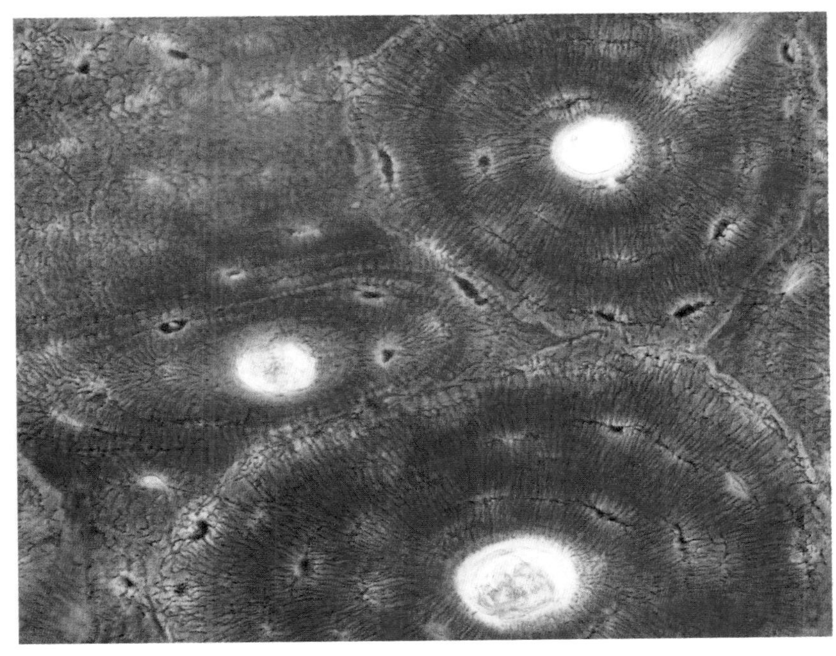

Aspecto microscópico del tejido óseo: sobre todo en las personas ancianas aparecen alteraciones de la estructura fina del tejido, por lo que los huesos se hacen más frágiles y quebradizos.

La columna vertebral normal presenta una doble curvatura en S. La desviación de la columna hacia delante se conoce como lordosis y hacia atrás como cifosis.

ENFERMEDADES DE LA COLUMNA VERTEBRAL

Trastornos posturales

Patogenesia: la figura global de la persona en posición ortostática se denomina *postura*. Si se estudia la figura lateralmente se observa que la columna vertebral normal presenta una doble curvatura en S. La desviación de la columna hacia delante se conoce como **lordosis** y la desviación hacia atrás como **cifosis**.

Dependiendo de la mayor o menor manifestación de las dos curvaturas de la columna vertebral existen cuatro formas posturales:
1. Espalda normal: las dos curvaturas de la columna vertebral tienen la misma envergadura.
2. Espalda completamente arqueada: la columna vertebral dorsal y lumbar forman una giba cifótica.
3. Espalda cóncava: manifestación exagerada de la cifosis dorsal y de la lordosis lumbar con basculación de la pelvis hacia delante.
4. Espalda plana: aplanamiento de la cifosis dorsal y de la lordosis lumbar.

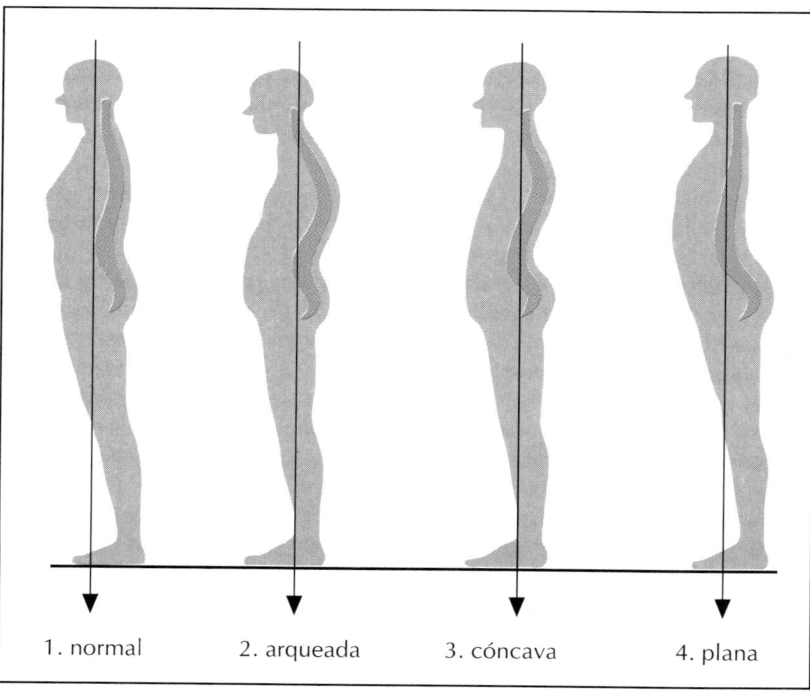

Los tipos posturales que se desvían de la normalidad pueden provocar la aparición de una insuficiencia postural y favorecer las alteraciones patológicas de la columna vertebral.

Los tres tipos posturales que se desvían del patrón postural normal no se pueden considerar básicamente como patológicos. Los niños afectados deben visitar a un ortopeda con el fin de poder diagnosticar a tiempo las verdaderas alteraciones patológicas de la columna vertebral.

Los tipos posturales con desviación tienden a la formación de una insuficiencia postural. En este caso, el estado de entrenamiento y la acción conjunta de los músculos de la espalda y del abdomen desempeñan un papel decisivo. Todo ello está influenciado por factores psíquicos (postura inclinada hacia delante bajo el peso de las preocupaciones o por falta de autoconfianza), por el entorno social (paso sumiso o desafiante), por el peso corporal (aumento de la lordosis cuando existe un sobrepeso), por el tipo de actividad deportiva y por el sedentarismo o el esfuerzo físico que se realiza en el colegio o en el trabajo.

Los ejercicios especiales de distensión, que han de estar dirigidos por un fisioterapeuta, combaten la aparición de lesiones posturales por acortamiento muscular.

Tratamiento: eliminación de los citados factores nocivos. Debe aconsejarse la práctica de algún deporte del que el paciente pueda disfrutar. Mediante la obligación no se consigue nada. Asesoramiento fisioterapéutico para la gimnasia diaria. Cuando existen acortamientos musculares hay que aprender ejercicios especiales de expansión.
Por regla general no son recomendables las medidas terapéuticas pasivas como la utilización de una escayola, un corsé, etc.

Enfermedad de Scheuermann

Sintomatología: puede, pero no tiene por qué, aparecer dolor de espalda. Limitación de la movilidad de la columna vertebral y formación de una espalda arqueada con insuficiencia postural. Cansancio fácil al permanecer largo rato de pie o andando. En la radiografía se ponen de manifiesto las alteraciones típicas de la columna vertebral.

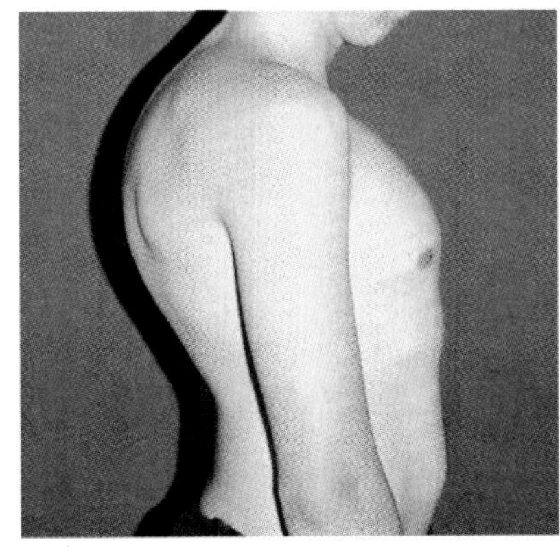

Espalda cóncava fijada, producida por la enfermedad de Scheuermann.

Patogenesia: es una enfermedad de la adolescencia, que se inicia aproximadamente con la pubertad y que finaliza al cesar el proceso de crecimiento alrededor de los 18 años. Aparecen trastornos del crecimiento en las superficies inferior y superior del cuerpo vertebral. Dentro de pequeños defectos de estas superficies puede introducirse tejido del disco intervertebral. Debido a la deformación cuneiforme del cuerpo vertebral se produce una cifosis dorsal exagerada.
Estas alteraciones aparecen principalmente en la porción media e inferior de la columna dorsal, y más raramente en la columna lumbar. Una vez finalizado el proceso de crecimiento no se produce ninguna deformación más del cuerpo vertebral.

Tratamiento: ejercicios fisioterapéuticos, evitar la sobrecarga física, prohibición del deporte de competición, evitar las posturas forzadas. En casos muy marcados, poco frecuentes, es necesario un corsé hasta que finalice el proceso de crecimiento. Es importante el asesoramiento laboral por parte del médico ortopeda.

Escoliosis (desviación lateral de la columna vertebral)

Sintomatología: no existe dolor, de forma que generalmente el niño no se da cuenta de las alteraciones que presenta en la espalda. Los signos que se reconocen externamente son: elevación de un hombro, desviación lateral de la líneas de las apófisis espinosas vertebrales, giba costal y abombamiento lumbar (se observa mejor al inclinarse hacia delante que en la posición ortostática), asimetría del triángulo del talle (entre el talle y el brazo que cuelga), giro de la pelvis (una mitad de la pelvis se encuentra más hacia delante que la otra). El diagnóstico se confirma mediante una exploración radiológica. En la radiografía se observa con exactitud la magnitud de la desviación mediante la determinación del ángulo.

Los signos externos de la escoliosis son la elevación de un hombro, la desviación lateral de la líneas de las apófisis espinosas vertebrales, la giba costal y el abombamiento lumbar.

Etiología y patogenesia: al observar la espalda desde atrás, la columna vertebral muestra un trayecto recto. Si existe una desviación lateral permanente de la columna vertebral y no sólo temporal debido a una postura insegura del niño, esta alteración patológica recibe el nombre de escoliosis. Esta enfermedad afecta a entre un 2 y un 3 % de todos los niños.

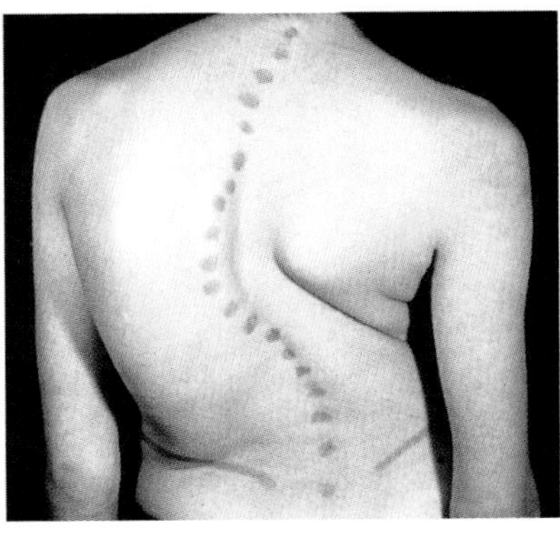

Escoliosis severa: giba costal izquierda y claro desplomamiento hacia la derecha en una niña de 15 años.

Las causas son:

1. Malformaciones vertebrales congénitas.
2. Escoliosis idiopática (no existe causa aparente). (Es la forma más frecuente.)

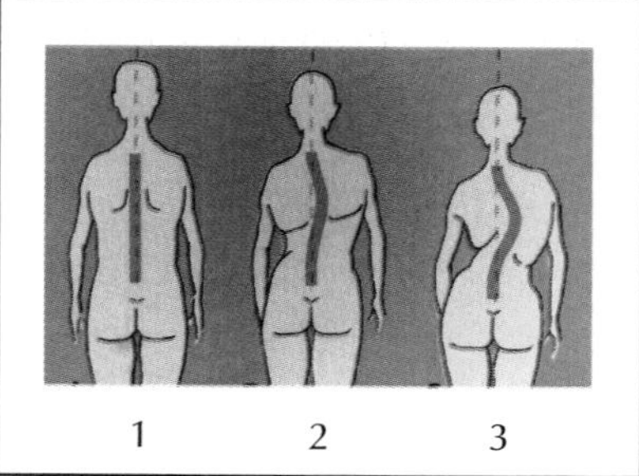

Desarrollo de la escoliosis: espalda normal (1), escoliosis leve (2), escoliosis severa (3).

3. Longitud asimétrica de las piernas = escoliosis estática.
4. Escoliosis postraumática tras fractura vertebral.
5. Parálisis de la musculatura de la espalda.
6. Escoliosis como consecuencia de procesos inflamatorios de las vértebras y de los discos intervertebrales. Tiempo atrás frecuente por tuberculosis ósea.
7. Alteraciones tumorales de las vértebras.

En las formas severas de la escoliosis infantil precoz se pueden producir trastornos funcionales de los órganos internos de la caja torácica.

La **escoliosis en los lactantes** en los que no existe ninguna malformación vertebral evoluciona favorablemente y, por regla general, cura de manera espontánea. La frecuente escoliosis idiopática aparece en la edad escolar y se incrementa durante el período de crecimiento durante y después de la pubertad. Una vez finalizado el período de crecimiento se produce sólo un pequeño aumento de la desviación lateral. Además de la desviación de la columna vertebral se produce también una rotación de las vértebras y una deformación de la caja torácica. Esto provoca la aparición de una giba costal o de un abombamiento lumbar en el lado de la curvatura y un hundimiento costal en el lado contrario. En las forma severas puede producirse un trastorno funcional de los órganos internos de la caja torácica, corazón y pulmones.

Tratamiento: es importante el control ortopédico regular hasta finalizar el período de crecimiento. El tipo de tratamiento depende del grado de desviación de la columna vertebral y su posible aumento desde el último control. En la mayoría de los casos es suficiente el tratamiento fisioterapéutico. Cuando la desviación es muy pronunciada es necesario utilizar un corsé. Las desviaciones severas de la columna vertebral se tratarán con aparatos extensores. Finalmente, la porción afectada de la columna vertebral se fijará quirúrgicamente. De esta manera, en la actualidad se puede evitar una desviación importante de la columna vertebral y la formación de una giba costal.

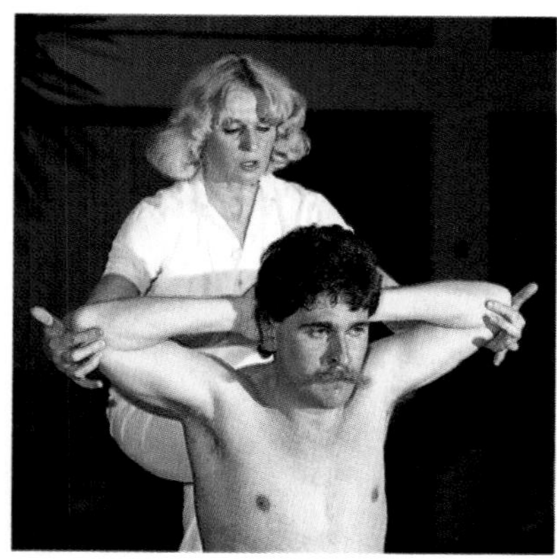

En los ejercicios terapéuticos de la enfermedad de Bechterew se realiza una extensión de la caja torácica y de los hombros en posición de sentado, con el fin de evitar la rigidez de la columna vertebral.

Enfermedad de Bechterew (espondiloartritis anquilopoyética)

Sintomatología: en primer lugar se produce una inflamación con posterior osificación de la articulación entre la pelvis y el sacro. Más adelante se afectan también las articulaciones y los discos intervertebrales. Como consecuencia se produce una rigidez progresiva de la columna vertebral.

Etiología y patogenesia: la enfermedad forma parte del grupo del reumatismo articular crónico. No se conoce su causa. Afecta principalmente a hombres a partir de los 20 años.

Tratamiento: el tratamiento tiene dos objetivos. Por una parte combatir el dolor y por otra mantener durante el mayor tiempo posible la movilidad de la columna vertebral y evitar su rigidez en una mala posición. Para combatir el dolor se administran medicamentos de entre el gran abanico de fármacos antirreumáticos. En los casos severos también se administran isótopos radiactivos. Todo enfermo de Bechterew ha de hacer diariamente ejercicios fisioterapéuticos, incluida la gimnasia respiratoria. En algunos casos, para evitar una mala posición severa de la columna vertebral puede ser también necesaria la corrección quirúrgica.

Los ejercicios de fisioterapia y la gimnasia respiratoria pueden aliviar los síntomas de la enfermedad de Bechterew.

Espondilolistesis

Sintomatología: generalmente no aparece dolor, y la espondilolistesis se descubre casualmente en una exploración radiográfica. Aproximadamente en un 10 % de los enfermos existe dolor en la zona sacra con irradiación hacia los glúteos. Raramente aparecen trastornos neurológicos (trastornos sensitivos, pérdida de reflejos y debilidad muscular).

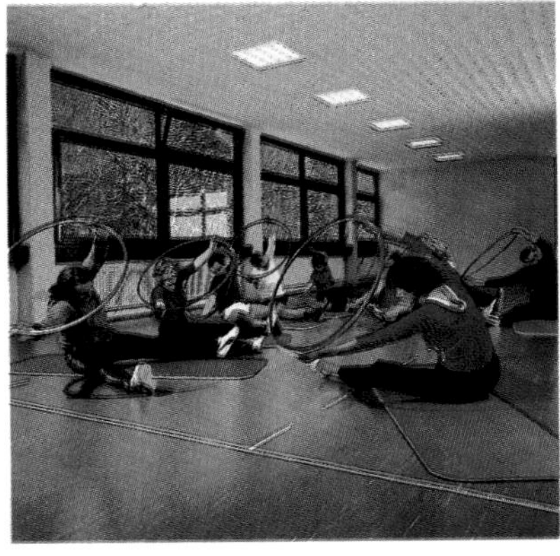

El dolor de espalda provocado por el desplazamiento de las vértebras se puede aliviar mediante ejercicios gimnásticos.

Patogenesia y etiología: la formación de una hendidura en el arco vertebral puede conllevar un desplazamiento hacia delante. El desplazamiento afecta principalmente a la quinta vértebra lumbar en relación con la primera vértebra sacra.

Tratamiento: con el fin de evitar una sobrecarga irregular de la columna vertebral es importante el consejo médico especializado respecto al tipo de trabajo que se ha de realizar y a la práctica de algún deporte. Cuando hay dolor de espalda se hará una electroterapia, masaje subacuático y gimnasia de la columna vertebral. Sólo cuando el dolor es muy intenso y se acompaña de trastornos neurológicos, estará indicada una cirugía estabilizadora.

Enfermedad degenerativa de la columna vertebral (osteocondrosis, espondilosis deformante)

Patogenesia y etiología: los procesos degenerativos y de envejecimiento de la columna vertebral se pueden manifestar de formas muy diversas: dolor de espalda agudo (lumbalgia), dolor de espalda crónico y hernia discal.
La instauración de estos frecuentes cuadros patológicos se debe no sólo al desplazamiento del disco intervertebral, sino al desplazamiento de los segmentos móviles en su conjunto (discos intervertebrales, articulaciones intervertebrales y ligamentos intervertebrales).
A pesar de su aspecto bizarro en la radiografía, los bordes óseos del cuerpo vertebral no son generalmente los responsables del dolor. Se forman como consecuencia de un aflojamiento del segmento móvil, con el fin de protegerlo y estabilizarlo. En el caso de los discos intervertebrales, debido al uso, se produce una pérdida de su contenido acuoso, la formación de desgarros en el anillo fibroso del disco intervertebral y con ello una pérdida de altura del espacio del disco.
Son muchos los factores que favorecen la degeneración precoz del segmento móvil: alteraciones congénitas o adquiridas de la forma de la columna vertebral (lesiones posturales, escoliosis, deformación vertebral tras fractura vertebral, enfermedad de Scheuermann, etc.) o falta de ejercicio debido al sedentarismo en el puesto de trabajo y en el tiempo libre (enfermedad de la civilización), así como posturas forzadas mantenidas durante largo tiempo en el puesto de trabajo, como trabajar frente a una pantalla o conducir un camión. En la actualidad, es poco frecuente una degeneración precoz debido a un trabajo físico excesivamente fuerte.

Los procesos degenerativos del disco intervertebral y de otros elementos de la columna vertebral son causa de dolor de espalda crónico.

Por una parte la falta de ejercicio y por otra las posturas incorrectas mantenidas durante largo tiempo favorecen la degeneración precoz de los segmentos móviles de la columna vertebral.

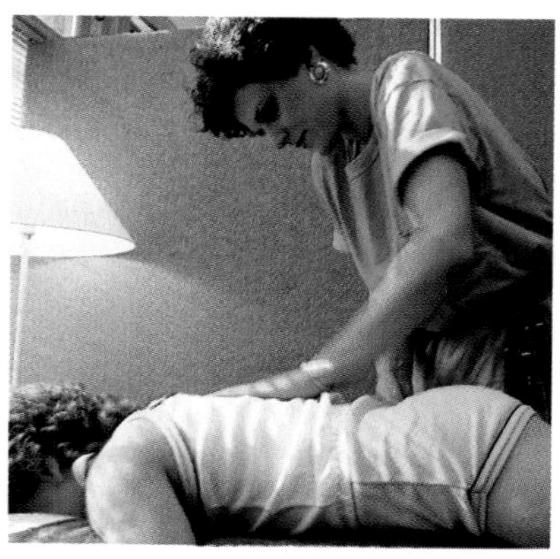

Quiropraxis: mediante manipulaciones especiales se resuelve el bloqueo de la articulación intervertebral.

Lumbago y tortícolis aguda

Sintomatología: dolor lumbar o cervical que aparece en forma de crisis y que irradia a la zona glútea o de los hombros y la parte posterior de la cabeza. En el lumbago, la musculatura de la espalda está contracturada, mientras que en la tortícolis aguda la contracción afecta a la musculatura cervical y de los hombros.
La posibilidad de movimiento de la columna vertebral lumbar o bien de la columna vertebral cervical está limitada prácticamente por completo. Cualquier intento de movimiento se acompaña de un intenso dolor.

Patogenesia y etiología: en las alteraciones antes descritas del segmento móvil entre dos vértebras se puede producir un bloqueo de la articulación intervertebral. En este caso, las terminaciones nerviosas (receptores) de gran sensibilidad de la cápsula articular se irritan. Este hecho provoca el dolor agudo y la contracción muscular refleja. En la columna vertebral lumbar este proceso agudo se denomina lumbago, en la columna vertebral cervical, tortícolis aguda.
El enfriamiento, un movimiento brusco, una infección o levantar una carga pesada no se han de considerar causas, sino sólo factores desencadenantes.

El tratamiento manipulativo de la tortícolis aguda (quiropraxis) se ha demostrado especialmente efectivo.

Tratamiento: en primer lugar debe guardar reposo en cama, administración de analgésicos, aplicación de calor en diversas formas (baños, cataplasmas de arcilla o de parafina) y, por último, electroterapia. En la tortícolis aguda, se hace necesaria una inmovilización temporal de la columna cervical mediante un collarín ortopédico. El tratamiento manipulativo de la columna vertebral (quiropraxis) se ha demostrado especialmente efectivo. Mediante la manipulación especial por parte de terapeutas expertos se puede resolver el bloqueo de la articulación intervertebral.

Hernia discal

El dolor ciático irradia desde la espalda hacia la zona glútea y llega hasta el pie. Al levantar la pierna estirada en posición de decúbito supino aumenta el dolor.

Sintomatología: el llamado dolor ciático es un dolor agudo que desde la espalda se irradia hacia la zona glútea y llega hasta el pie. Al levantar la pierna estirada en posición de decúbito supino aumenta el dolor (signo de Lasègue). Además, se pueden producir trastornos sensitivos (sensación de hormigueo, acorchamiento) y falta de reflejos. Si la compresión sobre la raíz nerviosa es muy fuerte pueden aparecer síntomas de parálisis en la zona de inervación del nervio afectado (por ejemplo, no se puede levantar el pie). Muy raramente aparece una parálisis de la vejiga urinaria, en cuyo caso se alterará la micción. El diagnóstico de la hernia discal se confirma mediante los modernos procesos diagnósticos por imagen: tomografía computerizada, tomografía por resonancia magnética.

El masaje regular resuelve la contractura de la articulación, aumenta la movilidad y estimula la circulación del tejido muscular.

Patogenesia y etiología: ante una degeneración del disco intervertebral, el tejido blando del núcleo del disco se puede desplazar hacia delante debido a los desgarros del anillo fibroso del disco intervertebral. Así, el ligamento empujado por el disco intervertebral se abomba o en algunos casos incluso se rompe. Las raíces nerviosas situadas en las inmediaciones sufren una compresión y se irri-

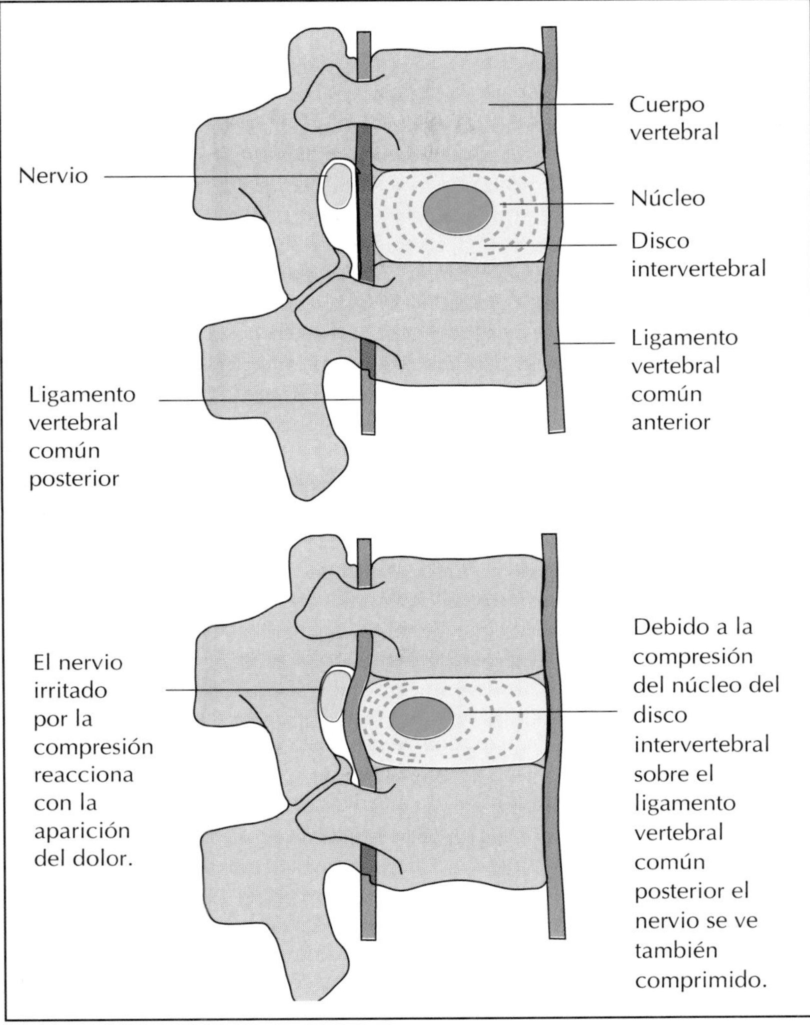
Nervio
Cuerpo vertebral
Núcleo
Disco intervertebral
Ligamento vertebral común anterior
Ligamento vertebral común posterior
El nervio irritado por la compresión reacciona con la aparición del dolor.
Debido a la compresión del núcleo del disco intervertebral sobre el ligamento vertebral común posterior el nervio se ve también comprimido.

Cuando existe una degeneración del disco intervertebral, el tejido blando del núcleo del disco puede desplazarse hacia delante debido a los desgarros del anillo fibroso del disco intervertebral. Así, el ligamento empujado por el disco intervertebral se abomba o en algunos casos incluso se rompe. Las raíces nerviosas situadas en las inmediaciones sufren una compresión y se irritan significativamente.

tan significativamente. En general, la hernia discal se produce en los dos discos intervertebrales inferiores de la columna vertebral lumbar, y mucho más raramente en la porción inferior de la columna vertebral cervical.

La hernia discal es especialmente frecuente en los dos últimos discos intervertebrales de la columna vertebral lumbar. Más raramente aparece en la porción inferior de la columna vertebral cervical.

Tratamiento: analgésicos, inyección de anestésicos locales en las inmediaciones de la raíz nerviosa, tratamiento extensor de la columna vertebral combinado con aplicaciones de calor (por ejemplo extensión subacuática), electroterapia (galvánica, diadinámica o corriente estimulante de ultrasonidos), yacer con la articulación de la cadera y de la rodilla flexionadas.
Sólo unos pocos pacientes con hernia discal precisan un tratamiento quirúrgico. Sin embargo, cuando existe una parálisis muscular o vesical es necesario un tratamiento quirúrgico inmediato. Se trata de la extirpación del tejido del disco intervertebral que produce compresión sobre la raíz nerviosa y que provoca la parálisis dolorosa. Mediante la punción del interior del disco intervertebral (nucleotomía percutánea) también se puede conseguir una descarga de la raíz nerviosa. Esta relativamente pequeña operación no evita en todos los casos la cirugía del disco intervertebral.

Cuando existe una parálisis muscular o vesical provocada por una hernia discal se ha de proceder a un tratamiento quirúrgico inmediato.

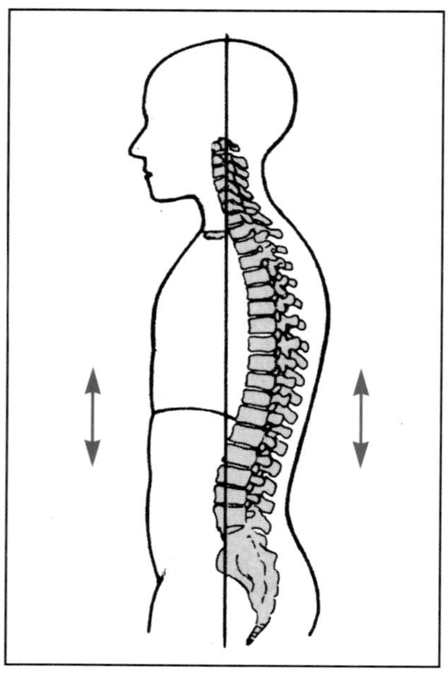

Postura correcta del cuerpo: la sobrecarga sobre la columna vertebral queda repartida y los músculos pueden relajarse.

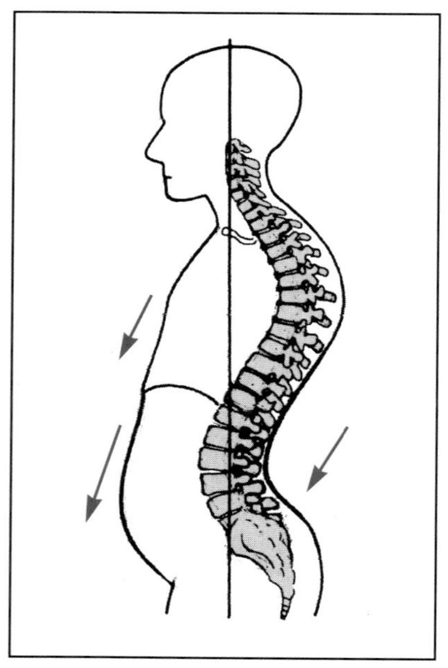

Forma incorrecta: la sobrecarga se reparte irregularmente sobre la columna vertebral; la musculatura se contrae. Como consecuencia aparecerá dolor de espalda.

Dolor crónico de origen vertebral (síndrome doloroso cervical, dorsal o lumbar de origen vertebral)

Sintomatología: según la localización de las alteraciones degenerativas aparece dolor sacro, dolor interescapular, cervicalgia con irradiación a la cintura escapular o a la parte posterior de la cabeza. La cefalea originada en la columna cervical puede manifestarse asociada a síntomas vertiginosos y acúfenos. Con frecuencia las molestias aumentan al cambiar de posición y cuando se mantiene durante largo tiempo una postura forzada, como permanecer de pie durante largo tiempo o viajar en coche muchas horas seguidas. Es típico el dolor de espalda por la mañana al levantarse que mejora con el movimiento. El estrés y los conflictos psíquicos pueden hacer que el dolor aumente.

Patogenesia: las alteraciones degenerativas descritas en los segmentos móviles de la columna vertebral y la contractura muscular que éstas provocan no sólo llevan a un estado doloroso agudo como el lumbago o la ciática, sino también a dolores crónicos, que aparecen una y otra vez y que son muy molestos.
A través del sistema nervioso existen estrechas relaciones entre la columna vertebral y los órganos internos de la caja torácica y de la cavidad abdominal. Así pues, cuando existe una enfermedad de los órganos internos puede aparecer dolor de espalda, o viceversa, cuando existe una alteración de la columna vertebral pueden aparecer síntomas que en un principio hacen sospechar una enfermedad orgánica.

Tratamiento: las medidas pasivas como el masaje, los baños, la electroterapia y los fármacos alivian el dolor crónico sólo temporalmente. Es imprescindible eliminar los factores nocivos causantes variando los hábitos de vida.
En este sentido desempeña un papel muy importante el asesoramiento individual del paciente por parte del médico. También es aconsejable la práctica de algún deporte durante el tiempo libre.
La fisioterapia sólo es útil cuando el paciente también está dispuesto a realizar en casa los ejercicios que aprende con el fisioterapeuta.
El tratamiento del sobrepeso siempre desempeña un papel muy importante en la compleja terapia del dolor de espalda crónico. No todos los dolores vertebrales crónicos se pueden eliminar. El plantearse la vida con el dolor crónico precisa muchas veces una ayuda psicoterapéutica.

¡Sentarse correctamente!

No sentarse descuidadamente, con la espalda inclinada hacia delante. De esta manera se produce una sobrecarga de la columna vertebral.
Se evitará la sobrecarga de la espalda sentándose derecho, de forma que el respaldo de la silla proteja la columna vertebral.

¡Levantarse correctamente!

No levantar nunca un peso con la espalda flexionada y las rodillas estiradas. Se evitará la sobrecarga de la espalda si se flexionan las rodillas y la espalda se mantiene derecha. Así la sobrecarga se desplaza hacia las piernas.

De esta forma puede entrenar la musculatura de la espalda:

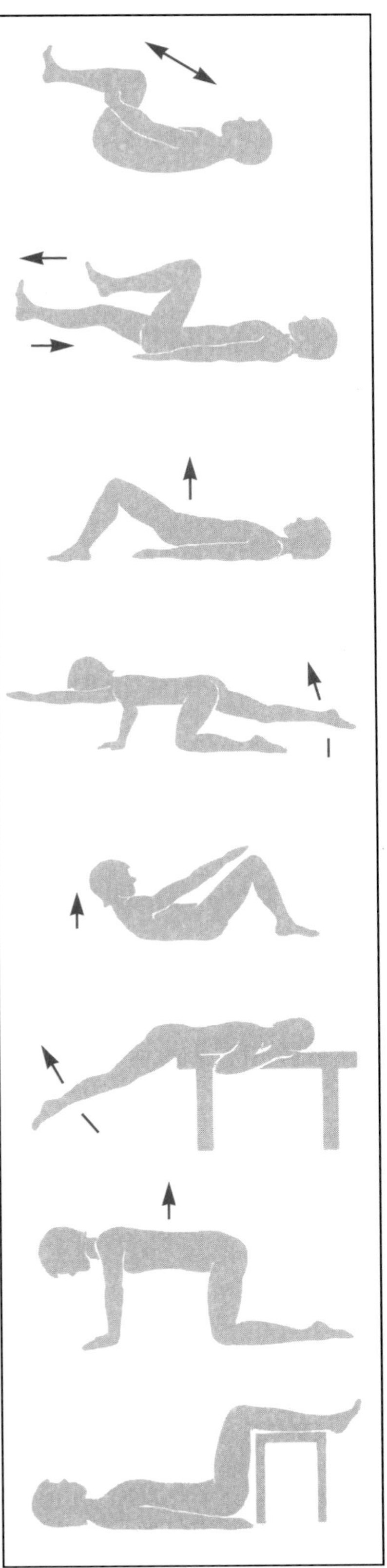

Ejercicio 1:
Decúbito supino; flexionar las piernas, abrazarlas con ambos brazos por detrás de las rodillas y tirar con fuerza en dirección al ombligo. La cabeza y los hombros deben permanecer fuertemente presionados contra el suelo. Al principio repita el ejercicio diez veces y más adelante hasta treinta veces.

Ejercicio 2:
Decúbito supino; levantar las piernas estiradas de diez a veinte centímetros y flexionarlas y extenderlas alternadamente («bicicleta»). La cabeza y los hombros han de permanecer fuertemente presionados contra el suelo. Según la condición de cada uno, el ejercicio se repetirá al principio diez veces y más adelante hasta treinta veces.

Ejercicio 3:
Decúbito supino; con las piernas ligeramente flexionadas y los pies apoyados en el suelo, elevar la pelvis de forma que entre los glúteos y el suelo haya una distancia de como mínimo un palmo. La cabeza y los hombros han de permanecer fuertemente presionados contra el suelo. Este ejercicio se repetirá también alrededor de veinte veces.

Ejercicio 4:
A gatas, estirar alternadamente los brazos y las piernas, de forma que el brazo se mantenga completamente horizontal y la pierna elevada como mínimo diez centímetros por encima del suelo. Al principio el ejercicio se repetirá de forma rápida como mínimo veinte veces. Más adelante se aumentará hasta cuarenta veces.

Ejercicio 5:
En posición de decúbito supino y con las piernas flexionadas y los pies apoyados en el suelo, elevar lenta y simétricamente la cabeza y los hombros manteniendo los brazos estirados, de forma que las escápulas se separen aproximadamente diez centímetros del suelo. Mantener los glúteos firmemente presionados contra el suelo. Al principio el ejercicio se repetirá cinco veces; más adelante se aumentará hasta veinte veces.

Ejercicio 6:
Necesitará un banco de una cierta altura o una mesa estable. La parte superior del cuerpo (hasta la pelvis) se ha de mantener presionada sobre el banco (la mesa) con los dos brazos, mientras que las dos piernas estiradas se elevan a ser posible hasta la horizontal. La cabeza se mantiene apoyada de lado. Repetir el ejercicio hasta veinte veces.

Ejercicio 7:
A gatas, elevar la zona lumbar con la inspiración y bajarla nuevamente con la espiración. Los brazos han de permanecer estirados. Este ejercicio relaja la musculatura sacra y lumbar y tiene una acción compensatoria sobre la lordosis. El ejercicio se ha de repetir al principio diez veces y luego hasta treinta veces.

Ejercicio 8:
Decúbito supino con las piernas apoyadas en una silla. Hay que permanecer en esta posición durante quince a treinta minutos. Este ejercicio relaja la zona sacra y lumbar y actúa beneficiosamente sobre la musculatura de la espalda.

Las fracturas vertebrales aparecen a menudo como consecuencia de accidentes de tráfico. No es raro que se acompañen de una sección medular.

Fractura vertebral

Sintomatología: dolor agudo en la fractura que aumenta considerablemente con el movimiento. Contracción muscular provocada por el dolor. Cuando existe una lesión medular, falta sensibilidad y función muscular activa en las piernas si la fractura se sitúa en la columna vertebral dorsal y lumbar. Las fracturas en la columna cervical pueden cursar además con parálisis de ambos brazos. Incontinencia vesical y anal.

Patogenesia: debido al constante aumento del número de accidentes de tráfico, también ha aumentado el número de lesiones de la columna vertebral. La peor consecuencia de una fractura vertebral es la lesión de la médula espinal con aparición de una parálisis por sección medular. Dentro de las fracturas vertebrales distinguimos entre fractura por aplastamiento, fractura por luxación y fractura por arrancamiento de la apófisis espinosa o transversa. Especialmente las fracturas por luxación con compromiso del arco vertebral suponen un riesgo para la médula espinal.

Cuando se sospecha una fractura vertebral, hay que conseguir inmediatamente ayuda médica. ¡No mover ni transportar al herido!

Tratamiento: conseguir inmediatamente asistencia médica. No realizar ninguna maniobra innecesaria al mover o transportar al herido. En el centro hospitalario se decidirá si mediante una intervención quirúrgica se puede corregir la mala posición de la vértebra y estabilizar la fractura. Las fracturas por arrancamiento de la apófisis espinosa o de las apófisis transversas y las fracturas por aplastamiento del cuerpo vertebral generalmente curan mediante reposo sin necesidad de un tratamiento quirúrgico. Si se produce una parálisis por sección de la médula espinal, se debe ingresar al enfermo en un centro de rehabilitación. En ese caso el paciente debe seguir un proceso de aprendizaje lento y complicado. Éste comprende el entrenamiento de la musculatura todavía funcional, el aprendizaje de técnicas de vaciado de la vejiga y el intestino, el desplazamiento por medio de ayudas técnicas, el trabajo y el tiempo libre. Además se deberá realizar un procesamiento psicosocial de esta decisiva situación de vida.

La rehabilitación de una sección medular precisa mucha paciencia y perseverancia.

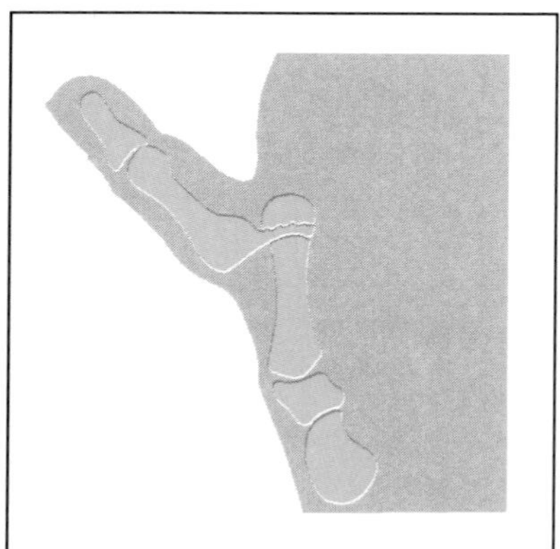

Todavía más frecuentes que las fracturas son las luxaciones articulares. En este caso, los huesos que forman la articulación se han desplazado de su posición habitual.

Fractura ósea

Sintomatología:

1. Intenso dolor, más o menos limitado a la zona de la fractura ósea, unido a la incapacidad de hacer uso de la extremidad.
2. Movilidad anormal en la zona de la fractura, donde rápidamente se desarrolla un edema, generalmente un hematoma.
3. Tras cierto tiempo, coloración azulada sobre la zona de la fractura.

Tratamiento: cuando se sospecha una fractura hay que acudir inmediatamente al médico. Es precisa la inmovilización de la extremidad afectada cuando es necesario el transporte del herido. Para la inmovilización es útil cualquier objeto largo, recto y rígido (palo, tabla o similar). La articulación se ha de vendar de forma que sea imposible el movimiento de las dos articulaciones cercanas a la fractura, para evitar el desplazamiento de los extremos de la fractura. Para que no haya zonas de presión se almohadillará la extremidad fracturada. En primer lugar las heridas abiertas se cubrirán con material a ser posible estéril.

ENFERMEDADES ARTICULARES

Enfermedad articular degenerativa (artrosis)

Sintomatología: en primera línea se encuentra el dolor, que tiene un inicio solapado. Aumenta cuando se sobrecarga la articulación afectada. Tras un largo reposo aparecen las típicas molestias al iniciar el movimiento. Con frecuencia existe sensibilidad frente a las condiciones climáticas, es decir, cuando hay un cambio de tiempo varían las características de la sensibilidad dolorosa. Además de las molestias crónicas pueden aparecer estados inflamatorios agudos de la articulación afectada por la artrosis: aumento del dolor con tumefacción de la articulación por aumento del líquido intrarticular (derrame articular). Progresivamente se limita la movilidad de la articulación, que incluso puede bloquearse completamente.

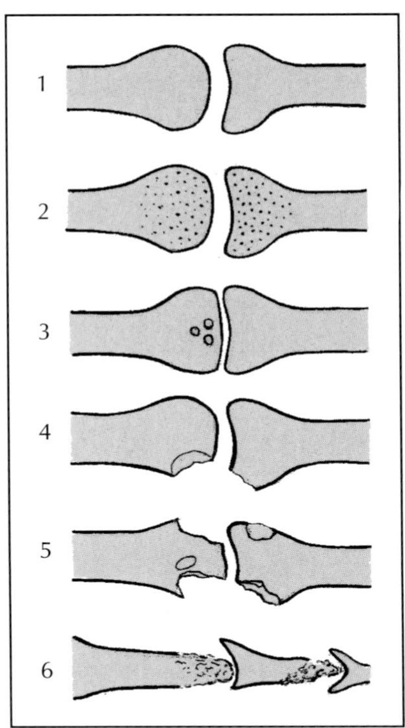

Evolución de la artrosis: articulación normal (1), inicio de la descalcificación (2), disminución del espacio interarticular (3), síntomas avanzados de desgaste articular (4, 5), destrucción de la articulación (6).

Patogenesia y etiología: la degeneración del cartílago articular puede tener múltiples causas. Cualquier factor nocivo para la articulación puede provocar el desarrollo de una artrosis. Si una articulación con una lesión previa se somete a una sobrecarga importante, la degeneración del cartílago se produce antes que en una articulación poco sobrecargada. Así pues, las articulaciones de las extremidades inferiores, que sufren una mayor sobrecarga, se afectan con mayor frecuencia que las articulaciones de las extremidades superiores.

Los siguientes factores pueden ser causa de una artrosis articular:

1. Fracturas óseas con participación articular.
2. Lesiones cartilaginosas por traumatismo.
3. Malformaciones articulares congénitas.
4. Lesiones cartilaginosas en el crecimiento (osteocondronecrosis).
5. Artritis.
6. Trastornos metabólicos del cartílago articular.
7. Sobrecarga articular de origen laboral, como trabajo físico duro, utilización de aparatos vibratorios (por ejemplo martillo mecánico).
8. Malas posiciones axiales de ciertas porciones de las extremidades, como piernas en X o piernas en O, cuando se ha producido una curación incorrecta de una fractura ósea.

En la artrosis, el cartílago pierde su elasticidad. Se vuelve rígido y va perdiendo sustancia hasta llegar al hueso. Se produce una deformidad de las superficies articulares. En los bordes de la articulación se forman osteofitos.

La artrosis se puede evitar mediante una profilaxis activa que debe empezar en la infancia.

Tratamiento: en el caso de la artrosis también es válida la máxima de que más vale prevenir que curar. La formación de artrosis se puede evitar con la detección y el tratamiento precoz de las malformaciones articulares en la infancia, la reducción correcta de las fracturas óseas, evitando las sobrecargas laborales y deportivas y corrigiendo quirúrgicamente las malas posiciones axiales. Si éstas ya existen,

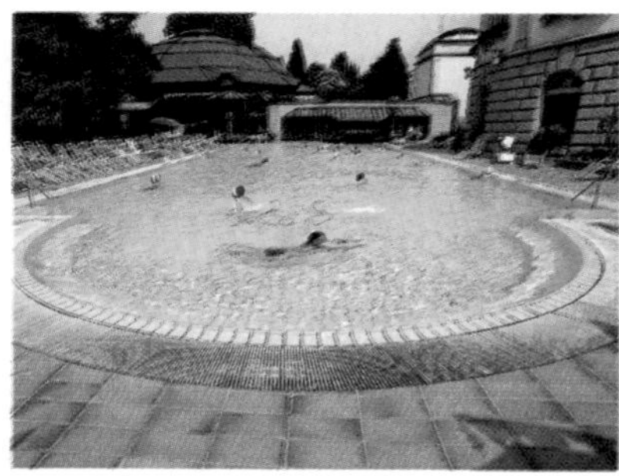

Los baños termales tienen un efecto muscular analgésico y relajante.

se puede evitar que la degeneración del cartílago articular progrese mediante el cambio de los hábitos de vida (descarga de la articulación, pérdida de peso cuando existe un sobrepeso, practicar algún deporte en el tiempo libre, etc.).
Hasta el momento no existe ningún fármaco que pueda curar la artrosis. La mayoría de los medicamentos utilizados tienen un efecto analgésico y algunos deben influir favorablemente sobre el metabolismo cartilaginoso. La aplicación de calor de diversas formas también tiene un efecto analgésico y relajante muscular: baños termales, cataplasmas de arcilla, friegas, masaje subacuático, sauna, electroterapia (ondas cortas, corrientes de estimulación, ultrasonidos) y masajes. En algunos casos, una intervención quirúrgica en los estadios iniciales del proceso artrósico de la porción articular especialmente afectada puede conseguir que ésta se descargue, por ejemplo mediante un injerto óseo. La cirugía de fijación de la articulación, tiempo atrás tan utilizada, se practica hoy en día muy raramente. Cuando el cartílago articular está completamente destruido se puede implantar una prótesis articular.

Recomendaciones cuando existe una artrosis de rodilla

1. Utilice zapatos que recojan bien el pie, con una suela plana y no demasiado dura. Hay que evitar las sandalias y los zapatos de tacón alto.

2. Al pasear por el campo o por la ciudad, elija terrenos llanos. Las pendientes, tanto de subida como de bajada, suponen una sobrecarga para las articulaciones, por lo que, a ser posible, hay que evitarlas.

Al pasear por el campo o por la ciudad, elija terrenos llanos. Las pendientes, tanto de subida como de bajada, suponen una sobrecarga para las articulaciones por lo que, a ser posible, hay que evitarlas.

3. Evite también los suelos desiguales, escabrosos y demasiado blandos, como el bosque.

4. El circular lentamente en bicicleta por un terreno llano sobrecarga menos las articulaciones que el correr o el caminar. Sin embargo, mantenga siempre una distancia de seguridad suficiente y evite los frenazos bruscos.

5. El subir escaleras supone una especial sobrecarga para la articulación de la rodilla. A ser posible utilice el ascensor, incluso cuando ello suponga que se ha de desviar ligeramente o que tenga que perder algunos minutos esperando el ascensor. Si no dispone de ascensor, utilice el pasamanos, suba lentamente y apoye siempre primero la pierna sana.

La fuerza curativa y el calor de un baño de arcilla favorecen la circulación de los huesos y de los músculos.

6. No permanezca de pie y no ande más de una hora seguida sin descansar. Haga una pausa corta de cinco o diez minutos permaneciendo sentado o echado.

7. Evite los asientos demasiado bajos o blandos, a favor de las sillas cómodas y ligeramente almohadilladas, a ser posible con posabrazos. Mientras permanezca sentado estire las piernas relajadamente hacia delante y cámbielas con frecuencia de posición. Nunca flexione forzadamente o eche hacia atrás las piernas.

8. Al levantarse de la posición de sentado o de decúbito ayúdese siempre con los brazos.

Más información:
Liga Reumatológica
Enrique Granados, 114
08005 Barcelona (España)

9. No lleve nunca cargas pesadas como maletas o el cesto de la compra. Cuando no pueda evitarlo, descanse a menudo y descargue las articulaciones. A ser posible no trabaje nunca de rodillas, sino siempre sentado.

Prótesis articular

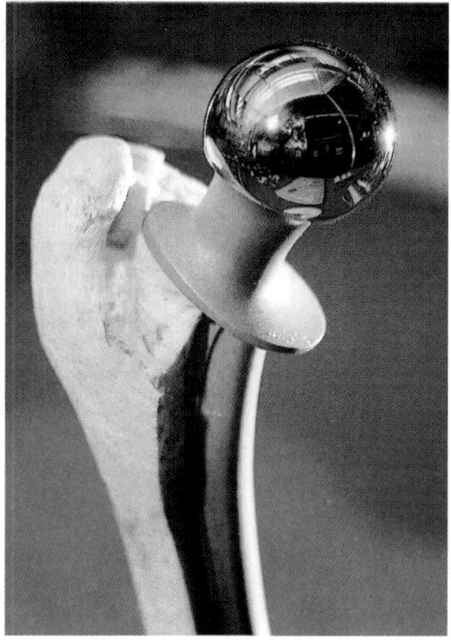

Endoprótesis total de cadera.

La técnica de sustitución de una articulación enferma por una prótesis articular se ha desarrollado significativamente en los últimos veinte años. Así, en numerosos países industrializados, se implantan anualmente miles de prótesis de cadera. Hoy en día, estas intervenciones son muy frecuentes en la cirugía ortopédica.

¿Qué articulaciones se pueden sustituir por una prótesis?

En primer lugar se encuentra la prótesis de cadera. Cada día más se sustituye también la articulación de la rodilla y las articulaciones de los dedos. Más raras son las intervenciones con implantación de una prótesis en las articulaciones de los hombros, los codos, las manos o los pies. La implantación de una prótesis articular sólo está indicada cuando existe un dolor intenso y una incapacidad funcional irreparable de la articulación afectada. Mientras que el dolor se pueda aliviar en buena medida mediante fármacos, medidas fisioterapéuticas e intervenciones conservadoras, no se ha de implantar una prótesis articular. En el mercado existe un número interminable de diversos modelos de articulaciones. Generalmente, éstas están constituidas por una parte metálica combinada con partes de cerámica y plástico. La implantación en el hueso se realiza mediante la cimentación de la endoprótesis con un material de unión constituido por resinas sintéticas. Las prótesis que no precisan cimentación presentan una superficie rugosa estructurada. Mediante el crecimiento de tejido óseo en los huecos de la superficie de la prótesis se consigue que se fijen al hueso. Este proceso es largo, de modo que las endoprótesis que no precisan cimentación sólo se pueden someter a una sobrecarga completa a partir de aproximadamente tres meses después de su implantación. En la actualidad, en los pacientes de menos de 60 años generalmente se utilizan prótesis que no precisan cimentación, mientras que en las personas de edad más avanzada se utilizan prótesis cimentadas.

La implantación de una prótesis articular sólo está indicada cuando existe un dolor intenso y una incapacidad funcional irreparable de la articulación afectada.

¿Qué complicaciones pueden esperarse?

El número de intervenciones de cambio de prótesis al año demuestra que hasta el momento no se han solucionado todos los problemas que plantean las prótesis articulares. La causa principal que obliga a un cambio de la prótesis es su aflojamiento en el lecho óseo, que se produce, generalmente, cuando existe una inflamación o por sobrecarga mecánica.

El paciente al que se le ha implantado una prótesis debe seguir realizando en casa los ejercicios de movilidad y reforzamiento muscular una vez que se le ha dado el alta hospitalaria.

Rehabilitación: el paciente al que se le ha implantado una prótesis debe seguir realizando en casa los ejercicios de movilidad y reforzamiento muscular.

Para evitar el aflojamiento precoz de la prótesis:
- No someter la articulación a una sobrecarga prolongada por permanecer de pie o correr. Hacer pausas.
- No realizar sobreesfuerzos con bloqueo brusco de la articulación.
- Evitar o reducir el sobrepeso.
- La altura del asiento debe ser como mínimo de 50 centímetros.
- Ayudarse de un bastón cuando se hagan largos paseos.
- Descargar la articulación utilizando un carrito de la compra.
- Llevar zapatos con punteras de goma.

La causa principal de complicaciones de las prótesis articulares es el aflojamiento de la prótesis en el lecho óseo.

Con el fin de diagnosticar precozmente la luxación congénita de cadera, todo neonato debe ser sometido a una exploración ecográfica de la articulación de la cadera.

El cuadro clínico de una luxación congénita de la cadera no es siempre evidente, ya que generalmente el niño no nace con la cadera luxada. Por el contrario, sí es congénita la falta de desarrollo en mayor o menor grado de la articulación, es decir, especialmente de la cavidad glenoidea.

Si no se realiza a tiempo un tratamiento especializado de esta inmadurez de la cavidad glenoidea, ya en el curso de los primeros meses de vida puede producirse la luxación de la articulación, debida al desplazamiento de cabeza del fémur fuera de la cavidad glenoidea demasiado plana del coxal.

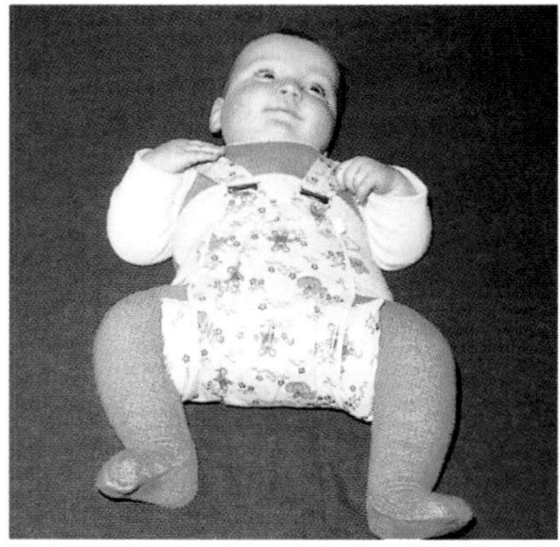

Pantalón ortopédico que fuerza la abducción en un lactante.

Enfermedades de la articulación de la cadera

Luxación congénita de la cadera

Sintomatología: en el lactante no existe ningún signo externo que indique con seguridad la existencia de una cavidad glenoidea (superficie articular) de la cadera demasiado plana. Puede sospecharse cuando existe una incidencia familiar, otras malformaciones, una posición del feto anormal (posición de nalgas o de pies), imposibilidad de abducción de una o ambas articulaciones de la cadera, asimetría de los glúteos o acortamiento de una de las extremidades inferiores. En el niño en edad de andar, la luxación de la cadera provoca una marcada lordosis y una cojera o un paso contoneante. A partir del cuarto mes de vida la radiografía nos da unos datos de gran valor. En los últimos años, la ecografía se ha impuesto como un método diagnóstico seguro e inocuo.
Ante todo neonato hay que realizar una exploración ecográfica de la articulación de la cadera (coxofemoral). En muchas maternidades se ha instaurado este método. En aquellos centros en los que no se haga, los padres deben llevar al neonato a un especialista en ortopedia para que le haga la exploración ecocardiográfica.

Patogenesia: en realidad, la denominación luxación congénita de la cadera es incorrecta, dado que el niño no nace con la cadera luxada. Sin embargo, sí es congénita la falta de desarrollo en mayor o menor grado de la articulación, es decir, especialmente de la cavidad glenoidea.
Si no se hace a tiempo un tratamiento especializado de esta inmadurez de la cavidad glenoidea, ya en el curso de los primeros meses de vida del niño se puede producir la luxación de la articulación, debido al desplazamiento de cabeza del fémur fuera de la cavidad glenoidea del coxal, demasiado plana. Esta enfermedad constituye la malformación congénita más frecuente del aparato locomotor. En las niñas es como mínimo cuatro veces más frecuente que en los niños.

Tratamiento: una premisa importante para la maduración de la cavidad glenoidea es la posición en abducción y flexión de la articulación. En los pueblos primitivos esta posición se consigue naturalmente al llevar el niño sobre la cadera o sobre la espalda. La forma de colocar hoy en día los pañales permite que el lactante adopte esta beneficiosa posición.
Cuando la malformación es leve, generalmente es suficiente con controlar mediante la ecografía el desarrollo de la articulación coxofemoral. Si la inmadurez de la cavidad glenoidea es más importante, se utilizarán pantalones ortopédicos especiales u otros mecanismos que fuercen la abducción. Si después de realizado el diagnóstico se aplica precozmente un tratamiento de este tipo, la verdadera luxación es muy poco frecuente.
Si ésta se produce, en primer lugar se ha de intentar su reducción mediante una tracción constante. Posteriormente se mantiene la posición mediante un vendaje de yeso. Si no es posible la reducción de la articulación mediante este método, ésta se deberá hacer quirúrgicamente. En este caso, con frecuencia se realiza un agrandamiento plástico de la cavidad glenoidea. Si hay un ángulo demasiado grande entre el cuello y la diáfisis del fémur, éste se podrá corregir quirúrgicamente. Con ello se conseguirá una posición correcta de la cabeza del fémur en la cavidad glenoidea.

Enfermedad de Perthes (osteocondronecrosis de la cabeza del fémur)

Sintomatología: dolor errático en la cadera, el muslo o la rodilla, cojera, limitación del movimiento en la articulación de la cadera. En la radiografía se observa una disminución de tamaño y un aumento de densidad de la cabeza del fémur. En una fase posterior se produce destrucción de la cabeza del fémur en varios fragmentos. Finalmente, reconstrucción de la cabeza del fémur, con frecuencia con deformidad permanente.

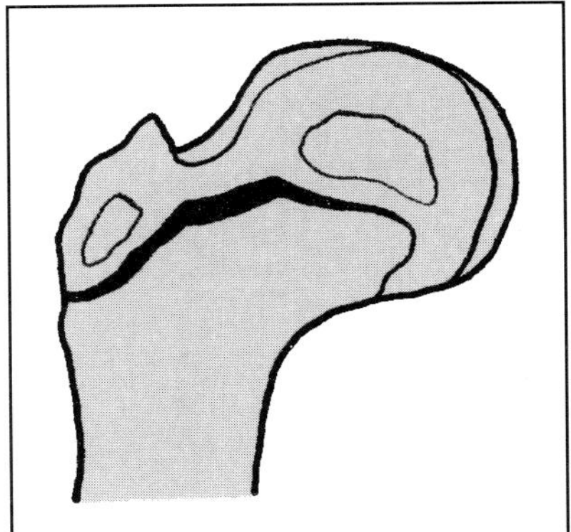

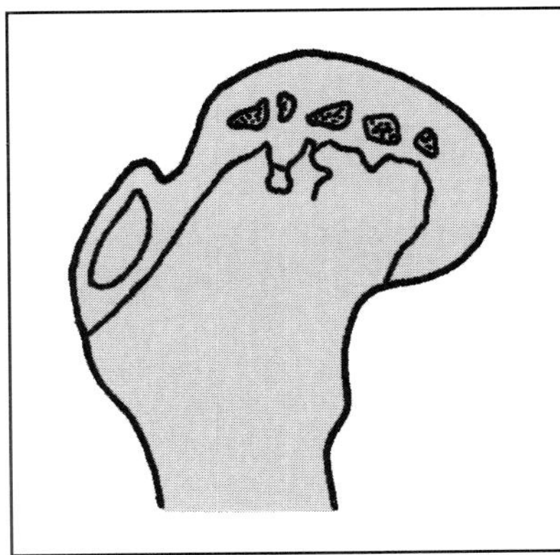

Enfermedad de Perthes: empieza con un aplanamiento de la cabeza articular y el ensanchamiento del cartílago de crecimiento (superior). En el estadio de fragmentación (inferior) se produce la necrosis completa de la cabeza articular.

Patogenesia y etiología: entre los tres y los nueve años se producen trastornos estructurales y necrosis de la cabeza del fémur. No se conoce todavía con exactitud la causa de este proceso.
Durante el período de crecimiento también se puede producir una necrosis de este tipo en otros huesos del cuerpo humano. En este caso afecta principalmente a la columna vertebral, a la cabeza de la tibia, a la rótula y a los huesos del pie.

Tratamiento: hay que evitar cualquier sobrecarga de la articulación de la cadera. Por ello también se prohíbe la práctica de cualquier deporte. Con frecuencia es necesario utilizar un aparato de descarga de la articulación. El tratamiento puede durar de dos a tres años. Debido al peligro del cierre precoz del cartílago de crecimiento (coxartrosis), es necesario un asesoramiento sobre la actividad laboral y del tiempo libre.

Epifisiólisis de la cabeza del fémur

Sintomatología: dolor errático en la cadera, el muslo y la rodilla sometidos a una sobrecarga prolongada, acortamiento de la pierna, cojera. Giro hacia fuera de la pierna afectada. Limitación de la abducción en la articulación coxofemoral. En la forma aguda aparece dolor intenso ante cualquier movimiento.

Patogenesia y etiología: en el cartílago de crecimiento de la cabeza del fémur aparece, con mayor frecuencia en los niños que en las niñas, un proceso de reblandecimiento. Se afectan principalmente los niños con sobrepeso en la pubertad. En el cartílago de crecimiento, la cabeza del fémur se desplaza con relación al cuello del fémur hacia atrás y hacia abajo. Este proceso se puede producir progresiva o rápidamente en relación con un traumatismo. Con frecuencia se produce de forma bilateral.
Todavía no se conocen con exactitud las causas de esta enfermedad; sin embargo, se sospecha la existencia de trastornos hormonales.

Afecta principalmente a niños con sobrepeso en la pubertad. Es más frecuente en los niños que en las niñas.

Tratamiento: en este caso es importante el diagnóstico precoz. En la fase inicial del tratamiento, la cabeza del fémur se puede fijar al cuello mediante tornillos o agujas.
Cuando el desplazamiento es importante se realizará una intervención quirúrgica para mejorar la posición de la cabeza del fémur en la cavidad glenoidea. Sin este tratamiento, la epifisiólisis puede provocar una coxartrosis precoz.

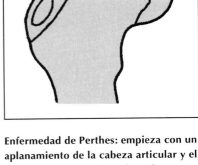

En la epifisiólisis de la cabeza del fémur es especialmente importante el diagnóstico precoz.

Diagnóstico por artroscopia.

Enfermedades de la articulación de la rodilla

Lesiones de menisco, del cartílago, de la cápsula y de los ligamentos articulares

Especialmente en los traumatismos deportivos, en los deportes de equipo como el fútbol o en la práctica del esquí se producen lesiones de la articulación de la rodilla. En este tipo de deportes los mecanismos de la lesión acostumbran a ser típicos.

Sintomatología y diagnóstico: inmediatamente después del traumatismo aparece intenso dolor, limitación del movimiento y tumefacción articular. Al punzar la articulación de la rodilla se puede aspirar sangre del interior de la articulación. La existencia de dolor a la presión en la hendidura articular y al realizar un movimiento de rotación pasiva hace sospechar la presencia de una lesión de menisco. En las lesiones ligamentosas se observan signos característicos de inestabilidad al realizar diferentes movimientos exploratorios. Mediante el diagnóstico radiográfico se evidencian las lesiones óseas pero no las meniscales, ligamentosas o cartilaginosas. Actualmente, la artroscopia constituye el mejor método diagnóstico de las lesiones en la articulación de la rodilla.

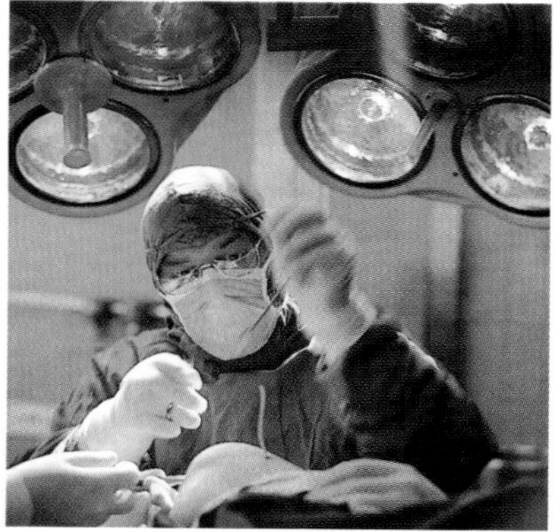

La mayor parte de las lesiones de menisco, del cartílago o ligamentosas se pueden corregir quirúrgicamente con instrumentos especiales, que evitan tener que hacer una gran herida quirúrgica.

Etiología y patogenesia: en los accidentes, la lesión de la articulación de la rodilla es especialmente frecuente. Mecanismo típico de lesión: movimiento forzado de giro de la parte superior del cuerpo cuando la pierna y el pie están fijos. De esta manera, y según la fuerza que actúe, pueden producirse lesiones aisladas de menisco o ligamentosas, o lesiones combinadas meniscales, ligamentosas y de las estructuras capsulares.

Tratamiento: después del accidente, hacer lo antes posible una artroscopia de la articulación lesionada. Así se podrá eliminar la sangre acumulada en la articulación. Con instrumentos especiales y bajo la observación a través del artroscopio se puede realizar la corrección quirúrgica del menisco, el cartílago o los ligamentos, sin necesidad de hacer una gran herida quirúrgica. En el caso del menisco se realiza la extracción o la sutura de los fragmentos desgarrados. Después de este tipo de intervención hay que hacer un intenso programa de rehabilitación para recuperar la movilidad y la fuerza muscular. De esta forma se puede recuperar la capacidad de rendimiento deportivo.

Ratón articular (cuerpo libre articular)

Los llamados ratones articulares bloquean la capacidad de movimiento de la articulación.

Sintomatología: bloqueo brusco de la movilidad de la articulación, acompañado de dolor y derrame.

Patogenesia y etiología: durante la infancia y la adolescencia se puede producir una necrosis localizada del tejido óseo del tamaño de una lenteja (osteocondrosis disecante) por debajo del cartílago articular de la articulación de la rodilla. Todavía no se conoce la causa. Así, un fragmento osteocartilaginoso puede quedar libre dentro de la articulación y provocar su bloqueo.
Los cuerpos libres intraarticulares se pueden producir por traumatismos con arrancamiento de fragmentos cartilaginosos o en el contexto de una artrosis.

En la mayoría de los casos, los cuerpos libres articulares se deben extraer quirúrgicamente. La intervención se realiza con la ayuda del artroscopio.

Tratamiento: los cuerpos libres articulares deben extraerse quirúrgicamente, a ser posible por artroscopia. Si el ratón articular todavía no se ha desenganchado de su lecho, se puede fijar al hueso mediante agujas o tornillos.

Enfermedades óseas y articulares inflamatorias, inflamación ósea y articular purulenta (osteítis, osteomielitis - artritis purulenta, empiema articular)

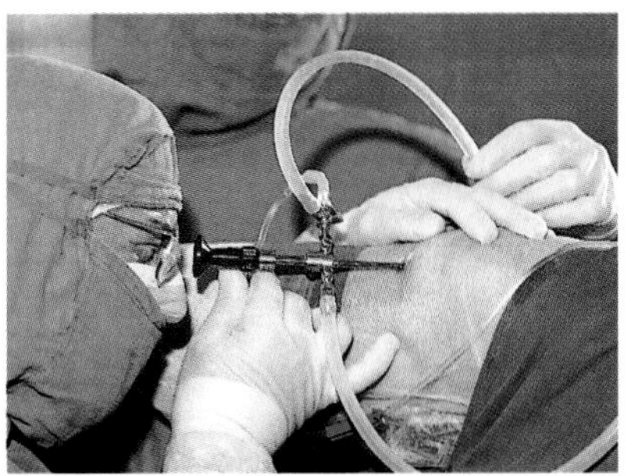

Con ayuda de un artroscopio se puede explorar la articulación y aplicar técnicas quirúrgicas.

Sintomatología: dolor intenso en el hueso o la articulación afectados, fiebre, tumefacción y enrojecimiento de las partes blandas que cubren el proceso óseo; ocasionalmente, conductos fistulosos, limitación de la movilidad. Al producirse el vaciado de la colección purulenta a través de una fístula se produce la remisión del dolor agudo.

Patogenesia y etiología: en su mayor parte el agente infeccioso es el estafilococo (*Staphylococcus aureus*). Este tipo de bacteria también es el principal responsable de la temida infección intrahospitalaria en las unidades de cirugía. Las bacterias alcanzan el hueso o la articulación directamente bien desde el exterior, a través de lesiones abiertas o a causa de una intervención quirúrgica, o bien son transportadas vía sanguínea a partir de un foco infeccioso (por ejemplo amigdalitis u otitis) hasta el hueso (= osteomielitis hematógena). Esta infección vía sanguínea aparece especialmente en niños y más raramente en adultos, en el contexto de una sepsis. La inflamación cursa con la formación de pus, inicialmente por debajo del periostio.
Más adelante, el proceso se extiende a los tejidos blandos circundantes (absceso). El pus puede vaciarse hacia el exterior espontáneamente a través de una fístula. En el mismo hueso la infección se extiende a la cavidad medular. Algunas partes no irrigadas del hueso se necrosan (secuestro óseo). En las articulaciones se produce una inflamación de la membrana sinovial, que se sigue de un derrame articular purulento. Se necrosa el cartílago articular. Si se produce una infección bacteriana en una zona de fractura, puede detenerse el proceso de curación del hueso y formarse una articulación falsa (pseudoartrosis infecciosa). La forma aguda de la osteomielitis se puede transformar en una forma evolutiva crónica. En esta última es típica la alternancia de períodos asintomáticos y la aparición en forma de crisis de síntomas inflamatorios.

Las bacterias alcanzan el hueso o la articulación directamente bien desde el exterior, a través de lesiones abiertas o a causa de una intervención quirúrgica, o bien son transportadas vía sanguínea a partir de un foco infeccioso (por ejemplo amigdalitis u otitis) hasta el hueso.

Laboratorio: aumento de la velocidad de sedimentación globular (VSG), detección de bacterias en la herida o en el líquido de punción, alteraciones del hemograma. En la fase inicial no se observan alteraciones radiográficas. Más adelante se detectan trastornos de la estructura ósea y secuestros óseos. Mediante la utilización de un contraste, en la radiografía se pueden observar trayectos fistulosos.

Si se produce una infección bacteriana en una zona de fractura, puede detenerse el proceso de curación del hueso y formarse una articulación falsa.

Tratamiento: reposo de la extremidad afectada. Administración de antibióticos. Generalmente, estas medidas son suficientes para la curación de la infección aguda. De no ser así: desbridamiento quirúrgico del foco óseo, extirpación de los secuestros óseos y de los cuerpos extraños (por ejemplo tornillos, placas, prótesis articular). Estabilización de las fracturas óseas infectadas con agujas colocadas fuera de la zona de fractura, que mediante un mecanismo externo de tensión están unidas entre ellas (fijador externo). Aplicación de enjuagues o cemento óseo con antibióticos. Cuando hay un derrame articular purulento se ha de abrir inmediatamente la articulación. Se extirpa la membrana sinovial y se coloca un drenaje.
En la osteomielitis crónica se ha de extirpar completamente la masa ósea afectada. En caso necesario se sustituirá por un injerto óseo. En ese caso se trata de un trasplante óseo, que consiste en el injerto de un pequeño fragmento de hueso sano que constituye la base para una neoformación de sustancia ósea.

Cuando existe una infección articular crónica, en ocasiones es útil un trasplante óseo que constituye la base para la neoformación de tejido óseo.

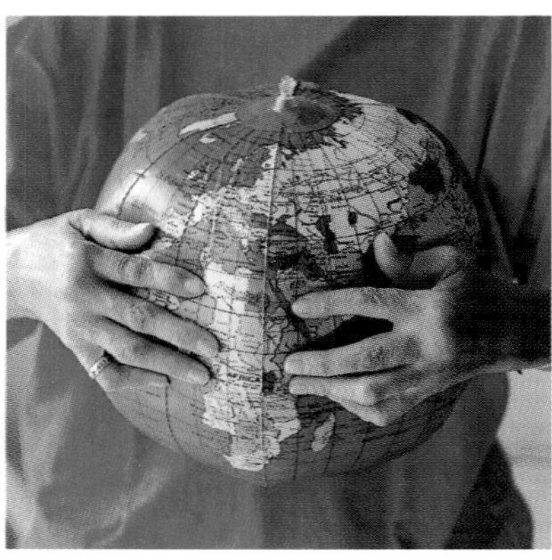

Inflamación reumática de las pequeñas articulaciones de los dedos. En fases más avanzadas de la enfermedad el proceso afecta también a las grandes articulaciones (rodilla, cadera, codo y pie).

Reumatismo articular crónico (poliartritis crónica)

Sintomatología:

1. Síntomas iniciales: sensación matinal de rigidez en las articulaciones de los dedos y de las manos. Alteración del estado general. Manos frías y húmedas y sudoración nocturna; anorexia.

2. Síntomas articulares típicos: tumefacción dolorosa a la presión y dolor al movimiento de la articulación afectada. Afectación de varias articulaciones que evoluciona en forma de crisis.
En fases más avanzadas el proceso pasa de las pequeñas articulaciones de las manos a las grandes articulaciones (rodilla, cadera, codo, pie). La alteración inflamatoria del cartílago articular y del hueso conlleva desde una pérdida de movilidad hasta la rigidez articular y finalmente a la deformación de la articulación.

3. Síntomas fuera del aparato locomotor: anemia por trastornos funcionales de la médula ósea. Formación de nódulos reumáticos subcutáneos que van desde el tamaño de un guisante hasta el de una ciruela. En algunos casos miocarditis y vasculitis.

Popularmente, bajo el término general de reumatismo se incluyen todas las enfermedades crónicas articulares y de la columna vertebral, independientemente de su causa.

Etiología y patogenesia: popularmente, bajo el término general de reumatismo, se incluyen todas las enfermedades crónicas articulares y de la columna vertebral, independientemente de su causa. La poliartritis crónica es la enfermedad reumática inflamatoria más frecuente. Hasta el momento no se conoce con exactitud su causa. No se ha podido observar la presencia de agentes patológicos. Por ello, este proceso también se clasifica como enfermedad inflamatoria no infecciosa del aparato locomotor. Se sospecha que la causa reside en un trastorno del sistema defensivo (sistema inmunitario) del organismo. Habla a favor de esta tesis la presencia aumentada de células inmunitarias en el tejido afectado y la detección de determinados anticuerpos, los factores reumáticos, en sangre. Como una de las enfermedades articulares más frecuentes (2 % de la población), la poliartritis crónica representa un problema sociosanitario y frecuentemente es la causa de una invalidez precoz. La enfermedad afecta tres veces más a las mujeres que a los hombres, principalmente en la edad media de la vida (entre los 30 y los 50 años).
Las alteraciones inflamatorias afectan en un primer momento a la membrana sinovial y a la capa interna de la vaina tendinosa. Estas capas tisulares se transforman por el proceso inflamatorio en una gruesa almohadilla que va cubriendo el cartílago desde sus bordes y que traspasa el límite entre el hueso y el cartílago para alcanzar el hueso. Así, el cartílago se destruye progresivamente. Este proceso degenerativo se extiende hasta el hueso. Se produce una rigidez dolorosa y una deformación de la articulación. En la vaina tendinosa el proceso transcurre de forma similar. La tumefacción inflamatoria de la vaina tendinosa impide la capacidad de elasticidad del tendón y debido a la destrucción del tejido tendinoso se puede producir un desgarramiento espontáneo del tendón. Es típica la evolución en forma de crisis y la afectación alternante de diversas articulaciones. Dado que generalmente la enfermedad empieza en las articulaciones de los dedos y de las manos, con frecuente afectación de las vainas tendinosas de la mano, en la mayoría de los casos las manos del paciente reumático son su tarjeta de visita.

Asesoramiento y ayuda para los pacientes reumáticos:

Asociación de Enfermos Reumáticos
Providencia, 42
08024 Barcelona (España)

Tratamiento: dado que se desconoce la etiología de la enfermedad, no existe ningún tratamiento que consiga una curación completa. Los objetivos del tratamiento son la disminución del dolor, el mantenimiento de la función articular y tendinosa, combatir las reacciones inflamatorias, evitar y corregir las deformidades articulares y el asesoramiento psicosocial de la situación del enfermo crónico.

La aplicación de calor, sobre todo en forma de baños de arcilla, alivia el dolor reumático y favorece la circulación.

Fármacos: no es posible un tratamiento causal. Los fármacos, que deben frenar el proceso inflamatorio reumático durante un período prolongado, se consideran como el tratamiento de base. Entre ellos encontramos los preparados de oro, los fármacos contra la malaria (cloroquina) y los fármacos que actúan sobre el sistema inmunitario.
Los fármacos administrados de forma adicional, principalmente analgésicos y antiinflamatorios, se dividen en dos grandes grupos:

1. Las hormonas suprarrenales sintéticas (corticoides, esteroides). Tienen una magnífica acción analgésica y antiinflamatoria; por ello se utilizan tan frecuentemente. Sin embargo, sus efectos colaterales (osteoporosis, trastornos del metabolismo lipídico, proteico y glucídico, aumento del riesgo de trombosis, elevado riesgo infeccioso, desencadenamiento de hemorragias gástricas e intestinales) limitan su utilización. Sólo deben emplearse durante períodos a ser posible cortos. Estos fármacos también se pueden inyectar localmente en las articulaciones especialmente afectadas.

Los fármacos antirreumáticos sólo deben administrarse bajo un estricto control médico.

2. Los fármacos de acción similar aunque no tan intensa, de diversa composición química, se conocen como antirreumáticos no esteroideos. Tienen menos efectos secundarios que los corticoides, aunque también pueden causar una intolerancia gastrointestinal o alteraciones del hemograma. Por ello se recomienda realizar controles analíticos regulares.

Tratamiento ortopédico-quirúrgico: en los últimos decenios, las posibilidades quirúrgicas de las articulaciones con alteraciones reumáticas han aumentado considerablemente. A ser posible en la primera fase de la enfermedad, cuando existe una tumefacción articular o tendinosa dolorosa constante, debería extirparse la membrana sinovial de la articulación o la vaina tendinosa. Cuando existe una importante destrucción articular se puede eliminar el dolor y mejorar la funcionalidad mediante la implantación de una prótesis articular o bien mediante la extirpación de las porciones articulares deterioradas o la fijación de la articulación (por ejemplo en el metatarso, el metacarpo o las interfalángicas). Si se ha producido el desgarro de un tendón (por ejemplo en la mano), se puede recuperar la funcionalidad mediante un injerto tendinoso. También puede ser necesaria la liberación de algún nervio muy comprimido mediante la extirpación de tejido inflamatorio-reumático.

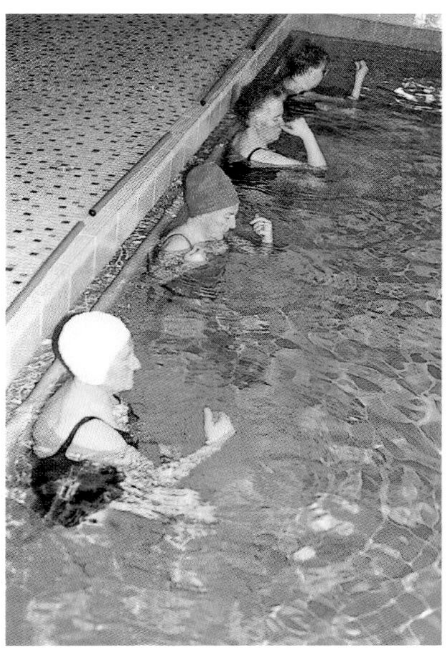

La gimnasia realizada en un piscina climatizada a 35 °C forma parte de la terapia del reumatismo articular crónico.

Gimnasia y terapia física: con el fin de evitar la rigidez articular y la aparición de deformidades, la realización diaria de ejercicios de gimnasia es muy importante para el enfermo reumático. Los ejercicios los ha de dirigir un fisioterapeuta experimentado y el enfermo debe seguir haciéndolos diariamente en su domicilio.
La aplicación de calor (baños, cataplasmas de arcilla, botella de agua caliente, esterillas) puede aliviar el dolor y mejorar la circulación. Todas estas medidas deben aplicarse conjuntamente y de forma regular, y el enfermo ha de estar sobre todo bien informado sobre su enfermedad y las posibilidades terapéuticas existentes.

En el caso de la gota se trata de un trastorno (frecuentemente heredado) del metabolismo de las purinas, que con frecuencia cursa también con cálculos renales.

Gota

Esta enfermedad articular inflamatoria se debe a un trastorno del metabolismo del ácido úrico (*véase* gota, pág. 223).

Debido a la extensión de los bacilos tuberculosos en el contexto de una tuberculosis miliar, pueden aparecer focos tuberculosos en todos los órganos del cuerpo, especialmente en los ganglios linfáticos, el intestino, los riñones y también en los huesos.

Tuberculosis ósea y articular

Patogenesia y etiología: *véase* también capítulo de «Enfermedades infecciosas», pág. 548. Dado que, globalmente, la tuberculosis ha disminuido considerablemente, hoy en día la tuberculosis ósea y articular es rara. Lo importante es que ante una inflamación de la columna vertebral o articular poco clara se piense también en la tuberculosis y se realicen los estudios bacterianos correspondientes.

Tratamiento: con los eficaces fármacos antituberculosos, hoy en día se puede realizar un tratamiento muy efectivo. En la columna vertebral, los focos tuberculosos pueden extirparse quirúrgicamente realizándose a su vez una fijación del segmento afectado. En el caso de la tuberculosis articular se procede a la extirpación de la membrana sinovial, de la misma forma que en la inflamación articular reumática.
El tratamiento siempre prolongado tiene lugar en un centro especializado.

ENFERMEDADES MUSCULARES, TENDINOSAS Y DEL SACO SINOVIAL

Tortícolis congénita

Sintomatología: postura rígida del cuello; la cabeza está inclinada hacia el lado del acortamiento muscular y girada hacia el lado contrario. La movilidad de la cabeza está limitada. El músculo esternocleidomastoideo acortado tiene el aspecto de una cuerda. Con frecuencia existe también una asimetría de la cara.

En la tortícolis la cabeza está inclinada y girada lateralmente. Con frecuencia también aparecen rigidez y dolor en la nuca.

Patogenesia y etiología: se produce un acortamiento congénito del músculo esternocleidomastoideo. Éste se origina en la parte posterior de la cabeza, directamente por detrás de la oreja y se dirige hacia delante hasta la clavícula y el esternón. Todavía no se conoce con exactitud la causa del acortamiento. Se discute la posibilidad de que se deba a una posición forzada durante la gestación o a una lesión muscular durante el parto. Al realizar el diagnóstico se ha de diferenciar la tortícolis congénita de otras formas de tortícolis, ya que la primera puede deberse a una malformación de la columna vertebral cervical, a una enfermedad ocular o a una parálisis espástica.

La tortícolis también puede estar causada por una contractura muscular, provocada por una posición extremadamente incómoda durante el sueño.

Tratamiento: durante el primer año de vida se intenta solucionar el acortamiento muscular mediante ejercicios fisioterapéuticos de extensión. Los vendajes de yeso o los correctores ortopédicos no obtienen generalmente ningún resultado y suponen una sobrecarga innecesaria para el niño. Si la tortícolis persiste después del primer año de vida estará indicado el tratamiento quirúrgico. Para ello se separa la inserción muscular craneal y clavicular. Después de la intervención se necesita un vendaje corrector. De esta manera generalmente se soluciona la tortícolis. Sin embargo, la asimetría facial persiste.

Desgarro muscular y tendinoso

Sintomatología: hematoma doloroso, alteración de la función muscular, zona de la rotura muscular o tendinosa palpable.

Patogenesia y etiología: sobre todo al practicar deporte se pueden producir desgarros o roturas tendinosas o musculares. Actualmente son poco frecuentes las roturas musculares o tendinosas de causa laboral. En un desgarro se produce la rotura de algunas fibras musculares o tendinosas aisladas. En la rotura muscular o tendinosa se produce una separación completa o parcial de dos porciones del músculo o el tendón. Estas roturas se ven favorecidas por lesiones degenerativas previas de los tendones, por un sobreesfuerzo máximo sin hacer un calentamiento, por falta de entrenamiento y por la práctica de deportes en lugares inadecuados (por ejemplo suelo duro en los gimnasios).

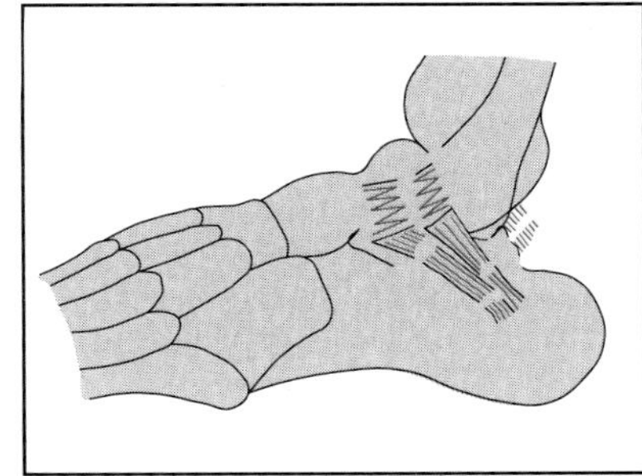

En estas zonas del pie son especialmente frecuentes las roturas musculares y ligamentosas.

Ejemplos de roturas musculares y tendinosas:

- Rotura del tendón de Aquiles en las disciplinas deportivas que implican correr o saltar.
- Rotura de la musculatura flexora de la rodilla en la parte posterior del muslo y de los gemelos (pantorrilla) en los velocistas.
- Rotura de la musculatura flexora y abductora de la cadera en los futbolistas, jinetes y nadadores.
- Rotura del bíceps en los lanzadores de peso y de disco.

Las roturas musculares y tendinosas se ven favorecidas por realizar un sobreesfuerzo importante sin calentamiento, por falta de entrenamiento y por practicar deportes en lugares inadecuados.

Tratamiento: los desgarros musculares y tendinosos y las roturas parciales se tratan mediante reposo y descarga de la zona, junto con aplicaciones frías. En el mercado existen diversos vendajes protectores para los distintos tipos de lesiones. La rotura muscular o tendinosa completa debe tratarse quirúrgicamente mediante sutura. Hay que evitar realizar un esfuerzo demasiado pronto después de una lesión muscular o tendinosa.

Los desgarros musculares y tendinosos y las roturas parciales se tratan mediante aplicaciones frías.

Inflamación de las inserciones musculares y tendinosas

Sintomatología: en la inserción del tendón o el músculo se puede producir una inflamación dolorosa como consecuencia de un sobreesfuerzo. Se afectan más frecuentemente las inserciones musculares de la articulación del hombro (periartritis húmeroescapular), las inserciones tendinosas de la articulación del codo (epicondilitis humeral) y más raramente las de la rótula y la inserción del tendón de Aquiles.

Patogenesia y etiología: la sobrecarga puede estar causada por movimientos monótonos, pero también puede aparecer en los deportistas (la inflamación de la inserción tendinosa en el codo se conoce como «codo de tenista»).
Junto con la sobrecarga muscular y tendinosa, los trastornos de la coordinación muscular y la tendencia a la contractura ligada a ésta también desempeñan un papel etiológico (por ejemplo en los músicos). Además, en las inserciones musculares y tendinosas también se pueden producir calcificaciones.

Los deportistas también pueden sufrir una inflamación de las inserciones tendinosas, como ocurre en el codo de tenista.

Mediante ejercicios de fisioterapia se pueden corregir los movimientos incorrectos que provocan la inflamación.

Tratamiento: en primer lugar reposo, aplicaciones frías en la fase aguda, inyección local de analgésicos combinados con corticosteroides. Además, tratamiento con ultrasonidos o corrientes de estimulación. Mediante fisioterapia deben corregirse, por ejemplo en los músicos, las posturas y movimientos incorrectos que favorecen estas lesiones.
Como última posibilidad terapéutica, en el codo se puede hacer un tratamiento quirúrgico de la inserción tendinosa. En el hombro se produce con frecuencia una limitación del movimiento durante un período largo (hasta medio año), que hace necesario un tratamiento fisioterapéutico intensivo.

Enfermedad de Dupuytren

Generalmente se afecta el dedo corazón o el meñique.

Sintomatología: engrosamiento en forma de cordón en la palma de la mano con flexión progresiva de los dedos. Se afecta principalmente el dedo corazón y el meñique.

Patogenesia y etiología: en la palma de la mano, por debajo de la piel, hay una membrana tendinosa de tejido conjuntivo (aponeurosis). Con esta enfermedad se producen engrosamientos cordonosos o nodulares en la aponeurosis, que se extiende hasta los dedos. Hasta el momento se desconoce la causa. Afecta principalmente a los hombres, a partir de los 50 años. Más raramente se producen las mismas alteraciones en la planta del pie.

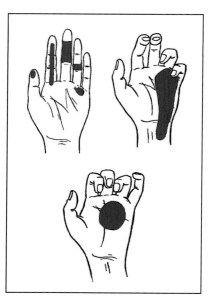

Diversas formas de la enfermedad de Dupuytren. Las zonas representadas en rojo en la figura marcan el foco inflamatorio.

Tratamiento: todos los intentos de tratamiento farmacológico realizados hasta el momento han sido infructuosos. Si se produce una flexión incapacitante se deberá practicar una intervención quirúrgica, que consiste en la extirpación de la aponeurosis. No hay que esperar en ningún caso para llevar a cabo la intervención a que la contractura en flexión de los dedos sea completa, ya que de ser así, en ocasiones hay que amputar el dedo. Después de la intervención es posible la recidiva de la enfermedad.

Tendovaginitis estenosante

Sintomatología: en primer lugar aparece dolor al estirar el dedo flexionado. Al presionar la articulación metacarpofalángica por la parte de la palma de la mano puede desencadenarse dolor. Posteriormente, el dedo sólo se puede estirar venciendo una resistencia, lo que produce un crujido audible. En los casos extremos se produce un bloqueo del dedo en flexión.

Patogenesia y etiología: con frecuencia hay un engrosamiento y estrechamiento de la vaina tendinosa que limita el movimiento del tendón. Esto puede ser consecuencia de una inflamación anterior. En los niños pequeños se afecta principalmente el pulgar. En este caso el engrosamiento afecta generalmente al propio tendón.

Al estirar el dedo afectado se oye claramente un crujido.

Tratamiento: mediante la inyección de un corticosteroide en la vaina tendinosa correspondiente se consigue resolver la inflamación. La enfermedad también cura rápida y eficazmente mediante una pequeña intervención quirúrgica (ensanchamiento de la vaina tendinosa).

Inflamación de la vaina tendinosa (tendovaginitis)

Es característica la sensación dolorosa de roce.

Sintomatología: sensación de roce dolorosa en el trayecto del tendón al hacer el movimiento. A la palpación puede notarse una sensación de crepitación.

Patogenesia y etiología: después de una contusión, por hiperextensión o inflamación de la vaina tendinosa (por ejemplo inflamación reumática), se produce un derrame, de modo que aparece un ruido de roce al realizar el movimiento (crepitación). Se afecta principalmente la porción extensora de la mano y del antebrazo.

Tratamiento: reposo, fármacos analgésicos y antiinflamatorios, infiltración local con anestésicos locales y corticoides. Ocasionalmente se recomienda reposo con yeso.

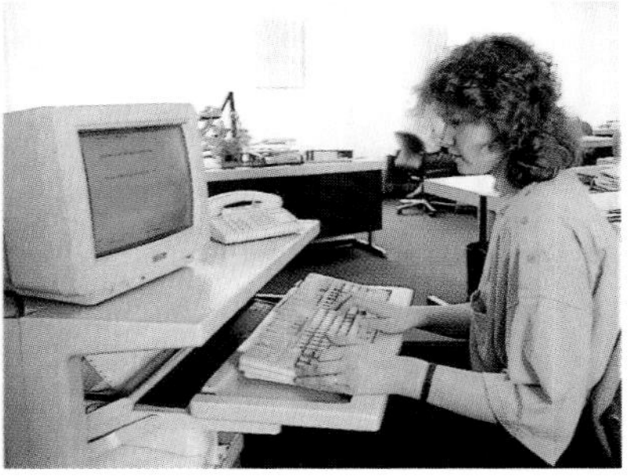

Si al escribir se produce una sobrecarga de las articulaciones de la mano, aparece con frecuencia una tendovaginitis.

Inflamación de la bolsa sinovial (bursitis)

Sintomatología: tumefacción claramente palpable con dolor y enrojecimiento cutáneo. En los casos de inflamación por sobreesfuerzo pueden faltar el enrojecimiento cutáneo y el dolor a la presión.

Patogenesia y etiología: al igual que las articulaciones, la bolsa sinovial es un espacio hueco lleno de líquido que aparece especialmente en las zonas del cuerpo sometidas a presión. Puede estar en relación con las articulaciones. Facilita el movimiento de los músculos. Estos cojinetes se encuentran en el codo, el hombro y la rótula. Las infecciones bacterianas son relativamente poco frecuentes. Generalmente, la inflamación de la bolsa sinovial está causada por una presión excesiva.

Generalmente, la bursitis se produce por una presión excesiva.

Tratamiento: la bursitis bacteriana se trata farmacológicamente de acuerdo con el agente causal. En algunos casos, además es necesaria la extirpación quirúrgica de la bolsa sinovial inflamada.
Cuando la bursitis es consecuencia de una sobrecarga se hace una punción para extraer el líquido y se inyecta un preparado de corticoides. Si este tratamiento no produce una mejoría permanente, también será necesaria la extirpación quirúrgica de la bolsa sinovial.
Las personas con trabajos que precisan un esfuerzo considerable deben prevenir esta afección mediante la utilización de vendajes acolchados; siempre bajo prescripción médica.

Las personas con trabajos que precisan un esfuerzo considerable deben prevenir esta afección mediante vendajes acolchados.

Distrofia muscular

Sintomatología: se produce una disminución de fuerza y de volumen del músculo afectado. En casos extremos puede existir una incapacidad funcional completa de la musculatura.

En la distrofia muscular se puede producir una incapacidad funcional completa de la musculatura.

El reposo prolongado de las extremidades puede provocar una disminución de la fuerza y el volumen muscular.

Patogenesia y etiología:

1. Atrofia por inactividad: el reposo de las extremidades después de una lesión, el reposo prolongado en cama o las enfermedades graves que provocan una pérdida de peso y caquexia causan una disminución de la fuerza y el volumen muscular. Esta atrofia es reversible mediante un adecuado entrenamiento muscular.

La atrofia muscular hereditaria es, hasta el momento, incurable. Si existe una historia familiar debe buscarse asesoramiento genético antes de un embarazo.

2. Distrofia muscular hereditaria progresiva: esta enfermedad, hasta el momento incurable, empieza en los primeros años de la vida y provoca una atrofia muscular progresiva de las extremidades y el tronco. Afecta principalmente a los varones. Sin embargo, las mujeres sanas pueden ser portadoras de esta enfermedad. Por ello es muy importante el asesoramiento genético. La distrofia muscular lleva progresivamente a una incapacidad para caminar. Como consecuencia de la distrofia muscular pueden aparecer lesiones de la columna vertebral (escoliosis) y malformaciones del pie (pie equino, pie varo). También se pueden ver afectados la musculatura de la caja torácica y el miocardio. La esperanza de vida está considerablemente acortada.

3. Atrofia muscular neurógena: la causa no se encuentra en el propio músculo, sino en las ramas motoras de la médula espinal.

La miastenia es una forma muy rara de la insuficiencia muscular.

4. Miastenia: forma rara de la insuficiencia muscular. En este caso el trastorno radica en una alteración de la transmisión de los estímulos desde el nervio hasta el músculo. Generalmente, los síntomas empiezan en la musculatura de la cara y de los ojos. Con la ayuda de una exploración muscular eléctrica (electromiografía) se confirma el diagnóstico. Mediante fármacos (prostigmina) se consigue mejorar la transferencia de información del nervio al músculo, y con ello el restablecimiento de la función muscular.

Tumores óseos

Patogenesia y etiología: los tumores del sistema esquelético son relativamente raros (el 5 % de todos los tumores). A pesar de todo, si se detectan alteraciones óseas hay que acudir inmediatamente al médico, dado que en este tipo de tumores también es muy importante la detección precoz. Se diferencia entre los tumores óseos benignos y los malignos. La diferenciación de los tumores se realiza mediante diversos métodos exploratorios: rayos X, tomografía computerizada, gammagrafía. El estudio microscópico de una muestra de tejido confirma finalmente el diagnóstico. Debido a la pérdida de solidez del hueso, los tumores óseos también pueden provocar fracturas espontáneas. En este caso se habla de una fractura patológica.
Los tumores óseos malignos se clasifican en primarios y metastásicos. Los tumores óseos malignos primarios aparecen principalmente en la rodilla, la cadera y el hombro, en niños y adolescentes. Las metástasis óseas se dan en un plano secundario a tumores principalmente de pulmón, próstata, riñón, mama y tiroides.

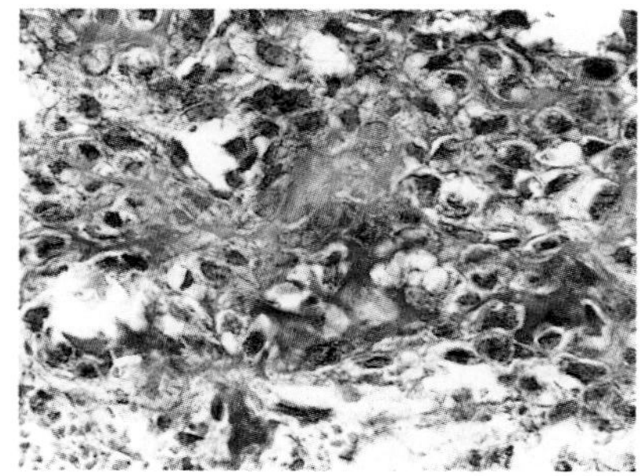

Visión microscópica de un tejido óseo canceroso.

Tratamiento: depende del estadio de la enfermedad, de la localización del tumor y del tipo de tumor. Así, pueden utilizarse rayos X o radiaciones radiactivas (radioterapia) o fármacos que inhiben el crecimiento de las células tumorales (quimioterapia). Con frecuencia se combinan todos estos métodos terapéuticos.

ENFERMEDADES METABÓLICAS DE LOS HUESOS

Osteoporosis

La osteoporosis es una de las enfermedades más frecuentes del aparato locomotor.

Sintomatología: dolor de espalda agudo por aplastamiento de cuerpos vertebrales. Dolor crónico por deformación de la columna vertebral con contracturas musculares y alteración de la función de las articulaciones vertebrales. Las vértebras pierden altura y se deforman hacia delante en forma de cuña. De esta manera se forma progresivamente una espalda arqueada. Las apófisis espinosas son dolorosas a la presión y a la percusión. En las extremidades también pueden aparecer leves fisuras óseas. Fracturas típicas de las personas de edad avanzada: fractura del cuello del fémur, fractura del cúbito inmediatamente junto a la articulación de la muñeca. Sólo en las fases más avanzadas se observan alteraciones en la radiografía. Mediante la determinación de la densidad ósea (osteodensimetría) se puede establecer un pronóstico.

La destrucción de la sustancia ósea se debe a:

- *Déficit de hormonas sexuales.*
- *Hipertiroidismo e hiperparatiroidismo.*
- *Exceso de vitamina D.*
- *Concentración elevada de fosfatos en sangre.*
- *Falta de ejercicio.*

Patogenesia y etiología: la osteoporosis consiste en la disminución de la densidad ósea determinada por la edad. De esta manera se produce una disminución de la masa ósea. Aumenta el riesgo de fractura ósea.
Para las mujeres, después de la menopausia el riesgo de padecer osteoporosis aumenta considerablemente debido a que los ovarios dejan de producir estrógenos, que ayudan al mantenimiento de la masa ósea.
Otras causas pueden ser: la extirpación de los ovarios, un aporte insuficiente de calcio así como la falta de ejercicio durante un largo período de tiempo, por ejemplo por encamamiento prolongado. El tabaquismo y el alcoholismo también favorecen la aparición de la enfermedad. Antes también se creía que había una relación, hasta el momento no confirmada, entre la osteoporosis y la bronquitis crónica, así como las enfermedades de la glándula tiroides.
La administración prolongada de cortisona en el asma, el reumatismo o las alergias, en ciertos casos, también favorece la aparición de una osteoporosis.

Formas de la osteoporosis:

1. Osteoporosis primaria: afecta principalmente a las mujeres después de la menopausia y a los ancianos (osteoporosis senil).
2. Osteoporosis por reposo o parálisis de extremidades (atrofia ósea por inactividad).
3. Osteoporosis secundaria: por un tratamiento prolongado con hormonas esteroideas, alcoholismo, enfermedades reumáticas, diabetes, enfermedades renales, enfermedades tiroideas.

Las mujeres de mediana edad deben mantener su actividad física mediante la práctica regular de algún deporte.

Profilaxis: cuando la osteoporosis está completamente instaurada las posibilidades terapéuticas son escasas. Por ello es importante la prevención.
Entre las medidas profilácticas más importantes se encuentra el ejercicio físico y una alimentación rica en minerales y vitaminas.
En las mujeres menopáusicas, sobre todo cuando la menopausia aparece precozmente, se recomienda un tratamiento crónico con hormonas sexuales.

Los alimentos con un contenido especialmente elevado de calcio son: la leche y los productos lácteos, las verduras frescas de hoja verde, los cítricos, las sardinas y los crustáceos.

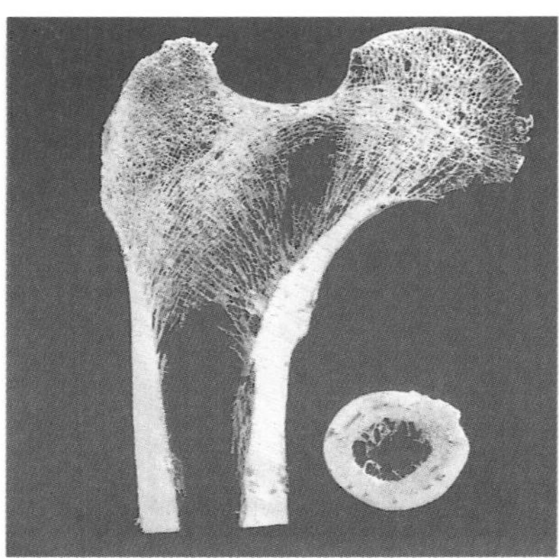

Cuello del fémur con degeneración causada por la osteoporosis. El hueso presenta un riesgo extremo de fractura.

Tratamiento de una osteoporosis detectada recientemente: el tratamiento crónico con preparados de flúor no deja de ser controvertido. La Asociación Europea de Osteoporosis y Enfermedades Óseas sólo recomienda la terapia con flúor en los casos muy severos y bajo un estrecho control médico. En estos casos, mediante estudios hemáticos y hepáticos regulares, así como controles radiológicos anuales, hay que observar si la sal fluorada realmente favorece el mantenimiento de la corteza ósea o si ésta sigue su proceso degenerativo. Hasta el momento se ha demostrado que alrededor de un tercio de los pacientes no responden de forma positiva a esta medida terapéutica.
También existe la posibilidad de un tratamiento a corto plazo con la hormona tiroidea calcitonina, sobre todo cuando hay dolor agudo. La calcitonina debe ser inyectada por el médico. Es muy conveniente practicar una gimnasia activa de la columna vertebral; sólo se debe utilizar un corsé ortopédico en casos excepcionales, ya que limita la capacidad de movimiento. El déficit de calcio también se puede solucionar administrándolo en forma de comprimidos.
Si se sufre una osteoporosis se deberá evitar cargar pesos; durante el trabajo, será preciso mantener la espalda recta y no sentarse en asientos bajos y blandos. En la cama es mejor utilizar un colchón firme pero elástico que uno demasiado blando. El tratamiento farmacológico, sobre todo los preparados hormonales, sólo se deben administrar bajo prescripción facultativa.

Osteopetrosis

Sintomatología: al principio no existe ningún síntoma. A medida que evoluciona la enfermedad aparece una tendencia aumentada a las fracturas óseas. Debido a la compresión nerviosa, en ocasiones pueden producirse trastornos de la visión, parálisis facial o trastornos auditivos. La falta de crecimiento corporal y la anemia también pueden constituir síntomas secundarios de la osteopetrosis.

La osteopetrosis es una enfermedad hereditaria muy rara que provoca un aumento de la densidad ósea.

Etiología: es una enfermedad hereditaria muy poco frecuente que provoca un aumento de densidad y engrosamiento de los huesos. Al contrario que en el caso de la osteoporosis, en ésta existe un déficit de las células que destruyen el hueso (osteoclastos), lo que provoca una densidad anormal de los huesos.

Tratamiento: es posible un trasplante de médula ósea, con el que se implantan células sanas, a partir de las cuales se pueden desarrollar osteoclastos.

Enfermedad de Paget ósea (osteítis deformante)

Sintomatología: con frecuencia no existe dolor. Generalmente, la enfermedad se descubre casualmente al hacer una radiografía. Pero también pueden aparecer dolores óseos tironeantes difusos. La deformación progresiva de los huesos puede provocar dolor en las articulaciones vecinas. Las fracturas óseas espontáneas son relativamente raras. El diagnóstico se confirma radiológicamente. En sangre puede detectarse el aumento de determinados factores del metabolismo óseo (fosfatasas).

Generalmente, la enfermedad de Paget ósea se descubre sólo casualmente al hacer una radiografía.

Patogenesia y etiología: al contrario que en el caso de la osteoporosis, esta enfermedad es poco frecuente. Existe un trastorno de la estructura del hueso. La corteza ósea está engrosada y la médula ósea muestra una estructura en madeja. Esta enfermedad se presenta principalmente en hombres a partir de los 40 años. Las alteraciones óseas típicas aparecen sobre todo en la columna vertebral lumbar, coxal, cráneo, fémur y tibia. No se posee ningún conocimiento sobre cuál pueda ser la causa.

La osteítis deformante afecta principalmente a los hombres a partir de los 40 años.

Tratamiento: sólo es necesario cuando existe dolor. Se prescribe la hormona tiroidea calcitonina y el preparado difosfonato que capta el calcio. Cuando existen deformaciones importantes hay que realizar un tratamiento ortopédico y deben igualarse las diferencias de longitud de las piernas mediante alzas. Pese a todos los progresos que ha protagonizado la ciencia en los últimos tiempos, hasta el momento la enfermedad es incurable.

Enfermedad de Sudeck (distrofia ósea)

Sintomatología: la enfermedad evoluciona en tres estadios:

La enfermedad de Sudeck evoluciona en tres estadios. Los estadios II y III pueden observarse radiográficamente.

Estadio I: dolor en reposo que aumenta con el movimiento o la sobrecarga. Piel tumefacta, brillante y enrojecida. Aumento de la sudoración. En este estadio es típica la no existencia de alteraciones radiográficas.

Estadio II: dolor. Clara limitación del movimiento articular. La piel está cianótica y pálida y más bien fría. En la radiografía se observa una estructura ósea moteada.

Estadio III: desaparecen los dolores. Piel pálida, aparece una clara atrofia muscular. Limitación importante del movimiento articular, rigidez parcial. En la radiografía se observa descalcificación ósea y estructura ósea borrosa.

La causa reside en un déficit circulatorio de la sustancia ósea tras fracturas o luxaciones.

Patogenesia y etiología: tras fracturas óseas, luxaciones, cirugía de las extremidades, vendajes de yeso demasiado apretados, intentos repetidos de reducción de una luxación o fisioterapia incorrecta pueden producirse trastornos de la circulación ósea. La verdadera causa todavía no se conoce. Se consideran como causas de la enfermedad los trastornos regulativos del sistema nervioso vegetativo y los factores hormonales.

Tratamiento: sobre todo con analgésicos y medicamentos que favorecen la circulación sanguínea. Al inicio es necesario un reposo temporal. Se deben evitar en todo lo posible los vendajes apretados o los ejercicios pasivos que provoquen dolor.

Hay que evitar los vendajes apretados o los ejercicios pasivos que provoquen dolor.

A partir del estadio II, ejercicio, manteniéndose siempre por debajo del umbral doloroso. Favorecimiento de la circulación mediante baños y electroterapia. Mediante la hormona tiroidea calcitonina debe estimularse el metabolismo óseo y aliviarse el dolor.

Si el paciente comunica a su médico que el dolor persiste, se puede estudiar, mediante un bloqueo nervioso temporal, la posibilidad de tratar eventualmente el dolor con una simpatectomía, es decir, en otras palabras, la sección de las vías nerviosas simpáticas.

Mediante baños, masaje subacuático y electroterapia se puede favorecer la circulación.

Alteraciones de la forma del pie:
A la izquierda: pie de estructura normal de una persona adulta y la huella típica.
A la derecha: pie plano de una persona adulta con su huella.

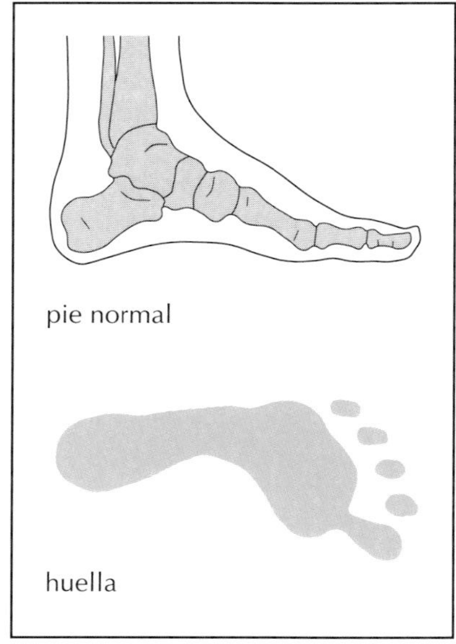

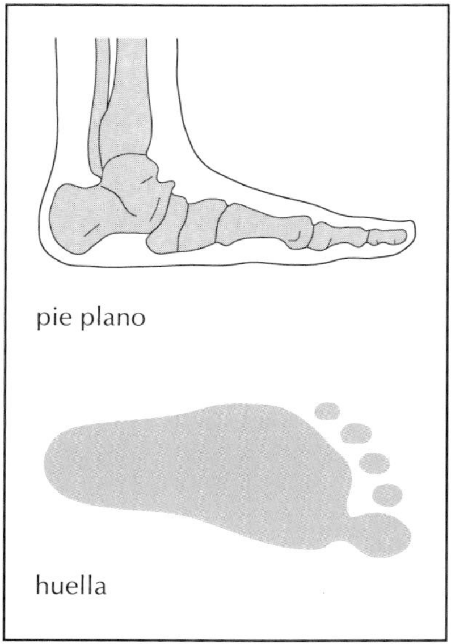

EL PIE

Estructura y función

Prácticamente en todas las situaciones nuestros pies están sometidos a grandes sobrecargas. Por ello merecen una atención y cuidado especiales.

El pie humano es un órgano de estructura complicada, que durante la marcha y al permanecer de pie se somete a sobrecargas extremadamente importantes. Así, al dar un paseo de dos kilómetros, el pie se ve sometido a una sobrecarga de 250 toneladas. Además de esta función estática, el pie es un órgano motor. Mediante la acción conjunta de los músculos de la pierna, que se extienden hasta el pie, y los cortos músculos propios del pie, se hace posible la marcha. El esqueleto del pie se puede comparar a una construcción abovedada. Está formado por 26 huesos, unidos entre ellos por 33 articulaciones.

Mediante ligamentos y 27 músculos, los componentes de la bóveda forman una unidad estable y móvil. Entre el talón y el cojinete plantar se encuentra el arco de la bóveda interna longitudinal. Los huesos metatarsianos forman la bóveda transversal. De pie la sobrecarga recae sobre la cabeza del primer, cuarto y quinto metatarsianos. La unión articular entre la pierna y el pie se realiza a través de la articulación del tobillo. Ésta está formada por la articulación del tobillo superior (entre la tibia, el peroné y el astrágalo) y la inferior (entre el astrágalo, el calcáneo y el escafoides). En la articulación superior del tobillo se realizan los movimientos de flexión y extensión del pie. La articulación inferior del tobillo posibilita el movimiento alrededor del eje longitudinal del pie, es decir levantar y bajar el borde interno y externo del pie.

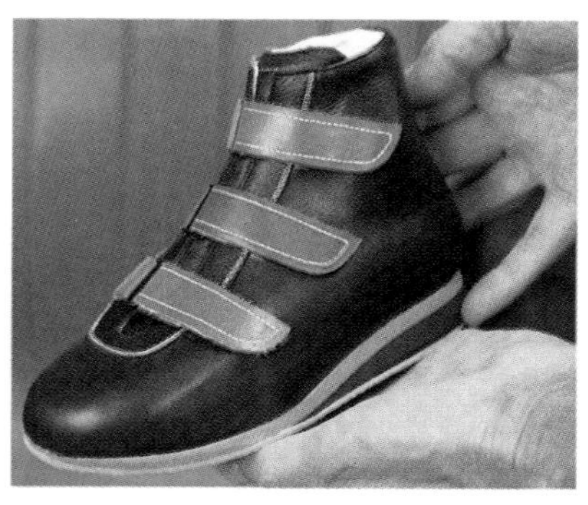

Un calzado adecuado protege el pie y permite un paso seguro.

Calzado adecuado

Dado que desde la primera infancia el pie se introduce en un calzado más o menos fuerte, a causa de la civilización y de la moda se limitan significativamente sus posibilidades de desarrollo. Por ello se debilita la musculatura del pie y se favorece la aparición de malformaciones. Sobre todo en los niños, debe tenerse en cuenta la elección de un material blando y de una suela flexible. Dentro del zapato, los dedos del pie deben poder moverse con suficiente libertad.

Muchos niños llevan zapatos demasiado estrechos o pequeños. Dado que el pie relativamente poco sensible del niño tolera este calzado incorrecto, los padres no reciben ninguna queja. Al comprar los zapatos ha de tenerse en cuenta la verdadera longitud y anchura del pie.
La musculatura se ha de reforzar caminando descalzo con frecuencia y mediante ejercicios de los pies. A grandes rasgos, esto también es válido para los pies del adulto. Los tacones demasiado altos transfieren la carga a la parte anterior del pie y sobrecargan la bóveda transversal del pie. Si se llevan constantemente zapatos de tacón alto se produce un acortamiento del tendón de Aquiles; las mujeres afectadas son incapaces de caminar con zapatos planos sin tener dolor. Para una aireación adecuada del pie hay que elegir un material y una forma adecuados de la parte superior del zapato. El eje longitudinal del zapato debe coincidir con el segundo dedo, y una suela flexible ha de permitir el movimiento correcto del pie durante la marcha.

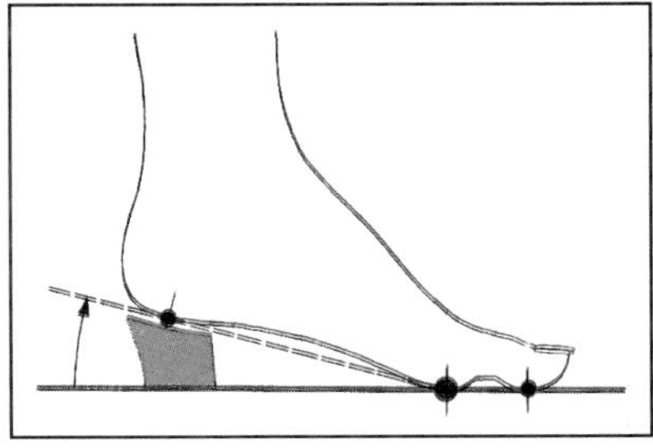

Los tacones altos sobrecargan de forma importante la parte anterior y los dedos del pie y pueden provocar el acortamiento del tendón de Aquiles.

Malformaciones del pie

Pie equinovaro

Sintomatología: esta malformación del pie está constituida por varios componentes, pie equino, elevación del borde interno del pie (supinación), el talón está dispuesto hacia dentro (pie varo), la parte anterior del cuerpo se desvía hacia la parte interna en relación con la parte posterior (aducción de la parte anterior del pie). Las pantorrillas son muy delgadas. Sin tratamiento, el paciente anda sobre el borde externo del pie o en casos severos sobre el dorso del pie. Sobre los puntos de mayor sobrecarga se forman callosidades muy dolorosas.

Pie equinovaro es un concepto general que incluye varias malformaciones del pie, generalmente congénitas.

Patogenesia y etiología: el pie equinovaro puede ser congénito o adquirido. La forma congénita constituye la segunda malformación más frecuente después de la luxación congénita de cadera. Todavía no se han esclarecido completamente las causas; sin embargo, parece existir una predisposición genética.
El pie equinovaro adquirido tiene diversas causas: parálisis (poliomielitis, parálisis espástica, malformaciones de la médula espinal), enfermedades musculares (atrofia muscular congénita). Una fractura ósea mal curada en el pie también puede ser causa de esta deformación.

Una fractura ósea mal curada también puede ser causa de deformaciones del pie.

Tratamiento: el pie equinovaro congénito se ha de tratar inmediatamente durante las primeras horas de vida, ya que en estos momentos el pie todavía es blando y moldeable. La mala posición se corrige manualmente. A continuación se coloca un vendaje de yeso. Al principio, a los pocos días, y más adelante, a intervalos más prolongados, se va cambiando el vendaje de yeso. Con frecuencia, a partir del segundo año de vida se ha de alargar quirúrgicamente el tendón de Aquiles acortado.
En el borde interno del pie también se puede hacer una sección quirúrgica de estructuras ligamentosas y restructuración tendinosa con el fin de corregir la mala posición de la parte anterior del pie. El pie que ha sufrido la corrección debe seguir siendo tratado con férulas nocturnas y plantillas especiales, ya que es posible una recidiva. Durante el período de crecimiento se puede conseguir corregirlo mediante la extracción de cuñas óseas del dorso del pie e intervenciones de fijación de las articulaciones tarsianas.

El pie equinovaro se ha de tratar en las primeras horas de vida, ya que en esos momentos el pie todavía es blando y moldeable.

Una vez finalizado el período de crecimiento, el tarso se puede fijar quirúrgicamente.

En comparación con el pie equinovaro, el pie varo es menos invalidante.

Pie varo

Sintomatología: en comparación con el pie equinovaro, esta malformación del pie es menos invalidante. Entre el tarso y el metatarso, la parte anterior del pie está desviada hacia la parte interna.

Patogenesia y etiología: al igual que el pie equinovaro, el pie varo es congénito, aunque es cuatro veces más frecuente que el primero.

Inmediatamente después del nacimiento, corrección manual y fijación mediante un vendaje de yeso.

Tratamiento: corrección manual del pie inmediatamente después del nacimiento y fijación con un vendaje de yeso, que debe cambiarse repetidamente. En general, el tratamiento finaliza al cabo de cuatro o seis semanas. Sólo los casos más severos precisan una intervención quirúrgica de la parte interna del pie con sección del aparato ligamentoso y corrección de la mala posición de la parte anterior del pie. Posteriormente, al igual que en el caso del pie equinovaro, hay que aplicar férulas nocturnas y correctores durante algún tiempo.

Pie calcáneo

Sintomatología: en los neonatos el pie se puede flexionar tanto que su dorso prácticamente toca la tibia. El talón puede estar desviado hacia la parte externa.

Se sospecha que, durante las últimas semanas de gestación, el útero de la madre ejerce una presión demasiado intensa sobre los pies del niño.

Patogenesia y etiología: se sospecha que la causa reside más en una posición forzada durante la gestación que en una verdadera malformación.

Tratamiento: generalmente esta malformación se normaliza sin necesidad de tratamiento. Sólo cuando la desviación del talón es muy marcada y cuando el pie no puede moverse hacia abajo correctamente estará indicado el tratamiento mediante corrección manual y férulas de yeso durante aproximadamente dos o cuatro semanas.

Pie equino

El pie equino raramente es congénito.

Sintomatología: en la articulación del tobillo, el pie está desplazado hacia abajo y no es posible colocarlo activamente en el ángulo correcto. Así, no se puede caminar correctamente, sino que se anda de puntillas.

El pie equino congénito aparece aproximadamente en uno de cada novecientos neonatos. El tratamiento debe iniciarse inmediatamente después del nacimiento y es bastante largo. A partir del tercer año de vida ya no es posible una corrección completa.

Causas adquiridas:

1. Parálisis espástica: es la forma más frecuente. Se produce por la contractura de la musculatura de la pierna debido a una lesión cerebral durante los primeros años de vida.

2. Enfermedades musculares (por ejemplo atrofia muscular hereditaria).

3. Parálisis relajada: esta forma también se conoce como pie pendulante. Aparece en la poliomielitis, en traumatismos o por compresión de los nervios de la pierna o bien de las raíces nerviosas en la columna vertebral (por ejemplo en la hernia discal).

4. Deformación articular u ósea a causa de un accidente.

5. Inflamaciones en el pie.

6. Pie equino a causa de cicatrices.

La forma más frecuente es aquella en la que el talón se encuentra girado hacia un lado y todo el pie está girado hacia abajo y hacia dentro. Esta enfermedad es dos veces más frecuente en los varones que en las mujeres. Con frecuencia están afectados los dos pies.

Muchas malformaciones del pie pueden como mínimo paliarse mediante calzado ortopédico acoplado individualmente y fabricado por especialistas.

Tratamiento: ante cualquier lesión o enfermedad de la pierna y del pie es importante tener en cuenta la posición del pie en el ángulo correcto respecto a la pierna. Cuando el pie equino es reciente, los músculos acortados se deben estirar mediante ejercicios de fisioterapia.
Se colocan vendajes de yeso temporalmente. Cuando existe un pie equino espástico con frecuencia es necesario el alargamiento quirúrgico del tendón de Aquiles. Seguidamente hay que aplicar un vendaje de yeso durante cuatro o seis semanas aproximadamente y finalmente férulas nocturnas de plástico. El pie equino paralítico se ha de poner en el ángulo correcto mediante férulas colocadas en el calzado o mediante calzado ortopédico especial. De otra manera existe el riesgo de que el enfermo tropiece con su propio pie. El pie paralítico se puede tratar quirúrgicamente mediante injertos tendinosos o fijación de las articulaciones.

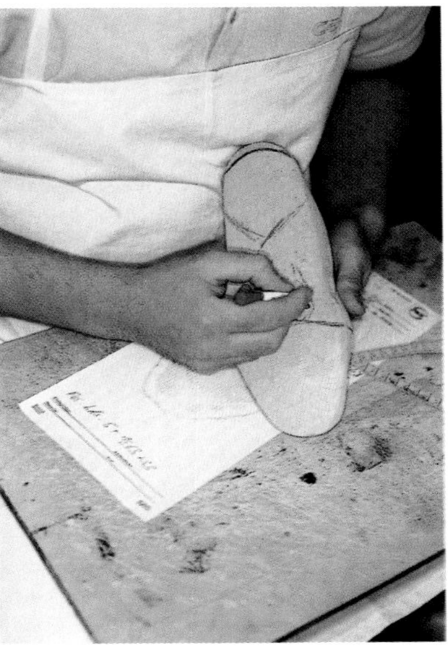

Fabricación de la horma para un calzado ortopédico. En cada caso se toman las medidas de forma individual.

Pie cavo

Sintomatología: la bóveda longitudinal exterior e interior del pie es muy alta. El calcáneo y el primer metatarsiano están relativamente inclinados. El dorso del pie está dirigido hacia la parte interna (posición en varo). En el adulto, el pie cavo está frecuentemente relacionado con una caída de la bóveda transversal, el pie plano. El pie parece acortado y hundido.

Etiología: se supone que existe un trastorno del equilibrio muscular. En el pie cavo neurógeno, su causa reside en la parálisis o trastornos del desarrollo del sistema nervioso central.

Tratamiento: protección mediante calzado ortopédico, dado que generalmente los zapatos de confección son demasiado estrechos. No se ha demostrado la eficacia de los vendajes correctores de yeso. Durante la edad escolar, se puede realizar una sección quirúrgica de la aponeurosis tendinosa de la planta del pie. Sin embargo, este método no da siempre buenos resultados. En el adulto, en los casos muy marcados, se pueden realizar extracciones en cuña del metatarso y operaciones de fijación articular en el tarso.

Al elegir el modelo de un zapato ortopédico se tienen en cuenta los deseos del paciente.

Pie hundido planovalgo

Sintomatología:

- El talón está desviado hacia la parte externa más de diez grados (componente valgo). Aparece dolor sobre todo en la planta del pie y la pantorrilla.

- La bóveda longitudinal es parcial o totalmente plana (pie plano). El dolor aparece en la planta del pie.

- El pie hundido se produce por el hundimiento de la bóveda transversal. De esta manera la parte anterior del pie está ensanchada. Las cabezas del segundo, tercer y cuarto metatarsianos sufren una sobrecarga. Ahí, en la planta del pie y especialmente en el cojinete, se forman callosidades córneas que pueden ser muy dolorosas.

- En el pie valgo inestable la bóveda del pie se dirige a la posición de puntillas. Esto no ocurre en el pie planovalgo curvo, que también puede ser doloroso.

Formas poco frecuentes de pie plano:

1. Pie planovalgo congénito: en este caso existe una verdadera deformación del esqueleto del pie. En casos extremos, la planta del pie puede estar arqueada hacia abajo como un secatintas.

2. Pie plano producido por un accidente tras fracturas óseas y luxaciones en el tarso.

3. Pie planovalgo producido por una inflamación, como en la poliartritis reumática.

Patogenesia y etiología:

Los factores son varios:

1. Debilidad ligamentosa constitucional.

2. Debilidad muscular favorecida por calzado demasiado estrecho o inadecuado.

3. Sobrepeso.

Un pie planovalgo leve en los primeros años de vida en combinación con unas piernas en X de grado reducido no es patológico, sino que constituye un hallazgo completamente normal en esta fase del crecimiento.

Tratamiento: el pie valgo inestable de la infancia no precisa tratamiento. Es suficiente con utilizar un calzado lo bastante ancho y de suela flexible, gimnasia de pies y andar descalzo con frecuencia. El calzado ortopédico o el tratamiento quirúrgico sólo son necesarios en caso de deformaciones severas.

Gimnasia de los pies:

- *Mantenerse sobre el talón y hacer círculos hacia la parte externa e interna con la punta del pie.*

- *Caminar de puntillas con las rodillas estiradas.*

- *Caminar sobre los talones con las rodillas flexionadas.*

- *Coger y levantar objetos del suelo con los dedos de los pies.*

Deformaciones de los dedos de los pies

Juanetes (*Hallux valgus*)

Sintomatología: el dedo gordo del pie presenta una desviación de más de diez grados hacia la parte externa (posición en X). Incluso puede desplazarse encima o debajo del segundo dedo. La cabeza del primer metatarsiano se desplaza claramente hacia la parte interna. Con frecuencia la piel está enrojecida. La bolsa sinovial que se encuentra por debajo puede inflamarse por la presión.

Patogenesia: en la formación del pie hundido, con el ensanchamiento de la parte anterior del pie se producen alteraciones de la dirección de extensión de los tendones, sobre el dedo gordo del pie, de forma que éste se ve desplazado hacia la parte externa. El calzado demasiado estrecho puede favorecer el proceso. Las mujeres se afectan con mayor frecuencia que los hombres. Se ha observado una mayor incidencia familiar. En casos excepcionales también se puede producir un *Hallux valgus* en el contexto de la poliartritis reumática, en la parálisis o tras traumatismos.

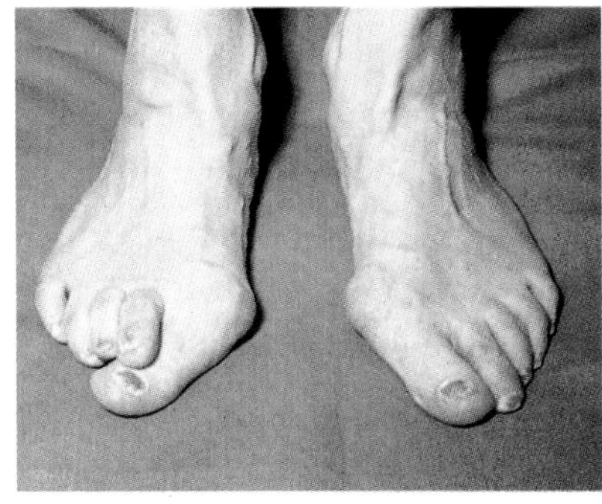

***Hallux valgus* en el pie derecho: el segundo dedo se cruza por encima del dedo gordo.**

Tratamiento: la deformación del dedo gordo no se puede corregir mediante medidas conservadoras como férulas o vendajes. Las molestias se pueden aliviar utilizando plantillas o refuerzos plantares especiales en el calzado y con calzado adecuado. Existe un gran número de métodos quirúrgicos para la corrección de este trastorno. La elección de la técnica quirúrgica depende de la edad, el grado de deformación y el estado del cartílago articular.

Dedos en garra y dedos en martillo

Sintomatología: los dedos en garra se deben a la imposibilidad de extensión de la articulación metatarsofalángica y los dedos en martillo, de la interfalángica. Por el contrario, en ambas formas existe una hiperextensión en la articulación metatarsotarsiana. En los casos extremos se produce una luxación de la articulación metatarsotarsiana. Sobre las articulaciones metatarsofalángicas e interfalángicas flexionadas aparecen callosidades como consecuencia de la presión.

Sobre las articulaciones metatarsofalángicas e interfalángicas flexionadas aparecen callosidades debidas a la presión.

Patogenesia y etiología: síntoma secundario de las deformaciones del pie, con trastornos del equilibrio muscular de los músculos flexores y extensores de los dedos (*véase* patogenesia de *Hallux valgus*).

Tratamiento: el tratamiento local con anillas de fieltro o a manos de un podólogo ofrece sólo un alivio temporal. Además es necesario proteger la bóveda transversal mediante plantillas. Debe haber suficiente espacio para los dedos. Puede extirpar quirúrgicamente el extremo metatarsofalángico del hueso metatarsiano. En los casos leves es suficiente una fisioterapia de los tendones extensores.

Espolones

Sintomatología: en la zona de transición de la aponeurosis tendinosa de la planta del pie al talón puede formarse un espolón óseo. La inserción tendinosa en esta excrecencia ósea puede, aunque no necesariamente, provocar dolor.

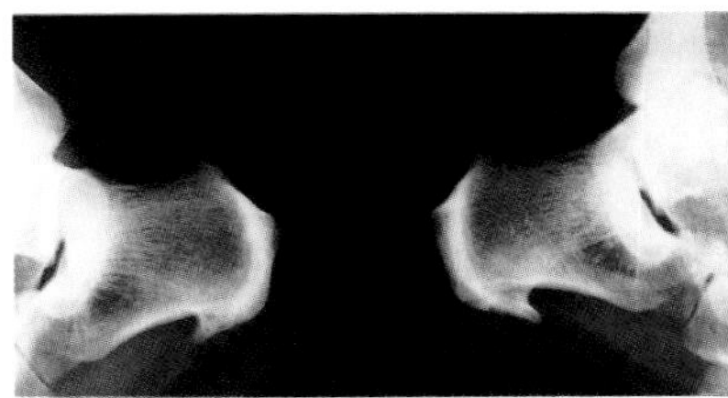

Imagen radiográfica de un espolón bilateral.

Tratamiento: la inserción tendinosa dolorosa se descarga mediante plantillas almohadilladas. Se puede conseguir una descarga adicional mediante un apósito acolchado. Por otra parte, el dolor puede aliviarse mediante la infiltración local de anestésicos combinados con hormonas esteroideas. Hay que evitar una intervención quirúrgica, que sólo estará indicada en casos excepcionales.

Hay que evitar una intervención quirúrgica del espolón.

Estructura de la piel humana.
La representación esquemática muestra:

A (superior a inferior): estrato córneo, epidermis, estrato germinal; B: dermis; C: hipodermis.

Glándula sudorípara con conducto excretor (1), folículo piloso con pelo (2), glándula sebácea (3), músculo erector del pelo (4), arteria (5), nervio con corpúsculo táctil (6), vena (7), tejido adiposo (8).

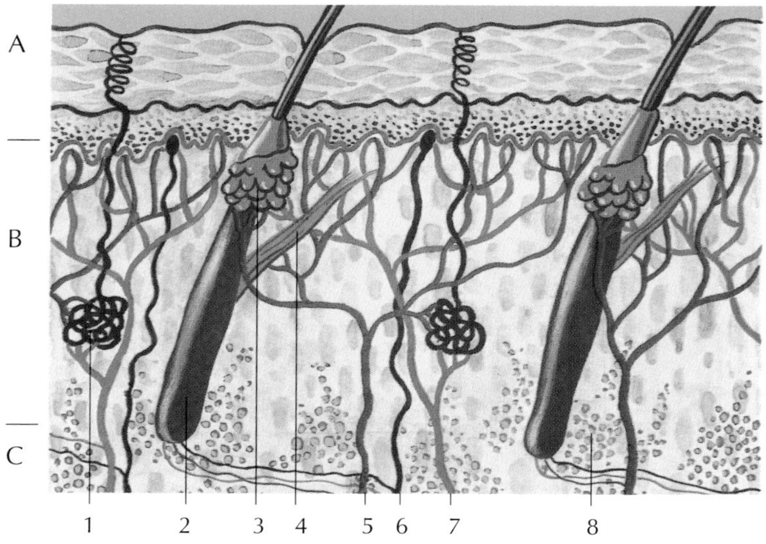

LA PIEL Y SUS ENFERMEDADES

Con una superficie de prácticamente dos metros cuadrados, la piel es el órgano más grande del cuerpo humano.

Con una superficie de entre 1,6 y 2 metros cuadrados, la piel es el órgano más grande del cuerpo humano. No sólo constituye la barrera protectora entre el organismo y su entorno, sino que al mismo tiempo es un órgano sensorial, contribuye a la regulación térmica, la respiración y el metabolismo.
La piel es nuestra tarjeta de visita externa. Una piel poco cuidada o enferma puede provocar rechazo en los demás e influir tan profundamente sobre el estado psíquico del afectado, que como consecuencia pueden aparecer trastornos del desarrollo de la personalidad.
Por último, la piel también es el «espejo del alma». Enrojecemos por vergüenza, sudamos por miedo, palidecemos por susto, entre otros. Ante determinadas sobrecargas psíquicas incluso reaccionamos con la aparición de una erupción cutánea.

La piel es un órgano de protección y sensorial que contribuye a la termorregulación y la respiración, y es un componente importante del sistema inmunitario. Muchos procesos del organismo, pero también los factores psíquicos, se reflejan en la piel.

Estructura y función de la piel

La piel está compuesta por tres capas, la **epidermis**, formada por tejido epitelial, la **dermis** y la **hipodermis** (tejido subcutáneo), ambas formadas por tejido conjuntivo. El pelo y las uñas también pertenecen a la piel.

La epidermis no tiene vasos sanguíneos, de forma que las lesiones de la capa cutánea más externa no sangran.

La epidermis, como tejido cobertor externo, presenta un gran número de invaginaciones en su superficie inferior. Habitualmente su grosor es de entre un cuarto y un octavo de milímetro. La epidermis también se divide en varias capas. De dentro hacia fuera se distinguen el estrato basal, el estrato espinoso, el estrato granuloso y el estrato córneo. Este estrato córneo, que en algunas zonas, como en la planta del pie, puede alcanzar un grosor de hasta 1,5 milímetros, es especialmente resistente. Las células que producen la queratina son eliminadas de la superficie cutánea tras un tiempo de vida relativamente corto y sustituidas por nuevas células que proceden del estrato basal. La epidermis está cubierta por una delgada película húmeda y grasa, producida por las glándulas sudoríparas y sebáceas, que tiene una acción protectora frente a las bacterias y los factores climáticos y químicos. Además, tiene la función de mantener la elasticidad de la piel.

La dermis está atravesada por una fina red de vasos sanguíneos y nervios. Aseguran la aportación de nutrientes a la epidermis y transmiten los estímulos táctiles o térmicos.

La **dermis** representa una capa de fibras de tejido conjuntivo entrelazadas. En los niños es muy fina y en el adulto tiene un grosor de entre 1,5 y 3 milímetros, y alcanza su mayor grosor en la espalda, la zona glútea y la planta del pie, mientras que el menor grosor lo encontramos en el párpado superior, el glande, la hoja interna del prepucio y la superficie interna de los labios mayores de la vulva.
La dermis está formada por tejido conjuntivo fibroso (constituido por fibrillas), fibras elásticas y músculos. El tejido conjuntivo fibroso generalmente es perpendicular al eje longitudinal de la determinada zona del cuerpo, y sólo presenta una disposición inclinada o espiral en la articular. Los haces que se cruzan forman polígonos cuyo diámetro más largo se encuentra situado paralelamente a los vasos sanguíneos y los nervios.

En la hipodermis se almacenan aproximadamente dos tercios de la cantidad total de grasa del organismo. Al aumentar la edad disminuye la proporción de tejido graso y la piel se arruga.

La **hipodermis** es un tejido laxo atravesado por fibras elásticas, cuyas capas de tejido conjuntivo de trayecto perpendicular se fijan en la capa inferior. Entre la malla se encuentran acumulaciones de grasa. Además contiene vasos y nervios y sobre las prominencias óseas como la rodilla y el codo también contiene bolsas sinoviales. El tejido conectivo de la hipodermis tiene también una función mecánica. Forma un cojín y determina, dependiendo del grado de unión con el

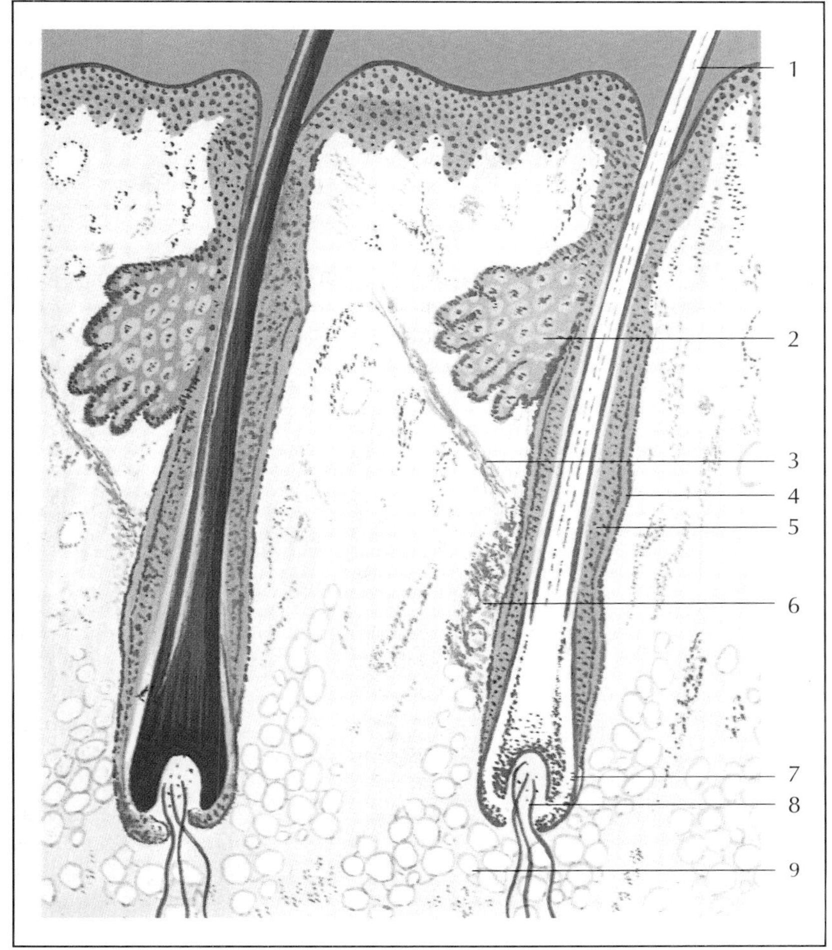

El pelo en la piel humana: pelo (1), glándula sebácea (2), músculo erector del pelo (3), folículo piloso (4), vaina radicular externa (5), glándula sudorípara (6), vaina radicular interna (7), papila dérmica (8), células adiposas (9).

El tejido conjuntivo de la hipodermis es responsable de la elasticidad cutánea.

periostio y los tendones, la mayor o menor capacidad de desplazamiento de la piel. Las fibras algo onduladas del tejido conectivo están unidas por una sustancia de cemento. Entre las fibras se encuentran los extremos iniciales de los espacios linfáticos. Mediante la extensión de las fibras onduladas se tensa la piel. El tejido elástico está en relación con la musculatura cutánea, cuyo tejido está formado por fibras musculares lisas.

La musculatura de la piel

Los **músculos oblicuos de la piel** (tensores oblicuos de la piel) están parcialmente libres en la dermis. Se inician y finalizan en el tejido elástico. Sin embargo, la mayor parte está constituida por los músculos erectores del pelo, que se encuentran en el segmento medio del folículo piloso no elástico. Mediante la contracción del músculo liso erector del pelo no sólo se tensa el pelo, sino que también se vacían los pequeños vasos sanguíneos y linfáticos, de forma que la piel palidece (piel de gallina).

El pelo es un anejo cutáneo. Cada pelo está constituido por:
- *la raíz del pelo,*
- *el pelo propiamente dicho y*
- *el folículo piloso.*

En la raíz del pelo se encuentran los vasos sanguíneos, que nutren el pelo, y los pigmentos, que son los que determinan el color del pelo.

El «**panículo carnoso**» es un músculo aplanado en el escroto, el pene, el pezón y la aréola. El músculo está dispuesto en forma de anillo.
Las invaginaciones de la dermis en la epidermis, formadas por un tejido conjuntivo mezclado con fibras elásticas, forman los vasos sanguíneos y linfáticos, así como una capa cutánea que contiene los corpúsculos táctiles.

Uñas y pelo

La **uña** es una placa córnea abovedada, cuya superficie inferior tiene rayas longitudinales, que descansa sobre el lecho ungueal. En su parte distal está cubierta por el pliegue ungueal. La uña tiene su punto de origen en la raíz denominada ungueal.
La uña, fijada en el lecho ungueal, habitualmente tiene un color rosado, sólo la porción posterior en forma de media luna, la lúnula, es blanca. La verdadera uña está formada por capas de tejido queratinizado; entre ellas, la superior procede de la raíz más alejada hacia atrás y la inferior de la más alejada hacia delante. La uña crece regularmente de atrás hacia delante. El lecho ungueal está constituido por la dermis.

En general, las uñas crecen alrededor de tres milímetros por mes.

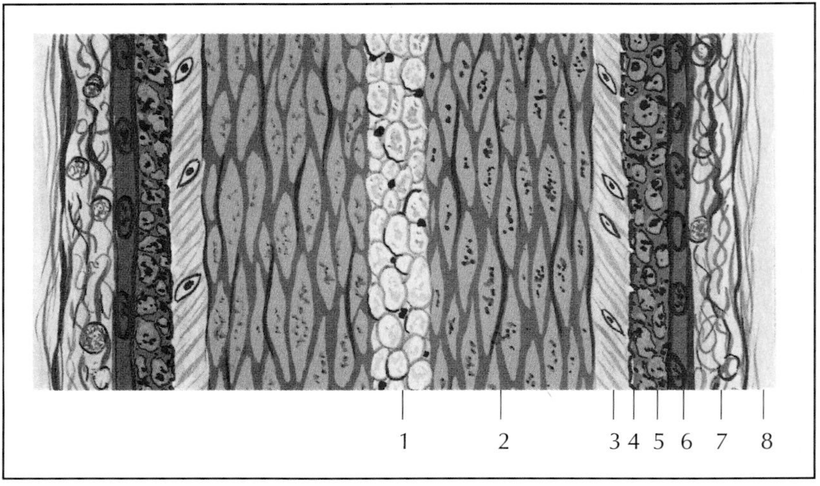

Corte longitudinal esquemático a través del eje de un pelo y su vaina radicular externa: sustancia medular (1), sustancia cortical (2), cutícula (3), vaina radicular interna (4), capa de Huxley (5), capa de Henle (6), vaina radicular externa (7), membrana vítrea (8).

El **pelo** se encuentra en todo el cuerpo, menos en los labios, las palmas de las manos, las plantas de los pies, el glande, los labios menores y la cara interna de los labios mayores de la vulva.
Diferenciamos entre el vello, pequeños pelos más claros que con frecuencia prácticamente son invisibles, y el verdadero pelo, que habitualmente sólo se encuentra en la cabeza, las cejas y la barba, así como en las axilas, en los alrededores de los órganos sexuales externos, en el ano y en el hombre alrededor de las aréolas mamarias. En el momento de la pubertad aumenta el proceso de crecimiento del vello en ambos sexos. Después de la pubertad todos los hombres presentan bigote, barba. Los adultos jóvenes presentan con frecuencia el tipo de vello púbico femenino de límite superior horizontal. Las mujeres pueden presentar un vello púbico de tipo masculino, que asciende hasta el ombligo, debido a un trastorno del equilibrio hormonal. Todavía no se conoce con exactitud si la disposición del vello viene determinada sólo por factores hormonales. Sin embargo, los tipos anormales de crecimiento del vello así lo indican.
La persona adulta tiene aproximadamente cinco millones de pelos, de ellos, sólo alrededor de cien mil crecen en la cabeza. Diariamente se pierde un promedio de entre ochenta y cien cabellos. Pasan meses antes de que el cabello en crecimiento alcance la longitud del perdido. Su crecimiento es de unos diez milímetros por mes y su tiempo de vida es de cuatro años.

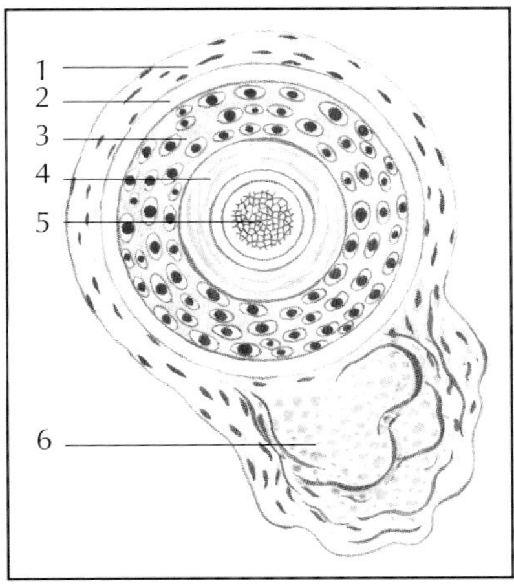

Corte transversal de un pelo y folículo piloso: folículo piloso (1), membrana vítrea (2), vaina radicular externa (3), capa de Huxley (4), sustancia medular (5), glándula sebácea (6).

El pelo humano presenta una implantación inclinada, sólo crecen rectos en la parte externa de la nariz y el conducto auditivo externo. El pelo es un hilo elástico y resistente a la tensión, constituido por células epiteliales queratinizadas. Su desarrollo se inicia durante el tercer mes embrionario. En cada pelo se diferencia la porción que emerge a través de la piel y la raíz del pelo, que finaliza en el bulbo piloso. Este bulbo piloso hueco, con forma de embudo, se localiza en la base del folículo piloso sobre la papila pilosa.

El **folículo piloso** se divide en tres regiones: el bulbo del folículo piloso que alcanza hasta la zona de desembocadura de la glándula sebácea, los alrededores de la protuberancia media y los alrededores de la papila. El folículo piloso, en el que siempre desembocan varias glándulas sebáceas, está formado por la dermis y la invaginación de la epidermis. De fuera hacia dentro está constituido por la vaina externa del folículo piloso, la vaina interna del folículo piloso y la capa vítrea. Entre ésta y el pelo se encuentran la vaina radicular externa de varias capas y la vaina radicular interna.

En la **papila pilosa**, un abultamiento del tejido conjuntivo de la dermis, se distingue el cuello, el cuerpo y la punta en forma de cono. Está atravesada por la capa vítrea del folículo piloso y una línea de células de la vaina radicular externa, la capa espinosa del folículo piloso.

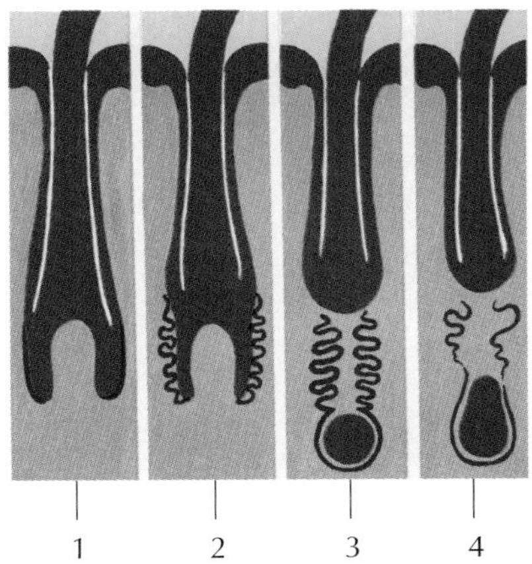

Caída natural del pelo y nacimiento de un nuevo pelo:
1. Pelo sano con bulbo piloso normal (rojo: capa vítrea).
2. Pelo muerto. La capa vítrea engrosada provoca la destrucción del bulbo piloso.
3. El bulbo piloso está destruido. Bajo la capa vítrea aparece un nuevo pelo.
4. El nuevo pelo en crecimiento desplaza al pelo muerto hacia el exterior.

El **pelo** propiamente dicho está formado por células queratinizadas planas, superpuestas en forma de tejas, la sustancia cortical, compuesta por células queratinizadas oblongas colocadas paralelamente al eje del pelo, y la médula, formada por células y queratina. Sin embargo, con frecuencia falta el espacio medular; en la punta del pelo falta siempre. La médula y la corteza contienen burbujas de aire en cantidad variable.

La **raíz del pelo** está formada por células cilíndricas que descansan sobre la papila; progresivamente, estas células se van haciendo cada vez más ahusadas y emigran hacia la zona cortical. Todavía no se ha aclarado el hecho de si el grosor de un pelo sufre un cambio determinado por la edad.

El color del pelo viene determinado por el color de las células queratinizadas, el contenido de pigmentos y el contenido de aire.

El **color del pelo** viene determinado por el color de las células queratinizadas, el contenido de pigmentos y el contenido de aire. El color propio va del rubio claro hasta el rojo. Mediante determinados pigmentos el pelo adquiere un color que va del marrón al negro. La acción de los jabones y la sosa, aunque sobre todo del agua oxigenada, altera el pigmento. Cuando las células pierden el pigmento y se forman inclusiones de aire, el pelo se vuelve blanco.

Glándulas y vasos linfáticos de la piel

El sebo mantiene la elasticidad de la piel y el pelo y los protege frente a los factores externos. Cuando se ocluyen los canales glandulares se producen impurezas en la piel, como el acné y los comedones.

Las **glándulas sebáceas** se localizan superficialmente en la dermis, en general en el borde inferior del bulbo del folículo piloso donde desembocan, y están en un número de dos a seis en cada pelo. Constituyen anejos del folículo piloso; sólo en el vello, debido a su tamaño en relación con el pelo, toman una posición preponderante.
El contenido de las glándulas está formado por células con contenido graso y por el sebo liberado por las células, que tiene la función de engrasar el pelo y la piel. Las glándulas sebáceas tienen una longitud de entre 0,2 y 2 milímetros; las de mayor tamaño se encuentran en la nariz.

La piel humana presenta alrededor de tres millones de glándulas sebáceas. Son de gran importancia para la termorregulación del cuerpo. Sólo una pequeña parte de estas glándulas (en las axilas, las aréolas mamarias y en los genitales) liberan una secreción con el olor típico del sudor.

Las **glándulas sudoríparas** son glándulas en forma de ovillo situadas profundamente en la dermis y en la hipodermis, cuyo conducto de salida asciende perpendicularmente en forma de sacacorchos entre dos papilas y finaliza en el poro sudoríparo. No se encuentran en el glande ni en la parte interna del prepucio; están especialmente desarrolladas en la palma de la mano, en la planta del pie, en las axilas, en el ano (dispuestas en forma de anillo) y en el conducto auditivo (glándulas ceruminosas). En parte secretan sudor y en parte una secreción oleosa para engrasar la piel.

Los **vasos sanguíneos** de la piel forman esencialmente dos zonas de disposición horizontal de vasos capilares, una en el límite de la hipodermis y una en la dermis. En cambio, la porción media de la dermis es relativamente escasa en vasos sanguíneos. Desde la zona vascular más profunda parten ramas hacia las papilas pilosas, las glándulas sudoríparas, que están rodeadas de una red vascular y las acumulaciones adiposas.
Por debajo de las papilas los vasos sanguíneos forman una red arterial, a partir de la que ascienden perpendicularmente las ramas hasta las papilas. Las papilas que contienen los corpúsculos táctiles son avasculares. De la zona vascular superior parten ramas hacia el folículo piloso y las glándulas sebáceas, hacia los músculos y los conductos de salida de las glándulas sudoríparas, y junto a ellos ascienden perpendicularmente. Los vasos arteriales entran en contacto con los vasos venosos. En la piel, en los extremos de los dedos, se produce un paso directo de las arterias a las venas, es decir, sin pasar por una zona capilar. Esta transformación inmediata equilibra la dificultad circulatoria provocada por la falta de músculos cutáneos y la lejanía del corazón.

Cuando existe estasis sanguíneo como consecuencia de enfermedades cardíacas o hepáticas, con frecuencia se produce edema en los dedos, que se conoce como dedos en palillo de tambor.

La piel contiene pocos **vasos linfáticos**, y éstos se encuentran en la hipodermis. En ella están también las fibras nerviosas. Las ramas nerviosas que ascienden junto con los vasos pierden su médula y se ramifican en finas fibrillas que finalizan en la dermis, los vasos o los corpúsculos táctiles. Una parte finaliza en la capa córnea. En la vaina radicular externa del pelo pueden seguirse las fibras nerviosas hasta por debajo de las glándulas sebáceas. Aquellas zonas en las que los corpúsculos táctiles son especialmente numerosos son las que presentan una sensibilidad táctil más fina.

Los vasos linfáticos y las fibras nerviosas se localizan principalmente en la hipodermis.

FUNCIONES DE LA PIEL SANA

La piel es:

- un órgano de protección,
- un órgano sensorial,
- un órgano termorregulador,
- un órgano secretor,
- un órgano respiratorio y del metabolismo.

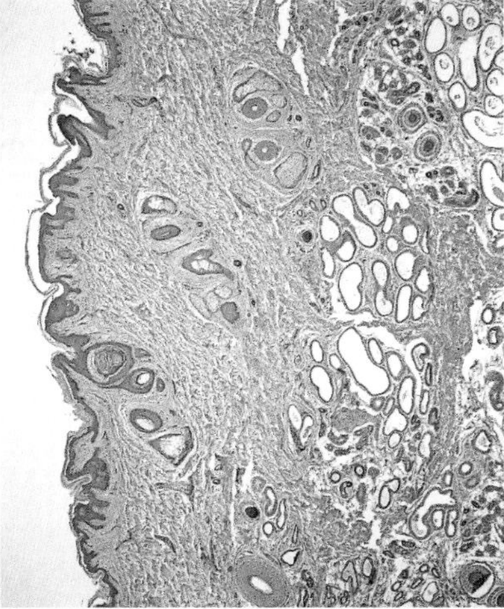

La preparación microscópica a 15 aumentos muestra un corte de la piel de la axila con sus glándulas sudoríparas.

La alteración de la función global de la piel, tal y como ocurría antes con los artistas que teñían su cuerpo con purpurina, lleva a la muerte por la disminución de la temperatura, aumentada en un primer momento, cuando el trastorno afecta a más de un tercio de la superficie corporal. Con toda seguridad, la causa de la muerte no era la alteración de la respiración cutánea, sino más bien la alteración de la termorregulación.
Gracias a su capa de grasa y a su elasticidad, la piel protege en cierta medida las porciones más profundas frente a las contusiones. La capa córnea, como mal termoconductor, protege de una disminución importante de la temperatura e impide la pérdida de líquidos por evaporación de los fluidos corporales.
A través de la piel se produce la eliminación constante de anhídrido carbónico y la captación de oxígeno; sin embargo, la respiración cutánea representa sólo una pequeña fracción de la respiración global. En cambio, la eliminación de agua a través de la piel no carece de importancia; representa el doble de la cantidad que se elimina a través de los pulmones y se produce en parte por evaporación y en parte por la secreción de sudor. Además, la piel elimina sudor y grasa.

La piel también contribuye a la respiración.

Sudor

El sudor es un líquido acuoso, claro, salino, que contiene grasas; contiene un 0,04 % de urea (en caso de enfermedad renal mucho más), de modo que ésta se deposita sobre la piel en forma de cristales. Su composición depende de la duración de la secreción, de la cantidad del aporte de agua, etc. La regulación se realiza en la región cerebral, en la médula oblongada y en los núcleos nerviosos de las astas anteriores de la médula espinal.
El aumento de la actividad muscular, una temperatura externa elevada, las situaciones emocionales, el calentamiento intenso del cuerpo, las bebidas calientes, el *shock*, una bajada rápida de la fiebre, etc. provocan el aumento de la sudoración. La disminución de la sudoración se produce por enfriamiento de la piel, parálisis de los nervios de la sudoración, así como inflamaciones de la piel.

Cuando el cuerpo se ve sometido a temperaturas elevadas se produce una dilatación de los vasos sanguíneos de la piel y aumenta la producción de sudor, cuya evaporación provoca la disminución de la temperatura.

Sebo cutáneo

El sebo cutáneo, una secreción de las glándulas sebáceas, protege la piel de la deshidratación. No existe en aquellas zonas que carecen de pelo. La secreción del sebo cutáneo aumenta por estasis vascular y por aumento de la temperatura cutánea. La piel también puede eliminar sustancias extrañas circulantes (por ejemplo medicamentos) secretándolos a través del sudor y del sebo (aunque generalmente es poco importante).

La secreción de las glándulas sebáceas protege la piel de la deshidratación.

A través de los receptores de la piel podemos «reconocer» objetos y estímulos sensoriales, que son transmitidos por los nervios hasta el encéfalo.

El sentido del tacto

La piel es un órgano sensorial gracias a la presencia de los nervios cutáneos con sus corpúsculos del tacto. El sentido del tacto nos da información sobre la estructura, peso, características superficiales y dureza de los objetos, así como sobre la temperatura, movimiento del aire, etc. El grosor de las capas cutáneas externas y la intensidad del estímulo que actúa sobre los nervios determinan el grado de la sensación.

Termorregulación

Cuando la temperatura es baja se contraen los músculos de la piel, lo que provoca la «piel de gallina».

La regulación de la temperatura por la piel constituye una función involuntaria, donde la piel actúa como una válvula. Si aumenta la temperatura ambiental se abre la válvula, se relajan los músculos cutáneos, se relaja la tensión del tejido conjuntivo, los vasos sanguíneos se llenan, aumenta el flujo sanguíneo y aumenta la emisión de calor. Asimismo aumenta la secreción de sudor; al evaporarse el sudor se pierde una gran cantidad de calor.

Cuando la temperatura ambiental es muy baja, los músculos cutáneos se contraen («piel de gallina»), se tensa el tejido elástico, se vacían los vasos cutáneos, disminuye el flujo sanguíneo y la emisión de calor. Se cierra la válvula.

Entre las funciones metabólicas de la piel se encuentra también el intercambio de sangre, agua y grasas, así como la capacidad para la producción de la importante vitamina D.

La piel no es muy absorbente, incluso para las soluciones acuosas. No obstante, las sustancias fácilmente volátiles penetran con mayor rapidez. Así pues, mediante frotación se pueden administrar a través de la piel sustancias extrañas en grandes cantidades, sobre todo si antes se ha desengrasado la piel con gasolina, éter o cloroformo. Penetran en los conductos de salida de las glándulas y de ahí pasan a la sangre.

Piel y sistema nervioso

La superficie de la piel también está en relación con el sistema nervioso. Determinadas zonas cutáneas (segmentos) tienen una estrecha relación con determinados órganos a través de la médula espinal. Una enfermedad en uno de estos órganos provoca en el segmento cutáneo relacionado con él a través del sistema nervioso una sensibilidad táctil y dolorosa, lo que es importante para el diagnóstico de enfermedades internas (zonas reflejas). De esta manera es posible influir positivamente sobre estos órganos internos mediante un masaje del tejido conjuntivo realizado sobre estos segmentos cutáneos.

Las relaciones nerviosas de determinadas zonas cutáneas con los correspondientes órganos internos es utilizada, entre otros, por la acupuntura.

La relación nerviosa de la piel con los órganos internos es utilizada por ejemplo por la terapia neural (mediante la inyección de procaína en la piel o mediante la acupuntura, en la que se colocan agujas en determinados meridianos de la superficie cutánea). Otros métodos de irritación cutánea (utilización de sustancias que provocan la aparición de ampollas en la piel) utilizan el sistema nervioso y vascular de la superficie cutánea para ejercer su acción curativa.

Trasplante cutáneo

La piel es especialmente adecuada para el trasplante o bien la cirugía plástica.

Entre los numerosos tipos de tejido del organismo, la piel es la más adecuada para el trasplante. Esta cirugía plástica cutánea se emplea para la reconstrucción de zonas de piel destruidas y para ello se utilizan zonas de piel sana del propio paciente. Según las circunstancias se utilizan distintos métodos, en los que o bien la piel que se ha de injertar permanece unida en parte a la zona del cuerpo de donde se ha extraído (colgajo), o bien se trasplanta libremente sin que exista esta unión. La cirugía plástica de la piel también se puede aplicar por motivos estéticos, como eliminar cicatrices faciales. Hoy en día, la cirugía reconstructora ha alcanzado un alto nivel. Sin embargo, sólo se debería utilizar cuando existen alteraciones severas o muy visibles que afectan significativamente a la autoestima de la persona.

Hoy en día, la cirugía reconstructora ha alcanzado un alto nivel. Con ella pueden eliminarse muchas lesiones cutáneas.

Cuidados y mantenimiento de la salud de la piel

PIEL Y ALIMENTACIÓN

Como cualquier otro órgano, la piel, el de mayor tamaño, también depende de la alimentación y del metabolismo. No existe una dieta válida globalmente o especial para todas las enfermedades cutáneas, tampoco para las enfermedades eccematosas, tal y como se intenta hacer creer con frecuencia. Las recomendaciones correspondientes para cada caso dependen de las observaciones y experiencias de cada uno y de los resultados de diversas pruebas alergológicas. Sobre todo es importante el equilibrio de la dieta; un aporte suficiente de vitaminas, grasas, a ser posible de origen vegetal, fibra, minerales. Naturalmente, es necesario conseguir una digestión correcta. Además, para la salud de la piel también es importante el funcionamiento normal de los riñones, el hígado e incluso los pulmones.

La persona que con frecuencia presenta enfermedades cutáneas (sobre todo micosis), debería prestar una especial atención en llevar una dieta equilibrada y variada y simultáneamente evitar el consumo excesivo de azúcar, pastas, carnes grasas y productos de charcutería. Son beneficiosas las patatas y el arroz integral, todo tipo de tubérculos, así como espinacas, bróquil y col. También la carne magra de ternera o cordero, el pan integral y las grasas de origen vegetal.

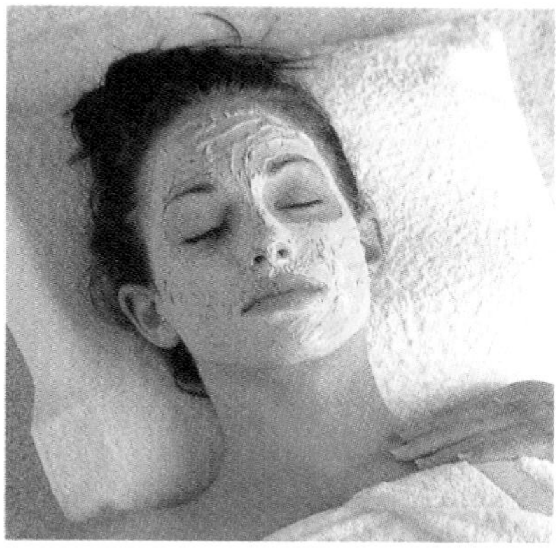

Mediante la cosmética se aportan a la piel muchos nutrientes y elementos estructurales importantes.

Vitaminas

Entre todas las vitaminas las más importantes para la piel son la vitamina A, B y C. Desde hace muchos años se sabe que las sustancias activas que derivan de la vitamina A o del ácido de la vitamina A tienen una gran importancia sobre todo en las enfermedades cutáneas que cursan con un aumento de la descamación, como la psoriasis y el acné. Estos preparados vitamínicos se producen sintéticamente y sólo los puede prescribir el médico, dado que su uso indiscriminado provoca molestos efectos secundarios. Si se lleva una alimentación equilibrada, el aporte de vitaminas será suficiente. Hay que dejarse aconsejar por el médico, ya que la sobredosificación de determinadas vitaminas puede provocar lesiones en otros órganos, por ejemplo hepáticas por un exceso de vitamina A.

Los edemas de origen cardíaco pueden provocar trastornos de la circulación cutánea. Una dieta rica en potasio, por ejemplo casis o albaricoques, puede potenciar la reabsorción del edema, mientras que una dieta rica en sodio (sal de cocina) favorece su formación.

El tratamiento vitamínico debe estar supervisado por el médico, ya que una sobredosificación puede provocar, en el caso de determinadas vitaminas, lesiones en otros órganos (por ejemplo hepáticas por un exceso de vitamina A).

Estimulantes

Los estimulantes como la nicotina y el alcohol, pero también especias picantes, se han de evitar, sobre todo en exceso. Con el consumo de un cigarrillo, la temperatura de la piel, por ejemplo, disminuye un grado Celsius. Sobre todo cuando hay una enfermedad cutánea en la que existe una disminución de la irrigación cutánea, como en la neurodermatitis, esto tiene una gran importancia.

Entre las causas más frecuentes de una alergia alimentaria encontramos las nueces, los huevos, la leche, el queso duro, el pescado, el apio y los crustáceos (cangrejos).

Las dietas en los niños deben aplicarse con mucho cuidado, ya que se pueden producir lesiones importantes por déficit de alguna sustancia.

La comparación con la leche se realiza porque la emulsión de aceite en agua puede mezclarse correctamente con agua.

Especialmente la piel seca precisa la aplicación constante de crema hidratante de día y una crema de noche más grasa.

Alergias alimentarias

Seguramente no es necesario prohibir determinados alimentos de antemano. Pero si tras el consumo de fresas aparecen habones (síntoma de urticaria) o empeora un eccema, se habrá de evitar el consumo de esa fruta. Entre las causas más frecuentes de una alergia alimentaria encontramos las nueces, los huevos, la leche, el queso duro, el pescado, el apio y los crustáceos (cangrejos). Muchas alergias alimentarias también están relacionadas con una alergia al polen.
Las pruebas alergológicas en sangre o en piel ofrecen información sobre la especificidad de las alergias frente a determinados alimentos. En la urticaria sobre todo se intenta determinar la causa desencadenante, en el caso de que se trate de un alimento, con una dieta de exclusión, es decir, la exclusión de la dieta del alergeno sospechoso y su reintroducción progresiva. Esta dieta de exclusión se inicia con una dieta de patatas y arroz durante diez días.

POMADAS, CREMAS, LOCIONES Y SOLUCIONES COLORANTES

Las enfermedades cutáneas tienen la gran ventaja de que se pueden tratar con fármacos aplicados externamente. Para el cuidado de la piel básicamente se diferencia entre las cremas y pomadas, hoy en día denominadas generalmente cremas y pomadas de base, y las sustancias de aplicación externa que contienen una sustancia activa. Especialmente una piel seca como la de las personas con neurodermatitis (*véase* «Eccema») precisa una aportación constante de grasa, sobre todo por la noche, mientras que durante el día se puede utilizar una crema de día.

Tipo	Descripción	Comparable a
Emulsión de aceite en agua (emulsión-Ac/A)	Crema de día Crema refrescante Loción	Leche
Emulsión de agua en aceite (emulsión-A/Ac)	Crema de noche Crema grasa Pomada	Mantequilla

La persona con seborrea (acné) tolera mejor las emulsiones-Ac/A, mientras que la persona con neurodermatitis tolera mejor las emulsiones-A/Ac. Éstas se pueden aplicar con tanta frecuencia como lo desee el paciente, por ejemplo, cuando siente tensión en la piel. Dado que la aplicación de grasa alivia o incluso elimina el prurito, simplemente por el hecho de combatir la sequedad de la piel, estas sustancias de aplicación externa pueden considerarse verdaderos medicamentos. No tienen efectos secundarios. Son adecuadas para facilitar el período de retirada de los corticoides.
Las sustancias activas más importantes de las pomadas son el ácido salicílico (psoriasis), sulfobituminato amónico y alquitrán de hulla (eccema, psoriasis), ácido tánico (hiper y dishidrosis) y antibióticos no sensibilizantes como la oxitetraciclina y la eritromicina. Además, también se utilizan quimioterápicos como la hidroxiquinolina y la cortisona. La urea es útil para la humidificación de la piel en la neurodermatitis.

Corticoterapia

Para evitar los efectos secundarios del tratamiento tópico (aplicación externa) con corticoides, hay que tener en cuenta que este tipo de preparados sólo se pueden utilizar una vez al día y sólo durante cinco días a la semana. Durante los otros dos días restantes se utilizarán preparados sin cortisona (pomadas de base). Cuando los preparados de cortisona se aplican en una superficie amplia (más del 10 % de la superficie cutánea) pueden aparecer los efectos sistémicos conocidos al administrarlos internamente.

Los efectos secundarios más importantes de la terapia con cortisona consisten en un adelgazamiento (atrofia) de la piel, de manera que se hacen visibles los vasos cutáneos superficiales (la piel envejece precozmente), así como infecciones, como infección del folículo piloso (foliculitis), impétigo. Si se utilizan correctamente y se siguen las instrucciones del médico no debe temerse la aparición de efectos secundarios.

Si se utiliza correctamente y se siguen las instrucciones del médico no debe temerse la aparición de efectos secundarios.

Alteraciones cutáneas determinadas físicamente

LUZ

Algunas personas toleran incluso la radiación solar intensiva (natural o artificial), mientras que otras, en cambio, tienen reacciones de sensibilidad. A veces se puede detectar a primera vista. El riesgo afecta especialmente a las personas rubias, pelirrojas y de ojos azules. En la complexión denominada clara se combina el color rojo del pelo y los ojos azules. La piel humana puede dividirse en cuatro grupos:

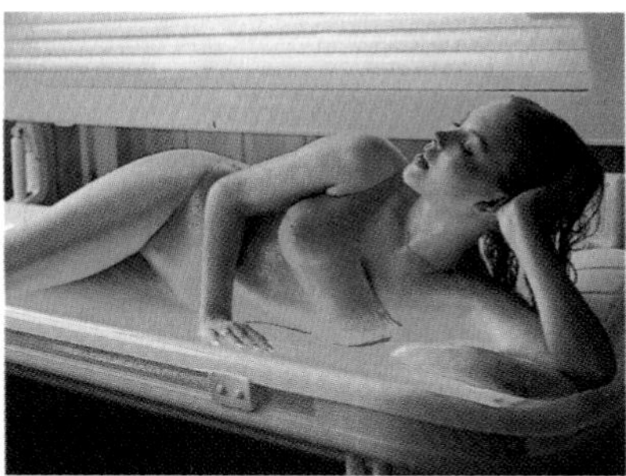

En el solario puede determinarse bien la capacidad de tolerancia de la piel frente a la acción de la luz. Antes de la primera sesión es necesario un asesoramiento médico.

Piel tipo I
Piel muy blanca, pelo rubio claro o rojo, efélides.
Nunca se broncea; siempre se quema por el sol.
Tiempo de permanencia en el sol (sin protección), máximo diez minutos.
Si se utilizan protectores solares con un factor de protección de entre 15 y 20, la exposición puede ser de una a como máximo dos horas.

Piel tipo II
Piel blanca, pelo rubio, no efélides.
Nunca se broncea, rápidamente se quema por el sol.
Tiempo de permanencia en el sol (sin protección), máximo veinte minutos.
Si se utilizan protectores solares con un factor de protección de entre 10 y 16, la exposición puede ser de dos a como máximo tres horas.

Piel tipo III
Piel blanca, pelo rubio oscuro o castaño, no efélides.
Se broncea bien, ocasionalmente se quema por el sol.
Tiempo de permanencia en el sol (sin protección), máximo una hora. Si se utilizan protectores solares con un factor de protección de entre 4 y 10, la exposición puede ser de tres a como máximo cinco horas.

Piel tipo IV
Piel morena, pelo castaño oscuro o negro.
Se broncea profunda y rápidamente, nunca se quema por el sol.
Permanencia al sol ilimitada con o sin protección.

Los niños son especialmente sensibles a la radiación UV intensa. Sin protección no deberían permanecer más de unos pocos minutos al sol.

Así se evita una quemadura solar:

- *Determinar el tipo de piel antes del primer baño de sol.*
- *Utilizar un protector solar con el factor de protección adecuado. Tener en cuenta que cuanto más al sur mayor es la intensidad del sol.*
- *Durante los primeros días, permanecer a la sombra y, a continuación, exponerse al sol progresivamente. Al principio utilizar un protector solar con un elevado factor de protección, e irlo disminuyendo a medida que la piel adquiere el bronceado.*
- *Proteger los labios, las varices y las cicatrices recientes de las quemaduras.*

Las fotodermatosis y las dermatosis lumínicas generalmente están desencadenadas por radiaciones ultravioletas con una longitud de onda de 280 hasta 320 nanómetros (UV-B) y de 320 hasta 400 nanómetros (UV-A). La piel intenta protegerse contra una lesión cutánea por una vía natural, mediante el aumento de la epidermis y pigmentario (melanina).

En sentido estricto, las dermatosis lumínicas se caracterizan por la afectación casi exclusiva de las superficies cutáneas no cubiertas: cara, dorso de la mano. En cambio, las zonas cubiertas por la barba no presentan lesiones. Se habla de las llamadas sombras de la barba.

Lo más frecuente es la aparición de un eccema cutáneo (dermatitis lumínica polimorfa) que puede presentar habones, pápulas y enrojecimiento. Esta molesta alteración cutánea aparece predominantemente en el escote, los brazos y las piernas.

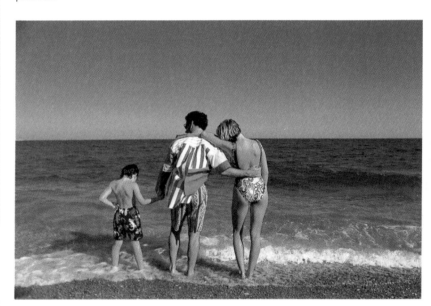

Una forma de protección frente a la luz es la llamada habituación a la luz de determinada longitud de onda, mediante el aumento lento y progresivo (artificial) de la dosis. Esta radiación de habituación, controlada por el médico, debe iniciarse pronto (finales de invierno).

Quemaduras solares

Sintomatología: generalmente al poco tiempo de la exposición solar aparece un enrojecimiento con frecuencia extenso, que puede ser muy doloroso, sobre todo cuando se forman ampollas. El límite entre la zona enrojecida y la piel no afectada está bien definido. Cuando las alteraciones son muy extensas puede aparecer fiebre.

Si se producen quemaduras solares debe realizarse un aporte de grandes cantidades de líquidos.

Tratamiento: si se sabe que existe una hipersensibilidad a la luz, pueden evitarse las alteraciones cutáneas patológicas mediante las pomadas de protección solar (*véase* tabla de la pág. 447). Cuanto mayor sea el factor de protección de la crema, tanto mayor será el tiempo posible de exposición a la radiación.

Las alteraciones cutáneas agudas se tratarán con aceite de óxido de zinc, polvos o pomada de cortisona. Cuando existe prurito intenso se administrarán antihistamínicos. Es importante y esencial el aporte de grandes cantidades de líquidos.

Alteraciones cutáneas por factores térmicos

Quemaduras

Sintomatología:
Se distinguen tres grados de quemaduras:

Quemaduras de 1.er grado: enrojecimiento y dolor cutáneos. Puede levantarse la epidermis y posteriormente producirse una coloración marronácea temporal.

Quemaduras de 2.º grado: formación de ampollas. Las ampollas están llenas de líquido, que en ocasiones se vuelve gelatinoso. Bajo la ampolla se observa una superficie cutánea muy roja y húmeda. La zona de la quemadura es intensamente dolorosa.

Quemaduras de 3.er grado: además del enrojecimiento y la formación de ampollas, también se produce carbonización, es decir, coloración negruzca de la zona cutánea lesionada. Dolor intenso.

Cuando se producen quemaduras extensas de 2.º y 3.er grado aparecen importantes síntomas generales como fiebre elevada, aceleración del pulso y esencialmente sintomatología de *shock*. Si las quemaduras afectan a más de un tercio de la superficie cutánea total, existe peligro de muerte. La disminución del pulso con temperatura que permanece elevada, la disminución importante de la cantidad de orina y especialmente las convulsiones son síntomas de muy mal pronóstico. La muerte por quemaduras se produce por intoxicación, ya que las zonas cutáneas quemadas se necrosan y forman toxinas proteicas que provocan fiebre elevada y una sobrecarga circulatoria importante.

Cuando se producen quemaduras extensas de 2.º y 3.er grado aparecen importantes síntomas generales como fiebre elevada, aceleración del pulso y esencialmente sintomatología de shock.

Si las quemaduras afectan a más de un tercio de la superficie cutánea total, existe peligro de muerte.

Las quemaduras de 2.º y 3.er grado que afectan a más de un 9 % de la superficie cutánea deben tratarse en un centro hospitalario.

Tratamiento: cuando las quemaduras son leves (banales) generalmente sólo es necesario combatir el dolor. El agua fría, que debe dejarse fluir durante unos minutos sobre la zona de la quemadura, alivia tanto el enrojecimiento como el dolor. Una compresa húmeda fría también consigue un alivio inmediato del dolor. Las cremas que contienen cortisona son especialmente eficaces y si se aplican a tiempo pueden evitar la formación de ampollas. Las ampollas de las quemaduras sólo las debe abrir el médico. ¡No hay que aplicar en ningún caso cremas o lociones grasas, ni aceite, mantequilla o manteca sobre la quemadura!
Cuando las quemaduras son más serias se debe acudir inmediatamente al médico. Los casos graves deben tratarse siempre en un centro hospitalario. Como primera medida, cubra las zonas de las quemaduras con un vendaje estéril. Si la ropa ha quedado adherida a la zona de la quemadura no hay que intentar retirarla uno mismo, sino cubrir bien al paciente y buscar inmediatamente atención médica. Dar de beber abundantemente al herido.

¡En las quemaduras leves el agua fría alivia el dolor!

Atención médica: vacunación del tétanos como en las heridas abiertas, en caso necesario combatir el *shock* mediante la administración de sangre y líquidos. Las quemaduras de 2.º y 3.er grado que afectan a más de un 9 % de la superficie cutánea deben tratarse en un centro hospitalario. Allí, en caso necesario, se realizarán injertos cutáneos para evitar la formación de cicatrices. En las quemaduras de 3.er grado el trasplante cutáneo siempre es necesario.

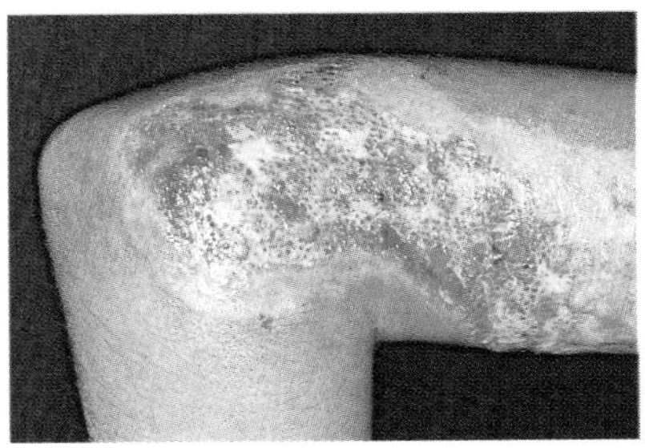

Aspecto de una quemadura grave de 3.er grado.

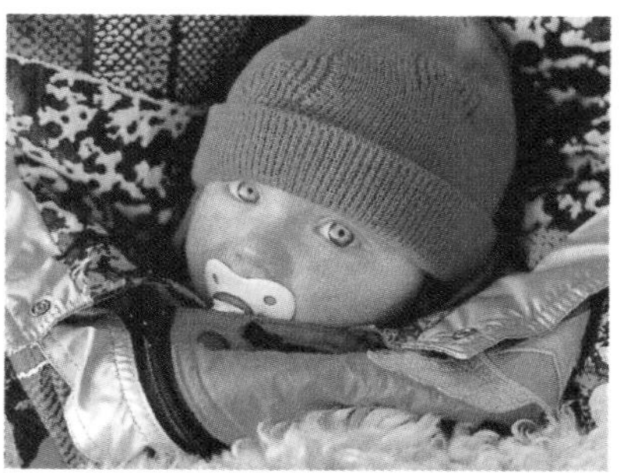

Sobre todo los niños pequeños deben ser protegidos de la hipotermia cuando el tiempo es frío y húmedo.

Congelación

Sintomatología:
Al igual que en las quemaduras se diferencian tres grados.

Congelación de 1.er grado: la piel se vuelve pálida, después roja (eritema) hasta roja azulada, más adelante blanca y sin sensibilidad. Edemas.

Congelación de 2.º grado: piel intensamente roja hasta llegar al violeta, sin sensibilidad, formación de ampollas.

Congelación de 3.er grado: necrosis de las zonas cutáneas afectadas. La piel está blanca e insensible. Puede producirse la pérdida de conocimiento.

Un tiempo frío y húmedo, aunque la temperatura no esté por debajo del punto de congelación, puede provocar congelaciones en las personas que sufren agotamiento o trastornos circulatorios.

Patogenesia: la hipotermia provoca el trastorno de las funciones de los tejidos del cuerpo y cuando se mantiene durante largo tiempo, sobre todo cuando la temperatura se mantiene por debajo del punto de congelación, se produce la necrosis del tejido afectado. Sin embargo, no se precisan temperaturas por debajo del punto de congelación para provocar una congelación de grado leve.
Los días fríos y húmedos son peligrosos, aunque el frío sea menos intenso. Por el contrario, la nieve ofrece una buena protección contra la congelación.

Tratamiento:

1.er grado: en primer lugar, deben frotarse las zonas de la piel afectadas con un paño seco y a ser posible áspero, con el fin de provocar calor en la piel. Además, es preciso practicar ejercicio físico intenso; correr con los pies descalzos sobre una alfombra áspera.

Trasladar al enfermo inmediatamente a una habitación cálida, pero ¡no al horno!

2.º y 3.er grado: trasladar al enfermo inmediatamente a una habitación cálida, pero ¡no al horno!
La persona que sufre la congelación debe ser trasladada con extremo cuidado, especialmente cuando las extremidades están duras y quebradizas como el cristal.
¡Retirar las ropas húmedas y demasiado apretadas!
¡No frotar el cuerpo con nieve!
Envolver al enfermo con mantas cálidas. Vigilar también la respiración cuando existe pérdida de conocimiento.
Un baño a 37 °C, al igual que una cataplasma caliente en la nuca, puede ser beneficioso. Bañar primero sólo el tronco y posteriormente las extremidades. Si están congeladas no deben bañarse.
Si existen edemas deben colocarse en una posición elevada.

¡No sumergir en un baño caliente las extremidades congeladas!

Cuando el paciente está consciente se le puede trasladar a una habitación cálida y hacerle entrar de nuevo en calor, especialmente mediante bebidas calientes como el café y el té, botellas de agua caliente y esterillas.

¡Las congelaciones precisan un tratamiento médico!

De otra manera, una persona con congelaciones graves debe ser trasladada con urgencia a un centro hospitalario. Dado que en la congelación existe siempre el peligro del tétanos, el médico administrará un suero antitetánico.

Hipotermia

¡No dejar que la persona con hipotermia se duerma!

Signos: la hipotermia afecta a la totalidad del organismo y consiste en la disminución de la temperatura corporal entre los 35 y 30 °C. Los primeros signos consisten en somnolencia con bostezos, movimientos inseguros, trastornos visuales, enlentecimiento del pulso y de la frecuencia respiratoria.

Tratamiento: no dejar que la persona con hipotermia se duerma, llamarle, sacudirle, instarle a que se mueva. Mientras que el cuerpo se encuentre en hipotermia, el consumo de alcohol es peligroso. El alcohol provoca una dilatación de los vasos cutáneos que produce una mejoría sólo transitoria de la circulación cutánea con sensación subjetiva de calor, pero aumenta de forma importante la pérdida de calor corporal.

¡Mientras que el cuerpo se encuentre en hipotermia el consumo de alcohol es peligroso!

Sabañones (perniosis)

Sintomatología: nódulos rojo violáceos, prácticamente nunca o apenas dolorosos, de límites mal definidos y de desarrollo lento, elevados. Se localizan preferentemente en la pierna.

Los sabañones aparecen con especial frecuencia en la pierna.

Patogenesia y etiología: mala circulación como consecuencia de la falta de ejercicio cuando la temperatura es relativamente baja (por ejemplo, actividad de pie en espacios poco caldeados). Lesiones por frío poco frecuentes en los montañeros.

Tratamiento: deben prevenirse ya que recidivan cada invierno. Baños alternados (cinco minutos en agua a 37 °C, cinco segundos en agua a 15 °C). Utilización de pomadas que contengan ictiol.

Los baños alternados calor-frío están especialmente indicados como tratamiento profiláctico para aquellas personas con una especial predisposición a presentar sabañones.

OTRAS ALTERACIONES CUTÁNEAS

Ojo de gallo (*Clavus*)

Sintomatología: hiperqueratosis dolorosa a la presión en los dedos de los pies, en ocasiones acompañada de una inflamación reactiva. Se mantienen las líneas papilares.
Afectan con frecuencia a personas con un empeine elevado, dado que, debido a la elevación de la bóveda, al andar la presión aumenta en la punta de los dedos.

Patogenesia y etiología: reacción del tejido a la presión mantenida, generalmente debido a un calzado inadecuado.

Tratamiento: baños calientes de agua jabonosa, cataplasma de colodión salicilato compuesto. En la farmacia también disponen de soluciones para reblandecer los ojos de gallo. En caso necesario, extracción de la raíz (extensión cuneiforme de la epidermis) con una cucharilla aguda, a manos del podólogo. ¡Utilizar calzado cómodo!

Los ojos de gallo deben diferenciarse de las verrugas plantares, que generalmente son dolorosas a la presión y están provocadas por un virus. El tratamiento será el mismo.

El exantema medicamentoso puede asemejarse prácticamente a cualquier enfermedad cutánea.

Exantema medicamentoso

Sintomatología: es posible cualquier alteración cutánea. Su tipo o forma no es característica de un determinado medicamento. Sólo puede sospecharse la causa. Así, con frecuencia la penicilina provoca una urticaria. Son posibles lesiones en forma de manchas (máculas), elevadas (pápulas), en forma de pequeñas ampollas (vesículas) con y sin prurito, con y sin fiebre.

Alrededor del 80 % de todos los efectos secundarios de los medicamentos cursan con alteraciones cutáneas.

El **diagnóstico** se realiza esencialmente a partir de la historia previa. Generalmente, las reacciones cutáneas no aparecen con la primera administración del medicamento. Se sabe que el exantema puede aparecer incluso de ocho a veintiún días después de la ingesta o inyección del fármaco. La penicilina constituye el mejor ejemplo.
Por otra parte, el diagnóstico se puede establecer mediante una prueba de exposición después de haber retirado el medicamento. Para ello es suficiente una pequeña cantidad del medicamento sospechoso de haber provocado los síntomas cutáneos. En los casos de reacciones medicamentosas severas, como en el síndrome de Lyell, en el que la piel tiene un aspecto de grandes áreas de escaldadura, no puede asumirse el riesgo de una prueba de exposición. ¡La decisión debe quedar sólo en manos del médico!

El paciente debe facilitar al médico todos los medicamentos que según su opinión pueden haber desencadenado el exantema.

Patogenesia y etiología: existen exantemas medicamentosos alérgicos y otros no alérgicos. Los medicamentos alérgicos son los más frecuentes. Entre los alérgicos encontramos los del **tipo inmediato** (penicilina, somníferos, sulfonamida, diuréticos, tranquilizantes y analgésicos) y los del **tipo retardado** (sulfonamida, penicilina, otros antibióticos, preparados de oro, cardiotónicos).
Es importante que exista relación temporal entre la administración y la aparición de los síntomas. El medicamento o sus metabolitos provocan, mediante procesos alérgicos, una reacción antígeno-anticuerpo. Debido a la producción de anticuerpos contra el alergeno/antígeno (medicamento), el cuerpo se defiende contra una posible lesión.

En los casos de reacciones medicamentosas severas no puede asumirse el riesgo de una prueba de exposición.

Tratamiento: las reacciones leves se resuelven generalmente con antihistamínicos, mientras que las más severas (síndrome de Lyell) precisan, en determinados casos, dosis elevadas de preparados de cortisona, que pueden salvar la vida del enfermo, sobre todo cuando existen síntomas como edema en los labios, la lengua y la glotis (peligro de asfixia).

Cuando se sospecha la existencia de un exantema medicamentoso debe acudirse inmediatamente al médico, ¡incluso por la noche!

Urticaria

Sintomatología: los habones y el picor intenso constituyen importantes síntomas objetivos y subjetivos. Los habones pueden llegar a tener una coloración rojo oscuro o claro o rosa, pero también similar a la porcelana. Habitualmente están bien delimitados respecto a la piel sana, pueden aparecer en cualquier zona cutánea y en ocasiones pueden producir importantes edemas. El tamaño y el número de los habones puede ser muy variable.

Si los habones o los edemas aparecen en los labios, la mucosa bucal o incluso la laringe se habla de un edema de Quincke, que es muy peligroso.

Cuando la urticaria dura menos de cuatro semanas se la considera aguda, mientras que si dura más se la considera crónica o crónica recidivante con crisis agudas.
Si los habones o los edemas aparecen en los labios, la mucosa bucal o incluso la laringe se habla de un **edema de Quincke**, que puede ser muy peligroso (peligro de asfixia). Las personas predispuestas deberían disponer en su casa o en el botiquín de viaje de determinados medicamentos (glucocorticosteroides) para un caso de urgencia.

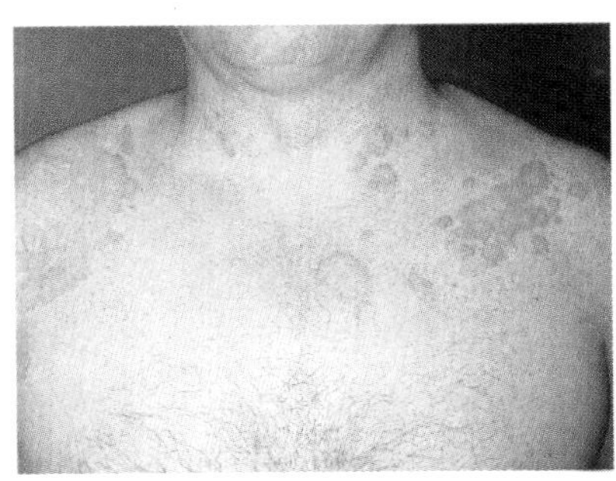

Urticaria con gran cantidad de habones en la zona de los hombros.

Patogenesia y etiología: básicamente se distingue entre las causas alérgicas y las no alérgicas. Entre las primeras cabe destacar los alimentos (nueces, huevos, leche, pescado, crustáceos y determinadas frutas), así como algunos medicamentos. Entre los principales medicamentos que actúan como alergenos se encuentran la penicilina, la sulfonamida, otros antibióticos o quimioterápicos.
Sin embargo, la urticaria también puede desencadenarse por una vía no inmunológica, como físicamente por el frío, el calor, las radiaciones lumínicas, la presión, la tensión, etc.

Toda persona que haya sufrido una ocasional hipersensibilidad frente a un determinado medicamento se debe informar extensamente y llevarlo anotado, con el fin de que al realizar un tratamiento posterior no se provoquen situaciones peligrosas.

Tratamiento: el tratamiento más eficaz consiste en evitar la causa desencadenante. No obstante, dado que incluso investigando intensamente la causa sólo se encuentra en un 30 o un 40 % de los casos, a menudo el tratamiento se limita a una terapia sintomática.
Externamente, el prurito se puede aliviar con frío e internamente con antihistamínicos. Los nuevos antihistamínicos no provocan fatiga.
El edema de Quincke se ha de tratar generalmente con glucocorticoides. Los pacientes con una urticaria por frío no se deben bañar en aguas frías, ya que existe el riesgo de muerte por *shock*.

Los pacientes con una urticaria por frío no deben bañarse en aguas frías, ya que existe el riesgo de muerte por shock.

Eccema

Sintomatología: el eccema agudo empieza generalmente con prurito y enrojecimiento. Rápidamente aparecen pequeños nódulos rojos que se pueden transformar en vesículas. Las vesículas se rompen con facilidad, de manera que se producen grandes zonas húmedas y rojas. Seguidamente el líquido se seca y forma costras y escaras. En otras zonas se observa, en relación con el enrojecimiento, la aparición de escamas.

Cuando en las zonas sanas aparecen nuevos síntomas y tras la desaparición de las costras y las escamas no aparece piel sana, hablaremos de un eccema subagudo, es decir, un eccema todavía en fase de instauración. A partir de un eccema subagudo se puede desarrollar un eccema crónico. En este caso no existirán los síntomas inflamatorios agudos.

Además, se observa la presencia de alteraciones cutáneas, como una importante descamación, coloración de la piel y fragilidad cutánea. Debido al prurito aparecen lesiones de rascado. El eccema se puede presentar en cualquier zona del cuerpo, aunque nunca afecta a las mucosas. Se localiza principalmente en las zonas de flexión de las extremidades. Con frecuencia aparece en forma de brotes y tiende a cronificarse.

Con frecuencia las alteraciones cutáneas aparecen simultáneamente, aunque también pueden hacerlo consecutivamente o existir simultáneamente en zonas vecinas.

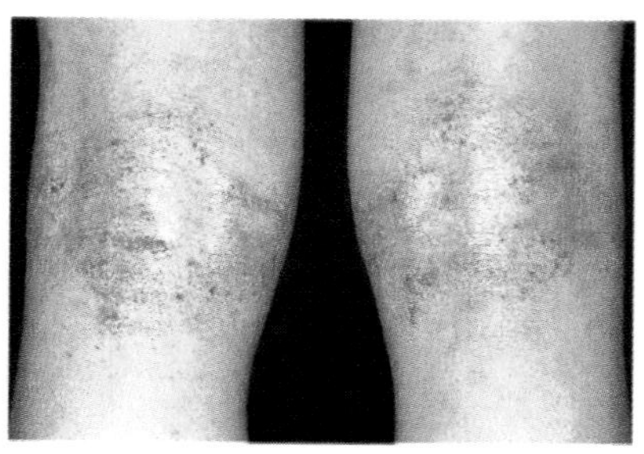

Neurodermatitis (eccema atópico o endógeno). En este caso zonas de enrojecimiento cutáneo en ambos huecos poplíteos, con prurito intenso.

Patogenesia y etiología: el eccema no constituye un diagnóstico definitivo, ya que según la causa existen diversas formas. Sin embargo, globalmente el eccema es la enfermedad cutánea más frecuente.

El **eccema seborreico** aparece principalmente en las cejas y frente, detrás del pabellón auditivo y en el cuero cabelludo. Afecta principalmente a los lactantes y a los adultos de edad avanzada. La piel tiene predisposición al eccema seborreico: superficie brillante, aumento de la secreción de sebo (seborrea), piel «grasa».

El **eccema atópico** o **endógeno** generalmente se conoce como **neurodermatitis** y se caracteriza por la piel seca. No es raro observar casos de asma bronquial alérgico y/o de rinitis alérgica entre los familiares o en la misma persona que presenta el eccema. También se pueden presentar migrañas y/o urticaria.
Dado que determinadas células, los mastocitos, liberan la histamina, responsable de la aparición del prurito, el enfermo presenta con frecuencia prurito intenso. Por ello se rasca y se infecta la piel con bacterias o virus, lo que puede llevar a la formación de pus o de infecciones similares al herpes.

En el lactante, la neurodermatitis empieza generalmente como una «costra láctea».

En el lactante, la neurodermatitis empieza generalmente como una **«costra láctea»**. En sangre puede detectarse un aumento de la inmunoglobulina E. Además, muchos enfermos presentan intolerancias alimentarias, sobre todo frente a las nueces, las proteínas de la leche, las proteínas del huevo (*véase* también «Urticaria»). Al igual que en el asma bronquial, es importante descartar o confirmar la alergia contra los ácaros del polvo doméstico. La lana de origen animal provoca un empeoramiento del estado de la piel. ¡Por ello no es recomendable llevar ropa de lana de oveja!

Diversos metales pueden desencadenar un eccema alérgico de contacto. ¡Por ello hay que tener cuidado al utilizar bisutería!

El **eccema alérgico de contacto** se desencadena por alergenos que entran en contacto con la piel desde el exterior. Los metales como el cromo, el cobalto, el níquel, pero también los cosméticos, antibióticos, pomadas analgésicas y plantas, pueden desencadenar un eccema de este tipo. Esto se produce a través de determinadas células de los ganglios linfáticos (linfocitos) y por las así llamadas células presentadoras del antígeno, las células de Langerhans, en la epidermis. Es importante determinar (pruebas cutáneas) si el eccema ha sido desencadenado por sustancias nocivas del ámbito laboral. De ser así, puede considerarse una enfermedad laboral.

¡No aplicar nunca polvos en las zonas húmedas!

Con frecuencia, el alcohol y el tabaco intensifican el prurito.

Tratamiento: depende del estadio del eccema: agudo, subagudo o crónico, húmedo o seco. Lo correcto es lo siguiente: húmedo sobre húmedo, es decir, un eccema húmedo, se tratará con aplicaciones húmedas. Se puede añadir una sustancia desinfectante al agua. En cambio, es incorrecto aplicar polvos en las zonas húmedas, ya que por debajo de las costras que se forman se acumulan las bacterias. En este estadio también están prohibidas las pomadas grasas. Si el eccema se ha convertido en seco, pueden utilizarse sustancias externas que contengan agua, las llamadas emulsiones de aceite en agua, que generalmente se conocen en forma de cremas o leches.
Sólo en el estadio crónico, cuando la inflamación de la piel se ha reducido prácticamente del todo, están permitidas las pomadas grasas. Sobre todo debido al picor, en este estadio se utilizan pomadas que contengan alquitrán, incluso alquitrán puro. Ello es especialmente necesario como prevención frente al sol.
Por otra parte, dependiendo del cuadro patológico, el médico debe decidir si se precisa una irradiación de la superficie cutánea con rayos UV-A. Con frecuencia, este método es capaz de aliviar considerablemente los síntomas.

Las personas con neurodermatitis experimentan una mejoría al cambiar de clima (costa, montaña por encima de los 1.500 metros de altitud). Muchas de ellas mejoran después de una sesión de sauna. Recientemente también se administran cápsulas de ácido gammalinoleico, ya que en algunas personas con eccema atópico existe un déficit de este ácido graso.
Bajo un estricto control se prescriben preparados de cortisona para acortar el curso de la enfermedad, sobre todo en el estadio agudo. Si se hacen períodos de descanso prácticamente nunca aparecen efectos secundarios. Los pacientes pueden tomar antihistamínicos para aliviar el prurito. Naturalmente, en el caso del eccema de contacto es imprescindible evitar el contacto con el alergeno. Ocasionalmente también puede ser necesario el cambio de trabajo.

Muchas personas con eccema atópico reaccionan favorablemente a un cambio climático. Son especialmente recomendables las zonas costeras y de alta montaña (por encima de los 1.500 metros de altitud).

Psoriasis

Sintomatología: alrededor del 2 % de la población está afectado por la psoriasis. Es poco frecuente en los lactantes y los niños pequeños, así como en las personas de edad avanzada. Sin embargo, cuando se presenta en el niño pequeño generalmente tiene una evolución especialmente severa y es resistente al tratamiento.
Las alteraciones cutáneas pueden aparecer en forma de focos aislados, aunque también puede hacerlo de forma generalizada (eritrodermia). Inicialmente, se trata de focos relativamente bien delimitados, que van del rosa al rojo intenso, redondeados u ovales, que presentan un aspecto en forma de mapa (psoriasis geográfica). Los focos están cubiertos de escamas plateadas y brillantes. Al retirarlas mediante el rascado aparecen gotas de sangre.
Se afectan principalmente el cuero cabelludo, las zonas de extensión de las extremidades (brazos, piernas), las palmas de las manos y las plantas de los pies. La descamación excesiva se produce porque el desarrollo de la capa basal de la epidermis hasta la capa córnea se produce en sólo tres o cuatro días en vez de los 28 o 30 días que precisa en condiciones normales.

Ante la sospecha de una psoriasis el médico se fijará primero en los codos y las rodillas.

La psoriasis afecta principalmente el cuero cabelludo, las zonas de extensión de las extremidades (brazos, piernas), las palmas de las manos y las plantas de los pies.

Otras formas de la psoriasis son la ya citada **eritrodermia**, la **psoriasis pustulosa** y la **psoriasis atrófica**, que cursa con mayor o menor afectación articular y en la que se ha de hacer un diagnóstico diferencial con la enfermedad reumática articular (poliartritis).

Tratamiento: con pomadas antipsoriásicas que contengan ácido salicílico, así como con ditranol, en caso necesario en combinación con radiaciones UV. El alquitrán de hulla constituye un buen tratamiento contra la psoriasis cuando existen focos especialmente virulentos.
Sólo se hará un tratamiento interno cuando el tratamiento externo, incluida la radiación UV, no obtenga resultados satisfactorios. Los medicamentos más nuevos contienen, entre otros, metotrexato, ciclosporina A y derivados del ácido de la vitamina A. No obstante, sólo pueden ser prescritos por el médico y precisan un estricto control, ya que si se administran a dosis erróneas pueden provocar importantes efectos secundarios.
No existe una dieta específica para la psoriasis. Sin embargo, se recomienda una dieta rica en pescado, especialmente caballa.
Las curas climáticas en zonas soleadas, en la costa, en primavera y verano, o en zonas de alta montaña durante todo el año, son útiles, y como mínimo pueden prolongar los períodos asintomáticos entre las recidivas.

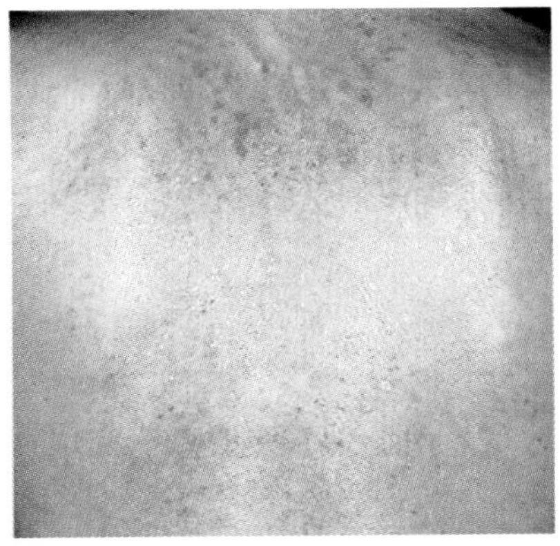

La totalidad de la piel está afectada por los focos de psoriasis. La intensa descamación se observa con especial claridad en la zona superior de la espalda.

Las alteraciones cutáneas del acné presentan cuatro lesiones características:

- *comedones,*
- *pápulas,*
- *nódulos,*
- *pústulas.*

Las causas del acné son la seborrea, la formación de comedones y queratinización del folículo piloso, la entrada de bacterias y la infección que provocan, posiblemente bajo el control de las hormonas sexuales masculinas (andrógenos).

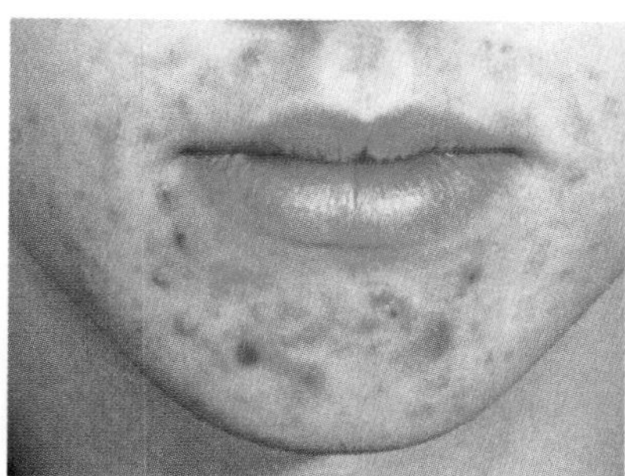

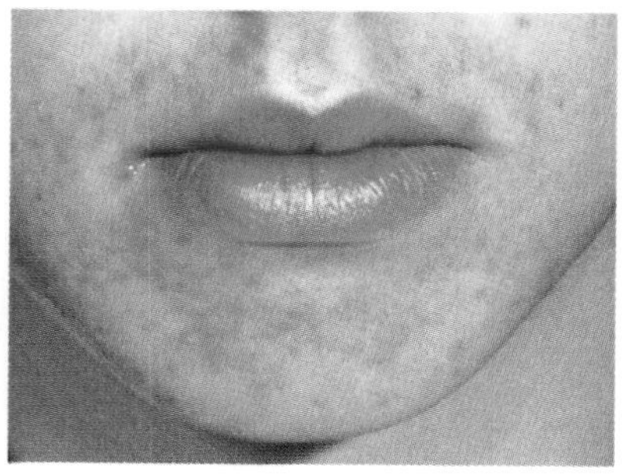

Cuadro clínico típico del acné (superior). Después de un tratamiento con ácido acelaínico durante doce semanas se ha producido una clara resolución de las pústulas.

Acné

Sintomatología: las alteraciones cutáneas presentan cuatro lesiones características, que pueden aparecer consecutiva o, más adelante, simultáneamente: comedones, pápulas, nódulos y pústulas. Como síntomas secundarios no es raro encontrar abscesos, fístulas y cicatrices.
Las alteraciones cutáneas se diferencian de acuerdo con el tipo de acné. La forma más frecuente es el acné juvenil. Empieza poco antes de la pubertad con un aumento de la producción de sebo (seborrea). Los comedones son acumulaciones de queratina en el interior del folículo piloso. Cuando entran bacterias en el conducto ocluido del folículo se produce la infección del comedón, de modo que se forma una pústula. Cuando los nódulos aislados confluyen en zonas cutáneas, en las que normalmente no aparece el acné, es decir, en la mitad inferior del cuerpo incluida la zona genital, nos encontramos ante un **acné conglobata**. Sin embargo, las zonas cutáneas que se ven afectadas con mayor frecuencia son la del pecho y de la espalda, y sobre todo la cara.

Patogenesia y etiología: el acné puede aparecer incluso en los neonatos por la influencia de las hormonas maternas. Algunos fármacos, como glucocorticosteroides, antituberculosos, vitamina B_{12}, pueden provocar un acné medicamentoso. Las personas que manejan petróleo, como los gasolineros, presentan un riesgo laboral.
Sin embargo, el inicio en la pubertad y la remisión de los síntomas cutáneos (hasta la formación de cicatrices) entre los 25 y los 30 años indican la existencia de un factor hormonal. La hormona sexual masculina testosterona, que también está presente en la mujer aunque en concentraciones muy bajas, tiene un papel importante. La antigua creencia de que la ausencia o el exceso de actividad sexual era un factor desencadenante del acné es falsa. En cambio, no se ha descartado del todo la suposición de que los factores psíquicos como conflictos y problemas internos desempeñen un papel en la patogenesia del acné.

Tratamiento: el acné es una enfermedad cutánea que precisa un tratamiento médico. El tratamiento dependerá del estadio del acné y de las lesiones cutáneas predominantes. Las pústulas deben tratarse local o sistémicamente con antibióticos. Para ello son útiles la oxitetraciclina (no durante el embarazo) o la eritromicina.
Es importante evitar la queratinización del folículo, es decir, la formación del comedón. Para ello se ha desarrollado un gran número de medicamentos que parten del ácido de la vitamina A. El médico debe decidir si está indicada su prescripción. Si se utilizan estos fármacos debe evitarse el embarazo. Existe también un gran número de preparados de aplicación local para combatir la queratinización (peróxido de benzoil, ácido acelaínico).
Los comedones también se pueden vaciar presionándolos. Sin embargo, esta operación no la debe hacer el mismo afectado, sino el médico, la enfermera o la esteticista, con un instrumento especial, ya que de otra manera existe el riesgo de transmitir la infección purulenta a los folículos pilosos circundantes. Los baños de vapor y los lavados frecuentes de la piel favorecen el proceso terapéutico. Con el fin de evitar una estimulación adicional de la secreción seborreica y la aparición de irritaciones cutáneas se han de evitar los jabones perfumados. Preferentemente se utilizarán jabones no alcalinos. El dormir sufi-

cientemente y el llevar un ritmo de vida equilibrado ayudan en el tratamiento, en general prolongado, de esta afección cutánea.

El paciente con acné debe tener mucha paciencia, ya que el tratamiento es largo. No debe cesar el tratamiento demasiado pronto, sino sólo cuando el médico se lo indique. ¡No se deben utilizar preparados de cortisona!

Rosácea

Sintomatología: en la frente, en la barbilla, en las mejillas y en la nariz, inicialmente aparece enrojecimiento (R. eritematosa), después nódulos (R. papulosa) y finalmente pústulas (R. pápulo-pustulosa), que generalmente están relacionadas con los folículos. Una regla empírica indica que la rosácea aparece generalmente entre los 30 y los 40 años, una vez ha desaparecido el acné. Afecta más a las mujeres que a los hombres. En ocasiones, cuando la enfermedad lleva mucho tiempo de evolución, la nariz está enrojecida y bulbosa. Este denominado rinofima puede, aunque no necesariamente, tener relación con el consumo de alcohol. El rinofima también se presenta en personas no alcohólicas.

Afecta con mayor frecuencia a las mujeres que a los hombres.

Patogenesia y etiología: debido a una seborrea cutánea, se produce estasis sanguíneo más o menos marcado como consecuencia de la alteración del sistema neurovascular. Cualquier factor que provoque el «flujo de sangre hacia la cara» puede intensificar la rosácea: viento, frío, calor, alimentos y bebidas calientes, y también enfermedades hepáticas.

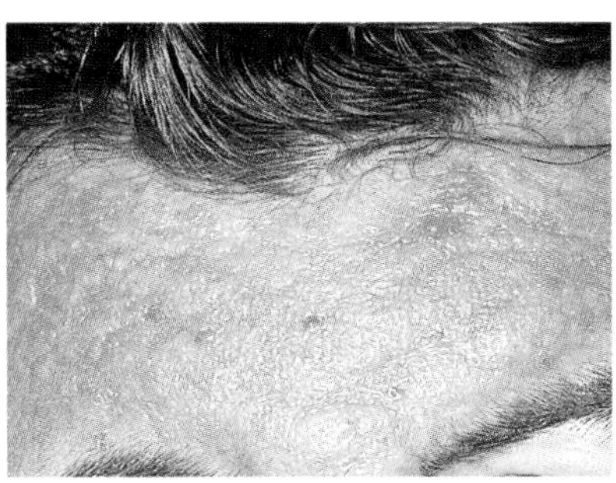

Cuadro clínico de la rosácea: enrojecimiento intenso y pápulas en la frente, las mejillas y la nariz.

Tratamiento: eliminación de los factores desencadenantes citados. Combatir la constipación. Preparados suaves de aplicación externa que contengan entre otros ictiol. Comprimidos de ictiol, antibióticos (oxitetraciclina y eritromicina), que deberán consumirse, bajo prescipción médica, durante aproximadamente seis u ocho semanas.

Hiperhidrosis (secreción exagerada de sudor)

Sintomatología: cada persona secreta sudor en cantidades variables. La hiperhidrosis puede ser muy molesta, especialmente cuando afecta a las manos y a los pies. La hiperhidrosis en las axilas y la zona genital y anal provocan fácilmente inflamaciones cutáneas (en los bordes de las axilas y en el ano). También es molesto el olor.

Con frecuencia la hiperhidrosis se debe a causas psíquicas.

Tratamiento: se pueden utilizar polvos o pomadas suaves. Generalmente contienen hidrocloruro de aluminio o hexahidrato de aluminio. En los casos leves de las manos y los pies, generalmente es suficiente con un tratamiento con polvos. En el caso del sudor de pies, esparcir el polvo en los zapatos y los calcetines y colocar entre los dedos tiras de gasa, o mejor de lino. Ocasionalmente, baños calientes de manos y pies con ácido tánico. Además, si existe una constitución nerviosa, ésta se ha de tratar, y se ha de seguir una dieta que no favorezca la secreción de sudor (hiposódica, poca carne, alcohol, café y especias y, en cambio, mucha fruta y verduras). Se ha de mantener una cuidadosa higiene corporal, lavarse dos veces al día. Cambiarse diariamente los calcetines y los zapatos.

Cuando existe sudoración de los pies aplique el polvo a los zapatos y los calcetines.

Es preciso seguir una dieta pobre en sal y en carne para evitar la secreción exagerada de sudor.

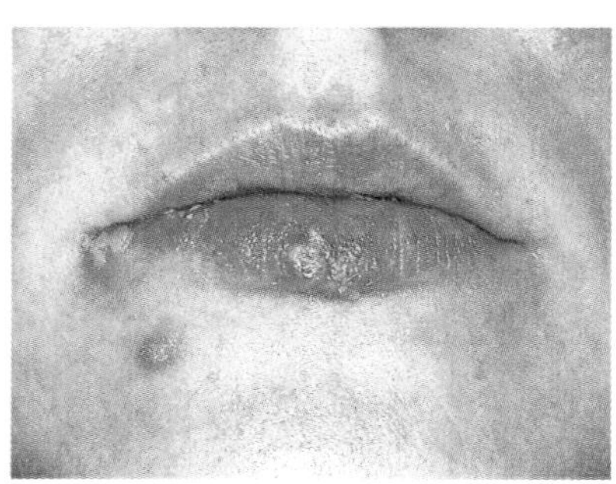

Vesículas (herpes simple) en el labio inferior.

Enfermedades de la piel

ENFERMEDADES VÍRICAS

Herpes simple

Sintomatología: herpes es sinónimo de vesículas, que aparecen formando grupos. Así pues, la primera manifestación de la enfermedad es la formación de vesículas en la mucosa bucal y en los labios (gingivoestomatitis herpética), en la vagina o en el glande. El eccema herpético puede aparecer como infección secundaria a una neurodermatitis. Incluso antes de la aparición de la sintomatología visible, el paciente siente picor o sensación quemante en la zona afectada (sensaciones preeruptivas).

El herpes tiende a recidivar, con frecuencia en la misma zona.

Patogenesia y etiología: se trata de una dermatosis vírica muy frecuente que el paciente siente como muy molesta. La enfermedad tiende a las recidivas, con frecuencia en la misma zona.

El herpes simple también puede aparecer en otras zonas del cuerpo. Es característica la disposición de las vesículas formando grupos.

Tratamiento: los pacientes que con frecuencia presentan herpes simple deben utilizar una crema antivírica en la fase preeruptiva (por ejemplo Zovirax®) para evitar la aparición de las vesículas. En esta fase también puede ser útil una pomada con cortisona, aunque no lo es para el tratamiento de las vesículas. Tiempo atrás, las vesículas se secaban aplicando una pomada o aceite de zinc.
El herpes simple también cura sin tratamiento en siete o diez días. El proceso de curación se puede acelerar si regularmente se aplica alcohol sobre las vesículas o un poco de pasta de dientes.

Herpes zoster

Sintomatología: es típica la unilateralidad de las alteraciones cutáneas, así como los dolores más o menos intensos. Al igual que en el herpes simple, con frecuencia existe una fase preeruptiva, que en ocasiones, y dependiendo de la zona afectada, lleva a un diagnóstico erróneo (infarto de miocardio, cólico renal o biliar).
Con frecuencia las vesículas agrupadas están rodeadas de una zona de edema. Cuando afecta a la cara, la enfermedad es especialmente molesta, sobre todo cuando afecta al ojo (peligro de ceguera cuando existe una afectación extensa de la córnea). El herpes zoster puede aparecer en cualquier zona de la piel.

Herpes zoster: es típica la unilateralidad de las alteraciones cutáneas. Sobre una zona cutánea generalmente enrojecida se forman las vesículas de diversos tamaños. La enfermedad es muy dolorosa.

Patogenesia y etiología: el agente etiológico es el virus de la varicela-zoster. En el capítulo «Enfermedades infecciosas» se exponen extensamente sus características.
El gráfico de la página siguiente muestra la expansión del virus de la varicela-zoster en la infección primaria, en la fase de latencia, así como en la reactivación endógena como consecuencia de una debilidad del sistema inmunitario.

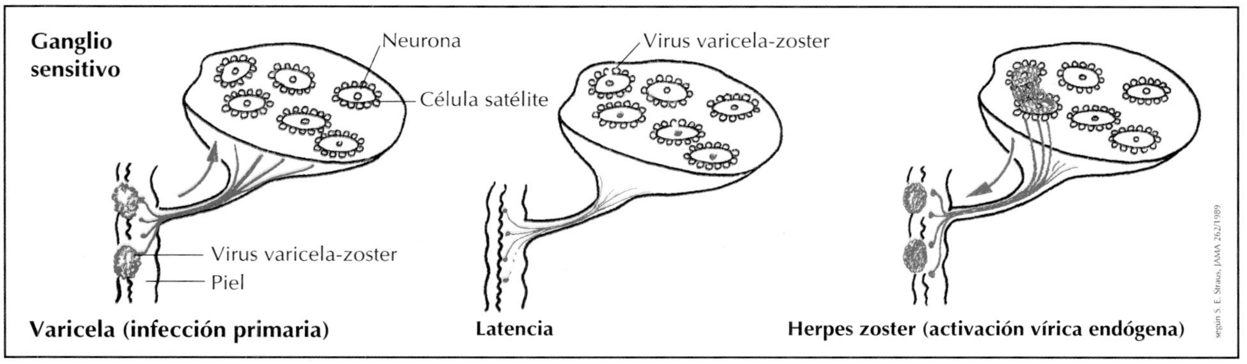

Tratamiento: desde hace pocos años se dispone de un tratamiento antivírico específico eficaz contra el herpes zoster. El medicamento se puede administrar en forma de inyección o vía oral. El fármaco también es bien tolerado por los niños y la mayoría de las veces, sobre todo en el eccema herpético (*véase* «Herpes simple») y en el herpes zoster generalizado, puede llegar a salvar la vida del enfermo.

Desde hace pocos años se dispone de un tratamiento farmacológico relativamente efectivo contra el herpes zoster.

Verruga vulgar

Sintomatología: puede ser única o múltiple, sobre todo en el dorso de la mano o de los dedos, y es especialmente molesta cuando se sitúa sobre las articulaciones y/o en la planta del pie. Son pápulas bien delimitadas, planas o semiesféricas con una superficie muy verrugosa.

Patogenesia: se ve favorecida por trastornos circulatorios (manos y pies fríos), eccemas y déficit inmunológico. Las verrugas víricas en la zona genital se conocen con el nombre de condiloma acuminado.

Tratamiento: con diversos fármacos, como por ejemplo la podofilina. Existen diversos preparados farmacéuticos que se pueden adquirir en el mercado. Los baños alternantes pueden ser útiles. La crioterapia (aplicación local de frío) constituye un método terapéutico relativamente seguro que ha de ser aplicado por el propio médico.

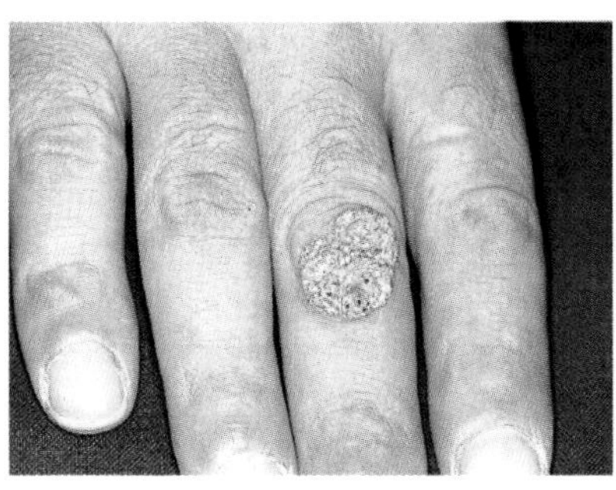

Las verrugas se presentan de diversas formas. Generalmente no tienen importancia y desaparecen por sí mismas al cabo de un tiempo.

Verruga acuminada

Sintomatología: formaciones del tamaño de la cabeza de un alfiler, transparentes o blancas, semiesféricas y con una depresión central, fácilmente autotransmisible por el rascado. Desde la introducción de los corticoides externos en el tratamiento de la neurodermatitis aparecen con relativa frecuencia.

Tratamiento: extirpación mediante el instrumental adecuado (cucharilla) bajo anestesia local. No obstante, la mayoría de la verrugas desaparecen sin tratamiento en el curso de un año.

Si se rascan, las verrugas acuminadas pueden ser transmitidas a otras zonas del cuerpo.

El impétigo afecta principalmente a los lactantes y los niños pequeños. Es muy contagioso, y se puede transmitir simplemente por contacto con la zona afectada. Por ello, los niños afectados deben mantenerse apartados de otros niños.

ENFERMEDADES CUTÁNEAS BACTERIANAS (PIODERMIAS)

Impétigo

Sintomatología: el impétigo se caracteriza por las ampollas llenas de pus o las costras del color de la miel, que se forman tras la ruptura de las ampollas y el secado del contenido purulento. La localización más frecuente es en la cara y las manos. La zona circundante al foco de impétigo puede estar intensamente enrojecida por la inflamación. La enfermedad es contagiosa y afecta frecuentemente a niños.

Patogenesia y etiología: el agente causal del impétigo contagioso, generalmente el estafilococo o el estreptococo, alcanza las capas superiores de la piel a través de una herida con frecuencia mínima. Se produce una migración de leucocitos que constituyen la base para la formación del pus.

Aproximadamente tres semanas después de la curación de un impétigo debe realizarse una exploración renal.

Tratamiento: sólo lo puede aplicar el médico; eliminación de las costras; colorantes (verde brillante, pioctanina), pomadas con antibióticos a los que el paciente no sea alérgico. Sólo en casos excepcionales es preciso un tratamiento interno. Para que no se produzca el contagio se ha de evitar el contacto con las zonas cutáneas afectadas. La ropa de cama y las toallas no las han de utilizar los demás miembros de la familia y tras su utilización se han de lavar en caliente.

Furúnculos, ántrax, furunculosis

Los furúnculos faciales, especialmente cuando cursan con fiebre, precisan necesariamente un tratamiento médico.

Sintomatología: los furúnculos están en relación con el folículo piloso. Éste constituye la puerta de entrada para el agente causal, generalmente el estafilococo. La pústula, que al inicio tiene el tamaño de una cabeza de alfiler, aumenta de tamaño y provoca una sensación dolorosa de tensión que se acompaña de edema. El furúnculo se encuentra en el centro. Si se extrae, por ejemplo, con una pinza, se vacía el pus y desaparece la sensación de tensión. Las zonas cutáneas afectadas con mayor frecuencia son la nuca, la cara y las extremidades (brazos y piernas).

Cuando existe un furúnculo facial: reposo y prohibido hablar, dieta líquida.

Los furúnculos faciales son peligrosos, sobre todo en la mitad superior de la cara, ya que la bacteria puede alcanzar el cerebro, a través de la vena angular, un vaso sanguíneo del ángulo interno del ojo. Los furúnculos faciales, especialmente cuando cursan con fiebre, precisan necesariamente un tratamiento médico (de urgencia).

Se habla de furunculosis cuando se observa un gran número de furúnculos. Debe pensarse en una diabetes mellitus.
El ántrax afecta principalmente a la zona de la nuca y consiste en la confluencia de como mínimo dos furúnculos. Puede alcanzar un tamaño considerable.

Cuando se observa un gran número de furúnculos debe pensarse en una diabetes mellitus.

Tratamiento: a ser posible se ha de establecer (laboratorio de microbiología) a qué antibióticos es sensible el agente causal (antibiograma). Con frecuencia el estafilococo es resistente a la penicilina. Hay que decidir individualmente si es

necesario un procedimiento quirúrgico (escisión, en el ántrax, la llamada incisión en cruz). En ningún caso el paciente debe manipular el furúnculo, ya que con ello puede favorecer la extensión del pus a las zonas circundantes. Esto es importante sobre todo en los furúnculos de la nariz y los labios, así como de la zona genital.
Localmente se pueden utilizar aplicaciones frías con o sin la adición de fármacos antibacterianos. En el estadio inicial se puede conseguir la maduración o incluso la abertura espontánea del furúnculo mediante pomadas de ictiol o luz infrarroja.

Receta casera para cataplasmas y baños para los abscesos, furúnculos y panadizos:

Mezcla 1:

flores de manzanilla	*25 g*
flores de árnica	*25 g*

Preparación: de una a dos cucharadas soperas de la mezcla en una taza de agua hirviendo para cataplasmas y baños.

Mezcla 2:

lavanda	*5 g*
corteza de roble	*10 g*
ácoro	*10 g*
flores de manzanilla	*25 g*

Preparación: una cucharada sopera de la mezcla en una taza de agua hirviendo para cataplasmas y baños.

Foliculitis de la barba

Sintomatología: los folículos pilosos de la zona de la barba están colonizados por bacterias purulentas (estafilococos). Al abrirse las pústulas y secarse el pus en el labio superior, en la barbilla y en las partes laterales de las mejillas se forman costras. La zona afectada toma el aspecto de una esponja; los pelos se pueden extraer sin dolor.
No obstante, la foliculitis también puede aparecer en otras zonas cutáneas, como en el cuello, la nuca, el muslo, la zona de flexión del brazo y la zona glútea. Con frecuencia se forman abscesos.

Tratamiento: para reblandecer y eliminar las costras, aplicar cataplasmas desinfectantes y cremas (según el agente causal); ocasionalmente, administración de antibióticos o antimicóticos.
La foliculitis es muy contagiosa. Por ello, no compartir nunca pañuelos o toallas. La ropa interior se ha de cambiar diariamente y lavar en agua hirviendo.

Además de las bacterias, los hongos también pueden causar la foliculitis de la barba.

Hidradenitis supurativa

Sintomatología:

Básicamente se distingue entre los siguientes abscesos de las glándulas sudoríparas:

a) En los neonatos (periporitis). Se encuentran principalmente en la nuca. Las pápulas primero enrojecidas crecen hasta alcanzar los tres centímetros de tamaño, supuran y curan formando una cicatriz.

Debido al dolor intenso que aparece en la hidradenitis puede afectarse significativamente el estado general del paciente.

b) En el adulto, sobre todo en el hombre. La hidradenitis del adulto está relacionada con el acné vulgar. Se localizan principalmente en las axilas, pero también las encontramos en las ingles y en el ano. Es muy dolorosa, lo que en ocasiones limita la movilidad del afectado. Cuando el episodio se repite con frecuencia se forman trayectos fistulosos.

Tratamiento: cuando se repite, la cirugía ofrece un gran alivio; se ha de ayudar con un tratamiento antibiótico después de la realización de un antibiograma (determinación de las resistencias frente a los antibióticos de un determinado germen).

¡Acudir al médico!

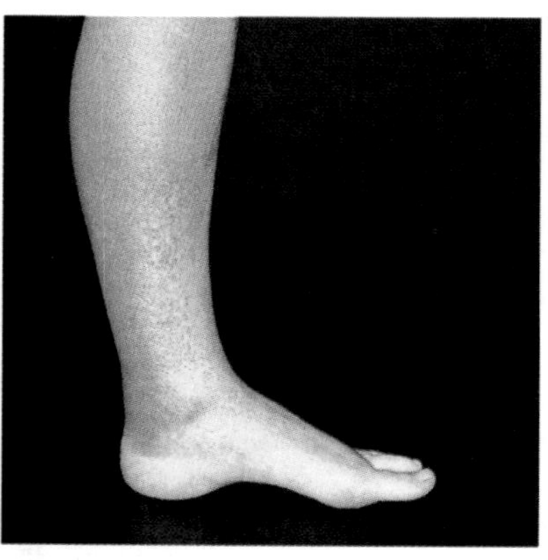

Erisipela: enrojecimiento extenso y generalmente doloroso en la pierna con límites poco definidos en relación con la piel sana.

Erisipela

Sintomatología: en el curso de unas pocas horas se desarrolla una tumefacción tensa, generalmente dolorosa y un enrojecimiento extenso. Además, el enfermo presenta fiebre alta de alrededor de 40 °C, generalmente también escalofríos, cefalea y vómitos.
Afecta principalmente a niños pequeños y personas de edad avanzada.

Patogenesia: el agente causal de la erisipela es el estreptococo, que alcanza la piel a través de una puerta de entrada, generalmente una pequeña herida. En las extremidades inferiores, la puerta de entrada puede estar constituida por pequeñas grietas cutáneas provocadas por una micosis entre los dedos de los pies.

Tratamiento: eliminación de la puerta de entrada. Antibióticos (comprimidos o inyecciones). En general, la penicilina es eficaz. Con el tratamiento, la erisipela normalmente remite en el curso de una semana.

Tuberculosis cutánea

Existen diversas formas de tuberculosis cutánea. Globalmente, hoy en día es relativamente rara. En combinación con enfermedades que debilitan el sistema inmunitario (SIDA), en el futuro puede volver a aumentar su frecuencia.

La tuberculosis cutánea precisa tratamiento médico.

Sintomatología: el lupus vulgar empieza como una pequeña mancha roja marronácea, que aumenta en tamaño y profundidad y en la que aparecen zonas elevadas (pápulas y nódulos). El tejido enfermo es quebradizo. Con una espátula transparente de plexiglás se observa la inflamación amarilla tostada.
Si no se aplica el tratamiento a tiempo, se produce la destrucción del tejido. Finalmente se producen importantes mutilaciones, especialmente en la cara (nariz, orejas) y formación de extensas cicatrices. Las zonas cutáneas tuberculosas también pueden presentar una superficie verrugosa (tuberculosis cutis verrugosa). En el cuello se afectan principalmente los ganglios linfáticos.

La forma más frecuente de tuberculosis cutánea es el lupus vulgar.

Patogenesia y etiología: el agente causal es el bacilo tuberculoso descubierto por Robert Koch, que o bien alcanza la piel directamente desde el exterior o bien, en la tuberculosis pulmonar, produce un transporte de los bacilos hasta la piel a través de la vía sanguínea. Así, no sólo es posible la afectación de la piel, sino que la tuberculosis puede afectar a cualquier otro órgano del cuerpo.

En aproximadamente el 4 % de los casos se desarrolla un carcinoma cutáneo sobre la cicatriz de la tuberculosis cutánea.

Tratamiento: la tuberculosis cutánea precisa un tratamiento médico. Se dispone de un gran número de fármacos que actúan contra el bacilo tuberculoso (tuberculostáticos). Son antibióticos muy efectivos, que generalmente deben administrarse de forma combinada.
Además, los focos aislados, cuando no son demasiado grandes, pueden extirparse quirúrgicamente. No tiene ningún sentido hacer una terapia puramente local con pomadas u otros preparados de aplicación externa.

ENFERMEDADES POR HONGOS (DERMATOMICOSIS)

En cualquier lugar donde coinciden unas condiciones de humedad y calor, el riesgo de adquirir una dermatomicosis es especialmente elevado.

Patogenesia y etiología: enfermedades infecciosas producidas por hongos patógenos: tricomicetos, sacaromicetos, mohos. La infección se ve favorecida por una debilidad inmunitaria debida a otras enfermedades, sobre todo cuando éstas reciben un tratamiento farmacológico que influye sobre el sistema inmunitario, principalmente los preparados de cortisona. No obstante, cuando el tratamiento con cortisona es corto no existe ningún riesgo.
Los trastornos circulatorios en manos y pies (palmas de las manos y plantas de los pies frías y sudorosas) también favorecen la infección micótica (factores terreno). El contagio se ve favorecido por andar descalzo sobre un suelo de madera en las instalaciones de baños y gimnasios. Los animales domésticos como los gatos y perros o el ganado también pueden transmitir los hongos patógenos. Determinados grupos laborales se ven afectados con especial frecuencia por las micosis. Entre ellos encontramos además de los agricultores y otros que a menudo están en contacto con animales, los jardineros, los empleados de balnearios, los masajistas, los podólogos, los peluqueros y los esteticistas. Asimismo, las personas que por su trabajo están sometidas a un entorno húmedo presentan un mayor riesgo. Las pequeñas heridas domésticas, la utilización de ropas no transpirables o botas de goma favorecen la aparición de la micosis.
La enfermedad es muy frecuente; una de cada cinco personas presenta una infección micótica transitoria o crónica. La micosis de los pies (pie de atleta) es especialmente frecuente y afecta a uno de cada tres individuos. Sin embargo, el afectado sólo acude al médico cuando sufre un prurito molesto y constante.

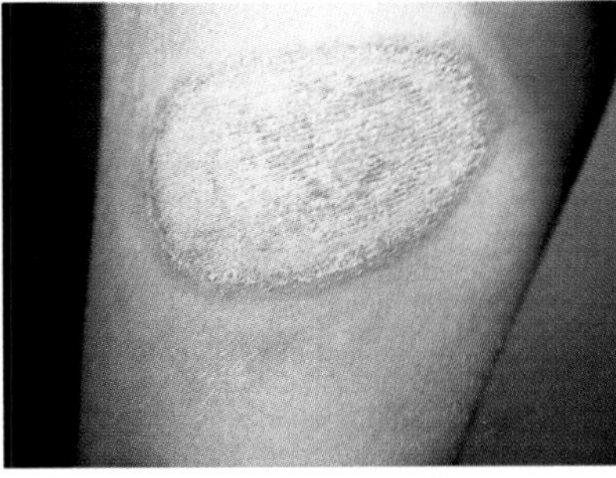

Micosis por tricomicetos. Se distingue claramente el foco circular con los bordes elevados. En el centro se observan escamas.

Enfermedades por tricomicetos (tiñas)

Sintomatología: el cuadro clínico depende de la situación inmunológica del organismo y del tipo de hongo patógeno. En el cuerpo (*Tinea corporis*), ciertos tipos de tricomicetos originan focos generalmente superficiales (tricofitos superficiales) o muy inflamatorios, que incluso alcanzan las capas cutáneas profundas (tricofitos profundos). En formas superficiales llama especialmente la atención el color más intenso de los bordes de la lesión. La inflamación es de intensidad variable. Pueden aparecer pústulas.
Las micosis del cuero cabelludo pueden ser muy molestas. En este caso hay que distinguir entre las formas micóticas que afectan sólo externamente al pelo y las que se introducen en la estructura del pelo. De esta manera el pelo se quiebra generalmente en la superficie del cuero cabelludo.
En los pies, la micosis aparece generalmente entre los dedos provocando descamación, en ocasiones también humedad y grietas que pueden servir como puerta de entrada para el agente causal de la erisipela. No obstante, los hongos también pueden extenderse a la planta del pie.
En la palma de la mano, la aparición de una intensa descamación y queratinización hace sospechar la existencia de una micosis.

La **onicomicosis** (afectación micótica de las uñas) afecta de forma importante a la estética de las uñas. Las uñas adquieren un color marrón y/o se tornan quebradizas. No obstante, existen otras enfermedades cutáneas que pueden provocar un cuadro similar, como la psoriasis. La onicomicosis empieza generalmente en el borde libre de la uña. Por el contrario, en la psoriasis las alteraciones cutáneas se inician por debajo de la cutícula.

En los hombres, algunos tipos de tricofitos pueden afectar a la zona de la barba. Generalmente, los afectados son agricultores. Con frecuencia se producen pústulas y formación de costras.

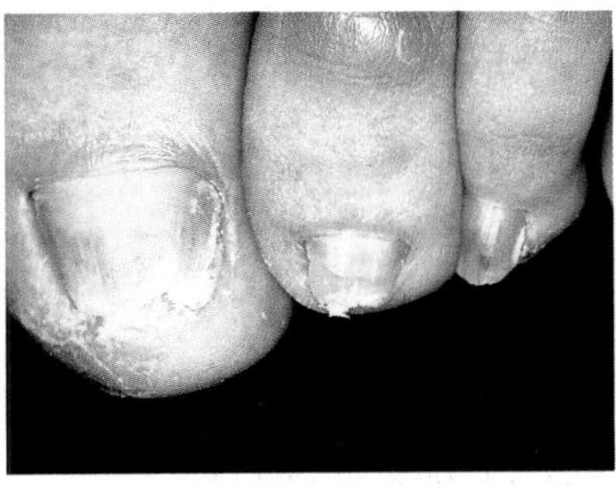

Onicomicosis. Las uñas se vuelven quebradizas y se engrosan.

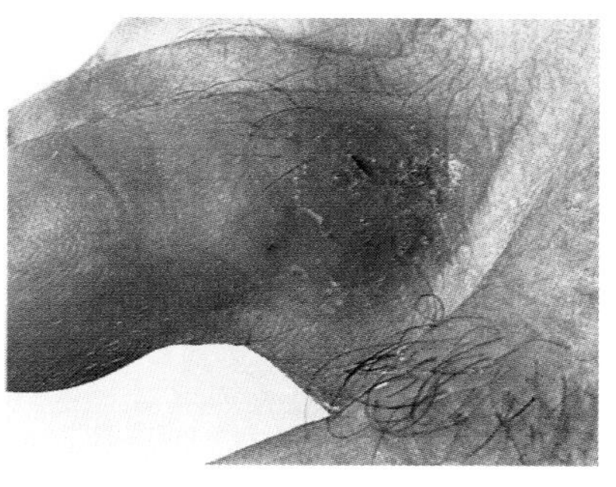

Un pie de atleta en fase tan avanzada puede evitarse si se acude al médico ante los primeros síntomas de la dermatomicosis.

Los principales agentes son los tricofitos y los epidermofitos. Dependiendo de la localización se los conoce como *Tinea pedis*, *Tinea manuum*, etc.
En los hombres es relativamente frecuente la ***Tinea inguinalis***, que provoca la aparición de una superficie cutánea intensamente enrojecida y pruriginosa que se extiende desde los genitales hasta la cara interna del muslo.
La ***Tinea capitis***, conocida también como tiña tonsurante, es menos frecuente. Afecta principalmente a los niños y se manifiesta en forma de zonas circulares muy pruriginosas en el cuero cabelludo, en las que cae el pelo.

Enfermedades por sacaromicetos (candidiasis)

El agente causal más frecuente es la *Candida albicans*. Mientras que el tracto intestinal habitualmente presenta cándidas (cuando aumentan es patológico), en los pulmones y los bronquios las cándidas no están presentes. Generalmente afecta a personas de muy corta (lactantes) o de muy avanzada edad, así como a pacientes con una alteración del sistema inmunitario, especialmente enfermos crónicos.

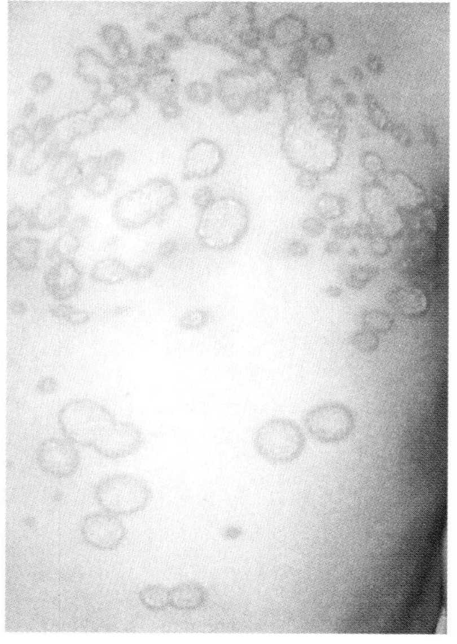

***Tinea corporis*: en los niños, las dermatomicosis se transmiten frecuentemente a través del contacto con animales domésticos.**

Sintomatología: generalmente focos blanquecinos en los pliegues cutáneos, es decir, en zonas cutáneas en que existe contacto entre piel y piel: ingles, debajo de las mamas, en el lactante en la zona del pañal, pero también en la mucosa bucal y especialmente en la lengua.
Ocasionalmente, la cándida también puede afectar a los genitales. En la mujer se produce un enrojecimiento y una tumefacción de los labios vulvares, que se recubren por una secreción blanquecina y presentan prurito intenso. En el hombre el enrojecimiento afecta al glande y al prepucio, con frecuencia cubiertos de una secreción blanquecina. Estas micosis también son muy contagiosas.

Tratamiento: en el tratamiento es muy importante la determinación del tipo de hongo. Las enfermedades por tricomicetos se tratarán con griseofulvina y la infección por sacaromicetos con nistatina. Los colorantes también han demostrado su eficacia en el tratamiento local, como la solución de verde brillante. El tratamiento es largo y generalmente dura varios meses. El tratamiento de la onicomicosis es especialmente difícil. La extracción de la uña sólo se plantea cuando la infección es muy importante; en el resto de casos se hace un tratamiento interno.

Métodos para ayudar al tratamiento de las dermatomicosis y para la prevención de su contagio:

- Lavarse regularmente, como mínimo una vez al día. Prestar especial atención a las zonas del cuerpo en las que existe una producción mayor de sudor (entre los dedos de los pies y de las manos, axilas, zona genital, todos los pliegues cutáneos).
- Después de lavarse, secarse a fondo, sobre todo en las zonas anteriormente citadas; no compartir las toallas.
- Cambiarse frecuentemente de ropa. Lavar la ropa interior como mínimo a 60 °C y mejor a 95 °C.
- Limpiar a fondo los suelos de madera, las alfombras de baño, las duchas y bañeras; airear y dejar secar bien.

El momento de finalizar el tratamiento debe decidirlo el médico, ya que de otra manera son frecuentes las recidivas.

ALTERACIONES DE LA PIGMENTACIÓN

Nevo flámeo

Las alteraciones pigmentarias como el nevo flámeo se denominan popularmente antojos de la madre.

Sintomatología: zonas delimitadas entre color rosa y rojo borgoña, que con frecuencia se localizan hemilateralmente. Están presentes desde el nacimiento y se localizan en la región cutánea. En la frente y en la nuca pueden localizarse medialmente.

Tratamiento: si se presenta en el ojo de un neonato generalmente desaparece por sí solo en como máximo un año. Los permanentes pueden cubrirse con preparados de tinción cutánea. También puede desecarse mediante congelación o rayos láser.

Si el nevo flámeo se presenta en el ojo de un neonato generalmente desaparece por sí solo en como máximo un año.

Nevo pigmentario

Sintomatología: de marrón claro a oscuro. De bordes irregulares o bien definidos y puede alcanzar un tamaño de varios centímetros.
Si aparece prurito, pigmentación irregular o aumento de tamaño, es imprescindible acudir al médico.

Nevo depigmentario

Sintomatología: mancha incolora (blanca). Se trata o bien de áreas con escasez o falta de pigmento o bien en las que faltan los vasos sanguíneos (nevo anémico). Al frotar la zona la primera se enrojece y la segunda no.

Cuando un nevo pigmentario presenta cambios hay que sospechar que degenera y se ha de acudir al médico.

Efélides (pecas)

Sintomatología: pequeñas manchas de color marrón claro y oscuro que aparecen en verano en mayor o menor número, principalmente (pero no exclusivamente) en las zonas corporales descubiertas, sobre todo en la cara, escote y brazos, sobre una piel sin otras alteraciones, y que en invierno desaparecen total o parcialmente. Si confluyen pueden formar extensas áreas cutáneas.

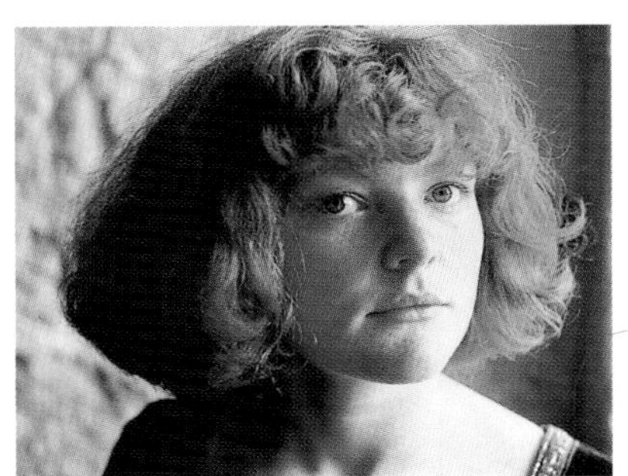

Las efélides afectan con mayor frecuencia a las personas rubias y pelirrojas.

Patogenesia y etiología: se trata de una malformación constitucional del sistema pigmentario cutáneo, que afecta a las personas rubias y pelirrojas.

Tratamiento: para hacer un tratamiento, en primer lugar hay que eliminar la causa de esta alteración cutánea, de forma que al principio se debe aplicar una protección solar. En caso necesario, y debido a razones estéticas, se utilizarán sustancias que cubran las efélides.

Vitíligo y albinismo

En ocasiones, el albinismo se presenta en combinación con alteraciones gástricas y anemia. Se han de realizar las pruebas correspondientes.

Sintomatología: se observan zonas cutáneas sin pigmentación, distribuidas por todo el cuerpo o localizadas en zonas determinadas. Las zonas circundantes presentan, sobre todo después de la exposición al sol, una pigmentación especialmente intensa, como si el pigmento hubiera sido desplazado.
Cuando afecta a todo el cuerpo (albinismo) los ojos tienen un brillo rojizo y presentan fotosensibilidad. El pelo, que en estos casos es blanco, es extremadamente fino y con un brillo de seda.

Patogenesia y etiología: existe un déficit de pigmento cutáneo que provoca el aspecto blanquecino. Puede ser congénito o adquirido. La afectación parcial de la piel se produce entre los 10 y los 40 años.

Cuando las manchas son de tamaño reducido se recomienda cubrirlas con productos cosméticos.

Tratamiento y pronóstico: el tratamiento de las zonas blancas tiene pocas perspectivas de éxito. La única pero muy costosa posibilidad sería el tratamiento con meladinina, un tanino extraído de una planta africana. Para ello se ha de consultar al médico.

Tatuajes

Habitualmente, con este término se entiende la representación de una figura con uno o más colores en la piel, elaborada mediante la escarificación de la piel con una aguja bañada en un colorante. No obstante, los tatuajes también se utilizan para el tratamiento de zonas cutáneas de coloración anormal. Para ello se utiliza una mezcla de ocre rojo, amarillo y marrón.
La impregnación coloreada de la piel debido a la introducción de fragmentos de polvo o carbón en ella a causa de explosiones o accidentes deportivos sobre pistas de ceniza, también tienen el carácter de un tatuaje.
Para la eliminación de los tatuajes superficiales se utiliza nieve carbónica y algunos cáusticos. No obstante, primero debe realizarse una prueba en una pequeña zona. En ocasiones también se puede intentar eliminarlo por frotación intensa o mediante rayos láser.

La eliminación de tatuajes es difícil e imposible cuando se trata de zonas extensas.

Ateroma

El ateroma es un tumor cutáneo benigno.

Sintomatología: quiste lleno de líquido espeso del tamaño hasta de una cereza que se sitúa debajo de la piel y, sobre todo, en el cuero cabelludo. No produce dolor.

Patogenesia y etiología: se trata de un quiste que se produce por la oclusión del conducto de salida de una glándula sebácea o bien del orificio externo de un folículo piloso, generalmente por una hipersecreción sebácea.

Es necesario el tratamiento médico.

Tratamiento: tratamiento médico con extirpación completa de la pared del quiste. En el caso de que quede una parte de la pared, rápidamente se formará un nuevo quiste.

CARCINOMA CUTÁNEO

Los tres tipos de carcinoma cutáneo presentan diferentes grados de malignidad.

Epitelioma de células basales (basiloma)

Sintomatología: se origina en la capa inferior de la epidermis, la capa de células basales. En el caso típico, este carcinoma se caracteriza por el borde elevado, en el que parece que descansan perlas. Habitualmente tiene el color de la piel, aunque también puede estar pigmentado. Es relativamente benigno. No presenta metástasis.

Epitelioma de células basales: el borde perlado, en este caso pigmentado, es típico del basiloma. No obstante, no se puede descartar que se transforme en un melanoma.

Epitelioma espinocelular (carcinoma escamoso)

Sintomatología: se origina en las células espinosas de la epidermis (estrato espinoso). Generalmente más o menos elevado en relación con la piel sana y con superficie irregular. Son posibles las metástasis.

Tratamiento y pronóstico: cuando su expansión no es demasiado importante, el tratamiento mejor y más radical es la extirpación quirúrgica. Los bordes de la escisión deben quedar completamente libres de células tumorales. Esto se puede determinar mediante la observación al microscopio de cortes histológicos. De no ser así, se habrá de ampliar la zona extirpada, ya que de otra manera se produciría una recidiva. Ambos tumores pueden ulcerarse y afectar al hueso subyacente. En este sentido el basiloma también es maligno. Se ha de evitar la exposición solar directa, sobre todo en la cara, dorso de las manos y nuca.

Si aparece prurito, pigmentación irregular o aumento de tamaño de un nevo pigmentario, acudir inmediatamente al médico.

Melanoma maligno

El melanoma es un carcinoma cutáneo muy maligno, cuya frecuencia está aumentando en todo el mundo.

Sintomatología: existen diversas formas. Tiene un crecimiento bien superficial o bien nodular por encima del nivel de la piel sana, aunque simultáneamente también tienen un crecimiento en profundidad (melanoma nodular). Puede aparecer en cualquier zona del cuerpo, incluso bajo las uñas, aunque es más frecuente en las zonas expuestas al sol, por lo que se cuestiona como causa una intensa radiación UV-B. Debido a la disminución del ozono en la estratosfera, este tipo de radiación está aumentando de forma progresiva.

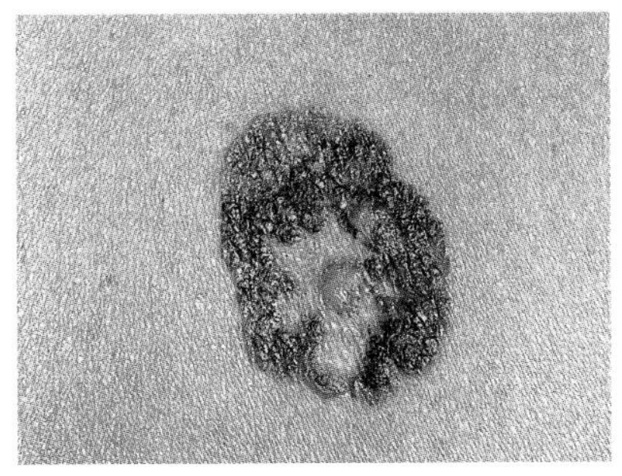

Melanoma maligno: un tumor elevado y ligeramente sangrante de borde rojizo.

Pronóstico y tratamiento: ante cualquier nevo pigmentario (*véase* pág. 465) debería pensarse en una posible malignización y acudir inmediatamente al médico ante cualquier cambio de su tamaño, color o forma. Ante la más mínima sospecha se ha de extirpar quirúrgicamente y estudiarlo al microscopio. Si se extirpa precozmente con una zona de seguridad, es decir, sin que quede ninguna célula tumoral en los bordes de la incisión, el melanoma es curable. Más adelante, se pueden producir metástasis a través de las vías linfáticas.

ÚLCERA CRURAL

Los trastornos de la circulación arterial también pueden causar la aparición de una úlcera crural.

Sintomatología:

- Ulceración generalmente en el tercio inferior de la pierna, en ocasiones también en el pie. Inicialmente las úlceras son pequeñas. Si no se tratan y se sobreinfectan, aumentan rápidamente de tamaño. El fondo de la úlcera se hace más profundo y habitualmente está cubierto por una masa sucia de color gris verdoso. Los bordes de la úlcera presentan una inflamación intensa. La forma de una úlcera de este tipo puede ser irregular, pero también puede ser una circunferencia perfecta.
- Con frecuencia, incluso cuando la úlcera es pequeña, aparece dolor intenso, que es mucho mayor cuando la úlcera es más grande y puede irradiar a toda la pierna.
- A menudo la úlcera secreta un líquido purulento y acuoso. Como síntoma secundario, en las zonas circundantes se produce una importante inflamación cutánea.
- En ocasiones la enfermedad cursa con fiebre y con frecuencia se produce un edema de la pierna afectada. Generalmente, el paciente no es capaz de soportar el calzado y, cuando puede andar, sólo puede hacerlo con un gran esfuerzo.

La enfermedad puede prolongarse durante años si no se eliminan los factores que la han desencadenado. Una vez curada existe un elevado riesgo de recidiva.

Patogenesia y etiología: habitualmente, la úlcera crural se debe a la confluencia de varios factores. No obstante, la causa principal consiste en una insuficiencia congénita de la pared venosa, que cuando existen condiciones circulatorias desfavorables lleva a la aparición de varices. Con ello se produce generalmente un trastorno de la nutrición de la piel (déficit de oxígeno), de forma que simplemente por el rascado de la zona de piel situada por encima de la variz, que generalmente es muy pruriginosa, o por pequeñas heridas, puede producirse fácilmente una úlcera. También hay que tener en cuenta la acción de agentes infecciosos que colonizan la herida. Determinadas condiciones que favorecen la formación de las varices, como trabajar continuamente de pie y múltiples embarazos, pueden llevar fácilmente a la formación de una úlcera crural.

Determinadas condiciones que favorecen la formación de las varices, como trabajar continuamente de pie y múltiples embarazos, pueden llevar fácilmente a la formación de una úlcera crural.

Tratamiento: a ser posible no se ha de utilizar ningún tipo de pomada, como máximo al inicio aplicar cataplasmas con suero fisiológico (0,9 %). Por regla general, es preciso un tratamiento seco con polvos, que contienen enzimas catalíticas como la tripsina, con el fin de eliminar las zonas de necrosis (tejido muerto).

La medida más importante son los vendajes compresivos, que facilitan la normalización de la circulación o bien del retorno de la sangre hacia el corazón y con ello evitan la formación de trombosis. Si la úlcera no presenta ninguna tendencia satisfactoria hacia la curación, es posible hacer un injerto cutáneo después de limpiar completamente la zona.

¡Andar mucho y subir escaleras! Hay que evitar el permanecer mucho tiempo de pie. Si se hincha la pierna, sentarse con la pierna en alto.

Debe excluirse la existencia de una diabetes mellitus. Si existen deformaciones del pie hay que acudir a un ortopeda.

Para la curación de la úlcera es preciso andar mucho y subir escaleras.

PANADIZOS

Sintomatología: tumefacción de la piel que rodea la uña, que presenta un aspecto rojo azulado, brillante, y dolor a la presión, que afecta a una sola y más raramente a todas las uñas. La piel está suelta en los bordes de la uña y con una sonda se puede penetrar varios milímetros entre la piel y la uña. Debajo con frecuencia hay pus.
El proceso puede afectar también a las uñas de los pies, sobre todo en el dedo gordo. Si aparece dolor palpitante significa que el pus no puede eliminarse hacia el exterior.

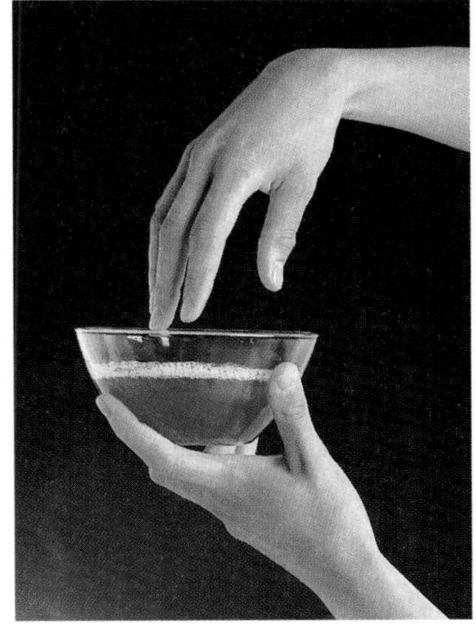

Las uñas de las manos son con frecuencia un reflejo fiable del estado general de salud.

Patogenesia y etiología: se trata de una infección muy frecuente que se produce por una manicura incorrecta, generalmente por la eliminación excesiva de la cutícula cortándola o tirándola hacia atrás. En el caso de los dedos de los pies la causa más frecuente es una uña encarnada.

Tratamiento: el tratamiento para la cura de los panadizos lo ha de hacer un médico. Generalmente prescribe baños diarios de la mano en agua jabonosa y cataplasmas con pomada de ictiol al 10 % o quimioterápicos. Habitualmente es suficiente con comprimir la piel para eliminar el pus. Se ha de descartar la existencia de una diabetes.

Uña encarnada

Una de las enfermedades más frecuentes de las uñas es la así llamada uña encarnada. Debido a la presión del borde lateral de la uña sobre el borde lateral del lecho ungueal se produce una tumefacción de este último, que puede aumentar hasta la formación de pus. Dado que la causa más frecuente de esta presión es la utilización de un calzado inadecuado, esta enfermedad aparece principalmente en el dedo pequeño y sobre todo en el dedo gordo del pie. La tumefacción progresiva provoca naturalmente el aumento de la presión, de tal manera que, si no se aplica tratamiento, la inflamación se hace cada vez mayor. La enfermedad es muy dolorosa y puede impedir completamente la marcha.

Habitualmente es suficiente con comprimir la piel para eliminar el pus.

El **tratamiento** debe realizarlo el médico. Primero, con la ayuda de un esparadrapo y mediante una tracción lateral se tendrá que separar lo máximo posible el borde lateral del lecho ungueal de la uña, para después colocar entre la uña y el lecho ungueal unas tiras embebidas en medicamentos. Solamente en el peor de los casos es necesaria la extirpación de la uña. La aparición de la uña encarnada se puede evitar la mayoría de las veces si se cortan rectas las uñas de los pies.

La aparición de la uña encarnada se puede evitar generalmente si se cortan rectas las uñas de los pies.

El cuidado de las uñas

Los instrumentos afilados para la eliminación de la cutícula provocan con frecuencia lesiones del lecho ungueal. La utilización frecuente de esmalte de uñas y quitaesmalte seca la capa córnea de la uña y provoca su fragilidad. Es mejor utilizar un producto cosmético para quitar la cutícula y el tirarla hacia atrás con un bastoncito de madera.

Los instrumentos afilados para la eliminación de la cutícula provocan con frecuencia lesiones del lecho ungueal que pueden causar infecciones.

La caída del pelo se produce principalmente en el cuero cabelludo y la barba, y más raramente en las cejas, las axilas o el vello púbico.

ENFERMEDADES DEL CABELLO

Alopecia areata

Sintomatología: aparición de una zona de alopecia (zona sin pelo), del tamaño de una moneda, en alguna zona del cuero cabelludo o en otras zonas con pelo del cuerpo. La coloración de la piel permanece normal o sonrosada. Con frecuencia existe un ligero prurito. En el borde de esta zona existen brotes de pelo. El área aumenta progresivamente de tamaño; también aparecen nuevas zonas. Los folículos pilosos se conservan, lo que indica que el pelo puede volver a crecer espontáneamente. La caída del pelo se produce principalmente en el cuero cabelludo y la barba, y más raramente en las cejas, las axilas o el vello púbico.

Todavía no se conoce la causa.

Patogenesia y etiología: se trata de una enfermedad bastante frecuente. Sin embargo, su etiopatogenesia es desconocida. Se sospecha que está causada o bien por un contagio o bien por un trastorno nervioso. La alopecia areata aparece raramente antes de la pubertad. Afecta por igual a los dos sexos. No se observa relación con trastornos internos, excepto ocasionalmente con la migraña y la atopia (neurodermatitis). Es posible que súbitamente se produzca un estado de latencia o la curación completa. En un primer momento, los pelos nuevos que crecen son generalmente blancos, pero más adelante adquieren su color normal.

Tratamiento favorecedor de la circulación.

Tratamiento: el tratamiento consiste en provocar una irritación importante de la piel en el foco de alopecia para favorecer la circulación sanguínea. Se aplican pomadas o lociones con cortisona.

Caída crónica del cabello (calvicie)

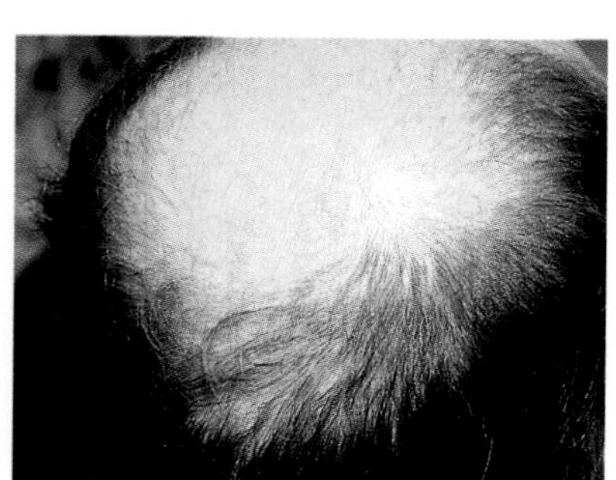

Aspecto clínico típico de la caída crónica del cabello.

Sintomatología: descamación intensa del cuero cabelludo y prurito de intensidad variable. Más adelante, con frecuencia años después, caída del cabello progresiva durante largo tiempo.
Al principio todavía crecen de nuevo unos pelos muy finos, que caen rápidamente. Finalmente calvicie permanente, al principio en las zonas anteriores del cuero cabelludo, y más adelante de toda la cabeza hasta que queda una corona de pelo en las zonas parietales y occipital.

Patogenesia: la descamación es un síntoma que indica una hiperproducción y una alteración química de la secreción de sebo por parte de las glándulas sebáceas. Se destruye la papila. Es cuestionable si se ha de considerar como un proceso patológico o simplemente como una consecuencia natural de nuestra vida civilizada.
Parece existir un factor hereditario para la caída prematura del pelo. Lo normal es una caída diaria de 40 a 60 pelos.

La caída del cabello determinada por factores hereditarios no puede evitarse.

Tratamiento y pronóstico: la caída del cabello determinada por factores hereditarios no se puede evitar. A pesar de cualquier tratamiento, que puede hacerse con el preparado más caro, el proceso es irreversible. Finalmente se produce

una destrucción de la papila que impide naturalmente la reversibilidad del proceso.
Cuanto antes se trate la caída del cabello tanto mejores son, según la experiencia, los resultados. Los tónicos capilares no tienen en ningún caso acción específica, pero mejoran la circulación y la nutrición del cuero cabelludo. Como medida preventiva son adecuados; sin embargo, como tratamiento de la caída del cabello se precisarán en los casos más favorables medicamentos especializados.

Cuanto antes se trate la caída del cabello tanto mejores son, según la experiencia, los resultados.

Caída del cabello tras una enfermedad

La caída del cabello después de una enfermedad se produce de forma generalizada en algunas enfermedades infecciosas graves que cursan con fiebre elevada (erisipela, escarlatina, gripe, tifus, sarampión), en algunas enfermedades crónicas (tuberculosis, enfermedad de Basedow, sífilis, etc.), en intoxicaciones (por mercurio, talio o arsénico), y también en el tratamiento de tumores malignos con uno o varios quimioterápicos.
En este tipo de caída del cabello, prácticamente siempre vuelve a crecer el pelo tan pronto como desaparece la enfermedad de base. Pueden ser beneficiosas las medidas que refuerzan la circulación del cuero cabelludo (masajes, sustancias ligeramente irritantes y rayos UV).

Pueden ser beneficiosas las medidas que refuerzan la circulación del cuero cabelludo (masajes, sustancias ligeramente irritantes y rayos UV).

Consejos para el cuidado del cabello y del cuero cabelludo

El **pelo graso** es el resultado de una secreción sebácea demasiado intensa (seborrea). Generalmente, está determinada genéticamente, pero durante los períodos de mayor producción de hormonas sexuales (durante la pubertad), por la acción del calor (en verano) y también como consecuencia de importantes sobrecargas emocionales (estrés) puede aumentar. La seborrea puede aparecer junto con descamación cutánea, acné y fenómenos alopécicos.
El pelo que tiende a ser graso se debe proteger de la radiación solar, a ser posible mantenerlo corto y lavarlo con relativa frecuencia (como mínimo dos veces por semana) con un champú especial, suave y no alcalino. Es preciso dejar secar el pelo al aire libre, no secar con secador. Es posible el tratamiento farmacológico, que debe ser prescrito por el médico.

Normalmente, debido al continuo recambio celular del cuero cabelludo existe una descamación. En general no es visible y se elimina mediante el lavado regular del cabello. En algunas personas, las células muertas se adhieren entre ellas y forman escamas cutáneas de mayor tamaño, que entonces son visibles sobre el cuello y los hombros. Esta descamación también se produce sin inflamación evidente del cuero cabelludo. El lavado regular del cabello con un champú adecuado (preferentemente que contenga aceite) es el mejor medio para evitar las molestas escamas.
Por el contrario, cuando además de la formación de escamas existe prurito y enrojecimiento del cuero cabelludo, generalmente se debe a la presencia de un **eccema seborreico**, una enfermedad inflamatoria del cuero cabelludo que cursa con un aumento de la producción de sebo.
Si se forman zonas aisladas de descamación sobre el cuero cabelludo, que posiblemente aumentan progresivamente de tamaño, probablemente se trate de una **psoriasis**. Tanto el eccema seborreico como la psoriasis precisan tratamiento médico.

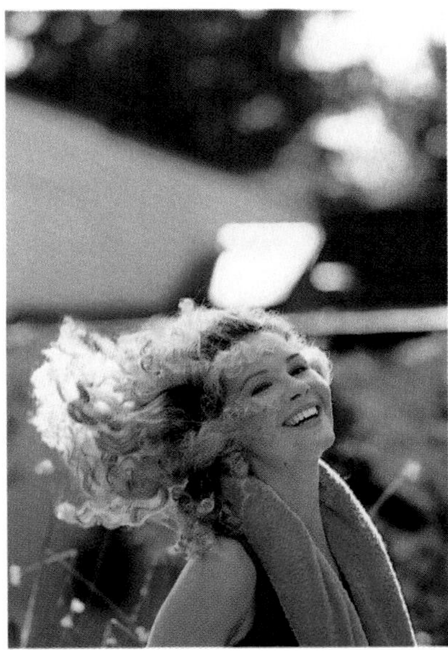

Una cabellera bonita necesita unos cuidados regulares, pero también pueden estropearse si se lava y se seca con secador en exceso.

Siempre que aparecen los insectos existe el riesgo de transmisión de enfermedades infecciosas graves.

INSECTOS Y ÁCAROS

Ante cualquier insecto existe el riesgo de transmisión de una enfermedad, de modo que es importante combatirlos. En muchos casos es suficiente con utilizar un insecticida de contacto, que mata al insecto al entrar en contacto con él. No obstante, con frecuencia están indicados métodos más radicales.

Piojos

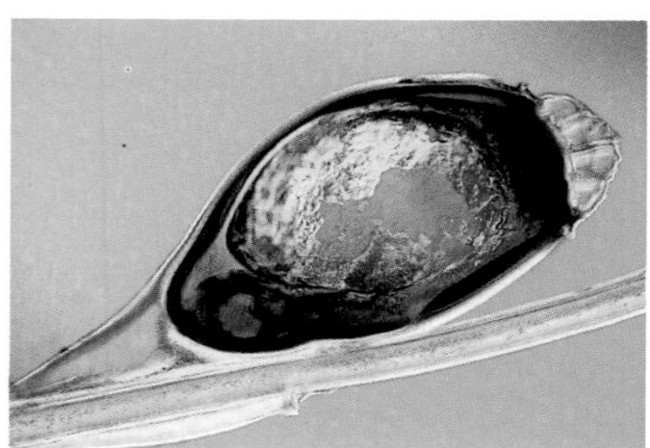

Al microscopio se observa claramente la liendre. De esta manera anidan los piojos en el cuero cabelludo.

Sintomatología: la presencia de piojos en el cuero cabelludo provoca un prurito intenso causado por su picadura y sus movimientos. De esta manera el afectado se ve obligado a rascarse, y este rascado provoca síntomas de inflamación cutánea. En el inicio de este proceso aparecen pequeños focos supurativos en diversas zonas del cuero cabelludo y de la nuca y por debajo del límite del cabello. Si no se eliminan los parásitos estas zonas cutáneas aumentan de tamaño y aumenta también la supuración, de forma que los pelos se adhieren entre ellos. Aparece un olor característico. La mayoría de las veces, la infestación por piojos afecta a los niños.

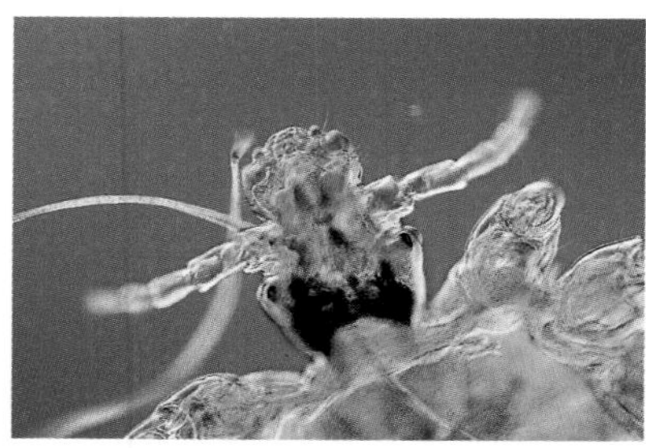

Fotografía muy ampliada de un piojo.

Los piojos afectan exclusivamente al cuero cabelludo, y se adhieren a la piel y entre los pelos. La hembra del piojo, con ayuda de una vaina de quitina que rodea el pelo, adhiere sus huevos (liendres) a él. A los pocos días el piojo sale del huevo empujando el extremo superior como si se tratara de una tapa. La capacidad reproductora del piojo es extraordinaria; una hembra puede producir cinco mil individuos en ocho semanas.

El **tratamiento** consiste en la aplicación de sustancias que maten a los piojos y a las liendres, que se ha de repetir pasada una semana. Los preparados que contienen la sustancia activa malatión son de acción rápida y segura. También se pueden utilizar los productos que contienen los principios activos lindán y extracto de piretrum. Los lactantes y los niños pequeños deben ser tratados sólo bajo control médico con el fin de evitar una posible intoxicación.
Después de enjuagar el pelo con agua avinagrada, las liendres muertas se pueden eliminar con un peine de púas finas.

*El **piojo del pubis (ladilla)** coloniza todas las zonas del cuerpo cubiertas de pelo, a excepción del cuero cabelludo. Aparece principalmente en el vello púbico; sin embargo, ocasionalmente también puede encontrarse en el vello axilar, en la barba y en las cejas. Generalmente se adquiere por transmisión sexual. El mejor método de combatirlo consiste en el tratamiento con hexaclorociclohexano.*

Piojo de los vestidos

Sintomatología: los piojos de los vestidos también pueden provocar una inflamación importante de la piel, ya que también en este caso, cuando el piojo pica para alimentarse, aparece prurito que obliga a rascarse. Con su picadura, el piojo de los vestidos puede transmitir el tifus exantemático o la fiebre recurrente.

Tratamiento: higiene corporal; lavar la ropa de cama, la ropa interior y las toallas en agua hirviendo. Las piezas de ropa que no puedan lavarse de esta manera se han de desinfectar.

Pulgas

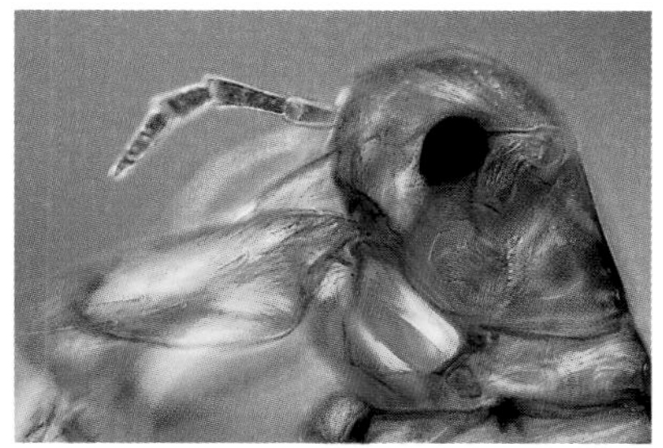

Cabeza de una pulga a 30 aumentos, vista bajo el microscopio óptico.

Sintomatología: habones enrojecidos y muy pruriginosos que con frecuencia aparecen en las inmediaciones de las articulaciones. A menudo aparecen bastantes zonas de picadura juntas. Los habones no tienen mayor importancia y desaparecen a los pocos días.

Etiología: suciedad, malas condiciones higiénicas, contacto frecuente y estrecho con animales domésticos.

Tratamiento: cuando el prurito se hace intolerable, se pueden utilizar sustancias antipruriginosas. Los lugares donde anidan las pulgas (muebles acolchados, alfombras, cortinas, camas, piezas de ropa) se han de tratar con un aerosol insecticida. No olvidar los animales domésticos y su zona de dormir.
Si no se consigue su eliminación es preciso acudir a una empresa especializada.

La picadura del chinche también provoca la aparición de habones y ampollas. Los chinches deben buscarse en la ropa. Las habitaciones infestadas de chinches deben ser tratadas por una empresa especializada.

Sarna

Sintomatología: sobre todo con el calor de la cama, es decir, por la noche, aparece un prurito intenso en las axilas, los pezones mamarios, los pies, el pene, el escroto y el ombligo. El prurito aparece de tres a cuatro semanas después del contagio. Debido al rascado se produce con facilidad una infección cutánea en forma de piodermia. Como consecuencia de una sensibilización frente a ciertas partes del ácaro o por un tratamiento no adecuado, por ejemplo con demasiado azufre, también se puede producir un eccema.

Si se sospecha la existencia de una sarna, lo primero que hay que mirar son los espacios interdigitales.

Patogenesia y etiología: el agente causal es el ácaro *Sarcoptes scabiei*. La hembra horada un túnel en la capa córnea de la piel, después de reblandecerla con una secreción. Allí pone los huevos, y a partir de ellos, después de cuatro semanas, salen las larvas, que alcanzan la madurez sexual después de diez días.
Los ácaros se transmiten por el contacto directo de la piel (durante las relaciones sexuales) con la persona afectada o con las ropas infestadas.

La sarna forma parte del grupo de las enfermedades de transmisión sexual.

Tratamiento: externamente con preparados que contengan lindán o mesulfén; en los niños y las mujeres embarazadas con preparados de azufre o bencilbenzoato.
Hervir la ropa interior y la ropa de cama. Con una buena aireación, los ácaros mueren en pocos días si no pueden ponerse en contacto con la piel.

Picaduras de insecto

Generalmente no tienen importancia y, cuando provocan inflamación, se pueden tratar con pomadas de cortisona. Puede existir peligro de muerte cuando la picadura de abeja, avispa o avispón se localiza en la boca o la lengua. En este caso es preciso acudir al médico de inmediato.

Cuando se es alérgico, la picadura de insectos puede suponer un riesgo de muerte para el afectado. ¡En este caso acudir inmediatamente a un centro hospitalario!

Técnica moderna en la consulta del oftalmólogo. En este caso se realiza la reconstrucción de un desprendimiento parcial de la retina con láser.

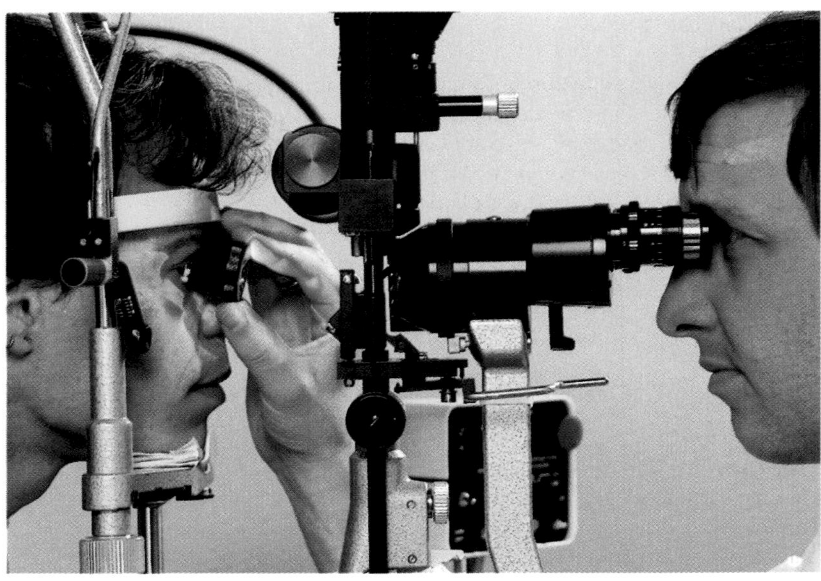

LOS OJOS Y SUS ENFERMEDADES

Estructura y función del órgano de la visión

La visión es la conversión de las ondas electromagnéticas en un estímulo sensorial.

La visión, desde el punto de vista físico, es la conversión de las ondas electromagnéticas en un estímulo sensorial. Sólo somos capaces de ver una pequeña parte de las ondas electromagnéticas, en realidad las longitudes de onda comprendidas entre aproximadamente los 400 y los 800 nm (nanómetros). Podemos percibir todas las ondas que se encuentran fuera de estos márgenes (por ejemplo los ultrarrojos como sensación de calor), pero no las podemos ver. La conversión de estas ondas en un estímulo sensorial se realiza a través de un órgano par: el ojo.

De cada objeto que vemos, en los dos ojos se producen imágenes distintas, ya que los ojos no ven el objeto exactamente desde el mismo punto. No obstante, a través del cerebro realizan un trabajo tan compenetrado, que nosotros no notamos la diferencia entre las dos imágenes. Tenemos la impresión de estar mirando sólo con un ojo, que se encuentra en el centro de la frente. La visión binocular permite la percepción espacial, la estereopsia. En cambio, la visión con un solo ojo sólo permite una percepción plana y no espacial.

El ojo normal, de delante hacia atrás, tiene una longitud aproximada de 24 milímetros y está bien protegido por la **cavidad orbitaria** ósea. La parte anterior del globo ocular está protegida por los **párpados**. La **glándula lagrimal** secreta las lágrimas para la humidificación del ojo y con ello le protege de los efectos de la sequedad, permite la eliminación de sustancias extrañas y lo protege frente a las infecciones. De esta manera, el ojo húmedo está mucho más seguro que el ojo seco.

La movilidad del ojo se debe a la acción de seis músculos oculares, inervados por tres nervios cerebrales.

La movilidad del ojo se debe a la acción de seis **músculos oculares**, inervados por tres nervios cerebrales. Uno de estos tres nervios permite la abertura de los párpados, y otro par craneal permite el cierre de la hendidura palpebral.

La esclerótica

Además del iris y de la pupila, la parte más visible del ojo al realizar una exploración simple es la parte blanca, la esclerótica. La esclerótica se extiende hacia atrás en la cavidad orbitaria como una envoltura protectora y recubre todo el globo ocular, al igual que una cáscara recubre una fruta. La parte visible de la esclerótica parece estar atravesada por pequeños vasos sanguíneos. Sin embargo, estos vasos sanguíneos no forman parte de ella sino de la conjuntiva transparente que recubre la parte interna de los párpados, así como la parte visible de la esclerótica y que finaliza en el borde de la córnea.

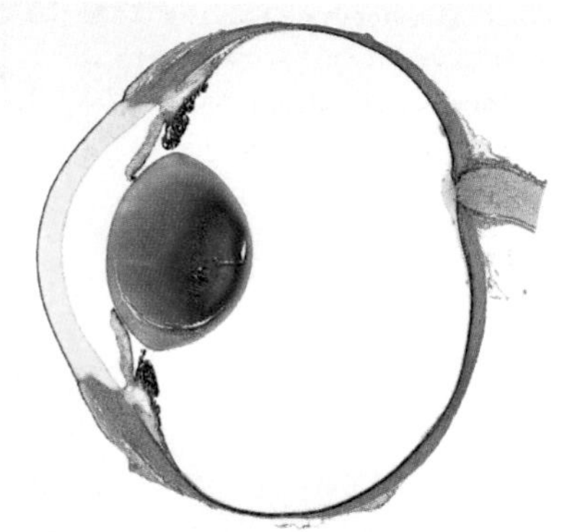

Corte histológico del ojo.

La córnea

La córnea cubre la parte central anterior del ojo. Es transparente, no presenta vasos sanguíneos y tiene un grosor de alrededor de un milímetro. Se caracteriza por reflejar la luz siempre que esté bañada por el fluido lagrimal. Por detrás de la córnea se encuentra la cámara anterior del ojo, de aproximadamente tres milímetros de profundidad, que contiene un líquido, el humor acuoso, y que limita por detrás con el iris.

La córnea es transparente, incolora y tiene un grosor de alrededor de un milímetro.

El iris

El iris forma la parte anterior de la capa uveal, que se encuentra entre la cámara anterior y la cámara posterior del ojo. Bordea la pupila y llega hasta el cuerpo ciliar. El tejido conjuntivo del iris contiene células pigmentarias, responsables del color de los ojos (desde el azul más claro hasta el marrón más oscuro). Globalmente puede decirse que cuanto más oscuro es el color de la piel y del pelo, tanto más oscuro es el color del iris. En su centro tiene un agujero redondo, la pupila, que vemos de color negro.

El tejido conjuntivo del iris contiene células pigmentarias, responsables del color de los ojos.

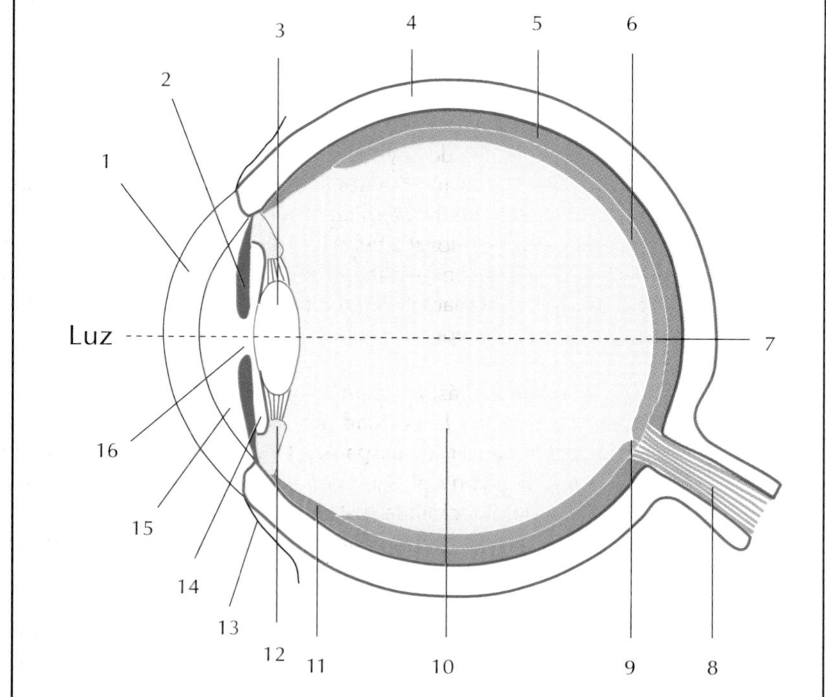

Corte vertical del ojo: córnea (1), iris (2), cristalino (3), esclerótica (4), coroides (5), retina (6), mácula lútea (7), nervio óptico (8), punto ciego o papila óptica (9), cuerpo vítreo (10), ora serrata (11), cuerpo ciliar con la zónula (12), conjuntiva (13), cámara posterior del ojo (14), cámara anterior del ojo (15), pupila (16).

Los músculos del iris pueden contraer la pupila, con el fin de disminuir la entrada de luz cuando ésta es demasiado intensa, y dilatarla, para dejar entrar más luz en el ojo cuando ésta es tenue.

La pupila

Los músculos del iris pueden contraer la pupila, con el fin de disminuir la entrada de luz cuando ésta es demasiado intensa, y dilatarla, para dejar entrar más luz en el ojo cuando ésta es tenue (reacción lumínica). Además, la pupila se contrae cuando la mirada se fija sobre un objeto cercano (reacción de convergencia). Por detrás del iris está la pequeña cámara posterior del ojo, también ocupada por el humor acuoso.

El cristalino

Por detrás de la pupila se encuentra el elástico cristalino, que está unido por un sistema de finas fibrillas (zónula) al cuerpo ciliar. Mediante la musculatura del cuerpo ciliar y su propia elasticidad el cristalino es capaz de variar su curvatura. Así pues, al aumentar su curvatura, y por consiguiente la refracción de los rayos, el cristalino puede hacer converger en el lugar correcto el haz de rayos que reflejan aquellos objetos más cercanos al ojo. Este proceso se conoce como acomodación.

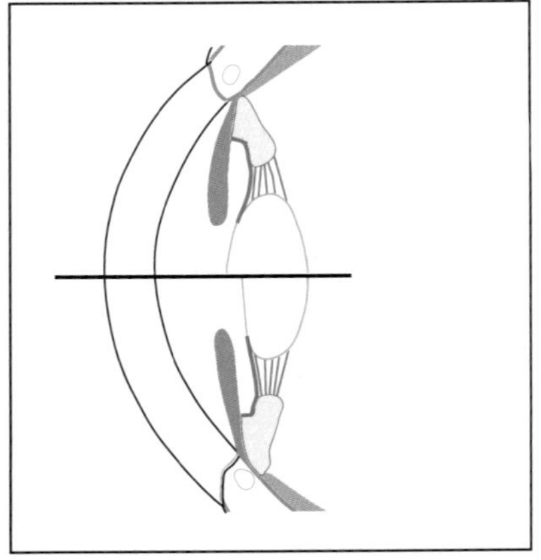

Capacidad de acomodación del ojo (inferior en reposo y superior en acción). (El músculo del borde del cristalino provoca su engrosamiento, de forma que los rayos incidentes, correctamente refractados, alcanzan el fondo del ojo.)

El cuerpo vítreo y la retina

Por detrás del cristalino existe una estructura gelatinosa, el cuerpo vítreo. Llena prácticamente la totalidad del globo ocular y está rodeado por la retina, que empieza por detrás del cuerpo ciliar. La retina cuenta con unos receptores fotosensibles, que como bastones o conos transforman la energía lumínica en impulsos nerviosos. Estos impulsos son transportados hasta el cerebro a través del nervio óptico. Así pues, el proceso de la visión empieza en la retina y acaba en la corteza del lóbulo occipital. La parte anterior de la retina es de estructura simple, y las imágenes no se forman ahí sino en la parte posterior, con mayor precisión cuanto más nos acercamos al polo posterior del ojo, y es allí donde la agudeza visual es mayor (mácula lútea, el lugar de mayor agudeza visual).

El nervio óptico

El nervio óptico de ambos ojos sigue un trayecto a través del canal óseo del nervio óptico, desde la cavidad orbitaria hasta el interior del cráneo. Ahí sus fibras se cruzan parcialmente (quiasma). La conducción nerviosa se lleva a cabo a través del primer centro de la visión en el tronco cerebral y finaliza en la superficie del lóbulo occipital del cerebro, de forma que ambos ojos están unidos a los dos hemisferios cerebrales a través del quiasma, lo que permite la percepción espacial.

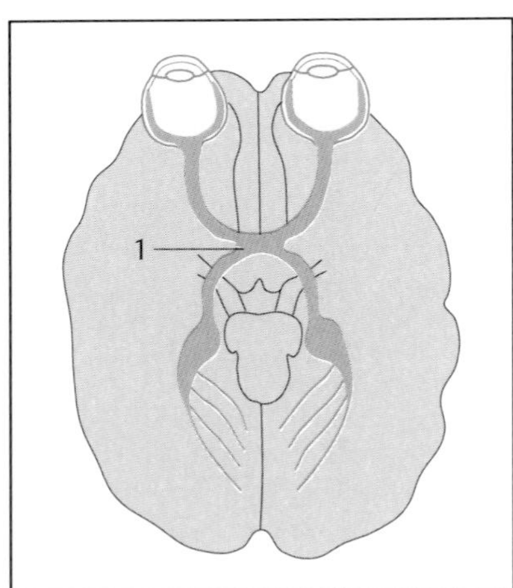

Ambos ojos están unidos a los dos hemisferios cerebrales, con lo que se hace posible la percepción espacial. (1) Quiasma (cruce de las fibras ópticas).

EL PROCESO DE LA VISIÓN

La córnea, el humor acuoso, el cristalino y el cuerpo vítreo forman el sistema de refracción de la luz y así un aparato que reúne todos los rayos lumínicos que llegan al ojo y normalmente forma haces, de tal manera que el punto de incidencia de los rayos lo constituyen los bastones y los conos de la retina, que conducen el estímulo a los centros ópticos del cerebro a través del nervio óptico.

El ojo se puede comparar con una cámara fotográfica. La retina corresponde a la película. Si se desea conseguir una imagen bien definida es preciso contar con una iluminación y preparación de la película correctas, así como con una distancia adecuada. La función del diafragma de la cámara en el ojo la realiza

el iris con la contracción o dilatación de la pupila, dependiendo de las variaciones de la intensidad de la luz o mediante la curvatura del cristalino con la cercanía.
De esta manera se consigue dirigir la cantidad de luz incidente y contribuir a la formación de los haces lumínicos. Si la nitidez de la imagen en la cámara se consigue utilizando objetivos con diferentes distancias focales, el ojo humano lo consigue sólo con un objetivo, el cristalino, cuya curvatura puede ser variada. La distancia focal del cristalino varía constantemente con la ayuda del aparato muscular del cuerpo ciliar, de forma que el ojo sano siempre mira con la distancia focal más adecuada para cada momento, siempre que no exista una desviación de la fuerza de refracción.
No obstante, este proceso óptico sólo es el principio del verdadero proceso de la visión. Los impulsos lumínicos que alcanzan la retina desencadenan señales eléctricas, que, como en un acumulador eléctrico, están formadas según un patrón fijo que es conducido a través del nervio óptico hacia el interior del cráneo. En los llamados cuerpos geniculados del mesencéfalo las señales son clasificadas según la forma, el movimiento, el color y la lejanía del objeto observado. Estos grupos aislados de señales alcanzan entonces el primer centro óptico en la corteza cerebral, donde son aunadas y llevadas a la consciencia.

El campo visual

El ojo está colocado de tal manera que sólo puede ver con verdadera claridad los objetos situados en un entorno pequeño, similar al cono de luz de un proyector. Así pues, sólo somos capaces de ver con nitidez una pequeña parte de nuestro entorno. Si se intenta, por ejemplo, leer un libro situado a nuestra derecha con la mirada dirigida hacia la izquierda, nos damos cuenta de que es imposible. A pesar de todo, tenemos la sensación de ver la totalidad de nuestro entorno tan nítidamente como si se tratara de una fotografía. La visión poco nítida (la visión de los objetos situados lateralmente a la dirección de la mirada), que depende de la función de las zonas del borde de la retina, desempeña un papel importante para ello. Las zonas que con los ojos fijados en reposo intuimos pero no vemos con claridad constituyen el campo visual. En condiciones normales sólo se ve con nitidez en el centro de éste.
El médico puede comprobar la amplitud del campo visual dejando que el paciente le indique cuándo empieza a ver un objeto de aproximadamente un centímetro de tamaño que se le enseña desde el lado de su campo visual, manteniendo la mirada fija.
En los aparatos modernos aparecen puntos luminosos producidos por ordenador en diversos lugares de una esfera, con diferente intensidad. La cabeza del paciente está situada de tal manera que el ojo que se va a explorar se encuentra justo en el punto medio de esta esfera. Así se puede hacer una medición muy fiable.
Si el campo visual está limitado significativamente, el afectado tiene una alteración tal de la visión que prácticamente es ciego, incluso si existe una agudeza visual central normal. Para entender bien este concepto, haga la prueba de mirar a través del puño, dejando sólo un pequeño hueco en su centro. Fácilmente se dará cuenta de que la agudeza visual no está alterada. De esta manera puede incluso leer un libro, aunque sólo se ven palabras aisladas. Para poder leer todo el texto se han de mover los puños. Sin embargo, con este campo visual limitado es completamente imposible orientarse. No se puede caminar por una habitación sin tropezar. También es muy limitativa la desaparición del campo visual en su borde externo (escotomas), especialmente cuando afecta a su centro. La alteración del campo visual puede indicar por ejemplo la existencia de trastornos circulatorios o de un tumor cerebral.

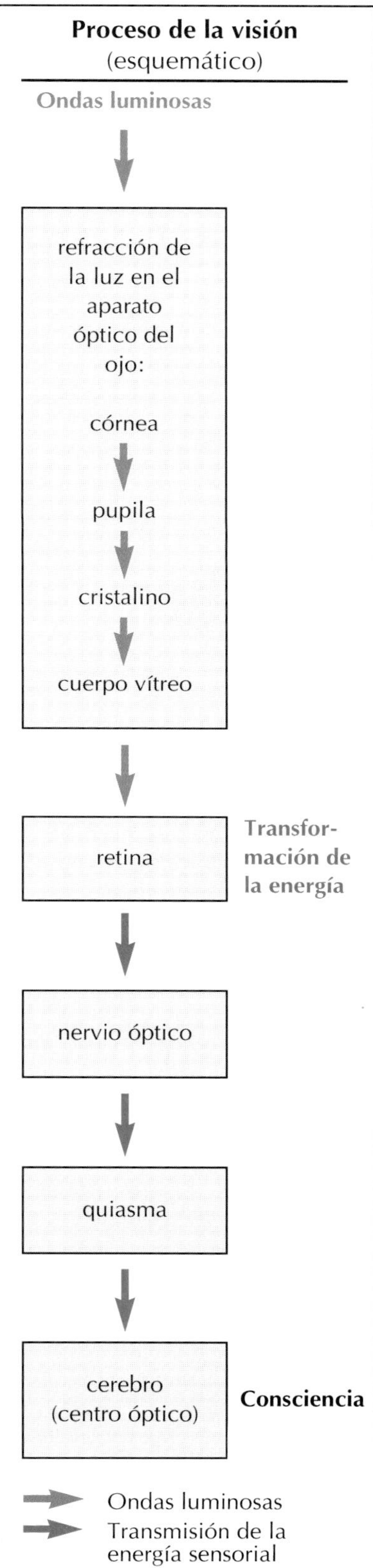

La determinación de la agudeza visual no se basa en el objeto más pequeño que el ojo todavía es capaz de reconocer, sino en la distancia existente entre dos puntos que el ojo puede distinguir como tales.

La agudeza visual

El grado de capacidad visual viene representado por la agudeza visual. La determinación de la agudeza visual no se basa en el objeto más pequeño que el ojo todavía es capaz de reconocer, sino en la distancia existente entre dos puntos que el ojo puede distinguir como tales. La distancia a la que estos dos puntos todavía pueden ser distinguidos depende de la lejanía desde la que se observan. Los dos puntos (:), del tamaño de las restantes letras impresas en un libro, pueden ser reconocidos como tales por el ojo, con una agudeza visual normal, a una distancia de aproximadamente un metro.
La agudeza visual, que generalmente disminuye con la edad, puede ser distinta para los dos ojos. En cualquier consulta oftalmológica se puede determinar con exactitud.

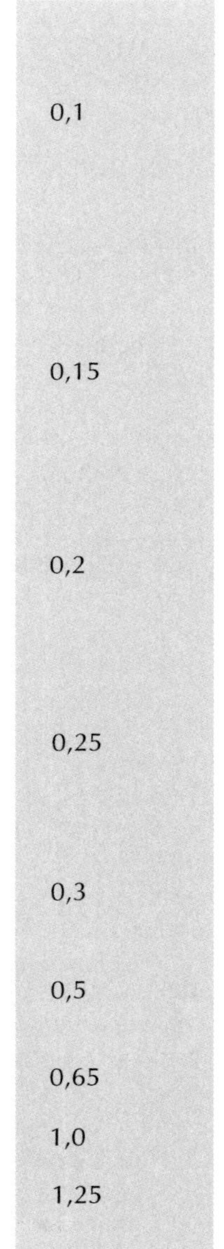

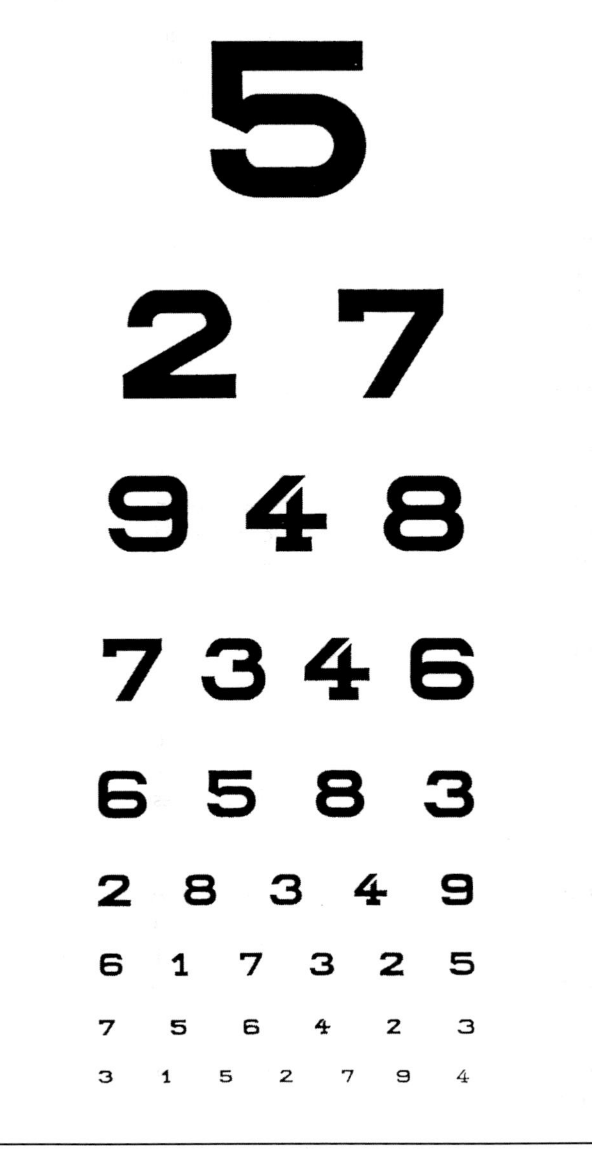

Tablero de examen visual para la detección de ametropías.
Observe las líneas de números a la luz del día a una distancia de 1,5 metros (primero con uno y después con el otro ojo) y compruebe hasta qué línea es capaz de leer bien.
Los números en el margen izquierdo dan información sobre la agudeza visual de sus ojos. Si no presenta una agudeza visual completa de 1,0, acuda a la consulta del oftalmólogo.

Enfermedades oculares

Bajo un trastorno visual aparentemente sin importancia se puede esconder una enfermedad sistémica grave.

Cualquier trastorno de la visión o una determinada alteración patológica en el ojo debe tomarse muy en serio. Las enfermedades oculares pueden llegar a provocar la pérdida de la capacidad visual si no son detectadas y tratadas a tiempo por el médico especialista.
Bajo un trastorno visual aparentemente sin importancia se puede esconder una enfermedad sistémica grave, como un tumor cerebral, una diabetes, una hipertensión arterial o una enfermedad renal.

ENFERMEDADES PALPEBRALES

Blefaritis

Sintomatología: evidente enrojecimiento del borde palpebral, que con frecuencia presenta un intenso prurito. En algunos casos aparecen también costras y pequeñas ulceraciones en el borde palpebral, que curan con dificultad.

Existen dos formas de blefaritis.

Patogenesia y etiología: existen dos formas. La una cursa con descamación y se produce especialmente junto con descamación del cuero cabelludo. Se debe a una hipersecreción de las glándulas sebáceas. En la otra forma existe una infección bacteriana del borde palpebral con formación de costras y pequeñas ulceraciones.

Tratamiento y pronóstico: cuando existe descamación se ha de aplicar cada noche, de forma sistemática, una pomada suave prescrita por el oftalmólogo. En la infección bacteriana se aplicará una pomada con antibióticos, asimismo prescrita por el oftalmólogo. Si se hace el tratamiento adecuado, la enfermedad es benigna. No obstante, precisa una buena higiene del borde palpebral (mantenerlo limpio, luz roja, vaciado de las glándulas del borde palpebral con una varilla de vidrio) y mucha paciencia.

Para que el tratamiento dé buenos resultados es necesaria una buena higiene del borde palpebral y mucha paciencia.

Orzuelo

Sintomatología: infección purulenta y dolorosa del párpado, no sólo del borde palpebral, con una elevación visible y palpable del tamaño de un grano de cebada, muy sensible a la presión.

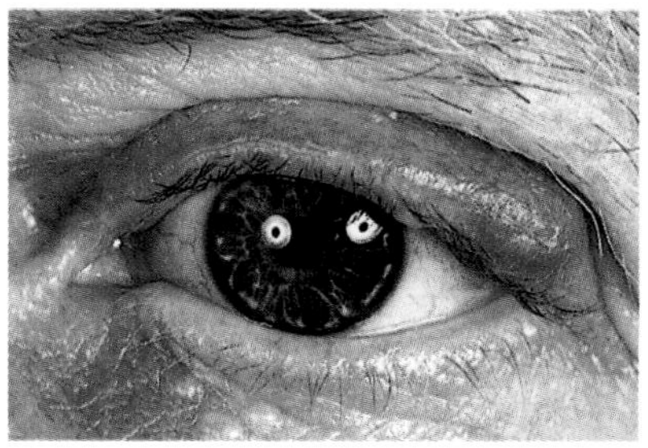

Forma aguda del orzuelo. Está causado por una infección bacteriana.

Patogenesia y etiología: inflamación que se origina en las glándulas del párpado y que, dependiendo de la localización de la glándula afectada, se sitúa más externa o más internamente. Está causada por una bacteria (estafilococo). Debe descartarse la posible existencia de una diabetes.

Tratamiento y pronóstico: si al cabo de unos días no se vacía el pus formado, el tratamiento consistirá sólo en la aplicación de calor local (luz roja). Además, el oftalmólogo prescribirá una pomada. Por regla general el orzuelo se resuelve sin mayores problemas. Las recidivas son frecuentes. Como profilaxis se reco-

Si al cabo de unos días no se vacía el pus formado, el tratamiento consistirá sólo en la aplicación de calor local (luz roja).

mienda una cura con levadura. No utilizar en ningún caso manzanilla (infusión de manzanilla) no estéril, ya que es posible que se desencadene una hipersensibilidad más severa.

Calacio

Sintomatología: tumoración dura del párpado, claramente definida y del tamaño de un guisante, aunque en ocasiones puede alcanzar el tamaño de una cereza, que generalmente perdura durante largo tiempo.

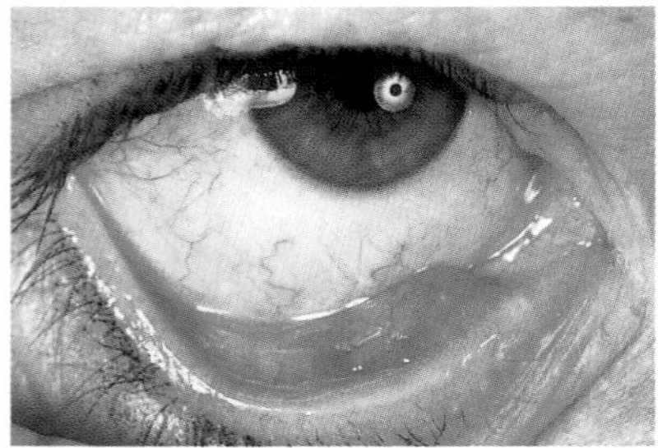

Forma crónica del calacio. Se trata de una inflamación crónica de las glándulas sebáceas palpebrales.

Patogenesia y etiología: se trata de una inflamación crónica de una glándula de Meibomio (glándula sebácea del párpado) palpebral, presumiblemente debido a estasis de la secreción glandular.

Tratamiento y pronóstico: la enfermedad no se resuelve prácticamente nunca por sí sola. El calacio siempre se ha de extirpar quirúrgicamente. Con ello se evita al paciente una molestia prolongada e innecesaria. Se trata de una pequeña intervención que se puede llevar a cabo en cualquier consulta oftalmológica.

Blefaroespasmo

Sintomatología: cierre involuntario del párpado, de larga evolución, que pocas veces es constante; su aparición en forma de crisis es frecuente, y se debe a una contracción muscular.

Etiología: generalmente se trata de un trastorno nervioso, que lo puede desencadenar el miedo o la histeria. El blefaroespasmo también puede estar provocado por una extrema sensibilidad a la luz (fotofobia) o por una blefaritis.

Dado que generalmente el blefaroespasmo se debe a un trastorno nervioso, es recomendable realizar un tratamiento neurológico.

Tratamiento: el oftalmólogo puede resolver el blefaroespasmo mediante la infiltración de un preparado de cocaína. En algunos lugares también se recomienda la sección del nervio que inerva el párpado, o la extirpación de porciones del músculo que cierra el párpado. También se intentó la inyección de la toxina del agente causal del botulismo en el músculo ocular. Sin embargo, dado que con este método no se incide sobre la enfermedad nerviosa de base, el enfermo debe seguir además un tratamiento neurológico.

Parálisis palpebral

La parálisis palpebral también puede ser síntoma de una enfermedad neurológica (un tumor cerebral o una meningitis).

Sintomatología: incapacidad de cerrar el párpado que raramente es permanente y que con mayor frecuencia es transitoria.

Patogenesia y etiología: existe una enfermedad del nervio facial. No siempre se puede encontrar la causa, aunque con frecuencia es una otitis media. La parálisis palpebral también puede ser síntoma de una enfermedad neurológica (un tumor cerebral o una meningitis).

Tratamiento: eliminación de la enfermedad de base. Si se sospecha que ésta es de tipo neurológico, se deberá acudir a la consulta del neurólogo.

Si se sospecha que la enfermedad de base es de tipo neurológico, será imprescindible acudir a la consulta del neurólogo.

Ptosis palpebral

Sintomatología: incapacidad de elevar el párpado superior. Una ptosis que cubre parcialmente la pupila puede provocar trastornos de la visión.

La ptosis palpebral debería recibir siempre un tratamiento quirúrgico corrector, sobre todo en los niños más mayores, para evitar la aparición de trastornos visuales.

Etiología: se trata de una insuficiencia congénita o adquirida del músculo elevador del párpado o del nervio que lo inerva.

Tratamiento: acortamiento quirúrgico del músculo elevador del párpado o implantación de un elevador artificial del párpado.

Entropión

Sintomatología: versión del párpado hacia dentro. Las pestañas irritan la conjuntiva y la córnea. Como consecuencia se pueden producir trastornos visuales o incluso ceguera. Si se realiza una suave presión sobre el párpado éste ocupa su posición normal.

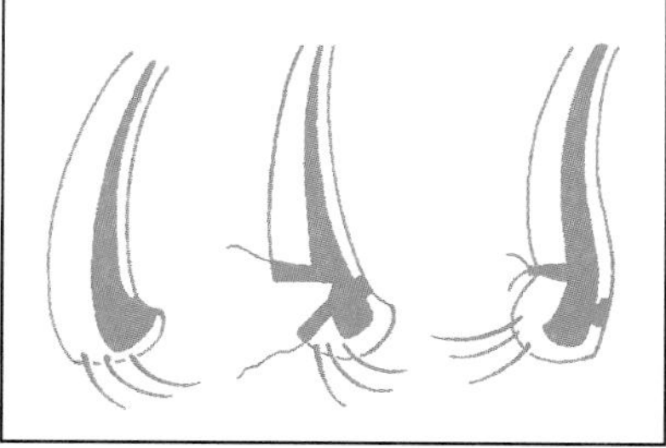

Representación esquemática del método quirúrgico empleado en el tratamiento del entropión.

Etiología: generalmente se debe a una relajación determinada por la edad de la musculatura palpebral y del tejido fibroso. Más raramente la causa reside en la formación de cicatrices en la cara interna del párpado.

Tratamiento: alivio de la irritación mediante enjuagues oculares con agua hervida o infusión de manzanilla. Mediante una pequeña intervención quirúrgica se puede restablecer la posición normal del párpado.
Si el entropión no recibe tratamiento puede provocar trastornos visuales o incluso ceguera.

Ectropión

Sintomatología: el párpado, generalmente el inferior, presenta una versión externa, de forma que su cara interna se hace visible. Se altera el flujo lagrimal; con frecuencia se produce una conjuntivitis crónica con enrojecimiento, irritación y supuración de la conjuntiva.

Como consecuencia del ectropión, con frecuencia se produce una conjuntivitis crónica.

Etiología: relajación determinada por la edad de la musculatura palpebral. En ocasiones por parálisis del nervio facial, que inerva la musculatura mímica.

Tratamiento: como en el entropión.

El carcinoma basocelular también se puede tratar mediante bajas temperaturas (crioterapia).

Carcinoma basocelular del párpado

El carcinoma de células basales, poco frecuente y que generalmente se presenta en forma de un defecto ulceroso, con frecuencia cubierto de sangre y con los bordes ligeramente verrugosos, se ha de extirpar quirúrgicamente manteniendo unos márgenes de seguridad inmediatamente después de su diagnóstico. En ocasiones también se consigue su curación mediante bajas temperaturas (crioterapia).

Carcinoma espinocelular del párpado

El carcinoma espinocelular del párpado es menos frecuente que el carcinoma basocelular, pero mucho más maligno. Por ello, su extirpación debe ser mucho más radical (mayor margen de seguridad).

El carcinoma de las glándulas sebáceas del párpado puede confundirse con el calacio.

Carcinoma de las glándulas sebáceas del párpado

Afortunadamente, en Europa es poco frecuente, pero puede confundirse con el calacio. Cursa con blefaritis crónica y descamación y, si su extirpación no es completa, recidiva rápidamente con gran malignidad.

ESTRABISMO

Una causa frecuente de estrabismo es la hipermetropía, que en los niños no siempre se detecta.

Sintomatología: desviación de la dirección de la mirada de un ojo al mirar al frente. Sin embargo, con frecuencia también existe una incapacidad de hacer confluir en el cerebro las imágenes que provienen de los dos ojos. De esta manera, uno de los ojos asume la función de la agudeza visual y la imagen del otro ojo se suprime; este ojo bizqueará ya que «no colabora».

Patogenesia y etiología: el desarrollo correcto de la musculatura ocular y la capacidad del cerebro de unificar los objetos vistos en las dos zonas de agudeza visual constituyen las premisas para la compenetración de ambos ojos, es decir, para conseguir una posición paralela de ambos ojos al mirar al frente. La causa del estrabismo puede ser un defecto en la formación de la musculatura ocular.

Además, pueden existir defectos en la capacidad de refracción del sistema ocular, que pueden provocar el estrabismo por ametropía. Una causa frecuente es, por ejemplo, la hipermetropía (*véase* pág. 495) en los niños. Para poder ver nítidamente los objetos lejanos, el ojo también debe realizar un proceso de acomodación a la visión lejana. Esto se realiza junto con un movimiento de convergencia del ojo, una dirección de los ejes de visión hacia un punto más cercano. Si no se puede suprimir se produce un estrabismo convergente. Por ello, los niños afectados deben llevar gafas. La ceguera de un ojo también puede provocar el estrabismo del ojo no ciego.

Aproximadamente a las seis semanas de vida, el niño sigue un objeto móvil con los dos ojos: fija la mirada.

Sin embargo, el estrabismo del recién nacido no se debe en la mayoría de los casos a ningún defecto. En el neonato, la capacidad de compenetración de los dos ojos todavía no está desarrollada. Con frecuencia, también acostumbra a ser errónea la percepción de la madre de que el niño bizquea de los dos ojos. Generalmente el estrabismo afecta sólo a un ojo, pero la madre percibe que el ni-

ño fija ahora un ojo, después el otro. El ojo no fijado está en una situación estrábica, lo que se conoce como estrabismo alternante.
En el estrabismo siempre unilateral, es decir, cuando el niño siempre fija el mismo ojo, existe el peligro de que se desarrolle una ambliopía. De hecho, un estrabismo de este tipo debería provocar una visión doble. Sin embargo, como el cerebro es capaz de suprimir la figura del ojo sin agudeza visual, se desarrolla la ambliopía en ese ojo. Si no se trata, ese estado se mantiene durante largo tiempo.
El estrabismo convergente afecta entre un 3 y un 4 % de la población. La mayoría de los casos sufren precozmente una ambliopía.
No obstante, bajo un estrabismo unilateral también se puede esconder un tumor retiniano maligno u otra enfermedad grave del ojo. Por ello, nunca se debe minimizar un estrabismo, sino que se ha de acudir inmediatamente al oftalmólogo, incluso cuando el niño todavía es un lactante.

En el estrabismo siempre unilateral, es decir, cuando el niño siempre fija el mismo ojo, existe el peligro de que se desarrolle una ambliopía.

Tratamiento y pronóstico: el niño estrábico precisa un tratamiento oftalmológico precoz. Se trata de evitar la ambliopía, de favorecer el desarrollo psíquico del niño mediante la curación del estrabismo y de descartar la existencia de enfermedades severas de base. Así pues, el tratamiento debe ser lo más precoz posible, pero como muy tarde se ha de iniciar entre los tres años y la edad escolar, es decir, antes de que el niño sea introducido en un nuevo ambiente.
La medida en que pueden ayudar las gafas lo ha de decidir el oftalmólogo. Si existe ambliopía, el tratamiento es imprescindible. Cuando se trata de un estrabismo unilateral, si se cubre el ojo normal se puede mejorar la visión del ojo amblíope.
Las opiniones sobre si el estrabismo se puede corregir mediante ejercicios estereoscópicos (ejercicios con aparatos especiales) y de si el tratamiento de la ambliopía con unos determinados oftalmoscopios conduce a su desaparición han estado largo tiempo divididas. Hoy en día se sabe que el tratamiento de cobertura precoz del ojo sano es muy importante.
Cuando con las medidas más sencillas no se obtienen resultados, el oftalmólogo solucionará la posición estrábica del ojo mediante una intervención quirúrgica sobre la musculatura ocular. Sin embargo, tanto antes como después de la intervención quirúrgica es preciso valorar con exactitud si las gafas pueden aportar una ayuda adicional.

El niño estrábico precisa un tratamiento oftalmológico precoz. El tratamiento se ha de realizar como máximo entre los tres años y la edad escolar.

Cuando con las medidas más sencillas no se obtienen resultados, el oftalmólogo solucionará la posición estrábica del ojo mediante una intervención quirúrgica sobre la musculatura ocular.

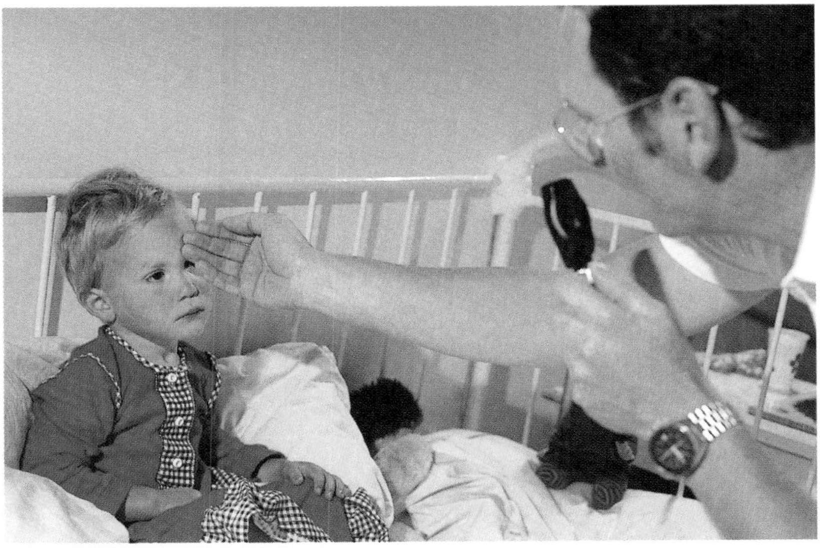

Tras una corrección quirúrgica del estrabismo. El oftalmólogo evalúa si es conveniente la prescripción adicional de unas gafas.
El tratamiento se ha de hacer como muy tarde después del tercer año de vida y antes de que el niño empiece el colegio.

CONJUNTIVITIS

Se sospechará la existencia de una conjuntivitis ante la presencia de sensación de cuerpo extraño, fotofobia, sensación de sequedad, prurito y escozor.

Sintomatología: enrojecimiento de la conjuntiva. El enrojecimiento es más intenso en los bordes y disminuye hacia la córnea (así llamada inyección conjuntival). Enrojecimiento también de la cara interna de los párpados, tumefacción, sensación de cuerpo extraño, fotofobia. Sensación de sequedad, prurito, escozor. Secreción mucopurulenta (ligeras adherencias en los casos leves, fluido lagrimal espeso en los casos severos y francamente purulento en los casos muy severos).

La conjuntivitis también puede estar provocada por un sobreesfuerzo de los ojos cuando se necesitan gafas y no se usan, trastornos de la visión, corrientes de aire y luces intensas (luz ultravioleta).

Patogenesia y etiología: se trata de una inflamación de la mucosa, que en su forma más leve recibe el nombre de catarro conjuntival. Con frecuencia está causada por sustancias irritantes (polvo, polen, humo, gases, sustancias químicas, etc.), aunque también pueden provocarla algunos tipos de bacterias y virus.

Asimismo, es posible que la conjuntivitis esté provocada por un sobreesfuerzo de los ojos cuando se necesitan gafas y no se usan, trastornos de la visión, corrientes de aire y luces intensas (luz ultravioleta). Según la causa, la conjuntivitis puede tener un carácter agudo o crónico.

En ocasiones, la utilización de unas gafas de sol protege frente a la recidiva de la conjuntivitis.

Tratamiento y pronóstico: en primer lugar, eliminación de la causa desencadenante. Cuando existe una hipersensibilidad frente a sustancias irritantes, se evitarán dichas sustancias, cambios de domicilio, en ocasiones cambio de trabajo. En los casos leves, lavar el ojo con agua hervida fría, llevar gafas que protejan de la luz. Si con este tratamiento no se obtienen resultados, será imprescindible acudir al oftalmólogo.

Generalmente el pronóstico es favorable, aunque existe tendencia a las recidivas.

Tracoma (oftalmía egipcia)

Sintomatología: conjuntivitis de aparición solapada, que inicialmente crea poca o ninguna molestia y que sólo puede detectarse cuando afecta la visión.

Se caracteriza por un engrosamiento de la mucosa y depósito de tejido linfático. Se forman los así llamados folículos del tracoma (nódulos semiesféricos grises o amarillos), que curan dejando cicatriz. Pueden afectar a la córnea y con ello disminuir la capacidad visual (alteraciones cicatrizales de la córnea). En los casos más graves puede conducir a la ceguera.

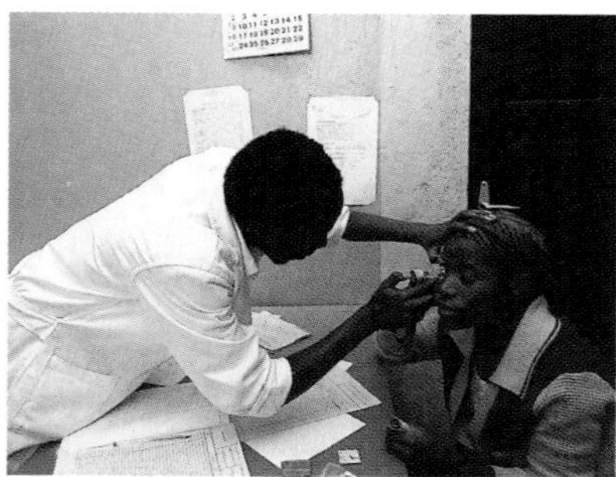

El tracoma, una enfermedad prácticamente erradicada en España, es todavía muy frecuente en muchos países africanos.

Patogenesia y etiología: esta enfermedad todavía frecuente en algunos países sudorientales y que en algunos países africanos afecta todavía hasta al 90 % de la población, aunque en España está prácticamente erradicada, se produce por contagio bajo condiciones higiénicas deficitarias y está causada por la *Chlamydia trachomatis*. La enfermedad puede tener un carácter epidémico. La mejor protección consiste en mantener unas condiciones higiénicas adecuadas y una alimentación sana. Es una enfermedad de declaración obligatoria.

Existen conjuntivitis y queratitis causadas por otros tipos de *Chlamydia*.

Tratamiento: son eficaces los antibióticos. A pesar de que el tratamiento es relativamente sencillo y barato, hasta el momento no se ha podido erradicar la enfermedad en los países subdesarrollados. En estos países existen todavía 360 millones de personas afectadas, de las que aproximadamente cinco millones se quedan ciegas cada año.
La Organización Mundial de la Salud (OMS) considera la lucha contra el tracoma uno de los puntos cruciales de su actividad y colabora en este sentido con un gran número de organizaciones humanitarias, que solicitan ayuda para los afectados.

El tracoma tiene un carácter epidémico.

El tratamiento del tracoma se realiza con antibióticos.

Conjuntivitis gonorreica

Sintomatología:

En los neonatos: conjuntivitis que aparece durante los primeros días de vida, y que en los casos leves, en un principio, prácticamente no se diferencia en nada del catarro conjuntival, pero que rápidamente puede hacerse muy severa. Tumefacción y enrojecimiento de los párpados, que se notan calientes. Al principio secreción acuosa escasa, y más adelante purulenta, que al abrir los ojos puede salir como un surtidor. Son posibles las hemorragias mucosas.
En los casos severos la inflamación afecta a la córnea con formación de úlceras y destrucción de ésta, lo que tiene como consecuencia la ceguera.

En el adulto: los mismos síntomas, pero prácticamente siempre afectación de la córnea.

Si a los pocos días del nacimiento el neonato presenta síntomas de conjuntivitis, existe el riesgo de ceguera.

Patogenesia y etiología: la conjuntivitis gonorreica está causada por el gonococo. El contagio se produce principalmente en el niño durante el parto, cuando la madre presenta gonorrea, al pasar la cabeza del niño a través del canal de parto infectado. Se puede tratar de una gonorrea de la madre de larga evolución. Son mucho más raros los casos en los que el contagio se produce después del parto.
Esta grave enfermedad, que años atrás era la causa del 50 % de las cegueras, hoy en día está prácticamente erradicada gracias a las medidas preventivas adecuadas. Por ello, la conjuntivitis gonorreica del adulto constituye una verdadera rareza.

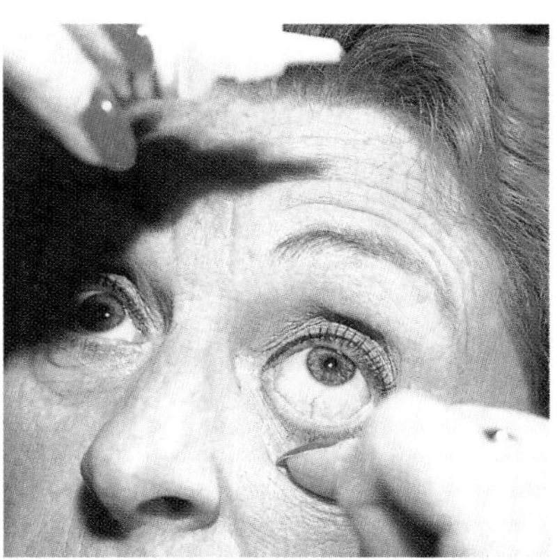

Los colirios deben aplicarse con cuidado, manteniendo el párpado inferior retirado hacia abajo.

Tratamiento: actualmente, todo neonato es sometido a una profilaxis, introducida en 1880 por el ginecólogo de Leipzig Credé (profilaxis de Credé). Se utiliza una solución al 1 % de nitrato de plata o una solución de protargol, que se aplica en forma de una especie de colirio en los ojos del recién nacido. Las gotas de argentum (color marrón), que antiguamente se utilizaban de forma asidua, pueden provocar una conjuntivitis inespecífica. La utilización de colirios de penicilina u otros antibióticos, preconizada hace algunos años, no ha demostrado su eficacia.
En cuanto al tratamiento de la gonorrea, *véase* también el apartado correspondiente en el capítulo «Enfermedades infecciosas de la A a la Z» (*véase* pág. 526), donde se explicarán con más detalles las características y el tratamiento de esta enfermedad.

Actualmente, todo neonato es sometido a una profilaxis, introducida por el ginecólogo alemán Credé (profilaxis de Credé).

Las hemorragias en y debajo de la conjuntiva se resuelven rápidamente mediante la aplicación de compresas frías (agua hervida fría).

Enrojecimiento de la conjuntiva sin importancia, que se asemeja a la conjuntivitis

El enrojecimiento provocado por la conjuntivitis se confunde fácilmente con un enrojecimiento superficial del globo ocular que se produce por la rotura de un vaso conjuntival, como al toser enérgicamente (tos ferina) y en las parteras durante las contracciones, pero sobre todo a causa de la hipertensión arterial. Estas hemorragias en y debajo de la conjuntiva no producen molestias. Asustan al afectado por el color rojo, con frecuencia intenso, del derrame. Con la aplicación de compresas frías (agua hervida fría) desaparecen rápidamente. Se ha de acudir al oftalmólogo para que descarte la existencia de una enfermedad de base (hipertensión arterial, arteriosclerosis, etc.).

QUERATITIS Y ÚLCERA CORNEAL

En las úlceras corneales la inflamación alcanza fácilmente el iris, lo que siempre conlleva el riesgo de formación de adherencias entre el iris y el cristalino.

Sintomatología: enrojecimiento de la esclerótica, como en la conjuntivitis, pero con la diferencia de que su intensidad aumenta hacia el centro del ojo, es decir, hacia la córnea (la así llamada inyección ciliar). Turbiedad de gris a amarillenta, parcial o completa de la córnea, con una disminución en mayor o menor grado de la visión. Dolor, lagrimeo e intensa fotofobia. Formación frecuente de úlceras corneales que producen cicatrices y alteración de la capacidad visual.
La inflamación alcanza fácilmente el iris, lo que siempre conlleva el riesgo de formación de adherencias entre el iris y el cristalino.

Actualmente, la causa más frecuente de queratitis es el herpes.

Patogenesia y etiología: cuando la turbiedad corneal es circunscrita se habla de un infiltrado. Se trata de células inflamatorias dentro de un tejido corneal por lo demás claro. Si existe afectación de grandes zonas de la córnea se habla de la queratitis parenquimatosa. En este caso, los procesos se encuentran localizados más profundamente. El antiguamente muy frecuente infiltrado escrofuloso, actualmente, por las mejores condiciones higiénicas, sólo se ve como una alteración tardía en personas de edad avanzada. La queratitis parenquimatosa, que prácticamente siempre aparece en la sífilis congénita y que en las estadísticas de hace años se refleja como una causa frecuente de ceguera, actualmente es poco frecuente.
Un defecto tisular superficial es una úlcera (no confundir con un exceso de tejido, un tumor). Hoy en día, la forma más frecuente de queratitis con un defecto tisular superficial es la afectación corneal del herpes.
La turbiedad corneal es tan reducida que no se detecta a simple vista. El agente causal es el mismo que provoca el herpes labial cuando existe un trastorno gastrointestinal o fiebre. Algunas personas tienen tendencia a presentar herpes que duran semanas y que responden mal al tratamiento.
Ocasionalmente, pueden formarse turbiedades profundas. Los agentes causales están presentes en el organismo de cualquier persona, pero sólo pueden romper las barreras defensivas, de otro modo infranqueables, bajo determinadas condiciones (agotamiento, coriza, exposición intensa al sol).

La úlcera corneal con afectación de las capas profundas de la córnea se debe principalmente a una infección bacteriana, generalmente por neumococo (agente causal de neumonía).

La úlcera corneal con afectación de las capas profundas de la córnea se debe principalmente a una infección bacteriana, generalmente por neumococo (agente causal de neumonía). Una úlcera bacteriana de este tipo se produce por dos factores: deben existir bacterias en los sacos conjuntivales, como cuando el conducto lagrimal es impermeable o existe infección purulenta del saco la-

grimal, y ha de haber una lesión en la córnea (por ejemplo por un cuerpo extraño).
La úlcera corneal serpiginosa (*Ulcus serpens*), que aumenta rápidamente de tamaño y que puede provocar la perforación de la córnea, es especialmente grave.

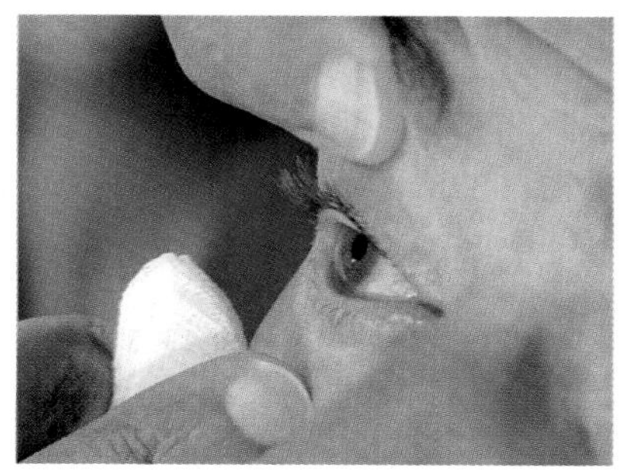

Tratamiento con pomada de una inflamación ocular en estado avanzado.

Tratamiento y pronóstico: toda queratitis precisa un tratamiento oftalmológico precoz, debido al peligro de ceguera. Es necesario hacer reposo en cama. Para evitar las adherencias del iris con el cristalino, cuando la inflamación alcanza el iris, el médico provoca la dilatación de la pupila con una solución de atropina al 1 % o de escopolamina al 0,25 %, en forma de gotas o de pomada. En muchas formas de la queratitis son eficaces las hormonas suprarrenales que generalmente se administran en forma de pomada. La cortisona es especialmente efectiva, pero no se debe utilizar cuando la úlcera corneal está causada por el herpes.
Los antibióticos (eritromicina, bacitracina, etc.) están indicados para el tratamiento de la úlcera corneal de origen bacteriano, para lo que se inyectan por debajo de la conjuntiva. Por otra parte, el oftalmólogo siempre debe asegurarse de la perfecta permeabilidad del conducto lagrimal (lo hace inyectando colorantes).
Si se ha perdido la visión debido a cicatrices corneales, el trasplante de córnea (queratoplastia) puede conseguir la recuperación de la vista. Si se ha producido una invasión de los vasos sanguíneos desde el borde corneal hasta la córnea, éstos se deberán eliminar antes de la intervención mediante un tratamiento con cortisona. No obstante, el éxito del tratamiento es dudoso, sobre todo en el trasplante, cuando quedan vasos en la córnea. Actualmente, en esos casos se realiza un tratamiento con determinados medicamentos que disminuyen la respuesta inmunitaria, o se vigila estrechamente que el trasplante se realice con material exactamente del mismo grupo tisular.

Toda queratitis precisa un tratamiento oftalmológico precoz, debido al peligro de ceguera.

Si se ha perdido la visión debido a cicatrices corneales, el trasplante de córnea (queratoplastia) puede conseguir la recuperación de la vista.

IRITIS

Sintomatología: enrojecimiento de la esclerótica como en la queratitis pero sin turbiedad de la córnea. Cambio de color del iris, de forma que por ejemplo un iris azul puede tomar una tonalidad verde. La pupila está contraída y con frecuencia pierde su esfericidad. Aparecen trastornos de la visión, dolor y sensibilidad a la presión del ojo.

Síntomas similares a los de la queratitis pero sin turbiedad corneal.

Patogenesia y etiología: la coloración del iris se debe a un aumento de la congestión sanguínea. Se produce un exudado hemático y leucocítico no visible, que provoca turbiedad del humor acuoso y enturbamiento circunscrito de la cara posterior de la córnea, así como trastornos de la nutrición del cristalino. También es posible la aparición de adherencias entre el cristalino y el iris. Cuando la evolución es más crónica, los síntomas no se manifiestan tan intensamente. La iritis siempre se produce a través de la vía sanguínea, si no se trata de una situación consecuente a una infección ocular. Generalmente, la causa consiste en un foco infeccioso como la tuberculosis, la sífilis, procesos amigdalares crónicos y de la raíz dental y la sinusitis. No obstante, las formas crónicas del reumatismo y de las enfermedades metabólicas (gota, diabetes), así como la enfermedad de Bechterew (espondiloartritis anquilopoyética) también tienden a desarrollar este proceso. Una queratitis también puede ser la causa de una iritis. Como enfermedad

Cuando se sospecha una iritis el paciente debe visitar lo antes posible a un oftalmólogo.

Como enfermedad secundaria a la iritis se produce frecuentemente una inflamación del así llamado cuerpo ciliar con el que limita la porción posterior del iris.

secundaria se produce frecuentemente una inflamación del llamado cuerpo ciliar, con el que limita la porción posterior del iris. Esta forma de inflamación del iris y el cuerpo ciliar recibe el nombre de iridociclitis. Al realizar una oftalmoscopia se observa una turbiedad del cuerpo vítreo. Más raramente, la inflamación del cuerpo ciliar se presenta como enfermedad primaria (ciclitis).
Sólo en una pequeña parte de los pacientes puede establecerse con seguridad la existencia de una enfermedad de base como causa de la iritis.

Tratamiento: ante todo deben buscarse las causas desencadenantes. Si se halla una enfermedad de base, ésta debe ser tratada. Para dilatar la pupila se administrará atropina al 1 % o escopolamina al 0,25 %.
En los casos restantes, el tratamiento con pomada de cortisona al 1 %, aplicada de tres a cuatro veces al día, ha demostrado ser muy efectivo. Cuando la afectación es bilateral debe realizarse también un tratamiento sistémico con cortisona. En todos los casos el tratamiento debe estar en manos del oftalmólogo.

En la iritis existe una tendencia a la recidiva. Si se producen iritis de repetición pueden aparecer cataratas.

Pronóstico: cuando se realiza el tratamiento a tiempo, en muchos casos el pronóstico es favorable. Como consecuencia de la iritis, en algunos casos, se ha observado un aumento de la presión intraocular (glaucoma secundario). Si se producen iritis de repetición pueden aparecer cataratas.

INFLAMACIÓN DE LAS GLÁNDULAS LAGRIMALES Y DEL SACO LAGRIMAL

Sintomatología:

En la inflamación de la glándula lagrimal: tumefacción dolorosa y enrojecimiento del párpado superior hacia el ángulo externo del ojo. En ocasiones eliminación de secreción purulenta en el saco conjuntival.

En la inflamación del saco lagrimal: en el lactante aparece con frecuencia una conjuntivitis unilateral. En el adulto enrojecimiento, tumefacción y dolor en el ángulo palpebral interno.
Cuando faltan los síntomas inflamatorios, el diagnóstico de la enfermedad se establece mediante la comprobación de la aparición de pus a través del canal lagrimal al realizar presión sobre el ángulo palpebral interno contra la cara lateral de la nariz.

Cuando faltan los síntomas inflamatorios, el diagnóstico de la enfermedad se establece mediante la comprobación de la aparición de pus a través del canal lagrimal al realizar presión sobre el ángulo palpebral interno contra la cara lateral de la nariz.

Patogenesia y etiología: la inflamación de la glándula lagrimal puede estar causada por un agente infeccioso (sarampión, tuberculosis, sífilis, etc.) transportado vía sanguínea, aunque también puede deberse a una inflamación purulenta del borde palpebral (orzuelo). La inflamación del saco lagrimal se produce con frecuencia por una oclusión de la válvula inferior del canal nasolagrimal. En esta situación, las lágrimas, después de humidificar el globo ocular, no pueden fluir hacia la nariz a través del saco lagrimal, de forma que los agentes infecciosos pueden colonizar el fluido estancado y alcanzar el saco lagrimal.

Toda patología de la vía lagrimal precisa tratamiento especializado.

Tratamiento y pronóstico: precisa tratamiento médico especializado, que en el caso de la inflamación de la glándula lagrimal debe dirigirse a la causa, es decir, al agente causal de la enfermedad. Las aplicaciones de calor son beneficiosas.

En el caso de la inflamación del saco lagrimal, frecuente en el lactante, la curación se consigue mediante la colocación de una sonda, es decir, debe permeabilizarse el canal lagrimal mediante la abertura de la válvula inferior del saco lagrimal. Sin embargo, en el adulto este tratamiento no da resultado. El saco lagrimal con inflamación crónica debe ser sometido a una intervención quirúrgica, bien mediante la extirpación del saco lagrimal, aunque este procedimiento tiene como consecuencia un molesto lagrimeo constante, o bien mediante la aplicación del método del oftalmólogo italiano Toti, con el cual se consigue el flujo natural de las lágrimas estableciendo una unión artificial con la nariz. Posteriormente desaparece por sí sola la inflamación crónica del saco lagrimal.

El saco lagrimal con inflamación crónica debe ser sometido a una intervención quirúrgica. El flujo natural de las lágrimas se consigue estableciendo una unión artificial con la nariz.

CATARATAS

Sintomatología: las cataratas no provocan dolor. Disminución de la agudeza visual de instauración lenta. Posteriormente, turbiedad progresiva del cristalino visible a simple vista. Según la intensidad variará el grado de disminución de la visión hasta llegar a la ceguera prácticamente completa. Al principio con frecuencia visión borrosa y tendencia a deslumbrarse, sobre todo por la noche.

Las cataratas empiezan con visión borrosa y tendencia a deslumbrarse, sobre todo por la noche.

Patogenesia y etiología: la turbiedad del cristalino puede ser congénita (con frecuencia hereditaria o por una enfermedad infecciosa de la madre, generalmente la rubéola, durante la gestación); en estos casos su evolución acostumbra a ser lenta. También puede ser adquirida. Lo más frecuente es que la catarata aparezca a edades avanzadas (catarata senil), debido a múltiples factores. La enfermedad es tan frecuente entre las personas de edad avanzada que puede considerarse como un componente normal del proceso de envejecimiento.

Sin embargo, también se conocen determinadas enfermedades que causan la catarata. Junto a las enfermedades oculares (por ejemplo, iritis, desprendimiento de retina no tratado), se trata principalmente de enfermedades metabólicas (por ejemplo, diabetes mellitus y otras enfermedades metabólicas y musculares). Los traumatismos oculares, las intoxicaciones (por ejemplo, con cornezuelo del centeno), así como el efecto de radiaciones (por ejemplo, rayos X o radiaciones de calor) también pueden llevar a la aparición de una catarata.

Las enfermedades metabólicas como la diabetes mellitus pueden causar cataratas.

Tratamiento y pronóstico: prácticamente no existe un tratamiento farmacológico eficaz para las cataratas. Siempre se intenta enlentecer la evolución de la enfermedad mediante la aplicación de gotas. Sin embargo, no se dispone de conocimientos concluyentes sobre el tema.

Actualmente se dispone de las técnicas quirúrgicas de la catarata, mediante las cuales se extirpa el cristalino, con resultados excepcionales. Antiguamente, después de una operación de este tipo eran necesarias unas gafas de gruesos cristales para sustituir al cristalino. Hoy en día, durante la operación de cataratas se implanta al paciente un cristalino artificial de plexiglás o silicona en el interior del ojo. Para ello se deja en el ojo la cápsula posterior del cristalino. Los cristalinos artificiales modernos se colocan en la cámara posterior.

El cristalino extirpado también puede ser sustituido por una lente de contacto, la cual se coloca sobre la córnea. Su colocación requiere cierta destreza por parte del paciente. El problema de este tipo de lentes de contacto es su permeabilidad para el oxígeno, el cual es imprescindible para la nutrición de la córnea (*véase* también pág. 500).

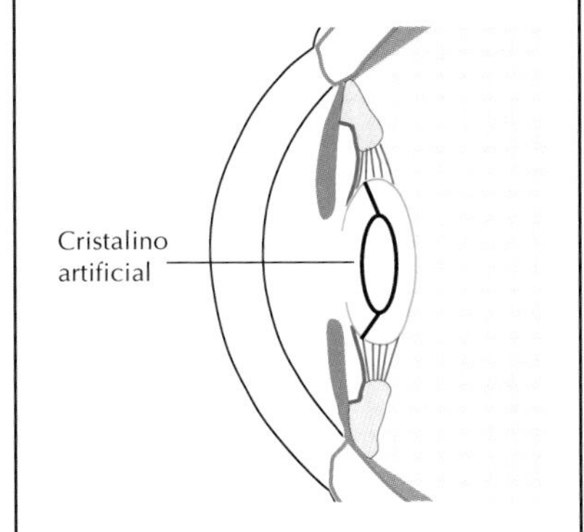

Actualmente las técnicas quirúrgicas de corrección de las cataratas obtienen resultados excepcionales. Durante la operación de cataratas se implanta al paciente un cristalino artificial de plexiglás o silicona en el interior del ojo.

En la forma aguda del glaucoma aparecen de forma súbita alteraciones de la visión e intensa cefalea. ¡Acuda inmediatamente al oftalmólogo!

GLAUCOMA

Sintomatología:

El glaucoma puede presentarse de forma aguda o crónica.

Forma aguda: súbitamente enrojecimiento intenso de la esclerótica y alrededor de la córnea, con frecuencia pupilas midriáticas, turbiedad corneal. El afectado ve mal, con frecuencia sólo es capaz de diferenciar entre la claridad y la oscuridad, lo ve todo nebuloso o con halos con los colores del arco iris, presenta náuseas, vómitos y dolor que se irradia por toda la cabeza y hasta el tronco. El globo ocular se nota duro, lo cual se puede comprobar palpándolo por encima del párpado cerrado (dirigiendo la mirada hacia abajo).

En la forma crónica faltan los síntomas típicos del glaucoma agudo. Por este motivo, el diagnóstico de la enfermedad se establece con frecuencia casualmente al realizar una exploración rutinaria.

Forma crónica: faltan los síntomas típicos del glaucoma agudo. En ello estriba el gran riesgo. Poco a poco se va instaurando una limitación del campo visual así como una progresiva disminución de la capacidad visual. Sólo cuando el enfermo acude para hacerse unas gafas, el oftalmólogo detecta el glaucoma al realizar el examen del fondo de ojo y del campo visual, así como al determinar la presión intraocular.

Patogenesia y etiología: el glaucoma se produce por un aumento de la presión intraocular, que posiblemente se debe a una hiperproducción de humor acuoso o a un bloqueo del flujo normal desde la cámara posterior del ojo, a través de la pupila, hasta la cámara anterior del ojo y de allí, a través del canal de Schlemm, en el ángulo de la cámara anterior, entre la raíz del iris y la periferia corneal.
Debido a que el aumento de la presión en la forma aguda es muy importante y en la forma crónica es muy reducido, los dos tipos de glaucoma presentan cuadros sintomáticos completamente diferentes.

En las dos formas se produce una alteración de la visión por una destrucción de la retina o del nervio óptico, como consecuencia de la hipertensión ocular.

No obstante, en las dos formas se produce una alteración de la visión por una destrucción de la retina o del nervio óptico, como consecuencia de la hipertensión ocular. Existen casos de glaucoma en los que no se encuentra ninguna explicación. Nos referimos a ellos como glaucoma primario.
Los casos de glaucoma que se deben a una enfermedad antigua o presente, generalmente ocular, reciben el nombre de glaucoma secundario.
La causa puede ser, por ejemplo, cicatrización corneal en los bordes, iritis que como consecuencia provoca la aparición de adherencias entre el iris y la superficie anterior del cristalino, las cuales bloquean el flujo del humor acuoso desde la cámara posterior hasta la cámara anterior del ojo, adherencia de la cara anterior del iris con la periferia corneal a nivel del ángulo de la cámara, falta congénita de desarrollo del canal de Schlemm, de forma que el humor acuoso no puede salir del ojo y provoca un aumento de la presión intraocular (el así llamado buftalmos, una enfermedad con frecuencia hereditaria que aparece en la infancia), contusiones oculares, etc.

Si al cabo de pocas horas de aplicar las primeras medidas terapéuticas no se produce una disminución de la presión intraocular, debe realizarse una intervención quirúrgica, dado el elevado riesgo de ceguera.

Tratamiento y pronóstico: el glaucoma agudo precisa tratamiento médico especializado inmediato. En primer lugar el médico administrará fármacos hipotensores y pilocarpina, para provocar una contracción rápida de la pupila y una disminución del dolor. Posteriormente se intentará eliminar el bloqueo del flujo del líquido acuoso mediante otros fármacos constrictores de la pupila (por ejemplo, eserina).

Si a pesar de todo no se produce una disminución de la presión intraocular en pocas horas, deberá realizarse una intervención quirúrgica. Ésta consiste en la realización de una incisión en el iris (iridectomía), según la técnica de A.v. Graefe, mediante la cual generalmente se consigue solucionar la elevación aguda de la presión intraocular y se evita la aparición de recidivas.
En el glaucoma primario crónico primero se intenta, al igual que en el glaucoma agudo, evitar la intervención quirúrgica mediante la aplicación de fármacos constrictores de la pupila. Si a pesar de todo no puede controlarse la presión intraocular, se produce un empeoramiento de la capacidad visual o aumenta la reducción del campo visual, debe realizarse la intervención, la cual generalmente persigue el objetivo de desviar el exceso de humor acuoso de la cámara anterior por debajo de la conjuntiva hacia delante o hacia atrás.
Mediante otra intervención quirúrgica, la obliteración diatérmica o por técnica de congelación del cuerpo ciliar, se consigue que se produzca una disminución de la secreción del humor acuoso.
En el glaucoma crónico secundario el resultado de la intervención quirúrgica depende de la enfermedad de base. Los betabloqueantes son fármacos modernos, pero que no pueden administrarse, por ejemplo, en caso de asma. La intervención quirúrgica puede ser sustituida por un tratamiento con láser de argón, con el fin de mejorar el flujo en el ángulo de la cámara (trabeculoplastia por láser).

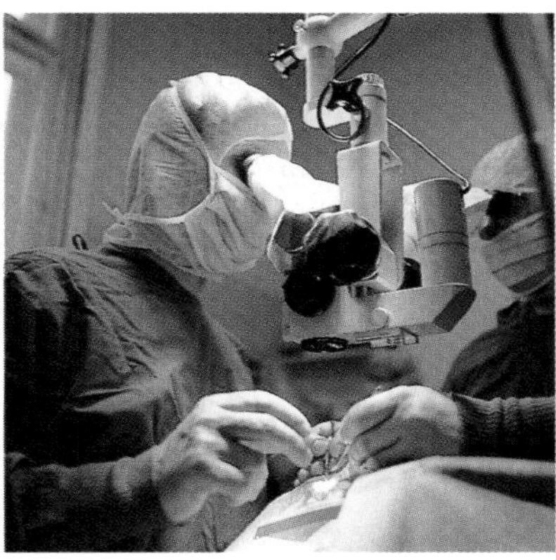

En el glaucoma, mediante una intervención quirúrgica, se desvía el exceso de humor acuoso bajo la conjuntiva.

Es posible sustituir la intervención quirúrgica por un tratamiento con láser de argón, con el fin de mejorar el flujo en el ángulo de la cámara.

RETINOCOROIDITIS

Sintomatología: importante pérdida de visión, zonas grises o deformadas, o incluso zonas oscuras en el campo visual, debido a que las células fotosensibles no están suficientemente irrigadas.

La aparición de zonas grises o deformadas, o incluso zonas oscuras en el campo visual, constituye un síntoma de la retinocoroiditis.

Patogenesia y etiología: debido a la estrecha relación entre la retina y la coroides, la retinitis y la coroiditis raramente se presentan de forma aislada. La coroides es una capa tisular atravesada por un gran número de vasos sanguíneos, situada en la parte posterior del globo ocular, entre la esclerótica y la retina. Los vasos sanguíneos de la coroides aportan oxígeno y nutrientes a las células receptoras de la retina.
Generalmente, la infección llega por vía sanguínea, provoca la formación de cicatrices sobre la retina y con frecuencia tiene las mismas causas que la iritis, en ocasiones la tuberculosis o la sífilis, en ocasiones focos purulentos dentales o de otros órganos, por ejemplo, amígdalas y senos paranasales.
Frecuentemente se trata de una reacción de hipersensibilidad. Sólo puede ser diagnosticada por el oftalmólogo mediante una exploración exhaustiva (alteraciones inmunológicas).

Los focos purulentos dentales o de otros órganos, como amígdalas y senos paranasales, pueden provocar a través de la vía sanguínea una retinitis o una coroiditis.

Tratamiento y pronóstico: junto a la eliminación de las causas desencadenantes, debe provocarse una dilatación farmacológica de la pupila para potenciar el tratamiento. El tratamiento consiste en la administración de corticosteroides para combatir la inflamación y antibióticos para solucionar la infección.
La evolución de la enfermedad varía mucho y depende de la causa y localización de la enfermedad. La localización y el grado de afectación de la retina y de la coroides también juegan un papel importante.

La evolución de la enfermedad varía mucho y depende de la causa de la inflamación.

Todo paciente con la sospecha de un desprendimiento de retina se ha de someter a una exploración oftalmológica de urgencia.

Desprendimiento de retina

Sintomatología: centelleo súbito de los ojos, visión de relámpagos, chispas, círculos, imágenes deformadas, sombras delante del ojo como copos de hollín ondulantes, como un velo delante de los ojos.

Patogenesia y etiología: el desprendimiento de retina consiste en la separación de la hoja interna de la verdadera retina de la hoja externa, el epitelio pigmentario. El desprendimiento se produce por rotura de la retina y fluidificación del cuerpo vítreo, cuando el líquido se introduce entre las dos hojas retinianas y abomba la verdadera capa óptica. Entre las causas encontramos los traumatismos; el desprendimiento se ve favorecido por la miopía y la edad avanzada, así como por enfermedades antiguas de la retina y del cuerpo vítreo.

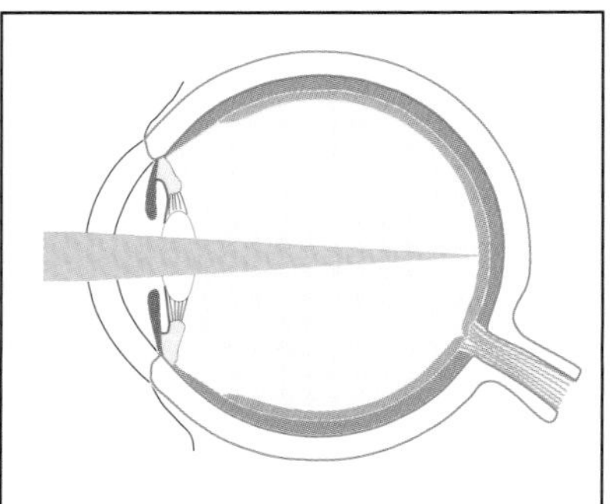

Los orificios recientes de la retina sin que se haya producido desprendimiento se pueden cerrar con el láser.
Las posibilidades de curación son mayores cuanto antes se instaure el tratamiento.

Tratamiento y pronóstico: corrección quirúrgica del desgarro de la retina mediante bajas temperaturas y restitución de la retina mediante precintos colocados en el exterior. La curación es posible en el 80 o 90 % de los casos. Los orificios recientes de la retina, sin que se haya producido desprendimiento, pueden cerrarse mediante el láser. Las posibilidades de curación son mayores cuanto antes se instaure el tratamiento.

Otras enfermedades de la retina

Otras enfermedades de la retina que cursan con trastornos visuales pero que no pueden considerarse verdaderos procesos inflamatorios generalmente son síntomas secundarios de enfermedades internas, como la arteriosclerosis, la diabetes mellitus y las enfermedades renales. Desgraciadamente, en este caso el oftalmólogo precisa de otros especialistas para establecer el diagnóstico. La mejoría de estas enfermedades retinianas sólo es posible mediante el tratamiento por parte del internista de la enfermedad primaria.
En el caso de las alteraciones retinianas provocadas por una diabetes en estado avanzado, el láser aplicado en el momento adecuado ha demostrado ser muy efectivo. En los casos tardíos debe pensarse en la cirugía del cuerpo vítreo-retina (vitrectomía).

En la degeneración macular existe una limitación sobre todo de la lectura. Los enfermos ven en el centro del texto una mancha mal definida, que aumenta día a día de tamaño.

Degeneración macular

Sintomatología: se trata de una enfermedad que afecta a la parte central de la retina y que provoca una pérdida progresiva del campo visual central y de la agudeza visual, de forma que se produce una importante limitación de la lectura. Los enfermos ven en el centro del texto una mancha mal definida, que aumenta día a día de tamaño.

La degeneración macular seca está causada por factores genéticos, aunque también se puede deber a enfermedades circulatorias y trastornos metabólicos.

Etiología: en la degeneración macular húmeda, debido a la destrucción de la capa aislada entre la coroides y la retina, se produce la entrada de sangre en la retina.
La degeneración macular seca está causada por factores genéticos, aunque también se puede deber a enfermedades circulatorias (arteriosclerosis) y trastornos metabólicos (diabetes mellitus, trastornos del metabolismo lipídico).

Tratamiento: cuando se detecta precozmente se puede cerrar el lugar de la salida de líquido con un tratamiento con láser.
En la degeneración macular seca, en la que prácticamente nunca se produce afectación del borde del campo visual, hasta el momento no se ha descubierto ningún tratamiento efectivo.

Cuando se detecta precozmente se puede cerrar el lugar de la salida de líquido mediante un tratamiento con láser.

Trastornos circulatorios agudos y crónicos de la retina

Sintomatología:

En los trastornos circulatorios agudos:

- Ceguera súbita de un ojo.
- Limitación súbita e importante del campo visual de uno o de ambos ojos.
- Disminución importante de la agudeza visual.
- Los síntomas no se acompañan de dolor.

En los trastornos circulatorios crónicos:

- Disminución lenta y progresiva de la capacidad visual.

Los trastornos circulatorios de la retina pueden provocar ceguera. Por ello, cuando se produce una limitación parcial del campo visual se ha de acudir inmediatamente al oftalmólogo.

Etiología: trastorno circulatorio u oclusión de los vasos sanguíneos que irrigan la retina como consecuencia de la arteriosclerosis o de la hipertensión arterial.

Tratamiento: mediante la administración de ácido acetilsalicílico se disminuye la viscosidad de la sangre. El tratamiento con láser puede enlentecer la neoformación vascular en la retina.

El riesgo de padecer la enfermedad aumenta con la edad y cuando existen otros factores de riesgo como la hipertensión arterial, el tabaquismo y estrés.

Retinopatía hereditaria (retinitis pigmentaria)

Sintomatología: generalmente, la ceguera nocturna (hemeralopía) es el primer síntoma. Más adelante se produce una limitación en forma de anillo del campo visual, que progresa de fuera hacia dentro.

Etiología: hasta el momento no se conocen las verdaderas causas de la enfermedad. Generalmente, aparece en la edad media de la vida y provoca una importante limitación de la visión. Si la retinitis pigmentaria empieza durante los primeros diez años de vida, no se puede descartar la posibilidad de una posterior ceguera.

Tratamiento: en la actualidad no existe un tratamiento efectivo. Con el fin de evitar la expansión de la enfermedad, se ha de ofrecer asesoramiento genético a todas las personas afectadas, especialmente a los padres que tengan hijos enfermos.

Cuando se producen cefaleas frecuentes sin una causa aparente es aconsejable realizar una exploración oftalmológica para descartar posibles enfermedades oculares.

ENFERMEDADES DEL NERVIO ÓPTICO

Pueden manifestarse de formas muy diversas y, asimismo, su causa puede ser muy distinta. El dolor ocular al mover los ojos constituye el síntoma más frecuente, aun cuando todavía no exista ninguna alteración de la visión. Sin embargo, las alteraciones de la visión aparecen siempre. Cuando se producen cefaleas frecuentes sin que el paciente o el afectado puedan claramente determinar una causa aparente es aconsejable realizar una exploración oftalmológica con el propósito de descartar posibles enfermedades oculares. En la esclerosis múltiple no es rara la afectación del nervio óptico, ocasionalmente también apreciable como síntoma inicial.

PRESBICIA

Con la edad, a partir de los 45 años aproximadamente, el cristalino pierde progresivamente su elasticidad.

En el ojo normal, los rayos lumínicos del objeto observado alcanzan la zona de máxima agudeza visual de la retina, de tal forma que se crea una imagen exacta. La córnea y el cristalino permiten la correcta formación de los haces de rayos y su localización correcta en la retina. Si el objeto observado se encuentra a cinco o más metros, los rayos llegan prácticamente paralelos, y en el ojo normal el cristalino los refracta prácticamente sin alterarlos. Cuando el objeto está más cercano, el cristalino debe curvarse más, con el fin de que la refracción de los rayos también sea mayor.
Con la edad, a partir de los 45 años aproximadamente, el cristalino pierde progresivamente su elasticidad. El afectado no puede ver con nitidez a la distancia normal de lectura de unos 30 centímetros. Al leer necesita gafas (lente convexa). La presbicia es tan frecuente que no se puede hablar de una verdadera enfermedad.

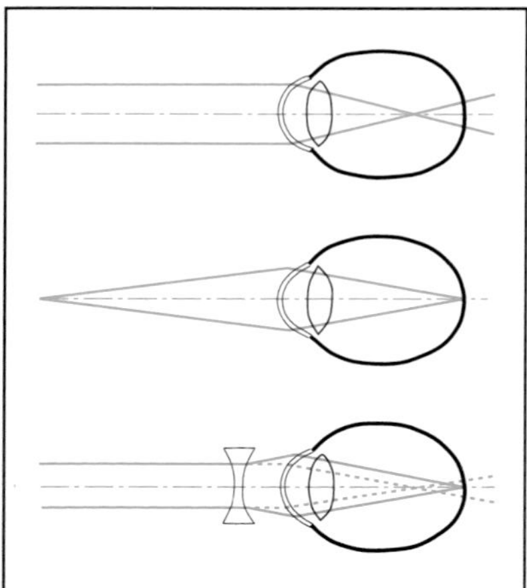

Incidencia de los rayos en la miopía. Superior: mirada a lo lejos. Se produce una imagen con falta de nitidez, ya que debido a la excesiva longitud del globo ocular el fondo de ojo se encuentra por detrás del punto de convergencia de los haces de rayos.
Centro: objeto cercano sin acomodación del ojo. Se forma una imagen nítida.
Inferior: corrección de la miopía mediante una lente cóncava que provoca una divergencia de los rayos.

MIOPÍA

Sintomatología: déficit de agudeza visual al mirar de lejos; raramente estrabismo divergente (hacia fuera). Debido al eje demasiado largo del ojo, los rayos paralelos que en la mirada de lejos alcanzan el ojo no inciden correctamente sobre la retina, sino que la imagen se forma por delante de ella.
Sin embargo, los objetos cercanos se ven con nitidez.

Patogenesia y etiología: en la miopía existe una relación inadecuada entre la refracción y la longitud del eje del ojo. En la mayoría de los casos, la causa consiste en una estructura demasiado larga del globo ocular, es decir, un crecimiento anormal del ojo, de origen hereditario. Este hecho explica también por qué la miopía se desarrolla durante el principal período de crecimiento, durante la edad escolar.

Tratamiento: la miopía se corrige mediante la utilización de una lente cóncava, con la que se restablece la capacidad visual normal, ya que provoca una divergencia de los rayos.
La práctica constante o asidua de los ejercicios oculares no tienen sentido. Las incisiones en la córnea (queratotomía) no inciden sobre la porción ocular realmente alterada.

Pronóstico: generalmente favorable, aunque para ver de lejos hay que llevar constantemente las gafas, que a lo largo de la infancia han de contar con lentes cada vez más divergentes, mientras el globo ocular siga creciendo. Con la llamada corrección senil del ojo (presbicia) se produce una cierta compensación de la miopía, de manera que los objetos situados lejos pueden verse nuevamente de forma nítida sin necesidad de las gafas, aunque no los objetos situados realmente lejos. La miopía severa determinada por factores familiares a menudo tiene como consecuencia importantes alteraciones secundarias (por ejemplo desprendimiento de retina).

Con la llamada corrección senil del ojo (presbicia) se produce una cierta compensación de la miopía, de manera que los objetos situados lejos pueden verse nuevamente de forma nítida sin necesidad de las gafas.

HIPERMETROPÍA

Sintomatología: cansancio rápido al leer y al mirar de cerca. Las molestias aumentan con la edad si no se utilizan unas gafas correctoras. Pérdida de la agudeza visual al mirar de cerca, en ocasiones estrabismo convergente, con frecuencia dolor ocular y cefalea.

Patogenesia y etiología: en la hipermetropía, al igual que en la miopía, existe una relación incorrecta entre la refracción y la longitud del eje ocular. El globo ocular es relativamente corto. Los rayos paralelos que provienen de objetos lejanos no convergen en la retina. El punto donde se encuentran se localiza mucho más atrás. Sobre la retina, los objetos sólo se reflejan de forma poco nítida. El hecho de que la mayoría de los hipermétropes no se quejen de mala visión se debe a que al mirar de lejos se produce un mayor abombamiento del cristalino (hipermetropía latente).
Así pues, al mirar de lejos se produce el proceso de acomodación (acomodación autocorrectora del sistema ocular), que en los ojos normales sólo se produce al mirar de cerca. Al mirar de cerca la acomodación debe ser todavía más intensa, motivo por el que aparecen los síntomas descritos. Debido a la pérdida de elasticidad del cristalino, la capacidad de acomodación disminuye a lo largo de la vida, por lo que aumentan los síntomas de la hipermetropía.
Dado que durante el proceso de crecimiento el globo ocular también crece, en este período generalmente se produce una disminución de la hipermetropía. Prácticamente todos los neonatos presentan hipermetropía, que generalmente se corrige durante los dos primeros años de vida debido al crecimiento del globo ocular.

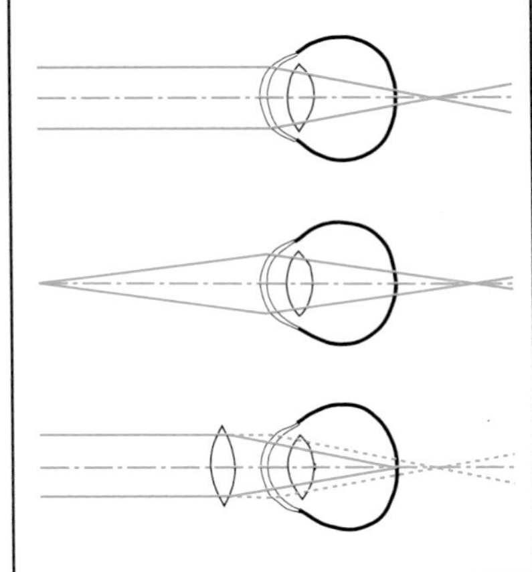

Incidencia de los rayos en la hipermetropía. Superior: mirada de lejos. Se produce una imagen poco nítida, ya que debido a la insuficiente longitud del ojo el fondo del ojo queda por delante del punto de convergencia. Centro: objeto cercano para un ojo con deterioro de la acomodación. Se produce una imagen todavía menos nítida.
Inferior: la hipermetropía se corrige con unas lentes convergentes.

Tratamiento: la hipermetropía se corrige con una lente convergente, de forma que la lente debe ser tan potente que al mirar de lejos el hipermétrope sea capaz de ver adecuadamente sin necesidad del proceso de acomodación.
La medicina natural utiliza unos ejercicios oculares (también llamados gimnasia ocular) para conseguir una mejoría de la hipermetropía y de sus síntomas secundarios, como la cefalea o el cansancio. No es frecuente que se produzca una mejoría, ya que estos ejercicios no rejuvenecen el cristalino y no aumentan su elasticidad.

Pronóstico: si la hipermetropía se mantiene una vez finalizado el proceso de crecimiento, se producirá un empeoramiento progresivo de la visión de cerca con la edad, que hará necesario utilizar lentes correctoras, que se tendrán que aumentar a medida que se deteriore la capacidad de acomodación.

Es necesario utilizar las gafas constantemente, ya que su uso intermitente puede provocar cefalea.

El ojo ve una fuente de luz puntiforme como una estructura longitudinal.

ASTIGMATISMO

Sintomatología: falta de agudeza visual al mirar de cerca, pero sobre todo al mirar de lejos. El ojo ve una fuente de luz puntiforme como una estructura longitudinal. Cefalea y síntomas vertiginosos. Algunos afectados ven las líneas horizontales nítidamente, mientras que no ocurre lo mismo con las líneas verticales. El campo de agudeza visual también puede ser oblicuo.

La mayoría de las formas de defectos visuales se pueden corregir mediante la utilización de gafas.

Patogenesia y etiología: en la mayoría de los casos se trata de una alteración corneal congénita que no se corrige por sí misma. Si comparamos la superficie corneal con la superficie de una sección de un globo terráqueo, veremos que en la córnea normal todos los meridianos tienen una curvatura similar. La superficie de curvatura similar permite la convergencia de los rayos lumínicos en un punto. En el astigmatismo, cada meridiano de la superficie corneal presenta una curvatura distinta, de forma que los rayos incidentes no pueden converger en un punto.

Tratamiento: el astigmatismo se corrige mediante lentes cilíndricas, cuyo poder de refracción se limita a un meridiano. Dado que generalmente el astigmatismo se asocia a miopía o hipermetropía, existen lentes que corrigen ambos defectos. Modernamente, en algunos casos la curvatura de la córnea puede variarse mediante un tratamiento con láser. No obstante, este tratamiento no está completamente desarrollado. Las alteraciones severas de la curvatura corneal se pueden corregir quirúrgicamente.

AMBLIOPÍA

Sintomatología: trastorno constante de la agudeza visual de un ojo, que con frecuencia el afectado no percibe. Generalmente la enfermedad se desarrolla desde los primeros meses o bien durante los primeros años de vida.

Etiología: con frecuencia un trastorno del desarrollo infantil precoz sin hallazgos patológicos oculares observables. La ambliopía puede desencadenarse por un estrabismo no corregido, por enfermedades palpebrales o por una catarata congénita. Con menos frecuencia se debe a lesiones de la retina o del nervio óptico.

Tratamiento: el tratamiento adecuado en cuestión se ha de dirigir al trastorno o enfermedad que ha provocado la ambliopía; el paciente debe ser informado de que, con frecuencia, es largo.

Es importante la detección y tratamiento de la ambliopía antes de los ocho años, ya que generalmente después no es curable. Por ello los padres deben someter a sus hijos a las exploraciones preventivas y en caso de que los niños presenten comportamientos extraños (estrabismo, errores al intentar coger un objeto o frecuentes tropezones aparentemente sin motivo) deben acudir inmediatamente al oftalmólogo para que éste detecte cuál es el problema y le ponga remedio.

Es importante la detección y tratamiento de la ambliopía antes de los ocho años, ya que generalmente después no es curable.

AVITAMINOSIS OCULAR (HEMERALOPÍA ADQUIRIDA)

La avitaminosis afecta principalmente a los lactantes con enteritis severa. Es una enfermedad frecuente en los países subdesarrollados.

Sintomatología: falta de visión en la oscuridad, déficit del proceso de acomodación en el crepúsculo y por la noche. En casos severos (en los países subdesarrollados), destrucción de la córnea, cicatrización y ceguera.

Patogenesia y etiología: se trata de un grave trastorno nutricional por déficit de vitamina A, cuyo precursor (provitamina carotina) es muy importante para la función del ojo. Se discute si otras vitaminas también desempeñan un papel decisivo en este trastorno. La avitaminosis ocular sólo constituye una parte de la sintomatología de una grave enfermedad sistémica deficitaria, especialmente un déficit proteico.
Aunque ocasionalmente, en tiempos de escasez, se ha observado también en el adulto, afecta principalmente a los lactantes con enteritis severa. En estos casos, el organismo no es capaz de captar suficiente carotina, que en el hígado se transforma en vitamina A y que es imprescindible para la retina. En los países subdesarrollados, el déficit de vitamina A produce la ceguera de más de quinientos mil niños al año.

Si la enfermedad se diagnostica a tiempo está indicada la administración de dosis elevadas de vitamina A; es especialmente adecuada la vitamina A natural.

Tratamiento y pronóstico: en primer lugar, eliminación de la enfermedad de base. Si la enfermedad se diagnostica a tiempo está indicada la administración de dosis elevadas de vitamina A; es especialmente adecuada la vitamina A natural (zanahorias ralladas muy finas y aderezadas con aceite, a ser posible crudas; aceite de hígado de bacalao). En la dieta normal el aporte de vitamina A es suficiente.

HEMERALOPÍA

La disminución de la capacidad de acomodación del ojo a la falta de luz se debe generalmente a un déficit vitamínico (*véase* avitaminosis ocular). En los casos restantes se trata de la hemeralopía congénita.

La hemeralopía empieza aproximadamente a los 16 años con un trastorno visual en el crepúsculo. Con el tiempo se produce una limitación del campo visual.

Sintomatología: los síntomas principales son: aproximadamente a los 16 años empieza un trastorno visual en el crepúsculo. Con el tiempo se produce una limitación del campo visual que progresa de tal forma que el enfermo en un principio todavía ve nítidamente, pero que a pesar de ver bien los objetos situados en el punto de la mirada, es decir, de la visión central, existe la sensación de que se mira a través de una cerradura. Más adelante aparecen también trastornos de la visión central hasta llegar a la ceguera. Además, con frecuencia se desarrolla también una catarata complicada.

La causa más frecuente es una alteración retiniana hereditaria, que se asocia a la retinopatía pigmentaria.

Patogenesia y etiología: la verdadera hemeralopía, que no se ha de confundir con el déficit de acomodación del ojo en el crepúsculo debido a una avitaminosis, se debe siempre a una enfermedad ocular. La causa más frecuente es una alteración retiniana hereditaria, que se asocia comúnmente con la retinopatía pigmentaria.

Mediante la cirugía de la catarata, más adelante complicada, generalmente se puede mejorar algo la visión.

Tratamiento y pronóstico: mediante la cirugía de la catarata generalmente se puede mejorar un poco la visión, pero la limitación del campo visual y la disminución de la visión no pueden evitarse. Todos los intentos de frenar la destrucción retiniana no han obtenido hasta el momento ningún resultado esperanzador.

DALTONISMO

Los daltónicos no son conscientes de su deficiencia, ya que son capaces de diferenciar correctamente los colores en razón de su grado de claridad. Con frecuencia, su déficit visual se detecta casualmente en una revisión oftalmológica rutinaria.

Sintomatología: incapacidad para ver un determinado color, bien el rojo, el verde o (muy raro) el azul. Los daltónicos no son conscientes de su deficiencia, ya que son capaces de diferenciar correctamente los colores en razón de su grado de claridad. Con frecuencia, su déficit visual se detecta casualmente en una revisión oftalmológica rutinaria. Se trata de un fallo en los receptores oculares del color. A partir de la experimentación animal se sabe que en la retina existen sustancias que absorben el rojo, el verde y el azul.

Si seguimos la teoría de Young-Helmholtz, se han de distinguir tres formas de daltonismo, en las que el ojo humano, por lo demás normal, no es capaz de distinguir los colores cuando éstos son de la misma intensidad:

1. la ceguera para el color rojo (protanopía),

2. la ceguera para el color verde (deuteranopía), y

3. la poco importante ceguera para el color azul (tritanopía).

Aproximadamente el 4 % de los hombres presenta daltonismo, mientras que el porcentaje de mujeres afectadas es mínimo.

Los protanópicos están especialmente en peligro cuando circulan por la calle. Los trastornos de menor grado se denominan anomalías (protanomalía, deuteranomalía, tritanomalía).

La persona daltónica no puede realizar ningún trabajo en que se precise distinguir los colores. Se trata sobre todo de trabajos relacionados con el tráfico, la industria textil, la técnica, sobre todo la técnica electrónica, y también en muchos ámbitos artísticos.

Diagnóstico: la evaluación de la capacidad de distinguir los colores se realiza mediante tableros coloreados, en los que hay números formados por puntos de color rojo y verde de la misma intensidad, y colocados en un fondo constituido asimismo por puntos coloreados (*véase* pág. 499). Las personas daltónicas no son capaces de distinguir los números en el tablero.
La protanopía y la deuteranopía también tienen un papel importante en el tráfico (tráfico naval, ferroviario, aéreo y rodado). Aproximadamente el 4 % (si los estudios son más exhaustivos hasta el 8 %) de los hombres presenta daltonismo, mientras que el porcentaje de mujeres afectadas por la misma enfermedad ocular es mínimo.

Los protanópicos están especialmente en peligro cuando circulan por la calle.

Tratamiento y pronóstico: se puede intentar, con ayuda de unas lentes coloreadas, que el enfermo sea capaz de distinguir mejor los grados de tonalidad de los colores; no obstante, no se puede aumentar su sensibilidad a los colores. En la práctica, estas lentes coloreadas tampoco han demostrado su total eficacia.
La persona daltónica no puede realizar ningún trabajo en que se precise distinguir los colores. Se trata sobre todo de trabajos relacionados con el tráfico, la industria textil, la técnica, sobre todo la técnica electrónica, y también en muchos ámbitos artísticos.

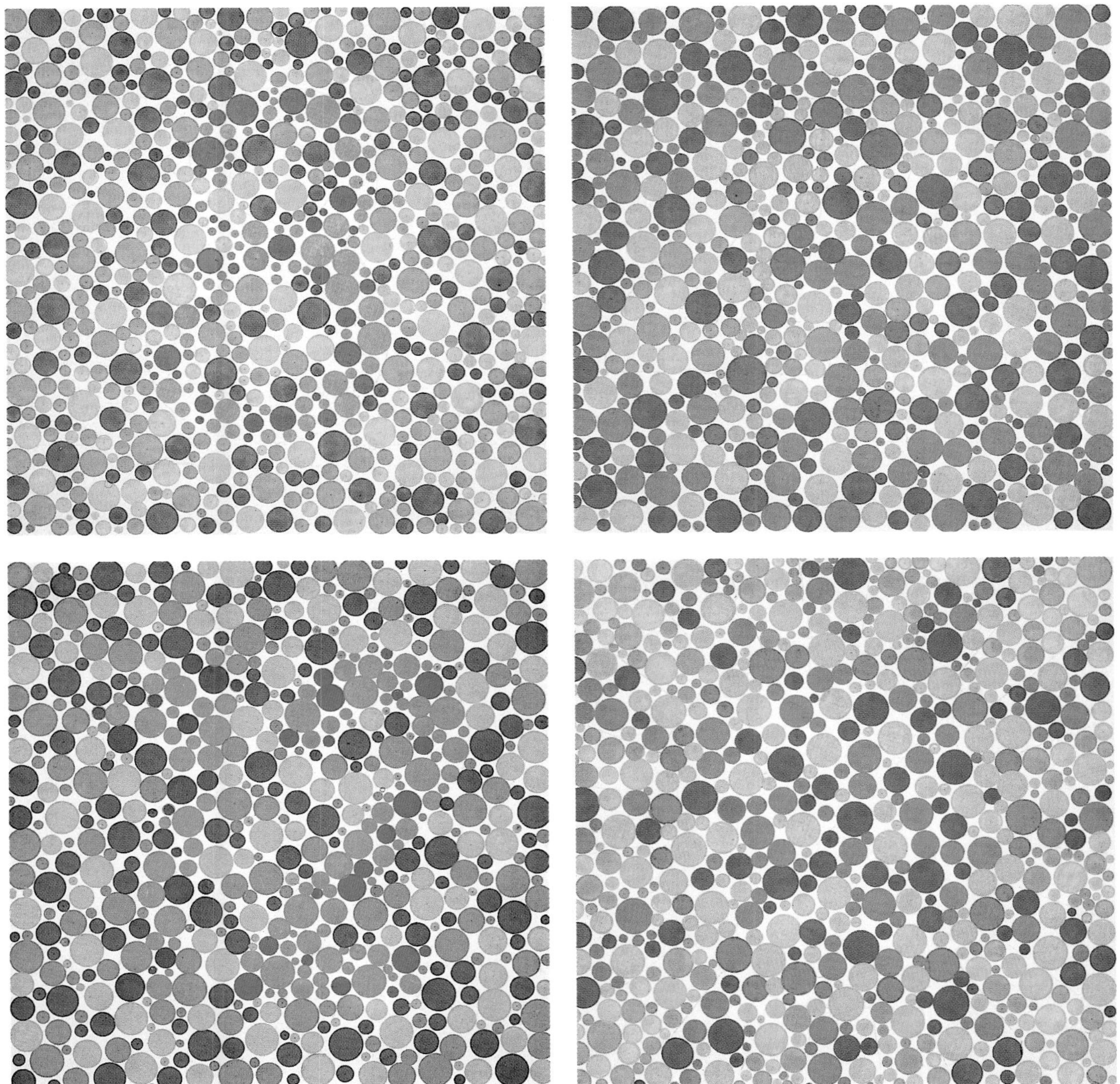

CORRECTORES DE LA VISIÓN

Las **gafas** son aparatos ópticos para la corrección de la potencia y agudeza visuales. Deben ser prescritas y ajustadas por el oftalmólogo o por un óptico titulado. Las gafas hechas en serie no son recomendables.
La montura es de metal o plástico. Las monturas de metal son más duraderas, mientras que las de plástico son con frecuencia más ligeras. Las lentes pueden ser de vidrio o de plástico (CR 39). Las lentes de plástico son más ligeras y resistentes a la rotura, pero tienden a rayarse. La forma de la lente depende del tipo de alteración. En la miopía se utilizan lentes convexas, es decir, lentes reductoras; en la hipermetropía cóncavas, es decir, de aumento. Cada día se uti-

La evaluación de la capacidad de distinguir los colores se realiza mediante tableros coloreados, en los que hay figuras formadas por puntos de color rojo y verde de la misma intensidad, y colocados en un fondo constituido asimismo por puntos coloreados. Las personas daltónicas no son capaces de distinguir las figuras en el tablero.

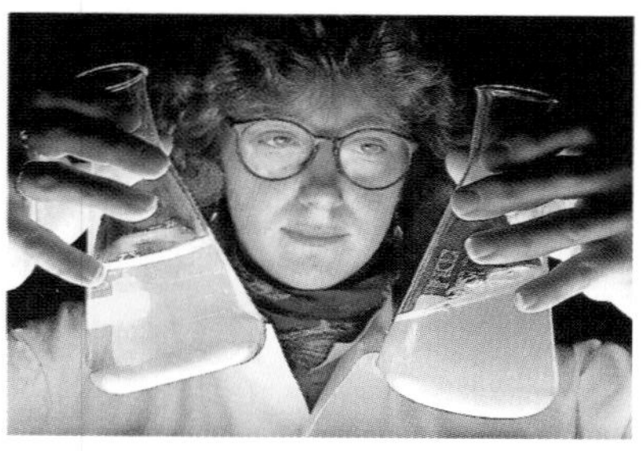

Las gafas corrigen los defectos visuales y permiten una visión correcta. Ésta es imprescindible para cumplir con la mayor responsabilidad nuestras obligaciones.

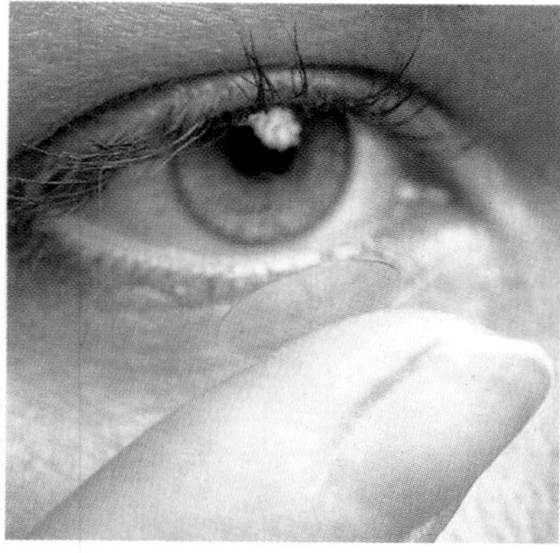

Si al utilizar las lentes de contacto aparece enrojecimiento, inflamación o trastornos visuales, se extraerán inmediatamente las lentes y se acudirá al oftalmólogo.

Ante cualquier traumatismo ocular hay que llevar al herido inmediatamente al oftalmólogo, una vez se ha cubierto el ojo con un pañuelo limpio.

Tanto en el caso del párpado superior como del inferior, los cuerpos extraños siempre deben eliminarse hacia el ángulo interno del ojo.

lizan más las lentes bifocales, en las que el vidrio ha sido trabajado de dos formas distintas, así como las lentes progresivas, en las que su forma varía progresivamente desde el centro hasta el borde.

Las **lentes de contacto** cumplen la misma función que las gafas, pero no se ven y limitan menos la actividad laboral, deportiva o de ocio.
Según el motivo de su utilización y el precio distinguimos entre las lentes de contacto duras y las blandas. Más importante que la flexibilidad del material de las lentes es su permeabilidad para los gases, con el fin de que la córnea reciba siempre la suficiente cantidad de oxígeno. Hoy en día existen lentes de contacto tanto duras como blandas con una elevada permeabilidad para los gases.
Las lentes de contacto se han de ajustar con gran exactitud y precisan unos cuidados y limpieza intensivos por parte de su dueño.
No todas las personas toleran las lentes de contacto. La persona que sufre de ojos secos o alergias no debe utilizarlas. Tampoco son adecuadas cuando existe una retinitis, una inflamación de las vías lagrimales u otras enfermedades oculares crónicas.
Si al utilizar las lentes de contacto aparece enrojecimiento, inflamación o trastornos visuales, deben extraerse inmediatamente las lentes y acudir al oftalmólogo.

LESIONES OCULARES

Ante cualquier traumatismo ocular hay que llevar al herido inmediatamente al oftalmólogo, una vez se ha cubierto el ojo con un pañuelo limpio. Entre las lesiones industriales que con mayor frecuencia afectan el ojo se encuentran las lesiones por virutas de hierro incrustadas en el interior del ojo. Éstas sólo pueden ser extraídas por un oftalmólogo, y habitualmente sólo en centros hospitalarios importantes y con el instrumental adecuado. Años atrás se utilizaba un gran imán, pero en la actualidad se prefiere la intervención quirúrgica del cuerpo vítreo (vitrectomía).
Cuando la lesión por un cuerpo extraño es más superficial, el tratamiento dependerá de si el cuerpo extraño se localiza en la córnea o bajo el párpado superior.
La extracción de un cuerpo extraño localizado en la córnea debe dejarse en manos del oftalmólogo, ya que en las lesiones industriales el cuerpo extraño generalmente está incandescente y siempre existe el riesgo de una infección.
Sin embargo, cuando el cuerpo extraño se localiza debajo del párpado superior lo puede extraer cualquier persona siempre que actúe con cuidado. Para ello debe tomar un bastoncillo (por ejemplo una cerilla) y colocarlo aproximadamente tres milímetros por encima del borde del párpado superior, mientras que el lesionado mantiene el ojo cerrado y con la mirada hacia abajo, para después coger las pestañas y girar el párpado superior sobre el bastoncillo. Habitualmente, el cuerpo extraño se localiza aproximadamente un milímetro por encima del borde palpebral interno. Con un algodón algo húmedo o con la punta humedecida de un pañuelo limpio puede extraerse fácilmente el cuerpo extraño.
Todavía más sencilla es la extracción de un cuerpo extraño localizado en el párpado inferior. Para ello se estira el párpado inferior hacia abajo, con la mirada dirigida hacia arriba, y se extrae el cuerpo extraño de la misma manera que en el caso del párpado superior.
Tanto en el caso del párpado superior como del inferior, los cuerpos extraños siempre deben eliminarse hacia el ángulo interno del ojo. Si no se consigue la

eliminación del cuerpo extraño se acudirá inmediatamente al oftalmólogo, dado que un cuerpo extraño localizado bajo los párpados puede provocar lesiones corneales.
Las contusiones oculares, por ejemplo por un puñetazo, una pelota o una bola de nieve, pueden provocar graves lesiones en el interior del ojo. Un ojo amoratado siempre es motivo de una visita al oftalmólogo.
En caso de que el ojo se haya sometido a la acción de algún cáustico, se puede prestar una gran ayuda si se abre el ojo con el pulgar y el índice y se enjuaga cuidadosamente y a fondo con un líquido neutro como agua o una infusión (nunca con leche). Esto se ha de hacer siempre con un chorro suave de agua (nunca bajo la fuerza del chorro del grifo), ya que de otra manera existe el riesgo de lesionar todavía más el ojo. El lesionado debe mantener la cabeza de tal forma que el líquido resbale hacia el ángulo externo del ojo. La idea de que las lesiones producidas por sustancias alcalinas se han de combatir con sustancias ácidas y viceversa es incorrecta y peligrosa. Es esencial enjuagar inmediatamente el ojo y eliminar completamente las partículas de las sustancias cáusticas. Posteriormente se ha de acudir sin tardanza al oftalmólogo o a un centro oftalmológico.

Un ojo amoratado siempre es motivo de una visita al oftalmólogo.

La idea de que las lesiones producidas por sustancias alcalinas se han de combatir con sustancias ácidas y viceversa es incorrecta e incluso peligrosa.

CEGUERA Y DÉFICIT VISUAL

Sintomatología: pérdida severa, no corregible mediante lentes, de la capacidad visual. Desde un punto de vista médico se considera que una persona es ciega cuando no es capaz de percibir la acción y el origen de una fuente luminosa. Se considera que una persona es «prácticamente ciega» cuando su capacidad visual está disminuida en un 50 % de la capacidad visual normal.
Las personas con un déficit del 25 al 50 % de la capacidad visual normal se consideran personas con una minusvalía visual severa.

Etiología: lesiones o enfermedades oculares, del nervio óptico o cerebrales.

Tratamiento: se ha de dirigir a la causa de la ceguera y dará tanto mejores resultados cuanto más precozmente se inicie.
Las personas con una minusvalía visual elevada pueden seguir un programa de entrenamiento, que les ayudará a orientarse independientemente en su entorno y a moverse con seguridad.
Si se prevé una progresión de la ceguera puede ser útil el aprendizaje del sistema Braille.
Los niños ciegos o con una minusvalía visual elevada disponen de muchas posibilidades de estimulación precoz que les permitirán seguir el programa educacional normal y su posterior incorporación a un puesto de trabajo.

Organización Nacional de Ciegos Españoles (ONCE)
Calabria, 66
08015 Barcelona (España)

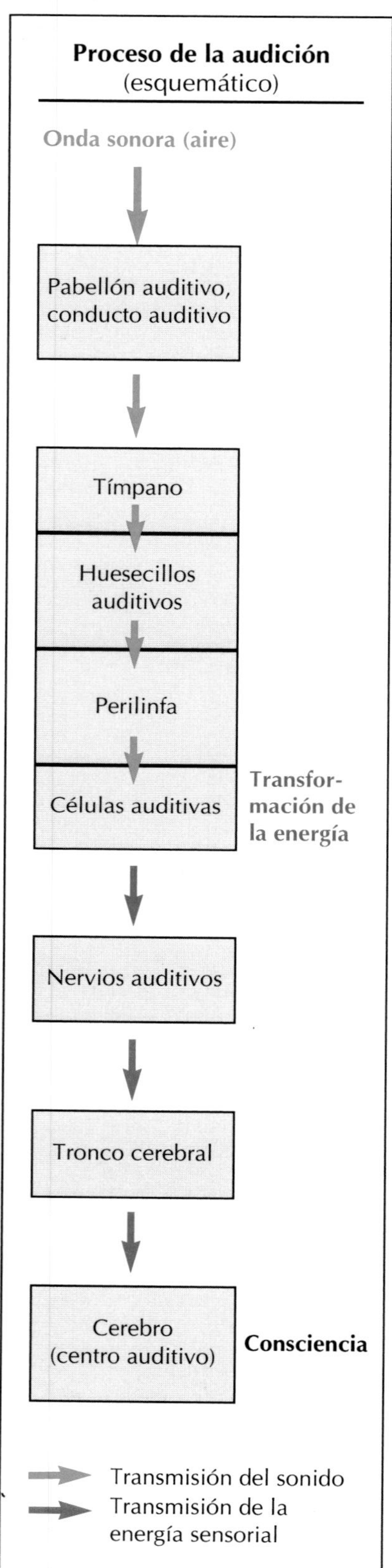

EL OÍDO

Estructura y función del oído

El oído consta de tres partes: el oído externo, el oído medio y el oído interno (laberinto). El oído externo y el oído medio tienen la función de transmitir y amplificar el sonido, mientras que el oído interno se encarga del procesamiento de las ondas sonoras. En la apófisis petrosa se localiza también el órgano del equilibrio (porción vestibular), en estrecha relación con la parte orgánica sensible al sonido, el caracol. En el caracol (cóclea) las ondas sonoras se transforman en estímulos nerviosos. A través del nervio auditivo, estos estímulos se transmiten hasta el cerebro, donde se hacen conscientes en el centro auditivo.

El **pabellón auditivo** es un pliegue cutáneo en forma de concha reforzado por una estructura cartilaginosa elástica, que se sitúa en la entrada del conducto auditivo externo y cuya función consiste en la captación de las ondas sonoras.

El **conducto auditivo** externo constituye un tubo de aproximadamente tres centímetros de longitud, que se dirige hacia el interior a partir del pabellón auditivo y que presenta un trayecto con una ligera forma de S. En la piel de la parte más externa (cartilaginosa) se encuentran las glándulas ceruminosas (glándulas sebáceas del oído externo). Su secreción, el cerumen, adhiere el polvo y la suciedad que entra en el conducto, y así el tímpano se mantiene limpio. Los finos pelos que, en mayor o menor número, cubren la piel de la porción cartilaginosa del conducto auditivo externo tienen la misma función.

El **tímpano** es una membrana redonda con capacidad vibratoria y situada de forma inclinada en el extremo interno del conducto auditivo externo. Separa el oído externo del oído medio, la **cavidad timpánica**. Este espacio hueco se encuentra en la porción petrosa del hueso temporal y aloja a los tres **huesecillos auditivos**, el martillo, el yunque y el estribo.

Los huesecillos auditivos, unidos entre ellos mediante articulaciones, forman una cadena (cadena osicular) que transmite las vibraciones sonoras del tímpano hasta el oído interno (laberinto). La platina del estribo conforma la pequeña «puerta» hacia el oído interno; está fijada a la porción ósea de la ventana oval y presenta capacidad vibratoria.

En la porción anterior de la cavidad timpánica desemboca la **trompa de Eustaquio**, que en forma de tubo tiene una longitud de unos 3,5 centímetros y que se comunica con el espacio nasofaríngeo. Su función consiste en la aireación de la cavidad timpánica y en el equilibrio entre la presión del oído medio y el exterior. Así se consigue el mantenimiento de la tensión necesaria del tímpano.

Cuando se produce una inflamación de la nasofaringe, los agentes infecciosos pueden alcanzar el oído medio a través de la trompa de Eustaquio y provocar una otitis media. Por otra parte, especialmente en los niños, la trompa de Eustaquio puede cerrarse por el aumento de tamaño de las amígdalas faríngeas situadas en la pared posterior de la faringe, lo que provocará trastornos auditivos.

El oído interno se encuentra protegido por el hueso más duro del cuerpo humano, la apófisis petrosa. Está formado por varias porciones (el vestíbulo, los tres canales semicirculares y la cóclea). El vestíbulo es un espacio pequeño lleno de líquido. Se localiza en la porción media del laberinto, entre los canales semicirculares y la cóclea; en su pared externa se encuentra la ventana oval con el estribo. En el vestíbulo desembocan los tres canales semicirculares, con un ensanchamiento en forma de botella; en ellos y en el mismo vestíbulo se encuentran las células sensitivas, que en conjunto se conocen como **órgano del equilibrio**. Los estímulos se transmiten a través de los nervios del equilibrio hasta el cerebelo, que es donde se encuentra el verdadero centro del equilibrio, es decir, el lugar donde se regula el equilibrio y la sensibilidad para el equilibrio.

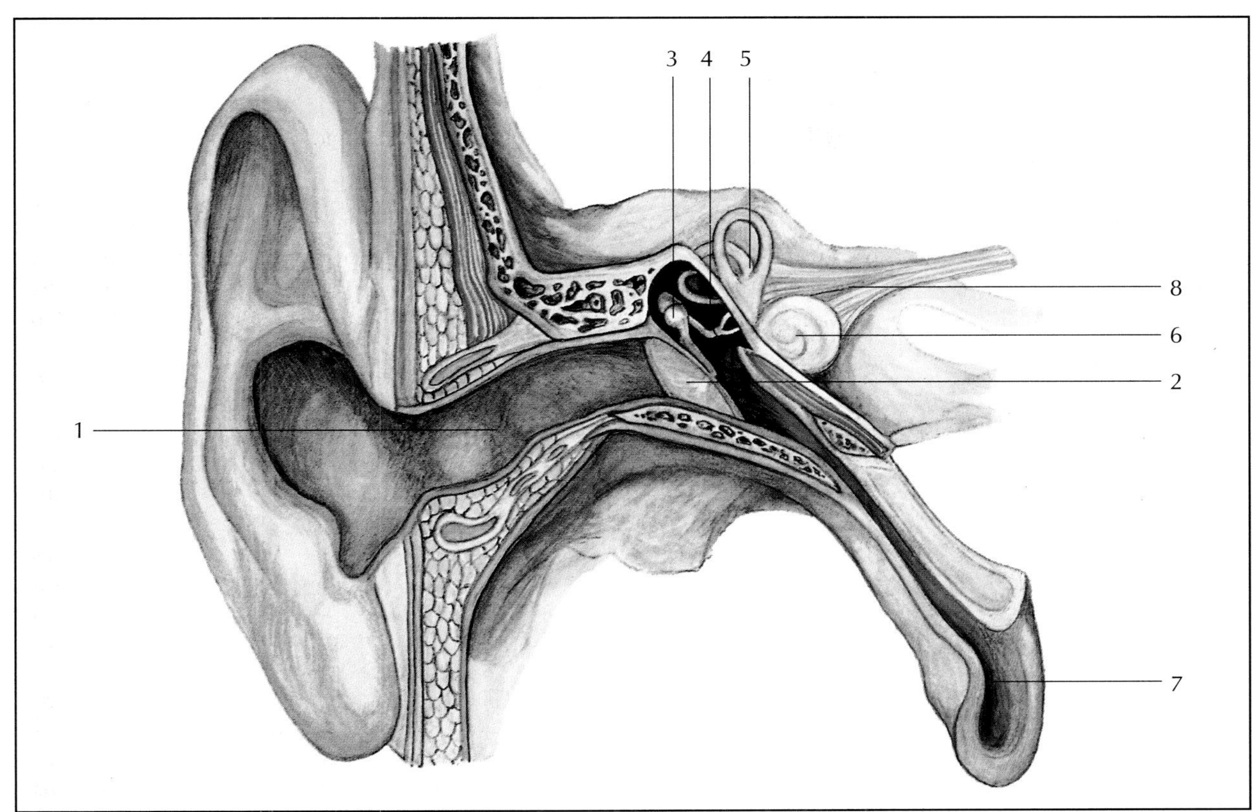

El **caracol óseo**, que externamente se asemeja a la concha de un caracol, constituye un canal, o mejor dicho un complejo de espacios huecos, lleno de líquido, que se enrosca dos veces y media sobre el eje del caracol. Mediante dos delgadas paredes, el canal coclear se divide en tres canales paralelos.

El superior es la rampa vestibular, el inferior la rampa timpánica y entre ambos se encuentra el conducto coclear. En la punta del caracol, las dos rampas se conectan entre ellas. La rampa timpánica finaliza en la ventana redonda, lo que permite una fina oscilación de la perilinfa hacia el tímpano. El conducto coclear con su fina membrana aloja el verdadero órgano auditivo (órgano de Corti).

Las **células auditivas** que aquí se encuentran (células ciliadas) están especializadas en frecuencias muy determinadas y transforman las vibraciones mecánicas de la perilinfa en estímulos sensoriales. Éstos son transportados a través del **nervio auditivo** hasta la corteza cerebral, y de este modo se llevan a un estado consciente los tonos o los ruidos.

Sin embargo, no podemos oír todos los tonos y ruidos que nos rodean. La capacidad auditiva del oído humano se encuentra claramente limitada en los niveles superiores e inferiores del espectro de frecuencias. El oído humano no es capaz de captar una pequeña zona de tonos muy bajos, pero sobre todo una zona muy amplia de tonos muy altos. El hombre, al contrario que algunos animales, no es capaz de oír las ondas sonoras con menos de 18 vibraciones por segundo (medición en Hertz), que provocan tonos muy bajos, y aquéllas con más de 20.000 Hertz, que corresponden a los tonos muy altos.

Dentro de estos límites naturales de la capacidad auditiva del hombre existen también importantes diferencias individuales determinadas por la enfermedad y por la edad. En términos generales puede establecerse que los niños tienen una sensibilidad auditiva superior a la de los adultos.

Conducto auditivo externo (1), tímpano (2), huesecillos auditivos (3), oído medio (cavidad timpánica) (4), órgano del equilibrio (5), cóclea (6), trompa de Eustaquio (7), nervios auditivo y del equilibrio (8).

La evaluación de la capacidad auditiva (audiometría) se realiza en una cabina insonorizada. Se determina la sensibilidad al volumen y a la frecuencia.

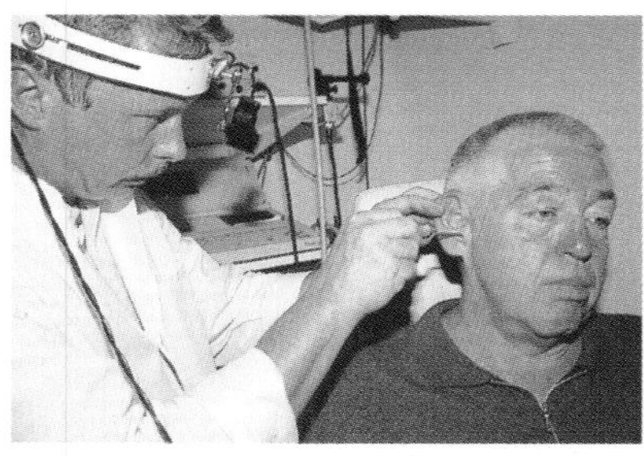

Ante cualquier molestia en el oído hay que acudir al otólogo, quien dispone de los métodos exploratorios adecuados.

Enfermedades del oído

CONDUCTO AUDITIVO EXTERNO

Malformaciones

Sintomatología: como en muchas otras zonas del cuerpo, en el oído también pueden presentarse malformaciones congénitas. Cuando el desarrollo del pabellón auditivo es incompleto, éste es demasiado pequeño y presenta una forma anormal. Incluso puede faltar totalmente.
Lo mismo ocurre con el conducto auditivo externo, que puede ser estrecho o inexistente. Junto con esto se presenta una malformación del tímpano y de los huesecillos auditivos, por lo que aparece una hipoacusia (sordera) de transmisión congénita.

Tratamiento: cuando la malformación del oído medio es bilateral se ha de realizar una intervención quirúrgica del oído en el quinto año de vida. Cuando la malformación del oído medio es unilateral, la cirugía plástica del pabellón auditivo y del oído medio no se debe practicar antes de los 18 años.

Traumatismos del pabellón auditivo

El otohematoma debe ser tratado, a ser posible precozmente, por el especialista.

Ante una hemorragia del conducto auditivo nunca hay que intentar limpiarlo.

Debido a la acción de traumatismos sobre el pabellón auditivo (presión, estiramiento o corte de la piel), se produce un otohematoma. Así pues, es frecuente en boxeadores, luchadores, futbolistas, peones. A ser posible, el otorrinolaringólogo ha de tratar precozmente el otohematoma, ya que de otra manera existe el riesgo de que se produzca una retracción del pabellón auditivo.
Ante una hemorragia del conducto auditivo externo no hay que hacer ningún intento de limpieza. Cuando la hemorragia es intensa es suficiente con la aplicación de un vendaje estéril antes de acudir imprescindiblemente al médico otólogo.

Cuerpos extraños

Etiología: ocasionalmente, en el conducto auditivo externo del adulto se pueden introducir insectos. A veces el médico también debe retirar fragmentos de palillos de dientes o cerillas que el afectado ha utilizado para combatir el prurito.
Los niños utilizan con frecuencia el oído como escondite e introducen guisantes, judías, botones, cuentas y pequeñas piedras en el conducto auditivo.

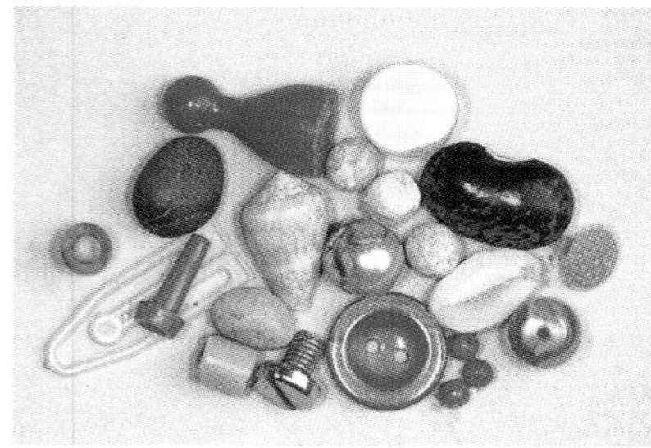

Los niños introducen con frecuencia estos pequeños objetos de colores vistosos en el oído. No hay que intentar nunca extraer uno mismo el cuerpo extraño; acudir siempre al especialista.

Tratamiento: en ningún caso hay que intentar extraer el cuerpo extraño mediante agujas, palillos o pinzas, ya que en la mayoría de los casos con ello sólo se consigue introducirlo todavía más e incluso puede lesionarse el tímpano, lo que provoca una otitis media.
Los enjuagues con agua también son peligrosos, ya que las legumbres y otras semillas pueden ocluir completamente el conducto auditivo y adherirse fuertemente. En este caso sólo pueden extraerse mediante intervención quirúrgica.
Si no se consigue extraer el cuerpo extraño agitando la cabeza o aplicando gotas de alcohol, debe acudirse al médico. Éste extraerá el cuerpo extraño con el instrumental adecuado, utilizando el microscopio.

Tapón de cerumen

Hipoacusia aguda.

Sintomatología: hipoacusia aguda, sensación de presión en el oído y tras intentos repetidos de extracción por uno mismo, también otalgia y otitis.

Patogenesia: la hipoacusia aguda se produce porque el tapón de cera queda embebido al lavarse o bañarse. Por ello el conducto auditivo queda parcial o completamente ocluido.

Etiología: las glándulas ceruminosas del conducto auditivo externo secretan generalmente sólo una cantidad pequeña de cerumen, que fluye muy lentamente hacia el exterior (autolimpieza). No obstante, si el cerumen secretado está demasiado seco permanece en su lugar de origen y se acumula formando un tapón que puede alcanzar una consistencia pétrea.

Tratamiento y pronóstico: mediante la aplicación de tres a cuatro gotas de aceite o glicerina, agua oxigenada al 3 %, Cerumenex® u otros, se consigue reblandecer el cerumen, que entonces el otólogo puede extraer fácilmente. En ningún caso se ha de hurgar el oído con objetos punzantes o pinzas, ya que el tímpano se puede lesionar fácilmente y provocar una grave infección del oído medio.

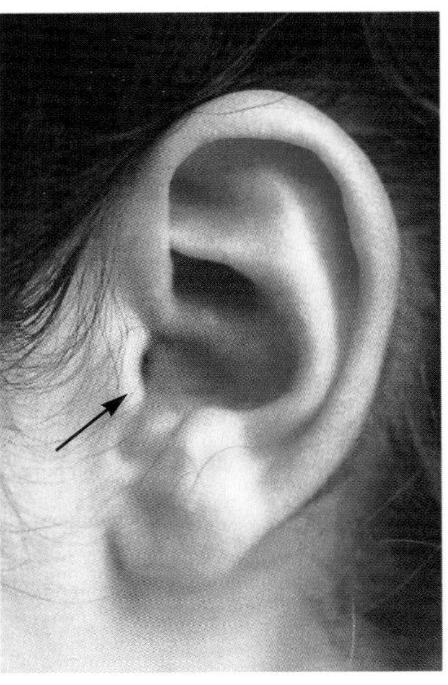

La aparición de dolor al presionar sobre el trago, que se encuentra a la entrada del conducto auditivo externo (*véase* flecha), constituye una prueba segura de la existencia de una inflamación del conducto auditivo externo.

Eccema del pabellón auditivo y del conducto auditivo externo (otitis externa difusa)

Sintomatología: esta enfermedad frecuente y altamente molesta cursa con intenso prurito, en parte también otorrea, formación de costras húmedas o secas, enrojecimiento y tumefacción dolorosa del conducto auditivo. En ocasiones también existe afectación del pabellón auditivo.
La aparición de dolor a la presión del trago, en la entrada del conducto auditivo, constituye una prueba segura de la inflamación del conducto auditivo externo.

Etiología: la causa es la presencia prolongada de pus en la otitis media, también sustancias de mala tolerancia (yodo, yodoformo, aspirina, cloramfenicol), lesiones de causa laboral, viviendas muy húmedas, trastornos metabólicos, eccema endógeno.

Tratamiento: cuando existe otorrea, los enjuagues diarios con agua templada, a la que se le puede añadir un extracto de manzanilla, y el secado posterior del conducto auditivo con una turunda de algodón o un secador de pelo, consigue la curación rápida de la inflamación del conducto auditivo. Es totalmente desaconsejable poner vendajes o tapones de algodón en el conducto auditivo.
En caso de que existan otros síntomas como los mencionados en otras enfermedades antes citadas (formación de costras húmedas o secas, enrojecimiento y tumefacción dolorosa del conducto auditivo, en ocasiones con participación también del pabellón auditivo), hay que acudir siempre al otólogo. En caso necesario éste prescribirá pomadas de antibióticos o cortisona.

Cuando existe otorrea y en consecuencia el conducto auditivo está constantemente húmedo debe enjuagarse bien y secarse con una turunda de algodón o un secador de pelo.

Ante la existencia de un dolor taladrante y lancinante en el oído es indispensable acudir al otólogo.

Otitis furuncular (otitis externa circunscrita)

Sintomatología: dolor taladrante y lancinante en el oído, de manera especial por la noche, que irradia al cráneo y a la zona ocular o hacia los dientes. La otalgia también se desencadena por los movimientos masticatorios, así como especialmente por la presión sobre el pabellón auricular que rodea el conducto auditivo. Cuando la tumefacción del conducto auditivo es muy importante, también es posible que se produzca una hipoacusia.

Patogenesia: por pequeñas lesiones producidas por las uñas, palillos, horquillas, etc. que permiten la entrada de bacterias purulentas en las glándulas pilosebáceas de la piel del conducto auditivo externo.

Mediante la irradiación con luz roja se consigue la reabsorción más rápida de un furúnculo del oído.
La lámpara de irradiación debería colocarse aproximadamente a 50 centímetros de distancia del oído que se ha de tratar.

Tratamiento: inicialmente se intenta la reabsorción del furúnculo farmacológicamente: aplicación de una tira de gasa embebida en alcohol al 90 % o alcohol-glicerina al 3:1. La aplicación de gotas de aceite o glicerina templadas tienen un efecto analgésico. Las aplicaciones locales de calor con radiación roja, esterilla, cataplasmas húmedas con linaza o puré de patatas, así como los analgésicos, tienen el mismo efecto. Si de esta manera no se consigue la reabsorción del furúnculo, como mínimo sí se favorece su maduración. El furúnculo se vacía por sí mismo o bien el médico debe ayudar mediante la práctica de una pequeña incisión. Una vez que se consigue su vaciado, el dolor desaparece rápidamente.

Pronóstico: curación cuando el médico realiza el tratamiento a tiempo.

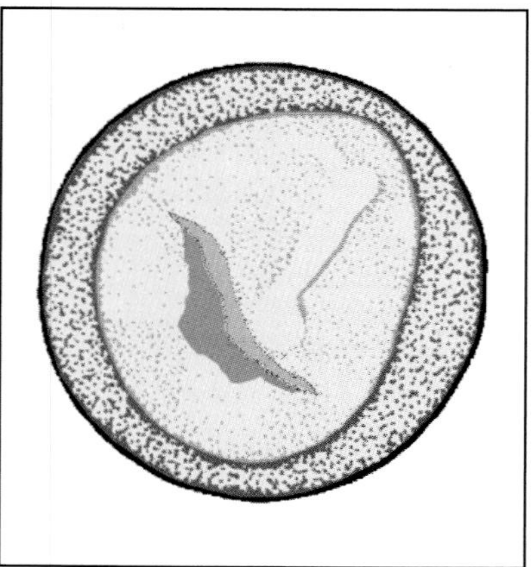

Así se presenta al médico una rotura timpánica. El afectado siente una otalgia de instauración brusca y una intensa hipoacusia.

Rotura del tímpano

Sintomatología: otalgia de instauración brusca, así como tinnitus (zumbido) e hipoacusia, cuya intensidad depende del alcance y localización de la lesión timpánica.

Patogenesia y etiología: las lesiones por rasgadura del tímpano, que es muy delicado, se producen por hurgar en el oído con objetos punzantes (horquillas, palillos dentales, cerillas) o por la entrada involuntaria de paja, ramitas, etc. La rotura también puede producirse por una compresión brusca del aire en el conducto auditivo al golpear con la mano plana sobre la oreja, al saltar de cabeza en el agua con la cabeza ladeada, así como en explosiones.

Tratamiento: se ha de realizar de inmediato, y lo ha de hacer el especialista. El afectado debe evitar ante todo aplicarse él mismo cualquier medida. Sin embargo, cuando existe una hemorragia intensa es aconsejable ponerse un vendaje protector estéril que no ejerza presión.

El tratamiento de la rotura timpánica puede obtener buenos resultados.

Pronóstico: incluso una vez curado el desgarro, puede quedar una hipoacusia. Por ello, la audiometría será decisiva para determinar si es necesaria una intervención quirúrgica (cuando la hipoacusia es de transmisión) o no (cuando la hipoacusia es de percepción).

OÍDO MEDIO

Catarro tubárico y otitis serosa aguda y crónica (serotímpano, mucotímpano)

Sintomatología: hipoacusia, sensación de presión y de plenitud, como si hubiera agua en el oído. Ocasionalmente acúfenos y crujidos en el oído al tragar y al sonarse. Tímpano normal, ausencia de dolor.

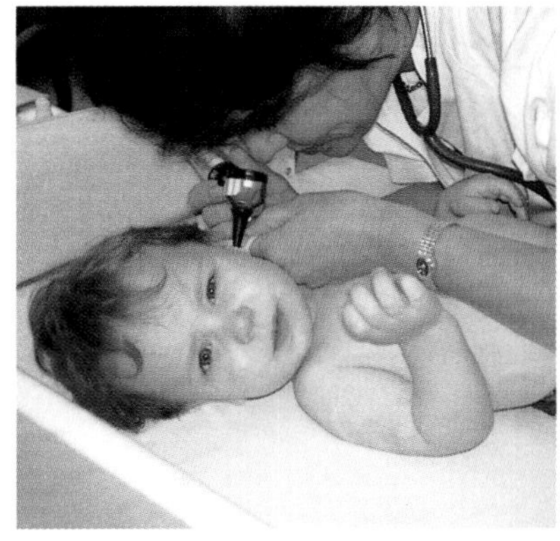

Con frecuencia, en los niños pequeños la patología del oído medio permanece inadvertida.
Por ello, en toda visita al pediatra éste debe realizar una exploración del oído (otoscopia).

Patogenesia y etiología: ocasionalmente, cuando existe una coriza aguda o crónica puede producirse una inflamación de la mucosa tubárica (de la trompa de Eustaquio), que une el espacio faríngeo con el oído medio. Debido a la oclusión de la trompa de Eustaquio, no puede renovarse el aire que constantemente es aspirado en el oído medio. Se produce una disminución de la presión en el oído medio. Así, el aire exterior presiona desde el conducto auditivo externo sobre el tímpano hacia el interior. Debido a la baja presión el fluido tisular pasa al oído medio; se forma un derrame.

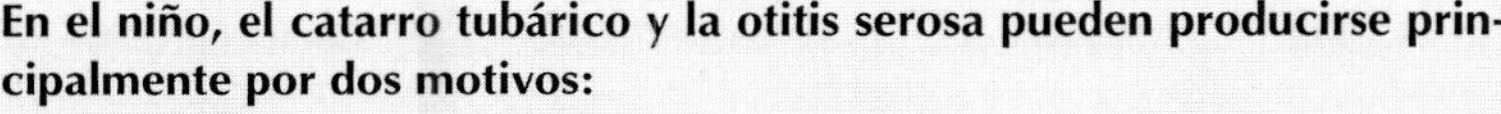

En el niño, el catarro tubárico y la otitis serosa pueden producirse principalmente por dos motivos:

1. por una hipertrofia adenoidea, que provoca la oclusión de la entrada de la trompa de Eustaquio;

2. como segunda fase, que sigue prácticamente a toda otitis media aguda (*véase* a continuación).

Ocasionalmente, cuando existe una coriza se puede producir también una inflamación de la mucosa tubárica. Como consecuencia se instaura un trastorno de la aireación del oído medio y la formación de un derrame.

Tratamiento: tratamiento de la coriza con gotas nasales y, según su etiología (rinitis-sinusitis), con baños de luz de la cabeza, esterilla.
No obstante, el punto más importante del tratamiento consiste en la aireación del oído medio con la ducha de aire de Politzer, practicada por el médico o (en los niños) por los padres. Un balón de este tipo se puede adquirir en la farmacia con receta médica. El médico debe asesorar sobre la forma de realizar el tratamiento. La ducha de aire se ha de hacer una vez al día, durante ocho a doce semanas. Cuando la hipoacusia se mantiene, se coloca un drenaje timpánico.
El catarro del oído medio y de la trompa de Eustaquio o bien el derrame del oído medio, que pasa inadvertido y por lo tanto no recibe tratamiento, provoca que la mucosa del oído medio prelesionada y edematosa se afecte con cada nueva infección del lactante o del niño pequeño. A partir de esta otitis media crónica e insidiosa aparece una y otra vez de forma rápida una otitis media aguda que se acompaña de fiebre y dolor. En el niño también es aconsejable la extracción quirúrgica de las amígdalas faríngeas hipertrofiadas.

La aireación regular del oído medio se realiza mediante un balón Politzer.

Pronóstico: si se hace un tratamiento adecuado y oportuno se consigue una curación rápida. Cuando la oclusión de la trompa de Eustaquio se mantiene durante un período prolongado, la hipoacusia aumentará progresivamente; se producen adherencias del tímpano, por lo que éste pierde su capacidad vibratoria, o se instauran otras formas de otitis media crónica, en las que se produce una afectación ósea. En este caso el restablecimiento completo de la capacidad auditiva sólo es posible mediante una intervención quirúrgica.

Si el catarro del oído medio y tubárico no se trata oportuna y adecuadamente aparecerá hipoacusia.

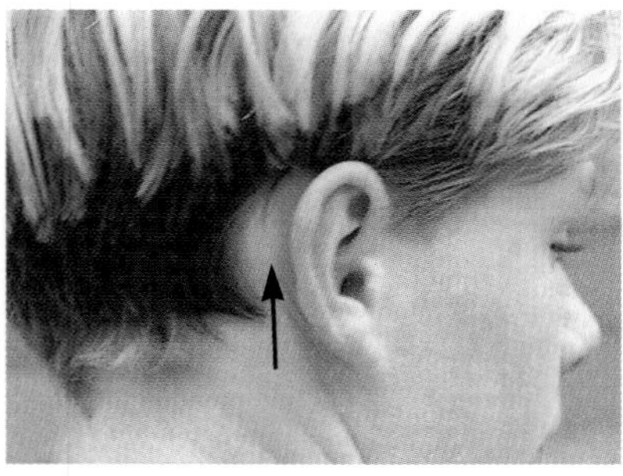

Si en la apófisis mastoides, por detrás del pabellón auditivo (*véase* flecha), aparece enrojecimiento y tumefacción que desplaza el pabellón auditivo (mastoiditis), hay que acudir inmediatamente al otólogo.

Otitis media aguda

Sintomatología:

1. Otalgia intensa y pulsante.
2. En el niño, fiebre de hasta 40 °C, en el adulto con frecuencia ausente.
3. Hipoacusia.

Estos tres síntomas indican el inicio de una otitis media aguda. Finalmente, después de dos o tres días aparece otorrea y desaparece la fiebre y el dolor; mejoría del estado general.

Patogenesia y etiología: en la coriza, la infección del oído medio tiene lugar a través de la trompa de Eustaquio. En las enfermedades infecciosas como la escarlatina, el sarampión o la gripe, el agente infeccioso generalmente alcanza el oído medio a través de la vía sanguínea.

Tratamiento: las cataplasmas calientes húmedas, la esterilla, las curas de sudor y el reposo en cama, así como los fármacos prescritos por el médico (antibióticos) acortan la fase purulenta del oído medio. Si a pesar del tratamiento el dolor aumenta o incluso se desarrolla una sensibilidad y tumefacción todavía más importantes de la apófisis mastoides, detrás del pabellón auditivo, se deberá acudir inmediatamente al otólogo. Éste decidirá si es suficiente con realizar una incisión en el tímpano para favorecer la salida del pus hacia el exterior o si conviene realizar una intervención quirúrgica de la apófisis mastoides.

Pronóstico: favorable cuando se realiza un tratamiento adecuado y a tiempo.

Otitis media crónica

Sintomatología:

1. Hipoacusia crónica (*véase* también «catarro tubárico y otitis serosa aguda y crónica», que constituye una forma especial de otitis media crónica pero sin perforación del tímpano).
2. Otorrea crónica a través de una perforación central o marginal del tímpano. La secreción es mucosa y por ello filamentosa. En la otitis media benigna (perforación central), el olor pútrido de la secreción desaparece con enjuagues del oído. No obstante, si el olor pútrido de la secreción no desaparece, existe riesgo, ya que ello nos indica la existencia de una inflamación y destrucción ósea.
3. Hipertrofia de la mucosa (pólipos); pueden llenar el conducto auditivo.
4. Generalmente no existe dolor.

a.

b.

a. Perforación timpánica central
b. Perforación timpánica marginal

Tratamiento: cuando existe una otorrea crónica, el otólogo debe evaluar y decidir si la causa desencadenante no tiene importancia o si precisa una intervención quirúrgica (cuando existe alteración ósea). Sólo de esta manera se evitarán complicaciones graves que pueden poner en peligro la vida del paciente. La secreción se limpia mediante cuidadosos enjuagues con agua a la temperatura del cuerpo, con la ayuda de un balón para enjuagues otológicos. Seguidamente, el conducto auditivo se ha de secar con un bastoncillo de algodón. De esta manera se consiguen las mejores condiciones para la curación de la otitis media y para evitar la inflamación del conducto auditivo externo. En cuanto a la eficacia de las gotas otológicas en la otorrea, hay división de opiniones.

Cuando existe otorrea existe el riesgo de graves complicaciones que pueden poner en peligro la vida del enfermo.

Cuando existe una perforación seca del tímpano no se han de hacer enjuagues con agua. Antes del baño debe ocluirse el conducto auditivo con un algodón engrasado. El otólogo valora si existen las condiciones (trompa de Eustaquio abierta) para cerrar la perforación quirúrgicamente mediante una intervención relativamente pequeña, con lo que se consigue un restablecimiento hasta valores prácticamente normales de la capacidad auditiva.

Cuando existe una perforación seca del tímpano no se han de hacer enjuagues con agua. Antes del baño debe ocluirse el conducto auditivo (ocasionalmente con un algodón engrasado).

Pronóstico: buenas perspectivas de curación cuando se realiza un tratamiento médico a tiempo. Si esto no ocurre pueden producirse graves secuelas.

Otosclerosis

Sintomatología: entre los 20 y los 30 años, sin que previamente se haya presentado patología otológica, aparece hipoacusia lentamente progresiva uni o bilateral, que puede cursar con tinnitus (zumbido). Con frecuencia aparece en las mujeres después del embarazo.

Etiología: esclerosis progresiva del estribo en la ventana oval por crecimiento óseo. Debido a ello, el estribo no es capaz de transmitir las vibraciones sonoras hacia el oído interno. Con frecuencia la otosclerosis es un trastorno hereditario.

El crecimiento óseo bloquea el estribo.

Tratamiento: con diversos métodos eléctricos de exploración de la capacidad auditiva (audiometría), el otólogo establecerá en primer lugar la sospecha diagnóstica y determinará si se puede mejorar la capacidad auditiva mediante una intervención quirúrgica del estribo (estapedectomía). Para ello se extirpará el estribo fijado y se sustituirá por una prótesis de plástico o metálica.

Pronóstico: mediante la cirugía las perspectivas son muy favorables.

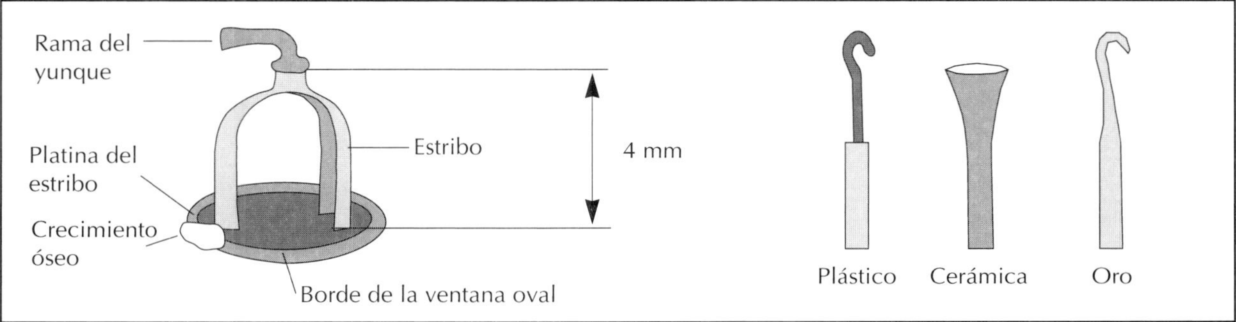

Mejoría de la capacidad auditiva mediante la cirugía del estribo (estapedectomía).
Este gráfico muestra esquemáticamente la zona del estribo, así como las prótesis para su sustitución.

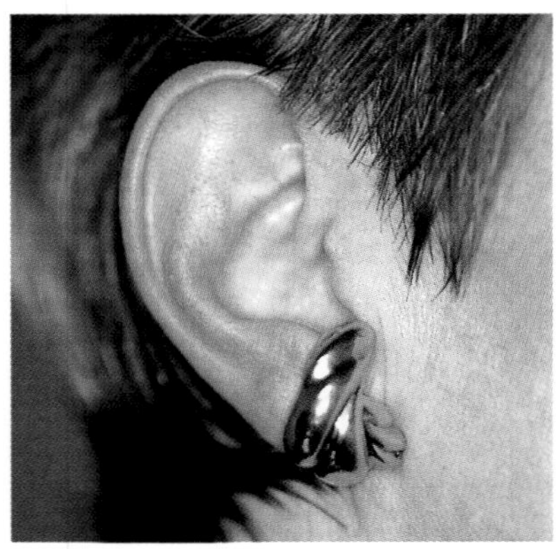

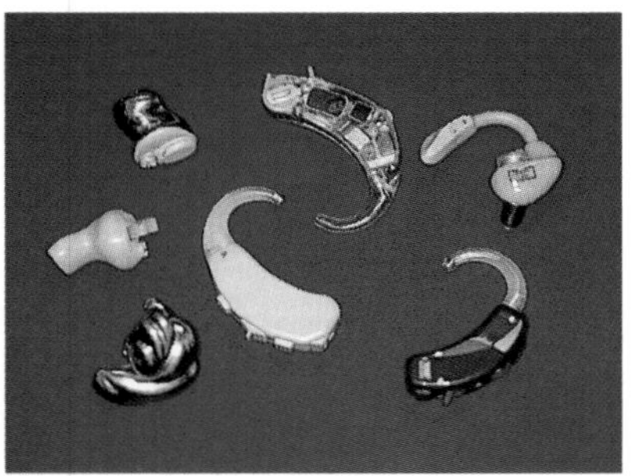

Actualmente, la moderna técnica médica dispone de un amplio abanico de audífonos muy eficaces y que pasan prácticamente inadvertidos.

En cuanto se detecta el inicio de una hipoacusia de percepción se debe solicitar asesoramiento del médico y de un especialista en audífonos experimentado, con el fin de adquirir un audífono adecuado a la situación individual que facilite la vida del enfermo.

La sordera apopletiforme es una urgencia médica que precisa un tratamiento médico especializado inmediato.

OÍDO INTERNO

Tinnitus

Sintomatología: el paciente siente que le retumba la cabeza, tintineo (como campanas), murmullos (como de una cascada), zumbidos (como el vuelo de un insecto), constantemente o a intervalos irregulares, con volumen alto o bajo, con intensidad regular o pulsante.

Patogenesia y etiología: con frecuencia desconocida. Es posible que esté relacionada con enfermedades infecciosas (parotiditis, tifus, malaria, tuberculosis, sífilis). Sin embargo, en ocasiones la causa descansa en un abuso de alcohol o tabaco, intensa excitación emocional, sobreesfuerzos mentales, así como trastornos circulatorios, hipertensión arterial y una sobredosificación medicamentosa (quinina, ácido acetilsalicílico, etc.).

Tratamiento: en primer lugar hay que realizar un tratamiento de la enfermedad de base, retirar los medicamentos posiblemente desencadenantes y cambiar los hábitos nocivos que se sospecha puedan ser la causa.

Pronóstico: cuando se conoce y se trata la enfermedad de base, las perspectivas de curación son buenas. ¡Mantener unos hábitos de vida sana!

Hipoacusia de percepción

Sintomatología: hipoacusia progresiva sin que previamente haya existido otorrea. Frecuentemente la enfermedad comienza con la incapacidad progresiva para detectar los tonos relativamente altos (canto de los grillos, trinos de los pájaros, timbre del teléfono y de la puerta).

Patogenesia y etiología: en el caso de la hipoacusia de percepción bilateral se trata de una enfermedad congénita. En pocos casos se debe a una destrucción precoz de las células auditivas del oído interno. La destrucción de las células auditivas puede tener lugar durante el período prenatal (rubéola, toxoplasmosis de la madre), pero también puede producirse durante o después del parto, como en caso de ictericia grave (*Icterus gravis neonatorum*) o déficit de oxígeno del neonato. En ocasiones es consecuencia de una meningitis o una encefalitis, parotiditis, sarampión, otitis media crónica con otorrea o diabetes.
La hipoacusia de percepción aparece con frecuencia a edades avanzadas. No obstante, a cualquier edad puede aparecer una hipoacusia de percepción unilateral de comienzo brusco. Este cuadro se conoce también como sordera apopletiforme. Generalmente cursa con sensación de presión o taponamiento del oído y con intensos tinnitus. Se debe a un trastorno circulatorio agudo de la cóclea.

Tratamiento y pronóstico: cuando se hace un tratamiento precoz, el pronóstico de la sordera apopletiforme es relativamente bueno. Por el contrario, las demás formas de hipoacusia del oído interno son irreversibles. Cuando el trastorno auditivo es importante, generalmente siempre es posible la aplicación de un audífono (*véase* al margen).

Enfermedad de Ménière (vértigos laberínticos)

El vértigo laberíntico se presenta junto con tinnitus e hipoacusia unilateral.

Sintomatología: vértigo giratorio u oscilante de instauración brusca, que se acompaña de náuseas y vómitos, tinnitus unilateral e hipoacusia unilateral. Las crisis de horas de duración presentan irregularidad en cuanto a su intensidad y aparición temporal.

Patogenesia y etiología: alteraciones en la composición y la cantidad de líquido del canal coclear cutáneo, cuya delicada pared finalmente se rasga y con ello se desencadena la crisis. Progresivamente se producen también lesiones del nervio auditivo con hipoacusia neurológica irreversible.
El vértigo giratorio que se mantiene durante varios días o incluso más es la consecuencia del fracaso funcional del órgano del equilibrio.

Existe el riesgo de padecer una hipoacusia crónica.

Tratamiento: reposo en cama, prescripción de fármacos antivertiginosos y antieméticos, así como para mejorar la circulación del oído interno. La administración se realiza endovenosamente o vía anal en forma de supositorios.
En caso de que la sensación vertiginosa se prolongue en el tiempo es recomendable realizar un tratamiento fisioterapéutico.

Entrenamiento antivertiginoso.

HIPOACUSIA DE CAUSA LABORAL

Sintomatología y patogenesia: debido a la acción del ruido en el ámbito laboral, del tráfico o de otro tipo (también en las discotecas) por encima de los 85 decibelios (dB); a lo largo de los años esta contaminación acústica puede provocar hipoacusia. Su síntoma principal es el agotamiento de las células acústicas sobrecargadas (células ciliadas), que a causa de la contaminación acústica continuada se destruyen progresivamente.
Los síntomas de esta hipoacusia se hacen evidentes cuando por ejemplo no se es capaz de oír el tictac del reloj, se tienen dificultades de comprensión al hablar por teléfono o no pueden oírse los vehículos que se acercan.

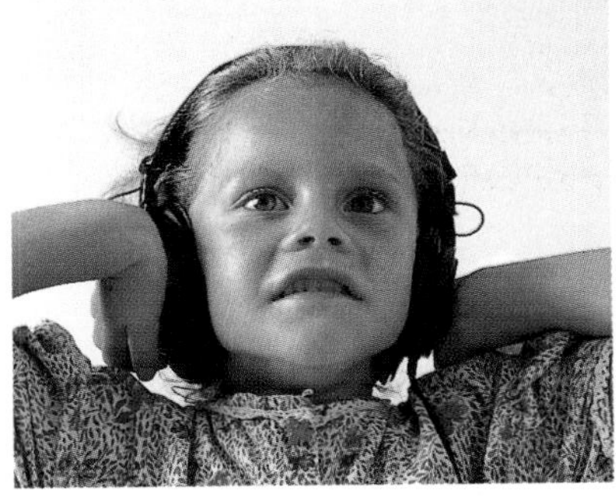

Los *walkman,* que tanto gustan a los niños, también pueden provocar lesiones auditivas cuando se utilizan de forma continuada y a excesivo volumen.

La exposición continuada a un ruido que sobrepasa los 85 decibelios provoca hipoacusia.

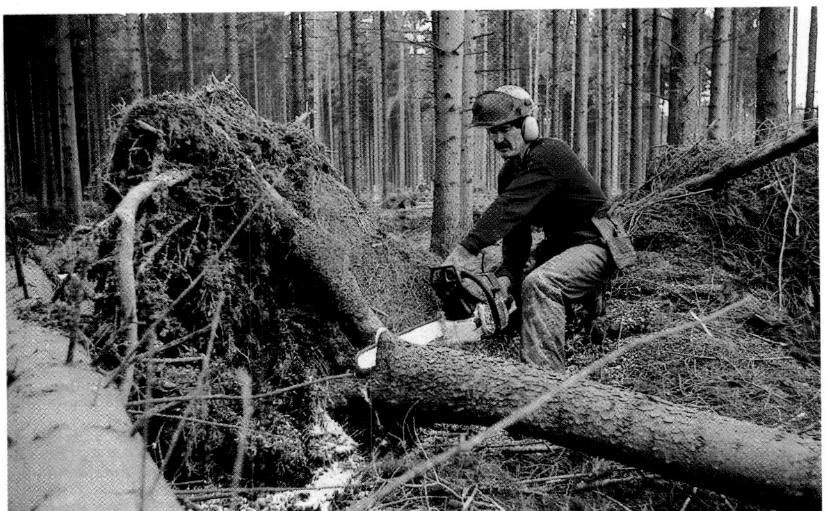

La protección individual contra el ruido utilizada correctamente puede evitar en gran medida las consecuencias nocivas de una exposición continuada al ruido.

Como medidas de protección individuales contra el ruido son adecuados los tapones de algodón o de plástico, así como auriculares. Estos últimos se utilizan principalmente en aquellos lugares donde el ruido sólo se produce en ciertos momentos.

Tratamiento: no se dispone de medidas terapéuticas eficaces. Por ello existe una legislación sobre las medidas de protección individuales y técnicas contra el ruido (máquinas silenciosas, medidas de insonorización). Si en una persona joven se desarrolla una hipoacusia por ruido, en ocasiones es necesario un cambio de trabajo a tiempo.
Como medidas de protección individuales contra el ruido son adecuados los tapones de algodón o de plástico, así como los auriculares. Estos últimos se utilizan principalmente en aquellos lugares donde el ruido sólo se produce en ciertos momentos.
No obstante, también hay que tener en cuenta que con estos métodos se protegen los oídos de la acción del ruido pero no otros órganos del cuerpo (corazón y sistema circulatorio, sistema inmunitario). Así pues, deberían agotarse todas las posibilidades para disminuir en lo posible el ruido tanto en el puesto de trabajo como en nuestro tiempo libre. Para ello existe un gran número de disposiciones legales, sobre cuyo cumplimiento debe insistirse.

PRESBIACUSIA

La hipoacusia no es ninguna lacra que deba disimularse frente a los demás.

Sintomatología: hipoacusia bilateral, que con frecuencia aparece a partir de los 40 o 50 años. Inicialmente la dificultad auditiva radica sólo en los tonos altos y más adelante también en los medios.
La presbiacusia es muy frecuente y afecta aproximadamente a una de cada cinco personas mayores de 60 años.

Etiología: se trata de procesos degenerativos naturales del oído interno, que generalmente no tienen ninguna causa patológica.

Las personas con hipoacusia deben procurar que la cara o la boca de su interlocutor esté siempre a su vista.

Tratamiento: no existe un tratamiento médico efectivo de la presbiacusia. No obstante, puede ser de gran ayuda utilizar un audífono. Existen diversos tipos de audífonos, cuya acoplación la realiza un técnico acústico según las necesidades y deseos del paciente.
Los aparatos de bolsillo, en los que el micrófono, el amplificador, el regulador del volumen y las baterías se llevan en una cajita de la que sale un cable de unión con el auricular, son claramente visibles y son adecuados para los déficits auditivos severos y muy severos.
Mucho más extendidos están los **aparatos retroauriculares**, que son adecuados para los trastornos auditivos de leves a severos. Generalmente se montan sobre o en la pata de las gafas y mediante el micrófono captan los ruidos, que se amplifican electrónicamente y se transmiten al conducto auditivo a través de un pequeño tubo de plástico. Estos aparatos pasan prácticamente inadvertidos.
Los **aparatos para el pabellón auditivo**, en los que el micrófono y el auricular están integrados en una forma de plástico adecuada individualmente, ofrecen la ventaja de poder captar los tonos en el lugar donde se captan naturalmente. Estos aparatos son adecuados para los déficits auditivos leves o de grado medio.

Con el fin de adecuar el audífono a las características individuales es necesario un estudio audiométrico.

Los **aparatos del conducto auditivo**, que se acoplan completamente en el conducto auditivo externo, son prácticamente invisibles. Tienen la desventaja de que tanto la regulación del volumen como la conexión y desconexión del aparato precisan cierta destreza. Estos aparatos también son adecuados para los déficits auditivos leves o de grado medio. El otólogo prescribirá para cada caso el aparato más adecuado.

SORDOMUDEZ

El niño con déficit auditivo o sordo de nacimiento no puede oír la forma de hablar y por lo tanto no puede imitarla.

Sintomatología: déficit de la capacidad de hablar debido a la sordera. Primariamente se trata de un trastorno auditivo de grado medio a severo. El niño con déficit auditivo o sordo de nacimiento no puede oír la forma de hablar y por lo tanto no puede imitarla. El aprendizaje del lenguaje empieza muy tardíamente o no se produce sin ayuda.

La sordera puede ser hereditaria.

Patogenesia y etiología: la sordera puede ser hereditaria, por ejemplo cuando los dos padres están afectados; sin embargo, también puede adquirirse durante el período prenatal o en la primera infancia (*véase* apartado hipoacusia de percepción del oído interno).
Ciertas malformaciones del oído interno y externo también pueden llevar a esta severa incapacidad.

En ocasiones, en los niños pequeños la sordera pasa inadvertida. Así pues, realizar a tiempo los tests auditivos. Con la ayuda de audífonos, en ocasiones los niños pequeños con hipoacusia son capaces de aprender a oír.

Tratamiento:

1. Reconocimiento otológico sistemático y precoz y detección de los niños con hipoacusia o sordera completa, a ser posible incluso antes del primer año de vida, con las pruebas auditivas correspondientes.

2. La aplicación bilateral precoz de audífonos permite la maduración de los nervios auditivos y del centro auditivo cerebral, lo que sólo es posible durante los primeros años de vida, y con ello el aprendizaje del lenguaje. Más adelante esto no es posible.

3. Entrenamiento auditivo y educación del lenguaje en centros especializados.

4. Asesoramiento de las parejas, para evitar la transmisión de la enfermedad en el caso de parejas con hipoacusia de percepción hereditaria.

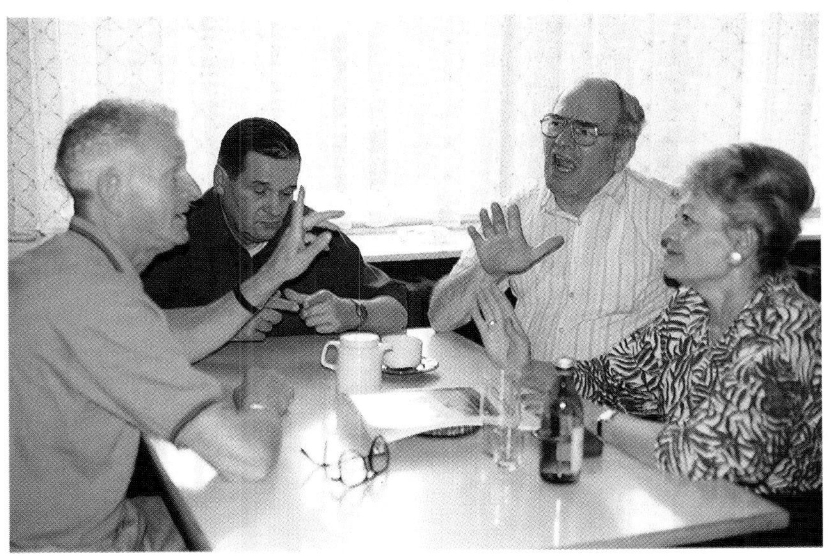

Mediante encuentros y reuniones con otros afectados, las personas con sordera e hipoacusia intercambian sus experiencias en la lucha por integrarse dentro de la sociedad.

Infección y sistema defensivo: los fagocitos en el tejido hepático combaten una infección bacteriana mediante la fagocitosis del agente infeccioso (las células con puntos oscuros).

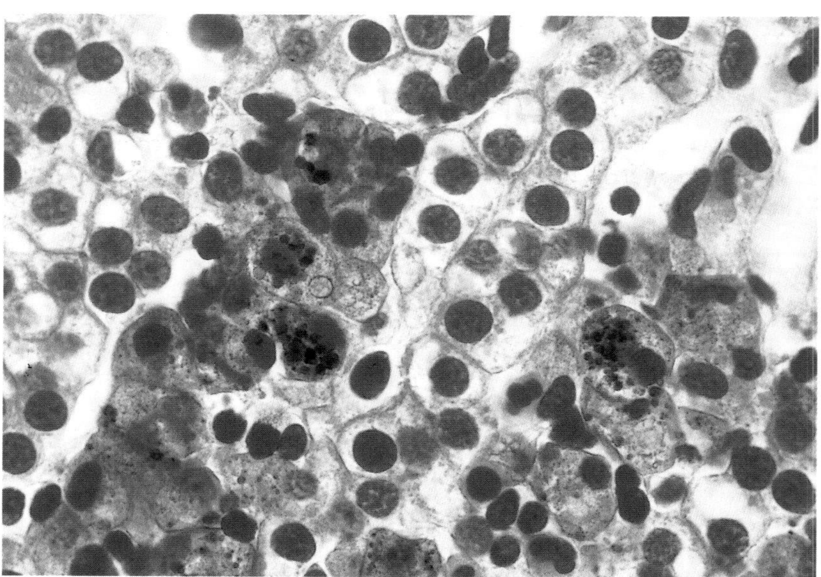

Tiempos de incubación de las enfermedades infecciosas:

- *Ántrax*
  de dos a tres días
- *Citomegalia*
  de 25 a 50 días
- *Cólera*
  de horas a días
- *Difteria*
  de uno a siete días
- *Encefalitis estival*
  de tres a catorce días
- *Erisipela*
  de horas a días
- *Eritema infeccioso*
  de seis a catorce días
- *Eritema migrans*
  de tres a treinta días
- *Escarlatina*
  de dos a siete días
- *Exantema súbito*
  de tres a siete días
- *Fiebre recurrente*
  de cinco a siete días
- *Gonorrea*
  de uno a dos días
- *Gripe*
  de uno a tres días

ENFERMEDADES INFECCIOSAS

Infección implica contagio. En este caso la causa se debe a un agente infeccioso que pasa de una persona enferma a una persona sana, con el fin de poderse multiplicar en ella. Una infección no significa necesariamente una enfermedad, sino que también puede tener un curso clínicamente asintomático. Después de una infección (asintomática), el organismo adquiere una protección contra una nueva infección; este proceso recibe el nombre de inmunización (silenciosa). No obstante, lo más frecuente es que tras una infección se produzcan síntomas; hablamos entonces de enfermedad infecciosa.

La extensión de una infección depende principalmente de la forma de transmisión del agente infeccioso. En este contexto se habla de una cadena infecciosa, término que se refiere a los eslabones que toman parte en la expansión del agente infeccioso. Sólo se pueden transmitir unos pocos agentes infecciosos desde el enfermo a una persona sana a través del aire, sin la ayuda de un medio de transporte. La mayoría de los agentes infecciosos precisan un medio de transporte como las heces, la orina o las secreciones. Los objetos, el agua potable, los alimentos también pueden contener agentes infecciosos.

Pueden distinguirse las siguientes formas de transmisión:

- Infecciones por contacto directo, a través de las manos, las relaciones sexuales, el beso o mecanismos similares en las infecciones purulentas, la mononucleosis infecciosa, etc.
- Infección por vía aérea, transmitida a través de las gotas que se forman al hablar, toser, estornudar o mecanismos similares en el sarampión o gripe.
- Infección a través de objetos o alimentos en las infecciones intestinales.
- Infección por polvo, al levantarse polvo e inhalar partículas que contienen agentes infecciosos como en el ántrax, la psitacosis.

- Transmisión por vía sanguínea, por ejemplo inoculación de agentes infecciosos en la hepatitis B, SIDA.

- Los animales como mecanismo de transmisión (vectores), como el mosquito *Anopheles* en la malaria, la pulga en la peste, la garrapata en el eritema migrans, la garrapata en la encefalitis.

Métodos principales para la prevención de las enfermedades infecciosas:

- Vacunación.

- Condiciones higiénicas adecuadas.

- Notificación y aislamiento de los enfermos contagiosos.

- Eliminación de los agentes infecciosos (desinfección, etc.).

- Control y protección de los grupos de riesgo.

La aparición y propagación de una enfermedad infecciosa depende principalmente del agente infeccioso, de la resistencia de la persona y de las condiciones ambientales (higiénicas) existentes. En los grupos de población vacunados de manera sistemática, determinadas infecciones como la difteria, la tosferina, el sarampión, la parotiditis y la poliomielitis no pueden propagarse. Las condiciones higiénicas con purificación de las aguas y canalización de las aguas residuales actúan en contra de las infecciones intestinales. La pareja estable constituye una garantía frente a las enfermedades de transmisión sexual.
No obstante, en ocasiones se produce la aparición frecuente de una enfermedad infecciosa dentro de una zona concreta y en un período de tiempo limitado (**epidemia**). En ocasiones se produce una propagación de una enfermedad infecciosa en forma de epidemia a lo largo de una zona extensa (cólera, hepatitis, SIDA) o de todo el planeta (gripe - **pandemia**).
La cuestión de cómo un microbio se convierte en un agente infeccioso es de una gran importancia práctica. Existen muchos virus, bacterias, hongos y organismos unicelulares que son completamente inofensivos para el hombre (apatógenos). Sin embargo, también sabemos que un microorganismo con determinadas características puede ser muy peligroso como agente infeccioso.

Entre estas características patógenas, es decir, capaces de producir enfermedad encontramos entre otras:

- La capacidad de adhesión a la superficie celular de la piel y las mucosas.

- La capacidad de atravesar la barrera cutánea y mucosa.

- La capacidad de multiplicación en el interior del organismo.

- La producción de toxinas patógenas (productores de toxinas).

Tiempos de incubación:

- *Hepatitis*
  Virus A: de 5 a 50 días
  Virus B: de 50 a 150 días
  Virus C: de 15 a 150 días
- *Herpes simple*
  pocos días
- *Infección intestinal*
  de horas a días
- *Intoxicación alimentaria bacteriana*
  de horas a días
- *Mononucleosis infecciosa*
  de doce a catorce días
- *Parotiditis*
  de ocho a veintiocho días
- *Psitacosis*
  de siete a catorce días
- *Rabia*
  de diez días a doce meses
- *Rubéola*
  de once a veintitrés días
- *Sarampión*
  de nueve a once días
- *SIDA*
  de seis meses a seis años
- *Sífilis*
  de diez a cuarenta días
- *Tétanos*
  pocos días
- *Tos ferina*
  de siete a catorce días
- *Toxoplasmosis*
  de siete a veintiún días
- *Varicela*
  de doce a dieciséis días

La sospecha, diagnóstico y los casos de muerte de las siguientes enfermedades infecciosas son de declaración obligatoria:

- *botulismo (intoxicación alimentaria)*
- *cólera*
- *enteritis infecciosa (infección intestinal), salmonelosis, formas restantes incluidas las intoxicaciones alimentarias de causa microbiana*
- *ántrax*
- *psitacosis*
- *paratifus A, B y C (infección intestinal)*
- *peste*
- *poliomielitis*
- *fiebre recurrente*
- *shigelosis (infección intestinal)*
- *rabia*
- *tifus (infección intestinal)*

1
2
3

La comparación del tamaño nos da una visión del microcosmos de los agentes infecciosos: el círculo representa un hematíe con un diámetro de 7,5 milímetros en comparación con una colibacteria (1), un estafilococo (2) y un virus del sarampión (3).

Debido a sus características patógenas, un microorganismo se convierte en un agente patógeno. No obstante, cuando una persona presenta un estado inmunológico debilitado, los microbios que de otra manera son completamente inofensivos para el hombre pueden causar enfermedades en ocasiones muy graves. Este tipo de microorganismos, que aprovechan la debilidad del sistema defensivo, se denominan gérmenes oportunistas. En los pacientes inmunodeprimidos desempeñan un papel importante como **agentes patógenos**.

INCUBACIÓN

El tiempo que transcurre entre el momento del contagio y el comienzo del cuadro patológico es el período de incubación. Durante ese período los gérmenes se multiplican y se propagan en el organismo. El conocimiento del tiempo de incubación para cada enfermedad infecciosa es de importancia práctica. Si una persona ha estado en contacto con un enfermo infeccioso y no enferma dentro del período de incubación, desaparece el riesgo de desarrollar la enfermedad.

AGENTE INFECCIOSO

Prácticamente todos los agentes infecciosos pertenecen a uno de estos grupos:

• virus • bacterias • hongos • protozoos (organismo unicelulares)

Los **virus** son cuerpos proteicos (nucleoproteína) sin metabolismo propio y que precisan de una célula huésped (bacterias, vegetales, animales, hombre) para su multiplicación. Así pues, se trata de parásitos celulares. No pueden verse al microscopio óptico; para su observación es preciso un microscopio electrónico.

Las **bacterias** son pequeñas formas de vida similares a una célula, que se multiplican por división. Cuentan con un metabolismo propio. Son visibles al microscopio óptico, sobre todo si se utilizan determinados métodos de tinción. Según su forma pueden dividirse en grandes grupos (cocos, bacilos, espiroquetas). La multiplicación de las bacterias se produce por división horizontal. Cuando las condiciones son favorables, la bacteria precisa aproximadamente veinte minutos para dividirse. Esto significa que sólo en diez horas a partir de una sola bacteria se produce más de un millardo de nuevas bacterias.
Las ilustraciones de la página siguiente muestran los principales tipos y formas de agentes infecciosos bacterianos, divididos en cocos, bacilos sin esporas, bacilos formadores de esporas y otras formas.

Los **hongos** son organismos vivos de formas y tipos extraordinariamente variados, uni o pluricelulares, que a diferencia de las bacterias se multiplican de modos diversos (división, desintegración, germinación, etc.). Cuentan con un metabolismo propio.

Los **organismos unicelulares** (protozoos) representan la forma de vida animal más simple. A pesar de que sólo son visibles al microscopio, los protozoos son de tamaño mucho mayor que las bacterias.

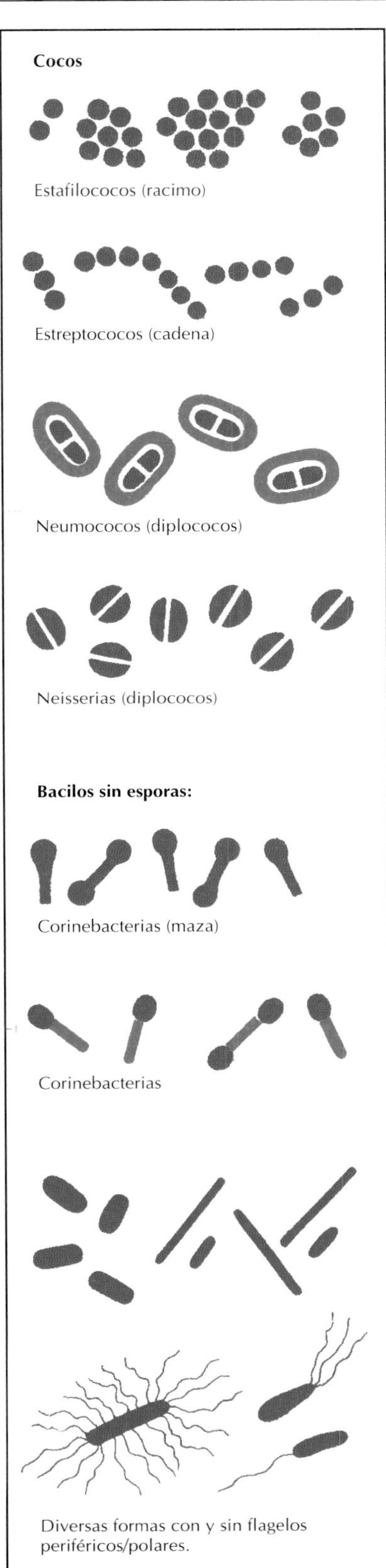

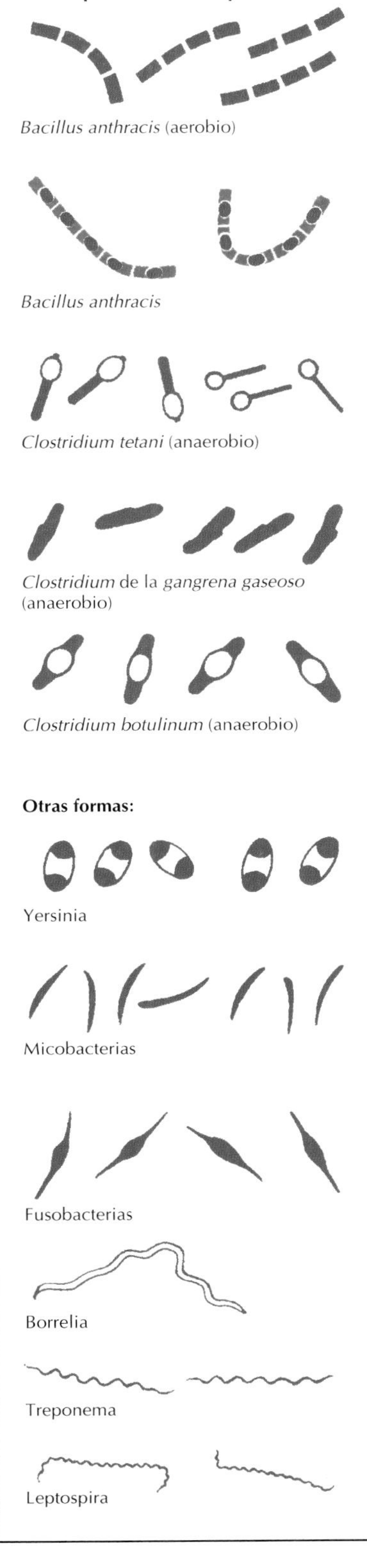

Es de declaración obligatoria la muerte por:

- *gripe*
- *tos ferina*
- *sarampión*
- *sepsis puerperal*
- *escarlatina*

Es de declaración obligatoria todo portador de:

- *vibrión del cólera*
- *salmonela*
- *shigella*

Es de declaración obligatoria: *la persona que sufre una herida a manos de un enfermo de rabia o de un animal sospechoso, así como el contacto con uno de estos animales o con su cuerpo.*

Es de declaración obligatoria la enfermedad o la muerte por:

- *citomegalia*
- *listeriosis*
- *sífilis*
- *toxoplasmosis*
- *embriopatía por rubéola*
- *difteria*
- *fiebre amarilla*
- *malaria*
- *meningitis/encefalitis, meningitis meningocócica, meningoencefalitis vírica*
- *triquinosis (infección por lombrices)*
- *tuberculosis (forma activa) del sistema respiratorio y del resto de órganos*
- *hepatitis vírica, hepatitis A, hepatitis B, no determinada y formas restantes*
- *infección anaeróbica de una herida*
- *edema gaseoso*
- *tétanos*

Enfermedades infecciosas de la A a la Z

Actinomicosis

La cicatrización en forma de rayos puede provocar graves secuelas.

Sintomatología: muy variada. Úlceras que cicatrizan mal, generalmente en la cavidad bucal o en las encías. Destrucción progresiva del tejido, incluido el hueso maxilar, con orificio de salida hacia el exterior. En la secreción se observan gránulos de color rojo amarillento. La zona que rodea la lesión está muy dura. La cicatrización en forma de rayos puede provocar graves secuelas. También es posible la afectación de un órgano interno como el pulmón, el riñón, etc.

La actinomicosis no es contagiosa.

Etiología y patogenesia: el agente causal es un **actinomiceto**. En muchas personas vive como parásito inofensivo en los dientes, las amígdalas, etc. Súbitamente puede provocar, por ejemplo por disminución de la inmunidad, la sintomatología descrita. La creencia de que la enfermedad está provocada por mascar hierba es completamente errónea.

La higiene bucal correcta previene la actinomicosis.

Tratamiento: es largo. Se administran antibióticos como la penicilina o las tetraciclinas. En ocasiones es necesaria la extirpación quirúrgica del tejido enfermo o también una intervención de cirugía plástica. La higiene bucal correcta previene la actinomicosis.

Amibiasis *véase* «Infecciones intestinales»

Ántrax (carbunco)

El ántrax es básicamente una enfermedad laboral.

Sintomatología: la sintomatología es muy variada; los síntomas pueden aparecer en la piel, en los pulmones o en el intestino. Se produce principalmente en animales y en la mayoría de los casos la transmisión se debe al contacto con productos animales importados (lana, cerdas, pieles). En algunos países el riesgo sólo afecta a determinados oficios. Sin embargo, en algunos países subdesarrollados la enfermedad aparece todavía de forma epidémica.

Tratamiento: en los primeros estadios el tratamiento con penicilina prácticamente siempre consigue una curación rápida del proceso.

Cisticercosis

Sintomatología:
Formación de quistes en el tejido muscular y cerebral.

Etiología: la infección se produce por las larvas de *Taenia solium*. En los países industrializados la enfermedad es poco frecuente, aunque en algunos países subdesarrollados aparece todavía con relativa frecuencia.

Citomegalia

Sintomatología: la citomegalia se caracteriza por una sintomatología extraordinariamente variada.
Generalmente, en el adulto la citomegalia permanece asintomática.
La citomegalia que una mujer embarazada transmite al futuro niño (congénita) oscila entre dos extremos: un niño clínicamente sano y un parto precoz de un niño muerto.

El citomegalovirus es especialmente peligroso para el feto y los receptores de un trasplante.

La sintomatología puede presentarse en forma de neumonía, hepatitis o nefritis, así como trastornos intestinales. También es posible la aparición de una encefalitis.

La sintomatología es extraordinariamente variada.

Etiología y patogenesia: el citomegalovirus (CMV) tiene una naturaleza ADN y puede esconderse en las células del paciente. De esta manera se puede transmitir mediante la transfusión o el trasplante de las células infectadas. El CMV puede poner en peligro la vida de las personas inmunodeprimidas. En los pacientes tratados con inmunosupresores el virus despierta y provoca la aparición de la sintomatología, que puede constituir un verdadero peligro para la vida del enfermo.

Las personas sin inmunidad frente al CMV sólo pueden recibir trasplantes de órganos o de médula ósea de donantes negativos al CMV.

Tratamiento y profilaxis: hasta el momento no existe ningún tratamiento eficaz contra el CMV. Se está trabajando en la vacuna, aunque todavía se encuentra en fase de investigación.

Cólera (*Cholera asiatica*)

Sintomatología: aparición brusca de vómitos y diarrea. Las deposiciones son muy numerosas y rápidamente pierden el aspecto de heces y se describen como «en agua de arroz». Es importante recalcar que no se acompañan de dolor abdominal. Con frecuencia aparece una hipotermia que puede llegar a 33 °C. Se producen signos de deshidratación severa por la pérdida de líquidos debido a la diarrea. Lengua seca, sed insaciable, piel seca, nariz afilada, ojos caídos, calambres en las pantorrillas. En los casos graves, pérdida del conocimiento. Es posible que se produzcan lesiones del sistema nervioso central.

El cólera sigue persistiendo en algunos países de Asia y África.

La sospecha de la enfermedad, así como los casos diagnosticados y las muertes, son de declaración obligatoria.

Etiología y patogenesia: el agente causal es una bacteria ligeramente arqueada (*Vibrio cholerae*) que puede mantenerse con vida en el exterior durante largo tiempo. La fuente de infección es el hombre, que es quien elimina la bacteria con las deposiciones. La enfermedad tiene un período de incubación de sólo unas horas hasta unos pocos días. Las condiciones higiénicas deficitarias favorecen la aparición y propagación de la enfermedad. La sospecha de la enfermedad, así como los casos diagnosticados y las muertes, son de declaración obligatoria.

Las personas que viajan a Albania, India, Lesotho, Madagascar, Pakistán, Somalia y Sudán precisan la vacunación del cólera.

Tratamiento y profilaxis: la ley obliga a un estricto aislamiento y desinfección. El tratamiento se basa en la reposición de líquidos y minerales. El cólera forma parte del grupo de enfermedades infecciosas peligrosas. Incluso hoy en día se

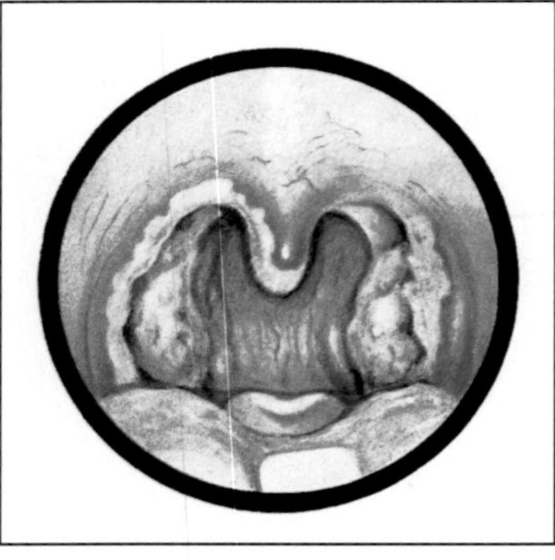

Difteria: depósito típico sobre las amígdalas, que se extiende fácilmente al paladar, faringe y laringe, y llega hasta la tráquea.

produce un considerable porcentaje de muertes por la enfermedad. A las personas que han estado en contacto con el enfermo se les pueden tratar con tetraciclinas antes de la aparición de la enfermedad. Las personas que viajan a zonas endémicas deben protegerse mediante la vacuna.

Difteria

Sintomatología: el período de incubación es de uno a siete días. Existen diversas formas evolutivas (local, progresiva o tóxica), que provocan una sintomatología de severidad variable. El inicio se caracteriza por un estado de decaimiento, malestar general y fiebre moderada. Los signos inflamatorios locales consisten en depósitos blanco grisáceos (pseudomembranas) en la nariz (**difteria nasal**), en la faringe (**difteria faríngea**), en la laringe (**crup** con afonía, disnea intensa y riesgo de asfixia) o una herida (**difteria cicatrizal**).
Especialmente temible es la **difteria tóxica**, en la que la toxina liberada por la bacteria lesiona las células de determinados órganos como el corazón, los vasos sanguíneos, el hígado, los riñones o el sistema nervioso central, y que puede causar una muerte súbita o complicaciones posteriores (parálisis nerviosa).

En algunas regiones de Asia, África y Latinoamérica la difteria aparece una y otra vez de forma epidémica; desde principios de los años noventa ocurre lo mismo en Europa oriental.

Patogenesia y etiología: el agente causal es la bacteria ***Corynebacterium diphtheriae***. Mediante su acoplamiento con un virus, el betabacteriófago, se induce la producción de toxina. La toxina A interrumpe la síntesis proteica en las células epiteliales de la piel y de las mucosas y con ello causa la destrucción celular con acumulación de restos celulares, leucocitos, fibrina y bacterias que forman las pseudomembranas.
La toxina B aumenta la permeabilidad de las paredes vasculares y celulares y con ello favorece la expansión de la toxina A. El diagnóstico se establece mediante la confirmación de la presencia de las bacterias.

Tratamiento y pronóstico: la sospecha de la difteria obliga a la administración inmediata de suero antidiftérico, dado que es la única manera de neutralizar la toxina que ya circula por el organismo. La penicilina o la eritromicina destruyen la bacteria de la difteria. Las demás medidas terapéuticas se basan en combatir los síntomas.

La vacunación contra la difteria se realiza conjuntamente con la vacunación contra el tétanos.

La **vacunación contra la difteria** es altamente recomendable para evitar la infección; forma parte de las campañas de vacunación del lactante, aunque también se debería administrar al adulto a dosis bajas en determinados intervalos (aproximadamente cada diez años). Todos los adultos deberían recibir la vacunación contra el tétanos y la difteria.

Disentería (shigelosis) *véase* «Infecciones intestinales»

Erisipela

Sintomatología: súbitamente aparece fiebre elevada, con frecuencia acompañada de escalofríos. Inflamación cutánea; la zona cutánea afectada está intensamente enrojecida y en ocasiones cubierta de vesículas. Límites bien definidos en relación con las zonas cutáneas sanas. Hipertrofia ganglionar alrededor de la zona cutánea enferma. Cuando el curso es benigno, la fiebre cede progresivamente a partir del tercer día. Con frecuencia, la remisión de los síntomas cutáneos se acompaña de una descamación cutánea.

Inflamación cutánea; la zona cutánea afectada está intensamente enrojecida y en ocasiones cubierta de vesículas. Límites bien definidos en relación con las zonas cutáneas sanas.

Etiología y patogenesia: el agente causal es el estreptococo. El período de incubación es de horas hasta pocos días. Los estreptococos penetran a través de pequeñas heridas en la piel.

Tratamiento: es imprescindible acudir al médico. Mediante el tratamiento con penicilina la enfermedad remite rápidamente; con ello se evita la aparición de enfermedades secundarias. La zona cutánea afectada debe tratarse con cataplasmas húmedas.

Cuando se sospecha una erisipela se ha de acudir inmediatamente al médico.

Erisipeloide

El erisipeloide se asemeja a la erisipela. Está causado por bacterias que se encuentran generalmente en los animales (cerdos). La enfermedad aparece casi exclusivamente en ciertos grupos laborales que están en contacto con animales y afecta principalmente a las manos. El tratamiento es el mismo que el de la erisipela.

Eritema infeccioso

Sintomatología: enfermedad de la infancia. Aparición de un eritema macular rojizo en la mucosa de las mejillas, así como una erupción macromacular y circular sobre todo en las zonas de extensión de las extremidades, que se mantiene entre tres y siete días.
Ocasionalmente febrícula, ligero dolor abdominal y de las extremidades, en ocasiones también coriza. Prácticamente no afecta al estado general.

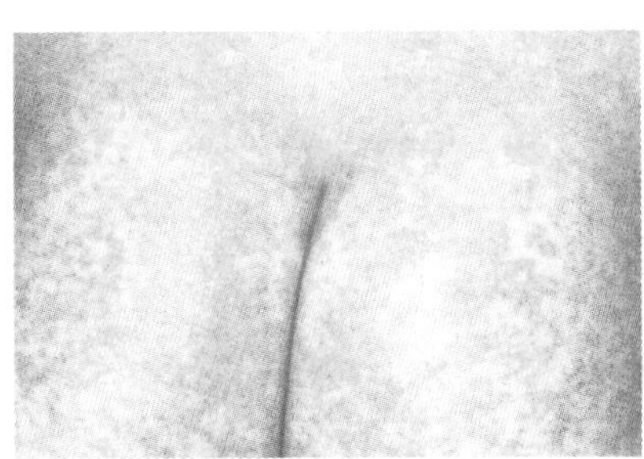

Eritema infeccioso: exantema cutáneo macromacular y circular, que se mantiene entre tres y siete días.

Patogenesia y etiología: el agente causal es el Parvovirus B 19. El período de incubación es de seis a catorce días. El virus puede ser responsable de aborto. La afectación de una mujer gestante pone en peligro la vida del feto.

Tratamiento y profilaxis: no es necesario un tratamiento determinado. No existe vacuna. Debido a la inmunidad que se crea, el haber pasado la enfermedad durante la infancia es la mejor protección ante una infección durante el embarazo. Aún no se han concluido las investigaciones sobre la acción del virus sobre el feto.

El estudio microscópico sirve para la identificación del agente patológico. Mientras que las bacterias y los hongos son visibles con el microscopio óptico, los virus sólo pueden observarse mediante el microscopio electrónico.

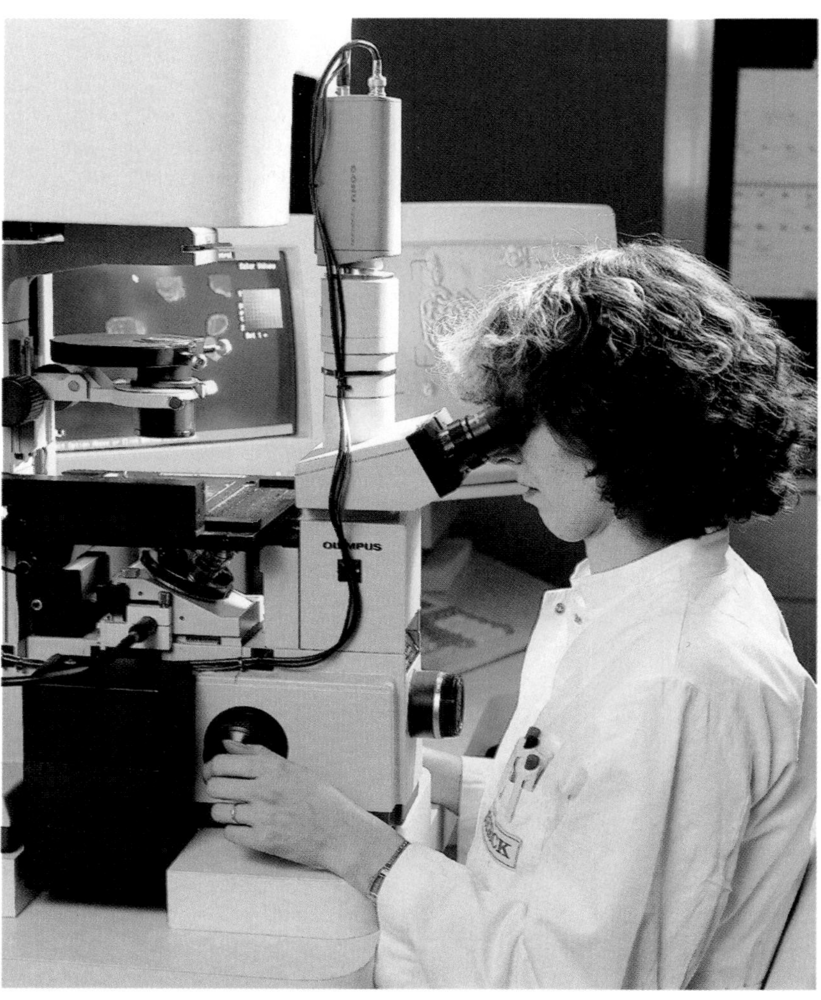

Eritema migrans

A través de la picadura de la garrapata pueden transmitirse agentes patológicos.

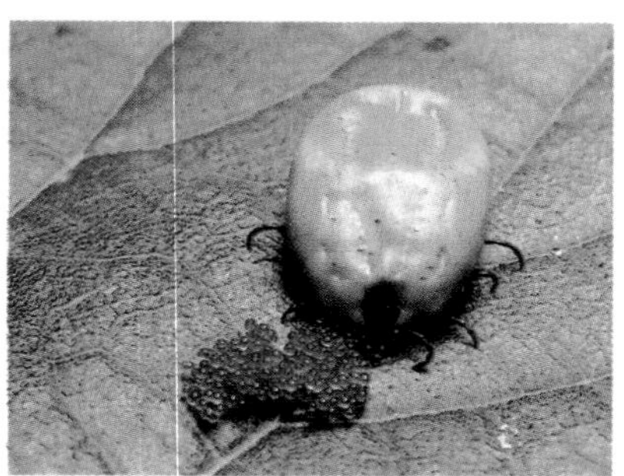

Hembra de garrapata poniendo huevos.

Sintomatología:
Después de un tiempo de incubación de tres a treinta días:

1.er estadio: eritema migrans causado por la picadura de la garrapata
La enfermedad empieza con el enrojecimiento en forma de círculo de una zona cutánea, en cuyo centro se reconoce el lugar de la picadura del insecto. El centro palidece y el eritema se extiende en forma de anillo, lo que le da un carácter migratorio (migrans). Los ganglios linfáticos de la región corporal se inflaman. Seguidamente pueden aparecer síntomas de malestar general; dolor de cabeza y en las extremidades, fiebre.

2.º estadio: síntomas neurológicos debido a la infección por borrelia
Después de semanas e incluso meses aparece nuevamente sintomatología, que en esta ocasión afecta al sistema nervioso: parálisis de la musculatura facial o de las extremidades, meningitis, encefalitis, marcha insegura, etc.; generalmente sin dolor.

3.er estadio: síntomas articulares como manifestación de los síntomas alérgicos tardíos
Esta fase de la enfermedad, que puede aparecer al cabo de meses o incluso años de la infección, se caracteriza por la aparición de síntomas articulares; básicamente puede aparecer tumefacción dolorosa y alteraciones de la movilidad en cualquier articulación.

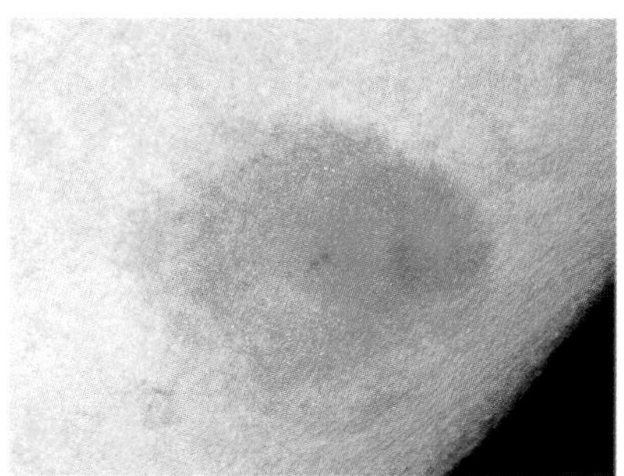

Eritema migrans crónico: enrojecimiento en forma de círculo de la zona cutánea que rodea la picadura de la garrapata. Este síntoma, que aparece después de un período de incubación de tres a treinta días después de la infección (la picadura de la garrapata), es característico del primer estadio de la enfermedad.

Etiología y patogenesia: el agente causal es una espiroqueta (*Borrelia burgdorferi*), que la transmite la garrapata. Este hecho explica su incidencia estacional en las épocas cálidas del año y en las zonas climáticas templadas como Europa central, Estados Unidos y Australia. La enfermedad se descubrió en una pequeña ciudad estadounidense (Lyme) donde era muy frecuente (epidémica).

Tratamiento y profilaxis: las borrelias son sensibles a la penicilina, la eritromicina y las tetraciclinas. Cuanto antes se inicie el tratamiento tanto mayores serán las posibilidades de curación. Por regla general, la enfermedad tiene buenas perspectivas de curación. Se está intentando crear una vacuna.

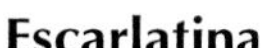

Escarlatina

Sintomatología: antes de la era de la penicilina se distinguían tres estadios de la enfermedad, caracterizados por amigdalitis febril con erupción cutánea, descamación cutánea y enfermedades secundarias. Fiebre de aparición brusca con disfagia, trastornos de la deglución, en ocasiones también vómitos. Horas después del inicio de la enfermedad, aparición de una erupción cutánea rojo brillante que empieza en la parte interna de los muslos. La erupción respeta la zona alrededor de la boca: triángulo naso-bucal pálido.
Al inicio, lengua intensamente saburral; al tercer o cuarto día de evolución se desprende el depósito y la superficie de la lengua queda de un color intensamente rojo y con una intensa inflamación de las papilas linguales, motivo por el que se habla de una lengua aframbuesada. En pocos días remiten los síntomas.
Tras dos o tres semanas puede producirse una descamación cutánea en el tronco, pero especialmente en las palmas de las manos y las plantas de los pies, que es tan típica que permite un diagnóstico retrospectivo.
Como enfermedades secundarias pueden producirse inflamaciones orgánicas reumáticas estreptocócicas, sobre todo en el corazón, los riñones y las articulaciones.

Fiebre de aparición brusca con disfagia, trastornos de la deglución, en ocasiones también vómitos. Horas después del inicio de la enfermedad aparición de una erupción cutánea rojo brillante que empieza en la parte interna de los muslos.

Como enfermedad secundaria pueden producirse inflamaciones orgánicas reumáticas estreptocócicas.

Etiología y patogenesia: el agente causal es el estreptococo del grupo A, del que existen diferentes tipos. La enfermedad crea una inmunidad tipoespecífica, lo que explica que una misma persona pueda sufrir la enfermedad más de una vez, ya que puede estar causada por estreptococos A de diferentes tipos. El período de incubación de la escarlatina es muy variable y oscila entre los dos y los siete días.

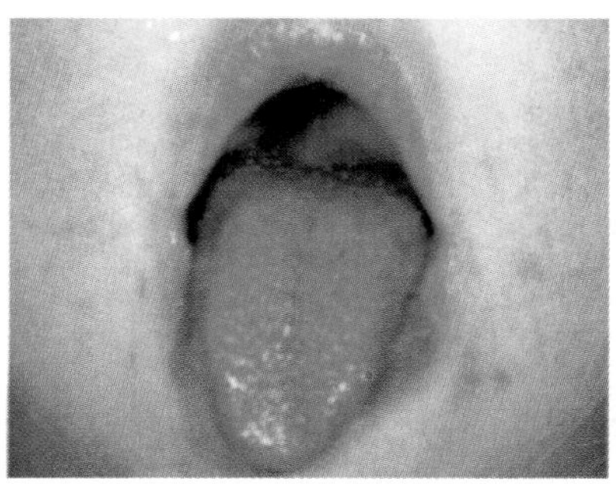

Escarlatina: la lengua tiene un color rojo brillante y está rugosa. Se habla de una lengua aframbuesada.

Tratamiento y profilaxis: el tratamiento de elección es la penicilina. Reduce la sintomatología de la enfermedad, interrumpe la evolución en forma de estadios

Picaduras peligrosas de garrapata

A través de la picadura del insignificante insecto se pueden transmitir enfermedades graves de los animales al hombre. Entre ellas se encuentra la meningitis, el exantema migrans, y en las regiones meridionales también el tifus exantemático y la fiebre recurrente.
La toxina de la saliva de algunas garrapatas hembra puede provocar parálisis; cuando afecta a las vías respiratorias puede causar la muerte del enfermo.

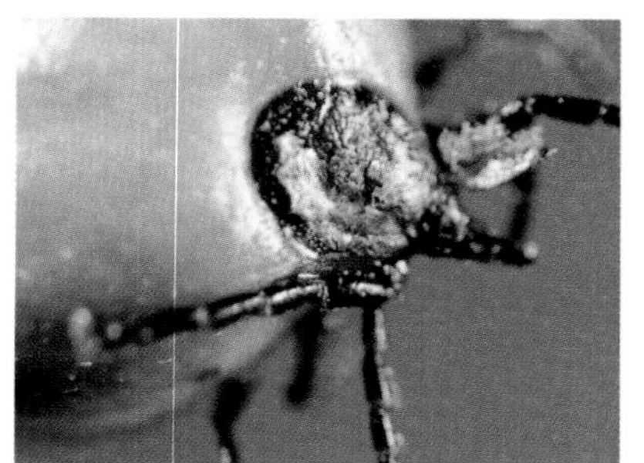

Zona de la cabeza de una garrapata con órgano perforador.

El exantema súbito afecta a lactantes y niños pequeños, y puede producir una enfermedad grave.

El certificado de vacunación es necesario cuando se viaja a Benin, Burkina Faso, Costa de Marfil, Guayana francesa, Gabón, Ghana, Camerún, Congo, Liberia, Mali, Mauritania, Nigeria, Ruanda, Santo Tomé y Príncipe, Senegal, Togo y República Centroafricana.

y prácticamente elimina el riesgo de una enfermedad reumática secundaria. Hasta el momento no se dispone de vacuna.

Estomatitis *véase* «Herpes simple»

Exantema súbito

Sintomatología: después de un período de incubación de tres a siete días, comienzo súbito con fiebre muy elevada. Principalmente afecta al niño en sus tres primeros años de vida. Con frecuencia presenta afectación del sistema nervioso con intranquilidad, insomnio, sobresaltos fáciles, rigidez de nuca, tendencia convulsiva y calambres. Después de tres días la fiebre desaparece rápidamente. En ese momento aparece un exantema cutáneo con manchas pequeñas y de color rosado, similar al sarampión o a la rubéola, que puede extenderse por todo el cuerpo, aunque generalmente respeta la cara. El exantema desaparece a los pocos días.

Etiología y patogenesia: el agente causal es un virus (Herpes simple tipo 6 = VHS 6). La mayor frecuencia de la enfermedad en los primeros años de la vida nos habla sobre una propagación y una inmunidad de por vida una vez superada la enfermedad.

Tratamiento y profilaxis: el tratamiento consiste en la administración intensiva de antitérmicos y el tratamiento de las convulsiones. No existe vacuna.

Fiebre amarilla

Esta enfermedad vírica, extensa en el África tropical y en América, es transmitida por un mosquito. En los niños tiene un curso más leve; en el adulto provoca con frecuencia una hepatitis severa con ictericia, insuficiencia renal, vómitos hemáticos. La sospecha de la enfermedad, su diagnóstico y los casos de muerte son de declaración obligatoria. Antes de realizar un viaje a una zona en la que la fiebre amarilla es endémica es muy recomendable la vacunación. Algunos países exigen el certificado correspondiente de vacunación.

Fiebre recurrente

Sintomatología: fiebre que aparece bruscamente acompañada de escalofríos y que se mantiene entre unos cinco y siete días. Raramente la enfermedad acaba aquí, y por regla general de cinco a ocho días después se produce una recaída con fiebre y el resto de sintomatología. Generalmente, se producen de dos a cuatro, como máximo diez, de estas crisis febriles. Intenso malestar general con cefalea, dolor de espalda y óseo. En los casos severos aparecen también vómitos y trastornos epigástricos. También es posible la aparición de una ligera ictericia, hepato y esplenomegalia, también epistaxis, hemorragias cutáneas o conjuntivales. Como enfermedades concomitantes o secundarias puede producirse inflamación de los órganos internos (¡pulmón!), de los ojos, las articulaciones o las meninges; ocasionalmente rotura de bazo.

La fiebre recurrente la transmite el piojo de los vestidos.

Etiología y patogenesia: se trata de una epidemia de épocas de guerra, que no aparece durante otras épocas. El agente causal es una espiroqueta (borrelia) transmitida a través del piojo de los vestidos. El período de incubación es de cinco a siete días.

La fiebre recurrente no aparece cuando las condiciones higiénicas son correctas.

Tratamiento y profilaxis: mediante la administración de un antibiótico (tetraciclinas, eritromicina) se consigue la curación en pocos días. La mejor profilaxis es la lucha contra los piojos.

Gangrena gaseosa

Sintomatología: el punto de partida de la infección es una herida que ofrece unas condiciones favorables (escasez de oxígeno) para la multiplicación y producción de toxinas de la bacteria. La zona que rodea la herida está tumefacta, pálida y con una coloración marronácea o rojiza. Con frecuencia, por debajo de la piel existen acumulaciones de gas, edema y un fluido inflamatorio hemático. La piel está tensa. Junto con el dolor que aumenta progresivamente en la zona de la herida aparecen también síntomas generales como fiebre, intranquilidad, aceleración del pulso. No se afecta el estado de consciencia del enfermo.
Al evolucionar el proceso aparece destrucción del tejido muscular (mionecrosis) e introducción de la toxina bacteriana en la vía sanguínea (toxemia).

La gangrena gaseosa es una infección rara pero muy grave.

Etiología y patogenesia: el agente causal son bacilos formadores de esporas, por ejemplo *Clostridium perfringens,* con diferentes tipos de toxinas como el tipo A (toxina principal), que provoca principalmente gangrena gaseosa e intoxicaciones alimentarias, el tipo C (enterotoxina), que en el hombre provoca gangrena intestinal. El período de incubación es sólo de cinco horas hasta pocos días. Los estados de déficit local de oxígeno, los trastornos circulatorios como por enfermedades vasculares, el frío, el *shock,* los vendajes demasiado apretados, los cuerpos extraños como fibras de la ropa, partículas de tierra, astillas de madera o una infección producida por bacterias aerobias, como las que pueden aparecer en enfermedades del tracto gastrointestinal o tras determinados accidentes, favorecen la aparición de la gangrena gaseosa.
Un tratamiento inmunosupresor debilita las defensas del organismo y favorece la aparición de infección.

La contaminación de las heridas favorece el riesgo de gangrena gaseosa.

Tratamiento y profilaxis: la mejor prevención de la gangrena gaseosa es el tratamiento cuidadoso de las heridas con la eliminación quirúrgica del tejido necrótico. ¡Sólo el tratamiento precoz tiene perspectivas de éxito! La determinación microscópica inmediata de la bacteria es suficiente para confirmar la sospecha. El tratamiento precoz debe incluir todo el tejido enfermo (hasta llegar al tejido sano), por ejemplo amputación de la extremidad enferma hasta alcanzar la zona de tejido sano. El tratamiento se completa con la administración de antibióticos como la penicilina o el metronidazol. Además hay que administrar

Cuando se sospecha la existencia de una gangrena gaseosa es necesario un tratamiento inmediato, con el fin de salvar el órgano afectado.

> ***Enfermedades concomitantes y secundarias:***
>
> *Junto con la sintomatología local en los órganos urinarios y genitales, la gonorrea también puede causar la afectación de otros órganos, especialmente las articulaciones. Además puede afectar al recto, la mucosa bucal y la conjuntiva ocular.*

> ***¡La gonorrea vuelve a extenderse!***
>
> *Después de un retroceso de las enfermedades de transmisión sexual como consecuencia de la aparición de la penicilina, a partir de los años setenta se ha observado un nuevo aumento de dichas enfermedades. Una de las razones de ello es la utilización masiva de los anticonceptivos orales que evita a muchas parejas la utilización del preservativo, privándoles así de su protección. Por este motivo, ante el contacto sexual con una nueva pareja poco conocida existe siempre el riesgo de adquirir una infección, riesgo que también incluye la infección por el VIH. El preservativo es el único método que ofrece una protección relativamente segura frente a las enfermedades de transmisión sexual.*

un antisuero para neutralizar la toxina. Otro método terapéutico que da buenos resultados es la cámara hiperbárica de oxígeno, en la que el oxígeno a tres atmósferas de presión inhibe el crecimiento y la multiplicación de los clostridios. No existe vacuna. Prácticamente todos los casos podrían evitarse mediante un tratamiento adecuado de la herida.

Gonorrea

> **Sintomatología:**
>
> **En el hombre:** uno o dos días después del contagio aparecen ligeras molestias en la uretra (prurito), especialmente al orinar. Al mismo tiempo aparece una secreción uretral inicialmente mucosa y de inmediato purulenta. Cuatro o cinco días después del contagio aparece dolor intenso en la uretra, sobre todo al orinar. De la segunda a la tercera semana de la enfermedad, la gonorrea también puede afectar al tercio posterior de la uretra y provocar una inflamación dolorosa de la próstata, las vesículas seminales, el epidídimo, los conductos seminales y la vejiga urinaria. En este estadio con frecuencia aparece sangre en orina y eyaculaciones nocturnas dolorosas.
>
> **En la mujer:** en este caso las molestias son con frecuencia tan leves que pueden pasar completamente inadvertidas. En ocasiones aparece en forma de cistitis, aunque también puede hacerlo en forma de flujo purulento con escozor y sensación de calor. Después de varias semanas aparece dolor sordo en hipogastrio y espalda.

Etiología y patogenesia: el agente causal es una **bacteria** (***Neisseria gonorrhoeae***). Su transmisión se realiza casi exclusivamente a través de las relaciones sexuales. Dado que las mujeres infectadas al inicio no son generalmente conscientes de su enfermedad, constituyen una fuente de infección más frecuente que los hombres. Incluso en el estadio crónico, las molestias pueden ser tan leves que

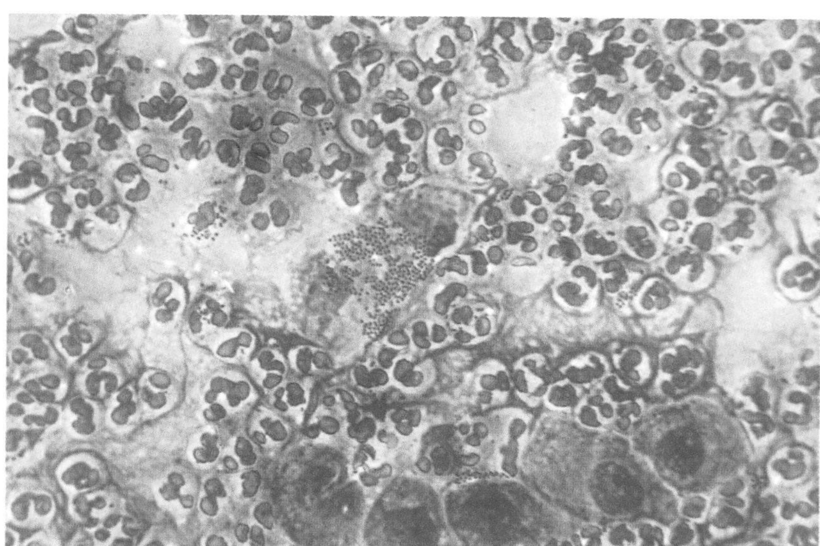

El gonococo (*Neisseria gonorrhoeae*) es el agente causal de la gonorrea.

se produce un elevado riesgo de contagio. La enfermedad no crea inmunidad; por ello es posible la reinfección.

Tratamiento y profilaxis: el tratamiento lo ha de establecer exclusivamente el médico; el fármaco de elección es la penicilina y menos frecuentemente otro antibiótico, cuando la bacteria ha creado resistencias contra la penicilina. Un tratamiento a tiempo con penicilina asegura la curación completa. Existe una vacuna en fase de prueba.

Gripe

Sintomatología: el período de incubación es de uno a tres días. Comienzo brusco con fiebre, cefalea y dolor en las extremidades, así como malestar general. Las mucosas de las vías respiratorias (nariz, faringe, especialmente tráquea) están inflamadas y provocan coriza, ronquera, tos y en ocasiones también epistaxis. El virus también puede afectar a la mucosa del tracto gastrointestinal (**gripe intestinal**). La expansión del virus o de sus toxinas en el organismo (viremia, toxemia) provoca la afectación de diversos órganos como los pulmones, el corazón, la circulación, el sistema nervioso central, el hígado, los riñones. Las personas con enfermedades previas y de edad avanzada presentan el riesgo de complicaciones (neumonía, insuficiencia cardiovascular, encefalitis).

La gripe es la enfermedad vírica más frecuente y puede acarrear graves consecuencias.

Patogenesia y etiología: existen tres tipos (A, B, C) del virus de la gripe; de entre ellos el tipo A es el más frecuente y causa los cuadros más graves. De cada tres a cinco años aumenta la frecuencia de los casos de gripe y aproximadamente cada veinte años existe una epidemia mundial (pandemia) de gripe. La causa de esta propagación epidémica de la enfermedad es el cambio del agente causal (variabilidad), contra el que el hombre no tiene inmunidad; si este cambio provoca una alteración importante de la estructura vírica, puede esperarse una nueva propagación del virus por todo el planeta.

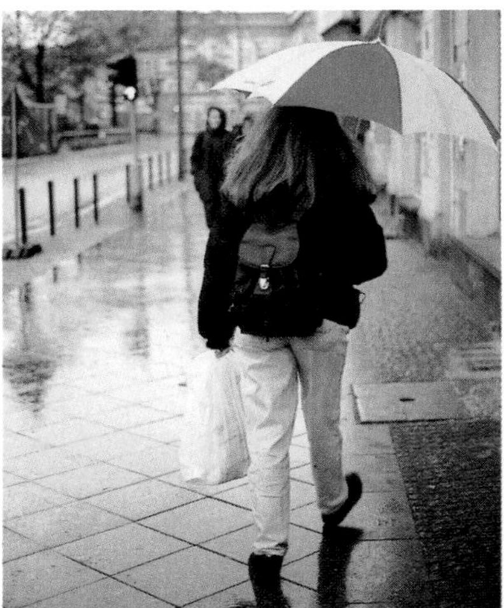

¿Meteorología típica de la gripe? Una infección vírica no depende de la climatología; no obstante, la colonización del organismo por el virus es más fácil cuando el primero se halla debilitado por el frío.

Tratamiento y profilaxis: los cuadros graves pueden combatirse con un fármaco antivírico (amantadina), cuya eficacia será tanto mayor cuanto más precoz sea su administración. En el resto de los casos se realiza un tratamiento sintomático o de las complicaciones. La vacuna antigripal ofrece una protección de uno a dos años contra las estructuras víricas contenidas en la vacuna; debe adecuarse continuamente a los virus de la gripe que con más frecuencia se encuentran en nuestro entorno. En las personas ancianas o con enfermedades cardíacas, pulmonares, renales, etc. es recomendable la administración de este tipo de vacuna antigripal.

Gripe intestinal *véase* «Infecciones intestinales» y «Gripe»

Un decaimiento prolongado, con náuseas frecuentes, intolerancia a las grasas y trastornos digestivos puede indicar el inicio de una hepatitis B. Es imprescindible acudir al médico para el esclarecimiento de la sintomatología.

Hepatitis contagiosa (hepatitis A, B, C, D, E)

Sintomatología: según el agente causal, la sintomatología es ligeramente diferente. En la **hepatitis A**, que aparece especialmente en la infancia, se observa una fase previa de alrededor de una semana de duración con gastroenteritis, trastornos epigástricos y sensación de malestar general.
En la **hepatitis B**, extendida por todo el mundo, se observa un inicio poco característico que puede prolongarse durante semanas con decaimiento, náuseas, intolerancia a las grasas, trastornos digestivos. La verdadera sintomatología de la enfermedad está en relación con la inflamación hepática: hepatomegalia dolorosa, alteración de la función hepática, por ejemplo con paso de bilirrubina a la sangre (**ictericia**, sobre todo en los casos de niños en edad preescolar). Sólo la hepatitis B, posiblemente también la C, puede tender a la cronificación hasta provocar una cirrosis hepática; la combinación de la hepatitis B + D, en ocasiones también la **hepatitis E**, puede causar una insuficiencia hepática y provocar la muerte del enfermo.

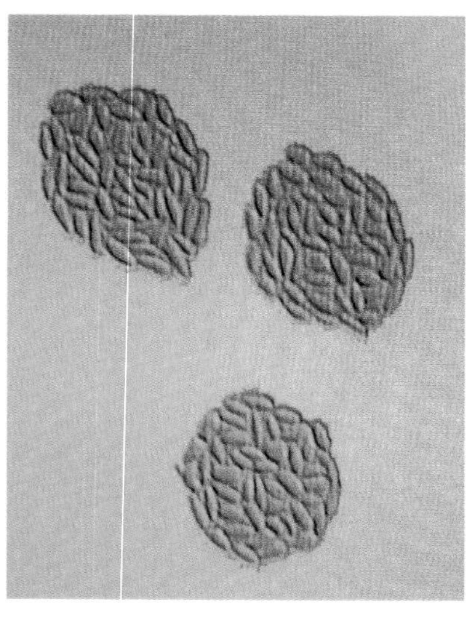

El agente causal de la hepatitis B es un virus DNA.

Patogenesia y etiología: actualmente la hepatitis vírica es bien conocida; no sólo pueden diferenciarse diversos cuadros patológicos, sino que sobre todo se han identificado distintos agentes causales.
El **virus de la hepatitis A** (VHA) contiene ácido ribonucleico y se multiplica exclusivamente en los hepatocitos, de los que desaparece sin problemas tras unas cuatro o seis semanas de enfermedad; su transmisión se produce a través de alimentos contaminados y por el agua. El período de incubación es de 15 a 50 días. La mayor parte de los enfermos son niños hasta los diez años de edad; está muy extendido en el sur de Europa y en las regiones sureñas no europeas.
El **virus de la hepatitis B** (VHB) contiene ácido desoxirribonucleico y se localiza mayoritariamente en los hepatocitos, donde puede permanecer durante muchos años como antígeno nuclear HB-Core. La determinación de la evolución de los anticuerpos contra determinados componentes (antígenos) del VHB permite obtener información sobre el estadio de la enfermedad, la capacidad de contagio, la curación, etc. La transmisión se realiza a través de la sangre y los derivados hemáticos, y con frecuencia también a través de las relaciones sexuales, de forma similar al VIH.
Los niños se pueden infectar en el parto a partir de la madre y, de ser así, se tratarán y vacunarán inmediatamente. El período de incubación es de 50 a 150 días. La hepatitis B está extendida por todo el mundo.
El **virus de la hepatitis C** (VHC), antiguamente conocido como virus de la hepatitis noA noB (HNANB), contiene ácido ribonucléico y asimismo se multiplica mayoritariamente en los hepatocitos. La transmisión se realiza a través de la sangre y de los derivados hemáticos. El período de incubación es de 15 a 150 días.
El **virus de la hepatitis D** (VHD), virus de la hepatitis delta, es un pequeño e incompleto virus ARN que sólo puede multiplicarse en combinación con el VHB o virus similares. La infección adicional de un portador del VHB con el VHD puede causar graves patologías con insuficiencia hepática.
El **virus de la hepatitis E** (VHE) se transmite a través de los alimentos y recientemente aparece en India, África y Centroamérica.

Ante la existencia de una hepatitis debe protegerse el hígado de estímulos lesivos.

Tratamiento y profilaxis: toda hepatitis debe tratarse con precaución. Se ha de hacer una dieta de fácil digestión, evitando sustancias nocivas para el hígado, como el alcohol, las grasas, las especias, los medicamentos, etc. Reposo, en

ocasiones en cama, sobre todo durante la fase aguda. Aplicación de calor local en la región hepática. Hoy en día se dispone de una vacuna profiláctica. La vacuna contra el VHA está indicada en las personas pertenecientes a grupos de riesgo, como niños en estrecho contacto con extranjeros provenientes de regiones con hepatitis A, así como los cuidadores de estos grupos de niños y los trabajadores sanitarios que tienen algo que ver con ellos.
Actualmente, se recomienda la vacunación contra el VHB en aquellos países donde la hepatitis B se halla muy extendida. En nuestro caso deben vacunarse los grupos de riesgo como el personal hospitalario que trabaja en diálisis o cuidados intensivos, así como los pacientes que reciben transfusiones sanguíneas con regularidad. Los neonatos hijos de una mujer infectada por el VHB deben recibir, en el curso de las primeras 48 horas de vida, una profilaxis combinada (inmunoglobulina anti VHB + vacuna contra el VHB repetida).

La aplicación de la vacuna es especialmente recomendable para aquellas personas que pertenecen a un grupo de riesgo.

Desde 1977, la Organización Mundial de la Salud (OMS) recomienda la vacunación contra la hepatitis B de todos los niños.

Herpes simple

Sintomatología: la infección primaria en los primeros años de vida provoca generalmente una gingivoestomatitis herpética (estomatitis aftosa). Los niños tienen un intenso dolor en la boca, no pueden masticar alimentos sólidos, sino que sólo son capaces de ingerir líquidos.
La enfermedad se caracteriza por la aparición recurrente de erupciones vesiculosas en los límites cutáneo-mucosos de la nariz, la boca o los genitales. Son dolorosas, pruriginosas y muy contagiosas.

Especialmente temible es la **encefalitis por el herpesvirus** (encefalitis herpética). Generalmente tiene un curso grave, en el neonato incluso lleva a la muerte, y precisa de un tratamiento antivírico urgente.

Existen dos virus responsables de las infecciones vesiculosas más importantes: el virus herpes simple, responsable del herpes labial y el herpes genital, que se transmite por contacto sexual y que se manifiesta en los órganos sexuales.
El virus varicela-zoster, emparentado con éstos, es el agente causal de la varicela y del herpes zoster.

Etiología y patogenesia: el agente causal es el virus herpes simple (VHS) tipo 1 (herpes labial) o tipo 2 (herpes genital). La reaparición de las vesículas se debe a la característica de los virus-ADN de permanecer en estado de latencia dentro del núcleo celular, para volverse activos bajo determinadas condiciones (infecciones, radiación solar, susto).

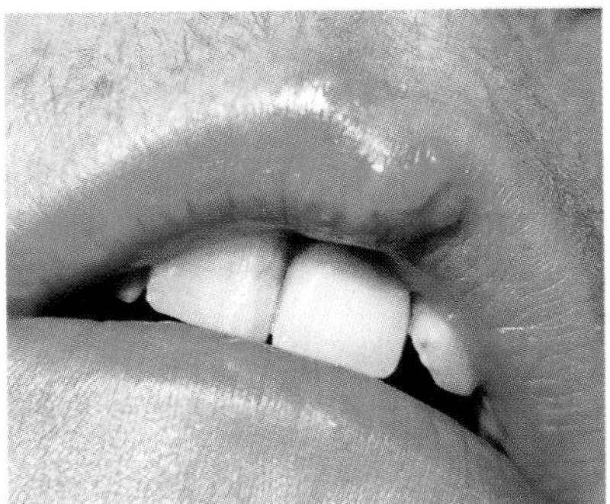

Las vesículas labiales típicas de una infección herpética.

Tratamiento y profilaxis: existen fármacos antivíricos eficaces. La encefalitis herpética (incluso sólo la sospecha) debe tratarse inmediatamente con aciclo-

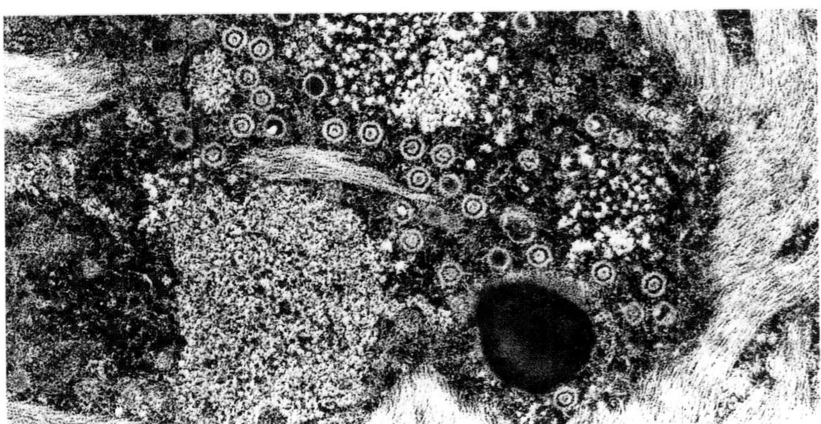

Representación electromicroscópica del virus herpes simple.

vir. Una mujer con un herpes genital supone un peligro para su hijo en el momento del parto. Por este motivo, los tocólogos más experimentados recomiendan la realización de una cesárea para evitar el paso del niño por el canal del parto. No existe vacunación.

Herpes zoster *véase* «Varicela - herpes zoster»

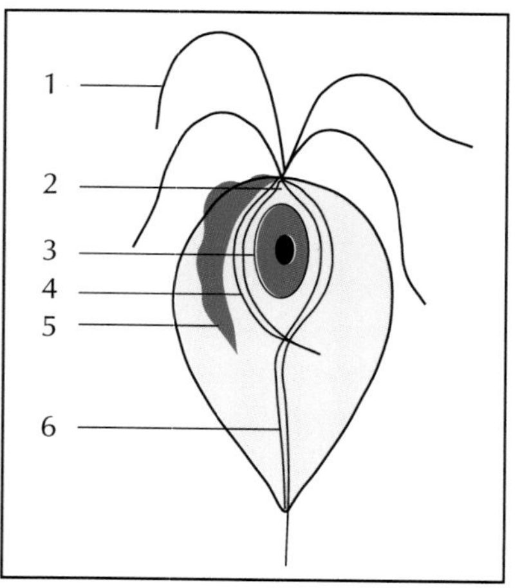

***Trichomonas vaginalis*: flagelo (1), blefaroplasto (2), núcleo (3), corpúsculo parabasal (4), membrana ondulante (5), axostilo (6).**

Infección por tricomonas

Se trata de una enfermedad de transmisión sexual causada por un organismo unicelular. Afecta principalmente a la mujer; el contagio se produce por bañarse en aguas estancadas (por ejemplo una piscina) y se pone de manifiesto por una vaginitis con flujo. Las relaciones sexuales pueden ser dolorosas. También puede suceder que la infección se transmita al niño durante el parto.
En el hombre, la transmisión se produce a través de las relaciones sexuales y pasa siempre inadvertida, ya que como mucho provoca la irritación de la mucosa del pene. Por ello es posible la progresión de la enfermedad.

Tratamiento: el tratamiento con metronidazol lleva rápidamente a la curación. Debe realizarse siempre el tratamiento de la pareja sexual.

Infecciones de transmisión sexual (ETS)

Sintomatología: al inicio frecuentemente existe prurito y dolor en la región genital. Flujo vaginal o uretral y/o escozor al orinar (disuria). Los síntomas son pasajeros y pueden pasar completamente inadvertidos. Si no se tratan tienden a un empeoramiento progresivo hasta la cronificación de la enfermedad.

Excepto en el caso de la hepatitis B, no existen vacunas.

Agentes infecciosos de transmisión sexual:

- *Virus herpes simple (pág. 529)*
- *Virus de la hepatitis B (pág. 528)*
- *Citomegalovirus (pág. 519)*
- *Virus de la inmunodeficiencia humana (VIH) (pág. 541)*
- Neisseria gonorrhoeae *(pág. 526)*
- Treponema pallidum *(pág. 545)*
- *Clamidias o micoplasmas*
- Trichomonas vaginalis *(véase superior)*
- *Hongos (pág. 516)*

Etiología y patogenesia: existe un gran número de agentes causales de transmisión sexual. Los gérmenes que se indican al margen tienen una importancia práctica y se tratarán en este libro.

Tratamiento y profilaxis: el tratamiento depende del agente causal. Generalmente, las bacterias se tratan con éxito con antibióticos, siempre que se haga un diagnóstico a tiempo. Las infecciones víricas son de difícil tratamiento (VHS) o incurables hasta el momento (VIH).
La medida profiláctica más segura es la estabilidad de la pareja sexual. Los preservativos también ofrecen protección frente a la transmisión de agentes infecciosos. Determinadas prácticas sexuales que causan hemorragia (penetración anal, mordiscos) favorecen la transmisión.
Excepción hecha de la hepatitis B, no existen vacunas contra los citados agentes infecciosos. Desde 1977, la Organización Mundial de la Salud (OMS) considera recomendable la vacunación contra la hepatitis B.

Infecciones intestinales

Las enfermedades intestinales infecciosas pueden cursar con una sintomatología muy diversa. Algunos afectados presentan tan sólo una pasajera y leve pérdida del apetito, náuseas o dolor abdominal; otros presentan vómitos, diarrea acuosa, que en pocas horas puede provocar un compromiso circulatorio.

Las infecciones intestinales se encuentran entre las enfermedades más frecuentes y extendidas en todo el mundo.

Esencialmente existen tres factores que determinan el curso de la enfermedad:

- El tipo de agente infeccioso.
- El lugar donde se desarrolla el proceso patológico en el organismo.
- El estado general del paciente.

Cuanto más peligroso sea el agente causal y cuanto más joven, más viejo o más debilitado esté el paciente, tanto más grave será el curso de la infección intestinal.

Los niños y los ancianos tienen un riesgo especial.

Sintomatología: las infecciones intestinales desempeñan un papel muy importante en todo el mundo. Anualmente, millones de personas, especialmente niños, mueren en los países subdesarrollados por esta causa. En el entorno industrializado, muchas infecciones intestinales tienen un curso tan benigno que el enfermo ni tan siquiera acude al médico.

El síntoma principal de la **enteritis** es la diarrea, con frecuencia unida a pérdida de apetito, náuseas y dolor abdominal; también pueden aparecer vómitos. La diarrea puede ser acuosa y muy frecuente, de tal manera que puede poner en peligro la vida del enfermo. La diarrea del lactante constituye un ejemplo de esta situación.
Cuando la afectación predomina en el **intestino grueso (colitis)** se producen deposiciones mucosas y hemorrágicas, y en ocasiones las heces presentan pus. Expulsión dolorosa de las heces e intensos dolores abdominales.
Si el **agente infeccioso (*Salmonella typhi*)** o sus toxinas pasan a través del intestino hasta la vía sanguínea, generalmente se producen cuadros patológicos muy graves con sepsis y/o graves lesiones orgánicas en el corazón, hígado, pulmón, riñón o sistema nervioso central.

En los países subdesarrollados las enfermedades diarreicas infecciosas provocan la muerte de un gran número de niños.

Etiología y patogenesia: el agente causal puede ser un virus, una bacteria o un protozoo. Generalmente entran en el organismo a través de alimentos o agua contaminados. Así pues, se ven favorecidos por las malas condiciones higiénicas. El agente infeccioso actúa de formas muy diversas. El tipo de virus más frecuente es el rotavirus. Causa prácticamente la mitad de las infecciones intestinales durante los primeros cuatro años de vida. Los rotavirus destruyen las células de la mucosa intestinal, impiden la función intestinal, motivo por el que provocan intensas diarreas acuosas con importantes pérdidas de líquidos y sales que pueden llegar a poner en peligro la vida del enfermo.

La diarrea infecciosa puede estar causada por un gran número de agentes infecciosos. Generalmente se producen por el consumo de alimentos contaminados.

El protozoo Giardia lamblia es el agente causal de la lambliasis, una infección intestinal de difícil diagnóstico que cursa con trastornos digestivos crónicos, dolor abdominal y diarrea recurrente.

Otras enfermedades diarreicas infecciosas

Naturalmente, existen otros muchos virus que pueden provocar enfermedades diarreicas (**gripe intestinal**). Las bacterias provocan infección intestinal cuando tienen la capacidad de adherirse a las células de la mucosa intestinal. Una vez adheridas, las bacterias pueden provocar sintomatología de tres distintas maneras: liberan toxinas que lesionan el intestino (enterotoxinas) y que generalmente desencadenan severas enfermedades diarreicas (por ejemplo: **vibrión del cólera, colinebacterias productoras de toxinas**).

Otras bacterias penetran en las células epiteliales donde se multiplican, provocan inflamación de la mucosa intestinal y formación de úlceras con deposiciones dolorosas y con frecuencia hematomucosas (ejemplos: **shigella, colinebacterias no productoras de toxinas**).

Los alimentos comprados en el mercado sin empaquetar y los vegetales deben limpiarse a fondo antes de ser consumidos.

Otro grupo de bacterias atraviesan la pared intestinal, se multiplican en el tejido que se encuentra por debajo y en los ganglios linfáticos, e incluso pueden extenderse por todo el organismo a través de la sangre **(salmonella, yersinia, neisseria)**. Algunas bacterias, bajo ciertas condiciones, pueden servirse de los tres mecanismos (por ejemplo: **campylobacter**).

Los protozoos, como causa de una infección intestinal, desempeñan un papel importante en los países tropicales, aunque también pueden encontrarse en nuestro entorno geográfico. En este contexto debe citarse una **amiba**, la ***Entamoeba histolytica***, que puede permanecer en el intestino sin provocar sintomatología. Sólo cuando se presentan otros motivos como alteraciones intestinales, calor, estrés, infección vírica de las amibas, etc., éstas crecen (pasan de su forma minuta a su forma magna) y adquieren características agresivas (penetrar en el cuerpo, destrucción de células como los eritrocitos y colonización de ciertos órganos: causa de un absceso hepático). Las personas que viajan pueden importar una infección amibiana.
En los países industrializados el protozoo **Giardia lamblia** tiene cierta importancia ya que provoca la **lambliasis**, una infección intestinal de difícil diagnóstico que cursa con trastornos digestivos crónicos, dolor abdominal y diarrea recurrente.

En los países subdesarrollados, cada año millones de niños escapan de la muerte gracias a la terapia de rehidratación oral.

Tratamiento y profilaxis: cuando existe diarrea intensa es primordial estabilizar la circulación mediante un aporte suficiente de líquidos.
Como **terapia de rehidratación oral (TRO)** se entiende la administración de una solución glucosalina, que, administrada a tiempo, puede evitar la muerte del paciente en caso de una enfermedad diarreica severa. En los círculos especializados, esta medida terapéutica está considerada como el mayor descubrimiento médico del siglo, y salva al año varios millones de vidas (sobre todo de niños). Incluso en los países industrializados es útil, sobre todo para el tratamiento de los niños con diarrea.
En la infección intestinal, la **quimioterapia** antibacteriana sólo se aplicará en aquellos casos en que el cuadro patológico es muy grave (cólera, disentería, tifus). La desventaja de este tratamiento reside sobre todo en que las bacterias permanecen más tiempo en el intestino del enfermo y se van eliminando con las heces durante meses (**portador crónico**). Ponen en peligro su entorno. Los protozoos se tratan con fármacos antiparasitarios.
La profilaxis se basa principalmente en una estricta higiene personal. Se ha de tener especial cuidado cuando se manipulan alimentos, que siempre se han de limpiar bien a fondo o cocinarlos.

¡Después de ir al lavabo y antes de comer no hay que olvidar nunca lavarse las manos!

La higiene personal es la mejor profilaxis contra una infección intestinal.

Intoxicación alimentaria bacteriana

El agente que con mayor frecuencia provoca intoxicaciones alimentarias es Salmonella, *y el que causa una intoxicación alimentaria más grave es* Clostridium botulinum.

Sintomatología: dolor abdominal, anorexia, náuseas, vómitos, diarrea, insuficiencia circulatoria con mareo. Generalmente sin fiebre. Determinados síntomas clínicos especiales indican un determinado agente causal o su toxina: los síntomas oculares como el estrabismo súbito, la visión borrosa, etc., los trastornos de la deglución, del habla o respiratorios hacen sospechar la existencia de un botulismo.

¡Tenga especial precaución con las latas abombadas!

Patogenesia y etiología: los agentes causales más frecuentes son las bacterias que provocan infecciones intestinales, como ***Salmonella enteritis***; se transmiten principalmente por alimentos en mal estado como carne y productos cárnicos, huevos y productos derivados, productos lácteos o helados. Mucho menos frecuente, aunque más peligrosa, es la **toxina de *Clostridium botulinum***, que puede encontrarse en las conservas al vacío (pescado, carne, verduras) con formación de gas; deben rechazarse las latas abombadas.

La intoxicación por Salmonella *puede ser peligrosa para las personas de edad avanzada o debilitadas. Por ello, ¡ante la menor sospecha acudir al médico!*

Tratamiento y profilaxis: el tratamiento de una enteritis por *Salmonella* consiste en el reposo intestinal y el aporte de líquidos. La administración de un antibiótico sólo es necesario en los casos poco frecuentes que evolucionan mal.
Contra la toxina botulínica debe administrarse tan pronto como sea posible una antitoxina polivalente; puede salvar la vida del enfermo.
A través del pienso de gallina infectado con *Salmonella*, estos animales se infectan sin enfermar, y transmiten el germen a los huevos. Por ello, existe una legislación para asegurar la comercialización sólo de huevos no infectados por *Salmonella*.

En ocasiones, el pienso de las gallinas contiene Salmonella.

Lambliasis *véase* «Infecciones intestinales»

Lues *véase* «Sífilis»

Malaria (paludismo)

La malaria sigue siendo una de las enfermedades más frecuentes en todo el mundo.

Sintomatología: fiebre. Dependiendo del agente causal de la malaria, cada tres días (malaria terciana y malaria tropical) o cada cuatro días (malaria cuartana), se produce una destrucción rápida de los eritrocitos, con una rápida elevación de la temperatura y escalofríos. Durante las crisis febriles existe un intenso malestar general. Espleno y hepatomegalia. Cuanto mayor sea la duración de la enfermedad y dependiendo del tipo de malaria, tanto más rápida será la debilitación progresiva y la anemia.
Son posibles un gran número de enfermedades secundarias. La **fiebre hemoglobinúrica** (como consecuencia de la destrucción eritrocitaria masiva) es una de las más conocidas y temidas, y prácticamente sólo se ha observado en la malaria tropical bajo tratamiento con quinina. Sin embargo, ya que hoy en día la quinina no forma parte del tratamiento, esta complicación no aparece prácticamente nunca.

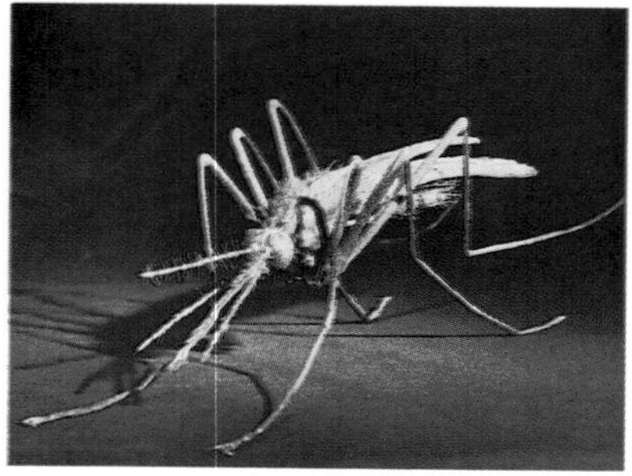

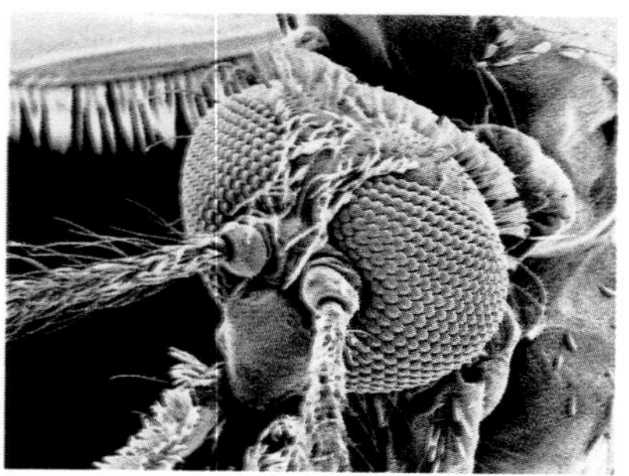

La malaria se transmite al hombre a través del mosquito *Anopheles*. La imagen inferior muestra, a gran aumento, la zona de la cabeza del mosquito.

Patogenesia y etiología: se estima que el número de enfermos de malaria se encuentra por encima de los quinientos millones. La enfermedad la transmite un tipo de mosquito (*Anopheles*). El agente causal es un plasmodio (protozoo de estructura y desarrollo diverso) que sigue un complicado desarrollo tanto en el organismo del mosquito como del hombre. Sólo se observa en personas que son de zonas donde la malaria es endémica (principalmente África y sur de Asia).
El período de incubación es muy variable y se encuentra entre los seis y los treinta días. La persona que va a viajar a una zona endémica de malaria puede protegerse frente a la infección mediante la ingesta regular de comprimidos antipalúdicos (cloroquina).
Tanto el diagnóstico de la enfermedad como los casos de muerte son de declaración obligatoria.

Tratamiento y profilaxis: los modernos antipalúdicos (cloroquina, primaquina) generalmente son eficaces, aunque se han observado resistencias del plasmodio frente a los fármacos. Contra la cefalea es útil la aplicación de paños fríos, durante la fase febril enjuagues fríos, para la sed zumos de fruta fríos. Además es recomendable una dieta rica en vitaminas y fármacos estimulantes de la hematopoyesis. Se está trabajando en el desarrollo de diversas vacunas antipalúdicas.

Meningitis

La aparición brusca de cefalea y rigidez de nuca indican la posible existencia de una meningitis.

Sintomatología: cefalea de aparición brusca y rigidez de nuca, generalmente con fiebre elevada y vómitos. Típicamente la cabeza se mantiene echada hacia atrás, hundida en la almohada y sin moverla. Las piernas están flexionadas y no se pueden estirar; el abdomen está contraído. Cuanto menor es la edad del paciente tanto menos característica es la sintomatología; en el lactante incluso puede existir ausencia de fiebre. Los trastornos neurológicos como la obnubilación, las parálisis, la pérdida de audición nos indican la participación del cerebro (encefalitis).

Existen diversas formas de meningitis causadas por diferentes agentes infecciosos.

Patogenesia y etiología: los agentes causales son diversos y provocan cuadros patológicos de diversa severidad. Las bacterias (meningococos, *Haemophilus influenzae*, neumococos) causan una **meningitis purulenta** de evolución generalmente grave, que hace precisa la instauración precoz del tratamiento. La meningitis purulenta precisa el diagnóstico del agente causal y la instauración a ser posible rápida de un tratamiento específico. Las enfermedades víricas como la **parotiditis**, Coxsackie, ECHO, etc. generalmente tienen un curso leve y tienen un buen pronóstico.
Las **borrelias** se transmiten por la picadura de una garrapata, causan una enfermedad de evolución lenta y por regla general tienen buenas perspectivas de curación.
La **meningitis tuberculosa** es especialmente temible, ya que con frecuencia no se detecta a tiempo y entonces es de difícil curación. En los niños que han recibido la vacuna BCG no aparece prácticamente nunca.

Una meningitis purulenta debe ser tratada tan rápidamente como sea posible con antibióticos.

Tratamiento y prevención: todas las meningitis bacterianas deben recibir un tratamiento antibacteriano específico con la mayor rapidez posible; para ello se precisa el diagnóstico del agente causal, que sólo puede establecerse a través del análisis del líquido cefalorraquídeo (punción lumbar). Actualmente existen vacunas contra los principales agentes bacterianos de la meningitis purulenta.

En el primer año de vida todos los niños han de recibir la vacuna contra *Haemophilus influenzae*.
En el caso de las meningitis causadas por un virus no existe un tratamiento específico contra el agente causal; no obstante, en las meningitis víricas graves (por ejemplo encefalitis herpética) se administran los virostáticos modernos.

(Meningo) encefalitis estival (MEE)

Sintomatología: período de incubación de tres a catorce días. El inicio de la enfermedad es similar a la gripe, con fiebre, coriza y tos. Tras una semana se desarrolla la segunda fase de la enfermedad con la sintomatología de una encefalitis: cefalea, rigidez de nuca, trastornos del lenguaje y de la consciencia; también puede aparecer parálisis.

Etiología y patogenesia: el agente causal es el virus europeo de la MEE, que se presenta principalmente en las zonas meridionales y centrales de Europa y se transmite por la picadura de una garrapata (*Ixodes ricinus*).
Los grupos de riesgo los forman los trabajadores forestales, los habitantes o visitantes de zonas forestales del sur de Alemania, Austria, Suiza y norte de Italia. Relacionados con este virus, aunque no idénticos, se encuentran los virus de la encefalitis que aparecen en el Lejano Oriente (Asia) y América (Estados Unidos) y que generalmente provocan una encefalitis grave que en el 10 % de los casos causa la muerte del enfermo, como por ejemplo la encefalitis B japonesa, la encefalitis de San Luis, etc.

Información sobre la expansión de la MEE (Centros de Vacunación Internacional gestionados en España por el Ministerio de Sanidad y Consumo):

Servicios de Sanidad Exterior
Francisco Silvela, 57
28028 Madrid (España)

Hospital de Bellvitge
(Medicina Preventiva)
Feixa Llarga, s/n
08907 Hospitalet de Llobregat
(España)

Tratamiento y profilaxis: deben administrarse los modernos fármacos antivíricos. Para algunas personas pertenecientes a los grupos de riesgo, como ciertos grupos laborales y los viajeros, es aconsejable la vacunación. A los niños no se les debe vacunar antes del primer año de vida. El efecto de la vacuna dura entre tres y cinco años; se recomienda una dosis de recuerdo tras cinco años.
Con el fin de reducir al mínimo el posible riesgo de una MEE, se debería obtener información sobre la expansión regional actual de la enfermedad (direcciones al margen). Por el contrario, en las zonas de alta montaña el riesgo es mínimo.

Mononucleosis infecciosa (enfermedad del beso)

Sintomatología: período de incubación de doce a catorce días. La enfermedad está muy extendida entre los niños mayores y los adolescentes. La sintomatología es extremadamente variable y puede emular un gran número de enfermedades.
La forma faríngea evoluciona como una amigdalitis; la forma abdominal como una hepatitis, una apendicitis o un tumor abdominal; la hipertrofia ganglionar y la esplenomegalia hacen pensar en una enfermedad sistémica (leucemia, linfoma).

La sintomatología de la mononucleosis es extraordinariamente variada y puede confundirse con un gran número de enfermedades.

Etiología y patogenesia: el agente causal es el virus de Epstein-Barr (VEB). Afecta a los linfocitos B y altera la función del sistema inmunológico.

El virus de Epstein-Barr es el agente causal de la mononucleosis infecciosa.

Tratamiento y profilaxis: por regla general no se administra ningún tratamiento farmacológico. La enfermedad es aparatosa pero benigna. Hasta el momento no existe vacuna.

Parotiditis

En la parotiditis la higiene bucal cuidadosa así como los paños fríos o las cataplasmas de aceite sobre la parótida hinchada ofrecen alivio.

Sintomatología: progresivo aumento de la temperatura hasta los 39 °C. Lenta tumefacción de una glándula parótida, que se reconoce por la hinchazón de la parte posterior de la mejilla con elevación típica del lóbulo de la oreja.
En ocasiones otalgia debida a la presión sobre el conducto auditivo externo. Unos días después, junto con un nuevo aumento de la temperatura, aparece tumefacción de la glándula parótida del lado contrario.
Más raramente se afectan otras glándulas salivares. Como síntoma concomitante y como consecuencia puede producirse una **pancreatitis**, y en los varones a partir de la madurez sexual una orquitis dolorosa; esta última puede llevar a la esterilidad. En muchos pacientes con parotiditis también se puede detectar una meningitis.

Patogenesia y etiología: se trata de una infección vírica con un período de incubación de ocho a veintiocho días. Las enfermedades secundarias son poco frecuentes y realmente sólo afectan a la parótida todavía no afectada.

Tratamiento y profilaxis: la higiene bucal cuidadosa así como los paños fríos o las cataplasmas de aceite sobre la parótida hinchada ofrecen alivio. Hasta la desaparición de la sintomatología es aconsejable el reposo en cama. Es muy recomendable la vacuna contra la parotiditis.

Peste (peste negra, peste bubónica)

Las pulgas de la rata pueden transmitir la enfermedad al hombre.

Sintomatología: aparición súbita de graves trastornos generales, fiebre elevada, vómitos, diarrea, trastornos circulatorios, pérdida del conocimiento. Pocos días después tumefacción de los ganglios linfáticos (generalmente inguinales) cuyo entorno presenta una tumefacción dolorosa (se conocen como «bubones»). El tejido enfermo puede secretar pus hacia el exterior.

A pesar de que en Europa la peste como epidemia ha sido erradicada hace mucho tiempo, ocasionalmente aún se produce algún caso en personas que realizan viajes largos.

Patogenesia y etiología: el agente causal (bacterias) afecta principalmente a roedores, sobre todo a las ratas. La pulga de las ratas puede transmitir la peligrosa enfermedad al hombre. En otras formas evolutivas el foco de la enfermedad se localiza en el pulmón; la peste pulmonar es especialmente maligna. Además, existen también la peste cutánea y la peste séptica. En Europa, la peste epidémica ha sido erradicada, aunque ocasionalmente se puede introducir de forma aislada en puertos o a través del tráfico aéreo. El período de incubación es de dos a cinco días. La sospecha de la enfermedad y los casos de muerte son de declaración obligatoria.

Tratamiento: aislamiento estricto; asistencia en manos de personal especializado. Los modernos antibióticos ofrecen buenas perspectivas de curación.

Poliomielitis (parálisis infantil, enfermedad de Heine-Medin)

Sintomatología: el período de incubación es de siete a dieciocho días. Pueden diferenciarse distintos estadios de la enfermedad. Comienzo brusco con fiebre, cefalea y dolor en las extremidades, malestar general, ocasionalmente diarrea. Posteriormente, período asintomático de aproximadamente una semana de duración.
Seguidamente, nueva elevación de la temperatura, cefalea, rigidez de nuca; disminución de la fuerza muscular hasta que se produce una dificultad para realizar el movimiento de prensión con la mano o aguantar la cabeza. Parálisis de aparición brusca, generalmente al segundo o tercer día de este estadio de la enfermedad, con frecuencia después del reposo nocturno (parálisis matinal), de diversas partes del cuerpo, como las dos piernas con incapacidad para mantenerse de pie, de la musculatura de la espalda, abdominal o torácica hasta la parálisis respiratoria o facial e incluso la parálisis de la deglución. La denominada parálisis ascendente puede provocar un paro respiratorio que lleva a la muerte del enfermo. Se ha de hacer un especial hincapié en que sólo un pequeño porcentaje (aproximadamente un 1 %) de las personas infectadas desarrollan realmente el cuadro clínico arriba descrito; muchas infecciones tienen una evolución clínica asintomática.

Tras una infección por el virus de la poliomielitis sólo alrededor de una de cada cien personas infectadas desarrolla la enfermedad paralizante.

Las personas que viajan a países meridionales deberían recibir un recuerdo de la vacuna, lo que es necesario aproximadamente cada diez años.

Patogenesia y etiología: el agente causal son los virus de la poliomielitis tipo 1, 2 y 3. El tipo 1 causa el 85 % de todas las epidemias; el tipo 2, los casos poco frecuentes (5 %) que aparecen de forma aislada, y el tipo 3, pequeñas epidemias (10 %). Los virus entran en el organismo a través de la boca y del tracto digestivo (estadio previo) y finalmente se emplazan en las células nerviosas motoras de la médula espinal (estadio principal), donde debido al proceso inflamatorio y destructivo provocan los síntomas paralíticos.
El riesgo de la enfermedad es tanto mayor cuanto mayor es la edad del afectado. Es especialmente elevado cuando un adulto no vacunado viaja a países en los que la poliomielitis todavía es frecuente.

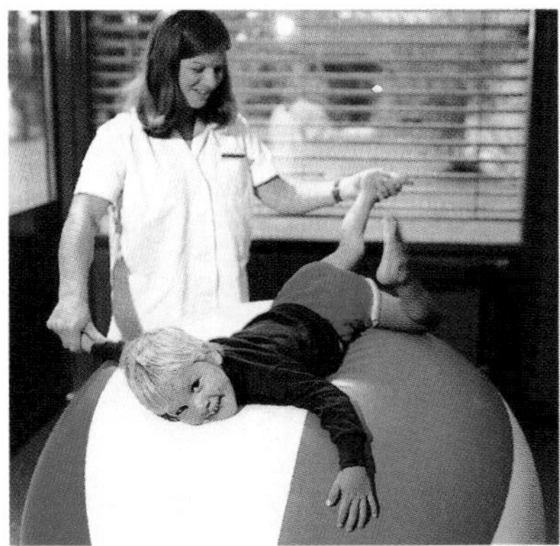

Una fisioterapia especial puede ayudar a sobrellevar mejor las secuelas de una poliomielitis.

Diagnóstico: el diagnóstico más seguro se realiza mediante el aislamiento del virus en la médula espinal gracias a una punción lumbar. Sin embargo, la sospecha se produce ante parálisis musculares que se acompañan de una enfermedad febril aguda.

Tratamiento y profilaxis: el tratamiento se basa principalmente en el intento de mantener vivo al paciente en la forma ascendente, antiguamente con el «pulmón de acero» y actualmente mediante la respiración artificial.
No existe ningún tratamiento eficaz contra la parálisis por sí misma. Por ello se debe recomendar sin lugar a dudas la vacuna contra la poliomielitis; su aplicación ha provocado un retroceso de la parálisis infantil epidémica, en donde la vacunación por vía oral ha desempeñado un papel muy importante. La Organización Mundial de la Salud (OMS) considera que la poliomielitis se extinguirá del planeta hacia el año 2000.

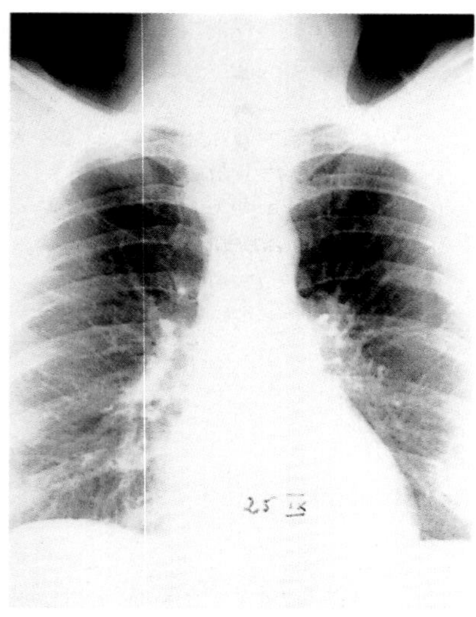

Radiografía pulmonar de un paciente con una psitacosis grave. Se distinguen claramente las amplias zonas inflamadas.

Psitacosis

Sintomatología: ascenso lento de la temperatura. La fiebre alcanza los 40 °C y se mantiene elevada durante semanas. Con frecuencia, intenso malestar general con estupor e intensa cefalea, dolor de espalda y en las extremidades. Epistaxis y ronquera. Aproximadamente después de catorce días, desarrollo de una neumonía con tos, espectoración y taquipnea. Como enfermedad secundaria pueden producirse lesiones cardíacas, así como inflamación de diversos órganos como los riñones, el oído medio o el páncreas.

Patogenesia y etiología: se trata de una enfermedad generalmente grave que se transmite a través de las heces secas convertidas en polvo o mediante las secreciones de los pájaros que contienen el agente causal, *Chlamydia*. La principal fuente de infección son los papagayos y los periquitos importados. Sin embargo, las modernas normas de cuarentena constituyen una buena medida de seguridad. La sospecha de la enfermedad, su diagnóstico y los casos de muerte son de declaración obligatoria. El período de incubación es de siete a catorce días.

Tratamiento y profilaxis: ante la simple sospecha debe ingresarse inmediatamente al enfermo. Aislamiento estricto y medidas de desinfección. Los antibióticos ofrecen buenas perspectivas de curación. La convalescencia puede ser prolongada.

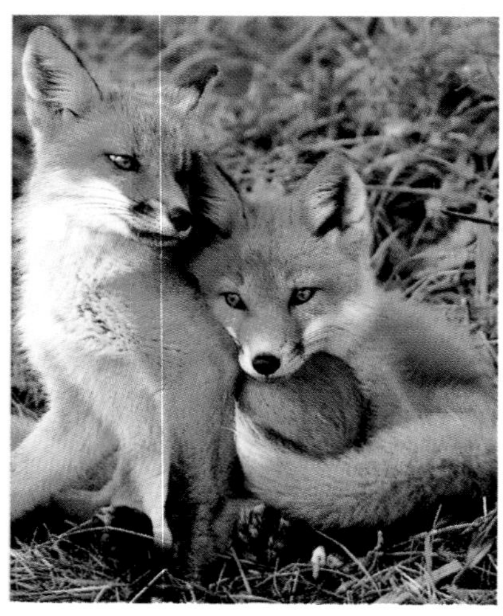

El zorro es el principal transmisor de la rabia. Los animales salvajes no se deberían tocar nunca.

La única posibilidad de salvación reside en la vacunación inmediata después del contacto con un animal sospechoso de padecer la rabia.

Rabia (hidrofobia)

Sintomatología: de diez días a doce meses (generalmente de uno a tres meses) después de ser mordido por un animal rabioso, más raramente por el simple contacto con él: ligero aumento de la temperatura, cefalea, labilidad emocional, estados de pánico, dolor y alteración de la sensibilidad en el lugar del mordisco. Seguidamente aparecen alteraciones de la deglución y trastornos respiratorios, así como algo más adelante estado de excitación con accesos de rabia; respiración jadeante, espasmos de la musculatura faríngea e hipersialorrea. Con frecuencia el enfermo muere por asfixia. Si no es así, unos días después aparecen parálisis que llevan al paciente a la muerte.

Etiología y patogenesia: el agente causal es un virus neurotropo. El virus se transmite al hombre a través de la saliva de un animal infectado (perro, zorro, venado, roedores), generalmente por un mordisco y más raramente por lamido. La ropa puede contaminarse con la saliva que contiene el germen, de forma que aumenta el riesgo de infección.
Ante la sospecha fundada de la enfermedad, a ser posible, se matará al animal y se estudiará su cerebro mediante métodos especiales. A un perro, que no es necesariamente sospechoso de padecer la rabia, se le puede aislar y observar durante una semana. Si después de este tiempo sigue bien es que no tiene la rabia.

Tratamiento y profilaxis: la única posibilidad de salvación reside en la vacunación inmediata. De esta manera, el afectado puede crear una inmunidad dentro del período de incubación. Si ya se ha manifestado la enfermedad, es imprescindible el ingreso hospitalario y un tratamiento intensivo, aunque generalmente los pacientes no vacunados mueren.

La rubéola puede ser peligrosa cuando afecta a mujeres durante el primer trimestre del embarazo. En este caso debe esperarse que en aproximadamente el 50 % de los casos se produzca el nacimiento de un niño con malformaciones (corazón, ojos, oído).

Rinitis

Se trata de una inflamación de la mucosa nasal provocada por un virus (*véase* capítulo «El aparato respiratorio»).

Rubéola

Sintomatología: fiebre de 38 a 39 °C, generalmente ligero malestar general. Exantema micromacular, no confluente (al contrario que en el sarampión). Hipertrofia ganglionar, no dolorosa, principalmente cervical en forma de nódulos palpables desde el tamaño de un guisante hasta el de una nuez, en ocasiones esplenomegalia. Tras dos a cuatro días desaparece la fiebre y el exantema, y tras una o dos semanas desaparece también la hipertrofia ganglionar y la esplenomegalia. Las enfermedades concomitantes y secundarias son poco frecuentes.
La rubéola puede ser peligrosa cuando afecta a mujeres durante el primer trimestre del embarazo. En este caso puede esperarse que en aproximadamente el 50 % de los casos se produzca el nacimiento de un niño con malformaciones (corazón, ojos, oído).

La vacunación contra la rubéola es especialmente necesaria en las niñas antes de la maduración sexual.

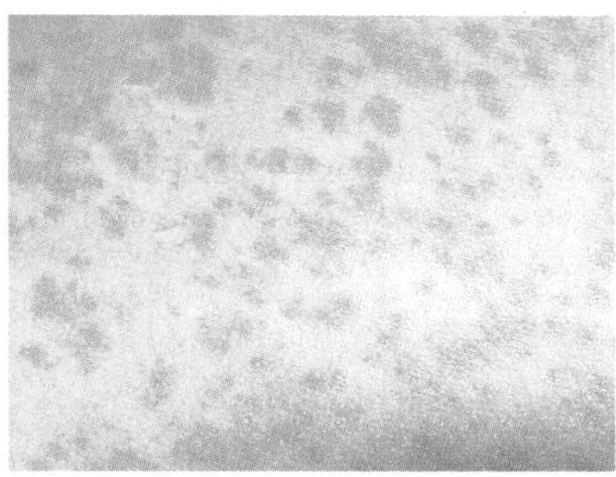

Rubéola: el exantema desaparece después de dos o cuatro días; por el contrario, la hipertrofia ganglionar dura alrededor de una semana.

Etiología y patogenesia: el agente causal es el virus de la rubéola. La transmisión se realiza a través de las gotas que se producen al hablar, toser, estornudar, etc. El período de incubación es de 11 a 23 días. La mayor capacidad contagiosa se produce durante el período del exantema así como uno o dos días antes.

Tratamiento y profilaxis: generalmente no es necesario ningún tratamiento, en todo caso antipiréticos. Es recomendable la vacunación contra la rubéola; es especialmente necesaria en las niñas antes de la maduración sexual.

Salmonelosis *véase* «Infecciones intestinales»

Sarampión

Sintomatología: período de incubación de nueve a once días. Fiebre con sintomatología inflamatoria catarral de la conjuntiva (fotofobia) y de las vías respiratorias (coriza y tos).
Mucosa bucal enrojecida y depósitos blanquecinos en forma de puntos (manchas de Koplik) en la cara interna de las mejillas. Una vez disminuye la fiebre o cuando aumenta nuevamente, aparece un exantema cutáneo rojo pálido característico que empieza detrás de las orejas y se extiende de forma descendente por todo el cuerpo. Típicamente, las man-

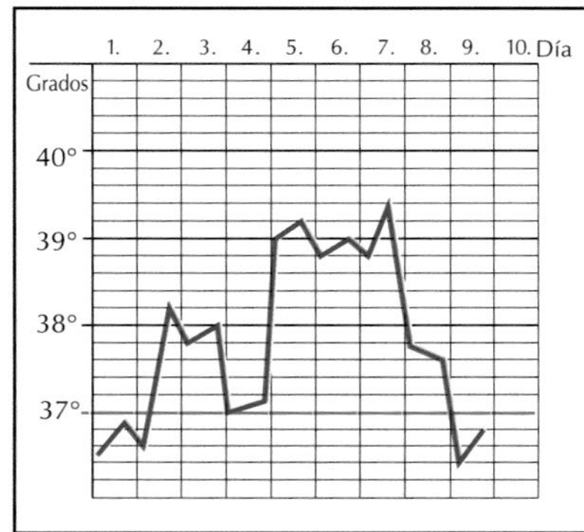

Curva febril característica del sarampión.

En el sarampión también existe una inflamación de la conjuntiva, por lo que no se tolera la luz.

chas rojas convergen. Aproximadamente una semana después de su aparición adquieren un tono más amarronado. Este estadio principal de la enfermedad acostumbra a acompañarse de un claro malestar general.
Es frecuente la aparición de complicaciones como otitis media, laringitis estenosante («crup sarampionoso»), neumonía. Mucho menos frecuente, alrededor de uno de cada tres mil enfermos, aunque mucho más peligrosa, es la **encefalitis sarampionosa**, que puede provocar alteraciones de la consciencia, somnolencia o estados de excitación, incluso convulsiones, y puede dejar graves secuelas.

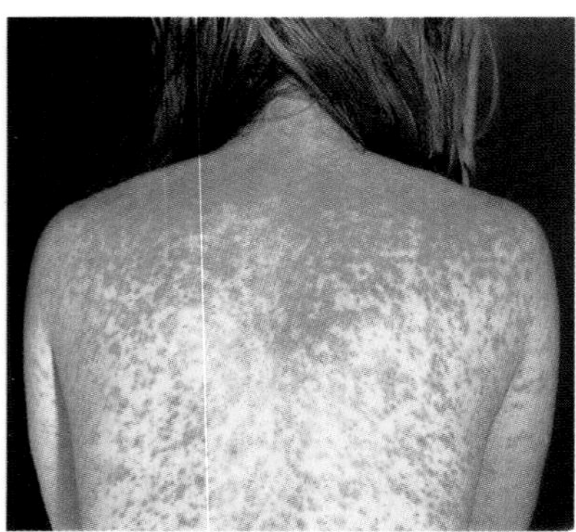

Exantema típico del sarampión.

Patogenesia y etiología: el agente causal es el virus del sarampión. Se transmite de persona a persona, ocasionalmente también a través de grandes espacios. Es sensible al frío y a la falta de humedad.

Tratamiento y profilaxis: se realiza un tratamiento aislado de cada síntoma (fiebre, fotofobia, tos), según las necesidades. Es importante la detección precoz de las complicaciones y la realización del tratamiento adecuado (antibacteriano). Debido a la vacunación sistemática contra el sarampión, ha disminuido espectacularmente el número de casos. La vacuna contra el sarampión forma parte de las vacunaciones obligatorias. Sin embargo, recientemente ha disminuido el número de niños vacunados; sólo alrededor del 60 % recibe la vacunación. La vacunación se realiza a los dos años y debe repetirse después de cuatro años.

Sepsis

La sepsis puede tener una causa insignificante, como una infección purulenta del lecho ungueal.

Sintomatología: crisis de fiebre elevada, junto a graves síntomas generales como caída de la presión arterial, palidez y piel fría, esplenomegalia. La vida peligra debido principalmente al compromiso circulatorio (*shock* séptico).

Patogenesia: son diversas las bacterias que pueden penetrar en el organismo a partir de un foco; en ocasiones, basta con una pequeña lesión cutánea infectada, prácticamente invisible. Debido a la destrucción de los fagocitos, los componentes bacterianos desencadenan un trastorno de los procesos de regulación más importantes del organismo (circulación, respiración, coagulación sanguínea, etc.). La consecuencia final es el *shock*. Las bacterias también pueden asentarse en determinados órganos y provocar así un absceso hepático, renal, cerebral, etc.

Toda sepsis puede tener dos peligrosas consecuencias:

1. Formación de abscesos

2. Insuficiencia circulatoria (shock)

Tratamiento y profilaxis: el tratamiento se ha de hacer imprescindiblemente en una unidad de cuidados intensivos. El foco séptico debe ser extirpado (quirúrgicamente). Se utilizarán los antibióticos adecuados contra el agente causal. La función circulatoria se mantendrá mediante otras medidas terapéuticas. Existen fármacos que presentan una cierta acción desintoxicante, como la heparina.
Recientemente se utilizan anticuerpos especiales (anticuerpos monoclonales) contra determinadas toxinas bacterianas.
No obstante, en todos los casos de sepsis existe el riesgo de formación de abscesos o la aparición de una insuficiencia circulatoria como consecuencia del *shock*.

Shigelosis *véase* «Infecciones intestinales»

SIDA (síndrome de inmunodeficiencia adquirida)

Sin temor a exagerar, el SIDA puede considerarse como la peste de nuestra era.

Sintomatología:

El tiempo de incubación es extraordinariamente variable y oscila entre los seis meses y los seis años. El curso de la enfermedad puede dividirse en estadios:

1.er estadio = síndrome linfoadenopático
Inicialmente, los síntomas son extremadamente variados: el decaimiento, la astenia, la sensación de debilidad, los sudores nocturnos, la pérdida de peso generalmente no son suficientes para sospechar la enfermedad; sólo la hipertrofia no dolorosa de los ganglios (cervicales, axilares, inguinales, etc.), así como la aparición de una hepato y esplenomegalia dirigen las sospechas hacia una enfermedad del sistema linfático. Este estadio dura de meses a (tres) años.

Después de la infección por el VIH, con frecuencia pasan años antes de que aparezcan los primeros síntomas.

2.º estadio = infecciones múltiples
Este estadio principal de la enfermedad se caracteriza por la aparición de infecciones graves y de difícil tratamiento. Microbios que son inofensivos para una persona con su sistema inmunitario sano se convierten para el paciente con SIDA en un peligroso agente infeccioso, ya que el enfermo no es capaz de defenderse. Estos gérmenes también reciben el nombre de oportunistas, ya que aprovechan la inmunodeficiencia del paciente para colonizar el organismo.
Ejemplos de este caso son:

- Neumonía con disnea, tos irritativa agotadora y fiebre.
- Enfermedades diarreicas recurrentes.
- Infecciones graves por virus del grupo del herpes.
- Enfermedades similares a la tuberculosis.

Básicamente, todo germen puede convertirse en un agente infeccioso. Este estadio dura de meses a años, y puede causar la muerte debido a una infección grave.

El sarcoma de Kaposi constituye uno de los signos diagnósticos más seguros del SIDA en los estadios más avanzados.

3.er estadio relativamente tardío = tumores malignos
La inmunodeficiencia abre también la posibilidad para la aparición y multiplicación de las células malignas. Así, en 1981, la frecuencia notablemente elevada de casos de sarcoma de Kaposi, un cáncer de piel, en hombres jóvenes llamó la atención de los médicos y, tras investigaciones sistemáticas, llevó rápidamente al descubrimiento de la «inmunodeficiencia contagiosa».

4.º estadio muy tardío = participación del sistema nervioso central (SNC)
El SIDA también puede afectar al sistema nervioso central, lo que comporta cambios del comportamiento, desestructuración de la personalidad, envejecimiento prematuro, así como adelgazamiento extremo (caquexia). Los síntomas citados en los estadios 3.º y 4.º no aparecen de forma regular; probablemente, muchos pacientes mueren en estadios anteriores de la enfermedad.

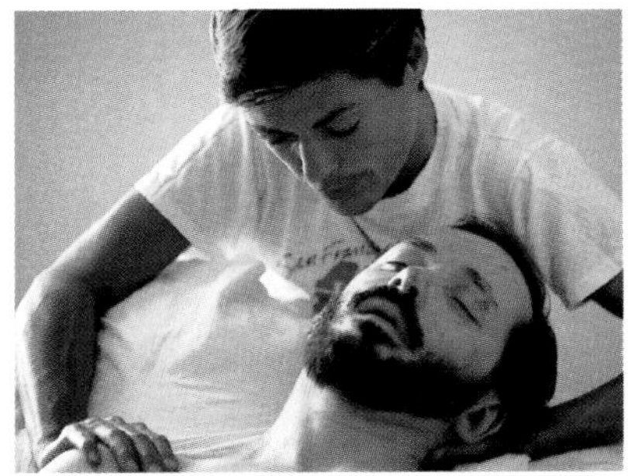

En el estadio más avanzado el SIDA también puede afectar al sistema nervioso central, provocando entonces un estado de importante debilidad y de deterioro corporal.

De esta manera se introduce el VIH en las células T colaboradoras.

Superior: los pequeños virus del SIDA se encuentran alrededor de la célula T colaboradora.

Inferior: los virus del SIDA se acoplan a determinados lugares de la superficie celular y bloquean la actividad de las células T colaboradoras.

Inferior izquierda: el VIH adherido a la superficie celular es captado por la célula.

Inferior derecha: el VIH ha entrado completamente en la célula y empieza su acción destructora.

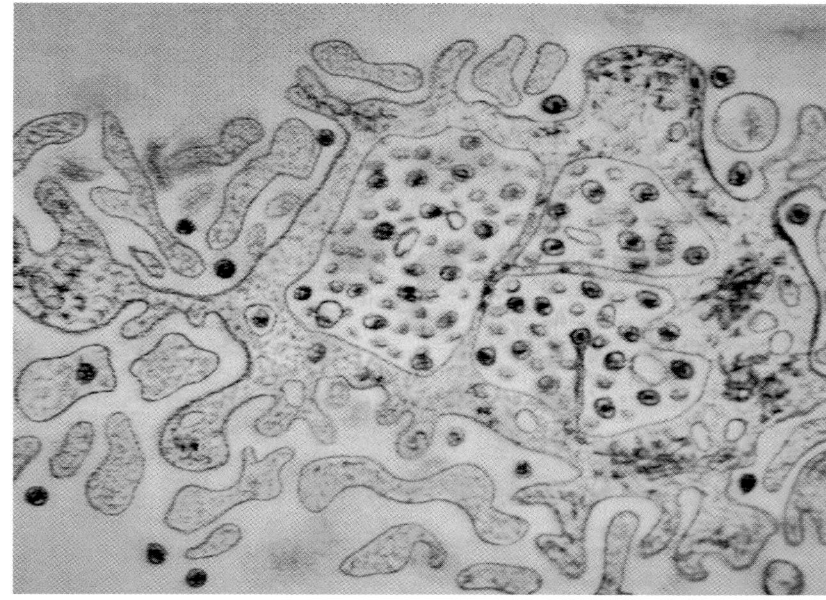

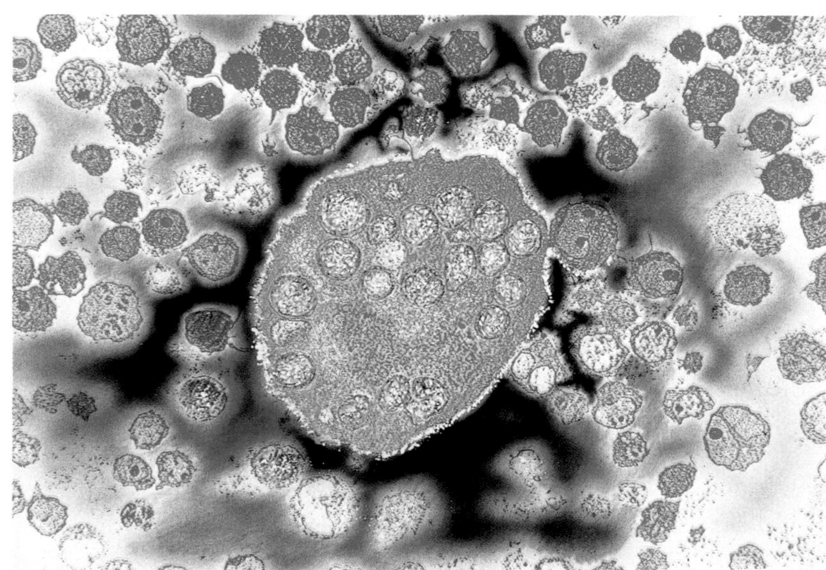

Aunque sólo exista la más leve sospecha de una infección por el VIH, se realizará necesariamente una prueba del SIDA. Si se desea, la prueba puede hacerse de forma anónima y es gratuita. Cualquier médico puede informar sobre dónde puede realizarse una prueba de este tipo.

El VIH afecta y destruye las células T colaboradoras.

La transmisión se produce a través de la sangre y las secreciones corporales.

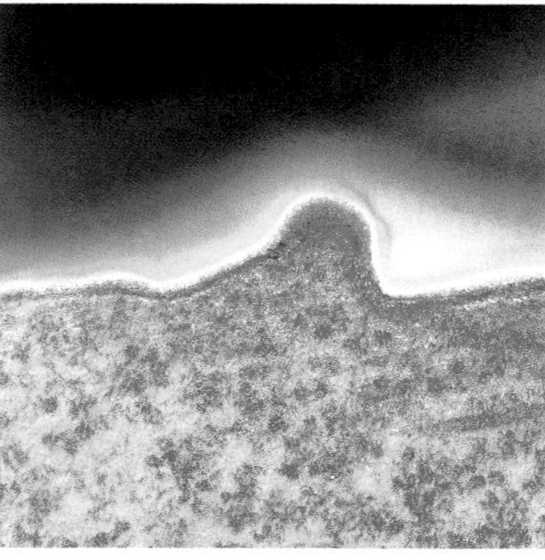

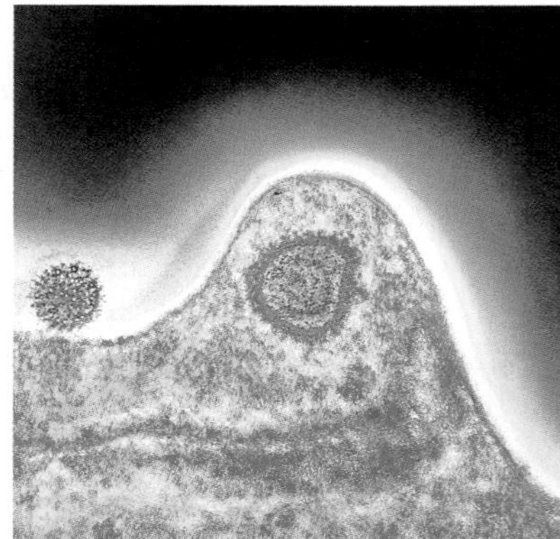

Patogenesia y etiología: aunque la enfermedad sólo se conoce desde hace aproximadamente diez años, ha alcanzado dimensiones epidémicas. El agente patológico es un virus (virus de la inmunodeficiencia humana = VIH). Posee la característica de afectar y destruir un determinado tipo celular, que es necesario para la capacidad defensiva del organismo. Estas células son los linfocitos T4 (células colaboradoras).
Una persona sana presenta una relación equilibrada entre los linfocitos T colaboradores y los linfocitos T supresores. En condiciones normales el cociente es mayor de 1,5 (aproximadamente de 1,75 a 2,0). En los pacientes con SIDA este cociente se altera y generalmente se encuentra por debajo de 0,5. De esta manera se produce una inmunodeficiencia celular que realmente constituye la base de esta peligrosa enfermedad.

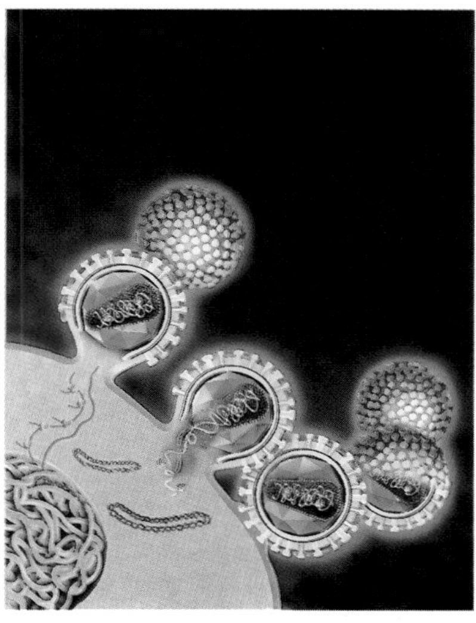

La figura muestra el modo refinado en que el virus del SIDA penetra en una célula sana y cambia su programación de tal manera que en vez de producir sus propios productos metabólicos produce nuevos virus, que se dirigen hacia las células todavía sanas.

Propagación: el VIH se encuentra extendido por todo el mundo y sigue propagándose. Entretanto, el número de enfermos de SIDA ha sobrepasado el límite de un millón, mientras que de diez a veinte millones de personas están infectadas por el virus. Los países más afectados son Estados Unidos, Haití, África central (Zaire) y Francia. La inexactitud de las cifras refleja las dificultades de la detección anónima de positivos sobre la base de una recopilación de los informes de laboratorio.

Fuentes de contagio y grupos de riesgo: la transmisión se produce a través de la sangre, los productos hemáticos, las secreciones corporales (semen).

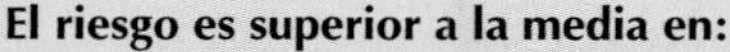

El riesgo es superior a la media en:

- Hombres homo y bisexuales.
- Personas drogodependientes, especialmente fijos.
- Pareja heterosexual de una persona infectada o enferma.
- Pacientes hemofílicos que recibieron preparados del factor VIII antes de 1985.
- Neonatos de madres infectadas con el VIH.
- Personas que han recibido sangre contaminada con el VIH.

Deben considerarse grupos de especial riesgo:

- Personas que cambian frecuentemente de pareja sexual.
- Los drogodependientes que se inyectan.
- Las personas que con frecuencia precisan transfusiones de sangre o de componentes hemáticos.

Entretanto, la expansión del VIH ha avanzado de tal manera que en realidad cualquier persona puede considerarse como perteneciente a un grupo de riesgo en determinadas circunstancias. Por ello, las modernas campañas de divulgación y prevención son muy necesarias.

Existen grupos de riesgo con un riesgo de infección por encima de la media.

Debe prestarse una especial atención a la transmisión del virus a través de la sangre y de los productos hemáticos.

¿Cómo puede prevenirse la transmisión del VIH?
La estabilidad de la pareja sexual es la única protección segura contra la infección de VIH. El uso de preservativos disminuye claramente el riesgo de infección aunque no lo evita completamente. Todas las prácticas sexuales que comportan una hemorragia son de alto riesgo. El abrazo, un apretón de manos,

La pareja sexual estable constituye la mejor protección contra la infección por el VIH.

El contacto normal con la persona infectada por el VIH así como el compartir la vivienda con ella no entraña el menor riesgo.

el conversar, el toser, el beso, el compartir la vajilla y los cubiertos no entraña ningún riesgo. Según los conocimientos actuales, tampoco puede producirse contagio en los lavabos, las piscinas, la sauna, la peluquería, al visitar a un enfermo o a través de los animales domésticos. El compartir la vivienda y el contacto corporal simple no entrañan el menor riesgo.
Al aplicar una inyección (en medicina y en la drogodependencia) debe utilizarse siempre una jeringa y una aguja nuevas. En el tratamiento con derivados hemáticos o con transfusión sanguínea se extreman las precauciones, por ejemplo mediante el empleo de sangre propia, utilización de filtros, etc.

Diagnóstico de la infección por VIH o prueba del SIDA:

Una prueba de detección del VIH negativa excluye prácticamente con toda probabilidad una infección por el VIH.

Existen dos vías para la identificación del agente:

- La detección de anticuerpos contra el virus VIH 1 o VIH 2, o bien contra sus componentes.
- La detección del virus o de los componentes víricos.

La primera opción es más viable en la práctica. Se realiza una prueba de detección de anticuerpos (generalmente ELISA) y una prueba de comprobación (por ejemplo inmunofluorescencia).

El diagnóstico de la infección por VIH sólo puede establecerse cuando las dos pruebas son positivas.

Los **hallazgos analíticos indirectos** pueden arrojar información sobre el alcance y evolución de las alteraciones inmunológicas o sobre la afectación por gérmenes oportunistas:
- Cociente de las células T colaboradoras (OKT 4) frente a las T supresoras (OKT 8).
- Células T colaboradoras < 200 por microlitro de sangre.
- Detección de determinados protozoos, hongos, bacterias o virus o bien de sus anticuerpos específicos.

En cuanto al tratamiento: en la actualidad no se dispone de un tratamiento completamente efectivo contra el SIDA. La acidotimidina (AZT), la dideoxinosina, la dideoxicitidina y preparados similares alargan la vida del enfermo; todos ellos son inhibidores de una enzima vírica.
Cada una de las infecciones debe tratarse específicamente según el agente causal. Tampoco cabe esperar que se desarrolle una vacuna en los próximos años, a pesar de que científicos de todo el mundo trabajan febrilmente en la problemática del tratamiento y la profilaxis mediante una vacuna de la enfermedad.

Información telefónica confidencial en España:
Stop SIDA
Tel.: 900 61 61

Fundación AntiSIDA de España
Tuset, 19 4.º
08006 Barcelona (España)

Ayuda y asesoramiento: el soporte psicosocial por parte de la familia, los amigos y los grupos de autoayuda son muy importantes. Toda persona infectada por el VIH y su familia deberían contar con un médico experimentado como asesor que les aconseje ante cualquier decisión individual.
No hay nada que objetar en contra de la asistencia al colegio o a la universidad, ni en contra de que el afectado acuda a su puesto de trabajo, siempre que se mantenga la higiene personal y la protección frente a las infecciones.
Todas las grandes ciudades cuentan con centros especializados en el asesoramiento anónimo y gratuito de estos enfermos. En ellos trabajan médicos, que en caso necesario organizan las medidas asistenciales que requiera el enfermo.

Sífilis (lues, chancro duro)

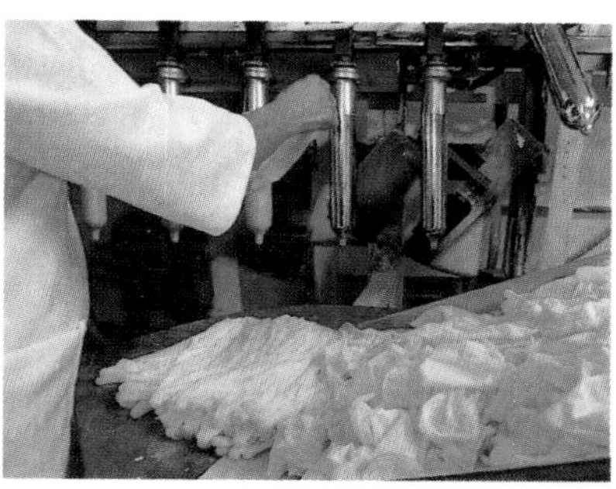

Los preservativos ofrecen una protección relativamente segura frente a las enfermedades de transmisión sexual.

Sintomatología:

1.er estadio (estadio primario, duración aproximada de ocho semanas). De dos a seis semanas después del contagio se forma un pequeño nódulo, aproximadamente del tamaño de un guisante, no doloroso, en el lugar del contagio, generalmente en la región genital, en la cara o en los dedos, que rápidamente se úlcera (afección primaria).
Los bordes de la úlcera son agudos, como esculpidos, y van tomando lentamente, junto a la zona circundante, una característica de dureza (chancro duro). Los ganglios linfáticos locales están hipertrofiados, duros y no dolorosos.

2.º estadio (estadio secundario, duración aproximada de cuatro semanas). De seis a ocho semanas después del contagio, en la zona de contagio se desarrolla una erupción cutánea rosada muy contagiosa.

3.er estadio (estadio tardío, duración de cuatro a cinco años o incluso más). La sífilis puede afectar a los diversos órganos (piel, hígado, hueso, sistema nervioso).
Síntomas tardíos (sífilis tardía a partir del sexto año de enfermedad): numerosas manifestaciones cutáneas, con frecuencia ulcerosas o nodulares (nódulos gomosos); en este momento la extensión de la enfermedad deja de ser simétrica. En este contexto deben citarse los severos trastornos de la marcha (tabes dorsal) y la confusión mental por parálisis progresiva.

En el tercer estadio de la enfermedad aparecen múltiples síntomas cutáneos que con frecuencia se presentan en forma de úlceras o nódulos.

Etiología y patogenesia: el agente causal de la enfermedad es una bacteria de la familia de las espiroquetas (*Treponema pallidum*). Para su transmisión es imprescindible el contacto de una pequeña zona de herida cutánea de la persona sana y la úlcera o la erupción cutánea contagiosa del enfermo de sífilis. Generalmente el contagio se produce a través de las relaciones sexuales. La transmisión a través de objetos que han estado en contacto con la persona enferma (por ejemplo lavabo) es prácticamente imposible. Las mujeres sifilíticas embarazadas pueden transmitir la enfermedad al futuro niño, de forma que nacerá un niño con sífilis congénita.

Para la transmisión de la sífilis es imprescindible el contacto de una pequeña zona de herida cutánea de la persona sana con la úlcera o la erupción cutánea contagiosa del enfermo de sífilis. La mayoría de las veces el contagio se produce a través de las relaciones sexuales.

Tratamiento y pronóstico: el tratamiento debe dejarse en manos del médico. Por regla general, cuando el tratamiento es precoz, la penicilina consigue la curación del proceso. El tratamiento es prolongado y mientras dure el enfermo debe evitar cualquier tipo de relación sexual. No existe vacuna.

Tétanos

Sintomatología: rigidez muscular y crisis espasmódicas. Lo más característico es el espasmo de la musculatura masticatoria. Debido al espasmo de la musculatura facial el enfermo presenta una expresión llorosa-sardónica. Sudoración intensa. A causa del espasmo muscular del resto del cuerpo puede producirse rigidez en la nuca y en la espalda; el espasmo de la

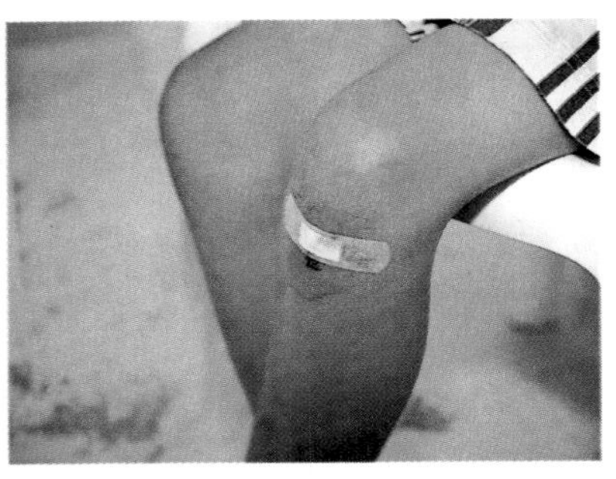

En el caso del tétanos, generalmente se trata de una herida infectada por los bacilos del tétanos (*Clostridium tetani*). La herida infectada puede ser muy pequeña y pasar completamente inadvertida.

musculatura laríngea y respiratoria provoca la muerte por asfixia. La neumonía y la insuficiencia cardíaca constituyen enfermedades concomitantes y secundarias.
Los espasmos musculares pueden provocar desgarros musculares, luxaciones articulares o fracturas óseas. El tétanos es una enfermedad que pone en peligro la vida del enfermo.

Etiología y patogenesia: por regla general existe una herida previamente infectada con los bacilos del tétanos (*Clostridium tetani*). La herida infectada puede ser muy pequeña y pasar inadvertida. Las esporas de los bacilos se encuentran por todas partes en el exterior, especialmente en la tierra tratada con abonos naturales. La verdadera causa de la enfermedad es la toxina producida por el bacilo, que la produce bajo condiciones de escasez de oxígeno y que ejerce su peligrosa acción sobre la médula espinal. Cuanto más cercana a la cabeza se halle la puerta de entrada del germen, tanto menor será el período de incubación y tanto más rápida será la aparición de los síntomas que ponen en peligro la vida del enfermo. En algunos países subdesarrollados es habitual aplicar heces de vaca sobre la herida del ombligo del recién nacido. Sólo los niños de madres inmunes frente al tétanos escapan a la muerte a causa del tétanos neonatal. Cada año, se registran en todo el mundo, sobre todo en los países del Tercer Mundo, alrededor de medio millón de casos de tétanos.

Es necesario un tratamiento inmediato del enfermo.

Tratamiento y profilaxis: la inmediatez del tratamiento es decisiva para la curación del paciente. Además del tratamiento primario cuidadoso de la herida (en caso necesario desbridándola con el fin de que esté bien oxigenada), en las personas no vacunadas se procederá a la administración de la inmunoglobulina humana antitetánica. Simultáneamente se inicia una vacunación. En los casos más severos, los trastornos respiratorios pueden controlarse mediante la respiración artificial. Un paciente tetánico no vacunado se encuentra en grave riesgo. Mediante la vacunación antitetánica se evita con toda seguridad la infección; se debe aplicar durante la lactancia, y repetirla hasta la edad adulta a ciertos intervalos (aproximadamente cada diez años).
Por regla general la vacunación no presenta complicaciones, y sólo raramente aparece enrojecimiento o tumefacción en la zona de la inyección. Sin embargo, si la repetición de la vacunación se produce demasiado pronto o si se procede a una vacunación después de un accidente, a pesar de que todavía era activa la vacunación anterior, se puede producir una hipertrofia de los ganglios linfáticos e incluso pueden aparecer reacciones alérgicas.

La vacunación antitetánica es altamente recomendable. Puede salvar la vida.

Con el fin de evitar una vacunación innecesaria, lleve siempre encima el certificado de vacunaciones.

Tos ferina

Sintomatología:

El período de incubación es de una a dos semanas. El cuadro patológico típico evoluciona en tres fases.

1. Principalmente aparecen síntomas inflamatorios catarrales de los ojos (conjuntivitis) y de las vías respiratorias (coriza, tos poco característica) acompañados de fiebre.

Es recomendable la vacunación contra la tos ferina de todos los lactantes y niños pequeños.

2. Esta fase de una duración de tres a cuatro semanas se caracteriza por las **crisis de tos**: series de accesos de tos con inspiración convulsiva y sibilante y con espectoración (o vómitos) de mucosidad espesa. En el lactante el riesgo reside en las crisis de **apnea** que se observan alternando con las crisis de tos.

3. Durante la fase de curación los síntomas desaparecen progresivamente. La duración presenta una gran variabilidad individual. Los niños con labilidad psíquica provocan los ataques de tos en las situaciones conflictivas, en ocasiones incluso meses después de la infección.

La evolución de la tos ferina será tanto más grave cuanto menor sea la edad del afectado. Con frecuencia, cuando la enfermedad afecta a un lactante, su vida puede verse en peligro.

Patogenesia y etiología: el agente causal es una bacteria (***Bordetella pertussis***). Se transmite a través de las gotas que se producen al hablar, estornudar o toser. Las crisis de tos son desencadenadas por la acción de sustancias tóxicas producidas por la bacteria sobre el centro respiratorio y de la tos.

La tos ferina puede afectar a cualquier edad; los padres y los abuelos también pueden contagiarse.

Tratamiento y profilaxis: en los lactantes, la tos ferina puede poner en peligro la vida del enfermo. El niño ha de estar permanentemente vigilado, y en caso de producirse una apnea se le hará la respiración artificial. La administración inmediata de antibióticos combate al agente causal, tanto de la tosferina como de las complicaciones bacterianas, aunque no actúa contra las toxinas desencadenantes de las crisis de tos. Por este motivo, la administración de la vacuna contra la tos ferina en el primer año de vida es altamente recomendable.

La tos ferina se transmite a través de las gotas que se producen al hablar, estornudar o toser.

Toxoplasmosis

Sintomatología: el cuadro clínico es poco característico. Con frecuencia, el ligero aumento de la temperatura, la hipertrofia linfática moderada y las alteraciones del hemograma pasan inadvertidos. Los vómitos y la rigidez de nuca como consecuencia de una meningitis son extremadamente raros. La excepción más notable la constituye la toxoplasmosis durante el embarazo. Una toxoplasmosis prenatal puede provocar malformaciones o trastornos orgánicos hepáticos, cerebrales y oculares del recién nacido, con importantes limitaciones del desarrollo psicomotor y trastornos de la visión que incluso pueden llegar a la ceguera.

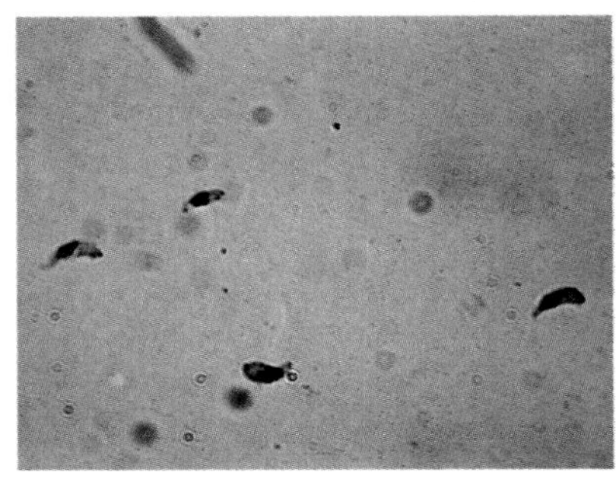

El agente causal de la toxoplasmosis es el protozoo *Toxoplasma gondii.*

Etiología y patogenesia: el agente causal es el **protozoo *Toxoplasma gondii***. Se encuentra en todos los animales domésticos y es transmitido por el contacto estrecho, sobre todo con gatos, o por el consumo de alimentos crudos como la leche o la carne. El germen se puede transmitir a través de la placenta al feto y lesionar de tal manera determinados órganos (hígado, cerebro, ojos) que el niño nacerá con alteraciones funcionales permanentes y ocasionalmente con déficits psíquicos y trastornos visuales.

La toxoplasmosis es muy peligrosa para el futuro niño. Por ello se analiza a todas las embarazadas y en caso necesario se aplica el tratamiento.

Tratamiento y profilaxis: el diagnóstico se realiza mediante una analítica sanguínea. El tratamiento, que por regla general sólo es necesario en caso de embarazo o en personas con inmunodeficiencia, así como en la retinitis o la coroiditis, puede ser farmacológico, generalmente mediante la combinación de un fármaco antiparasitario (por ejemplo pirmetamina) y una sulfonamida. Cuando existe una sospecha fundada, el tratamiento se puede administrar incluso durante el embarazo. Hasta el momento no se dispone de vacuna.

Tuberculosis

El agente causal es una bacteria, Mycobacterium tuberculosis, *que al microscopio se identifica como un bacilo acidófilo.*

Sintomatología:

1. Tuberculosis primaria: se desarrolla después de una primera infección; puede tener un curso clínico completamente asintomático y curar por sí sola. Sin embargo, también puede provocar la aparición de sintomatología, que en más del 90 % de los casos se manifiesta en el sistema respiratorio (ronquera, tos, fiebre, sudores nocturnos). Con menor frecuencia se producen otras localizaciones según la puerta de entrada del agente causal: tuberculosis de los ganglios linfáticos cervicales, tuberculosis intestinal o tuberculosis cutánea. A menudo la infección primaria presenta una sintomatología vaga y una evolución poco característica. Es decisivo para el paciente que, al intentar establecer el diagnóstico, su médico piense en la tuberculosis.

2. Tuberculosis secundaria: se produce por la expansión de las bacterias de una tuberculosis primaria no curada completamente o por una reinfección después de un proceso primario ya curado. La expansión de las bacterias también puede producirse a través de distintas vías: dentro de los bronquios (pulmón), con la sangre (hematógena), con la linfa (linfógena). Cualquier órgano puede ser colonizado por el germen. La más temida es la que se expande por todo el organismo (tuberculosis miliar) con localización del germen en las meninges (meningitis tuberculosa). Si no se tratan, estas formas evolutivas llevan a la muerte.

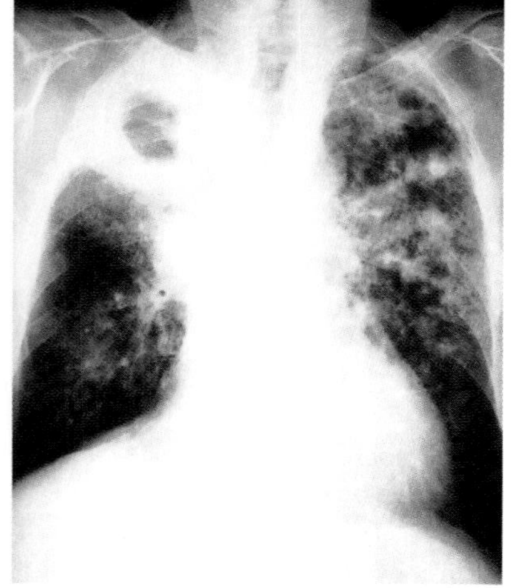

Imagen radiográfica de una tuberculosis pulmonar. El tejido pulmonar (derecho) presenta una intensa afectación.

Etiología y patogenesia: el agente causal es una bacteria (*Mycobacterium tuberculosis*). La fuente de infección es la persona (generalmente de edad avanzada) enferma, y en otras zonas también los animales enfermos (vacuno, perro, gato, aves, etc.). La expansión de la infección depende principalmente de las condiciones higiénicas. En algunos países subdesarrollados la tuberculosis es una de las enfermedades más frecuentes (África, Asia, Oceanía). Por el contrario, en Europa la tuberculosis ha perdido su carácter primario mortal. Sin embargo, en ningún caso puede descuidarse o infravalorarse.

Tratamiento y profilaxis: el diagnóstico es imprescindible para la instauración del tratamiento antituberculoso. Lo más rápido es la observación al microscopio del agente causal (bacilos acidófilos). La confirmación más segura de la enfermedad tuberculosa es la detección del bacilo en los cultivos o en las pruebas con animales (tuberculosis abierta). Sin embargo, un resultado negativo no excluye la existencia de una tuberculosis (posible tuberculosis cerrada). La sospecha puede confirmarse mediante una radiografía pulmonar o una reacción positiva a la tuberculina (en las personas no vacunadas).
Básicamente, el tratamiento empieza con el paciente ingresado; por regla general no puede ser inferior a dos años. En los primeros tres meses se administran tres fármacos, a partir del cuarto mes de tratamiento pueden limitarse a dos fármacos. En una fase de estabilización, que empieza a partir del séptimo mes, se puede administrar un único fármaco (monoterapia).

Los modernos métodos terapéuticos consiguen generalmente una curación completa de la tuberculosis.

Hay que vigilar la aparición de efectos secundarios. Con los modernos tuberculostáticos, se tratan con éxito muchos enfermos tuberculosos.
La **profilaxis** se puede realizar de diversas maneras. Las condiciones higiénicas correctas evitan la expansión de la enfermedad. El evitar el contacto con un enfermo con una tuberculosis abierta es una medida de protección individual (profilaxis de exposición), y se ha de aplicar a los niños mientras no reciban la vacuna. La inmunidad aparece a las seis semanas después de la vacunación con el BCG (bacilo de Calmette-Guérin); éste es el período de incubación tras la infección. Con la vacunación (y la infección) se produce un cambio del sistema inmunitario, que debe incluirse dentro del grupo de la alergia celular.
Los linfocitos sensibilizados específicamente no aseguran al organismo vacunado frente a una infección, pero sí lo protegen de la expansión del agente causal (tuberculosis miliar, meningitis tuberculosa).

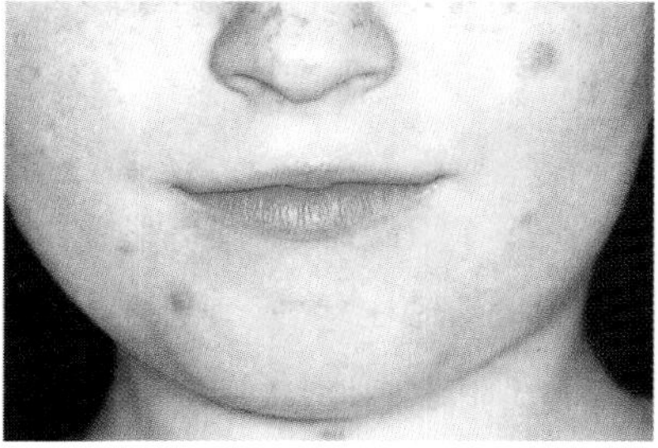

Varicela: las pápulas rojas se transforman rápidamente en vesículas acuosas, que más adelante se secan.

Varicela - herpes zoster

En el herpes zoster, las vesículas se distribuyen de forma segmentaria en un lado del cuerpo.

Sintomatología: período de incubación de doce a dieciséis días. En el caso de la **varicela**, junto con un aumento de la temperatura aparecen alteraciones cutáneas y mucosas características: pápulas rojas que se transforman en vesículas de líquido claro que se secan formando costras y, finalmente, curan sin dejar cicatriz. Sólo cuando se vuelven purulentas forman cicatrices. Es típica la aparición simultánea de diversos estadios de la erupción cutánea y mucosa. Estas lesiones también pueden encontrarse en el cuero cabelludo.

En el caso del **herpes zoster** se trata también de una enfermedad vesiculosa; sin embargo, las vesículas se localizan segmentariamente en un lado del cuerpo y se encuentran sobre una piel enrojecida e inflamada; al mismo tiempo que la erupción cutánea, puede aparecer dolor en la zona. La afectación del oído y ocular es especialmente temible.

La capacidad de enfermar aumenta con la edad; la mayoría de las personas que desarrollan la enfermedad tienen más de 50 años.

Etiología y patogenesia: el agente causal es el virus de la varicela-zoster. Afecta prácticamente a todo el mundo durante la infancia, y se produce la típica varicela. En algunas personas la inmunidad no es suficiente para evitar por completo una nueva infección por este virus; desarrollan entonces un herpes zoster.
Los virus se localizan en las raíces nerviosas de la médula espinal (ganglios espinales) y permanecen en estado latente con frecuencia durante meses o incluso años; dada su localización se explica que el dolor se limite a la zona inervada por la raíz nerviosa y que la erupción cutánea sea segmentaria.
El herpes zoster es una enfermedad relativamente poco frecuente. Su frecuencia aumenta con la edad; generalmente afecta a personas de más de 50 años. El herpes zoster aparece con mayor frecuencia en los pacientes que debido a una enfermedad como el SIDA o la hipertrofia ganglionar presentan una importante debilidad del sistema inmunitario. Un tratamiento previo con inmunosupresores o quimioterapia contra el cáncer favorecen la infección.

La formación de vesículas en la cara, sobre todo en el oído y el ojo, es especialmente temible.

Tratamiento y profilaxis: la piel afectada se trata con preparados de zinc; el mentol en solución alcohólica alivia el prurito. Los analgésicos alivian el dolor. Cuando la enfermedad presenta una evolución severa con complicaciones pulmonares o cerebrales se hace necesario un tratamiento con virostáticos (aciclovir). Es posible la vacunación, aunque queda limitada a los grupos de riesgo.

El herpes zoster aparece con mayor frecuencia en las personas cuyo sistema inmunitario está debilitado por una enfermedad como el SIDA.

De esta manera reacciona normalmente el sistema inmunitario frente a las sustancias extrañas al organismo: un linfocito reconoce al antígeno. Esto provoca la multiplicación de las células plasmáticas, que producen anticuerpos, y que más adelante reconocerán rápidamente antígenos similares. Los anticuerpos producidos por las células plasmáticas se unen a la sustancia extraña y la presentan a los macrófagos para su destrucción.

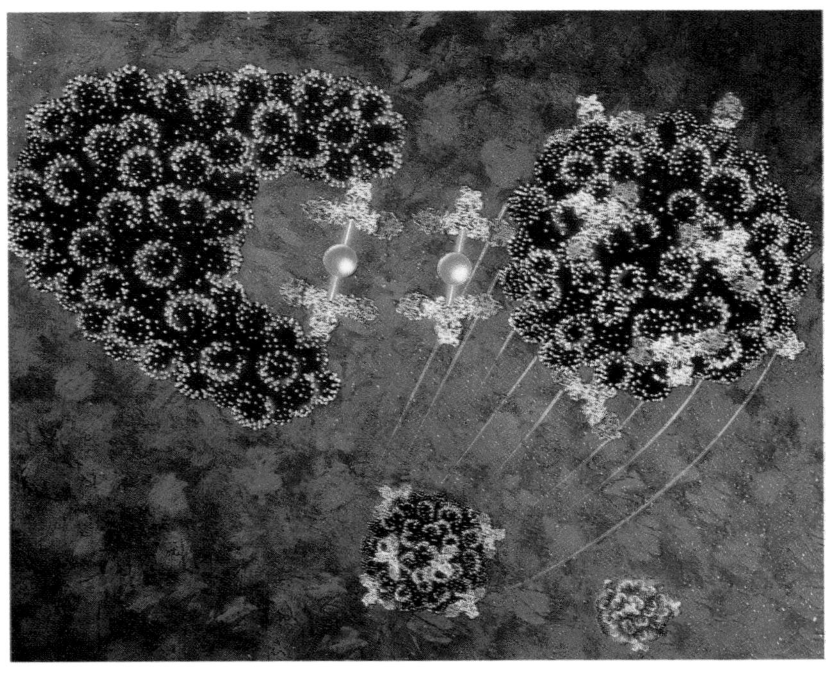

ENFERMEDADES CANCEROSAS

Las enfermedades cancerosas siguen apareciendo en las estadísticas como la segunda causa de muerte por detrás de las enfermedades del sistema cardiovascular.

Dado que no existe «el cáncer», no puede existir «la solución» del problema del cáncer. Es necesario desde un principio comprender muy bien dichos conceptos para poder entender completamente la problemática desde todos los puntos de vista y en todo su alcance.
Para exponerlo muy claramente: no existe ninguna definición científica exacta del concepto **cáncer**. En este concepto se engloba un gran número de hallazgos orgánicos, alteraciones psíquicas, problemas y sobrecargas sociales y procesos fatales.
Las enfermedades cancerosas, es decir, las enfermedades caracterizadas por el crecimiento maligno en un órgano y/o en un sistema orgánico, siguen apareciendo en las estadísticas como la segunda causa de muerte por detrás de las enfermedades del sistema cardiovascular. Entre los tipos de cáncer, el carcinoma pulmonar, que se encuentra en el primer lugar de las neoformaciones en los varones, provoca la mayoría de las muertes. Aproximadamente el 40 % de todos los pacientes cancerosos mueren por esta causa. Entre las mujeres, la enfermedad cancerosa más frecuente es el cáncer de mama.

EL CRECIMIENTO MALIGNO

Para la mayoría de las personas, la información sobre el hecho de que se ha diagnosticado una enfermedad cancerosa cuestiona toda su situación existencial.

Aun cuando en más de una ocasión otra enfermedad de peor pronóstico como una enfermedad hepática crónica, un infarto de miocardio o una diabetes severa permiten al médico discutir las posibilidades y límites del tratamiento y las consecuencias para el enfermo, en el caso del cáncer la situación es completamente diferente. Desde el momento en que el médico informa sobre este hecho al enfermo, dicha información provoca que su situación existencial global nunca vuelva a ser la que era hasta ese momento. Aunque la pregunta sobre el diagnóstico, «¿qué es lo que tengo?» tiene importancia, mucha mayor importancia tiene la pregunta sobre lo que está por venir, «¿qué será de mí?». Y todo ello a pesar de que debido a las múltiples formas de la enfermedad ésta es extremadamente variable. Asusta enormemente tanto hablar de las posibilidades de curación completa como de la incurabilidad del proceso patológico unido a un sufrimiento prolongado y que finalmente conduce a la muerte.

Carcinomas y otras neoformaciones malignas

Actualmente, junto con el término cáncer se utiliza un gran número de sinónimos, cuyo significado clínico desemboca en último extremo en un concepto: crecimiento maligno, donde la **malignidad** representa un concepto médicamente necesario. En el contexto de la patología general indica una situación potencialmente mortal.

Alteraciones mínimas en el proceso de formación celular pueden ser suficientes para poner en marcha el crecimiento maligno.

En su desarrollo, el organismo humano se forma a partir de varias, como así se denominan, hojas embrionarias. Todos los tejidos y órganos formados finalmente a partir de ellas son capaces de poder llegar a desarrollar un tumor maligno.

En un sentido estricto, se denomina **carcinoma** a las formaciones tumorales del epitelio de la superficie corporal externa e interna (piel y mucosas). El tejido que proviene del mesodermo, como el tejido conjuntivo, los músculos, el tejido adiposo, el cartílago y el hueso, cuando malignizan (neoformaciones malignas) forman los **sarcomas**; su proporción dentro del conjunto de tumoraciones malignas se encuentra entre el 2 y el 3 %.
Dado que de esta hoja embrionaria también proviene el tejido hematopoyético (médula ósea) y el tejido linfático (ganglios linfáticos, bazo), sus neoplasias (neoformaciones) también deben ser incluidas dentro de este grupo. Al contrario que los sarcomas, relativamente poco frecuentes, la proporción de **leucemias** o leucosis y de **linfomas** malignos (tumores malignos de los ganglios linfáticos) dentro del número total de enfermedades cancerosas es claramente superior y sigue aumentando.

Al contrario que los sarcomas, relativamente poco frecuentes, la proporción de leucemias o leucosis y de linfomas malignos dentro del número total de enfermedades cancerosas es claramente superior y sigue aumentando.

Formación y crecimiento de las células tumorales

El crecimiento de las células del organismo humano, su diferenciación, su posición en cada uno de los órganos y sistemas orgánicos y su función están controlados durante toda la vida con gran precisión por un gran número de mecanismos de regulación y control. Todo ello está relacionado con informaciones que provienen del material genético de las células (genomas, que en total forman la suma de los 23 pares de cromosomas que posee cada célula del organismo); aquí se almacenan. Una parte de ellas se codifica en los primeros momentos del desarrollo del organismo, es decir, durante el período embrionario y hasta el nacimiento. Su posterior decodificación significa siempre la existencia de un proceso patológico y está estrechamente relacionada con un crecimiento maligno.
El crecimiento normal y su limitación es controlado por factores que en parte dependen de la misma célula afectada o bien son impuestos desde fuera. Éstos son los factores favorecedores del crecimiento o interleuquinas, y los que lo inhiben son las chalonas.
Así el problema tumoral se reduce, en último extremo, a un problema de crecimiento y se debe a una información errónea en el curso de la división celular y

Debido a fallos en la información genética se produce la división de células inmaduras. Las nuevas células dejan de ser reconocidas por el sistema inmunitario.

A lo largo de la vida va perdiéndose la precisión del sistema inmunitario. Ésta es una de las principales causas que explica que con la edad avanzada aumente la frecuencia de aparición de tumores malignos.

el desarrollo de la función celular. Además, el organismo es capaz de eliminar rápidamente, de forma eficaz y con una precisión extrema la producción errónea, es decir, las células que se desarrollan con una información genética defectuosa o alterada.

Este proceso es función del sistema inmunitario, que con sus elementos celulares, los linfocitos, se ocupa de la vigilancia inmunológica del proceso de crecimiento del propio organismo y que aborta rápidamente las desviaciones que detecta. A lo largo de una larga vida esta precisión va perdiéndose; ésta es una de las principales causas que explica que con la edad avanzada aumente la frecuencia de aparición de tumores malignos. Pero esto es sólo una de las premisas para el crecimiento anárquico (incontrolado).

Las diversas fases de la aparición del cáncer

Determinados virus son capaces de alterar la estructura genética de las células corporales, de forma que a partir de las células infectadas puede desarrollarse un cáncer.

Para que una célula normal se convierta en una célula cancerosa es necesario un gran número de pasos (varias fases de la carcinogénesis, es decir, de la aparición del cáncer). Además, todo ello tiene lugar durante un largo espacio de tiempo.

En una primera fase se produce una célula, que presenta una alteración en su herencia, su material genético. Esta alteración puede estar constituida por una **mutación** (alteración de la composición de los eslabones proteicos de un genoma o de su disposición en el sistema de todos los cromosomas). Con ello no se ha producido todavía nada irreparable, sino que sólo es una especie de chispa inicial, que puede permanecer inactiva durante toda la vida. Además, el material genético de toda célula cuenta con porciones cromosómicas que han estado presentes tanto durante millones de años en la evolución del hombre como también durante su propio desarrollo, pero que ya no son necesarias, y por lo tanto se encuentran codificadas en el genoma, pero que mediante estímulo, alteración de su localización cromosómica, noxas externas (sustancias químicas, radiaciones) o entrada de virus se pueden activar. Mientras permanecen inactivas se les denomina protooncogenes. Y se transforman en oncogenes, factores de formación tumoral, cuando se ven estimulados por la chispa inicial. Por otra parte, con toda probabilidad, también son necesarios factores de crecimiento tumoral específicos adicionales; se trata de productos proteicos, generalmente de la propia célula alterada. De esta forma pueden actuar como emisores de señales para el crecimiento anormal e incluso tienen posibilidad de presentar especificidad para un determinado órgano. Por ello se les conoce como **marcadores tumorales**.

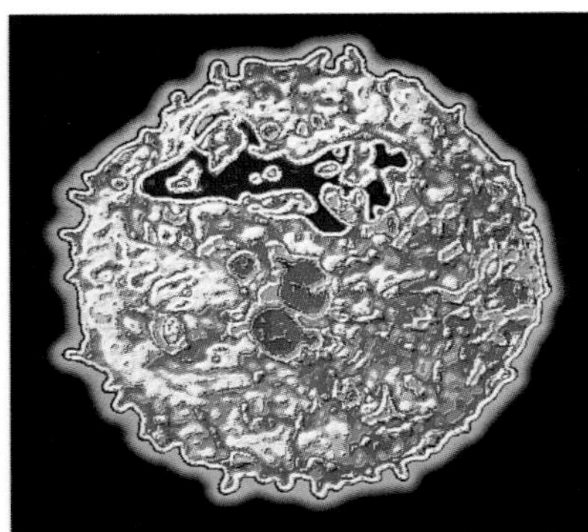

Gráfico computerizado de una célula cancerosa.

Aun así, siempre es necesario que la célula con una alteración de su información genética de este tipo y con capacidad de división no muera después de su división. Debe ser inmortalizada, es decir, ser inmortal. Sólo entonces, en un último paso, se completa la transformación a una célula neoplásica.

Así pues, la carcinogénesis es un trastorno de la genética bioquímica; es suficiente con una sola célula cancerosa para poner en marcha la enfermedad. El tumor formado tomará autonomía respecto del resto del organismo. Pero el camino hasta aquí es largo, va desde la fase inicial todavía latente hasta la fase de promoción y progresión, donde se pone en marcha el crecimiento, hasta llegar a la formación de la célula patológica. Toda célula es potencialmente una célula tumoral; el organismo tiene una última oportunidad: cuando funciona su control inmunológico, y es capaz de detectar a tiempo la población celular de crecimiento autónomo, es decir, en un momento en que el número de células tumorales todavía no ha alcanzado una tasa crítica, puede llegar a solucionar el problema.

¡Toda célula es una célula tumoral en potencia!

En este contexto, las investigaciones inmunológicas y de biología molecular han arrojado datos destacables. A pesar de que, ya en 1911, en una experimentación animal pudo aislarse un virus a partir de un tumor maligno de la gallina (sarcoma), que después de su transmisión a un animal del mismo tipo produjo el mismo tumor, la relación entre los virus y su papel en la aparición del proceso canceroso permaneció poco clara durante mucho tiempo e incluso hoy en día, a pesar del gran avance que ha experimentado el conocimiento sobre el tema, todavía no ha sido completamente aclarada. Siempre se produce una interacción entre la sustancia realmente activa (sustancia efectora) del virus, recogida en una cápsula, y que no representa otra cosa que información genética como la de los cromosomas, y el material hereditario del núcleo de las células humanas.

Incluso hoy en día, la relación entre los virus y su papel en la aparición del proceso canceroso todavía no ha sido completamente aclarada.

Virología tumoral

La virología tumoral es una patología especial del material hereditario. El posible virus tumoral introduce un gen (una información) en la célula y es «conectado» al genoma. De esta manera, con cada división celular se transmite el virus, hasta que por diversos mecanismos, finalmente, la célula normal se transforma en una célula tumoral. Existen tres claros ejemplos de unos virus bien definidos que provocan un cuadro patológico también bien definido, caracterizado por el crecimiento maligno.

La virología tumoral es una especialidad de la investigación médica, que ofrece importantes aspectos parciales de la carcinogénesis.

1. **El virus de Epstein-Barr**, que en Europa causa el cuadro infeccioso de buen pronóstico de la mononucleosis infecciosa, en algunas regiones tropicales es el responsable del **linfoma de Burkitt** (un tumor muy maligno del sistema linfático).

2. **El virus HTLV** (relacionado con el virus del SIDA) es determinante en la aparición de una determinada forma de leucemia aguda del Japón y el Caribe.

3. **El virus de la hepatitis B** etiológicamente toma parte en la aparición del **carcinoma hepático** primario.

El virus tumoral introduce un gen en la célula, que es «conectado» en el genoma. De esta manera se transmite con cada división celular hasta que finalmente la célula normal se transforma en una célula tumoral.

En los casos mencionados, esta relación afecta principalmente a la población nativa de determinada zona; existen pocas excepciones. Así pues, sin lugar a dudas, en este caso los factores étnicos constituyen el terreno para la infección vírica con el desarrollo de los tumores malignos mencionados.

Carcinogénesis por radiación

La inducción del crecimiento maligno no precisa necesariamente una irradiación masiva. La radiación es absorbida por la célula y en último extremo provoca una interacción con ciertas moléculas y con ello alteraciones químicas. La carcinogénesis por radiación es un proceso multifásico donde la misma radiación actúa como un cocarcinógeno.
El riesgo que deriva de la radiación por material radiactivo (radiactividad natural, radionúclidos artificiales en el ámbito tecnológico, entorno como suelo y agua) es mucho mayor que el de los rayos X, que se puede reducir mediante métodos de protección y reducción de la duración de su acción (exposición).
La sobrecarga de radiaciones naturales en nuestro entorno no es carcinogénica. No obstante, al utilizar los rayos X y los materiales radiactivos (isótopos) debe tenerse muy en cuenta la sobrecarga de radiación que se produce. La sensibili-

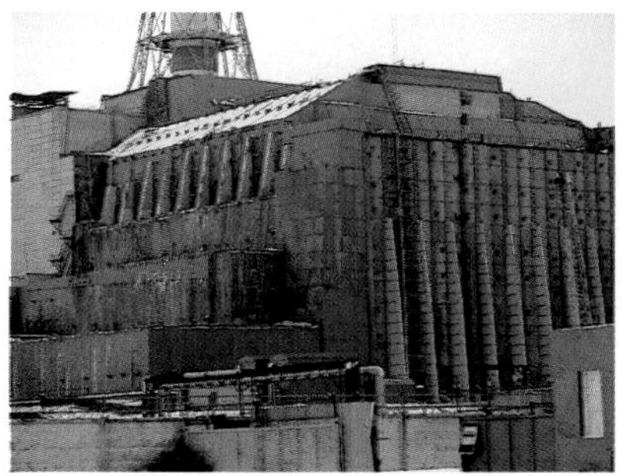

La avería del reactor nuclear de Chernóbil (Ucrania) provocó, en 1986, la liberación de grandes cantidades de radiactividad. Como consecuencia, miles de personas presentaron procesos cancerosos hemáticos y tiroideos.

La sensibilidad a la radiación de cada uno de los tejidos es extremadamente diferente, y oscila entre la elevada sensibilidad del tejido hemato y linfopoyético hasta la elevada tolerancia de por ejemplo el sistema nervioso.

dad a la radiación de cada uno de los tejidos es extremadamente diferente, y oscila entre la elevada sensibilidad del tejido hemato y linfopoyético hasta la elevada tolerancia de por ejemplo el sistema nervioso.

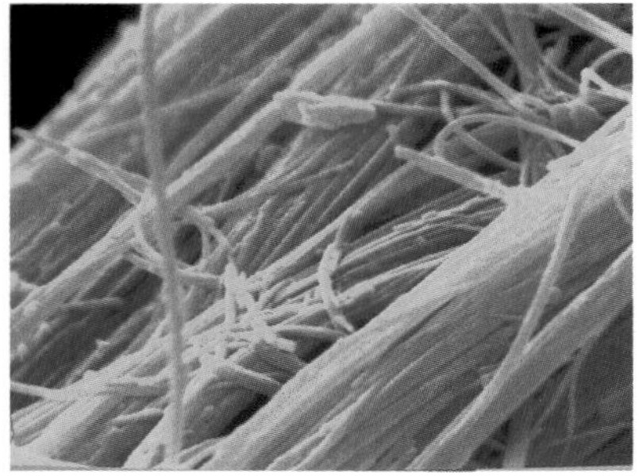

Las fibras de asbesto constituyen un carcinógeno solitario especialmente peligroso.

Carcinogénesis por sustancias químicas

La carcinogénesis por la acción de sustancias químicas es un tema muy amplio. Así por ejemplo las sustancias inorgánicas (minerales como el asbesto o el níquel) u orgánicas (como el benzol o la aflatoxina de determinados mohos) son capaces por sí solas de desencadenar un crecimiento maligno (carcinógeno solitario). Otras sustancias tienen una acción cocarcinogénica como iniciadoras, y en este caso el abanico es amplio. Abarca desde los productos del alquitrán y los insecticidas, como noxas exógenas, hasta la posibilidad de que determinados productos metabólicos intermedios o productos de degradación de los fármacos tomen parte en el desarrollo de un crecimiento maligno en el organismo. Ésta es la vía de una carcinogénesis biológico-química endógena (que se produce en el propio organismo).

Así pues, en resumen puede decirse lo siguiente: en los procesos bioquímicos y de la biología molecular las células normales sufren una pérdida de información. El nivel inferior de esta información se altera en determinadas zonas muy discretas de los transportadores de información acumulados en el genoma y los transforma en potenciales promotores tumorales. Ellos disponen siempre de la capacidad, en la segunda fase, de cambiar a un crecimiento incontrolado.

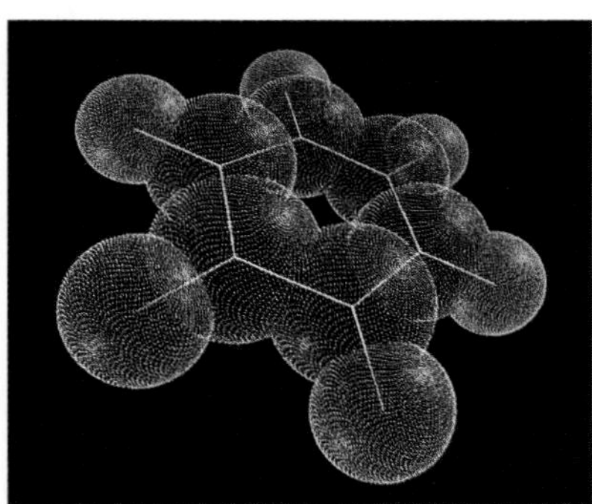

Representación molecular del benzol, que puede actuar tanto como carcinógeno solitario o como cocarcinógeno, y puede participar en la aparición de la leucemia.

DETECCIÓN PRECOZ DEL CRECIMIENTO TUMORAL

Prácticamente en todos los tumores existen alteraciones tisulares, las denominadas displasias por ejemplo de la piel, de la mucosa bucal, del estómago, de la laringe, del cuello del útero o de la vagina. En sistemas como el hemato o el linfopoyético también se observan alteraciones, que para la persona que realiza la exploración se encuentran en el límite entre lo benigno y lo maligno. Las alteraciones tisulares denominadas **precancerosas** deben estudiarse con mayor atención. Según la experiencia, por ejemplo los **adenomas** (pólipos de la mucosa gástrica o del colon), los procesos inflamatorios del intestino grueso (la **colitis ulcerosa**) o las manchas pigmentarias de la piel (**melanoma**) hacen sospechar que un día pueden sufrir una transformación maligna.

Debe hacerse hincapié en dos hechos:

1. **El cáncer no aparece nunca a partir de piel sana.**
2. **A partir de una lesión considerada como precancerosa no siempre se produce un cáncer, pero todo cáncer tiene una fase previa con esta estructura tisular.**

Muchos tipos de cáncer tienen una prefase que se conoce como precancerosa.

Sin embargo, dado que la aplicación de una prevención primaria efectiva en la mayoría de los casos es sólo un deseo que puede ser satisfecho raramente, es mucho más importante y de mayor eficacia un trabajo de divulgación amplio e intensivo, que por parte del médico debe complementarse con exploraciones

preventivas. Existe un hecho bien demostrado y es que la terapia antitumoral moderna tiene buenas perspectivas en muchos tumores, siempre que éstos se detecten precozmente. La exploración para la prevención del cáncer como un tipo de chequeo después de los 40 años tiene con toda seguridad mucho de positivo, pero debe ser completada con una autoobservación por parte del paciente para la detección de síntomas con frecuencia muy discretos.
No siempre disponemos de muchos datos o de datos muy claros que nos indiquen la existencia del proceso. La pérdida importante de peso, el mal aspecto, la palidez extrema, el aumento del perímetro abdominal, etc. no son síntomas precoces. Sin embargo, existe un gran número de ellos que corresponden a los distintos órganos o sistemas orgánicos; algunos de ellos se citan seguidamente en forma de tabla.
Hoy en día, se organizan conferencias impartidas por médicos de varias disciplinas (internistas, otorrinolaringólogos, radiólogos, cirujanos, dermatólogos, etc.), las conocidas como conferencias interdisciplinarias, que no sólo sirven para la aclaración de ciertos puntos, sino también para presentar las técnicas diagnósticas superespecializadas y sobre todo los nuevos tratamientos.

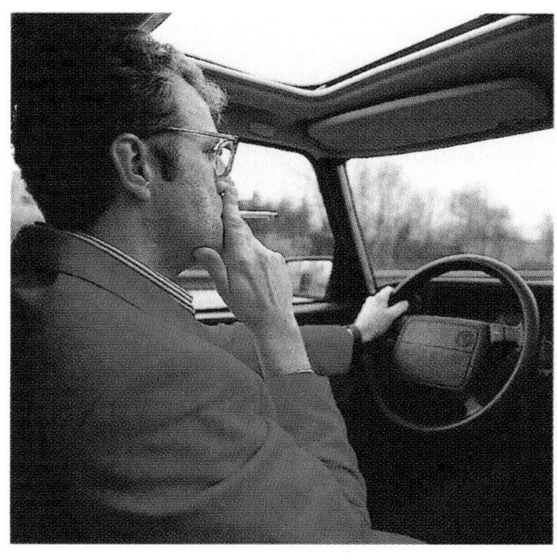

El tabaquismo es la causa principal de cáncer de pulmón.

Evitar los factores de riesgo

El **tabaco** es la causa más importante de cáncer. Aproximadamente el 90 % de todos los carcinomas pulmonares se deben al consumo de tabaco; éste favorece además muchos otros tipos de tumores malignos. Un fumador que fuma de 10 a 30 cigarrillos al día tiene un riesgo de cinco a cuarenta veces superior de padecer un cáncer que un no fumador.
Las personas que durante años respiran el humo del tabaco de otros, los fumadores pasivos, tienen un riesgo de padecer cáncer superior a los no fumadores.

El **consumo de alcohol** excesivo y prolongado también puede aumentar el riesgo de cáncer. La acción persistente del alcohol y otras sustancias (alcohol amílico, taninos y amargantes), contenidas en los licores y el vino, favorece la aparición de enfermedades cancerosas de la cavidad bucal, el esófago, el estómago, el páncreas y el hígado; además, el consumo de alcohol potencia de forma muy importante la acción carcinogénica del tabaco.

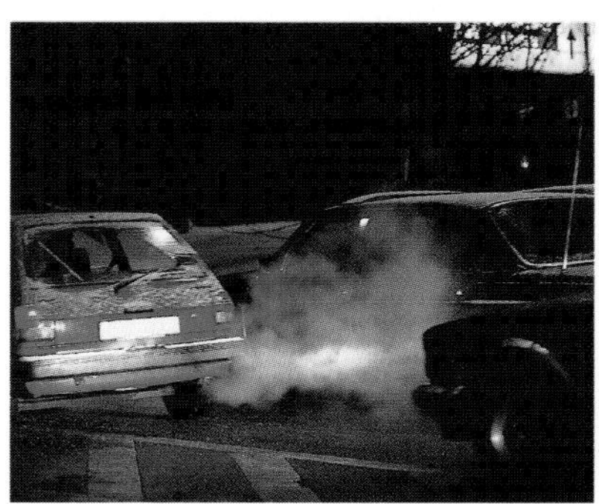

Con frecuencia, los científicos informan sobre la relación entre los gases emitidos por los automóviles y el cáncer.

Asimismo, la **alimentación** incorrecta o desequilibrada puede ser causa de la elevación del riesgo de cáncer. La nitrosamina y la nitrosamida, que son carcinógenos, se encuentran principalmente en las carnes y pescados ahumados. Al asar la carne sobre las brasas no cubiertas se forman los peligrosos benzopirenos, y en las toxinas de determinados hongos también se encuentran sustancias carcinógenas. Por ello, los alimentos enmohecidos (aunque sólo sea parcialmente) no deben consumirse. Sin embargo, los productos enmohecidos con fines alimentarios (algunos tipos de queso) no presentan estas toxinas.
Algunos alimentos, sobre todo las setas y los menudillos, contienen metales pesados como el cromo, el níquel y el cadmio a concentraciones elevadas. Ya que existe la sospecha de que estos metales son carcinógenos, este tipo de alimentos debería consumirse sólo en contadas ocasiones.

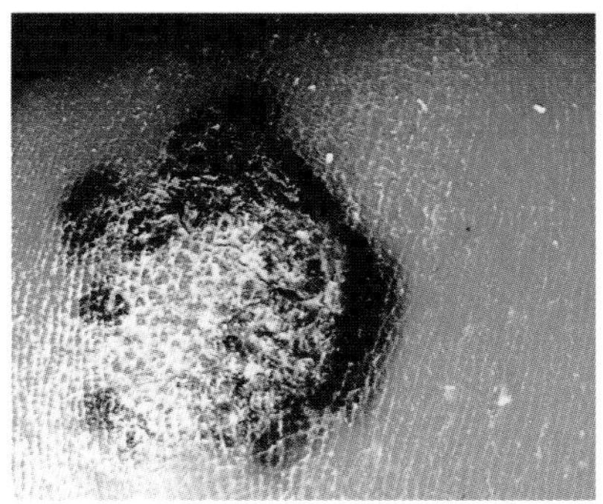

El melanoma maligno, un cáncer de piel maligno, puede ser causado por una exposición al sol demasiado intensiva y prolongada.

Que la **radiación solar** intensiva favorece el cáncer cutáneo es un hecho harto conocido. Por ello hay que evitar los baños de sol demasiado prolongados y frecuentes, así como las horas de máxima radiación o las sesiones en los solarios. Especialmente los niños precisan protección antisolar; a ser posible, se ha de evitar la aparición de una quemadura solar.

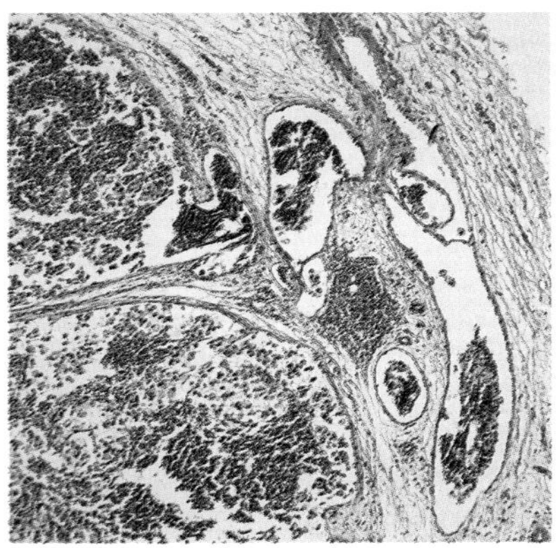

Tumor cutáneo de la axila (microscopio óptico 40:1).

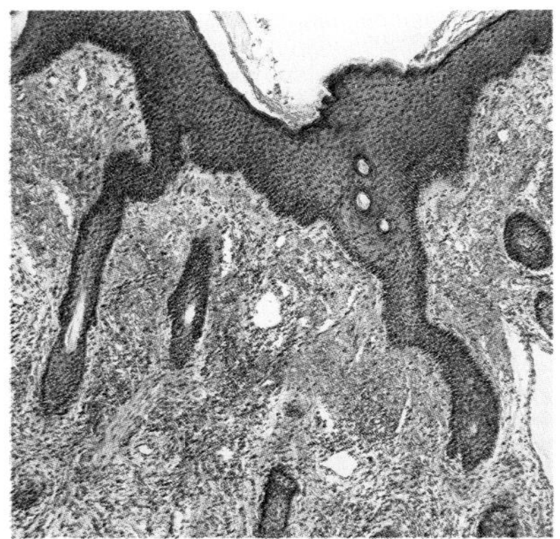

Tejido de un carcinoma cutáneo a 40 aumentos.

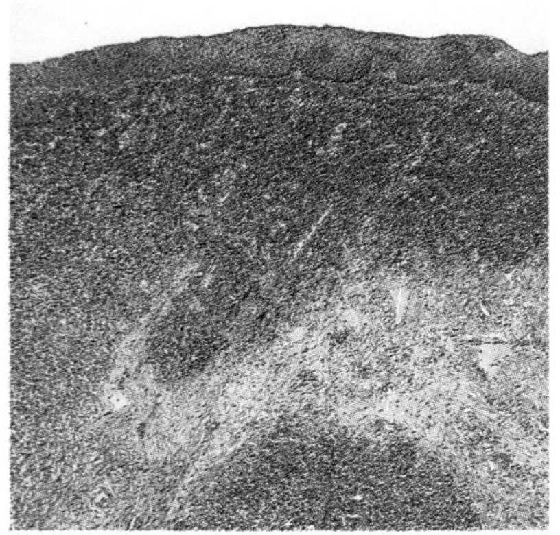

Tejido tumoral de un carcinoma cutáneo (microscopio óptico 40:1).

Signos que indican un posible desarrollo de un tumor maligno. Por favor, ¡acudir sin dilación al médico!

Piel:	aumento de tamaño de manchas pigmentarias de color marrón negruzco (eventualmente con vello); las verrugas aumentan de tamaño y diámetro. Las úlceras evolucionan lentamente y tardan en cicatrizar (sobre todo en las zonas expuestas como manos y cara).
Mucosa bucal:	engrosamiento y ocasionalmente zonas superficiales blanquecinas en forma de mosaico, en ocasiones con carácter verrugoso; la denominada leucoplasia.
Ganglios linfáticos:	formaciones nodulares, que en general se detectan casualmente, no dolorosas, de consistencia dura y que con el tiempo aumentan de tamaño. Principalmente submaxilares, cervicales, en la fosa clavicular, axilares y ocasionalmente inguinales. Siempre que el médico no sea capaz de realizar un diagnóstico claro, en el curso de tres semanas se realizará una biopsia de cada uno de estos nódulos. Otro síntoma de advertencia es la aparición simultánea de prurito por todo el cuerpo.
Laringe:	afonía, sensación de presión en la zona de la laringe, trastornos de la deglución.
Cuello:	aumento del perímetro del cuello, engrosamiento o endurecimiento en la zona tiroidea.
Ojos:	disminución notable de la capacidad visual, sobre todo cuando es unilateral o aparece junto a visión doble.
Sistema respiratorio:	tos persistente que no aparece junto a otros síntomas de resfriado; especialmente cuando se acompaña de espectoración con manchas de color rojo marronáceo o claramente hemáticas. Coriza hemorrágica unilateral o secreción nasal hemorrágica.
Mamas:	retracción o elevación de un pezón. Formación de pliegues cutáneos, secreción hemática por el pezón, formación de nódulos (!!), dolor. Zonas húmedas principalmente en la zona de la aréola mamaria.

Esófago: dificultad al tragar; sensación de que los alimentos quedan atascados por detrás del esternón; dolor de espalda.

Estómago: anorexia, sensación de plenitud, repugnancia a los alimentos pesados (sobre todo carne). Aliento pútrido; todo ello principalmente cuando se asocia a una pérdida importante de peso.

Intestino: alternancia de constipación y ritmo deposicional normal (incluido el recto); «heces en cinta» (cuando se produce una disminución importante del volumen fecal); eliminación de gases de olor pútrido; mucosidad, pero sobre todo sangre en y sobre las heces.
¡No se tranquilice pensando que se debe a las hemorroides, que también pueden estar presentes!

Vías urinarias: sangre en la orina (hematuria), sobre todo cuando no se asocia a dolor durante la micción.

Genitales femeninos: toda hemorragia fuera del ciclo, así como toda nueva hemorragia cuando acaba de finalizar la hemorragia menstrual.
Hemorragia después de las relaciones sexuales, aunque sea en pequeña cantidad. Flujo «en agua de lavar carne».

Genitales masculinos: micciones frecuentes y difíciles y emisión espontánea de orina. (La hiperplasia benigna de la próstata también es frecuente a edades avanzadas, pero una neoformación maligna provoca la misma sintomatología.)
Zonas duras en los testículos; aumento unilateral de tamaño de un testículo (!); eyaculación hemorrágica; toda úlcera que aparezca en el pene.

Órganos hemáticos y hematopoyéticos: astenia, asociada a palidez cutánea y mucosa.
Marcada tendencia a infecciones banales; infecciones habituales que se prolongan sin acabar de curar.
Tendencia a presentar hematomas sin una causa traumática aparente (contusión, caída o similar).

Epistaxis súbita, toda tendencia hemorrágica marcada; hipertrofia ganglionar. Fiebre de origen desconocido, sobre todo cuando es moderada y de carácter variable.

Diez reglas contra el cáncer:

1. ¡No fume!

2. ¡Reduzca su consumo de alcohol!

3. ¡Evite la exposición excesiva al sol!

4. Sobre todo en su puesto de trabajo, ¡cumpla las normas sanitarias y de seguridad!

5. ¡Coma con frecuencia frutas y verduras frescas, así como cereales y sus derivados, con un alto contenido en fibra!

6. ¡Evite el sobrepeso!

7. ¡Acuda al médico si nota alguna inflamación poco clara, alguna alteración en la piel o una hemorragia anormal!

8. ¡Acuda al médico si siente molestias prolongadas!

9. ¡Una vez al año sométase a las exploraciones de detección precoz del cáncer! Las mujeres también deben realizar regularmente una autoexploración mamaria.

Otras informaciones:
Asociación Española contra el Cáncer
Marco Aurelio, 14
08006 Barcelona (España)

Mediante la transformación computerizada de los cortes transversales tomográficos en imágenes tridimensionales puede representarse visualmente la localización y el tamaño de los tumores (aquí representados en rojo).

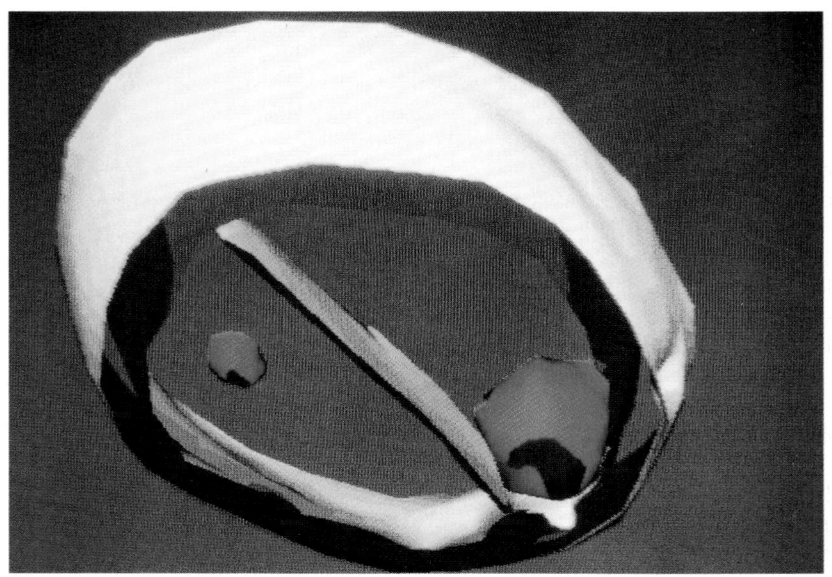

DIAGNÓSTICO DE LAS ENFERMEDADES CANCEROSAS

En las enfermedades cancerosas, el establecimiento del diagnóstico y con él también la determinación del alcance de la enfermedad se produce básicamente durante un ingreso hospitalario. Esto no sólo es necesario para conseguir una imagen completa y clara sobre la enfermedad a la que nos enfrentamos, sino que también es útil para la detección de las enfermedades secundarias potenciales, con el fin de tenerlas en cuenta al decidir el tratamiento.
Dado que precisamente en el caso de los tumores más grandes en general se trata de pacientes de edad media o avanzada, en muchos casos nos encontramos con limitaciones del sistema circulatorio o respiratorio, trastornos metabólicos como la diabetes mellitus, secuelas de un tratamiento previo (intervención quirúrgica). La capacidad de sobrecarga del paciente tiene una especial importancia en el momento de decidir el tratamiento y con ello su pronóstico. Dentro de los métodos diagnósticos se distingue entre los métodos no invasivos y los métodos invasivos. En el primer caso se incluyen principalmente, junto con la exploración clínica, todos los métodos de diagnóstico por imagen, que hoy en día nos ofrecen excelentes resultados.

Ante la sospecha de un cáncer se realiza un estudio a fondo del paciente intrahospitalariamente.

Métodos diagnósticos no invasivos

La **exploración radiográfica** con sus posibilidades de análisis por capas (tomografía) o en combinación con medios de contraste nos ofrece un amplio abanico de posibilidades. Se ha de destacar la mamografía, es decir, la radiografía de mama, para la detección de posibles procesos tumorales en dicho órgano.

Los modernos métodos de diagnóstico por imágenes se encuentran en primera línea en la detección de los tumores.

Mediante la **ecografía** (diagnóstico por ultrasonidos) se pueden estudiar principalmente los órganos abdominales, sin provocar ninguna sobrecarga al paciente, tantas veces como sea necesario y de forma muy precisa. Hoy en día, mediante la utilización de una sonda puede introducirse una pequeña cápsula en los órganos huecos para la representación de sus paredes (pared gástrica, pared vesical y otros) desde el interior.

La **tomografía computerizada** y la **tomografía por resonancia magnética** son procedimientos de alta precisión. Diversos rayos X que inciden sobre el organismo simultáneamente forman, gracias a su computerización, una imagen que corresponde a un corte transversal axial de la zona del organismo que previamente se ha establecido. El diagnóstico de tumores cerebrales ha mejorado espectacularmente gracias a este método.
Se pueden obtener imágenes de órganos poco accesibles como los riñones.

El diagnóstico de tumores cerebrales ha mejorado espectacularmente gracias a la tomografía computerizada.

Mediante la utilización de isótopos (radionúclidos), y basándose en la captación selectiva de estas sustancias por parte de un determinado órgano (tiroides, hueso, etc.), la gammagrafía permite la detección de las desviaciones en relación con el patrón normal de captación.

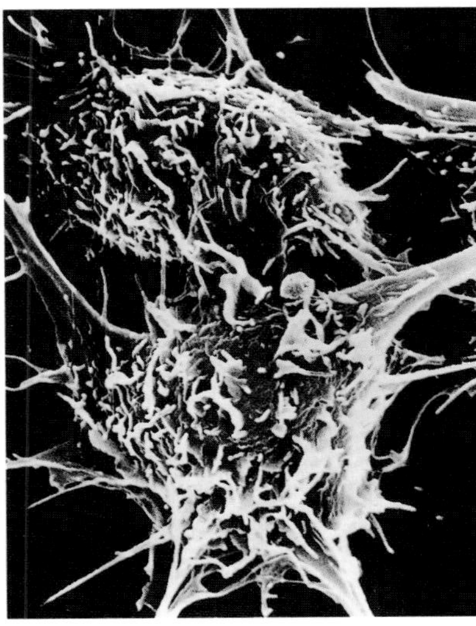

Células leucémicas bajo el microscopio electrónico reticular.

Métodos diagnósticos invasivos

El diagnóstico invasivo está asociado a la **toma de una muestra de tejido**. El estudio histológico es el único medio para establecer un diagnóstico seguro y de calidad desde el punto de vista del pronóstico. Es imprescindible y sólo en muy pocos casos está permitido postergarlo. Éste podría ser el caso cuando una intervención quirúrgica es determinante para solucionar una situación que pone en peligro una vida y en la que se toma una muestra del tejido tumoral.

Mediante un **procedimiento endoscópico**, con la introducción de un sistema óptico en conductos y órganos internos (tracto gastrointestinal, vías respiratorias y urinarias), se puede hacer una valoración diferencial de la zona orgánica y se puede tomar una muestra del tejido para su estudio histológico.

Finalmente, mediante la toma de una muestra de médula ósea, con la ayuda de una aguja de biopsia (**biopsia ósea**), generalmente del coxal, se puede obtener información sobre una enfermedad primaria maligna de la médula ósea (leucemia) y por otra parte hacer una evaluación de la denominada reserva medular. Esto último es especialmente importante cuando se piensa aplicar un tratamiento que influya sobre el proceso normal hematopoyético, sobre todo en forma de quimioterapia, pero también como radioterapia.

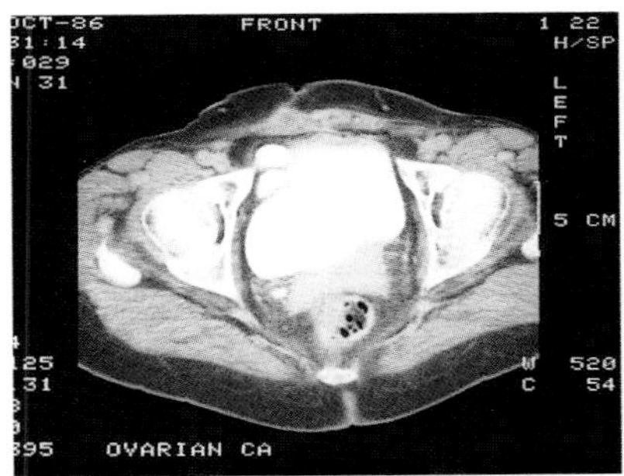

Tomografía computerizada de un carcinoma de ovario.

Examen citológico

El estudio citológico (análisis de células aisladas) a partir de punciones tisulares, fluidos corporales, secreciones o similares se realiza tanto antes como después del tratamiento, aunque tiene sus limitaciones. Con toda seguridad alcanzará todavía mayor importancia en el futuro cuando pueda combinarse el estudio de la célula con determinados procesos de tinción (citoquímica) y las técnicas inmunológicas (utilización de determinados antisueros muy específicos como marcadores).
El análisis citológico tiene especial importancia en las enfermedades hemáticas y del sistema inmunitario. Mediante exploraciones muy sutiles se consiguen representar proteínas más o menos específicas, sintetizadas por las células tumorales, que han sido utilizadas como marcadores biológicos o bioquímicos para el diagnóstico precoz y la detección de las recidivas.
No obstante, estos marcadores sólo son realmente tumorespecíficas en muy pocos casos, tal y como es el caso de determinados tumores testiculares y del intestino grueso.

Se pueden utilizar proteínas específicas sintetizadas por células tumorales como marcadores biológicos o químicos para el diagnóstico precoz y la detección de recidivas.

Radioterapia en oncología: también se utilizan las radiaciones de neutrones para destruir selectivamente el tejido tumoral. Antes de la radioterapia se acopla una máscara que protege el tejido sano de la radiación (*véase* fotografía inferior de la pág. 563).

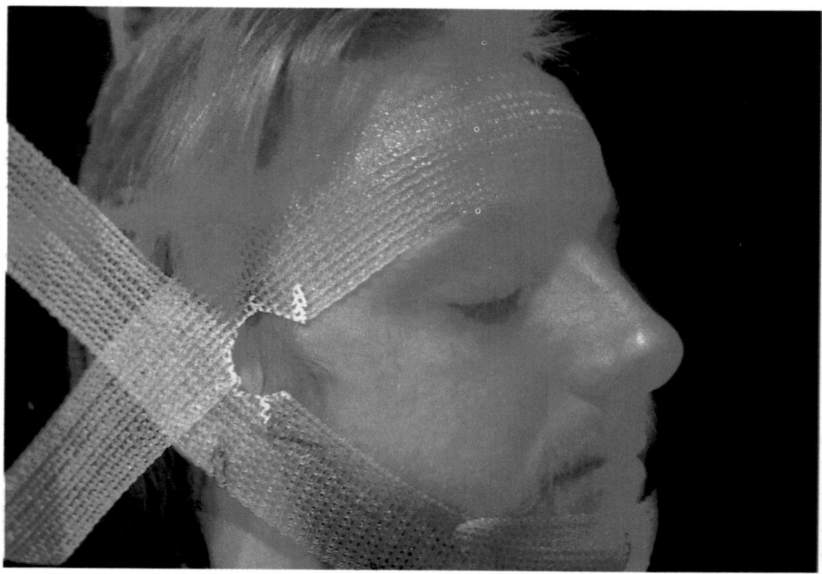

TRATAMIENTO DE LAS ENFERMEDADES ONCOLÓGICAS

Las modernas técnicas quirúrgicas y los eficaces procedimientos terapéuticos aseguran la obtención de nuevos éxitos en el tratamiento de los procesos oncológicos.

En este capítulo no se abordará el tratamiento de las enfermedades oncológicas de un órgano o un sistema orgánico aislado. Los intentos de combatir los tumores malignos son tan antiguos como la misma medicina. Sin embargo, es obvio que durante mucho tiempo sólo se pudo intentar un tratamiento cuando las alteraciones eran visibles a simple vista (superficie corporal y extremidades) y aun entonces las posibilidades eran limitadas y con frecuencia el resultado era poco satisfactorio.

Actualmente, casi la mitad de las enfermedades oncológicas curan completamente, y las tasas de curación de los últimos veinte años han aumentado espectacularmente. No obstante, según el órgano afectado estas tasas y la probabilidad de recidiva varían significativamente. La detección a ser posible precoz del crecimiento celular maligno es decisiva.

Tratamiento quirúrgico

Actualmente, casi la mitad de las enfermedades oncológicas curan completamente, y las tasas de curación de los últimos veinte años han aumentado espectacularmente.
No obstante, según el órgano afectado estas tasas y la probabilidad de recidiva varían significativamente. La detección a ser posible precoz del crecimiento celular maligno es decisiva.

El hecho de que, excepción hecha de las enfermedades sistémicas, los procesos malignos tienen **siempre un inicio local**, no sólo hace necesario un diagnóstico precoz, sino que también coloca en el primer lugar de todos los métodos terapéuticos el tratamiento quirúrgico. En tanto que el tumor no haya sobrepasado los límites del órgano afectado y éste pueda ser extirpado en su totalidad (un riñón, el útero, un testículo, una mama), existe la posibilidad de curación. Sin embargo, siempre permanece la duda de si alguna célula tumoral ha metastatizado.

Con el desarrollo de las técnicas quirúrgicas, la disponibilidad de los modernos anestésicos y la utilización de preparados hemáticos, así como una profilaxis antiinfecciosa sumamente efectiva, hoy en día es posible realizar intervenciones sorprendentemente extensas sobre prácticamente todos los órganos del cuerpo humano. Los resultados obtenidos en el tratamiento quirúrgico del carcinoma de colon y recto, de los tumores testiculares y del carcinoma del cuello uterino hablan por sí solos.

Radioterapia

En 1899 se consiguieron las primeras curaciones de un carcinoma cutáneo mediante rayos X. El camino de la terapia con rayos X se vio limitado por la sobrecarga global del organismo y la tolerancia a la radiación de la piel y de las mucosas.

La forma clásica de radiación superficial de las partes blandas en la actualidad ha sido completamente abandonada y sustituida por la posibilidad de producir una radiación X más intensa, con fuentes de radiación a partir de aparatos de telecobalto y los llamados aceleradores lineales. Repartida en varios campos superficiales y confluida en profundidad, las elevadas dosis de radiación pueden ser efectivas en la zona diana, sin que el tejido sano circundante se vea lesionado. Y finalmente, la combinación de la cirugía y la radioterapia permite que después de la extirpación local del tumor se incida sobre las vías de escape y el patrón de expansión de una formación cancerosa. De esta manera el tratamiento puede ser tanto local como regional.

Antes de iniciar una radioterapia, que (generalmente de forma ambulatoria) debe aplicarse varias veces a la semana, se calcula cuidadosamente la dosis y la dirección de la radiación y se marcan los puntos de irradiación en el cuerpo del paciente. En algunos casos, un tumor interno debe irradiarse desde varias direcciones. Los rayos aislados (relativamente de poca energía) se suman en el lugar de la irradiación, de forma que las células tumorales mueren, mientras que las células vecinas, especialmente el tejido sano sensible, recibe poca radiación. En ocasiones es mejor introducir directamente la fuente de radiación en el tumor o en sus cercanías, en forma de pequeños *pellets* con una sustancia radiactiva. Esta llamada radioterapia intersticial ha demostrado su eficacia en el tratamiento de algunos carcinomas glandulares.

En ocasiones, como efectos secundarios de la radioterapia aparecen una importante astenia, anorexia, náuseas y vómitos, que pueden tratarse farmacológicamente. En las zonas irradiadas, en pocas semanas se produce la caída del pelo o bien enrojecimiento y formación de vesículas en la piel. En la mayoría de los casos, el pelo vuelve a crecer al cabo de pocos meses; la irritación cutánea también desaparece.

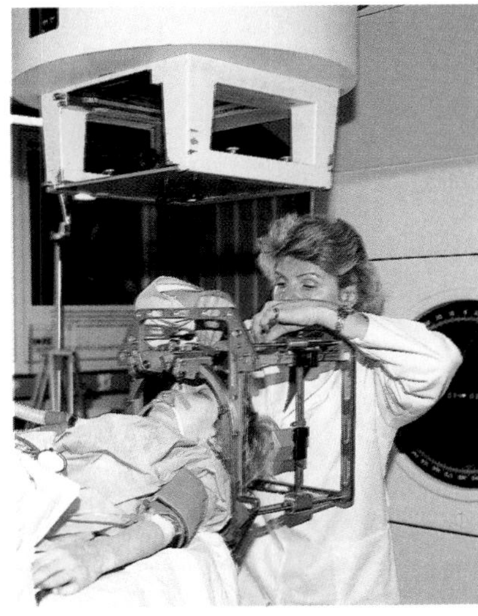

En algunos casos un tumor interno es irradiado desde varias direcciones. Los rayos aislados (relativamente de poca energía) se suman en el lugar de la irradiación, de forma que las células tumorales mueren, mientras que las células vecinas, especialmente el tejido sano sensible, recibe poca radiación.

Antes de iniciar una radioterapia, se calcula cuidadosamente la dosis y la dirección de la radiación y se marcan los puntos de irradiación en el cuerpo del paciente.

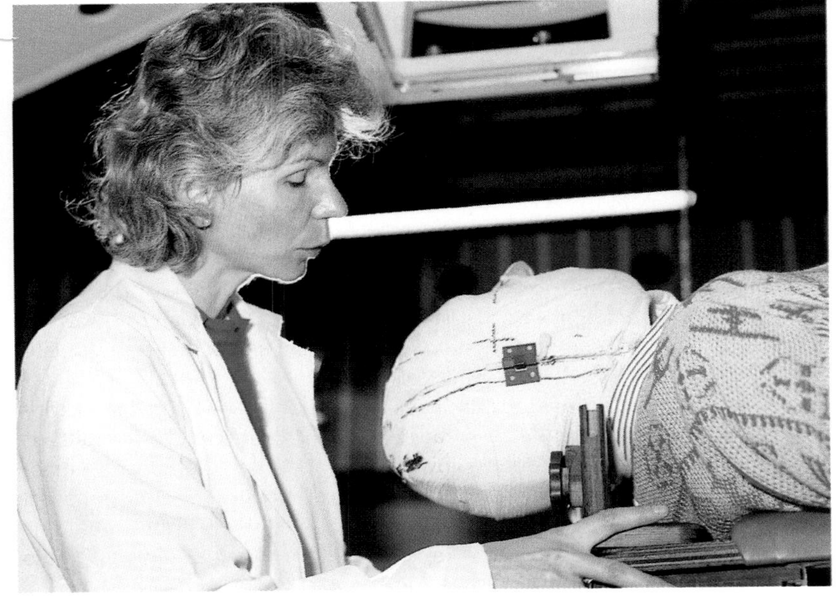

Irradiación de metástasis tumorales con un acelerador lineal.

La posibilidad de aplicar un tratamiento antitumoral sistemático que incluyera a todo el organismo sólo era realizable mediante una terapia farmacológica.

Quimioterapia

El proceso maligno no sólo se expande hacia el tejido circundante y realiza esta acción de forma continua, sino que también puede hacerlo a través de la vía sanguínea debido a la liberación de células tumorales que se asientan en otros órganos y provocan nuevos síntomas clínicos. Las neoformaciones malignas en los sistemas de unión de la hematopoyesis y el tejido linfático pueden encontrarse a priori, con muy pocas excepciones, en este estadio del desarrollo tumoral.

Por ello, la posibilidad de aplicar un tratamiento antitumoral sistemático que incluyera a todo el organismo sólo era realizable mediante una terapia farmacológica. La cirugía y la radioterapia constituyen en este caso complementos de la quimioterapia antineoplásica. Una terapia con uniones químicas, captada por la sustancia orgánica (sean células o microorganismos) a la que lesiona o destruye, está irremediablemente unida al nombre del alemán Paul Ehrlich. El Salvarsan que él desarrolló y que introdujo en el tratamiento de la sífilis en 1909 fue el primer quimioterapéutico que logró con éxito la aniquilación de las células cancerígenas.
Al utilizar un fármaco contra un microbio es posible actuar selectivamente sobre él; sin embargo, es mucho más difícil realizar la misma operación sobre determinadas células del propio organismo. La falta de diferencias bioquímicas realmente seguras entre las células tumorales y las células normales es la causa de que al utilizar los llamados citostáticos o quimioterapéuticos sea imposible evitar que los efectos tóxicos afecten también a las células normales. Este hecho determina la toxicidad de los fármacos de los que se dispone actualmente. La quimioterapia puede provocar la inhibición de la división celular en el tejido diana (efecto antiproliferativo) o la destrucción directa de las células tumorales (citólisis).

La falta de diferencias bioquímicas realmente seguras entre las células tumorales y las células normales es la causa de que al utilizar los citostáticos o quimioterapéuticos sea imposible evitar que los efectos tóxicos afecten también a las células normales.

La acción del fármaco sobre el tumor y la minimización de los efectos secundarios sobre el tejido sano son los principales factores que determinan la elección del quimioterapéutico. La administración de un único fármaco (monoterapia) se ha hecho poco frecuente. Con la combinación de varios preparados (combinaciones químicas con acción tóxica, hormonas u otros antagonistas, antibióticos o sustancias que bloquean el metabolismo celular), que se administran en una secuencia cíclica, y con la distribución de los efectos secundarios en diversos tejidos normales, pero con una acción concentrada sobre el tejido maligno, hoy en día se consiguen remarcables resultados de acción positiva. Se habla de **poliquimioterapia**, su amplitud terapéutica y el límite de tolerancia del organismo.

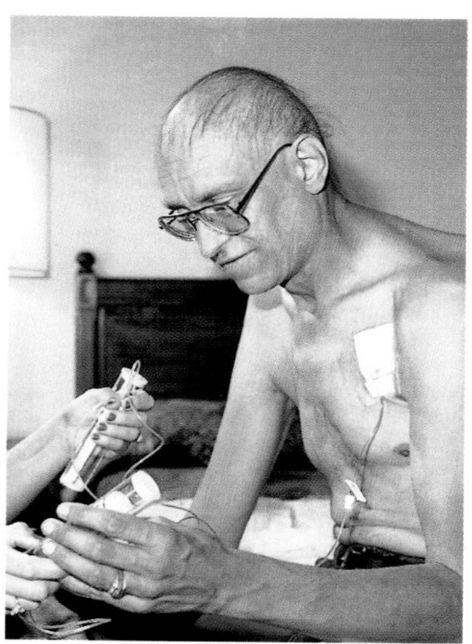

Realización de una quimioterapia ambulatoria. Los fármacos provocan una inhibición de la división celular en el tejido tumoral o directamente una destrucción de las células tumorales.

La quimioterapia por sí sola o en combinación con la radioterapia y/o la cirugía constituye hoy en día el método de elección, por ejemplo en el tratamiento de las neoformaciones malignas del tejido linfático. Los resultados son sorprendentes y presentan una extraordinaria mejoría de la tasa de curaciones, como por ejemplo en la muy frecuente linfogranulomatosis (conocida también como enfermedad de Hodgkin). Dado que la enfermedad presenta un primer pico de frecuencia entre los 20 y los 30 años, el aumento de curaciones es especialmente gratificante. En 1960, estos enfermos tenían una tasa de supervivencia a los cinco años de sólo el 8 %. A finales de los años setenta esta tasa era ya del 75 %, y actualmente ésta se encuentra en el 80 %. Dado que después de cinco años prácticamente nunca se produce una recidiva, puede hablarse de curación.

Nuevos conceptos terapéuticos

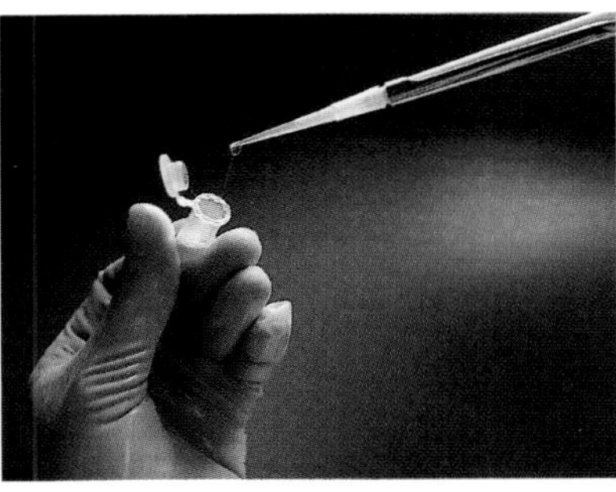

¿Nuevas esperanzas a través de la terapia genética? Las células inmunológicas manipuladas deben combatir todavía con mayor agresividad a las células tumorales.

En los centros de investigación del cáncer del mundo se trabaja febrilmente para el desarrollo de nuevos conceptos terapéuticos contra el cáncer. La recientemente muy discutida **terapia genética** del cáncer parece estar llena de perspectivas e incluso podría aumentar tanto las perspectivas de curación como disminuir los efectos secundarios. Para ello se aíslan de la sangre de un paciente enfermo de cáncer determinadas células inmunológicas (células asesinas). Con el fin de aumentar la acción de estas células, realmente responsables de la respuesta antitumoral, se altera su información genética y después se inyectan nuevamente al paciente. Estas células inmunológicas manipuladas deben combatir más agresivamente que antes a las células tumorales. A pesar de que los primeros resultados son muy prometedores, los especialistas insisten en que este método terapéutico se encuentra todavía en sus inicios y advierten que aún queda mucho camino por recorrer.

También se está experimentando con **anticuerpos** especiales que bloquean determinados receptores de la superficie de las células tumorales, con lo que se evitaría que los factores de crecimiento de la sangre alcancen las células malignas. Sin estos factores de crecimiento, el tumor se atrofiará y finalmente acabará muriendo.

Otros investigadores concentran sus esfuerzos en la limitación de la **formación de metástasis**. Con ayuda de determinados fármacos pretenden bloquear las enzimas que permiten a las células cancerosas atravesar las paredes arteriales y a través de la circulación sanguínea expandirse por todo el organismo.

Por otra parte, se buscan sustancias que eviten el crecimiento de los vasos en el tejido enfermo, de modo que se impida su nutrición con el objetivo de interrumpir el crecimiento maligno.

Cabe esperar que la biología molecular, especialmente los métodos terapéuticos genéticos, posiblemente pronto mejoren de forma notable las perspectivas de curación de las enfermedades oncológicas más importantes.

Cabe esperar que la biología molecular, especialmente los métodos terapéuticos genéticos, mejoren pronto de modo notable las perspectivas de curación de las enfermedades oncológicas más importantes.

Estrategia terapéutica

Al establecer la estrategia terapéutica se parte, a ser posible, de la expectativa de curación, es decir, de conseguir una eliminación completa de la enfermedad tumoral. Se habla de tratamiento paliativo cuando se consigue una mejoría del cuadro clínico pero no una eliminación completa del tumor.

Al tratar tumores importantes, sea mediante una intervención quirúrgica o mediante radioterapia, con expectativas de curación, hoy en día, con frecuencia se incluye un tratamiento quimioterapéutico coadyuvante. Éste tiene el objetivo de eliminar los restos celulares o las micrometástasis que ocasionalmente puedan haber quedado en el organismo, y se aplica como un tratamiento posquirúrgico profiláctico adicional.

Un tratamiento aplicado con perspectivas de curación de una enfermedad oncológica constituye una enorme sobrecarga física y psíquica para el paciente. La edad del enfermo y una situación de partida posiblemente desfavorable, con sobrecargas por enfermedades secundarias (metabolismo, respiración, sistema cardiovascular), hacen que la decisión frecuentemente sea difícil y limitan la envergadura de las expectativas.

La terapia coadyuvante que se aplica adicionalmente a la terapia realmente antitumoral permite mejorar la situación de partida, disminuir los efectos secundarios e influir muy positivamente sobre el resultado de la terapia específica.

Al establecer la estrategia terapéutica se parte, a ser posible, de la expectativa de curación, es decir, de conseguir una eliminación completa de la enfermedad tumoral.

La detección precoz, el tratamiento precoz y la curación van siempre de la mano.

Terapia coadyuvante

Se habla de la llamada terapia de soporte, que actualmente no se puede olvidar siempre que se quiera realizar una terapia responsable y realizada críticamente. Básicamente se realiza en tres órdenes:

Tres planos de la terapia de soporte:

- *¡Mejorar la condición del paciente mediante una dieta hipercalórica!*
- *¡Prevención de las infecciones y su tratamiento precoz!*
- *¡Ocasionalmente, administración de preparados hemáticos!*

1. La alimentación del paciente, que con frecuencia plantea un verdadero problema. El tumor crece y el enfermo pierde peso. La pérdida de sustancia corporal lleva al enfermo rápidamente a una mala situación metabólica. Las medidas dietéticas con una alimentación hipercalórica, rica en proteínas y carbohidratos, deben poner al paciente en condiciones, sobre todo antes pero también durante el tratamiento. En casos especialmente graves el médico debe decidirse por la instauración de una alimentación parenteral (introducida por vía sanguínea), que se llevará a cabo incluso hasta alcanzar una hiperalimentación.

2. La prevención o tratamiento de las infecciones. La elevada tendencia a presentar infecciones lleva a un rápido empeoramiento de la condición del enfermo oncológico. Incluso las infecciones banales de la vida cotidiana pueden constituir un problema para el enfermo oncológico. Además, esencialmente la radio y la quimioterapia provocan una debilidad todavía mayor de su sistema defensivo.
   Una cuidadosa higiene corporal, el evitar los contactos con un entorno hostil, sobre todo durante los períodos de mayor incidencia de infecciones, y en caso necesario la administración profiláctica de fármacos prescritos por el médico constituyen las bases de la terapia de soporte.

3. Una última medida en el contexto de la terapia de soporte, pero que prácticamente acompaña exclusivamente al tratamiento, es la administración de componentes celulares hemáticos. Sobre todo la quimioterapia, y en menor medida también la radioterapia, afecta a la médula ósea y provoca una mielosupresión. Como consecuencia se produce una disminución de la hematopoyesis, es decir, de la formación de eritrocitos, leucocitos y plaquetas. Los correspondientes preparados hemáticos se han de analizar rigurosamente y transfundir inmediatamente (caducidad extremadamente corta); también tienen una eficacia real corta. La moderna antibioticoterapia junto con la protección frente al entorno (hasta la introducción del paciente en una unidad estéril) permite que este procedimiento sea menos necesario.

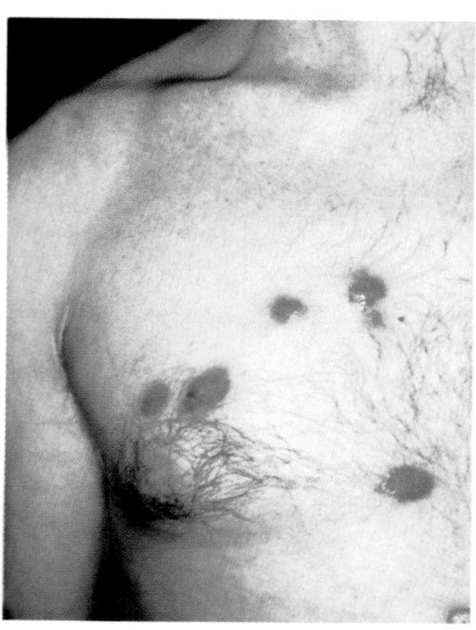

Forma agresiva del sarcoma de Kaposi, una forma de cáncer de piel, en un paciente con SIDA.

Terapia paliativa

No obstante, a pesar de todos los esfuerzos médicos y los crecientes éxitos terapéuticos, el número de enfermedades oncológicas que no se pueden curar o no pueden serlo completamente sigue siendo elevado. De esta manera, con frecuencia el médico se enfrenta a un tratamiento simplemente paliativo.
Un tratamiento paliativo debe dirigirse principalmente a aliviar el sufrimiento del enfermo. Así pues, se basa en ofrecer la mejor calidad de vida al enfermo, cuando no es posible conseguir su curación (del latín *pallium* = manto). Precisamente porque las enfermedades oncológicas pueden tener una evolución larga, ser muy dolorosas y asociarse a un intenso sufrimiento emocional, el soporte médico intensivo es muy importante. Con toda seguridad, esto también ocurre en otras enfermedades graves y crónicas, de forma que el enfermo onco-

lógico no sería en el fondo un caso aislado si en el contexto de la problemática oncológica sólo se hablara sobre y no del paciente oncológico. Sin embargo, existe la necesidad no sólo de atender las necesidades físicas sino también las necesidades psíquicas que la enfermedad crea. Los numerosos planos sobre los que se ha de trabajar entrañan en sí mismos el riesgo de que la persona con cáncer caiga en el abandono del anonimato.

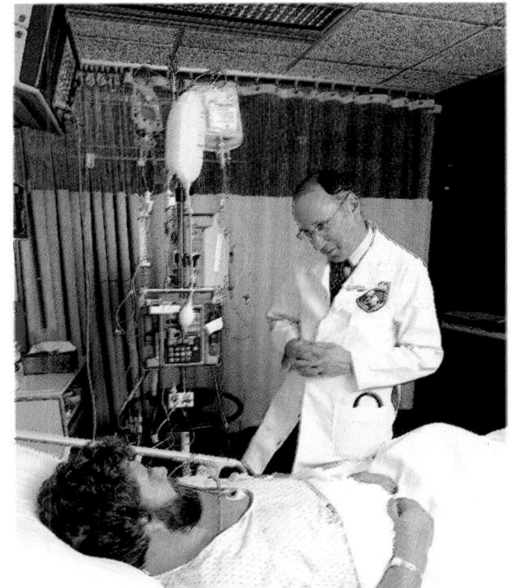

El médico que realiza el tratamiento se convierte para el paciente oncológico en un acompañante en su camino de sufrimiento.

La importancia de los factores psicosociales en la evolución y pronóstico de la enfermedad oncológica debe tomarse tan en serio como los valores clínicos y los resultados terapéuticos.

Asesoramiento psicosocial

Esta problemática del apoyo psicosocial es un campo que se ha de integrar paso a paso desde el inicio y durante el curso de la enfermedad. El asesoramiento psicosocial del paciente oncológico no se limita sencillamente a una actuación médica y asistencial, sino que se hace hincapié en las percepciones psíquicas. La situación de necesidad del paciente, a la que le ha llevado la enfermedad cancerosa, los miedos que en él provoca, son los puntos de partida de este apoyo, y el objetivo es la reafirmación existencial de su delicada situación global.
Cuando el médico quiere establecer una firme relación de confianza con el enfermo, la ayuda que le ofrece debe ser en todos los sentidos. Para ello se pueden formar grupos de autoayuda de enfermos oncológicos. En ellos los pacientes se encuentran e intentan incluir sus experiencias bajo la dirección de psicooncólogos en la superación de la enfermedad y en la vida con el cáncer.
El resultado del tratamiento de los tumores malignos en la infancia se encuentra entre los más satisfactorios y esperanzadores de la oncología, incluso teniendo en cuenta que la terapia extremadamente agresiva influye negativamente y limita el desarrollo físico y psíquico del niño. La cooperación con los padres en la superación de esta situación es, en este caso, muy importante. Las agrupaciones de padres de niños con cáncer permiten que los padres se encuentren y compartan sus experiencias y con ello obtengan la fuerza suficiente para ayudar a su hijo gravemente enfermo a superar con creces todos los obstáculos que le pueden surgir durante el transcurso de la enfermedad.

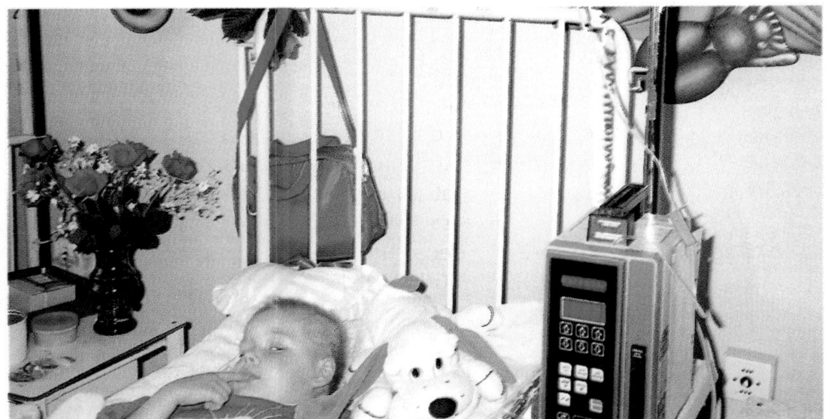

Es especialmente sobrecogedor cuando el cáncer afecta a un niño. En las unidades oncológicas infantiles, los pequeños pacientes son tratados con mucho amor. Para la mayoría de ellos las perspectivas de curación son buenas.

Alrededor de la mitad de los pacientes con cáncer sufre dolor incluso desde la fase de instauración de la enfermedad, y que aumenta en intensidad al evolucionar.

La problemática del dolor

Un desafío especial tanto para el enfermo como para el médico consiste en solucionar la problemática del dolor en el curso de una enfermedad oncológica. Alrededor de la mitad de los pacientes con cáncer sufre dolor incluso desde la fase de instauración de la enfermedad y que aumenta en intensidad al evolucionar ésta. El primer paso consiste siempre en esclarecer la causa del dolor. A éste le sigue la elección de la terapia antiálgica, que en el caso del dolor oncológico es de gran responsabilidad, ya que la base principal de la terapia es el tratamiento farmacológico, aunque no es la única.
De acuerdo con una recomendación de la Organización Mundial de la Salud (OMS), se estableció un plan de tres fases para el tratamiento del dolor en las enfermedades oncológicas:

Plan de tres fases de la OMS para combatir el dolor en los enfermos oncológicos:

1. Al inicio se administran analgésicos simples (ácido acetilsalicílico, paracetamol, etc.) o antirreumáticos con acción analgésica (indometacina, diclofenac).

2. Cuando la acción de estos fármacos ya no es suficiente se administrarán analgésicos más fuertes similares a la morfina, como la codeína o el tramadol.

3. Cuando estas combinaciones también son insuficientes hay que acudir a los opiáceos de acción fuerte basados en la morfina.

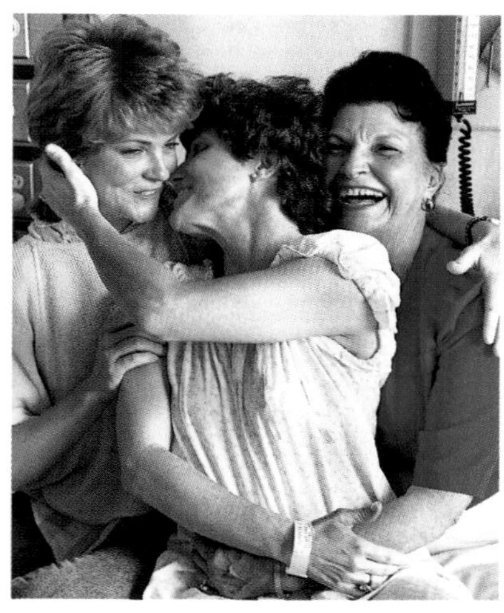

Los familiares del afectado realizan una función importante, quizá la más importante, en el cuidado y compañía del enfermo oncológico.

El dolor tumoral es principalmente un dolor crónico. Y en los estados de dolor crónico en el enfermo se unen la sensibilidad y la toma de consciencia (momentos sensitivos) con la experiencia y el procesamiento (aspectos cognitivos y emocionales). De esta manera, a lo largo de la evolución de la enfermedad cancerosa el dolor puede dominar de tal manera la enfermedad que se convierte en el punto principal que hay que tratar.
El dolor y el sufrimiento representan hasta un cierto grado una complementariedad. Para el enfermo de cáncer el dolor actúa como una señal, ya que le recuerda en todo momento la existencia y el avance de su enfermedad. A través de la forma en que el médico se ocupa de su dolor, el enfermo oncológico también toma nota de en qué medida el médico le presta atención. La empatía, la comprensión del médico que realiza el tratamiento en su trato con el enfermo que sufre dolor tiene una importancia decisiva. El médico debe luchar contra la cadena causal de dolor, miedo, resignación, aislamiento y depresión hasta llegar a un posible desequilibrio psíquico. La forma en que se desarrolla una relación de confianza médico-paciente depende del interés, apoyo, consuelo, esfuerzo y compasión.

Cuidados y protección por parte de los familiares

Del comportamiento de los familiares depende de forma decisiva cómo vive el enfermo su enfermedad, cómo la asume y lucha contra ella.

Los familiares del afectado realizan una función importante, quizá la más importante, en el cuidado y compañía del enfermo oncológico. De ellos depende de forma decisiva cómo vive el enfermo su enfermedad, cómo la asume y lucha contra ella. Algunas de las recomendaciones extraídas de la experiencia de años en el trato de cientos de pacientes oncológicos deben servir de ayuda para encontrar un camino que permita cumplir correctamente con esta función.

Evitar el aislamiento: la mayoría de los pacientes oncológicos sufre un sentimiento de soledad, de «no servir para nada». Por ello, los médicos y los familiares deberían procurar que el enfermo mantenga tanto tiempo como sea posible su puesto de trabajo y también se le siga incluyendo en las tareas familiares. En las conversaciones con el enfermo deberían participar tantos miembros de la familia y tantos amigos como sea posible. Sigue siendo importante el contacto físico con el enfermo, al que con frecuencia se evita por miedo o asco. Por ello lo repetiremos una vez más: el cáncer no es contagioso.

Los médicos y los familiares deberían procurar que el enfermo mantenga tanto tiempo como sea posible su puesto de trabajo y también que se le siga incluyendo en las tareas familiares.

Asumir el miedo: el diagnóstico de cáncer provoca tanto en el afectado como en sus familiares y amigos un intenso miedo y una profunda inseguridad. Éste se debe reconocer y no intentar engañar al enfermo con falso valor o esperanza, cuando en realidad no se siente. Así se ofrece al enfermo la fuerza para hablar de sus propios miedos y temores. Éste es el primer paso para vencer el miedo.

Decir siempre la verdad: el hecho de no conocer con exactitud su estado o de tranquilizarle con falsas esperanzas no ayuda al enfermo. Por regla general, el enfermo dará a conocer qué y cuánto quiere saber sobre su enfermedad en un momento dado. En este caso se le ha de ofrecer una información real, incluso cuando deba presenciarse el dolor que el enfrentamiento con la verdad provoca en el enfermo y la sobrecarga que se crea en el ambiente. Si se huye de este enfrentamiento inevitable, finalmente se deja al enfermo solo ante éste, lo que le provoca un sentimiento de soledad.

El hecho de no conocer con exactitud su estado o de tranquilizarle con falsas esperanzas no ayuda al enfermo.

Mantener la esperanza: la evolución y las perspectivas de curación de una enfermedad oncológica no pueden estimarse nunca con total certeza. Prácticamente hasta el final es posible un giro repentino hacia la mejoría, pero también hacia el empeoramiento. Por ello es importante contestar siempre las preguntas del enfermo oncológico sobre el futuro, de tal manera que se mantenga la esperanza. Al mismo tiempo, los pronósticos basados en esperanzas deberían expresarse con cierta reserva.

Las preguntas del enfermo oncológico sobre el futuro deben contestarse siempre de tal manera que se mantenga la esperanza.

Tomar conjuntamente las decisiones: si en el tema del tratamiento o de los cuidados del enfermo deben tomarse decisiones importantes, éstas no se han de tomar nunca a espaldas del enfermo. Además del médico que realiza el tratamiento, también se ha de incluir a los familiares. De otra manera se produce una pérdida irremediable de confianza, que puede ser muy negativa para las perspectivas de curación.

Utilizar todas las posibilidades de ayuda: mutuas médicas, seguro social, grupos de autoayuda, etc. ofrecen información sobre los servicios sociales y asistenciales para los enfermos oncológicos. Estas ayudas se pueden solicitar en interés del enfermo y de sus allegados.

No sobreestimar las propias fuerzas: los familiares de un enfermo con cáncer soportan una sobrecarga física y psíquica importante. También en interés del enfermo, en ocasiones es necesario repartir la carga entre varios hombros o apoyarse en los servicios de un hospital.

Aunque no existe la solución al problema del cáncer y no parece que se vaya a encontrar en un futuro próximo, a partir de los resultados de la investigación, del trabajo clínico y de la cooperación de todos en la lucha contra esta terrible enfermedad puede afirmarse con toda seguridad: existe esperanza para el enfermo oncológico.

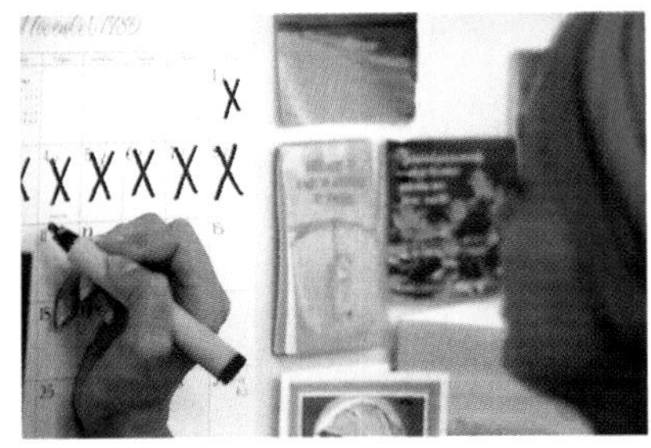

Siempre se mantiene la esperanza.

Una nueva persona ve la luz por primera vez. Para la madre representa un momento de extrema felicidad, que le hace olvidar las penurias del embarazo y los dolores del parto. Todos los deseos y esperanzas se vuelcan sobre la nueva vida.

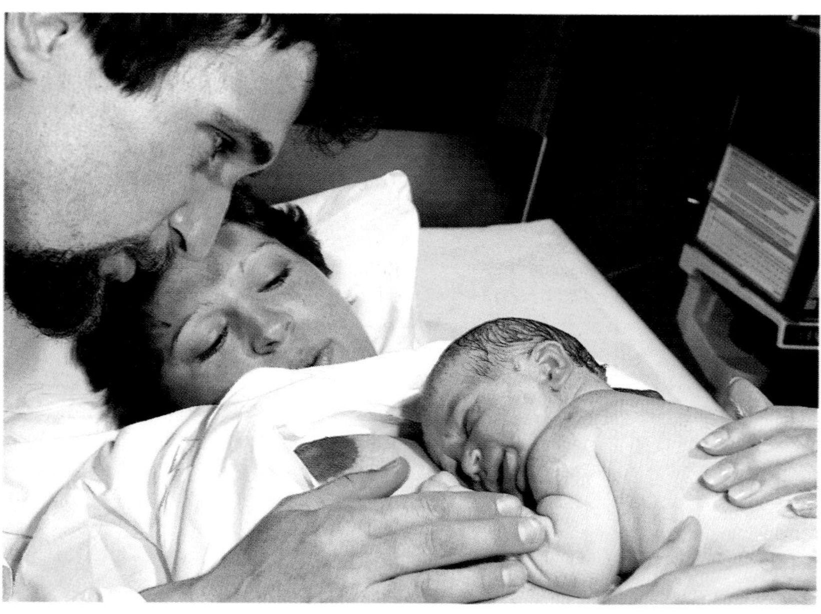

FECUNDACIÓN, EMBARAZO Y PARTO

La concepción tiene lugar por la unión del óvulo femenino y el espermatozoide masculino.

La reproducción humana se produce a través de la sexualidad, es decir, por la unión de dos células germinales, el óvulo femenino y el espermatozoide masculino. Este proceso recibe el nombre de fecundación. Los órganos sexuales masculinos y femeninos toman parte en el proceso de la fecundación, si se exceptúa el pequeño porcentaje de casos en que la fecundación se produce por medios artificiales (fecundación in vitro). Entre la concepción y la fecundación no existe de hecho prácticamente ninguna diferencia; se denomina fecundación a la parte activa que el hombre toma en el proceso y concepción a la parte femenina.
Para la comprensión de los procesos de la fecundación y la concepción, debemos exponer nuevamente en este capítulo las funciones esenciales de los órganos sexuales de la mujer. En el capítulo «Órganos sexuales» (págs. 312-327) se expone la estructura de los órganos genitales femeninos y masculinos.

Genitales y cavidad abdominal

La totalidad de los genitales femeninos se encuentra en la pelvis menor, por debajo de la línea de unión desde el borde superior del arco púbico hasta la protuberancia de la quinta vértebra lumbar.

La relación entre los genitales y la cavidad abdominal precisa una cierta atención, ya que los embarazos y las enfermedades repercuten en la cavidad abdominal y los órganos que en ella se encuentran. Desde el punto de vista evolutivo, los riñones, el aparato urinario y los órganos sexuales tienen un origen común. Al completarse el desarrollo ambos sistemas se separan, pero sus órganos se localizan en estrecha vecindad. La totalidad de los genitales femeninos se encuentra en la pelvis menor, por debajo de la línea de unión desde el borde superior del arco púbico hasta la protuberancia de la quinta vértebra lumbar.
Si se observa conjuntamente la posición de la **vagina** y el **útero**, en la mujer en decúbito, la vagina se dirige de abajo y adelante hacia arriba y atrás, es decir, no horizontal. El eje del cuello del útero, en comparación con el eje de la vagina, está inclinado hacia delante. A la altura del orificio superior del útero (tran-

sición del cuello uterino al cuerpo uterino), el útero presenta una inclinación del cuerpo uterino hacia delante, de forma que el eje del cuerpo uterino forma un ángulo obtuso con el eje del cuello uterino. Sin embargo, la posición del útero no es rígida. Varias estructuras de tejido conectivo entre los órganos genitales y los órganos vecinos, así como diversos ligamentos permiten que el útero cuelgue elásticamente en la pelvis menor. De esta manera, el útero puede ser desplazado por ejemplo hacia atrás por una vejiga urinaria llena o hacia delante por un recto lleno.

Las estructuras de tejido conectivo y los ligamentos permiten la suspensión elástica del útero en la pelvis menor.

Los ligamentos más conocidos son los ligamentos anchos. Se dirigen desde el borde lateral superior del útero (antes de las trompas de Falopio) hacia la pared abdominal anterior, introduciéndose en el canal inguinal y perdiéndose en los labios mayores. A veces, durante el embarazo se produce dolor en dichos ligamentos debido al crecimiento del útero y un relativo retraso en el crecimiento de los ligamentos anchos. La posición de la vagina se mantiene inalterada. Se encuentra en estrecha vecindad con la vejiga urinaria, la uretra y el recto. Entre la uretra y la pared anterior de la vagina, así como entre la pared posterior de la vagina y la pared anterior del recto hay unos finos tabiques de tejido conjuntivo. Mientras que la uretra, en una relación más estrecha con la vagina, desemboca por delante del orificio vaginal, el recto lo hace más atrás, en el ano.

Durante el embarazo a menudo se produce dolor en los ligamentos anchos debido al crecimiento del útero.

Las **trompas de Falopio**, como consecuencia de su aparato de suspensión mucho más laxo, tienen una mayor movilidad. Están fijadas en su origen en el útero y se hallan cubiertas por un pliegue peritoneal muy móvil, del que cuelga el ovario, debajo de cada trompa de Falopio. La ampolla tubárica es la parte que tiene mayor movilidad, ya que al no estar unida al pliegue peritoneal, adquiere mayor flexibilidad. Esto hace posible su función de aparato de captación del óvulo femenino proveniente del ovario, el órgano que, en la mujer sexualmente madura, libera con regularidad, aproximadamente cada cuatro semanas, un óvulo. Al contrario de lo que ocurre en la cavidad abdominal del hombre, que orgánicamente está completamente cerrada al exterior, la cavidad abdominal de la mujer, debido al sistema de canal (vulva, vagina, útero, trompa de Falopio, ampolla tubárica), no presenta un cierre mecánico completo de la cavidad abdominal interna.

Las diversas barreras mecánicas y químicas (posición superpuesta de los labios vulvares y de las paredes vaginales, estrechamiento del cuello uterino y de las trompas de Falopio, tapón mucoso en el cuello uterino, secreción vaginal ácida) ofrecen la protección suficiente. Sin embargo, esta relación abierta, indispensable para la concepción, puede representar una fuente de peligro de la que no hay que olvidarse. El mismo camino que recorren los espermatozoides del hombre a lo largo de los genitales de la mujer hasta alcanzar la trompa de Falopio pueden seguirlo también los agentes infecciosos y, así, provocar una infección de graves consecuencias, especialmente una peritonitis que puede poner en peligro la vida de la paciente.

A pesar de que son varias las barreras que protegen la cavidad abdominal de la mujer, existe el peligro de entrada de gérmenes a través de los órganos sexuales.

FUNCIONES DE LOS ÓRGANOS REPRODUCTORES

Lo más característico del organismo femenino durante la madurez sexual es la hemorragia genital que se repite aproximadamente cada cuatro semanas. Por regla general la adolescente sabe que esta **hemorragia regular** es el signo de la maduración sexual, sin conocer realmente los procesos internos asociados a la aparición de esta hemorragia genital periódica, denominada también menstruación, período o regla. No obstante, las mujeres y las adolescentes deberían conocer estos procesos, con el fin de poder evitar trastornos.

Toda mujer debería saber que la hemorragia genital periódica es el signo de la maduración sexual.

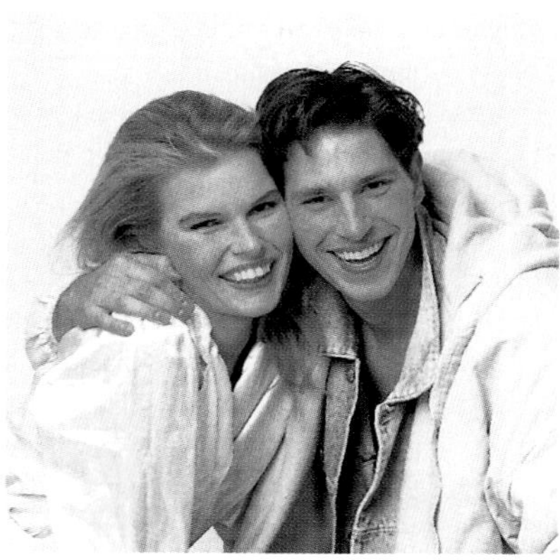

El simple contacto del hombre con la mujer puede tener un efecto estimulante.

Una de las funciones de los genitales externos consiste en recibir el estímulo para las relaciones sexuales y durante éstas iniciar, aumentar y mantener una sensibilidad especial. Se sabe que el simple contacto entre la mujer y el hombre fuera de la región genital puede provocar la excitación sexual, aunque generalmente el estímulo más excitante se alcanza con el contacto del clítoris. Éste está inervado por un sistema nervioso extraordinariamente sensible. Incluso en las niñas pequeñas el clítoris es en cierta manera sensible a los estímulos. Su capacidad sensitiva completa la alcanza con la madurez sexual. Además de la excitación por el estímulo sexual, los genitales externos también tienen la función de preparar y hacer posible el coito.
Debido al estímulo sexual los cuerpos esponjosos se llenan de sangre, lo que provoca una distensión de los labios vulvares y una ligera apertura del orificio vaginal. Otra preparación para la penetración del pene consiste en que, debido al estímulo sexual, se ponen en funcionamiento las glándulas que desembocan en la cara interna de los labios menores. Segregan una secreción mucosa que humedece la vulva y la lubrifica.

El semen emitido durante las relaciones sexuales llega hasta el punto más profundo de la vagina.

Una de las funciones principales de la vagina es favorecer la concepción. Rodea como un manguito la parte inferior del útero, el cuello uterino, que emerge como un tocón en el extremo superior del canal vaginal. Mientras que la bóveda vaginal anterior está colocada horizontalmente, la parte inferior del cuello uterino emerge en la bóveda vaginal posterior con su orificio externo.
El semen introducido en la vagina durante el coito se acumula en el punto más profundo de la vagina cuando la mujer se encuentra en posición de decúbito supino (la bóveda vaginal posterior). El orificio externo del cuello uterino se ve entonces directamente bañado por el semen.

Funciones de los ovarios

Los ovarios controlan las funciones sexuales, el comportamiento del útero y el desarrollo de los caracteres sexuales secundarios. Toda niña sana posee desde su nacimiento en cada ovario alrededor de doscientos mil óvulos. A partir de estos folículos primordiales se forma, pasando por una fase de premaduración, el folículo completamente maduro (folículo de Graaf). Mientras los ovarios permanecen en fase de reposo antes de la pubertad, los folículos presentan un diámetro de como máximo cinco milímetros. Dentro del folículo se encuentra el óvulo, en un lecho celular de varias capas. La capa celular del folículo reviste la cavidad folicular.
Hasta la maduración sexual los ovarios liberan sólo una pequeña cantidad de hormona folicular. Esta pequeña cantidad de hormona es suficiente para insinuar los caracteres sexuales secundarios del organismo femenino; sólo el aumento de la hormona que se produce durante la pubertad lleva al desarrollo de éstos. La pubertad es el momento en que el cuerpo alcanza una fase de desarrollo que permite a los ovarios, hasta entonces en fase de reposo, finalizar completamente y por primera vez la maduración total y completa del óvulo.
Del gran número de folículos existente en el ovario uno crece especialmente y emerge. Con su crecimiento, este folículo emigra a la superficie del ovario. Simultáneamente se produce un aumento de la hormona folicular en tal medida que la mucosa del cuerpo uterino sale también de su fase de reposo y empieza a crecer.
La pared del folículo que sobresale en la superficie del ovario finalmente revienta, con lo que expulsa el óvulo contenido en el folículo. Este proceso reci-

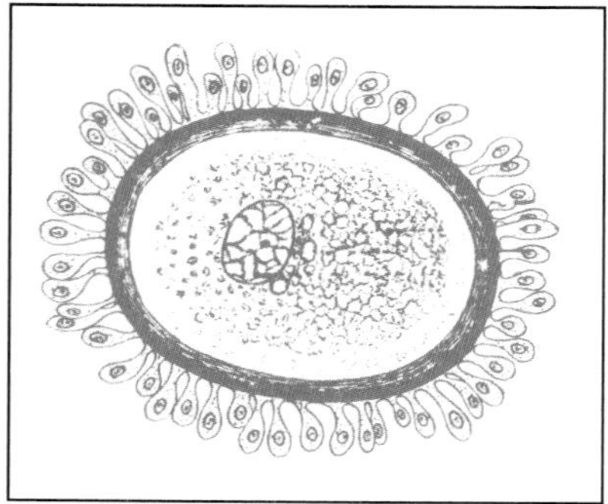

Células de un folículo maduro. Tras la eclosión del folículo se forma el cuerpo lúteo.

be el nombre de ovulación. A partir de las células residuales del folículo se desarrolla el denominado cuerpo lúteo. Éste produce hormonas, los gestágenos (y también estrógenos). Esta hormona provoca un gran número de cambios en el organismo femenino. Así, produce una transformación cualitativa de la secreción del endometrio (mucosa uterina), con el fin de prepararse óptimamente para la anidación de un óvulo fecundado. Sin embargo, si no se produce la fecundación del óvulo, el cuerpo amarillo involuciona en aproximadamente catorce días, es decir, tiene lugar el retroceso de su producción hormonal. De esta manera, el endometrio deja de recibir el estímulo hormonal y se produce una hemorragia, es decir, la menstruación. Con la involución del cuerpo amarillo desaparece su acción de freno a través del mesencéfalo y la hipófisis sobre el ovario, lo que permite nuevamente el crecimiento y maduración de un nuevo folículo.

La ovulación de la mujer: durante la primera mitad del ciclo menstrual, gracias a la acción de los estrógenos, maduran varios folículos. De entre ellos, uno crece en la superficie del ovario. Alrededor de la mitad del ciclo, el folículo revienta y expulsa el óvulo maduro. Este proceso recibe el nombre de ovulación. A partir de las células residuales del folículo se desarrolla el llamado cuerpo amarillo, que produce una hormona especial, que provoca cambios en el endometrio, de manera que éste es capaz de recibir un óvulo fecundado (inferior). Si no se produce la fecundación, aproximadamente catorce días después se produce la involución del cuerpo amarillo (superior). Después de la hemorragia menstrual se inicia un nuevo ciclo.

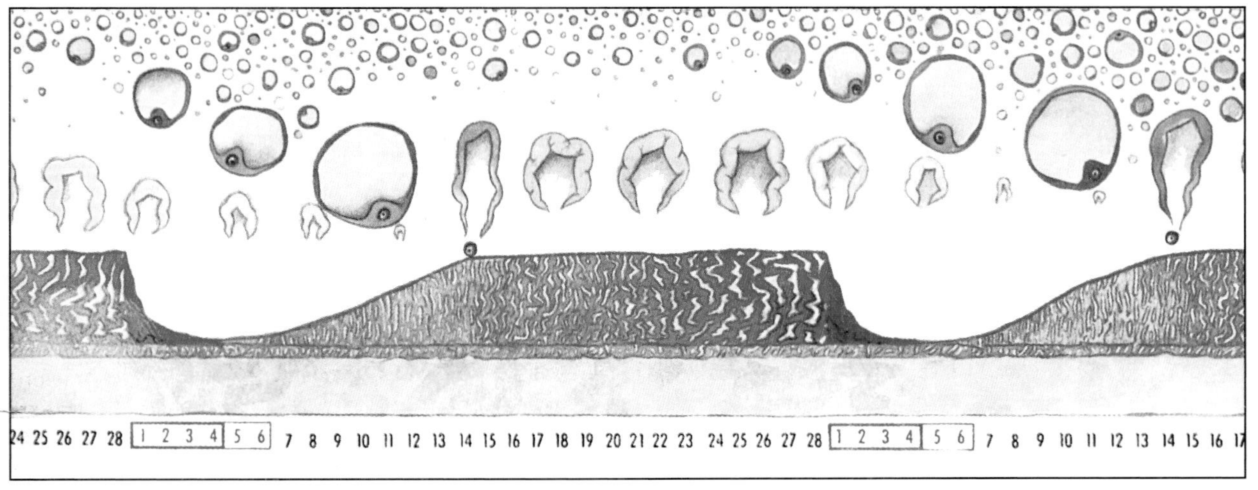

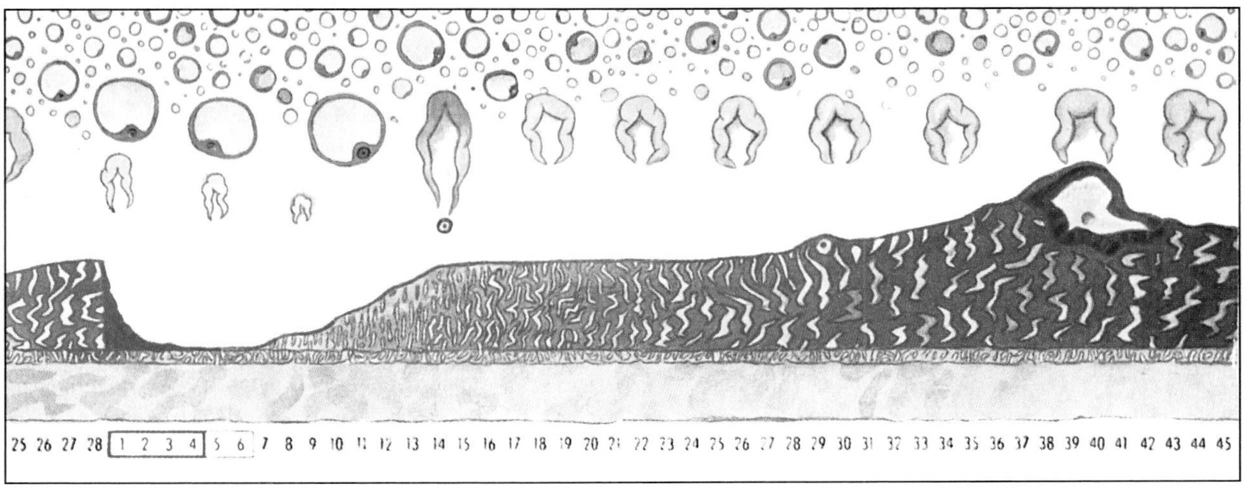

En el ovario se producen las hormonas sexuales específicas del organismo femenino.

En promedio, el tiempo entre el primer día de la menstruación y el primer día de la siguiente menstruación es de 28 días.

Menstruación

Así pues, el ovario es una glándula en la que junto con el crecimiento y la maduración del óvulo se producen las dos hormonas sexuales específicas del organismo femenino, los estrógenos y los gestágenos. En la mujer sana, los procesos funcionales de los ovarios son periódicos. En promedio, el tiempo que transcurre entre el primer día de la menstruación y el primer día de la siguiente menstruación es de 28 días. Debido a su carácter rítmico, este proceso también recibe el nombre de ciclo menstrual. En un ciclo de 28 días, el momento de la ovulación se produce alrededor del día 14 o 15 anteriores al inicio de la siguiente menstruación. Sin embargo, también hay mujeres que durante un largo período de su vida presentan un ciclo menstrual más corto (por ejemplo de 21 días) o más largo (por ejemplo de 33 días). Además, el ciclo menstrual de cada mujer puede presentar oscilaciones de uno o varios días. Es poco frecuente que una mujer presente durante toda su vida ciclos de 28 a 30 días. En ocasiones, o incluso con frecuencia, su menstruación presenta oscilaciones de varios días.

Debido a esta duración variable del ciclo menstrual se plantea la cuestión de en qué día de cada ciclo menstrual se produce la ovulación y con ello la preparación del óvulo para ser fecundado. Esta cuestión puede adquirir una especial importancia en el contexto de la planificación familiar, en el sentido de favorecer o evitar un posible embarazo. Sin embargo, bajo ciertas circunstancias también se puede producir una ovulación fuera del ciclo menstrual normal, sobre todo en las mujeres con ciclos muy irregulares, sin que por ello varíe la regularidad del proceso. En el apartado «Métodos anticonceptivos» se expone más detalladamente esta cuestión.

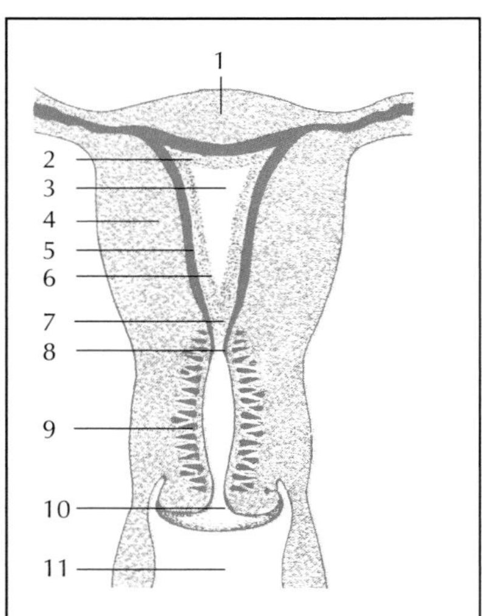

Representación esquemática del útero: fondo del cuerpo uterino (1), ángulo tubárico (2), miometrio (3), cavidad uterina (4), endometrio (5), mucosa basal (6), istmo uterino (7), orificio interno del útero (8), glándulas del cuello uterino (9), orificio externo del útero (10), vagina (11).

Funciones del útero

Las glándulas endocrinas específicas para los genitales de la mujer son los ovarios. En la globalidad del sistema endocrino del organismo femenino los ovarios están adaptados armónicamente, de forma que gracias a su función también se influye y se invierte la función de otras glándulas endocrinas. Los ovarios, como productores de las hormonas sexuales, no sólo regulan el proceso cíclico, que se manifiesta principalmente en el endometrio; bajo la acción de los estrógenos se desarrolla una determinada estructura muscular, los caracteres sexuales secundarios (crecimiento de las mamas, aparición del vello axilar y púbico, tono de voz) y el psiquismo de la mujer (forma de ser, vida emocional) entre otros rasgos.

El desarrollo del útero también depende de los estrógenos. Durante el desarrollo corporal general en la infancia no se produce crecimiento del útero. Sólo poco antes y durante la pubertad, debido a la acción de la creciente cantidad de estrógenos, alcanza su tamaño definitivo y su musculatura completa. Las dos porciones principales del útero, el cuello uterino y el cuerpo uterino, son diferentes en su función. Las glándulas del canal del cuello uterino segregan una mucosidad cristalina y viscosa, y tan poco fluida que se adhiere en forma de tapón mucoso en el cuello y cierra el orificio externo. Sus características químicas (reacción alcalina) se diferencian así de la secreción vaginal con su característica acidez. Esto es importante para la capacidad de supervivencia y para la emigración de los espermatozoides masculinos. Dado que la reacción ácida de la secreción vaginal es totalmente nociva para los espermatozoides, éstos se afanan en buscar las características alcalinas de la secreción del cuello uterino.

La cavidad uterina está revestida por una mucosa basal y una mucosa funcional. En tanto que los estrógenos los produzca tan sólo el folículo primordial o el folículo no plenamente desarrollado, el endometrio permanecerá en reposo debido al bajo nivel hormonal. No obstante, en el momento en que un folículo empieza a crecer y aumenta de tamaño, también se produce un aumento de la producción y liberación de estrógenos. El aumento de la cantidad de estrógenos se asocia a un proceso de crecimiento del endometrio, y a partir de la mucosa basal crece la mucosa funcional.

Cuando empieza el crecimiento del folículo, se produce también un crecimiento de la mucosa funcional del útero a partir de la mucosa basal.

La hemorragia menstrual tiene una duración media de cuatro a seis días. Toda hemorragia menstrual que se mantiene durante más de ocho días requiere una visita al ginecólogo. Una hemorragia demasiado prolongada tiene siempre una causa patológica. Por regla general, la hemorragia menstrual es débil durante el primer día, alcanza su punto máximo al segundo o tercer día, para reducirse después progresivamente, de forma que a partir del cuarto día la hemorragia adquiere un flujo más o menos moderado. La sangre menstrual presenta un aspecto rojo oscuro.

Ocasionalmente puede suceder que la hemorragia menstrual vuelva a intensificarse temporalmente después del cuarto o quinto día, lo que no tiene mayor importancia.

Muchas mujeres y adolescentes notan que va a aparecer la menstruación uno o dos días antes debido a un malestar inespecífico. Es frecuente la apariencia pálida y la variabilidad emocional poco antes y durante la menstruación. Durante la regla, el útero está especialmente irrigado, lo que puede llevar a una tensión del peritoneo, que cubre parcialmente al útero y que tiene una especial sensibilidad al dolor. Por ello, son muy frecuentes los dolores pélvicos relacionados con la menstruación. En algunas mujeres, este dolor puede ser tan intenso que las puede incapacitar para el trabajo, y provoca que sientan temor ante la menstruación.

Con frecuencia este dolor menstrual (dismenorrea) desaparece después del primer parto, aunque no necesariamente tiene que ocurrir así. A menudo, practicar un poco de gimnasia puede aliviar el dolor. Muchas deportistas refieren que durante su período de entrenamiento nunca presentan dolor menstrual. Sin embargo, si dejan de entrenar aparece el dolor con la misma intensidad de antes. Los baños en los días en que no hay hemorragia pueden ser una buena ayuda, así como el calor húmedo (cataplasmas) sobre la zona pélvica. Hay que evitar el uso de fármacos analgésicos.

En ocasiones, durante la regla aparece dolor pélvico, que puede estar provocado por enfermedades, inflamación pélvica, cambios en la posición del útero o subdesarrollo del aparato genital.
No obstante, con frecuencia se debe a una hipersensibilidad del sistema nervioso.

Deseo sexual

El deseo sexual está fuertemente arraigado en las personas y guiado por un objetivo. El también llamado instinto sexual o líbido, la necesidad hacia el otro sexo y hacia la actividad sexual, debe entenderse como un medio natural de atracción, para asegurar el mantenimiento de la especie. Pueden observarse dos niveles de elevación de la líbido: la necesidad de contacto y ternura, también instinto de acercamiento, y la necesidad del verdadero contacto sexual.

La capacidad de estimulación del centro sexual, y, consecuentemente, de esta manera la intensidad del deseo sexual, varía a lo largo de la vida del ser humano. Partiendo de la base de que el deseo sexual puede disminuir o más raramente aumentar como consecuencia de un trastorno de la salud, un sobreesfuerzo físico o psíquico, el instinto es mínimo durante el período de la infancia, aumenta al ir alcanzando la madurez sexual, para disminuir nuevamente en la vejez. Las hormonas sexuales y la función de los órganos sensoriales pueden provocar una estimulación del centro sexual. Las conexiones directas entre la corteza cerebral y el centro sexual hacen posible la influencia psíquica sobre la vida sexual de la persona.

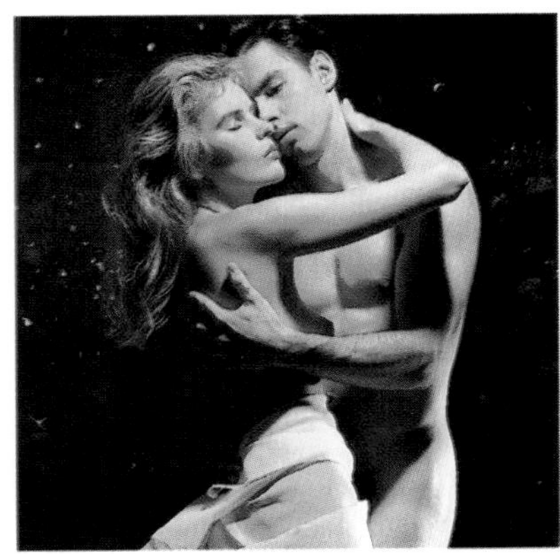

El deseo sexual se desarrolla a partir del anhelo de contacto y ternura.

En los últimos años de la infancia, generalmente entre los 11 y los 15 años, tanto en los niños como en las niñas se desarrolla el instinto sexual.

A partir del centro sexual parten conexiones nerviosas directas hacia los centros sexuales de la médula espinal. Se considera que las fases de tensión y de preparación de las relaciones sexuales están dirigidas por la médula lumbar, y el orgasmo (el inicio de la relajación) por la médula sacra (porción inferior de la columna vertebral). La hormona de las glándulas germinales masculinas aumenta claramente la líbido en el hombre y en la mujer. Cada sexo parece poder reaccionar básicamente de forma masculina y femenina; por este motivo hablamos de bisexualidad.

En nuestra cultura, entre el período de la maduración sexual y el de la consolidación de la pareja existe un intervalo de varios años. Este período viene determinado, entre otros factores de igual importancia, por el desarrollo de la propia independencia, la formación laboral y la introducción en la sociedad adulta. No obstante, ya que durante esta fase del desarrollo, junto con la maduración física del joven, se produce también simultáneamente la aparición del deseo sexual, durante este período se producen con frecuencia tensiones sexuales. Éstas son completamente naturales y normales; en generaciones anteriores se observaba igual que ahora.

Concepción y fecundación

El orgasmo masculino (punto culminante de la excitación sexual) empieza con la expulsión del semen del epidídimo al conducto eferente; éste se contrae espasmódicamente, por lo que se acorta hasta la mitad de su longitud y expulsa el semen con gran violencia en la uretra, donde, mezclado con la secreción de las vesículas seminales y de la próstata, es expulsado en la vagina femenina mediante la eyaculación.

Durante las relaciones sexuales, especialmente durante la fase del orgasmo, en la mujer se produce la abertura del cuello uterino, lo que permite que el tapón mucoso allí existente se sitúe más profundamente. De esta manera queda bañado directamente por el semen localizado en la vagina y, embebido en semen, retrocede a través del orificio externo del cuello uterino hacia el canal del cuello uterino. Los espermatozoides, activados por las características químicas del tapón mucoso, siguen su camino ascendente por el útero hacia las trompas de Falopio. Allí, después de pocas horas, alcanzan al óvulo, expulsado poco antes por el folículo. Tan pronto un espermatozoide ha penetrado en el óvulo, los dos núcleos de ambas células germinales se unen para el inicio de una nueva vida humana.

Con el orgasmo empieza en el hombre la expulsión del semen, mientras que en la mujer se abre el orificio del cuello uterino y el tapón mucoso allí presente queda bañado por el semen.

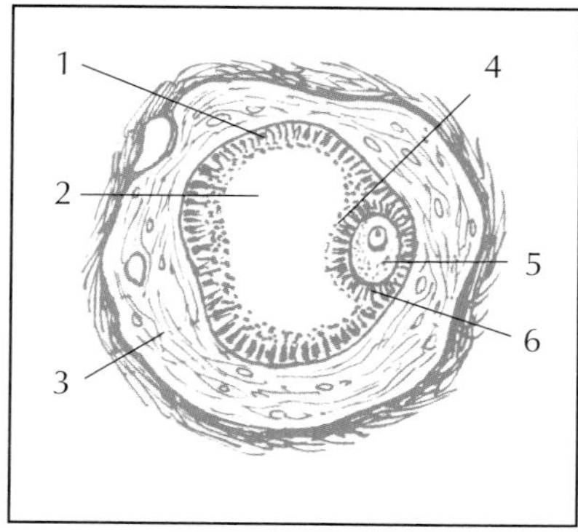

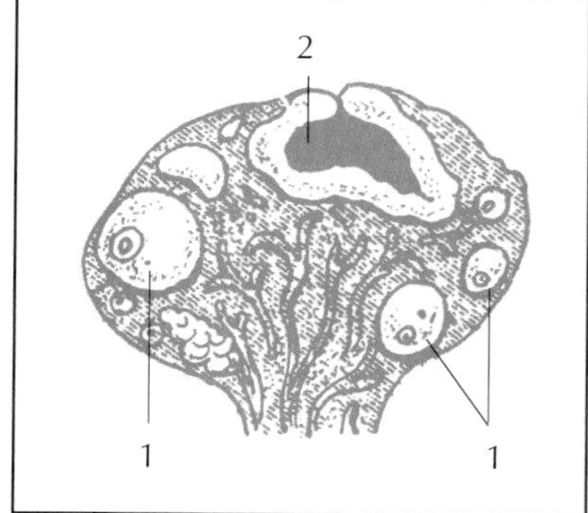

Representación esquemática del folículo (izquierda): capa granulosa (1), antro (2), teca interna (3), corona radiata (4), óvulo (5), disco oóforo (6).

Corte transversal de un ovario funcional (derecha): folículo (1), cuerpo lúteo (2).

MÉTODOS ANTICONCEPTIVOS

Para cualquier duda sobre los métodos anticonceptivos debería acudir con plena confianza a su médico.

La anticoncepción siempre está unida a cuestiones y problemas de la política social, de la situación alimenticia del mundo y de la postura de las religiones. Cada individuo defenderá sus puntos de vista ideológicos y religiosos. No hay duda de que existen muchos motivos sanitarios y sociales que justifican, hacen aconsejable o incluso imperiosamente necesaria la aplicación temporal o permanente de los métodos anticonceptivos. El médico consciente de su responsabilidad debe ayudar a sus pacientes en el asesoramiento de la anticoncepción y en la elección del método anticonceptivo más adecuado para cada caso.

Abstinencia periódica

Entre dos hemorragias menstruales, existen en la mujer unos días de máxima y otros de mínima fertilidad. La causa descansa en el hecho de que el óvulo liberado por el folículo sólo es apto para la fecundación durante pocas horas (de cuatro a seis, máximo doce horas). Después muere. La capacidad fecundante de los espermatozoides es de 48 horas (máximo 72 horas). El conocimiento de esta fertilidad muy limitada en el tiempo de las células germinales humanas puede utilizarse en la vida cotidiana. El objetivo consiste en evitar la posibilidad de un embarazo durante esos días de máxima fertilidad. El momento en el que se produce la ovulación en cada mujer tiene una importancia decisiva.

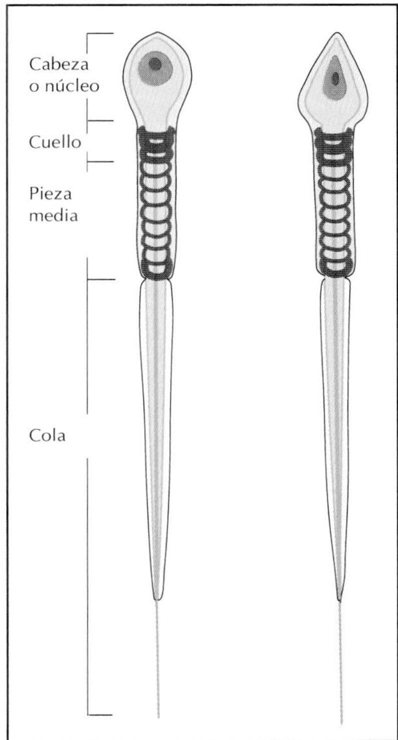

Espermatozoide. Su capacidad fecundante tiene una duración de sólo 48 hasta máximo 72 horas.

Días fértiles y días no fértiles

En un escrito aparecido en 1951, «Los días fértiles y no fértiles de la mujer y su cálculo correcto», Hermann Knaus explicaba que la ovulación se produce siempre en el 15.º día anterior a la aparición de la menstruación; Kiusako Ogino estableció que esto ocurre entre el 12.º y el 16.º día; otros investigadores consideraban que incluso podía llegar a producirse en el 17.º día anterior a la aparición de la menstruación.

Por este motivo, en la práctica es importante no limitar demasiado el momento de la ovulación y considerar que, por conveniencia y por mayor seguridad, ésta se produce entre el 12.º y el 17.º día anteriores a la hemorragia menstrual. De esta manera se establece el intervalo del posible comienzo de la función del cuerpo lúteo, para lo que es necesario que previamente se haya producido la ovulación.

Así pues, en el caso de una mujer con un ciclo regular sería muy fácil el cálculo de los días fértiles. Sin embargo, dado que por regla general no se produce una regularidad con tal constancia, sino que siempre se producen ciertas, cuando no importantes, oscilaciones del ciclo menstrual, para la determinación de los días fértiles se precisa necesariamente un período de observación más largo.

Así pues, la mujer debería apuntar con toda exactitud en una tabla diseñada especialmente para este propósito (calendario menstrual) el momento del primer día de menstruación durante como mínimo un período aproximado de un año. A partir de estos datos puede establecerse en qué medida el ciclo menstrual tiene una duración constante a lo largo de los meses o si aparecen ciclos más cortos y/o más largos, así como la cuantificación de estas variaciones; estando todo claramente especificado en el mencionado calendario.

Para una mayor seguridad debería establecerse el momento de la ovulación entre el 12.º y el 17.º día anteriores a la hemorragia menstrual.

Para la determinación de los días fértiles y no fértiles es imprescindible llevar con exactitud el calendario menstrual.

El cálculo de los días fértiles de la mujer se realiza de tal manera que primero se determina la duración del ciclo más corto y después la del más largo. La fórmula de cálculo elaborada mediante la colaboración de muchos científicos dice:

- Se restarán 19 días del ciclo más corto, por ejemplo 26 días (ciclo más corto) menos 19 días igual a 7 días.
- Se restarán 10 días del ciclo más largo, por ejemplo 30 días (ciclo más largo) menos 10 días igual a 20 días.

Los días comprendidos entre el séptimo y el 20.º día del ciclo, constituyen el período más favorable para el embarazo.

Con estos dos resultados, la mujer puede conocer tanto sus días fértiles como sus días no fértiles. En este caso, el número siete significa que los primeros siete días desde el inicio de la regla (incluidos los días de hemorragia) son días no fértiles. El número 20 significa el día 20.º, calculado desde el primer día de aparición de la última menstruación. Este día 20 y todos los que le siguen hasta la siguiente hemorragia menstrual también constituyen días no fértiles. Así pues, los días comprendidos entre el séptimo y el 20.º del ciclo corresponden a los días favorables para la producción de un embarazo. Según este cálculo, en los días considerados como no fértiles es muy improbable que se produzca la concepción, si no queda completamente excluida. No se puede excluir porque pueden producirse situaciones que influyan sobre la evolución normal del organismo femenino, de modo que varíe de forma imprevista el momento de la ovulación y con ello el período fértil. Este tipo de variaciones pueden producirse en relación con partos y abortos, después de enfermedades, tras accidentes y lesiones, intervenciones quirúrgicas y sobre todo también por traumas emocionales; asimismo, cualquier cambio decisivo en el ritmo de vida habitual como viajes largos, cambios climáticos y excesiva actividad física pueden modificar el ciclo.

Para evitar desagradables sorpresas es recomendable que la mujer controle regularmente la evolución de sus ciclos mediante el calendario menstrual.

Para evitar desagradables sorpresas es recomendable que la mujer controle regularmente la evolución de sus ciclos mediante el calendario menstrual y si aparecen oscilaciones frecuentes acuda a su médico para determinar las causas de la alteración del ciclo.

Temperatura basal

El cálculo de los días fértiles puede completarse mediante la determinación de los términos de la ovulación basándose en la observación exacta de los signos que aparecen poco antes y/o inmediatamente después de la ovulación, que entre otros son, según Knaus:

- Debido a la ovulación y a la actividad posterior del cuerpo lúteo, uno o dos días después tiene lugar un claro aumento de la temperatura corporal (temperatura basal) de entre 0,3 a 0,6 °C.
- Dolor en mitad del ciclo: este dolor se localiza en la zona del ovario derecho o izquierdo, según el ovario que ovule. El dolor de la ovulación dura uno o dos días, aunque habitualmente sólo se reduce a unas pocas horas.

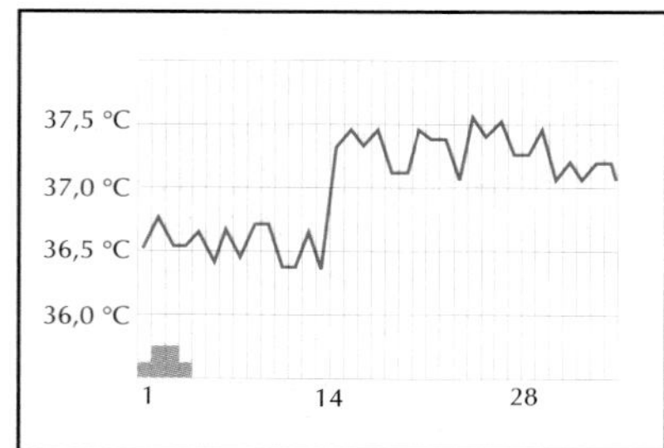

Curva de temperatura basal: a partir de la evolución de la curva puede observarse que posiblemente se ha producido un embarazo (elevación de la temperatura).

- Secreción abundante de una mucosidad clara y filante de la porción del cuello uterino. Esta secreción aparece de dos a tres días antes y de uno a dos días después de la ovulación (días húmedos).

No obstante, este método debería utilizarse más bien para la determinación de los días fértiles que como método anticonceptivo. Por muy cómoda que parezca la utilización de un método natural, se ha de tener muy claro que estos métodos son poco seguros. Tienen una tasa de error de hasta 40 embarazos por cada 100 mujeres al año, frente a la tasa de hasta 14 con el preservativo y de 0,9 hasta 0,003 con la «píldora».

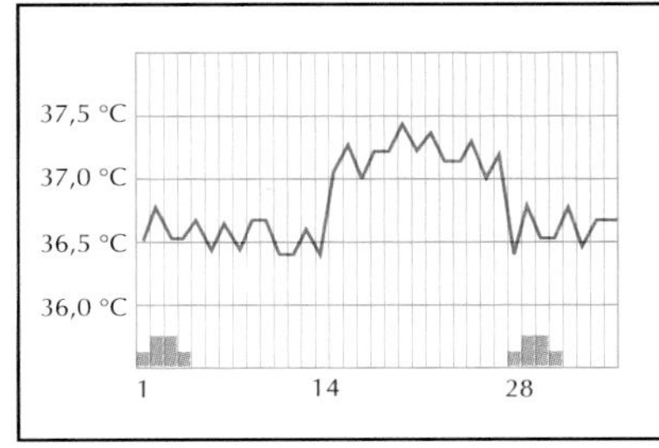

Curva de la temperatura basal: ciclo normal de dos fases.

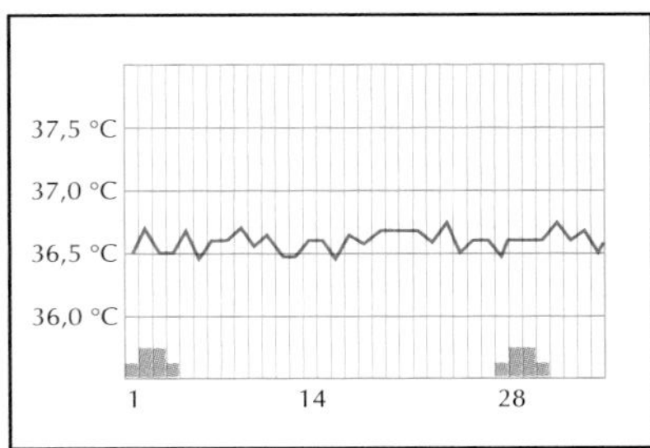

Curva de la temperatura basal: la evolución de la curva demuestra que no ha existido ovulación.

La curva de la temperatura basal

El método hasta el momento más exacto para la determinación del momento de la ovulación es la determinación diaria de la temperatura basal inmediatamente al despertarse. Su valor depende del estado funcional de los ovarios en cada momento, y permite determinar en qué fase del ciclo se encuentra la mujer en cada momento.

En los primeros catorce días del ciclo menstrual, la curva de la temperatura permanece generalmente por debajo de los 37 °C, para elevarse después de la ovulación, dos días después, por encima de los 37 °C. Con el inicio de la hemorragia menstrual la curva de la temperatura vuelve a descender al punto de partida por debajo de los 37 °C. La parte más baja de la curva corresponde a la fase de maduración (folicular) y la parte más elevada a la fase del cuerpo lúteo (de secreción). La elevación de la temperatura se produce por la actividad del cuerpo lúteo, es decir, la producción de los gestágenos.

La determinación de la temperatura en el momento de despertarse se puede llevar a cabo con un termómetro completamente normal y ha de ser siempre por la mañana antes de levantarse y de hacer cualquier ejercicio físico, a ser posible durante cinco minutos, en el ano. Para mayor comodidad, el termómetro se ha de preparar por la noche y dejarlo a mano en la mesita de noche. A ser posible se empezará la determinación el primer día del ciclo, es decir, el primer día de la hemorragia menstrual, y se anotará el valor que se lee en el termómetro en una curva de temperatura basal.

Tan pronto como la curva de temperaturas ha superado los 37 °C, deja de ser probable un embarazo, ya que la ovulación real siempre tiene lugar uno o dos días antes de la elevación de la temperatura, por lo que el óvulo ya ha muerto. Así pues, con el método de la temperatura basal no se puede determinar la ovulación como tal, sino que uno o dos días después se establece indirectamente que se ha producido la ovulación y cuándo ésta ha tenido lugar aproximadamente. Si 16 días después de la elevación de la temperatura basal no se produce ni hemorragia ni disminución de la temperatura, debe sospecharse la existencia de un embarazo. Por el contrario, si no se produce nunca un aumento de la temperatura, con toda seguridad existe un trastorno funcional del ovario, que precisa la consulta con un médico y el tratamiento correspondiente.

Si durante el período de determinación de la temperatura basal aparece fiebre como consecuencia de una enfermedad, el método deja de ser fiable. Debido a la fiebre, durante la primera mitad del ciclo ésta se puede confundida con la ovulación, sin que esta última haya tenido realmente lugar. Así, si la verdadera ovulación se produce unos días después, podrá pasar inadvertida, con lo que puede conducir a un embarazo no deseado.

Para las mujeres que desean un embarazo es recomendable la determinación de la temperatura basal. A partir de la determinación de la temperatura en el ciclo anterior, deben concentrarse las relaciones sexuales durante los cinco días anteriores al aumento de la temperatura, es decir, el período de tiempo en el que debería producirse la ovulación. Por otra parte, a partir de la determinación de la temperatura basal también se dispone de una posibilidad como método anticonceptivo. Así pues, el mismo método, la determinación de la temperatura basal, puede utilizarse para evitar un embarazo no deseado o para conseguir un embarazo deseado.

El método anticonceptivo más seguro sigue siendo la «píldora».

Anticonceptivos orales

El método anticonceptivo más seguro sigue siendo la «píldora». Su principio de acción se basa en que debido al aporte de hormonas (gestágenos) la hipófisis no envía ninguna señal hormonal a los ovarios. Como consecuencia se inhibe el crecimiento y maduración de los folículos y la ovulación. Así pues, los espermatozoides no encuentran ningún óvulo que fecundar, por lo que no se produce el embarazo.

Los anticonceptivos orales y el tabaco:

Las mujeres que fuman, a ser posible, deberían dejar de tomar anticonceptivos orales a partir de los 35 años y decidirse por otros métodos anticonceptivos.

Los efectos secundarios positivos de la utilización de los anticonceptivos orales (ACO) pueden consistir en la remisión de una hemorragia menstrual demasiado intensa, la desaparición del dolor durante la hemorragia, la remisión de la anemia como consecuencia de la pérdida de hierro que se produce con cada menstruación, la eliminación de ciertos estados de tensión pocos días antes de la regla, así como una reducción de ciertas alteraciones cutáneas en forma de comedones o pequeñas pústulas.

Como principales **efectos secundarios indeseados** encontramos las alteraciones del sistema cardiocirculatorio, la presión arterial, el hígado y determinados trastornos metabólicos (diabetes). También se ha observado una mayor frecuencia de tromboflebitis (especialmente la trombosis venosa de las venas profundas de la pierna), así como enfermedades vasculares del sistema nervioso central. Otros síntomas secundarios que puede acarrear la ingesta de anticonceptivos orales pueden ser alteraciones de los vasos del fondo de ojo, infarto de miocardio o embolia pulmonar.
El tabaquismo que ha perdurado durante muchos años es especialmente negativo y por ello se ha de considerar como factor de riesgo que hay que tener en cuenta. Las mujeres que fuman a ser posible deberían dejar de tomar anticonceptivos orales a partir de los 35 años y decidirse por otros métodos de anticoncepción.
A menudo, también se han observado efectos secundarios como nerviosismo, cefalea, náuseas, vómitos o hemorragias entre las reglas (metrorragias), aumento de peso, disminución de la líbido o disminución o desaparición de la hemorragia menstrual.
Un gran número de estos efectos secundarios desaparecen después de los tres primeros meses de tomar anticonceptivos orales. Cuando estos síntomas se mantienen, generalmente disminuyen o desaparecen al cambiar el tipo de anticonceptivo oral (diferente composición hormonal en relación con la dosificación y duración).
Según la ley del medicamento los anticonceptivos orales precisan receta médica, es decir, deben ser prescritos por el médico.

Los anticonceptivos orales impiden la maduración del óvulo y la ovulación, y simultáneamente se reduce el crecimiento del endometrio. Esto supone una doble protección frente al embarazo.

Regularidad absoluta

La regularidad en la utilización de los anovulatorios es la premisa más importante para la seguridad de su acción anticonceptiva.

La regularidad tiene una importancia absoluta cuando se utiliza la «píldora». Cuando ocasionalmente se elevan protestas de que la sustancia antiovulatoria pudiera haber fallado, en la mayoría de los casos se debe a que no se han seguido escrupulosamente las instrucciones para su administración. Es necesaria una gran exactitud. El comprimido preferiblemente se ha de tomar por la noche. La mayoría de los anticonceptivos orales se han de tomar durante 21 días, desde el 5.° hasta el 26.° día del ciclo. Aproximadamente el día 28.° debería aparecer la hemorragia menstrual. No obstante, también hay anovulatorios con un programa de 28 días, de forma que se ha de tomar un comprimido cada día.

Si se olvida una vez, aún se puede tomar a la mañana siguiente, pero nunca más de doce horas después de la hora habitual. A las 36 horas después de la última toma, la mayoría de los comprimidos pierden su acción protectora. Aun olvidando sólo un comprimido, disminuye mucho su eficacia, incluso cuando al día siguiente se tomen dos comprimidos. Si se interrumpe completamente su administración durante el ciclo, al cabo de entre 24 a 48 horas aparece una hemorragia menstrual adelantada. Si sólo se ha olvidado un comprimido, pero después se sigue su administración correctamente, el ritmo menstrual se mantiene inalterado.

Si se ha olvidado una vez, la toma de la «píldora» a la hora habitual, aún puede tomarse hasta doce horas después.

Después de que durante muchos años los anticonceptivos orales fueran el método anticonceptivo utilizado mayoritariamente, durante los últimos años los ginecólogos han observado un rechazo cada vez mayor de ellos. Una de las principales causas de ello podría ser sobre todo el creciente rechazo a consumir sustancias químicas durante largos períodos de tiempo. Una **limitación de la acción anticonceptiva** de los anovulatorios de importancia práctica puede aparecer cuando simultáneamente se hace uso de otros medicamentos (determinados fármacos analgésicos o somníferos). En estas situaciones, es recomendable informar al médico sobre el hecho de que se están tomando otros fármacos y seguir su consejo. Debido al gran número de distintos tipos de anticonceptivos orales del que se dispone, que difieren en cuanto a su composición, dosificación y el tiempo de administración, es posible disminuir o evitar los efectos secundarios en los diversos momentos del ciclo.

Si se interrumpe la utilización de los anticonceptivos orales es importante saber que debido a la falta del mecanismo de freno sobre la función ovárica puede seguirse de una fase de reacoplamiento, que se puede traducir en un aumento de la fertilidad en el período inmediatamente posterior a la interrupción.

Dado que la mayoría de los efectos secundarios indeseados se deben básicamente a los estrógenos que contiene el anticonceptivo oral más común, es decir, la «píldora», se ha desarrollado la denominada **minipíldora**. Contiene sólo gestágenos. Su mecanismo de acción consiste en su influencia sobre la mucosidad del canal cervical, haciéndolo impermeable para los espermatozoides. Además influye también en el endometrio. Las alteraciones que provoca lo hacen inadecuado para la anidación de un posible óvulo fecundado. Debido a la cantidad relativamente pequeña de hormona que contiene la minipíldora, con frecuencia aparecen pequeñas hemorragias durante el ciclo, o desaparece la hemorragia menstrual. Debido a estos efectos secundarios, la minipíldora es poco utilizada.

En la actualidad, los anticonceptivos orales no se han de considerar perjudiciales para la salud, siempre que se tengan en cuenta las contraindicaciones.

La administración de la **inyección de seis semanas** o **de tres meses** sólo es recomendable en situaciones muy determinadas. El principio se basa en la inyección de una elevada dosis de gestágenos, con la consiguiente inhibición de la liberación hormonal. La gran desventaja de este método consiste básicamente en que se producen hemorragias intensas e irregulares, muy molestas para la mujer. La utilización repetida de la inyección de tres meses puede provocar la desaparición de la hemorragia menstrual, que se puede corregir mediante un tratamiento farmacológico adicional. Globalmente, los efectos secundarios se manifiestan de manera más intensa que con los anticonceptivos orales de dosis diaria.

La píldora al día siguiente

Si después de mantener relaciones sexuales sin protección o por fallo de los métodos anticonceptivos habitualmente utilizados (por ejemplo preservativo) existe la sospecha de un embarazo, es posible evitar la anidación de un óvulo fecundado mediante la administración, dentro de las 48 horas posteriores, de dos dosis de un combinado de estrógenos y gestágenos con un elevado porcentaje de éxitos. Sin embargo, debe señalarse que este método no es adecuado como utilización regular.

Sería deseable el desarrollo de una «píldora» para el hombre, aunque todavía no se encuentra en el mercado.

La píldora del día después debería utilizarse sólo en casos excepcionales.

Después del parto, durante el período de lactancia no deben tomarse anticonceptivos orales, para no influir negativamente en la lactancia y no transmitir al recién nacido la hormona administrada en forma de medicamento.

Anticoncepción en la adolescencia

Con frecuencia, en las adolescentes el deseo de la anticoncepción es el motivo de que acudan por primera vez al ginecólogo. Los anovolutarios orales también han demostrado ser el método anticonceptivo más adecuado para las adolescentes; constituye el método más seguro, las adolescentes lo prefieren y generalmente lo toleran bien. No debe temerse un perjuicio para posibles embarazos futuros.

El médico debe interrogar a la adolescente sobre si los padres están informados de su deseo de tomar anticonceptivos, aunque no existe la obligación de informar a los padres. Es preferible la utilización de los anticonceptivos orales, aun sin el conocimiento de los padres, a que se produzca un embarazo no deseado, una interrupción del embarazo o el nacimiento de un niño no deseado, un niño ilegítimo en combinación con una falta de madurez de la personalidad de la madre.

El médico no está obligado a informar a los padres sobre el deseo de utilizar un método anticonceptivo de la adolescente.

DIU (dispositivo intrauterino)

Junto con los anticonceptivos orales y el preservativo (cada día más utilizado), el DIU constituye uno de los métodos anticonceptivos más empleados. Mientras que los antiguos pesarios, que generalmente eran de metal, con frecuencia de plata, desde el punto de vista médico eran extremadamente perjudiciales para la salud, los DIU que se utilizan hoy en día son de plástico y están rodeados de una espiral de cobre, y representan un método anticonceptivo muy recomendable.

El DIU no es tan seguro como los anticonceptivos orales. Sin embargo, tiene la gran ventaja de que no actúa de ninguna manera sobre el equilibrio hormonal de la mujer. Por ello es especialmente adecuado para las mujeres que no toleran los anticonceptivos orales o que no quieren utilizarlos.

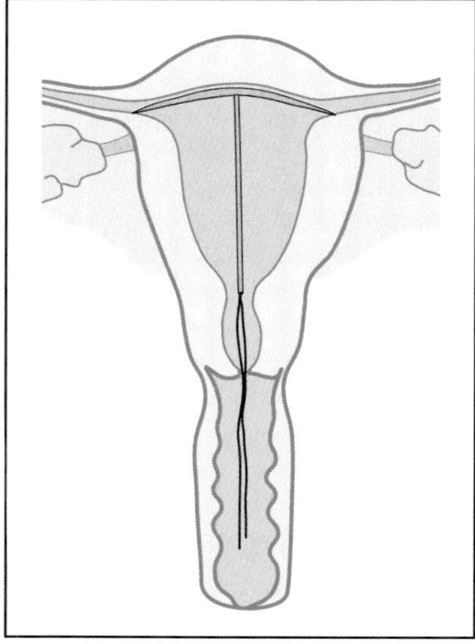

El DIU (dispositivo intrauterino) es un método anticonceptivo relativamente seguro y por lo tanto recomendable, sobre todo para aquellas mujeres que no toleran los anticonceptivos orales y que no desean más hijos.

El **mecanismo de acción** del dispositivo intrauterino no ha sido científicamente aclarado por completo hasta el momento. Se piensa que el DIU evita la anidación del óvulo fecundado mediante reacciones frente al cuerpo extraño que representa para el organismo. Los iones de cobre que emite la espiral de cobre parecen tener un efecto espermicida. Según el tipo de DIU utilizado, su duración varía entre los tres y los cinco años. Una vez transcurrido este período se ha de extraer y sustituir por uno nuevo. Mediante la utilización del cobre la tasa de fallos se ha reducido considerablemente a un embarazo por cada cien mujeres, por año.

La **colocación** del DIU debe hacerse durante la menstruación, a través del cuello uterino ligeramente abierto. En la siguiente menstruación se comprobará la posición del DIU mediante una exploración clínica y una ecografía. Después del parto es preferible esperar entre cinco y seis semanas para colocar un nuevo DIU, con el fin de evitar la elevada tasa de expulsión espontánea que se observa durante las primeras semanas.

La colocación de un DIU es especialmente recomendable para las mujeres que han decidido no tener más hijos. A través del DIU puede producirse una infec-

ción ascendente de los genitales internos, que como consecuencia provoca un elevado riesgo de embarazo extrauterino o una esterilidad por la oclusión inflamatoria de las trompas de Falopio. Por todo ello este método no es el adecuado para las mujeres jóvenes que planean tener hijos en un futuro no muy lejano.
Otros efectos secundarios consisten en la expulsión espontánea del DIU, sin que la mujer se dé cuenta; esto ocurre con una frecuencia del 0,5 al 2 %. Ocasionalmente también puede aparecer dolor, hemorragias menstruales de mayor duración e intensidad y, en ciertos casos, se hace necesaria la extracción del DIU (frecuencia 1:100).
Se puede intentar la colocación de otro modelo de DIU para conseguir una mejor tolerancia.
No es recomendable la colocación del DIU cuando existe una infección genital, trastornos menstruales, alteraciones del cuello uterino o cuando al realizar una biopsia del cuello uterino (como medida preventiva contra el cáncer de cérvix) se encuentran alteraciones. En el caso de que existan malformaciones del útero o miomas, se tomará una decisión individualizada en cada caso particular.
Naturalmente, no se puede colocar un DIU cuando se ha producido un embarazo.

En el extremo inferior del DIU hay un fino hilo de nailon, que sale del cuello uterino y cuelga en la vagina. La mujer puede palparlo al introducir el dedo en la vagina, de forma que en cualquier momento puede comprobar si el DIU sigue ahí u ocasionalmente ha sido expulsado de forma espontánea. Si la mujer no nota el hilo, deberá acudir inmediatamente al ginecólogo.

Métodos anticonceptivos locales

Entre los métodos anticonceptivos locales se encuentran los métodos mecánicos y/o químicos, como la cápsula cervical, el diafragma vaginal, la esterilización tubárica, la ducha vaginal y la aplicación de sustancias espermicidas, entre otras.

Métodos locales:
- *diafragma vaginal*
- *cápsula cervical*
- *anticonceptivos químicos*
- *preservativo*
- *esterilización*

Diafragma vaginal

Se basa en una membrana de goma o de plástico, dotada de una arandela que se introduce en la vagina hasta su bóveda posterior, con el fin de que el cuello del útero, sobre todo su orificio externo, quede cubierto. Mediante este tabique mecánico se evita la posible migración de los espermatozoides hacia el interior del útero.
La primera vez, el médico mostrará la forma en que se ha de **introducir y extraer** el diafragma vaginal.
Una ventaja de la utilización del diafragma consiste en su fácil y rápida colocación, así como en su buena tolerancia.
Como desventaja de este método anticonceptivo cabe destacar la irritación que puede provocar en la región genital cuando se utiliza en combinación con cremas espermicidas.
Con frecuencia también se consideran molestas la manipulación y la preparación antes de las relaciones sexuales, así como la extracción del diafragma vaginal, que se debe hacer varias horas después de haber finalizado las relaciones sexuales. Su tasa de error es de dos a seis embarazos por cada cien mujeres, por año.

Debido a la posibilidad de que ocasionalmente se produzca un desplazamiento del diafragma durante el coito y con ello pierda su eficacia, se recomienda utilizar además alguna sustancia espermicida (crema, gel).

La seguridad del método puede verse incrementada cuando se utiliza en combinación con sustancias espermicidas.

Cápsula cervical

Consiste en una cápsula semiesférica de material duro (goma dura, plástico) que se coloca sobre el cuello uterino (especialmente el orificio externo del cérvix) y que puede dejarse colocada hasta tres semanas. Evita la entrada de los espermatozoides en el útero. Mediante la aplicación simultánea de sustancias espermicidas se consigue elevar la seguridad del método. Existen diferentes tamaños. El médico determina el tamaño que se necesita individualmente y lo ajusta la primera vez.

La cápsula cervical puede colocarse después de la hemorragia menstrual, pero se ha de extraer como muy tarde poco antes de la siguiente menstruación. Debido a la obstrucción relativamente prolongada del orificio cervical se puede producir una acumulación de secreciones en el cuello uterino, lo que puede provocar una endometritis. Como consecuencia de su relativamente baja eficacia anticonceptiva, este método sólo es recomendable cuando el abanico de métodos anticonceptivos más eficaces no puede utilizarse en un caso determinado.

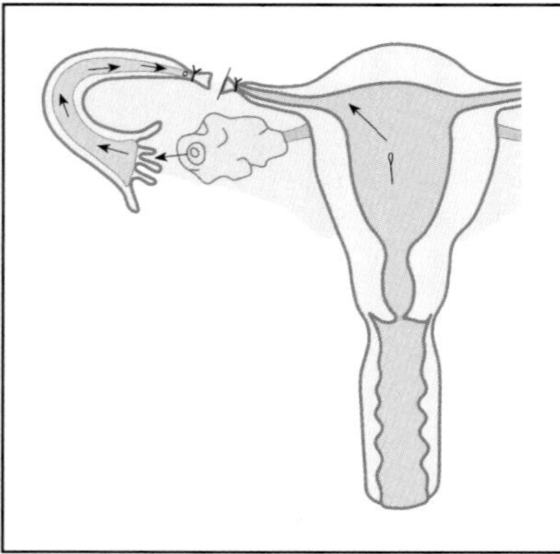

A este nivel se realiza la interrupción quirúrgica de la trompa de Falopio en la esterilización tubárica.

Esterilización tubárica (ligadura de trompas)

Por esterilización tubárica se entiende la interrupción de la permeabilidad de las trompas de Falopio mediante una intervención quirúrgica. Existen diversas técnicas, como la de la colocación de grapas en la región tubárica, la ligadura de trompas, la extirpación de un pequeño segmento de la trompa, la coagulación tubárica.

La mujer ha de saber que la intervención es un método anticonceptivo irreversible. La principal premisa para decidirse por este método es la convicción de no querer tener más hijos, junto con el rechazo por diversos motivos de la utilización de la «píldora» o del DIU.

Antes de optar por someterse a una esterilización tubárica debería quedar claro que supone someterse a una pequeña intervención quirúrgica, con apertura de la cavidad abdominal y el consiguiente riesgo de complicaciones (aunque éste sea muy pequeño). Es recomendable tomarse unas semanas de reflexión antes de tomar la decisión definitiva.

Si la esterilización se realiza aisladamente, ésta se puede hacer laparoscópicamente (introducción de un aparato de aproximadamente el grosor de un lápiz) a través de una pequeña incisión en la pared abdominal para acceder a la cavidad abdominal. Por sí mismo, el método de la esterilización tiene la ventaja de presentar una fiabilidad muy elevada, aunque no puede excluirse la posibilidad (muy poco frecuente) de un fallo. Las afirmaciones de que la intervención influye negativamente en el deseo sexual, o que puede afectar a la menstruación o incluso que provoca obesidad, no tienen ninguna base. Sin embargo, con frecuencia aparecen conflictos emocionales relacionados con la irreversibilidad de la decisión.

Las posibilidades de conseguir una repermeabilización de las trompas de Falopio mediante una nueva intervención quirúrgica, en este caso de mayor importancia, son relativamente pequeñas (aproximadamente entre el 20 y el 25 %).

Anticonceptivos químicos

Los anticonceptivos químicos deben aplicarse inmediatamente antes de mantener relaciones sexuales.

La acción de los anticonceptivos químicos descansa sobre la base del efecto coagulador proteico o nocivo para las células de ciertas sustancias, que provocan la muerte o limitan la movilidad de los espermatozoides. Los anticonceptivos químicos deben introducirse profundamente en la vagina de la mujer, colocada en decúbito supino, inmediatamente antes de mantener relaciones sexuales.

Si la mujer adopta otra posición existe la posibilidad de que las sustancias resbalen rápidamente hacia abajo, con lo que no se asegura su acción. Al utilizarlos deberían seguirse estrictamente las instrucciones que se incluyen en el envase, con el fin de evitar cualquier fallo. Cuando se utilizan correctamente, este tipo de sustancias ofrecen sin lugar a dudas una buena protección, aunque es recomendable que en los días fértiles se utilicen en combinación con métodos anticonceptivos mecánicos. La tasa de fallos está entre 0,7 y 7 embarazos por cada 100 mujeres, por año.

El método es inadecuado para aquellas mujeres con una secreción de flujo aumentada (leucorrea) o cuando aparecen síntomas de intolerancia frente a las sustancias químicas, aunque éstos son poco frecuentes.

La ventaja de estos anticonceptivos de aplicación local reside en la ausencia de efectos secundarios que afecten a la totalidad del organismo femenino. El método también está indicado cuando se ha olvidado algún día de tomar los anticonceptivos orales o cuando se precisa una anticoncepción sólo temporal, como en caso de contactos sexuales esporádicos.

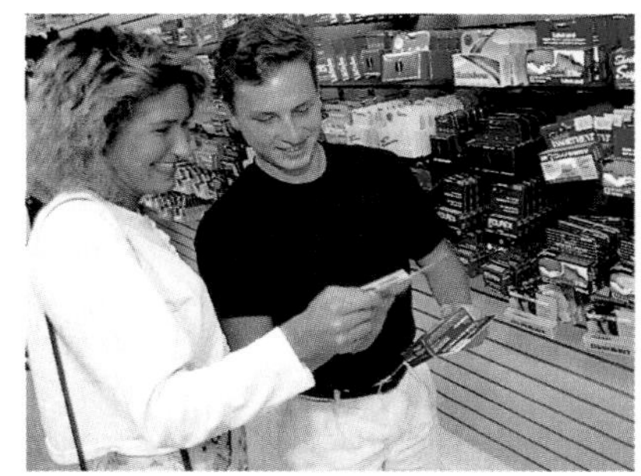

El preservativo no se utiliza tan sólo como método anticonceptivo sino que también es útil como protección frente a las enfermedades de transmisión sexual y el SIDA.

Preservativo (condón)

El preservativo es una membrana muy fina con la que se recubre el pene con el fin de recoger el semen y con ello evitar que los espermatozoides migren hacia el útero.

El preservativo se coloca antes o durante las relaciones sexuales, desenrollándolo hasta la base del pene. La eficacia anticonceptiva del preservativo puede aumentarse si se combina con la aplicación de sustancias espermicidas. Muchos preservativos disponen de una película deslizante protectora, para reducir o evitar una posible disminución de la sensibilidad en los dos componentes de la pareja.

El preservativo forma parte de los métodos anticonceptivos más antiguos. Desde hace siglos se ha utilizado no sólo como método anticonceptivo, sino como protección contra las enfermedades de transmisión sexual, una función que hoy en día ha vuelto a tomar protagonismo con la aparición del SIDA. Ésta es una de las razones por la que ha vuelto a aumentar el uso del preservativo.

En casos muy aislados pueden producirse reacciones de hipersensibilidad desencadenadas por el preservativo.

El método puede fallar por perder el preservativo durante las relaciones sexuales, estallido del preservativo, utilización del preservativo más de una vez, rotura del preservativo por las uñas o por su incorrecta colocación (sólo hasta la mitad del pene).

Sólo deben recomendarse aquellas marcas de preservativos que son sometidas a controles de calidad. Son preferibles los preservativos que en la punta tienen un pequeño reservorio para el semen.

La utilización del preservativo también es beneficiosa para los hombres que presentan eyaculación precoz, ya que debido a la reducción mecánica de la sensibilidad puede reducirse ligeramente su excitabilidad sexual.

Esterilización del hombre (vasectomía)

La esterilización del hombre consiste en una pequeña intervención quirúrgica, que puede hacerse en pocos minutos bajo anestesia local. Se realiza una interrupción del conducto deferente en el escroto. Sin embargo, la efectividad del método sólo es completa a partir de los tres meses aproximadamente de la intervención quirúrgica; antes debe confirmarse la esterilidad mediante un análisis del semen y la comprobación de la ausencia de espermatozoides en él.

No obstante, en este caso son válidas las mismas reflexiones expresadas en el apartado de la esterilización de la mujer: el hombre ha de reflexionar detenida y maduramente antes de tomar la decisión de someterse a una vasectomía, ya

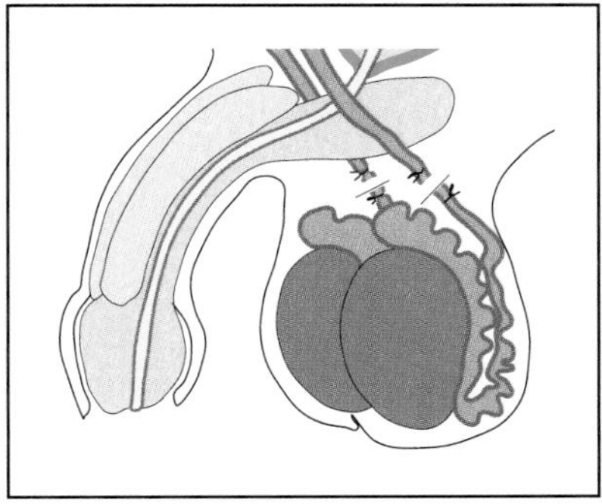

Interrupción de los conductos deferentes en el hombre (vasectomía).

Mediante la esterilización sólo y únicamente se impide la eliminación de los espermatozoides a través del semen. El deseo y la potencia sexual permanecen inalterados.

que restaurar la permeabilidad es muy difícil. Es posible realizar una intervención para recuperar la fertilidad, pero las posibilidades de éxito son muy pocas. Así pues, en un hombre que no está demasiado convencido de haber tomado la decisión correcta al someterse a la vasectomía, posteriormente podrían aparecer complicaciones psíquicas en forma de depresiones o impotencia. Al contrario de lo que ocurría antiguamente, la posición del hombre frente a la vasectomía ha variado considerablemente en los últimos años: cada vez más hombres están dispuestos a someterse a este método. Así liberan a su pareja de la carga y gran responsabilidad que supone la anticoncepción.

Coito interrumpido (*coitus interruptus*)

Este tipo de relaciones sexuales provocan con frecuencia que ni el hombre ni la mujer obtengan una plena satisfacción sexual, sino que siempre existe la preocupación de interrumpir la relación justo en el momento adecuado.

El *coitus interruptus* consiste en que el hombre retire el pene de la vagina inmediatamente antes de la eyaculación, de forma que ésta tenga lugar fuera de los genitales femeninos. La tensión que lleva consigo esta situación para uno o ambos componentes de la pareja puede influir negativamente en la forma de vivir el punto álgido de las relaciones sexuales. Como consecuencia puede aparecer infelicidad, insatisfacción y trastornos nerviosos en uno o los dos componentes de la pareja. Los médicos consideran este método como responsable de la aparición ocasional de dolor, molestias pélvicas, así como de la complicación de trastornos circulatorios y migrañas, como manifestación de los espasmos vasculares y musculares.

El método Karezza (*coitus reservatus*), derivado de las técnicas de yoga, también tiene efectos similares, y consiste en que el hombre introduce el pene erecto en la vagina de la mujer pero lo mantiene allí sin estimularlo, de forma que no se produce la eyaculación. Sin embargo, este método precisa una gran fuerza de voluntad por parte del hombre y necesita una determinada disposición interior, ya que de otra manera es extremadamente negativo para ambos componentes de la pareja.

INTERRUPCIÓN DEL EMBARAZO (aborto)

Antes de decidirse a someterse a un aborto la mujer debe recibir un amplio asesoramiento.

Por interrupción del embarazo se entiende la interrupción prematura y provocada de un embarazo. Cada año se realizan millones de abortos en todo el mundo. La frecuencia de abortos depende directamente, pero no exclusivamente, de la legislación vigente en cada país.

A pesar del gran número de métodos anticonceptivos de los que se dispone, en nuestro tiempo se produce con relativa frecuencia la situación de que una mujer queda embarazada contra su voluntad, sin estar preparada para llevar el embarazo adelante.

Indicaciones

La interrupción del embarazo por razones médicas, embriológicas o éticas es posible hasta la 22.ª semana de gestación.

La realización de la interrupción del embarazo como método de planificación familiar constituye sin lugar a dudas el peor de los métodos. A pesar de que se trata de una intervención quirúrgica relativamente sin importancia, no deben olvidarse los riesgos que comporta, es decir, las posibles complicaciones precoces y tardías, aun cuando sólo aparezcan en un porcentaje más o menos pequeño de las mujeres.

En España existe una legislación que regula los supuestos en que está permitida la realización de un aborto, que son los siguientes:

Por razones médicas
Este supuesto se produce cuando el embarazo supone un grave peligro para la salud física o psíquica de la mujer. Por ejemplo, en los casos de una enfermedad renal crónica, una enfermedad hepática, un cáncer o una enfermedad cardíaca.

Por razones embriológicas
Se produce cuando se espera el nacimiento de un niño con graves lesiones. Por ejemplo, detección embriológica-genética de lesiones en el niño o infección de rubéola de la madre durante los primeros cuatro meses de gestación.

Por razones de naturaleza forense
Este supuesto incluye el embarazo que se produce como resultado de una violación.

Por razones sociales (proyecto de ley)
La forma de actuar frente a una situación precaria de la embarazada y la limitación de este supuesto representa en el contexto legislativo el grupo de indicaciones en la actualidad más controvertido y que ha dado lugar a un mayor número de incidentes. Afecta a mujeres que se encuentran en una situación precaria debido a problemas personales, familiares, laborales o económicos, y la única vía para solucionar el embarazo no deseado que ven es el aborto.

La forma de actuar frente a una situación precaria de la embarazada y la limitación de este supuesto representa el grupo de indicaciones más controvertido y que ha dado lugar a un mayor número de incidentes.

Riesgo quirúrgico en un aborto provocado

Cuanto más avanzado esté el embarazo, tanto mayor será el riesgo quirúrgico al realizar el aborto. En los tres primeros meses del embarazo la intervención se realiza mediante un curetaje por aspiración. En primer lugar se provoca la dilatación del cuello uterino y después se aspira a baja presión el contenido de la cavidad uterina. Con el fin de asegurarse de que se ha eliminado todo el contenido, generalmente se hace un cuidadoso raspado del útero. Para reducir el riesgo de lesiones secundarias, en las primíparas al proceder a la dilatación del cuello uterino se hace un pretratamiento de ablandamiento del cuello uterino mediante la introducción de determinados medicamentos en la vagina o en el cuello uterino.

En todos los casos, después del aborto la mujer ha de guardar reposo en cama durante como mínimo dos días y realizar una profilaxis (intrahospitalaria o domiciliaria) durante los días posteriores para evitar el riesgo de una infección ascendente uterina. Desgraciadamente muchas mujeres no siguen esta recomendación pues se encuentran físicamente bien.

Las complicaciones principales de un aborto son la infecciones ascendentes, que pueden provocar esterilidad o llevar a posteriores embarazos extrauterinos. Una debilidad del cuello uterino, del aparato de cierre del útero, puede ser la causa de un aborto espontáneo o de un parto prematuro en un embarazo posterior. Esta debilidad se produce con frecuencia como consecuencia de una dilatación quirúrgica no fisiológica del cuello uterino al practicar un aborto. La perforación instrumental de la pared uterina con la posible lesión de los órganos vecinos durante la realización del aborto precisa una intervención quirúrgica inmediata mediante la abertura de la cavidad abdominal. Una hemorragia interna durante la intervención puede hacer necesaria una transfusión sanguínea. Raramente quedan restos del embarazo que en poco tiempo hacen necesaria una nueva intervención. No hay que olvidarse de la posibilidad de que aparezcan complicaciones psíquicas, que más tarde pueden tomar la forma de

Cuando existe una intolerancia de grupo sanguíneo entre la embarazada y el embrión (embarazada: Rh negativa; embrión: Rh positivo), al realizarse el aborto puede producirse una sensibilización de la mujer.
No obstante, hoy en día se está en situación de evitar este riesgo de sensibilización mediante la administración inmediata de anticuerpos específicos.

No son raras las complicaciones psíquicas, que pueden presentarse en forma de una depresión o sentimientos de culpabilidad, especialmente cuando al intentar más adelante un embarazo aparecen problemas.

una depresión o sentimientos de culpabilidad, especialmente cuando más adelante al intentar un nuevo embarazo aparecen los problemas al no surgir todo como se esperaba.

Con el fin de reducir al mínimo los efectos secundarios y las secuelas que pueden llegar a ocasionar un aborto, la interrupción necesaria o deseada del embarazo se ha de realizar tan pronto como sea posible (el riesgo es cada vez mayor a medida que aumenta el tiempo de gestación). La intervención se debe llevar a cabo bajo condiciones óptimas y con las necesarias medidas profilácticas.

¡La utilización de medios oscuros puede poner en peligro la vida de la mujer!

En ningún caso hay que intentar conseguir el objetivo deseado con la ayuda de cualquier método oscuro o ilegal, que puede resultar extremadamente peligroso para la mujer y que en casos extremos puede provocar la muerte de la mujer debido a la aparición de una peritonitis o una hemorragia.

POSIBILIDADES DE LA DETERMINACIÓN DEL SEXO

El anhelo de poder determinar el sexo de los hijos es tan antiguo como el hombre. Muchos estudios aportaron por ejemplo el dato de que los espermatozoides con el cromosoma sexual masculino avanzan con mayor rapidez que los espermatozoides con el cromosoma sexual femenino. Sin embargo, también cabe suponer que, debido a su mayor velocidad de movimiento, los espermatozoides con el cromosoma sexual masculino también agotan más rápidamente su energía que los espermatozoides con el cromosoma sexual femenino. Tras completar el camino desde la vagina hasta la trompa de Falopio, al espermatozoide con el cromosoma masculino le podría faltar la energía suficiente para penetrar en el óvulo y fecundarlo.
Al mismo tiempo, puede suponerse que los espermatozoides con el cromosoma femenino poseen en comparación una capacidad más prolongada de fecundación. Si las relaciones sexuales con emisión de semen coinciden en el tiempo con la ovulación, puede suponerse que los espermatozoides con el cromosoma masculino, más rápidos, ganarán la carrera hasta el óvulo. Dado que en el cuerpo de la mujer los espermatozoides mantienen su capacidad fecundante durante uno a dos días, parece que la posibilidad de que un espermatozoide con el cromosoma sexual femenino realice la fecundación es algo mayor en el caso de que, hipotéticamente, la relación sexual tenga lugar uno o dos días antes de la ovulación.

La conocida y relativamente elevada tasa de error del método Knaus-Ogino en el cálculo de la ovulación, la influencia de acontecimientos externos en el momento de la ovulación y la tendencia hereditaria hacia uno u otro sexo provocan que con frecuencia fallen todos los cálculos.

Si se sigue este planteamiento, se deberán controlar las relaciones sexuales con el método Knaus-Ogino y/o de la temperatura basal (ya mencionados anteriormente) de tal manera que, a ser posible, tengan lugar durante el momento de la ovulación (con grandes posibilidades de engendrar un niño) o bien uno o dos días antes de la ovulación (en este caso con grandes posibilidades de engendrar una niña).
Es importante así como esencial que durante los días siguientes no se mantengan relaciones sexuales que puedan tener como consecuencia un embarazo. Durante la fase de fertilidad óptima hay que intentar evitar llevar un tipo de vida irregular y evitar que influencias externas afecten de cualquier modo el momento de la ovulación.

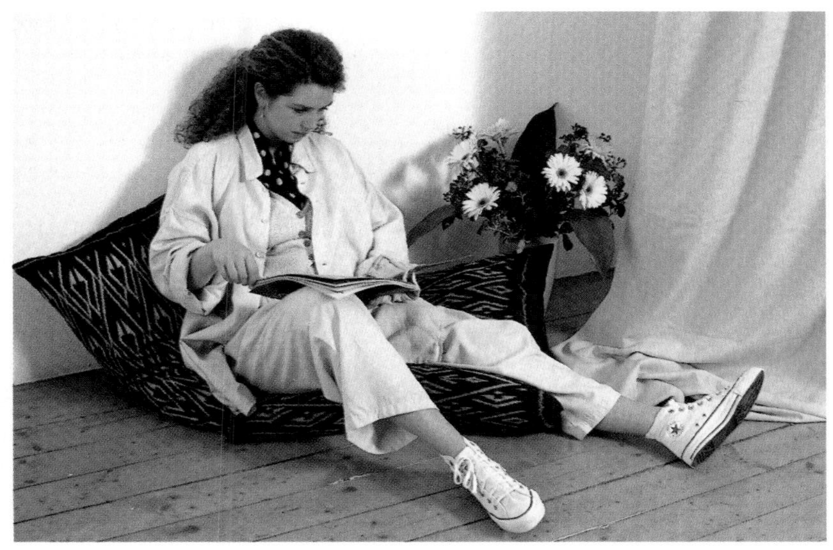

Con el embarazo empieza una etapa completamente nueva de la vida de la mujer. A pesar de que se trata de un proceso biológico completamente normal, el embarazo supone un aumento importante de las exigencias para el organismo, que la mujer podrá afrontar mejor cuanto mejor sea su estado de salud.

Por edad de madurez sexual se entiende en general el período desde el inicio de la primera hemorragia menstrual (menarquia) hasta el cese completo de la menstruación (menopausia). Debería conocerse que tanto las primeras como las últimas reglas con frecuencia no se acompañan de la ovulación, que de otra manera tiene lugar en la mitad del ciclo.

Embarazo

El embarazo es un período de la vida de la mujer en que el óvulo fecundado en su cuerpo se desarrolla hasta formar un niño, que nace después de completar su crecimiento y maduración. Así, el embarazo representa la realización de un período de la vida de la mujer predeterminado por la naturaleza, que sin embargo supone una fuerte sobrecarga para el organismo femenino. No obstante, los órganos y sistemas orgánicos del cuerpo de la mujer están dispuestos de tal manera que generalmente son capaces de cumplir las exigencias más elevadas sin sufrir por ello reacciones por agotamiento.

El embarazo es posible en la mujer que se encuentra en la edad de madurez sexual, es decir, en la que los procesos de maduración del óvulo se realizan con total normalidad, se produce la ovulación, existe una producción suficiente de hormonas y en donde se dispone de un útero capaz de llevar adelante la gestación.

Por lo general, el período de fecundidad máxima se encuentra habitualmente entre los 12 y los 50 años. No debe confundirse la menopausia (desaparición definitiva de la menstruación) con el momento de entrar en el climaterio, es decir, la fase en que empieza a remitir la menstruación, se hace irregular pero todavía no ha cesado completamente.

Toda mujer debería tener unos conocimientos básicos de la evolución normal del embarazo, de los requerimientos del parto y del puerperio, con el fin de poder evitar las sobrecargas mediante unos hábitos de vida regulares. Debería ser capaz de detectar los primeros síntomas de una sobrecarga de su organismo y de ver los riesgos que pueden aparecer durante el embarazo por falta de previsión o por mantener un ritmo de vida inadecuado.

Embarazo y salud

Todo embarazo supone un aumento de las exigencias en todos los sistemas orgánicos del organismo femenino. Estas exigencias son especialmente elevadas en el sistema hormonal, el sistema cardiocirculatorio, el sistema hematopoyético, el sistema nervioso y los órganos más importantes del metabolismo, el hígado y los riñones. Por ello es muy importante que, al producirse el embarazo, la mujer se encuentre en un buen estado de salud. Afortunadamente, la naturaleza lo ha dispuesto de tal manera que el organismo femenino dispone de suficientes reservas, que en la vida cotidiana raramente se necesitan en su totalidad, y que sobrepasan las necesidades habituales. Sin embargo, durante el embarazo éstas están disponibles para cubrir todas las necesidades.

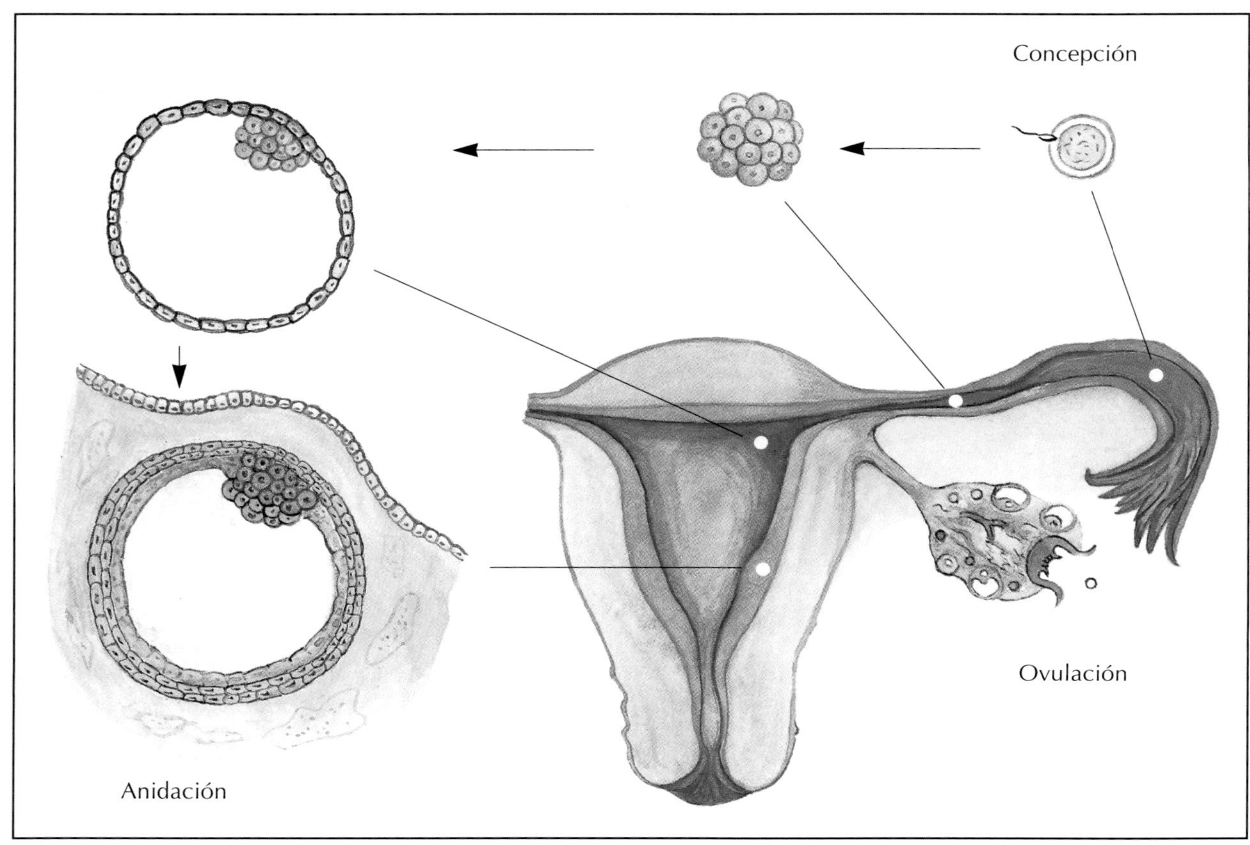

Representación esquemática del camino que sigue el óvulo desde el momento de la ovulación, pasando por el proceso de la fecundación, hasta llegar a la anidación en el útero.

A partir de la composición del líquido amniótico, especialmente a partir de las células embrionarias que en él se encuentran, pueden obtenerse importantes datos diagnósticos para la valoración del estado del niño. Por ejemplo, la determinación de la maduración pulmonar del niño, la detección de la existencia y la severidad de una intolerancia de grupo sanguíneo o el diagnóstico prenatal de enfermedades hereditarias.

EVOLUCIÓN DEL EMBARAZO

En el momento de la penetración del espermatozoide en el óvulo se establece el camino que debe seguir el cuerpo lúteo, produciéndose un aumento de su actividad hormonal como premisa para la existencia y desarrollo de la gestación.
Simultáneamente, bajo la influencia hormonal, se produce un crecimiento del endometrio por encima del crecimiento que se alcanza normalmente durante la segunda fase del ciclo menstrual. Se originan alteraciones estructurales de las células del endometrio como preparación para la anidación del óvulo fecundado. Entre el momento de la fecundación del óvulo y la anidación en la cavidad uterina hay un intervalo de tiempo de aproximadamente seis días durante el que, mediante división celular, se forman las estructuras groseras, que constituyen la base para el posterior desarrollo y diferenciación del óvulo fecundado (blastocisto).

Embrión, placenta y cordón umbilical

El crecimiento y diferenciación del blastocisto lleva al desarrollo del embrión, la placenta, el cordón umbilical y la cavidad amniótica llena del líquido amniótico, incluidas las membranas amnióticas que lo limitan. La capa interna de la cavidad amniótica, el amnios, produce el líquido amniótico. Tiene una función protectora, permite la movilidad del niño y representa una reserva de lí-

quido para el niño. En la superficie de la capa externa de las membranas amnióticas (la superficie de contacto con la madre) se desarrollan las vellosidades. En una zona circunscrita tienen un crecimiento especialmente importante, se entrelazan con los vasos del endometrio y así forman la **placenta**.
La placenta representa el centro metabólico y de intercambio entre la madre y el niño. A partir del final del cuarto mes de gestación, la placenta está completamente formada y en funcionamiento. La sangre rica en oxígeno y nutrientes de la madre baña directamente las vellosidades placentarias del niño. Mediante la migración pasiva y activa de estas sustancias y de los diversos productos metabólicos se produce el intercambio de sustancias en ambas direcciones, tanto de la madre hacia el niño como del niño hacia la madre, por ejemplo para la eliminación de los productos de degradación metabólica del niño.
Los capilares que recorren las vellosidades placentarias del niño confluyen formando un sistema de vasos progresivamente de mayor tamaño, hasta que finalmente desembocan en tres grandes vasos umbilicales, con dos arterias umbilicales y una vena umbilical. La vena umbilical lleva al niño sangre roja rica en oxígeno y nutrientes desde la placenta. Las dos arterias umbilicales conducen la sangre cargada de anhídrido carbónico y catabolitos del niño hasta la placenta. Allí se integra en la circulación de la madre para dirigirse a los órganos metabólicos de ésta (pulmón, hígado, riñón), para el intercambio y eliminación de los detritos. El **cordón umbilical** tiene una longitud aproximada de 50 a 70 centímetros —el grosor de un dedo—, y básicamente está constituido por una sustancia base gelatinosa en la que se encuentran los tres citados vasos.
La cantidad de **líquido amniótico** al final de una gestación normal es de aproximadamente un litro. El recambio de la totalidad del líquido amniótico dura entre una y dos horas. El niño bebe el líquido amniótico, y al final del embarazo la cantidad que bebe el niño diariamente es de aproximadamente unos 200 mililitros.

Durante el embarazo la placenta es el centro metabólico y de intercambio entre la madre y el niño.

A partir de la 14.ª semana de gestación, el embrión elimina orina en el líquido amniótico; al finalizar el embarazo la cantidad de orina eliminada diariamente es de hasta 500 ml.

Localización y función de la placenta. Sus vellosidades toman oxígeno y nutrientes a través de sus delgadas paredes, y a través del cordón umbilical los conducen hasta el niño.
Arterias umbilicales (1), vena umbilical (2), espacio intervelloso (3), vellosidad con función de sujeción (4), corion (5), vasos sanguíneos maternos (6), miometrio (7), vellosidades con función nutricional (8), amnios (9).

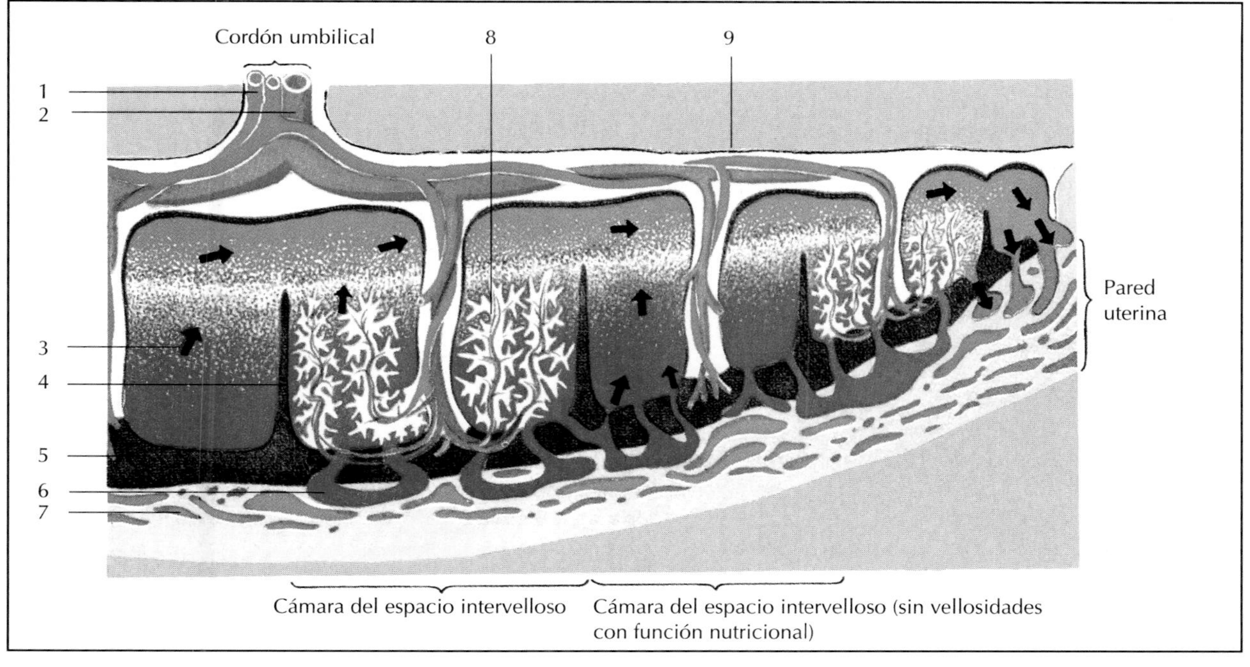

Los sistemas diagnósticos que se encuentran en el mercado están tan desarrollados que en pocos minutos u horas son capaces de dar el resultado.

Determinación del embarazo

Toda mujer siente interés por conocer tan pronto como es posible si está o no embarazada. Habitualmente, la no aparición de la menstruación en una mujer sexualmente madura constituye el síntoma primero y más frecuente que hace sospechar la existencia de un posible embarazo. Dado que también se conocen otras causas que pueden producir la ausencia de una menstruación, este síntoma solamente nos indica la posibilidad de que se haya producido el embarazo; por el contrario, las pruebas (hormonales) del embarazo y la exploración ecográfica constituyen métodos mucho más seguros, rápidos y fiables de diagnóstico.

El principio de las pruebas (hormonales) del embarazo consiste en la detección de una hormona muy determinada, producida por la placenta y que sólo está presente en caso de embarazo, la llamada coriogonadotropina. A partir de dos a ocho días después de la falta de la menstruación ya se ha formado la cantidad suficiente de gonadotropina como para permitir su detección en la sangre o la orina de la mujer (como máximo un día antes de la menstruación esperada).

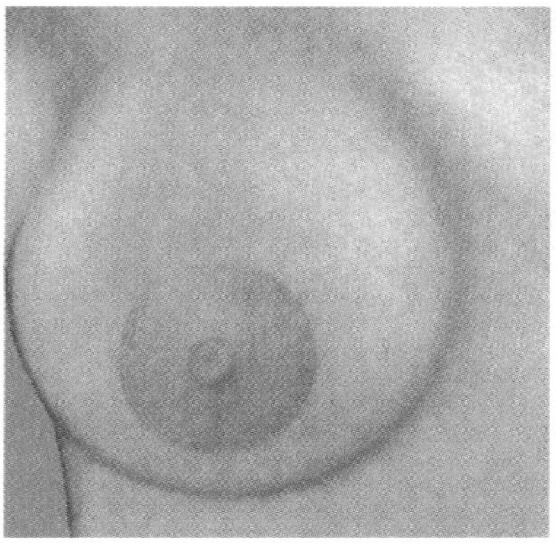

Pigmentación mamaria normal en la mujer no embarazada.

Síntomas de embarazo

Síntomas poco seguros de embarazo:

Entre ellos encontramos las náuseas, los vómitos (sobre todo a primeras horas de la mañana), trastornos del apetito (como deseos anormales, los denominados antojos), mareos, lipotimia, constipación, excitabilidad nerviosa.

Síntomas probables de embarazo:

Entre ellos encontramos la falta de la menstruación, mantenimiento del aumento de la temperatura basal, coloración roja azulada de la mucosa vaginal y del cuello uterino, aumento de tamaño del útero, aumento de tamaño de las mamas, estrías cutáneas, es decir, todas ellas alteraciones circunscritas de la piel por una necesidad de mayor dilatación y que está provocada por el desgarro parcial de las fibras elásticas del tejido cutáneo, pigmentación cutánea alrededor del pezón así como en la región perineal.

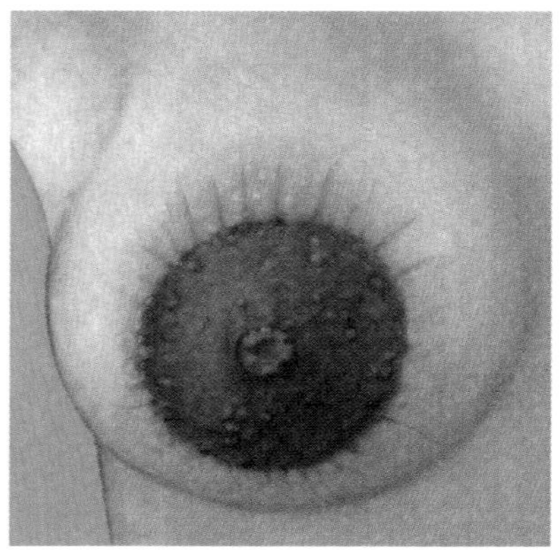

Pigmentación mamaria en una embarazada. Durante el embarazo se produce un aumento de la producción de melanina.

Síntomas seguros de embarazo:

Los síntomas que se detectan en una mujer sexualmente madura y que proporcionan cierta seguridad sobre la existencia de embarazo consisten en la observación directa del niño o de las funciones vitales del niño, como la auscultación de los tonos cardíacos del niño, auscultación, visualización y percepción de los movimientos fetales, confirmación del embarazo mediante una exploración ecográfica, así como detección de la hormona específica que sólo se aprecia su existencia durante el embarazo, la coriogonadotropina.

¿Cuánto dura un embarazo?

En promedio, un embarazo dura 280 días, si se cuenta desde el primer día de la última menstruación. La duración del embarazo se divide en diez meses (lunares) de 28 días o en 40 semanas de siete días. Así pues, representa exactamente un período de nueve meses y siete días, es decir, no como habitualmente se dice de nueve meses.
Para determinar la **fecha prevista del parto**, se han de sumar siete días a la fecha del primer día de la última menstruación y, a continuación, restar tres meses. Si se calcula la fecha prevista del parto desde el día de la concepción, es decir, desde el día en que tuvo lugar la relación sexual en la que se produjo el embarazo, éste tiene una duración de aproximadamente 266 días. Si se toma esta fecha de la concepción para efectuar el cálculo de la fecha prevista del parto, deberán restarse tres meses y siete días de la fecha exacta de la concepción.
Al calcular la fecha prevista del parto es importante saber que sólo una pequeña parte de los niños (menos del 5 %) nacen exactamente ese día; en más del 90 % de los casos debe esperarse una oscilación de diez días por delante o detrás de la fecha prevista del parto.
Otros aspectos en los que puede fundamentarse la fecha prevista del parto son: el aumento de la temperatura basal, el momento en que la prueba del embarazo da positivo, la aparición del primer movimiento del feto, la caída del vientre (tres o cuatro semanas antes de la fecha prevista del parto) y como método muy fiable los hallazgos de la exploración ecográfica (determinadas medidas del feto en desarrollo como el diámetro craneal o la longitud del fémur). En cuanto a los primeros movimientos del feto debe tenerse en cuenta que una primípara o primeriza, tal y como comúnmente se denomina a la mujer que espera su primer hijo, los siente a partir del final de la 20.ª semana de gestación, es decir, al final del 5.º mes de embarazo; una multípara (debido a su experiencia y a la agudización de su sensibilidad) los siente aproximadamente dos semanas antes, es decir, al final de la 18.ª semana de gestación.

Ejemplo 1:
Si por ejemplo el primer día de la última menstruación fue el 1 de mayo, la fecha prevista del parto será el 8 de febrero.

Ejemplo 2:
Si el día de la concepción fue el 18 de mayo, la fecha prevista del parto será el 11 de febrero.

Efectos generales del embarazo

El embarazo, además de producir importantes alteraciones en la región genital-vaginal-uterina, afecta también al organismo en su globalidad. Ningún sistema orgánico escapa a su influencia. Incluso el aspecto externo de la mujer varía. Aun cuando todavía no se note el aumento del perímetro abdominal, la mujer está más llena y redondeada. Asimismo, debido a la influencia hormonal, las mamas están más tensas y los pezones, así como otras partes del cuerpo, más pigmentados. La cantidad de sangre de la mujer embarazada aumenta aproximadamente en un litro. El volumen cardíaco por minuto aumenta aproximadamente dos litros y las necesidades de oxígeno alrededor del 20 %. En el sistema esquelético, debido a la acción hormonal, se produce una mayor laxitud de los ligamentos, lo que bajo determinadas condiciones puede provocar dolor en el pubis. Debido al aumento de la sobrecarga estática con frecuencia se produce un aumento de la lordosis lumbar. Normalmente, en las partes inferiores del cuerpo (como por ejemplo piernas, genitales externos, zona anal) pueden aparecer varices.
Las alteraciones más importantes causadas por el embarazo tienen lugar en el útero. Mientras que un útero no gestante pesa aproximadamente 50 gramos, el peso de la masa muscular uterina al final del embarazo es de 1.000 gramos, es decir, se ha multiplicado por 20. El útero alcanza su punto máximo al final del

Estrías del embarazo:

El crecimiento especialmente importante del abdomen, las mamas y los muslos provoca con frecuencia la aparición en la piel de las llamadas estrías del embarazo.

*Con el fin de **prevenir** la posible aparición de las estrías rojo azuladas en la parte inferior del abdomen, las caderas, la parte exterior de los muslos y las mamas es recomendable realizar masajes diariamente, por ejemplo recorrer con la punta de los dedos desde el pubis hasta el arco costal y lateralmente desde el muslo hasta la cintura ejerciendo una ligera presión. También hay que hacer masajes en los pliegues cutáneos: levantarlos y dilatarlos en la dirección de sus fibras con ligeros movimientos de masaje. Una dieta rica en vitaminas (vitamina A y C) tiene asimismo un efecto positivo para la prevención de las estrías cutáneas.*

noveno mes de gestación, y se sitúa por debajo del arco costal. En el décimo mes desciende ligeramente a causa del movimiento de encajamiento del niño en la pelvis.
Las alteraciones vaginales también son importantes. El aumento de la vascularización conlleva un aumento de la irrigación, lo que provoca la coloración azulada. El aumento de la laxitud de la pared vaginal, así como de su distensibilidad, constituyen parte de la preparación para el parto, parte además muy importante.

Comportamiento durante el embarazo

El embarazo no es ninguna enfermedad sino un proceso natural en la vida de la mujer. Ello no excluye la posible aparición de diversas molestias, que tanto para la futura madre como para su entorno pueden suponer una sobrecarga. Esta situación se caracteriza por una hiperexcitabilidad, que se produce por una alteración general de la excitabilidad del sistema nervioso vegetativo no sujeto a la voluntad. Esta alteración de la reactividad provoca consecuentemente una alteración del comportamiento. Así, la embarazada debe mantenerse alejada de los trastornos emocionales intensos. Éstos pueden provocar la aparición prematura de contracciones y/o hemorragias, y así llevar a un aborto o un parto prematuro. Asimismo, hay que evitar los sobreesfuerzos físicos, como el planchar con frecuencia, levantar y cargar pesos, colgar cortinas, etc.
Hay que intentar hacer gimnasia de preparación al parto. Existe una gran oferta de este tipo de cursos para futuras madres. Generalmente, en estos cursos también se imparten conocimientos sobre el desarrollo del embarazo, el parto sin dolor y la lactancia. Naturalmente, debe interrumpirse la práctica de deporte de competición durante los nueve meses del embarazo, aunque los paseos, la práctica de la natación y el yoga sí son altamente recomendables.

Relaciones sexuales: la embarazada con riesgo o historia previa de aborto o de parto prematuro debería evitar las relaciones sexuales especialmente durante los tres primeros meses de embarazo, así como entre las últimas seis y ocho semanas. Pueden desencadenar hemorragias, rotura de aguas y contracciones prematuras. Una de las causas se debe a la presencia de sustancias desencadenantes de las contracciones (prostaglandinas) en el semen o el aumento de la presencia de gérmenes en la vagina que pasan al cuello uterino (riesgo de infección).

La **higiene dental y bucal** regular es especialmente importante, ya que debido a las necesidades aumentadas de calcio y vitaminas durante el embarazo, se ve favorecida la aparición de caries y estomatitis. El déficit de calcio debería evitarse mediante una alimentación adecuada: leche, productos lácteos y/o preparados de calcio. La constipación puede combatirse mediante una dieta rica en fruta, hortalizas, compotas, ensaladas, etc. Además, el combatir la constipación constituye una medida profiláctica contra la aparición de hemorroides.

Hay que evitar el permanecer demasiado tiempo sentada o de pie. El ejercicio al aire libre es especialmente recomendable. De esta manera se consigue un entrenamiento de los músculos, se fortalece la respiración, se estimula la actividad cardíaca, se actúa contra la constipación y se favorece el sueño. También es muy recomendable la natación, porque relaja la cavidad abdominal y permite una mejor irrigación del útero.

Relaciones sexuales:
Cuando la embarazada está sana no existe ninguna contraindicación en cuanto al mantenimiento de las relaciones sexuales. Sin embargo, deberían evitarse las relaciones sexuales demasiado frecuentes o intensas. Cuando el embarazo está avanzado es recomendable evitar una sobrecarga mecánica demasiado intensa, mediante un cambio de postura.

Constipación:
La constipación que con frecuencia ya existe antes del embarazo generalmente se agrava durante la gestación debido a las alteraciones hormonales. El médico debe indicar qué sustancias laxantes puede tomar la embarazada, ya que de otra manera, debido a un movimiento intestinal demasiado intenso, puede producirse un parto prematuro u otros efectos indeseados sobre el feto.

Alimentación correcta

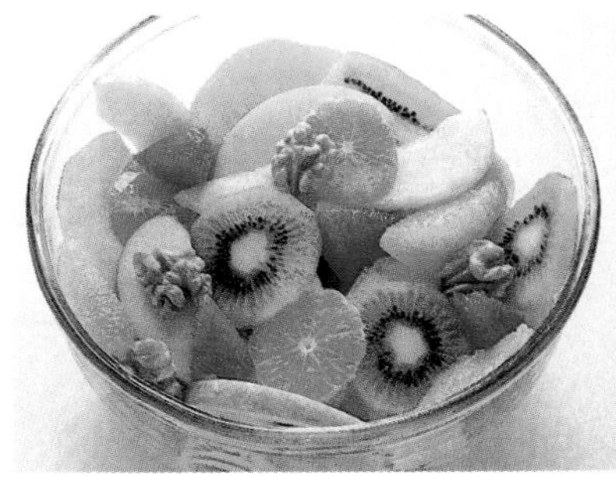

Es muy importante aumentar el aporte de proteínas y vitaminas durante el embarazo.

En los países industrializados resulta bastante inusual que la futura madre sufra una desnutrición. Por el contrario, es mucho más frecuente que la dieta de la mujer embarazada sea deficiente o excesiva. La mujer gestante necesita un aporte calórico con 300 kilocalorías más que la mujer no embarazada, es decir, de 2.300 a 2.500 kilocalorías diarias. No obstante, es muy recomendable y necesario que la dieta cubra por completo las necesidades alimentarias de la mujer embarazada:

- Mayor consumo de proteínas; de ellas dos tercios deben ser de origen animal y un tercio de origen vegetal. La leche, la carne, el pescado y los huevos contienen proteínas de elevado valor biológico.
- El aporte diario de carbohidratos debería corresponder aproximadamente al 60 % de las calorías totales. En primera línea se encuentra el pan integral y las patatas.
- Hay que limitar ligeramente el consumo de grasas, que no debe superar entre el 10 y el 20 % de las necesidades calóricas. La mantequilla, debido a su contenido en vitamina A y D, es preferible a las grasas vegetales, si éstas no reciben un aporte adicional de vitaminas.
- Es muy importante el aporte de vitaminas y sales minerales, sobre todo de hierro, calcio y magnesio.

Medicamentos y drogas

Durante el embarazo se ha de intentar consumir la menor cantidad posible de **medicamentos**. Siempre deben sopesarse las ventajas de su consumo y las posibles desventajas para el desarrollo del niño frente a las ventajas y desventajas de no tomar el medicamento. En estos casos es imprescindible el consejo y la decisión del médico, ya que con frecuencia las desventajas de no tomar el medicamento en relación con el desarrollo óptimo del embarazo y el niño son importantes. Por otra parte, también es necesario informar al médico que prescribe los medicamentos de la existencia del embarazo, y también en el caso de que se estuviera tomando un medicamento, aunque fuera prescrito por el médico, en un momento en que todavía no se conocía la existencia del embarazo.

El **consumo de drogas** durante el embarazo influye negativamente en el desarrollo del niño. Puede tener un efecto nocivo sobre la actividad cardíaca del feto, inhibir el desarrollo del sistema nervioso central y, si se trata de drogas duras, puede llevar a la aparición de graves malformaciones. El niño desarrolla una drogodependencia dentro del vientre de su madre, y al nacer presenta la sintomatología del síndrome de abstinencia, ante la falta o carestía de la droga que consumía la madre.

Por ello, la mujer drogodependiente embarazada debería tratar su drogodependencia en un centro especializado, mejor antes, pero si no inmediatamente al producirse el embarazo.

*El **alcoholismo** representa uno de los factores negativos más frecuentes para el desarrollo del niño, incluso desde el inicio del embarazo, y puede ser causa de malformaciones (bajo peso, cabeza pequeña, alteración de la forma normal de la cara). Sin embargo, no existen objeciones al consumo ocasional de un vaso de vino o una cerveza.*

*El **tabaquismo** puede producir una falta de desarrollo del niño, e incluso puede provocar un aborto o un parto prematuro. El efecto vasoconstrictor de la nicotina desempeña un papel muy importante, tanto en la placenta como en el propio niño. Por este motivo, la embarazada no sólo debe dejar ella misma el tabaco, sino preocuparse por permanecer sólo en los espacios donde no se fuma, ya que de otra forma, como fumadora pasiva, también recibe las sustancias nocivas.*

Legislación para la protección de la maternidad en España:

Período de protección:
Tiene una duración de 16 semanas ininterrumpidas, ampliables a 18 en el caso de parto múltiple.

Prestación económica:
Consiste en un subsidio equivalente al 100 % de la base reguladora.

Higiene durante el embarazo

Durante el embarazo la piel precisa cuidados especiales. El aumento de la cantidad de líquidos en el organismo y el aumento de la circulación sanguínea provocan tensión y un aspecto brillante de la piel. Los baños de aire, los masajes, los cepillados en seco, las duchas y los baños calientes aproximadamente a 36 °C (no demasiado calientes) son tan útiles como agradables. Se ha de evitar la exposición solar demasiado intensa, y utilizar un jabón suave (pH neutro). En los genitales externos también son útiles los baños con una solución de manzanilla. No utilizar nunca desinfectantes fuertes; ya que provocan la destrucción de la superficie cutánea y con ello se facilita la entrada de bacterias. Si se utilizan lociones hay que evitar que la piel quede demasiado engrasada.
La ropa debe ser cómoda, permitir la aireación y adecuarse al aumento del perímetro abdominal. El aumento del volumen y tamaño de las mamas hace precisa la utilización de un sujetador que se adapte bien. Los pezones deben lavarse diariamente con agua tibia y un jabón suave o bien reforzarse con agua fría.

Legislación sobre la maternidad

La legislación sobre la maternidad tiene una larga historia, y las primeras regulaciones datan del siglo pasado. La ley que hoy en día está vigente en España se basa en el Real Decreto Legislativo 1/1994; en el Decreto 3.158/1966; en el Decreto 1.646/1972; en la Orden del 13 de octubre de 1967 [sobre normas de aplicación y desarrollo de la prestación por incapacidad laboral transitoria (O. M. 13.10.67)]; en la del 6 de abril de 1983 [sobre control de la situación de incapacidad laboral transitoria (O. M. 6.4.83)].

Obligación de informar

La ley de maternidad obliga a la mujer embarazada a informar de su embarazo en el puesto de trabajo, incluyendo la fecha prevista del parto, tan pronto como conoce la existencia del embarazo. La empresa puede exigir un certificado médico.

Protección frente al despido

La empresa no puede basarse en la situación de maternidad para despedir al trabajador, pero ello no impide la extinción del vínculo laboral si concurre alguna otra causa que la justifique.
Durante los períodos de descanso en la situación de maternidad se suspende el contrato de trabajo, lo cual exonera del deber de trabajar, pero no así del cumplimiento de otras obligaciones como, por ejemplo, el deber de fidelidad o el de no prestar servicios por cuenta propia o ajena.

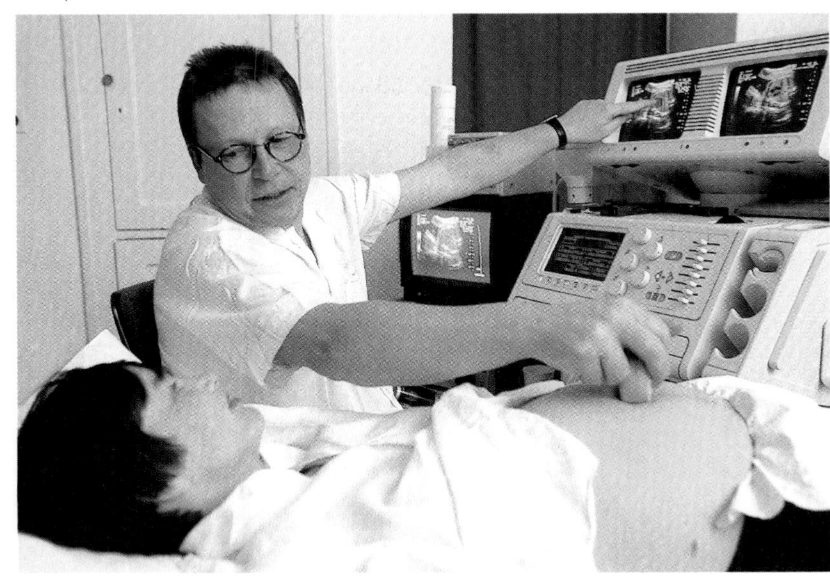

Ecografía uterina. Las exploraciones preventivas en el contexto del control del embarazo permiten a la futura madre sentirse segura sobre el desarrollo correcto de la futura vida.

Control del embarazo - exploraciones profilácticas

Toda mujer que presenta signos de embarazo ha de acudir al ginecólogo, con el fin de conseguir las condiciones óptimas para la evolución de la gestación del mismo.
Además, el esperar demasiado tiempo para confirmar la existencia de un embarazo podría significar el sobrepasar el plazo en que es posible y legal su interrupción.

Control de maternidad

Al confirmarse el embarazo el médico abre un historial de la paciente en el que se anotarán todos los resultados de las exploraciones médicas, así como de los estudios bioquímicos y biofísicos, que se realizan durante el embarazo, incluidos los datos más importantes de su historia patológica. Es importante que la mujer esté informada de todas las anotaciones; así se asegura que cualquier médico u hospital que deba tratar a la mujer en una situación de urgencia se informe inmediatamente de la problemática general de una determinada paciente. Después del parto hay que guardar el historial, ya que contiene informaciones importantes para el control de un embarazo posterior.

Durante los primeros ocho meses se realizarán **las exploraciones preventivas** a intervalos de cuatro semanas, y posteriormente cada dos semanas. Sin embargo, es recomendable realizarlas cada tres semanas entre el quinto y el séptimo mes, del octavo al noveno cada dos semanas y en el décimo mes cada semana. Generalmente, en estas exploraciones se determina: la presión arterial, el peso corporal, la posible existencia de edemas en manos y piernas, la aparición de calambres, análisis de orina en busca de proteínas, glucosa, células y bacterias, la posición del útero, los tonos cardíacos del niño, la posición del niño, que el cuello uterino permanezca cerrado. La hemoglobina y el hemograma se controlan al inicio, y a partir del sexto mes cada cuatro semanas. También es nece-

En un principio los controles preventivos se realizan cada cuatro semanas y más adelante cada semana.

Con ayuda del moderno diagnóstico ecográfico puede determinarse la posición y estado de salud del niño en el vientre materno.

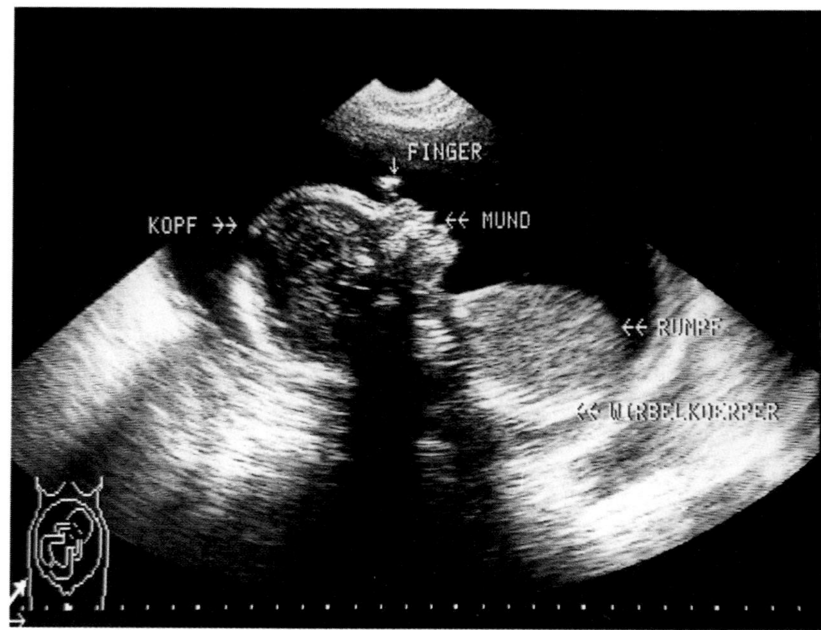

sario determinar el grupo sanguíneo, el factor Rh y la detección de anticuerpos contra los grupos sanguíneos. Cuando la embarazada presenta un factor Rh negativo, hay que determinar el grupo sanguíneo y el factor Rh del padre del recién nacido.

Asimismo, al inicio del embarazo se ha de hacer un análisis para la detección de enfermedades como la sífilis y la rubéola, y hacia el final del embarazo de otra enfermedad infecciosa tan importante como la hepatitis B. También es recomendable hacer un análisis para detectar la existencia de una toxoplasmosis y la presencia del VIH (SIDA). Antes de proceder al análisis del VIH es esencial la conformidad por escrito de la paciente.

Exploraciones especiales

Las ondas ecográficas no producen ningún efecto negativo sobre el desarrollo del feto.

Como mínimo es recomendable realizar dos **exploraciones ecográficas** antes de la 20.ª y entre la 28.ª y la 30.ª semana de gestación, aunque es preferible realizar de tres a cuatro exploraciones de este tipo durante un embarazo normal. Las ondas ecográficas no presentan ningún efecto negativo sobre el desarrollo del niño.

Con ayuda del diagnóstico ecográfico se puede determinar el tamaño del niño, así como el de determinadas partes de su cuerpo, incluido el tamaño de ciertos huesos; del mismo modo también pueden detectarse los signos vitales mediante el latido cardíaco y los movimientos fetales, algunas malformaciones físicas, el estado funcional de determinados sistemas orgánicos, la cantidad de líquido amniótico, así como la posición, dilatación, grosor y madurez del útero de la futura madre.

Cuando la embarazada presenta factores de riesgo se realiza un análisis del líquido amniótico.

El **análisis del líquido amniótico**, después de la punción del saco amniótico (amniocentesis), constituye un método exploratorio altamente especializado. Está indicado en las embarazadas que presentan determinados factores de riesgo. Entre dichos factores de riesgo se encuentran una historia familiar problemática con casos de síndrome de Down (trisomía 21) o una edad superior a los

35 años de la embarazada, ya que a partir de esta edad el riesgo estadístico del nacimiento de un niño con síndrome de Down es claramente superior al de una mujer más joven. Otros factores de riesgo pueden ser la existencia de otras enfermedades genéticas en la familia de la embarazada o de su pareja. Mediante una punción de la cavidad uterina con una aguja fina, a través de la pared abdominal, se extraen unos cuantos mililitros de líquido amniótico. Las pocas células del niño que nadan en el líquido amniótico se aislan y se realiza un análisis cromosómico. De esta manera también se puede determinar el sexo del niño. Mediante el análisis del líquido amniótico también pueden descubrirse determinadas malformaciones en el canal espinal. El riesgo de provocar un aborto que conlleva el realizar una amniocentesis es aproximadamente del 1 %.

Ante ciertos cuadros patológicos, como intolerancia del factor Rh, se realiza una punción para obtener información sobre la ausencia o presencia de una lesión en el niño, mediante la determinación de la concentración de determinados metabolitos de los eritrocitos del niño en el líquido amniótico.

Biopsia de las vellosidades coriónicas: otro moderno método diagnóstico para la realización de un análisis cromosómico consiste en la extracción precoz de una muy pequeña cantidad de vellosidades coriónicas, es decir, de tejido placentario, que también contiene células fetales. La extracción, en lugar de la punción uterina a través de la pared abdominal, se realiza con un catéter muy fino introducido en la vagina, que a través del cuello uterino llega hasta por encima del orificio interno. La introducción del instrumental necesario para la extracción (aguja, catéter) se realiza bajo control ecográfico. Las dos ventajas esenciales de la biopsia de las vellosidades coriónicas consisten en que puede realizarse a partir de la novena y hasta la decimosegunda semana de gestación (frente a la 16.ª a 20.ª semana de gestación en el caso de la amniocentesis), y que el resultado se obtiene entre uno y seis días después (frente a los quince a veinte días que transcurren antes de conocer los resultados de la extracción y del análisis del líquido amniótico).

Los resultados de una biopsia de las vellosidades coriónicas se obtienen al cabo de pocos días.

Debido a la existencia hoy en día de métodos exploratorios más eficaces y menos agresivos, la **amnioscopia** está perdiendo protagonismo en el campo del diagnóstico prenatal. El método consiste en observar endoscópicamente el líquido amniótico a través del cuello uterino, mediante un tubo endoscópico del grosor de un dedo y manteniéndose intacto el saco amniótico. Si el líquido amniótico está teñido indica la existencia de un posible peligro para el feto, sin que pueda determinarse en qué momento apareció el peligro (en ese momento o tiempo atrás). La tinción del líquido amniótico se produce por la emisión de heces en el líquido amniótico por parte del niño. Esta emisión se produce debido a un déficit de oxígeno que estimula la actividad intestinal de la criatura.

Por **cardiotocografía** se entiende la representación continua de la frecuencia cardíaca del niño durante un período de tiempo de veinte hasta treinta minutos y la forma de reacción de la frecuencia cardíaca del niño frente a los estímulos externos (despertar del niño, contracciones o los movimientos del niño). El patrón de comportamiento de la frecuencia cardíaca nos ofrece una interpretación muy buena del estado del niño.
El método se utiliza para el control del estado del niño tanto antes como durante el parto. Durante el parto se dispone de dos posibilidades: la captación de las señales del niño desde el exterior, es decir, a través de la pared abdominal de la madre, o desde el interior mediante la introducción de un pequeño catéter para medir la tensión en la cavidad uterina y un pequeño electrodo sobre la presentación del niño.

Los análisis hormonales para la determinación de la funcionalidad de la placenta han perdido importancia. Hoy en día, la información sobre el estado actual del niño dentro del útero materno puede obtenerse rápida y fácilmente mediante una exploración cardiotocográfica.

Cuando existe una intolerancia a los grupos sanguíneos (factor Rh), también es posible la realización de una transfusión sanguínea antes del parto.

La extracción de sangre fetal es un método especializado que sólo practican pocos centros prenatales. Consiste en la extracción, bajo control ecográfico, de sangre fetal de un vaso umbilical, a partir de la cual se realizarán análisis especiales cuando se sospecha la existencia de determinados cuadros patológicos. Por otra parte, mediante este método de punción también es posible hacer, en centros médicos altamente especializados, una transfusión sanguínea con el niño todavía dentro del útero y con el posterior mantenimiento del embarazo. Este caso se daría por ejemplo en el caso de una intolerancia de grupos sanguíneos (factor Rh), en la que se presentan trastornos del desarrollo fetal durante la gestación.

ENFERMEDADES DURANTE EL EMBARAZO

La sobrecarga que supone un embarazo normal para los distintos sistemas orgánicos puede llevar fácilmente al agotamiento. Por este motivo, las enfermedades durante el embarazo deben tomarse siempre en serio y con frecuencia precisan un control médico.

Cuando se produce alguna enfermedad, sea del tipo que sea, durante el embarazo es importante distinguir si se trata de una enfermedad que aparece independientemente del embarazo o si por el contrario está determinada por el propio embarazo.

Las enfermedades que aparecen durante el embarazo ocasionalmente pueden tener un curso más leve que si aparecen fuera del embarazo, ya que durante la gestación el sistema defensivo de la mujer se encuentra reforzado. Por otra parte, generalmente las enfermedades suponen una gran sobrecarga para la futura madre.

Algunos cuadros patológicos, aun cuando parecen curados o controlados, precisan atención y un control médico estricto, sobre todo desde el punto de vista de si la enfermedad ha podido, y en tal caso en qué medida, afectar al desarrollo del niño, y qué riesgos cabe esperar durante el embarazo, en el parto o en el puerperio.

Enfermedades cardíacas

Cuando la madre presenta una cardiopatía congénita es recomendable realizar una exploración cardíaca prenatal del niño durante la gestación. Si el niño presenta una cardiopatía, el parto debería tener lugar en un centro de obstetricia y neonatología adecuado.

Entre un 0,1 y un 2 % de todas las embarazadas presenta una enfermedad o un defecto cardíaco. Las condiciones cardiocirculatorias alteradas por el embarazo suponen una sobrecarga adicional para el corazón de la mujer. Mediante el consecuente control diagnóstico realizado por el médico y la intervención de métodos terapéuticos puede disminuirse el riesgo para la madre. Unos cuidados especiales durante el embarazo (como por ejemplo dejar de trabajar) y el parto, aligerando el período de expulsión (la parturienta no debe empujar activamente al niño), hacen posible que el nacimiento no suponga una sobrecarga excesiva para la madre.

Asimismo, los cuidados durante los primeros cinco o siete días del puerperio, con mucho reposo, posibilitan minimizar el tercer momento de sobrecarga de la enferma cardíaca.

Diabetes mellitus

Las embarazadas que sufren una diabetes precisan un control médico especialmente estricto.

Las mujeres que sufren una diabetes precisan un control especialmente estricto durante el embarazo, tanto por parte del obstetra como por parte del internista. Antes de la introducción de la insulina, las personas diabéticas prácticamente siempre eran estériles. Con las actuales posibilidades terapéuticas de la diabetes, la posibilidad de que se produzca un embarazo es la misma que en las mujeres sanas.

En la mayoría de los casos, el control constante de la glucemia y la glucosuria, el ajuste bajo ingreso hospitalario de la dosis de insulina, el seguimiento de la dieta, así como en caso necesario la provocación de un parto prematuro, consiguen que el embarazo finalice con éxito tanto desde el punto de vista de la madre como del hijo.

Entre un 1 y un 2 % de las embarazadas, aparecen por primera vez durante el embarazo los síntomas que indican la existencia de una diabetes. La diabetes del embarazo puede ser de tipo transitorio, y aparecer nuevamente sólo al producirse un nuevo embarazo, o puede convertirse inmediatamente después del embarazo en una diabetes crónica.

En el contexto de una buena planificación familiar, cuando la mujer es diabética es imprescindible realizar un buen control de la diabetes antes de que se produzca el embarazo, con el fin de evitar los riesgos para el desarrollo del niño.

Sífilis

La sífilis forma parte del grupo de las enfermedades de transmisión sexual que tras un retroceso transitorio ha vuelto a resurgir en los últimos años. La infección del niño se produce básicamente a partir del cuarto mes de gestación, por transmisión de la infección de la madre a través de la placenta. Los efectos de la sífilis sobre la evolución del embarazo dependen del momento de la infección del niño, o bien de que se realice un tratamiento adecuado a tiempo.

Es posible que se produzca un aborto, un parto prematuro, un parto de un niño muerto o el nacimiento de un niño vivo pero enfermo de sífilis, que puede morir más adelante. A toda embarazada se le somete a un análisis para la detección de la sífilis. Cuando se confirma la existencia de una infección sifilítica, hay que iniciar inmediatamente un tratamiento antibiótico intensivo, que en el 90 % de los casos consigue la curación. Si el tratamiento se hace a tiempo, antes del cuarto mes de embarazo, es decir, en un momento en que el niño todavía no ha sido infectado, puede evitarse la transmisión del germen.

Es muy importante que la pareja también se someta al tratamiento. La infección es de declaración obligatoria (anónima).

Rubéola

Se trata de una infección vírica que cuando se produce durante los cuatro primeros meses del embarazo constituye un importante riesgo para el niño. Provoca malformaciones en el corazón, enfermedades oculares y sordera. Cuando la infección se produce en las seis primeras semanas, el riesgo de malformaciones es del 56 %. Otras consecuencias pueden ser el aborto, el parto prematuro o el parto de un niño muerto.

El conocimiento de esta elevada posibilidad de lesiones en el embrión hace necesario el establecimiento de unas medidas preventivas. Por ello, la mujer que desea tener un hijo debe someterse a un análisis en busca de anticuerpos incluso antes de que se produzca el embarazo. El 90 % de la población femenina en edad de madurez sexual ha pasado en alguna ocasión una infección de rubéola, independientemente de si la propia mujer lo sabe o si la infección se ha producido sin manifestaciones clínicas.

Si a partir del análisis sanguíneo se establece que no se ha producido la infección, es necesario que la mujer se someta a una vacunación contra la rubéola (hoy en día esta vacunación se hace generalmente durante la infancia). Dado que no toda vacunación crea necesariamente una inmunidad, es recomendable realizar nuevamente el análisis sanguíneo pocas semanas después de la vacunación, para comprobar el éxito de la vacuna. Una vez se ha producido el embarazo, ya no es posible vacunarse, aun cuando la mujer carezca de inmunidad frente a la rubéola, dado que la vacuna está compuesta por virus de la rubéola vivos atenuados.

Con el fin de que al vacunar a una mujer en edad de madurez sexual no se produzca un embarazo antes de que se haya creado la inmunidad, la vacunación debe ir acompañada de medidas anticonceptivas (anticonceptivos orales hasta tres meses después de la vacunación).

Si durante los cuatro primeros meses de embarazo la analítica demuestra que se ha producido una primoinfección, internacionalmente se acepta la necesidad de practicar un aborto.

Pocos días después de la infección es posible administrar anticuerpos contra la enfermedad, aunque su eficacia no es segura.

Si durante los cuatro primeros meses de embarazo la analítica demuestra que se ha producido una primoinfección, internacionalmente se acepta la necesidad de practicar un aborto. La gravedad del cuadro patológico que de otra manera puede presentar el niño puede reducirse mediante la administración de anticuerpos antirrubéola. No obstante, esta acción sólo se consigue si se administran pocos días después de la aparición de la infección, y aun entonces no es segura.

Toxoplasmosis

La toxoplasmosis está muy extendida, se encuentra en un 50 % de las mujeres en edad de madurez sexual, sin que la mujer sepa que se ha producido la infección. El motivo es que no existe ningún cuadro sintomático específico de la toxoplasmosis.

La toxoplasmosis corresponde a las infecciones a las que no se les ha dado la importancia que merecen, hasta comprobar su efecto nocivo durante el embarazo. Generalmente, en el adulto la infección transcurre de forma asintomática. Si aparece una primoinfección durante el embarazo puede producirse una transmisión del germen de la madre al niño, que puede desarrollar la enfermedad en el vientre materno, o sólo semanas, meses o años después del nacimiento de la criatura.

Generalmente, en el momento del nacimiento el niño no parece afectado y su aspecto es sano; sólo después de años se desarrollan los primeros síntomas de la infección congénita, sobre todo en la región ocular o en el sistema nervioso central.

La mujer que no presenta inmunidad contra la toxoplasmosis debe evitar necesariamente el contacto con gatos.

Si mediante la analítica sanguínea se detecta una primoinfección durante el embarazo, deberá hacerse un tratamiento incluso durante la gestación, mediante el cual en tres de cada cuatro casos se evita la transmisión del agente causal al futuro niño. Para evitar estos problemas, en el caso de la toxoplasmosis también es recomendable someterse a un análisis sanguíneo antes de que se produzca el embarazo con el fin de determinar la existencia o ausencia de una inmunidad contra la enfermedad. Si se obtiene un resultado positivo que indica una infección pasada, tendremos la seguridad de que existe inmunidad y de que no hay riesgo para futuros embarazos.

Si el resultado es negativo, es muy importante aplicar medidas preventivas durante el embarazo: la principal fuente de contagio es el gato. Por ello, una mujer embarazada que carece de inmunidad debe evitar el contacto con gatos durante este período o bien extremar la limpieza y las medidas higiénicas de él. Asimismo: no consumir carne cruda o poco hecha. ¡Debe lavar concienzudamente las verduras crudas antes de consumirlas!

El mayor riesgo de infección para el niño se produce durante el parto. La inmunización inmediatamente después del nacimiento es posible y necesaria.

Hepatitis B

La infección por el virus de la hepatitis B es una de las infecciones víricas más frecuentes. El riesgo de infección del niño no sólo existe cuando se produce una infección aguda durante el embarazo, sino también cuando la mujer ha pasado la hepatitis o en las portadoras asintomáticas del virus de la hepatitis. El mayor riesgo de infección para el niño se produce en el momento del nacimiento, cuando atraviesa el canal del parto. Hoy en día existe la posibilidad de proteger del virus de la hepatitis a los niños de madres VHB positivas inmediatamente después del nacimiento mediante una inmunización pasiva y activa. Si no se aplica esta medida preventiva, no puede excluirse el desarrollo de la hepatitis en el niño, dando como consecuencia más adelante una cirrosis hepática o después de muchos años un carcinoma hepático. Todavía mejor es proceder a la inmunización activa de la madre antes de que tan siquiera pueda llegar a producirse el embarazo.

Todavía mejor es realizar una inmunización activa de la madre antes de que se produzca el embarazo.

Clamidias

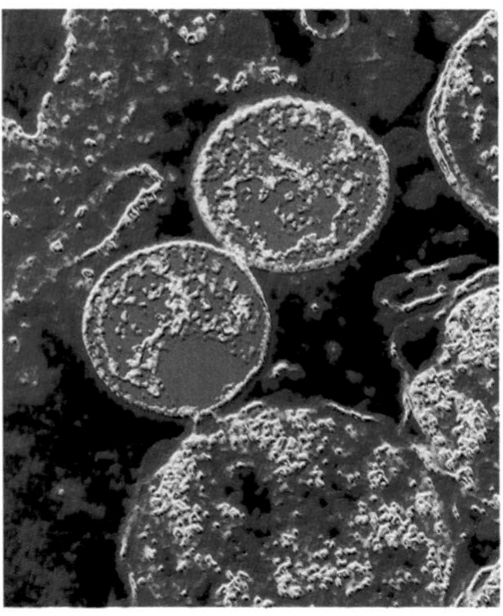

***Chlamydia trachomatis*: agente causal de la infección por clamidias. Las células rojo amarillentas representan los corpúsculos infecciosos elementales.**

Dos de los motivos por los que la infección por los microorganismos no se detecta residen en que en la mujer la infección por *Chlamydia trachomatis* cursa relativamente asintomática y que además no se realiza ninguna exploración especial para su determinación.
Los lugares donde preferentemente se localiza el germen son el cuello del útero y la trompa de Falopio. Con frecuencia, la consecuencia de la infección de las trompas de Falopio es una esterilidad o un embarazo extrauterino.
Si se produce un embarazo con una colonización del cuello uterino, como consecuencia de la infección ascendente de la cavidad uterina, puede producirse un aborto o una infección del niño durante el nacimiento, al atravesar el canal del parto.
Los síntomas de la infección en el niño sólo se manifiestan al cabo de una semana con inflamación ocular o al cabo de tres a cuatro semanas en forma de neumonía.
Es recomendable proceder a la detección de este germen en las embarazadas pertenecientes al grupo de riesgo (promiscuidad sexual, drogodependencia). La infección se puede tratar con éxito durante el embarazo (la pareja también debe someterse al tratamiento).

VIH - SIDA

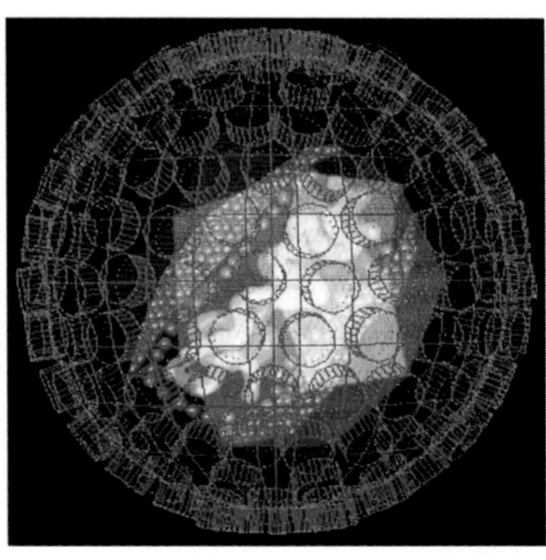

Gráfico por ordenador del virus del SIDA.

Lógicamente, la infección más temida es la infección por el VIH. A pesar de la información sobre la estremecedora suerte que corren las personas infectadas, las posibilidades de infección y cómo puede evitarse, la enfermedad sigue propagándose. Desde hace tiempo, la problemática del SIDA ha dejado de afectar exclusivamente a los grupos de riesgo, ya que cualquier persona sana, sexualmente activa puede infectarse.
La transmisión del virus del SIDA de la madre al hijo se puede producir por diversas vías: transmisión a través de la placenta, infección durante el nacimiento, al atravesar el niño el canal del parto, o a través de la saliva de la madre. El riesgo de infección infantil es muy elevado y representa alrededor del 40 %.
Por ello, es muy recomendable hacer un análisis para la detección del VIH durante la primera visita de control del embarazo. Sin embargo, para la realización de la prueba es imprescindible la conformidad de la embarazada. En los grupos de riesgo se puede hacer una repetición del análisis al final del embarazo. No obstante, no hay que olvidar que los anticuerpos anti-VIH, cuya presencia confirma la infección, con frecuencia aparecen sólo de dos a cuatro meses después del contagio.
Si a pesar del gran riesgo tanto para la madre como para el niño la paciente infectada por el VIH decide seguir adelante con el embarazo, el control se ha de realizar en un centro especializado, por personal experimentado. De esta manera se atenderán también los importante problemas psíquicos y sociales que la enfermedad conlleva.
Además, el control del futuro niño durante el embarazo precisa exploraciones especializadas, como la detección a tiempo del frecuente déficit de desarrollo y disminución del aporte de oxígeno.
Se ha de evitar la lactancia debido a la sobrecarga adicional que supone para la madre y al elevado riesgo de infección del niño a través de la leche materna.

Cuando existe infección por el VIH, hay que prescindir de la lactancia.

El término de enfermedades del embarazo designa a los trastornos y enfermedades que están causados esencialmente por el embarazo.

ENFERMEDADES DEL EMBARAZO

La **sialorrea** (aumento de la secreción de saliva) constituye un síntoma secundario en los primeros meses del embarazo. No tiene ningún significado clínico. Puede tratarse farmacológicamente.

Aproximadamente el 60 % de todas las embarazadas sufren náuseas y vómitos matutinos.

Las **náuseas matinales y los vómitos** forman parte de los primeros síntomas característicos del embarazo. Ni las náuseas ni los vómitos, que se repiten dos o tres veces al día, constituyen una enfermedad. Las necesidades calóricas están suficientemente cubiertas, y el estado general de la embarazada no se ve afectado. El mecanismo desencadenante de esta sintomatología, que aparece en un 60 % de las embarazadas, todavía no ha sido completamente aclarado. Con toda seguridad, el cambio hormonal junto con la ligera alteración funcional del sistema nervioso central tienen importancia en el desencadenamiento de la sintomatología. En los casos leves el tratamiento consiste en reposo, administración de vitaminas y fármacos que disminuyen la excitabilidad, así como en un cambio de las costumbres alimentarias en forma de comidas frecuentes y escasas.

Esta forma leve con dos o tres vómitos diarios después de la ingesta debe diferenciarse de una forma más grave, que se produce independientemente de la ingesta. Los vómitos irreprimibles, la lengua saburral, el aliento fétido, el pulso rápido y pequeño, la pérdida de peso, el inicio de ictericia ocular, el olor a acetona y el aturdimiento hasta la pérdida del conocimiento constituyen síntomas alarmantes. La pérdida de sales y la deshidratación ponen en marcha un mecanismo orgánico y natural que conlleva el aumento de viscosidad de la sangre y la anuria (ausencia de emisión de orina). Puede afectarse la función hepática y renal.

Cuando los vómitos son frecuentes e independientes de la ingesta es necesario acudir al médico.

Esta forma grave requiere un tratamiento intrahospitalario. El desarreglo metabólico confirmado analíticamente se trata mediante la administración intravenosa de las sustancias adecuadas.

Eclampsia

Sintomatología: además de hipertensión arterial, con frecuencia encontramos una combinación de proteinuria y retención de líquidos en el organismo. Como manifestación del avance de esta enfermedad aparecen además vómitos, cefalea, centelleos, visión borrosa, visión doble. En la fase más grave de la enfermedad se produce la aparición súbita de convulsiones, que afectan a todo el organismo y que pueden asociarse a un paro respiratorio transitorio y cianosis facial.

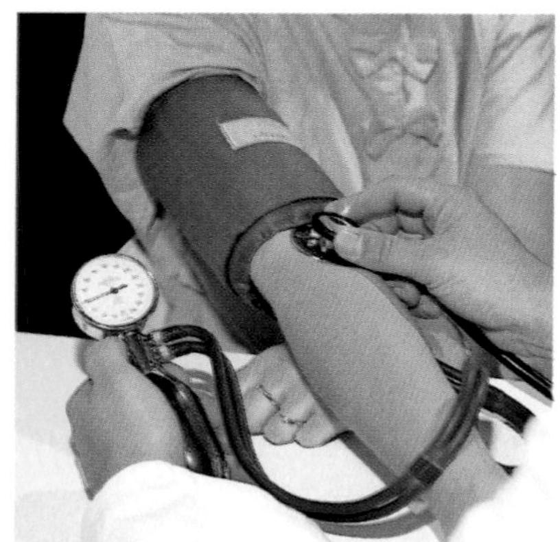

La determinación de la presión arterial forma parte de cualquier exploración de control del embarazo.

Etiología: la causa de esta grave enfermedad que pone en peligro la vida tanto de la madre como del niño es el mismo embarazo. Los mecanismos que llevan al desencadenamiento y a los diferentes estadios de la enfermedad no se conocen con exactitud. Sin embargo, se sabe que la estrechez de los vasos sanguíneos arteriales tiene un papel muy importante. El déficit de irrigación de los órganos que ésta determina produce un déficit de oxígeno y una alteración en el intercambio de los productos metabólicos, con lo que se altera la capacidad funcional de las células o bien de las paredes celulares. Debido a la elevación de la presión arterial y dado que las paredes celulares están alteradas, aumenta la salida de líquido de los vasos hacia el tejido. La acumulación de líquido en el cerebro provoca un aumento de la presión intracraneal y un déficit de irrigación, ya que el cerebro no puede dilatarse suficientemente debido a que está aprisionado dentro de la estructura ósea del cráneo. Como consecuencia se producen las convulsiones que ponen en peligro la vida de la madre y también la de la criatura.

Cuando la hipertensión aparece por primera vez durante la gestación nos encontramos ante una enfermedad específica del embarazo, que se observa preponderantemente en la segunda mitad de éste.

Tratamiento: mientras que en el caso de los primeros estadios de la eclampsia (en los que uno de los síntomas lo constituye el aumento de la presión arterial) se aplican medidas terapéuticas conservadoras, cuando aparecen convulsiones cerebrales el método más seguro es la interrupción del embarazo, ya que es la causa desencadenante, y si aumentan las crisis convulsivas aumenta extraordinariamente el peligro de muerte para la madre y el futuro niño. No puede excluirse que se produzca la muerte.

Aborto

Un aborto es la finalización prematura del embarazo con la expulsión del embrión. La diferencia entre un aborto (peso por debajo de 500 gramos) y el parto de un feto muerto (peso por encima de los 500 gramos) se basa en el peso del niño.
Por el contrario, un niño por encima de los 500 gramos de peso que en el momento del parto presenta signos vitales se considera prematuro, y legalmente debe ser declarado como nacido vivo, incluso cuando muera al cabo de pocos minutos debido a su falta de madurez.

Un aborto es la finalización prematura del embarazo con la expulsión del embrión, antes de la 28.ª semana de gestación.

Síntomas y evolución: la evolución de un aborto durante las primeras semanas empieza prácticamente siempre con hemorragia, mientras que sobre la 12.ª semana el aborto se inicia más como un «miniparto» (aparición de dolores tironeantes de diversa intensidad, contracciones, hemorragia, emisión del líquido amniótico).

Aproximadamente el 75 % de todos los abortos se producen antes de la 16.ª semana de gestación. En caso de que el aborto se produzca en las primeras semanas de embarazo, el embrión se desprende con sus envolturas de la pared uterina, lo que provoca una hemorragia.
Por el contrario, en el caso de que el aborto se produjera a partir del tercer mes de gestación en primer lugar se expulsa el feto mediante contracciones, y posteriormente le sigue la placenta más o menos completa. La hemorragia que se produce, debido al desprendimiento más traumático de la placenta, es con frecuencia más intensa y dura más tiempo que en el caso de los partos prematuros.

Cuando aparece una hemorragia durante un embarazo siempre existe peligro.
¡Acuda inmediatamente al médico!

Cuando se produce un aborto de un embarazo avanzado, la aparición prematura de contracciones provoca la dilatación del cuello uterino, unido a una rotura del saco amniótico y la expulsión del feto. Todo ello se sigue de la expulsión de la placenta más o menos completa. El aborto tardío evoluciona en forma de un «miniparto».

Etiología: al hablar de aborto, esencialmente se distingue entre dos grandes grupos etiológicos: causas maternas y/o fetales. Aproximadamente el 60 % de los abortos se deben a un defecto en el desarrollo fetal. En el 15 % de los casos la causa reside en la mujer. Frecuentemente, no se puede establecer la causa del aborto.

No siempre puede establecerse la causa de un aborto.

Las enfermedades infecciosas, los traumatismos, las quemaduras, las intoxicaciones, así como las sobrecargas emocionales intensas pueden ser causa de un aborto.

Una causa frecuente por parte del niño consiste en una alteración de la dotación genética del óvulo o del espermatozoide. Sin embargo, factores externos como intoxicaciones por mercurio, disolventes orgánicos o radiaciones también pueden provocar lesiones en el feto y desencadenar con ello un aborto. En cuanto a las causas por parte de la madre encontramos: desarrollo insuficiente o malformación del útero, producción hormonal deficitaria (especialmente durante las primeras semanas de gestación), cierre insuficiente del cuello uterino (con frecuencia como consecuencia de una interrupción artificial del embarazo anterior), enfermedades (como las enfermedades cardíacas o las renales, hipertensión arterial, diabetes), acción directa o indirecta de factores externos intensos (golpes sobre el abdomen, accidentes, quemaduras, intoxicaciones, condiciones laborales demasiado duras, sobrecargas emocionales, estrés excesivo, etc.).

Cuando aparecen signos de amenaza de aborto hay que acudir inmediatamente al médico. Si se inicia el tratamiento, muchas amenazas de aborto remiten sin que el futuro niño sufra ningún daño.

Tratamiento: cuando aparecen signos de amenaza de aborto hay que acudir inmediatamente al médico. Mediante una primera exploración que incluye una ecografía puede establecerse un primer diagnóstico sobre las medidas necesarias para mantener el embarazo sin riesgo alguno para la madre o el niño o la decisión de que el mantener la gestación no tiene sentido. Si se inicia inmediatamente el tratamiento, muchas amenazas de aborto remiten sin que el futuro niño sufra ningún daño.

La principal medida terapéutica consiste en un reposo absoluto en cama, una medida que precisa una elevada predisposición por parte de la paciente para su cumplimiento (no levantarse por ningún motivo: comer, la higiene personal, las necesidades, todo debe hacerse en la cama).

La administración de fármacos para que cesen las contracciones uterinas, así como sedantes, hormonas y vitaminas constituye una medida terapéutica coadyuvante.

La determinación regular de la temperatura es una medida de control muy importante. La fiebre puede desencadenar contracciones prematuras. Cuando la fiebre se debe a una infección genital ascendente, las probabilidades de mantener el embarazo son muy pocas.

El riesgo de que se repita un aborto después de haber sufrido un aborto anterior es del 20 al 25 %, y cuando se han producido tres abortos consecutivos éste aumenta hasta por encima del 35 %.

Si antes de visitar al médico la paciente pierde «trozos» (embrión, porciones de la placenta, coágulos hemáticos), debe guardarlos para que el médico pueda estudiarlos. Si el proceso del aborto ha progresado demasiado o se ha producido la expulsión de partes de la gestación, el embarazo como tal está perdido y cualquier intento de mantenerlo es inútil. Con el fin de conseguir una limpieza a fondo del útero debe hacerse un raspado uterino, para evitar que queden restos del embarazo. Es importante que la mujer siga después un control estricto de varios días, con el fin de no favorecer la aparición de una infección ascendente con fiebre y síntomas inflamatorios a causa de un esfuerzo físico precoz. Ello provocaría una situación de partida muy desfavorable para un posible nuevo embarazo.

Embarazo ectópico

El embarazo extrauterino constituye una situación que pone en peligro la vida de la paciente.

Bajo este concepto se entiende cualquier embarazo que se desarrolla fuera de la cavidad uterina. La forma más frecuente es el embarazo tubárico (99 %). Todo embarazo extrauterino representa para la mujer una situación que pone en peligro su vida. Existe el riesgo de que aparezca de forma totalmente súbita una hemorragia muy intensa intraperitoneal que puede llevar a que la paciente muera desangrada. Por este motivo, toda mujer con un embarazo extrauterino, o simplemente su sospecha, debe ser ingresada inmediatamente en un centro hospitalario para el esclarecimiento del diagnóstico y la aplicación de un tratamiento.

Toda mujer de la que se sospecha la existencia de un embarazo extrauterino debe ser ingresada en un centro hospitalario.

Patogenesia: tras la fecundación del óvulo empieza el proceso de la división celular. Seis o siete días después de la fecundación el óvulo fecundado ha alcanzado la madurez suficiente para su anidación, es decir, se produce la anidación independientemente de dónde se encuentre en ese momento (habitualmente en la cavidad uterina), que en este caso se trata de la trompa de Falopio (en casos muy poco frecuentes también en la cavidad abdominal o sobre el ovario).
La causa más frecuente para que se produzca un embarazo tubárico consiste en una inflamación pélvica (la denominada ovaritis, aunque en sentido estricto generalmente se trata de una salpingitis). Como consecuencia de la inflamación se producen adherencias del relieve mucoso de la trompa, es decir, se forman sacos que impiden el avance del óvulo fecundado hasta la cavidad uterina.
Éste sigue desarrollándose en la trompa, y mientras su desarrollo no se ve alterado no se produce ningún tipo de sintomatología. Generalmente, el cuadro sintomático aparece en el momento justo en que el desarrollo del embrión se ve impedido por el espacio relativamente estrecho del que dispone en la trompa, produciéndose entonces dolor como consecuencia de la tensión de la trompa y hemorragia.

La causa más frecuente de un embarazo extrauterino es una ovaritis previa.

Evolución: el cuadro puede evolucionar de dos formas: se puede producir un desplazamiento de la pared tubárica con necrosis y apertura de vasos sanguíneos y, debido a este proceso (desgarro súbito de la pared tubárica), la aparición de hemorragias y dolores intensos con deterioro físico rápido y pérdida de conocimiento, o bien náuseas y vómitos determinados por la intensa e incontrolable hemorragia aguda peritoneal. Existe el peligro de desangramiento.

El cuadro puede evolucionar de dos formas.

La segunda forma evolutiva consiste en la expulsión del producto de la gestación de la trompa de Falopio, con el intento de eliminarlo, es decir, de expulsarlo a la cavidad abdominal, de manera que aparece dolor más o menos intenso de forma intermitente así como una sensación de presión sobre el intestino debido a la sangre acumulada en la parte más profunda de la cavidad abdominal.

Sintomatología: poco después de la falta de la menstruación (dos o tres semanas), aparece dolor abdominal, generalmente en forma de contracciones y unilateral, en la pelvis. También pueden existir náuseas, vómitos y tensión mamaria como signos habituales e inespecíficos de embarazo. El endometrio en parte descamado provoca una hemorragia uterina de duración e intensidad variables.

El endometrio en parte descamado provoca una hemorragia uterina de duración e intensidad variables.

Tratamiento: el diagnóstico de seguridad y el tratamiento de este proceso que pone en peligro la vida de la mujer sólo puede realizarse en un hospital. El tratamiento del embarazo extrauterino es siempre quirúrgico. Antiguamente se extirpaba siempre la trompa de Falopio afectada. En la actualidad se realiza una cirugía parcialmente conservadora, manteniendo porciones de la trompa para más adelante reconstruirla mediante una nueva intervención quirúrgica, con lo que se hace posible un nuevo embarazo. Así pues, al elegir la técnica quirúrgica es importante considerar si la mujer desea futuros embarazos. El riesgo relativamente elevado de un nuevo embarazo extrauterino, cuando se ha realizado

El diagnóstico de seguridad y el tratamiento de un embarazo extrauterino sólo puede realizarse en un hospital.

Por parto prematuro se entiende el nacimiento de un niño antes de finalizar la 37.ª semana de gestación. Antiguamente, la definición se basaba en el peso del niño al nacer, «menos de 2.500 gramos». Sin embargo, hoy en día se sabe que muchos niños de menos de 2.500 gramos de peso tienen una edad gestacional de más de 37 semanas, es decir, que realmente no son niños prematuros.
En los países industrializados la frecuencia de partos prematuros se encuentra entre el 6 y el 8 %.

Si no se puede evitar el parto prematuro es imprescindible asegurarse de que la embarazada da a luz en un centro hospitalario dotado de un departamento de neonatología, para ofrecer al neonato prematuro las mejores posibilidades asistenciales y terapéuticas.

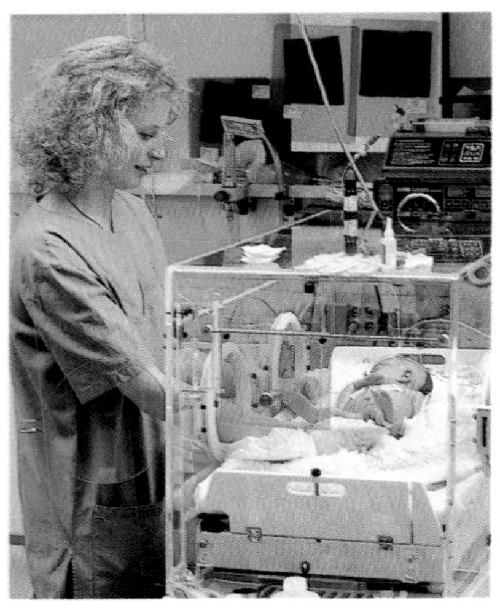

Una incubadora de la unidad de cuidados intensivos de neonatología.

una técnica quirúrgica conservadora, alcanza aproximadamente entre el 20 y el 25 %. Así pues, debe considerarse detenidamente la aplicación de una técnica quirúrgica conservadora.

Parto prematuro

Los **síntomas** que padece una futura madre ante la posibilidad de un parto prematuro inminente consisten en la aparición de contracciones, dilatación y acortamiento del cuello uterino, emisión de líquido amniótico y aparición de hemorragia.

Las **causas** de un parto prematuro son múltiples. Van desde las condiciones socioeconómicas negativas hasta la edad de la madre (menos de 18 o más de 35 años), el permanecer sola, el tabaquismo, la desnutrición, los efectos de fármacos, enfermedades de cierta importancia tales como las cardíacas, las hepáticas o las renales, factores negativos en la historia patológica previa (por ejemplo partos prematuros previos, parto de un niño muerto, dos o más abortos, interrupción del embarazo), hasta los factores de riesgo y las complicaciones del presente embarazo (malformaciones y tumores uterinos, hemorragias uterinas, embarazo múltiple, infecciones vaginales o de las vías urinarias, malformaciones del feto, entre otros). En la mitad de los partos prematuros no se conoce la causa desencadenante.

Diagnóstico: una de las principales funciones de los controles que se realizan durante el embarazo consiste en detectar precozmente los signos de un parto prematuro e intentar evitarlo.
Para ello se han de detectar los factores negativos de la historia patológica previa o del tipo de vida que lleva la mujer, la información por parte de la mujer de los eventuales síntomas, el control del estado del cuello uterino, las características normales de la secreción vaginal, la ausencia de contracciones suficientemente enérgicas (manifestado por la mujer o determinada mediante un aparato).

Tratamiento: el tratamiento más eficaz de un inminente parto prematuro se ha de realizar en un centro hospitalario, ya que sólo allí se tiene la seguridad de que la mujer hace el reposo adecuado, es decir, permanece en cama y no realiza actividades innecesarias, y se dispone de las medidas individualmente necesarias en cada momento. Además del reposo, existe un gran número de posibilidades terapéuticas farmacológicas (administración de fármacos que inhiben las contracciones, disminución de la excitabilidad neurológica general, ocasionalmente cierre del cuello uterino cuando éste se dilata prematuramente, tratamiento de una infección vaginal).
Actualmente se sabe que la infección vaginal constituye una causa muy frecuente, antiguamente no conocida, del desencadenamiento de un parto prematuro.

Aun cuando en la actualidad se dispone de eficaces métodos ultramodernos para evitar un parto prematuro, existen situaciones en las que, por el contrario y debido a causas de muy distintos orígenes, el embarazo debe finalizar prematuramente en beneficio de la salud de la madre y/o del niño, es decir, en las que se induce un parto prematuro.

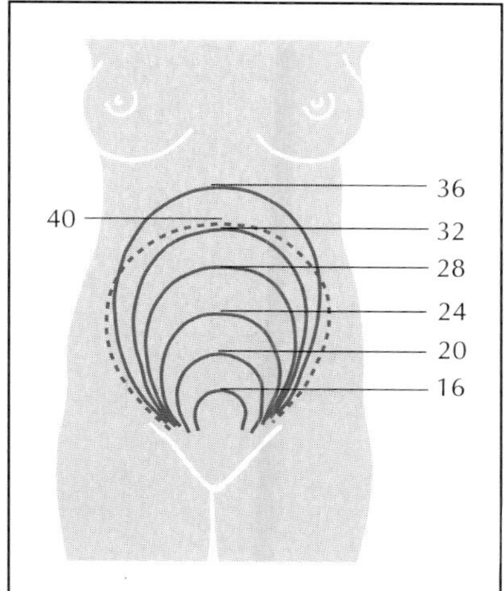

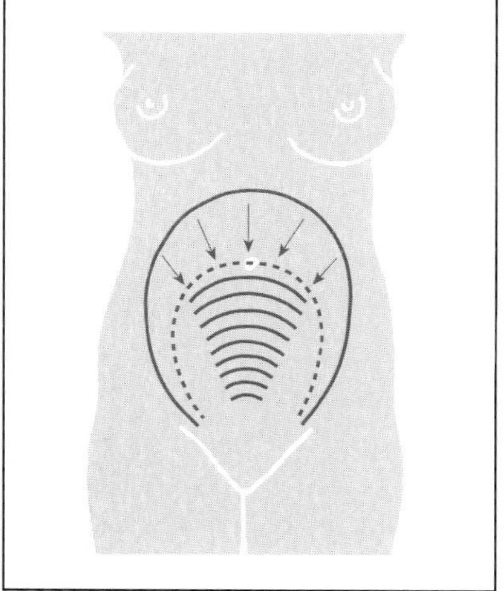

Izquierda: cambio de posición de los órganos internos durante el embarazo. Los números indican la semana de gestación.

Derecha: regresión del útero. Reducción del tamaño del útero después del parto, el primer día hasta la altura del ombligo y en los nueve días siguientes hasta su posición inicial. Con ello, el peso del útero se reduce de 1.000 gramos hasta su peso normal de 50 gramos.

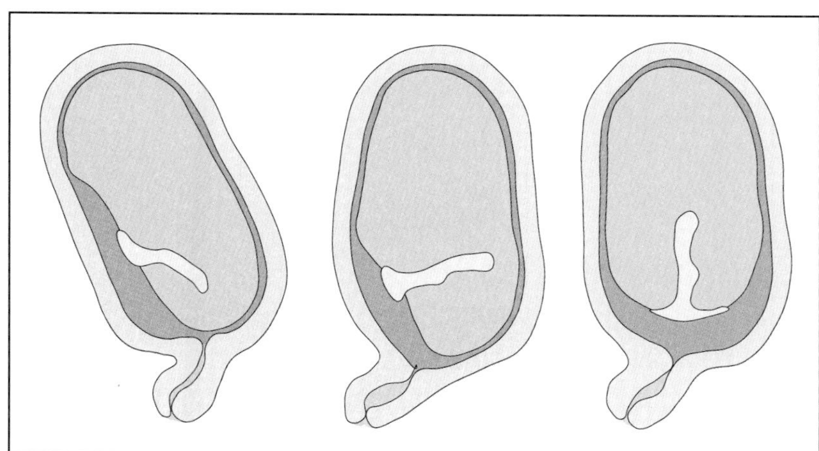

Posición de la placenta: habitualmente, la placenta se sitúa en la pared anterior de la parte superior de la cavidad uterina (izquierda). La placenta previa parcial es un factor desfavorable para el embarazo (centro); la placenta previa completa (derecha) precisa atención especial durante el parto.

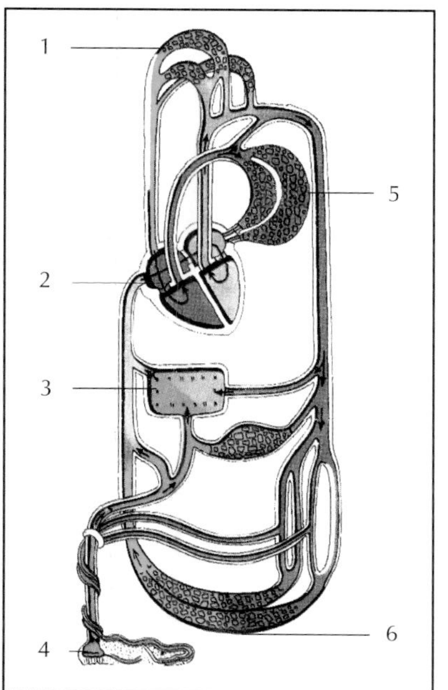

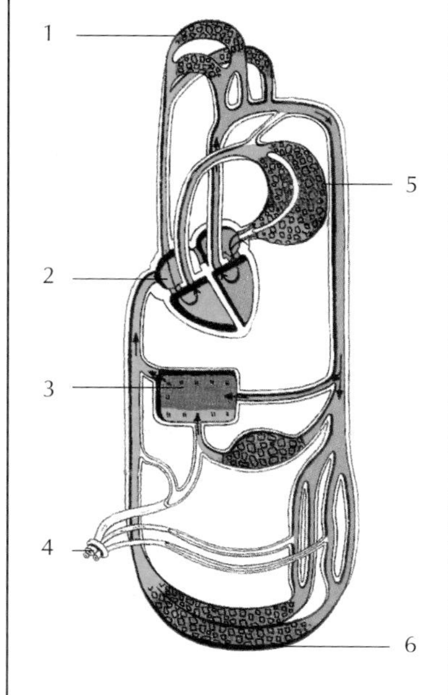

Izquierda: circulación fetal (circulación placentaria). El oxígeno y los nutrientes los aporta la placenta. Los pulmones están incluidos en la circulación simplemente para su propia irrigación. Derecha: circulación después del parto (circulación pulmonar). Ahora se produce la captación de oxígeno a través de los pulmones. Ya no se dispone de algunas de las arterias y venas anteriormente existentes.
Cabeza y brazos (1), corazón (2), hígado (3), en la figura de la izquierda cordón umbilical con la placenta, en la figura de la derecha cicatriz del cordón umbilical (4), pulmones (5), piernas (6).

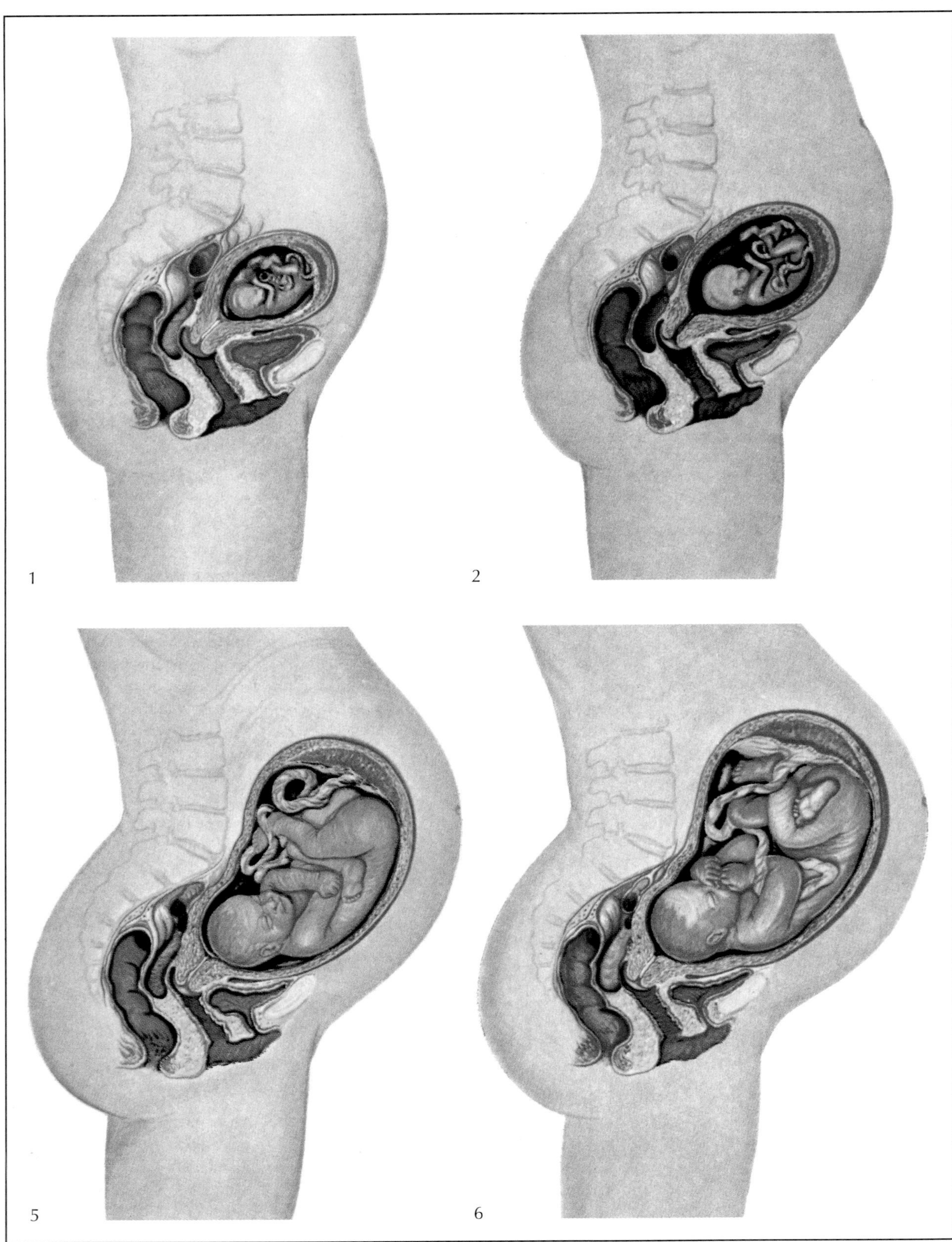
1
2
5
6

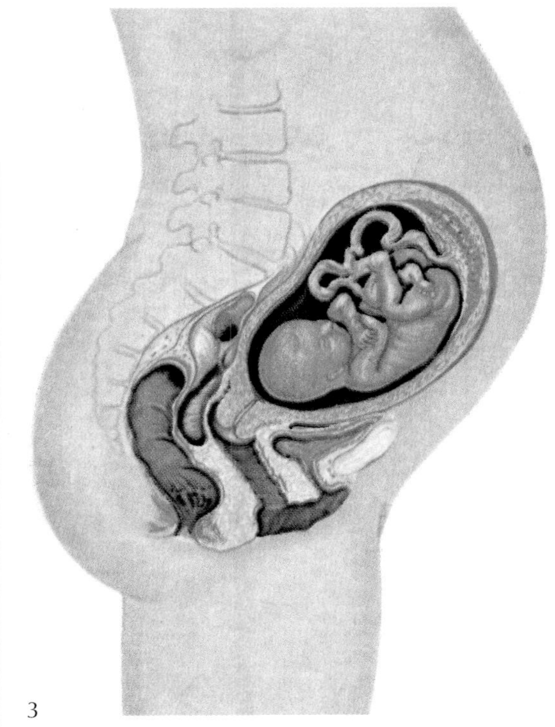

3

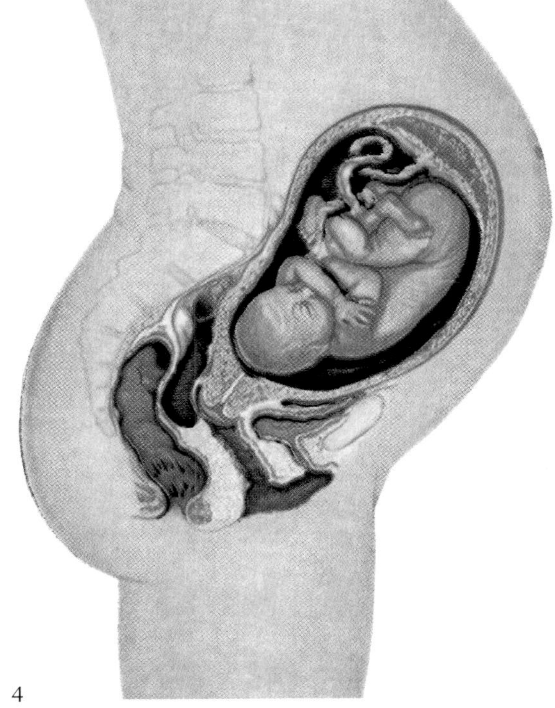

4

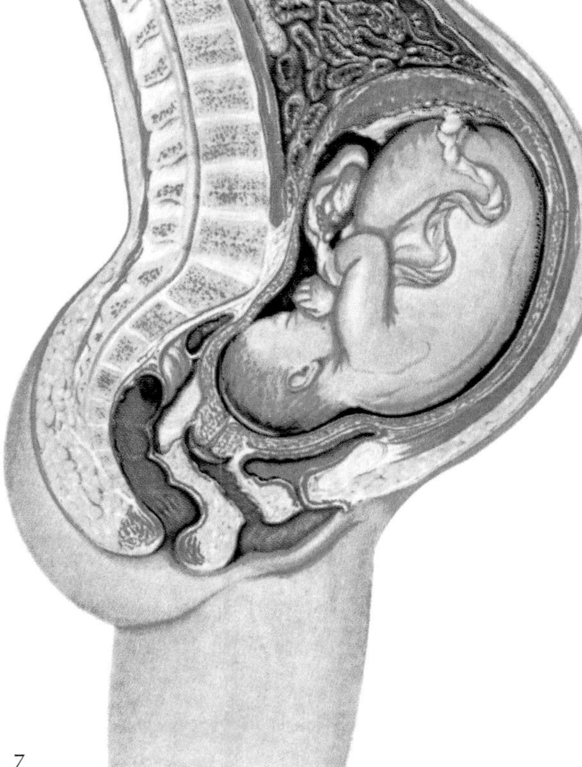

7

Evolución del embarazo:
(1) En la 12.ª semana de gestación el feto tiene una longitud de ocho centímetros y pesa 30 gramos. El fondo uterino se encuentra a media altura respecto al ombligo.
(2) En la 16.ª semana de gestación el feto tiene una longitud de 17 centímetros y pesa 115 gramos. Se inicia la actividad cardíaca y digestiva.
(3) En la 20.ª semana de gestación el feto tiene una longitud de entre 25 y 30 centímetros y pesa alrededor de 350 gramos. Crecimiento rápido de los órganos internos. El fondo del útero se sitúa a la altura del ombligo.
(4) En la 24.ª semana de gestación el feto tiene una longitud de entre 28 y 35 centímetros y pesa alrededor de 650 gramos. Su piel está arrugada, roja y cubierta de «sebo».
(5) En la 28.ª semana de gestación el feto tiene una longitud de hasta 40 centímetros y pesa alrededor de 1.200 gramos. Empieza la formación de grasa subcutánea.
(6) A partir de la 32.ª semana de gestación el niño tiene una longitud de entre 42 y 46 centímetros y pesa hasta 2.100 gramos. Conformación de los huesos de la cabeza y de las manos.
(7) Al nacer el niño tiene una longitud de aproximadamente 52 centímetros y como media pesa entre 3.000 y 3.500 gramos. La piel presenta una capa protectora de grasa, la cabeza está cubierta por pelusa, las uñas sobrepasan la yema de los dedos.

Se ha conseguido. Cuando la madre sostiene por primera vez en sus brazos al neonato, se olvida de todos los dolores. Generalmente, la madre y el niño se recuperan rápidamente del trauma del parto. De ahora en adelante todas las esperanzas, preocupaciones y esfuerzos de la madre se dirigen a asegurar el bienestar del recién nacido.

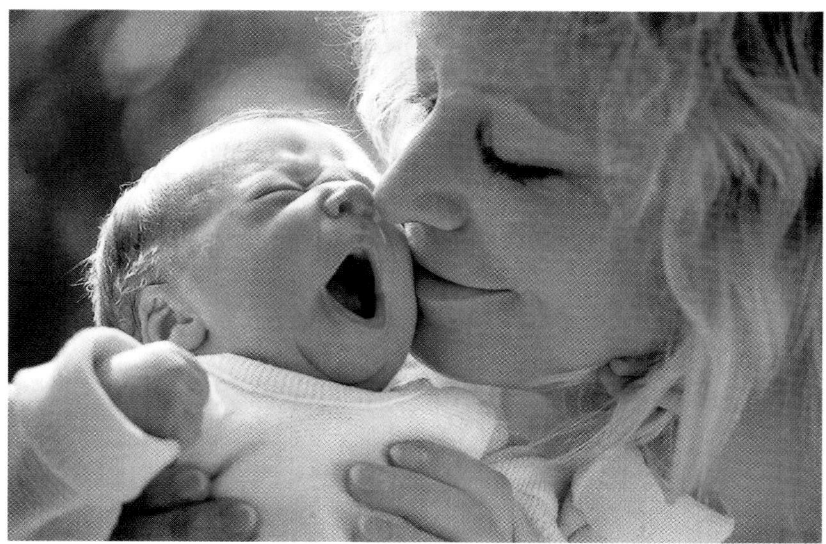

La elección del curso de preparación al parto adecuado debe hacerse con el tiempo suficiente, teniendo en cuenta la fecha prevista del parto. La sensación de encontrarse en buenas manos da a la embarazada seguridad y confianza.

Signos del inicio del parto:

- *Aparición de contracciones regulares.*
- *Emisión de mucosidad que puede tener un aspecto hemático.*
- *Rotura de aguas.*

Las contracciones del parto no deben confundirse con las contracciones que pueden producirse durante la gestación de manera ocasional y que se notan como débiles contracciones totalmente irregulares en su aparición y que generalmente aparecen durante los últimos dos o tres meses del embarazo.

Parto

El parto representa un hecho especialmente importante, posiblemente el más importante en la vida de la mujer. Junto con la alegría por la llegada del niño deseado, con frecuencia se produce también una sobrecarga psíquica que, principalmente en las primíparas, se acompaña de miedo. Este miedo se puede controlar mediante una preparación intensiva del momento del parto. Por ello, toda embarazada debería seguir algún curso de preparación al parto, en el que se imparten conocimientos sobre el proceso del parto, así como informaciones prácticas para una correcta técnica del parto y técnicas de relajación.

Como **señales** de que el inicio del parto es inminente, la mujer puede sentir, además de las contracciones previas, una disminución de los movimientos fetales, un aumento progresivo de la presión vesical, intranquilidad, sensación de calor, dolor del nervio isquiático, dolor en la zona sacra, secreción vaginal y sensación de plenitud en la zona de los genitales externos. El orden cronológico de la aparición de estos indicios del inicio del parto es variable.

Por **contracciones del parto** entendemos la aparición regular de contracciones uterinas a intervalos de diez a veinte minutos. Este ritmo de las contracciones dura como mínimo dos horas. Habitualmente, la intensidad y duración de las contracciones aumenta durante las horas siguientes, y el intervalo entre las contracciones se reduce hasta diez o cinco minutos, y más adelante a dos minutos; durante la última fase del parto el intervalo de las contracciones es con frecuencia de sólo un minuto.

La **expulsión del tapón mucoso** que hasta el momento se encontraba en el cuello uterino es otro signo inequívoco del inicio del parto. Junto con la expulsión del tapón mucoso, con frecuencia se produce la apertura de pequeños vasos sanguíneos (capilares) de la zona vecina, por lo que el tapón presentará un aspecto hemático.

La **rotura de aguas** es el momento en que comienza la eliminación del líquido amniótico, después de que se haya producido un desgarro del saco amniótico que envolvía al niño dentro de la cavidad uterina.

1. Período de dilatación

Las contracciones del período de dilatación eliminan el mecanismo de cierre del útero, es decir, acortan el cuello uterino y al mismo tiempo abren el orificio uterino. Cuando el orificio uterino está completamente abierto finaliza el período de dilatación y empieza el período de expulsión.

En el proceso del parto se distinguen tres períodos:
- *período de dilatación,*
- *período de expulsión,*
- *expulsión de la placenta.*

Durante el período de dilatación la parturienta nota prácticamente siempre la expulsión antes descrita del tapón mucoso. Aumentan las contracciones. Con cada contracción, la musculatura de la pared uterina se retrae sobre la presentación anterior del niño hacia la porción superior de la pared uterina, lo que provoca un engrosamiento a este nivel, mientras que consecutivamente la pared uterina se relaja en las porciones inferiores y de esta manera adelgaza.

La fuerza de las contracciones no sólo dirige la cabeza del niño hacia la entrada de la pelvis, sino también el líquido amniótico, lo que provoca un intenso abombamiento del saco embrionario y con ello aumenta su tensión. Si la presión dentro del saco amniótico sobrepasa su capacidad de resistencia, éste se desgarra y se produce la eliminación del líquido amniótico (rotura de aguas). Como consecuencia de ello, la presentación anterior del niño penetra más profundamente en la pelvis femenina. El aumento progresivo de la presión sobre determinadas células nerviosas que ello conlleva determina generalmente una nueva intensificación de las contracciones.

La duración media del período de dilatación en una primípara es de diez a dieciséis horas, y en una multípara de seis a diez horas.

Al final de la gestación, la cantidad normal de líquido amniótico es aproximadamente de un litro. La tinción del líquido amniótico, habitualmente de aspecto de agua turbia, puede indicar que existe riesgo para el niño. Esta tinción se debe a la emisión de heces por parte del niño en el líquido amniótico como consecuencia de un déficit de oxígeno (presión sobre el cordón umbilical, enroscamiento del cordón umbilical, mal funcionamiento de la placenta, etc.).

Para el buen desarrollo del período de dilatación es importante la relajación completa de la embarazada durante los períodos entre las contracciones. El pasear durante el inicio del período de dilatación, así como la realización de los ejercicios de respiración y relajación aprendidos en el curso de preparación al parto pueden ayudar a la mujer a sobrellevar mejor este período.

Para el buen desarrollo de la fase de dilatación es importante la relajación completa de la embarazada durante los períodos entre las contracciones.

2. Período de expulsión

Tras la dilatación completa del cuello uterino empieza la fase más penosa del parto, el período de expulsión. Finaliza con el nacimiento del niño, una vez se ha colocado profundamente en el canal del parto y ha atravesado la vagina. Durante este proceso, las contracciones toman un nuevo carácter: no tan sólo aumenta su intensidad, su duración y se reduce el intervalo entre ellas, sino que simultáneamente la mujer siente la necesidad de empujar.

Con el fin de aprovechar al máximo estas contracciones, generalmente se inspira profundamente de dos a tres veces durante la contracción ejerciendo finalmente presión. Si la parturienta evita gritar durante cada una de las contracciones, rápidamente notará que el parto es más rápido y fácil. Gritar significa que el aire inspirado se expulsa demasiado pronto de la caja torácica, con lo que el efecto de presión conseguido mediante la posición más profunda del diafragma se pierde.

El parto es más rápido y fácil cuando la mujer evita gritar durante las contracciones.

En casos aislados, la sensación de empujar aparece antes de que se haya producido la dilatación completa del cuello uterino, es decir, durante el período de dilatación. La función de la comadrona o del médico es la de evitar que la mu-

Así se produce el parto:
Durante el período de dilatación, que en las primíparas dura aproximadamente entre diez y dieciséis horas y en las multíparas entre seis a diez horas, se produce la dilatación del cuello uterino (figuras 1-3).
Seguidamente se produce la expulsión, en la que mediante la acción de las contracciones, la presentación del niño (generalmente la cabeza) desciende con cada contracción hasta que alcanza el suelo de la pelvis (figuras 4-5).

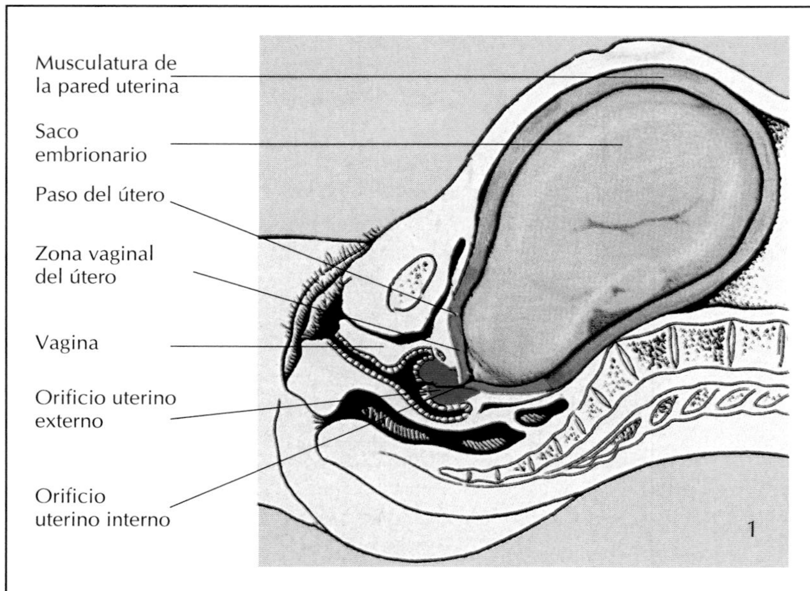

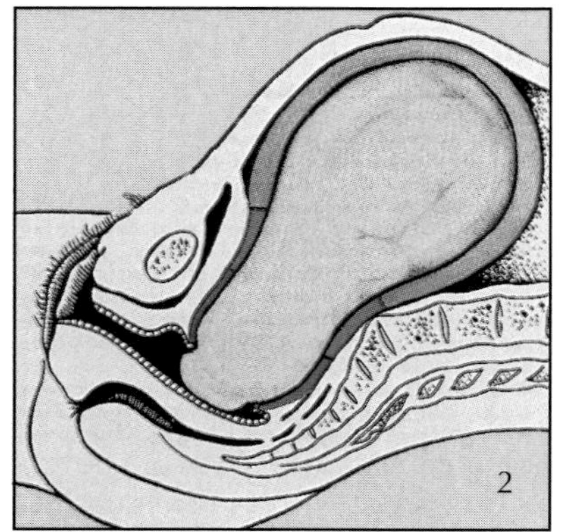

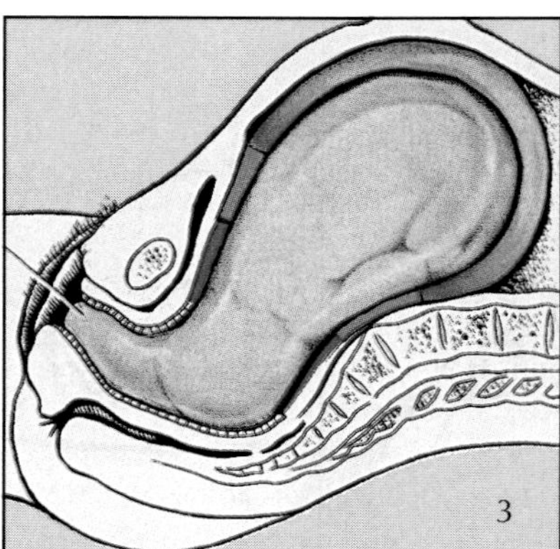

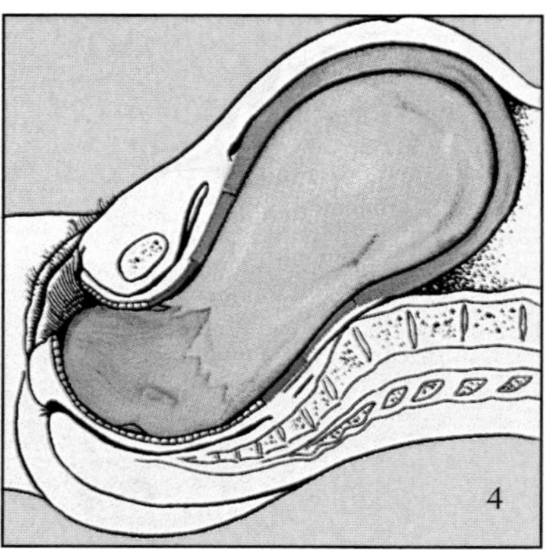

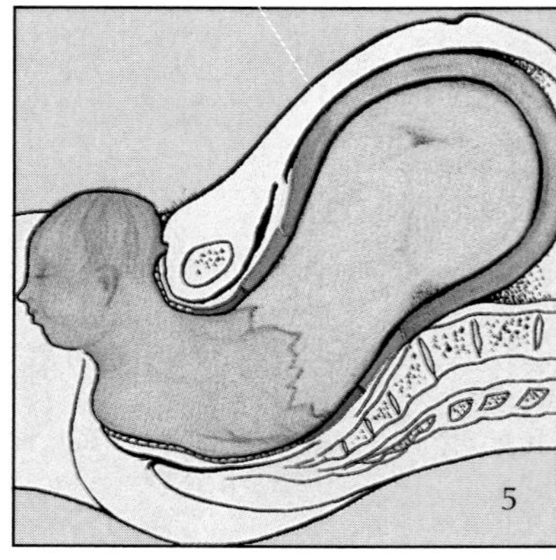

Las últimas contracciones del período de dilatación pueden ser tan intensas y largas que no pueden sobrellevarse con la respiración normal. En estos casos está indicada la llamada respiración jadeante (movimientos respiratorios rápidos y pequeños con la boca abierta), hasta que desaparece la contracción y se puede volver a respirar relajadamente.

Cuando la parturienta siente el inicio de una contracción, debe hacer primero unas inspiraciones rápidas, para después, una vez la contracción ha alcanzado su máxima intensidad, mantener el aire, cerrar la boca y los ojos, inclinar la barbilla hacia el pecho y empujar con todas sus fuerzas hacia abajo.

jer obedezca a esta necesidad prematura de empujar. Si la parturienta empieza a empujar demasiado pronto se produce un bloqueo del proceso todavía necesario de dilatación del cuello uterino, y como resultado pueden aparecer un gran número de complicaciones. Sin embargo, si se ha alcanzado el momento adecuado, la comadrona o bien el médico ordenará a la parturienta que al iniciarse la contracción inspire profundamente con la boca abierta, cierre la boca, y adoptando una posición inclinada con la barbilla hacia el pecho empuje con todas sus fuerzas hacia abajo, como si defecara. Gracias a la acción de las contracciones, la presentación del niño (generalmente la cabeza) va avanzando contracción a contracción hasta que llega al suelo de la pelvis. Entonces sufre una rotación para adecuarse a la forma de la pelvis femenina, desde su diámetro transversal en la entrada de la pelvis hasta el diámetro vertical en el suelo de la pelvis (prácticamente 90 grados). En 94 de cada 100 partos, la zona occipital del niño se sitúa delante del pubis, mientras que la cara se sitúa en dirección a la zona anal.

Una vez ha salido la cabeza del niño el resto del parto es más fácil.

Debido a la presión de la cabeza sobre el suelo de la pelvis, el periné (la unión posterior entre la entrada de la vagina y el ano) se dilata ostensiblemente, con el fin de hacer posible el paso de la cabeza que es la parte de mayor tamaño del niño. Con frecuencia el periné (suelo de la pelvis) no es capaz de dilatarse suficientemente y puede desgarrarse. Para evitar este desgarro y simultáneamente conseguir una mayor dilatación de la musculatura del suelo de la pelvis, es recomendable realizar una **episiotomía** para hacer más fácil el último paso del proceso del parto. Para practicar la incisión se aplica un anestésico local en la zona donde ésta se va a efectuar. Naturalmente, una vez finalizado el parto debe suturarse la episiotomía. La sutura puede ser dolorosa durante los primeros días del puerperio.

Las ventajas de la episiotomía (prevención de una dilatación demasiado intensa del suelo de la pelvis) sobrepasan de largo las molestias que durante unos días produce la sutura.

La aparición de la cabeza a través de la vagina se produce de forma lenta, milímetro a milímetro. El ritmo del proceso es controlado por las manos de la comadrona o del médico. Cuando la cabeza del niño se presenta normalmente (la barbilla está flexionada hacia el pecho) aparece primero la zona occipital, seguidamente la zona parietal y finalmente la zona frontal y la cara, hasta que se produce el paso de la barbilla.

Dado que en el momento del parto los huesos craneales del niño todavía son blandos, puede pasar que al atravesar el canal del parto se desplacen ligeramente, de forma que disminuye ligeramente el perímetro craneal. Aunque la cabeza del niño se deforme ligeramente por ello, pocos días después del nacimiento recupera su forma normal.

Durante el resto del proceso del parto la cabeza gira hacia el lado, como consecuencia del paso de los hombros del niño a través de la pelvis de la mujer, hacia el diámetro vertical del suelo de la pelvis. La comadrona realiza una tracción hacia atrás y hacia abajo, de forma que primero sale el hombro que se sitúa por delante, y después varía la tracción hacia delante para que salga el hombro de detrás. Una vez han salido los hombros, el resto del cuerpo del niño (tronco, brazos y piernas) no presenta ninguna dificultad. Dependiendo del tamaño del niño en relación con el tamaño del canal del parto de la mujer, el parto será unas veces más sencillo y otras veces más complicado. El período expulsivo dura en algunas primíparas de media hora a dos horas y en una multípara de un cuarto de hora a una hora.

Una vez ha nacido el niño, la comadrona coloca al niño entre las piernas de la madre sobre una toalla estéril, y rápidamente limpia las vías respiratorias (nasofaringe) mediante aspiración a través de un fino catéter de goma. Esta medida es importante para que el niño no aspire hasta el pulmón esta secreción con el primer llanto.

El primer llanto provoca una desviación del sistema circulatorio del recién nacido en comparación con el curso de este sistema circulatorio durante su desarrollo en el útero.

Después del nacimiento del niño tiene lugar el **corte del cordón umbilical**. Se practica con toda tranquilidad, generalmente cuando el niño ha empezado a respirar. Para ello, se hace el corte entre dos pinzas. Años atrás la primera pinza se colocaba a tres o cuatro centímetros de distancia del ombligo del niño, se realizaba una enérgica tracción del ligamento umbilical y seguidamente se anudaba. Después se colocaba nuevamente el ligamento umbilical alrededor del

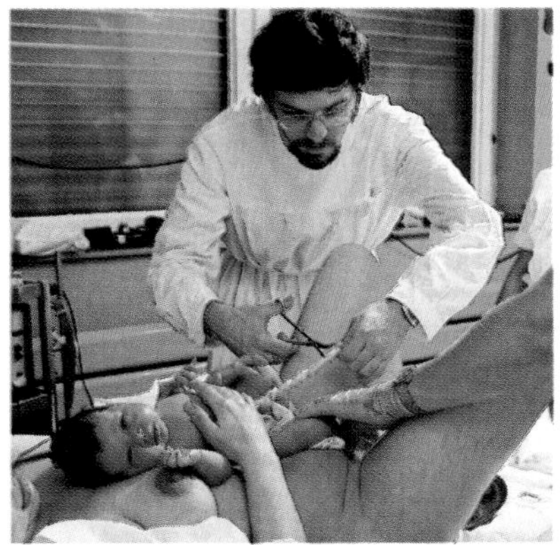

El corte del cordón umbilical se realiza con toda tranquilidad cuando se ha iniciado la respiración del niño.

Para evaluar el estado del niño, éste se somete a la valoración de cinco funciones mediante una escala de puntos (test de Apgar), uno, cinco y diez minutos después de su nacimiento: coloración de la piel, respiración, función cardíaca, tono muscular y reflejos.

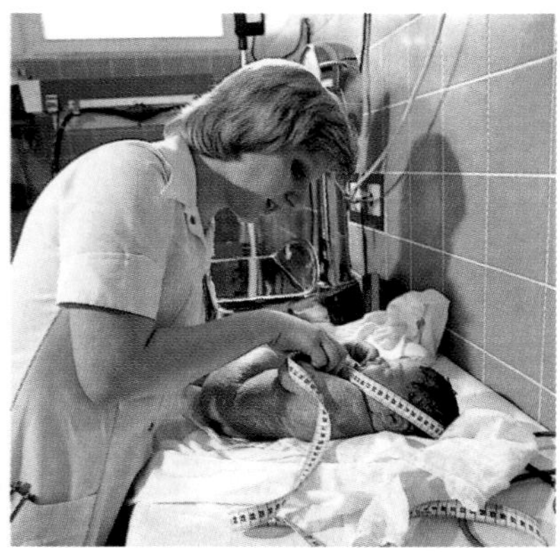

Primera exploración del recién nacido. Se determina la talla y el peso del niño y se realizan pruebas para la detección precoz de los posibles trastornos de su salud.

Como resultado del desprendimiento de la placenta de su lugar de sujeción en la pared uterina se produce una hemorragia, con una pérdida sanguínea inferior a los 300 mililitros.

Un ligero aumento de la temperatura durante los primeros días del puerperio no constituye motivo de alarma.

cordón umbilical, en la parte contraria se hacía un segundo nudo y encima se colocaba una cinta. Hoy en día, generalmente en lugar de la cinta se utilizan pinzas de plástico especiales.

Para la evaluación del estado del niño, inmediatamente después del nacimiento se toma una muestra de sangre umbilical. La determinación del grado de acidez (pH) de la sangre le permite al médico obtener información sobre el estado del niño.

Además, se toman muestras de sangre umbilical para realizar distintas pruebas (como, por ejemplo, determinación del grupo sanguíneo, detección o exclusión de determinadas enfermedades infecciosas o anticuerpos contra el factor Rh, entre otras).

Además, todo neonato debe ser sometido a pruebas profilácticas para la detección precoz del hipotiroidismo, la fenilcetonuria y la galactosemia (todas ellas enfermedades metabólicas peligrosas). Para cada una de estas pruebas sólo es necesaria una gota de sangre.

3. Expulsión de la placenta

Tras el nacimiento del niño cesan en un primer momento las contracciones, lo que permite a la musculatura del útero acomodarse a la nueva situación (vaciado del útero). Seguidamente, vuelven a aparecer las contracciones con el fin de eliminar la placenta. El desprendimiento de la placenta de su lugar de sujeción en la pared uterina provoca inmediatamente la apertura de gran número de vasos sanguíneos.

Como resultado se produce la correspondiente hemorragia. En total, la pérdida sanguínea que padece la mujer durante el parto es aproximadamente de 200 a 300 mililitros.

Cuando la pérdida de sangre es superior a los 800 mililitros pueden aparecer problemas circulatorios en la madre. Una pérdida sanguínea superior a 1.000 y hasta 1.500 mililitros supone siempre un peligro para la vida de la mujer. Se dispone de un gran número de posibilidades (empezando por el vaciado de la vejiga y siguiendo por la administración de fármacos, la tracción sobre el cordón umbilical y la realización de determinadas técnicas manuales para la expulsión de la placenta) para evitar una gran pérdida de sangre o bien para mantenerla dentro de unos límites normales.

Una vez se ha expulsado la placenta, hay que hacer una valoración atenta de ella. Se ha de comprobar principalmente que esté completa, ya que si queda algún resto de placenta en el útero provocará graves hemorragias, infecciones y tumores que pueden desembocar en un proceso maligno. Por ello es imprescindible extraerlos cuando existen, bien manualmente o bien por medio de un raspado.

Los restos de saco amniótico se disgregan o expulsan durante los primeros días del puerperio, y pueden provocar ligeros aumentos de la temperatura, que no son motivo de alarma.

Dolor del parto

Ningún parto normal es posible sin la actividad de las contracciones. Las contracciones no sólo deben permitir la dilatación del cuello uterino, sino que al mismo tiempo deben empujar al niño dentro del canal del parto. Naturalmente, este proceso se asocia con dolores de expansión y opresivos. Al mismo tiempo, el dolor de las contracciones puede llevar, mediante una influencia más o menos voluntaria, a espasmos en el canal del parto, especialmente en el suelo de la pelvis, lo que determinará una intensificación del dolor. Por ello, durante el embarazo toda mujer debería recibir información sobre el parto en los cursos de preparación y debería aprender mediante qué técnicas puede evitar los espasmos. Para ello es imprescindible una buena técnica respiratoria y de autodominio.

La técnica respiratoria no sólo es importante durante el período de dilatación, sino que también lo es durante el período de expulsión. La respiración abdominal profunda favorece, junto con la relajación y distensión de la musculatura, una mejor irrigación y un mejor intercambio metabólico, especialmente el mayor aporte de oxígeno al niño. De esta manera el niño se encontrará en situación de soportar mejor la sobrecarga que supone para él el proceso del parto.

Naturalmente, las personas que atienden a la parturienta pueden disminuir la sensibilidad dolorosa de la madre durante el parto mediante fármacos (fármacos o bloqueo de determinados nervios). Durante el parto se decidirá individualmente si son necesarios y qué técnicas deben utilizarse para disminuir el dolor, ya que cada caso es diferente.

Si debido a unas contracciones poco eficaces se prevé que el parto será largo, será necesario administrar fármacos que favorezcan las contracciones (generalmente en forma de infusión intravenosa), es decir, para mejorar su eficacia.

Si no se ha producido la rotura del saco amniótico, ésta la puede provocar artificialmente el médico. De esta forma mejorará la eficacia y el resultado final de las contracciones.

Los dolores de las contracciones son inevitables, pero pueden reducirse mediante técnicas de respiración (incluso en el período de expulsión).

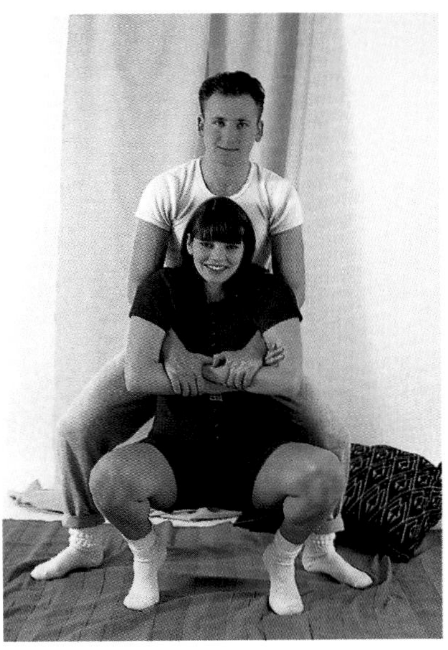

En los cursos de preparación al parto, la embarazada aprende técnicas de relajación y respiración que pueden ayudar a facilitar el proceso del parto.

Parto distócico

Existen muchos motivos que hacen necesaria la práctica de una técnica manipuladora en el momento del nacimiento. Las causas pueden deberse a la madre, al niño o a ambos. El objetivo de la intervención puede ser la aceleración y/o la finalización del proceso del parto.

Una medida muy sencilla consiste en la rotura artificial del saco amniótico, lo que con frecuencia provoca una aceleración del proceso del parto debido al avance del niño en el canal del parto y a la consecuente intensificación de las contracciones.

Esta sencilla episiotomía acorta la duración del período de expulsión suprimiendo el tiempo necesario para la dilatación del suelo de la pelvis. Junto con la duración algo menor del período de expulsión, se consigue una menor dilatación del suelo de la pelvis y con ello se evita una eventual hiperdilatación, lo que generalmente también supone una menor acción de presión sobre la cabeza del niño.

Entre las medidas que ayudan al parto se encuentran los fórceps y las ventosas. Sólo se optará por estas intervenciones cuando la madre y/o el niño presentan determinados síntomas, como son la aparición de una situación de urgencia del niño o una actividad insuficiente de las contracciones, que no mejora con la administración de fármacos. Determinadas enfermedades de base de la partu-

Mediante técnicas de manipulación se puede acelerar el parto o finalizarlo prematuramente.

En caso de una situación de urgencia del niño o cuando las contracciones son insuficientes, a veces es necesario aplicar una técnica de manipulación.

Con frecuencia la cesárea se hace necesaria debido a una mala relación entre la pelvis femenina y el tamaño del niño, así como a una posición del niño que impide el parto y que representa un elevado riesgo para éste, o situaciones de urgencia por parte del niño durante el período de dilatación.

rienta a menudo también conducen a tener que tomar una decisión rápida para evitar, por motivos médicos (en las enfermedades cardíacas), la sobrecarga del período de expulsión.
La utilización de los fórceps es aconsejable cuando el niño se encuentra en una situación de urgencia de la que debe ser liberado cuanto antes. El parto con ventosas en una situación de este tipo tiene una cierta desventaja, ya que deben pasar varios minutos hasta que la ventosa se ha fijado bien a la cabeza del niño.
El parto con ventosas está indicado especialmente en situaciones donde la causa de la dificultad del parto se debe a la falta de eficacia de las contracciones.

En cuanto a la **cesárea**, se trata de una intervención quirúrgica obstétrica mayor. El niño se extrae del útero, una vez se ha abierto éste, a través de la pared abdominal. La decisión de practicar una cesárea se toma con frecuencia antes del inicio del parto. No obstante, a veces la necesidad de practicarla se produce durante el proceso del parto, por la aparición de complicaciones agudas.
Después de un parto en el que se han tenido que utilizar fórceps o ventosas, o una cesárea, los partos posteriores pueden transcurrir normalmente por vía natural, siempre que no vuelvan a aparecer las mismas complicaciones o distintas durante el parto.

Estadísticamente, de cada 90 embarazos uno es gemelar y de cada 8.000 embarazos uno es de trillizos. En los últimos años estas cifras se han modificado ligeramente. Actualmente se observa un aumento del número de embarazos múltiples.

Embarazo múltiple

La forma habitual de reproducción humana consiste en un embarazo de un solo feto. Sin embargo, no es tan rara la aparición de embarazos múltiples. Debido a la posibilidad de una estimulación farmacológica de la función ovárica, hoy en día es frecuente que se produzcan varias ovulaciones simultáneas y con ello la posibilidad de una fecundación múltiple. Asimismo, una fecundación in vitro, en la que se transfieren varios embriones, puede provocar la aparición de un embarazo múltiple. Es conocido el hecho de que ciertas familias tienen tendencia a los embarazos gemelares; tanto la madre como el padre pueden ser los portadores del gen.

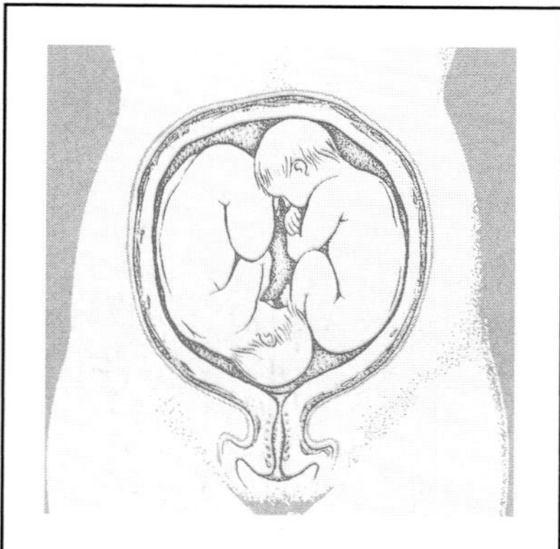

La posición de los gemelos dentro del útero es muy variable. En este caso se encuentran colocados cráneo contra pelvis.

Gemelos

Básicamente hay que distinguir entre gemelos uni y bivitelinos. Lo más frecuente es el embarazo bivitelino (70 a 80 %). Derivan de dos óvulos fecundados cada uno de ellos por un espermatozoide. Por ello es posible que los gemelos sean del mismo o de distintos sexos, y que desde un punto de vista hereditario presenten la misma similitud que podrían presentar dos hermanos consecutivos. Por el contrario, un embarazo gemelar univitelino deriva de un solo óvulo fecundado por un solo espermatozoide. Tras la fusión de las dos células germinales se producen las divisiones habituales. En un principio la evolución se realiza de la misma manera que en un embarazo normal. Sin embargo, precozmente se produce una división del óvulo fecundado por un espermatozoide en dos mitades iguales, a partir de las cuales se desarrollarán dos criaturas con la misma dotación genética; por lo tanto siempre los dos recién nacidos pertenecerán al mismo sexo.
El estudio de los gemelos ha demostrado que algunos gemelos no sólo son iguales en cuanto a su aspecto y presentan el mismo grupo sanguíneo, sino que con

frecuencia también presentan las mismas características mentales y emocionales, así como las mismas inclinaciones y talentos.
Un embarazo gemelar precisa, desde el momento de su diagnóstico, un control y atención mucho más intensos. Hoy en día, gracias a las técnicas ecográficas, esto se puede realizar desde el primer momento. La mayor sobrecarga fisiológica del organismo de la mujer durante un embarazo múltiple puede llevar a la aparición prematura y/o frecuente de complicaciones. Con frecuencia se observa la aparición de síntomas como náuseas intensas, vómitos, hipertensión arterial, así como abortos y partos prematuros.
La posición que adoptan los gemelos en un parto múltiple dentro del útero materno o en relación con la pelvis de la mujer resulta muy variable. Lo importante es la posición que adoptan los niños en el momento del parto. Cuando las condiciones son desfavorables, con frecuencia se toma la decisión de practicar una cesárea.

Con un control preventivo muy estricto del embarazo, con frecuencia bajo ingreso hospitalario cuando aparecen las primeras complicaciones, en la mayoría de los casos hace posible que el embarazo gemelar siga adelante.

Puerperio

Como puerperio se entiende el período de tiempo que necesita el organismo femenino para la vuelta a la normalidad de los órganos sexuales y de las alteraciones provocadas por el embarazo. Generalmente es de seis semanas después del parto.
Con el parto se produce una intensa pérdida de líquidos, y en muy poco tiempo se recuperan los valores sanguíneos normales. El útero, que el primer día después del parto todavía se encuentra a la altura del ombligo o un través de dedo por debajo del ombligo, se retrae con rapidez y aproximadamente al décimo día se encuentra a la altura del borde superior del pubis muy próximo a su situación habitual.
Simultáneamente, durante los primeros días las mamas empiezan con su función de producir la leche para el niño. La leche aparece entre el tercer y el cuarto día del puerperio. Antes se produce el llamado calostro. Es especialmente rico en grasas y contiene muchos anticuerpos, que con su acción inmunológica protegen la salud del niño.
El control puerperal óptimo incluye la determinación de la temperatura y el control del pulso dos veces al día, el control de la regresión del útero, la valoración de la cantidad y el color de los loquios, el control de la función intestinal y urinaria, el control de las mamas, eventualmente el control de la cicatriz de la episiotomía, el desgarro perineal o la cicatriz de la cesárea, el asesoramiento sobre la higiene genital, la lactancia, el cuidado de las mamas y la realización de la gimnasia puerperal. La mujer que acaba de dar a luz se siente débil. A pesar de ello ha de levantarse cuanto antes (al principio con ayuda de la enfermera), pasear por la habitación o hasta el lavabo. Ello favorece la eliminación de los loquios y estimula la circulación de la parturienta. De esta manera se previene la súbita e inesperada aparición de complicaciones como la flebitis o la trombosis.
Con frecuencia, a la mujer se le administran fármacos que permiten la contracción del útero y así se favorece la eliminación de los loquios. Ello puede provocar dolores tironeantes, parecidos a las contracciones, que a menudo las mujeres padecen durante este período, incluso sin la acción de los fármacos. Si se ha practicado una episiotomía la mujer notará grandes molestias, de modo que deberá andar y sentarse con precaución.
Durante los primeros días del puerperio los loquios son hemorrágicos. En la segunda semana toman un tono amarronado y progresivamente se vuelven amarillentos, para tomar finalmente una coloración blancuzca. Están compuestos

Durante el puerperio hay que procurar que se produzca una eliminación suficiente de orina, ya que no es raro que durante los primeros días se produzcan trastornos miccionales. Esto se debe a una inflamación y una pequeña lesión por presión en la uretra debida al parto, lo que conlleva la aparición de dolor al intentar la micción. Sin embargo, este problema se soluciona fácilmente con sencillas medidas, como la administración de fármacos. Se ha de evitar que la vejiga urinaria permanezca llena durante mucho rato, ya que entre otros influye negativamente sobre la retracción del útero.

Cuando el curso del parto y del puerperio ha sido bueno, generalmente la mujer deja el hospital al cuarto o quinto día con su hijo. Si aparecen complicaciones para ella o para el niño, este período puede alargarse. Por regla general se intenta mantener juntos a la madre y al niño.

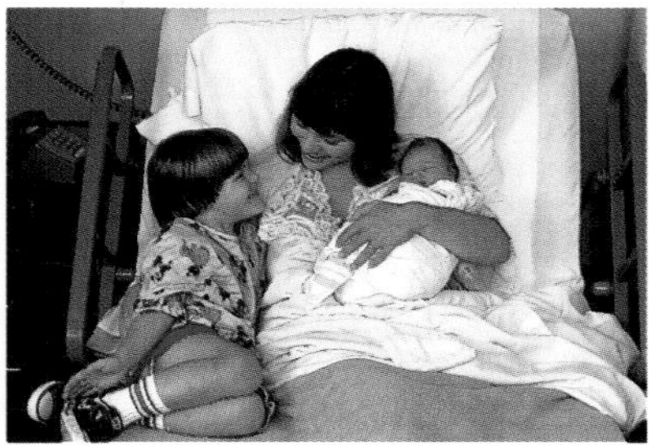

El mantener a la madre y al hijo en la misma habitación durante su ingreso es beneficioso para ambos.

por la secreción de la herida existente donde anteriormente se encontraba la placenta y por los restos endometriales. Paralelamente se produce la cicatrización de la superficie de la herida mediante la producción de un nuevo endometrio. Los loquios están colonizados por gérmenes y por ello siempre son infecciosos. El conocer este hecho es muy importante para la mujer para evitar una mastitis.

Los múltiples controles de la temperatura y el pulso hacen posible una detección muy precoz de cualquier infección inicial, sobre todo en el caso de una infección ascendente de la cavidad uterina. Al tercer día del puerperio es muy frecuente un ligero aumento de la temperatura (por encima de los 37 °C); se produce como resultado del combate entre los gérmenes ascendentes de la cavidad uterina y el sistema inmunológico de la mujer. Un aumento igual o superior a los 38 °C se considera fiebre y precisa la instauración de un tratamiento farmacológico además de la confirmación microbiológica de la existencia de gérmenes.

Hoy en día, la **fiebre puerperal**, que antiguamente costaba la vida a un gran número de mujeres debido generalmente al desconocimiento de sus causas principales, sigue apareciendo aunque es muy poco frecuente. Representa un peligro para la vida de la mujer, aunque generalmente se puede controlar mediante medidas específicas.

Gimnasia puerperal

La gimnasia de la pared abdominal y del suelo de la pelvis que se aprende en los cursos de preparación al parto o durante los días de ingreso posteriores al parto debería practicarse durante un período de tiempo bastante prolongado: todo el puerperio y hasta seis meses después del parto. Preferiblemente se realizará dos veces al día, por la mañana y por la noche, siempre que no existan contraindicaciones de tipo médico.

El primer ejercicio de los seis que aquí se presentan debería iniciarse a partir del tercer día del puerperio, y a partir de ahí ampliar el programa con dos ejercicios cada día.

Los seis ejercicios básicos del período puerperal. El primer ejercicio debería iniciarse a partir del tercer día del puerperio, y a partir de ahí ampliar el programa con dos ejercicios cada día.

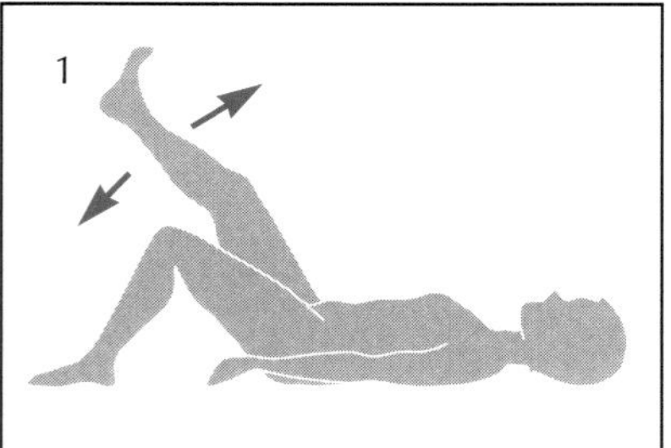

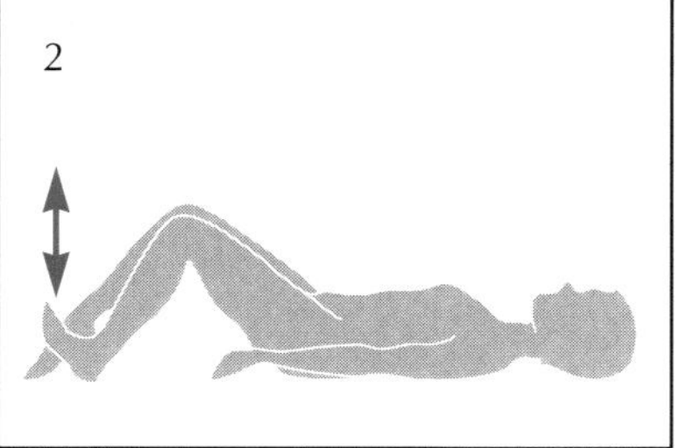

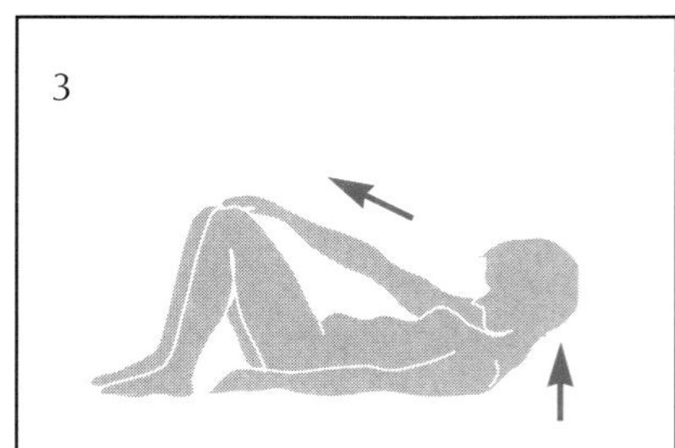

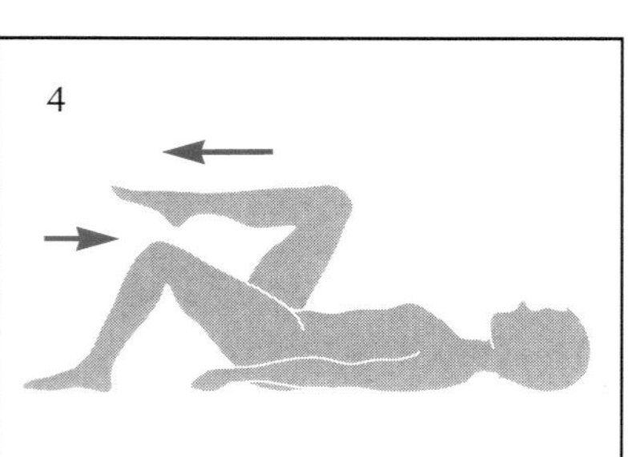

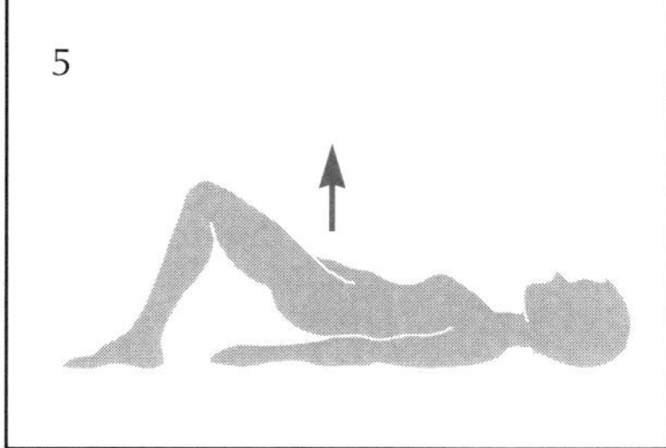

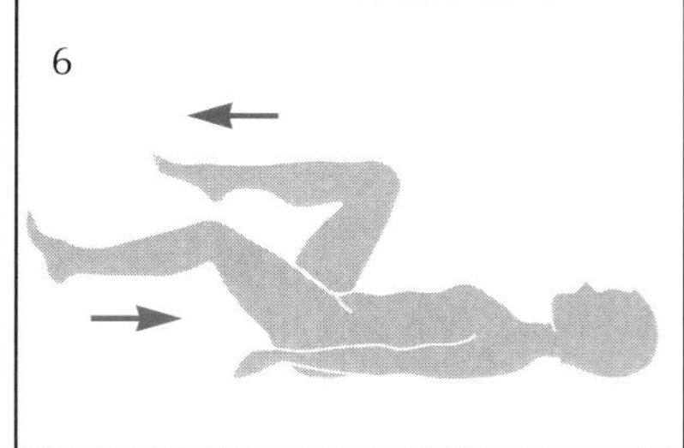

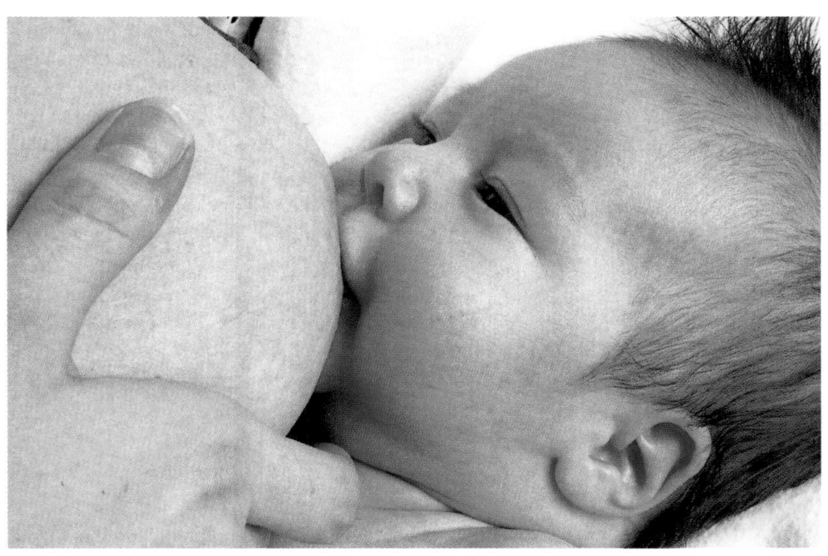

No puede imaginarse ninguna unión más íntima que la que se establece entre la madre y el niño durante la lactancia. Además, la leche materna ofrece un alimento óptimo y un sistema de protección contra los agentes infecciosos.

LACTANCIA

La leche que secretan las mamas durante las últimas semanas anteriores al parto y después de él recibe el nombre de calostro. El calostro es un líquido acuoso turbio de color amarillo o amarillo blancuzco. Su composición es esencialmente diferente a la de la leche materna. El calostro tiene un alto contenido nutricional y es especialmente rico en grasas y minerales. Una gran proporción de las proteínas corresponde a anticuerpos contra enfermedades infecciosas, de manera que constituye una protección para el niño. El calostro no supone una sobrecarga para los órganos digestivos del neonato, de forma que pueden acomodarse progresivamente a la leche.

El calostro es rico en nutrientes y no supone una sobrecarga excesiva para los órganos digestivos del neonato.

El calostro y la leche materna constituyen el mejor alimento para el niño. Ninguna leche artificial puede imitar completamente la composición ofrecida por la naturaleza, que varía en forma de un proceso de maduración durante los días posteriores.

El estímulo decisivo para la subida de la producción de leche viene representado por el vaciado de la mama mediante el estímulo de succión o por su vaciado artificial. La colocación precoz y repetida del niño en el pecho de la madre tiene un efecto estimulante para la producción de leche. Si por distintos motivos esto no es posible, será preciso extraer artificialmente la leche. Hoy en día no se sigue la postura antiguamente generalizada de que el niño debe mamar a intervalos regulares. Predomina la opinión de que el niño, por lo menos durante las primeras semanas, debe mamar cada vez que manifiesta hambre a través del llanto.

La colocación precoz y repetida del niño al pecho de la madre tiene un efecto favorecedor para la producción de leche.

La correcta técnica de la lactancia

Además del pezón, el niño debe tomar una parte, a ser posible grande, de la aréola y debe procurarse que los orificios nasales del niño no queden cubiertos por la mama.

Además del pezón, si se utiliza una técnica de lactancia correcta, el niño debe tomar una parte a ser posible grande de la aréola y hay que procurar que los orificios nasales del niño no queden cubiertos por la mama.

Además de los cuidados regulares de la mama y el pezón antes y después de cada mamada, es especialmente importante que el niño no mame durante demasiado tiempo del mismo pecho. Si permanece demasiado tiempo (más de

Una premisa imprescindible para una buena producción de leche es el deseo de dar el pecho.

20 minutos) constituye una sobrecarga mecánica demasiado grande para el pezón, provoca un ablandamiento excesivo de la piel que causa la aparición de pequeñas heridas que suponen una puerta de entrada para los gérmenes. Además del dolor que provocan estas pequeñas heridas en la siguiente mamada, generalmente en estos casos también se produce un vaciado incompleto de la mama, lo que conlleva una disminución de la producción de leche.

Las premisas imprescindibles para una buena producción de leche son la predisposición psíquica y el deseo de dar el pecho. Generalmente, el tamaño del pecho no tiene gran importancia, es decir, unas mamas pequeñas con tejido glandular con frecuencia son totalmente adecuadas e incluso mejores que unas mamas grandes con menor cantidad de tejido glandular y mayor proporción de tejido graso.

La preocupación por la figura también es infundada. Durante el embarazo y la lactancia las mamas aumentan de tamaño, pero posteriormente vuelven prácticamente a su tamaño anterior. Durante el período de lactancia, las madres deberían procurar no aumentar de peso. Además, deben procurar mantener las mamas bien protegidas con un sujetador bien ajustado para que la hipodermis no se dilate debido al peso y se vuelva laxa.

Otras ventajas que conlleva la lactancia: la leche materna está siempre disponible y no debe preparse antes (como ocurre con la leche artificial), es más barata y favorece la normalización del peso de la madre durante el período puerperal.

Existen pocos casos en los que deba desaconsejarse la lactancia por razones médicas. Una razón sería que la lactancia supusiera una sobrecarga excesiva para el organismo de la madre, de forma que pudiese actuar negativamente sobre una enfermedad de base. Otro motivo podría ser la utilización de determinados medicamentos que pasan al niño a través de la leche materna y que de esta manera pueden afectar negativamente al desarrollo del niño. Asimismo, se ha de evitar la administración de la leche de una mama con mastitis. Cuando existe una mastitis debe decidirse individualmente si es necesario interrumpir la lactancia o si la leche que se produce durante la fase inflamatoria debe descartarse sólo temporalmente.

La interrupción de la lactancia voluntaria o necesaria por motivos médicos se consigue mediante la restricción del aporte de líquidos, aplicación de frío en las mamas, retraso del vaciado de las mamas, y la administración de fármacos especiales que inhiben la secreción de leche (por ejemplo Parlodel).

Mastitis

La mastitis durante el período de lactancia es una enfermedad poco frecuente pero que no puede excluirse por completo. Generalmente se produce por una higiene incorrecta de las mamas o también por una incorrecta técnica de lactancia.

La **sintomatología** de una mastitis en su fase inicial (generalmente unilateral) consiste en una zona dolorosa y más dura circunscrita, con frecuencia asociada a enrojecimiento y calor. No es raro que esté precedida por estasis de la leche debido a un vaciado insuficiente de la mama.

Tratamiento: las perspectivas de curación de una mastitis son muy buenas cuando ante la aparición de los primeros síntomas la mujer acude al médico sin dilación. Mediante medidas físicas (extracción artificial de la leche, aplicaciones frías, fármacos antiinflamatorios y antibióticos) se consigue la curación de la mastitis. Si el proceso inflamatorio está demasiado avanzado y empieza la maduración del foco, el tratamiento será quirúrgico, según los principios generales del tratamiento de los abscesos. El absceso será desbridado una vez se haya producido su maduración.

La **profilaxis** consiste en: uñas cortas, limpieza de las manos y uñas con un cepillo antes de cada mamada, higiene cuidadosa del pezón antes y después de cada mamada, no dejar que el niño succione demasiado tiempo del mismo pecho, vaciado artificial de la mama cuando existe un exceso de leche, cambio regular de los sujetadores o de las compresas que se colocan sobre los pezones, utilización de camisones o camisas que se abran por delante, higiene de la zona genital.

Dieta durante el período de lactancia

Es igual que la dieta del embarazo. Así pues, la dieta ha de ser rica en minerales, hierro, calcio, yodo, zinc y vitaminas. Las necesidades calóricas son de 2.500 a 2.800 kilocalorías, es decir, unas 600 kilocalorías más que la dieta normal.
Dado que a través de la leche materna se aporta al niño una gran cantidad de líquido, durante el período de lactancia la madre debe beber como mínimo dos litros de líquido al día.
En cuanto a la composición de la dieta hay que tener en cuenta que ésta también puede afectar a la composición y sabor de la leche. Deben evitarse parcial o totalmente las comidas picantes y grandes cantidades de alcohol; también hay que moderar el consumo de ajo, cebolla, pimientos, especias y frutas con un elevado contenido ácido, así como alimentos muy flatulentos.
No existe ninguna objeción a tomar un vaso de cerveza, cava o vino. Sin embargo, hay que tener presente que el alcohol pasa a la leche materna, por lo que lo mejor es no consumirlo. En todo caso, se ha de tomar siempre después de la mamada.
Cuando es imprescindible la administración de fármacos debido a cualquier enfermedad, hay que consultar al médico en qué medida puede afectar negativamente al lactante.
Naturalmente, durante la lactancia es desaconsejable el consumo de tabaco y de drogas, ya que afectan muy negativamente al niño.

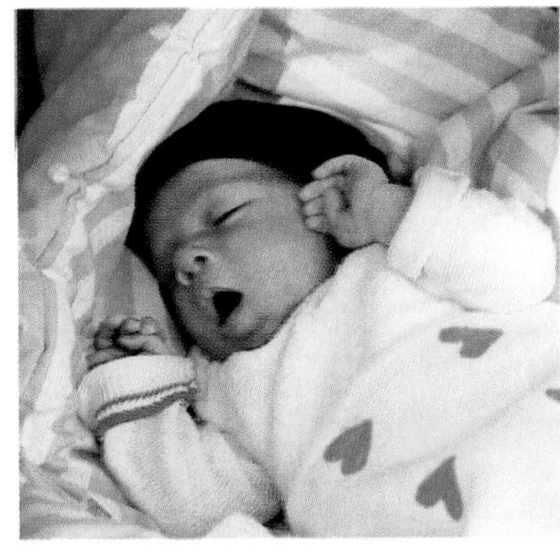

Para que el lactante crezca saludable, durante el período de lactancia la madre debe procurar llevar una dieta equilibrada y pobre en sustancias irritantes.

VIDA SEXUAL DESPUÉS DEL PARTO

Por lo general es recomendable esperar seis semanas para reemprender las relaciones sexuales. Si éstas se reemprenden demasiado pronto (tras cuatro semanas), cuando todavía existe secreción de loquios, es recomendable por motivos higiénicos la utilización del preservativo.
Es posible que al principio aparezca dolor durante las relaciones sexuales, especialmente cuando se ha realizado una episiotomía o se ha producido un desgarro perineal durante el parto. Si las molestias se repiten, se deberá consultar al ginecólogo.
La aparición de inapetencia sexual o el aumento de los deseos sexuales constituyen síntomas posibles después del parto. Generalmente, estos problemas se solucionan mediante la comprensión y atenciones de la pareja.

Retomar las relaciones sexuales seis semanas después del parto.

En el contexto de la planificación familiar se ha de tener en cuenta que durante el período de lactancia puede producirse un embarazo, aunque este hecho es poco frecuente. Después de seis semanas se pueden tomar los anticonceptivos orales. Asimismo, la implantación de un dispositivo intrauterino no es recomendable antes de las seis semanas (debido a que todavía no se ha completado la regresión del útero). Si se desea utilizar un diafragma vaginal, hay que consultar al médico el tamaño adecuado; generalmente, después de un parto normal se ha de utilizar un diafragma de mayor tamaño.

En las mujeres que no dan el pecho, la primera ovulación después del parto se produce generalmente antes de la primera menstruación. En las mujeres que dan el pecho, la primera menstruación se producirá posiblemente de cuatro a seis semanas después de la finalización de la lactancia. Una vez que ha reaparecido la menstruación, no existe ninguna contraindicación para la utilización de anticonceptivos orales.

Después de la primera menstruación se pueden volver a utilizar los anticonceptivos orales.

Muy especialmente el niño enfermo necesita el amor y la seguridad que sus padres pueden ofrecerle.

EL NIÑO Y LAS ENFERMEDADES INFANTILES

El niño como paciente

Un niño sano se mueve con vitalidad y se ríe fácilmente. Es fácil distinguir si está sano o enfermo. Por salud no entendemos sólo el hecho de que no exista ninguna enfermedad o defecto físico. Sólo podemos considerar que un niño está sano cuando está en completa posesión de sus capacidades voluntarias y mentales y puede desarrollarlas.

La enfermedad o el estar enfermo significa por ejemplo presentar un proceso infeccioso febril, una gastroenteritis o una pierna fracturada dolorosa. No obstante, la debilidad o incapacidad congénita que dificulta la participación de un niño en el juego, su actividad o el proceso de aprendizaje dentro de un grupo infantil que lleva a la limitación de su integración es signo característico y de vital importancia de falta de salud. Asimismo, no podemos considerar completamente sanos a los niños cuyo desarrollo se ve limitado por un entorno social de riesgo.

Las enfermedades son acontecimientos importantes en el desarrollo del niño. Con frecuencia, éstas suponen un refuerzo del sistema inmunitario del niño.

«El niño tiende más a reaccionar como un todo, mientras que el adulto reacciona más parcialmente», manifestó el pediatra Meinhard von Pfaundler (1872-1947). En general, una enfermedad afecta a todos los aspectos vitales del niño, no sólo a las funciones corporales como la temperatura o el peso corporal, sino también a su estado psíquico. Generalmente, cuando un niño pequeño sufre una enfermedad, presenta alteraciones del comportamiento como la pérdida del apetito o trastornos del sueño, así como reacciones de miedo, acompañadas de una gran necesidad de contacto. Los niños más mayores son más receptivos a un razonamiento lógico. Sin embargo, globalmente es cierto que todo niño enfermo necesita la compañía intensiva llena de amor y comprensión de sus padres y del resto de su familia y un método de evaluación global por parte de su pediatra.

Dependiendo de la edad y de las características individuales, el niño debe ser informado de su enfermedad.

Al niño hay que prepararlo de forma preventiva y a corto plazo ante la posibilidad de que deba separársele de su familia debido a un ingreso hospitalario o ante la posibilidad de que haya que aplicarle algún procedimiento doloroso debido a su enfermedad.

El niño enfermo en el seno de la familia

El entorno más próximo del niño es su familia. A pesar de los importantes cambios que ha sufrido la estructura familiar en la sociedad de consumo de los países industrializados, la función principal de la familia se mantiene intacta. Se trata de una función doble y continua: en primer lugar provee al niño de una dotación genética; en segundo lugar favorece su desarrollo. Su eficacia genética y social tiene una importancia decisiva para la salud de la familia y en gran medida también para la salud o enfermedad de cada uno de sus componentes.

Los padres de un niño enfermo están constantemente preocupados. El médico les ayuda hablando con ellos de la enfermedad y acompañándoles durante su curso. No les ayuda, sin embargo, ofreciéndoles el consejo lacónico: «no se preocupen».

La familia influye en el niño enfermo, y éste a su vez en la familia. En cualquier caso, durante la enfermedad el niño necesita las atenciones y cuidados especiales de los padres y la comprensión de los hermanos. Por otra parte, los padres deben evitar mostrar un manifiesto favoritismo por el niño enfermo, así como el dejar de lado a los hermanos sanos. El médico tiene la obligación, teniendo en cuenta estas relaciones, de informar a los padres de la enfermedad de su hijo, asesorarles sobre los cuidados y control necesarios, así como de acompañar al niño enfermo y a su familia. Debe estar abierto en cada momento a cualquier pregunta o problema que surja. Durante los primeros años de

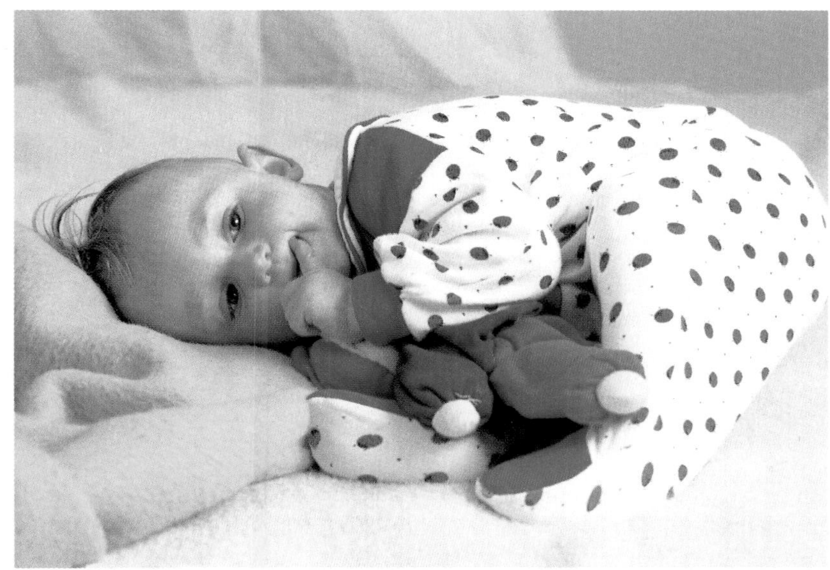

En la sala de espera del pediatra. Si se ha informado al niño de la visita y no se ha olvidado su juguete preferido, generalmente se pueden superar fácilmente el miedo de la espera y las dificultades de contacto.

vida los niños no tienen la capacidad de comprender las causas básicas de la enfermedad. Por ejemplo, no se les puede hacer entender que debido a un temporal ingreso hospitalario se les tenga que separar de la madre. A partir de la experiencia se sabe que estos niños sufren considerablemente cuando se les ingresa en un centro hospitalario. Sin embargo, en determinadas situaciones este ingreso es inevitable. Todos los adultos implicados, los padres, los médicos y las enfermeras, ayudan a que la enfermedad y sobre todo el ingreso hospitalario sea más llevadero para el niño.

Nunca se ha de utilizar la exploración médica o incluso un ingreso hospitalario como castigo.

Al ingresar en el nuevo entorno hospitalario, la madre o el padre debe acompañar a su hijo; lo mejor es que uno de los padres permanezca constantemente al lado del niño. De esta manera se evitará en gran medida la aparición de miedo u otras reacciones provocadas por la separación. La reacción de un niño pequeño se produce en diferentes fases: inicialmente el niño llora y protesta por la separación; después cae en un estado de desesperación, enmudece y no coopera, se da cuenta de que su situación no tiene solución; finalmente vuelve a recuperar su alegría. Sin embargo, esto no debe hacernos pensar que nos encontramos ante un comportamiento sin importancia. El niño ha perdido sus uniones más íntimas y rechaza a las personas que lo rodean, con frecuencia incluso a sus padres. Deben establecerse nuevamente los vínculos.

Los niños en edad preescolar y escolar viven la enfermedad con una seguridad cada vez mayor. Sólo en raras ocasiones exageran los síntomas, generalmente desean estar sanos, de forma que con frecuencia disimulan los síntomas. Con los niños de esta edad se puede y se debe dialogar e informarles de las medidas diagnósticas y terapéuticas, el ingreso hospitalario, las intervenciones quirúrgicas, etc. Ello favorece la confianza y disminuye el miedo.

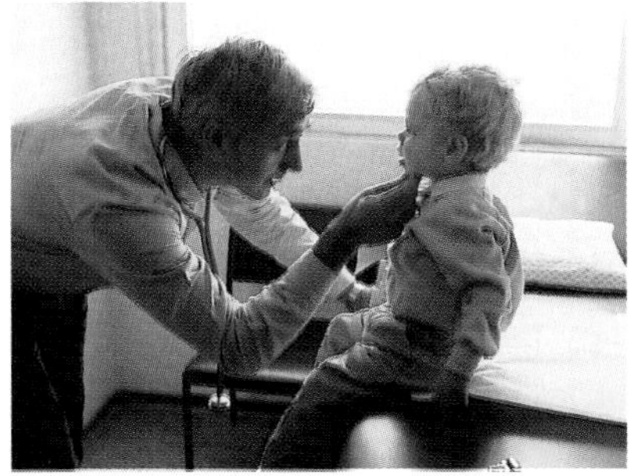

Los niños exageran sólo en raras ocasiones los síntomas. Generalmente desean estar sanos, de forma que a menudo disimulan los síntomas.

El niño enfermo crónico y minusválido

Se considera que un niño es un enfermo crónico si en el curso de un año ha precisado tratamiento o asistencia durante más de tres meses.

Por minusvalía se entiende una lesión congénita o adquirida que limita su independencia activa del entorno. Probablemente, el 10 % de los niños presenta una enfermedad crónica, por ejemplo pulmonar (bronquitis crónica, asma

Por minusvalía se entiende una lesión congénita o adquirida que limita su independencia activa del entorno.

Todo niño minusválido conlleva su propia problemática. Sólo las personas dispuestas a acoger y acompañar a estos niños son capaces de ayudarles.

bronquial), del sistema nervioso (epilepsia), renal (nefritis) o del sistema esquelético (trastornos posturales severos). Sobre la frecuencia de las minusvalías en la infancia también se dispone sólo de datos estimativos; los expertos indican que el número de niños minusválidos corresponde al 5 % de los nacimientos anuales, siendo esta minusvalía leve aproximadamente en la mitad de los casos, mientras que el resto presenta una minusvalía de severidad media o elevada. La clasificación de las minusvalías resulta difícil de precisar.

Se puede hacer una clasificación básica de las minusvalías en:
- trastornos de la movilidad,
- trastornos sensoriales,
- trastornos psíquicos y
- posibles combinaciones.

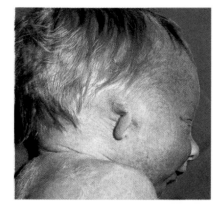

Una malformación congénita del pabellón auditivo de este tipo se puede solucionar en la mayoría de los casos mediante una intervención quirúrgica posterior.

Un ejemplo de los trastornos de la movilidad son los diferentes tipos de parálisis espástica que, cuando se detectan precozmente, durante el primer año de vida, pueden tratarse mediante una terapia motora especial. Ejemplos de los trastornos sensoriales son los déficits visuales o la ceguera o bien los déficits auditivos o la sordera. A ser posible deberían detectarse precozmente, durante el primer año de vida. Con la ayuda de audífonos se puede conseguir una adquisición normal del lenguaje hablado; los niños ciegos o con déficit auditivo necesitan una educación especial. Como ejemplos de los trastornos psíquicos se encuentran las alteraciones de la inteligencia, que pueden ser desde un ligero trastorno del aprendizaje hasta el déficit más severo de procesos cognitivos conscientes.

Con el tiempo, un niño con una enfermedad crónica o con una minusvalía establecerá comparaciones con los niños sanos de su misma edad, con lo que caerá en un estado de ánimo en el que se sentirá presionado. Siente que tiene que vivir de manera diferente a un niño sano. Depende de la asistencia médica, que en parte se realiza ambulatoriamente y en parte intrahospitalariamente. Con toda seguridad, el niño, por naturaleza feliz y amante del movimiento, tendrá sentimientos como: «no puedo hacer lo que me gusta. Debo perder mi tiempo en las salas de espera, lo que es muy aburrido. Debo separarme de mis padres, lo que me hace sentir abandonado. A menudo debo quedarme con personas extrañas que no me inspiran confianza; cuando me aplican procedimientos médicos, debo permanecer callado y quedarme tranquilo en la cama; la dieta no me gusta. Me siento limitado e incapacitado para realizar todo aquello que me gusta».

Los niños minusválidos o con una enfermedad crónica, contrariamente a lo que ocurre con los niños con una enfermedad aguda, no desean que se les compadezca, sino que pronto aprenden a vivir con su enfermedad e incluso a ser felices.

En casa, el niño enfermo crónico también está sujeto a ciertas limitaciones. Posiblemente no es capaz de jugar, correr, saltar, etc. con niños de su misma edad; probablemente le está vedado.

Los niños enfermos crónicos y minusválidos, a diferencia de los niños con una enfermedad aguda, no desean que se les compadezca, sino que pronto aprenden a vivir con su enfermedad y a ser felices. Sin embargo, este comportamiento típicamente infantil depende en gran medida de un entorno comprensivo en el hogar paterno y en el círculo de amistades, así como de una asistencia por parte de los médicos, enfermeras y fisioterapeutas que le inspire confianza. La divisa de cualquier programa educacional para estos niños debe ser «ayúdame a hacerlo por mí mismo». El objetivo de la rehabilitación global es principalmente la capacidad de autonomía e independencia social. Consiste en la asistencia médica, la educación fisiopedagógica y la inserción social, y por ello sólo es posible mediante la colaboración interdisciplinaria de las distintas espe-

La divisa de cualquier programa educacional para niños minusválidos o con una enfermedad crónica debe ser «ayúdame a hacerlo por mí mismo».

cialidades. Precisa una detección a ser posible precoz del niño afectado por una enfermedad crónica o una minusvalía.
Los padres observadores y experimentados advierten precozmente un retraso en el desarrollo de su hijo, por ejemplo en el desarrollo motor o del lenguaje, sospecha ante la que deben acudir inmediatamente a un pediatra especialista en el diagnóstico del desarrollo.
El niño minusválido o con una enfermedad crónica ha de ser sometido a un dictamen especializado de su minusvalía o entre otros motivos también importantes, en el que se determine el grado de incapacidad. Este dictamen es importante para el establecimiento de ayudas estatales para la inserción social y educación del niño. Hay un gran número de organizaciones para la educación y ayuda de este tipo de niños. Conviene que los padres afectados entren en contacto con alguno de estos grupos.

No existe ningún niño tan minusválido que no sea capaz de recibir una educación.
A menudo el niño es capaz de superar sorprendentemente bien su incapacidad.
Su capacidad de adaptación a su minusvalía es mayor que a edades más avanzadas.

El niño abandonado y maltratado

En los últimos tiempos ha ido aumentando progresivamente la atención hacia los niños abandonados o maltratados. Aunque en la gran mayoría de países se registran los casos de niños maltratados, las cifras reales son con probabilidad infinitamente superiores.
Entre las situaciones de riesgo se encuentran los niños no deseados, los niños que durante los primeros meses o años de vida viven separados de la familia, los enfermos crónicos físicos o mentales, los niños con sólo un progenitor (ya sean solteros o divorciados), así como los niños que al nacer presentan bajo peso.
Generalmente, la persona que causa los malos tratos es un componente de la familia; en la mayoría de los casos los padres, especialmente la madre, toman parte. Los padres que maltratan a sus hijos a menudo llevan de cara al exterior una vida completamente normal. Sin embargo, con frecuencia sufren sobrecargas de tipo emocional o material y habitualmente no tienen a nadie que les ayude a superarlo.

Los niños maltratados constituyen un problema mucho mayor en nuestra sociedad de lo que muchas personas sospechan.

Datos que levantan la primera sospecha de que el niño está siendo maltratado:

Rechazo del contacto, especialmente evitan el contacto visual; obediencia exagerada con miedo; los niños desean agradar; retroceso en la adquisición del lenguaje, tartamudeo.
Con muñecas, el niño remeda una escena familiar que manifiesta un drama familiar.

Cuando un niño sano súbitamente rechaza el contacto y reacciona con un miedo exagerado, puede estar indicándonos la posible existencia de malos tratos.

Cuando aparece el siguiente caso, la sospecha de que es maltratado un niño es muy elevada:

- Hematomas de distinta antigüedad (rojo, azul, verde, amarillo).
- Fracturas óseas de distinta antigüedad (radiografía).
- Señales de estrangulamiento o arañazos, también hemorragias del tejido conectivo.

Las personas que maltratan a los niños precisan ayuda, para solucionar sus propios problemas vitales y no descargarlos sobre sus hijos.

Con frecuencia, los padres de estos niños también tienen un comportamiento extraño:

Suelen estar nerviosos y reaccionan con irritación contra su «hijo difícil». Los malos tratos pueden producirse en un arrebato de cólera, a menudo bajo la influencia del alcohol. Las viviendas demasiado pequeñas favorecen la problemática doméstica. Siempre se trata de una familia patológica que necesita urgentemente asesoramiento y ayuda.

Además de los malos tratos físicos, visibles externamente, se sabe también de los malos tratos psíquicos, que probablemente son todavía más frecuentes. No se trata de un descuido de las necesidades físicas como la alimentación, vestidos, etc., o unos malos tratos físicos, sino de la privación del cariño, del contacto o similares. Esta forma es como mínimo tan perjudicial para el desarrollo de la personalidad del niño como los malos tratos físicos.

En los centros de asesoramiento familiar los padres deberían poder pedir consejo sin tener que temer la reprobación o el castigo.

Los abusos sexuales en el niño comportan problemas especiales. Los provocan el exceso de invasión emocional y la repetición frecuente del suceso. A menudo los abusos sexuales se producen en el seno de la familia (padre o padrastro - hija). El niño tiene que soportar situaciones en casa que se niegan totalmente de cara al exterior, como si nunca hubieran tenido lugar. Este carácter doméstico dentro del entorno de confianza tiene un efecto especialmente funesto para el niño. Los niños afectados (generalmente niñas y más raramente niños) presentan falta de concentración, ausencias mentales, embotamiento emocional hasta la pérdida de su capacidad de interés. Tienden a presentar procesos depresivos, pierden cualquier interés por su entorno, rechazan o suprimen sus vivencias y experiencias. Finalmente, como consecuencia de este fallo en el desarrollo psicosocial, pueden aparecer importantes sentimientos de culpa, odio contra uno mismo, ira incontrolable y tendencias autodestructivas. Al alcanzar la edad adulta, no es raro que las mujeres que sufrieron abusos sexuales durante la infancia presenten depresiones y miedos. Pueden vivir con una familia llena de amor, pero casi siempre han perdido la capacidad de formar una familia armónica.
El único método del que hasta el momento disponen los niños contra los abusos sexuales es la sinceridad en el seno de la familia. Cuando existe la sospecha de que el niño está siendo víctima de abusos sexuales, se ha de intentar que éste pueda sincerarse con la familia o como mínimo con una persona que él crea de su confianza.

El único medio contra los abusos sexuales en los niños es la sinceridad rigurosa.

El niño enfermo grave o en estado terminal

Afortunadamente, hoy en día hay tratamiento con perspectivas de éxito para muchas enfermedades malignas pediátricas. Mientras que hasta hace poco la leucemia, el cáncer de la sangre, se consideraba una enfermedad incurable, actualmente cerca del 80 % de los niños con leucemia sobreviven a la enfermedad cuando se aplica a tiempo el moderno, aunque muy molesto, tratamiento. A pesar de todo, cualquier enfermedad con probabilidades inciertas de curación, y especialmente aquella que probablemente es incurable, provoca en los padres y en la familia una comprensible desesperación.
El pediatra está obligado a informar de la verdad a los padres, para lo cual debe proceder con tacto y no destruir la última esperanza. Se ha de actuar individualmente. El médico debe informar de la triste verdad por etapas, asesorando

Las explicaciones sobre la enfermedad dadas con amor, veracidad, en un plano de plena confianza y teniendo en cuenta la edad, son más útiles que las mentiras que se dicen con buena intención.

y acompañando en todo momento a los padres. El propio niño se encuentra inseguro, sobre todo si nota la desmoralización de los adultos. Una y otra vez renace el miedo que no quiere desaparecer. Como muy tarde, en este momento de la enfermedad el niño planteará preguntas. Sólo un reducido número de niños pregunta directamente si va a morir. En la edad preescolar, el miedo a la muerte es el mismo que aparece al faltarles la dedicación y la seguridad al separarse, o ante la ausencia, de una persona querida. En los primeros años escolares, habitualmente empieza a intuirse la diferencia entre irse y morir, entre la ausencia y la muerte. Sólo a partir del inicio de la pubertad los planteamientos sobre la muerte se asemejan a los del adulto.

Sólo un reducido número de niños manifiestan, a través de su comportamiento o con preguntas indirectas, la necesidad de información clara respecto de su enfermedad. Son los padres y los médicos quienes han de cubrir de forma amplia pero con prudencia esta necesidad. Los médicos deben explicar de acuerdo con la edad del niño los motivos de la palidez, el dolor o la caída del pelo. Los adultos deben dejar que el niño plantee sus preguntas y mediante la conversación estimularles para que hagan nuevas preguntas. Así captarán qué y cuánto más quiere saber el niño. Las respuestas como «los niños como tú pueden...» permiten plantear ejemplos positivos y alentar al enfermo. Algunos niños responden mejor una vez se les ha dado la posibilidad de hablar de su enfermedad y la temida muerte. La ausencia o insuficiente comunicación, la decepción que supone el no poder seguir preguntando no sólo aumenta la inseguridad, sino que también genera desconfianza. Significa dejar al niño solo con sus miedos y preocupaciones.

En la fase final de la enfermedad no es raro encontrar niños que presienten su propia muerte. A veces ya han vivido experiencias personales relacionadas con la muerte, sea en el entorno familiar o en el propio hospital donde se les atiende. La asistencia concentrada de niños con tumores o leucemias en departamentos especializados ofrece, junto con las innegables ventajas médicas, un grave problema psicológico. Los niños pueden observar o como mínimo presentir su suerte en sus compañeros de hospitalización. Los pequeños pacientes generalmente ven y presienten más de lo que los adultos creen.

Cuando el tratamiento, debido a la progresión de la enfermedad, no consigue una mejoría y simplemente significa una prolongación del sufrimiento, el niño ha de volver a la seguridad del entorno familiar. Naturalmente, incluso en las primeras fases de la enfermedad el tratamiento puede realizarse en muchos casos ambulatoriamente en el domicilio. Para ello ha de existir un acuerdo entre los padres, el niño y el médico. Determinadas medidas asistenciales intensivas, la actuación médica inmediata cuando aparece dolor, hemorragias o infecciones sólo son posibles de manera óptima bajo ingreso hospitalario. Pero incluso en ese caso puede asegurarse la seguridad que representa para el niño la presencia de la madre y/o el padre. En todos los casos debería permitirse que permanecieran en todo momento junto a la cama de su hijo. Para la mayoría de los niños es suficiente con contar con la presencia de la persona más querida, que le mima, satisface sus deseos y le hace olvidar sus miedos. Precisamente en ese momento, cuando el médico y los padres constatan que se han agotado todas las posibilidades de ayuda médica, tanto para el niño como para los padres es decisivo no estar solos frente a la falta de esperanza.

Hay niños que rechazan a sus padres cuando se acerca su muerte. Los padres deben respetar esta decisión del niño. Sin embargo, han de estar preparados para acompañar de nuevo al niño en cualquier momento.

En ese momento, tanto el niño como los padres necesitan de manera especial una atmósfera de seguridad y cariño, así como de contacto personal sin caer en la compasión. Precisamente en esta fase decisiva no se les puede dejar solos.

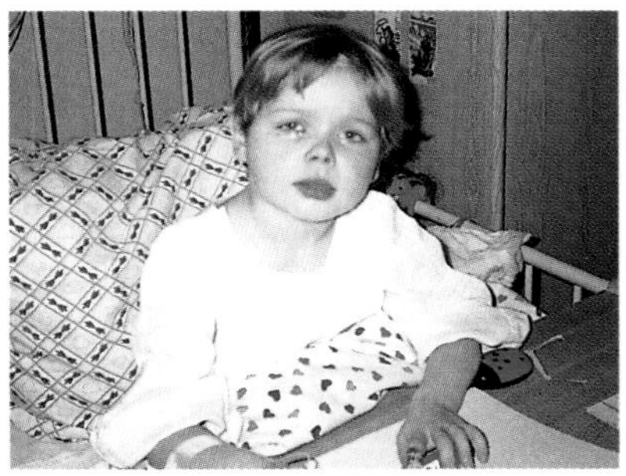

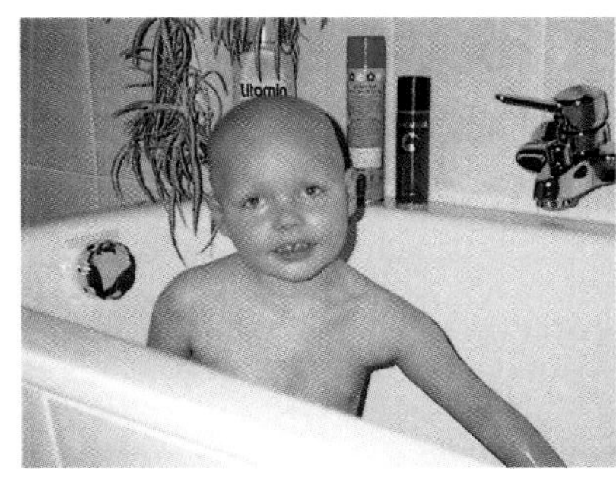

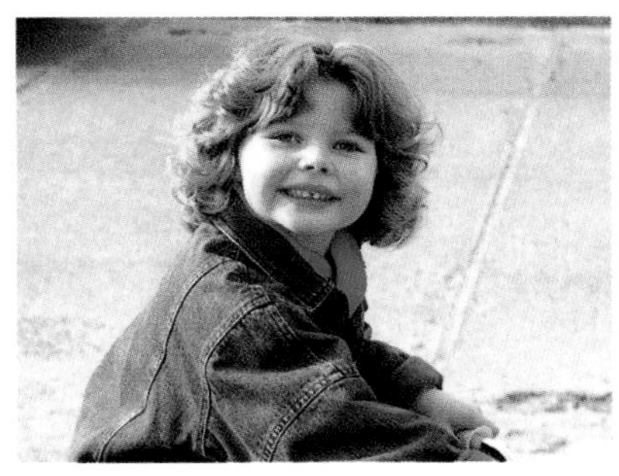

Etapas de una enfermedad grave. La pequeña Cristina es conducida al hospital con leucemia (superior). Tras un prolongado tratamiento con grandes sobrecargas físicas y psíquicas (fotografía central), se la considera curada después de dos años (inferior).

En los difíciles momentos de la despedida del niño en estado terminal las palabras no son suficientes. A menudo dejan de ser necesarias. Simplemente el contacto estrecho con la persona querida puede ofrecer el necesario consuelo.

Los primeros instantes de una nueva vida. En ese momento el amor y la asistencia adecuada son especialmente importantes para el desarrollo del neonato.

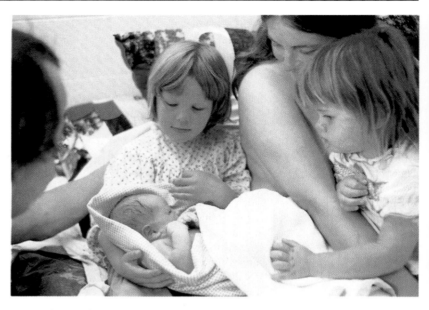

EL NEONATO Y EL LACTANTE

Aproximadamente de 30 a 60 minutos después del nacimiento, el neonato cae en un sueño profundo de varias horas, que a ser posible no debe ser perturbado.

Inmediatamente después del nacimiento, el neonato sano está especialmente ávido de contacto. Por ello, después de los primeros cuidados médicos (corte del cordón umbilical, exclusión de malformaciones, etc. en el contexto de las exploraciones preventivas) se coloca al niño sobre el abdomen o el pecho de la madre. En general, el niño empieza a mamar con fuerza inmediatamente, lo que favorece la subida de la leche materna. Con el fin de que se establezca una relación tanto íntima como sólida entre la madre y el niño, los primeros momentos de la vida son decisivos y de gran importancia. El olor de la madre es un factor importante para el bienestar del recién nacido. El contacto con su piel representa un consuelo por el «paraíso perdido» en el interior del vientre de su madre.

Justo antes de su nacimiento, el niño adquiere la capacidad de sentir el contacto cutáneo y de captar los estímulos sonoros. Asimismo, durante los primeros días de vida puede constatarse la existencia del sentido del olfato, del gusto y la sensibilidad a la luz, aunque alcanzan su completa funcionalidad a lo largo del período de lactancia. Aproximadamente de 30 a 60 minutos después del nacimiento, el neonato cae en un sueño profundo de varias horas, que a ser posible no debe ser perturbado.

Consecuencias del parto y peculiaridades del neonato

Durante los primeros días de vida el peso del recién nacido disminuye ligeramente debido a la pérdida de líquidos y a la reducida ingesta de alimentos. Ello no es motivo de preocupación.

Al explorar o acariciar la cabecita, la madre observadora detecta a menudo un abombamiento que no debe ser causa de preocupación. Aparece debido a la presión que sufre durante el parto la cabeza del niño, que produce una acumulación de fluido tisular. Desaparece en el curso de pocos días por sí mismo. Tras un parto largo o difícil también se puede producir una hemorragia, que se localiza entre los huesos craneales y el cuero cabelludo manifestándose en forma de una tumoración clara. Esta tumefacción desaparece asimismo por regla general espontáneamente, aunque necesita más tiempo, a menudo semanas. En ocasiones una madre preocupada pregunta por qué su hijo mantiene la cabeza inclinada hacia un lado. Ello se puede deber a una posición forzada durante el período intrauterino o a un hematoma en el músculo esternocleidomastoideo. Como consecuencia puede producirse una desviación de la columna cervical y de la cara. El médico recomendará mantener al niño en una posición contraria a la inclinación y eventualmente un tratamiento fisioterapéutico especial (por ejemplo según Vojta). Si no se ha solucionado, al finalizar el primer año de vida se evaluará la posibilidad de realizar una corrección quirúrgica.

La desviación del cuello se puede deber a una posición forzada durante el período intrauterino o a un hematoma en el músculo esternocleidomastoideo.

Reacciones del período de gestación

El neonato sano presenta otras peculiaridades que la madre debe conocer para no preocuparse innecesariamente. Las reacciones del recién nacido debidas al período de gestación las provocan la acción de las hormonas placentarias: en la cara se produce un aumento de la producción de las glándulas sebáceas con la formación de pústulas; las glándulas mamarias tanto de los niños como de las niñas se hinchan durante días e incluso semanas y en ocasiones segregan una secreción blanquecina, la **leche de bruja**. Bajo ningún concepto se debe presionar o forzar la secreción; como consecuencia se podría producir una inflamación. La materia caseosa que recubre la piel del recién nacido le protege de una deshidratación rápida. Desaparece durante los primeros días y se sigue de un enrojecimiento cutáneo. Hacia el final de la primera semana de vida la capa superior cutánea se descama (**descamación neonatal**).

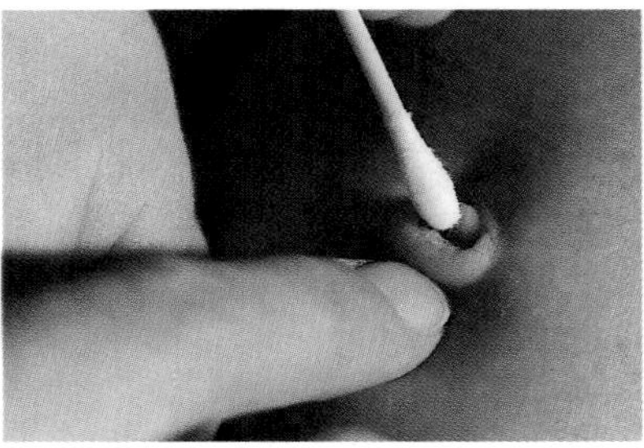

El cuidado del ombligo es especialmente importante. Cuando existe secreción purulenta hay que acudir inmediatamente al médico.

Después del parto se liga el **ombligo** unos centímetros por encima de su lugar de origen en la pared abdominal; en el curso de algunos días el resto del cordón umbilical se seca y finalmente cae después de un máximo de catorce días. La pequeña herida que queda se ha de observar diariamente, y dejarla al aire libre sin vendarla.
Si aparece secreción purulenta se acudirá inmediatamente al médico. Sólo cuando la herida está curada y cubierta de piel se puede empezar a bañar diariamente al niño.

Durante los primeros días de vida el **peso corporal** del recién nacido disminuye debido a la pérdida de líquidos y a la reducida ingesta de alimentos. Esta pérdida de peso no debe sobrepasar el 10 % del peso registrado en el momento del nacimiento y se ha de recuperar como máximo a la tercera semana de vida.
Los problemas originados durante el parto y las enfermedades graves del período neonatal se han de tratar de inmediato. Las fracturas óseas (fractura de clavícula, del brazo o de la pierna) tienen muy buenas perspectivas de curación. Generalmente, las lesiones nerviosas desaparecen por sí solas y sólo en los casos especialmente severos (desgarro de un nervio) precisan una intervención quirúrgica. Tal y como se ha podido observar ecográficamente en niños prematuros, las hemorragias en el cerebro aparecen con relativa frecuencia de forma clínicamente asintomática, es decir, el niño no presenta ningún síntoma. No obstante, cualquier neonato con una hemorragia cerebral debe ser ingresado inmediatamente en una unidad de vigilancia intensiva.
Esto también es válido para los neonatos con trastornos respiratorios o infecciones. Los niños prematuros, todavía inmaduros, con un peso muy bajo también han de ser ingresados en una unidad de este tipo. Las modernas unidades de cuidados intensivos de neonatología, dotadas hoy en día de un personal altamente especializado y de gran experiencia, están cualificadas para el tratamiento de este tipo de enfermedades. Su objetivo es la supervivencia de estos niños que de otra manera son incapaces de sobrevivir, y a ser posible su completa curación.

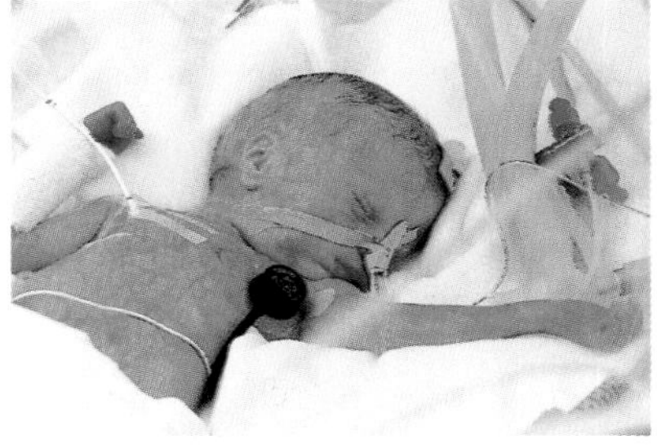

Tanto los niños prematuros como los neonatos con graves lesiones se tratan en una unidad especial de cuidados intensivos, donde se asegura su supervivencia.

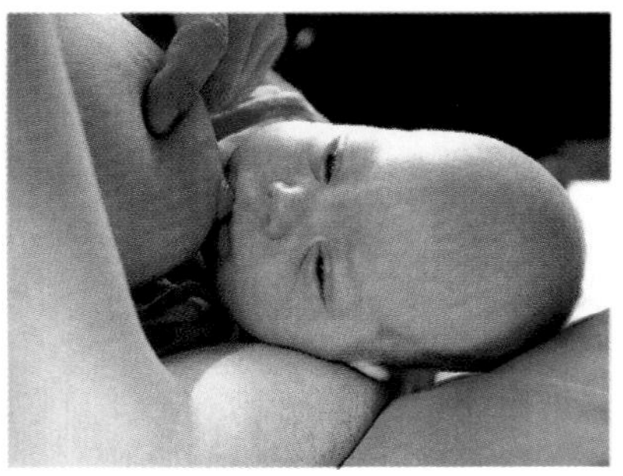

La lactancia materna es la mejor alimentación para un lactante.

Algunas reglas para una lactancia correcta:

- *Antes de cada mamada limpiar el pezón con agua clara.*
- *Si se retrasa la subida de la leche, la administración de infusiones azucaradas puede prevenir que el niño sufra una deshidratación importante, sin inhibir su sensación de hambre o su reflejo de succión.*
- *A ser posible la mama se ha de vaciar siempre completamente.*
- *El lactante puede mamar hasta que él mismo pare; esto ocurre generalmente entre los diez y los veinte minutos.*
- *Durante las primeras semanas se permite que el lactante elija el momento de la mamada a través del «llanto por hambre». Como máximo a las seis semanas se ha de establecer un ritmo regular de lactancia con una pausa por la noche.*
- *En un lactante sano es suficiente con un control semanal del peso.*

Alimentación del lactante sano

Después de una fase de recuperación de aproximadamente doce horas, la madre empieza a amamantar al niño. Básicamente, debe intentar amamantar al niño como mínimo durante los tres primeros meses. Esto ofrece grandes ventajas. Entre ellas encontramos esencialmente el contacto íntimo madre-hijo, el aporte de proteínas humanas y de los anticuerpos de la madre que protegen al niño frente a las infecciones. Por ello, la alimentación del niño con leche materna se denomina también alimentación «natural». Si la madre está realmente convencida de las ventajas de la leche materna tendrá un verdadero deseo de amamantar a su hijo.

Las condiciones aquí citadas para la lactancia y el contacto estrecho precoz madre-hijo sólo se consiguen completamente manteniendo a la madre y al hijo en la misma habitación en la unidad de obstetricia. Sólo en casos extremadamente raros la madre no debe o no puede amamantar a su hijo, por ejemplo cuando sufre una enfermedad grave o contagiosa (por ejemplo mastitis); en este caso la lactancia puede constituir un peligro para ella misma o para el niño. Las alteraciones anatómicas del pezón son extremadamente poco frecuentes, pero pueden hacer imposible la lactancia. De ser así, se puede extraer la leche artificialmente para como mínimo ofrecer al niño las ventajas de la composición de la leche materna.

Las leches artificiales disponibles en el mercado constituyen una buena opción para la alimentación del niño durante los primeros meses de vida. Naturalmente, la alimentación artificial carece de las ventajas psicológicas e inmunológicas de la lactancia materna. Con el fin de poner en marcha la función digestiva, la lactancia se irá aumentando paulatinamente durante aproximadamente una semana, hasta que se hayan alcanzado las necesidades nutricionales (aproximadamente una sexta parte del peso corporal).

En la alimentación de un lactante hay que tener en cuenta además el aporte de vitaminas y minerales. Todo ello se consigue mediante la administración regular de vitamina D y fluoruro, así como con purés de verduras y productos derivados de los cereales. Las necesidades diarias de vitamina D de un lactante sano son de diez microgramos (500 unidades internacionales), y las de fluoruro son de entre 0,5 y hasta 1 miligramo. Mientras que el aporte adicional de vitamina D sólo es necesario durante los dos primeros años, la profilaxis de la caries con fluoruro debería prolongarse hasta el desarrollo completo de la dentadura definitiva durante la edad escolar.

Vómitos y diarreas

El hecho de que el lactante vomite los alimentos o presente heces líquidas no es suficiente para hablar de una enfermedad, por ejemplo una gastroenteritis. Hay niños que después de lactar vomitan restos de alimentos; sin embargo, aumentan de peso y están sanos.

Las heces líquidas durante la lactancia tampoco constituyen necesariamente en todos los casos una diarrea. Con cierta frecuencia, los lactantes tienen tendencia a presentar heces poco consistentes que no deben confundirse con una diarrea. En estos niños también es importante el control regular del peso corporal. Por el contrario, una **enfermedad diarreica** o bien una **gastroenteritis aguda** se ha de considerar durante este período como una **enfermedad muy grave**.

La causa más frecuente es un agente infeccioso (generalmente virus, más raramente bacterias). Debido a los vómitos y en mayor medida a la diarrea, el niño pierde grandes cantidades de líquidos y minerales. Incluso en el transcurso de

pocas horas el niño puede perder varios cientos de gramos de peso, lo que no significa otra cosa que un déficit de líquido que impide que la corriente sanguínea fluya de forma normal, de modo que los tejidos no reciben el suficiente oxígeno y nutrientes, y así se acumulan productos metabólicos tóxicos.
Cuando se produce una diarrea severa con una pérdida de peso superior al 10 % del peso corporal, en poco tiempo se puede producir una **insuficiencia circulatoria (*shock*)**, una **acidificación tisular (acidosis)** y una **toxicosis**. El niño se mueve cada vez menos y está cada vez más tranquilo, hasta que deja de llorar y finalmente pierde el conocimiento. Sus ojos permanecen cerrados, la piel y las mucosas están secas, la piel tiene una coloración pálida gris azulada y está fría.
En este estado la vida del niño se encuentra en peligro y precisa un tratamiento de rehidratación inmediato. No obstante, los padres no han de dejar que el cuadro llegue tan lejos, sino que en cuanto empieza la diarrea, a ser posible antes de que aparezcan los vómitos, deben iniciar de acuerdo con el pediatra una terapia de rehidratación oral (TRO). Para ello se le ha de administrar al niño una solución glucosalina en pequeñas cantidades.
La glucosa asegura una función correcta de las células intestinales, que garantizan la captación de los líquidos y las sales necesarias (cloruro sódico con bicarbonato y potasio). Así, en la mayoría de los casos es posible restituir a tiempo el agua y las sales que se han perdido y con ello evitar que la vida del niño corra peligro. La TRO se conoce desde los años setenta; en los países subdesarrollados ha salvado millones de vidas de niños con enfermedades diarreicas.

Diarreas durante la lactancia:

Frecuencia: *más de cinco veces en 24 horas.*

Características de las heces: *poco consistentes y frecuentemente acuosas.*

Color de las heces: *generalmente verdosas.*

Olor de las heces: *ácido, menos frecuentemente pútrido.*

Las heces se acompañan de: *moco, más raramente de sangre.*

El aporte de una solución glucosalina salva cada año a millones de niños de la muerte por una enfermedad diarreica.

Déficit de desarrollo

El aumento de la masa o bien el peso corporal durante la lactancia constituye un signo claro de la salud física del niño.
El aumento de peso no tiene lugar de manera estrictamente continua, es decir, hay días en los que el peso del niño permanece constante. Por ello, cuando el niño está sano no se recomienda hacer controles demasiado frecuentes del peso; inicialmente es suficiente con un control semanal y más adelante mensual. Sin embargo, si se interrumpe el aumento de peso durante un período largo, por ejemplo durante varias semanas, o incluso si el peso disminuye, nos encontramos frente a un déficit de desarrollo. En este caso es necesario consultar al médico para descubrir la causa de esa falta de desarrollo.
Para detectar la causa es importante interrogar a los padres. Así, los padres informarán de cuándo se ha iniciado el déficit de desarrollo, qué tipo y qué cantidad de alimento se le está dando, las características de las heces, si el niño vomita, cuándo y con qué frecuencia lo hace, si existe una constipación, si han aparecido otros síntomas o si se conoce la existencia de otro tipo de enfermedades.

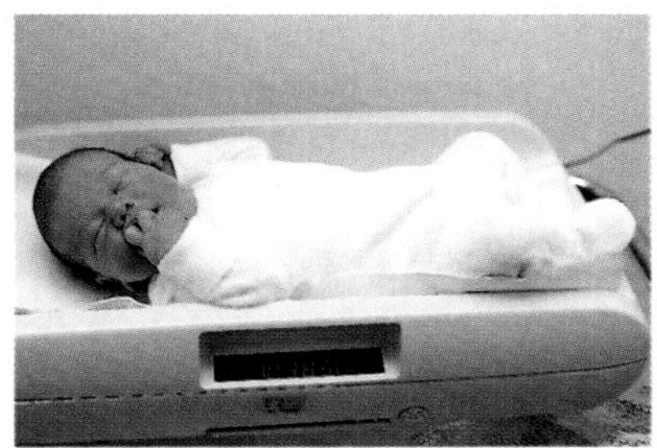

La determinación semanal del peso corporal es imprescindible dentro del control del lactante.

Los padres han de responder a las siguientes preguntas:

- ¿Vomita el niño inmediatamente después de las tomas o pasado un rato?
- ¿Desde cuándo no defeca el niño?
- ¿Ha presentado el niño dolor abdominal o fiebre?
- ¿Sufre el niño una enfermedad cardíaca, renal o infecciosa?

Las causas del déficit de desarrollo del lactante son múltiples.
Los padres responsables pueden ayudar con sus informaciones a la determinación de la causa por parte del pediatra.

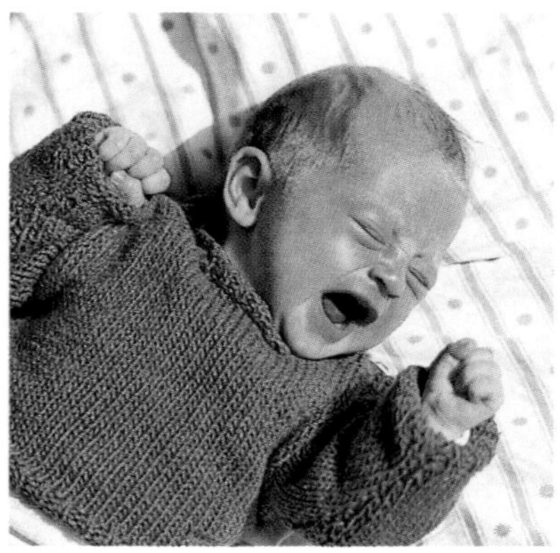

Un lactante que llora manifiesta que se ha alterado su bienestar. Es importante determinar y eliminar las causas. A menudo basta con los mimos de los padres.

Gracias a estos datos proporcionados por los padres, el pediatra está en disposición de realizar las exploraciones necesarias para determinar con seguridad la causa del déficit de desarrollo.

El lactante que llora

Las causas más frecuentes del llanto de un lactante son:
- *el hambre,*
- *la soledad,*
- *el calor o el frío,*
- *el malestar y*
- *el dolor.*

El lactante no dispone de ningún otro lenguaje que el llanto. Con él manifiesta cómo se siente. Al igual que todas las personas, los lactantes son distintos entre sí y presentan también distintas tendencias de manifestar sus sensaciones a través del llanto, de forma similar a como existen personas más o menos habladoras. Las causas habituales para el llanto de un niño son el hambre, la soledad, el calor o el frío, el malestar y el dolor.

Algunos niños lloran cuando se les retira el pecho o el biberón, aun cuando se sientan satisfechos. Su necesidad de contacto no ha sido satisfecha. En estos casos el niño necesita los mimos de la madre o de la persona que lo cuida; en caso necesario el chupete puede ser de utilidad. El sentirse solo, por así decirlo el hambre de contacto amoroso, es una de las razones más importantes para el llanto. Desgraciadamente, en nuestra sociedad moderna e individualista se descuida la necesidad básica del lactante de contacto físico y mimos. Todavía con demasiada frecuencia no se hace caso del niño cuando llora o se le considera una molestia.

El acúmulo de gas en el estómago y el intestino puede producir importantes molestias y alterar el bienestar del lactante. Cualquier madre conoce la relación entre la expulsión de gases hacia arriba o hacia abajo y el alivio que el niño obtiene con ello. Los niños que tragan demasiado aire son generalmente niños que comen con demasiada ansia, nerviosos, por lo que deberían tomar la leche con pequeñas pausas intermedias.

Los estados dolorosos no son siempre fáciles de detectar en el lactante. El tono y la intensidad del llanto hacen pensar a menudo erróneamente que la causa del llanto es el dolor. El pediatra sabe que en toda exploración pediátrica debe realizarse una otoscopia, ya que a esta edad es frecuente la aparición de **otitis**, que generalmente causa un dolor intenso.

Los niños pequeños de cualquier edad lloran cuando quieren demostrar que están cansados. Algunos niños lloran cuando se les desnuda o baña. Muchas madres también piensan que el niño llora cuando tiene el pañal mojado, a pesar de que la experiencia nos demuestra que muchos lactantes permanecen completamente tranquilos «bañados por sus propios fluidos», siempre que estén calientes.

Cólicos del primer trimestre

El cólico del primer trimestre del lactante puede desencadenar un drama familiar.

Los primeros tres meses de vida del niño deben disfrutarse y no considerarse como una carga.

En ocasiones es imposible tranquilizar al niño durante los tres primeros meses de vida, a veces incluso más. Son extraordinariamente excitables, empiezan a intranquilizarse, a llorar y gritar, sin reaccionar a los mimos, al contacto, al alimento, al mecerlos u otras maniobras. Con frecuencia los padres se desesperan. No es raro que esta situación provoque un drama familiar, lo que aumenta todavía más la intranquilidad del lactante.

Desgraciadamente, sólo un pequeño número de estos niños llegan al pediatra, a pesar de que «los cólicos del primer trimestre» aquí descritos son bastante frecuentes. Generalmente, los niños afectados empiezan con llantos frecuentes incluso desde la primera semana de vida, concentrándose la manifestación del malestar principalmente en la segunda mitad del día y especialmente por la noche. Para el pediatra a menudo no es fácil encontrar una causa clara al comportamiento del niño. Una de las múltiples causas que hay que descartar es una posible **alergia alimentaria** frente a las proteínas de la leche de vaca. En las así llamadas familias atópicas, en las que las alergias son frecuentes, hay que prestar especial atención. Probablemente existen muchas condiciones favorecedoras. Algunos pediatras y psicólogos infantiles sospechan que existe una falta de confianza de la madre, cuyo origen se encuentra en su propia infancia, en el período de su gestación y parto, el puerperio o también en las dificultades frustrantes y amargantes con el niño.

Con frecuencia las alergias pueden ser las desencadenantes de los cólicos del primer trimestre.

El llanto tiene siempre un motivo, simplemente no es fácil encontrarlo. Por regla general, la madre sensible aprende rápidamente a conocer a su hijo y sabe por qué llora y cómo puede tranquilizarlo. Sólo en el caso de los cólicos del primer trimestre son inútiles todos los intentos de tranquilizar al niño. Esto es tan desalentador como decisivos son los primeros meses de vida para el desarrollo del amor y la confianza.

Preferiblemente hay que realizar el tratamiento simultáneo de la madre y el niño.

El tratamiento médico sólo tendrá éxito si se ingresa a la madre y el niño temporalmente. Durante los primeros días deben dormir separados; en caso necesario se ha de tranquilizar farmacológicamente al niño. Con frecuencia a los pocos días se observan cambios de comportamiento; la madre deja de estar tan temerosa y el niño se vuelve más tranquilo.

Muerte súbita del lactante

En los países industrializados, la muerte súbita es la causa más frecuente de muerte del lactante durante el período perinatal. El niño aparece inesperadamente muerto en su cuna sin que exista una causa patológica que lo justifique, es decir, estando el niño completamente sano, sin ningún síntoma que advierta de la presencia de alguna enfermedad. Típicamente, ocurre por regla general durante la noche y son niños de entre dos y cuatro meses.

Se supone que la causa de la muerte súbita del lactante se debe a la existencia de pausas respiratorias anormales durante el sueño, las así llamadas apneas del sueño.

Después de realizar numerosos estudios se ha podido determinar que hay niños que presentan una clara predisposición a sufrir una muerte súbita. Este grupo de riesgo está formado por hermanos de niños que murieron súbitamente, especialmente gemelos univitelinos, o bien niños que estuvieron a punto de morir por muerte súbita pero que se salvaron mediante maniobras de resucitación, y finalmente niños prematuros con un déficit de desarrollo intrauterino o displasia broncopulmonar después de un período largo de respiración artificial durante el período neonatal.

A pesar de que hasta el momento no se ha determinado claramente la causa, se supone que estos niños presentan largas pausas respiratorias anormales durante el sueño (apneas del sueño). Si estas pausas se prolongan demasiado se produce la muerte del niño.

Las **maniobras de resucitación** tienen éxito cuando se inician a tiempo. Así, algunos padres han salvado a su hijo al aplicarle inmediatamente la respiración boca a boca. Seguidamente, se realiza un estudio detallado del niño en un centro pediátrico.

Si se determina que realmente se producen apneas durante el sueño, el niño deberá someterse durante largo tiempo a un control continuo, que también puede llevarse a cabo en el entorno familiar (monitorización domiciliaria). Para ello es imprescindible una preparación cuidadosa de los padres. Las investigaciones en este campo siguen en curso.

Las maniobras de resucitación tienen éxito cuando se inician a tiempo y durante un período suficientemente prolongado.

Tan pronto el niño puede andar libremente se amplía de forma importante su campo de exploración. Empieza a descubrir su entorno y establece múltiples contactos con otras personas. Esta etapa de descubrimiento no está exenta de peligro.

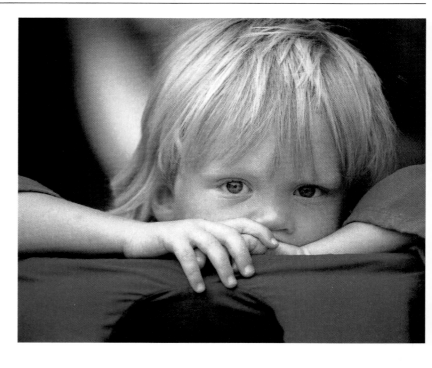

EL NIÑO PEQUEÑO Y EN EDAD PREESCOLAR

Los accidentes constituyen el mayor riesgo para la salud de los niños pequeños y en edad preescolar.

Tan pronto el niño puede andar libremente se amplía significativamente su campo de exploración. La limitación de sus movimientos o el tener que permanecer quieto durante mucho tiempo, por ejemplo en la cuna, durante largos viajes en coche o tren, el niño lo vive como una cárcel. Por otra parte, en los espacios amplios despliega toda su necesidad de descubrir. Los niños pequeños exigen que se satisfagan rápida e inmediatamente sus necesidades. Quieren satisfacer su curiosidad, lo tocan todo, juegan y se hacen daño con objetos punzantes, agudos o calientes. Quieren probarlo todo y tragan medicamentos y productos de limpieza tóxicos, que tienen aspecto de caramelos con colores llamativos o de refrescos.

En esta edad ningún objeto al alcance del niño está seguro. Naturalmente, hay que retirar de su alcance todos los objetos con los que pueda herirse, intoxicarse o meterse en la nariz o en los oídos, y lo mismo con otros objetos que encierren un elevado riesgo, como enchufes, objetos cortantes, batidora, pilas, llaves, jarrones, ollas en los fogones, jarras y tazas con líquidos calientes.

Además también hay que tener en cuenta que el niño de esta edad tiene limitaciones físicas y mentales y que para él el mundo de los adultos es en gran medida extraño. Deben extremarse todavía más la vigilancia y la precaución. Debido a que los niños de esta edad tienen todavía poca experiencia, no perciben el peligro, y por lo tanto no lo reconocen a tiempo.

Con frecuencia los padres sobrevaloran la autosuficiencia del niño. Deben pensar que la experiencia y la prudencia todavía no se han desarrollado a esta edad.

A menudo los padres no son conscientes de las situaciones de riesgo, sobrevaloran la autosuficiencia del niño, y por ello a veces descuidan la necesaria vigilancia. Dado que la mayoría de los accidentes que los niños sufren en esta edad se producen en el entorno doméstico, los padres tienen una importante responsabilidad en lo que respecta a prevenir dichos accidentes. No obstante, por mucha vigilancia y cuidado que se tenga, no siempre se pueden evitar todos los accidentes y entre ellos los más frecuentes son las escaldaduras y las intoxicaciones.

Escaldaduras y quemaduras

El pronóstico de un niño después de sufrir una escaldadura o una quemadura depende de la amplitud y profundidad de la zona cutánea quemada, así como de la aplicación inmediata de los primeros auxilios.

Los números de teléfono del servicio de urgencias, del pediatra, del hospital y de los bomberos deberían tenerse a mano, cerca del teléfono, para encontrarlos rápidamente en caso de emergencia.

El grado de severidad de una escaldadura/quemadura viene determinado por la profundidad de la lesión en la piel:

Primer grado: enrojecimiento y tumefacción.

Segundo grado: formación de ampollas.

Tercer grado: necrosis tisular, ennegrecimiento.

En las quemaduras de tercer grado deben esperarse secuelas importantes.

Muchos hospitales cuentan con un departamento especial para el tratamiento de niños con quemaduras graves.

Tras producirse la quemadura hay que aplicar inmediatamente las siguientes medidas de primeros auxilios:

- Tratamiento con agua fría: rociar las zonas cutáneas escaldadas con agua del grifo (de 12 a 20 °C), no agua helada, hasta que el dolor desaparezca; por regla general como mínimo quince minutos, sólo se mantendrá menos tiempo cuando exista peligro de hipotermia.
- Durante ese tiempo, una segunda persona adulta debe establecer contacto telefónico con un centro hospitalario para en caso necesario preparar el ingreso.
- Quitar la ropa sólo después de haber aplicado el agua fría.
- Cubrir la herida con un paño limpio y abrigar la zona (por ejemplo con una manta).
- Combatir el dolor (supositorio analgésico).
- Tranquilizar al niño.

Hay que retirar la ropa sólo después de aplicar el tratamiento con agua fría.

En ningún caso se han de aplicar pomadas, grasas u otras sustancias sobre la zona cutánea escaldada o quemada. El resto de actuaciones debe realizarlas el médico en un centro hospitalario: administración de suero, analgesia eficaz. Se realizará un control de la función circulatoria, respiratoria y renal. Cuando la extensión de las quemaduras es superior al 30 % de la superficie corporal, deben esperarse complicaciones graves.

No se deben aplicar nunca pomadas, grasas u otras sustancias sobre las quemaduras.

Si se produce un accidente con la corriente eléctrica, hay que desconectar inmediatamente la corriente. Si esto no es posible se agarrará al niño por la ropa seca o con una prenda gruesa de lana y se separará de la fuente eléctrica. Para ello, la persona que presta la ayuda debe tener en cuenta su propia seguridad. Llamar al médico, quien comprobará la función cardíaca del niño.

Cuando se produce una electrocución, desconecte inmediatamente la corriente eléctrica.

Los niños que viven cerca de ríos, lagos o el mar deben aprender a nadar cuanto antes. Cuando los niños pequeños juegan en el jardín, debe cubrirse adecuadamente cualquier estanque de agua o piscina. No permita que el niño se bañe sin vigilancia si no sabe nadar.

Ahogo

Al ahogarse entra una gran cantidad de agua en los pulmones, que también se encuentra cuando el niño ha sido salvado. Según la cantidad y tipo (agua salada marina o dulce) del agua introducida en los pulmones puede aparecer sintomatología, desde una ligera disnea inicial hasta estados graves de paro respiratorio, pérdida de conocimiento, paro cardíaco e hipotermia (menos de 36 °C).

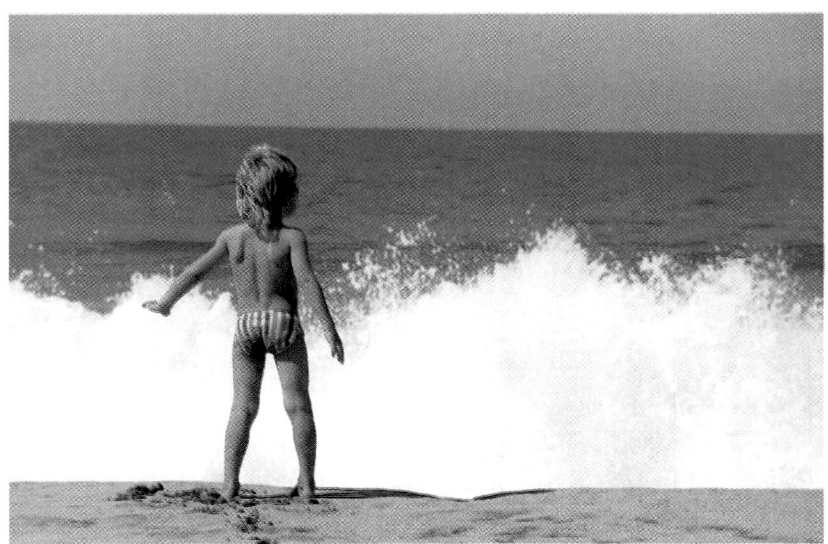

A los niños les gusta jugar cerca del agua y por desconocimiento no valoran correctamente el peligro. En esta situación el adulto debe permanecer siempre cerca, para evitar lo peor.

Aun cuando se haya salvado al niño, hay que acudir imprescindiblemente al médico, dado que existe la posibilidad de que se produzcan secuelas debido al déficit transitorio de oxígeno, y generalmente se requiere un ingreso hospitalario para mantener al niño en observación.

Primeros auxilios en caso de ahogo:
- *Dejar libres las vías respiratorias, por ejemplo poner al niño pequeño cabeza abajo.*
- *Respiración boca a boca.*
- *Masaje cardíaco.*
- *Llamar al servicio de urgencias.*

Intoxicaciones

Miles de niños sufren al año un accidente por la ingesta de medicamentos o sustancias nocivas. Aproximadamente una cuarta parte de estos accidentes provocan un caso de intoxicación. Principalmente, se producen en el entorno doméstico, generalmente debido a la falta de atención de los adultos al manejar sustancias tóxicas.
Según su frecuencia de aparición, las sustancias que pueden provocar estos accidentes son: medicamentos, tabaco, productos de limpieza, disolventes, pilas de botón; más raramente, productos fitosanitarios y plantas venenosas.
Es imprescindible que los padres y las personas que están al cuidado de los niños vigilen que todas las sustancias que puedan provocar una intoxicación se mantengan fuera del alcance de los niños.

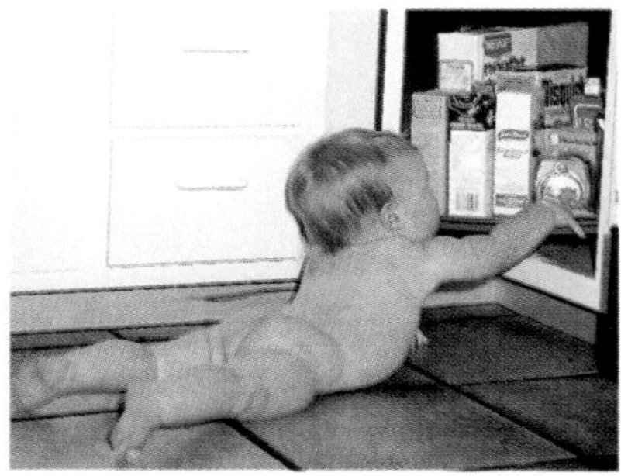

Los productos de limpieza deben almacenarse de tal manera que queden fuera del alcance de los niños.

Sintomatología: en general, inmediatamente después de la ingesta de la sustancia tóxica el niño no presenta ningún síntoma precoz típico. Este hecho hace que el diagnóstico sea difícil, por lo que es necesario tomar en serio cualquier sospecha de que existe la posibilidad de una intoxicación, que no debe descartarse hasta que se haya comprobado lo contrario. Especialmente cuando se produce una pérdida de conocimiento sin un motivo claro, habrá que descartar que se haya producido una intoxicación.

Los siguientes signos pueden indicar una posible intoxicación:

- Restos del tóxico en el cuerpo (boca, manos, etc.).
- Signos sospechosos en el entorno del niño (cenicero que súbitamente está vacío, comprimidos desparramados por los alrededores).
- Aliento sospechoso del niño.
- Aparición de síntomas patológicos en un niño completamente sano, sobre todo vómitos y/o pérdida de conocimiento.

Sin embargo, el gas abierto o la emisión de gases producto de la combustión (calderas, estufas) también pueden poner en peligro la vida del niño.

El Instituto Nacional de Toxicología de España dispone de un número de teléfono de consulta en caso de intoxicación:
Tel.: (91) 562 04 20

¿Qué deben hacer los padres cuando sospechan o están seguros de que su hijo ha sufrido una intoxicación?
Un adulto se ha de encargar del niño mientras otro telefonea al servicio de urgencias para el traslado inmediato del niño.

El primer adulto debe aplicar las siguientes medidas:

- Alejar al niño del tóxico, por ejemplo en la intoxicación por gas.
- Retirar la ropa y limpiar la piel con agua abundante, cuando se trata de la acción de cáusticos.
- Cuando los cáusticos afectan a los ojos, enjuagarlos como mínimo durante diez minutos con agua del grifo (mantener los ojos del niño abiertos).
- Cuando un niño ha ingerido una sustancia tóxica hay que darle agua o zumos (aproximadamente diez mililitros por kilogramo de peso corporal), por así decirlo como método de dilución, ya que sólo un estómago lleno puede ser vaciado (no administrar leche ni bebidas que contengan ácido carbónico, ni agua salada).
- Provocar el vómito: colocar al niño sobre las rodillas con la cabeza hacia abajo y estimular el vómito con el cepillo de dientes o el dedo (no provocar el vómito cuando la intoxicación es por cáusticos).

El segundo adulto debe conseguir el traslado inmediato del niño. Es importante ayudar al médico a descubrir el tóxico que el niño ha ingerido.

- Llevar consigo los restos del tóxico (caja del medicamento, etc.).
- Recoger y guardar el producto del vómito.
- Registrar y anotar con exactitud los síntomas, como los trastornos respiratorios, el estado de consciencia, las convulsiones, etc., así como la hora de aparición de cada uno de ellos.
- Buscar datos en el entorno del paciente.

Si se sospecha que se ha producido una intoxicación debe actuarse rápida y eficazmente.
La posibilidad de ayuda depende en gran medida del conocimiento de la sustancia que ha provocado la intoxicación.

En los niños pequeños la determinación de la temperatura rectal es el método más seguro y exacto.

Fiebre

Durante la infancia, la temperatura corporal se determina con el termómetro de mercurio en el ano o en la axila. Antes de realizar la determinación rectal se ha de humedecer el termómetro con agua o crema e introducirlo en el ano con cuidado. Debe mantenerse colocado hasta que la columna de mercurio deja de subir o hasta que se oye la señal (en los modelos electrónicos). Se habla de fiebre cuando la temperatura rectal es superior a 38 °C. Una temperatura de hasta 37,5 °C es normal y cuando se encuentra entre 37,6 y 38 °C se habla de febrícula. Generalmente, se habla de fiebre elevada a partir de los 40 °C. Como muy tarde en este caso debería avisarse al pediatra.

La fiebre refleja el aumento de los procesos defensivos del organismo y no se ha de suprimir innecesariamente.

La fiebre es manifestación de un aumento del metabolismo durante un proceso patológico (con frecuencia infeccioso). No sólo nos indica la existencia de un proceso patológico, sino que también refleja el aumento de los procesos defensivos del organismo. Por ello, no debería suprimirse farmacológicamente la fiebre hasta los 39 °C. Los niños que ya han sufrido alguna vez una convulsión febril o los niños con epilepsia constituyen una excepción; en este caso hay que utilizar las medidas antitérmicas a partir de los 38,5 °C.

Curvas febriles típicas en los niños:
Desaparición brusca de la fiebre en el curso de 24 horas.
Desaparición progresiva de la fiebre en el curso de varios días.

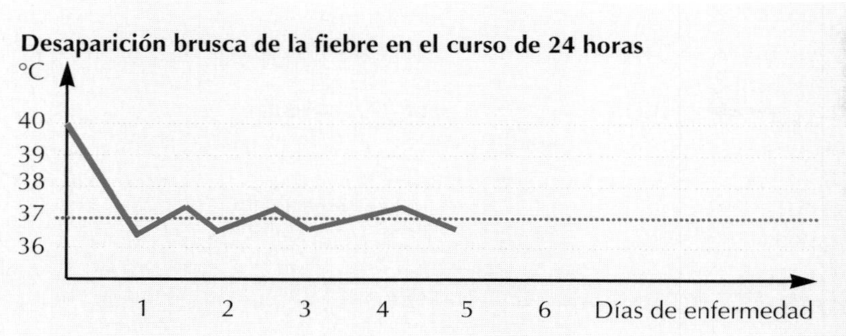

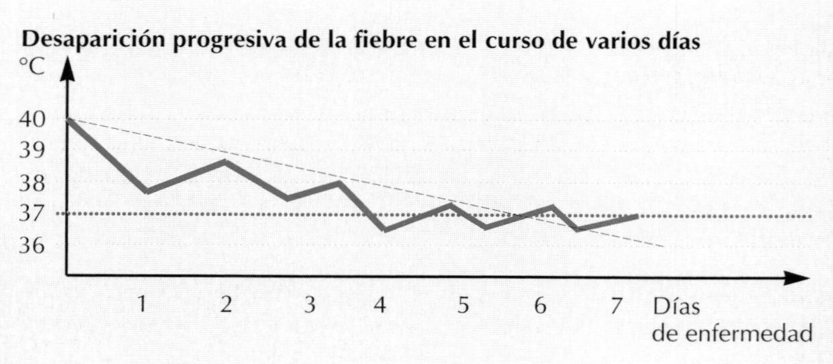

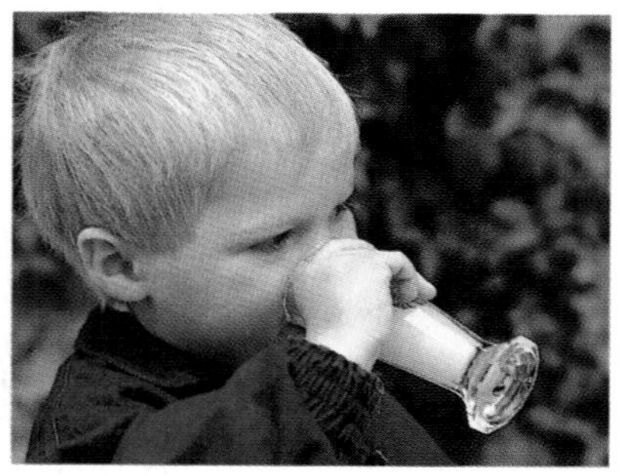

Un niño con fiebre precisa un gran aporte de líquidos; lo mejor son infusiones o zumos.

Todo niño febril necesita un gran aporte de líquidos. Debido al aumento de la frecuencia respiratoria, se elimina gran cantidad de agua por la respiración, que debe aportarse con el fin de que la circulación funcione correctamente.
Después del aporte de líquidos, las compresas frías constituyen otra medida antitérmica. Las compresas de las piernas sólo serán necesarias cuando éstas estén calientes. Si las manos y los pies están fríos, significa el inicio de la «centralización» de la circulación, la primera fase de una insuficiencia circulatoria. En este caso será necesario aplicar una envoltura pectoral o completa.

Cataplasmas en las piernas: empapar dos paños de algodón no demasiado grandes (paños de cocina) en agua a temperatura ambiente; escurrir hasta que no goteen y envolver con ellos las piernas del niño. Colocar encima un calcetín de lana. Si la cataplasma se ha calentado ya no es eficaz; se puede repetir una o dos veces más. La cataplasma se ha de cambiar antes de que se seque en la pierna.
Cuando la fiebre es muy elevada, los pies del niño están fríos y está muy pálido, no pueden utilizarse las cataplasmas de las piernas. En este caso hay que consultar inmediatamente al médico. Hasta que llega, se pueden evitar situaciones posiblemente graves aplicando compresas frías en las axilas y las ingles del niño, y eventualmente también en el tronco. No obstante, los brazos y las piernas deben mantenerse calientes.

*Las medidas antitérmicas físicas son de gran importancia durante la infancia.
En último extremo tienen como objetivo la vasodilatación cutánea y el favorecimiento de la transpiración.*

Envoltura pectoral fría: la envoltura se acaba fuera de la cama. Empapar un paño de algodón en agua a temperatura ambiente, escurrir bien hasta que no gotee y colocarla sobre un paño de lana. Desnudar la parte superior del cuerpo del niño; y seguidamente colocar la envoltura por capas alrededor del tronco del niño. Antes de estirar al niño hay que abrigarlo. El paño húmedo ha de estar completamente cubierto. Aproximadamente después de dos horas, retirar la envoltura y secar bien al niño.

Cuando los brazos o las piernas están muy fríos no aplique compresas en las piernas.

Envoltura completa refrigerante: en una habitación de ambiente cálido, poner una manta de lana sobre la cama vacía; empapar una sábana en una palangana llena de agua templada (aproximadamente 35 °C), escurrirla bien hasta que no gotee y extenderla sobre la manta de lana. Rápidamente poner al niño completamente desnudo sobre la sábana húmeda y envolverlo del cuello a los pies primero con la sábana húmeda y después con la manta de lana. No poner ninguna colcha encima. Aproximadamente después de diez minutos colocar al niño en una nueva envoltura preparada previamente en otra cama o en el sofá. Este proceso puede repetirse una vez más.

Fármacos antitérmicos: los fármacos antitérmicos actúan sobre el sensor central de la temperatura del cuerpo y disminuyen la temperatura. Este sensor de la temperatura se localiza en el centro de la temperatura del diencéfalo. Sobre él actúan determinados pirógenos (sustancias que provocan la fiebre) que provienen de los agentes infecciosos. De esta manera se produce una aceleración global del metabolismo. En los niños se utiliza con frecuencia el fármaco paracetamol, un derivado de la anilina, para disminuir la temperatura.

*En cualquier enfermedad febril es especialmente importante el vaciado intestinal.
En el sentido estricto de la palabra el cuerpo se depura.
La infusión de manzanilla tiene un efecto antiinflamatorio y es adecuada para utilizarla en forma de enema.*

Convulsiones febriles

Sintomatología: cuando se produce un aumento brusco de la temperatura, el niño puede presentar convulsiones generalizadas que habitualmente no duran más de quince minutos. Este tipo de convulsiones febriles aparecen prácticamente sólo en los niños menores de cuatro años, en ocasiones incluso de forma repetida.

Tratamiento: están indicados los fármacos anticonvulsivantes (diacepam, coralhidrato, etc.) y los antitérmicos. Generalmente la vida del niño no corre peligro. Sin embargo, es imprescindible consultar al pediatra. Si durante la crisis convulsiva el niño presenta vómitos, cefalea y rigidez de nuca, a ser posible el pediatra practicará una punción lumbar para excluir la existencia de una meningitis.

La aparición súbita de contracciones musculares junto con trastornos de la consciencia indican la existencia de convulsiones febriles.

En las habitaciones en las que hay niños no se debería fumar.

Crup

Con frecuencia la causa que hace requerir al médico de urgencias con suma inmediatez es una dificultad respiratoria de instauración aguda. Generalmente se trata del denominado crup. Con este término se entiende la estenosis de origen inflamatorio en la laringe por debajo de la glotis (pseudocrup), o menos frecuentemente, aunque mucho más peligrosa por encima de la glotis (epiglotitis).

Pseudocrup

Los padres pueden ayudar en las medidas terapéuticas:

- *Contacto estrecho con el niño con el fin de tranquilizarlo.*
- *Intentar humidificar el aire (aire fresco, colgar paños húmedos, dejar correr el agua caliente).*
- *Ofrecer suficientes líquidos, preferiblemente bebidas frías.*
- *Intentar que el niño se siente.*
- *Reducción farmacológica de la inflamación de la mucosa con prednisona.*

En el hospital se aplicarán otras medidas como inhalaciones y administración de suero.

Etiología y sintomatología: el agente causal es vírico. Afecta en mayor medida a los niños de entre seis meses y cuatro años. Después de esta edad, el diámetro de las vías respiratorias es tan grande que una inflamación de la mucosa generalmente no provoca una disnea tan grave.
Generalmente por la noche el niño presenta disnea progresiva, acompañada de sibilantes y tos ronca. La piel toma una coloración cianótica. La contaminación del aire, especialmente el humo del tabaco, contribuye en gran medida a la aparición de la disnea.

La disnea aparece generalmente al anochecer y durante las primeras horas de la noche. Se distinguen cuatro estadios o grados de severidad de la disnea:

1. Ronquera, tos seca y ronca.
2. Sibilantes durante la inspiración.
3. Necesidad de aire, palidez, intranquilidad, miedo, taquicardia.
4. Cianosis, somnolencia progresiva, bradicardia.

Los dos primeros estadios pueden tratarse ambulatoriamente, pero el tercer y cuarto estadio requieren ingreso hospitalario.

Epiglotitis

Etiología: el agente causal es una bacteria, generalmente *Haemophilus influenzae B*. Afecta con mayor frecuencia a los niños cuya edad está comprendida entre dos y seis años.

En el caso de la epiglotitis se trata de un estado que pone en peligro la vida del niño, y que precisa un tratamiento lo más rápido posible en una unidad de cuidados intensivos pediátrica.

Sintomatología: los síntomas aparecen muy rápidamente y de forma dramática: dolor al tragar, voz nasal, malestar general y mal aspecto; el niño está sentado con expresión de miedo en la cara, inclinado hacia delante con la boca abierta de la que fluye la saliva.

Tratamiento: en el caso de la epiglotitis se trata de un estado que pone en peligro la vida del niño, y que precisa un tratamiento lo más rápido posible en una unidad de cuidados intensivos pediátrica. A ser posible, el traslado debe realizarse bajo control médico.

Hoy en día, todas las enfermedades causadas por *Haemophilus influenzae B* pueden prevenirse mediante una vacuna anti HIB. Por ello, los niños de hasta un año de vida deben ser sometidos a una vacunación de este tipo.

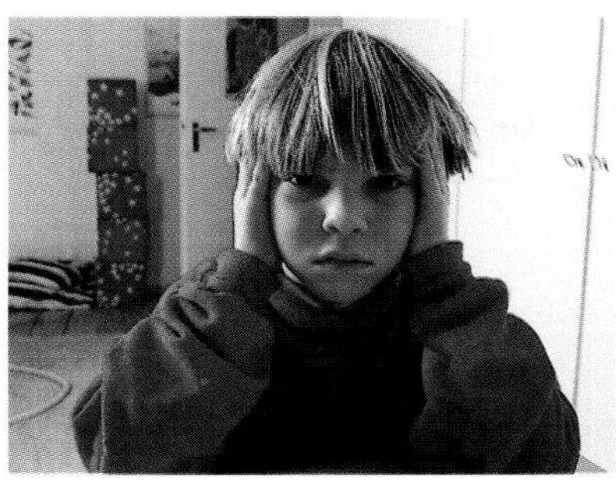

Para el niño, los pequeños problemas también pueden originar grandes conflictos, a los que reaccionan con fiebre, dolores abdominales y vómitos. Los padres deben tomar en serio los problemas de sus hijos y abordarlos con comprensión.

Síndrome periódico

Los síntomas más importantes son la fiebre, los vómitos, el dolor abdominal, la cefalea y los dolores de las extremidades. Así, en los **vómitos cetonémicos (acetonémicos)** aparece generalmente fiebre y dolor abdominal; en la llamada **epilepsia abdominal** con frecuencia se producen sólo ataques de dolor abdominal; por el contrario, en los **trastornos de crecimiento** predominan los dolores en las extremidades.

Lo que tienen en común estos síntomas es que parece existir un componente psicosocial en la aparición y en el grado de los trastornos. Los padres recibirán un asesoramiento adecuado a manos del pediatra. Éste comentará con ellos el trasfondo emocional de su hijo, la estructura familiar (ocasionalmente conflictos entre hermanos), así como el entorno social (actividades diarias del niño, escuela). La eliminación de las influencias nocivas del entorno o de los condicionamientos psíquicos del niño y la ayuda para solucionar sus problemas pueden a menudo evitar un gran número de exploraciones que supondrían una sobrecarga adicional para el niño.

Alteraciones del comportamiento

Tras una visión global de los numerosos trastornos de la conducta en la edad preescolar se puede hacer la siguiente clasificación:

- Dificultades de aprendizaje, que se harán más claras a medida que las exigencias sean mayores.
- Hábitos incorrectos que indican la existencia de una inseguridad en la personalidad infantil.
- Trastornos en la adaptación social, que dificultan las relaciones interpersonales (mal comportamiento).

Los trastornos de la conducta infantil son siempre un signo de peligro o de trastornos en las relaciones interpersonales del niño.

Dificultades de aprendizaje

En la etapa preescolar, es frecuente que los componentes de la familia no adviertan ligeras regresiones reversibles del desarrollo. Sólo en la escuela, al aumentar las exigencias se detecta que el niño se **queda atrás**. Sin embargo, con una observación cuidadosa y un estudio especializado del desarrollo, estos niños se pueden detectar antes. Esto es muy importante para ellos, ya que una estimulación precoz consigue que mejoren considerablemente las condiciones del desarrollo. Los padres desempeñan un papel importante en la estimulación intelectual de su hijo. Deben reforzar la autoconfianza del niño y hacer posible que consiga un gran número de pequeños éxitos.

La no detección de una incapacidad de aprendizaje puede provocar un fracaso escolar crónico. Esta situación crea importantes temores escolares y finalmente trastornos de la conducta que a menudo tienen como consecuencia graves enfermedades psicosomáticas.

En los niños los fármacos que mejoran la capacidad de concentración y la memoria no tan sólo son inútiles sino que pueden ser peligrosos. Pueden crear fácilmente dependencia.

La **incapacidad de aprendizaje** se debe a un trastorno cerebral primario congénito o adquirido; los niños deben acudir a una escuela especial. Necesitan un apoyo especialmente comprensivo por parte de los padres que les ayude a seguir su camino nada fácil en la vida. La **dificultad de aprendizaje** consiste en síntomas acompañantes negativos que limitan la capacidad de aprendizaje; factores de este tipo son la dificultad de concentración o el déficit en la capacidad de aprendizaje. Debe detectarse precozmente para intentar mejorarla.

Hábitos incorrectos

Se trata de formas de conducta que aparecen en unas fases del desarrollo. Cuando se mantienen por encima de la edad tolerada podemos hablar de ellos. Se trata de signos de tensión psicosocial o de vivencias no procesadas.

Los hábitos erróneos son con frecuencia expresión de una falta de autoestima. Los castigos destruyen todavía más la autoconfianza del niño.

Chuparse el pulgar es una conducta que aparece en el 80 % de los niños hasta el tercer año de vida. Se sabe que el pulgar constituye un consuelo de las situaciones que provocan sobrecarga. Sin embargo, si esta costumbre se prolonga hasta la edad escolar debe sospecharse una falta de autoconfianza del niño. Según nos demuestra la experiencia, las amenazas o los castigos no refuerzan la autoconfianza del niño. Esta tendencia debe suprimirse mediante estímulos, al mismo tiempo que se fomenta su autoconfianza.

Otras formas importantes de hábitos incorrectos son el **morderse las uñas**, el **sorber el moco** o **tocarse las zonas genitales**; pueden considerarse como sustitutos de la falta de dedicación por parte del entorno, cuyas causas se basan en la inseguridad en las relaciones interpersonales.
En este caso también son útiles la dedicación y la comprensión.

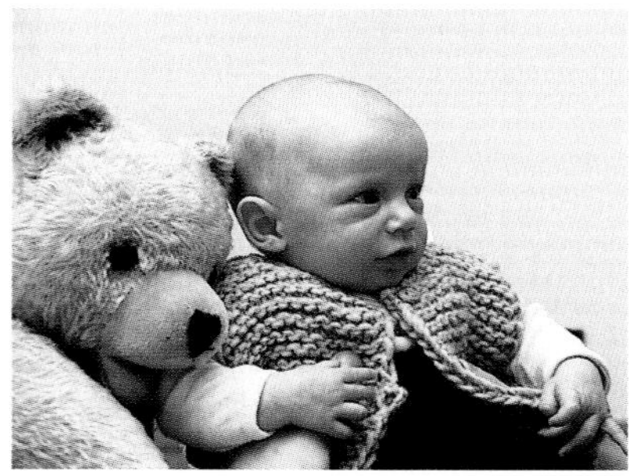

El animal de peluche preferido da una sensación de seguridad y disminuye el miedo a la soledad cuando el niño se va a la cama.

Los **tics** son movimientos corporales similares a los reflejos como **el parpadear, las muecas, la carraspera, chasquear, encogerse de hombros, mover las piernas**, etc. Aparecen con mayor intensidad en situaciones de tensión. La base de estos comportamientos son el miedo y la inseguridad. El niño precisa una mayor protección y seguridad que la media. Sólo en los casos muy marcados el médico debe descartar la existencia de causas cerebrales orgánicas.

Al igual que los padres, los niños presentan con frecuencia **trastornos del sueño**. A menudo se trata de niños intranquilos, activos y nerviosos. Tienden a presentar miedo a las separaciones, exigen la presencia de la persona en la que más confían o la realización de determinadas ceremonias al acostarse.
Ya que en general estos niños son sensibles y fantasiosos, las vivencias del día las trasladan a la noche. Necesitan más tranquilidad y equilibrio que otros niños; mucho antes de acostarse deben reducirse los estímulos externos. En lugar de ver la televisión por la noche debe escuchar o leer un cuento de buenas noches.

La enuresis nocturna del niño no puede en ningún caso convertirse en un drama familiar. Todo lo contrario, sólo quitándole importancia al problema podrá solucionarse.

Se habla de **enuresis nocturna** cuando aparece en un niño mayor de cuatro años. Es importante diferenciar entre la enuresis primaria (nunca ha existido control nocturno del esfínter urinario) y la enuresis secundaria (existió control pero ha desaparecido). Las causas orgánicas son mucho menos frecuentes que las sobrecargas emocionales. Naturalmente, en primer lugar el pediatra debe descartar la existencia de una enfermedad vesical o renal. Sólo entonces debe empezarse el **tratamiento psicológico** del niño y de los padres. Terapéuticamente son adecuadas todas las medidas que armonicen el bienestar emocional del niño y son nocivas todas las reacciones que destruyan la autoestima.

También pueden ayudar las siguientes **recomendaciones**: reducción del aporte de líquidos a partir del mediodía; disminución de la profundidad del sueño mediante fármacos; levantar regularmente al niño durante la noche (el niño debe despertarse totalmente); entrenamiento vesical vaciando parcialmente la vejiga y reteniendo el resto de la orina; motivación del niño marcando en el calendario los días que no se ha orinado; alabarlo la noche que consigue no orinarse.

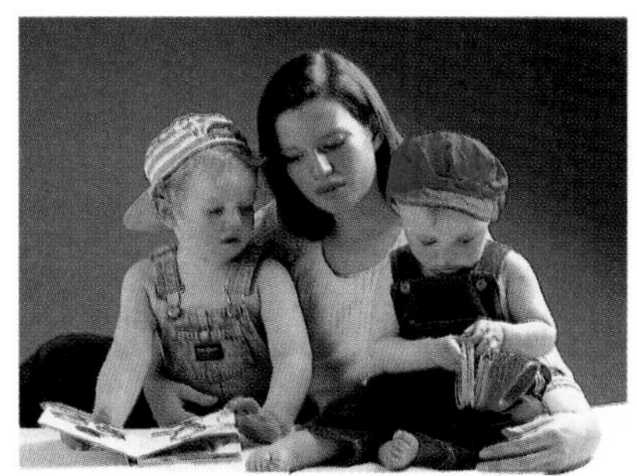

Emanar tranquilidad, evitar los comportamientos nerviosos, escuchar con paciencia, así los padres pueden ayudar a superar los problemas de lenguaje de su hijo.

En el **tartamudeo** el lenguaje del niño se encuentra bloqueado por repeticiones espasmódicas. Aparece habitualmente en prácticamente el 5 % de los niños que empiezan la escuela. La causa principal se encuentra en el desequilibrio determinado por la edad entre la viva necesidad de participar y la necesidad de consolidar la capacidad motora del lenguaje. El tartamudeo se solucionará más rápidamente si se alienta al niño; los adultos curan al niño si emanan tranquilidad, evitan el nerviosismo, dan al niño la posibilidad de conseguir decir la palabra. Sólo en los casos más graves es necesario un tratamiento logopédico.

Los **temores** constituyen una situación muy frecuente en niños sensibles y tímidos. El superar el miedo es un objetivo lleno de conflictos que todas las personas persiguen durante toda la vida; los niños miedosos experimentan muy pronto un sufrimiento que puede llegar a limitar su actividad. Para él es decisiva una atmósfera familiar sin miedos; debe favorecerse su seguridad emocional con el fin de que no se altere el desarrollo de su personalidad.

Toda persona debe aprender desde la infancia distintas estrategias para combatir el miedo; la dedicación plena y llena de amor genera confianza; y la confianza constituye la base para sobreponerse al miedo.

Trastornos de adaptación social

Los **niños hiperactivos** pueden constituir una importante sobrecarga para su entorno. No pueden permanecer sentados tranquilamente ni un segundo, deben tocarlo todo, olvidan cualquier advertencia, cambian rápidamente sus relaciones, saltan de una idea a otra. Con frecuencia los consejos sobre su educación son diferentes. En ningún caso son útiles la disciplina y los castigos. Mucho más útil es no intentar limitar demasiado su irreprimible necesidad de moverse. También se ha de intentar que participen en los quehaceres domésticos más sencillos. Últimamente se aconseja a los padres someter a sus hijos a una terapia de retención. El consecuente abrazo que el niño recibe de una persona querida libera al niño de su hiperactividad. La terapia de retención precisa ser controlada por un médico especializado.

En nuestra sociedad intranquila y acelerada son frecuentes los niños hiperactivos, que generan muchos problemas a sus padres, educadores y pediatras.

El niño sometido a una educación generadora de miedo y preocupación o demasiado autoritaria o con demasiado mimo desarrolla **inhibiciones exageradas**. Este tipo de niños se caracterizan por ser reservados y de conducta ejemplar. Sin embargo, es con los niños de su misma edad con los que frecuentemente tienen problemas.
A largo plazo son niños que no se llevan bien con los de su misma edad y que mentalmente están más avanzados que aquellos que crean dificultades en su educación.

Ante un niño claramente inhibido hay que replantearse el estilo educativo.

Los niños que no pueden desarrollar suficientemente el sentido de la propiedad cometen **pequeños robos**. Todo niño debería disponer de su pequeño rincón para jugar, su cajón, su muñeca o bien su osito de peluche. Sólo así aprende que también los demás pueden tener sus propiedades.
Si ya ha cometido robos, hay que intentar discutir críticamente el suceso con el niño y al mismo tiempo incidir sobre los motivos que le han movido a sus deseos insatisfechos.

Cuando un niño dispone de sus propias cosas es capaz de respetar fácilmente la propiedad ajena.

La curiosidad y el afán de actividad, la necesidad de notoriedad y el deseo de aventura son especialmente marcados durante la edad escolar. El contacto con niños de la misma edad sustituye cada vez más las estrechas relaciones con los padres. Los padres deben respetar este hecho, pero al mismo tiempo advertir a su hijo sobre el aumento progresivo de los peligros.

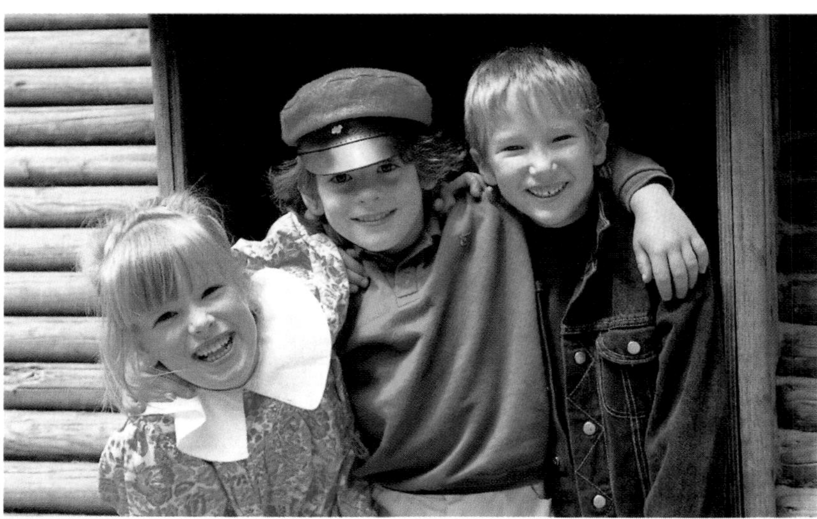

EL NIÑO EN EDAD ESCOLAR

Los niños en edad escolar y los adolescentes precisan del consejo y la ayuda de los padres para desarrollar progresivamente su independencia. Su camino hacia la vida independiente es mucho más fácil cuando cuentan con el apoyo de adultos comprensivos.

En esta fase de la vida las relaciones con los padres y familiares se hacen menos estrechas y se sustituyen por otras; el papel más importante lo desempeñan las amistades con niños de la misma edad, que luego se amplían también con las relaciones de pareja con personas del sexo contrario. Tanto en casa como en el colegio no sólo se ha de estimular la motivación para aprender y rendir, sino que también se han de practicar las relaciones interpersonales mediante la solución de los conflictos que puedan aparecer en esas relaciones.
La curiosidad y el afán de actividad, la necesidad de notoriedad y el deseo de aventura son motivaciones frecuentes que generan una ansiosa necesidad de independencia. No es raro que ello dé pie a conflictos intergeneracionales, sobre todo cuando en la casa paterna se toma una posición autoritaria de prohibición. No obstante, los adolescentes necesitan cada vez más a alguien que les entienda, con quien poder hablar sobre sus problemas, aun cuando a los adultos les parezca tan extraño. Los niños y los adolescentes son más maduros y avanzados de lo que sus padres creen. El cortar el cordón umbilical a esta edad con frecuencia parece más difícil que hacerlo en el momento del nacimiento.

Accidentes en la edad escolar

Al aumentar la independencia aumenta también de forma significativa el riesgo de accidentes.

A esta edad los accidentes son la causa de muerte más frecuente.

La causa más frecuente de muerte en la infancia son los accidentes. En primer lugar se encuentran los accidentes de tráfico, que afectan principalmente a niños de entre seis y siete años y a adolescentes a partir de los catorce años. En la mayoría de los países industrializados, la mayor parte de los accidentes infantiles tienen lugar en la calle. El número anual de niños que mueren por accidentes de tráfico supera, en esos países, los miles. Hay que tener en cuenta que por cada niño muerto por accidente de tráfico se producen diez heridos muy graves, cien heridos graves que precisan ingreso hospitalario y mil heridos leves que precisan tratamiento.
El aplicar inmediatamente las **medidas** correctas en el lugar del accidente aumenta notablemente las probabilidades de supervivencia y de recuperación de un niño herido. Hasta que llega el médico o las autoridades se ha de hacer lo siguiente:

Medidas generales ante el accidente de un niño:

Ante un politraumatismo (lesiones múltiples), que frecuentemente se acompaña de un traumatismo craneoencefálico (TCE), se deberá conseguir lo más rápidamente posible información sobre los pormenores del accidente (testigos, reconocimiento de la persona yaciente o de los automóviles disponibles para su traslado, etc.).

Primeros auxilios:

- Colocar al niño en decúbito lateral estable (*véase* también capítulo «Primeros auxilios»). Protegerlo del frío con una manta.
- Dejar libres las vías respiratorias (extraer la saliva, la sangre, etc. de la boca y la faringe).
- Comprobación de la función respiratoria y circulatoria; en caso necesario practicar la respiración boca-nariz y el masaje cardíaco (*véase* también capítulo «Primeros auxilios»).
- Comprobación de las lesiones visibles externas (fracturas óseas, hemorragias, etc.).
- Para una primera evaluación, control y comprobación del estado de consciencia.
- Documentación concisa y exacta de las valoraciones y de todas las medidas con la hora en que se aplicaron.

Si hay fracturas óseas:

- Mantener inmovilizada la extremidad fracturada, en caso necesario con una tabla de madera.
- Las fracturas abiertas se cubrirán higiénicamente y a ser posible en condiciones de esterilidad.
- Documentación concisa y exacta de las valoraciones y de todas las medidas con la hora en que se aplicaron.

Si hay heridas abdominales:

- Decúbito supino con las piernas estiradas y las rodillas elevadas.

Si hay lesiones torácicas:

- Mantener elevada la parte superior del cuerpo cuando la circulación está estabilizada. En caso contrario, colocar al herido en decúbito lateral del lado afectado.

En cualquier caso es imprescindible el requerimiento de ayuda médica (preferiblemente por una segunda persona).

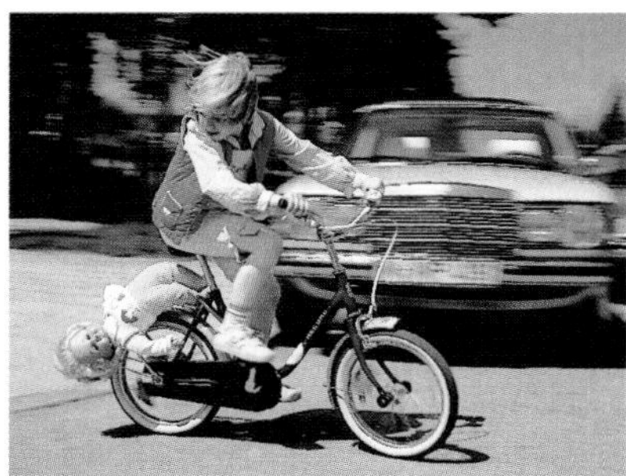

En los países industrializados, la mayoría de los accidentes infantiles se producen en la calle.

Hay que advertir a tiempo a los niños (antes de que acudan por primera vez solos a la escuela) de los riesgos del tráfico. Durante los primeros días los padres deben hacer el camino hacia la escuela junto a sus hijos. Para ello también debe tenerse en cuenta que el camino más corto no siempre es el más seguro.

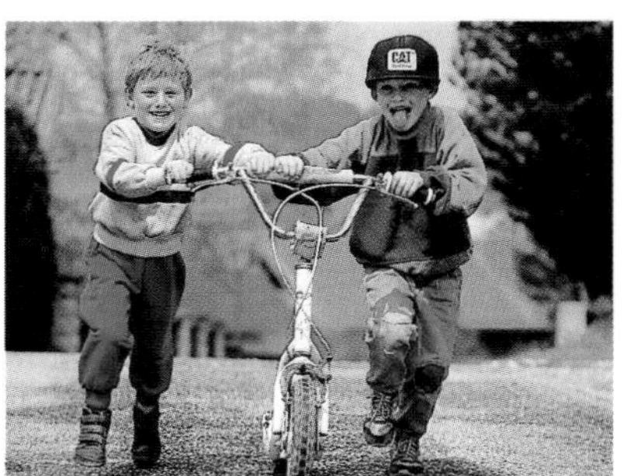

El monopatín es un juguete muy apreciado por los niños, pero en ningún caso constituye un medio de transporte seguro para utilizarlo entre el tráfico de la calle.

El pronóstico después de un accidente es mejor en los niños que en los adultos.

La terapia intensiva de los accidentes graves en la infancia tiene perspectivas especialmente buenas. A menudo los niños presentan una capacidad de regeneración sorprendente, incluso después de un traumatismo craneoencefálico, posiblemente debido a que las regiones cerebrales no lesionadas asumen las funciones de las regiones deterioradas. Así pues, cualquier tratamiento vale la pena, incluso aunque dure semanas, meses o años.

La ayuda de los padres desde un principio es de gran utilidad. Un niño inconsciente reacciona primero a la voz conocida de sus padres. Los niños también se recuperan antes cuando los padres toman parte activa en sus cuidados.

Después de un accidente con traumatismo craneoencefálico los niños precisan una gran estimulación por parte de los padres.

En el proceso posterior de rehabilitación, los padres también tienen un papel importante. Después de un politraumatismo, especialmente cuando ha existido un traumatismo craneoencefálico, los niños necesitan una estimulación tanto en el ámbito motor como en las funciones intelectuales y del lenguaje y en su modo de comportamiento. Por ello se somete a los niños, con frecuencia durante un largo período de tiempo, a terapias motoras, psíquicas y sociales. Los equipos interdisciplinarios necesarios para ello trabajan en centros especializados.

Trastornos posturales

Especialmente durante los primeros años de escolarización y durante la pubertad, los niños sufren períodos de intenso crecimiento. Debido a este hecho, tanto los niños de siete años como los adolescentes de catorce años presentan una postura corporal laxa. La postura corporal es una función activa de la musculatura. La disminución de la fuerza muscular influye en primera instancia sobre la postura de la columna vertebral, pero a la larga afecta también a su forma. El sentarse incorrectamente y la falta de ejercicio físico constituyen las causas más frecuentes de los trastornos posturales. Los factores familiares y constitucionales también son importantes. Mediante una sencilla prueba (según Matthias), puede diferenciarse entre la salud postural, la debilidad postural y los trastornos posturales.

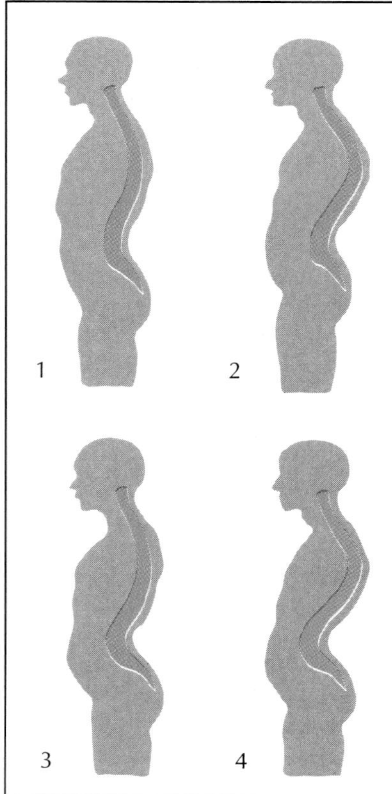

Posturas corporales: postura normal (1), espalda arqueada (2), lordosis (3), espalda cóncava (4).

Salud postural: estando de pie, el niño extiende los brazos hacia delante y permanece quieto durante 30 segundos.

Debilidad postural: estando de pie, el niño extiende los brazos hacia delante y mantiene esta posición durante menos de 30 segundos.

Transtorno postural: el niño es completamente incapaz de mantener la posición antes descrita.

La enfermedad más frecuente de la columna vertebral en la adolescencia es la **enfermedad de Scheuermann (cifosis de la adolescencia)**. Se trata de un aumento de la curvatura de la columna dorsal con trastornos de crecimiento en las superficies superior e inferior del cuerpo vertebral. De esta manera, los discos intervertebrales se estrechan y se desarrolla la llamada vértebra en cuña. Especialmente al hacer esfuerzos puede aparecer dolor; sin embargo, también puede no existir dolor. En la edad adulta los trastornos se localizan más en la zona inferior (lumbosacra) de la columna vertebral.

El tratamiento adecuado consiste en la práctica prudente de deporte (gimnasia postural) con entrenamiento de la musculatura abdominal y dorsal. En los casos de cifosis severa puede ser preciso el tratamiento prolongado con un corsé ortopédico. Los factores psíquicos también influyen en la postura de una persona. La práctica regular de la natación es una buena medida profiláctica para los trastornos posturales del niño. Por ello, desde muy pequeños los niños deberían aprender a nadar y practicar sobre todo el estilo de espaldas.

La práctica regular de la natación es una buena medida profiláctica para los trastornos posturales del niño. Por ello, desde muy pequeños los niños deberían aprender a nadar y practicar sobre todo el estilo de espaldas.

Estados dolorosos recidivantes

Los niños con dolores abdominales y/o de cabeza y/o en las extremidades que recidivan con frecuencia tienen muchos puntos en común. Si el pediatra interroga más a fondo al niño y a sus padres, en la mayoría de los casos se observa que los dolores aparecen siempre en una de estas localizaciones, pero que en la mitad de los casos, el dolor también aparece en las otras localizaciones citadas. Esto ocurre simultáneamente o bien a distintos intervalos.

La frecuencia de la localización del dolor es aproximadamente la siguiente:

- Uno de cada seis niños presenta dolor abdominal recidivante.
- Uno de cada ocho niños presenta cefaleas recidivantes.
- Uno de cada doce niños presenta dolor recidivante en las extremidades.

La aparición de dolor, independientemente de su localización, obliga al pediatra a someter al niño a una exploración física más detallada.

El dolor puede limitar considerablemente al niño y conduce a realizar un gran número de exploraciones, a veces también intrahospitalarias, que sólo en casos excepcionales encuentran una alteración orgánica. Naturalmente, en ocasiones detrás de una abdominalgia recidivante se puede esconder una enfermedad orgánica como una apendicitis. Se precisa una gran experiencia médica y personal para establecer la diferencia entre las causas orgánicas y las psíquicas. Sin embargo, de hecho, la mayor parte de los estados dolorosos recidivantes están relacionados con un desequilibrio emocional. El diagnóstico no es fácil y precisa la colaboración de los padres. Los padres y el pediatra deben analizar conjunta y seriamente todo el entorno social del niño e incluir al niño en este análisis. Los datos que indicarán la existencia de un trastorno emocional pueden consistir en estados de miedo, dificultades en la alimentación, trastornos del sueño, etc.

Una vez descartadas las causas orgánicas, se puede considerar que el dolor es de origen psíquico.

Delgadez y obesidad

1. Delgadez

Ningún otro problema origina más consultas pediátricas que la falta de apetito. A los padres se les puede tranquilizar con argumentos lógicos, cuando la talla, el peso y la temperatura de su hijo están dentro de los límites normales. Básicamente, al contrario que la falta de apetito en los niños pequeños o en los primeros años de escuela, que generalmente no reviste importancia, el rechazo de los alimentos en los niños mayores o en los adolescentes, la llamada **anorexia nerviosa**, debe tomarse muy en serio. Este ayuno autoimpuesto y despiadado provoca consecuencias patológicas que pueden poner en peligro la vida del paciente.
El cuadro físico es bastante típico. Generalmente se trata de chicas con un importante bajo peso poco antes o después de la aparición de la primera mens-

La anorexia nerviosa puede poner en peligro la vida del paciente.

Es necesaria la ayuda médica y generalmente también psicológica.

Cuando se ha desarrollado el cuadro completo de la anorexia nerviosa el único tratamiento efectivo es el ingreso hospitalario inmediato y prolongado junto con una terapia médica y psicológica.

truación, que desaparece (amenorrea), con constipación (debido a la falta de alimentos), temperatura corporal baja (por debajo de 36 °C), bradicardia (por debajo de 60 latidos por minuto), debilidad muscular generalizada, piel seca, disminución del número de leucocitos y plaquetas, disminución de la glucemia, etc. Cuando se ha desarrollado el cuadro completo de la anorexia nerviosa el único tratamiento efectivo es el ingreso hospitalario inmediato y prolongado junto con una terapia médica y psicológica.

2. Sobrepeso (obesidad)

Una incidencia familiar aumentada de obesidad puede estar relacionada con la mala planificación nutricional, aunque también puede tener relación con un metabolismo lento determinado por la herencia y por la falta de ejercicio físico.

Etiología: no es raro que los padres de un niño obeso se expresen de la siguiente manera: «mi hijo tiene un problema glandular». Sin embargo, ese «problema glandular» es extremadamente raro; menos del 1 % de los niños con sobrepeso presentan una causa hormonal, y generalmente estos niños son de baja talla para su edad. Sin embargo, habitualmente los niños con sobrepeso tienen una talla normal o incluso son más altos que los niños de su edad. Los niños cuyos padres son obesos tienden a presentar sobrepeso. Si los dos padres son obesos, el 80 % de los hijos presentarán el mismo problema; si sólo uno de los padres presenta sobrepeso, aproximadamente el 50 % de los hijos serán obesos.

Generalmente se sobrepasa las necesidades nutricionales de los niños. Con frecuencia son los propios padres los que les obligan a comer demasiado para que «crezcan y estén fuertes».
Las golosinas y otros alimentos ricos en carbohidratos y grasas (bollería industrial) son especialmente poco saludables, y los padres no los tienen en cuenta prácticamente nunca dentro del plan nutricional del niño. Los refrescos azucarados que tanto gustan a los niños también pertenecen a este grupo.

Factores favorecedores del sobrepeso:

- Falta de ejercicio, como sentarse frente a la ventana, enfermedad prolongada o parálisis, etc.
- Sobrecargas psíquicas.
- Ansiedad de comer; no se apacigua el hambre sino el apetito (comer golosinas entre horas).

Tratamiento: el tratamiento del sobrepeso es muy difícil y sólo en ocasiones se consigue un resultado duradero. Tanto los niños como el resto de la familia deberían seguir algunos consejos:

- A ser posible, mucho ejercicio (correr, pasear, nadar, trabajar en el jardín, etc.).
- A ser posible, comer poco (aporte mínimo de proteínas); hacer comidas escasas y frecuentes es mejor que comer mucho y a intervalos demasiado largos.
- Beber mucho pero bebidas con pocas calorías, como agua mineral e infusiones.

DEPENDENCIAS

A los niños se les ha de advertir con conocimiento de causa y comprensión sobre los peligros con los que pueden encontrarse al entrar en nuevos campos de experiencia.

Los niños en edad escolar y los adolescentes son progresivamente más influenciables por distintos grupos. Los adolescentes buscan una orientación para su vida. Por otra parte, están llenos de fuerza para enfrentarse a nuevos campos de experiencia. En nuestra sociedad existen cada vez más peligros, frente a los que debería preparárseles con información y comprensión. Las prohibiciones autoritarias no consiguen nunca buenos resultados.
Por el contrario, los adolescentes han de sentir que, de un modo con frecuencia poco equilibrado y aparentemente lleno de seguridad, los adultos los aceptan. Sólo entonces podrán darse cuenta de que la persona que les aconseja no es un

«carroza» o habla por hablar, sino que desea aconsejarles de una manera constructiva. No obstante, para poder aconsejar hay que contar con los conocimientos y la experiencia necesarios. Por ello queremos exponer aquí los principales factores que pueden desencadenar una dependencia en la adolescencia.

La droga cotidiana más frecuente, el alcohol, desempeña un papel importante en los niños a partir de los doce años.

Drogodependencias

Alcoholismo y drogadicción

La droga cotidiana más frecuente, el alcohol, desempeña un papel importante en los niños a partir de los doce años. Habitualmente, el momento en que los niños empiezan a fumar también se da en esta edad.

Por drogas se entienden todas las sustancias que tras su consumo producen alteración de determinadas funciones o que pueden inhibirlas. No sólo las sustancias que se fuman, sino también los tóxicos y los fármacos se han de considerar drogas. El abuso de drogas es el consumo continuo o esporádico, pero siempre excesivo de ellas. La drogodependencia (también drogadicción) consiste en un estado físico y/o psíquico que obliga al consumo de la sustancia y que en caso de que no se consuma provoca la aparición de síntomas de abstinencia. Éstos son patológicos. Según estimaciones de la Organización Mundial de la Salud, en el mundo existen cientos de millones de personas drogodependientes. Aproximadamente cinco millones se inyectan la sustancia.

Según estimaciones de la Organización Mundial de la Salud, en el mundo existen cientos de millones de personas drogodependientes. Aproximadamente cinco millones se inyectan la sustancia.

¿Cómo entran los adolescentes por primera vez en contacto con las drogas?

Prácticamente siempre el camino hacia la drogodependencia se abre a través del círculo de amistades del adolescente, y se produce en varias etapas: tabaco, alcohol, contacto con las drogas, observación del consumo de drogas, expectación ante la acción individual, probar, consumo esporádico, consumo regular.

Cuando una persona se siente independiente para decidir libremente y por curiosidad prueba una droga o lo hace para ser aceptado en un determinado grupo, está emprendiendo el camino de la dependencia.

¿Qué drogas entran en juego?

El **hachís** y la **marihuana** se obtienen del cáñamo índico (*Cannabis*). El cigarrillo de marihuana recibe el nombre de porro. Su acción consiste en una elevación del estado de ánimo con disposición al contacto, aunque con dificultad de concentración, intranquilidad y falta de iniciativa; las dosis elevadas provocan la aparición de alucinaciones.

El **opio**, obtenido de la adormidera, con su componente principal, la morfina, a partir de la cual se produce la heroína. Las drogas se inyectan. Sus efectos consisten en sedación, analgesia, obnubilación, sensación generalizada de felicidad, alejamiento de la realidad con sueños agradables. Los síntomas de abstinencia son intranquilidad, miedo, náuseas y crisis de sudoración.

La **cocaína** se extrae de las hojas del arbusto sudamericano de coca; como sustancia pura es un polvo blanco de sabor amargo que se inhala por la nariz o se inyecta intravenosamente disuelto. Acción: estimulación intensa con verborrea y predisposición al contacto; aumenta también el estado confusional y una desconfianza patológica (hasta el empleo de armas).

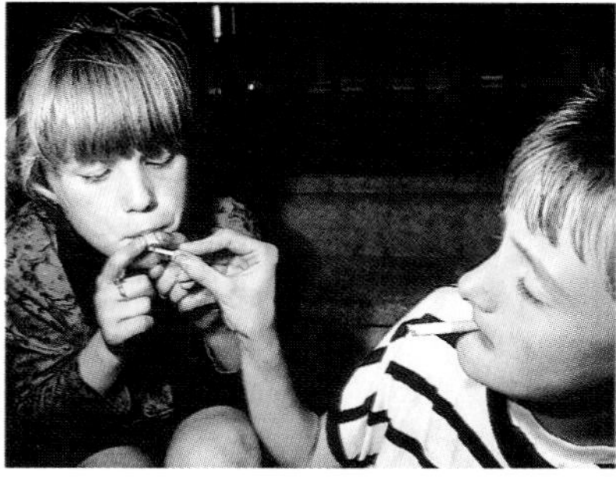

Los castigos no son de utilidad. A menudo las advertencias sobre el peligro por ejemplo del tabaco son más efectivas y ayudan a muchos niños a no caer en una dependencia.

En los últimos tiempos aparecen cada vez con mayor fuerza en el mercado las drogas sintéticas, las llamadas drogas de diseño. Se hallan extendidas sobre todo entre los adolescentes y sirven como primer paso para el consumo de drogas más duras.

Otros **estimulantes** con acción similar a la cocaína son la pervitina, la bencedrina, la preludina, la ritalina, el captagón y la efedrina.

Los **alucinógenos** son sustancias que alteran las percepciones sensoriales y provocan alucinaciones. Ejemplos: LSD (ácido dietilamida lisérgico), mescalina.
Acción: aumento de la excitabilidad (euforia, también depresión), trip (viaje en el mundo).

Esnifar significa inhalar los vapores de sustancias volátiles, sobre todo disolventes orgánicos como éter, acetona, bencina (benceno), tricloroetilo, disolventes para tintes, laca y adhesivos.
Acción: estado de embriaguez de corta duración con euforia; en la forma más grave, pérdida de la consciencia. Con frecuencia se practica en grupo.

En muchos países existe una red relativamente amplia de centros de asesoramiento para los drogodependientes y sus familiares.

Asociación de Ayuda a los Toxicómanos
Riera Sant Miquel, 1
08006 Barcelona
(España)

Coordinadora Nacional de la Lucha Antidroga
Entenza, 32-34
08015 Barcelona
(España)

Para el entorno de un drogodependiente es importante el poder reconocer los signos que indican el consumo o la dependencia de la droga. Diferenciamos entre signos seguros, inseguros y sospechosos.

Signos seguros del consumo de droga:

- Marcas de pinchazos en el cuerpo.
- Observación del afectado bajo los efectos de la droga (embriaguez, estupor).

Signos inseguros del consumo de droga:

- Aumento de las necesidades de sueño.
- Anorexia, pérdida de peso.
- Ojos enrojecidos, boca seca.
- Pupilas muy contraídas o muy dilatadas.

Signos sospechosos de que se está consumiendo droga:

- Cambios en el comportamiento.
- Comportamientos extraños: irritabilidad, miedo, desequilibrio, pérdida de iniciativa, depresión, falta de interés, interrupción de las relaciones, disminución del rendimiento, descuido de la higiene personal.

Los padres no deben castigar o reprochar a un hijo drogodependiente. Sólo la aceptación con comprensión puede ayudarle a encontrar el camino que le aleje de la drogodependencia.

¿Cómo deben comportarse en estas situaciones los familiares y amigos?
Ante la primera sospecha de una drogodependencia, los familiares más cercanos no deben en ningún caso acusar o reprochar al niño. La aceptación con comprensión del adolescente debe servir para que pueda plantearse una ayuda especializada.

PREVENCIÓN

Prevención primaria

La prevención primaria consiste en la eliminación de los factores patógenos. Por ejemplo la prevención de los accidentes, la vacunación, un estilo de vida sano que evite los riesgos ambientales patógenos.

La prevención primaria consiste en la prevención de las causas patógenas, con el fin de que el niño se mantenga sano.

Prevención de los accidentes

El número y el tipo de accidentes que se producen durante la infancia son múltiples. Naturalmente, la vigilancia constante del niño es imposible.
Sin embargo, con frecuencia la falta de comprensión y el descuido de los adultos hace posible que se produzca el accidente infantil.

La prevención eficaz durante la infancia constituye la protección más segura frente a la enfermedad y los riesgos de enfermedad en la edad adulta.

Entre las medidas eficaces de prevención de los accidentes cabe destacar:

- Formación no especializada de primeros auxilios.
- Educación vial en el jardín de infancia y en la escuela.
- Comprobación en el ámbito doméstico del almacenaje seguro para los niños del botiquín doméstico, de los productos de limpieza, los disolventes, las cerillas, los objetos cortantes, los utensilios de costura.
- Protección segura para los niños de fosos, pozos, piscinas, enchufes.
- Mecanismos de seguridad en ventanas, escaleras, etc.
- Protección frente al peligro de electrocución a través de los electrodomésticos (no los coloque cerca de una conducción de agua).
- Hacer presión en el ámbito político y económico, para que los productos se fabriquen con normas de seguridad para los niños, es decir, evitar los colores atractivos y colocar cierres a prueba de niños.
- Aumento de la seguridad vial: los adultos deben actuar como ejemplo.
- Favorecer la formación de calles peatonales y la construcción de carriles para las bicicletas.
- En el automóvil, llevar al niño siempre con la protección adecuada; sillas para niños homologadas.
- Colocar adhesivos reflectantes en las chaquetas, las carteras y las ruedas de la bicicleta.
- Ensayar el camino más seguro hasta la escuela; elegir preferiblemente las calles con menos tráfico y los cruces con semáforos.
- Los niños han de aprender cuanto antes a nadar.

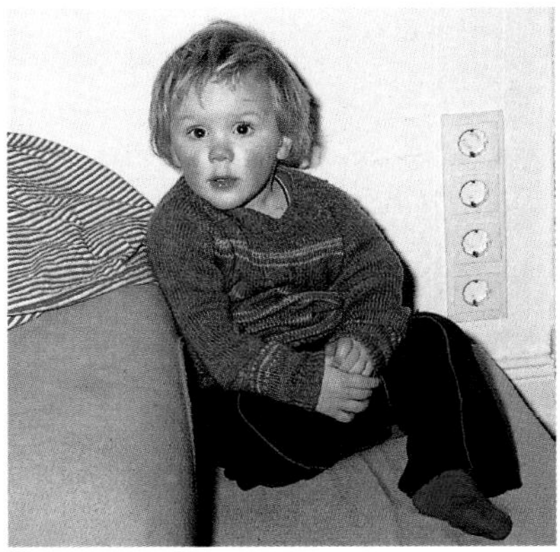

Los enchufes, especialmente cuando se encuentran cerca del suelo, deben cubrirse de forma segura con el fin de proteger a los niños pequeños de una posible electrocución.

La prevención de los accidentes debe ser un trabajo conjunto entre los padres, los educadores, el personal sanitario, los empresarios y los políticos.

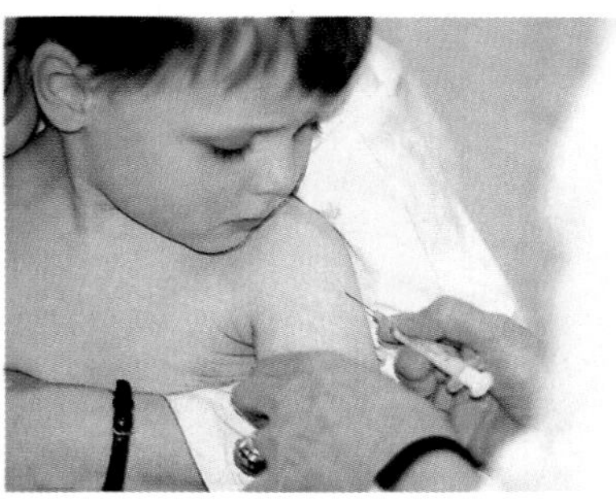

Tampoco ha dolido tanto. La vacunación regular protege frecuentemente contra enfermedades infantiles en ocasiones mortales.

Programa de vacunación

La eficacia de la vacunación está demostrada. Enfermedades como la poliomielitis, el tétanos, la difteria y otras han perdido su virulencia. Sin embargo, sólo se las puede mantener bajo ciertos límites si la vacunación se aplica sistemáticamente a ser posible a muchos niños (como mínimo a más del 85 %). Cuando la vacunación es insuficiente cabe esperar un rebrote de la enfermedad. En cada comunidad y país existe un programa de vacunación que varía ligeramente según el riesgo de cada zona, pero que básicamente es el siguiente:

Programa de vacunación para niños y adolescentes

En el tercer mes de vida:

- Difteria-tétanos-pertussis (tos ferina) (DTP).
- Poliomielitis: vacuna oral trivalente.

En el quinto mes de vida:
- Difteria-tétanos-pertussis (tos ferina) (DTP).
- Poliomielitis: vacuna oral trivalente.

En el séptimo mes de vida:
- Difteria-tétanos-pertussis (tos ferina) (DTP).
- Poliomielitis: vacuna oral trivalente.

En el 15.º mes de vida:
- Vacuna triple vírica: sarampión-rubéola-parotiditis.

En el 18.º mes de vida:
- Difteria-tétanos-pertussis (tos ferina) (DTP).
- Poliomielitis: vacuna oral trivalente.

A los 4-6 años:
- Difteria-tétanos (DT).
- Poliomielitis: vacuna oral trivalente.

A los 11 años:
- Vacuna triple vírica: sarampión-rubéola-parotiditis.

A los 14-16 años y cada 10 años:
- Tétanos-toxoide diftérico (Td) (recuerdo).

En algunas comunidades y países, dependiendo del riesgo de la zona, en el programa de vacunación se incluye también la vacuna contra *Haemophilus influenzae* (meningitis) y contra el virus de la hepatitis B.

Protección frente a las lesiones medioambientales

Se habla y se escribe mucho sobre los niños y el medio ambiente. Los niños están más expuestos a los factores nocivos del medio ambiente que los adultos y con su metabolismo constructor más rápido y su menor capacidad de desintoxicación también tienen una mayor sensibilidad frente a los tóxicos ambientales. Una serie de recomendaciones dirigidas a los padres muestra cómo con métodos sencillos se puede mantener tan alejados en la medida de lo posible a los hijos de los riesgos ambientales. Son las siguientes:

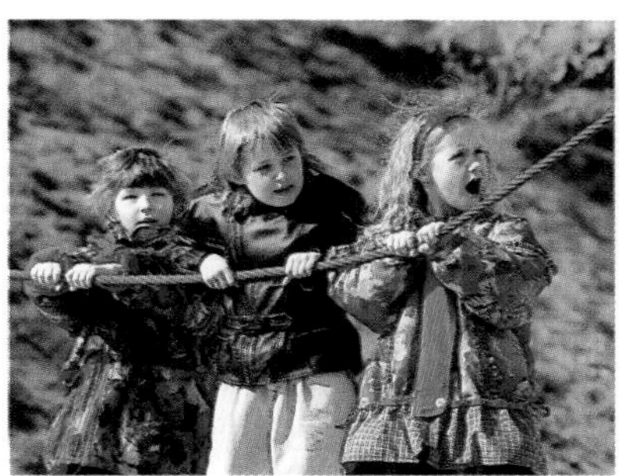

Las zonas de juego infantil a ser posible han de estar alejadas de las calles muy transitadas y protegidas por las correspondientes zonas verdes.

• La dedicación amorosa junto con gran comprensión y consecuencia constituyen premisas esenciales para el buen desarrollo físico y psíquico del niño.

• La prevención contra los accidentes debe consistir, en los lactantes, en una vigilancia rigurosa y, a edades más avanzadas, en consejos reafirmados por la práctica. Especialmente, los niños que empiezan el colegio deben ir acompañados al principio en su camino diario al colegio y ser entrenados.

• Los medicamentos, los productos de limpieza y sustancias similares se han de guardar fuera del alcance de los niños. Esto también se ha de tener en cuenta cuando el niño visita la casa de los abuelos.

• El llevar un tipo de vida sano debe iniciarse desde la primera infancia dentro del ámbito familiar. Los niños de familias fumadoras presentan un especial riesgo para su salud. Con mayor frecuencia presentan bronquitis crónica; el riesgo de que más adelante estos niños tengan cáncer de pulmón es aproximadamente un 50 % mayor. En numerosos países industrializados, nacen cada año miles de niños prematuros, débiles o de bajo peso, debido a que la madre ha fumado durante el embarazo. Así pues, los padres no deberían fumar.

Los niños de familias fumadoras tienen con mayor frecuencia bronquitis crónica.
Por ello, en las habitaciones donde hay niños no debería fumarse nunca.

• Asimismo, un niño aprende a comer de manera sana en el seno de su familia. La mejor alimentación para los lactantes durante su primer año de vida es la leche materna. Además, debido a las proteínas humanas que contiene, constituye la mejor protección contra las alergias. Especialmente durante el crecimiento es importante que la dieta mantenga un equilibrio óptimo, teniendo siempre en cuenta el aporte de vitaminas y oligoelementos. El consumo excesivo de azúcar favorece la aparición de caries. El simple hecho de consumir preferentemente alimentos realmente biológicos tiende a disminuir el riesgo. (Los conceptos «biológico» y «ecológico» están regulados legislativamente, aunque hasta el momento sólo son válidos para los productos vegetales como la fruta, las verduras y los cereales, es decir, también para el *muesli*, los copos de avena y los copos de maíz. Advertencia: denominaciones similares como «de producción controlada» o «controlado» no están reguladas legislativamente.)

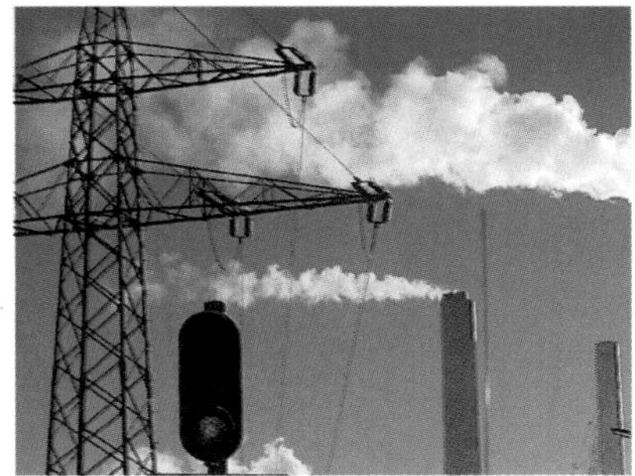

Debido a su reducida masa corporal y a su sistema inmunitario todavía no desarrollado por completo, los niños sufren con mayor intensidad frente a las sustancias nocivas del medio ambiente que los adultos.

• No utilizar el agua que durante la noche ha quedado almacenada en las conducciones. Aproximadamente el 10 % de las conducciones de agua están compuestas todavía hoy por el metal pesado plomo que contamina el agua cuando ésta permanece en contacto con él durante un período prolongado. El agua que permanece durante la noche en estas conducciones contiene hasta 100 miligramos de plomo por litro.

• Los niños no deben jugar cerca de zonas de tráfico intenso. En las calles de principal tráfico se acumulan gases que contienen cadmio, plomo y dioxina. A los niños que viven en las ciudades se les debería ofrecer a menudo la opor-

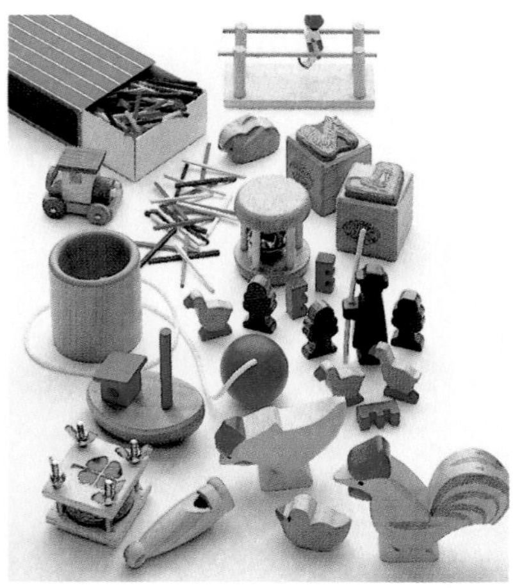

De forma definida y de uso seguro; así debe ser un juguete adecuado para el niño y respetuoso con el medio ambiente.

tunidad de respirar aire limpio mediante salidas de fin de semana y vacaciones en el campo o en el mar.

• Comprar los juguetes con espíritu crítico. Los juguetes baratos con frecuencia contienen disolventes nocivos o metales pesados. Los juguetes que sólo están barnizados con colores generalmente son más respetuosos con el medio ambiente que aquellos que están laqueados. Hay que hacer una advertencia especialmente sobre los llamados animales de goma blanda, que pueden contener una elevada proporción de plastificantes. Si se introducen en el estómago de un niño se disuelven con los jugos digestivos y provocan una intoxicación. Por otra parte, los juguetes de plástico de este tipo a menudo presentan cantos agudos que si se tragan pueden provocar importantes lesiones. Si los sonajeros y los mordedores para bebés tienen la marca «CE» no existe peligro de intoxicación y también están excluidos los efectos secundarios nocivos.

• Los padres han de saber que, en la discusión pública sobre los valores límite permitidos de sustancias nocivas, se utilizan como baremo los valores de un organismo adulto de un peso medio de 70 kilogramos.
Pero el organismo infantil es mucho más sensible. Por ello, los padres deberían aprovechar cualquier oportunidad para que se establecieran unos nuevos límites orientados al organismo infantil, por ejemplo escribiendo a los organismos pertinentes.

Prevención secundaria

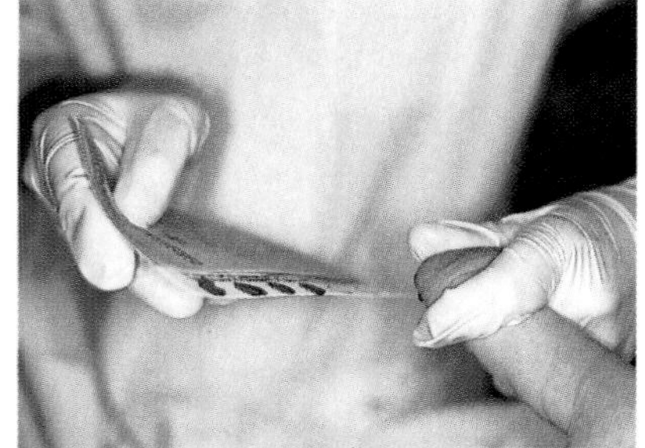

En los programas de detección precoz del neonato sólo es necesaria una gota de sangre para cada una de las pruebas.

Mediante la prevención secundaria deben eliminarse o minimizarse ciertas lesiones. Los procesos patológicos se han de detectar antes de su aparición clínica, es decir, en la llamada fase premórbida.
El objetivo médico consiste en el inicio a ser posible precoz del tratamiento, con lo que se consigue una mejora de las perspectivas de curación. Los niños con enfermedades endocrinas o metabólicas congénitas, como el hipotiroidismo o la fenilcetonuria, tienen la oportunidad de desarrollarse normalmente gracias al tratamiento hormonal sustitutivo o a la instauración de una dieta exenta de fenilamina. En el caso de grupos patológicos secundarios, como trastornos motores cerebrales y trastornos de la conducta, no siempre se demuestra la relación positiva entre la detección y el tratamiento precoz y la mejoría del pronóstico en los casos aislados, aunque ésta es más que probable.

Como ejemplo de un programa de *screening* tenemos los análisis de laboratorio que se practican a todo neonato (programa de detección precoz):

• Una gota de sangre para la detección del hipertiroidismo, que aparece en uno de cada tres mil niños.

• Una gota de sangre para la detección de la fenilcetonuria, un trastorno metabólico que aparece en uno de cada diez mil niños.

• Una gota de sangre para la detección de la galactosemia, un trastorno del metabolismo de la galactosa, que aparece en uno de cada treinta mil niños.

En caso necesario los expertos pueden realizar otras pruebas de detección precoz.

Exploraciones preventivas

La prevención correcta durante la infancia es el método más seguro para evitar los riesgos patológicos en la edad adulta.

Otro ejemplo de prevención secundaria son las exploraciones preventivas secundarias, con las que se valora el desarrollo durante la infancia y se detectan precozmente las desviaciones de los valores considerados como normales.
El siguiente resumen muestra las exploraciones preventivas que se recomiendan realizar para el control del desarrollo del niño:

Exploraciones preventivas recomendadas:

1. - inmediatamente después del nacimiento
2. - entre el tercero y el décimo día de vida
3. - entre la cuarta y la sexta semana de vida
4. - entre el tercero y el cuarto mes de vida
5. - entre el sexto y el séptimo mes de vida
6. - entre el décimo y el decimosegundo mes de vida
7. - entre el 21.° y el 24.° mes de vida
8. - entre el 43.° y el 48.° mes de vida
9. - entre el 60.° y el 64.° mes de vida

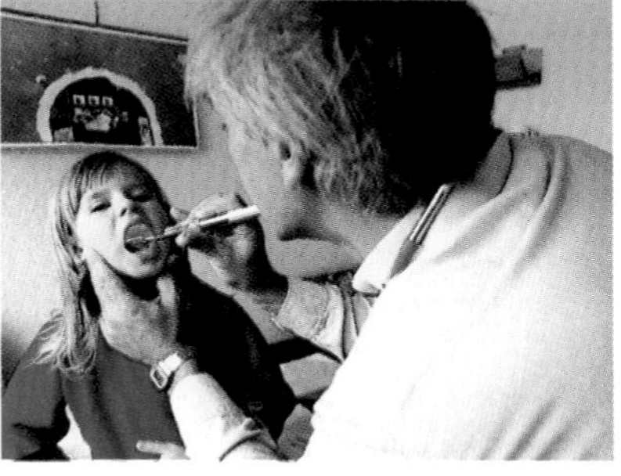

Las exploraciones preventivas las ha de realizar el mismo pediatra, ya que de esta manera éste puede observar y valorar mejor el proceso de desarrollo del niño.

Cada exploración está dirigida a la correspondiente fase de desarrollo del niño e intenta detectar los signos precoces de un trastorno del desarrollo. Estas exploraciones las ha de realizar un pediatra con un sólido conocimiento de las fases de crecimiento del niño.
Toda familia recibe el «carnet de salud del niño», en el que se anotan los hallazgos exploratorios. Este cuaderno debe guardarse cuidadosamente. Cuando aparecen trastornos en la adolescencia o en la edad adulta puede arrojar importante información sobre las causas que posiblemente se remontan a la infancia.
Desgraciadamente, esta posibilidad de una prevención global no se utiliza todavía suficientemente, tal y como lo requiere el bienestar del niño. Aunque las primeras exploraciones se hacen en el 90 % de los neonatos, en las últimas fases (aproximadamente en el cuarto año de vida) sólo algo más de la mitad de los niños se someten a dichas exploraciones.

Prevención terciaria

Cuando ya existe una enfermedad, con la prevención terciaria el médico intenta prevenir nuevos brotes de la enfermedad o, si existen minusvalías físicas o psíquicas, estimular y eliminar o disminuir los fenómenos secundarios psicosociales que pueden aparecer en los niños con enfermedades crónicas o minusválidos.

La prevención primaria consiste en la profilaxis de las causas patógenas, con el fin de que el niño se mantenga sano.

La prevención secundaria consiste en la detección precoz de una alteración patológica, incluso antes de que aparezca la sintomatología.

Con la prevención terciaria, el pediatra intenta evitar que se produzca un empeoramiento cuando el trastorno o la enfermedad ya existen.

Un buen pediatra debe entablar rápidamente una relación de confianza con su pequeño paciente. De esta manera desaparece pronto el miedo que la espera provoca en el niño.

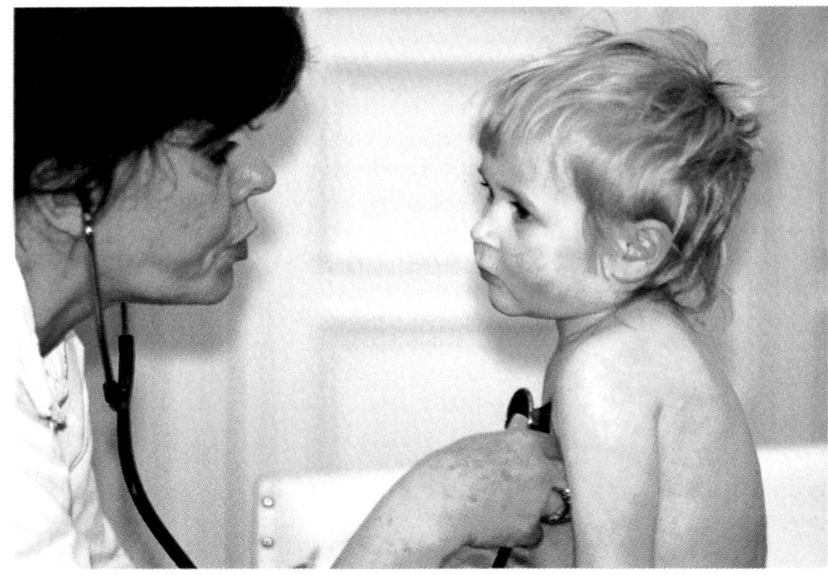

En caso de urgencia:

1. No dejar solo al niño, por lo que a ser posible debe contarse con la presencia de un segundo adulto.

2. Realizar una rápida valoración del estado del niño.

3. Ofrecer rápidamente los primeros auxilios, mientras que el segundo adulto avisa al servicio de urgencias.

Ofrecer información al médico sobre:

- *El momento de aparición de la enfermedad.*
- *Qué síntomas y desde cuándo han aparecido.*
- *Particularidades en cuanto al apetito, las deposiciones, la orina, la fiebre, el dolor, etc.*
- *La existencia de enfermedades contagiosas en el entorno del niño.*

ACUDIR CON EL NIÑO A LA CONSULTA DEL MÉDICO

En caso de urgencia

Cuando se trata de una situación que pone claramente en peligro la vida del niño, es imprescindible actuar rápidamente, ya que con cada minuto que pasa se pierde un tiempo precioso. Es preferible que estén presentes dos adultos. Uno de ellos debe evaluar rápidamente el estado del niño: ¿respiración?, ¿latido cardíaco?, ¿coloración cutánea?, ¿estado de consciencia?, ¿diarrea?, ¿vómitos?, ¿temperatura corporal? En una situación de absoluta urgencia hay que actuar con rapidez y administrar los primeros auxilios:

- Cuando existe cianosis y el niño no respira: respiración boca a boca.
- Cuando existe palidez y no hay latido cardíaco: masaje cardíaco.
- Cuando hay pérdida de conocimiento: decúbito lateral estable.
- Cuando se produce una crisis convulsiva: observación de qué partes del cuerpo convulsionan y cuáles no.
- Si se sospecha que se ha producido una intoxicación: apartar al niño de la fuente del tóxico, provocar el vómito, conservar el tóxico y el producto del vómito.

Mientras tanto, el segundo adulto avisa inmediatamente al médico y organiza el traslado, a ser posible a un centro cercano de primeros auxilios o a un hospital. Durante el traslado, al realizar el ingreso y durante los primeros momentos, el padre, la madre o como mínimo una persona de confianza debe acompañar de cerca al pequeño paciente para que no se sienta desasistido y le sobrevenga la sensación de miedo.

Con el niño enfermo

Es muy importante que la madre o el padre acompañen al niño a la consulta del pediatra. Preparan al niño para la visita al médico. En el caso de los niños en edad escolar, el día antes ya puede hablarse de ello y hacerles entender que les han de visitar y que también es posible que necesiten medicamentos. A los niños pequeños no hay que intranquilizarlos demasiado pronto. Es suficiente con que se les explique inmediatamente antes de acudir al médico que el amable doctor o la adorable doctora les quiere ayudar a «ponerse buenos» lo más rápidamente posible, aun cuando para ello en ocasiones deban hacerles daño. La persona que acompaña al niño ha de informar brevemente al médico de la historia previa y los síntomas de la enfermedad del niño. Naturalmente, para acudir al médico el niño debe ir aseado y limpio. En el caso de los lactantes debe llevarse como mínimo un recambio de pañales y braguitas o pantalones y un biberón con agua. Con frecuencia, los niños más mayores también tienen sed. Es aconsejable que el niño lleve consigo su muñeca preferida o cualquier otro juguete. No olvidar el «cuaderno de salud», el carnet de vacunaciones y el del seguro médico.

Al acudir al médico no olvidar:

- *cuaderno de salud,*
- *carnet de vacunaciones,*
- *algo para beber,*
- *juguetes o libros,*
- *en el caso de los lactantes, pañales y braguitas o pantalones limpios.*

Con el niño sano

El niño sano se ha de llevar al pediatra (preferiblemente siempre al mismo) a intervalos regulares, con el fin de someterlo a una exploración preventiva o para recibir la vacunación correspondiente. También pueden discutirse con el pediatra las cuestiones sobre la alimentación, la educación, etc. del niño. En estos casos es especialmente importante que el niño vaya acompañado por un adulto que conozca los pormenores de su desarrollo, ya que deberá contestar a un gran número de preguntas. Para estas visitas también es imprescindible llevar consigo la documentación pertinente.

Los niños sanos también deberían visitar regularmente al pediatra.
Junto con la valoración del estado general, en este tipo de consultas también se puede discutir con el pediatra cuestiones sobre el desarrollo y la educación del niño.

La visita domiciliaria

A pesar de que la consulta del pediatra ofrece mejores condiciones para la exploración y el tratamiento, pueden existir situaciones en que sea imprescindible la visita médica domiciliaria. En una situación de este tipo, los padres pueden conseguir unas buenas condiciones mediante una buena preparación.
Es necesario ofrecer una breve y concisa información del caso al telefonear al pediatra.
La determinación de la temperatura y dado el caso del pulso y de la frecuencia respiratoria se ha de hacer constar por escrito. Al igual que en el hospital, esto se puede hacer en forma de curva.
Para el diagnóstico puede ser importante guardar las heces, la orina o los vómitos. Si hasta el momento ya se han administrado al niño medicamentos, deben guardarse los envases con el fin de poder enseñárselos al médico.
A ser posible, la última determinación de la temperatura se hará poco antes de la hora prevista para la visita del pediatra.

Debe ofrecerse al médico la posibilidad de lavarse y desinfectarse las manos y en caso necesario también de cambiarse la bata.
Uno de los padres debe sujetar correctamente al niño en caso de que sea necesaria una otoscopia o una exploración de la faringe, mientras que se le tranquiliza para que colabore durante la exploración.

Al acudir al pediatra siempre se ha de llevar el «cuaderno de salud».

En este apartado se expondrán sólo algunas de las enfermedades más típicas de la infancia. En el capítulo correspondiente de los sistemas orgánicos y sus enfermedades se exponen otros cuadros patológicos.

Principales enfermedades infantiles

Anginas (amigdalitis)

Sintomatología: el término proviene de la palabra del latín *angere* que significa «sofocar». La sensación de estrechez en la faringe provoca molestias al tragar (disfagia) y se debe al edema inflamatorio de las amígdalas y el tejido circundante. En la infancia constituye una enfermedad frecuente, generalmente vírica. No obstante, las molestias o el dolor al tragar no son tan marcados en la infancia. Con mayor frecuencia los padres notan que el niño no quiere comer ni beber, y a menudo se acompaña de dolor abdominal.

Habitualmente, la amigdalitis aparece sólo a partir del tercer año de vida y por regla general evoluciona sin complicaciones.

Tratamiento: la amigdalitis provocada por estreptococos del grupo A, popularmente conocida como angina estreptocócica, generalmente se produce a partir de los tres años de vida. Sólo esta forma está en relación con la fiebre reumática, por lo que precisa un tratamiento con penicilina. La exclusión o la confirmación del diagnóstico sólo es posible mediante el estudio bacteriológico del frotis faríngeo. Si sobre las amígdalas se observan manchas blanquecinas de pus, el médico debe confirmar el diagnóstico y prescribir el necesario tratamiento antibiótico.

Infección de las vías respiratorias (enfermedad respiratoria aguda)

Frecuentemente, la enfermedad respiratoria empieza con una coriza, que para el lactante puede ser muy peligrosa.

Sintomatología: generalmente, la enfermedad respiratoria empieza con una coriza. Durante las primeras semanas de vida puede constituir una enfermedad grave. El edema inflamatorio de la mucosa nasal impide la respiración nasal, de forma que el niño no obtiene aire. Todavía no domina la técnica de la respiración por la boca, de modo que no puede tragar o incluso puede tener dificultades para respirar. En las primeras etapas de la lactancia, la coriza puede constituir un impedimento para la respiración nasal que puede poner en peligro la vida del niño.
La tos es un síntoma muy frecuente y aparece prácticamente siempre que se produce una enfermedad de las vías respiratorias. No obstante, si el niño es muy pequeño, en los primeros meses de vida todavía no es capaz de exteriorizar los ataques de tos. Así pues, los conocidos ataques de tos ferina siempre aparecen como muy pronto al final de la etapa de lactancia; durante los primeros meses de la lactancia, cuando se produce una tos ferina el niño presenta crisis de apnea. Esta situación de crisis de apnea constituye una urgencia médica.
La frecuencia y la intensidad no tiene ninguna relación con la gravedad de la enfermedad. Así, la tos provocada por una simple faringitis es muy intensa y sofocante, mientras que en una neumonía purulenta con participación pleural aparece sólo una irritación dolorosa con tos productiva.
En una enfermedad aguda de las vías respiratorias aparecerá fiebre cuando el niño no es demasiado pequeño y débil, tal y como ocurre con los prematuros durante las primeras semanas de vida. Las enfermedades respiratorias agudas pueden estar causadas por virus, que provocan uno o dos accesos febriles. Sin embargo, un nuevo aumento de la temperatura

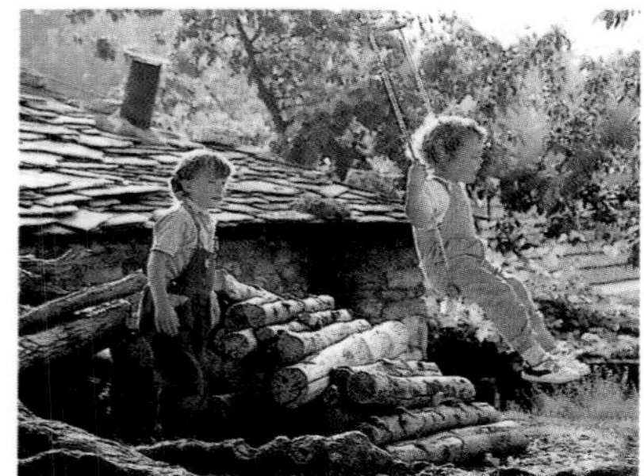

El jugar al aire libre y puro ayuda a prevenir las infecciones de las vías respiratorias.

puede ser la manifestación de una sobreinfección bacteriana, que se extiende a los órganos vecinos (pulmones, oído medio, senos paranasales). La aparición de un nuevo aumento de la temperatura en una infección de las vías respiratorias hace necesaria una observación especialmente cuidadosa del niño.

Las infecciones de las vías respiratorias constituyen las enfermedades más frecuentes de la infancia.

Etiología: las vías respiratorias empiezan en la nariz o bien en la boca y llegan hasta los alveolos pulmonares a través de la faringe, la laringe, la tráquea y los bronquios. En éstos tiene lugar el intercambio gaseoso, es decir, se capta el oxígeno del aire inspirado, que es transportado a través de la sangre, y con el aire espirado se elimina el anhídrido carbónico transportado por la sangre. Naturalmente, el aire inspirado no es oxígeno puro. Hasta cierto grado, el cuerpo humano es capaz de eliminar nuevamente las pequeñas partículas inspiradas. Las células de la mucosa respiratoria están dotadas de cilios, que presentan una corriente de movimiento hacia el exterior. Además, las células están cubiertas por una capa de moco en el que se encuentran sustancias defensivas contra los agentes patógenos.
Estas barreras de protección, que también pueden encontrarse en todas las restantes regiones mucosas del organismo (intestino, vías urinarias, etc.), se desarrollan progresivamente durante la infancia. Durante los primeros años de vida no son completamente funcionales. Este hecho constituye uno de los principales motivos por los que en los primeros meses y años de vida los niños tienden a sufrir infecciones de las vías respiratorias. Cuanto más pequeño es un niño tanto mayor es su tendencia a sufrir este tipo de infecciones. La causa más frecuente de las infecciones respiratorias son los virus.

Cuanto más pequeño es un niño tanto mayor es su tendencia a sufrir infecciones de las vías respiratorias, ya que su sistema inmunitario no está completamente desarrollado.

Tratamiento: los padres pueden manejar en casa sin ningún problema una infección leve (vírica) de las vías respiratorias.

¿Cuándo es necesaria la intervención del médico?

Existen dos motivos para la intervención del médico: la edad del niño (niños pequeños) y el grado (elevado) de severidad de la enfermedad. Todo niño de menos de un año de edad debe ir al médico en caso de enfermedad.

Cada nuevo aumento de la temperatura en una enfermedad respiratoria aguda indica la posible existencia de una sobreinfección bacteriana.

¿Cómo pueden los padres conocer el grado de severidad de una infección de las vías respiratorias?

Ni la temperatura corporal ni la tos son síntomas útiles para la valoración del grado de severidad de una infección de las vías respiratorias; ambos síntomas aparecen también en las infecciones leves.
Los siguientes síntomas son mucho más fiables: rechazo de los alimentos (sólidos y líquidos) y signos disneicos (respiración difícil o acelerada).

Cuando un lactante está enfermo es mejor acudir al pediatra.

¡Atención ante la aparición de disnea!

Todo niño con una infección de las vías respiratorias necesita un abundante aporte de líquidos, ya que de otra manera existe el peligro de que la mucosa se seque, lo que provoca un empeoramiento del proceso inflamatorio.
La disnea es la consecuencia inmediata de la enfermedad de las vías respiratorias y puede constituir una urgencia médica. Si el niño no bebe y además presenta síntomas disneicos, se deberá acudir al médico para la prescripción del tratamiento adecuado.

¡Si aparecen síntomas disneicos se ha de acudir inmediatamente al médico!

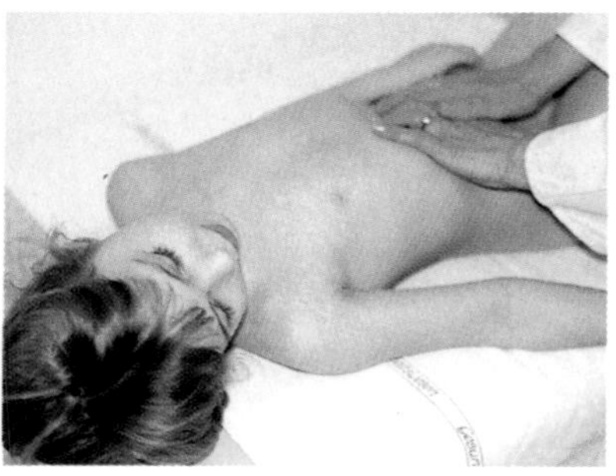

Exploración del apéndice mediante la palpación abdominal.

Apendicitis

Sintomatología: la apendicitis es la enfermedad abdominal inflamatoria más frecuente durante la infancia. También puede considerarse la más traidora. ¿Por qué? Lo más típico en la apendicitis de la infancia consiste en que prácticamente nunca presenta un curso típico. Esta frase expresa el hecho de que una apendicitis en un niño con las características típicas, tales y como aparecen en el adulto, es muy poco frecuente. El curso atípico es mucho más frecuente. Esto se debe al hecho de que los órganos linfáticos reaccionan de forma diferente en el organismo infantil, por lo que es fácil confundirla con una de las numerosas enfermedades abdominales que aparecen en la infancia.

El dolor abdominal es tan frecuente en la infancia que provoca preocupación en todos los padres. Ni tan siquiera constituye un síntoma característico de la apendicitis. Los síntomas de la apendicitis deben ir colocándose como si se trataran de las piezas de un rompecabezas, con el fin de llegar al diagnóstico del cuadro patológico. Para ello se necesita una gran intuición por parte de un médico con gran experiencia. Los padres pueden contribuir a ello mediante su atenta observación e informando al médico de los datos sobre el estado de su hijo.

Incluso para el pediatra experimentado no es fácil establecer el diagnóstico de una apendicitis en la infancia.

¿A qué deben prestar especial atención los padres?

Estos síntomas hablan a favor y en contra de una apendicitis:

Síntomas que hablan a favor o en contra de una apendicitis:

Síntoma	**a favor**	**en contra**
Vómitos	si	no
Fiebre	< 39 °C	> 39 °C
Diferencia de temperatura (rectal/axilar)	> 1 °C	< 1°C
Pierna derecha	flexionada	estirada
Saltar sobre la pierna derecha	imposible	posible
Dolor abdominal	en la zona epigástrica, más adelante en la fosa ilíaca derecha	dolor sin localización
Orina	normal	a veces patológica
Hemograma	signos inflamatorios (desviación a la izquierda)	sin desviación a la izquierda

La apendicitis perforada constituye una urgencia médica y precisa una intervención quirúrgica inmediata.

Un niño con una apendicitis perforada desarrollará una peritonitis, por lo que presentará fiebre elevada y dolor abdominal difuso. ¡Su vida corre peligro! Siempre que se sospeche la existencia de una apendicitis hay que acudir al médico. En la infancia, la apendicitis tiende a perforarse con rapidez.

Infección de las vías urinarias

La infección de las vías urinarias es una enfermedad bacteriana que durante la infancia es relativamente frecuente.

Sintomatología: la evolución de una infección de las vías urinarias puede variar mucho de un caso a otro. Mientras que algunos niños presentan fiebre elevada y un intenso malestar general, otros presentan un curso mucho más benigno. Nunca debe olvidarse que se trata de una enfermedad peligrosa, que sin tratamiento puede hacerse crónica y más adelante incluso provocar una atrofia renal. Por ello es aconsejable hacer un análisis de orina en todos aquellos cuadros patológicos poco claros, tras los que puede ocultarse una infección de las vías urinarias.
En los casos típicos, la infección de las vías urinarias en el lactante cursa con fiebre elevada y malestar general intenso. Las bacterias se han propagado por todo el organismo a través de la sangre y han colonizado el riñón y las vías urinarias. Una exploración médica exhaustiva lleva al diagnóstico, premisa indispensable para un tratamiento antibiótico. Generalmente, los niños son tratados en el hospital, aunque posteriormente deben seguir un control médico durante largo tiempo.
El curso atípico de la enfermedad es más frecuente a medida que aumenta la edad del niño. Los niños presentan fiebre variable, generalmente moderada, se quejan de escozor al orinar y dolor a la presión o a la percusión en la región lumbar. Sin embargo, estos síntomas también pueden faltar. La infección de las vías urinarias puede incluso ser diagnosticada prácticamente por casualidad al hacer un análisis de orina. Naturalmente, estos niños también precisan la correspondiente terapia antibiótica y seguidamente hay que controlarlos médicamente durante algunos meses.

Ante muchos trastornos poco claros se ha de pensar siempre en la posibilidad de la existencia de una infección de orina.

Etiología: la orina la producen ambos riñones y su vehículo conductor son las vías urinarias. El camino que sigue la orina va desde la pelvis renal, a través del uréter, hasta la vejiga urinaria, y desde allí a través de la uretra hasta el exterior. La inflamación de las vías urinarias es frecuente durante la infancia y puede aparecer incluso durante el primer año de vida. La causa es una bacteria. Así pues se trata de una infección bacteriana. Las bacterias pueden alcanzar las vías urinarias desde arriba, es decir, a través de la sangre y del riñón, o bien desde abajo, desde el exterior a través de la uretra y la vejiga urinaria. Durante el período de lactancia la enfermedad afecta en mayor medida a los niños que a las niñas; los agentes infecciosos provienen del intestino y a través de la sangre y los riñones alcanzan las vías urinarias excretoras. Las estenosis congénitas de las vías urinarias, por ejemplo estenosis uretral, favorecen la permanencia y la adhesión de este tipo de gérmenes y con ello la aparición de la infección. Por ello, todo lactante con una infección de las vías urinarias debe ser sometido a una exploración para descartar la existencia de este defecto. Al aumentar la edad aumenta la frecuencia de la infección ascendente de las vías urinarias, con ello aumenta también el número de infecciones en las niñas, ya que la menor longitud de su uretra favorece el ascenso de los agentes infecciosos.

Durante el período de lactancia la infección de las vías urinarias es más frecuente en los niños que en las niñas.

Todo lactante con una infección de las vías urinarias debe ser sometido a una exploración para descartar la existencia de una estenosis de las vías urinarias.

Tratamiento: para los niños es importante la protección frente a la acción del frío. Se han de vestir de acuerdo con el clima. El médico debe decidir si es necesario prohibir los baños al aire libre. Al beber abundantemente, los riñones y las vías urinarias se limpian, y el ejercicio físico evita un estasis de orina y la reaparición de la infección de las vías urinarias. El reposo en cama durante varios días favorece el estasis de orina y con ello la recidiva. Los controles analíticos de orina permiten constatar la desaparición de la infección.

El aporte abundante de líquidos y el ejercicio físico evitan el estasis de orina y con ello la recidiva de una infección de las vías urinarias.

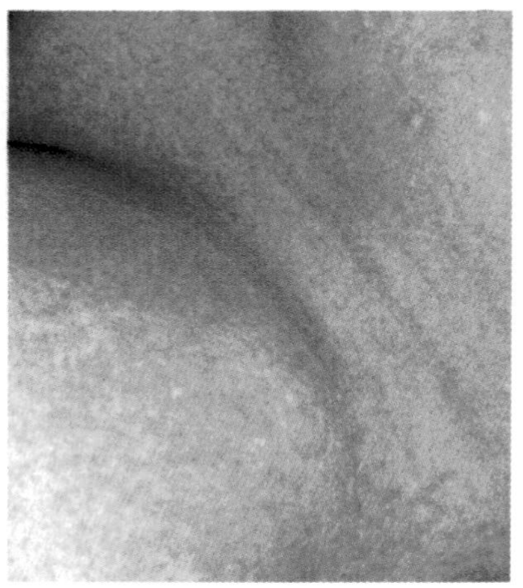

Cuadro patológico de la escarlatina.

Cuadro patológico del sarampión.

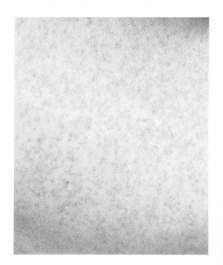

Cuadro patológico de la rubéola.

Enfermedades exantemáticas

Sintomatología: no pocas enfermedades infecciosas cursan con alteraciones más o menos características de la piel. A través de estas alteraciones se puede establecer el diagnóstico. Los padres con experiencia tienen la posibilidad de facilitar al médico importantes datos, si son capaces de informar con exactitud de las alteraciones cutáneas que ya han desaparecido. Así pues, para la valoración de una erupción cutánea (exantema) son importantes las siguientes características: color, forma, expansión, alteraciones de las mucosas, evolución en el tiempo, prurito, evolución de la fiebre.
Según estos criterios, pueden diferenciarse con seguridad prácticamente todas las enfermedades infecciosas que cursan con una erupción cutánea (enfermedades exantemáticas), tal y como demuestra la siguiente tabla.

Enfermedades exantemáticas:

Escarlatina	
Color:	rojo aterciopelado
Forma:	en forma de placas
Inicio:	en la parte inferior del abdomen
Extensión:	en el tronco
Prurito:	ausente
Fiebre:	con frecuencia elevada
Duración:	algunos días hasta una semana
Características:	lengua saburral, al eliminarse la capa que cubre la superficie lingual, ésta adquiere un aspecto aframbuesado
Sarampión	
Color:	rojizo, más adelante amarronado
Forma:	máculas confluyentes
Inicio:	retroauricular
Extensión:	hacia abajo
Prurito:	ausente
Fiebre:	en dos picos
Duración:	algunos días
Características:	acompañado siempre de conjuntivitis
Rubéola	
Color:	rojo
Forma:	máculas aisladas
Inicio:	en la cara
Extensión:	en el tronco
Prurito:	ausente
Fiebre:	poca
Duración:	pocos días

Eritema infeccioso

Color:	rojizo
Forma:	en forma de anillo
Inicio:	en la cara
Extensión:	en brazos y piernas
Prurito:	ausente
Fiebre:	nunca
Duración:	pocos días

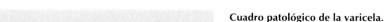

Cuadro patológico del eritema infeccioso.

Exantema súbito

Color:	rosa
Forma:	similar al sarampión
Inicio:	en la espalda
Extensión:	en el tronco
Prurito:	ausente
Fiebre:	muy elevada
Duración:	pocos días
Características:	erupción cutánea una vez ha desaparecido la fiebre; duración de la fiebre: tres días

Varicela

Color:	incolora
Forma:	vesículas, más adelante costras
Inicio:	en el cuero cabelludo
Extensión:	en todo el cuerpo
Prurito:	muy intenso
Fiebre:	variable
Duración:	alrededor de una semana
Características:	vesículas en la mucosa bucal

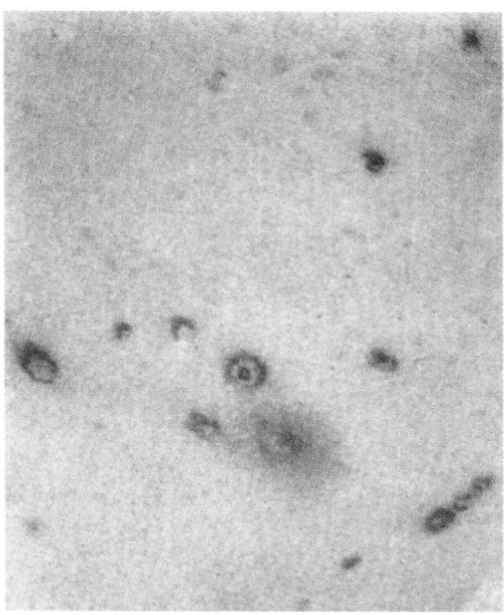

Cuadro patológico de la varicela.

¿Cuándo deben los padres llamar al médico?

- Para realizar un tratamiento con penicilina de la escarlatina y detectar a tiempo una posible otitis media.
- En el sarampión para controlar asimismo el oído medio, pero también los órganos respiratorios (diagnóstico a tiempo de una posible neumonía).
- Para el tratamiento de los síntomas graves de las demás enfermedades infecciosas exantemáticas.

Acudir inmediatamente al médico:

- Cuando el niño presenta convulsiones o está muy intranquilo.
- Cuando aparecen vómitos intensos o hemorragias.

Algunas enfermedades exantemáticas pueden prevenirse mediante la vacunación: sarampión, rubéola, varicela.

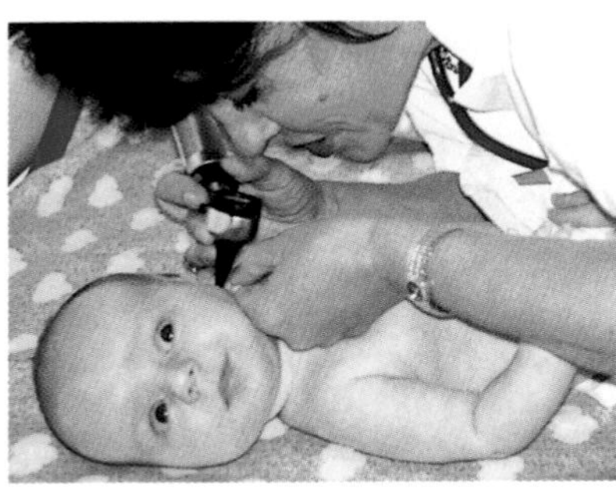

La otoscopia se practica rutinariamente en la consulta pediátrica.

Otitis media

Sintomatología: una otitis media purulenta es una enfermedad grave. Generalmente provoca fiebre elevada durante días, intenso dolor de oído (otalgia) y con frecuencia disminución de la percepción auditiva (hipoacusia).
Muy frecuentemente, la otitis media aparece en los niños como reacción secundaria a una infección vírica de las vías respiratorias. Por ello, la otoscopia forma parte de las exploraciones rutinarias de la consulta pediátrica y debe realizarse a cualquier niño enfermo. La observación del tímpano permite la diferenciación entre la otitis media serosa poco importante y la peligrosa otitis media purulenta. Siempre tiene un curso más grave que la otitis media serosa.

Tratamiento: ante la sospecha de una otitis media purulenta los padres deben llevar al niño al médico. Tras la confirmación del diagnóstico el pediatra realizará, por ejemplo, una pequeña incisión en el tímpano para permitir la evacuación del pus y prescribirá un tratamiento antibiótico.

La otitis secundaria es frecuente en las infecciones víricas de las vías respiratorias. Se ha de diferenciar de la otitis media purulenta, más peligrosa pero menos frecuente.

¿Qué debe tenerse especialmente en cuenta cuando un niño presenta una otitis media purulenta?
La eliminación del pus es beneficiosa, la acumulación de pus es nociva. Si se produce otorrea, los padres pueden respirar tranquilos. Deben observar el aspecto del pus. Si su color pasa del amarillo al azul verdoso o marrón y el olor es de huevos podridos deben avisar al médico. Debe seguir vigilándose aunque la otorrea cese. Si vuelve a aparecer fiebre, aumenta la otalgia o la cefalea y aparecen otros síntomas (vómitos, tumefacción retroauricular), es necesario acudir rápidamente al médico.
La infección purulenta de los órganos vecinos es una complicación frecuente de la otitis media purulenta: apófisis mastoides, senos paranasales y meninges.

Neurodermatitis

La neurodermatitis no empieza prácticamente nunca antes del tercer mes de vida.

Sintomatología: la enfermedad no empieza prácticamente nunca antes del tercer mes de vida. El inicio de la enfermedad en el período de lactancia se caracteriza por una piel enrojecida y húmeda cubierta de costras amarillentas en las mejillas y el cuero cabelludo. Popularmente se habla de costra láctea. Los niños presentan prurito intenso. Además del peligro de extensión a otras zonas cutáneas, puede complicarse con una sobreinfección bacteriana o fúngica. Este hecho hace más difícil el éxito del tratamiento.
Cuando el niño tiene más edad, la neurodermatitis aparece principalmente en la región cervical y en las zonas de flexión articular (codo, hueco poplíteo, muñeca y tobillo); se producen síntomas inflamatorios cutáneos en forma de crisis, con prurito intenso.

Cuando el niño tiene más edad, la neurodermatitis aparece principalmente en la región cervical y en las zonas de flexión articular (codo, hueco poplíteo, muñeca y tobillo).

En aquellas familias en las que vive un niño con neurodermatitis se producen situaciones muy difíciles. Esta enfermedad recibe también otras denominaciones como eccema atópico o eccema endógeno. Tiene una incidencia familiar.

Atopia significa reacción extraña. Se refiere a la reacción alterada del organismo contra sustancias del entorno natural como el polen, el polvo doméstico, los ácaros, ciertos alimentos, etc. Estas sustancias reciben el nombre de alergenos, ya que desencadenan la forma atópica de la alergia. Puede manifestarse en diversos órganos, no sólo como neurodermatitis en la piel, sino también como rinitis alérgica nasal o como asma bronquial.

La neurodermatitis constituye una enfermedad problemática durante la infancia. Afecta al conjunto de la familia.

¿En qué deben fijarse especialmente los padres?
No hay que infravalorar la sobrecarga que soportan estas familias. Tanto los padres como los niños se encuentran continuamente bajo una tensión externa. El prurito no atormenta sólo al niño, sino que los padres con frecuencia también se encuentran cerca de la desesperación.
Si no existe una relación de confianza con el médico, la situación se hace insostenible. Los padres no deben dejar de confiar en el médico. Los consejos bien intencionados de familiares y amigos no sirven para nada. El cambio de médico puede aumentar la sensación de inseguridad. Los métodos curativos alternativos no aseguran la curación y generalmente son caros. La evolución en forma de brotes de la enfermedad infunde esperanzas sobre el éxito del tratamiento sin ningún fundamento. El niño con neurodermatitis precisa un control constante del médico, quien debe entender la enfermedad y asesorar a la familia tanto desde el punto de vista alergológico como psicológico.

Para que el tratamiento de un niño con neurodermatitis sea continuado es imprescindible que exista una relación de confianza con el médico.

Dientes con problemas

Toda persona cuenta a lo largo de su vida con dos denticiones completas. La dentición de leche aparece y funciona desde el sexto mes de vida y hasta los seis años de edad. La dentición definitiva se mantiene el resto de la vida. Los brotes dentarios se encuentran en la mandíbula. Este proceso, también denominado dentición, presenta grandes diferencias individuales en cuanto a su orden de aparición, la edad en la que se produce y las molestias que ocasiona. Mientras que un niño puede desarrollar su dentición prácticamente de forma inadvertida, otro niño puede enfermar durante dicho proceso.

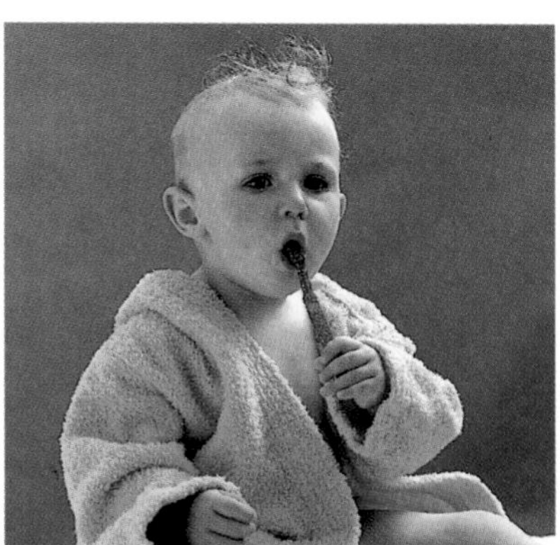

Al cumplir los dos años, debe iniciarse la higiene bucal con el cepillo de dientes, que realizará el propio niño a partir de los cuatro o cinco años.

¿Qué síntomas deberían observar los padres?
Antes de que aparezca el diente, la encía que lo cubre se engrosa. La coloración blanquecina indica que la aparición del diente es inmediata. El ruido metálico (provocado con un objeto duro, por ejemplo una cuchara) anuncia la aparición del diente. Durante el proceso de dentición es frecuente que los niños rechacen los alimentos. Aumenta la secreción de saliva. Con frecuencia aparece dolor; la encía está engrosada y dolorida, y los niños lloran y se quejan al tocar la zona de erupción del diente.

¿Cuándo deben iniciar los padres la higiene bucal de sus hijos?
La higiene bucal debe iniciarse tras la aparición del primer diente. Hay que limpiar cuidadosamente la boca con un bastoncillo de algodón o una gasa. Al cumplir los dos años, se ha de iniciar la higiene bucal con el cepillo de dientes, que realizará el propio niño a partir de los cuatro o cinco años. Los padres deben enseñar al niño la técnica correcta del cepillado dental. Preferiblemente, los dientes deben cepillarse después de cada comida, pero como mínimo debe hacerse dos veces al día. El azúcar y la miel favorecen la aparición de caries. Después de comer dulces es imprescindible realizar una correcta higiene bucal.

¿Qué pueden hacer los padres cuando el niño presenta odontalgia?
Existen pomadas analgésicas. Tienen una acción pasajera. Especialmente cuando coincide simultáneamente la erupción de varias piezas dentarias, la aplicación de la pomada sobre la encía puede aliviar el dolor.

Un gran número de alteraciones y enfermedades son específicas del sexo y afectan principalmente a la mujer.

ENFERMEDADES GINECOLÓGICAS

Trastornos funcionales del organismo femenino fuera de la gestación

De ningún modo, los procesos del organismo femenino transcurren siempre de forma inalterada. Junto con las enfermedades orgánicas pueden aparecer trastornos en el contexto de procesos de desorganización psicológicos (como en la pubertad o en el climaterio). Un gran número de enfermedades de origen psicosomático y orgánico de los órganos genitales femeninos descansan frecuentemente sobre la base de alteraciones del comportamiento, situaciones de conflicto o factores de sobrecarga en la mujer. Así, se producen algunas enfermedades relacionadas directamente con la anatomía específica de la mujer, así como con la estructura y la función de sus órganos sexuales. En todos estos casos hay que acudir al médico.

Importancia del calendario menstrual

Esto es lo que necesita saber el ginecólogo:

- *Si la hemorragia menstrual ha sido intensa (gran pérdida de sangre).*
- *Si antes de la aparición de la regla, incluso algunos días antes, se han producido pequeñas hemorragias o si éstas aparecen algunos días después de la finalización de la verdadera hemorragia menstrual.*
- *Si tras las relaciones sexuales se observa la aparición de pequeñas hemorragias.*
- *Si se ha observado la existencia de hemorragias intermedias (metrorragias) entre dos hemorragias menstruales, cuándo han ocurrido, con qué intensidad y cuánto han durado.*

A partir del momento de la aparición de la primera hemorragia menstrual (menarquia), la repetición temporal de la regla, su intensidad y duración, pueden extraerse conclusiones de la función tanto correcta como alterada de los órganos genitales de la mujer. Las variaciones muestran al médico la dirección en la que ha de buscar. Es comprensible que la inexactitud o la falta de datos sobre la hemorragia menstrual dificulten considerablemente el trabajo del médico. Los datos extraídos exclusivamente de la memoria no son suficientes, ya que por regla general son demasiado inexactos; son importantes las características exactas. Ninguna mujer es capaz de recordar este tipo de características. Así pues, es necesario llevar un calendario menstrual. Las anotaciones del calendario anual han demostrado ser de gran utilidad: un punto en el día correspondiente cuando la hemorragia es escasa; una raya horizontal corta cuando la hemorragia es de intensidad media; una raya correspondientemente más larga cuando la hemorragia es intensa. Además, también es recomendable anotar adecuadamente la fecha en que se han tomado determinados medicamentos, especialmente los preparados hormonales como anticonceptivos orales, así como la aparición de enfermedades durante la fase de registro.
La figura muestra el aspecto que ofrece un calendario menstrual de este tipo. En el ejemplo expuesto se observa cómo en este caso la regla se produjo en

ENERO	FEBRERO	MARZO	ABRIL	MAYO	JUNIO
J 1 1	D 1 6	D 1 10	M 1 14	V 1 18	L 1 23
V 2	L 2	L 2	J 2	S 2	M 2
S 3	M 3	M 3	V 3	D 3 19	M 3
D 4 2	M 4	M 4	S 4	L 4	J 4
L 5	J 5	J 5	D 5 15	M 5	V 5
M 6	V 6	V 6	L 6	M 6	S 6
M 7	S 7	S 7	M 7	J 7	D 7 24
J 8	D 8 7	D 8 11	M 8	V 8	L 8
V 9	L 9	L 9	J 9	S 9	M 9
S 10	M 10	M 10	V 10	D 10 20	M 10
D 11 3	M 11	M 11	S 11	L 11	J 11
L 12	J 12	J 12	D 12 16	M 12	V 12
M 13	V 13	V 13	L 13	M 13	S 13
M 14	S 14	S 14	M 14	J 14	D 14 25
J 15	D 15 8	D 15 12	M 15	V 15	L 15
V 16	L 16	L 16	J 16	S 16	M 16
S 17	M 17	M 17	V 17	D 17 21	M 17
D 18 4	M 18	M 18	S 18	L 18	J 18
L 19	J 19	J 19	D 19 17	M 19	V 19
M 20	V 20	V 20	L 20	M 20	S 20
M 21	S 21	S 21	M 21	J 21	D 21 26
J 22	D 22 9	D 22 13	M 22	V 22	L 22
V 23	L 23	L 23	J 23	S 23	M 23
S 24	M 24	M 24	V 24	D 24 22	M 24
D 25 5	M 25	M 25	S 25	L 25	J 25
L 26	J 26	J 26	D 26 18	M 26	V 26
M 27	V 27	V 27	L 27	M 27	S 27
M 28	S 28	S 28	M 28	J 28	D 28 27
J 29		D 29 14	M 29	V 29	L 29
V 30		L 30	J 30	S 30	M 30
S 31		M 31		D 31 23	

Ejemplo de un calendario menstrual realizado durante seis meses. La longitud de las marcas negras indica la intensidad de la hemorragia.

promedio cada 29 días y de tanto en tanto un día antes o después. Entre las verdaderas hemorragias menstruales, es decir, en los períodos entre reglas, llama la atención que cada día 14 (si contamos desde el primer día del último período) se produce una hemorragia muy débil, que sólo dura unas horas. Esta pequeña hemorragia no constituye un síntoma habitual, pero tampoco no es completamente excepcional. Generalmente, estas hemorragias están relacionadas con la ovulación. Si no se hubiera realizado un seguimiento exacto de estas metrorragias, ante los datos inexactos expresados por la mujer fiándose sólo de su memoria, el médico se hubiera visto obligado a realizar varias exploraciones sistemáticas y en parte costosas adicionales para establecer su causa.
En caso de embarazo también es muy importante conocer el primer día de la última menstruación, ya que este dato servirá para la determinación de la fecha prevista del parto.
Desde el mismo punto de vista, es recomendable, especialmente en el contexto de la planificación familiar, cuando se desea tener un hijo, marcar los días en que se han mantenido relaciones sexuales, ya que el término de la concepción también constituye una ayuda para determinar con mayor exactitud la fecha prevista del parto.

En casos muy poco frecuentes, durante el embarazo, que habitualmente se detecta por la ausencia de la hemorragia menstrual, también pueden producirse hemorragias similares a la regla durante los dos o tres primeros meses. Generalmente se trata de hemorragias más cortas y menos intensas que la verdadera regla, pero aparecen siguiendo el ritmo menstrual. Una «regla gestacional» de este tipo puede ser la causa de que al realizar la primera exploración de un embarazo, éste se halle más avanzado de lo que la mujer creía, ya que acudió al médico unas semanas después de la verdadera desaparición de la regla. Si se hubiera llevado un calendario menstrual, éste hubiera permitido al médico detectar inmediatamente el motivo del error y con ello calcular con mayor exactitud la fecha prevista del parto.

Irregularidades menstruales

Asimismo, la observación de que la hemorragia menstrual no aparece en relación temporal con la aparición de una enfermedad también permite establecer una relación etiológica. Sin embargo, la causa no puede residir sólo en la aparición de una enfermedad grave o de una intervención quirúrgica en una zona no relacionada con los genitales, sino que ésta también puede encontrarse en intensas sobrecargas psíquicas o situaciones de sobreesfuerzo. La no aparición de la menstruación en una situación de este tipo se ha de considerar entonces como una reacción de protección del organismo femenino.
La función ovárica, que determina la hemorragia menstrual, no puede considerarse de ningún modo estable. Puede desequilibrarse fácilmente. Toda mujer sana ha experimentado en algún momento de su vida que por ejemplo poco antes de cambiar de trabajo, antes de un examen, en un entorno extraño, en un clima poco habitual o bajo la influencia de determinadas sobrecargas psíquicas se produce la falta de una regla o bien ésta se retrasa o se adelanta algunos días o incluso semanas.
En este caso se trata principalmente de mujeres con una función ovárica con una regulación hormonal débil. Gracias al calendario menstrual llevado con exactitud, el médico consultado puede hacerse una rápida idea de la capacidad funcional de los ovarios y a partir de estos conocimientos establecer el tratamiento más adecuado.
Tampoco hay que menospreciar el valor del calendario menstrual como ayuda para determinar el motivo de la esterilidad de una pareja. Así pues, en ciertas circunstancias puede ser de gran ayuda para la prescripción de un tratamiento ginecológico.

Las sobrecargas psíquicas también pueden provocar irregularidades menstruales.

Alteraciones del ritmo menstrual

Generalmente, las personas tienden a no prestar atención a los pequeños trastornos que no causan dolor. Cuando se trata de trastornos en los órganos genitales de la mujer, este comportamiento es muy poco recomendable. Este tipo de trastornos deberían ser siempre motivo de la búsqueda de la causa que los ha

Los trastornos en los órganos genitales no deberían considerarse como pequeñas molestias sin importancia.

Mediante una exploración médica se puede establecer la causa del trastorno del ritmo y, en caso necesario, tratarla.

desencadenado. Hay mujeres que durante todo su período de madurez sexual presentan un período de seis semanas y no de cuatro. Estas mujeres presentan un ciclo menstrual demasiado prolongado que por así decirlo es congénito.
En tanto que la mujer no conoce la causa de la variación de la normalidad de su ciclo menstrual, hay que aconsejarle que se someta a un estudio médico, con el fin de conocer la causa de la prolongación de este ritmo. Esta recomendación es válida para todas las mujeres, y especialmente cuando se quiere hacer una planificación familiar.

Ciclo menstrual demasiado prolongado

Un ciclo demasiado prolongado se ha de tratar principalmente cuando la mujer desea tener hijos.

Sintomatología: cuando el ciclo es demasiado prolongado, tras la hemorragia menstrual se produce una maduración más o menos retrasada del óvulo, con el resultado de que la ovulación se retrasa una, dos o incluso más semanas. La segunda fase del ciclo (después de la ovulación) se desarrolla generalmente con normalidad, de forma que finalmente se produce una hemorragia menstrual normal aunque retrasada. Con frecuencia, un trastorno del ritmo de este tipo lleva con el tiempo a que las pausas en la función ovárica sean cada vez mayores, de forma que finalmente se observan pausas de tres meses o incluso mayores o desaparece por completo la hemorragia menstrual.

Tratamiento: está especialmente indicado cuando la mujer desea tener hijos. En este caso a la paciente se le administran fármacos que favorecen el crecimiento y la maduración de los folículos, así como su aparición en el momento correcto de la ovulación. Si no se desea tener hijos, la normalización del ritmo se consigue mediante la administración de preparados hormonales con estrógenos y gestágenos (anticonceptivos orales).

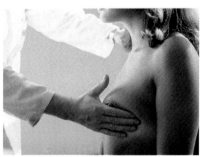

Toda mujer debe someterse regularmente a una exploración ginecológica.

Amenorrea

Sintomatología: otra forma de trastorno del ritmo menstrual es la falta de regla durante un período prolongado, tal y como se observa al inicio y al finalizar la menstruación (pubertad y climaterio).
La salida del folículo no tiene lugar, lo que ocurre normalmente alrededor del decimocuarto día (contando a partir del primer día de la aparición de la última menstruación).
Ello tiene como consecuencia que, debido a la acción mantenida del nivel elevado de gestágenos, el endometrio crece por encima de lo normal. Este estado puede prolongarse durante semanas o más, hasta que finalmente cesa la producción de gestágenos por parte del folículo. Tan pronto como se dejan de producir los suficientes gestágenos para mantener el crecimiento exagerado del endometrio, se produce una hemorragia retrasada, prolongada e intensa.
Este trastorno aparece frecuentemente durante el climaterio, cuando el paso de la función ovárica a una fase de reposo no ha concluido totalmente.

La amenorrea aparece con frecuencia durante la pubertad y el climaterio.

Tratamiento: hoy en día, se puede influir en esta fase mediante la administración de hormonas (estrógenos y gestágenos) a pequeñas dosis. Esta administración continua y rítmica de hormonas durante y después del climaterio es especialmente recomendable como medida profiláctica para evitar una importante descalcificación ósea, así como la aparición de determinadas formas de carcinomas.

Todos los trastornos del ritmo menstrual, tanto si se trata de un alargamiento o un acortamiento del ciclo, indican la existencia de un trastorno funcional ovárico. Sin embargo, la aparición de menstruaciones demasiado espaciadas o demasiado frecuentes en las adolescentes no han de ser motivo de preocupación, ya que generalmente se deben a la falta de madurez y habitualmente se regulan por sí mismas de manera natural en los años siguientes.

Ciclo menstrual demasiado corto

Sintomatología: debido a un trastorno funcional de los ovarios, en algunos casos la regla puede producirse cada 24 o incluso 21 días.

Etiología: junto con la aparición de la hemorragia menstrual retrasada, encontramos también chicas y mujeres que tienden a presentar una menstruación demasiado frecuente. Con frecuencia se debe a trastornos nerviosos.
Sin embargo, la causa a menudo también descansa en un trastorno del proceso de maduración de los folículos.

Tratamiento: se hace especialmente necesario cuando hay un deseo expreso de embarazo. También se ha de hacer el tratamiento cuando el acortamiento del ciclo cursa con hemorragias intensas, lo que provoca grandes pérdidas de sangre.

Toda hemorragia menstrual demasiado intensa, toda hemorragia de más de entre ocho y diez días de duración, toda hemorragia entre reglas o que aparece inmediatamente después de las relaciones sexuales, todo flujo marrón, hemorrágico o en agua de lavar carne, aunque sea muy escaso, precisa un estudio para el esclarecimiento de la causa.

Trastornos menstruales a consecuencia de un subdesarrollo ovárico

Sintomatología: las mujeres afectadas con frecuencia presentan mamas muy poco desarrolladas, caderas pequeñas y vello reducido en la vulva y las axilas, que puede estar completamente ausente en los casos severos. Así pues, el desarrollo global del organismo se mantiene en la etapa prepuberal.
En las formas más severas de subdesarrollo ovárico no se produce la maduración sexual y no se inicia la menstruación.
En los casos de severidad media las hemorragias menstruales son muy escasas y aparecen a grandes intervalos, y con frecuencia se acompañan de dolor intenso y alteraciones generales.
Cuando el subdesarrollo ovárico es poco manifiesto, debido a la ausencia de la ovulación o a que el cuerpo lúteo se forma demasiado pronto, se pueden llegar a producir hemorragias menstruales demasiado intensas y prolongadas.

En este caso, la causa no se debe sólo a la escasa duración de la acción hormonal sobre el desarrollo y la involución del endometrio, sino que también se debe al escaso desarrollo del miometrio. No dispone de la suficiente fuerza para cerrar los vasos sanguíneos e interrumpir la hemorragia.

Siempre es necesario el tratamiento.

Las sobrecargas psíquicas o físicas prolongadas también pueden provocar la ausencia esporádica de la regla.

Etiología: debido al subdesarrollo que presentan los ovarios ya desde la adolescencia no se produce el crecimiento del folículo en el ovario. La causa desencadenante es que falta la acción hormonal del folículo que en condiciones normales empieza incluso antes de la pubertad. Como consecuencia, en estas mujeres no se produce el desarrollo de los caracteres sexuales secundarios, o éste es insuficiente.

Tratamiento: en estas mujeres se observa con frecuencia una variabilidad entre las hemorragias demasiado intensas y demasiado escasas, así como entre las hemorragias demasiado frecuentes y demasiado espaciadas, por lo que se hace imprescindible un tratamiento médico.

Menstruación dolorosa (dismenorrea)

Posibles síntomas menstruales:

- *Dolor sacro y lumbar, cefalea.*
- *Náuseas, vómitos.*
- *Tensión emocional.*

Sintomatología: muchas adolescentes y mujeres se quejan de presentar menstruaciones dolorosas. Se trata de un dolor que se manifiesta al inicio de la hemorragia menstrual en forma de una sensación tironeante u opresiva, dolor lumbar que o bien aparece con la hemorragia y se mantiene sólo durante los primeros días de regla o bien se mantiene hasta que finaliza la hemorragia. Los dolores de tipo cólico pueden ser especialmente molestos, y pueden emular un estado espasmódico que obligan a la paciente a acudir al médico. En ciertas circunstancias, durante estos días, la mujer no se siente capaz de acudir a su trabajo. Cualquier sacudida al ir en autobús o en motocicleta, o simplemente al andar provoca una importante intensificación del dolor. A menudo se acompaña de náuseas hasta llegar al vómito, palpitaciones, cefalea, anorexia y un estado de ánimo depresivo.

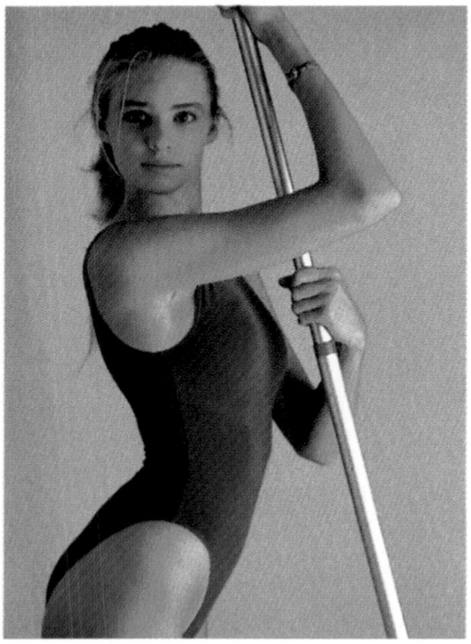

Etiología: las causas pueden ser orgánicas, pero también hormonales o psíquicas. Así, por ejemplo, el útero puede ser globalmente demasiado pequeño, el cuerpo uterino puede estar demasiado inclinado hacia delante (anteroversión) o hacia atrás (retroversión), de forma que la cantidad de sangre que llena el cuerpo uterino durante la hemorragia menstrual queda acumulada y provoca un dolor por tensión y un retraso en el flujo. El estímulo doloroso del útero con excesiva tensión se transmite desde el peritoneo que lo cubre, a través del sistema nervioso, y se manifiesta primordialmente en forma de dolor pélvico, sacro o lumbar. Generalmente, la dismenorrea disminuye cuando se establece el flujo hemorrágico.

Cuando la menstruación es normal, la actividad profesional y deportiva no se ve limitada.

Tratamiento: el abanico de posibilidades terapéuticas incluye: medidas generales (recomendación de practicar deporte y gimnasia, en casos excepcionales también reposo); la administración de fármacos antiespasmódicos y analgésicos; una terapia hormonal cuando existe un subdesarrollo uterino; medidas especiales para evitar las causas desencadenantes, incluida una fisioterapia; tratamiento quirúrgico de tumores.
Los fármacos que inhiben la producción de prostaglandinas (por ejemplo aspirina, indometacina) alivian el dolor. Sin embargo, no es recomendable hacer un tratamiento regular y abusivo, para evitar una dependencia psíquica con una actitud de espera de la aparición del dolor. En numerosas ocasiones, la dismenorrea desaparece al producirse el primer parto o al iniciar una vida sexual estable.

Pubertad precoz

Cuando una niña presenta una hinchazón de las glándulas mamarias y la aparición de vello axilar y púbico alrededor de los ocho años, nos encontramos ante un caso de pubertad precoz.

Sintomatología: las manifestaciones externas consisten en un desarrollo precoz de las glándulas mamarias, del vello púbico y axilar, aparición precoz de la menstruación y finalmente el desarrollo de la forma corporal típicamente femenina.

Las investigaciones han demostrado que en este tipo de niñas con pubertad precoz los ovarios tienen la capacidad de liberar óvulos maduros, de forma que existe la posibilidad de que se llegue a producir un embarazo.

Etiología: el inicio del desarrollo de los procesos de maduración sexual (pubertad) y la aparición de la primera hemorragia menstrual (menarquia) es muy variable. Están determinados tanto étnica como climáticamente y en último extremo también por la variabilidad individual.
La pubertad, desencadenada por hormonas producidas en el diencéfalo y en la hipófisis, que estimulan los ovarios para intensificar la secreción de estrógenos, se produce concretamente alrededor de los 11 o 12 años. Así, en el período comprendido entre los 16 a los 17 años se ha completado globalmente la maduración sexual.
En las niñas, el primer signo de la pubertad aparece hacia los 11 años con el crecimiento de las mamas; aproximadamente en un tercio de las niñas aparece en primer lugar el vello axilar y púbico. Es posible que el crecimiento de las mamas no se produzca con la misma intensidad en las dos mamas; sin embargo, estas diferencias de crecimiento se igualan al alcanzar la maduración completa.
La primera menstruación aparece generalmente de uno a un año y medio después del inicio de la pubertad. En ese momento el vello axilar y púbico está completamente desarrollado.
La aparición de los caracteres sexuales secundarios femeninos (el ensanchamiento de la pelvis y la distribución específicamente femenina del tejido graso) finaliza hacia los 16 años.
La edad en que aparece la primera menstruación ha disminuido considerablemente en los últimos cien años, probablemente debido a la mejora global de las condiciones de vida, y hoy en día se produce con bastante constancia entre los 11 y los 13 años.

Advertencia: en ocasiones la causa es un tumor ovárico.

Sin embargo, en ocasiones la maduración sexual empieza a manifestarse antes de los ocho años, es decir, se produce una aceleración del desarrollo. En este caso se habla de pubertad precoz. Aún cuando es poco frecuente, se observa principalmente en el sexo femenino.

La aparición de la pubertad precoz se puede deber a procesos orgánicos en el diencéfalo o, en casos extremadamente excepcionales, a tumores ováricos. En la mayoría de los casos no se observa ninguna alteración orgánica que pueda conllevar otras enfermedades.

Tratamiento: en todos los casos es necesario un diagnóstico médico de las posibles causas, sobre todo para descartar la existencia de un tumor ovárico. Por regla general, estas niñas acaban igualando su desarrollo al de las demás niñas de su misma edad.

En las niñas, el primer signo de la pubertad aparece hacia los 11 años con el crecimiento de las mamas; aproximadamente en un tercio de las niñas aparece en primer lugar el vello axilar y púbico. Es posible que el crecimiento de las mamas no se produzca con la misma intensidad en las dos mamas; sin embargo, estas diferencias de crecimiento se igualan al alcanzar la maduración completa.

La ausencia o insuficiencia de excitación sexual puede provocar una falta de lubrificación de la entrada de la vagina, lo que provocará dolor durante la relación sexual.

Alteraciones en la vida sexual de la mujer

La función de este capítulo no consiste en presentar detalladamente los trastornos y desviaciones sexuales. Sin embargo, sí debería demostrar que el desarrollo de las relaciones sexuales humanas no siempre se produce sin complicaciones y problemas, sino que pueden aparecer todo tipo de inhibiciones y trastornos. Raramente existen causas orgánicas, sino que generalmente las causas de este tipo de alteraciones de la sexualidad natural son más bien de talante psíquico.

Rechazo emocional del hombre

Durante la infancia de la niña se cimenta la primera piedra para la posterior vida sexual de la mujer. Esto es especialmente así en cuanto al comportamiento posterior de la mujer frente al hombre, que bajo determinadas condiciones o experiencias se convierte en un rechazo. Por regla general se puede decir que los niños en cuyo hogar se vive la diferencia sexual entre el hombre y la mujer como algo natural desarrollan una vida sexual armónica y natural. Sin embargo, los problemas pueden aparecer en los niños cuyos padres consideran la vida sexual como algo sobre lo que no se puede hablar. Especialmente los hijos únicos que han recibido este tipo de educación en la adolescencia tienen un comportamiento inseguro e inhibido respecto al sexo contrario que puede acarrearles nefastas consecuencias.

A pesar del importante cambio de actitud de la sociedad en cuanto a la sexualidad durante los últimos veinte años, unida a la desaparición de un gran número de tabús, puede ocurrir, aunque con mucha menos frecuencia, que una chica a la que se ha educado con excesiva rectitud rechace de entrada cualquier pensamiento respecto a una relación sexual y lo considere indecente, reprobable o pecaminoso. Su continua lucha por alejarse de los «bajos instintos» provoca una rigidez global de la personalidad. Una vez se han afianzado estos planteamientos, en ocasiones puede ser realmente difícil que una adolescente o una mujer joven cambie este tipo de tensiones internas o conceptos falsamente moralistas por un modo de pensar que considere la vida sexual como una pauta de comportamiento natural.

Cuando los tabús sexuales se instauran como falsos planteamientos morales, las mujeres afectadas tendrán muchas dificultades para vivir una sexualidad completamente natural.

También es especialmente difícil la situación de una adolescente o de una mujer que ha sufrido una violación. En este caso se pueden producir importantes trastornos psíquicos y físicos, que se mantienen durante años y que pueden provocar una alteración permanente de la personalidad de la afectada. Estas pacientes deberían someterse precozmente a un control psicoterapéutico adecuado que las ayudara.

Vaginismo

De la misma manera que una educación incorrecta durante la infancia o el sufrir una agresión sexual pueden provocar la aparición de un rechazo psíquico del hombre, también puede desarrollarse de forma consciente o inconsciente miedo frente a las relaciones sexuales.

Generalmente, el miedo a las relaciones sexuales provoca un espasmo vaginal.

La **etiología** del miedo se basa en temor al dolor, las lesiones, el contagio o el embarazo, que en ese momento no es deseado. Ante el menor contacto, la vagina se cierra rápidamente y a menudo de forma impenetrable debido a un espasmo. Sin embargo, el mismo estado puede presentarse cuando la mujer siente miedo de forma totalmente inconsciente, ya que éste se encuentra en su subconsciente.

Cuando existe un miedo inconsciente a las relaciones sexuales puede ser necesario un tratamiento psicoterapéutico.

Tratamiento: cuando el miedo que provoca el espasmo vaginal es consciente, en primer lugar es su pareja la que debe vencer la inhibición y hacer desaparecer la ansiedad. No obstante, si se trata de un miedo inconsciente, el tratamiento psicoterapéutico es el camino más prometedor para conseguir que el espasmo desaparezca y con ello poder tener una vida sexual satisfactoria. El resultado del tratamiento está especialmente condicionado al deseo psíquico de eliminar el vaginismo. Así, en ocasiones para hacer desaparecer el miedo es suficiente con una simple exploración ginecológica y la demostración de que las relaciones se pueden mantener de forma normal.

Frigidez

El hecho de que una mujer precise un tiempo demasiado prolongado para alcanzar el orgasmo, a pesar de que el proceso de excitación sea normal, también es un trastorno frecuente.
La causa se debe a una disminución de la capacidad de excitación de la mujer. Por ello, para alcanzar el orgasmo son necesarios estímulos más mantenidos e intensos. Generalmente, si se alarga la fase inicial de preexcitación, no existe ninguna dificultad para que los componentes de la pareja alcancen el orgasmo de forma simultánea. En el caso contrario aparecen como consecuencia sentimientos de insatisfacción, falta de ilusión y pasividad.

Otro trastorno conocido de la vida sexual de la mujer es la frigidez; hoy en día es un trastorno sorprendentemente frecuente.

Etiología: se sospecha que el cambio de pautas en la vida de la mujer, determinado por las múltiples sobrecargas de la vida moderna, contribuye etiológica y esencialmente a que muchas mujeres no sean capaces de mantener unas relaciones sexuales naturales, y menos aún de alcanzar el orgasmo.
Por **frigidez** se entiende la falta de necesidad de excitación sexual. Así pues, no debe confundirse la frigidez con la falta de orgasmo (anorgasmia). En este caso la necesidad de excitación sexual (líbido) existe, pero la mayoría de las veces no se alcanza el orgasmo.

No debe menospreciarse la importancia de las situaciones de sobrecarga psíquica como causa de la frigidez. El miedo a fracasar en el ámbito laboral o del matrimonio, a un embarazo indeseado o también los conflictos de pareja o una ambición enfermiza constituyen frecuentes factores desencadenantes.
Los trastornos más severos de la capacidad sexual no sólo tienen su causa en un importante subdesarrollo ovárico o bien de los órganos sexuales, sino que también se pueden observar en caso de lesiones medulares o bien enfermedades del sistema nervioso central y enfermedades generalizadas graves o enfermedades tumorales.
Las experiencias sexuales negativas que desencadenan una reacción de defensa y rechazo pueden alterar de tal manera a una mujer, antes con una vida sexual normal, que ésta es incapaz de tener nunca más una excitación sexual positiva con un hombre.
El comportamiento rudo o poco sensible de la pareja, así como las prácticas sexuales contra natura y vividas como negativas, también pueden provocar el rechazo del hombre hasta entonces amado y pueden provocar un enfriamiento de los deseos sexuales originariamente positivos.

Con frecuencia, las mujeres con frigidez de origen psíquico no son conscientes de las causas que han provocado este cambio de sus sentimientos. Con frecuencia tienen su origen en la relación de pareja.

Tratamiento: la frigidez de origen psíquico se caracteriza entre otros por el hecho de que la mujer, antes felizmente casada durante años, acude a la consulta médica en busca de consejo porque en los últimos tiempos ha perdido el deseo sexual por su pareja y la vida en común hasta el momento feliz parece estar rompiéndose. Generalmente la mujer no es consciente de las causas que han provocado este cambio en sus sentimientos.
La exploración ginecológica tampoco arroja prácticamente nunca unos hallazgos orgánicos que expliquen satisfactoriamente esta aversión, que con frecuen-

Se sabe que sólo un 10 % de los casos de frigidez tiene una causa orgánica.

cia se describe como un rechazo y una repugnancia frente a cualquier forma de contacto físico. Si el tratamiento psicoterapéutico no obtiene resultados, a menudo asistimos al sorprendente hecho de que la mujer afectada, más adelante, con otro hombre con el que se siente a gusto, vuelve a tener una convivencia plenamente feliz y ambos disfrutan de una vida amorosa completamente satisfactoria. Aproximadamente un 10 % de los casos de frigidez tienen una causa orgánica. Sin lugar a dudas es mucho más frecuente la frigidez de causa psicológica.

Alteraciones del orgasmo

Entre los trastornos sexuales menos severos, aunque importantes para conseguir una vida feliz de pareja, se encuentra la imposibilidad de la pareja de alcanzar simultáneamente el orgasmo.
Las **causas** pueden encontrarse tanto en la mujer como en el hombre. Si en el hombre el orgasmo se produce inmediatamente al iniciarse las relaciones sexuales, la mujer, que por naturaleza necesita un tiempo mucho más largo para alcanzar el orgasmo, permanece generalmente insatisfecha. En esta situación la causa no reside en la mujer sino claramente en el hombre.
No obstante, cuando esta situación se repite con bastante regularidad puede deducirse que el hombre presenta probablemente los primeros síntomas de una impotencia.
Sin embargo, si se trata de una pareja que debido por ejemplo a una actividad laboral demasiado intensa sólo tiene posibilidad de mantener relaciones sexuales a intervalos largos de tiempo, la eyaculación precoz no constituye ninguna situación anormal y no es rara. En este caso no tiene por qué sospecharse la existencia de un problema de potencia sexual en el hombre. La mujer comprobará que en las relaciones sexuales posteriores, el orgasmo del hombre se acerca progresivamente en el tiempo a su propio orgasmo o bien coincide con él. Es importante que ambos componentes de la pareja se acomoden el uno al otro y que intenten satisfacer mutuamente y con comprensión sus necesidades y deseos sexuales. Generalmente, simplemente con alargar la fase de preexcitación sexual se puede conseguir la simultaneidad del orgasmo de los dos componentes de la pareja.

Ninfomanía

La ninfomanía constituye un verdadero y profundo trastorno psíquico de la vida sexual; sin embargo, es relativamente poco frecuente.

Etiología: se trata de un marcado e irrefrenable deseo sexual de intensidad patológica de la mujer, que puede llevar a una vida sexual promiscua y en casos extremos incluso a la prostitución. Las mujeres con ninfomanía a menudo sufren debido a este deseo sexual insaciable, que las hace incapaces de ver nada más en los hombres que la satisfacción de sus exclusivas necesidades sexuales.

La ninfomanía es un trastorno psicosexual profundo, que con frecuencia produce un gran sufrimiento en las mujeres que lo padecen.

Tratamiento: es importante considerar la ninfomanía como una enfermedad y tratarla como tal. En muchos casos, para conseguir su curación es precisa una prolongada psicoterapia. Sería completamente incorrecto considerar el comportamiento de este tipo de mujeres como un déficit de su esfera moral y rechazarlas por ello.

Coito doloroso (dispareunia)

No es raro que en la consulta ginecológica la mujer se queje de dolor durante las relaciones sexuales. Si se quiere acabar con esta desagradable situación es necesario, en primer lugar, investigar cuándo y dónde aparece exactamente el dolor. Con frecuencia el dolor aparece en la entrada de la vagina y otras veces el dolor se localiza en la pelvis. La localización variable del dolor nos indicará sus distintas causas.

El dolor durante las relaciones sexuales también puede estar causado por el hecho de que en el momento en que se intenta la penetración del pene en la vagina el estado de excitación de la mujer todavía no es suficientemente intenso. En este caso, la secreción mucosa de la entrada de la vagina, que ofrece una buena lubrificación para la penetración del pene, es escasa o prácticamente inexistente.
Si durante la fase de excitación no se produce la suficiente secreción mucosa, la aplicación de un lubrificante a base de glicerina puede ser muy útil.

Etiología: se sabe que las adolescentes o bien las mujeres sienten dolor principalmente durante las primeras relaciones sexuales o incluso después. Debido a la sobrecarga mecánica durante el coito, la entrada de la vagina y la propia vagina se dilatan y refuerzan progresivamente. Si durante las primeras relaciones sexuales, que es habitualmente cuando se produce la rotura del himen, no se tiene especial cuidado, es decir, constituyen una experiencia claramente dolorosa, durante las posteriores relaciones la mujer puede presentar reacciones reflejas de miedo.

Sintomatología: como consecuencia se produce un retroceso involuntario de la pelvis, una contracción de la musculatura, lo que provoca un estrechamiento de la entrada de la vagina que dificulta la penetración del pene, lo que causará dolor.
La repetición de una experiencia dolorosa de efecto negativo de este tipo en ciertas circunstancias provoca el desarrollo de un rechazo absoluto de las relaciones sexuales. Afortunadamente, estas dificultades tienen fácil solución (siempre que exista una buena predisposición por parte de la mujer), mediante la relajación de la mujer, es decir, cuando se entrega completamente a su pareja.
Con frecuencia, la causa de las molestias consiste en una **vaginitis** que afecta también a la entrada de la vagina. En este caso, el dolor puede ser tan intenso que hace completamente imposible el coito. El tratamiento médico de este tipo de inflamación consigue la curación en un período de tiempo relativamente corto.

Con frecuencia, la causa del dolor durante el coito se debe a una vaginitis.

Las mujeres también se quejan de **dolor pélvico**, que no aparece de inmediato al inicio de las relaciones sexuales, sino generalmente sólo cuando se aproxima el momento del orgasmo. Este dolor, desencadenado en general por la penetración del pene hasta la profundidad de la bóveda superior de la vagina, se debe habitualmente a procesos inflamatorios pélvicos, del útero o sus alrededores. También se puede deber a otras causas, tales como tumores uterinos benignos o malignos.

Tratamiento: es extremadamente aconsejable que las mujeres con este tipo de problemas acudan cuanto antes al ginecólogo, con el fin de determinar las causas de dicho trastorno y realizar el tratamiento adecuado. El tratamiento dependerá de la causa desencadenante. Frecuentemente basta con la aplicación de un lubrificante para combatir la sequedad vaginal. En general, las infecciones precisan un tratamiento antibiótico; en algunos casos también puede ser útil la administración de analgésicos.
Si existen causas psicológicas, convendrá seguir un tratamiento psicoterapéutico, preferiblemente en forma de terapia sexual. En ocasiones es necesario que la pareja participe en la terapia.

Si durante las relaciones sexuales aparece dolor de forma repetida es necesario acudir inmediatamente al ginecólogo.

Estructura de los órganos sexuales femeninos: cuello uterino (1), cuerpo uterino (2), pared tubárica (3), luz tubárica (4), ampolla tubárica (5), ovario (6).

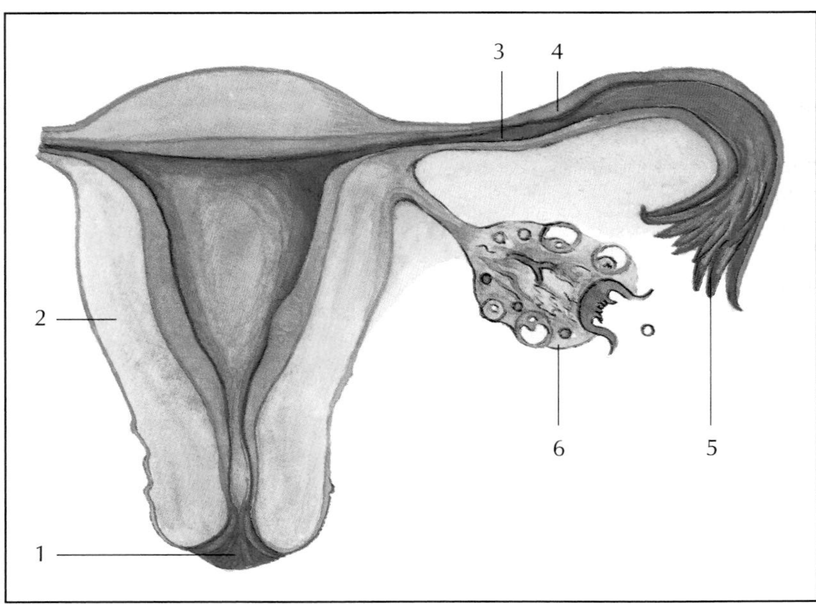

Ante la ausencia de la regla en una mujer con ciclos habitualmente regulares, hay que pensar siempre en la existencia de un embarazo, hasta que éste quede descartado.

Trastornos y enfermedades de los órganos sexuales

Amenorrea

Etiología: la falta de la regla puede tener múltiples causas. Durante la infancia, el embarazo y el climaterio se puede producir una **amenorrea fisiológica**.
Las causas de una **amenorrea primaria** (la mujer no ha presentado nunca una hemorragia menstrual) consisten en la inexistencia de la vagina, del útero o de los ovarios. Muy raramente, como consecuencia de una infección muy severa durante la infancia se produce una oclusión total de la vagina o del propio útero.
Con mayor frecuencia, la oclusión total de la vagina se debe a la falta de permeabilidad del himen. La chica tiene menstruaciones, pero la sangre menstrual no puede fluir hacia el exterior y se acumula por detrás del himen. Como consecuencia aparece dolor pélvico que progresivamente aumenta de intensidad.
Las causas de una **amenorrea secundaria** (inicialmente menstruaciones regulares durante un período más o menos prolongado, para después retirarse la regla) consisten en un trastorno funcional de los ovarios, una enfermedad grave, factores emocionales intensos y sobreesfuerzos físicos.

Con frecuencia la amenorrea se puede solucionar con un tratamiento hormonal. También pueden ser útiles los métodos fisioterapéuticos.

Tratamiento: los principios terapéuticos de la amenorrea dependen de la causa desencadenante, es decir, consisten en la eliminación o en intentar eliminar la causa desencadenante. En el caso de la amenorrea secundaria en la mujer sexualmente madura (una vez excluido el embarazo), las medidas terapéuticas se concentran principalmente en la aplicación de medidas fisioterapéuticas (aplicación de calor en la pelvis; cataplasmas de Priessnitz, luz, ondas cortas, baños de asiento), y cuando el origen es hormonal generalmente se hace un tratamiento hormonal.
Dado que las medidas fisioterapéuticas precisan una gran disposición de tiempo por parte de la mujer, hoy en día se tiende claramente al tratamiento hormonal.

Flujo

La vagina está recubierta por un epitelio plano de varias capas y no tiene ningún tipo de glándulas. La secreción vaginal normal es una mezcla de la secreción del cuello uterino (cérvix) y células epiteliales descamadas, descompuestas por la acción bacteriana. Habitualmente, la secreción vaginal está colonizada por bacterias productoras de ácido láctico; éstas constituyen un mecanismo de protección frente a las infecciones ascendentes. A partir de las células epiteliales descamadas de la pared vaginal se libera glucógeno, y éste se transforma en ácido láctico.

Habitualmente, la secreción vaginal está colonizada por bacterias productoras de ácido láctico, que proporcionan protección frente a las infecciones ascendentes.

Sintomatología: el flujo toma progresivamente una coloración amarillenta, en ocasiones de olor muy desagradable. Así, cuando el olor es similar al del pescado, nos indica la existencia de una infección por unas bacterias muy determinadas.
La aparición de pequeñas cantidades de sangre, por ejemplo a partir de una lesión localizada en el extremo inferior del cuello uterino, puede hacer que el flujo presente una coloración de marronácea hasta roja.
Las infecciones por hongos se caracterizan por un intenso prurito en la vagina y en los genitales externos, con frecuencia unido a enrojecimiento y tumefacción de la zona afectada. El flujo consiste en una secreción relativamente seca y grumosa.

Etiología: el aumento del flujo (leucorrea) puede tener diversas causas. Así por ejemplo, debido a causas nerviosas se puede producir un aumento de la secreción cervical. Dado que la secreción cervical reacciona alcalinamente, el aumento de la secreción provoca simultáneamente una disminución del grado de acidez, o incluso la neutralización del medio vaginal. Con ello se favorece la aparición de agentes infecciosos que causan una infección. Como reacción defensiva aparecen leucocitos.
Sin embargo, debido a que los procesos tumorales del cérvix, el cuerpo uterino y los ovarios también pueden provocar un aumento del flujo, ante cualquier aumento de éste habrá que realizar un estudio ginecológico para determinar su causa.

Tratamiento: cuando se sospecha la existencia de una infección, la exploración debe incluir la confirmación microbiológica de la presencia del agente infeccioso, realizándose al mismo tiempo una prueba de laboratorio para determinar qué fármaco es más útil frente a un determinado germen. Mediante este procedimiento, el tratamiento específico tras el diagnóstico cuidadoso del agente causal habitualmente será eficaz. Con el fin de reconstruir y restablecer el medio vaginal sano, a menudo, en una segunda etapa del tratamiento, se introducen en la vagina fármacos que contengan bacterias productoras de ácido láctico. En determinadas infecciones que se transmiten principalmente a través de las relaciones sexuales es imprescindible hacer el tratamiento simultáneo de la pareja y no mantener relaciones sexuales durante la fase de tratamiento, para que éste pueda concluir con éxito.
Cuando el flujo es de origen nervioso será preciso un tratamiento farmacológico tranquilizante.
Los defectos epiteliales en el orificio cervical externo (erosión, tumor) pueden ser cauterizados o cicatrizados, una vez que se ha comprobado sin lugar a dudas su carácter benigno mediante la colposcopia y la citología.

Enjuagues vaginales, ¿sí o no?

La experiencia permite conocer que muchas mujeres se hacen un enjuague vaginal prácticamente cada día. Dicen que el enjuague diario de la vagina constituye para ellas una regla básica de higiene.
Sin embargo, esta idea es totalmente errónea. La vagina es un órgano que no precisa ningún método especial de limpieza, ya que está dotada de un mecanismo natural de autolimpieza. Generalmente, con los enjuagues vaginales se consigue realmente lo contrario de lo que se pretende, es decir, un continuo aumento del flujo. Los enjuagues vaginales no forman parte de la higiene corporal de la mujer, sino que sólo están justificados cuando por diversos motivos los prescribe el médico.
La limpieza y la eliminación del olor también se puede conseguir sin los enjuagues vaginales. Muchas mujeres se ven obligadas a acudir al médico, ya que debido a los enjuagues vaginales innecesarios se produce un aumento de la secreción de flujo.

El curetaje del útero constituye una de las pequeñas intervenciones quirúrgicas ginecológicas más frecuentes (extirpación de pólipos, esclarecimiento de hemorragias de origen desconocido). Habitualmente, la intervención se hace bajo anestesia general, aunque también es posible bajo anestesia local. Para ello se provoca una dilatación mecánica progresiva del cuello uterino para posteriormente realizar el curetaje del útero capa a capa con una cucharilla de curetaje.

Pólipos

Sintomatología: en la mucosa uterina o del canal cervical existen tumoraciones mucosas circunscritas y prácticamente siempre benignas, denominadas pólipos, que pueden llegar a provocar importantes hemorragias o leucorrea.

Tratamiento: estas neoformaciones tisulares circunscritas se han de extirpar y estudiar microscópicamente, ya que sólo así se puede determinar con toda seguridad si son tumores de naturaleza benigna o, por el contrario, de naturaleza maligna. Sólo así se detectará o excluirá la existencia de una peligrosa enfermedad cancerosa.

Anexitis (inflamación de las trompas y de los ovarios)

La enfermedad popularmente conocida como ovaritis consiste en una inflamación de las trompas de Falopio y de los ovarios, en la que generalmente se halla más afectada la trompa que el ovario. La inflamación puede ser uni o bilateral.

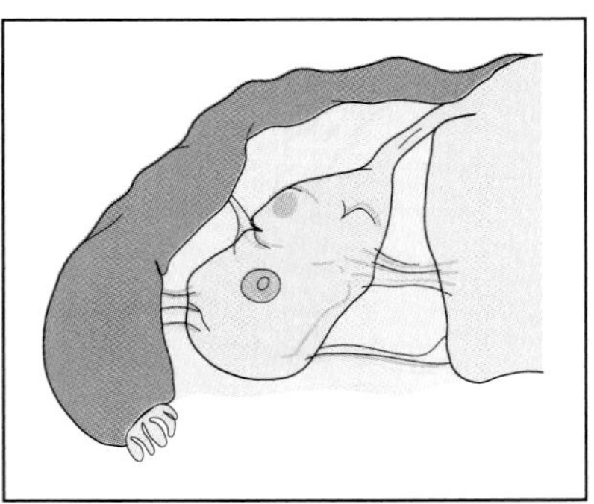

Aspecto de una salpingitis. La inflamación afecta a los tejidos representados en rojo en la figura.

Sintomatología: es muy variada. Va desde una leve sintomatología con dolor opresivo en el lado afectado hasta dolor intenso con contracción muscular defensiva en la región pélvica, fiebre, escalofríos e importante malestar general de la paciente, que hace preciso su urgente ingreso hospitalario.
El dolor es un dolor continuo, menos frecuentemente similar a las contracciones o cólico. La paciente se queja de una sensación de presión en la parte inferior del abdomen, meteorismo y generalmente aumento del flujo, que es de color amarillento. La menstruación puede estar aumentada, ser más prolongada, de intensidad variable y puede estar en combinación con metrorragias totalmente independientes del ciclo menstrual de la mujer.

Patogenesia y etiología: generalmente se trata de una infección ascendente que parte de la vagina, en relación con la regla, un aborto, un parto, el puerperio o una interrupción del embarazo, así como por situaciones de hipotermia. En la infección ascendente se producen las etapas que seguidamente enumeramos:

Generalmente, la causa se debe a una infección ascendente.

- inflamación del cuello y del cuerpo uterinos,
- inflamación de las trompas,
- afectación de los ovarios,
- inflamación del peritoneo que cubre los órganos genitales.

La inflamación de las trompas provoca con frecuencia su oclusión parcial o total, lo que puede dificultar o incluso impedir un posterior embarazo. En los casos más graves, como consecuencia de la inflamación puede producirse la formación de un absceso tubárico y/u ovárico. La anexitis derecha aparece con frecuencia como consecuencia de una apendicitis.
Además de los agentes infecciosos habituales, tienen importancia como agentes causales los gérmenes de transmisión sexual como los gonococos y las clamidias, que han ganado importancia en los últimos años.

La falta de cooperación de la paciente constituye un gran problema para el tratamiento eficaz de una anexitis. Interrumpe precozmente el tratamiento de varias semanas de duración. Quedan pequeños focos infecciosos residuales a partir de los cuales se desarrolla una anexitis crónica con la aparición una y otra vez de agudizaciones debido a la acción del frío o a sobreesfuerzos físicos. Para mantener la permeabilidad de las trompas, estos procesos recidivantes son comprensiblemente muy nocivos.

Tratamiento: según la gravedad clínica de la enfermedad, la paciente debe guardar reposo en cama, aplicarse bolsas de hielo, tomar antibióticos, antiinflamatorios y analgésicos, más adelante cataplasmas de Priessnitz, envolturas templadas, aplicación de calor mediante radiación lumínica o de ondas cortas, baños de asiento de Moor. Con frecuencia, de forma simultánea se realiza un tratamiento local de la vagina con sustancias bactericidas. Si se hace el tratamiento adecuado, una anexitis que se produce por primera vez tiene buenas perspectivas de curación, sin que se produzcan secuelas. No obstante, las formas más graves pueden provocar la oclusión parcial o total descrita de las trompas, con el resultado de que se produce una esterilidad o posteriores embarazos extrauterinos.

Esterilidad

Se habla de esterilidad cuando después de como mínimo dos años de relaciones sexuales regulares, con deseo de embarazo, éste no se produce. Si hasta el momento nunca se ha producido un embarazo nos encontramos frente a una esterilidad primaria, pero si anteriormente ha habido algún embarazo nos encontramos frente a una esterilidad secundaria.
La esterilidad debe diferenciarse de la infertilidad. Por infertilidad se entiende la capacidad de la mujer para el embarazo, pero la imposibilidad de llevarlo a buen término (como son los casos de la aparición de un aborto o embarazos extrauterinos).

Etiología: en el 35 o 40 % de los casos las causas residen claramente en el hombre, en un 45 o 50 % en la mujer y aproximadamente entre un 10 y 20 % en ambos componentes de la pareja. En los países industrializados, el porcentaje de parejas estériles se encuentra entre el 10 y el 15 %.
Debido al prolongado período de tiempo necesario para determinar la causa de la esterilidad, hoy en día se tiende a iniciar el diagnóstico de la esterilidad después de un año de ir tras el embarazo en lugar de a los dos años, con el fin de no dejar pasar demasiado tiempo.
Especialmente en la mujer, el abanico de posibles causas de la esterilidad es muy amplio. Puede ir desde la oclusión bilateral de las trompas de Falopio como consecuencia de una infección, hasta un déficit hormonal, una alteración de la composición del tapón mucoso cervical, infecciones del cuello uterino o vaginales, tabaquismo y alcoholismo, acción farmacológica y enfermedades generalizadas como la obesidad, la anemia, trastornos de otros órganos productores de hormonas, así como sobreesfuerzos mentales o emocionales (espasmo tubárico), etc.
Las causas principales en el hombre consisten en la incapacidad de mantener las relaciones sexuales, la eyaculación precoz, malformaciones genitales, oclusión de los conductos seminales (como consecuencia de una parotiditis o una gonorrea), función deficitaria o inexistente del tejido seminal.

Prevención de la esterilidad:

Al llevar a cabo una planificación familiar no hay que olvidar que la probabilidad de embarazo de la mujer disminuye al aumentar su edad, es decir, a los 30 años esta probabilidad se ha reducido a la mitad. Las medidas preventivas de la esterilidad consisten entre otros en evitar una infección genital o en caso de que ésta aparezca cumplir rigurosamente el tratamiento prescrito.

Fecundación artificial

Cuando existen trastornos de los órganos sexuales de la mujer o del hombre y hay un gran deseo de tener hijos, puede ser necesario someterse a una fecundación artificial. Una posibilidad consiste en introducir el semen del hombre en el útero de la mujer, cuando la fecundación no es posible de otra manera. Mediante el enriquecimiento de los espermatozoides aumenta la probabilidad de que se produzca el embarazo. Cuando existe una incapacidad total del hombre para la concepción, en algunos países es legal la fecundación del óvulo de la mujer con el esperma de un donante. Asimismo, hay países en los que una mujer puede gestar el niño de otra mujer que no puede tener hijos debido a que no tiene útero. Esta «madre de alquiler» recibe el óvulo fecundado de la pareja que la contrata. Mucho más frecuente es el que la mujer quede embarazada artificialmente; para ello se le extraen óvulos que se fecundan fuera del cuerpo (in vitro) con el semen del hombre. Seguidamente se introducen uno o más de estos óvulos así fecundados en el útero preparado mediante la administración de hormonas (transferencia del embrión).

La base para encontrar la causa de la esterilidad se encuentra en el estudio y control de los dos componentes de la pareja; a pesar de ello en un 10 a un 13 % de los casos la causa queda sin aclarar.

Tratamiento: el tipo de tratamiento y las perspectivas de éxito dependen de la causa detectada. Los trastornos hormonales, cuando no tienen una evolución superior a los dos años, tienen una probabilidad de curación del 80 % si se hace el tratamiento intensivo adecuado. Cuando es necesario un tratamiento quirúrgico, dependiendo de la situación concreta, la tasa de éxitos terapéuticos se encuentra entre el 20 y como máximo el 35 %. Desgraciadamente, también existen causas cuyo tratamiento médico no es posible.

Endometritis

Sintomatología: hemorragias intensas, con frecuencia prolongadas y frecuentes, generalmente independientes del ciclo. A menudo aparece sensación de presión a nivel pélvico y en ocasiones febrícula.

Patogenesia: generalmente se trata de una infección ascendente que proviene de la vagina.

Etiología: agentes infecciosos piógenos (muy raramente bacilo tuberculoso). Con frecuencia la infección aparece después de la menstruación, un aborto, la interrupción de un embarazo o el parto. El tratamiento depende del diagnóstico establecido por el médico. Hay que prestar especial atención a prevenir que la infección no se extienda todavía más (trompas de Falopio).

Tratamiento: a pesar de que las molestias de la paciente con frecuencia no son muy intensas, en todos los casos se debe realizar una exploración y un tratamiento especializado, sobre todo debido al hecho de que los síntomas son muy ambivalentes y también pueden estar indicando la existencia de enfermedades más graves.

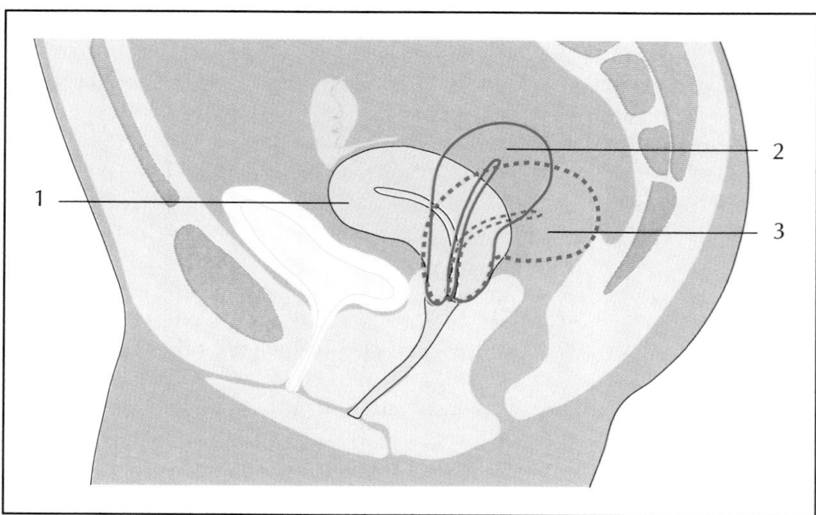

Ejemplos de alteraciones de la posición del útero: posición normal (1), retroversión (2), retroflexión (3).

Alteraciones en la posición del útero

Retroflexión uterina

Normalmente, entre el cuerpo y el cuello uterino hay un ángulo abierto hacia delante, es decir, en otras palabras, el cuerpo uterino se halla ligeramente inclinado hacia delante, aunque tampoco resulta inusual o raro que exista una retroflexión.

Sintomatología: muchas mujeres no saben que presentan una retroflexión uterina, ya que no les provoca ningún síntoma. Por el contrario, cuando aparece sintomatología, ésta puede consistir en dolor lumbar, constipación, dolor durante las relaciones sexuales, hemorragia menstrual prolongada e intensa, así como dolorosa. En casos muy raros la retroflexión uterina puede ser causa de esterilidad, aunque generalmente se duda de la importancia de la retroflexión uterina como causa de esterilidad.
La retroflexión es más importante para la mujer cuando existen adherencias con los órganos situados detrás del útero (por ejemplo intestino). Como consecuencia aparece dolor al defecar.

Tratamiento: el tratamiento de la retroflexión sólo es necesario cuando provoca sintomatología.

Durante el embarazo la retroflexión se corrige en la mayoría de los casos por sí misma, sin ayuda externa, siempre que no se halle fijada por adherencias.
Si se mantiene la posición espontánea, el médico deberá corregirla y seguidamente colocar transitoriamente un pesario. Si aparecen dificultades, la corrección se realiza bajo anestesia.
Cuando no se obtiene resultado (por ejemplo cuando existen adherencias), existe como última posibilidad la corrección quirúrgica, que deberá realizarse necesariamente, ya que de otra manera es imposible que el embarazo siga su curso.

Ptosis útero-vaginal

Las alteraciones de la posición de los genitales femeninos no constituyen cuadros patológicos raros. Una combinación frecuente es la formada por la ptosis de la pared anterior de la vagina junto con el útero.

Sintomatología: sensación de presión hacia abajo, dolor tironeante pélvico bilateral, dolor de espalda, micciones frecuentes y con frecuencia difíciles, emisión de unas gotas de orina al toser, estornudar o reír; constipación. Sensación de presión en la región intestinal.

Etiología: generalmente se debe a una relajación del tejido ligamentoso y muscular de los genitales, especialmente del suelo de la pelvis, y/o relajación de la pared abdominal. Estas alteraciones pueden ser congénitas o adquiridas, por ejemplo, relacionadas con un déficit estrogénico en la menopausia, tras el climaterio o debido a lesiones y dilataciones excesivas en relación con los embarazos. El levantar frecuentemente objetos pesados favorece la aparición de la ptosis útero-vaginal.

Tratamiento: como medida conservadora, el médico puede colocar un pesario. Sin embargo, este método debería tener sólo un carácter transitorio, ya que al extraer el pesario vuelven a aparecer los mismos síntomas. Además, el pesario, como cuerpo extraño, puede provocar síntomas inflamatorios y flujo vaginal; ha de cambiarse cada cuatro semanas.
Generalmente, la corrección quirúrgica da buenos resultados. No pueden excluirse las recidivas, sobre todo cuando no se evita el levantar pesos.

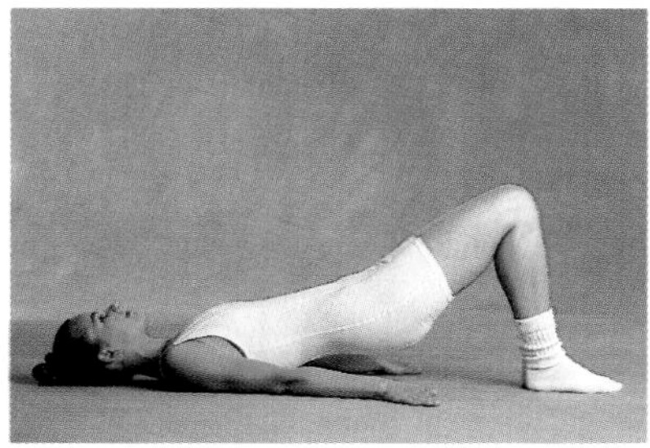

El reforzamiento de la musculatura del suelo de la pelvis mediante unos ejercicios adecuados puede conseguir una mejoría cuando el cuadro patológico todavía no es demasiado manifiesto.

Mediante un entrenamiento de la musculatura del suelo de la pelvis se refuerza su musculatura. De esta manera, a menudo, se evita el prolapso uterino.

El prolapso uterino aparece principalmente en mujeres de mediana edad, multíparas.

Prolapso uterino

El prolapso uterino consiste en la manifestación extrema de una ptosis uterina, es decir, el útero sale por la vagina hasta los genitales externos.

Sintomatología: junto con los síntomas habituales de la ptosis, las pacientes refieren que presentan micciones frecuentes con vaciado incompleto de la vejiga urinaria. Dado que la mucosa vaginal y la superficie del cuello uterino son mucho más sensibles si las comparamos con la piel normal, en primer lugar se producen alteraciones reactivas en forma de aumento del grosor y finalmente aparecen formaciones tumorales en estas zonas cutáneas.

Tratamiento: cuando existe un prolapso uterino, generalmente es necesario extirpar quirúrgicamente el útero a través de la vagina (histerectomía), en combinación con una cirugía plástica de la vagina. Como medida transitoria, el médico puede colocar un pesario de plástico para mantener al útero en su posición normal. El pesario se ha de cambiar regularmente, siempre claro está bajo control médico.

ENFERMEDADES TUMORALES BENIGNAS

Mioma

Sintomatología: los síntomas variarán según su localización y tamaño. El cuadro clínico va desde una situación completamente asintomática hasta hemorragias menstruales demasiado intensas y prolongadas, dolor pélvico, presión sobre la vejiga urinaria, intestino grueso, uréteres y nervios. Con frecuencia aparece también una sensación de plenitud. Los miomas de gran tamaño pueden necrosarse cuando se produce una alteración de su irrigación, y también pueden calcificarse. En casos realmente excepcionales pueden malignizar, es decir, puede formarse un sarcoma.

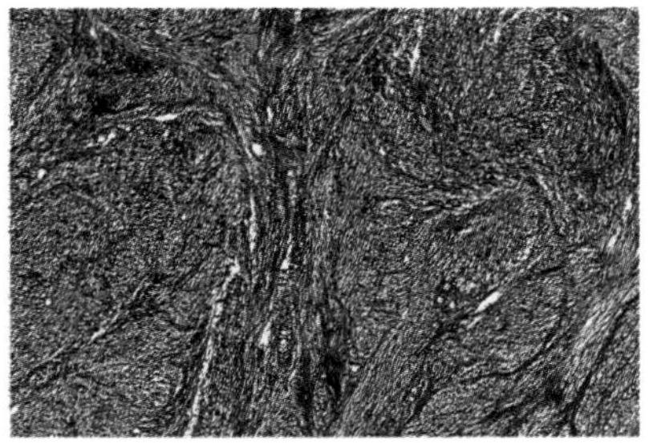

Preparación histológica de un mioma. Los miomas son tumores musculares benignos, que se desarrollan como muy pronto a partir de los 20 años, aunque generalmente lo hacen entre los 30 y los 35 años. Pueden localizarse prácticamente en cualquier lugar del útero y al crecer pueden protruir hacia la cavidad uterina o hacia la cavidad abdominal. Generalmente aparecen varios nódulos miomatosos de diferentes tamaños y tendencias de crecimiento.

El **tratamiento** de los miomas depende de la sintomatología que provoquen, de su tamaño y de su localización. Los miomas pequeños que no causan ningún tipo de sintomatología no precisan ningún tipo de tratamiento, y simplemente requieren un control regular de su desarrollo.

Cuando los miomas son de mayor tamaño, especialmente cuando provocan sintomatología por presión sobre los órganos vecinos, hay que someterse a una intervención quirúrgica.

Es posible llevar a buen término un embarazo con un útero miomatoso. No obstante, precisa de un control estricto durante todo el embarazo y durante el parto. En situaciones excepcionales se produce la necesidad de intervenir quirúrgicamente un mioma durante el embarazo, con el fin de que éste llegue a buen término. Si varios miomas han provocado un importante aumento del tamaño del útero, éste deberá extirparse. En este caso generalmente se mantienen las trompas de Falopio y los ovarios. Si el aumento de tamaño del útero no es demasiado importante, la extirpación se puede hacer también a través de la vagina (sin laparotomía).

TUMORES MALIGNOS, CARCINOMAS

Por cáncer se entiende el crecimiento ilimitado y destructivo de células corporales atípicas que penetran en su entorno sin respetar los límites orgánicos. Al mismo tiempo puede producirse el paso de células tumorales a la vía sanguínea o linfática o bien su propagación en espacios libres (por ejemplo cavidad abdominal o trompa de Falopio), y de esta manera la colonización de otras zonas corporales donde siguen desarrollándose en forma de nuevas formas tumorales metastásicas que destruyen el tejido sano (metástasis). *Véase* también el capítulo «Enfermedades cancerosas», págs. 550-569.

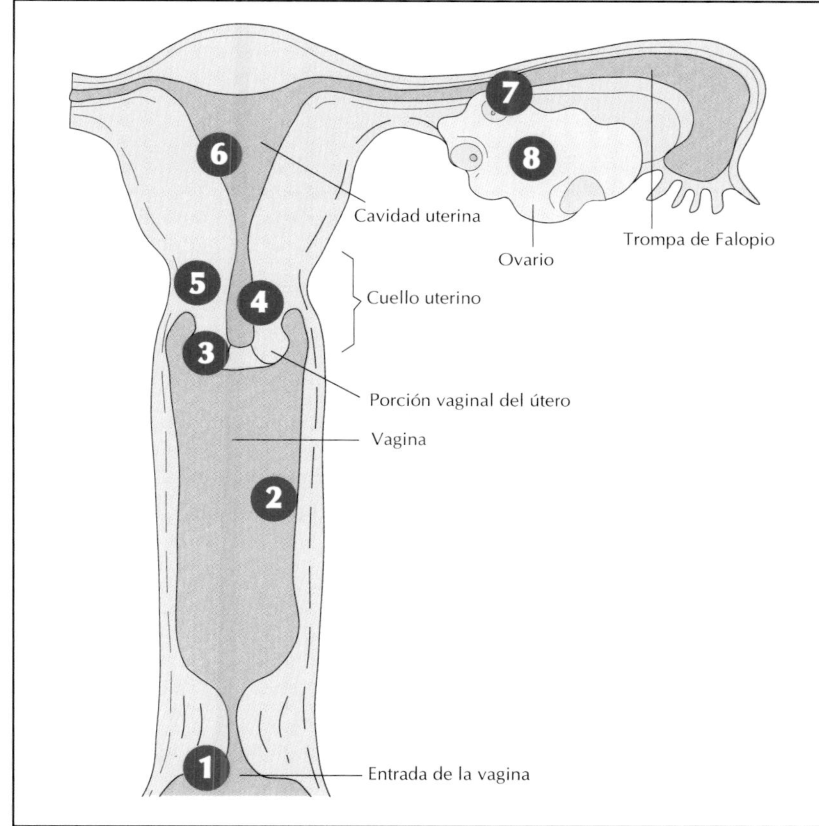

Los carcinomas más frecuentes en los órganos genitales femeninos se localizan

(1) En los labios y el clítoris:
pequeños nódulos o úlceras con bordes duros. Con frecuencia también afectación precoz de los ganglios inguinales. Más adelante aparición de prurito, ocasionalmente dolor y hemorragias.

(2) En la vagina:
generalmente tumores con forma de coliflor o úlceras de límites irregulares con bordes elevados. A menudo existe afectación precoz de los ganglios inguinales. Aparición de hemorragias irregulares, también hemorragias después de las relaciones sexuales, flujo purulento, sanguinolento, en ocasiones irritante; nunca aparece dolor.

(3, 4, 5) En el cuello uterino:
crecimiento hacia el exterior (3) o hacia el interior (4), o como carcinoma epitelial plano o carcinoma del epitelio glandular (5). Generalmente, en el estadio inicial prácticamente nunca aparecen síntomas como flujo, hemorragias anómalas y dolor. Puede aparecer a partir de los 20 años, aunque generalmente lo hace a partir de los 30. Su detección precoz sólo es posible mediante las exploraciones preventivas.

(6) En el cuerpo uterino:
es frecuente en las mujeres de más de 50 años. Con frecuencia en combinación con la formación de pólipos. Aparición de hemorragias o flujo marronáceo, sanguinolento o purulento entre reglas.

(7) En la trompa de Falopio:
enfermedad cancerosa relativamente poco frecuente. Un síntoma típico de este carcinoma es la aparición de flujo de color amarillo ambarino.

(8) En el ovario:
puede aparecer a cualquier edad (incluso en la infancia). Formación tumoral, colonización nodular en toda la cavidad abdominal, con frecuencia ascitis. Todo tumor ovárico debe ser extirpado quirúrgicamente.

Carcinoma pélvico

Durante mucho tiempo el carcinoma crece inadvertidamente, en tanto que su foco de origen no se encuentra en la superficie corporal o no se detecta el desarrollo del carcinoma por la aparición de síntomas como hemorragias, flujo sanguinolento, etc. La experiencia nos demuestra que muchos tumores malignos de los genitales femeninos (genitales externos, vagina, cuello del útero) se pueden detectar a simple vista, mientras que, por el contrario, no ocurre lo mismo con otros tumores malignos localizados en el cuerpo uterino, las trompas de Falopio y los ovarios. La relativa facilidad con que se accede a los tumores malignos de desarrollo superficial para obtener muestras celulares para su estudio microscópico (citología) y la aparición de síntomas ginecológicos (metrorragias, hemorragias por contacto, flujo sanguinolento, etc.) subrayan la necesidad de

Cuanto más precoz sea la detección del carcinoma, preferiblemente en su preestadio, tanto mayores son las perspectivas de curación.

hacer exploraciones preventivas regulares o bien un control médico inmediato cuando aparece sintomatología que indica la posible existencia de una enfermedad.
Por el contrario, otros tumores malignos en el cuerpo uterino, las trompas de Falopio y los ovarios no se pueden detectar a simple vista o bien no se puede confirmar la existencia en aquel lugar de las células cancerosas. Este hecho es de gran importancia práctica, ya que estos tumores sólo se pueden detectar cuando por su tamaño se advierten a la palpación o cuando se pueden detectar mediante una exploración ecográfica. Así, por ejemplo, en los tumores ováricos no es posible detectar precozmente las células tumorales en los primeros estadios.

Carcinoma del cuello uterino

Con frecuencia una hemorragia muy escasa desencadenada por las relaciones sexuales e independientemente del ciclo menstrual constituye la primera indicación de la existencia de un carcinoma.

Sintomatología: con frecuencia una hemorragia muy escasa desencadenada por las relaciones sexuales, independientemente del ciclo menstrual, constituye la primera indicación de la existencia de un carcinoma. Por ello, ante cualquier hemorragia entre reglas o ante la aparición de flujo sanguinolento, la mujer debe acudir inmediatamente al ginecólogo para esclarecer la causa. Los resultados del tratamiento de un cáncer de cuello uterino detectado muy precozmente son muy buenos.

El carcinoma de cuello uterino es la forma más frecuente de los carcinomas genitales femeninos. Principalmente, en las mujeres jóvenes se desarrolla en la superficie del cuello uterino, mientras que en las mujeres de más edad lo hace en su interior. La exploración ginecológica preventiva regular hace posible la detección muy precoz de su preestadio.

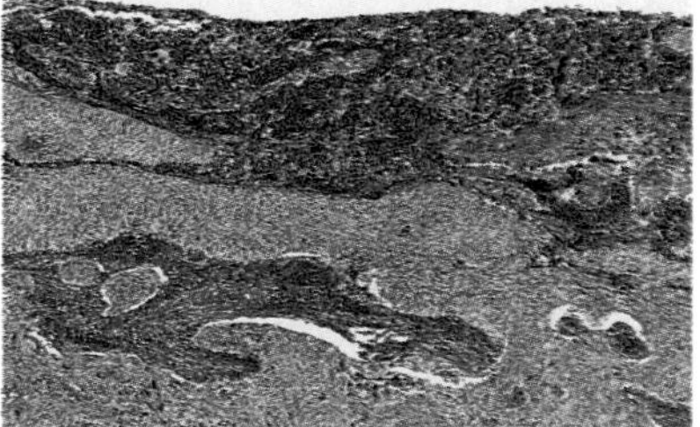

El carcinoma uterino tiene un crecimiento relativamente lento y generalmente se manifiesta precozmente con hemorragias. Así, a menudo es posible su detección precoz y comenzar a tiempo el tratamiento.

Carcinoma del cuerpo uterino

El riesgo de la enfermedad comienza aproximadamente a partir de los 40 años y aumenta progresivamente hasta los 60 y 70 años. Es más frecuente en las mujeres nulíparas. Se considera que el sobrepeso, la diabetes y la hipertensión arterial aumentan el riesgo.
La detección precoz de un carcinoma del cuerpo uterino prácticamente sólo es posible mediante controles preventivos regulares de las células descamadas de la cavidad uterina. Las células se obtienen mediante un frotis del cuello uterino para, seguidamente, estudiarlas microscópicamente.

Sintomatología: consiste en la aparición de metrorragias o flujo sanguinolento. Debido a su localización dentro de la cavidad uterina, inicialmente el crecimiento pasa inadvertido. Sólo cuando ha alcanzado un cierto tamaño puede palparse el tumor desde el exterior; no obstante, en ese momento ya no se trata de un tumor en un estadio precoz.

La radioterapia sólo es necesaria cuando el carcinoma ha afectado también a la musculatura uterina.

Cuando se ha diagnosticado un carcinoma del cuerpo uterino, generalmente es necesario extirpar el útero junto con las trompas de Falopio, aunque se conservan los ovarios.

Tumores ováricos

Dependiendo de su estructura celular, hay numerosas formas de tumores ováricos benignos y malignos, así como de tumores productores de hormonas. Una característica común de todos ellos es que su detección es relativamente tardía, ya que crecen de manera inadvertida y sólo cuando han alcanzado un determinado tamaño pueden ser detectados mediante la exploración (en ocasiones con la excepción de los tumores productores de hormonas). Así pues, generalmente se trata de tumores que no se encuentran en un estadio inicial o precoz. Cuando se trata de un tumor maligno, este hecho puede producir graves consecuencias. Los ovarios aumentan de tamaño, sin provocar inicialmente ningún tipo de sintomatología. En la mayoría de los casos el dolor sólo aparece cuando el tumor ejerce presión sobre otros órganos como el peritoneo, la vejiga urinaria o el intestino.

El crecimiento insidioso y con ello la falta de síntomas precoces convierten el carcinoma ovárico en un tumor especialmente peligroso. Esta problemática subraya la necesidad de realizar exploraciones ginecológicas preventivas regulares que deben incluir la ecografía. La detección precoz del cáncer ya ha salvado la vida de algunas mujeres.

Otros procesos cancerosos en los genitales

1. Labios vulvares y clítoris

Sintomatología: es característica la aparición de pequeños nódulos o una úlcera de bordes duros. Con frecuencia existe afectación de los ganglios linfáticos inguinales, con nódulos palpables dolorosos. A menudo la paciente presenta prurito, más raramente dolor y generalmente presenta pequeñas hemorragias y secreción húmeda.

Los tumores malignos en los genitales externos aparecen principalmente después del climaterio, a edades avanzadas.

2. Vagina

Sintomatología: el carcinoma vaginal se presenta generalmente como un tumor en forma de coliflor o como una úlcera de límites irregulares y bordes duros y elevados.
En este caso también es frecuente la afectación precoz de los ganglios linfáticos. El carcinoma vaginal se manifiesta mediante hemorragias irregulares, hemorragias después de las relaciones sexuales, flujo purulento, sanguinolento, acuoso o irritante. Por el contrario, el tumor no provoca ningún dolor.

3. Trompas de Falopio

Sintomatología: es típica la aparición de un flujo amarillo ambarino. Este hecho subraya lo importante que puede ser para la vida de la mujer el acudir inmediatamente al ginecólogo cuando aparece este tipo de flujo o cualquier otro síntoma.
Los tumores malignos en los genitales externos aparecen principalmente después del climaterio, con frecuencia debido a la regresión y retracción de los genitales debido al déficit hormonal fisiológico.

El carcinoma de las trompas constituye un tumor genital maligno de aparición poco frecuente. Debido al crecimiento insidioso de las trompas situadas en la cavidad abdominal, el tumor no es detectable a simple vista y sólo puede palparse cuando ha alcanzado un determinado tamaño, lo que dificulta en gran manera su diagnóstico precoz.

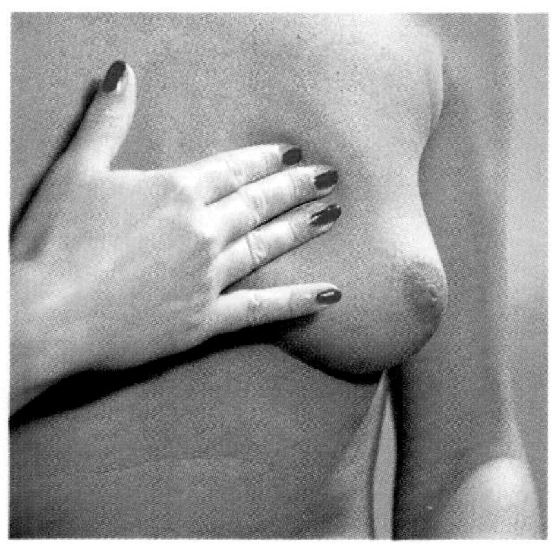

La forma más importante de prevención de los tumores malignos de las mamas es su autoexploración regular.

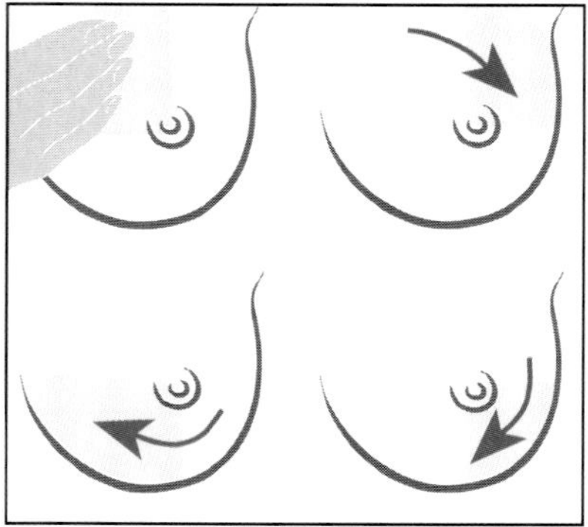

El momento más favorable para la autoexploración mamaria son los primeros días posteriores a la menstruación, ya que en este momento las mamas no están endurecidas y es más fácil detectar alteraciones y engrosamientos.

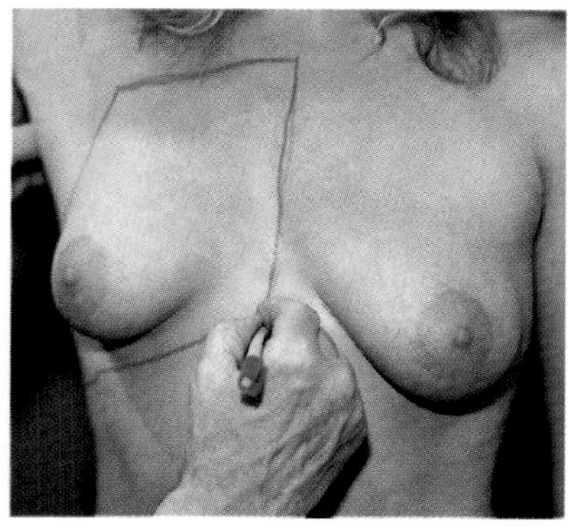

La línea roja marca la zona de las mamas femeninas que se ha de explorar.

Cáncer de mama

Etiología: el cáncer de mama constituye el tumor maligno más frecuente en la mujer. Desgraciadamente se ha observado un aumento en el número de casos de cáncer de mama. Con toda seguridad, la edad de la mujer desempeña un papel importante en su aparición. El riesgo de enfermar es claramente superior hacia los 40 años, pero el cáncer de mama también es posible en mujeres de menos de 30 años. Los factores de riesgo claramente conocidos son la incidencia familiar, las enfermedades benignas de las mamas, la existencia durante un período prolongado de hormonas foliculares (por ejemplo primera menstruación antes de los doce años y última menstruación después de los 52 años), edad avanzada en el momento del primer parto.

Autoexploración: toda mujer debería realizar varias veces al año una exploración de sus mamas, observándolas delante del espejo con los brazos bajados y levantados y mediante la palpación de las mamas y las axilas. Si la mujer explora regularmente sus mamas, detectará precozmente si han aparecido alteraciones en ellas. Éstas pueden consistir en: la aparición de una diferencia de tamaño entre las dos mamas que antes no existía, la aparición de diferencias en las mamas al alzar los brazos, una retracción o diferencia de altura de los pezones, una retracción en una zona cutánea que se desplaza con dificultad, la aparición de la denominada piel de naranja en una zona circunscrita, un enrojecimiento cutáneo circunscrito, aparición de secreción en el pezón, especialmente secreción sanguinolenta.
A la palpación pueden aparecer endurecimientos circunscritos o nódulos, especialmente en el cuadrante superior externo de la mama, así como ganglios linfáticos duros en la axila, no dolorosos.

Exploración profiláctica: además, como mínimo una vez al año, el médico debe controlar las mamas; para ello realizará la exploración de prevención del cáncer.

Tratamiento: si la mujer observa sólo una o varias de las alteraciones antes descritas, debe acudir inmediatamente al médico. Mediante su exploración y la realización ocasional de otros métodos diagnósticos adicionales es posible descartar o confirmar el carácter maligno de la alteración observada. Se dispone de la mamografía (diagnóstico radiológico), la ecografía, la representación radiográfica con contraste de los conductos galactóforos, la punción de la zona sospechosa (para evaluar microscópicamente las células obtenidas), la biopsia y, para confirmar completamente el diagnóstico, la extirpación del tumor para su estudio histológico al microscopio.
Generalmente, durante la extirpación quirúrgica del tumor se realiza un diagnóstico histológico rápido (valoración microscópica), y si se demuestra la existencia de células malignas se lleva a cabo rápidamente la intervención quirúrgica adecuada. Hoy en día se tiende a no realizar intervenciones tan radicales como antiguamente, aunque sí se extirparán los ganglios linfáticos axilares. La evaluación cuidadosa del material obtenido durante la intervención quirúrgica y la realización de determinados análisis bioquímicos adicionales constituyen la base para determinar la estrategia terapéutica posterior en forma de radioterapia, tratamiento hormonal y/o la administración de fármacos inhibidores de la división celular. Con frecuencia, como consecuencia de la extirpación parcial de la mama, posteriormente es necesario someterse a una cirugía reconstructiva. A muchas mujeres este procedimiento les ayuda a recuperar sensiblemente su autoestima.

Trastornos durante el climaterio

Por climaterio se entiende una fase fisiológica de transición entre la madurez sexual y el período de vejez de la mujer. Se trata de un proceso de envejecimiento que se produce durante muchos años alrededor del eje hormonal entre el diencéfalo, la hipófisis y el ovario. Con frecuencia, la mujer observa los primeros síntomas entre los 40 y los 45 años. Desde un punto de vista amplio este proceso no finaliza por completo hasta que la mujer no haya cumplido los 55 o 58 años. Un punto decisivo de este proceso lo constituye el momento de aparición de la última menstruación, momento conocido como menopausia.

*La **edad de la menopausia** está influenciada por un gran número de factores (factores hereditarios, estado de salud, condiciones de vida). La causa principal de los procesos del climaterio se debe a la disminución progresiva de la función ovárica.*
La disminución de la producción de estrógenos por parte de los ovarios conlleva, a través de un proceso de retroacoplamiento de la hipófisis, un aumento de la secreción de hormonas hipofisarias con el objetivo de estimular nuevamente la función ovárica, aunque sin éxito.

Síntomas del climaterio

La caída del nivel de estrógenos provoca las más variadas alteraciones en el organismo femenino.

Sintomatología: los síntomas más frecuentes consisten en sofocaciones, estremecimientos, sudor nocturno, trastornos del sueño, trastornos de la sensibilidad en los brazos y las manos (cosquilleo, hormigueo), dificultad de concentración, taquicardia, dolor precordial punzante, mareos, hipertensión arterial, trastornos de la vejiga urinaria, excitabilidad, abatimiento, depresión, sensación de miedo, falta de ilusión por el trabajo, indiferencia, aumento de peso (retención de líquidos, verdadero aumento del tejido adiposo), sensación de tensión en las mamas. Así pues, en una gran parte de las mujeres se halla más o menos afectado el bienestar físico y psíquico.

El **tratamiento** de la sintomatología del climaterio depende del tipo e intensidad de los síntomas. Generalmente, los trastornos leves no precisan ningún tipo de tratamiento. Las aclaraciones por parte del médico, las medidas fisioterapéuticas (andar por el agua, baños, deporte, masajes, cambio de clima, baños de aire) son medidas recomendables y frecuentemente suficientes. Los trastornos más intensos precisan un tratamiento hormonal. Desde el punto de vista de la medicina preventiva, hoy en día se recomienda iniciar precozmente el tratamiento de sustitución hormonal y mantenerlo durante muchos años hasta la vejez. El tratamiento hormonal no se limita sólo al aporte de estrógenos, sino que también se administran gestágenos. Un tratamiento hormonal combinado de este tipo no sólo actúa contra los síntomas del climaterio y evita la descalcificación ósea, sino que simultáneamente previene la aparición de determinadas formas de cáncer y enfermedades cardiocirculatorias, que pueden resultar nefastas para la mujer.

¡Hay que evitar los fármacos que moderan o estimulan el sistema nervioso central!

De otra manera, el déficit de estrógenos mantenido durante años tiene como consecuencia la regresión y envejecimiento de los órganos estrógenodependientes (genitales externos, vagina, útero, mamas), con prurito en los genitales externos, aumento de la sensibilidad en la zona de entrada de la vagina y en la propia vagina durante las relaciones sexuales. El déficit o ausencia de secreciones, la sequedad vaginal, así como los trastornos de la función vesicouretral, son síntomas secundarios. En este caso, a menudo es útil la administración adicional de hormonas que ayude a compensar ese déficit de estrógenos, siempre, claro está, bajo control médico.

Debido a la progresiva disminución de la secreción hormonal, pueden producirse procesos de regresión de los órganos sexuales externos, cuyo efecto es negativo para la actividad sexual. En este caso, con frecuencia es útil la administración adicional de hormonas.

En el capítulo «Órganos sexuales y sexualidad», págs. 312-327, encontrará información sobre la estructura y función de los órganos sexuales.

ENFERMEDADES MASCULINAS

De la misma forma que en la mujer, debido a su anatomía y a las funciones especiales de sus órganos sexuales y de la concepción, se produce un aumento de la incidencia de determinadas enfermedades, ya expuestas en el capítulo anterior; en el hombre también existen ciertas características relacionadas principalmente con la estructura y la función de los genitales masculinos.
Además, nos referiremos a algunos «problemas masculinos» que principalmente están en relación con la potencia sexual así como con la fertilidad.

ENFERMEDADES DEL PENE

Balanitis

La existencia de nódulos de color rojizo puede indicar la existencia de un cáncer. ¡Acuda inmediatamente al médico!

Sintomatología: enrojecimiento inflamatorio del glande y del prepucio. Sobre dicho enrojecimiento se observa la existencia de manchas blanquecinas que pueden desprenderse, defectos tisulares rojos, rodeados de blanco y vesículas, muy dolorosos o bien que provocan un prurito doloroso.

Etiología: infecciones bacterianas, víricas o fúngicas. Los agentes infecciosos se pueden transmitir por mantener relaciones sexuales sin protección. Las lesiones mecánicas y la estrechez del prepucio pueden ser causa de la enfermedad. La repetición frecuente de la balanitis puede indicar una diabetes mellitus.

Tratamiento: no es posible el autotratamiento. El médico debe establecer la causa de la enfermedad, y en función de ella aplicará el tratamiento adecuado. La mejor medida preventiva es la higiene adecuada del glande y del prepucio. Con el fin de proteger a la pareja sexual de un posible contagio, se debe utilizar un preservativo durante las relaciones sexuales.

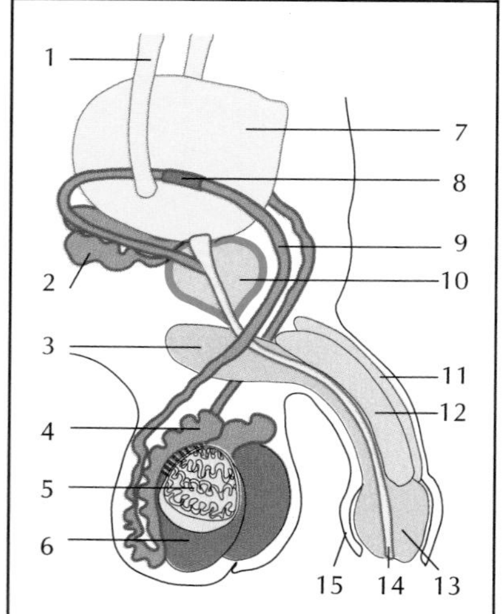

Estructura y función de los órganos sexuales masculinos: uréter derecho (1), vesícula seminal derecha (2), bulbo del cuerpo esponjoso de la uretra (3), epidídimo derecho (4), corte para la visualización de los túbulos seminíferos (5), testículo derecho (6), vejiga urinaria (7), anillo inguinal derecho (8), conducto deferente derecho (9), próstata (10), cuerpo cavernoso izquierdo (11), cuerpo cavernoso derecho (12), glande (13), uretra (14), prepucio (15).

Uretritis

Sintomatología: intensa necesidad de orinar. Escozor durante la micción, secreción de color entre amarillento y blanco, de consistencia entre mucosa y clara. En los casos severos (flemón uretral), la inflamación se propaga a los tejidos limítrofes. En este caso la orina presenta una coloración sanguinolenta y aparece intenso dolor durante la micción.

Etiología: infecciones bacterianas (por ejemplo gonorrea), víricas, infección por tricomonas, alergias, manipulaciones sexuales, estenosis uretrales.

Tratamiento: el médico establece el tratamiento en función de la causa desencadenante. Como medidas preventivas se encuentra la utilización del preservativo durante las relaciones sexuales y una higiene genital adecuada.
En la uretritis crónica, como consecuencia de la formación de cicatrices, se puede producir una estenosis uretral, que a menudo provoca cistitis. En este caso es preciso dilatar quirúrgicamente la uretra.

Carcinoma de pene

Sintomatología: endurecimientos o bien nodulillos de color rojo en el glande o en el prepucio, húmedos o ligeramente hemorrágicos. Otros síntomas que también pueden indicar la existencia de un proceso canceroso son las inflamaciones de difícil curación en el pene, así como la secreción uretral purulenta.

Etiología: los factores desencadenantes del proceso canceroso todavía son prácticamente desconocidos. El esmegma que se acumula bajo el prepucio se considera una posible causa. Así pues, la falta de higiene aumenta el riesgo. En los hombres circuncidados el cáncer de pene es muy poco frecuente.

Tratamiento: cuando se interviene quirúrgicamente en los primeros estadios existen buenas perspectivas de curación. Generalmente sólo se requiere una intervención parcial del pene, de modo que se pueden seguir manteniendo relaciones sexuales. En los estadios más avanzados se procede al tratamiento con láser y la quimioterapia. La mejor profilaxis es la higiene diaria del prepucio y el glande con el prepucio retirado. La estrechez del prepucio se puede solucionar con una intervención de fimosis.

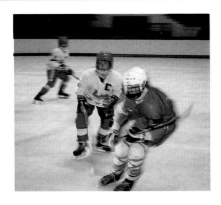

En los accidentes deportivos pueden producirse contusiones o lesiones de los testículos o del pene. Cuando el dolor se mantiene durante más de una hora, se ha de acudir al médico, sobre todo cuando se observa una tumefacción progresiva de la zona.

Lesiones del pene y de la uretra

Sintomatología: cuando no se detectan lesiones externas, generalmente la aparición de sangre en la orina indica la existencia de este tipo de lesiones.

Las prácticas sexuales extremas pueden producir lesiones en la zona genital.

Etiología: junto con los accidentes laborales y deportivos, así como los errores médicos, la causa principal de este tipo de lesiones se debe a prácticas sexuales extremas.

Tratamiento: las lesiones abiertas deben recibir inmediatamente tratamiento médico. Cuando existen lesiones de la uretra, la orina se ha de extraer directamente de la vejiga urinaria a través de la pared abdominal. Con frecuencia se producen secuelas en forma de cicatrices y estenosis uretral.

ENFERMEDADES DE LOS TESTÍCULOS

Orquitis

Sintomatología: tumefacción del testículo enfermo o de ambos testículos, enrojecimiento, dolor rápidamente progresivo y fiebre.

La tumefacción dolorosa de un testículo también puede haberla provocado una torsión súbita de éste (véase «Torsión testicular» pág. 692). ¡Así pues, acuda inmediatamente al médico!

Etiología: la orquitis es poco frecuente. La causa más frecuente es la parotiditis. Este tipo de orquitis afecta principalmente a adolescentes y hombres adultos; cuando la orquitis es bilateral cabe esperar secuelas importantes. La afectación

Todo hombre debería realizar regularmente la autoexploración de sus testículos (ampliamente comentada en la página 315).

de los testículos por otros agentes infecciosos es mucho menos frecuente (tifus, sepsis, malaria).

Tratamiento: tratamiento médico, generalmente con antibióticos. Reposo en cama. Ocasionalmente, elevación de los testículos para mantenerlos de forma cómoda mediante un cojín especial. El dolor puede aliviarse con la aplicación de frío.
Cuando la infección no responde a los antibióticos, debe plantearse la extirpación del testículo afectado. La orquitis puede ser causa de esterilidad.

Epididimitis

Sintomatología: tumefacción dolorosa de un epidídimo; el escroto se endurece y enrojece; es posible que el proceso se propague al testículo.

Etiología: uretritis, enfermedades de transmisión sexual (por ejemplo gonorrea), prostatitis, colocación prolongada de un catéter, etc.

Tratamiento: como en la orquitis.

Carcinoma testicular

La proporción de cáncer de testículos en el conjunto de las enfermedades cancerosas representa aproximadamente el 2 %.

Sintomatología: inicialmente aumento no doloroso del tamaño del testículo, formación de nódulos o zonas endurecidas. Más adelante aparece dolor tironeante. El carcinoma testicular aparece principalmente entre los 20 y los 40 años.

Etiología: hasta el momento no se conoce la causa por la que el tejido germinal se transforma en tejido maligno. Sin embargo, la ectopia del testículo es un factor de riesgo.

Tratamiento: cuando el tratamiento es precoz existen buenas perspectivas de supervivencia. Tras la intervención quirúrgica con extirpación del testículo canceroso, incluido el epidídimo, generalmente se hace necesaria la quimioterapia. Más adelante, por razones estéticas, el testículo extirpado se puede sustituir por una prótesis de silicona. Generalmente, la potencia sexual y la fertilidad no se alteran, ya que el testículo sano asume todas las funciones necesarias. Los hombres jóvenes deberían explorar regularmente sus testículos y en caso de encontrar alteraciones acudir al urólogo.

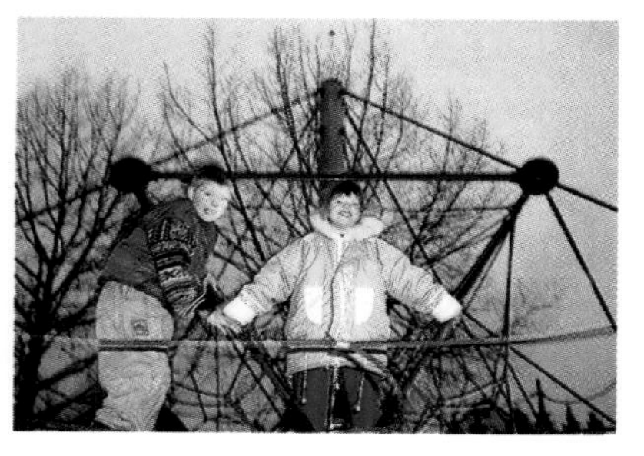

En los niños, debido a un movimiento brusco en el deporte o en el juego puede producirse una torsión testicular. ¡Si aparece dolor, es preciso acudir inmediatamente al médico!

Torsión testicular

Sintomatología: aumento de tamaño del testículo afectado en un intervalo corto de tiempo, que se acompaña de dolor punzante muy intenso. Sin fiebre. Es especialmente frecuente en los niños entre los6 y los 13 años.

Etiología: torsión del tronco vascular del testículo por un movimiento brusco aunque también puede ocurrir durante el sueño. De esta manera queda interrumpido el aporte de sangre, de forma que se produce la muerte del tejido.

Tratamiento: sólo si se interviene quirúrgicamente en el curso de las cuatro primeras horas puede salvarse el testículo.

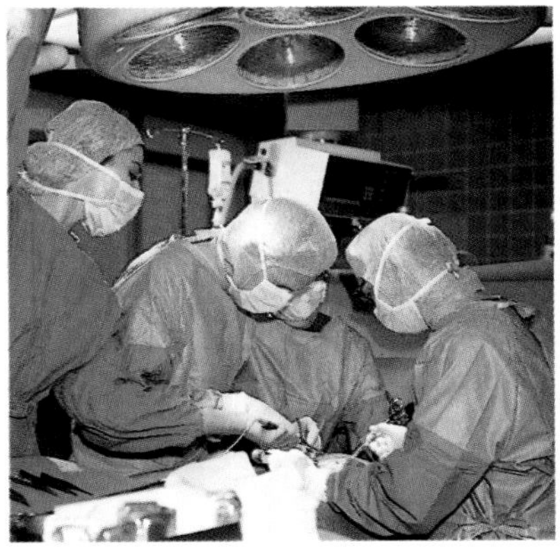

El testículo torsionado puede salvarse mediante una intervención quirúrgica inmediata.

Hematocele, varicocele e hidrocele

Sintomatología:

Hematocele: tumefacción dolorosa del escroto por un hematoma.

Varicocele: dilatación venosa importante en el escroto. Los vasos llenos de sangre tienen el aspecto de gusanos. El testículo izquierdo se afecta con mayor frecuencia que el derecho.

Hidrocele: el escroto está aumentado de tamaño debido a una tumoración brillante y elástica independiente del testículo.

Etiología:

Hematocele: generalmente es consecuencia de una contusión o magulladura.

En los ancianos, el hematocele también puede ser consecuencia de una orquitis anterior.

Varicocele: generalmente se trata de una insuficiencia congénita de la pared vascular o consecuencia de la insuficiencia valvular venosa.

Hidrocele: la acumulación de líquido es consecuencia de una inflamación, lesión o intervención de una hernia inguinal; no se halla ninguna causa.

Tratamiento: el hidrocele y el varicocele los ha de extirpar el cirujano. La intervención es sencilla e indolora.
En el hematocele es necesario este tratamiento cuando el propio organismo no reabsorbe el hematoma a pesar de la administración de fármacos.

Contusión testicular

Sintomatología: las contusiones testiculares como consecuencia de golpes o patadas son muy dolorosas. Si el dolor intenso dura más de media hora y se observa una tumefacción de uno o de los dos testículos, se deberá acudir de inmediato al médico.

Etiología: en la práctica de muchos deportes existe el riesgo de que se produzca una contusión testicular por una patada, un golpe o un accidente.

¡Toda lesión o tumefacción testicular debe ser tratada inmediatamente por el médico!

Tratamiento: toda lesión o tumefacción testicular debe ser tratada inmediatamente por el médico. En muchos casos, el testículo afectado sólo se salvará si se interviene quirúrgicamente dentro de las inmediatas horas posteriores.

La prostatitis no tratada o tratada insuficientemente puede transformarse en una forma crónica que posiblemente creará problemas de potencia sexual y esterilidad.

ENFERMEDADES DE LA PRÓSTATA

Prostatitis

Sintomatología: intenso y frecuente deseo de orinar; dolor y trastornos durante la micción; sangre o pus en orina; fiebre; también aparece dolor al defecar.

Etiología: bacterias que alcanzan la próstata a través de la uretra o de la sangre.

Tratamiento: tratamiento médico con antibióticos.
La prostatitis no tratada o tratada insuficientemente puede transformarse en una forma crónica que posiblemente creará problemas de potencia sexual y esterilidad. Además, también se pueden producir abscesos o fístulas. En este caso será necesario un tratamiento quirúrgico.

Hipertrofia prostática (adenoma prostático)

Sintomatología: los síntomas aparecen de forma progresiva y consecutiva en varias fases. En primer lugar aparece un aumento de la necesidad de orinar, incluso por la noche. Se debilita el chorro de orina. No puede vaciarse completamente la vejiga urinaria; como consecuencia de la dilatación de la vejiga urinaria se produce distensión abdominal. En las fases más avanzadas se produce una imposibilidad de vaciar la vejiga urinaria con estasis de la orina hasta los riñones. La orina se elimina sólo en forma de gotas e incontroladamente (incontinencia urinaria).

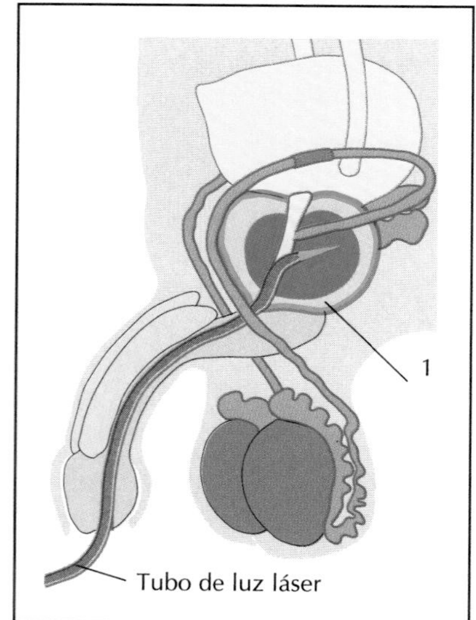

Terapia con láser: el tubo de luz se introduce por la uretra hasta la próstata (1).
Los rayos láser que emite provocan una coagulación del tejido glandular y una retracción de la próstata.

Etiología: se trata de un tumor benigno de la próstata como consecuencia del cambio hormonal que se inicia aproximadamente hacia los 60 años. Debido al progresivo aumento de tamaño de la próstata, se produce una estenosis cada vez mayor de la uretra como consecuencia de la presión que ejerce la próstata. Aproximadamente el 70 % de los hombres de más de 65 años presentan esta enfermedad en mayor o menor grado.

Tratamiento: a pesar de que no es posible evitar el aumento de tamaño de la próstata determinado por la edad, mediante la adecuada prevención se puede retrasar el curso de la enfermedad. Esto se consigue mediante ejercicio físico, evitando el consumo de alcohol, así como vaciando regularmente la vejiga urinaria e intestinal. También son recomendables los baños de asiento calientes (aproximadamente una vez por semana).
Cuando la retención urinaria se encuentra en su fase inicial se debe proceder a la extirpación quirúrgica de la glándula. Habitualmente la intervención se realiza a través de la uretra (resección prostática transuretral). Para ello, a través del endoscopio utilizado para la endoscopia vesical, se introduce el instrumental necesario para la extirpación del tejido glandular. Seguidamente se coloca un catéter, que debe mantenerse durante algunos días. Si la evolución es correcta, el ingreso hospitalario será de aproximadamente una semana.
Cuando el tumor es de mayor tamaño se realiza una prostatectomía radical (vía retropúbica o perineal). El tejido glandular liberado se extirpa manualmente.

Después de esta intervención también es necesario colocar un catéter, que se retira más adelante. En comparación con la prostatectomía transuretral, el período de ingreso hospitalario es sensiblemente más prolongado.
En los dos tipos de cirugía existe el riesgo de producir lesiones en la uretra o en la musculatura vesical interna.

Por el contrario, un nuevo método, cuyo uso todavía no está muy generalizado, y que consiste en la aplicación, a través de un fino cable de fibra de vidrio introducido en la uretra, de impulsos láser dosificados dirigidos directamente al tejido tumoral, parece no presentar prácticamente riesgos. Los impulsos láser muy calientes provocan una coagulación (en cierto modo la «cocción» del tejido tumoral) sin que prácticamente se produzca hemorragia. Posteriormente se produce una fibrosis de la próstata con tejido conjuntivo cicatrizal. Un paciente tratado con este método puede ser dado de alta pocos días después de la intervención.

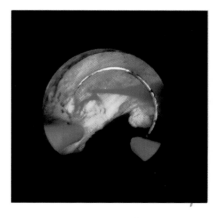

Prostatectomía transuretral: mediante el instrumental adecuado se realiza la extirpación del tejido glandular.

Carcinoma de próstata

Sintomatología: es similar a la de la hipertrofia prostática: intensa necesidad de orinar con eliminación de pequeñas cantidades de orina, retención urinaria. En el estadio avanzado aparece sangre en la orina o en el semen. El dolor pélvico o lumbar aparece con frecuencia cuando el tumor ya ha provocado metástasis en los tejidos y en el hueso.

Si el tumor maligno ya ha provocado metástasis en otras zonas del organismo, será necesario un tratamiento hormonal, mediante el cual se reducirá farmacológicamente de forma radical el nivel de testosterona.

Etiología: se desconoce. Sin embargo, se considera que la hormona sexual masculina, la testosterona, desempeña cierto papel. El carcinoma de próstata, que constituye uno de los tipos de cáncer más frecuente en el hombre, es poco frecuente en los jóvenes y los hombres de mediana edad y aumenta su frecuencia a partir de los 75 años.

Tratamiento: dado que el carcinoma de próstata en su estadio inicial nunca presenta una sintomatología clara y precisa, la detección precoz es especialmente importante. Ésta es posible mediante la realización de un tacto rectal. Todo hombre mayor de 45 años debería someterse una vez al año a esta exploración preventiva.
Si el carcinoma se descubre en un estadio precoz, las probabilidades de conseguir una curación completa mediante la extirpación quirúrgica de la próstata (prostatectomía radical con extirpación de las vesículas seminales y los ganglios linfáticos de la pelvis menor) son muy buenas. Cuando el tumor es de gran tamaño y ha sobrepasado los límites de la próstata, la radioterapia puede conseguir frenar su crecimiento.
Si el tumor maligno ya ha provocado metástasis en otras zonas del organismo, será necesario un tratamiento hormonal, mediante el cual se reducirá farmacológicamente de forma radical el nivel de testosterona. Esta terapia puede ser sustituida por la extirpación quirúrgica de los testículos productores de hormonas. Así, con frecuencia se consigue frenar el crecimiento tumoral. Si con los métodos terapéuticos mencionados no se consigue un buen resultado, se deberá aplicar quimioterapia (*véase* capítulo «Enfermedades cancerosas»).
El tratamiento hormonal puede tener como consecuencia una alteración de la coagulación sanguínea. Este hecho provoca un aumento de las embolias pulmonares, que pueden causar la muerte del enfermo.

Dado que el carcinoma de próstata en su estadio inicial nunca da sintomatología, la detección precoz es especialmente importante. Es posible mediante la realización de un tacto rectal. Todo hombre que supere los 45 años debería someterse una vez al año a esta exploración preventiva.

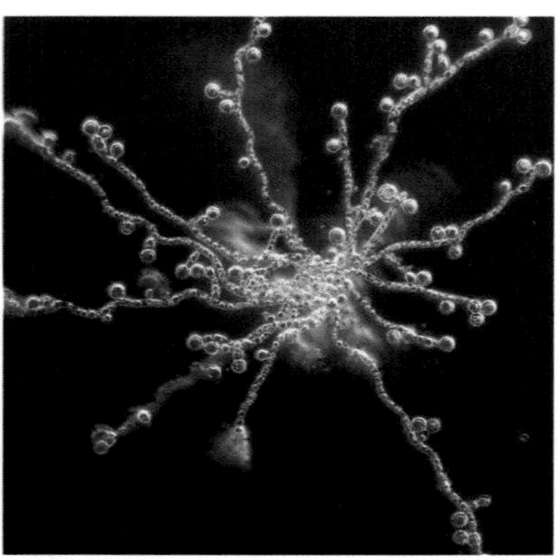

Candida albicans. **Las infecciones por este hongo se ven favorecidas por la debilidad del sistema inmunitario.**

ENFERMEDADES SEXUALES

En general se trata de enfermedades infecciosas que principalmente, aunque no exclusivamente, se transmiten a través de las relaciones sexuales. En el ámbito mundial, el número de estas enfermedades está aumentando, lo que puede atribuirse claramente a un aumento de la morbilidad y a una mayor libertad sexual. En este contexto cabe destacar que la proporción de las enfermedades consideradas clásicamente como de transmisión sexual, como la sífilis o la gonorrea, están en claro retroceso, mientras que enfermedades como la infección por clamidias, tricomonas o herpes aumentan rápidamente. En el capítulo «Enfermedades infecciosas» (*véase* pág. 514) se incide ampliamente sobre este tema.

Infección por clamidias

Sintomatología: aproximadamente una semana después de la infección aparece dificultad en la micción, secreción purulenta uretral y ocasionalmente hinchazón en los testículos.

Etiología: en los hombres, más de la mitad de las uretritis consideradas como inespecíficas están causadas por una infección por clamidias. También pueden provocar epididimitis y prostatitis.

Tratamiento: con antibióticos (tetraciclinas) durante dos o cuatro semanas. Con el fin de evitar una nueva infección hay que tratar a su pareja.

Candidiasis

La utilización demasiado frecuente de jabones en la región genital debilita la capa ácida de protección natural de la piel y aumenta la incidencia de infecciones fúngicas.

Sintomatología: inflamación del glande y el prepucio. Presentan un enrojecimiento intenso y, con frecuencia, secreción. En ocasiones existe un depósito de sustancia blanquecina.

Etiología: la candidiasis se ve favorecida cuando existe una insuficiencia del sistema inmunitario, aunque también por ducharse y enjabonarse con demasiada frecuencia (destrucción de la capa ácida de protección de la piel), así como por algunos fármacos (cortisona).

Tratamiento: la aplicación durante una o dos semanas de una pomada con imidazol consigue la curación de la inflamación del glande y del prepucio. Debe tratarse simultáneamente a la pareja con el fin de evitar una reinfección.

Infección por tricomonas

En las mujeres, la infección por tricomonas se pone de manifiesto por la aparición de un dolor quemante en la vagina.

Sintomatología: a menudo los hombres no presentan ningún tipo de sintomatología. En ocasiones aparece de forma pasajera una secreción uretral lechosa, acompañada de escozor y prurito.

Etiología: infección parasitaria, generalmente transmitida a través de las relaciones sexuales y más raramente por la sauna, los lavabos o las toallas. Cuando aparece en los niños, generalmente se debe a la transmisión por parte de un adulto debido a la falta de higiene.

Cuando la infección por tricomonas aparece en los niños, generalmente se debe a la transmisión por parte de un adulto debido a la falta de higiene.

Tratamiento: tratamiento farmacológico bajo prescripción médica de preparados que contengan metronidazol. El tratamiento lo han de seguir necesaria y simultáneamente los dos componentes de la pareja, aun cuando uno de ellos no presente síntomas. En caso contrario, existe el riesgo de que se produzca una reinfección. La mencionada sustancia activa no se puede utilizar durante el primer trimestre del embarazo ni durante la lactancia. El médico dispone de supositorios con otras sustancias activas para el tratamiento durante estos períodos.

Condiloma acuminado

Sintomatología: pequeñas verrugas blandas de color rosa sobre el prepucio, en la desembocadura de la uretra, el pene, el ano y el recto. Tienen un crecimiento rápido y no duelen.

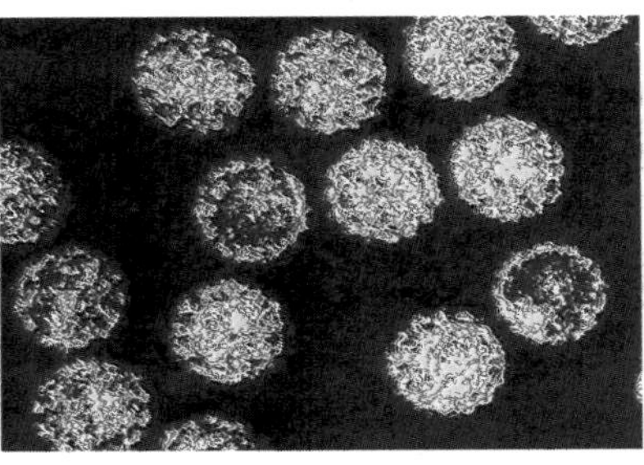

Los papilomavirus son la causa del condiloma acuminado.

Etiología: papilomavirus que se transmiten principalmente a través de las relaciones sexuales. Se sospecha que los condilomas acuminados tienen relación con la aparición de determinadas formas cancerosas.

Tratamiento: el tratamiento farmacológico consiste en humedecer los condilomas con podofilotoxina. Las verrugas también pueden extirparse con nitrógeno líquido, mediante cirugía o con rayos láser. Tras la curación pueden reanudarse las relaciones sexuales.

Herpes genital

Sintomatología: enrojecimiento y tumefacción intensos en los genitales, generalmente junto con la aparición de un gran número de vesículas en la mucosa genital y en ocasiones en el ano. Las vesículas se rompen y se transforman en úlceras muy dolorosas. Tumefacción de los ganglios linfáticos inguinales. En ocasiones aparece fiebre y malestar general. Además puede existir imposibilidad de eliminar la orina, constipación y trastornos de la erección.

Etiología: virus, que después de una primoinfección permanecen en el organismo y sólo ejercen su acción cuando se debilita el sistema inmunitario, por ejemplo por accidentes, quemaduras solares, fiebre, trastornos digestivos. Por ello, en algunas personas las vesículas aparecen una y otra vez. El herpes también puede transmitirse a otras partes del cuerpo y con frecuencia hacen su aparición en los ojos, causando lesiones conjuntivales o corneales.

El herpes en la región genital también puede transmitirse a otras partes del cuerpo y con frecuencia hace su aparición en los ojos, causando lesiones conjuntivales o corneales.

Tratamiento: el tratamiento farmacológico con aciclovir alivia los síntomas y frena la propagación de las vesículas. Sin embargo, no pueden eliminarse los virus que se encuentran en el organismo.

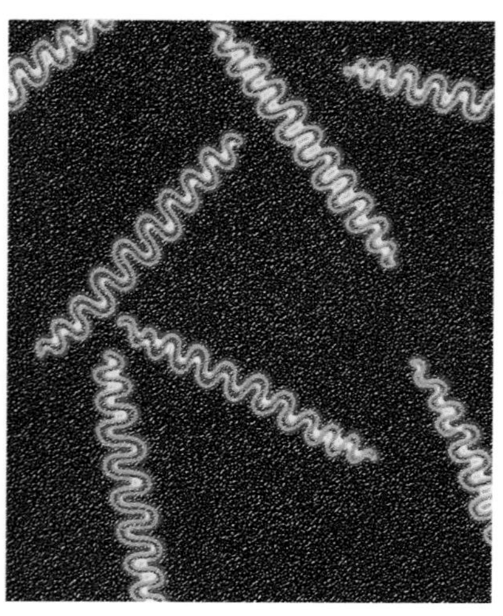

El agente causal de la sífilis, *Treponema pallidum*, se transmite por contacto físico, generalmente a través de las relaciones sexuales.

Sífilis

Sintomatología: de dos a cuatro semanas después del contagio, en la zona de la infección se forma una úlcera indolora, dura, de color rojo amarronado sobre la piel o la mucosa. Si no se trata, cura en aproximadamente seis semanas. Tras cuatro semanas aparece una tumefacción de los ganglios linfáticos correspondientes a la región de la puerta de entrada. Se produce decaimiento, dolor articular, ligero aumento de la temperatura y cefalea (estadio I).
En el estadio II, de nueve a diez semanas después de la infección, aparece una erupción macular roja amarronada en la piel y las mucosas. En ocasiones se producen pequeños nódulos, caída del cabello, hepatitis y en ocasiones trastornos del sistema nervioso central. En casos poco frecuentes se produce una curación espontánea incluso sin tratamiento.
Más adelante, después de tres a cinco años, empieza el estadio III, que puede afectar a cualquier órgano. En la piel, el hígado, los testículos o el cerebro pueden formarse nódulos gomosos. Cuando se afectan los vasos sanguíneos, especialmente cuando existe afectación de los vasos cerebrales, aparecen complicaciones especialmente peligrosas.
Estadio IV: de cinco a treinta años más tarde puede producirse una parálisis progresiva, que empieza con trastornos de la memoria, se sigue de alteraciones de la personalidad, acompañada de trastornos de articulación del lenguaje y que finalmente lleva a una demencia paralítica. Sin tratamiento, este estadio de la enfermedad acaba con la muerte del enfermo.

Las personas con sífilis o gonorrea deben informar a todas las personas a las que puedan haber contagiado con el fin de que éstas se sometan rápidamente a una exploración médica y en caso necesario inicien el tratamiento correspondiente.

Etiología: producida por una bacteria: *Treponema pallidum*. Generalmente se transmite a través de las relaciones sexuales. Los gérmenes también pueden transmitirse por el beso, pero no por compartir la vajilla o las toallas. Fuera del organismo los gérmenes mueren rápidamente. El riesgo de adquirir la enfermedad aumenta por mantener relaciones sexuales sin protección y con cambio frecuente de pareja.

Tratamiento: el fármaco de primera elección es la penicilina. Además se utilizan para su tratamiento las tetraciclinas y la eritromicina. Estos fármacos son capaces de producir la remisión de la enfermedad incluso en el estadio II. Tras finalizar la terapia se pueden volver a mantener relaciones sexuales sin riesgo de contagio.
Incluso después de la curación se han de seguir realizando controles sanguíneos regulares. Después de dos años se considera la curación como segura. La sífilis es una enfermedad de declaración obligatoria. Después del diagnóstico de la enfermedad, los enfermos deben informar a todas las personas a las que puedan haber contagiado con el fin de que éstas se sometan a una exploración médica y en caso necesario inicien el tratamiento correspondiente.

Gonorrea

Síntomas de la gonorrea: dolor quemante al orinar.

Sintomatología: aproximadamente tres días después del contagio aparece dolor quemante al orinar. Poco tiempo después aparece una secreción uretral amarillenta cremosa.

Etiología: la causa de la enfermedad, que se transmite a través de las relaciones sexuales, es bacteriana. Las bacterias también pueden penetrar a través de la mucosa intacta.

Tratamiento: el médico prescribe penicilina, ceftriaxona, espectinomicina o, menos frecuentemente, tetraciclinas, después de identificar el agente causal a partir de un frotis. El tratamiento y el control de esta enfermedad de declaración obligatoria está regulado por la ley. Se deben detectar las personas asintomáticas infectadas con el fin de establecer el tratamiento, de forma que se evite la propagación de la enfermedad.
Cuando el tratamiento se hace a tiempo se consigue la curación completa. Como complicaciones encontramos la artritis o la endocarditis. La gonorrea crónica puede provocar esterilidad debido a la oclusión del conducto deferente.

Se deben detectar las personas asintomáticas infectadas con el fin de establecer el tratamiento, de forma que se evite la propagación de la enfermedad.

Chancro blando

Sintomatología: úlceras dolorosas de aproximadamente el tamaño de una lenteja en el glande y el prepucio, que aparecen alrededor del quinto día después del contagio. Más adelante se produce tumefacción de los ganglios linfáticos inguinales.

El chancro blando es de declaración obligatoria.

Etiología: la enfermedad tiene una etiología bacteriana. Aunque en Europa su aparición es rara, en las regiones tropicales —sobre todo en el ámbito de la prostitución— todavía es bastante frecuente. Se puede prevenir mediante la utilización de un preservativo durante las relaciones sexuales.

Tratamiento: cuando se instaura inmediatamente la antibioticoterapia es posible la curación completa. Si no se aplica el tratamiento, pueden formarse abscesos inguinales que provocan la formación de cicatrices.

Infecciones en los homosexuales masculinos

Los hombres homosexuales tienen un elevado riesgo de infecciones de la cavidad faríngea y del recto, causadas por los agentes infecciosos clásicamente de transmisión sexual, así como de infecciones intestinales causadas por gérmenes que se propagan desde la región anal hasta la cavidad bucal. La actividad sexual promiscua, el contacto directo de la lengua con la región anal de la pareja, la introducción del pene en la boca de la pareja y las relaciones sexuales anales son factores favorecedores. El 20 % de los casos de **gonorrea anorrectal**, afección frecuente entre los homosexuales, cursa de forma asintomática. Si aparecen síntomas, éstos consisten en prurito anal, dolor al defecar, secreción purulenta y constipación.
Después de los gonococos, el **virus del herpes simple** es el germen más frecuente que provoca infecciones de la región anal en los hombres homosexuales. Las personas afectadas refieren dolor, espasmos abdominales, constipación y secreción mucopurulenta. Aparece fiebre y escalofríos. En el ano se producen lesiones vesiculosas o ulcerosas.

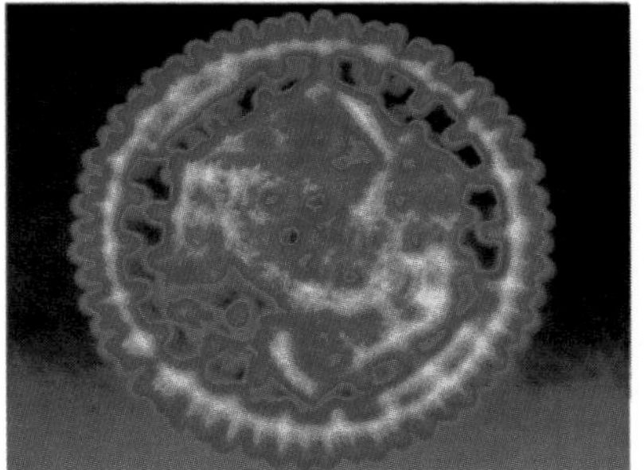

Representación a 170.000 aumentos de un virus del herpes, bajo el microscopio electrónico.

Otra enfermedad infecciosa es la **proctitis ulcerosa**. Está causada por microorganismos (clamidias).

Los hombres homosexuales tienen un elevado riesgo de infección por bacterias intestinales. Al mismo tiempo, existe un elevado riesgo entre otros de hepatitis B y de SIDA.

El diagnóstico de una **infección sifilítica del recto** puede ser difícil, ya que los síntomas no son demasiado intensos. La **epididimitis aguda** en los homosexuales masculinos cursa frecuentemente con inflamación de la uretra. Los hombres homosexuales tienen un elevado **riesgo de infección por bacterias intestinales**. Al mismo tiempo, existe un elevado riesgo entre otras enfermedades de **hepatitis B** y de **SIDA.**

PROBLEMAS MASCULINOS

Desde siempre, el pene ha tenido un significado simbólico más importante que ningún otro órgano masculino. Sobre todo, al crecer el hombre tiene siempre la duda de si su pene será suficientemente grande; también interesa el tamaño de los testículos. Desde la lactancia hasta el inicio de la pubertad la longitud del pene es aproximadamente de 3,5 a 7 centímetros y el diámetro del pene, sin erección, a nivel de su raíz es de 4 a 7 centímetros. El volumen testicular normal es durante este período de 0,5 a 2 mililitros.
A los 16 años, la longitud media del pene es de 10 a 17 centímetros, con un diámetro de 6 a 12 centímetros. El volumen testicular es a esta edad de 10 a 25 mililitros.

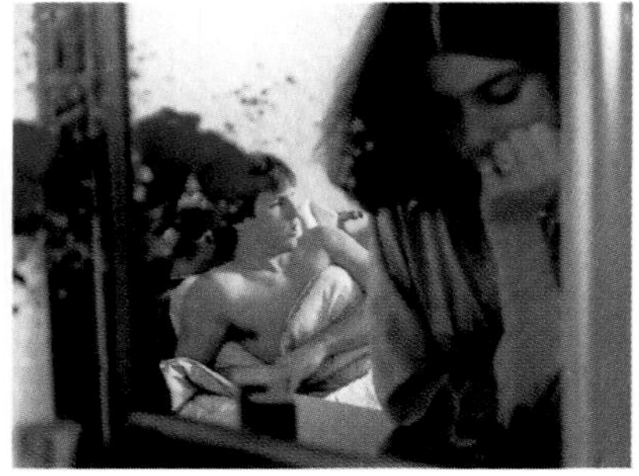

Los problemas de pareja también pueden provocar trastornos sexuales.

Sin embargo, la virilidad no se mide por la longitud del pene o el tamaño de los testículos, siempre que se encuentre aproximadamente dentro de los límites citados. El orgasmo femenino no depende principalmente de lo profundo que pueda penetrar el pene. Si se utiliza la técnica adecuada ningún pene es demasiado grande o demasiado pequeño para conseguir unas relaciones sexuales satisfactorias. El ciclo sexual está regulado por los dos sistemas nerviosos involuntarios, el simpático y el parasimpático (vago). Todos los reflejos que se producen en cada una de las fases del ciclo sexual pueden ser influenciados sensorial o mentalmente por la acción del sistema nervioso u hormonal, o bien por fármacos o enfermedades.

Impotencia

Esta palabra describe la incapacidad del hombre para mantener relaciones sexuales, por ejemplo, entre otras causas, porque no es capaz de conseguir la erección. La impotencia no tiene nada que ver con la esterilidad, hecho que se debe recalcar.

El orgasmo femenino no depende principalmente de lo profundo que pueda penetrar el pene. Si se utiliza la técnica adecuada ningún pene es demasiado grande o demasiado pequeño para conseguir unas relaciones sexuales satisfactorias.

Etiología: las causas de los trastornos de la erección, de la eyaculación y de la impotencia están en relación con la edad avanzada, los problemas de pareja (rechazo físico, peleas, tendencias homosexuales), el estado físico (exceso de trabajo, agotamiento, estrés, depresiones), las enfermedades orgánicas (diabetes, hepatopatías, hipotiroidismo, hipertensión arterial, asma) y los fármacos, el alcoholismo y el tabaquismo.
Entre los fármacos que como efecto secundario pueden producir trastornos de la potencia sexual se encuentran sobre todo algunos fármacos antihipertensivos, diversos antidepresivos y antipsicóticos, así como los fármacos utilizados para el tratamiento de las úlceras gástricas y duodenales y el reflujo esofágico (cimetidina y ranitidina). Las anfetaminas también pueden provocar trastornos de la potencia sexual. Así pues, es importante leer el prospecto o consultar al médico o al farmacéutico antes de utilizar este tipo de medicamentos si no se desea tener una sorpresa desagradable. En cualquier caso debe discutirse con el

médico que ha prescrito los medicamentos, con el fin de aclarar si determinados síntomas son atribuibles al medicamento, y en dicho caso sustituirlo por otro.
Los trastornos esporádicos de la erección son normales y todo hombre los sufre alguna vez en su vida.

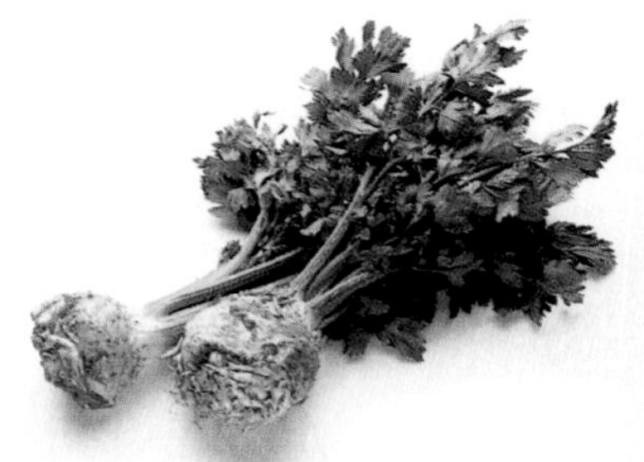

La acción de los conocidos popularmente como «levantadores del ánimo» (por ejemplo apio y espárragos) deben su eficacia principalmente a la fe que pone en ellos la persona que los utiliza. Debe prevenirse sobre la utilización de otros afrodisíacos: la cantaridina o la estricnina, entre otros.

Tratamiento: toda persona fijada en el «no puedo», «no puedo como yo quiero» o «no quiero», debería acudir al médico en busca de ayuda en forma de terapia sexual. No necesariamente debe tratarse de un especialista. Con frecuencia el interlocutor adecuado es el médico de cabecera, que conoce desde hace años al paciente y su entorno. La comprensión de la pareja puede contribuir a que las dificultades sexuales no necesariamente se transformen en un problema que precise un tratamiento.
Tras una eyaculación precoz, el siguiente intento puede dar resultado, ya que el hombre necesitará tanto más tiempo para alcanzar el orgasmo, cuanto más frecuentes sean las relaciones sexuales consecutivas. En el caso de los trastornos de la erección de causa orgánica existen diversos tratamientos farmacológicos mediante los cuales se inyectan fármacos favorecedores de la circulación directamente en los cuerpos esponjosos.
La acción de los conocidos popularmente como «levantadores del ánimo» (por ejemplo ajo, cebolla, semillas de ortiga, miel, apio, espárragos, habas), entre otros deben su eficacia principalmente a la fe que pone en ellos la persona que los utiliza. Desde el punto de vista médico, debe prevenirse sobre la utilización de los denominados **afrodisíacos** (por ejemplo ginseng a altas dosis, la cantaridina obtenida de la mosca española, la estricnina, que son los que figuran entre los más tomados), ya que su utilización incontrolada puede provocar graves lesiones orgánicas.

Esterilidad en el hombre

Etiología: puede ser congénita, adquirida desde tiempo atrás o constituir un estado transitorio después de una enfermedad febril. En aproximadamente un 30 % de los hombres afectados no se descubre la causa. A veces, la esterilidad se debe a un rechazo inconsciente del embarazo y de sus consecuencias, es decir, en otras palabras, en este caso podríamos hablar de una enfermedad psíquica. Entre los trastornos congénitos se encuentra la llamada ectopia testicular y las alteraciones genéticas. La orquitis mal curada, el varicocele, el alcoholismo, el tabaquismo, la anemia, la desnutrición y la epididimitis o la prostatitis pueden causar una esterilidad adquirida.

En ocasiones, la esterilidad se debe a un rechazo inconsciente del embarazo y de sus consecuencias.

Diagnóstico de la esterilidad: inicialmente se realiza un análisis de la vida sexual anterior y de todas las enfermedades que se ha sufrido, así como la detección de un posible alcoholismo o tabaquismo. Este estudio se sigue de una exploración de los órganos genitales y del semen, así como de la determinación de las hormonas en sangre. En casos excepcionales es preciso obtener tejido testicular para estudiarlo histológicamente. Finalmente, se realiza un estudio de los fármacos tomados. Entre los fármacos que pueden provocar trastornos de la potencia sexual se encuentran los fármacos utilizados para el tratamiento de la úlcera gástrica que contienen cimetidina y ranitidina, la sulfasalacina (en la colitis ulcerosa), la colchicina (en la gota), los betabloqueantes, sobre todo el propranolol (en la hipertensión arterial después del infarto de miocardio y en los trastornos del ritmo cardíaco), la cortisona (asma, alergias) y todos los antibióticos.

Existen fármacos cuya administración puede provocar trastornos de la potencia sexual.

La vejez y la enfermedad no tienen por qué ir necesariamente unidas. La persona que se mantiene activa física y mentalmente y no se aísla del mundo que le rodea, tiene buenas probabilidades de disfrutar con salud y felicidad del inevitable proceso de envejecimiento.

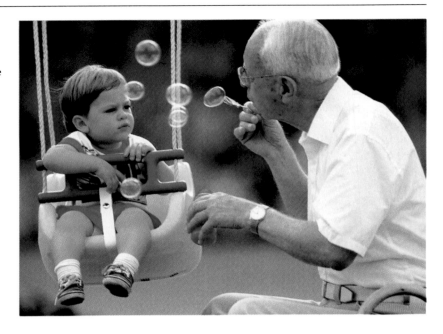

VEJEZ Y SALUD

Esperanza de vida y proceso de envejecimiento

En los últimos decenios, la medicina ha contribuido de manera esencial a alargar la vida humana y a retrasar el envejecimiento. En los países industrializados, la esperanza de vida se ha doblado en los últimos cien años y actualmente en muchos países se encuentra ya alrededor de los 75 años.

Debido al aumento de la esperanza de vida, el número de ancianos aumenta continuamente y pronto sobrepasará la proporción de todos los otros grupos de edad de la población total.

Debido al aumento de la esperanza de vida, el número de ancianos crece continuamente y pronto sobrepasará la proporción de todos los otros grupos de edad de la población total. Los estudios predicen que aproximadamente en el año 2030, en muchos países industrializados, la proporción de personas de más de 60 años será de un 30 %, tres veces mayor que la de los niños y adolescentes. Los problemas de esta evolución demográfica ya pueden entreverse hoy en día. A pesar de que el envejecimiento no puede considerarse como un sinónimo de enfermar o estar enfermo, el hecho es que, ya en la actualidad, la mitad de los ingresos hospitalarios corresponden a personas por encima de los 60 años, y que las necesidades asistenciales se encuentran en continuo crecimiento. Se prevé que prácticamente el 10 % de las personas de entre 60 y 80 años y más de un tercio de las personas de más de 80 años seguramente precisarán la asistencia de sus conciudadanos.

Las personas de edad avanzada a menudo sufren varias enfermedades simultáneamente, que en la mayoría de los casos influyen negativamente la una sobre la otra, de forma que en ocasiones no se observa o es difícil observar un curso normal de la enfermedad.

Las enfermedades no vienen solas

Debido a la complejidad de los cambios fisiológicos, las personas de edad avanzada a menudo sufren varias enfermedades simultáneamente, que muchas veces influyen negativamente la una sobre la otra (lo que en lenguaje médico se denomina **multimorbilidad**), de forma que en ocasiones no se observa o es difícil observar un curso normal de la enfermedad. Si en esta situación se realiza un tratamiento aislado de cada una de las enfermedades, con fármacos administrados simultáneamente y que interaccionan entre ellos, pueden producirse graves efectos secundarios, especialmente cuando el paciente tiende a automedicarse de forma incontrolada, lo que no es extraño cuando hablamos de personas de edad avanzada.

El inicio de los signos de envejecimiento no es brusco y su evolución es distinta en cada persona. Los primeros signos de envejecimiento aparecen a partir de los 30 años.

Por ello, las enfermedades a edades avanzadas precisan necesariamente tratamiento médico. Para ello no siempre debe consultarse al especialista, sino que preferiblemente se ha de acudir a un **médico con experiencia en geriatría**, quien tratará globalmente y con los métodos adecuados las enfermedades específicas de la vejez. Estos métodos consisten en unas medidas asistenciales adecuadas, consejos dietéticos, fisioterapia y psicoterapia, así como un control social terapéutico y asistencial. Con frecuencia, la base del tratamiento y asistencia no consiste en las cuestiones médicas, sino que las cuestiones psíquicas y sociales son mucho más importantes. De esta manera, el médico deberá colaborar con las personas e instituciones que se preocupan por los problemas de los pacientes ancianos. El principal objetivo del tratamiento y control global es, junto con la curación o alivio de las dolencias físicas, el mantenimiento y estimulación de la personalidad del anciano, su autonomía y actividad. Éstas son las premisas para envejecer de forma adecuada.

Cambios del organismo en la vejez

Al aumentar la edad se producen cambios fisiológicos que con mayor frecuencia que en otras etapas de la vida pueden conducir a la aparición de procesos patológicos. Las alteraciones fisiológicas más importantes consisten en:

1. Disminución de la capacidad de acomodación de los ojos.
2. Disminución de la capacidad auditiva en las frecuencias más altas.
3. Disminución de la elasticidad de los vasos sanguíneos y el consecuente aumento de la presión sanguínea.
4. Reducción de la capacidad vital por la función pulmonar.
5. Disminución de la masa muscular y de la irrigación muscular.
6. Disminución de la densidad ósea.
7. Disminución de la capacidad de conducción de los nervios.
8. Aumento de la porción grasa de los tejidos.
9. Reducción de la función renal.
10. Disminución de la producción de ácidos gástricos y enzimas.
11. Disminución de la captación intestinal del calcio (en la mujer).
12. Reducción de la producción de hormonas sexuales.

Al aumentar la edad se producen cambios fisiológicos que con mayor frecuencia que en otras etapas de la vida pueden conducir a la aparición de procesos patológicos.

La masa muscular y la irrigación muscular disminuyen. Se reduce la densidad ósea.

Muchas personas mayores no prestan suficiente atención a los posibles síntomas patológicos, de forma que muchas veces la ayuda médica se inicia demasiado tarde.

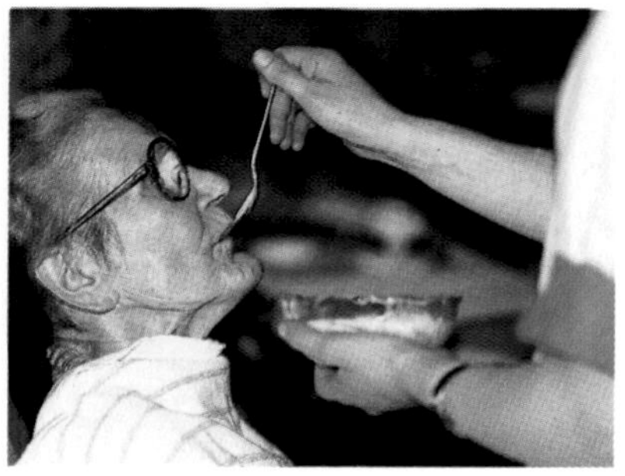

El asegurar un aporte suficiente de alimentos y principalmente de líquidos es una de las principales funciones del control asistencial de las personas de edad avanzada.

ENFERMEDADES MÁS FRECUENTES EN LA VEJEZ

Trastornos del aporte de alimentos y líquidos

Sintomatología: trastornos de la deglución como consecuencia de otras enfermedades, a menudo neurológicas. En casos excepcionales, rechazo del alimento debido a enfermedades o trastornos psíquicos.

Etiología: accidente vascular cerebral (*véase* pág. 704), enfermedad de Parkinson (*véase* pág. 374), esclerosis múltiple. Frecuentemente en la demencia senil (*véase* pág. 708) como síntoma tardío. En algunos casos, las enfermedades o trastornos psíquicos conducen a un rechazo del alimento.

Tratamiento: el asegurar un aporte suficiente de alimentos y de líquidos es una de las principales funciones del control asistencial de las personas de edad avanzada. El tratamiento debe dirigirse siempre en primer lugar a la enfermedad de base. La alimentación artificial ha de ser sólo una medida transitoria.

Accidente vascular cerebral (apoplejía)

El accidente vascular cerebral empieza generalmente con cefalea intensa, que se sigue inmediatamente de mareo y alteraciones de la consciencia.

Sintomatología: los síntomas de un accidente vascular cerebral (AVC) se manifiestan en el curso de pocos minutos; más raramente el proceso se instaura en algunas horas y excepcionalmente en algunos días. El ataque empieza en general con cefalea intensa, que se sigue de mareo y alteraciones de la consciencia. Además, aparecen trastornos de la deglución, de la visión y del habla. Las consecuencias más frecuentes son la parálisis (temporal) de una mitad del cuerpo (hemiplejia). Si el AVC se produce por alteraciones vasculares en el hemisferio izquierdo del cerebro, junto con los síntomas paralíticos en la mitad derecha del cuerpo, generalmente aparecen importantes trastornos del lenguaje. Por el contrario, cuando el proceso se localiza en el hemisferio cerebral derecho, se producen graves alteraciones de la percepción del propio cuerpo, es decir, el enfermo no reconoce el lado izquierdo de su cuerpo. El afectado presenta grandes dificultades para vestirse correctamente.

La mayoría de los AVC se deben a la oclusión de una arteria cerebral.

Etiología: la mitad de los AVC se deben a una trombosis, es decir, la oclusión de una arteria cerebral debido a la formación de un coágulo en la pared vascular. Aproximadamente un tercio de ellas se producen por una embolia cerebral, un coágulo sanguíneo que circula por el torrente sanguíneo y que en un momento determinado ocluye asimismo una arteria cerebral. Una cuarta parte de todos los accidentes vasculares cerebrales se deben a una hemorragia cerebral, producida por la rotura de una arteria cerebral que provoca un hematoma cerebral. En todos los casos la irrigación sanguínea de una zona cerebral más o menos grande se verá comprometida de tal manera que se producirá desde un fallo funcional hasta la muerte de determinadas zonas cerebrales.

El tratamiento debe encaminarse en primer lugar a la prevención de enfermedades secundarias.

Tratamiento: respecto al tratamiento agudo (hemodilución, tratamiento anticoagulante), *véase* pág. 149. En el caso de los pacientes de edad avanzada, el tratamiento asistencial es muy importante. Éste debe encaminarse a la preven-

ción de enfermedades secundarias (tromboflebitis, *véase* pág. 155; neumonía, *véase* pág. 204; úlceras de decúbito, *véase* a continuación), así como al aporte de alimentos y líquidos y al mantenimiento de las funciones excretoras.
Con el fin de sobrellevar mejor los trastornos sensoriales, el afectado debe colocarse de tal manera que la parte del cuerpo paralizada quede a ser posible a su vista, e incluso la mesilla de noche y el personal asistencial deben quedar a ese lado. Con el fin de evitar un reposo demasiado prolongado del paciente anciano, con las posibles consecuencias que ello conlleva (úlceras de decúbito, atrofia muscular, trastornos de la circulación de las extremidades y neumonía), es necesario que se inicie un tratamiento fisioterapéutico que posibilite al afectado el dejar la cama por lo menos durante un rato. Los métodos de ayuda para mantenerse de pie y caminar no se han de instaurar de inmediato y sólo deben ponerse en práctica en los casos en que la afectación es importante, ya que provocan una intensificación del espasmo y limitan la capacidad de autonomía. El tratamiento fisioterapéutico se completa con una terapia logopédica.

Con el fin de evitar un reposo demasiado prolongado del paciente anciano, es necesario que se inicie precozmente un tratamiento fisioterapéutico.

Los métodos de ayuda para mantenerse de pie y caminar no se han de instaurar de inmediato, y sólo se deben poner en práctica en los casos en que la afectación es importante.

Úlceras de decúbito

Sintomatología: especialmente cuando es necesario guardar un prolongado reposo en cama debido a una enfermedad, existe el riesgo de que se produzcan úlceras de decúbito. Afectan principalmente a los hombros, la zona glútea, la zona de la espalda por encima de los omóplatos y la columna lumbar, los codos, la zona lateral de las caderas, la parte interna de las piernas a la altura de la articulación de la rodilla, los maléolos y los talones. La formación de la úlcera se inicia con un enrojecimiento cutáneo que se sigue de la aparición de vesículas. Al evolucionar, primero se produce la necrosis del tejido subcutáneo y finalmente de la musculatura.

Las úlceras de decúbito aparecen principalmente en los hombros, la zona glútea, la zona de la espalda por encima de los omóplatos y la columna lumbar, los codos, la zona lateral de las caderas, la parte interna de las piernas a la altura de la articulación de la rodilla, los maléolos y los talones.

Etiología: irrigación deficitaria que se produce como consecuencia de la presión del peso corporal en determinadas zonas cutáneas. Otras enfermedades como los trastornos circulatorios y metabólicos de la piel debido a anemia, insuficiencia cardíaca, edemas o hipoproteinemia aumentan el riesgo de aparición de las úlceras de decúbito. Entre las enfermedades de base, que especialmente en la vejez conllevan un encamamiento prolongado y por ello el riesgo de aparición de las úlceras de decúbito se encuentran, entre otras, los trastornos severos de la función cerebral, los trastornos de la movilidad debido a un accidente vascular cerebral, la esclerosis múltiple y la enfermedad de Parkinson, así como la limitación del movimiento debido al dolor después de una intervención quirúrgica y los procesos degenerativos de las articulaciones. Las sobrecargas mecánicas de presión también pueden ser la causa de este trastorno, así como la humedad que se produce en caso de incontinencia.

Prevención y tratamiento: hay que prestar una gran atención al control constante de las zonas cutáneas de riesgo. Es importante que el colchón sea blando y que las sábanas no tengan arrugas. Las zonas críticas se pueden proteger con colchones especiales para la prevención de las úlceras de decúbito. Hay que cambiar la posición del enfermo con regularidad y evitar el decúbito lateral completo debido al riesgo de necrosis de la región de la cadera. Las heridas se han de lavar siempre, con el fin de evitar la formación de pus y la infección de la herida. Se dispone de un gran número de fármacos para el tratamiento de esta dolencia, aunque su eficacia todavía no es demasiado clara.

Las úlceras de decúbito se han de lavar siempre cuidadosamente, con el fin de evitar la formación de pus y la infección de la herida.

La incapacidad de muchas personas mayores para vaciar controladamente su vejiga no constituye por sí misma una enfermedad, sino más bien un síntoma de otros trastornos o enfermedades.

Incontinencia urinaria (*véase* también el capítulo «Los órganos urinarios y sus enfermedades», pág. 310)

Sintomatología: la incapacidad de muchas personas mayores para vaciar controladamente su vejiga no constituye por sí misma una enfermedad, sino más bien un síntoma de otros trastornos o enfermedades. Se diferencian varias formas. En la incontinencia de esfuerzo se produce una emisión involuntaria de orina, por ejemplo al reír o al toser. En la denominada incontinencia imperiosa, súbitamente se produce un deseo tan intenso de orinar que prácticamente no da tiempo de llegar al lavabo.

Etiología: una de las causas más frecuentes determinadas por la edad de la incontinencia de esfuerzo es la hiperplasia prostática (incluso cuando se ha intervenido quirúrgicamente) y las estenosis uretrales (la incontinencia por rebosamiento, también como consecuencia de una hiperplasia prostática); en la mujer las causas más frecuentes son las enfermedades vesicales y la insuficiencia del esfínter.
La incontinencia imperiosa se debe a infecciones de las vías urinarias, aunque su causa también pueden ser trastornos de la función cerebral, por ejemplo después de un accidente vascular cerebral o en la enfermedad de Alzheimer (*véase* pág. 709). En ocasiones, el no llegar a tiempo al lavabo también se debe a una incapacidad motora que dificulta la marcha o a un estado confusional temporal (*véase* pág. 708).

En ocasiones, el no llegar a tiempo al lavabo también se debe a una incapacidad motora que dificulta la marcha o a una confusión temporal.

Prevención y tratamiento: junto con el tratamiento de la enfermedad de base es primordial el vaciado regular de la vejiga urinaria, que se ha de hacer a un ritmo a ser posible de cada dos horas. En las mujeres es recomendable la práctica de una gimnasia que fortalezca la musculatura del suelo de la pelvis, bajo la supervisión de un fisioterapeuta. La ptosis vesical se puede corregir quirúrgicamente. En ocasiones, el tratamiento farmacológico también consigue una mejoría del cuadro. Se han de utilizar compresas o pañales absorbentes para evitar la humedad y el olor, lo que además permite tener cierta sensación de seguridad. La decisión de qué forma terapéutica es la más adecuada debe quedar en manos del especialista, que la tomará después de realizar las exploraciones necesarias.

El vaciado regular de la vejiga urinaria, que se ha de hacer a un ritmo a ser posible de cada dos horas, es primordial.

Incontinencia rectal

Sintomatología: incapacidad para retener las heces en el recto. Generalmente se trata de heces líquidas y pequeñas cantidades de heces blandas (rebosamiento de las heces), que se eliminan involuntariamente. Este trastorno es mucho menos frecuente que la incontinencia urinaria anteriormente descrita.

La constipación puede solucionarse mediante una dieta rica en fibra y la suficiente actividad física.

Etiología: las causas más frecuentes en las personas de edad avanzada son la constipación crónica (*véase* pág. 279), unida al abuso de laxantes, y lesiones del esfínter anal después de procedimientos quirúrgicos por inflamaciones o tumores. Menos frecuentemente se debe a enfermedades diarreicas (*véase* pág. 281) o consecuencias tardías de una demencia (*véase* pág. 709).

Prevención y tratamiento: la constipación puede solucionarse mediante una dieta rica en fibra y la suficiente actividad física. Hay que intentar vaciar regularmente los intestinos; eventualmente, se puede facilitar mediante fármacos o enemas. Si el tratamiento de la incontinencia no tiene éxito, la única solución es utilizar pañales.

El vaciado regular de los intestinos puede facilitarse mediante enemas o supositorios de glicerina.

Tendencia y riesgo de caídas en la vejez

Sintomatología: las caídas son bastante frecuentes en los ancianos y a menudo tienen consecuencias graves, ya que el riesgo de fracturas óseas es muy elevado debido a la progresiva descalcificación ósea (*véase* osteoporosis).
Si después de una caída, el anciano permanece en el suelo durante largo rato (más de una hora), existe el riesgo de hipotermia y neumonía (sobre todo cuando la temperatura es baja).
Además, la experiencia de una caída y el miedo a volver a caer provoca en el anciano una sobrecarga psíquica que puede limitar de forma importante su autonomía y su círculo de acción.

Etiología: generalmente, ante una inminente caída por un tropiezo, un resbalón, etc., la persona de edad avanzada reacciona más lentamente con movimientos de reequilibrio que una persona joven y sana. Por ello, pierde mucho más fácilmente el equilibrio ante situaciones cotidianas como la falta de iluminación, la falta de pasamanos, los cables sueltos, las alfombras deslizantes, el suelo o las escaleras resbaladizas, así como la nieve o las placas de hielo. Las bañeras y las duchas suponen un peligro especial, cuando no disponen de una alfombra antideslizante, así como de agarraderos adecuados. Otras causas de accidentes son: el umbral elevado de una puerta, los defectos o partes sueltas de una moqueta, el calzado en mal estado (suela rota, falta de cordones) o que no sujeta suficientemente el pie.
Existen también causas provocadas por la enfermedad, como trastornos visuales, dificultad para caminar, trastornos del equilibrio y estados vertiginosos como consecuencia de un déficit circulatorio, trastornos del ritmo cardíaco, hipotensión arterial, etc. Tampoco hay que olvidar el efecto de los sedantes y los somníferos, así como del alcohol.

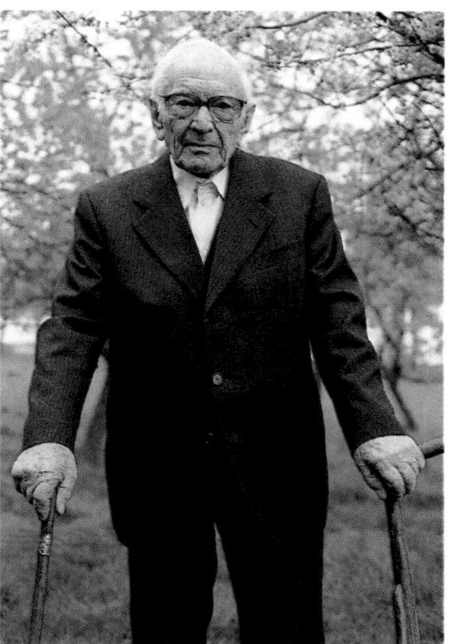

Los bastones u otros métodos que faciliten la marcha pueden ser muy útiles, siempre que el afectado los utilice.

Prevención y tratamiento: las causas externas de accidentes antes descritas deberían suprimirse del entorno del anciano. Allí donde sea posible, sobre todo en el baño y en las escaleras, hay que pensar en medidas adicionales de seguridad como agarraderos o alfombras antideslizantes. Se ha de conceder una gran importancia a la utilización de un calzado adecuado. Los bastones u otros métodos que faciliten la marcha pueden ser muy útiles, siempre que el afectado los utilice.
En el caso de los ancianos que viven solos puede ser aconsejable instalar un sistema de alarma; en cualquier caso, un familiar o un vecino debería acudir regularmente, a ser posible cada día, para comprobar que el anciano se encuentra bien. Si esto no es posible o no lo es siempre, se ha de mantener como mínimo un contacto telefónico regular.
Si un anciano ha sufrido una caída con una eventual pérdida de conocimiento se deberá llamar al servicio médico. Hasta su llegada se aplicarán las medidas de primeros auxilios. ¡Recuerde siempre una posible hipotermia!

En el caso de los ancianos que viven solos, un familiar o un vecino debería acudir regularmente, a ser posible cada día, para comprobar que el anciano se encuentra bien.

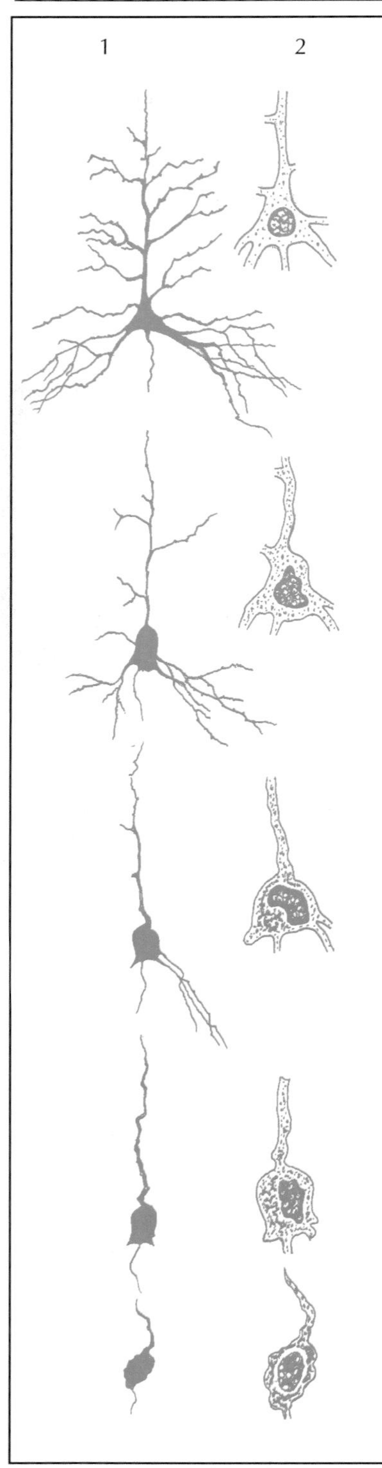

Alteraciones progresivas de las células cerebrales: representación del cuerpo celular (1) y de las alteraciones de la estructura interna del cuerpo celular (2).

Estado confusional

Sintomatología: es un estado de desorientación espacial y temporal que con frecuencia aparece de forma aguda o crónica en la vejez. Principalmente afecta a la memoria inmediata.
El afectado no es capaz de controlar tareas tan cotidianas como vestirse, comer, o el control urinario o rectal; a menudo tampoco recuerda el camino de vuelta o lugares conocidos, de forma que se pierden fácilmente. En ocasiones aparecen alucinaciones y conductas agresivas contra los demás.

Etiología: se trata de un trastorno funcional del cerebro, desencadenado por una insuficiente irrigación de determinadas zonas cerebrales y/o de procesos degenerativos. Un trastorno de este tipo puede estar motivado por un gran número de enfermedades y factores psicosociales. Entre ellos se encuentran, entre otros, la insuficiencia miocárdica severa, la anemia, así como las enfermedades pulmonares y bronquiales, enfermedades metabólicas (tiroides, diabetes) y diversas enfermedades neurológicas, sobre todo cerebrales. Determinados fármacos, como algunos sedantes y somníferos así como el alcohol, pueden aumentar el estado confusional. También se ha de tener en cuenta un eventual trastorno del equilibrio hídrico y electrolítico, especialmente los síntomas de una deshidratación que se manifiesta por la sequedad de la piel y de la boca. Sin embargo, la causa que frecuentemente lleva a un estado confusional es la acción del estrés psíquico intenso, como la muerte de la pareja, la separación brusca del entorno habitual o el ingreso sin una preparación previa en una residencia de ancianos.

Prevención y tratamiento: la prevención, excepción hecha de la eliminación o reducción de los citados factores psicosociales, es prácticamente imposible. Generalmente el tratamiento precisa una labor asistencial intensa y una dedicación paciente. No sería correcto aislar a las personas con un estado confusional o limitar drásticamente su libertad de movimientos. Es desaconsejable la utilización de psicofármacos de acción intensa; en algunos casos pueden ser necesarios los neurolépticos de acción suave. No obstante, en general es suficiente una conversación tranquilizadora para vencer un estado confusional agudo. Si esta situación aparece repetidamente o es de larga duración, con frecuencia constituye una primera fase hacia la demencia, que tratamos en el siguiente apartado.

Demencia senil

Se trata de una disminución determinada por la edad de la capacidad mental como consecuencia de la degeneración de las células cerebrales. El cuadro sintomático puede corresponder a varias enfermedades de base, entre ellas las más frecuentes son la demencia por multiinfartos y la enfermedad de Alzheimer. Mientras que en el caso de la demencia por multiinfartos, los trastornos circulatorios debidos a la estenosis u oclusión de los vasos sanguíneos provocan la muerte de las células cerebrales, las causas de la frecuente enfermedad de Alzheimer todavía no se conocen. Sin embargo, la sintomatología, la evolución y las consecuencias son muy similares en las dos enfermedades. Se expondrán con el ejemplo de la enfermedad de Alzheimer.

Enfermedad de Alzheimer

La enfermedad de Alzheimer constituye un grave problema en todos los países industrializados. Su nombre procede del neurólogo Alois Alzheimer (1864-1915). Gracias a la mejora de los métodos diagnósticos, la enfermedad se detecta con mayor frecuencia. Se calcula que entre el grupo de personas de más de 65 años la enfermedad afecta aproximadamente a un 5 % y en el grupo de 85 años llega al 20 %.

Se calcula que entre el grupo de personas de más de 65 años la enfermedad afecta aproximadamente a un 5 % y en el grupo de 85 años el porcentaje llega al 20 %.

Sintomatología: en el curso de la enfermedad se produce un progresivo deterioro mental del enfermo, trastornos afectivos (irritabilidad, accesos de ira) y trastornos en el plano intelectual.
El primer síntoma que llama la atención es la progresiva pérdida de memoria. Esta pérdida de memoria sobrepasa rápidamente la falta de memoria determinada por la edad. Los enfermos son incapaces de orientarse temporal y espacialmente, dejan de reconocer a los familiares más cercanos y presentan una importante dificultad para encontrar la palabra adecuada.
Generalmente, el progreso de la enfermedad es más doloroso para la familia que para el propio enfermo. Su conducta empeora progresivamente, se vuelve desordenado, sucio, desastrado, y finalmente depende completamente de la ayuda de los demás.

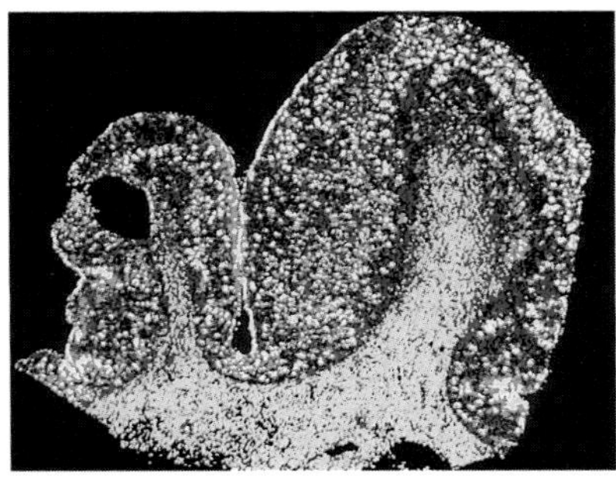

La observación de la corteza en un cerebro con enfermedad de Alzheimer muestra el aumento de la enzima monoaminoxidasa tipo B (coloración azulada). Probablemente esta enzima constituye uno de los factores etiológicos de esta temida enfermedad.

Patogenesia y etiología: la patogenesia todavía no está clara. Algunas teorías intentan arrojar algo de luz sobre este tema. Se discute que etiológicamente pueden existir alteraciones metabólicas cerebrales que probablemente a causa de un fallo en la regulación enzimática pueden llevar a procesos de destrucción con marcada muerte celular en la corteza cerebral y en otras zonas del cerebro. Las enzimas son proteínas indispensables para el metabolismo del organismo y controlan reacciones de importancia vital para él.
Otros científicos piensan que la causa de la enfermedad podría ser una desestructuración breve determinada por el estrés del aporte de oxígeno a través de microvasos. Sin embargo, las exploraciones más modernas con ayuda de la tomografía computerizada y por resonancia magnética no han podido hasta el momento establecer ninguna relación entre las funciones cerebrales y la tendencia a la esclerosis del cerebro.
Diversas subformas de la enfermedad de Alzheimer tienen distintas causas. Se discute la existencia de causas hereditarias (como alteraciones génicas).
Llama la atención el hecho de que los depósitos cerebrales que se forman en la enfermedad contienen una cantidad aumentada de aluminio. Actualmente, la mayoría de los científicos no considera que el aluminio sea la verdadera causa de la enfermedad de Alzheimer, pero puede contribuir a su rápida progresión. Por ello existen recomendaciones de reducir los valores permitidos en el agua potable. En el caso de los fármacos que contienen aluminio, se debería controlar para que éste no se almacene en el organismo. Sin embargo, no hay motivo, según los expertos, para que se produzca un pánico infundado al aluminio.

Las exploraciones con ayuda de la tomografía computerizada y por resonancia magnética no han podido hasta el momento establecer ninguna relación entre las funciones cerebrales y la tendencia a la esclerosis del cerebro.

El aluminio contenido en los fármacos, los alimentos y el agua probablemente contribuyen al rápido progreso de la enfermedad de Alzheimer.

Diagnóstico: el médico establece el diagnóstico a partir de los resultados de las exploraciones clínicas, completados con los hallazgos de la tomografía computerizada cerebral y del electroencefalograma (EEG). Con el fin de descartar otras causas de demencia, se ha de hacer un hemograma completo y la determinación de las hormonas tiroideas y el nivel de vitamina B_{12} en sangre.

Todavía no se dispone de ningún tratamiento que actúe directamente contra las causas de la enfermedad de Alzheimer.

Además, se ha de descartar la existencia de una sífilis avanzada. También se desarrollan métodos de prueba psicométricos que después se utilizan en el diagnóstico. No obstante, la motivación de las personas de edad avanzada para participar en pruebas psicológicas con frecuencia es muy poca.

Tratamiento: a pesar de que hasta el momento no existe tratamiento alguno dirigido directamente contra las causas de la enfermedad de Alzheimer, los científicos se muestran optimistas de que mediante determinadas medidas se puedan prevenir las manifestaciones de la demencia o bien frenar la progresión de la enfermedad. También se dispone de fármacos, los denominados nootrópicos, que normalizan los procesos metabólicos dependientes del calcio de las neuronas alteradas, y con ello aumentan su capacidad funcional. No obstante, no son capaces de evitar completamente los trastornos funcionales del cerebro determinados orgánicamente, aunque sí permiten obtener una mejoría y un retraso de su progresión.

Mediante un tratamiento de ejercicios y entrenamiento para el mantenimiento de las funciones cerebrales, con frecuencia se consigue lentificar y en parte detener el proceso degenerativo progresivo.

Sin embargo, en todos los casos es imprescindible una asistencia activa del enfermo, que debe incluir un tratamiento a menudo prolongado consistente en ejercicios y entrenamiento para el mantenimiento de las funciones cerebrales. De esta manera, frecuentemente es posible enlentecer y en parte detener el proceso degenerativo progresivo, de forma que el afectado mantenga como mínimo una parte de su autonomía. Debería también tenerse en cuenta que las sobrecargas psíquicas intensas como un ingreso en un centro hospitalario o en una residencia puede intensificar considerablemente la sintomatología de la demencia senil.

Trastornos del sueño en la vejez

Detrás de todo trastorno del sueño pueden esconderse enfermedades internas o neurológicas.

Sintomatología: muchas personas mayores refieren problemas para conciliar el sueño, o se despiertan frecuentemente por la noche, presentan un sueño poco profundo y demasiado corto.

Etiología: antes de proceder a tomar somníferos, el médico debe realizar un cuidadoso diagnóstico diferencial del trastorno del sueño. Detrás de todo trastorno del sueño pueden esconderse enfermedades internas o neurológicas (*véase* pág. 378).
En los ancianos, la causa principal de los trastornos del sueño consiste en la falta de ritmo durante el día. Especialmente los ancianos abandonados a sí mismos, que llevan una vida aislada, sin ocupación alguna, tienden a dormitar con frecuencia durante el día, de forma que por la noche no están cansados.

Prevención y tratamiento: dado que las necesidades individuales de sueño varían con la edad, debe aclararse si en la persona afectada un sueño nocturno de menos de seis horas es en realidad patológico. A menudo estas personas no se encuentran cansadas. En este caso no es necesario el tratamiento.
Antes de instaurar un tratamiento farmacológico deben agotarse todas las posibilidades terapéuticas no farmacológicas. Entre ellas se encuentran las medidas terapéuticas de higiene del sueño y las técnicas de relajación.

Si se permanece más tiempo en cama del que el cuerpo necesita, el sueño será superficial.

Toda persona precisa una cantidad de sueño determinada genéticamente, que varía poco entre los 20 y los 75 años. Si se permanece más tiempo en cama del que el cuerpo necesita, el sueño será superficial. Prácticamente todos los pacientes con trastornos del sueño deben aprender a pasar menos tiempo en la cama. En este punto entra en juego la terapia de limitación del sueño. La persona afectada sólo puede permanecer en la cama de tres a cuatro horas por la noche, es decir, debe permanecer despierto hasta alrededor de las dos de la madrugada y levantarse hacia las seis de la mañana. Está prohibido dormir durante el día. Así se aumentará el cansancio y la necesidad de dormir. Si el paciente ha dormido como mínimo durante el 85 % del tiempo que ha permanecido en cama, puede alargar este tiempo media hora más, hasta que finalmente consigue un sueño nocturno de siete u ocho horas. El practicar gimnasia de cuatro a seis horas antes de acostarse también favorece el sueño.

La terapia de limitación del sueño puede ser útil.

Sólo habría que irse a la cama cuando se tiene sueño. Si no se puede conciliar el sueño es mejor levantarse. Si aún así no se consigue conciliar el sueño, habrá que repetir el procedimiento tantas veces como sea necesario. No obstante, el despertador debe sonar a la hora habitual. El dormitar durante el día es contraproducente para las personas con trastornos del sueño.

Los especialistas del sueño advierten una y otra vez que la cama es sólo para dormir, y no para comer, leer o ver televisión.

Cuando todas estas medidas generales no obtienen resultado debe instaurarse un tratamiento farmacológico. Éste lo ha de prescribir el médico. Los pacientes con trastornos crónicos del sueño y con un consumo regular de somníferos constituyen un grupo de riesgo para el abuso de medicamentos. Hay que advertir sobre el peligro del consumo de somníferos junto con el alcohol.

Nunca se advertirá suficientemente sobre el peligro del consumo de somníferos junto con el alcohol.

Medicamentos

En los ancianos son frecuentes las complicaciones relacionadas con los medicamentos. En este contexto parece desempeñar un cierto papel el gran número de fármacos disponibles, la frecuencia con que coinciden simultáneamente varias enfermedades, el pequeño tamaño corporal, las lesiones hepáticas y renales, así como las alteraciones determinadas por la edad del metabolismo del fármaco. En determinadas situaciones, los ancianos no tienen en cuenta las instrucciones escritas sobre la dosificación y toman la cantidad equivocada en el momento equivocado. La falta de memoria y de sentido contribuyen a que se produzcan estos errores. Por ello, las personas mayores deberían tomar pocos medicamentos y a las dosis más bajas posibles. Un axioma de la geriatría dice que cuando aparece un síntoma es mejor retirar un medicamento que prescribir otro.

Un axioma de la geriatría dice que cuando aparece un síntoma es mejor retirar un medicamento que prescribir uno nuevo.

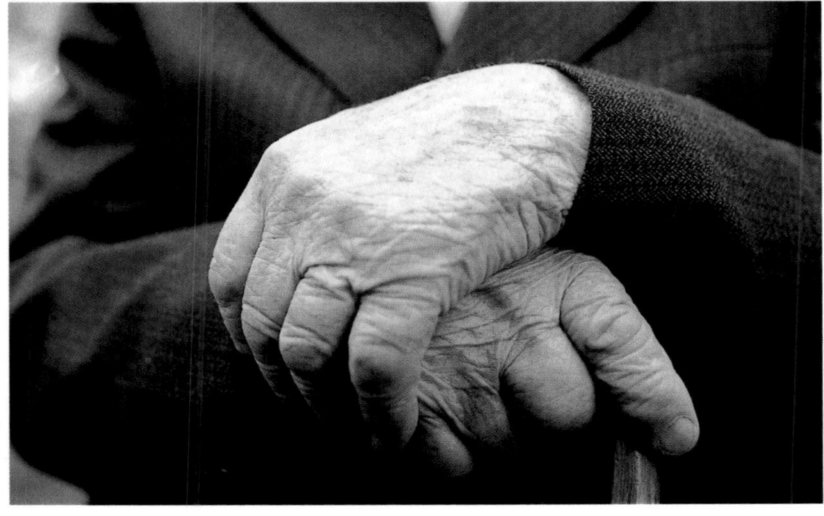

Las huellas de una vida llena y larga han dejado profundas marcas en las manos de este anciano.

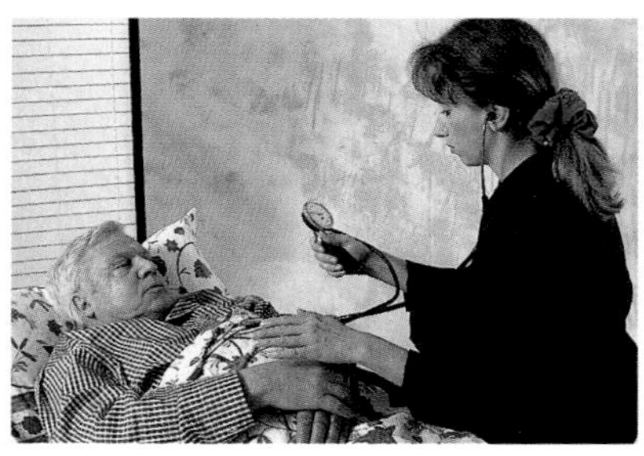

En las personas mayores es muy importante controlar regularmente la presión arterial, ya que a menudo no existen los típicos síntomas de las enfermedades cardiocirculatorias.

CARACTERÍSTICAS DETERMINADAS POR LA EDAD DE OTROS SISTEMAS ORGÁNICOS

Corazón y sistema circulatorio

El desgaste natural que sufre el sistema vascular conduce a una estenosis de la pared vascular tanto en las arterias como en las venas. Debido al depósito de cal y sustancias grasas, los vasos pierden su elasticidad. Pueden hacerse rígidos y quebradizos, se producen estenosis y con ello aparecen trastornos de la irrigación de los órganos y los tejidos. Éste es el cuadro clínico de la **arteriosclerosis**, que se ve favorecido por la hipertensión arterial, el sobrepeso, los trastornos del metabolismo lipídico, el tabaquismo, la diabetes y la gota.

El **corazón envejecido** se produce por alteraciones del miocardio, que limitan su capacidad funcional. Se produce una estenosis de las arterias coronarias, y el corazón no puede seguir manteniendo el rendimiento que de él se espera, ya que se produce un desequilibrio entre la demanda y el aporte de oxígeno.
Cuando estas alteraciones son muy importantes puede desarrollarse una **angina de pecho, trastornos del ritmo cardíaco** o un **infarto de miocardio**, como consecuencia de la miocardiopatía isquémica crónica (irrigación insuficiente crónica del miocardio), que al evolucionar cursa con los síntomas característicos de la insuficiencia cardíaca debido a la insuficiencia miocárdica, como la hepatomegalia, el engrosamiento de las yugulares, la disnea o los edemas maleolares.

El cerebro envejecido muestra claramente una tendencia a la esclerosis; disminuye su masa, en casos muy severos hasta un 30 % de su peso.

Cerebro

El cerebro también se ve afectado por los procesos de envejecimiento, y esta afectación será tanto mayor cuanto menor haya sido la actividad intelectual del paciente durante su juventud. El cerebro envejecido muestra claramente una tendencia a la esclerosis; disminuye su masa, en casos muy severos hasta un 30 % de su peso. También se puede producir un depósito de cal y sustancias grasas.

El **accidente vascular cerebral** (*véase* pág. 704) es más frecuente en la vejez; sea en forma de hemorragia cerebral por la rotura de un vaso sanguíneo, de una embolia cerebral por la migración de un coágulo sanguíneo (émbolo) que llega al cerebro desde el corazón con alteraciones arterioscleróticas, o bien de infarto cerebral por la estenosis súbita de un vaso sanguíneo.

Las personas de edad avanzada tienden a presentar con mayor facilidad neumonías. Por ello, a pesar de los antibióticos es una enfermedad que debe considerarse grave a esta edad.

Sistema respiratorio

El **enfisema pulmonar** en ocasiones es consecuencia de los procesos de envejecimiento del pulmón, cuando se produce una disminución o una laxitud del sistema de fibras elásticas. La bronquitis crónica no se encuentra sólo en los fumadores. Ambos procesos provocan una disminución del rendimiento respiratorio. Por ello, las personas de edad avanzada tienden a presentar neumonías. A pesar de los antibióticos, esta enfermedad debe considerarse siempre como grave; también aparece en las personas de edad avanzada.

El carcinoma bronquial es especialmente frecuente en los fumadores de edad avanzada.

El **carcinoma bronquial** afecta en mayor grado a las personas de más de 40 años y su mayor incidencia se da en personas de más de 60 años, especialmente en fumadores. Otras enfermedades oncológicas también son más frecuentes en la vejez.

Los síntomas de la **tuberculosis en la vejez** son poco característicos. En un primer momento, en general sólo se observa una debilidad general y una pérdida de peso. En la vejez debe pensarse siempre en la posibilidad de una tuberculosis pulmonar.

En la vejez se ha de pensar siempre en la posibilidad de una tuberculosis pulmonar.

Sistema digestivo

Al aumentar la edad disminuye la secreción de jugos gástricos, y a su vez éstos contienen menor cantidad de ácido, aunque son fáciles de suplir. En general, la existencia de una **gastritis** crónica se debe a la falta de capacidad para masticar los alimentos. Puede mejorarse mediante el cuidado adecuado de la dentadura. La dentadura en malas condiciones también es frecuentemente causa de trastornos intestinales, ya que la ingesta de alimentos poco desmenuzados provoca alteraciones en la pared intestinal.

La dentadura en malas condiciones también es frecuentemente causa de trastornos intestinales, ya que la ingesta de alimentos poco desmenuzados provoca dificultades en la pared intestinal.

La **úlcera gástrica** y el **carcinoma gástrico** son más frecuentes. Cuando aparecen molestias gástricas, aunque éstas sean mínimas, a edades avanzadas es recomendable acudir al médico, con el fin de detectar a tiempo un carcinoma incipiente. En la mitad de los casos, cuando se detecta un cáncer gástrico a edades avanzadas, éste ya no es operable por haberse detectado demasiado tarde.

La **constipación** también es frecuente entre los ancianos y precisa ser regulada para que no se produzcan hemorroides. También puede ser el primer síntoma de un tumor intestinal maligno.

Sistema óseo

Muy especialmente en la vejez aparecen síntomas de desgaste en las articulaciones y en las vértebras. Aparecen **enfermedades reumáticas** y **gota**. También es conocida la cifosis que aparece con la edad debido a la laxitud de los ligamentos y músculos de la columna vertebral. Los huesos de la columna vertebral también pueden presentar signos de desgaste o incluso deformaciones, proceso que en la **osteoporosis** está producido por la disminución de la masa ósea. A edades avanzadas se reduce mucho la producción de matriz ósea e incluso puede producirse descalcificación ósea.

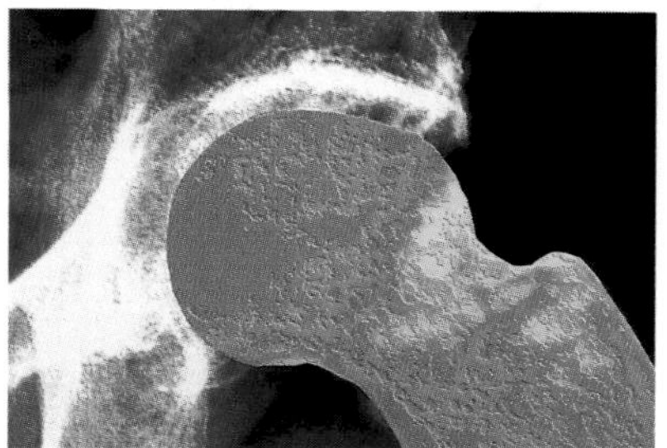

Imagen típica de una osteoporosis en el cuello del fémur, tal y como se presenta frecuentemente en las personas de edad avanzada. De esta manera aumenta considerablemente la tendencia a las fracturas óseas.

Los factores constitucionales y mecánicos (accidentes, posturas incorrectas, etc.) desempeñan un papel importante en el desarrollo de la **artrosis**. El tiempo que transcurre entre el accidente y la artrosis puede ser incluso de 20 años. En más del 60 % de todas las artrosis de rodilla existe un sobrepeso. Los factores hereditarios también son importantes en la aparición de la artrosis. Por ello, las personas en cuya familia existe una incidencia elevada de artrosis deberían prestar una especial atención a mantener el peso normal.

Glándula tiroides

El **hipotiroidismo** (*véase* pág. 232) forma parte de las enfermedades frecuentes a edades avanzadas. A menudo pasa inadvertida. El **hipertiroidismo** (*véase* pág. 230) en la vejez es menos frecuente y muchas veces se debe a un exceso de yodo (por ejemplo por contrastes radiológicos o fármacos).

El hipotiroidismo (véase pág. 232) forma parte de las enfermedades frecuentes a edades avanzadas.

El cuidado de los enfermos es una tarea de una gran responsabilidad que, además de unos conocimientos básicos, implica toda la personalidad del que la desempeña.

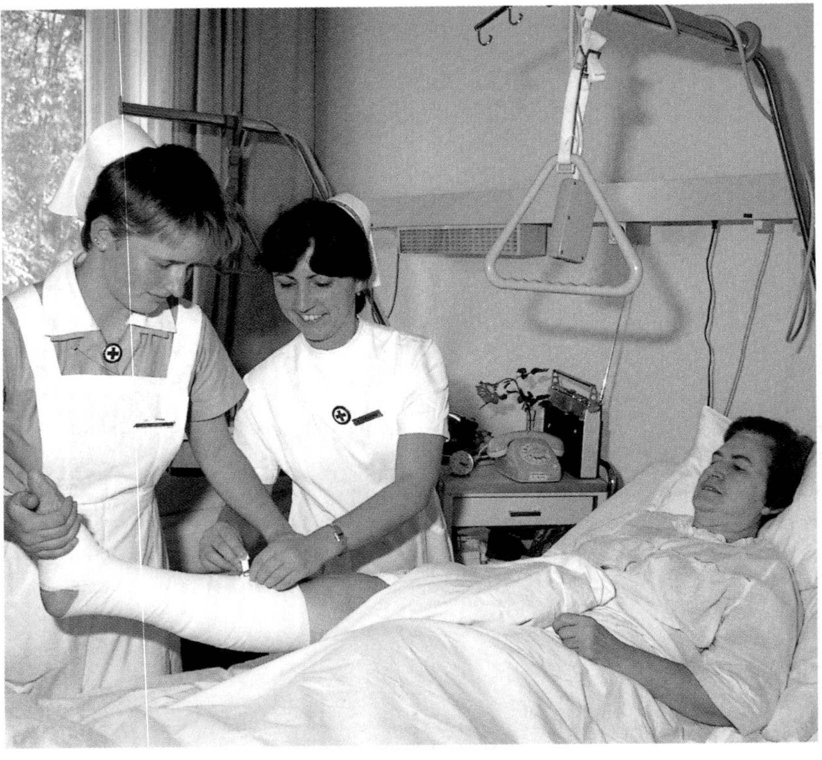

ASISTENCIA Y AYUDA

Florence Nightingale (1820-1910) consiguió que el cuidado de los enfermos fuera reconocido públicamente como profesión docente gracias a su compromiso personal. Después de haber participado en la guerra de Crimea como enfermera voluntaria, formuló un plan de organización y de trabajo para los cuidados asistenciales.

Hasta 1663 no se puede hablar de una separación de los cuidados asistenciales y de la labor médica. Ese año se fundó la orden de las Hermanas de la Caridad, que se dedicaba a los cuidados en los hospitales. Hasta entonces, normalmente los alumnos de los médicos se ocupaban del cuidado de los enfermos. La situación se prolongó hasta finales del siglo XVIII, cuando se fundó la primera escuela de enfermería en Mannheim (Alemania), y que fue seguida por otras en el siglo XIX. La revolución industrial constituyó un impulso decisivo para la profesionalización: los núcleos familiares y vecinales se disolvieron y el cuidado hasta entonces incuestionable de los familiares enfermos ya no pudo mantenerse y tuvo que ser asumido por el estado. Más tarde, en el año 1903, tuvo lugar la fundación de la primera organización profesional para el cuidado de enfermos, y en 1907 se redactó el primer reglamento oficial de exámenes para las profesiones de asistencia a los enfermos. No obstante, la formación profesional no obtuvo una mayor diferenciación hasta los años setenta de nuestro siglo. Desde entonces existen estudios especiales para determinadas especialidades (cuidados intensivos, asistencia psiquiátrica, asistencia quirúrgica) y cursos para el personal jefe (dirección de un servicio clínico, enseñanza, dirección de servicios asistenciales).

El cuidado de los enfermos tiene como objetivo la compensación del menoscabo en las actividades de la vida cotidiana.

EN QUÉ CONSISTE EL CUIDADO DE LOS ENFERMOS

Los cuidados asistenciales se hacen necesarios cuando se observa un menoscabo en la responsabilidad sobre uno mismo y/o en la autosuficiencia de las actividades cotidianas. El trabajo asistencial tiene como objetivo compensar lo mejor posible este déficit, y por consiguiente, puede adoptar la forma de un proceso de eficacia profiláctica o de eficacia terapéutica. El objetivo de los cuidados es, principalmente, contribuir a la autoayuda, activar las partes sanas (recursos) del paciente y, naturalmente, restablecer la salud, aunque esto no sea posible en su totalidad: la capacidad de autodecisión y la mayor independencia posible de la persona enferma, necesitada de ayuda, impedida o de edad deben figurar siempre en primer plano.

Los cuidados a los enfermos pueden tener una eficacia profiláctica o terapéutica. Su principal objetivo es contribuir a la autoayuda y activar las funciones del paciente.

Los objetivos de unos cuidados adecuados se pueden dividir en un ámbito general y en un ámbito especial. El ámbito general consiste en: fomentar la salud (medicina preventiva, modelo de funcionamiento, información), prevenir la enfermedad (higiene, información), restablecer la salud (ejecución de las prescripciones médicas) y mitigar el sufrimiento (mediante acomodación, aplicaciones físicas, medicamentos, atención psíquica). El personal hospitalario debe estar familiarizado con los cometidos especiales. Éstos incluyen: la asistencia junto a la cama y junto al paciente (observación, vigilancia, infusiones, cambio de apósitos, etc.), la organización de la administración (consumo de material, solicitud de exámenes) y la documentación de las actividades y los resultados.
En lo sucesivo vamos a centrarnos en la asistencia en casa y no en los cuidados del paciente por personal especializado en el hospital.

Actividades cotidianas

Para que los cuidados sean eficaces es imprescindible que el cuidador sea consciente de toda su responsabilidad. Ésta abarca la totalidad de los cuidados de la persona enferma. Además, es necesario examinar el campo de trabajo mentalmente. Esto se consigue mediante cuatro preguntas principales, que deben plantearse en todas las actividades realizadas junto al enfermo:

La conciencia del cuidador de su propia responsabilidad es indispensable para un cuidado eficaz del enfermo.

- ¿Qué hay que hacer?
- ¿Cuándo hay que hacerlo?
- ¿Con qué frecuencia hay que hacerlo?
- ¿Cuánto hay que hacer?

El objetivo más apremiante de la asistencia al enfermo es conseguir que éste pase de una situación pasiva y de enfermedad a una situación activa y convaleciente. El enfermo también debe colaborar en su proceso de curación. En el caso de los enfermos crónicos, esto significa que el cuidador debe mostrarle cómo aceptar su dolencia, cómo acostumbrarse a ella y cómo vivir con ella de forma más tolerable y humana. Por consiguiente, el cuidado del paciente ha de tener una orientación global y centrarse en las necesidades básicas de la vida cotidiana, algo natural en las personas sanas. Estas necesidades quedan resumidas en el concepto de **actividades cotidianas** (AC). La persona realiza estas AC por sí solo y con plena autodecisión mientras no se ve impedida por la edad o por una enfermedad. Ella misma establece lo que necesita para su bienestar y de qué manera quiere satisfacer sus necesidades. Los cuidados al enfermo le han de permitir que recupere esa autonomía y autodecisión. Las doce AC sirven de pauta para conseguirlo.

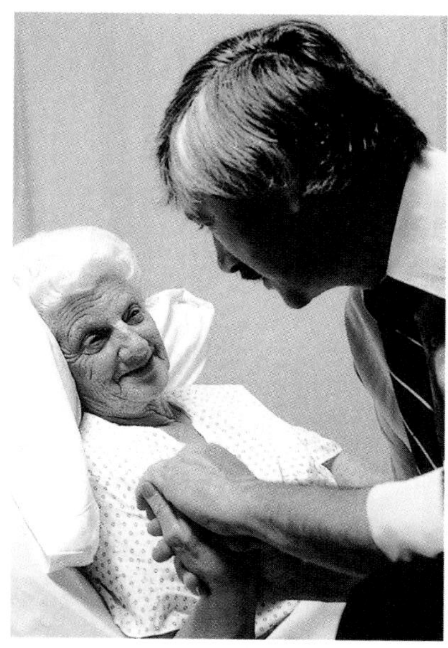

Un objetivo importante de la asistencia al enfermo es conseguir que éste pase de una situación pasiva y de enfermedad a una situación activa.

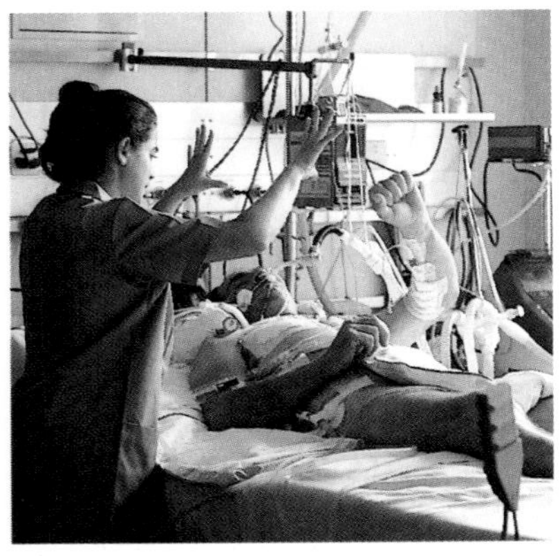

El mantenimiento de la movilidad es con frecuencia de vital importancia incluso en los pacientes graves.

La ropa no sólo tiene una finalidad higiénica. A través de ella podemos comunicarnos con nuestro entorno usando la imaginación.

Es importante para el bienestar de una persona que ésta coma y beba bien.

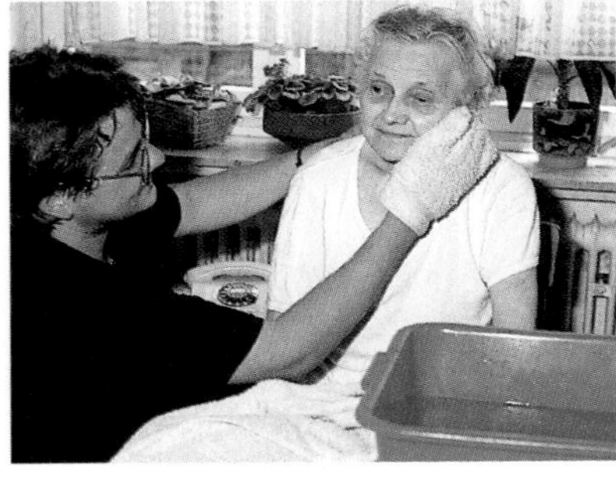

La ayuda en el aseo corporal es especialmente importante para mejorar el bienestar físico del enfermo.

Las doce actividades cotidianas

1. Descansar y dormir: el hombre necesita dormir para rehacerse y recuperar fuerzas. Todo el mundo sabe lo estrechamente relacionados que están el sueño y el equilibrio psíquico. Ello se pone de manifiesto en expresiones tales como «los nervios no me han dejado pegar ojo». El sueño es el remedio más natural y sencillo para una persona sobrecargada. Hay que tener en cuenta las necesidades, la duración, el desarrollo, los trastornos y los hábitos de sueño.

2. Ejercicio: la movilidad es un requisito indispensable para la autonomía y la libertad del paciente. La capacidad de moverse estimula el desarrollo intelectual y emocional de la persona y, por consiguiente, el proceso de convalescencia del enfermo. El afán de movimiento de la persona puede ser más o menos marcado.

3. Aseo y vestimenta: el aseo corporal y la ropa son relevantes para el bienestar físico y constituyen un factor importante para la conservación de la salud de la persona. El aseo corporal evita, por ejemplo, una proliferación excesiva de microorganismos en la piel, previene las infecciones parasitarias y mantiene las defensas de la piel. Una indumentaria adecuada protege de los influjos atmosféricos y de las lesiones. El lavarse y vestirse es una actividad muy personal y debería desarrollarse individualmente. Determinadas enfermedades y minusvalías pueden provocar una dependencia y una necesidad de ayuda en lo que respecta a estas actividades. En tal caso, los cuidados asistenciales comportan una intromisión en la intimidad y pueden desencadenar unas emociones desagradables no sólo en el enfermo, sino también en el cuidador.

4. Comer y beber: la ingestión de nutrientes a través de la comida y de la bebida proporciona al hombre la cantidad de energía y las sustancias nutritivas necesarias. Ello garantiza el crecimiento celular y la conservación de las funciones del cuerpo. Aparte del aspecto fisiológico, no podemos descuidar el aspecto psicológico: el comer y beber bien pueden ser muy importantes para el bienestar de la persona. Cuando una persona ya no está en condiciones de sustentarse a sí mismo, ello puede repercutir negativamente en su estado de ánimo.

5. Excreción: ésta libera al organismo de sustancias tóxicas y dextritos. El cuerpo tiene que deshacerse de subproductos de la digestión y de sustancias residuales del tejido corporal para mantener las funciones fisiológicas. Desde el punto de vista de los cuidados es importante destacar la gran relevancia de la vergüenza y el ansia de limpieza del paciente respecto a la excreción.

6. Regulación de la temperatura corporal: la temperatura corporal influye sobre el bienestar de la persona. Así pues, una de las necesidades básicas del hombre consiste en mantener la temperatura constante mediante una vestimenta adecuada o mediante la regulación de la temperatura ambiente dentro de un marco normal.

7. Respiración: ante todo, la respiración proporciona oxígeno al cuerpo; sin él el metabolismo no sería posible. Además, la respiración también desempeña un papel importante en la prevención de infecciones, en la conservación de la circulación, en la eliminación de toxinas y en la regulación de la temperatura. Asimismo, existe una relación entre la respiración y el equilibrio emocional («ahora ya puedo respirar tranquilo», «¡es para cortar la respiración a cualquiera!»).

Por lo tanto, el cuidador ha de procurar que el paciente pueda respirar sin problemas y libremente.

La relación entre la respiración y el equilibrio emocional queda demostrada por numerosas expresiones tales como «¡es para cortar la respiración a cualquiera!».

8. Procurar seguridad: la sensación de seguridad es un requisito psíquico esencial para el bienestar. Ello hace referencia a la conservación de uno mismo en el sentido más amplio. Hay que prevenir los peligros del entorno de modo que el paciente se sienta seguro y no tenga por qué tener miedo. La seguridad física y social tienen la misma importancia. Asimismo, hay que evitar la amenaza de otras personas.

9. Ocupación: el equilibrio entre actividad y pasividad, entre trabajo y ocio, contribuye a conservar la salud y favorece el proceso de curación del enfermo. El personal cuidador tiene la obligación de luchar contra la frecuente apatía mental del paciente.

Los pacientes flemáticos y letárgicos tardan más en sanar que los de mente despierta.

10. Comunicación: comunicación significa «estar en contacto», y controla la relación entre individualidad y socialidad. El enfermo tiene que tener la posibilidad de expresar el dolor y los demás tipos de sensaciones. El cuidador tiene que transmitirle al paciente la sensación de que sus deseos e inquietudes encuentran respuesta, es decir, tiene que crear una atmósfera que favorezca la comunicación.

11. Encontrar sentido: los pacientes que cuentan con un sistema de valores estable y encuentran sentido a su vida, es decir, que tienen una actitud positiva frente a la vida, superan su enfermedad con más rapidez que los pacientes inestables. El hombre tiene que aprender a conocer sus límites y a vivir con ellos. Esto afecta especialmente a aquellos pacientes que padecen enfermedades graves que pueden provocar lesiones físicas irreversibles. El dominio de una situación de tales características puede desencadenar un proceso de maduración en la persona que desemboque en un renovado amor a la vida y fuerza. El objetivo de los cuidados debe ser proporcionar este contexto y motivar al paciente para que pueda vivir con la enfermedad.

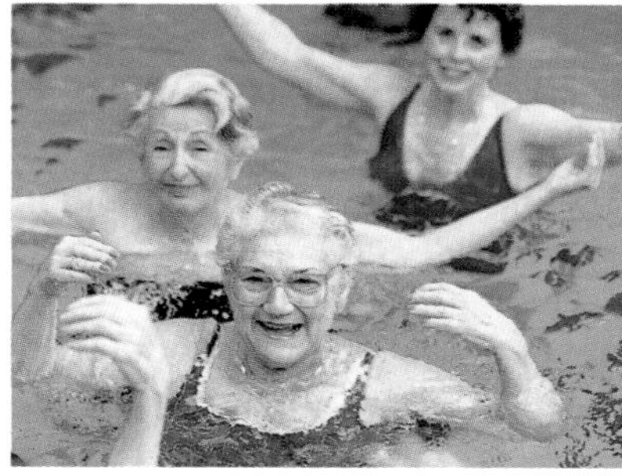

Las actividades deportivas tienen una gran importancia. No sólo mejoran la forma física sino que también incrementan el amor propio.

12. Sentirse hombre/mujer: la conciencia del sexo ejerce una gran influencia sobre la conducta y la comprensión propia de la persona. Los enfermos a menudo sufren un menoscabo de la comprensión propia y, por consiguiente, pueden reaccionar con especial sensibilidad al menosprecio de su persona. En esta situación se requiere la comprensión del cuidador, por ejemplo cuando se trata de salvaguardar la intimidad.

En una asistencia adecuada y activadora de los enfermos, el ámbito delimitado por las actividades de la vida cotidiana debe figurar en primer plano. Así pues, no sólo se requieren unos conocimientos asistenciales especializados, sin duda alguna importantes, en el tratamiento local de las partes del cuerpo enfermas, sino que el conjunto del organismo, el hombre, plantea grandes exigencias a la sensibilidad psicológica y la intuición del personal asistencial.

Cabe advertir expresamente que ninguna de estas directrices debe ir en contra de las prescripciones médicas. En casos especiales es posible que esté indicada una medida contraria a las AC. **¡El médico es quien decide sobre las medidas asistenciales adecuadas y, además, es responsable de ellas!**

Aquellos que, además de disponer de conocimientos especializados, cuentan con intuición y tacto en el trato con los demás son los que tienen más éxito en los cuidados.

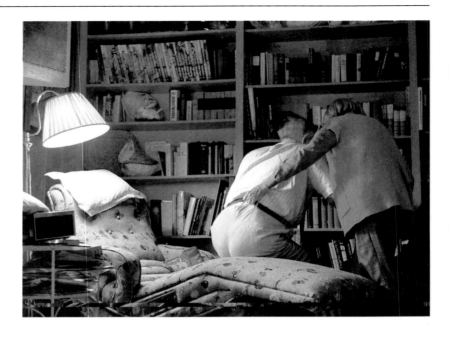

A la mayoría de los pacientes, especialmente a edades avanzadas, les cuida en casa su pareja u otro familiar.

Requisitos previos a la asistencia

La habitación del enfermo

La limpieza regular y húmeda de la habitación del enfermo es una medida importante para prevenir infecciones.

En la disposición de la habitación del enfermo hay que tener en cuenta unas cuantas reglas básicas sencillas. Naturalmente, la habitación tiene que ser tranquila, luminosa y fácil de ventilar. En general, la luz y el aire fresco tienen un efecto positivo sobre la convalescencia. Hay que evitar las corrientes de aire.
Es necesario prestar una especial atención a la limpieza, ya que el peligro de la propagación de los gérmenes es claramente menor en una habitación limpia. La limpieza regular y húmeda constituye una medida importante para la prevención de infecciones. El médico es quien tiene la última palabra en la elección del desinfectante. Es imprescindible seguir sus consejos, ya que estos productos pueden provocar alergias.
Con un poco de imaginación se puede organizar la habitación de forma adecuada y confortable, de modo que el paciente no tenga que pasarse el día frente a unas paredes blancas. Hay que tener cuidado con las plantas de maceta: el mantillo es un foco potencial para el desarrollo del tétanos. En cambio, los ramos de flores no representan ningún peligro y pueden utilizarse tranquilamente para decorar la habitación siempre que no tengan un perfume demasiado intenso.
La temperatura de la habitación debe estar aproximadamente entre 17 y 19 °C. En las habitaciones con calefacción central hay que colocar recipientes de agua a fin de que la humedad del aire sea suficiente, ya que un aire demasiado seco provoca dolores de cabeza y sequedad de garganta.
Es importante que el enfermo tenga al alcance de la mano aquellos objetos que necesite (libro, periódico, mando a distancia del televisor, bebidas, lámpara, etc.) y tenga la posibilidad de pedir ayuda rápidamente. Cuando hay que guardar cama durante un período de tiempo prolongado, resulta útil una mesita para la cama, que puede servir para las comidas y como soporte de escritura. Asimismo, hay que tener preparada una palangana pequeña con una jabonera y una toalla para que el enfermo pueda refrescarse o lavarse solo.

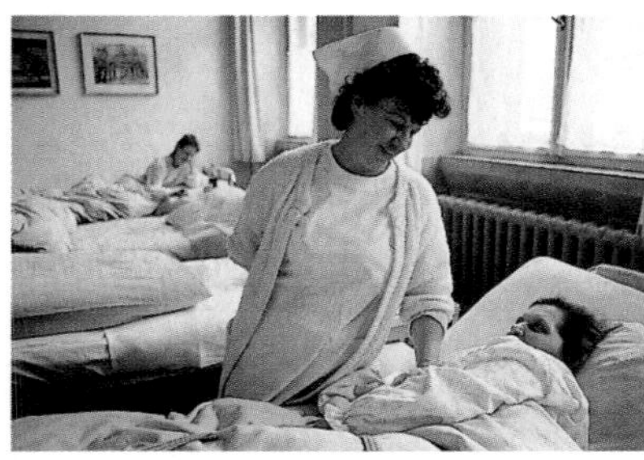

La habitación del enfermo tiene que ser luminosa y agradable y permitir el acceso a la cama del paciente desde varios ángulos.

La cama del enfermo

La cama del enfermo tiene que ser cómoda, funcional y accesible al menos desde tres de sus lados.

En lo que respecta a la cama del enfermo, aparte de la comodidad lo más importante es la funcionalidad. Tiene que ser accesible al menos desde tres de sus lados para que el cuidador pueda acercarse desde todos los ángulos.
Lo mejor es que el paciente descanse sobre un colchón de espuma o de muelles. Cuando el colchón y el somier de la cama forman una base demasiado blanda, la acción de suspensión se puede suavizar colocando tablas o planchas de madera del tamaño adecuado. Si es necesario proteger al paciente para que no se caiga de la cama, se pueden colocar barandillas a los lados. Éstas se pueden alquilar en los comercios especializados.
Asimismo, una cama bien hecha contribuye al bienestar del paciente. Hay que procurar que la sábana esté extendida sin arrugas, limpia y sin migajas. Las sábanas mojadas y sucias se han de retirar de la cama. Al cambiar la ropa de cama hay que procurar levantar el menor polvo posible. Por consiguiente, la ropa de cama debe mantenerse siempre alejada del cuerpo y el rostro del cuidador y del paciente. No deje nunca la ropa de cama en el suelo, ya que ello favorece la transmisión de gérmenes.
Cuando el paciente tenga que permanecer incorporado, se puede colocar una caja de madera pequeña en los pies de la cama para evitar que resbale.
Para aquellos enfermos que no puedan incorporarse por sí solos, resulta útil atar una cuerda para tender la ropa a los pies de la cama que llegue hasta las manos y que cuente con un trozo de madera lisa como mango para agarrarla mejor. El enfermo puede levantarse con la ayuda de esta cuerda cuando quiera incorporarse. En el mercado se pueden encontrar las denominadas escalas de cuerda.
Las úlceras de decúbito representan un gran peligro para los pacientes que deben permanecer en cama durante largos períodos de tiempo. Están especialmente amenazadas aquellas zonas en las que los huesos se encuentran directamente bajo la piel (talones, hueso sacro). Una profilaxis de decúbito sencilla y eficaz consiste en cambiar a menudo la postura del paciente. También resultan útiles los colchones o bases especiales.
En caso de incontinencia es aconsejable proteger el colchón con una funda de goma, sobre la que se puede colocar adicionalmente una capa de algodón de celulosa. El enfermo con incontinencia no debe permanecer en ningún caso directamente sobre la goma.

El cambio frecuente de postura previene las peligrosas úlceras de decúbito.

Los enfermos con incontinencia no deben permanecer directamente sobre la base de goma.

La dieta del enfermo

En general, se distingue entre dieta laxante y astringente, entre dieta hipercalórica e hipocalórica. Además, también existe la dieta rica en fibra, muy ligera.

La **dieta laxante** consta de fruta cruda y cocida, ensaladas con zumo de limón, suero de leche, nabos, pepinos, bayas, zumos de fruta ácidos, etc.

La **dieta astringente** está compuesta principalmente por sopas de cereales, zanahorias y puré de patatas.

La **dieta hipercalórica** se compone de leche, nata, huevos, carne, pasteles, chocolate, mantequilla y galletas.

La **dieta hipocalórica** incluye principalmente fruta y verduras y un poco de carne magra y cereales y legumbres.

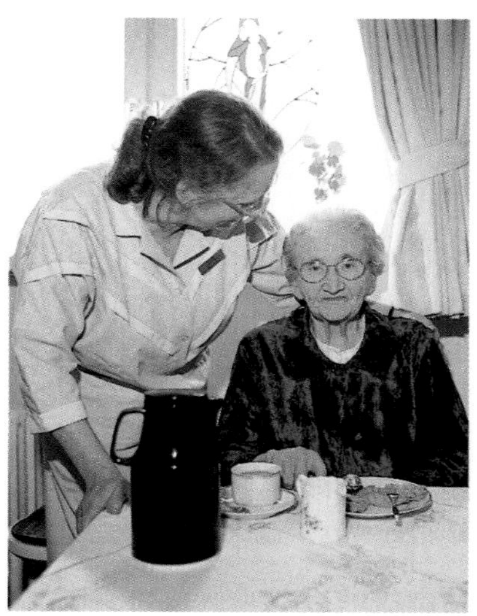

Generalmente, las personas enfermas sólo necesitan una dieta ligera.

No hay que obligar a comer a los enfermos que presentan fiebre. El aporte de líquidos es más importante, ya que los pacientes febriles con frecuencia sudan mucho y pierden mucha agua.

La **dieta rica en fibra** consta principalmente de una combinación de zumos de fruta fríos, bizcocho, compota de manzana, té, naranjas, sopas de cereales, caldos de verduras, papilla de sémola y pan tostado.

La mayor dificultad en la alimentación de las personas con una enfermedad febril aguda es la pérdida del apetito. No obstante, la falta de alimentación no representa ningún peligro serio para estos pacientes. Incluso las personas delgadas o flacas cuentan con una reserva de fuerzas (depósitos grasos) suficiente, y su asimilación resulta mucho más fácil para el organismo enfermo que los alimentos recién ingeridos, ya que la digestión exige un consumo de energía nada despreciable. Así pues, al principio de una enfermedad febril no hay que obligar nunca al enfermo a que coma. El ayuno no es perjudicial, y a veces resulta muy beneficioso. En ningún caso es aconsejable llenar el estómago y el intestino con alimentos sólidos si la fuerza digestiva está debilitada y lo ingerido permanece durante días en el tubo digestivo sin ser utilizado.

La falta de líquido debe considerarse más peligrosa que el ayuno. El organismo humano necesita más líquido en caso de fiebre. Dado que los enfermos con fiebre normalmente sudan mucho y eliminan mucho líquido a través de la respiración acelerada y, por consiguiente, padecen una acusada pérdida de agua, hay que aportar suficientes líquidos. Así pues, el enfermo debe tener siempre a mano refrescos. Dependiendo de la prescripción del médico, en estos casos son adecuados, entre otras cosas, el agua mineral, la fruta fresca y la limonada. Endulzando las bebidas con glucosa se aumenta su valor calórico. La leche es muy adecuada: ésta no debe estar hervida y sí moderadamente fría, aunque nunca helada. Si no se tolera bien la leche, lo mejor es probar con una bebida láctea mixta. En caso de disfagia también se puede tomar helado.

Los zumos de fruta naturales son la mejor forma de garantizar el aporte necesario de vitaminas después de enfermedades y operaciones.

Después de enfermedades graves, operaciones y hemorragias, así como de desnutrición, hay que volver a recuperar una gran cantidad de sustancia perdida, sobre todo musculatura. En estos casos es necesaria una dieta rica en calorías y en proteínas. Asimismo, siempre hay que prestar una especial atención al aporte suficiente de vitaminas; lo mejor son los zumos de fruta naturales.

No debemos olvidar nunca que en determinadas enfermedades pueden ser necesarias unas formas de alimentación especiales. Para ello hay que seguir exactamente las indicaciones del médico.

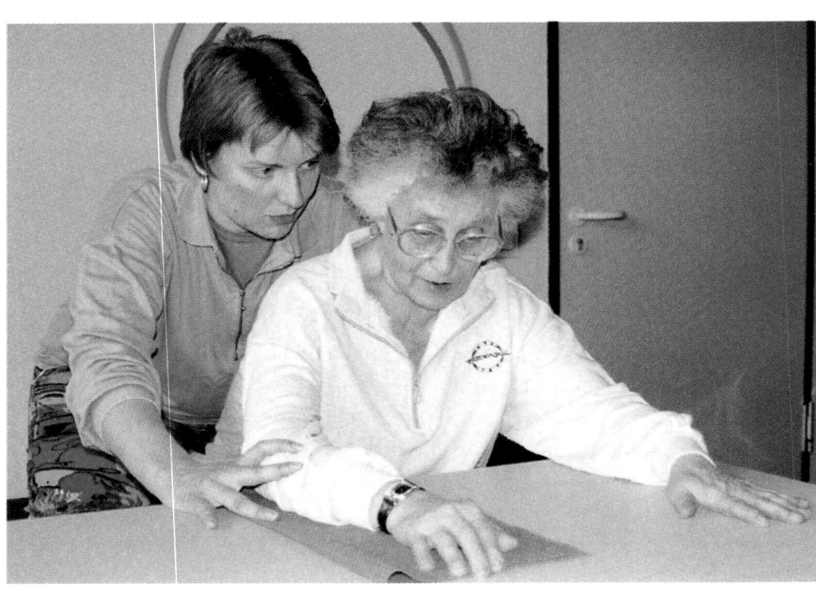

Cuando la motricidad fina presenta alguna alteración, resulta difícil comer. La práctica paciente de ejercicios bajo control especializado a menudo ayuda a superar este impedimento.

Asistencia práctica

Planificación de los cuidados

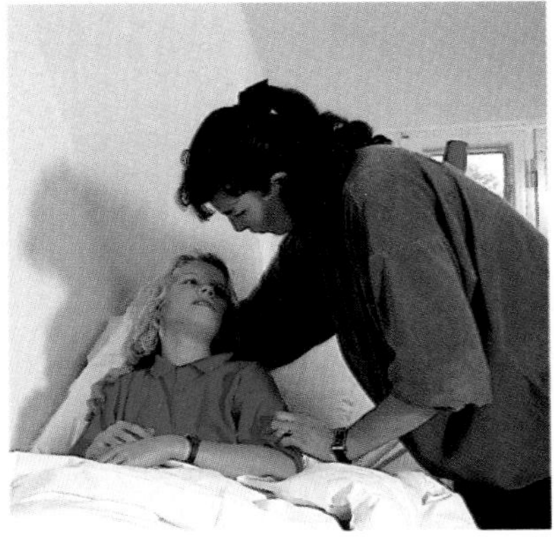

El cuidador tiene que ser equilibrado y tranquilo y no debe transmitir al paciente los conflictos personales.

La planificación de las medidas asistenciales, el planteamiento de problemas asistenciales especiales y los objetivos y medidas asistenciales que de ellos se derivan es imprescindible en los enfermos graves. Se ha de elaborar para cada paciente según el esquema problema-objetivos-medidas. Hay que comprobar una y otra vez cada uno de sus puntos y, en caso necesario, actualizarlos cuando se ha alcanzado un objetivo o ha habido alguna modificación.
Los problemas se formulan a partir de los déficits en las actividades de la vida cotidiana. Hay que tener en cuenta los recursos existentes, las fuentes de las que el paciente puede obtener esperanza y confianza en sí mismo física, mental o socialmente (por ejemplo equilibrio o aptitudes aisladas de los enfermos graves). De la formulación del problema se obtienen los objetivos, que han de ser realistas y revisables. Las medidas asistenciales designan los medios o la frecuencia y duración de las aplicaciones. A este respecto, son válidas las siguientes reglas empíricas:

- Tanto como sea necesario.
- Tan poco como sea posible.
- Durante tanto tiempo como sea necesario.
- El menor tiempo posible.

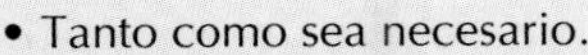

CUIDADO DE LOS ENFERMOS

El cuidado del enfermo debe hacerse con habilidad y tranquilidad, pero con determinación. Ello requiere que la persona responsable de los cuidados sea equilibrada y sana. Los conflictos personales no se han de manifestar ni transmitir al paciente. La influencia de una personalidad comprensiva es extremadamente beneficiosa para el enfermo. En el cuidado por parte de un familiar se ponen de manifiesto las ventajas de unos cuidados personales e individuales frente a la atmósfera más bien estéril e impersonal de los hospitales. Hay que transmitir al paciente la sensación de que es el centro de los cuidados. Para ello es necesario que el cuidador se dedique por completo al enfermo al desempeñar su cometido. Sería deseable que surgiera entre ambos una relación de confianza que pudiera servir de base para una asistencia colaboracional: el enfermo lleva a cabo determinadas tareas según sus posibilidades, y el cuidador proporciona ayuda allí donde es necesario.

El paciente debe tener siempre la sensación de hallarse en el centro de los cuidados.

Ropa

El tipo de ropa adecuado para las personas que deban permanecer en cama durante largo tiempo son camisones abiertos en la espalda y que puedan abrocharse con cintas o botones. Los enfermos que no quieran utilizar estas camisas hospitalarias pueden utilizar su propio camisón. A fin de facilitar los cuidados, hay que cortarlo por detrás. Los pacientes con movilidad, es decir, no encamados, pueden llevar la ropa habitual: la ropa de hospital o de enfermo aumenta la sensación de enfermedad y dependencia y puede frenar el proceso de curación en un paciente limitado sólo en parte.

Los pacientes deben llevar su ropa habitual el mayor tiempo posible y lo antes posible.

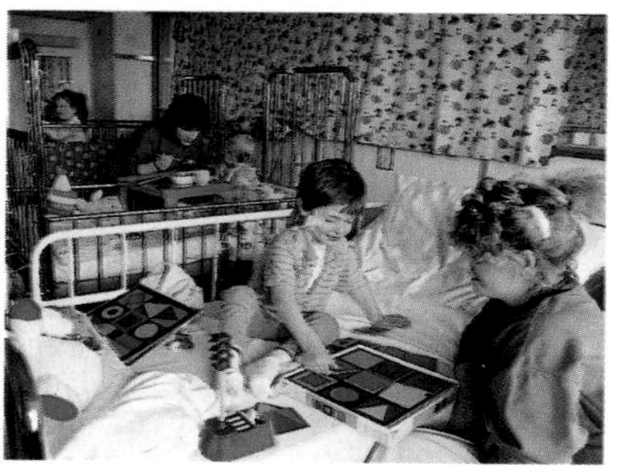

Visitar a los enfermos es necesario. Especialmente los niños no tardan en tener la sensación de haber sido abandonados, lo que puede inhibir el proceso de curación.

Visitas al enfermo

Visitar al enfermo puede acelerar el proceso de curación, pero también retardarlo. El cuidador tiene que encontrar la medida justa con mucha intuición para que, por una parte, el paciente no realice un esfuerzo excesivo pero, por otra, no se sienta abandonado. A los familiares a menudo les resulta más fácil tomar esta decisión que al personal hospitalario. El momento y la duración de las visitas deben adaptarse especialmente al grado de enfermedad. En los enfermos graves hay que recurrir al asesoramiento médico.

Profilaxis del pie equino

A veces, los enfermos graves presentan el denominado pie equino debido a la presión del cubrecama. Si no se previene, la movilidad puede verse seriamente afectada y, como consecuencia, provocar dolores en las eminencias plantares debido a la sobrecarga. Es necesario conseguir una postura opuesta con la ayuda de cojines, cajas, trozos de madera o escabeles para que la articulación del pie esté en el ángulo correcto.

Prevención de las úlceras de decúbito

Las zonas del cuerpo humano en las que la piel está muy cerca del hueso son especialmente propensas a las ulceraciones: el hueso sacro, los hombros, la columna vertebral y los talones.

A fin de prevenir las úlceras de decúbito, hay que reducir la presión sobre el hueso sacro, los hombros, la columna vertebral y los talones en los pacientes graves. Debido a la deficiente nutrición tisular, se puede producir una pérdida de sustancia de las capas cutáneas en estas zonas y una necrosis tisular local. Con el fin de estimular la irrigación cutánea es necesario cambiar con frecuencia la posición del paciente. Una forma eficaz de prevenir las úlceras por decúbito y que también previene la neumonía es frotar las zonas problemáticas con alcohol para friegas u otros agentes estimulantes del riego sanguíneo. También son eficaces los colchones antidecúbito, las pieles medicinales y las almohadas de agua especiales. Asimismo, los lavados con agua templada y un jabón suave también sirven para combatir eficazmente este tipo de úlceras. Básicamente, los lavados se han de hacer en dirección al corazón para estimular la irrigación cutánea. Después hay que secar muy bien al paciente.

Temperatura corporal

La temperatura corporal proporciona indicios importantes de enfermedades infecciosas e infecciones locales.

La temperatura corporal proporciona importantes informaciones diagnósticas, ya que la fiebre a menudo se presenta como síntoma concomitante de enfermedades infecciosas o infecciones locales. Normalmente, los causantes son pirógenos. Se trata de las sustancias que liberan los agentes patógenos tales como bacterias, hongos o virus y que estimulan la formación de pirógenos endógenos por parte del organismo. Estos pirógenos endógenos hacen que el centro de regulación de la temperatura del cerebro aumente la temperatura corporal; ello favorece los procesos de defensa frente a los microorganismos intrusos.
Dado que el movimiento y la excitación influyen en la temperatura corporal, la medición debe llevarse a cabo siempre cuando el paciente esté echado y haya permanecido así durante por lo menos media hora. La medición rectal, en la que el termómetro se introduce en el ano, es la más exacta. Para la medición en la boca, debajo de la lengua (oral/sublingual) existen termómetros especialmente diseñados. La medición en la axila seca (medición axilar) es la menos

fiable. Básicamente, en los niños hay que practicar la medición rectal. El termómetro debe permanecer en la región corporal correspondiente hasta que la temperatura ya no suba más: en el ano esto ocurre al cabo de unos tres minutos y en la axila y en la boca al cabo de unos cinco minutos. La temperatura rectal es aproximadamente 0,5 °C más alta como promedio. Normalmente, la temperatura se ha de tomar por la mañana al despertarse y por la tarde entre las 16.00 y las 18.00 h. En cualquier caso, la medición se ha de hacer siempre a la misma hora, ya que sólo así se obtienen auténticos valores comparativos.
A pesar de la temperatura ya de por sí elevada, hay que mantener caliente al enfermo: las mantas le protegen de la pérdida de calor; las ventanas deben estar cerradas; las bebidas calientes favorecen la generación de calor. Al generar calor muy deprisa es frecuente que se presenten escalofríos debido a los temblores musculares, y es entonces cuando tiene lugar la fase de fiebre más alta. En cuanto el paciente deja de tiritar, hay que tomarle la temperatura en el recto. En ese momento ya no es necesario seguir produciendo calor. Hay que retirar los dispensadores de calor y hacer un control de la temperatura según prescripción médica. El enfermo puede tomar bebidas frías. Para favorecer la emisión de calor son aconsejables los lavados con agua templada. El estado del paciente determinará si se hace un lavado de todo el cuerpo o sólo parcial, sin descuidar la carga circulatoria que ello representa. Los pacientes con fiebre alta tienen que permanecer en observación constantemente, y hay que ayudarles a regular la temperatura. Las temperaturas que rondan o superan los 40 °C requieren necesariamente una intervención médica urgente. Si la fiebre es alta se pueden aplicar compresas en las pantorrillas, que producen frío por evaporación y contribuyen a la emisión de calor. Los paños sobre las pantorrillas sólo deben colocarse (después de hablar con el médico) cuando la temperatura supere los 39 °C y las piernas del enfermo estén suficientemente irrigadas.

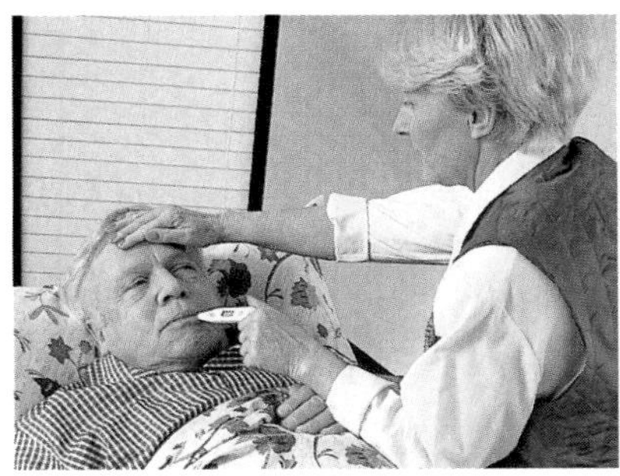

En la medición de la temperatura en la boca hay que mantener el termómetro durante cinco minutos.

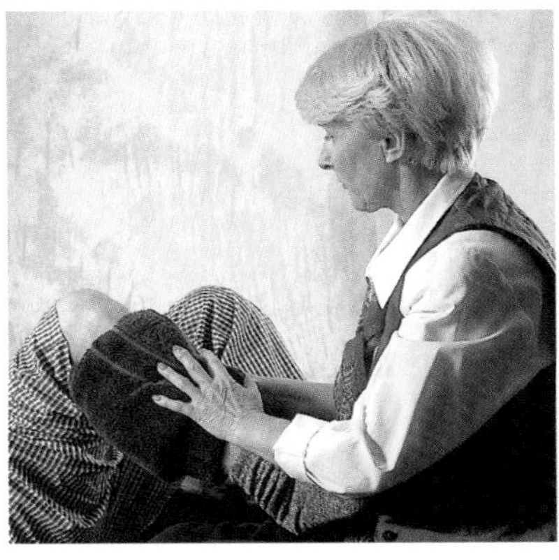

Si la fiebre es muy alta, se pueden poner compresas en las pantorrillas. Pero cuidado: ¡en caso de trastornos irrigatorios con las piernas frías no hay que utilizar esta medida!

Presión sanguínea

La medición de la presión sanguínea descrita anteriormente (*véase* pág. 90) también se puede hacer en casa sin problemas. En las tiendas especializadas en medicina y en las farmacias se pueden adquirir aparatos para tomar la tensión.
La presión sanguínea debe controlarse preferentemente al mismo tiempo que la temperatura, ya que también en este caso los datos sólo son comparables si se obtienen bajo las mismas condiciones.

Excreciones

A la mayoría de los enfermos les resulta muy desagradable tener que hacer sus necesidades en la cama, especialmente cuando están presentes otras personas, ya que ello vulnera la intimidad. La inhibición psíquica y la postura no habitual en la cama pueden dificultar las excreciones. Como consecuencia no es raro que se presente constipación y retención de orina. La persona que cuida al enfermo tiene que procurar que la atmósfera de la habitación sea agradable, tranquila y sin estorbos.
Los enfermos que deban permanecer en cama han de disponer de una cuña para la evacuación de heces y orina. A fin de evitar la desagradable sensación de frío, hay que enjuagar la cuña con agua caliente antes de su uso. Los hombres pueden utilizar, además, una botella para la orina. Si existe peligro de contagio, hay que mezclar un desinfectante adecuado con las excreciones antes de evacuarlas.

Debido a la postura no acostumbrada, suele resultar desagradable tener que hacer las necesidades en la cama. Además, el cuidador tiene que procurar no vulnerar la intimidad del enfermo.

Medicamentos

Las personas mayores tienen que ser especialmente rigurosas con las prescripciones en la administración de medicamentos.

Evidentemente, los medicamentos recetados se han de administrar siguiendo exactamente las prescripciones del médico. Antes de visitar al médico y de la determinación del diagnóstico, el paciente no ha de tomar ningún analgésico. Los medicamentos de fuerte acción se han de mantener alejados de los niños. Los supositorios recetados por el médico se han de introducir en el recto a la mayor profundidad posible. Por motivos higiénicos, el cuidador debe protegerse el dedo utilizado para ello con un dedo de goma.

Documentación

Los datos interesantes para el médico son:

- *temperatura*
- *pulso*
- *respiración*
- *presión sanguínea*
- *defecación*
- *particularidades*

¡Acompañe siempre estos datos del día y la hora!

Es importante para el médico responsable del tratamiento que el cuidador observe regularmente el estado y el comportamiento del paciente y, a ser posible, haga las anotaciones correspondientes, apuntando diariamente, por ejemplo, la evolución de la temperatura corporal y la frecuencia del pulso. El pulso se mide colocando los dedos índice y corazón sobre la parte radial de la muñeca (pulso radial) del paciente. El número de pulsaciones por minuto es decisivo. Asimismo, es importante observar las excreciones del enfermo (heces, orina, esputo, vómitos, sudor). Es imprescindible anotar las posibles alteraciones, irregularidades e impurezas y recoger muestras para el médico. Las muestras son especialmente necesarias en caso de intoxicación.
El comportamiento del enfermo tras una medida terapéutica determinada es tan relevante para el médico como la frecuencia respiratoria (adultos entre 16 y 20 respiraciones por minuto). Cualquier irregularidad o divergencia se ha de comunicar al médico de inmediato.
Todos estos datos se han de incluir de forma continuada en una lista de elaboración propia. Es muy importante dejar constancia de la fecha y la hora de cada anotación.

Acumulación de secreciones

En caso necesario hay que guardar los vómitos y el esputo para poder enseñárselos al médico.

Si se ha producido una acumulación de secreciones en las vías respiratorias del paciente, existe el peligro de una neumonía. De modo que hay que hacer que el enfermo encamado expectore varias veces al día. Para ello, éste debe tener a mano una escupidera y celulosa. La expulsión del esputo se ha de hacer en posición sentada, ya que así aumenta la tensión de la musculatura abdominal. Si el paciente expulsa secreción en abundancia, a continuación deberá lavarse la boca. Los residuos se evacuarán cuidadosamente. Hay que valorar el esputo según la cantidad, el color, la consistencia y las impurezas que contenga. Además, resulta útil dejar a mano una palangana o un cubo pequeño especialmente indicado para estos menesteres.

Peligro de contagio

Las enfermedades contagiosas exigen unas medidas higiénicas especiales.

En las enfermedades contagiosas, hay que tener en cuenta unas medidas higiénicas especiales para la seguridad de los cuidadores o del resto de habitantes de la casa. Entre ellas destacan principalmente el uso de una bata protectora así como la limpieza y desinfección profunda de las manos al abandonar la habitación. Los excrementos y la orina se han de tratar con un desinfectante antes de verterlos por el retrete, y dejarlos en reposo durante como mínimo dos horas después de removerlos con una varilla de madera. Los apósitos sucios preferentemente se han de quemar. Si ello no es posible, hay que contratar a empresas de evacuación especializadas. En los casos más graves también hay que guardar aparte los platos y los cubiertos del enfermo y desinfectarlos. A los pacientes con una enfermedad contagiosa no se les debe trasladar al hospital en taxi ni en un medio de transporte público, sino que han de ser transportados en una ambulancia especial, que se pueda desinfectar.

¡Los pacientes con enfermedades contagiosas no deben utilizar transportes públicos ni taxis para ir al hospital!

Ejercicios de movilidad (movilización)

Los enfermos con la movilidad completa o parcialmente limitada deben ser movilizados con la mayor frecuencia posible, siempre que su estado y su cuadro clínico lo permitan. Cualquier tipo de movilización provoca poner en movimiento determinadas articulaciones y mantener sus funciones. Los **ejercicios de movilidad pasivos** se llevan a cabo sin que el paciente colabore activamente (en personas sin conocimiento, paralíticos o pacientes muy debilitados). Estos ejercicios también pueden servir como preparación de ejercicios más activos tras una inmovilización prolongada de determinadas partes del cuerpo (por ejemplo después de fracturas).

En los **ejercicios de movilidad activos**, el paciente colabora activamente (en enfermedades cardiocirculatorias o trastornos del aparato locomotor). Después de enfermedades graves hay que empezar con un entrenamiento circulatorio ligero: ponerse de pie, balancear las piernas, movimientos suaves, entre otros de las mismas características.

También se pueden hacer **ejercicios de tensión isométricos** en determinados grupos musculares. El paciente pone en tensión cada grupo muscular durante dos o tres segundos frente a una resistencia. El objetivo de estos ejercicios es conseguir una intensificación del tono muscular en los pacientes postrados en cama e inmóviles, sin cargar demasiado el corazón y la circulación, ya que eso podría comportar la aparición de graves enfermedades.

Los ejercicios de movilidad pasivos se llevan a cabo sin que el paciente colabore activamente.

En los ejercicios de movilidad activos, el paciente debe colaborar activamente.

Los ejercicios de tensión isométricos aumentan el estado de tensión normal de la musculatura (tono muscular).

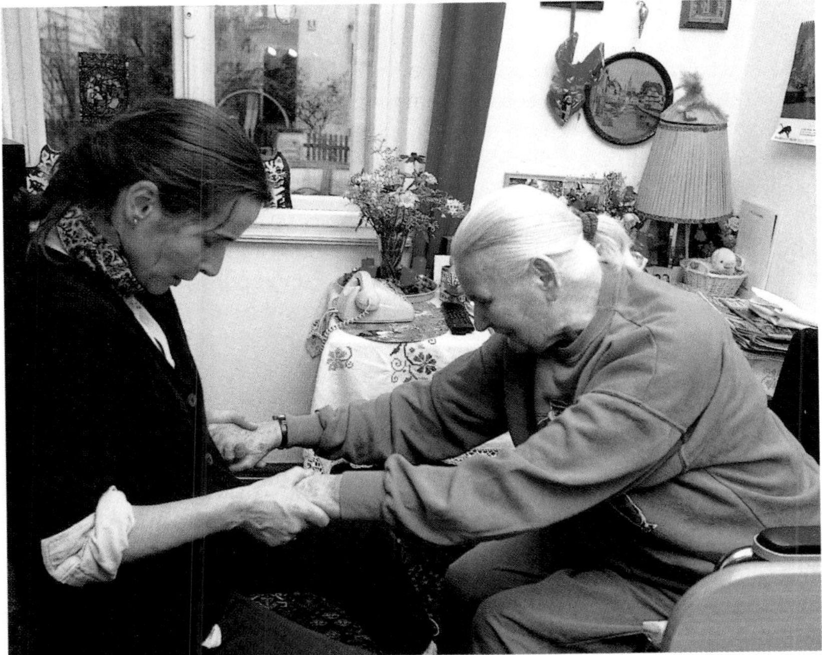

La movilización tiene una gran importancia en el proceso de recuperación tras un largo período de postración en cama. El tipo de movilización depende del estado del paciente y del cuadro clínico.

El enfermo debe mantener su independencia e intimidad en la medida de lo posible.

La convivencia con el enfermo

Aun cuando el objetivo principal de los cuidados al enfermo es ofrecer la ayuda que el enfermo necesita en sus tareas cotidianas y el restablecimiento en lo posible de su salud, es importante no olvidar en ningún momento que el enfermo debe mantener su independencia e intimidad en la medida de lo posible, ya que de otra manera se estará actuando en contra de su restablecimiento. Es importante recordar este hecho, principalmente cuando la asistencia del enfermo se realiza en casa por los familiares, que generalmente no cuentan con una preparación especializada.

Generalmente, los familiares tienden a sobreproteger al enfermo, a satisfacer su más mínimo capricho. Con buena intención desean evitar cualquier molestia que perturbe a su ser querido. Sin embargo, un exceso de celo sólo consigue que el enfermo no se esfuerce y se retrase su recuperación. Existe el peligro de que el paciente se acomode en su «papel de enfermo», en el que recibe la atención y el amor de toda la familia sin ningún esfuerzo por su parte. Este hecho se hace especialmente importante en el caso del niño enfermo, que puede volverse caprichoso y dictador, manejando a los preocupados padres a su antojo.

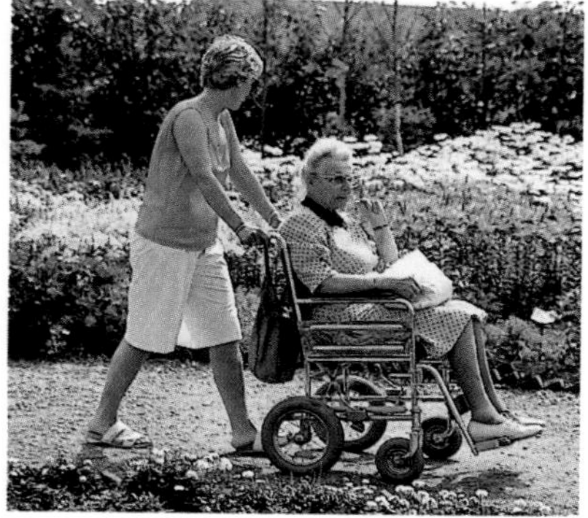

Es posible, e incluso aconsejable, que el paciente no permanezca todo el día en la cama. En ocasiones, un sillón cómodo, e incluso un paseo al aire libre, le serán de gran ayuda.

Cuando un miembro de la familia está enfermo, especialmente cuando se trata de una enfermedad crónica, el equilibrio de la estructura familiar se altera. En el caso de que se trate de un niño, la atención se desviará fácilmente hacia el pequeño enfermo, lo que puede crear situaciones de celos entre hermanos. Generalmente, en nuestra sociedad, la mujer es la encargada de ocuparse de los miembros enfermos de la familia, tarea que puede absorberla por completo, con lo que el resto de la familia puede sentirse «abandonada» y pueden crearse problemas incluso dentro de la relación de pareja.

Por otra parte, el enfermo demasiado protegido puede sufrir una disminución de su autoestima, puede llegar a sentirse inútil y con frecuencia se siente aislado en el reducido mundo que representa su habitación de enfermo.

Por ello es importante que participe en la medida de lo posible en las actividades familiares. Siempre que su estado se lo permita debe compartir la mesa con el resto de la familia a las horas de las comidas (aun cuando su dieta sea diferente a la del resto de la familia).

Normalmente, es posible e incluso aconsejable que el paciente no permanezca todo el día en la cama. Un sillón cómodo instalado en la habitación principal de la casa permitirá al enfermo unas horas de compañía fuera de su habitación, lo que fomentará su sensación de integración dentro del seno familiar.

Cuando el enfermo debe permanecer en su habitación, no debe olvidarse que para su bienestar no basta sólo con los cuidados habituales (higiene, curas, etc.), sino que también es importante la compañía, el amor y el aliento de todos los miembros de la familia, incluidos los niños. Esto es especialmente importante en caso de que se trate de un anciano, ya que las personas de edad avanzada tienden con gran facilidad a encerrarse en sus recuerdos y desconectarse progresivamente de su entorno, lo que se ve favorecido cuando deben permanecer recluidos durante largo tiempo debido a una enfermedad. Por ello es importante que mantengan contacto con todos los miembros de la familia y sobre todo con los más jóvenes.

La habitación del enfermo debe cumplir unas normas higiénicas básicas, pero no debe convertirse en una réplica de la habitación aséptica del hospital.

La habitación del enfermo debe cumplir unas normas higiénicas básicas, pero en ningún momento debe convertirse en una réplica de la habitación aséptica del hospital. Unas flores, un cubrecama de colores alegres, las fotos de los seres queridos pueden ayudar a mejorar el estado de ánimo del enfermo y hacerle olvidar en cierta medida su enfermedad.

El enfermo debe estar informado en todo momento sobre su enfermedad, siempre de acuerdo con su capacidad de comprensión y asimilación de la información. Deben responderse sus preguntas sobre el estado y los tratamientos que se le están aplicando. Muchas veces, sobre todo cuando se trata de una enfermedad grave, los familiares evitan facilitar cualquier información sobre la enfermedad o la evolución del tratamiento porque desean «evitar más sufrimientos» a su ser querido. Sin embargo, la desinformación crea ansiedad y hace volar la imaginación del enfermo que en ocasiones llega a crear situaciones mucho más dramáticas de lo que en realidad son.

En el caso de los enfermos terminales, con frecuencia se decide que pasen sus últimos días en el seno de la familia, lo que puede crear graves conflictos cuando no se ha asimilado por completo su estado. Es importante que el enfermo se sienta acompañado, pero para ello las personas que lo rodean deben conseguir un ambiente relajado, en el que no desaparezca en ningún momento la comunicación, donde no se creen silencios angustiantes y donde el enfermo se sienta acompañado en sus últimos momentos.

En caso necesario, los familiares deben buscar apoyo profesional para sobrellevar la situación de sobrecarga que supone el cuidado del enfermo. El médico debe aconsejarles sobre las actitudes más adecuadas frente al enfermo. Existen además muchas asociaciones en las que los familiares se reúnen y comparten experiencias. El hecho de saber que otras personas se encuentran en su misma situación y el poder aprovecharse de la experiencia de otras personas es de gran ayuda para la familia y en último extremo para el propio enfermo.

Cuando un ser querido cae enfermo tendemos siempre a volcarnos en su cuidado, queremos darlo todo para que él se sienta lo mejor posible. Sin embargo, y sobre todo cuando se trata de una enfermedad que se prevé puede ser prolongada, es aconsejable dosificar las fuerzas. Es importante repartir la responsabilidad entre los distintos miembros de la familia, de forma que cada uno de ellos disponga del tiempo suficiente para seguir con su vida cotidiana. Es necesario salir, encontrarse con los amigos, tener la posibilidad de «desconectar» durante un rato y permitirse olvidar las preocupaciones. El hecho de pasarlo bien no debe hacernos sentir culpables, no significa que no estemos preocupados por el ser querido. Sólo se está en disposición de ofrecer ayuda cuando nos sentimos bien y relajados. Nuestra ansiedad no ayuda en nada al enfermo. Una vez nos hemos dado la posibilidad de «recargar las pilas», nos encontramos de nuevo en disposición de afrontar las situaciones que se nos presenten en el cuidado del familiar enfermo.

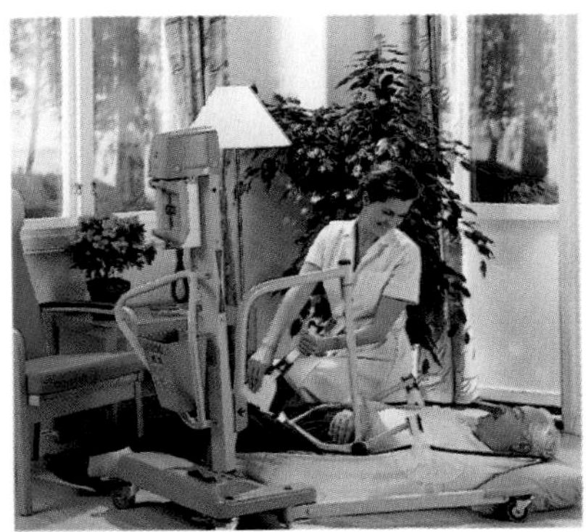

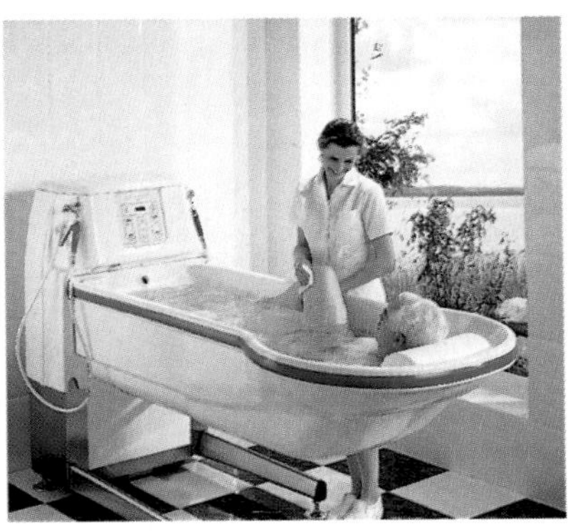

La movilidad es fundamental en los períodos de recuperación y restablecimiento. A veces es preciso solicitar ayuda externa.

Si se ha diagnosticado una enfermedad mortal, los cuidados del enfermo deben concentrarse en la mitigación del dolor y de los síntomas.

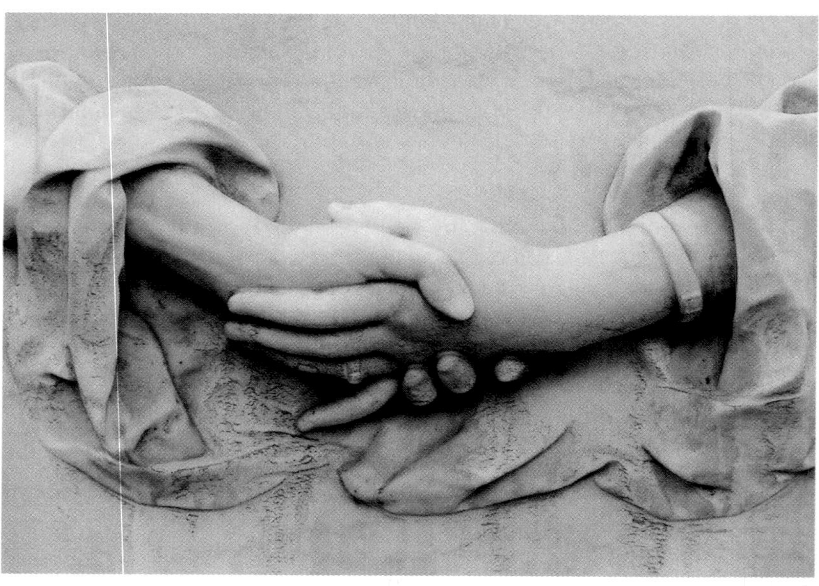

Asistencia del enfermo terminal

*El tratamiento asistencial y médico intensivo concentrado única y exclusivamente en la mitigación de los síntomas, el dolor y los temores de un enfermo terminal, recibe el nombre de **terapia paliativa**.*

Algunas enfermedades desembocan en una fase terminal incurable. En estos casos, los enfermos necesitan un tratamiento que tenga en cuenta su estado. Los esfuerzos médicos deben pasar del tratamiento activo a unos cuidados intensivos que mitiguen los síntomas, el dolor y los temores. Estos cuidados reciben el nombre de terapia paliativa.

Morir en un entorno conocido

Casi todos los pacientes terminales sienten el deseo de poder permanecer en el entorno habitual hasta el final de la vida y, en la actualidad, sólo aproximadamente un tercio de las personas afectadas pueden verlo satisfecho. Es indispensable que los familiares y amigos estén totalmente dispuestos a enfrentarse a las correspondientes molestias. Los familiares, los médicos del hospital y el médico de cabecera, en estrecha colaboración, deben meditar a fondo la decisión. No obstante, el factor determinante final debe ser siempre el deseo del paciente. El médico del hospital debe informar al de cabecera sobre el diagnóstico, la medicación y las medidas asistenciales especiales. Es importante que se prescriban cuidados domésticos al enfermo. A este respecto se distingue entre cuidados terapéuticos (medidas especiales tales como profilaxis de úlceras por decúbito, inyecciones, cambio de vendajes), y cuidados básicos (medidas generales tales como lavar y acostar al paciente).

Responsabilidad de los familiares

El miedo de los familiares a cometer errores en los cuidados es un serio problema.

El miedo de los familiares a cometer algún fallo en los cuidados del enfermo, a sentirse impotentes o no poder soportar la carga psíquica en caso de que éste sufra dolores insoportables es un serio problema. Los cuidadores tienen que tener la certeza de que pueden recurrir a ayuda especializada mientras dispensan estos cuidados. En tal caso, pueden dirigirse a servicios sociales de organizaciones eclesiásticas o comunitarias. Con su ayuda se pueden resolver las cuestiones técnicas, tales como el suministro de comida, la prescripción y preparación de una cama de hospital y de una silla de ruedas, etc. Los familiares no deben vacilar en hacer uso de estos servicios, ya que se trata de garantizar sus fuerzas para unos cuidados de 24 horas.

Todas las sociedades benéficas conocidas facilitan información y ayuda. Nadie tiene que dudar en hacer uso de esta oferta de ayuda.

El que busque asesoramiento y ayuda puede dirigirse, en primer lugar, a todas las sociedades benéficas conocidas: Cáritas, Cruz Roja, etc.
El que quiera informarse específicamente sobre el derecho a morir dignamente puede dirigirse, además de a las sociedades benéficas antes mencionadas, a la Asociación para el Derecho a Morir Dignamente, Av. Portal de l'Àngel, 7, 08002 Barcelona (España).

¿Está indicada la administración de morfina?

Los preparados de morfina hacen desaparecer el dolor y permiten al paciente participar de forma limitada en la vida doméstica. Hoy en día ya no es necesario administrarlos mediante inyecciones, sino que pueden tomarse en forma de comprimidos. No hay que esperar a que el dolor vuelva a aparecer: es mejor administrar los medicamentos a intervalos regulares, cada cuatro horas como promedio. Las objeciones contra la utilización de morfina se centran en el peligro de adicción y en la disminución del tiempo de vida debido a la influencia sobre el centro respiratorio.

La experiencia ha demostrado que la **dependencia física** que se desarrolla al administrar esta sustancia regularmente no constituye ningún problema significativo. Es muy raro que se presente una **dependencia psíquica**, ya que si la administración está controlada no se produce un aumento rápido del nivel de morfina en la sangre como ocurre en el caso de los drogodependientes.

El dolor experimentado también se ve influenciado por factores psíquicos, especialmente por el miedo al dolor, la soledad y la depresión. Diversos estudios han demostrado que la dosis de morfina a menudo se puede reducir cuando el enfermo es capaz de influir sobre su propio estado, por ejemplo mediante la toma de soluciones acuosas de morfina, y los componentes psíquicos se ven reducidos con un tratamiento regular.
En caso de administración oral de morfina cuidadosamente dosificada, el efecto sobre el centro respiratorio es muy reducido, tal y como demuestran diversos estudios al respecto realizados por eminentes científicos y personal médico. Al principio del tratamiento se observan otros efectos colaterales tales como náuseas, que suelen desaparecer al cabo de pocas semanas, y constipación, que hace necesaria la ingestión regular de laxantes.

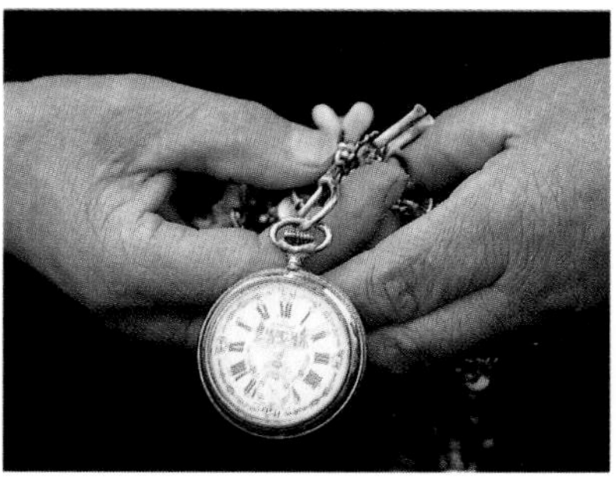

La muerte no debe significar que simplemente haya que dejar pasar el tiempo que nos queda. Los últimos días también pueden significar intensa proximidad y búsqueda de sentido.

Los médicos no están obligados a poner en práctica todo tratamiento posible técnicamente sólo para prolongar artificialmente la fase terminal de un paciente sea cual sea su calidad de vida.

Eutanasia activa y pasiva

Mucha gente piensa que todos los médicos están obligados por ley a prolongar la vida de sus pacientes sea cual sea su calidad de vida. De hecho, es cierto que los médicos tienen como cometido proporcionar a sus pacientes unos cuidados adecuados, pero ello no significa que tengan que llevar a cabo cualquier tratamiento técnicamente posible.

La mitigación del dolor y del sufrimiento es, junto con la prolongación de la vida, un objetivo de la práctica médica. Se trata de armonizar estos dos objetivos en beneficio del paciente.

Los riesgos terapéuticos, las posibilidades de éxito y la calidad de vida del tiempo que resta de vida se han de analizar en cada paciente de acuerdo con el curso de la enfermedad, su pronóstico y su situación personal. ¿Quién, aparte del interesado, puede decidir con qué rasero quiere medir su calidad de vida? No obstante, el enfermo sólo puede tomar esta decisión si se le explica cuál es su estado.

Los médicos tienen la obligación ética de dosificar los medicamentos de forma que hagan tolerables el miedo y el dolor.

Los médicos tienen una obligación **ética** de dosificar los medicamentos de forma que el miedo y el dolor sean tolerables. En España, como en muchos otros países, no existe ninguna obligación **legal** de eutanasia pasiva (renuncia a medidas que prolongan la vida) y la situación jurídica es confusa. Esta zona intermedia entre la obligación ética y la (ausencia de) regulación legal puede tener consecuencias desagradables. Un médico que practique la eutanasia pasiva, según el deseo expreso de un paciente, puede tener muchos problemas en los tribunales. El médico no puede, en ningún caso, aplicar una medida con el objetivo de contribuir a la muerte (ayuda para morir o eutanasia activa). El médico no puede ayudar a un paciente terminal aunque éste exprese el deseo de que el médico le ayude a quitarse la vida.

Actualmente se discute la liberación penal de la eutanasia activa en determinadas circunstancias. Esta demanda refleja la preocupación de muchas personas por el aislamiento, la dependencia y la falta de dignidad de los enfermos terminales. Pero también se puede interpretar de forma diferente: como rechazo de la desgracia, la imperfección y el dolor del espíritu de la época, orientado hacia valores materiales y una eficiencia (aparente). Una solución humana sólo puede ir precedida por una nueva orientación de los valores, de modo que con una mejora fundamental de las posibilidades materiales y personales se garanticen unos cuidados orientados hacia las necesidades del enfermo y de sus familiares.

Los últimos días

El control de los síntomas puede mantenerse mediante la administración de supositorios e inyecciones cuando la deglución resulta imposible.

Los enfermos en fase terminal con frecuencia sufren disfagia, náuseas, vómitos, sequedad o dolor de boca, constipación, disnea, tos, debilidad general y pérdida de apetito. Todos estos trastornos se pueden mitigar sintomáticamente; el médico de cabecera y las enfermeras pueden prescribir los medicamentos y medidas correspondientes. Los familiares que cuidan al enfermo se dan cuenta de que con su ayuda pueden hacer algo. El contacto físico es un signo de amor y dedicación al enfermo, aun cuando puede que éste despida un olor desagradable. El control de los síntomas puede prolongarse mediante la administración de supositorios e inyecciones cuando la deglución resulta imposible.

Hablamos de fase terminal cuando se inicia el proceso de muerte debido a que la irrigación de los órganos vitales ya no es suficiente. No todos los sentidos dejan de funcionar al mismo tiempo: el oído se conserva durante más tiempo.

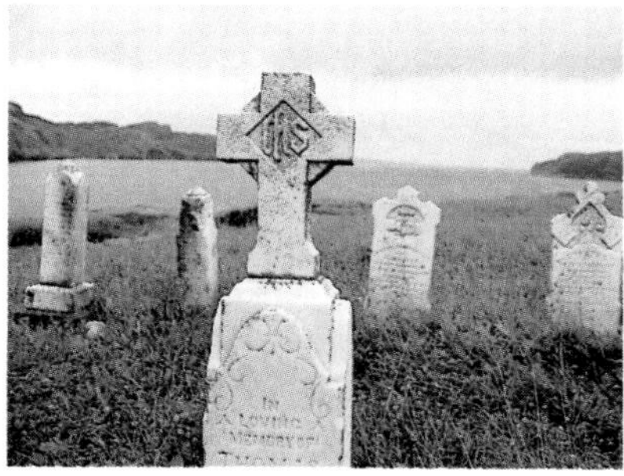

El dolor no aparece después de la muerte: la aceptación de la enfermedad mortal de un amigo o familiar marca el inicio del sufrimiento.

- Las personas que se encuentran junto al lecho de muerte deben actuar como si el enfermo pudiera oírlo y verlo todo.
- La «agonía» tiene a menudo un efecto espantoso sobre los cuidadores. No obstante, el enfermo está inconsciente y ya no siente dolor.
- El acariciar al enfermo, secarle la saliva o el sudor, humedecerle los labios o, simplemente, tomarle la mano hacen que no se pierda el contacto cuando las palabras ya no llegan hasta él. La agitación es menor cuando hay una persona querida junto a la cama.

Cómo soportar el dolor

Los familiares tienen que aprender a percibir sus propias necesidades, ya que si no, no tendrán la fuerza interior suficiente para un cuidado intensivo. El acompañar al moribundo hasta el final del camino exige conservar en lo posible la propia identidad y salud. Los familiares empiezan a hacerse a la idea de la vida sin el enfermo. El momento del dolor empieza cuando se acepta la enfermedad mortal.
El sufrimiento es un fenómeno físico y psíquico y no hay ninguna forma buena o mala de soportarlo; cada uno debe encontrar la suya. Sin embargo, siempre se observan unos modelos de comportamiento que se repiten. Con frecuencia, las primeras reacciones ante la inminente pérdida son *shock*, negación y estupor. Este estupor emocional puede prolongarse más o menos. El final de esta fase a menudo viene marcado por el llanto, manifestaciones de furia, resentimiento hacia el destino y atribuciones de culpabilidad a los médicos. Hasta que no es verdaderamente consciente de la pérdida, la persona afligida no muestra un profundo pesar. Con frecuencia experimenta dolores físicos o un empeoramiento de enfermedades ya existentes. Durante las semanas y los meses posteriores salen a la superficie sentimientos intensos. El hablar sobre la pérdida es una forma de superarlo y otra forma consiste en encerrarse en sí mismo para experimentar los sentimientos en solitario. Los sentimientos de culpabilidad son frecuentes en aquellos padres que han perdido a sus hijos. El miedo a más pérdidas, la observación aprensiva de los familiares y la retracción inconsciente en una enfermedad física pueden expresar el dolor al igual que el comportamiento depresivo. La fatiga, la apatía, los trastornos del sueño, la inquietud, son síntomas que se detectan con frecuencia. Los lapsos de tiempo entre estos «baches» son cada vez más prolongados hasta que acaban por desaparecer. Generalmente, en el caso de la pérdida de una persona allegada esta situación puede durar muchos meses o incluso años. Los médicos hablan de dolor patológico cuando al cabo de medio año sigue siendo tan fuerte que afecta a la capacidad laboral y vital. En el caso inverso, la supresión del dolor puede desencadenar enfermedades psicosomáticas.

El sufrimiento es un fenómeno físico y psíquico y no existe una forma buena o mala de enfrentarse a él; cada uno tiene que encontrar la suya.

El momento de la muerte también es una oportunidad para todos los implicados: permite experimentar la proximidad y encontrar sentido, y enseña a enfrentarse con los hechos fundamentales de la vida, de los que forma parte la muerte.

La supresión del dolor puede desencadenar enfermedades psicosomáticas.

La medicina moderna ha redescubierto una antigua ciencia: las causas de muchas dolencias físicas están relacionadas con el psiquismo.

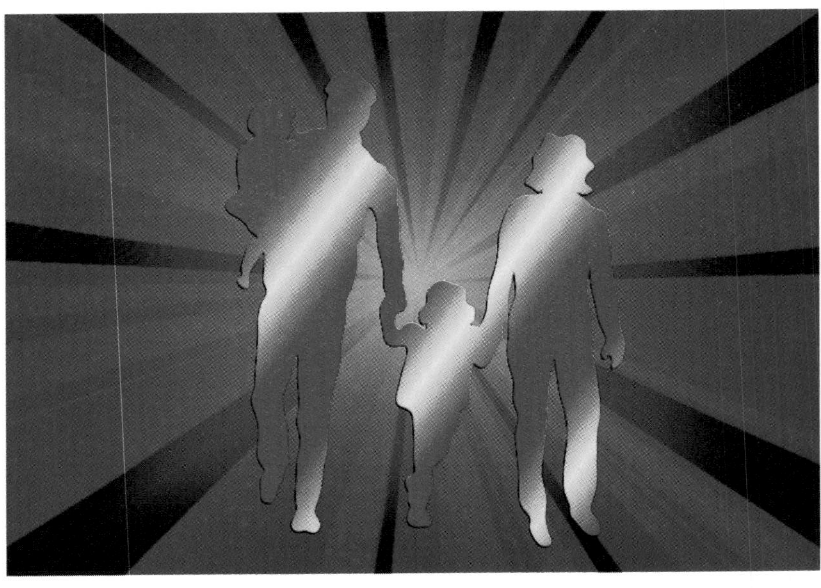

PSICOTERAPIA

La psicoterapia forma parte de uno de los campos más importantes redescubiertos por la medicina moderna: muchas enfermedades físicas no sólo están relacionadas con cargas emocionales, sino que tienen como auténtica causa perjuicios o trastornos que deben buscarse y que se encuentran (directa o indirectamente, parcial o totalmente) en el ámbito emocional. También es frecuente el caso inverso, es decir, que trastornos orgánicos provoquen o favorezcan enfermedades psíquicas. O expresado de forma positiva: la salud física siempre está en relación con la salud psíquica; si una de las dos falta, la otra no tarda en verse afectada.

La salud física siempre está unida a la salud psíquica; si una de las dos falta, la otra no tarda en verse afectada.

¿Cómo se produce esta relación y por qué la ciencia que la estudia está adquiriendo mayor importancia precisamente ahora? El ser humano ha adaptado durante miles de años su organismo y sus modos de comportamiento a las condiciones medioambientales, relativamente constantes durante mucho tiempo, de su hábitat específico y se ha desarrollado en interacción con y exponiéndose permanentemente a ellas. Pero en un espacio de tiempo muy corto desde el punto de vista evolutivo (a partir del siglo pasado), este entorno ha sufrido una modificación tan profunda que la adaptación no ha podido ir a la par. Esto afecta especialmente a los avances tecnológicos y científicos y a las modificaciones básicas de las condiciones laborales y de vida derivadas de ellos. La carga del proceso laboral se desplaza cada vez más y a un ritmo frenético de la actividad física a la mental. La consecuencia es que cada día es más frecuente la contraposición de las exigencias físicas insuficientes frente a la sobrecarga psíquica. El estrés, el bombardeo de estímulos y los conflictos de decisión pasan cuentas y no es raro que superen los límites de nuestra capacidad de adaptación. El centro neurálgico es el sistema nervioso. Este mecanismo sensible, y por consiguiente especialmente propenso a sufrir trastornos, que realiza el intercambio entre sensación y reacción física, entre conocimiento y acción (o sea, entre el psiquismo y el cuerpo), está sujeto a una presión especialmente fuerte bajo esas condiciones que, a veces, resulta excesiva. En tal caso puede ocurrir que la unidad del cuerpo, la mente y el espíritu, que es de vital importancia, amenace con romperse. Como consecuencia se producen trastornos de la salud y, a ve-

El estrés, el bombardeo de estímulos y los conflictos de decisión pasan cuentas y no es raro que superen los límites de nuestra capacidad de adaptación.

ces, enfermedades graves. Si el médico sólo se ocupa del tratamiento de los síntomas físicos y descuida los factores psíquicos, la curación no tiene éxito o no es duradera. El principio de totalidad, con tanta frecuencia reivindicado en medicina, sólo se hará realidad si los médicos convierten en un principio médico generalmente aceptado el tratar a las personas que necesitan ayuda y no sólo síntomas aislados. A este respecto, la psicoterapia constituye tanto un método terapéutico como una ayuda vital que el médico puede, y en la mayoría de los casos debe, brindar al paciente.

Mediante la psicoterapia se pueden eliminar o reducir aquellos trastornos de la salud en los que influyen esencialmente las fuerzas nerviosas y sociales y en los que se ve alterada la integridad de la personalidad o afectado el equilibrio de la persona en su adaptación al entorno.

La psicoterapia como principio terapéutico médico-psicológico

La psicoterapia es un principio terapéutico médico-psicológico que, preferentemente, hace uso de métodos y técnicas psíquicas. Entre éstos figuran el lenguaje, incluido el lenguaje corporal, diversas técnicas prácticas y sugestivas, así como un amplio programa de métodos de entrenamiento físicos/psíquicos, de los que hablaremos con más detalle en este capítulo.

La psicoterapia como método independiente se emplea principalmente en caso de trastornos del estado de salud y del comportamiento con o sin sintomatología física. Normalmente se trata de reacciones de estrés, neurosis y toda una serie de enfermedades psicosomáticas que pueden aparecer en cualquiera de nosotros de manera súbita, en parte debido a nuestro modo de vida.

En combinación con otras disciplinas médicas, los métodos psicoterapéuticos también son de utilidad en enfermedades mayoritariamente físicas cuando es posible reducir las cargas psíquicas causadas por la enfermedad y sus consecuencias.

La psicoterapia no se prescribe sino que se acuerda.

Asimismo, las formas de tratamiento psicoterapéutico pueden mejorar considerablemente las perspectivas de curación en caso de dependencias, fobias, perversiones y psicosis. Además, los métodos de la psicoterapia están adquiriendo cada vez mayor importancia en la lucha contra el dolor, los trastornos del sueño, así como en los más que conocidos estados nerviosos por exceso de fatiga y de temor.

Relación paciente-terapeuta

A diferencia de la mayoría de terapias médicas, la psicoterapia no se prescribe sino que se acuerda. El tratamiento se lleva a cabo en colaboración entre el terapeuta y el paciente o un grupo de pacientes. El objetivo que hay que conseguir junto con el paciente consiste, normalmente, en eliminar los síntomas o, lo que es más real, en disminuirlos. Los síntomas pueden ser los trastornos físicos más diversos, pero sobre todo también dolor, miedo, tensiones perturbadoras, inhibiciones, presiones y otros similares.

La psicoterapia cumple con su objetivo cuando el paciente es capaz de conseguir una nueva y mejor comprensión de su situación mediante un cambio en la percepción de su propio cuerpo, así como de las relaciones con otras personas y con el entorno.

Este objetivo se puede alcanzar cuando el paciente es capaz de conseguir una nueva y mejor comprensión de su situación mediante un cambio en la percepción de su propio cuerpo, así como de las relaciones con otras personas y con el entorno. Sobre esta base se irán corrigiendo las vivencias, el pensamiento, los deseos y los actos; es posible volver a aprender lo sabido y aprender cosas nuevas. Sus logros devendrán en la estabilización del valor propio de la personalidad, la condición más importante de una persona para un dominio activo de la vida. De este modo, la psicoterapia contribuye a hacer realidad las exigencias de una medicina global moderna, orientadas a reconocer y observar las señales del cuerpo, estabilizar el psiquismo y favorecer las fuerzas de defensa, entre otros factores.

No existe ninguna medida objetiva para calcular la magnitud de los trastornos psíquicos. Cada paciente debe ser examinado individualmente junto con sus problemas.

Psiquismo sano y enfermo

Cuando se trata de la aplicación práctica de los métodos psicoterapéuticos, lo primero que hay que hacer siempre es aclarar las causas y la magnitud del daño psíquico. A diferencia de lo que ocurre en muchos ámbitos de la medicina académica de orientación científica, no existe ningún aparato de medición ni ningún valor límite para ello. Hay que depender de unos criterios más o menos generales cuya valoración se hará en función exclusiva de cada individuo. Partiendo de esta base y siendo conscientes de la fluctuación constante de los límites entre salud y enfermedad, a continuación exponemos seis rasgos que pueden ser característicos de una persona psíquicamente sana:

Seis características de la salud psíquica:

1. La persona psíquicamente sana tiene una actitud razonable hacia sí mismo; se ve a sí mismo de forma realista, tal y como es, y se analiza críticamente, pero sin perder la autoestima.
2. Está interesado en que su desarrollo interior y su autorrealización resulten armónicos. Quiere llegar a obtener las mejores posibilidades de sí mismo.
3. Se esfuerza por conseguir la unidad interior de sus aspiraciones y objetivos. No se deja desmoralizar por ideas de objetivos que no son compatibles entre sí, sino que, por el contrario, intenta resolver los conflictos resultantes.
4. Es una persona autónoma, es decir, está determinada por sí mismo y no depende de nadie en lo que respecta a sus objetivos.
5. Percibe la realidad tal como es, es decir, no se deja influenciar por deseos o temores que puedan afectar su concepción y valoración del mundo externo.
6. Es capaz de conformar por sí misma sus condiciones de vida, entre las que destacan la capacidad de amar, el equilibrio del amor, el trabajo y el ocio, la estructuración de las relaciones interpersonales y la capacidad de reaccionar adecuadamente en cada situación, de adaptarse y de resolver problemas.

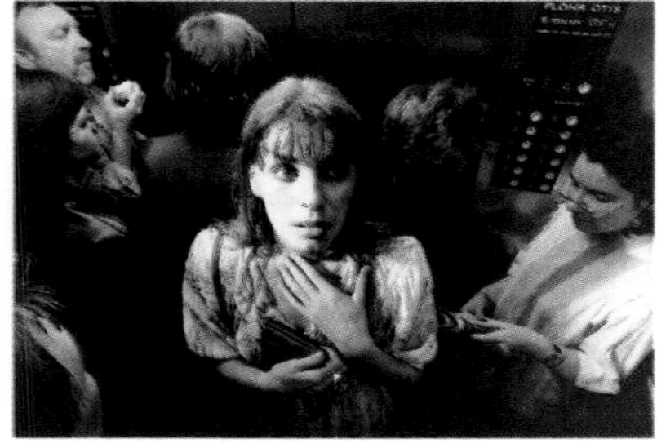

Los miedos y las fobias son uno de los trastornos más frecuentes en el ámbito psíquico.

Trastornos de la salud psíquica

A partir de ahora, cuando hablemos de enfermedades y trastornos psíquicos no nos estaremos refiriendo a enfermedades y trastornos psiquiátricos, ya tratados en el capítulo «El sistema nervioso y sus enfermedades». Estas dolencias suelen ser fatales y a veces inevitables, mientras que, mayoritariamente, los trastornos y enfermedades expuestos a continuación se deben a que las personas afectadas reaccionan de forma errónea o desproporcionada a las señales de advertencia del propio cuerpo o a influjos perturbadores del entorno. En la mayoría de los casos, ambos factores están estrechamente relacionados: el organismo responde a influjos procedentes del exterior con un menoscabo proporcional de sus funciones y, así, muestra el camino hacia las posibles causas, que se pueden descubrir y superar mediante la psicoterapia.

ESTRÉS PSICOSOCIAL

El estrés como factor de riesgo causante de enfermedad está relacionado con otros muchos factores de riesgo conocidos, como el sobrepeso, la hipertensión, la hiperlipidemia, la hiperglucemia, la falta de ejercicio y el tabaquismo; todos ellos provocan un desgaste prematuro del organismo que se traduce especialmente en arteriosclerosis. Además, existen otras interrelaciones: una persona con prisas y en tensión llevará una mala alimentación. Puede que fume. Lleva un estilo de vida con una tensión constante y sin relajación. Hay que ser conscientes de esta amenaza, ya que muchos de estos modos de comportamiento son absolutamente cotidianos.

Por estrés entendemos el complejo programa de adaptación del ser humano a situaciones nuevas, su respuesta a todos los estímulos que alteran su equilibrio personal. En resumidas cuentas, se trata de un estado completamente normal, ya que la tensión, el esfuerzo y los compromisos forman parte de nuestra vida. Sin ellos, los grandes trabajos son impensables, al igual que las emociones fuertes. Cuando desaparecen, normalmente tiene lugar una beneficiosa relajación. Este tipo de carga a corto y medio plazo, también llamado **euestrés**, es inofensivo. La repetición de este tipo de situaciones puede incluso servir como entrenamiento para incrementar la fuerza de resistencia frente a cargas psíquicas. Las cosas se complican cuando la tensión no disminuye, cuando se registran fracasos, predominan sentimientos negativos o no hay pausas de descanso. El estrés permanente, también denominado **disestrés**, puede amenazar la salud. Los estados de tensión crónicos favorecen, por ejemplo, manifestaciones carenciales de oxígeno en los tejidos, sobre todo en el cerebro.

El aumento de actividad de los distintos sistemas orgánicos se puede registrar de forma objetiva: la respiración se hace más rápida, el pulso se acelera, la presión sanguínea aumenta, la transpiración se incrementa, etc. En la orina se puede detectar una mayor concentración de la hormona de huida noradrenalina y de la hormona de ataque adrenalina. Al principio, el estrés sólo se expresa por una serie de manifestaciones indirectas, de entre ellas las más importantes y destacables son una rápida fatiga, trastornos del sistema vegetativo, depresiones, estados de temor y neurosis. Éstas indican claramente que el equilibrio entre el cuerpo y el psiquismo están alterados y que pueden producirse daños en la salud si el estrés continúa. Los siguientes modos de comportamiento favorecen considerablemente el riesgo de estrés y sus consecuentes daños:

- Cavilaciones, no poder desconectar.
- Dudas constantes, escuchar el interior de uno mismo con miedo.
- Hipercorrección, la necesidad de controlarlo siempre todo.
- Querer agradar siempre a todo el mundo.
- Rápida resignación, darse por vencido con demasiada facilidad.
- Guardárselo todo para sí, incapacidad para expresar los sentimientos.
- Ansias exageradas de rendir.
- Abuso en el consumo de calmantes y estimulantes.

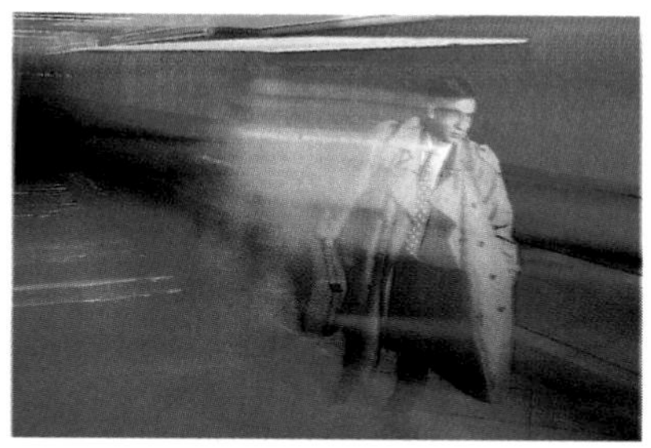

No tener nunca tiempo, ir siempre con prisas: para mucha gente éste es el principio hacia una enfermedad provocada por el estrés.

Señales de estrés: *la respiración se hace más rápida, el pulso se acelera, la presión sanguínea aumenta, la transpiración se intensifica, etc.*
En la orina se detecta una mayor concentración de la hormona de huida noradrenalina y de la hormona de ataque adrenalina.

Modos de comportamiento que aumentan considerablemente el riesgo de estrés y de daños provocados por el estrés.

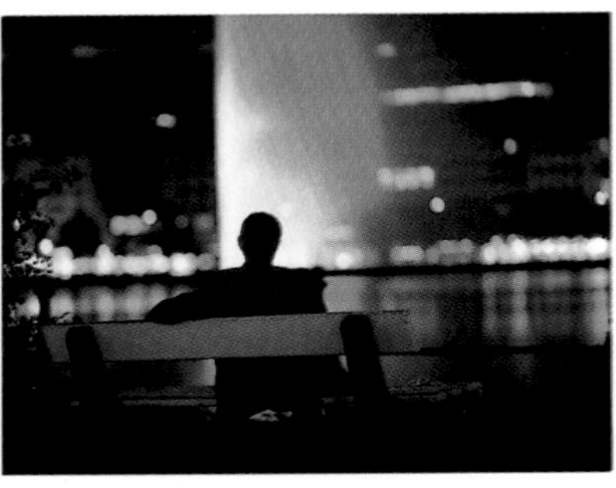

Cada persona experimenta, asimila y domina el estrés de un modo totalmente individual. Muchos buscan la tranquilidad para reflexionar.

Estrés y personalidad

La forma en que se experimenta, se asimila y se vence el estrés depende en gran medida del tipo de personalidad. A pesar de que no se pueden fijar unos límites rígidos, se pueden distinguir cinco tipos de personalidad en relación con el riesgo de estrés:

El que sabe vivir: se lo toma todo bien, supera los problemas y los conflictos rápidamente y no tiene una ambición desmesurada en su trabajo. Como compañero es agradable y transmite buen humor por los cuatro costados. Se ríe con frecuencia y a menudo causa un efecto un poco superficial sobre los que le rodean.
Es el que tiene un menor riesgo de enfermar a causa del estrés.

El tipo tranquilo: está más centrado en sí mismo y vive en armonía y más bien discretamente en la comunidad. Parece que los efectos del estrés no le afectan, pero se guarda el mal humor, las frustraciones y los conflictos en su interior. Si bien con frecuencia siente que recibe un trato injusto, no se rebela.
Su riesgo de estrés es elevado. Como consecuencia pueden presentarse trastornos neuróticos, así como enfermedades condicionadas por el estrés del sistema digestivo, como úlceras gástricas, colitis ulcerosa, etc.

El adicto al estrés: busca reconocimiento sólo por su trabajo. Para ello cae en el estrés permanente, se siente siempre solicitado y se considera indispensable. No puede relajarse, apenas es capaz de disfrutar, es relativamente pobre en sentimientos y normalmente tiene dificultades para establecer relaciones interpersonales.
Es el típico candidato a un infarto de miocardio a los cuarenta o cincuenta años.

Partiendo de una posible amenaza de estrés se pueden diferenciar cinco tipos de personalidad: el que sabe vivir, el tipo tranquilo, el adicto al estrés, el emocional y el sufridor.

El emocional: su estado de ánimo fluctúa, casi siempre de forma incontrolada, entre una alegría de vivir desbordante y una profunda tristeza; a veces es obstinado y agresivo y a veces blando y extremadamente sensible. Es colérico, normalmente está muy seguro de sí mismo y quiere dominar a los demás.
Los riesgos determinados por el estrés son la hipertensión y la tendencia a trastornos metabólicos y también pueden desembocar en un infarto cardíaco.

El sufridor: es hipersensible, asustadizo, siempre se amolda a todo y carece de una conciencia individual desarrollada. Cuando no se ve asaltado por dudas sobre sí mismo, siente que es tratado injustamente por los demás. Incluso los conflictos menores pueden perturbarle profundamente.
Normalmente, en este tipo de personalidad el estrés provoca graves trastornos vegetativos, neurosis y depresiones. También existe el peligro de enfermedades psiquiátricas.

A menudo, el hablar con un amigo sirve de ayuda para reconocer con mayor claridad y sin prejuicios la tendencia fundamental de una personalidad.

Naturalmente, esta tipificación no es en modo alguno tan exacta como para encajar perfectamente con cada individuo. Puede que alguien piense que representa un tipo mixto de dos o tres de las descripciones anteriores. No obstante, tanto para el análisis de cada situación como para una posible psicoterapia, es importante reconocer la tendencia básica de la propia personalidad desde un punto de vista imparcial y autocrítico. El que se vea parcial o totalmente incapaz de efectuar esta seria valoración de uno mismo debe pedirle a su pareja o a un amigo que lo hagan por él. Ello no sólo permitirá valorar el posible riesgo de estrés, sino también desarrollar unas estrategias de dominio individuales.

Estrategias para el autodominio

Lo primero que hay que hacer es analizar el tipo de personalidad. De este modo será más fácil prever los riesgos individuales y se evitarán con mayor seguridad algunas cargas de estrés o se podrá mejorar la propia actitud mediante un comportamiento adecuado.
Es importante reconocer a tiempo las señales de advertencia del cuerpo e interpretarlas correctamente. La inquietud, la falta de concentración y la fatiga son los primeros síntomas del estrés; los trastornos del sueño, la reducción del rendimiento, los estados de agotamiento y de temor son claros signos de advertencia; las molestias gástricas o los trastornos cardiocirculatorios indican que se ha sobrepasado el límite de carga. El que escuche a su cuerpo conocerá de inmediato los límites de su carga de estrés individual y podrá evitar mejor las sobrecargas.

La inquietud, la falta de concentración y la fatiga son los primeros síntomas del estrés; los trastornos del sueño, la reducción del rendimiento, los estados de agotamiento y de temor son claros signos de advertencia; las molestias gástricas o los trastornos cardiocirculatorios indican que se ha sobrepasado el límite de carga.

Estrés siempre significa esfuerzo, y a menudo tensión defectuosa, que, si no se domina y se supera, puede provocar enfermedad por trastornos vegetativos. La relajación es la forma natural del organismo de contrarrestar ese control defectuoso. El que ha perdido la capacidad de relajarse espontáneamente debe buscar conscientemente la forma de aprender a relajarse y entrenarse. En el capítulo «Métodos de relajación», páginas 756-787, hablamos de los medios y métodos para conseguirlo.
A veces basta con cambiar de onda para acceder a una forma de relajación. Después de un trabajo extenuante y agitado frente al escritorio, el deporte, una conversación con amigos, un buen libro o la música pueden obrar milagros.

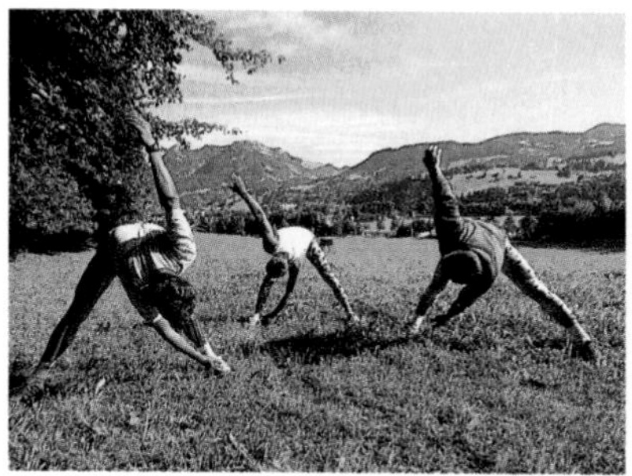

El estar en buena forma incrementa la capacidad de carga por estrés y la facultad del organismo de recuperarse y relajarse.

El estar en buena forma incrementa la capacidad de carga por estrés y la facultad del organismo de recuperarse y relajarse. No sólo se trata de la buena forma física sino también mental, así como, sobre todo, del equilibrio mental.
El que procura acercarse a sus semejantes amablemente y con una sonrisa, escucharlos y conseguir que le escuchen, va por el buen camino.

En realidad, una conciencia individual sana no protege del estrés pero ayuda a dominarlo. El que ha entendido o aprendido a entremezclarse con los demás con sus opiniones y sentimientos adquiere una experiencia importante que le permite combatir activamente las cargas de estrés de la vida cotidiana. De esta forma refuerza su salud emocional y se protege de dolencias físicas.

Resulta muy difícil valorar objetivamente la situación vital en medio de una fase de intensa carga por estrés y todavía lo es más extraer las claves adecuadas. Es mejor analizar el comportamiento y tratar de descubrir los propios fallos y las causas externas durante un período de relajación. Sin embargo, cuando se consigue hay que ser consecuente. Suele ser más sano modificar o incluso eliminar las circunstancias, dependencias, compromisos y relaciones que causan enfermedad que volver a cargar con ellas una y otra vez. Una conversación abierta con los compañeros de trabajo, el jefe o la pareja puede aclarar muchas cosas; sin embargo, a veces también resulta necesario aportar el coraje suficiente para el cambio. A pesar de lo doloroso que pueda ser este paso en un principio, a menudo se trata del primer paso hacia la salud y hacia unas nuevas ganas de vivir. El que no tenga la fuerza o el valor suficientes para dominar por sí solo las estrategias que aquí se proponen puede y debe recurrir a un psicoterapeuta, quien, tras un diagnóstico minucioso, estará en condiciones de desarrollar y fortalecer la voluntad y las aptitudes de su paciente con unas formas terapéuticas adecuadas hasta tal punto que el interesado se verá capaz de reducir la carga por estrés causante de enfermedad exclusivamente con sus propias fuerzas y

Una conversación abierta con los compañeros de trabajo, el jefe o la pareja puede aclarar muchas cosas; sin embargo, a veces también resulta necesario aportar el coraje suficiente para el cambio.

Tras un diagnóstico minucioso, el psicoterapeuta desarrolla y fortalece la voluntad y las aptitudes de su paciente con unas formas terapéuticas adecuadas de forma que el interesado se ve capaz de reducir la carga por estrés causante de su enfermedad exclusivamente con sus propias fuerzas y encontrar vías para la relajación.

encontrar vías para la relajación. La consecución de este objetivo y en qué medida se produce depende sustancialmente de la capacidad y la intuición del terapeuta; sin embargo, la colaboración activa del paciente en la movilización de sus propias fuerzas curativas tiene como mínimo la misma importancia.

DEPRESIONES

Las personas afectadas describen con frecuencia como un eclipse del alma un estado anímico que los especialistas denominan depresión o síndrome depresivo. Actualmente, este trastorno psíquico se está extendiendo en los países industrializados modernos con tal rapidez que ya se habla de una nueva enfermedad popular. Las estadísticas demuestran que en Europa una de cada cinco personas padece esta enfermedad anímica al menos una vez en su vida.
Al principio, los síntomas son más bien poco llamativos: trastornos generales del estado de salud, dolores de cabeza, fatiga y falta de apetito. Posteriormente aparecen trastornos del sueño y estados de agotamiento prolongados. El interés por la comida, por las actividades sexuales y los contactos sociales es cada vez menor y amenaza con desaparecer por completo. Fases prolongadas de abatimiento se alternan con breves períodos de absoluta exaltación (manía). En los casos graves parece como si la voluntad del enfermo estuviera totalmente paralizada; pueden presentarse ideas fijas y pensamientos reiterados de suicidio, que no es raro que se pongan en práctica.
Todavía sabemos muy pocas cosas acerca de las causas de la depresión. Al parecer, además de los factores de riesgo hereditarios, también intervienen principalmente factores psicosociales. Influencias tales como

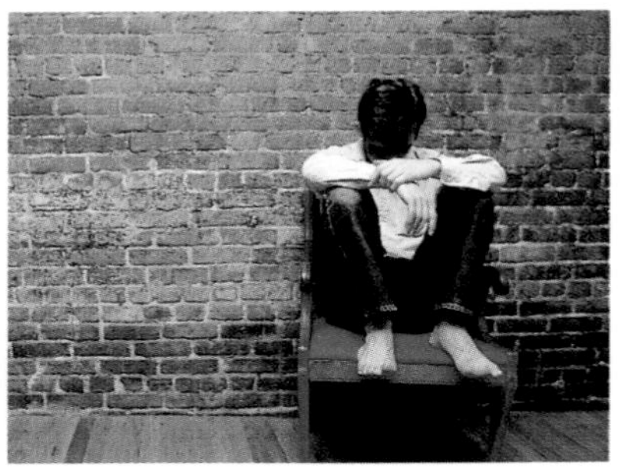

Las personas afectadas describen con frecuencia como un eclipse del alma un estado anímico que los especialistas denominan depresión o síndrome depresivo.

- aumento del estrés en el ámbito laboral con fracasos frecuentes,
- exigencias del papel que se desempeña y de comportamiento que cambian frecuentemente,
- pérdida creciente de los vínculos familiares y de la comunidad de creyentes y
- distanciamiento cada vez mayor de la naturaleza

han adquirido una mayor importancia en las condiciones de la sociedad industrial moderna y, así pues, también justifican el rápido incremento de los fenómenos patológicos depresivos.

El **tratamiento** es difícil, sobre todo al principio, ya que la enfermedad a menudo se detecta demasiado tarde o no se le da la importancia que se merece en un primer momento debido a los síntomas en parte bastante difusos.
La psicoterapia, mayoritariamente como **terapia de conducta**, está dirigida a descubrir y modificar determinados rasgos de la personalidad (como conciencia de sí mismo errónea) y modos de comportamiento (como falta de vínculos sociales) que favorecen la depresión. En sesiones terapéuticas individuales o de grupo se practican actitudes y acciones que proporcionan alegría, relajación y optimismo.
En los casos graves, la psicoterapia puede estar respaldada por un tratamiento medicamentoso con **antidepresivos.** Los medicamentos inhiben la liberación

La psicoterapia está dirigida a descubrir y modificar determinados rasgos de la personalidad (como conciencia de sí mismo errónea) y modos de comportamiento (como falta de vínculos sociales) que favorecen la depresión.

del neurotransmisor serotonina, pero por norma general no carecen de efectos secundarios como trastornos circulatorios, sequedad de boca y temblores. Sólo deben tomarse si el médico los prescribe expresamente. Los extractos de melisa y de corazoncillo también tienen un efecto antidepresivo similar pero mucho más débil y pueden emplearse como automedicación en los casos leves.

En determinadas clínicas especiales, a los pacientes depresivos graves se les somete a fototerapia (irradiación con luz artificial clara), así como a la privación parcial del sueño a primera hora de la mañana y, a veces, a una suave terapia de electrochoque.

Oficialmente se habla de depresión cuando el trastorno emocional se prolonga más de dos semanas o se repite cada mes regularmente durante uno o dos días.

REACCIONES CONFLICTIVAS

Los conflictos graves también pueden perturbar a las personas por lo general psíquicamente intactas, como la muerte de un familiar o un amigo próximos, exámenes importantes o cargas extraordinarias. Estos influjos, que casi siempre provienen del exterior, suelen presentarse de forma inesperada y en general es imposible predecir su trascendencia.

No obstante, existe una estrecha relación entre la aparición de las molestias y el fenómeno desencadenante. Cuando la carga se atenúa, en general los síntomas de la reacción conflictiva desaparecen. La psicoterapia puede contribuir a acelerar y afianzar este proceso.

Los trastornos y conflictos psíquicos leves forman parte de la vida cotidiana. Éstos no sólo provienen del exterior, sino que también pueden estar provocados por procesos de desarrollo de la persona, como el paso de la infancia a la adolescencia, de la adolescencia a la edad adulta, en la menopausia o al escoger la pareja o el trabajo. Estos conflictos son necesarios, pero también constituyen una oportunidad. Sin embargo, estas crisis pueden agudizarse y parecer no tener solución. En tal caso hace falta ayuda, y la psicoterapia es capaz de proporcionarla.

Muchos conflictos diarios son inevitables, pero también ofrecen una oportunidad.

NEUROSIS

Las neurosis son trastornos de la relación con el entorno de una persona desencadenados por experiencias y se presentan acompañadas de síntomas psíquicos y/o físicos de valor patológico. Las neurosis se manifiestan a través de problemas de adaptación con malinterpretaciones del entorno, unidos a un mal comportamiento de los órganos internos. Los trastornos neuróticos se producen cuando el equilibrio anímico está alterado. El que esto ocurra y en qué medida depende tanto de las experiencias desencadenantes como del conjunto de la personalidad de la persona, sus relaciones con el entorno, su capacidad de carga y sus posibilidades de asimilación.

Los **signos patológicos psíquicos** de las neurosis son: depresión, temor, fuerza y manifestaciones de alienación. Los **síntomas orgánicos** son opresión cardíaca, dificultades al respirar, diarrea en caso de excitación, trastornos del sueño y dolores corporales y de las extremidades. Por eso en ocasiones también se habla de neurosis orgánicas.

Otra forma de manifestación de las neurosis son los **trastornos del comportamiento** tales como fuertes represiones, incapacidad de imponerse, tendencia a aferrarse a los demás, expectativas exageradas del entorno, avaricia y minuciosidad. Los trastornos neuróticos repercuten principalmente en la capacidad de trabajo, diversión y amor de una persona, en su capacidad de adaptación y en

Las neurosis se manifiestan a través de problemas de adaptación con el entorno.

El desempleo es una fuerte carga psíquica a la que algunos no pueden hacer frente.

Las personas neuróticas sufren sus propios trastornos, sus repercusiones sobre otras personas y una desazón general.

las relaciones interpersonales. Las personas neuróticas sufren sus propios trastornos, sus repercusiones sobre otras personas y una desazón general. Este profundo sentimiento a menudo se describe como opresión de sufrimiento y es muy importante en la psicoterapia. Desde el punto de vista psicoterapéutico, se subdivide en cuatro formas de manifestación típicas:

- la estructura neurótica esquizoide,
- la depresiva,
- la violenta y
- la histérica.

Las fobias son formas frecuentes de manifestación de las neurosis graves, como miedo a las aglomeraciones, a los espacios cerrados, a las calles y plazas.

Generalmente, estos trastornos neuróticos de la personalidad o del carácter están muy arraigados; por así decirlo forman parte de la personalidad de la persona, se convierten en una costumbre.

Unas formas frecuentes de manifestación de las neurosis graves son las llamadas fobias, como por ejemplo miedo a las aglomeraciones, a los espacios cerrados, a las calles y plazas, o actos obsesivos como controlar o lavarse las manos constantemente. A esto cabe añadir numerosos trastornos sexuales tales como la impotencia y la frigidez. Asimismo, el comportamiento adictivo (abuso de drogas, alcohol y medicamentos) puede ser la expresión de una neurosis.

Ahora bien, los trastornos que se originan sobre esta base se pueden corregir, ya que el comportamiento neurótico es adquirido y, por consiguiente, suprimirse.

Las neurosis, junto con las enfermedades psicosomáticas, son la verdadera especialidad de la psicoterapia. Su tratamiento a menudo puede ser largo y pesado, pero merece la pena.

ENFERMEDADES PSICOSOMÁTICAS

Cabe distinguir entre enfermedades psicosomáticas en el sentido más amplio y en el más estricto. En el primer caso se trata de afecciones físicas que se presentan especialmente dependiendo de las cargas externas o emocionales o de temores internos propios y que pueden reflejarse prácticamente en todos los síntomas físicos, como opresión cardíaca, molestias abdominales, dolor en las extremidades, cefaleas, etc. No se presentan, o al menos todavía, alteraciones orgánicas patológicas.

Las enfermedades psicosomáticas en el sentido más estricto están constituidas por enfermedades con alteraciones orgánicas en cuya formación y desarrollo intervienen en una medida superior a lo normal factores psíquicos y sociales. En la mayoría de los casos también se observa un trastorno neurótico. Enfermedades psicosomáticas clásicas son el asma bronquial, la angina de pecho, la migraña, las úlceras gástricas e intestinales, determinadas formas de fiebre reumática, la hipertensión o el eccema endógeno. Todas ellas tienen en común la dependencia de situaciones de carga externas que actúan sobre la excitabilidad del sistema nervioso entérico.

Como síndrome de estrés crónico, el agotamiento psicofísico y el extenuamiento se consideran una forma especial de los trastornos neuróticos y las enfermedades psicosomáticas.

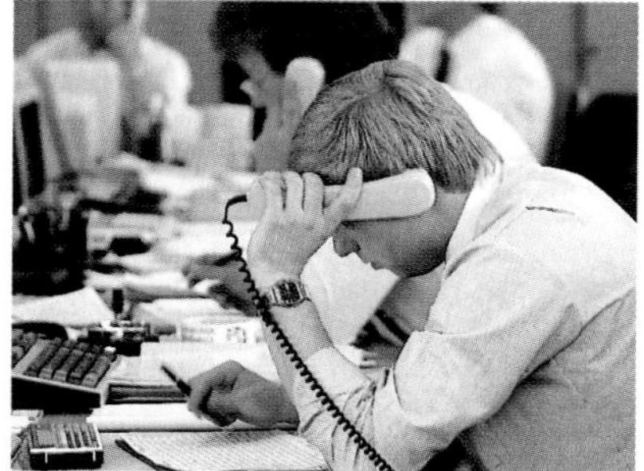

Como síndrome de estrés crónico, el agotamiento psicofísico constituye una forma especial de las enfermedades psicosomáticas.

TRASTORNOS DE LA PERSONALIDAD

Con frecuencia se habla de psicópatas y personalidades anormales. Ello hace referencia a aquellas personas que se apartan de una forma biológica media y que presentan unas variantes constitucionales patológicas (a menudo heredadas). Sería erróneo y poco humano discriminar y separar de entrada a estas personas tildándolas de locas, como por desgracia sigue ocurriendo.

Uno de los grupos de trastornos de la personalidad se caracteriza principalmente por un comportamiento controlado por los sentimientos. Las manifestaciones muy dramáticas de los sentimientos, la inconstancia en la forma de pensar, el cambio en el flujo de sentimientos y la espontaneidad son ejemplos de ello, pero también el intentar manipular las relaciones interpersonales. Esto es igualmente aplicable al comportamiento en situaciones terapéuticas. Como ejemplo de este grupo mencionaremos la personalidad histérica.

Otro grupo se distingue por la falta de calidez en los sentimientos, el retraimiento social, la distanciación y, en general, por el menoscabo del comportamiento social. Pertenecen a este grupo la personalidad paranoide y la personalidad esquizoide.

Un tercer grupo comprende las personalidades «dependientes», que son especialmente miedosas, recelosas y exageradamente dóciles frente a las autoridades y, en general, inhiben la expresión de la agresividad y la capacidad de imponerse.

Para poder ayudar a estas personas hay que utilizar métodos psicoterapéuticos más especiales. De hecho, las posibilidades de éxito son menores que en las neurosis y las enfermedades psicosomáticas, pero se hallan claramente presentes.

Muchos trastornos de la personalidad se caracterizan principalmente por un comportamiento controlado por los sentimientos. Las manifestaciones muy dramáticas de los sentimientos, la inconstancia en la forma de pensar, el cambio en el flujo de sentimientos y la espontaneidad son ejemplos de ello, pero también el intentar manipular las relaciones interpersonales.

ESQUIZOFRENIA

Este grupo de enfermedades psíquicas incluye trastornos con unas formas de manifestación muy variadas en las que los distintos tipos patológicos pueden fundirse entre sí y cambiar con el paso del tiempo en un mismo paciente. Todas las formas de esquizofrenia tienen en común un desdoblamiento de la personalidad, unido a una integración deficiente y al relajamiento o la rotura de conexiones en los ámbitos esenciales del comportamiento y las vivencias.

El esquizofrénico ha perdido la capacidad de limitarse a sí mismo. A menudo se siente dominado por unas fuerzas sobrenaturales o por terceras personas, observado a través de las paredes y de las puertas o iluminado por unos aparatos que le ordenan hacer algo determinado. Una persona de estas características está desvalida y a la merced de esos influjos. Ya no se percibe como una persona autónoma, su Yo está dividido. Su percepción, sus pensamientos y su comportamiento siguen un camino delirante en el sentido de una lógica privada.

En la mayoría de los casos, las personas que rodean al enfermo no perciben a tiempo estos síntomas como tales ni los entienden como signo de una enfermedad muy grave. Según ellos lo que ocurre es que de repente alguien se vuelve raro, se encierra en sí mismo, reacciona con sentimientos inexplicables y un comportamiento singular.

La farmacoterapia moderna de las últimas décadas ha tenido un efecto beneficioso precisamente en estos trastornos. Una medicación regular puede prevenir en gran medida incluso el peligro de una recidiva. Los esquizofrénicos tienen y pueden aprender con la ayuda psicoterapéutica a convivir con su enfermedad. Para ello necesitan la ayuda del entorno. Especialmente importante es el apoyo de la pareja y/o los familiares.

El esquizofrénico a menudo se siente dominado por unas fuerzas sobrenaturales o por terceras personas, observado a través de las paredes y de las puertas o iluminado por unos aparatos que le ordenan hacer algo determinado.

Los esquizofrénicos tienen y pueden aprender con la ayuda psicoterapéutica a convivir con su enfermedad. Para ello necesitan recibir la ayuda del entorno. Especialmente importante es el apoyo de la pareja y/o los familiares.

Los trastornos menores o mayores en las vivencias y el comportamiento a menudo pueden estar causados por alteraciones cerebrales considerables, como a veces ocurre en caso de lesiones o de enfermedades graves.

OTROS TRASTORNOS PSÍQUICOS DE ORIGEN CEREBRAL

Los trastornos menores o mayores en las vivencias y el comportamiento a menudo pueden estar causados por alteraciones cerebrales considerables. Mencionaremos como ejemplo la deficiencia mental, las formas de oligofrenia congénitas, los trastornos postraumáticos (traumatismo craneoencefálico), así como posteriores a una encefalitis, los trastornos en caso de enfermedades metabólicas como insuficiencia hepática o las psicosis durante el embarazo y el puerperio. Naturalmente, lo más importante es el tratamiento de la enfermedad de base por parte de especialistas. No obstante, la psico y la socioterapia deberían formar siempre parte del plan terapéutico global. Estas formas terapéuticas pueden suavizar la evolución y hacer que la enfermedad sea tolerable para el paciente.

DESARROLLOS SOMATOPSÍQUICOS

En la mayoría de los casos, las enfermedades graves o crónicas están acompañadas de cargas psíquicas y problemas sociales. Ello recibe el nombre de complicaciones psíquicas de las enfermedades orgánicas o de desarrollos somatopsíquicos.

En la mayoría de los casos, las enfermedades graves o crónicas están acompañadas de cargas psíquicas y problemas sociales. Ello recibe el nombre de complicaciones psíquicas de las enfermedades orgánicas o de desarrollos somatopsíquicos. Por ello, la vida con una enfermedad crónica y la convivencia con ella es un campo de acción importante de la psicoterapia. Esto afecta a todas las fases del desarrollo de la enfermedad y a todas sus formas, ya sea únicamente por las necesarias limitaciones vitales después de una enfermedad metabólica grave, la vida radicalmente alterada tras lesiones de la columna vertebral y otras lesiones del aparato locomotor, la vida con un órgano artificial o trasplantado o la vida dependiendo de una máquina (en el caso de la diálisis). Se trata de quitar el miedo, de modificar la actitud y el comportamiento, de desarrollar formas de superación.

Principales orientaciones de la psicoterapia

Los distintos métodos y procedimientos de la psicoterapia no sólo se pueden dividir según su metodología, su orientación y sus puntos esenciales, sino también por sus objetivos. Algunos métodos aspiran directamente a la supresión del síntoma, lo cual constituye un objetivo específico. Otros métodos no prestan tanta atención al síntoma patológico y se esfuerzan por conseguir una profunda modificación de la personalidad, lo que representa un objetivo global. Dependiendo de las modificaciones perseguidas en el paciente se distingue entre formas de apoyo, reeducativas y reconstructivas.

El procedimiento de apoyo suministra consuelo y ánimo. Se basa en la sugestión y la estimulación, en la descarga del paciente y en el fortalecimiento de sus potenciales. El procedimiento reeducativo tiene como objetivo modificar de forma selectiva modos de comportamiento y actitudes, así como proporcionar nuevas posibilidades de experiencia y de comportamiento, además de solucionar conflictos.

Los objetivos reconstructivos persiguen las características y actitudes fundamentales de la persona. Se trata de una reestructuración de la personalidad.

En cambio, en la psicoterapia y la psiquiatría clínicas se distingue entre método psicoanalítico, método no psicoanalítico y terapias humanísticas. Ello se debe a motivos tanto históricos como económicos. Una gran parte de los terapeutas son psicoanalistas o terapeutas del comportamiento (conductistas). Se puede distinguir entre:

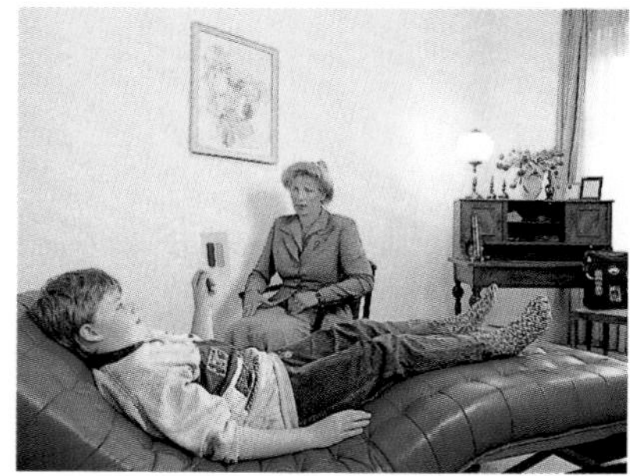

La relación entre el paciente y el terapeuta es la base fundamental de toda psicoterapia.

- Hipnosis así como métodos de ejercicio y (auto)sugestivos.
- Psicología profunda incluido el psicoanálisis clásico.
- Terapia del comportamiento (conducta).
- Orientaciones comunicativas y sistémicas.
- Métodos centrados en las vivencias incluidas la terapia corporal y cinesiterapia.
- Métodos orientados hacia la trascendencia y transpersonales.

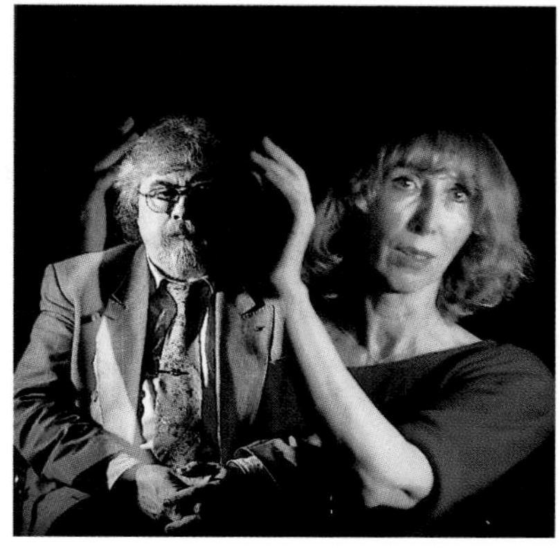

La hipnosis forma parte de los métodos sugestivos de la psicoterapia.

MÉTODOS SUGESTIVOS, AUTOSUGESTIVOS Y DE ENTRENAMIENTO

La sugestión forma parte de los métodos más antiguos de influencia del hombre por el hombre. Los estados de trance fueron utilizados en el pasado y lo son actualmente por los sanadores de todas las culturas. Por sugestión se entiende la influencia de una persona eludiendo sus instancias racionales y controladoras. Por consiguiente, tiene lugar en el plano de los sentimientos con una interacción emocional positiva. Se diferencia entre influencia externa (heterosugestión) o influencia de uno mismo (autosugestión).

Por sugestión se entiende la influencia de una persona eludiendo sus instancias racionales y controladoras.

Hipnosis

El método más importante de la influencia externa en la terapia es la hipnosis. Entre el estado de vigilia y el sueño más profundo existe una escala de estados de conciencia de distinta índole. Cada uno de estos estadios diferenciables a nivel eléctrico (con EEG) se caracteriza por diversos procesos psicofisiológicos. Son múltiples los factores que influyen sobre cada uno de los estados de vigilia. Un entorno monótono con una notable supresión de estímulos y una falta extrema de movimientos provoca, al igual que una invasión de estímulos y un frenesí de movimiento, en una aproximación estática una percepción distorsionada y una confusión de los sentidos. Estas circunstancias se pueden simular con fines terapéuticos (*véase* también «Métodos de relajación», pág. 759).
Como método de autosugestión está indicado el **entrenamiento autógeno**, que se describe detalladamente en los métodos de relajación (*véase* pág. 777 y siguientes).

PSICOLOGÍA PROFUNDA Y PSICOANÁLISIS

Estas dos grandes orientaciones están integradas por el psicoanálisis clásico de Sigmund Freud, la psicología individual de Alfred Adler, la psicología compleja de Carl Gustav Jung y las tendencias de orientación analítica más recientes, como la psicología individual, el neopsicoanálisis, la autopsicología, etc.

Los métodos del psicoanálisis clásico se basan en los descubrimientos de S. Freud, A. Adler y C. G. Jung.

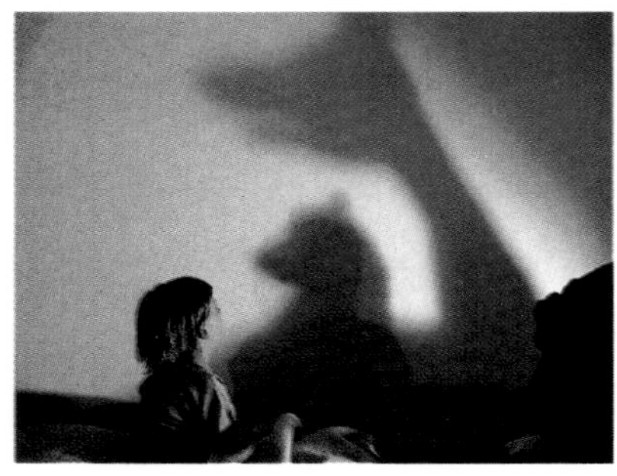

Las causas de las enfermedades y los trastornos psíquicos residen con frecuencia en la infancia.

Estas orientaciones terapéuticas parten de los siguientes supuestos comunes:

1. En la vida interior existen conexiones regulares.
2. Los impulsos eficaces de nuestro comportamiento son en gran parte inconscientes.
3. Las situaciones conflictivas, que exigen demasiado de la fuerza psíquica de rendimiento del hombre, al parecer pueden desencadenarse por el hecho de que algunos de los impulsos que participan en ellas son desplazados o expulsados de la consciencia pero permanecen almacenados en el inconsciente. Se trata de los denominados mecanismos de defensa.
4. Existen diversos obstáculos contra la mentalización que evitan a la persona la dolorosa visión de lo desagradable de su coyuntura. Bajo determinadas circunstancias, estos obstáculos pueden desaparecer, por ejemplo justo antes de dormir, en los sueños, en la libre asociación o al soñar despierto.
5. Las causas de las enfermedades y los trastornos psíquicos con frecuencia residen en la infancia.
6. Durante la psicoterapia se transmiten al terapeuta sentimientos que estaban destinados a personas de referencia anteriores. Estos sentimientos se pueden transformar y, así, llegar a la resolución de los problemas y un tratamiento con éxito de los trastornos.

Durante la psicoterapia se transmiten al terapeuta sentimientos que estaban destinados a personas de referencia anteriores.

Psicoanálisis clásico

El psicoanálisis se basa en la revolucionaria actividad de Sigmund Freud. Cabe distinguir entre el psicoanálisis como teoría de la personalidad, como doctrina de la aparición de enfermedades, del análisis como método terapéutico y del psicoanálisis como método para comprender y explorar el inconsciente del paciente.

Un método fundamental de la terapia psicoanalítica es el trabajo con las asociaciones libres. Éstas consisten en que la persona enumere con la mayor espontaneidad posible todos los pensamientos que se le ocurran. El analista persigue esta «atención que flota libremente» en el ambiente.

En la relación terapéutica tiene lugar un marcado desarrollo emocional. El terapeuta recibe unos sentimientos intensos tales como ira y agresividad, pero también diversas formas de amor, incluidos el erotismo y las fantasías sexuales, que en el fondo están dirigidas a personas que el paciente ha conocido en el pasado y con las que le unieron o, según el caso, todavía le unen unas relaciones conflictivas.

Los sentimientos que el terapeuta desarrolla bajo la impresión de la transferencia reciben el nombre de contratransferencia. Mediante este procedimiento terapéutico, el terapeuta entiende el conflicto inconsciente de relaciones del paciente y es capaz de interpretarlo. El paciente desarrolla una resistencia ante las interpretaciones del terapeuta, así como ante la exigencia indirecta y la necesidad de cambiar. Esta resistencia tiene como objetivo evitar el miedo y conservar el equilibrio psíquico de ese momento. A su vez, el terapeuta interpreta esta resistencia, y después de la interpretación, es decir, de la concienciación de contenidos inconscientes y de su significado favorecedor de enfermedad para el paciente, tiene lugar un largo proceso de estudio.

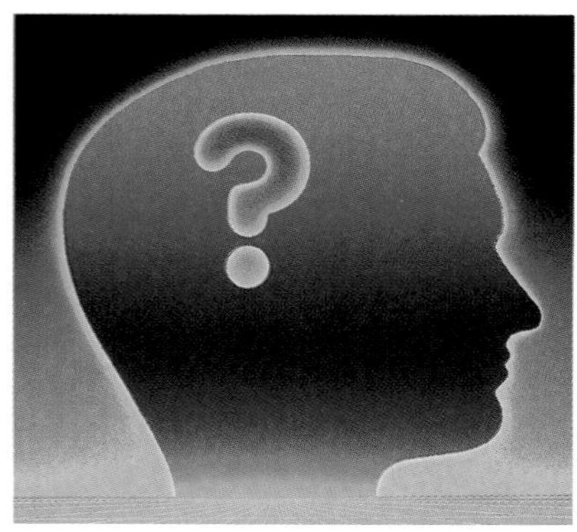

El psicoanálisis sirve para comprender y explorar el inconsciente.

El tratamiento se lleva a cabo con el paciente echado, y con el analista sentado detrás de él o a un lado. Por norma general, en el gran psicoanálisis se hacen varias sesiones por semana, y el tratamiento dura varios años.
El método desarrollado por Freud permite hacer conscientes procesos y contenidos inconscientes y, así, hallar vías para la superación de los trastornos o crisis emocionales.

El método desarrollado por Freud permite hacer conscientes procesos y contenidos inconscientes y, así, hallar vías para la superación de los trastornos o crisis emocionales.

Psicología compleja de C. G. Jung

Carl Gustav Jung, que, como la mayoría de compañeros y alumnos de Freud, se había enemistado con éste, desarrolló una orientación muy personal. Para Jung, el psiquismo está formado por el Yo con la consciencia y por el inconsciente personal, al que llama la zona de sombra. Ésta hace referencia a lo no vivido, lo olvidado, lo reprimido y también lo inconsciente. Este inconsciente está presente tanto en el psiquismo de cada individuo como de toda la humanidad. En este último caso se trata de demonios, dioses, fábulas, mitos y sueños.
Cuando una persona se hace consciente, surgen polaridades entre lo consciente y lo inconsciente, entre la persona y la sombra, entre lo masculino y lo femenino (*animus* y *anima*), entre la sociedad y el individuo, entre lo bueno y lo malo. El cometido del hombre en la vida consiste en superar estas contradicciones, en su integración. Éste es también el objetivo del proceso terapéutico.
En el análisis de Jung se utilizan sueños, imaginaciones activas, «imágenes», meditaciones imaginativas y también la modelación inconsciente.

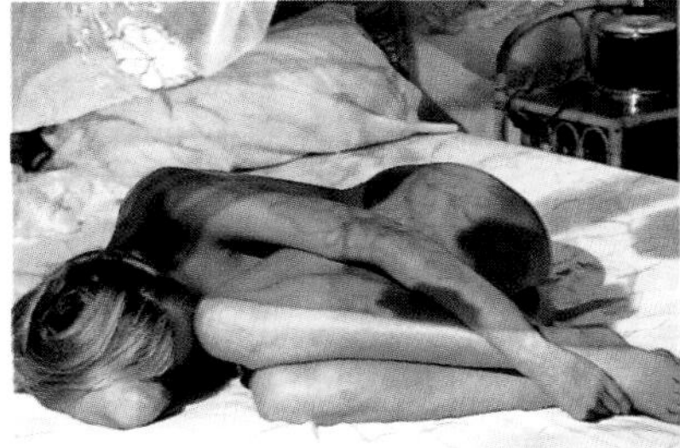

En el análisis de Jung se utilizan sueños, imaginaciones activas, «imágenes» y meditaciones imaginativas.

Psicología individual de A. Adler

Según Alfred Adler, las neurosis, es decir, los trastornos de vivencia y del comportamiento, se originan principalmente a partir de un sentimiento de inferioridad cuyas causas pueden ser imaginarias o ser deficiencias absolutamente reales. Para equilibrar esta situación (más bien en el sentido de una compensación y, a menudo, de una hipercompensación) se desarrolla una necesidad de superioridad. Cuando una persona con esta motivación realiza algún trabajo, resulta provechoso para la humanidad; pero si esta necesidad se desarrolla en una dirección equivocada, la consecuencia pueden ser graves trastornos del carácter acompañados de delirios de grandeza. El objetivo esencial de la terapia de Adler es ofrecer una nueva interpretación, modificar el esquema de valoración vigente hasta el momento. La terapia debe modificar el estilo y el plan de vida de tal forma que la persona se acepte a sí misma y desarrolle una visión de los demás y un sentimiento de sí mismo.

La terapia debe modificar el estilo y el plan de vida de tal forma que la persona se acepte a sí misma.

Psicoterapias fundadas en la psicología profunda

Se trata de métodos psicoterapéuticos basados en el psicoanálisis clásico en lo que respecta a su comprensión y que representan su perfeccionamiento. Dado que el psicoanálisis se ocupa de trabajar el carácter, es decir, de modificar las estructuras de la personalidad, la psicoterapia basada en la psicología profunda tiene como objetivo un conflicto concreto y relativamente próximo a la consciencia y la supresión de los síntomas alimentados por el conflicto. Así pues, se trata más bien de la situación vital real de la persona.
El tratamiento se lleva a cabo estando sentado. La terapia consta de 25 a 50 horas como máximo, con una frecuencia de una hora a la semana todo lo más. La

La psicoterapia basada en la psicología profunda tiene como objetivo un conflicto concreto y relativamente próximo a la consciencia y la supresión de los síntomas alimentados por el conflicto.

La evocación de imágenes es una técnica controlada de sueño diurno desarrollada por el psicoanalista H.-K. Leuner.

terapia fundada en la psicología profunda se concentra principalmente en aquellos conflictos que guardan relación con el problema principal, con el foco. Cuenta con la teoría de la personalidad más estudiada y desarrollada de todas las orientaciones terapéuticas.

Evocación catatímica de imágenes

La evocación de imágenes es una técnica controlada de sueño diurno desarrollada por el psicoanalista H.-K. Leuner. «Catatimia» significa de acuerdo con el alma o la emotividad. Para la evocación catatímica de imágenes son adecuadas aquellas personas que son capaces de suscitar una representación en imágenes sin grandes esfuerzos. Por ello, tras una conversación previa o durante ella se comprueba si el paciente es capaz de imaginarse algo frente a su ojo interno. Como objeto de prueba se suele recurrir a una flor. El que el paciente «vea» con su ojo interno las características de la flor en lo que respecta a la forma, el perfume, el color, etc. resulta ya muy elocuente. Si se llega a un acuerdo sobre el tratamiento, normalmente se inicia además al paciente en un método de relajación, lo que no es necesariamente imprescindible, ya que la visualización de imágenes es relajante por sí sola.
Por una parte, se puede trabajar con imágenes surgidas espontáneamente pero, por otra, hay algunos motivos básicos conocidos que el paciente debe imaginarse: prado, arroyo, montaña, lindero del bosque y casa. Al igual que en el entrenamiento autógeno, se distingue entre un grado básico, uno medio y uno superior. La diferente manifestación de los motivos básicos, su visualización, la vida en ellos y con ellos proporciona una profunda incursión en los problemas psíquicos de una persona. El objetivo es, entre otras cosas, aceptarse a sí mismo incluso con las partes rechazadas y no deseadas.

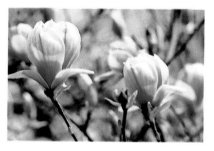

Como objeto de prueba en la evocación de imágenes se suele recurrir a una flor. El que el paciente «vea» con su ojo interno las características de la flor en lo que respecta a la forma, el perfume, el color, etc. dice mucho de su psiquismo.

Psicodrama

Este método fue desarrollado por Moreno después de la Primera Guerra Mundial. Desde su punto de vista, el individuo forma parte de un grupo social en tanto que desempeña un papel específico. Se percibe siempre a sí mismo en relación con los demás (papeles complementarios). Puede comprender a los demás a través de la posesión común de papeles, y es posible vivir los conflictos psíquicos de forma consciente a fin de modificarlos.
El tratamiento suele hacerse en grupo. A través de la conmoción emocional y de la experiencia a menudo tiene lugar una modificación. No obstante, de vez en cuando se añade otra fase terapéutica a este trabajo de relación actual en el que se practica una modificación de la conducta.

TERAPIA CONDUCTISTA

El hombre tiene la libertad de aprender pero, al mismo tiempo, está amenazado por el peligro de aprender lo que no debe.

A diferencia de la mayoría de animales, en los que el comportamiento está ampliamente predeterminado, por ejemplo por los instintos, que se desarrollan según un principio de llave-cerradura, la conducta humana es mayoritariamente adquirida. El hombre tiene la libertad de aprender, pero, al mismo tiempo, está amenazado por el peligro de aprender en exceso o demasiado poco determinados modos de comportamiento (sobre todo temores e inhibiciones). Las conductas mal aprendidas, como determinadas formas de miedo, se pueden corregir, pero las conductas no aprendidas o poco aprendidas, por ejemplo en la

esfera social, se han de aprender de nuevo. A diferencia del psicoanálisis, la conducta de la infancia no tiene (apenas) interés. Se trabaja principalmente con el aquí y el ahora.
La terapia conductista moderna integra en el proceso terapéutico la relación entre el terapeuta y el paciente. La conducta es algo muy amplio. No sólo comprende la conducta motor y social (actos), sino también las manifestaciones verbales de la persona sobre sí misma (cognición) y las reacciones vegetativas, es decir, el comportamiento del sistema nervioso vegetativo.
La terapia conductista moderna considera tres planos:

- cognición/consciencia,
- reacción vegetativa y
- actuación.

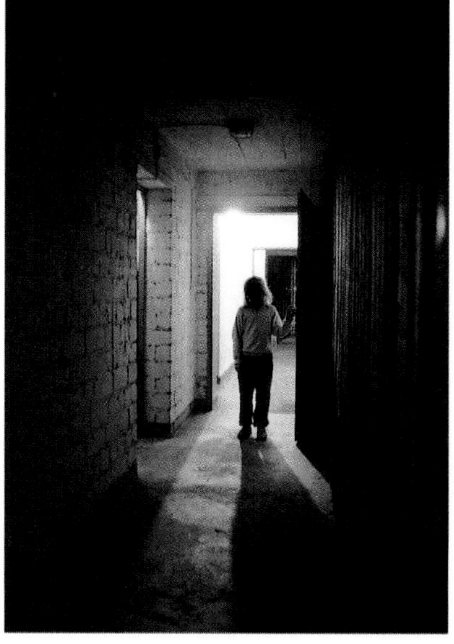

En la desensibilización sistemática, el paciente es sometido paulatinamente a las condiciones negativas vividas hasta el momento o favorecedoras del miedo bajo unas circunstancias lo más exentas de miedo posible.

Los desequilibrios y las discrepancias entre estos planos son relevantes para el diagnóstico y la terapia. Sin embargo, la modificación de una percepción no es una acción. Por norma general, la modificación de una actuación no altera de forma eficaz la reacción del sistema nervioso vegetativo. Rigen unas regularidades muy determinadas que hay que tener en cuenta.
Los trastornos en los que se aplica la terapia conductista son:

1. Trastornos de la conducta disimuladas tales como fobias, tics o enuresis nocturna.
2. Facultades y prácticas que deben ser organizadas, como actuaciones sociales o cuidados corporales sencillos.
3. Desintegración de una conducta de exceso (por ejemplo comportamiento de estimulantes).
4. Influencia de trastornos vegetativos funcionales.

La terapia conductista se aplica con éxito por ejemplo en caso de delgadez, de sobrepeso, así como de trastornos sexuales.

La terapia conductista se aplica con éxito por ejemplo en caso de delgadez, de sobrepeso, así como de trastornos sexuales. Los métodos más importantes de la terapia conductista son:

Este método se puede utilizar para combatir las formas más variadas de miedos y aversiones. Ello puede tener lugar de forma totalmente práctica en la situación real, pero también en la representación. Sin embargo, es indispensable el aprendizaje previo de un método de relajación.

Desensibilización sistemática: consiste en la supresión de las condiciones negativas vividas hasta el momento o favorecedoras del miedo paso a paso bajo unas circunstancias lo más exentas de miedo posible.
Este método se puede utilizar para combatir las formas más variadas de miedos y aversiones. Ello puede tener lugar de forma totalmente práctica en la situación real, pero también en la representación. Sin embargo, es indispensable el aprendizaje previo de un método de relajación. Paralelamente se lleva a cabo el establecimiento de una jerarquía del miedo, es decir, la clasificación de las situaciones menores y mayores desencadenantes de miedo en una escala de gradación. En la relajación profunda, en primer lugar el paciente se imagina la situación que provoca el menor indicio de miedo y a partir de ahí puede ir aumentando poco a poco. En la relajación, se pierde el miedo a la situación.

Los modos de conducta positivamente reforzados, es decir, recompensados, son cada vez con más frecuencia determinantes para la personalidad del interesado y ello hace que sigan reforzándose.

Métodos de refuerzo operantes: se aplican en todos aquellos casos que estén relacionados con la adquisición de nuevas posibilidades de conducta. Para ello se recurre a la ley de aprendizaje operante: los modos de conducta positivamente reforzados, es decir, recompensados, son cada vez con más frecuencia determinantes para la personalidad del interesado y ello hace que sigan reforzándose. Hay que comprobar en el análisis de la conducta y establecer en el plan terapéutico qué modos de conducta hay que organizar y qué es lo que resulta útil como reforzador, es decir, como recompensa.

Ejercicio de autoconfianza y de contacto: a fin de mejorar la conducta en el ámbito social y de eliminar los miedos reales se utilizan los principios más diversos. A menudo se emplean también juegos en los que se practica el contacto visual, el registro de voz y el acceso a la persona que tenemos enfrente. Sólo se puede disfrutar de los frutos de la autoafirmación si se corre el riesgo de ser rechazado por los demás.

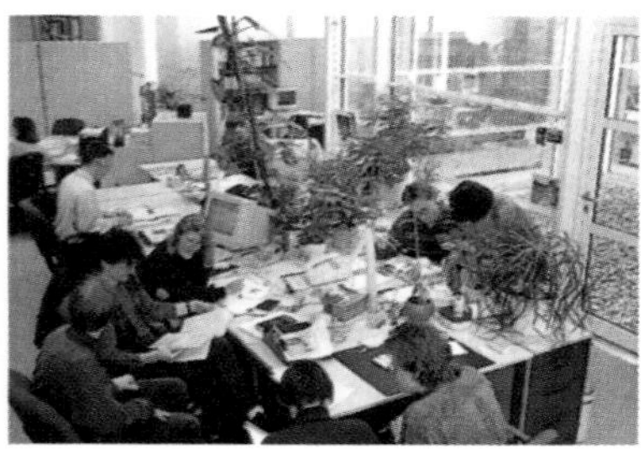

A menudo se emplean también juegos de rol en los que se practica el contacto visual, el registro de voz y el acceso a la persona que tenemos enfrente.

Reestructuración cognitiva: nuestra valoración, nuestra experiencia de la situación es más importante que el suceso en sí. De lo que se trata precisamente en las personas con un trastorno psíquico es de modificar la visión, la valoración. El concepto general de reestructuración cognitiva abarca toda una serie de técnicas terapéuticas que, en parte, aspiran de forma muy directa a corregir las actitudes, los actos, los pensamientos, las fantasías y los sentimientos. La terapia racional-emotiva y la terapia depresiva son especialmente conocidas.
Tras un diagnóstico minucioso se elabora un programa terapéutico con unos objetivos terapéuticos claros y, a continuación, se examinan las percepciones desproporcionadas y los modelos de pensamiento erróneos y se sustituyen por otros más adecuados.

TERAPIAS SISTÉMICAS Y FAMILIARES

Los trastornos y las enfermedades psíquicos y psicosomáticos del individuo a menudo se presentan a causa de una alteración en las relaciones con las personas más importantes para éste.

Los trastornos y las enfermedades psíquicos y psicosomáticos del individuo a menudo se presentan a causa de una alteración en las relaciones con las personas más importantes para éste. Esto afecta especialmente a la familia. La naturaleza y la causa de un trastorno a menudo se entiende solamente a partir de una perspectiva amplia que incluye al compañero del afectado y a sus familiares, y no es raro que este trastorno sólo se pueda tratar con la ayuda de las personas de referencia más importantes.
Los psicólogos sociales ofrecen varios métodos para entender mejor las estructuras familiares, la dinámica familiar. Así, por ejemplo, se puede considerar a una familia como un grupo dinámico e intentar profundizar sobre la posición correspondiente de un miembro de la familia (por ejemplo como figura dominante, chivo expiatorio, cabeza de turco, etc.).
Otra entrada es el aspecto de los papeles: ¿quién desempeña qué papel en qué grupo y en qué momento? Cuando hablamos de papel nos estamos refiriendo a la suma de todas las emociones, expectativas y modos de comportamiento que están vinculados a cada persona o a una posición determinada.

Los niños a menudo encarnan el Yo ideal, es decir, convertirse en lo que a uno le hubiera gustado ser pero que no pudo ser.

Algunas funciones de papel posibles resultan evidentes en las expectativas que tienen los padres respecto del desarrollo de sus hijos. Así, por ejemplo, el niño a menudo encarna el Yo ideal, es decir, convertirse en lo que a uno le hubiera gustado ser pero que no pudo ser. Otro niño en cierto modo simboliza la parte rechazada de los padres y se convierte en una cabeza de turco o en una eterna víctima. Otras posibilidades son las de un aliado, por ejemplo, en solidaridad con el otro miembro paterno.

Terapia de pareja

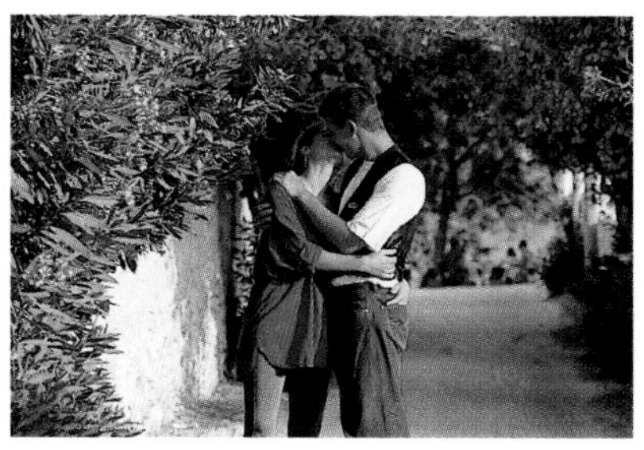

Al principio de la relación de pareja uno está casi seguro de que podrá superar fácilmente todos los problemas de la convivencia.

¿Bajo qué aspecto se elige realmente a la pareja? ¿Cuáles son los matrimonios y vida en pareja más duraderos? El neurólogo alemán Ernst Kretschmer respondió a esta pregunta, planteada con tanta frecuencia, hace ya varias décadas después de amplios estudios. Descubrió que los matrimonios más duraderos eran los contraídos entre estructuras psíquicas diferentes. Según esto, las personas que se complementan entre sí son más adecuadas para una larga convivencia que las personalidades con una misma estructura. Por otra parte, en las relaciones de pareja se pueden distinguir varias constelaciones posibles dependiendo de la forma en que se encuentran los miembros y de cómo viven el uno con el otro. En el primer caso, ambos miembros avanzan bajo una cierta renuncia de las posiciones mantenidas hasta el momento. Recorren el camino del YO y el TÚ hacia un NOSOTROS equitativo, se encuentran casi en el centro. Ambos toman y dan. El camino que recorren juntos abarca una etapa lo más extensa posible de su vida en común. A veces se prolonga hasta el final de uno de los miembros («hasta que la muerte nos separe»). Este camino nunca puede ser exclusivamente recto, sino que discurre en zigzag y en curvas. Unas veces es uno quien respalda y otras es el otro; unas veces es uno quien necesita ayuda y consejo y otras el otro. De hecho, éstos son los cometidos de una vida en relación de compañerismo en el sentido más amplio, que nunca se realiza por sí sola. Es una tarea y un objetivo para toda la vida.

Una buena relación de pareja nunca se consigue por sí sola. Es una tarea y un objetivo para toda la vida.

Una segunda versión simboliza la coexistencia. En realidad se ha producido una distanciación, no hay nada que decirse. La convivencia está regulada por determinados acuerdos. Como justificación se da: «por los niños», «los padres no tienen que darse cuenta», «a mi madre se le rompería el corazón» o «si la gente se enterara». Al menos uno de los dos sufre en una combinación tan infeliz y realmente inhumana y ello puede provocar daños irreparables para la vida futura.

Una tercera posibilidad principal consiste en la separación. La tasa de divorcio demuestra esta tendencia aparentemente internacional. La mayoría de matrimonios fracasan por los problemas cotidianos, por la vivienda demasiado pequeña, por la distribución de las tareas domésticas, por frustraciones sexuales, por la incapacidad de controlar las necesidades orgánicas y sociales y de satisfacerlas correctamente. Al parecer, muchos cónyuges no han aprendido a ser tolerantes, a tratarse de forma adecuada y a resolver los problemas interpersonales de forma constructiva. Los psicólogos sociales, los asesores familiares y los terapeutas de pareja ofrecen programas de modificación a los matrimonios que han tocado fondo. Los objetivos más importantes de estos programas de pareja son:

La mayoría de matrimonios fracasan por problemas cotidianos aparentemente simples.

- Ejercicio de las prácticas sociales que mejoran el aprendizaje social, como expresar correctamente los sentimientos, responder de forma adecuada, solucionar conflictos en colaboración, no tener miedo, etc.
- Vivir y configurar nuevas experiencias con uno mismo y con el propio comportamiento.
- Aprender a darse un trato nuevo y diferente para percibir los factores perturbadores y los problemas de la relación y hacer posible una modificación de modo que ambos cónyuges sean más conscientes de sus necesidades dentro de la relación y aprendan a satisfacerlas mejor.

Cuando existe la amenaza de crisis y conflictos, hay que aprender a tratarse de forma nueva y diferente.

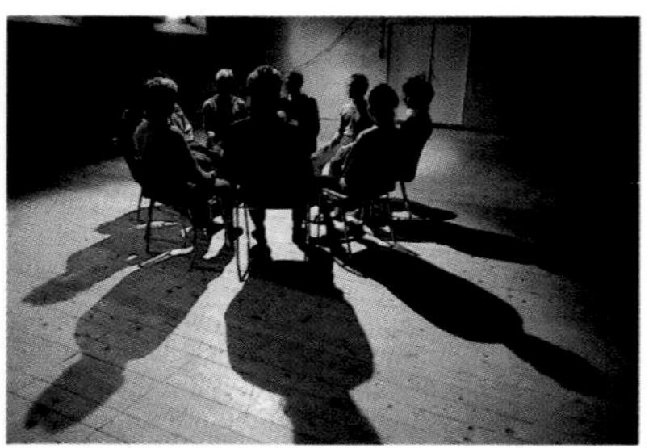

Mediante el diálogo se intenta reconocer y superar gradualmente la discrepancia entre el «cómo-soy», la imagen de uno mismo, y el «cómo-me-gustaría-ser», la imagen ideal.

Estos programas no pueden ni intentan hacer desaparecer los problemas y los conflictos que se presentan en toda relación de pareja. Lo único que pretenden es conseguir reconocer esos problemas y aprender a sobrellevarlos. Básicamente, todas las parejas que han emprendido o quieren emprender una relación duradera pueden llevar a cabo estos programas. Sin embargo, el éxito sólo es posible si ambos miembros están dispuestos a revisar y, eventualmente, modificar su comportamiento.

TERAPIAS ORIENTADAS HACIA LA COMUNICACIÓN

Terapia de conversación (TC) según C. Rogers: mediante un diálogo confiado entre el cliente y el terapeuta se intenta reconocer y superar gradualmente la discrepancia entre el «cómo-soy», la imagen de uno mismo, y el «cómo-me-gustaría-ser», la imagen ideal. El terapeuta procura entender lo que dice el paciente con exactitud y en su significado emocional y le da a éste su opinión. Se trata de lo que piensa realmente el cliente, de lo que siente verdaderamente. El terapeuta ayuda al cliente en la búsqueda de su auténtica percepción, de sus sentimientos y pensamientos. A diferencia del psicoanálisis, se trabaja siempre con los sentimientos del cliente y no con los desencadenados en el terapeuta por el cliente. El terapeuta permite al paciente explorarse a sí mismo cada vez mejor y más profundamente sin miedo ni rechazo, a conocerse cada vez más con sus auténticas necesidades y sentimientos y a aceptarse tal y como es. La terapia de conversación ha demostrado su eficacia como método básico en las más diversas tendencias psicoterapéuticas. En muchos páises, la TC es una de las orientaciones terapéuticas que estudia la mayoría de terapeutas. En la mayoría de los casos, la terapia de conversación se lleva a cabo como terapia única una hora a la semana durante uno o dos años. También existen miniterapias y tratamientos en grupo.

El terapeuta permite al paciente explorarse a sí mismo cada vez mejor y más profundamente sin miedo ni rechazo, a conocerse cada vez más con sus auténticas necesidades y sentimientos y a aceptarse tal y como es.

Programación neurolingüística (PNL): neuro hace referencia a los procesos neurofisiológicos y a lo físico; lingüístico hace referencia al lenguaje, y programación representa la recodificación, la modificación del lenguaje y el psiquismo. Algunos terapeutas con éxito disponen de una percepción muy sutil de sus pacientes, registran las manifestaciones apenas perceptibles, los mensajes de la postura, la mímica y los gestos. Lo denominan las cualidades análogas para delimitarlas de las denominadas cualidades digitales, las manifestaciones verbales.

Se confirma lo que todo el mundo sabe: a través de la ausencia de lenguaje se pueden transmitir muchas más señales que a través del lenguaje. Cuando las expresiones verbal y física se contradicen, casi siempre es el cuerpo quien dice la verdad. Algunos terapeutas opinan incluso que el cuerpo nunca miente. Pero también el registro de modelos lingüísticos muy sutiles puede ser de utilidad para el diagnóstico y la terapia.

Cuando las expresiones verbal y física se contradicen, casi siempre es el cuerpo quien dice la verdad.

Los terapeutas tienen que ser buenos observadores y poder orientarse hacia el paciente. Esto se pone de manifiesto por ejemplo en una buena sintonía respecto a la respiración y la postura corporal entre el terapeuta y el cliente. Ello recibe el nombre de *pathing*, ir al mismo paso. En el siguiente paso, es el terapeuta quien guía al paciente, lo que se consigue poniendo al paciente en un estado de profunda relajación. Entonces tienen que producirse imágenes de recuerdo ante sus ojos. Previamente se ha echado un ancla positiva y otra negativa por contacto. Tras una serie de grados intermedios, ambas anclas se sueltan al mismo tiempo. Ello debe provocar, como consecuencia de un proceso de aprendizaje, la eliminación de las experiencias negativas y el acoplamiento de senti-

Los terapeutas tienen que ser buenos observadores y poder orientarse hacia el paciente.

mientos positivos con las situaciones anteriormente percibidas como negativas. La persona tiene que dejar de estar fijada a convicciones negativas procedentes de años anteriores. Mediante la creación de nuevos lazos de reacciones estimulantes entran en acción experiencias positivas y reservas de la personalidad, no tratadas hasta ese momento.
A través de la programación neurolingüística también se incide en el inconsciente. Es preciso que el paciente tome contacto con él. El inconsciente tiene, en la PNL, dos vías diferenciadas. Se pueden recibir mensajes del inconsciente y se puede llevar información al mismo. Con el análisis del inconsciente se registra la tensión corporal: la relajación implica aprobación; el aumento de la tensión supone una negativa.

Mediante la creación de nuevos lazos de reacciones estimulantes entran en acción experiencias positivas y reservas de la personalidad.

Durante la terapia, el terapeuta trata las siguientes cuestiones, por ejemplo, con su paciente:

- ¿Cuál es el objetivo? ¿Qué ocurriría si se pudiera percibir interiormente?
- ¿Qué aspecto tendríamos, cómo nos sentiríamos si hubiéramos alcanzado el objetivo?
- ¿Cuáles son las cualidades necesarias para alcanzar el objetivo?
- ¿Cuál es el precio? ¿Qué estoy dispuesto a pagar (en sentido figurado)?
- ¿A qué tengo que renunciar por el nuevo comportamiento?
- ¿Cuáles son los aspectos positivos de lo nuevo y de lo viejo?
- ¿Qué indicios hay para la consecución del objetivo?
- ¿Una vez alcanzado lo nuevo, cómo lo aprovecharíamos?

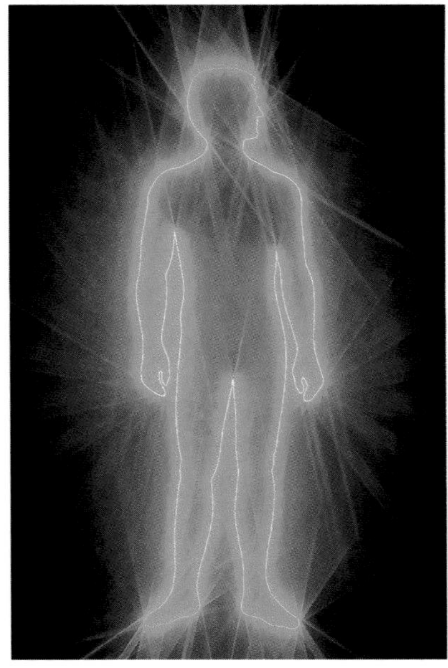

Al interrogar al subconsciente se registra la tensión corporal. La relajación significa aprobación, y el aumento de tensión negativa.

En la programación neurolingüística, resulta interesante el hecho de que se trata de una terapia de corta duración y de que no se establece una gran dependencia del terapeuta.

En la PNL, resulta interesante el hecho de que se trata de una terapia de corta duración y de que no se establece una gran dependencia del terapeuta.

MÉTODOS ORIENTADOS A LA EXPERIENCIA Y TERAPIAS CORPORALES

Todos los métodos recogidos en este grupo se basan en la observación y la tesis de que las intensas experiencias (vivencias) emocionales desencadenadas en la terapia pueden corregir trastornos físicos y anímicos. En las últimas décadas ha surgido un gran número de métodos sobre esta base.

Terapia biodinámica y bioenergética: ambos métodos se basan en las observaciones de W. Reich y su concepto de energía. La teoría de Reich dice literalmente: entre el cuerpo y el psiquismo, entre el músculo y la denominada coraza del carácter, entre la postura del cuerpo y la estructura del Yo existen unas relaciones estrechas, una identidad funcional. Conceptos como cabezota, cabizbajo, etc. expresan la relación entre la postura interior y exterior. Nuestra vida, nuestra historia, nuestras luchas, derrotas, pero también victorias se refle-

Entre el cuerpo y el psiquismo, entre el músculo y la denominada coraza del carácter, entre la postura del cuerpo y la estructura del Yo existen unas relaciones estrechas, una identidad funcional.

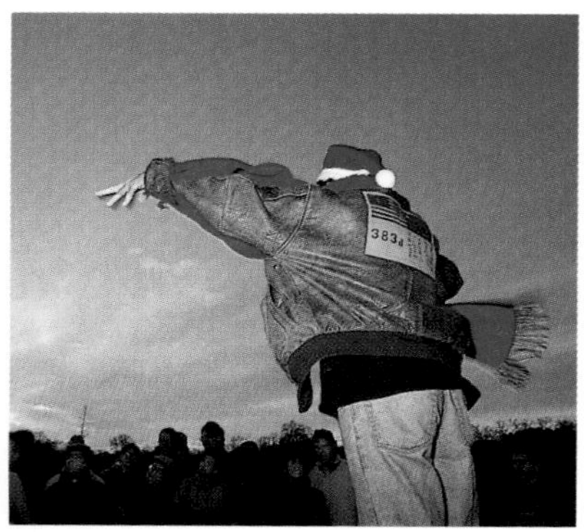

Nuestra vida, nuestra historia y nuestras luchas se reflejan en la postura corporal.

jan en la postura del cuerpo y en nuestra forma de hablar. Según Reich, la forma en que se expresa algo, el «cómo», con frecuencia es más decisiva para el diagnóstico que el «qué». Cuando no se perciben determinados estímulos, cuando no se pueden llevar a cabo determinadas acciones, cuando el flujo psicofísico de energía está bloqueado, surgen actitudes y posturas internas y externas primero latentes y después compactas. Se crea una coraza del carácter. Ésta se manifiesta principalmente a través de síntomas físicos tales como marcha de arrastre, postura inclinada o labios apretados.

Otra de las tesis de Reich: existe una estrecha conexión entre la respiración y las emociones. En caso de que se mantenga de forma crónica la coraza muscular, la respiración no puede fluir libremente. En cambio, cuando se deshacen los bloqueos y las inhibiciones, la respiración vuelve a ser, debido a ello precisamente, libre, más ligera y más profunda.

La tercera tesis dice así: en caso de satisfacción sexual, el cuerpo elimina toda la energía sobrante, especialmente aquella que normalmente se utiliza para los modelos de comportamiento neuróticos. La plena capacidad de amar, la capacidad de vivencia en la sexualidad indica que esta capacidad de amar está disponible en otras situaciones de la vida.

La bioenergética parte de la totalidad de lo emocional y lo mental, así como de la uniformidad de una energía físico-emocional.

La **bioenergética** parte de la globalidad de lo emocional y lo mental así como de la uniformidad de una energía físico-emocional. La coraza del carácter expresa la postura emocional, en la mayoría de los casos inconsciente. Cuando se consigue romper esta coraza se vuelve a disponer de energía libre. Ello se pone de manifiesto psíquicamente en un espectro más amplio de intereses, un mejor estado de ánimo general, una mayor sinceridad y adhesión al mundo por parte del cliente.

La interacción físico-emocional es impresionante en bioenergética; el reconocimiento, la comprensión y la modificación de posturas físicas comporta el reflejo y la corrección de posturas emocionales. Esto también ocurre a la inversa. Todos los métodos de la bioenergética aplicados directamente al experimentar el mal emplean diversos ejercicios respiratorios y de movimiento para regular la relajación y la tensión.

La terapia biodinámica también explica los bloqueos y trastornos, las distintas reacciones físicas y psíquicas, como un flujo de energía alterado.

Terapia biodinámica: Gerda Boyesen, de nacionalidad noruega y residente en Londres, descubrió en una especie de autoexperiencia relaciones entre el cuerpo y el alma, entre la alegría y el dolor. La terapia biodinámica también explica los bloqueos y trastornos, las distintas reacciones físicas y psíquicas, como una alteración del flujo de energía alterado. Actúa de forma muy cuidadosa en su terapia y primero se ocupa de lo que está maduro. En la primera fase del tratamiento invita a los miembros del grupo, por ejemplo, a echarse cómodamente en una esquina y explicar la historia de su vida. Muestra una gran dedicación hacia sus pacientes y a menudo los respalda. Un concepto de transformación, como conviene en último lugar a personas con trastornos prematuros.

Existen otras muchas terapias corporales. La **terapia motora comunicativa**, la **eutonía**, así como el **método de Feldenkrais**, se exponen con más detalle dentro de los métodos de relajación, páginas 772 y 773.

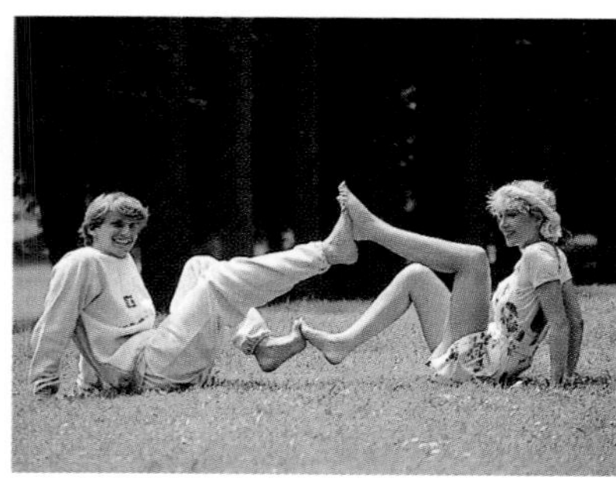

La terapia motora comunicativa forma parte de las terapias corporales.

Terapia de la Gestalt

F. S. Pearls, analista autodidacta, superó las limitaciones del psicoanálisis y creó la terapia de la Gestalt. El nombre se deriva de una de las raíces teóricas de la teoría de la Gestalt. Ésta ve las funciones psíquicas, sobre todo en el ámbito de la percepción, el pensamiento y el comportamiento, como expresión de formas y figuras. Por consiguiente, la terapia de la Gestalt parte de la base de que cada individuo dispone de un sistema de autorregulación psíquica. Cuando el proceso de la consciencia o de la percepción está bloqueado, surgen estancamientos y trastornos.

La terapia de la Gestalt favorece e influye en el proceso de la percepción y la consciencia. La curación se basa en el restablecimiento del propio flujo vital, de la percepción, la admisión y la expresión de sentimientos agradables, pero también desagradables.

La terapia favorece e influye en el proceso de la percepción y la consciencia. La percepción y la aceptación de los sentimientos es muy importante, verdaderamente decisiva. Estos sentimientos a menudo no se perciben debido a las causas más diversas. Sin embargo, los trastornos psíquicos siempre son el resultado de un autoenajenamiento. La curación se basa en el restablecimiento del propio flujo vital, de la percepción, la admisión y la expresión de sentimientos agradables, pero también desagradables.
Las técnicas terapéuticas utilizadas con más frecuencia son:

Técnicas utilizadas con frecuencia en la terapia de la Gestalt: acentuación, diálogo interior y creación de un continuo de consciencia.

- **La acentuación:** se invita al cliente a que destaque aquello que percibe, es decir, a que resalte lo que percibe para poder verlo y entenderlo con mayor claridad. El terapeuta simula ante el paciente su actitud externa e interna.
- **El diálogo interior:** en la terapia, el paciente debe esforzarse por presentar sus conflictos, problemas y dificultades internos. Para ello cambia constantemente de silla y se va sentando. En una de las sillas expone los pros del problema actual y en otra los contras. Ello permite conocer mejor las distintas caras del problema, y resulta más fácil resolverlas e integrarlas.
- **Creación de un continuo de consciencia:** en este caso, al igual que en la asociación libre del psicoanálisis, hay que expresar pensamientos espontáneos. El terapeuta toma los derroteros que parten del problema, vuelve a llevar al paciente hacia el problema y hace uso, principalmente, de las preguntas referidas al presente: «¿Qué sientes en este preciso instante, qué haces, qué evitas, qué esperas?»

Mediante la terapia de la Gestalt se intenta restablecer la totalidad de una persona alterada y neurótica mediante la percepción de sí mismo y de sus necesidades, mediante la supresión de sus bloqueos.

Mediante la terapia de la Gestalt se intenta restablecer la totalidad de una persona alterada y neurótica mediante la percepción de sí mismo y de sus necesidades, mediante la supresión de sus bloqueos.

Terapia integrativa según H. Petzold

El trasfondo teórico de esta terapia se ocupa principalmente del cuerpo, el cuerpo animado de Petzold, el órgano global. En algunas personas, el desarrollo de este órgano global a menudo está alterado. Las disociaciones de la vida física en el psiquismo o las represiones de lo emocional dentro del cuerpo pueden provocar enfermedades.
La terapia trata de suprimir estas represiones dentro del cuerpo. Para ello se emplean especialmente técnicas corporales como terapias del movimiento, o la timopráctica, así llamada por Petzold, o se trabaja con medios creativos como el barro.

Las disociaciones de la vida física en el psiquismo o las represiones de lo emocional dentro del cuerpo pueden provocar enfermedades.

Un segundo plano de la terapia parte de la tesis de que el individuo no puede entenderse por sí solo, sino por su relación con otras personas. Esto afecta tanto al pensamiento como diálogo interior como a la identidad encontrada. El objetivo terapéutico en estos trastornos de relación es la cooperación o corres-

La terapia integrativa contempla al individuo sobre el limitado escenario de su vida individual como un actor que desea expresarse.

pondencia común. Ésta incluye la capacidad de contacto, de encuentro, de relación, incluso en las crisis. En la terapia integrativa, el terapeuta actúa de forma lo más clara y franca posible, pero también se acomoda a las capacidades del paciente. La terapia integrativa contempla al individuo sobre el limitado escenario de su vida individual como un actor que desea expresarse. El terapeuta intenta entender el desarrollo de la persona como una alteración con un sentido y explicárselo al paciente. Se trata sobre todo de proporcionar al paciente una nueva experiencia emocional en un escenario revivido.

La psicosíntesis

No pocas personas son de la opinión de que son un ser homogéneo e inalterable. Esto no es más que una ilusión. En realidad, todas las personas disponen de todo un complejo de estilos de pensamiento, cualidades de vivencia y modos de comportamiento entrelazados que resultan evidentes incluso en la mímica y los gestos; uno es «totalmente diferente» según la situación. Diversas «personalidades en miniatura» actúan conjuntamente, pero con frecuencia de forma opuesta. La psicosíntesis intenta integrar estas diversas «personalidades en miniatura».

En el centro de la terapia destaca la situación vital actual. La conversación es el método utilizado principalmente. El trabajo práctico empieza con una extensa entrevista. En caso necesario, la conversación puede complementarse con medios creativos como la pintura, la música, el movimiento o el trabajo con un material como el barro.

La averiguación de las distintas cuotas de personalidad ayudan a tener una imagen clara de sí mismo.

La averiguación de las distintas cuotas de personalidad ayudan a tener una imagen clara de sí mismo. Una personalidad integral, redonda y equilibrada, con un centro interior en el que domina una paz absoluta aunque en el exterior predomine el estruendo y el ruido, tiene como resultado un conjunto lo más colorido posible.

La psicosíntesis se efectúa en dos planos. Uno de ellos es el de la psicosíntesis personal que acabamos de describir. El otro es una psicosíntesis transpersonal, del hiperconsciente, es decir, con otras palabras, es la de las altas esferas de la existencia. Ello nos permite reconocer el auténtico yo que le une a uno con todos los demás.

Terapia holotrófica

El nombre se deriva de holografía, un procedimiento optoelectrónico con una gran capacidad de almacenamiento de información. Cada pequeña parte aporta las informaciones sobre la forma global.

Según S. Grof, el autor de la terapia holotrófica, en la consciencia ha de ser posible algo similar. Según éste, como consecuencia de un intento del organismo de integrar y asimilar «formas», es decir, situaciones y modos de vivencia anteriores, se originan trastornos y enfermedades psíquicas. Dado que los síntomas se han presentado durante crisis, también es posible forzar al individuo a revivir y repasar la problemática mediante crisis provocadas. La terapia intenta, de las formas más diversas, encontrar el acceso al todo, por ejemplo mediante meditaciones propias, experimentación con psicofármacos o hiperventilación, con lo que el contenido de oxígeno del cerebro aumenta. Mediante la modificación en el plano transpersonal y trascendente, Grof pretende desarrollar la personalidad en una especie de segundo nacimiento hacia un superyo y un supersímismo.

Dado que los síntomas se han presentado durante crisis, también es posible forzar al individuo a revivir y repasar la problemática mediante crisis provocadas.

Elección de la forma terapéutica

Básicamente, hay que tener en cuenta cuatro condiciones esenciales: la enfermedad existente, el paciente y su predisposición o capacidad para la cooperación activa, las características técnicas y personales del terapeuta y la naturaleza de la orientación terapéutica.

Del **cuadro clínico** depende sustancialmente de si hay que dedicarse más al síntoma o a la personalidad. A ello cabe añadir las distintas cuotas de personalidad, incluidos los enfoques (erróneos) o actitudes (erróneas) existentes o basales, la duración de la enfermedad, la presión del sufrimiento, la edad, el dominio de la vida practicado hasta el momento, la situación desencadenante, determinadas circunstancias vitales, etc.

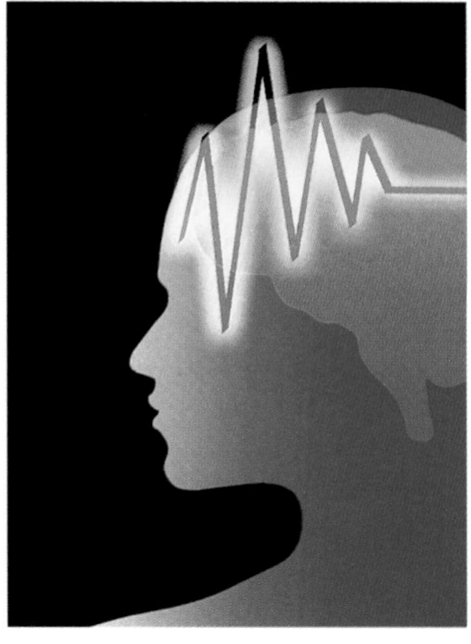

Del cuadro clínico depende de forma sustancial si hay que dedicarse más al síntoma o a la personalidad.

Cuando se trata de conflictos concretos o de síntomas relativamente aislados, es posible aplicar, por ejemplo, terapias focales basadas en la psicoterapia y en la psicología profunda como terapias breves. También son adecuadas las técnicas de terapia del comportamiento especiales o un tratamiento hipnótico.

Si se quiere conseguir una mejora de la percepción, la sensibilización y la orientación de las vivencias, son recomendables los medios o terapias activadores de las vivencias como la terapia de la Gestalt o el psicodrama.

Si existe la necesidad de descubrir conflictos profundos y en parte inconscientes que se remontan al pasado, a la más tierna infancia, hay que optar por el psicoanálisis o por métodos psicoterapéuticos de la psicología profunda.

El desarrollo ulterior de la personalidad con el objetivo de liberar o formar las aptitudes creativas y de integrar las distintas partes de la personalidad puede tener éxito con el análisis de Jung o con métodos psicosintéticos.

Los centros de orientación psicoterapéuticos, con los que se puede poner en contacto a través de su médico de cabecera, le ofrecerán informaciones más concretas para cada caso específico.

Los centros de orientación psicoterapéuticos, con los que uno se puede poner en contacto a través de su médico de cabecera, ofrecen informaciones más concretas para cada caso específico.

Incluso en el engranaje de una gran ciudad se puede encontrar un lugar tranquilo para relajarse. De este modo se reponen fuerzas, y el trabajo ya no se hace tan cuesta arriba.

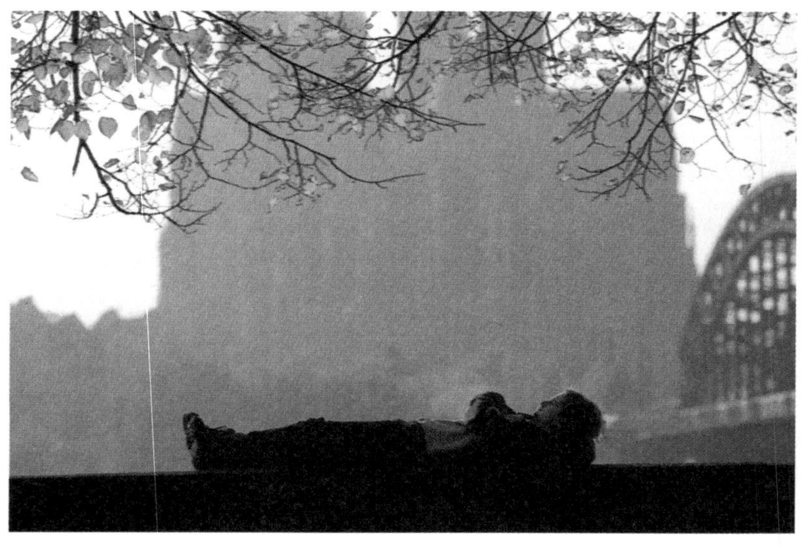
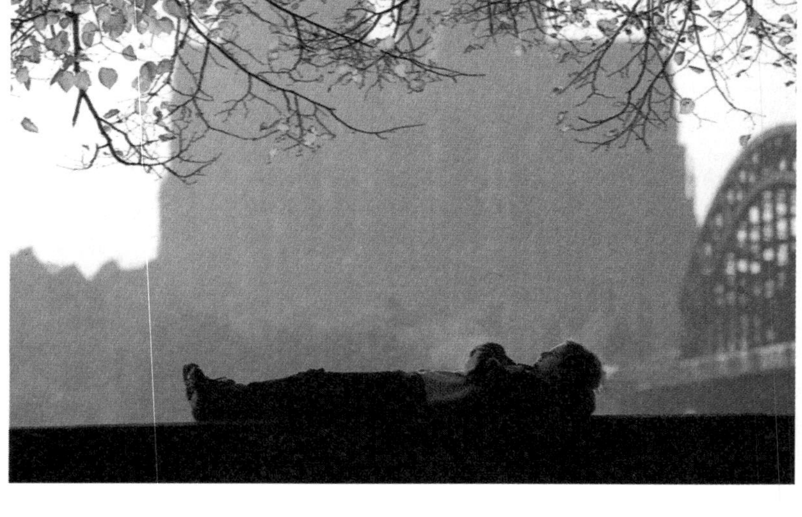

MÉTODOS DE RELAJACIÓN

Es un hecho que muchas enfermedades agudas o crónicas se deben a un exceso de tensión negativa, es decir, de esfuerzo.

Cada vez son más las personas que padecen una alteración del comportamiento de tensión y relajación. Sólo la tensión con fuerza del arco en el momento justo puede hacer que la flecha dé en la diana, mientras que una tensión excesiva hace que el arco se rompa. Y, sin abandonar la metáfora, un arco constantemente tensado se vuelve blando y pierde su elasticidad y su fuerza.

Todo el mundo puede sacar conclusiones sobre su estado de salud a partir de esta comparación. O puede que le recuerde a fulanito o menganito, siempre ajetreado, muy atareado, extenuado y abrumado por conflictos constantes.

El hecho es que muchas enfermedades agudas o crónicas se deben a un exceso de tensión negativa, es decir, de esfuerzo. En cambio, la tensión positiva, es decir, la relajación, puede evitar algunos temores, algunos dolores y algún sufrimiento; en cualquier caso, al menos nos permite convivir mejor con todo ello. Así pues, hoy en día una de las partes esenciales de todo tratamiento médico debería consistir en proporcionar unos métodos y técnicas de relajación eficaces y adaptados a las necesidades individuales.

El individuo con exceso de tensión en la sociedad industrial

El organismo humano y los modos de comportamiento del hombre se han adaptado durante cientos de miles de años a las condiciones de la biosfera y se han ido perfeccionando constantemente en interacción con ésta. Nuestro entorno, y con él las condiciones de vida, no se habían modificado de forma tan drástica hasta hace cien años, un espacio de tiempo extremadamente corto desde el punto de vista evolutivo. Así, por ejemplo, las exigencias dentro del proceso de trabajo se desplazan cada vez más de la actividad física a la mental, y como consecuencia se producen una infrautilización física y una carga psíquica excesiva. El hombre del siglo XX, especialmente en los países altamente industrializados, está sometido a una gran carga por parte del entorno, que sufre una rápida transformación. El bombardeo de estímulos y los conflictos de decisión con frecuencia son extremadamente exigentes con la capacidad de adaptación del hombre. La resistencia del sistema nervioso desempeña un papel esencial.

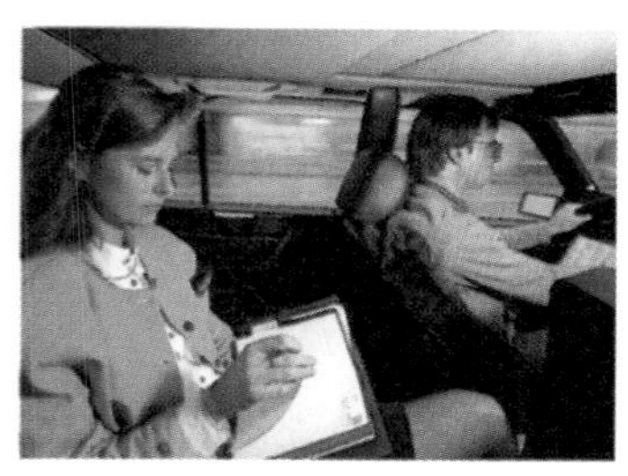

El bombardeo de estímulos y los conflictos de decisión avivan la tensión.

Actualmente se abusa con especial intensidad de este mecanismo, no exento de averías, a medida que aumentan las exigencias de flexibilidad, disponibilidad y capacidad de adaptación a las nuevas constelaciones de estímulos. Según descubrimientos recientes, en caso de estrés, es decir, de estados de tensión crónica, se produce una irritación del sistema nervioso y un incremento de la liberación hormonal debido a cargas excesivas, emociones negativas persistentes, así como conflictos constantes.

En caso de estados de tensión crónica debidos a cargas excesivas, emociones negativas persistentes, así como conflictos constantes, se produce un incremento de la liberación hormonal.

Cualquier rendimiento físico o mental requiere actividad y está ligado a tensión. Normalmente, estas tensiones disminuyen al finalizar la actividad. No obstante, muchas personas no conocen tregua, trabajan de forma nada económica, conservan tensiones residuales o se encuentran en un estado de tensión permanente. Ello provoca un menoscabo en el bienestar y una reducción de la capacidad de rendimiento. De esta forma, las funciones de los órganos internos pueden resultar sensiblemente alteradas y surgen alteraciones o enfermedades orgánicas funcionales. En tal caso, a menudo se está sólo a un paso de una alteración orgánica persistente.

Nivel individual de tensión

El término estrés, es decir, el desequilibrio entre tensión y relajación, puede emplearse como concepto general para muchas enfermedades funcionales. A este respecto cabe mencionar las más diversas formas de dolores de cabeza, especialmente las cefaleas tensionales, además de espasmos de los conductos biliares, espasmos gástricos e intestinales, presión cardíaca, diarreas, espasmos de la musculatura de la espalda, trastornos de la concentración y del sueño y otros muchos. Sin embargo, la problemática tensión-relajación interviene en muchas otras enfermedades en mayor o menor medida.
Como regla empírica hay que tener presente que en caso de estrés y miedo siempre existe un desequilibrio entre la tensión y la relajación. Consecuentemente, de ello se desprende que los trastornos y enfermedades en que intervienen estos síntomas, con frecuencia temidos, deben tratarse a través de la relajación como componente esencial de la terapia.

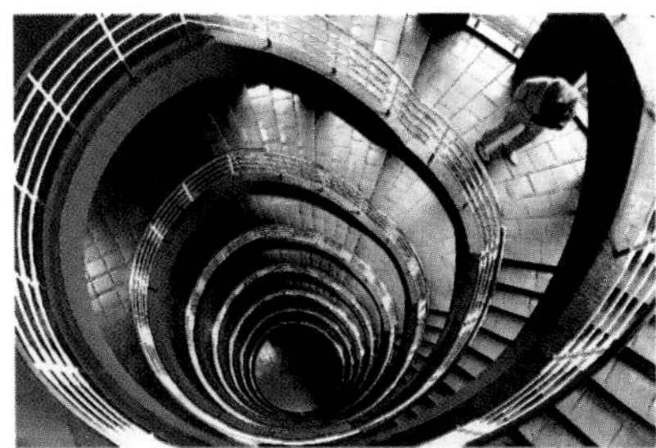

No es raro que la espiral de la sobrecarga profesional y el agotamiento físico desemboquen en una crisis de tensión.

Proceso de inversión

La reacción de relajación es un proceso complejo que afecta al cuerpo y al psiquismo. El paso del esfuerzo a la relajación puede efectuarse tanto a través de una vía física como de una vía psíquica (pensamientos, representaciones, determinados estados emocionales). En cierto modo se trata de la inversión del mecanismo de estrés. Durante la reacción de relajación se utilizan las mismas vías nerviosas y hormonales, sólo que en sentido inverso.
A pesar de que estos mecanismos son, por así decirlo, congénitos, al parecer no están disponibles en todos los casos. Existe una explicación histórica para este hecho: en nuestros primeros antepasados, al mecanismo de estrés se le exigía con frecuencia que produjera o liberara energía para salvar la vida en caso de ataque o de huida. La reacción de relajación no era tan necesaria y se producía espontáneamente. Esta relación se ha invertido en la época actual debido al esfuerzo excesivo y a los estados de tensión psiconerviosos constantes que hace que muchas personas sean incapaces de invertir el proceso. La conmutación a la relajación, establecida genéticamente, ya no se puede utilizar. Ha dejado de estar disponible porque no hemos aprendido a manejarla lo suficiente.

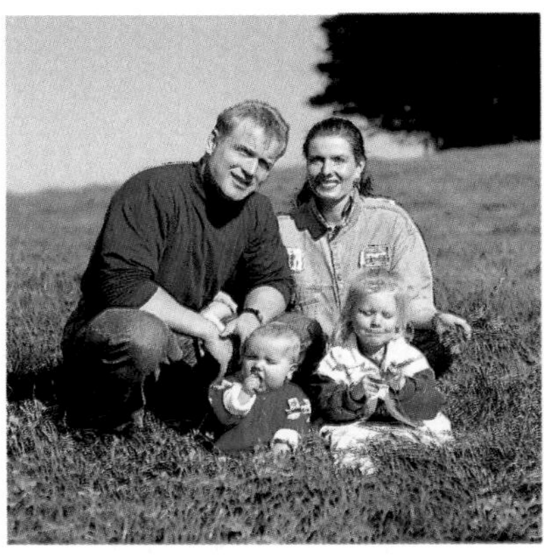

Conmutar es mejor que desconectar. Hoy en día, muchas personas siguen encontrando relajación y fuerzas para la vida cotidiana disfrutando del tiempo libre con la familia.

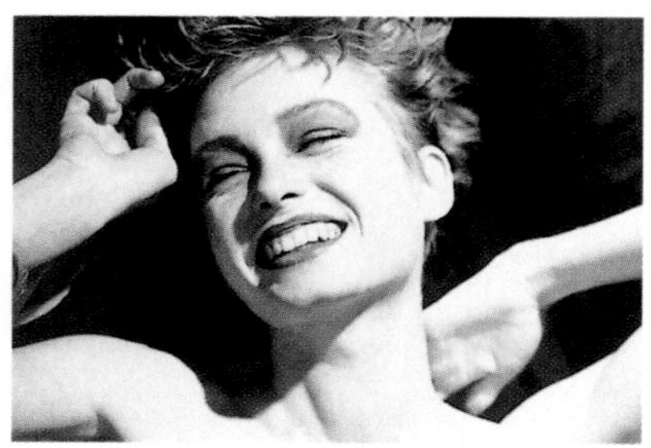

Ya sea alegría o dolor, todas las emociones actúan sobre el estado de tensión del organismo en su conjunto.

La tensión psíquica prolongada hace que todo el organismo esté en tensión y que se produzcan desde contracciones en determinadas zonas del cuerpo hasta trastornos orgánicos.

El neurólogo Johannes Heinrich Schultz (1884-1970) es el fundador del entrenamiento autógeno. La relajación corporal se consigue mediante la autohipnosis y la autosugestión.

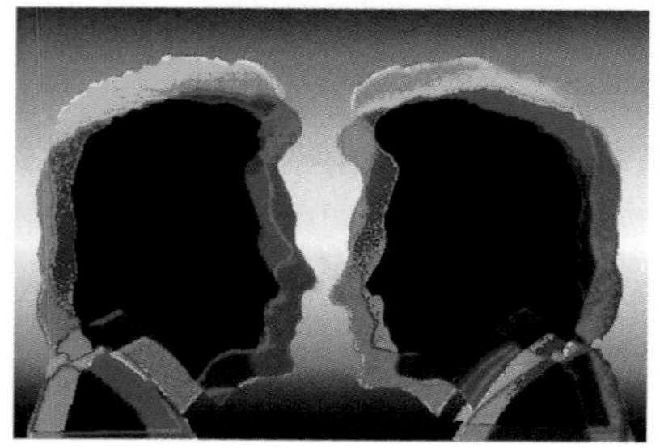

El exceso de tensión consume energía y fuerzas.

Vivir en el ritmo y el cambio

Todos los procesos vitales están sujetos a tensión muscular. Incluso en las fases relativamente tranquilas, tanto la musculatura estriada de las extremidades como la musculatura lisa de los órganos internos están sujetas a un determinado esfuerzo (tono básico). Éste puede y debe aumentar en fases activas.

La tensión muscular básica depende de la función correspondiente del organismo y se ve influenciada a través de estructuras cerebrales superiores. Los estímulos con una acción fisicoquímica, biológica o psicosocial se superponen al biotono a través de círculos de control y reguladores. Cualquier pensamiento (como la concentración orientada al trabajo, nuestros sentimientos, nuestras emociones), tanto si se trata de alegría o de dolor, de tristeza o de miedo, modifica constantemente el estado de excitación de la musculatura y los órganos a través de la vía nerviosa, más rápida, o de la vía hormonal, más lenta.

Como es sabido, la musculatura se divide en musculatura voluntaria, es decir, controlada por la voluntad, y musculatura lisa involuntaria. Podemos tensar el brazo y estirar el pie mediante una orden interna pero no podemos, por ejemplo, influir en los músculos internos del ojo o relajar el brazo.

No obstante, la división en musculatura voluntaria e involuntaria no es absoluta: la musculatura estriada voluntaria también dispone de un determinado tono básico. Por otra parte, mediante determinados procesos de entrenamiento se puede aprender a regular la musculatura involuntaria. Así, se puede, por ejemplo, influir sobre la acción del corazón y sobre los órganos abdominales.

Sin embargo, por norma general no hemos aprendido a controlar el proceso de tensión-relajación. La tensión persistente, los disgustos en el despacho, las preocupaciones y emociones o las contracciones musculares en personas con una actividad principalmente física pueden repercutir durante largo tiempo. Las tensiones permanentes modifican el equilibrio y la amplitud de regulación del organismo. Así, la tensión psíquica prolongada hace que todo el organismo esté en tensión y que se produzcan desde contracciones en determinadas zonas del cuerpo hasta trastornos orgánicos. Un exceso de tensión consume energía y fuerzas. En cambio, una postura forzada influye de forma retroactiva en el estado psíquico, nuestro estado de ánimo, nuestros sentimientos y nuestro estado general.

Johannes Heinrich Schultz, padre del entrenamiento autógeno, escribió: «Creo que el estado nervioso es un complejo de tensiones musculares desordenadas con las que el individuo reacciona voluntaria o involuntariamente al influjo de los estímulos del entorno».

Así pues, sería conveniente alternar entre tensión y relajación. Esto es válido tanto para el trabajo cotidiano como para la vida en su conjunto. Los pensamientos, los sentimientos y el comportamiento (también el comportamiento pasivo que se pone de manifiesto en el tono muscular) están irremisiblemente ligados a la musculatura de los órganos internos. Por otra parte, existe la posibilidad de conseguir que los músculos y los órganos internos funcionen como nosotros deseamos mediante una intensa concentración, mediante el proceso de autosugestión.

«Liberado el músculo, la fuerza está en calma.»

¿Qué se consigue con la relajación sistemática?

Se está en mejores condiciones para fortalecer el lado sano y reducir el lado enfermo o, en el mejor de los casos, eliminarlo por completo.

Tras un proceso de aprendizaje intensivo, por ejemplo en el entrenamiento autógeno, es posible autocontrolar funciones del cuerpo normalmente involuntarias. Se puede influir sobre un mal control. Así, es posible regular estados emocionales o incrementar el rendimiento psíquico, como las funciones de concentración o de memoria. Dado que se aumenta el umbral de excitación, los temores y los dolores se presentan con menos frecuencia.

Los métodos de relajación permiten regular estados emocionales o incrementar el rendimiento psíquico, como las funciones de concentración o de memoria.

Una persona que practica sistemáticamente métodos de relajación es más sosegada, y una persona sosegada es más objetiva y tolerante. Ello no permite regular todos los problemas y conflictos vitales fundamentales, pero sí examinarlos desde la perspectiva correcta y ejercer un mayor dominio sobre ellos. Posibilita un conocimiento más profundo de sí mismo y una autocrítica sincera. También se consigue algo muy importante: las personas que aprenden sistemáticamente métodos de relajación han encontrado una forma de ayudarse a sí mismos. Dejan de estar indefensos ante las exigencias externas.

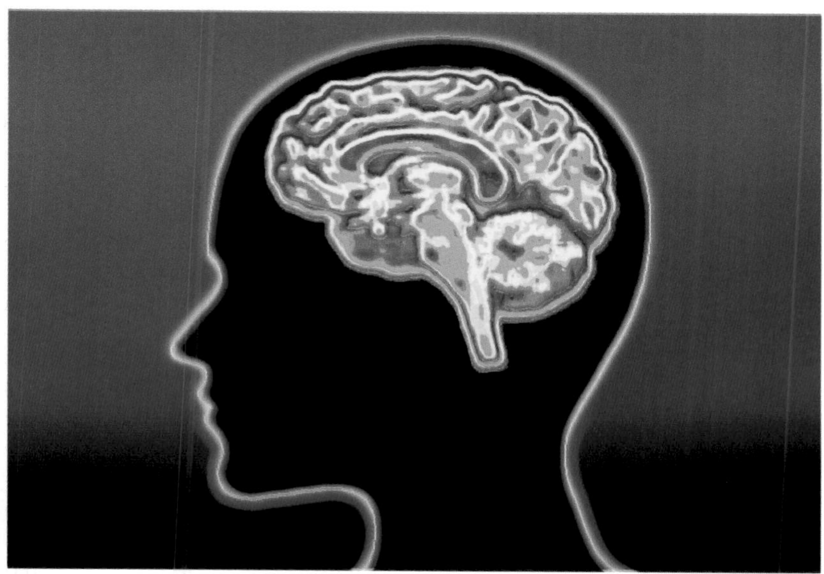

La relajación física y mental se condicionan mutuamente.
Por consiguiente, existen dos formas básicamente diferentes para la relajación: en los métodos psicosomáticos se actúa sobre procesos físicos a través del psiquismo, principalmente mediante la sugestión y la autosugestión. En cambio, en los métodos fisioterapéuticos un estímulo externo provoca la relajación física y el consiguiente bienestar psíquico.

Métodos de relajación de eficacia demostrada

El desequilibrio entre tensión y relajación no se puede compensar únicamente con más tiempo libre y descanso ni, por supuesto, mediante la ingestión constante de pastillas. Todo el mundo puede y debería aprender a influir sobre los procesos vegetativos a través de una práctica consciente.

Todo el mundo puede y debería aprender a influir sobre los procesos vegetativos a través de una práctica consciente.

La relajación física y mental se condicionan mutuamente. Por consiguiente, existen dos formas básicamente diferentes para la relajación: en los métodos psicosomáticos se actúa sobre procesos físicos a través del psiquismo, principalmente mediante la sugestión y la autosugestión. En cambio, en los métodos fisioterapéuticos un estímulo externo provoca la relajación física y el consiguiente bienestar psíquico.

El estado de relajación se pone de manifiesto a través de una distanciación de la vida cotidiana. Todos los problemas y conflictos parecen más lejanos y sin importancia, el umbral de las impresiones sensitivas se reduce, la atención disminuye: el lugar de la atención mental y la movilidad lo ocupa la pasividad, acompañada de una disminución de las emociones, relajación muscular, sosiego de las funciones vegetativas y una mayor inversión hacia el propio interior.

El estado de relajación se pone de manifiesto a través de un distanciamiento cada vez mayor de la vida cotidiana. Todos los problemas y conflictos parecen más lejanos y carentes de importancia, el umbral de las impresiones sensitivas se reduce, la atención disminuye.

APROVECHAMIENTO DEL TIEMPO LIBRE: HAY QUE APRENDER A DESCANSAR

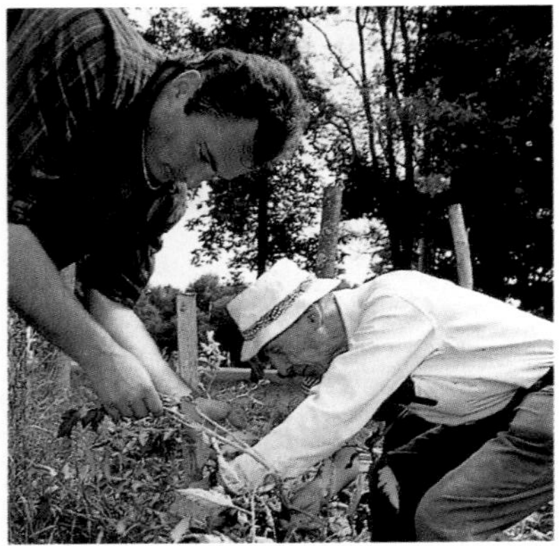

Principalmente las aficiones y la naturaleza permiten relajarse descansando de forma activa.

Los esfuerzos de un día, una semana o un año pueden compensarse a través de suficientes fases de relajación. Sin embargo, con ello no nos estamos refiriendo a no hacer nada, sino a alternar actividades de otro tipo en el sentido de un descanso activo. Las fases de trabajo y de descanso se diferencian por una modificación de la relación entre estímulos e inhibición. Si una persona no se relaja de forma metódica a intervalos mayores o menores, su rendimiento disminuye y su estado de salud está en peligro: sin una regeneración suficiente, más adelante la actividad no es posible o sólo de forma reducida.
La época actual, llena de tensiones, también nos brinda el momento para esta regeneración, sólo que con frecuencia no sabemos aprovecharlo. El tiempo libre, bien aprovechado, significa relajarse de forma activa. Esto afecta tanto al cuerpo como a la mente. El deporte y los paseos, la música, el teatro y las actividades artísticas pueden contribuir a ello. En cualquier caso, estas actividades deben despertar interés y producir satisfacción. ¡Es importante combinarlas con suficientes horas de sueño!
Es muy importante aprovechar las oportunidades que se nos ofrecen para poder cambiar de ambiente, disfrutar del aire libre, apartarse de las obligaciones, sentirse alegre y feliz, dejarse caer por una vez, poder holgazanear. Esto ya disminuye la tensión y aligera algunos problemas.
Cuando se tiene el estado de ánimo adecuado, se estimulan de tal forma las zonas lúdicas del sistema límbico que se pueden generar, a través de distintas vías neurofisiológicas y bioquímicas, sensaciones agradables que van desde la ligera satisfacción, pasando por la alegría, hasta la mayor sensación de felicidad. Por consiguiente, después de un trabajo desagradable uno mismo debería recompensarse con pequeñas alegrías y experiencias agradables.

Haga una pausa de vez en cuando

Precisamente cuando uno hace su trabajo con ganas y dedicación, hay que hacer una pausa de vez en cuando, aunque no nos guste demasiado. De lo contrario, el cuerpo desconecta por sí solo. En tal caso, la inhibición protectora del organismo tiene lugar a destiempo, cuando por ejemplo se cierran los ojos durante una conversación o el peligroso agotamiento se presenta durante la conducción. Las pausas sirven para conservar las fuerzas para trabajar. Hay que planificarlas o incluirlas de forma habitual. Las pausas son un cambio de corta duración y a corto plazo de la fase de rendimiento controlada por el sistema nervioso simpático a la fase de descanso regulada por el parasimpático, una interrupción limitada en la actividad, una relajación de los músculos, una respiración profunda y, al mismo tiempo, una reorientación mental.
Las pausas no deben ser demasiado cortas ni frecuentes. Toda interrupción requiere un nuevo impulso, un nuevo arranque. Las pausas son más efectivas cuando se presentan las primeras manifestaciones de fatiga. En cualquier proceso de trabajo es recomendable hacer una pequeña pausa de quince minutos como mínimo después de la primera tercera parte del tiempo total de trabajo y otra más larga de al menos treinta minutos después de la segunda tercera parte. La pausa debe consistir en una forma de descanso activo opuesta a la actividad habitual. Los ejercicios gimnásticos sencillos constituyen un equilibrio eficaz, sobre todo durante las pausas cortas. Éstos proporcionan satisfacción y normalmente acaban de inmediato y de forma notable con las manifestaciones de fatiga más diversas.

Las pausas en el trabajo son un cambio de corta duración y a corto plazo, una interrupción limitada en la actividad, una relajación de los músculos, una respiración profunda y, al mismo tiempo, una reorientación mental.

Tiempo libre y ocio

Las personas que realizan un trabajo eminentemente mental generalmente necesitan un descanso físico activo.
Las personas que desempeñan un trabajo principalmente físico deben procurarse una relajación intelectual.

El tiempo libre no es lo mismo que el ocio. Una parte de aquél, el tiempo libre «comprometido», se necesita para el camino hacia el trabajo, los cuidados higiénicos, la ingestión de alimentos, el sueño, etc., mientras que el tiempo libre «no comprometido» está realmente a nuestra entera disposición. Naturalmente, todo el mundo intenta ampliar esta parte del tiempo libre y emplearlo, en la medida de lo posible, en descansar y relajarse. La reserva de tiempo, que todo el mundo puede buscar, constituye una organización bien meditada del tiempo de trabajo y de ocio.
Para ello puede resultar útil distribuir el tiempo libre según los criterios de su intensidad. De esta forma se pueden distinguir tres grupos:

El simple descanso. Se trata del tiempo libre pasivo, que engloba los contactos con el entorno, los paseos y los juegos. Su determinación funcional consiste en restablecer las fuerzas físicas y mentales.

El segundo grupo abarca la apropiación de valores culturales. En ellos se incluye la lectura, la radio, la televisión, el cine, el teatro, la música y la visita a museos. Este aprovechamiento del tiempo libre favorece el desarrollo de la personalidad siempre que no se dedique a libros y películas triviales con un fin puramente recreativo y consumista.

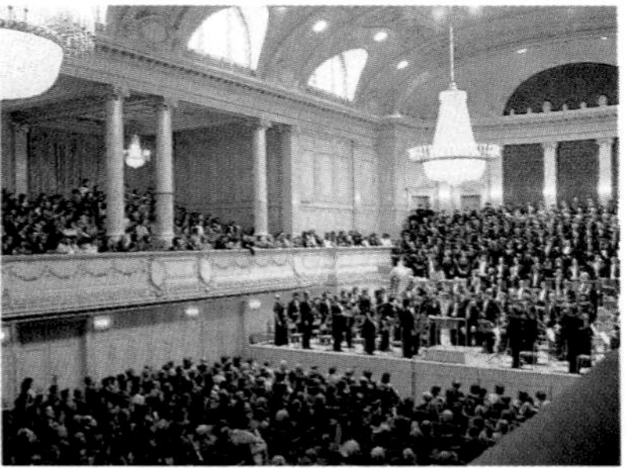

La apropiación de valores culturales favorece el desarrollo de la personalidad, siempre que no se dedique a libros y películas triviales con un fin puramente recreativo y consumista.

El tercer grupo recoge las actividades creativas, la ciencia, la técnica, el arte y el deporte. El objetivo y el contenido de estas áreas del tiempo libre son la autoafirmación y el autodesarrollo de la personalidad. Ello hace referencia tanto al aprendizaje como a los juegos técnicos que estimulan la creatividad.

Las personas que realizan un trabajo eminentemente mental generalmente necesitan un descanso físico activo. Las personas que desempeñan un trabajo principalmente físico deben procurarse una relajación intelectual. Sin embargo, en la práctica es frecuente encontrarse con la situación inversa: el descanso constituye de algún modo una continuación de la actividad laboral. Las personas que trabajan con la mente se interesan por la literatura filosófica (los médicos escriben libros), mientras que las personas que tienen un trabajo físico siguen haciendo reformas en el hogar y trabajando en el jardín.

Vacaciones correctas

Es hora de tomarse unas vacaciones. ¿Quién no conoce esta situación? La capacidad de rendimiento ha disminuido, uno está más sensible, más irritable, siente una inquietud interior permanente que no desaparece ni siquiera tras breves pausas de descanso.
Vacaciones, ¡qué palabra tan mágica! Alejarse de los conflictos, dejar vagar la mente. Tiempo para uno mismo, para los demás, para la pareja, los niños, los amigos. Tiempo para las aficiones o para no hacer nada. Viajar, viento y olas, olor a mar y a crema solar, el ascenso a montañas, la alegría en la cumbre. Poder leer al fin aquel libro tan largamente anhelado, trabajar en el jardín, hacer reparaciones en el hogar... En cualquier caso, ¡hacer algo diferente!
¿Cuánto deben durar las vacaciones? Las leyes del biorritmo nos recomiendan no partir las vacaciones anuales con demasiada frecuencia. Estudios científicos demuestran que la relajación completa del cuerpo no se consigue antes de tres semanas.

A ser posible, las vacaciones no deben pasarse en casa.
Un cambio de clima y los estímulos que éste conlleva para el organismo son unos factores básicos decisivos para el efecto de relajación.

El clima resulta tanto más estimulante cuanto más acusadas son las diferencias con el lugar de residencia.

A ser posible, las vacaciones no deben pasarse en casa. Un cambio de clima y los estímulos que éste conlleva para el organismo son unos factores básicos decisivos para el efecto de relajación. El sistema nervioso vegetativo necesita unos estímulos diferentes y más fuertes para su regeneración, que no es más que la armonización de todas las funciones a un nivel superior. Asimismo, para desconectar de los problemas del trabajo se necesita una distanciación espacial.

¿Cuándo y dónde hay que pasar las vacaciones? Muchas parejas sin hijos aprovechan, así y todo, el principio y el final de temporada en playas tranquilas. Las vacaciones de invierno (también junto al mar) son especialmente reposadas. Los efectos estimulantes sobre el organismo aumentan el efecto de descanso. Una constelación de estímulos compleja siempre surte efecto: el clima con aire, viento y sol. El clima resulta tanto más estimulante cuanto más acusadas son las diferencias con el lugar de residencia.

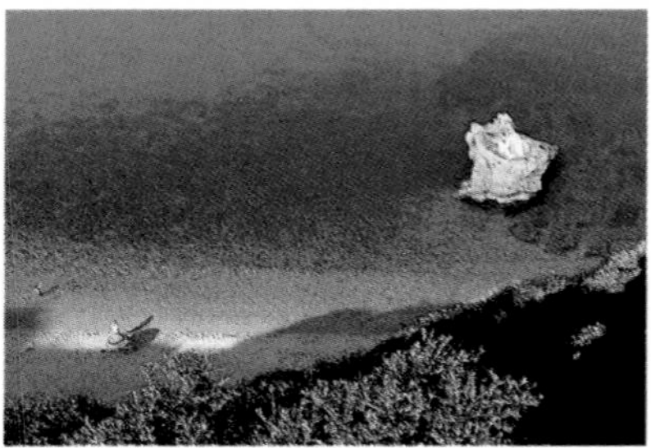

El clima marino es especialmente estimulante. No es conveniente o resulta incluso perjudicial para las personas nerviosas y sobreexcitadas.

Para las personas nerviosas y sobreexcitadas, el mar y la alta montaña no sólo no son adecuados sino incluso perjudiciales.

Al planificar las vacaciones habría que reflexionar primero a fondo cuál es el clima más adecuado para el estado de salud y, sobre todo, para la situación nerviosa de uno mismo. El consultar al médico antes de un viaje puede resultar muy valioso para el descanso, especialmente cuando cabe esperar fuertes oscilaciones de temperaturas, una humedad del aire considerable y unos cambios de altitud marcados.

Sin embargo, en unas vacaciones más largas hay que tener en cuenta, además, que durante y después del viaje pueden presentarse diversas fases de transformación: el ajuste, la adaptación, la reacción anímica y de carga y, por último, la readaptación en casa.

Cada una de estas fases posee sus propias características. Naturalmente, si no se tiene en cuenta o se intenta prescindir de estas manifestaciones, pueden originarse trastornos. Por ello, algunas personas se ponen enfermas después de las vacaciones. Así pues, habría que hacer una adaptación de las actividades e intentar no forzar la situación. En tal caso, las vacaciones pueden ser una oportunidad para regenerarse, reencontrarse y desarrollarse de forma lúdica.

EL CAMINO CON EL CUERPO

La relajación a través de la fisioterapia y el deporte

La fisioterapia es un método curativo natural que, mediante la influencia adecuada de factores estimulantes externos, provoca reacciones en el interior del organismo y una respuesta por parte del cuerpo.

La fisioterapia, con su oferta de métodos curativos naturales, tiene un efecto regulador sobre las funciones en el sentido de entrenamiento.

Todo el mundo conoce esa sensación, cuando, después de un baño reparador, de una sesión de sauna o de la práctica bien dosificada de *jogging*, los brazos y las piernas están pesados y calientes, la circulación de todo el cuerpo está agradablemente activada y uno se siente realmente a gusto, de buen humor y relajado. ¿Cómo conseguir ese estado?

La **fisioterapia** ofrece ayudas sistemáticas. Se trata de un método curativo natural que, mediante influencia adecuada de factores estimulantes externos como por ejemplo el agua, el movimiento, la luz, la electricidad, etc., provoca reacciones en el interior del organismo y una respuesta por parte del cuerpo: por ejemplo después de un chorro frío, una respiración profunda, una aceleración del ritmo cardíaco y un aumento del riego sanguíneo en la parte del cuerpo afectada. Si se practica durante largo tiempo, se puede conseguir una transformación de todo el organismo. La influencia tiene lugar a través de los receptores, los corpúsculos sensoriales de los vasos, la piel, la musculatura y el tejido conjuntivo y se transmite a los órganos o al sistema nervioso central a través de conexiones nerviosas. Esto significa que los estímulos de aplicación periférica, por ejemplo en las piernas y los brazos, alcanzan el tronco cerebral con los

centros de control vegetativos y el sistema límbico, que regula las sensaciones, a través de ganglios y de la médula espinal.
Así pues, la fisioterapia, con su oferta de métodos curativos naturales, tiene un efecto regulador sobre las funciones en el sentido de entrenamiento. De este modo se pueden conseguir algunos logros importantes en relación con la relajación:

- La reducción de un nivel de excitación nervioso central o vegetativo periférico o motor incrementado. Por consiguiente, afecta tanto a la excitación del sistema nervioso central como del sistema nervioso vegetativo o de los músculos.

- La modificación de modelos de expresión y de movimiento alterados. Especialmente los temores se manifiestan también de forma motora en la musculatura. Aumentan la contracción muscular y a menudo anuncian un mecanismo psíquico de rechazo. Los temores y la tensión a menudo se detectan ya en la postura. El lenguaje popular lo describe, por ejemplo, como cabeza hundida, lo que significa que los hombros están permanentemente levantados, de lo que se derivan contracciones musculares crónicas en la región de los hombros y la nuca. Éstas a menudo van acompañadas de fuertes crisis de dolor. Dado que resulta molesto, se evita utilizar los grupos musculares afectados, lo que provoca una pérdida de rendimiento y la atrofia de los músculos.

- La reordenación de círculos funcionales alterados. Las funciones vegetativas básicas son un campo extraordinariamente importante de la medicina preventiva. Éstas a menudo se alteran debido a nuestra forma de vida actual. Estas funciones, como el equilibrio térmico, la respiración, el sueño o el apetito, están encadenadas entre sí, y los trastornos de una zona afectan también a otros círculos funcionales. Mediante la fisioterapia, y naturalmente mediante la psicoterapia, se puede influir sobre ellos para corregirlos. Se trata de un fenómeno de aprendizaje y entrenamiento.

- La consecución de un mayor margen de reacción y regulación con una mejor tolerancia de las cargas de más distinta índole. Todas las medidas de entrenamiento hacen más estable al organismo y le permiten reaccionar de forma más adecuada al estrés y otras cargas.

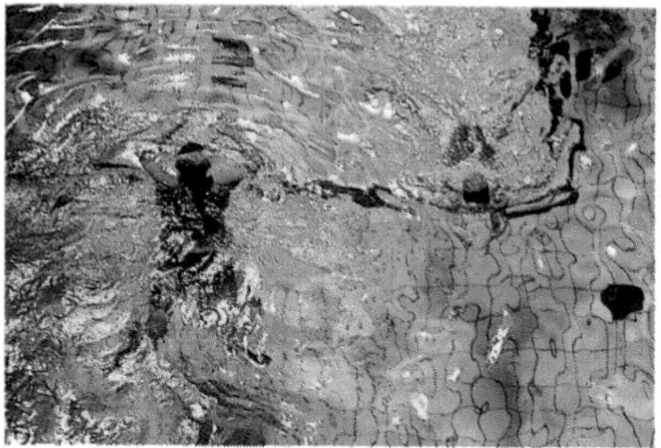

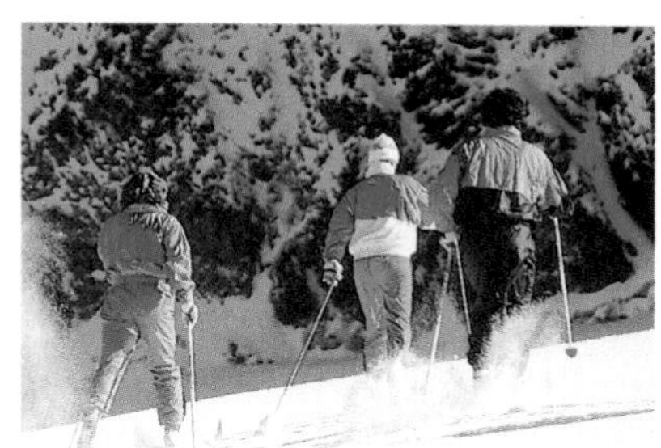

Los deportes de resistencia (en las ilustraciones, ciclismo, natación y esquí de fondo) son especialmente relajantes.

La fisioterapia ofrece una amplia gama de métodos tanto pasivos como activos para aplicar en personas muy tensas y con contracturas y que se han de complementar con un entrenamiento corporal.

Baños y envolturas

Baño de pies frío: básicamente, la estimulación fría sólo se puede llevar a cabo con el cuerpo caliente. Así pues, ¡no la utilice con los pies fríos! De quince segundos a un minuto y medio de duración, hasta que remita la primera sensación de frío en los pies o el frío provoque una sensación cortante y dolorosa. Después de la aplicación, limítese a sacudir el agua, vestirse y calentar los pies mediante movimiento o reposo en cama. Una forma recomendable del baño de pies frío es el caminar por el agua, para lo que hay que sumergir los pies en el agua alternativamente con paso de cigüeña. El agua debe llegar a media altura de las pantorrillas. El caminar durante varios minutos con los pies descalzos sobre la hierba húmeda (caminar sobre el rocío) tiene un efecto todavía más intenso. Después de sacudir la humedad, póngase unos calcetines secos y caliente los pies caminando.

Una forma recomendable del baño de pies frío es el caminar por el agua, para lo que hay que sumergir los pies en el agua, que debe llegar a la mitad de las pantorrillas, alternativamente con paso de cigüeña.

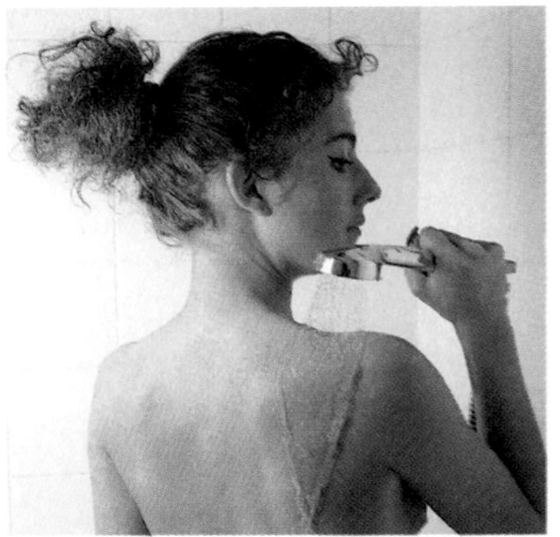

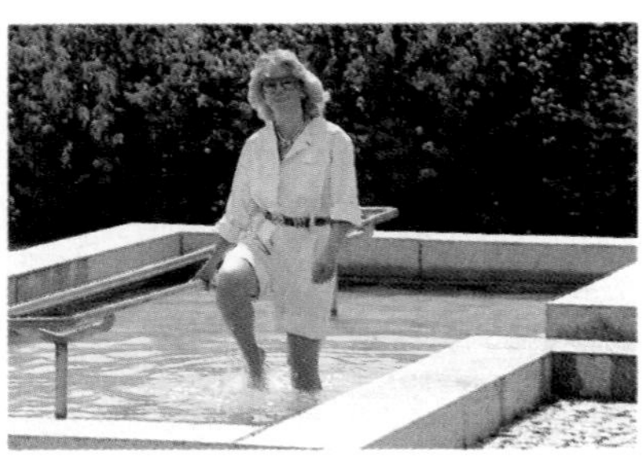

Las duchas alternas y el caminar por el agua forman parte de los métodos fisioterapéuticos eficaces.

El párroco rural bávaro Johann Sebastian Kneipp (1821-1897) prosiguió con el desarrollo del método curativo del naturópata Vinzenz Preissnitz (1799-1851) en estudios propios. Así surgió la famosa cura de Kneipp, que se basa en una combinación de aplicaciones de agua externas e internas.

La intensidad del estímulo de la sauna se puede modificar a través de la duración de la sesión, del peldaño ocupado así como por chorros de agua.

Baño de pies ascendente: ésta es la forma más importante de los baños. Se inicia aproximadamente a la temperatura corporal. A continuación, hay que ir añadiendo agua caliente hasta que ya no se pueda soportar. Al cabo de unos quince minutos aparece una sensación de calor que afecta a todo el cuerpo. En este momento hay que refrigerarse brevemente para que los vasos vuelvan a cerrarse y no se pierda demasiado calor. Practicada regularmente, es decir, a diario, esta terapia consigue en algunas personas mejoras sorprendentes en enfermedades y contracturas. Esta forma de aplicar el agua es útil en enfermedades ginecológicas y enfermedades intestinales, pero también en caso de espasmos vasculares, hipertensión, asma bronquial, gota, reuma y laringitis. Además, realmente no requiere grandes esfuerzos.

Las envolturas: la base del tratamiento es la aplicación de paños que cubren partes o zonas del cuerpo extensas y tiene su origen en Vinzenz Priessnitz y Johann Sebastian Kneipp. Cada envoltura consta de tres paños. Un paño de lino grande y absorbente como paño mojado colocado directamente sobre el cuerpo; un paño intermedio algo más grande y permeable al aire; y un paño de franela todavía mayor para calentar o una manta de lana.
Las envolturas pueden tener efectos muy diversos. En lo que respecta al efecto de relajación, resulta interesante la aplicación de una envoltura corta fría, también denominada envoltura del tronco. Ésta llega desde las axilas hasta la mitad del muslo y hay que vigilar que quede bien ajustada. Primero hay que empapar la envoltura con agua fría del grifo. El estímulo frío provoca una reacción en el cuerpo, y en poco tiempo debajo de la envoltura ya no se siente frío sino un agradable calor. El paso repentino de la sensación de frío a la de calor delata la actividad vascular originada por el estímulo frío: los pequeños vasos sanguíneos de la piel se dilatan, de modo que se registra el calor de la sangre que fluye con mayor intensidad. Cuando cesa esta actividad vascular, no se deja de tener frío, ya que no tiene lugar un recalentamiento.
Una envoltura correctamente puesta proporciona descanso y relajación a través del sistema nervioso vegetativo. Ello se puede comprobar en muchas funciones: el metabolismo energético se reduce y la presión sanguínea desciende de forma más marcada. Dependiendo del tamaño de la envoltura se afecta a distintos órganos. En la versión de la envoltura del tronco se producen contracciones en el tórax y el abdomen. Se pueden registrar los efectos relajantes.
La mayoría de formas de envolturas se pueden colocar sin problemas.

Sauna

Según un proverbio finlandés, el hombre tiene derecho a estar tranquilo en tres lugares: en la iglesia, en la sauna y en la tumba. Ello demuestra la importancia de la sauna en los países nórdicos. Entretanto, la sauna, originaria de Finlandia y comparable al clima desértico por sus temperaturas, se ha convertido en uno de los métodos fisioterapéuticos más populares también entre nosotros.
Las personas con una buena circulación pueden soportar temperaturas del aire secas de más de 100 °C durante aproximadamente de diez a veinte minutos sin dificultades. Dependiendo de la capacidad de reacción individual, al cabo de unos pocos minutos se produce una considerable transpiración. La tolerancia de la temperatura depende de la magnitud de la pérdida de calor condicionada por la evaporación. La evaporación es tanto mayor cuanto más sudor se produce y cuanto menor es el contenido de humedad del aire.
La intensidad del estímulo se puede modificar a través de la duración de la sesión, del peldaño ocupado (de 40 a 50 °C en el suelo y de 90 a 100 °C en el pel-

daño superior), así como con chorros de agua. Cada sesión de sauna acaba con una aplicación fría. La sauna estimula el riego sanguíneo, activa los procesos inmunológicos del cuerpo, entrena la piel, el corazón, las mucosas, la respiración y el sistema nervioso vegetativo. Los que practican la sauna asiduamente valoran el efecto relajante y restaurador posterior y saben que la relajación se prolonga durante horas y que se hace evidente en un plazo todavía mayor.

Todos los que practican la sauna asiduamente valoran el efecto relajante y restaurador posterior a ella y saben que la relajación se prolonga durante algunas horas.

Jogging o *footing*

Es necesario hablar a favor de la práctica de correr y de todos los deportes de resistencia parecidos. Nos estamos refiriendo a la bicicleta, la natación, el remo y el esquí de fondo. Es posible hacerlo durante todo el año y en cualquier sitio.

Indicaciones que hay que seguir al correr:

- Empezar por un esfuerzo físico reducido e ir aumentando la duración progresivamente en unos pocos minutos.
- Correr sólo lo suficiente como para tener la sensación de que se podría seguir corriendo un poco más.
- Es mejor correr despacio pero durante más tiempo. Hasta que no se haya alcanzado una duración de entre 20 y 30 minutos no hay que preocuparse por la distancia recorrida.
- Es mejor correr poco pero con más frecuencia. Entre dos y tres veces a la semana durante 15 o 30 minutos cada vez es mejor que correr la maratón una vez al mes.
- A primera hora de la mañana, a última hora de la tarde o al anochecer es el mejor momento para practicar este deporte, ya que permite deshacerse del estrés y airear las ideas.
- Al principio, mantenga un ritmo individual, encuentre el propio ritmo respiratorio. Corra con ganas y con alegría.
- Vístase según el tiempo que haga. Lleve un calzado adecuado (zapatillas sólidas con suela gruesa).

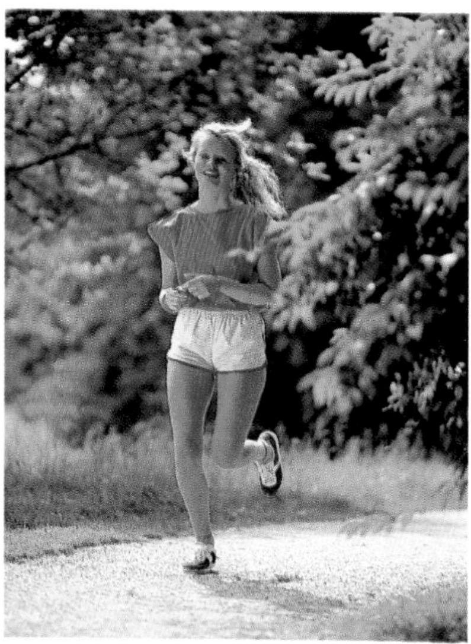

Corra sólo lo suficiente como para tener la sensación de que podría seguir corriendo un poco más.

Frecuencia cardíaca favorable al concluir un esfuerzo:

Edad	Frecuencia del pulso por minuto
20-40	entre 140 y 160 después de correr entre 100 y 110 después de la fase de recuperación
40-50	entre 130 y 140 después de correr entre 100 y 110 después de la fase de recuperación
más de 50	máximo 130 después de correr 100 después de la fase de recuperación

Regla empírica para la frecuencia máxima del pulso después de un esfuerzo deportivo y para deportistas de tiempo libre sanos: 180 menos los años de edad.

Las personas con problemas cardiocirculatorios deben consultar necesariamente a su médico antes de empezar a entrenar.

Las carreras de resistencia fanáticas y sobredosificadas no sólo perjudican los ligamentos y las articulaciones, sino que también sobrecargan el metabolismo y tienen un sinfín de efectos negativos.

No excederse nunca al correr

Al principio, los motivos más frecuentes para empezar a correr son las ganas de hacer ejercicio, la esperanza de reducir el exceso de peso, el miedo a un infarto y trastornos vegetativos tales como cefaleas, trastornos del sueño y problemas personales. Más tarde, algunos convierten esta práctica originariamente orientada hacia la salud en un culto y le dedican todo el tiempo de que disponen. Sin embargo, el mayor peligro es la ambición exagerada, que se manifiesta a través de una gran dedicación semanal. Las carreras de resistencia fanáticas y sobredosificadas no sólo perjudican los ligamentos y las articulaciones, sino que también sobrecargan el metabolismo y tienen un sinfín de efectos negativos. ¡Las carreras de resistencia no son una panacea universal!

Las ganas de hacer ejercicio han de ocupar siempre el primer plano.

Aumente su rendimiento diario con una carrera matutina o póngase en forma para salir a divertirse por la noche. El beneficioso aire fresco se une a la alegría por los pequeños progresos diarios, la ligereza de los movimientos, la creciente confianza en sí mismo, la agradable relajación después de correr y el descubrimiento reiterado de que la carrera ha ahuyentado los pequeños problemas de la vida cotidiana y ha reducido los de mayor importancia. Las ganas de hacer ejercicio han de ocupar siempre el primer plano.

Paseos y excursiones

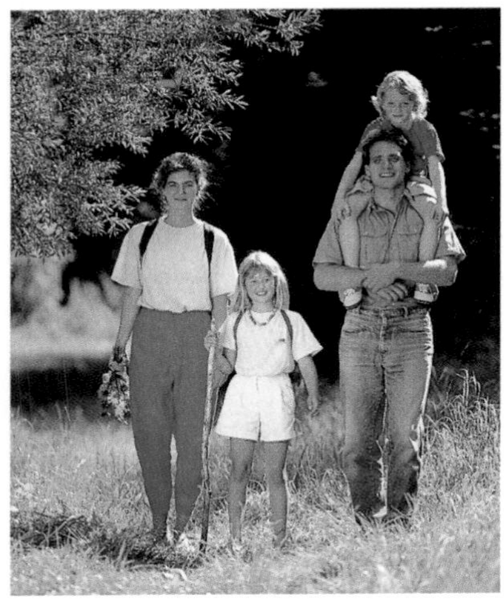

Durante las excursiones, al placer del ejercicio físico cabe sumar la contemplación de la naturaleza.

«Todo andaría mejor si anduviéramos más.» Se trata de una afirmación sumamente actual formulada por Johann Gottfried Seume hace 180 años. Cada vez más personas son conscientes de la falta actual de ejercicio. Ello hace que algunos practiquen algún deporte con un ardor excesivo y que trasladen su actitud laboral al tiempo libre con el mismo resultado: enfermedad.

Pero, ¿qué me dice de paseos prolongados para empezar, e incluso después, cuando la capacidad física de rendimiento sea mayor?

Al andar o pasear tranquilamente, pero también al caminar con paso rápido y con un objetivo determinado, se presta más atención a la belleza de la naturaleza. Estas impresiones añaden al placer físico del movimiento, a menudo practicado en grupo con la familia o con amigos, alegría y bienestar, de modo que uno se relaja, se deshace de la crispación y descansa. Así como las tensiones negativas provocan ciertos trastornos funcionales físicos y enfermedades psicosomáticas, la relajación, el equilibrio corporal y la capacidad de rendimiento los combaten.

Al andar, especialmente si se hace deprisa y enérgicamente, todo el cuerpo se estremece de forma perceptible. Ello favorece la eliminación de impurezas del organismo.

Últimamente parece que la medicina también se ha acordado del hecho de que la marcha rítmica tiene un efecto estimulante y que, al mismo tiempo, comporta un masaje para algunos órganos internos. En la gimnasia respiratoria y en diversos masajes vibratorios también se emplea esta agitación de efecto beneficioso para el organismo.

Las excursiones largas durante el fin de semana, que producen una agradable pesadez en las extremidades y relajación psíquica, a menudo resuelven sin nuestra intervención problemas y conflictos que hemos ido arrastrando durante días o semanas.

Los paseos por la naturaleza incrementan los efectos que acabamos de mencionar. Habría que abandonarse a la creciente sensación de felicidad, aunque la fatiga aparezca progresivamente. Ésta es una fatiga positiva y deseada, muy distinta a la fatiga forzada y sobreexcitada, a la tensión de la ajetreada vida cotidiana. Las excursiones largas durante el fin de semana, que producen una agradable pesadez en las extremidades y relajación psíquica, a menudo resuelven problemas y conflictos que hemos ido arrastrando durante días o semanas. Así pues, «¡todo andaría mejor si anduviéramos más!».

EL CAMINO A TRAVÉS DEL CUERPO

Después de las ayudas de relajación de la fisioterapia y el deporte, en nuestra clasificación figuran las vías corporales, más discretas. Éstas se centran cada vez más en una mayor sensibilidad, un incremento de la percepción, el desarrollo y el desplegamiento de las antenas internas.
Algunos autores califican una parte de los métodos aquí expuestos como orientados a la experiencia. Se basan en que las experiencias intensas, los contactos intuitivos y las agitaciones del cuerpo son capaces de llegar a redistribuir algunas cosas.

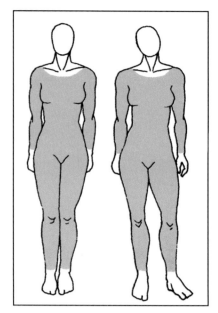

Postura corporal correcta

El esfuerzo por relajarse debe empezar por una postura corporal correcta. Los músculos, que están relativamente exentos de tensión y en reposo, se han relajado. Sin embargo, como ya hemos dicho sigue existiendo un cierto tono muscular. En circunstancias normales, un músculo activo nunca está totalmente libre de tensión. Este estado de disposición se conserva en distinta medida debido a la actividad de los husos musculares. En este sentido, por relajación se entiende la creación de situación de tensión intermedia entre contracción y parálisis. Una mala postura corporal al estar de pie, sentado o echado provoca estados espásticos en la musculatura que podrían evitarse.
Una postura correcta se caracteriza porque la mayor parte posible de los grupos musculares está relajada y sólo una pequeña parte está en tensión para mantener la postura correspondiente.

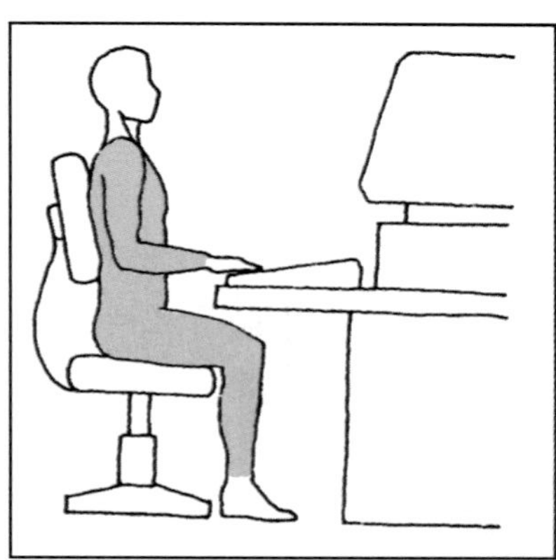

Posturas corporales correctas al estar de pie y sentado en el puesto de trabajo.

Reeducación postural según Alexander

Algunas observaciones básicas para la práctica de la postura (según Frederick Matthias Alexander):

1. Todas las posturas viciosas lo son para todo el cuerpo.
2. Todas las posturas viciosas del cuerpo se pueden corregir rectificando la postura de la cabeza y la nuca.
3. Los malos hábitos desempeñan un papel importante en las posturas viciosas.
4. La postura psíquica corresponde en gran parte a la corporal.

Estas afirmaciones esenciales ilustran la necesidad de un comportamiento activo y constituyen una provocación para la colaboración.

El actor australiano Frederick Matthias Alexander (1869-1955) descubrió por propia observación la relación entre la posición de la cabeza respecto al tronco y la aptitud funcional de los órganos.

Ejercicio con el «peine de goma»

Estírese sobre la alfombra e intente relajar todos los músculos y soltarse totalmente. A continuación, pase mentalmente un peine de goma por todo el cuerpo, desde la cabeza hasta los pies. Ello va eliminando poco a poco la tensión.

¡Aumente la duración del ejercicio poco a poco!

Después de repetir el ejercicio varias veces es más fácil centrarse en el cuerpo, percibir las tensiones y soltarlas.

Después, respire tranquila y profundamente y vaya prolongando progresivamente la espiración para seguir fomentando la relajación. La concentración está centrada totalmente en el cuerpo.
Pasado algún tiempo y después de repetir varias veces el ejercicio, el contacto con el cuerpo es cada vez mejor. Cada vez se registran más sensaciones de las que antes uno no era consciente: la superficie de apoyo, algunas partes del cuerpo, los latidos del corazón, la pulsación de la sangre en los dedos, el flujo de la corriente respiratoria, los rumores intestinales, etc. Al mismo tiempo, la tensión remanente todavía existente cada vez se percibe con más claridad. Ésta también se ha de eliminar. Después de repetir el ejercicio varias veces cada vez resulta más fácil centrarse en el cuerpo, percibir las tensiones y deshacerse de ellas.

Antes de que el esfuerzo sea demasiado grande, es imprescindible intercalar de vez en cuando un momento de descanso preventivo.

Descanso preventivo

También hay que hacer uso de los momentos de descanso preventivos, como recomendó el investigador de hipnosis Voigt:

- Desconectar los focos de perturbación (radio, televisión, teléfono).
- Desabrochar las piezas de ropa que aprieten.
- Adoptar una postura cómoda y cerrar los ojos.
- Intentar abandonarse a la posición de reposo.
- Dejar fluir los pensamientos.
- Respirar con tranquilidad.
- Registrar las sensaciones, incluidas las negativas, como signo de la incipiente relajación.

La duración del ejercicio puede ir aumentando progresivamente hasta quince o treinta minutos.

Poco a poco se va extendiendo una creciente pesadez y calor corporales como expresión de la relajación. La duración del ejercicio puede aumentar progresivamente de uno a dos minutos a quince o treinta minutos.

Relajación progresiva

El método de Jacobson se practica de dos a tres veces por semana bajo supervisión. A esto cabe añadir de una a dos horas diarias de ejercicios en casa.

Jacobson desarrolló en Estados Unidos un método de relajación al que denominó relajación progresiva. Con la ayuda de experimentos ponderados creó un sistema con el que el paciente aprende a relajarse totalmente en varios pasos (brazos, piernas, respiración, frente, región de los ojos y órganos del habla).
Jacobson entrena la musculatura voluntaria partiendo del esfuerzo activo. La musculatura de la boca y de los ojos es la más difícil de relajar. Primero, el paciente tiene que comprender la diferencia entre tensión y relajación y aprender a registrar la decreciente tensión muscular. Paralelamente se experimenta la relajación psíquica. El método de Jacobson, que es muy complicado, se practica de dos a tres veces por semana bajo supervisión. A esto cabe añadir de una a dos horas diarias de ejercicios en casa. El curso completo dura un año.

Los seis pasos del ejercicio:

1.er paso: relajación de los brazos

Ejercicio 1: colóquese sobre la espalda y cierre los ojos. No cruce las piernas. Intente no moverse durante 20 o 30 minutos. Todavía no está relajado. La relajación es el objetivo final de sus esfuerzos, es decir, de los seis pasos.

Ejercicio 2: la misma postura que antes. Levante el brazo derecho y cierre el puño. Al hacerlo, preste atención a la sensación de tensión en todo el brazo. Deje caer el brazo, abra el puño y mantenga los dedos rectos sin hacer fuerza. Descanse unos minutos. Repita este ejercicio dos veces. A continuación, descanse durante 20 minutos.

Ejercicio 3: como en el ejercicio 2, pero con ambos brazos. Preste una especial atención a los distintos estados musculares de tensión y relajación.

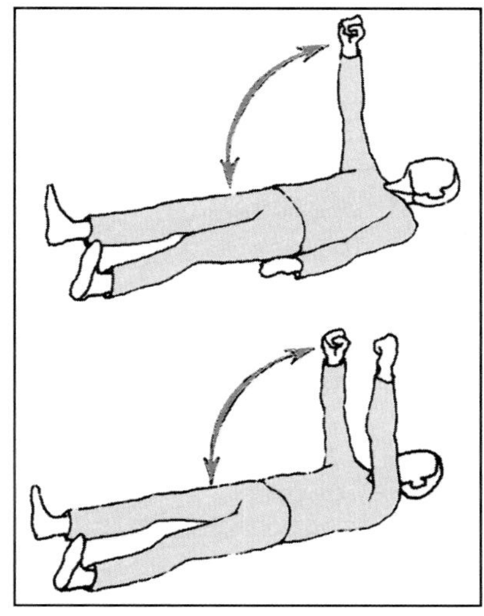

Relajación de los brazos.

2.º paso: relajación de las piernas

Ejercicio 1: colóquese sobre la espalda con los ojos cerrados. Flexione ambos pies, al mismo tiempo que los dedos de los pies, hacia abajo pero sin doblar las rodillas. Elimine la tensión de los pies y los dedos súbitamente. Descanse durante algunos minutos. Repita dos veces la tensión y relajación, así como la pausa posterior.

Ejercicio 2: como el ejercicio 1, pero en lugar de relajar los pies y los dedos de repente, hágalo progresivamente.

Ejercicio 3: intente experimentar de forma consciente cómo al poner los pies en tensión involuntariamente también tensa los brazos. Haga lo mismo al relajarlos.

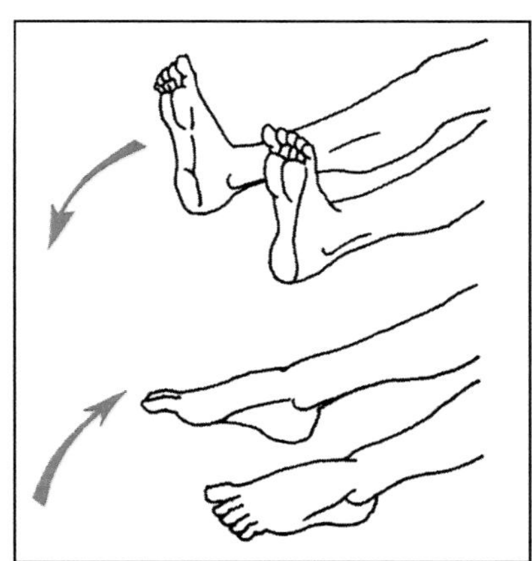

Relajación de las piernas.

3.er paso: respiración

Tiene que ser consciente del cambio de tensión de la musculatura pectoral al inspirar y al espirar.

Ejercicio 1: colóquese sobre la espalda con los ojos cerrados. Permanezca echado durante diez minutos tranquilo y relajado. Después, respire dos o tres veces más profundamente de lo normal. Aprenda a diferenciar la inspiración de la espiración. Ha de comprender que la inspiración significa tensión y la espiración relajación.

4.º paso: relajación de la frente

Ejercicio 1: colóquese frente al espejo.
a) Arrugue la frente y levante las cejas. A continuación, deje que los músculos del rostro se relajen progresivamente.
b) Junte las cejas lo más posible. A continuación, vuelva a relajarse lentamente.

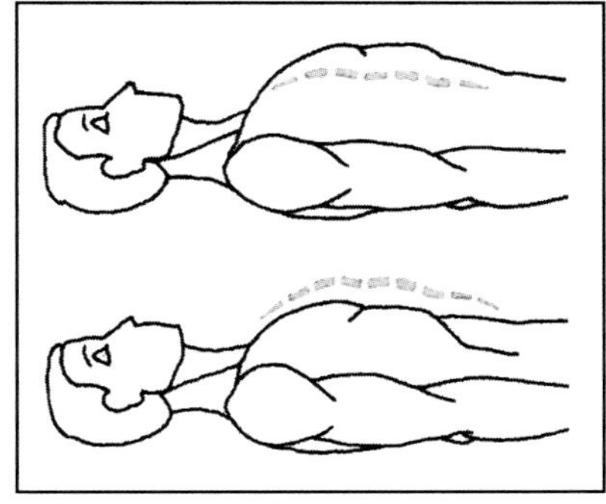

Relajación de la musculatura pectoral.

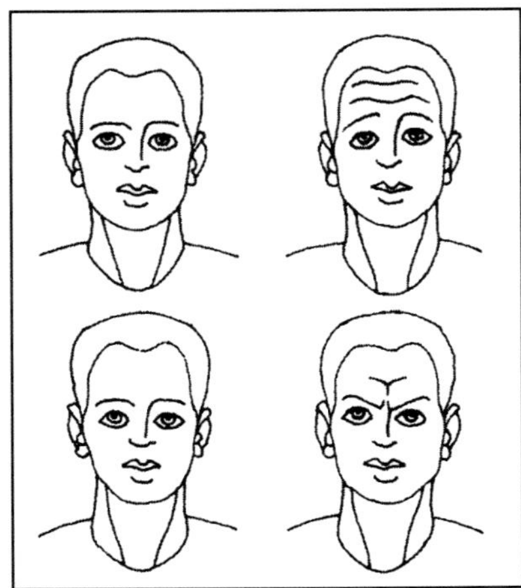

Relajación de la frente.

Ejercicio 2: como el ejercicio 1, pero más despacio y tendido.

Ejercicio 3: ahora puede usted experimentar conscientemente que los brazos, las piernas y el tórax, que se tensan involuntariamente al arrugar la frente y contraer las cejas, también se relajan al relajar la frente y las cejas.

5.º paso: relajación de los ojos

Ejercicio 1: colóquese sobre la espalda con los ojos abiertos. Mire hacia la derecha durante medio minuto pero sin fijar la vista, como si mirara a la distancia. Sienta la tensión de los ojos. Aparte poco a poco la mirada; los músculos de los ojos se irán relajando. Repita el ejercicio mirando a la izquierda. A continuación, mire hacia arriba y hacia abajo del mismo modo.

Ejercicio 2: durante la tensión y relajación de los músculos oculares, preste atención a la tendencia de generalización. Intente percibir cómo en el cuerpo surge tensión o relajación dependiendo de la tensión y la relajación de los músculos de los ojos.

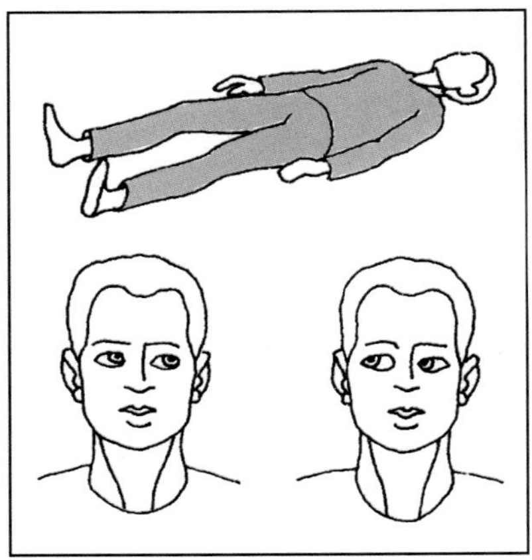

Relajación de los ojos.

6.º paso: relajación de los órganos del habla

Ejercicio 1: cuente para sí mismo, es decir, imagíneselo. Cuando pare se dará cuenta de que, a pesar de que no ha dicho ni palabra, los órganos del habla se relajan.

¡Sólo con imaginárselo basta para que se produzca tensión y relajación! Mediante la práctica diaria se consigue «acostumbrarse al silencio» progresivamente. Esta conducta se vuelve automática poco a poco.

Relajación concentrativa

La relajación concentrativa (según Elsa Gindler) es una de las técnicas de relajación más practicadas. Según Gindler, la relajación es un estado que abarca todo el individuo desde el interior y que no se puede conseguir a través de ejercicios de movimiento con relajación de la musculatura.

El que practica este método de relajación ejercita la percepción de los estados (desencadenantes) de tensión o de relajación a través de la dedicación concentrativa al cuerpo.

Mediante la percepción del propio cuerpo, el sujeto se familiariza cada vez más con él. Aprende a aceptarse tal y como es. Experimenta las funciones corporales con más claridad. Simultáneamente, la relajación física se manifiesta como relajación psíquica.

Después de unas seis unidades de ejercicio ya es posible una relajación perceptible. Al final del curso, que consta de doce contactos, el individuo ha aprendido a utilizar el método por sí solo. Si se sigue practicando se consigue una postura más relajada en la vida cotidiana. La persona afectada controla su postura al estar tendido, sentado, de pie o al andar de forma más o menos consciente e influye sobre las tensiones musculares existentes. Trabaja de forma más económica, se siente más libre y vive más relajado.

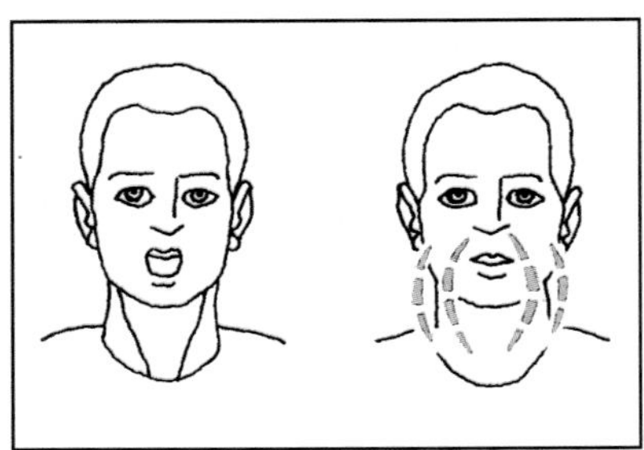

Relajación de los órganos del habla.

Se distinguen tres fases de aprendizaje:

Primera fase: decúbito supino con los ojos cerrados. Éste es el denominado viaje sensorial corporal, que consiste en la percepción de las distintas superficies de apoyo dependientes del momento y de la postura y de las distancias respecto a la base, la posición de los brazos y las piernas y la dedicación a los fenómenos físicos, por ejemplo, la respiración y los latidos del corazón.

Se distingue entre tres fases de aprendizaje: el viaje sensorial corporal, la percepción consciente de sensaciones de movimiento y postura relajada.

Segunda fase: sensaciones de movimiento. Todo movimiento consta de dos elementos: un componente activo (levantarse de la base o poner la musculatura en tensión) y un componente pasivo (retraer o aflojar la musculatura). En esta fase también se realizan ejercicios de extensión y estiramiento.

Tercera fase: en la tercera fase, el sujeto está en condiciones de adoptar una postura muy relajante en muy poco tiempo. Distingue muy bien la tensión de la relajación, elimina la tensión remanente existente y finaliza el ejercicio descansado y fresco.

A medida que se desarrolla el ejercicio surge una relación diferente con el cuerpo, la esfera sensitiva de éste y el entorno. Se diferencia mejor entre tensión y relajación. Ello permite controlar la aparición de tensiones o contracciones superficiales al estar sentado, andando o de pie y eliminar de forma más fácil las tensiones negativas.

A medida que se desarrolla el ejercicio surge una relación diferente con el cuerpo y el entorno. Se diferencia mejor entre tensión y relajación. Ello permite controlar la aparición de tensiones o contracciones superficiales al estar sentado, andando o de pie, y eliminar de forma más fácil las tensiones negativas.

En la práctica por cuenta propia se utilizan las formulaciones facilitadas en la terapia (según A. Kiesel):

1. Me voy a poner lo más cómodo posible.
2. Estoy concentrado en mí y en mi cuerpo y totalmente tranquilo.
3. Percibo mi cuerpo despierto y con atención.
4. Siento la superficie de apoyo de mi cuerpo y suelto lo fijo.
5. Siento la distancia de la base y me hundo profundamente en la base.
6. Siento mi brazo derecho y lo comparo con el izquierdo.
7. Siento la posición de mis piernas, tanto la una respecto a la otra como respecto al suelo.
8. Siento mi respiración.
9. Relajo mi rostro y dejo que se extienda.
10. Me estiro y me desperezo y vuelvo a estar atento a todo mi entorno.

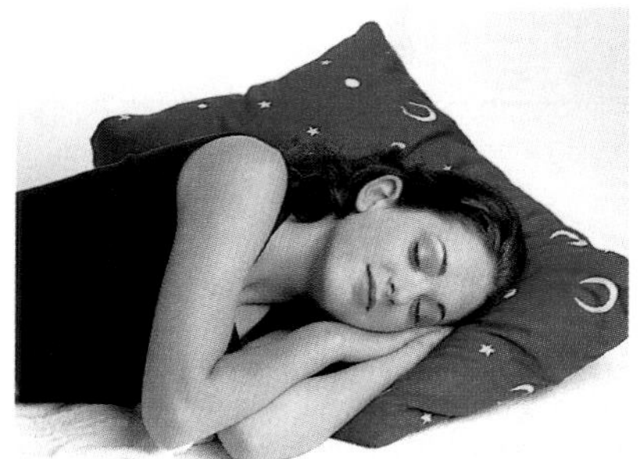

También se puede aprender a estar tendido de forma relajada.

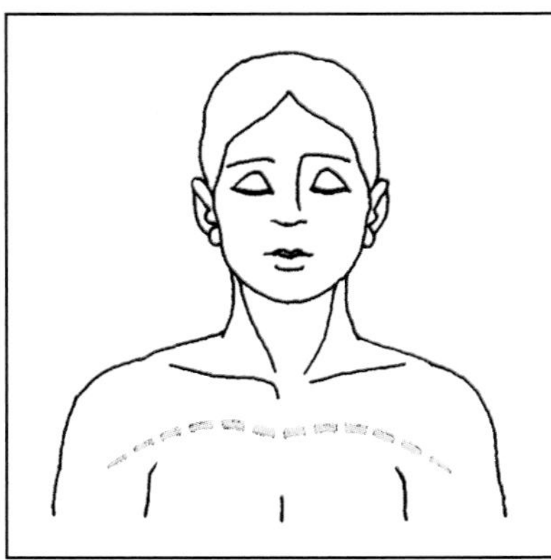

Dejar que los párpados se cierren al inspirar.

Relajación funcional

Este método fue desarrollado por Marianne Fuchs a partir de ejercicios respiratorios y de movimiento realizados con pacientes psicosomáticos. Se trata de un método que hace que el interesado sienta contracciones locales en partes del cuerpo alejadas entre sí. De este modo, a menudo es posible experimentar limitaciones en gradual aproximación, causar modificaciones y, finalmente, conseguir una nueva experiencia.

Unos sencillos ejercicios nos permiten sentir los bloqueos y las contracturas:

- Hay que dejar que los párpados se cierren durante la inspiración y hacer lo mismo durante la espiración.
- Haga lo mismo al poner en tensión y aflojar la musculatura maxilar o al levantar y bajar los hombros, siempre paralelamente a la inspiración y la espiración.

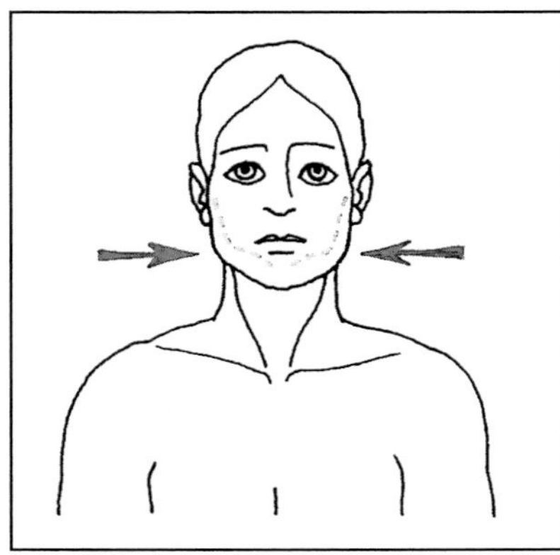

Tensión de la musculatura maxilar.

De este modo, uno puede descubrir por sí mismo que la caída de los párpados, el aflojamiento de la mandíbula y la relajación de los hombros se produce de forma mucho más sencilla, más orgánica y más natural al espirar que al inspirar. Esta sensación, esta experiencia, se puede prolongar incluyendo la musculatura del cuello, el tórax, el abdomen y la pelvis hasta las piernas. La inspiración significa tensión y arriba, y la espiración significa relajación y abajo. La espiración y la relajación también significan entrega de peso y, por consiguiente, un mayor contacto con la superficie de asiento o del suelo.
En la relajación funcional, el sujeto suele hallarse en decúbito supino. El terapeuta da unas indicaciones neutrales y de vez en cuando coloca la mano sobre partes del cuerpo relajadas, lo que está en contraposición con muchas otras terapias corporales. En ocasiones ilustra sus indicaciones y peticiones, como incorporarse hasta la mitad del tronco y quedarse muerto, colocando la mano.

En suma, se trata de experimentar el propio cuerpo de una forma nueva y consciente, de descubrir las fuentes de trastorno y los bloqueos para poder atacar las raíces de las que se originan. En un paso posterior de mayor magnitud se pueden prevenir de forma creciente irritaciones y tensiones negativas. La relajación funcional se practica más en los tratamientos individuales y con menor frecuencia en grupo.

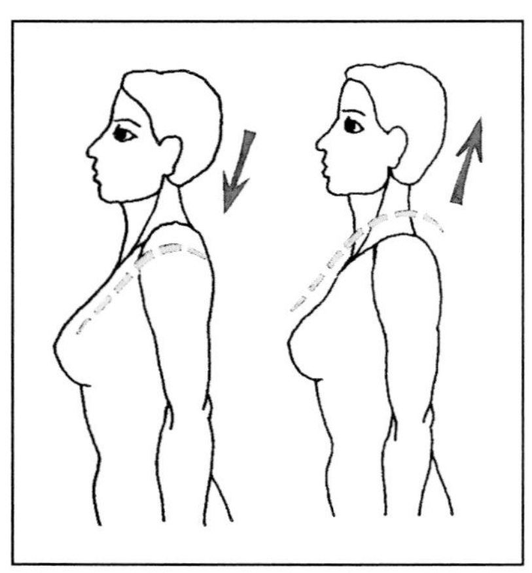

Levantar y bajar los hombros.

Terapia motora comunicativa

Ésta se basa en la estrecha relación de la vida física con los procesos psíquicos. El interesado tiene que percibir los procesos de movimiento de forma más consciente y, así pues, percibirse a sí mismo y a sus propios actos también más conscientemente.
Esta forma de conocerse a sí mismo, de ponerse en movimiento y encontrarse a sí mismo nos permite comprender relaciones y valores (simpatía, antipatía), cuestionarlos y, en caso necesario, modificarlos.
Por norma general, la terapia motora comunicativa se practica en grupo. El encuentro de los miembros del grupo, la experiencia del grupo como un todo y de

uno mismo como parte del grupo activa imágenes internas y externas. Los ejercicios de confianza instan a la renuncia, pero también muestran, por ejemplo, quién exige demasiado de los demás. Se trata básicamente de la vivencia y la exteriorización de sentimientos en relación con uno mismo y con los demás. En la mayoría de los casos, lo experimentado y lo vivido se discute (se trabaja) en conversaciones de grupo paralelas. La terapia motora comunicativa es un método con un trasfondo basado en la psicología profunda.

La terapia motora comunicativa es un método con un trasfondo basado en la psicología profunda.

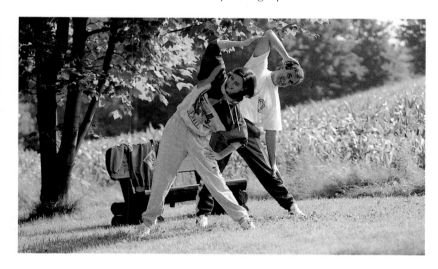

En la terapia motora comunicativa se trata básicamente de la vivencia y la exteriorización de sentimientos en relación con uno mismo y con los demás.

Eutonía

Eutonía significa «tensión equilibrada». La pedagoga rítmica Gerda Alexander desarrolló este método en Noruega en contacto con Feldenkrais y basándose en las experiencias de E. Gindler y H. Jacobi, quienes también inspiraron los métodos anteriores. La eutonía parte de la base de que cada individuo tiene que encontrar su propio ritmo para conseguir el mayor equilibrio posible.

La eutonía parte de la base de que cada individuo tiene que encontrar su propio ritmo para conseguir el mayor equilibrio posible.

Esto se puede conseguir realizando los procesos de movimiento no mecánica sino conscientemente. Mediante la vivencia y la experiencia conscientes se reconocen y eliminan tensiones y surge una nueva consciencia del cuerpo. Al mismo tiempo, uno se vuelve más sensible y crítico respecto a sus propios pensamientos y sentimientos.
Por último, mediante el equilibrio de la tensión la eutonía hace que uno se sienta bien en su cuerpo, tanto en los momentos de máxima relajación como en los de mayor despliegue de fuerzas. El objetivo de la eutonía es el equilibrio entre tensión y relajación en todos los aspectos de la vida.

Método de Feldenkrais

El físico Moshe Feldenkrais (1904-1984) estudió, entre otras cosas, la relación entre el aparato locomotor, la neurofisiología y la psicología. Feldenkrais desarrolló su método de aprendizaje, no orientado hacia objetivos ni sistemas conceptuales rígidos, a partir de la biomecánica y de la fuerza de la gravedad.

El libro más conocido de Moshe Feldenkrais se titula *Conciencia a través del movimiento*. El propio Feldenkrais habla de una vía suave y fácil de aprender para acceder a la autorresponsabilidad y la autocuración, hacia el propio Yo.
Según Feldenkrais, una educación, un adiestramiento y un reglamento autoritarios, las presiones sociales y los traumas emocionales provocan limitación mental y endurecimiento físico. Ello se manifiesta a través de contracturas musculares o, incluso, de corazas musculares. Con el método de Feldenkrais, uno aprende a relajarse y a reorganizarse tanto mental como físicamente.

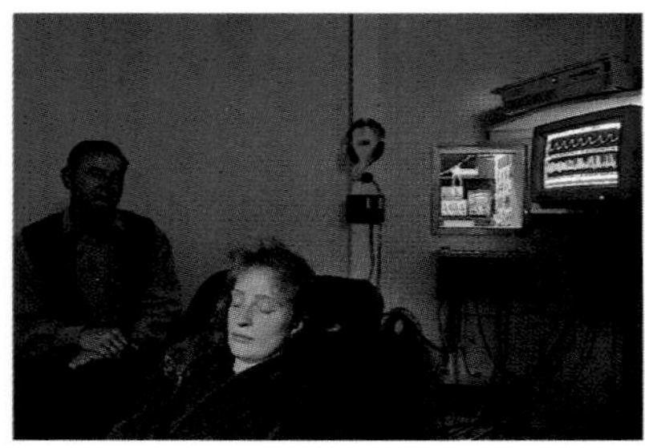

En el estado de hipnosis, entre la vigilia y el sueño, se es especialmente impresionable. Las sugestiones transmitidas no se ven perturbadas por estímulos externos o pensamientos distintos y, por lo tanto, tienen un efecto mayor que en el estado de vigilia.

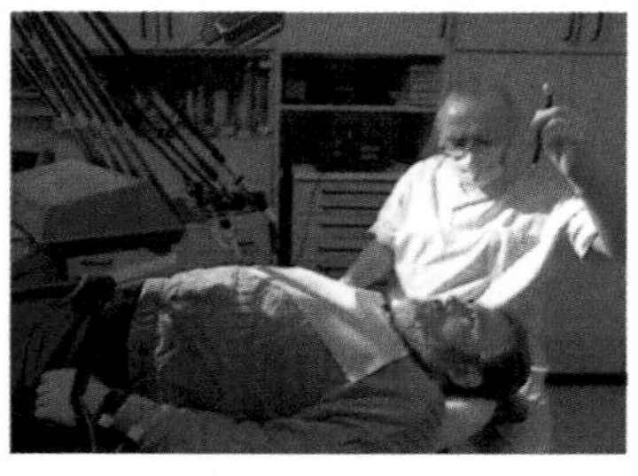

En determinados estadios hipnóticos, uno se vuelve insensible a los estímulos dolorosos. Esto puede resultar útil en las intervenciones odontológicas.

Con una cierta disponibilidad a cooperar como requisito previo, en principio se puede inducir a cualquier persona sin problemas nerviosos a un estado intermedio entre sueño y vigilia. Sin embargo, en los individuos muy nerviosos la hipnosis es más difícil de llevar a cabo.

ACCESO PSICOFÍSICO MEDIANTE AYUDAS

Hipnosis

La hipnosis es uno de los métodos de influencia y tratamiento psíquicos más antiguos. En ese estado entre la vigilia y el sueño, la persona en cuestión es insensible a la mayoría de estímulos del entorno. Sin embargo, sigue siendo capaz de informar, de estar en contacto con el hipnotizador. Las sugestiones (del latín *suggere* = «poner debajo», «introducir») verbales no se ven alteradas por otros estímulos externos ni pensamientos diferentes y, por lo tanto, tienen un efecto más intenso que en estado de vigilia.

Tanto si se trata de autosugestión o heterosugestión, es imprescindible que exista un estado de modificación de la conciencia para que la hipnosis surta efecto. Primero se procura conseguir una oferta reducida de información. Con este fin se recurre al aislamiento del entorno, a una habitación apartada, tranquila y en penumbra, así como a una postura relajada con los ojos cerrados. Además, se le pide al paciente que se concentre únicamente en las monótonas palabras del hipnotizador. Mediante la limitación de la atención a un sector reducido se modifica el estado de consciencia. En algunas personas basta con que se fijen durante largo tiempo en un objeto brillante para la inducción de la hipnosis. A continuación, el terapeuta tiene que intentar mantener al paciente entre el estado de sueño y de vigilia y conseguir, con sugestiones especiales, determinados cambios a los que una persona sola no puede acceder.

La sugestibilidad y la susceptibilidad a ser hipnotizado son, como la adquisición del entrenamiento autógeno, algo normal en las personas sanas. Con una cierta disponibilidad a cooperar como requisito previo (los ataques por sorpresa no forman parte de la hipnosis médica), en principio se puede inducir a cualquier persona sin problemas nerviosos a un estado intermedio entre sueño y vigilia. Sin embargo, en los individuos muy nerviosos la hipnosis es más difícil de llevar a cabo.

El efecto hipnótico está influenciado por numerosos factores. Además de las distintas características del terapeuta, de su modo de mostrarse, de andar y de moverse, de su mirada, de su lenguaje (hablar de forma sugestiva significa expresarse con seguridad), de la estima de que goza o de la cualificación obtenida, también influyen las circunstancias por parte del paciente.

Se ha demostrado que son favorables una estructura general psíquicamente poco llamativa, una suficiente capacidad de concentración y un grado medio de influenciabilidad general.

El proceso hipnótico se divide en varias fases. La primera sesión está precedida por la preparación, una conversación orientativa e informativa para aclarar posibles dudas y temores. A fin de limitar la conciencia se establece un punto o un objeto. Los estímulos verbales monótonos y la creciente somnolencia favorecen el cambio de estado. Como ocurre en el entrenamiento autógeno, la autodefensa y el querer demostrar que la hipnosis no funciona no es la mejor condición previa, sino un comportamiento digno de ser observado.

En el siguiente paso, con la consciencia ya alterada, se producen las sugestiones terapéuticas. Tras la desugestión, es decir, la supresión progresiva de las inhibiciones establecidas, el médico pregunta al paciente por las modificaciones psicofísicas registradas.

El psiquiatra suizo Auguste Forel diferenció ya a principios de siglo tres grados hipnóticos. Según esta división, que todavía está en uso, después de la hipnosis más ligera, el estado de somnolencia y sopor, viene un estadio hipotáxico, un grado de intensidad media, en el que se es incapaz de mover voluntariamente los brazos y las piernas. La analgesia, es decir la insensibilidad a los estímulos

dolorosos, forma parte de esta hipnosis media. Ésta puede emplearse para intervenciones odontológicas o pequeñas operaciones. Con frecuencia, en este estadio se presenta espontáneamente una pérdida de memoria (amnesia), pero ésta también puede ser inducida. El sonambulismo, un estado de automatismo ambulatorio con pérdida total de memoria, es característico de la hipnosis más profunda.
Es posible conseguir efectos terapéuticos en cualquier estadio. Muchos terapeutas prefieren las hipnosis ligeras o medias debido a la mayor colaboración del paciente.
Para poder hipnotizar no se necesitan fuerzas magnéticas o facultades sobrenaturales, pero tampoco es suficiente con el aprendizaje de la técnica para un uso especializado. La hipnosis terapéutica es competencia de un médico o de un psicólogo. Sólo un experto es capaz de decidir en qué fase de la enfermedad y en qué estructura de la personalidad se puede aplicar este método médico-psicológico especial. Únicamente el médico o el psicólogo están en condiciones de prevenir las complicaciones o tratarlas en el momento oportuno.

La hipnosis terapéutica es competencia de un médico o de un psicólogo. Sólo un experto es capaz de decidir en qué fase de la enfermedad y en qué estructura de la personalidad se puede aplicar este método médico-psicológico especial. Únicamente el médico o el psicólogo están en condiciones de prevenir las complicaciones o tratarlas en el momento oportuno.

Música relajante

El psiquismo humano se ve muy influenciado por el ritmo. Al principio, el hombre copió los ritmos de la música y la danza de procesos físicos. Al escuchar música se produce una reacción denominada imposición del ritmo. Todo el organismo humano se adapta a las frecuencias de la pieza musical en cuestión. Ello se puede controlar, por ejemplo, a través del ritmo respiratorio, la frecuencia cardíaca o las corrientes biológicas del cerebro. Apenas la música nos estimula, apenas «vibramos» con ella, surgen en nuestro cerebro ritmos sin crónicos que, finalmente, suscitan emociones positivas. Cuando las emociones son negativas, los ritmos detectados en el cerebro son asincrónicos. Esto ocurre, por ejemplo, cuando personas de otra generación perciben los denominados ritmos «calientes» de los jóvenes como una molestia penetrante.
La respiración, uno de los reflejos de nuestro estado emocional, se adapta voluntariamente a la pieza de música escuchada y con ella se establece una compenetración. Así, un ritmo reposado y lento puede provocar en nosotros la sensación de paz y fuerza, mientras que los cálidos tonos disco excitan y causan un efecto cada vez mayor.
La audición de una música adecuada estando sentado o tendido y muy reposado provoca una relajación deliberadamente inducida de tipo psíquico y motor. Mediante una «correspondencia de la atención» (Schwabe) intencionada se pretende conseguir una ampliación del campo de atención. La atención oscila entre la música, la percepción corporal, los pensamientos, las sensaciones, los sentimientos y las imágenes y recuerdos asociativos originados por la música, con lo que la música pasa temporalmente a un segundo plano y, en cierto modo, continúa como vivencia de fondo. La actitud necesaria es una aceptación total, un dejar que todo ocurra, una aprobación, dejar que todo llegue. Sin oponer resistencia, uno se entrega a la percepción de la música, de la postura corporal y de los sentimientos y estados emocionales desencadenados.
En la postura corporal relajada se observa cómo se reacciona a la experiencia musical. Los pensamientos van y vienen. Con frecuencia surgen imágenes. Los trastornos como temblores musculares, hormigueos, etc. expresan una reacción de desahogo. La sensación de pesadez y de calor indican una relajación incipiente. Cuando esta forma de escuchar música se convierte en un hábito, se presenta un efecto de entrenamiento. Los efectos deseados se consiguen cada vez con mayor rapidez. Al iniciar este tipo de terapia musical es aconsejable

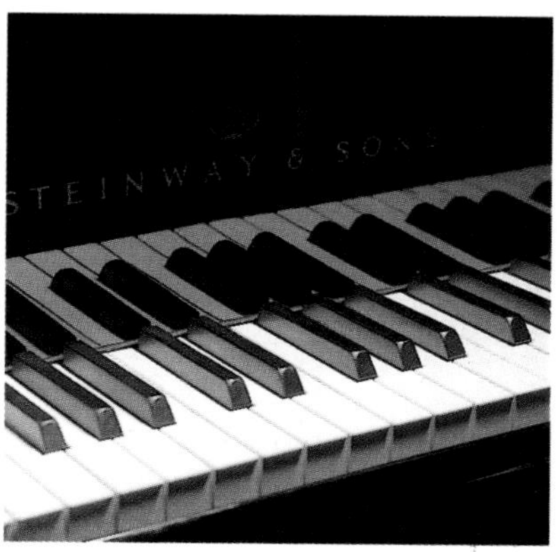

En la terapia musical, la atención oscila entre la música, la percepción corporal, los pensamientos, las sensaciones, los sentimientos y las imágenes y recuerdos asociativos originados por la música, con lo que la música pasa temporalmente a un segundo plano y, en cierto modo, continúa como vivencia de fondo.

Cuando esta forma de escuchar música se convierte en un hábito, se presenta un efecto de entrenamiento. Los efectos deseados se consiguen cada vez con mayor rapidez.

El camino hacia la relajación a través de la música demuestra de forma muy evidente que la soltura puede ser muy eficaz contra las posturas incorrectas que favorecen la tensión y las contracturas.

optar por una música tranquilizante. Más tarde se aprende a relajarse también con una música más animada. Al final de la sesión musical de aproximadamente un cuarto de hora de duración, hay que arrellanarse y desperezarse y volver a retraerse.

El camino hacia la relajación a través de la música demuestra de un modo muy evidente que la soltura, el no-debo, puede ser mucho más eficaz contra las posturas incorrectas que favorecen la tensión y las contracturas que el someterse a sí mismo a presión ininterrumpidamente.

Relajación electrónica: el biofeedback

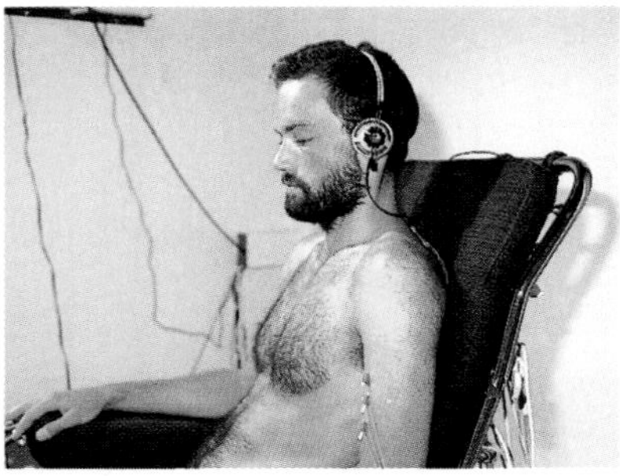

Biofeedback: la tensión muscular se mide mediante electrodos y se notifica a través de una señal acústica.

Todo el mundo sabe por experiencia que en caso de exigencia de rendimiento, de excitación y de indignación, todo el cuerpo reacciona con aparición brusca de transpiración, taquicardia, aumento de la presión sanguínea, aceleración del pulso, respiración más corta y frecuente, mayor tensión muscular, etc. Estas funciones fisiológicas se pueden registrar o bien se pueden llegar a hacer audibles o visibles.

Mediante el principio del biofeedback, es posible la información retrógada del estado de tensión a partir de dimensiones fisiológicas incluso para aquellos que ya no lo perciben. Esto es importante especialmente para aquellas personas que, debido a determinadas actitudes y posturas, tienen dificultades para aprender a relajarse o bloquean a menudo este proceso involuntariamente. Además, dando un rodeo a la técnica, los médicos o los psicólogos también pueden registrar el estado de relajación conseguido.

A menudo se utiliza la reacción cutánea psicogalvánica, ya que es muy fácil de practicar desde el punto de vista técnico. De este modo se incluye una función fisiológica cuya intensidad está en relación con el estado de tensión psicofísico. Todo el mundo sabe que cuando se está excitado la piel está más húmeda y, dependiendo de la personalidad y de la situación, más o menos irrigada. Hay que tener presente que la resistencia cutánea es diferente en cada individuo. Así pues, hay que encontrar una zona especial para el practicante y ajustarla óptica o acústicamente.

El principio del aparato de biofeedback se basa en la posibilidad de transformar la alteración de la resistencia cutánea en una alteración de la frecuencia tonal. A medida que aumenta la relajación, el tono es cada vez más débil, hasta que desaparece por completo. Así pues, el practicante puede reducir de forma controlada el estado de tensión percibido.

El principio del aparato de biofeedback se basa en la posibilidad de transformar la alteración de la resistencia cutánea en una alteración de la frecuencia tonal. A medida que aumenta la relajación, el tono es cada vez más débil, hasta que desaparece por completo. Así pues, el practicante puede reducir de forma controlada el estado de tensión percibido. Aquellos que dispongan de un aparato de biofeedback pueden practicar el siguiente procedimiento:

Sentarse o estirarse lo más cómodamente posible, cerrar los ojos y decirse interiormente: «estoy totalmente tranquilo, totalmente tranquilo y relajado. A partir de la cabeza se extiende una creciente fatiga y relajación por todo el cuerpo. Todos los músculos están completamente laxos y flojos. Los músculos faciales, los músculos masticatorios, los hombros y la nuca y especialmente ambos brazos y las manos están totalmente laxos y relajados y cada vez son más pesados y están más calientes».

Cuando se consigue alcanzar el estado de relajación y sosiego interiores cada vez más deprisa y más fácilmente tras un determinado proceso de aprendizaje, uno se siente cada vez mejor y más equilibrado.

Hay que dejar que los pensamientos fluyan libremente y, si surgen problemas complicados, hay que dejarlos pasar como una nube que oscurece el sol sólo temporalmente.

Un profundo sosiego nos invade; una gran fuerza, una serenidad interior. La tranquilidad nos llena, nos envuelve como un manto y nos protege. Nada puede molestarnos. Ahora, hay que concentrarse en la paz y la relajación. Sabemos perfectamente que, si conseguimos alcanzar este estado de relajación y sosiego

interiores cada vez más deprisa y más fácilmente tras un determinado proceso de aprendizaje, cada vez nos sentiremos mejor y más equilibrados.
Cuanto más se practica, tanto antes nos damos cuenta de que este estado se presenta cada vez mejor y más deprisa y de que realmente somos capaces de modificar el tono permanente surgido de forma que sólo se observen tonos aislados que, finalmente, acaban desapareciendo por completo.
Al finalizar el ejercicio, no se olvide de doblar los brazos con fuerza, respirar profundamente y abrir los ojos. A continuación, estírese y desperécese.

También se puede practicar simplemente para intentar descubrir en qué postura, con qué pensamientos y en qué estados emocionales uno está especialmente tranquilo y relajado.

También se puede practicar simplemente para intentar descubrir en qué postura, con qué pensamientos y en qué estados emocionales uno está especialmente tranquilo y relajado. En cualquier caso, el éxito de cualquier proceso de relajación requiere un gran número de ejercicios independientes con un desarrollo positivo. No obstante, continúe con la variante escogida en un principio y aceptada como positiva y practique siempre bajo unas condiciones lo más constantes y favorables posible (hora, lugar, postura durante el ejercicio, «programa interno», las menores influencias perturbadoras posibles).
El aparato de biofeedback no se ha de considerar únicamente un vehículo técnico, sino también un objeto de momento necesario y de vez en cuando muy útil. Por otra parte, el usuario tampoco debe depender demasiado de esta pequeña caja. Los aparatos técnicos no pueden sustituir las relaciones interpersonales. Pueden representar un puente, pero no un camino y, especialmente, no deben convertirse en una muleta.

Los aparatos técnicos no pueden sustituir las relaciones interpersonales. Pueden representar un puente, pero no un camino y, especialmente, no deben convertirse en una muleta.

ACCESO PSICOFÍSICO AUTODIRIGIDO

Vía de relajación autógena

El entrenamiento autógeno es un estado de relajación surgido en un individuo. «Entrenamiento» hace referencia a la necesidad del proceso de aprendizaje y expresa que uno puede seguir evolucionando constantemente, como en la adquisición de cualquier habilidad o práctica nuevas.
El entrenamiento autógeno requiere una explicación y unas instrucciones iniciales. El verdadero entrenamiento es cosa del que lo practica. La autorrelajación se aprende haciendo uso de las aptitudes para la autosugestión desaprovechadas prácticamente en todos los individuos. Los ejercicios del entrenamiento autógeno tienen como objetivo provocar cambios de estado en todo el cuerpo. Pensemos por ejemplo en el ejercicio de calor: las sensaciones de calor tienen lugar porque los vasos sanguíneos de las regiones del cuerpo correspondientes se dilatan. Para conseguir esta dilatación voluntariamente, en primer lugar es necesaria la autosugestión y, en segundo lugar, la «sensación» o la «percepción», por ejemplo en el brazo derecho.

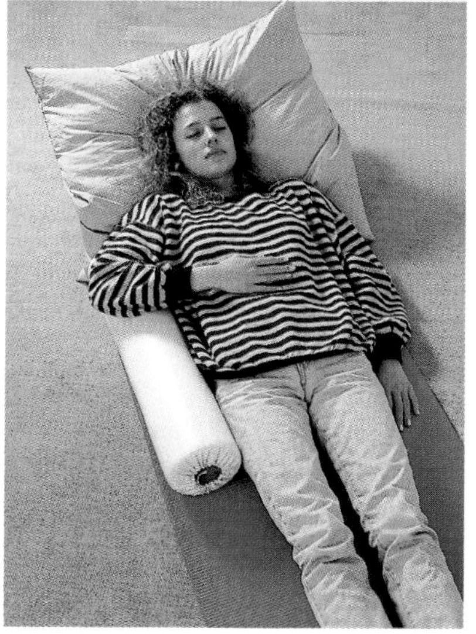

Ejercicio de respiración en el entrenamiento autógeno.

Desgraciadamente, hoy en día se ha perdido en gran parte la capacidad de sentir sensaciones físicas beneficiosas. Sólo prestamos atención a las funciones corporales cuando éstas presentan alguna alteración y no se desarrollan como de costumbre. Así pues, sólo percibimos las señales del cuerpo negativas. En el entrenamiento autógeno se aprende a sentir el propio cuerpo en sentido positivo y así se consigue una nueva unidad de cuerpo y mente.
Todo el mundo ha experimentado a través de procesos involuntarios los estados y sensaciones que se consiguen mediante el entrenamiento autógeno, por ejemplo antes de dormirse, al escuchar música, en un prado soleado, etc. La novedad es que la sensación de relajación se puede conseguir voluntariamente y de forma dirigida después de una práctica adecuada.

En el entrenamiento autógeno se aprende a sentir el propio cuerpo en sentido positivo y así se consigue una nueva unidad de cuerpo y mente.

A todos aquellos que quieran aprender el entrenamiento autógeno cabe decirles que la motivación y una actitud positiva son tan esenciales como una autodisciplina suficiente y una práctica consecuente.

¿Puede todo el mundo aprender este método?

Existen ciertas limitaciones. Como es natural, tampoco se puede tratar a todos los enfermos con las mismas pastillas. Así, distintas personas deben recurrir a métodos de relajación diferentes. Asimismo, también cabe establecer diferencias en lo que respecta a los auténticos métodos de relajación: en las personas con los nervios muy alterados, la relación entre tensión y relajación generalmente es problemática. Los más necesitados son los que tienen que recorrer un camino más largo. Todos los practicantes deben saber que la motivación y una actitud positiva son tan esenciales como una autodisciplina suficiente y una práctica consecuente.

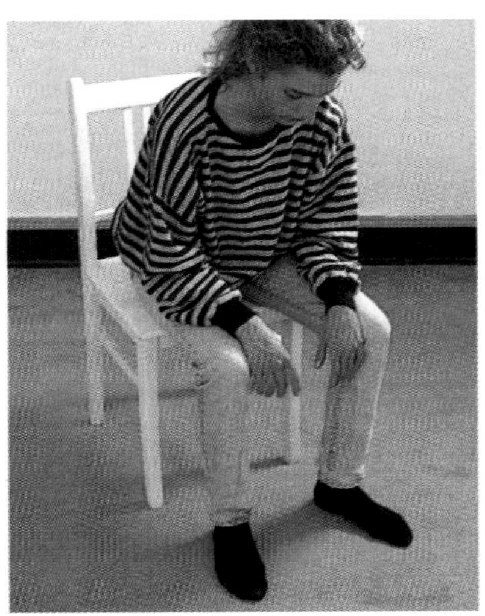

Entrenamiento autógeno en la denominada «postura de cochero».

Condiciones de ejercicio

En el aprendizaje del entrenamiento autógeno también son válidas las regularidades de la psicología del aprendizaje. Como acceso al entrenamiento autógeno se puede partir de la base de que hay que pulir los complejos procesos de los reflejos condicionados. Son famosos los reflejos de Pavlov. El fisiólogo ruso Iván Petrovic Pavlov consiguió en sus experimentos provocar la producción de jugos gástricos en perros de forma refleja condicionada: después de combinar muchas veces la alimentación de un perro con el sonido de una campana, posteriormente el simple sonido de la campana hacía fluir los jugos gástricos. Esta vinculación, el así llamado condicionamiento, no se conseguiría si el perro hubiera sido alimentado a horas diferentes en lugares distintos y por varias personas y se hubieran utilizado diversas señales. Estos valores empíricos pueden ser trasladados al proceso de entrenamiento autógeno.

En la fase de aprendizaje, las condiciones de ejercicio deben ser constantes. Esto afecta tanto al tipo de ejercicio como a la postura corporal, la hora de ejecución y la frecuencia de la práctica. Es recomendable una habitación oscurecida tranquila y con una temperatura agradable. Hay que suprimir desde un principio los estímulos perturbadores tales como la radio, el televisor o el teléfono y desabrocharse las piezas de ropa que opriman. Más adelante, cada vez será más fácil y posible entrenarse incluso bajo unas condiciones pésimas y perturbadoras.

Se puede practicar en cualquier postura cómoda: las más adecuadas son una postura tendida relajada o sentada correctamente.

Los ejercicios se pueden realizar en cualquier postura cómoda: las más adecuadas son una postura tendida relajada o sentada correctamente. Si se dispone de una superficie de asiento o de un taburete, se puede adoptar la denominada «postura de cochero» (*véase* margen izquierdo).

Durante la fase de aprendizaje hay que practicar de tres a cinco veces al día durante varios minutos. Los ejercicios también se pueden hacer entre dos y tres veces seguidas. En las repeticiones se construye, por así decirlo, sobre el nivel alcanzado.

Durante la fase de aprendizaje hay que practicar de tres a cinco veces al día durante varios minutos. Los ejercicios también se pueden hacer entre dos y tres veces seguidas. En las repeticiones se construye, por así decirlo, sobre el nivel

Momentos más adecuados para los ejercicios

- Inmediatamente después de despertarse, cuando el cuerpo está laxo y relajado.
- Antes de comer.
- Después de comer, del punto fisiológico más bajo del día.
- Antes de cenar.
- Después de cenar.
- Justo antes de dormir.

alcanzado. Únicamente es importante que se produzca la máxima resonancia y estímulo posibles en el sentido de un proceso de aprendizaje continuado.

En la mayoría de los casos, las ayudas en forma de imágenes se consideran útiles. Así, por ejemplo, la imagen de un bello paisaje puede tener un efecto sintonizador. Asimismo, también es posible recurrir a la imaginación: uno se imagina situaciones y vivencias conocidas y agradables.

Ayudas prácticas esenciales

«No es querer, sino poder dejar hacer», ésta es la cuestión. Uno se acomoda a la tranquilidad y la relajación y traduce la voluntad y el querer con deseo. Uno quiere conseguir la relajación, de modo que desea ese estado, se empeña interiormente en ello y se da cuenta de que en pocos días ésta empieza a aparecer. Una postura corporal desfavorable puede poner en peligro el éxito. Así pues, hay que corregir las posturas viciosas.
En la mayoría de los casos, las ayudas en forma de imágenes se consideran útiles. Así, por ejemplo, la imagen de un bello paisaje puede tener un efecto sintonizador. Asimismo, también es posible recurrir a la imaginación: uno se imagina situaciones y vivencias conocidas y agradables. Las personas sensibles a veces entran en situación con música estimulante.
Al principio resulta difícil concentrarse únicamente en una idea. Durante la primera semana son normales los problemas de concentración. Uno se distrae una y otra vez. Lo importante es retomar siempre el hilo conductor, las fórmulas que hay que inculcar. Deje pasar los pensamientos que se presenten de vez en cuando e impulse hacia delante los problemas que se entrometan.

Lo importante es retomar siempre el hilo conductor, las fórmulas que hay que inculcar. Deje pasar los pensamientos que se presenten de vez en cuando e impulse hacia delante los problemas que se entrometan.

Intenciones formulistas: así como se pueden modificar funciones físicas a través del entrenamiento autógeno, es posible influir sobre las psíquicas. Se pueden superar las posturas negativas y crear hábitos positivos. Esto es así hasta en el trabajo del propio carácter. En el marco de este libro, sólo podemos hacer referencia a estas posibilidades de intenciones formulistas.

Curso individual: el proceso de relajación se desarrolla de forma distinta en cada individuo. Es importante saberlo y aceptarlo. De lo contrario, se persigue un ideal de relajación equivocado y se asimila como fracaso un éxito real (el cambio de relajación adecuado a la constitución psicofísica propia), ya que según un concepto erróneo el programa estándar tiene que seguir ese curso.

Seis pasos del nivel elemental del entrenamiento autógeno

- pesadez
- sosegamiento del corazón
- calor corporal
- calor
- sosegamiento de la respiración
- frescor en la frente

1.er ejercicio:
El brazo derecho (izquierdo) pesa mucho.
Ambos brazos pesan mucho.
Ambas piernas pesan mucho.
Las piernas y los brazos pesan mucho.

2.º ejercicio:
El brazo derecho (izquierdo) está muy caliente.
Ambos brazos están muy calientes.
Ambas piernas están muy calientes.
Las piernas y los brazos están muy calientes.

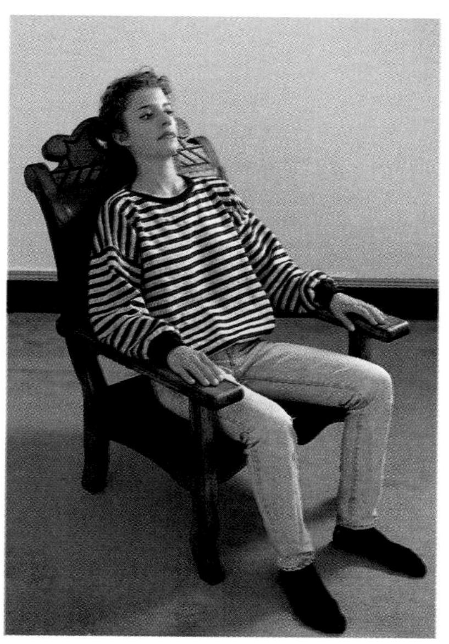

Entrenamiento autógeno en postura sentada relajada con apoyo de la nuca.

Si el desarrollo es normal, en aproximadamente tres meses se ha profundizado en todos los ejercicios. En los seis meses siguientes hay que reforzar e intensificar el programa dos veces al día.

3.er ejercicio:
El corazón late muy tranquila y regularmente.

4.° ejercicio:
Respiración muy tranquila.

5.° ejercicio:
El vientre o abdomen o plexo solar irradia calor.

6.° ejercicio:
La frente está agradablemente fresca.

Final: poner los brazos rígidos, respirar profundamente, abrir los ojos.

El inicio de los ejercicios, cada vez más rápido, permite acortar las fórmulas.

Si el desarrollo es normal, en aproximadamente tres meses se habrá profundizado en todos los ejercicios. En los seis meses siguientes hay que reforzar e intensificar el programa dos veces al día.
El inicio de los ejercicios, cada vez más rápido, permite acortar las fórmulas. El dominio total de todo el programa de ejercicios hace posible la forma abreviada sintética:
«Reposo, pesadez, calor, corazón y respiración tranquilos, vientre o abdomen o plexo solar cálidamente irrigados, frente agradablemente fresca».

Es recomendable llevar un registro de ejercicios. En él hay que anotar diariamente el número de ejercicios, la duración, la postura adoptada en ellos, la situación interna, las condiciones externas incluidos los trastornos y el efecto conseguido.

Después de la completa realización de los ejercicios del nivel elemental se pueden intensificar los efectos conseguidos, como el reposo, la relajación y el bienestar, con técnicas de meditación oportunas.

Las recomendaciones precedentes proporcionan una estructura muy básica. La relajación se experimenta y se realiza de formas muy diferentes. Por lo tanto, cada uno tiene que seguir su propio camino bajo la dirección de un especialista, un médico o un psicólogo para confeccionarse su propio programa.

Después de la completa realización de los ejercicios del nivel elemental se pueden intensificar los efectos conseguidos, como el reposo, la relajación y el bienestar, con técnicas de meditación oportunas. Mediante una forma de vivencia de imágenes se pueden conseguir estados de sumersión de 15 a 60 minutos de duración. La mediación de este método es exclusiva de psicoterapeutas con una formación especial.

Meditación

El que medita sueña con la aventura de la conscienciación y busca nuevos conocimientos que podrían corregir el sentido y el objetivo de su vida.

Un curso de meditación bien impartido es una aventura. Uno no sabe con lo que se va a encontrar, pero seguro que cambia algo en su vida. Uno viaja a la profundidad de la consciencia con curiosidad y en busca de descubrimientos. El que medita sueña con la aventura de la conscienciación y busca nuevos conocimientos que podrían corregir el sentido y el objetivo de su vida.

La mayoría de las técnicas de meditación actuales provienen de las grandes religiones del mundo. Así pues, se trata de experiencias y métodos sumamente antiguos. No fue hasta las dos últimas décadas que científicos de distintas disci-

plinas, especialmente médicos, psicólogos y biólogos, empezaron a estudiar de forma creciente las técnicas de meditación y a separarlas de su contexto religioso.
Lo que más interés despierta son los efectos psíquicos y psicofísicos conseguidos a través de la meditación, como las alteraciones que se presentan en el cuadro de la corriente cerebral.
El entusiasmo inicial, que había sido provocado principalmente por la meditación trascendental, dio paso a una valoración más objetiva: gran parte del efecto de la meditación era comparable al de las técnicas de relajación conocidas.
En general, las técnicas de meditación pueden ser descritas como autorregulaciones en las que el individuo es instruido en el entrenamiento sistemático de su atención. Básicamente, cabe distinguir entre dos grandes formas de meditación: la meditación concentrativa y la meditación del conocimiento. La **meditación del conocimiento** requiere un profesor de meditación experimentado. La meditación **concentrativa** también es practicada por médicos o psicólogos interesados u orientados hacia este tema.
Todas las técnicas de meditación tienen como objetivo crear un estado de franqueza, paz interior y una mayor conciencia individual. No se puede mirar en la profundidad de la mente si existe una rueda de molino trabajando en la cabeza.

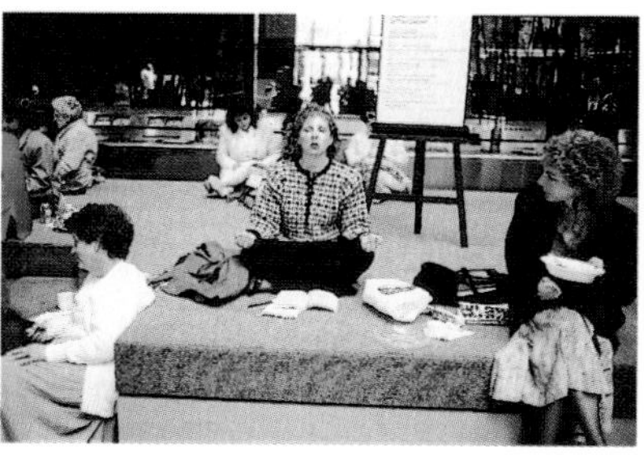

Todas las técnicas de meditación tienen como objetivo crear un estado de franqueza, paz interior y una mayor conciencia individual.

La meditación no debe confundirse con concentración. La meditación no es un proceso complicado y difícil de aprender. Se trata más bien de la aceptación de un comportamiento natural: dejar que algo actúe sobre uno mismo y que sólo se perciba en absoluta quietud. A diferencia de la comprensión racional, la percepción meditativa tiene lugar espontáneamente y, como todos los procesos espontáneos, el proceso meditativo tampoco se puede obtener por la fuerza. Se puede favorecer mediante una percepción de entendimiento y mediante la exclusión de procesos cognitivos guiados por un objetivo. Pero cuanto más se intenta forzar, tanto más se la inhibe.
La meditación, independientemente de la forma utilizada, es un ejercicio mental con el que amarramos nuestra atención al aquí y al ahora. A fin de fijar la mente lo más fuerte posible, en la mayoría de los casos se repite un sonido o una frase. La elección de una máxima como ayuda para la meditación debe realizarse siempre individualmente.

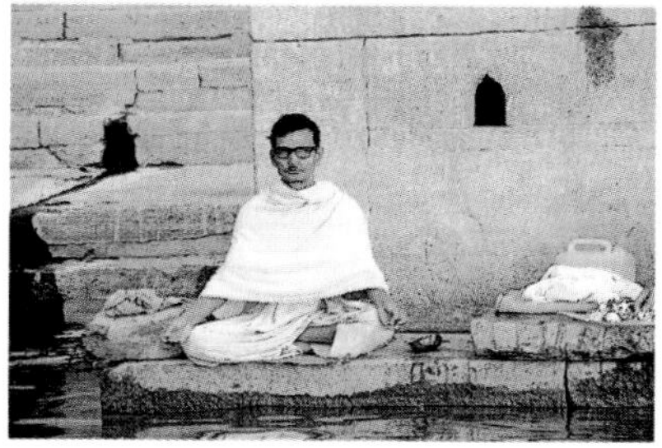

La meditación, independientemente de la forma utilizada, es un ejercicio mental con el que amarramos nuestra atención al aquí y al ahora.

Cómo meditar

Algunas directrices sencillas son válidas en casi todos los casos. Al principio, la persona que quiera meditar con éxito tiene que reservarse aproximadamente media hora cada día para ello. Hay que respetar esta media hora de forma consecuente, ya que los resultados surgen poco a poco y no después de una única sesión.
Asimismo, es importante el lugar escogido para la meditación. Los meditadores expertos emplean una biblioteca tranquila, van al bosque o a una playa solitaria. Estos lugares responden a la necesidad de estar solo y proporcionan la experiencia espacial necesaria. Pero, ¿cuántos habitantes de la gran ciudad pueden cumplir estos requisitos? Así pues, hay que recurrir a un lugar tranquilo y sin estorbos de la vivienda.
La postura corporal es muy importante: es frecuente sentarse sobre los talones. También es posible sentarse con las piernas cruzadas, pero hay que colocar un pequeño cojín debajo. No obstante, también puede sentarse en una silla con el respaldo recto o recostarse.

Hay algunos aspectos básicos que deben tenerse en cuenta a la hora de meditar:

- *Aproximadamente media hora cada día.*
- *Un lugar tranquilo y solitario.*
- *Postura corporal: sentado sobre los talones, sentado con las piernas cruzadas, en una silla o recostado.*

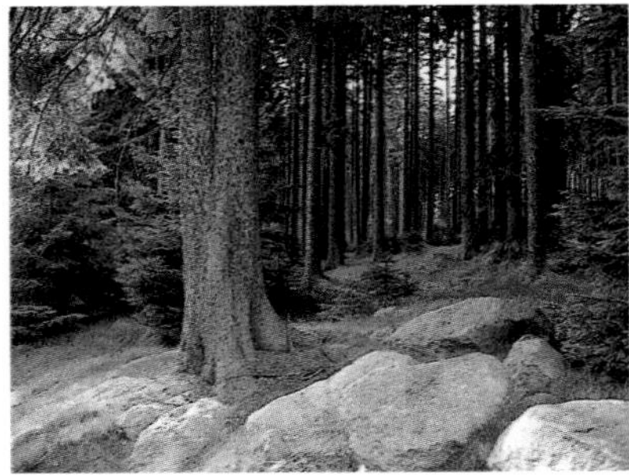

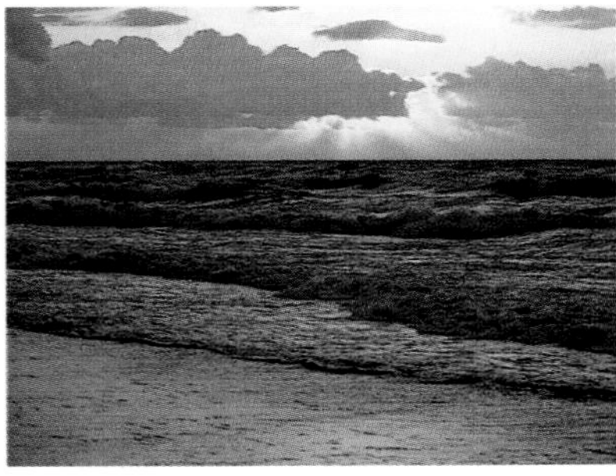

Lugares para la relajación: si se quiere cambiar de dirección, hay que detenerse.

El psicoanalista Erich Fromm (1900-1980) está considerado como uno de los principales representantes del neopsicoanálisis. En su crítica a Sigmund Freud llamó la atención sobre la importancia de los influjos sociales y culturales sobre el hombre. Más tarde, Fromm estudió la agresividad y distinguió entre una agresividad defensiva biológicamente adaptada y una destructividad por placer exclusiva del hombre.

El aparato respiratorio, como único gran sistema orgánico del organismo, cuenta con una inervación doble.

En las técnicas de meditación concentrativas, se invita al que las practica a que dirija su atención a un estímulo determinado y claramente definido, al objeto de meditación. Uno de los métodos practicados más a menudo es la concentración en una función del cuerpo, como los latidos del corazón o la respiración. Así en la contemplación de la respiración, un método de meditación integrado en todas las grandes religiones, la atención se mantiene concentrada y voluntariamente en el movimiento ascendente y descendente de la pared abdominal al inspirar y espirar o en el proceso respiratorio en su conjunto.

Esto es algo que todo el mundo puede probar. Cierre los ojos o dirija la mirada simplemente al vacío, sin mirar nada en concreto. Relaje la musculatura a partir de la cabeza hacia todo el cuerpo, como se ha descrito en el ejercicio con el «peine de goma» o en la relajación concentrativa. Empiece por la frente. Intente sentir la tensión al inspirar. Al espirar, deje salir esta tensión del cuerpo y relájese aún más. Este viaje sensorial corporal de sintonización puede durar de dos a tres minutos.

Ahora observe la respiración, pero no intente controlarla. Compórtese más bien como un observador pasivo y deje simplemente que la respiración tenga lugar. Al cabo de poco tiempo respirará lenta y profundamente, sin intervenir voluntariamente. Éste es un signo de creciente relajación, que abarca progresivamente cada vez más zonas del cuerpo. Es aconsejable dirigir la atención, en lo posible, primero a la inspiración y después a la espiración. Así se tiene presente con total intensidad el movimiento ascendente y descendente de la pared abdominal y, con ello, la sensación de la respiración.

La concentración en la respiración es la forma más sencilla de estar atento.

No obstante, en la mayoría de los casos el autocontrol de la atención no está bien desarrollado. Por consiguiente, el practicante pierde de inmediato, a veces al cabo de unos pocos segundos, el objeto de meditación y se desvía hacia objetos secundarios como ruidos exteriores u otras sensaciones corporales, sentimientos y pensamientos, o bien se queda absorto de forma incontrolada y se abandona al sueño o a otros estados de alteración de la consciencia. En tal caso, hay que volver a centrar la atención en el objeto de meditación. Los pensamientos e imágenes molestos deben ser registrados objetivamente como neutrales y aceptados sin detenerse en analizarlos o interpretarlos. Lo que se busca es una actitud de indiferencia, la postura de un observador pasivo.

Todas las personas emocionalmente sanas meditan regularmente, por ejemplo abandonándose por completo a un estado de ánimo, ensimismándose al oír una pieza de música, contemplando con asombro una maravilla de la naturaleza o sentándose frente a una imagen y esperando a que le diga algo.

Hace algunos años, el psicoanalista Erich Fromm ilustró lo importante que es la tranquilidad meditativa para el hombre. Después de una conferencia, le pidieron una solución práctica a los problemas de la vida, y él respondió: «tranquilidad, la experiencia de la quietud».

Si se quiere cambiar de dirección, hay que detenerse.

Vía a través de la respiración

El aparato respiratorio, como único gran sistema orgánico del organismo, cuenta con una inervación doble. La respiración está controlada por el sistema nervioso involuntario. El hombre puede respirar profundamente de forma voluntaria o contener la respiración durante un corto espacio de tiempo. Pero normalmente, en especial por la noche, respira sin un control consciente, automáticamente. De hecho, el control a través de los dos sistemas nerviosos comporta una mayor predisposición a los trastornos, pero, al mismo tiempo, también ofrece la posibilidad de influir y mejorar la respiración. La meditación altera la respiración, y la respiración modifica la meditación. Ambas cosas ayudan a enfrentarse con atención a los pensamientos, las sensaciones y al propio cuerpo.

Los antiguos griegos ubicaron la sede del psiquismo en el diafragma. También nosotros nos damos cuenta de las relaciones entre la respiración y un trastorno psíquico básico o un modo de reaccionar individual en algunas formas de mala respiración. Por ejemplo, una respiración presurosa y superficial con frecuencia expresa estar ajetreado, inseguridad y miedo.

Los niños pequeños todavía respiran de forma natural y no deformada. A medida que nos hacemos mayores, la respiración se desfigura y se deteriora: se vuelve entrecortada, superficial, llana, acelerada, convulsiva, tensa, etc.

La respiración refleja como un espejo nuestros pecados de la civilización tales como la falta de ejercicio, la mala postura corporal o el abuso de la nicotina. Emociones como la inquietud interior, el miedo y la agresividad influyen muy directamente sobre el proceso respiratorio, su desarrollo, la profundidad, la duración de la inspiración y de la espiración y de la contención de la respiración. Una persona estresada siempre respira mal.

Emociones como la inquietud interior, el miedo y la agresividad influyen muy directamente sobre el proceso respiratorio, su desarrollo, la profundidad, la duración de la inspiración y de la espiración y de la contención de la respiración. Una persona estresada siempre respira mal.

Se distinguen tres tipos de respiración sana y normal: respiración abdominal, respiración torácica y respiración clavicular.

La **respiración abdominal** (la respiración inferior) es la utilizada por la mayoría de la gente. El diafragma desciende en el momento de la inspiración y el abdomen se arquea hacia fuera. La base pulmonar se llena de aire y el descenso del diafragma produce un masaje suave y constante sobre el contenido del abdomen, lo que favorece el funcionamiento de los órganos que se encuentran dentro de la cavidad abdominal. Ésta es la mejor forma de respiración.

Durante la **respiración torácica** o costal (respiración central), la caja torácica con las costillas se dilata como un fuelle. La respiración torácica llena los pulmones en la zona central, de modo que la cantidad de aire aportada es menor que en la respiración abdominal. Sin embargo, el esfuerzo necesario es mayor. Se trata de la denominada respiración atlética. Combinada con la respiración abdominal, se consigue una aireación satisfactoria de los pulmones.

En la **respiración clavicular** (respiración superior), se toma aire levantando un poco la región de la clavícula. Ello aporta aire fresco especialmente a la región pulmonar superior. Se trata de una forma de respiración desfavorable.

Una respiración completa combina estas tres formas de modo ideal en un movimiento único y rítmico. Éste se desarrolla de la siguiente forma:

- Vaciar del todo los pulmones.
- Oprimir lentamente el diafragma hacia abajo y dejar que el aire entre generosamente en los pulmones. En el momento en que el abdomen se arquea hacia fuera y la base de los pulmones se ha llenado de aire, dilatar las costillas y el tórax, pero sin impulsarlos violentamente.
- Ahora los pulmones ya no se llenan más de aire y es el momento de levantar un poco la región clavicular.

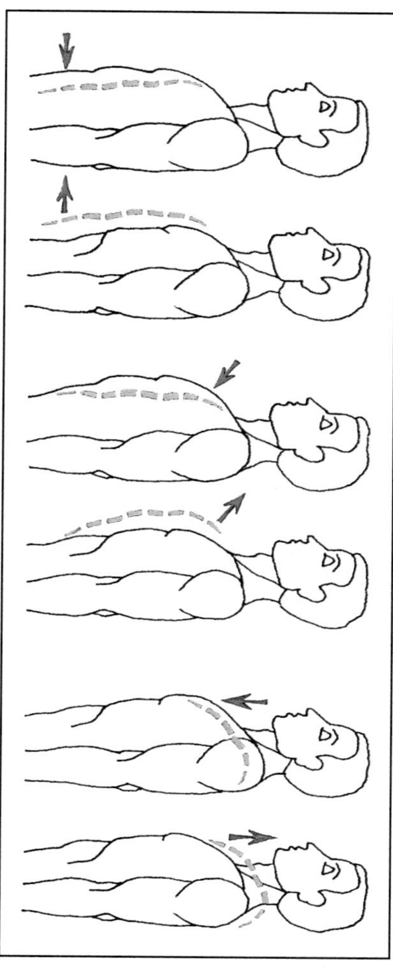

Respiración abdominal, respiración torácica y respiración clavicular (imágenes superior a inferior).

Durante toda la fase de inspiración, el aire debe fluir de una tirada a los lóbulos pulmonares. Es esencial respirar en silencio y pensar en el proceso de las ondas al hacerlo: durante la inspiración con la fase abdominal y la torácica, el arqueamiento del abdomen se añade a la dilatación de la caja torácica.

El ejercicio de la respiración completa debería repetirse varias veces al día, de tres a diez veces seguidas, primero en una situación tranquila y después bajo unas condiciones cada vez más perturbadoras.

Con una transición fluida, la espiración se desarrolla retrayendo el abdomen y haciendo descender el tórax. Las fases de la respiración son cada vez más largas y la profundidad de cada aspiración aumenta. La relajación y la paz interior se van extendiendo más y más. Este ejercicio de la respiración completa debería repetirse varias veces al día, de tres a diez veces seguidas, primero en una situación tranquila y después bajo unas condiciones cada vez más perturbadoras. Las personas que practican el entrenamiento autógeno pueden encontrar de forma más fácil a través de la respiración completa el camino hacia el conocido cambio de tensión a relajación en días especialmente agitados.

Existen varios ejercicios respiratorios, sencillos y complicados. No obstante, todos deben contener las siguientes recomendaciones:

- Hay que respirar por la nariz y no por la boca.
- Es importante una postura correcta.
- La respiración diafragmática debe practicarse y utilizarse con más frecuencia.
- No olvidar las clavículas.
- Contener la respiración a menudo.
- La fórmula es: ¡respiración completa!

LA RELAJACIÓN ES INDIVIDUAL

¿En qué casos sería necesario aprender a relajarse?

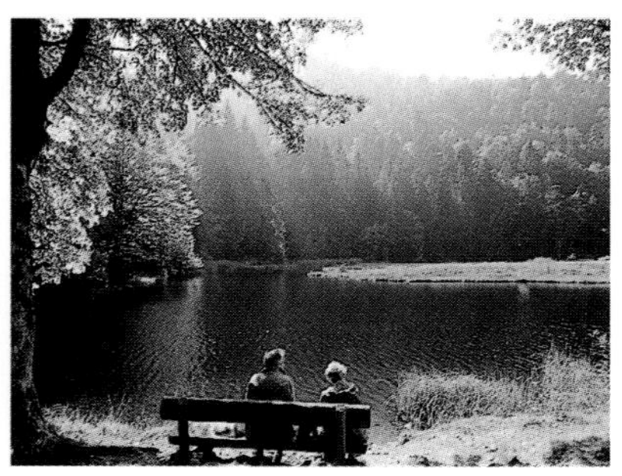

Mucha gente no tiene suficiente con los espacios abiertos naturales para restablecer el equilibrio entre tensión y relajación.

Mucha gente no tiene suficiente con los espacios libres naturales para restablecer el equilibrio entre tensión y relajación. Aquellas personas que piensen que éste es su caso, al principio deben actuar metódicamente y crear situaciones relajantes, como las que hemos descrito anteriormente, con más frecuencia. Si no son capaces de hacerlo o padecen claramente de contracciones y malas regulaciones deberían practicar de modo más sistemático bajo la dirección de un experto. Incluso así, habría que practicar cuando se está enfermo, es decir, cuando existen determinados trastornos sensitivos, molestias, trastornos, enfermedades y alteraciones del estado general de salud: trastornos del sueño, del apetito, trastornos vegetativos, sensación de frío, calor excesivo, dolores musculares, contracciones en la musculatura y en el sistema locomotor, presión cardíaca, cefalea, fracaso en los exámenes, etc.
Además, habría que aprender a relajarse en caso de neurosis, es decir, de trastornos de las vivencias y el comportamiento, que con frecuencia pueden convertirse en una enfermedad; están acompañadas de temores e inhibiciones a menudo ligados a problemas para relacionarse y conflictos crónicos.
Es importante que uno mismo piense que debería pasar algo para superar un desequilibrio claramente existente entre tensión y relajación.

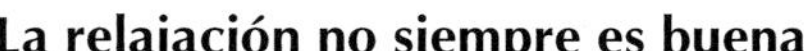

También hay personas para las que el aprender a relajarse no es necesariamente útil sino más bien perjudicial.

La relajación no siempre es buena

La excepción confirma la regla. Hay personas para las que el aprender a relajarse no es necesariamente útil sino más bien perjudicial. Ante todo debe existir suficiente disponibilidad. Si uno no está dispuesto a practicar sistemáticamente, es decir, diariamente varias veces durante algunos minutos, no merece

la pena perder tiempo, vigor ni dinero. Se produce un rechazo que es más bien una cuestión de actitud.
Las personas con trastornos considerables de la concentración a veces tienen problemas con el aprendizaje y la práctica. Por ello, hasta hace unas cuantas décadas se ofrecían unos ejercicios de concentración separados, pero actualmente se ha renunciado a ellos ya que la práctica es suficiente concentración.
La relajación no puede solucionar todos los problemas de la vida. Ante todo, no debe utilizarse para huir de la realidad. Lamentablemente, el peligro está próximo y cada vez hay más personas que lo hacen. Los métodos de relajación favorecen mucho la inclinación a la pasividad, a la retracción. Ello puede adquirir unas dimensiones considerables e incluso provocar una grave regresión, es decir, una recaída en los modos de comportamiento infantiles, lo que hace que el individuo se abandone por completo y sólo desee que le cuiden.
Asimismo, hay que prevenir contra la práctica indiscriminada de ejercicios de relajación para combatir todo tipo de dolores y miedos. El miedo y el dolor normales son unas señales de advertencia importantes que nos ponen sobre aviso de un peligro y activan al organismo para que pueda defenderse.

La relajación no puede solucionar todos los problemas de la vida. Ante todo, no debe utilizarse para huir de la realidad. Lamentablemente, el peligro está próximo y cada vez hay más personas que lo hacen.

La mayoría de métodos de relajación son inadecuados en las siguientes enfermedades:

- En los hipocondríacos propensos a observarse a sí mismos con temor,
- en crisis de valores personales y conflictos graves,
- en caso de peligro de suicidio y
- en depresiones graves.

Sin embargo, en psicoterapia se distingue entre una contraindicación absoluta y una relativa, es decir, la decisión debe tomarse siempre ante cada caso individual.

Hay que prevenir contra la práctica indiscriminada de ejercicios de relajación para combatir todo tipo de dolores y miedos. El miedo y el dolor normales son unas señales de advertencia importantes que nos ponen sobre aviso de un peligro y activan al organismo para que pueda defenderse.

¿Qué método para quién?

Para responder unánimemente a esta cuestión habría que volver a repasar todo el abanico de las posibilidades que se ofrecen. Seguramente habrá más de una que parezca posible. ¿Cuál es el método adecuado? Naturalmente, nadie puede privar al individuo de esta decisión, que debe tomarse de forma totalmente individual teniendo en cuenta sus necesidades, deseos y posibilidades.

A continuación se presentan algunas ayudas orientativas para tomar la decisión:
- El individuo activo, amante del ejercicio, se las arregla mejor con la gimnasia y los deportes de resistencia como el esquí de fondo, la natación o el *jogging*.
- Cuando se trata de percibir el propio cuerpo, está indicada la relajación a través de la vía física: la relajación concentrativa o el entrenamiento autógeno.
- El que se someta de buen grado a una dirección consecuente y esté dispuesto a disciplinarse a sí mismo, puede recurrir al entrenamiento autógeno.
- El que afronte los temas psíquico-mentales más bien con escepticismo y prefiera encomendarse en manos de la técnica, hará bien en optar por un aparato de biofeedback.
- Los pescadores apasionados que no tienen como objetivo principal la captura de peces, de vez en cuando meditan. Naturalmente, esto también podría resultar útil a todas aquellas personas que practican una actividad con devoción, paz y autoabandono.

El que se someta de buen grado a una dirección consecuente y, además, esté dispuesto a disciplinarse a sí mismo, puede recurrir al entrenamiento autógeno.

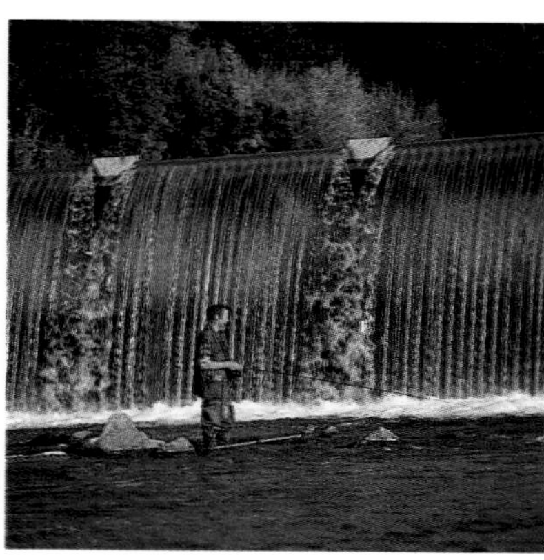

Los pescadores son, con frecuencia, unos maestros de la relajación.

• La meditación es una cuestión de actitud. Esto también afecta a la meditación a través de la respiración. Pero, naturalmente, la respiración sin meditación está al alcance de todo el mundo y puede practicarse en cualquier lugar y en cualquier momento.

• El que se sienta reprimido por las reglas pero esté dispuesto a hacerse responsable de sí mismo, puede aprovecharse de la terapia motora concentrativa, la relajación funcional o del método de Feldenkrais.

¿Cómo se accede a un tratamiento de relajación?

La vía más segura pasa por el asesoramiento de un médico de confianza. Naturalmente, existe un gran número de ofertas privadas en el mercado psicológico claramente lucrativo. Es recomendable estudiar las ofertas cuidadosamente, ya que no todas son serias y no es raro que tras ellas se oculten sectas dudosas.

Acerca de la serenidad

También existe un gran número de ofertas privadas en el mercado psicológico claramente lucrativo. No obstante, es recomendable estudiar las ofertas cuidadosamente, ya que no todas son serias y no es raro que tras ellas se oculten sectas dudosas.

Después de estas observaciones sobre la relajación, vamos a hacer algunas reflexiones sobre la relajación a un nivel superior, sobre la serenidad.
La imperturbabilidad del alma fue durante miles de años el objetivo de doctrinas religiosas y sistemas filosóficos. La serenidad es un grado en este contexto. Hace referencia a lo contrario de agitación, de ajetreo. Serenidad significa paz, prudencia y claridad. Son serenas aquellas personas cuya tranquilidad se transmite a los demás, a las que uno se dirige con confianza cuando necesita ayuda, cuando busca refugio.
La persona serena es objetiva y capaz de distanciarse. Parece que ha encontrado su lugar en la vida y que en los momentos de agitación de la vida no pierde de vista el rumbo ni el objetivo.

Sepamos lo que opinan hombres y mujeres juiciosos, poetas y filósofos, sobre el tema de la serenidad:
Johann Wolfgang von Goethe: «Su alma es apacible, protege la tranquilidad como un tesoro sagrado, y de sus profundidades obtiene consejo y ayuda para los desarraigados...».
Martin Lutero: «Sé que no hay en el cielo ni en la Tierra mayor virtud que la serenidad».
Marie von Ebner-Eschenbach: «La serenidad es una agradable forma de la propia consciencia».

¿Qué se puede hacer para aplicar estas palabras sublimes a la vida cotidiana? Ante todo, es necesario tener una visión real. Hay muchos caminos que conducen a la eutimia, que consiste en un estado de equilibrio del estado de ánimo. La calma absoluta del alma es un estado inalcanzable y no deseable. Sólo las personas con defectos mentales, aquellas que han dejado vivir conscientemente, llegan a tener una amplia constancia anímica.
Cuando las oscilaciones en ocasiones profundas de la propia condición psíquica nos irritan o incluso nos hacen sentir inseguros, deberíamos aclararnos a nosotros mismos que la monotonía emocional no sería natural y, a veces, resultaría insoportable.
El sistema nervioso vegetativo es el medio más importante para comunicarnos con el entorno. En realidad, los procesos nerviosos y hormonales que se desa-

Son serenas aquellas personas cuya tranquilidad se transmite a los demás, a las que uno se dirige con confianza cuando necesita ayuda, cuando busca refugio.

rrollan tanto en la consciencia como en el subconsciente dominan grandes ámbitos de la vida humana. Los resultados de numerosas investigaciones indican que el sistema nervioso vegetativo determina nuestras manifestaciones vitales y, por consiguiente, nuestra calidad de vida, en constante correspondencia con el sistema nervioso central. Así pues, se puede hablar con propiedad de que la labilidad vegetativa es la base de la labilidad psíquica.

Cuando las oscilaciones en ocasiones profundas de la propia condición psíquica nos irritan o incluso nos hacen sentir inseguros, deberíamos aclararnos a nosotros mismos que la monotonía emocional no sería natural y, a veces, resultaría insoportable.

Así se insinúa una vía para alcanzar la serenidad en la vida cotidiana. El acudir al médico sólo sirve de ayuda de modo condicionado. Los médicos sólo pueden intervenir terapéuticamente de forma decisiva si la persona afectada está dispuesta a modificar su forma de vida. Dado que las formas de vida equivocadas, los modos de comportamiento, las malas experiencias y los temores son en gran parte adquiridos, hay que procurar nuevas actitudes y estilos de comportamiento, hábitos positivos a través de diversos procesos de aprendizaje.

Las generaciones jóvenes siguen adquiriendo unas escalas de valores esenciales como reguladoras de sus actos a través del aprendizaje por imitación. Necesitan unas posibilidades de identificación adecuadas: figuras paternas, ídolos. Pero aunque esto no siempre es posible, existe un amplio abanico de alternativas.

No obstante, no es una vía sencilla ni cómoda. A menudo hay que esforzarse por encontrar el camino, para encontrarse posteriormente con tramos llenos de obstáculos o etapas cuesta arriba con piedras resbaladizas. Y, a pesar de todo, nunca se alcanza un estado estable que nos proteja de las dificultades para siempre. Lo único que se puede conseguir son unas mayores aptitudes y habilidades para enfrentarse mejor a los pensamientos, los sentimientos y el propio cuerpo y poder tener un trato más amistoso con nuestros semejantes.

Dado que las formas de vida equivocadas, los modos de comportamiento, las malas experiencias y los temores son en gran parte adquiridos, hay que procurar nuevas actitudes y estilos de comportamiento, hábitos positivos a través de diversos procesos de aprendizaje.

La actitud fundamental de la serenidad abarca toda la capacidad de reacción de una persona, la imagen que tiene de sí mismo y sus orientaciones de valores. A efectos prácticos significa, sobre todo, encontrarse a sí mismo, lo que a menudo requiere una corrección del estilo de trabajo y de vida. Hay que continuar día y noche, semana y mes, año y década. Asimismo, hay que encontrar su lugar en la familia, la amistad, el trabajo y la sociedad y respetar los propios ritmos corporales.

Cuando se vuelve a estar en condiciones de adaptarse a la propia y auténtica capacidad de rendimiento y se es capaz de ser consciente de las propias limitaciones, cada vez se tiene más seguridad en general y en sí mismo.

Sería extraordinario volver a hacer algo aparentemente inútil con más frecuencia: jugar como un niño o pasar una hora entera admirando tranquilamente la belleza del paisaje sin considerar que se ha perdido el tiempo. Lo que supuestamente carece de sentido a menudo tiene un efecto interiormente relajante. Finalidad comporta obligación y provoca contracción debido a la tensión y el esfuerzo.

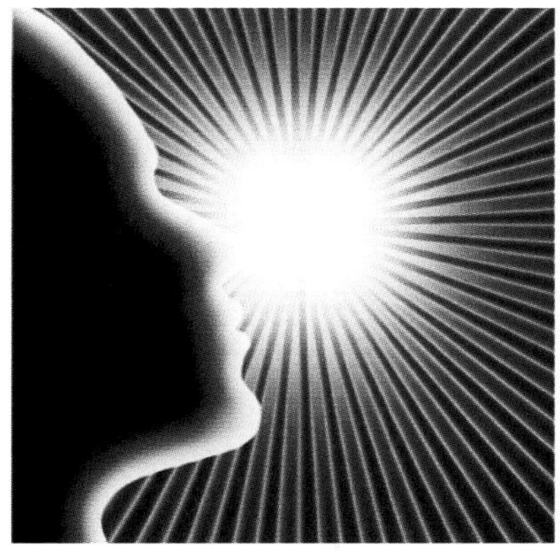

Lo que supuestamente carece de sentido a menudo tiene un efecto interiormente relajante. Finalidad comporta obligación y provoca contracción debido a la tensión y el esfuerzo.

Sólo el hombre conserva la capacidad de jugar durante toda su vida y debe aprovecharla. De esta forma se puede desarrollar lo que es necesario fomentar para que consigamos una personalidad completa.

El ser una auténtica persona también significa conseguir y conservar espacios propios. La serenidad exige una cierta libertad interior. A la gente le gusta definir la libertad como conocimiento de la necesidad, pero también es una actitud mental.

El hombre forma parte de la naturaleza y obtiene su fuerza vital de fuentes naturales. La persona que entiende la necesidad de utilizar esta fuerza vital natural de forma inteligente, puede hacer mucho para el mantenimiento de su salud física y psíquica.

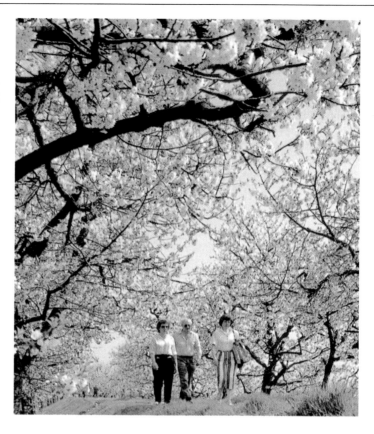

MEDICINA NATURAL

Cada día más médicos incluyen este tipo de procedimientos en su repertorio terapéutico y los utilizan con buenos resultados.

A pesar de que la denominada medicina académica ha alcanzado un elevado nivel gracias a los nuevos conocimientos científicos y sobre todo al desarrollo de las técnicas más modernas, precisamente en nuestro tiempo los procedimientos de la medicina natural están alcanzando con mucha rapidez una importancia cada día mayor. Entretanto, muchos de los métodos naturales, con frecuencia transmitidos por la experiencia de los antepasados, se han desarrollado de manera sorprendente, y hoy en día se apoyan en bases científicas bien establecidas. Cada día un número cada vez más considerable de médicos incluyen este tipo de procedimientos en su repertorio terapéutico y los utilizan con buenos resultados.

En muchos países han surgido en los últimos años un gran número de centros donde se imparten estas doctrinas, e incluso en algunas universidades se imparten cursos de posgrado y másters sobre este tema. Queda todavía mucho camino por recorrer, pero aunque el avance es lento, cada día es mayor el reconocimiento que estos métodos naturales obtienen de los estamentos de la medicina académica, y en muchos colegios de médicos existen ya secciones específicas para estas medicinas mal llamadas alternativas.

Queda todavía mucho camino por recorrer, pero aunque el avance es lento, cada día es mayor el reconocimiento que estos métodos naturales obtienen de los estamentos de la medicina académica.

En las páginas siguientes se presentarán algunos de los métodos más importantes de la medicina natural, haciendo especial hincapié en la posibilidad de utilizarlos en el ámbito doméstico, sobre todo para emplearlos como método preventivo.

En este contexto hay que subrayar que naturalmente no todos los trastornos o enfermedades pueden ser tratados o curados con estos métodos de la medicina natural. El suponerlo puede provocar situaciones de verdadero peligro. En cualquier caso, hay que consultar con un médico, de ser necesario con un especialista, quien establecerá unas recomendaciones terapéuticas a partir de la seguridad de un diagnóstico.

Antes de utilizar un método de la medicina natural hay que consultar con un médico, en caso necesario con un especialista, quien establecerá unas recomendaciones terapéuticas a partir de la seguridad de un diagnóstico.

La fisioterapia y su aplicación

Los términos medicina física, terapia física o fisiatría se utilizan como sinónimos. Por ellos se entiende una serie de métodos curativos que trabajan con las reacciones físicas.

En la fisioterapia se hace uso de la capacidad del organismo para

- regular las funciones y rendimientos del cuerpo,
- adecuarse a las exigencias del entorno,
- regeneración y reparación,
- defensa frente a los estímulos nocivos.

El principio fundamental de la fisioterapia es:

Los estímulos fisioterapéuticos actúan sobre los receptores del organismo y desencadenan reacciones (respuestas) reguladas fisiológicamente.

En cierto modo el tratamiento fisioterapéutico es como una pregunta que se plantea al cuerpo.

Así pues, en cierto modo el tratamiento fisioterapéutico es como una pregunta que se plantea al cuerpo. Para recibir la correspondiente respuesta, una reacción, es preciso cierto tiempo y generalmente también repetir varias veces la pregunta. Por este motivo una serie curativa fisioterapéutica por regla general requiere de seis a doce unidades terapéuticas. Cuando existe una regulación rígida, o para seguir con la metáfora, cuando el cuerpo tiene dificultades auditivas, la pregunta debe plantearse una y otra vez. Así pues, una serie puede contener un gran número de estímulos. Asimismo, el intento terapéutico puede repetirse tras un cierto período de tiempo. Otra posibilidad consiste en modificar la pregunta, es decir, la utilización de otro método, con el fin de recibir la respuesta corporal esperada.

La fisioterapia puede complementar otros métodos terapéuticos médicos o incluso sustituirlos, como determinadas formas terapéuticas farmacológicas. Dado que los medios fisioterapéuticos protegen los tejidos y no presentan efectos secundarios, pueden y se deberían intentar aplicar antes que cualquier otra forma terapéutica.

La fisioterapia mejora la función de diversos sistemas orgánicos y la eficacia de las interacciones entre ellos. Aumenta la capacidad de adaptación del organismo frente a los estímulos y sobrecargas externas.

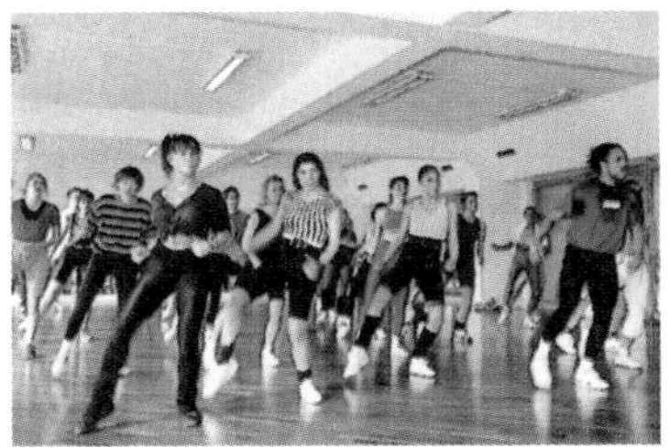

El ejercicio físico constituye uno de los métodos básicos de la fisioterapia, que puede utilizar cualquier persona.

En resumen, la utilización de los medios y los métodos fisioterapéuticos ayuda al organismo a superar los trastornos y a regular los procesos patológicos, que no podría vencer espontáneamente. Esto se produce indirectamente a través de los estímulos aplicados y de las reacciones desencadenadas por ellos. Los estímulos térmicos, cinéticos, eléctricos, químicos y fotoquímicos utilizados en la

Los estímulos térmicos, cinéticos, eléctricos, químicos y fotoquímicos utilizados en la fisioterapia se aplican principalmente en las células sensoriales de la piel.

fisioterapia se aplican en zonas fisiológicas (especialmente en las células sensoriales). Las zonas principales de aplicación son la piel, el tejido subcutáneo, el tejido conjuntivo, la musculatura, el periostio y las mucosas respiratorias e intestinales con sus sensibles órganos de captación, los receptores.

Dosificación correcta

Cuando en el plano fisiológico deben conseguirse reacciones perdurables o incluso permanentes, ello requiere una determinada dosificación del medio fisioterapéutico empleado. Junto con la intensidad y duración de la aplicación, también se ha de tener en cuenta la capacidad de regulación del organismo. Ésta depende entre otros del tipo constitucional, y también se ve influenciada por la edad, el sexo y otros factores individuales.

Para el tratamiento fisioterapéutico es importante determinar si la regulación de una persona o de un determinado plano orgánico es

- normal,
- intenso,
- lábil o
- deficitario.

Antes de la prescripción de una serie completa de tratamiento es posible aplicar el procedimiento fisioterapéutico previsto en forma de prueba, la denominada prueba del beneficio.

A partir de esta valoración, que debe hacerse antes de iniciar el tratamiento, las diferentes reacciones frente a los estímulos fisioterapéuticos generalmente son resultado de las diferencias de dosificación. Este hecho se pone claramente de manifiesto por ejemplo en el comportamiento de la presión arterial o de la frecuencia del pulso bajo un esfuerzo determinado, como al subir una escalera, ir en bicicleta, etc.
Antes de la prescripción de una serie completa de tratamiento es posible aplicar el procedimiento fisioterapéutico previsto en forma de prueba, la denominada prueba del beneficio. Ésta se realiza por ejemplo mediante la prescripción de una sola sesión de baño o de sauna, el llamado masaje diagnóstico o la radiación ultravioleta para la determinación del tiempo de enrojecimiento cutáneo. Un criterio imprescindible para considerar la eficacia es el bienestar del paciente.

Métodos de la fisioterapia

A partir de los hallazgos y objetivos individuales, los métodos de la fisioterapia pueden aplicarse de forma más o menos específica. El tratamiento puede ser activo (gimnasia) o más bien pasivo (masaje, electroterapia) o puede desarrollarse en grupo (terapia del movimiento, sauna).
Seguidamente expondremos los principales métodos de la fisioterapia. Principalmente la exposición se realiza desde el punto de vista del autotratamiento o de la terapia participativa. Sin embargo, debido al gran interés en la actividad del paciente debemos advertir: antes de cualquier tratamiento debe hacerse un diagnóstico profundo, ya que de otra forma el mejor tratamiento no sólo puede ser ineficaz, sino que incluso puede ser nocivo. Es extraordinariamente importante el hecho de que todos los trastornos, incapacidades, trastornos funcionales precisan un esclarecimiento a manos del médico antes y durante el tratamiento.

Antes de cualquier tratamiento prolongado se ha de hacer un diagnóstico profundo, ya que de otra forma el mejor tratamiento no sólo puede ser ineficaz, sino que incluso puede ser nocivo.

TERAPIA DEL MOVIMIENTO Y DEPORTIVA

El deporte no sólo constituye el mejor método de relajación, de elevación del estado de ánimo y de eliminación de los productos metabólicos acumulados diariamente, sino que también constituye la mejor prevención contra el envejecimiento y desgaste precoz.

La terapia activa del movimiento se diferencia esencialmente de los otros métodos fisioterapéuticos, con frecuencia pasivos, por la imprescindible colaboración del paciente. Tanto si se trata de personas todavía sanas, con lesiones latentes o enfermas: el ejercicio constituye uno de los estímulos más importantes para el bienestar y el funcionamiento del organismo.

El organismo humano está preparado para el movimiento. Nuestros más lejanos antepasados se movían diariamente de 30 a 40 kilómetros. En un período de tiempo impensablemente corto de unos cien años, la forma de vida de los hombres en los países industrializados ha variado profundamente. Entre los factores de riesgo que han aparecido por este motivo se encuentra en primer lugar la falta de ejercicio.

El deporte no sólo constituye el mejor método de relajación, de elevación del estado de ánimo y de eliminación de los productos metabólicos acumulados diariamente, sino que también constituye la mejor prevención contra el envejecimiento y el desgaste precoz. El ejercicio físico practicado de forma regular al aire libre también tiene un efecto armonizante sobre el tono del sistema nervioso vegetativo. La práctica de deporte en grupo y los paseos son los mejores métodos de relajación frente a las tensiones y la intranquilidad. Por ello la práctica de cualquier deporte constituye un método inmejorable para el desarrollo de la voluntad. En cualquier caso hay que practicar la actividad física que nos satisfaga y para la que estemos preparados constitucionalmente, se trate de esgrima (con florete, espada o sable), judo (arte deportivo de la autodefensa), equitación, tenis, natación, esquí, o simplemente pasear o trabajar en el jardín.

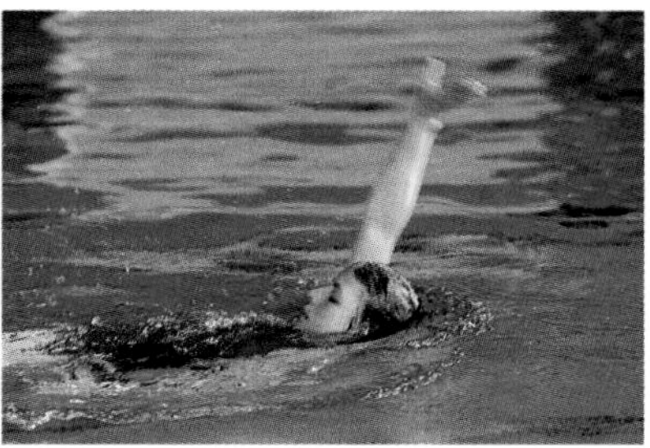

La natación da resistencia y fuerza y al mismo tiempo protege las articulaciones.

En todo caso, la persona que por primera vez o después de largo tiempo vuelve a practicar algún deporte debe tener en cuenta su condición física actual. Las personas enfermas, con limitaciones funcionales o muy desentrenadas deben someterse imprescindiblemente a un reconocimiento médico. Todos aquellos que desean aumentar su capacidad de rendimiento deben seguir la máxima:

¡Nada puede sustituir a la práctica continuada de un deporte!

Según los conocimientos de la medicina deportiva, la capacidad de rendimiento físico aumenta principalmente a través del desarrollo de la resistencia y la fuerza. Por ello, los deportes de resistencia, con movimientos cíclicos, como correr, nadar, montar en bicicleta, esquiar o los ejercicios de musculación son altamente recomendables.

Natación: constituye un ejercicio global para todo el cuerpo, da resistencia y fuerza; protege los ligamentos y las articulaciones; apropiado también para las personas con sobrepeso; precisa instalaciones deportivas.

La capacidad de rendimiento físico aumenta principalmente a través del desarrollo de la resistencia y la fuerza. Por ello, los deportes de resistencia con movimientos cíclicos, como correr, nadar, montar en bicicleta, esquiar o los ejercicios de musculación son altamente recomendables.

Ciclismo: descarga de los huesos y articulaciones; apropiado también para personas con sobrepeso y para ancianos; precisa un equipo.

Correr: influye muy positivamente sobre el sistema cardiocirculatorio, la respiración, el metabolismo, y en grandes grupos musculares; deporte de resistencia eficaz en relación con su efecto sobre el organismo; no precisa ni instalaciones deportivas ni equipo; su práctica es inadecuada sobre el asfalto y para personas con articulaciones débiles (aparato ligamentoso articular laxo).

A los 50 años es adecuado practicar el deporte que se había practicado de buen grado durante la juventud. Naturalmente, la actividad deportiva debe estar en

Entre los 50 y los 60 años se debería evitar la práctica de cualquier deporte demasiado agotador.

concordancia con las fuerzas y debe realizarse más lentamente. También es muy recomendable, además del deporte elegido, practicar adicionalmente una vez por semana la natación o los bolos. No obstante, entre los 50 y los 60 años se debe evitar la práctica de cualquier deporte demasiado agotador. La natación es posible, pero siempre de forma moderada. Además se ha de montar en bicicleta y dar un buen paseo cada día, andando como si se tuviera que alcanzar un determinado objetivo, es decir de forma algo forzada y no arrastrando los pies.
El trabajar el jardín también mantiene el cuerpo flexible, por lo que es especialmente adecuado a partir de los 60 años. Siempre que no se esté gravemente enfermo, a los 70 años se puede seguir practicando la natación. A esta edad y principalmente en la mujer, la gimnasia rítmica adquiere una especial importancia.

Gimnasia para iniciar el día

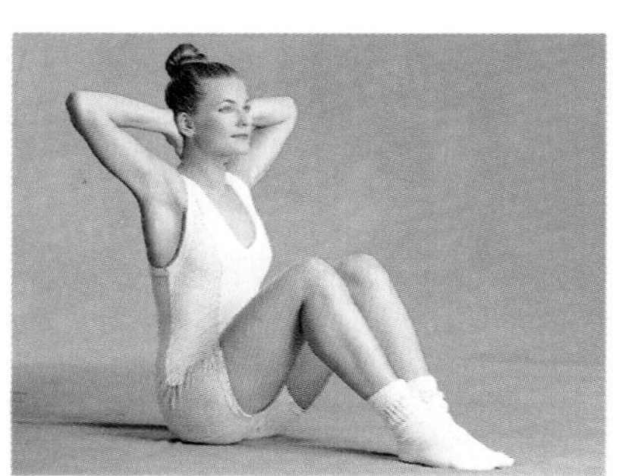

La persona que regularmente empieza el día con algunos ejercicios de gimnasia, pone en forma desde la mañana el metabolismo y la actividad cerebral.

Desperezarse y estirarse brevemente frente a la ventana abierta. Seguidamente hacer una pequeña gimnasia matinal. Esto favorece el metabolismo y a través de los movimientos de brazos y piernas se estimula directamente el cerebro. Cada persona debería establecer su propio programa de gimnasia con las formas básicas de movimiento (andar, correr, sacudirse, estirarse) de tal manera que le produzca placer. Para el desarrollo de la fuerza, la gimnasia debe comprender ejercicios isométricos. Éstos consisten en ejercicios de contracción muscular, que no precisan ningún tipo de movimiento y que suponen un consumo mínimo o ningún consumo de oxígeno. El cambio de la contracción a la relajación tiene un efecto positivo sobre el bienestar de la persona. Los ejercicios deben repetirse diariamente de tres a cinco veces. La contracción debe mantenerse alrededor de diez segundos. Pasado este tiempo puede relajarse. Un ejemplo:

1. Presionar con mucha fuerza una mano contra la otra, como si quisieran luchar entre ellas.
2. Extender los brazos entre las dos jambas de una puerta.
3. Contraer las piernas.

Entrenamiento circular

Otra posibilidad de la actividad deportiva para aumentar la capacidad propia de rendimiento es el entrenamiento en círculo. Para ello, debe ponerse atención en que se incluyan todos los grandes grupos musculares principales. Un ejemplo:

La práctica regular de un entrenamiento cíclico ofrece la mejor posibilidad de estimular todos los grandes grupos musculares por igual.

- musculatura del brazo y del hombro (flexiones, flexiones en barra)
- musculatura de la pierna (flexionar las rodillas, ejercicios de salto)
- musculatura abdominal (elevación del tronco o de las piernas)

En este caso son posibles dos tipos diferentes de esfuerzo:

1. Cada elemento del ejercicio se repetirá hasta 30 veces. En la siguiente pausa de uno a dos minutos el pulso debe retroceder hasta 120 pulsaciones por minuto. Según la capacidad de rendimiento el ciclo puede repetirse de una a tres veces.

2. Cada elemento del ejercicio se realizará en tres series de a ser posible diez repeticiones cada una. Después de cada serie se ha de hacer una pausa.

En el entrenamiento cíclico son posibles diferentes variantes de esfuerzo. Para la determinación del esfuerzo se valora el pulso durante y después del ejercicio.

Naturalmente son posibles otras combinaciones. Mediante la simple introducción de sencillos aparatos de gimnasia puede enriquecerse en variedad el entrenamiento.

Gimnasia para enfermos

La gimnasia para enfermos es un forma especial de la terapia del movimiento. Consiste en la utilización de determinados movimientos del organismo enfermo o lesionado. Al contrario que la gimnasia, la gimnasia para enfermos parte de un estado fisiopatológico, es decir, el organismo alterado por la enfermedad o las funciones alteradas.

La gimnasia para enfermos es un forma especial de la terapia del movimiento. Consiste en la utilización de determinados movimientos del organismo enfermo o lesionado.

Los diferentes medios de ayuda técnicos, el masaje y el aire caliente refuerzan el procedimiento. El trabajo antiguamente algo mecánico y en cierto modo chocante de sólo pequeñas partes del cuerpo se ha convertido cada día más en un modo de trabajo vivo, en el que no sólo se tiene en cuenta la unidad funcional de la porción corporal enferma, sino que también se da gran valor a la actividad propia del enfermo. El médico debe establecer la indicación y a ser posible debe dar una información exacta sobre el objetivo y la medida de los ejercicios. Así, la planificación del tratamiento, siempre teniendo en cuenta la constitución del enfermo, puede dejar de lado en gran medida la inventiva y la necesidad de adaptación de la gimnasia del enfermo. La gimnasia curativa debe estar sólo en manos sensibles y especializadas.

Hoy en día, la gimnasia del enfermo y el masaje ya no se limitan sólo al tratamiento de las malformaciones, los trastornos de crecimiento de los huesos, las alteraciones articulares y la restitución de la capacidad funcional de las extremidades después de una intervención quirúrgica o una fractura, sino que también se practica como medida favorecedora de la circulación en el tratamiento de enfermedades internas, en determinadas enfermedades ginecológicas, en las enfermedades cardíacas, pulmonares, metabólicas y neurológicas, etc. Generalmente hay que hacer un tratamiento individualizado, aunque también se puede ayudar con la música, los ejercicios realizados en grupo y el juego, ya que, a la larga, los ejercicios que se han de hacer en solitario acaban siendo pesados y aburridos.

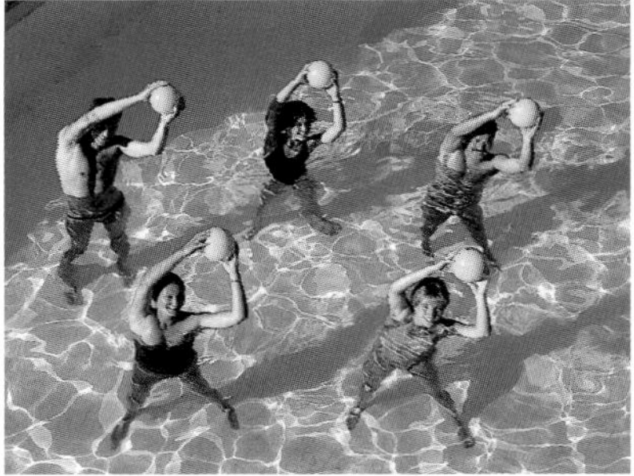

La gimnasia dentro del agua constituye una forma moderna de la gimnasia para enfermos.

Gimnasia respiratoria

La gimnasia respiratoria constituye una forma especial de la gimnasia para enfermos (*véanse* también págs. 782 y 811). En este contexto distinguimos entre la respiración torácica dirigida hacia la clavícula, la respiración costal (movimien-

Un tratamiento con gimnasia para enfermos profundo y suficientemente largo puede ofrecer extraordinarios resultados.

to de las porciones laterales de la parrilla costal), la respiración diafragmática o abdominal y finalmente la respiración dorsal, es decir, movimiento de la porción posteroinferior de la parrilla costal, preferiblemente en decúbito prono. En el caso del asma bronquial, los ejercicios respiratorios constituyen uno de los métodos terapéuticos más importantes, con los que globalmente la respiración se hace más tranquila y eficaz. El objetivo no es tan sólo la expansión de la caja torácica y de todo el aparato respiratorio, sino el ofrecer al paciente las bases para ayudarse en caso de respiración corta y cuando sufre la crisis. Un tratamiento profundo y suficientemente largo, mediante la gimnasia para enfermos, que inicialmente se realiza en los períodos intercrisis, puede ofrecer extraordinarios resultados.

Gimnasia para mujeres

La gimnasia especial para mujeres puede practicarse cuando existen trastornos menstruales, durante la gestación para el mantenimiento de un buen equilibrio metabólico y para fortalecer la musculatura abdominal, pélvica y de la espalda como preparación al parto y durante el puerperio para acelerar la recuperación de la musculatura abdominal y del suelo de la pelvis (*véase* capítulo «Fecundación, embarazo y parto», pág. 620, donde se ilustran este tipo de ejercicios). En este caso, el médico también ha de decidir si son necesarios y en qué forma deben realizarse los ejercicios.

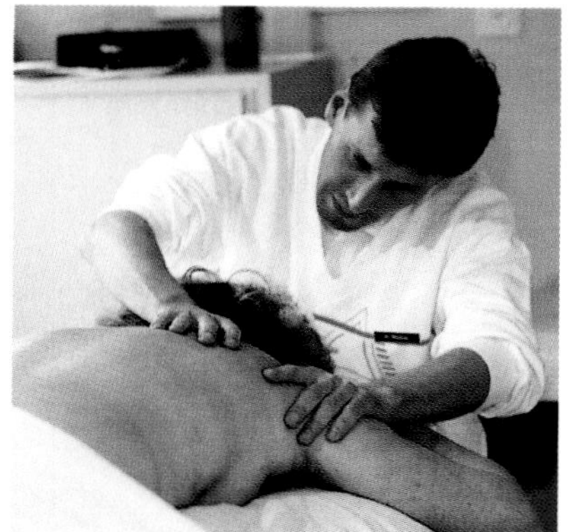

El masaje no consiste sólo en la manipulación. El contacto de las manos transmite calor, seguridad y dedicación.

MASAJE

Ningún otro método fisioterapéutico es tan querido por los pacientes como el masaje manual. No se trata sólo de aplicar las manos o manipular. Junto con el contacto, que transmite calor y seguridad, la dedicación emocional del terapeuta, la dimensión psicosocial también puede constituir un factor esencial de su eficacia. La gran necesidad de masajes podría estar en relación con el deseo a menudo inconsciente de caricias.

El masaje, como uno de los métodos terapéuticos más antiguos, fue descrito hace ya cinco mil años por los indios y los chinos. La tradición oriental descansa en la premisa de la energía que circula por el cuerpo, que debe mantenerse en movimiento. Las contracturas, especialmente los músculos enfermos, bloquean esta energía. Por el contrario, la tradición occidental, basada principalmente en el masaje sueco, está conceptuada de forma muy mecánica. En este caso se trata del restablecimiento de la función alterada de músculos, tendones, articulaciones y el mejor funcionamiento de órganos, sistemas orgánicos y de las relaciones entre ellos. Lo preferible sería una combinación de ambos conceptos. El concepto de masaje global se refiere a esto, aunque sus métodos no siempre lo siguen.

En los deportistas, el masaje constituye un apartado más del cuidado diario del cuerpo. En este caso su objetivo es sobre todo preventivo: es imprescindible antes del entrenamiento o de la competición, con el fin de mejorar el rendimiento muscular y aumentar la movilidad articular y así evitar posibles lesiones del aparato locomotor. Muchos desgarros musculares podrían evitarse si los saltadores y los corredores se sometieran a un masaje antes de practicar su deporte, sobre todo cuando el clima es húmedo y frío.

Se ha demostrado que el masaje tiene una influencia positiva sobre el estado mental tanto de la persona enferma como de la persona sana.

El masaje relajante es un método terapéutico que permite la recuperación rápida del agotamiento físico, ya que ayuda a eliminar más rápidamente los metabolitos producidos durante el trabajo muscular. Además, el masaje tiene una influencia positiva sobre el estado mental tanto de la persona enferma como de la

persona sana. En el contexto de la gimnasia global para enfermos, el masaje también favorece el fortalecimiento muscular, de forma que puede ser un complemento ideal de este tipo de tratamiento.
En la piel, el masaje tiene una acción favorecedora de la circulación; se estimula el metabolismo del tejido cutáneo, con lo que se favorece la nutrición tisular. Por otra parte, el masaje desprende de la piel las escamas de la capa queratínica, con lo que aumenta su permeabilidad y con ello la respiración cutánea. La acción del masaje sobre la musculatura es más bien mecánica, y favorece el flujo sanguíneo y linfático, con lo que también influye beneficiosamente sobre el metabolismo, de forma que se consigue una acción positiva sobre todo el organismo. Si lo que se pretende es un precalentamiento de la musculatura, la realización correcta del masaje muscular debe considerarse como uno de los medios favorecedores de la circulación más eficaces.
Prácticamente todas las enfermedades y alteraciones de la musculatura pueden tratarse mediante el clásico masaje manual. No obstante, su principal indicación consiste sobre todo en las contracturas musculares y en las contracturas localizadas de la musculatura. Por otra parte, constituye uno de los mejores métodos de relajación. Sin embargo, con el masaje no se consigue sólo incidir sobre los tejidos sobre los que se actúa (piel, tejido celular subcutáneo, músculos, etc.), sino que por vía refleja se incide también sobre la mayoría de los órganos internos. Así, por ejemplo, el masaje de la superficie abdominal estimula la función del estómago, el intestino, el hígado y los riñones.

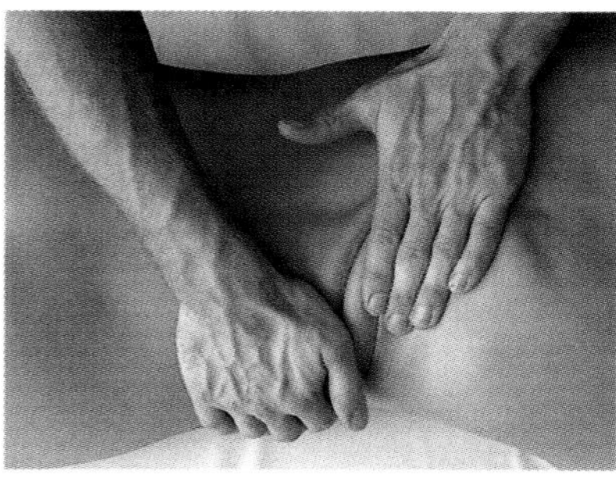

El masaje tiene un efecto favorecedor de la circulación; se estimula el metabolismo del tejido cutáneo y con ello se favorece la nutrición tisular.

Técnicas de masaje

Dado que para la práctica de un masaje adecuado es necesaria una formación especializada, sólo expondremos algunos conceptos básicos de la técnica. Las manipulaciones básicas del masaje son las frotaciones, las fricciones, el amasamiento, las palmadas y el golpeteo y finalmente las sacudidas rápidas (vibraciones). Las frotaciones corresponden a las manipulaciones de preparación; es importante frotar siempre hacia uno mismo. La presión debe aumentar y disminuir. Las manipulaciones de transición se han de hacer en forma de fricciones, que deben seguir de forma ininterrumpida a las frotaciones. Las manipulaciones principales del masaje consisten en el amasamiento, para lo que generalmente se utilizan ambas manos, que trabajan una frente a la otra. Entre las manipulaciones complementarias se encuentran las palmadas y los golpeteos, que se hacen con la palma o con el canto de la mano o bien con los dos puños. Las vibraciones consisten en sacudidas rítmicas que se transmiten hasta el interior del cuerpo. Se hacen con la punta de los dedos o con la mano plana. Se finaliza siempre con frotaciones, que también se pueden practicar entre las distintas manipulaciones.
El masaje se utiliza principalmente en el reumatismo muscular, en los estados de debilidad muscular, contracturas de las piernas o del pie, neuralgias, especialmente enfermedades neurológicas con parálisis, constipación, trastornos posturales y debilidad de la espalda, así como estados espasmódicos de diversas zonas. Además, es útil para el fortalecimiento general del cuerpo y para aumentar la laxitud de las cicatrices.

Las manipulaciones básicas del masaje son las frotaciones, las fricciones, el amasamiento, las palmadas y el golpeteo y finalmente las sacudidas rápidas (vibraciones).

El masaje se utiliza principalmente en el reumatismo muscular, en los estados de debilidad muscular, contracturas de las piernas o del pie, neuralgias, especialmente enfermedades neurológicas con parálisis, constipación, trastornos posturales y debilidad de la espalda, así como estados espasmódicos.

Métodos especiales de masaje

El masaje del tejido conjuntivo consiste en una técnica especial del masaje de frotación, que parte de la premisa de que en las enfermedades de los órganos

Dado que para el masaje de las zonas reflejas se requiere una sensibilidad táctil especialmente fina para la detección de las alteraciones de la tensión de la piel y el tejido celular subcutáneo, así como unos precisos conocimientos anatómicos, esta técnica debería ser practicada sólo por personal sanitario con una formación especial en dicha técnica.

internos se encuentran alteraciones del tejido celular subcutáneo del correspondiente segmento cutáneo, en forma de edemas, trastornos circulatorios, sensibilidad dolorosa, etc. El masaje del tejido conjuntivo, que también recibe el nombre de masaje de zonas reflejas, permite la eliminación de los trastornos existentes mediante una técnica especial de masaje, de forma que se reinstaura el estado normal de tensión de las zonas reflejas y a través del sistema nervioso vegetativo se puede conseguir en último extremo un efecto regulador a distancia sobre el órgano interno enfermo y sus funciones. Dado que para la detección de las alteraciones de la tensión de la piel y el tejido celular subcutáneo se requiere una sensibilidad táctil especial, así como unos precisos conocimientos anatómicos, el masaje del tejido subcutáneo deberían hacerlo sólo los médicos o fisioterapeutas con una formación especial en esta técnica. Este método terapéutico se utiliza especialmente en determinadas enfermedades reumáticas, lesiones vasculares y trastornos funcionales de los órganos internos.

Automasaje: con frecuencia de forma inconsciente frotamos, friccionamos, amasamos, presionamos una zona dolorosa del cuerpo, los pies doloridos o la zona de la nuca y de los hombros tensionada. Puede aprenderse la aplicación del automasaje en determinadas zonas del cuerpo o en todas aquellas zonas del cuerpo que nos son accesibles. Si se hace de forma sistemática o como mínimo en determinados momentos de forma continua, esta técnica refresca, relaja, descarga y libera el malestar.

Los puntos a ambos lados de la columna vertebral y entre las vértebras consiguen el equilibrio de las funciones internas.

Masaje de pareja: puede incluir tanto las técnicas del masaje clásico como importantes puntos de presión del cuerpo y las extremidades. Una orientación:
En primer lugar la parte posterior del cuerpo. Los puntos a ambos lados de la columna vertebral y entre las vértebras consiguen el equilibrio de las funciones internas. La presión en los agujeros del sacro y la presión simultánea a ambos lados de las zonas glúteas relajan la pelvis. Este tratamiento puede tener una influencia positiva entre otros en los problemas menstruales. La presión profunda en el hueco poplíteo alivia el dolor de la zona lumbar. Cuando se tratan los dos lados del tendón de Aquiles, puede influirse sobre el dolor sacro.
En la parte anterior del cuerpo: se recomienda empezar por los brazos y las manos. El punto en el centro de la palma de la mano tiene un efecto tranquilizante. El punto en el ángulo articular entre el pulgar y el índice, que en acupuntura recibe el nombre de punto D-4, es útil en un gran número de estados dolorosos. Un punto en el pliegue articular interno de la muñeca soluciona la tensión nerviosa. Un punto en el extremo externo del pliegue del codo (con el brazo flexionado) estimula el intestino y alivia el dolor del brazo y del hombro.

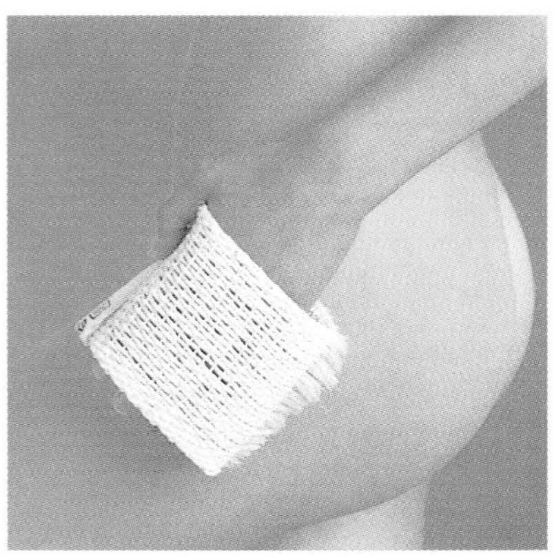

El masaje con cepillo es beneficioso para la piel y la circulación.

Masaje con aparatos

Se trata de aparatos que provocan vibraciones. En este tipo de aparatos es posible variar la frecuencia de vibración y la cabeza de masaje. En el masaje con vacío pueden modificarse la frecuencia y la intensidad de aspiración.
Entre los masajes con aparatos el más importante es el masaje subacuático con chorro. Se utiliza dentro de una bañera. La intensidad del chorro puede variarse tanto por la cantidad de agua como por la distancia del chorro respecto a la superficie corporal, la sección transversal elegida y el ángulo de incidencia del chorro de agua, así como finalmente por la temperatura del agua. La ventaja del tratamiento subacuático con chorro a presión es la profundidad con que se incide, por ejemplo en la región de la cadera. Este método ha demostrado ser muy útil en las personas obesas.

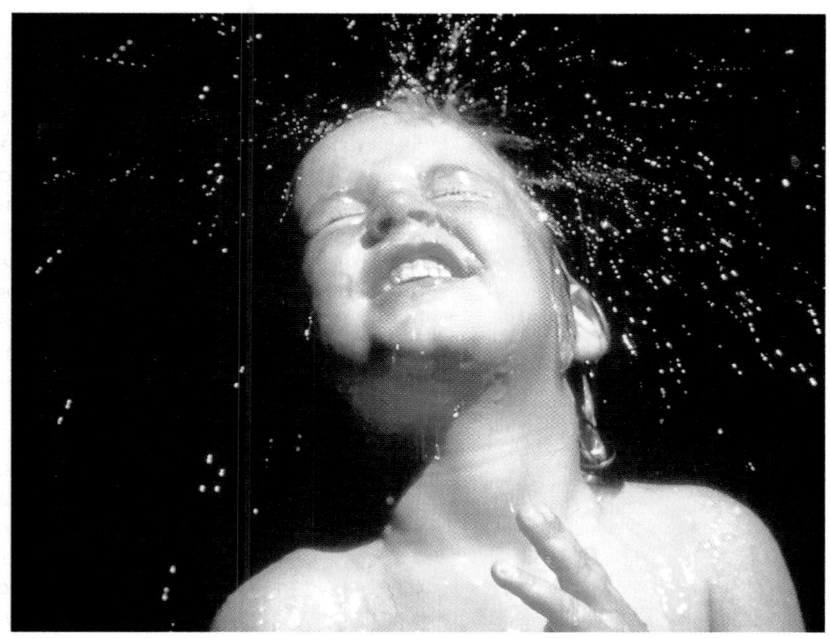

La hidroterapia ofrece un gran número de posibilidades terapéuticas y permite una adaptación y dosificación individual. Los tratamientos hidroterapéuticos no tan sólo son extraordinariamente sanos, sino que también dan satisfacción.

HIDROTERAPIA

La hidroterapia ofrece un gran número de posibilidades terapéuticas y permite una adaptación individual. Principalmente puede utilizarse como medida fortalecedora, refrescante y favorecedora de la circulación, en los procedimientos de sudoración y como estímulo para los vasos sanguíneos. Todos los procedimientos hidroterapéuticos provocan, debido al estímulo dosificable sobre el sistema nervioso vegetativo y el equilibrio hormonal, una duradera acción relajante y favorecedora del equilibrio general tanto físico como psíquico sobre el organismo.

Todos los procedimientos hidroterapéuticos provocan, debido a su estímulo sobre el sistema nervioso vegetativo y el equilibrio hormonal, una duradera acción relajante y favorecedora del equilibrio general tanto físico como psíquico sobre el organismo.

¿Calor o frío?

El principio activo de todos los procedimientos hidroterapéuticos se debe principalmente a estímulos térmicos y mecánicos, y la piel es la verdadera superficie de actuación. A través de la circulación y los nervios se transmiten los estímulos al interior del cuerpo. El tratamiento se realiza con agua fría, caliente o templada. Kneipp, uno de los fundadores de la hidroterapia, prefería las aplicaciones frías. Sin embargo, en la cura de Kneipp una parte del método se hace con agua caliente o templada, en forma de aplicación alternada. En cuanto a las aplicaciones frías, puede decirse que cuanto más baja es la temperatura del agua, tanto más rápida y mejor es la reacción. El agua debe tener la temperatura de la fuente o del grifo, pero como máximo debe estar a temperatura ambiente. En las aplicaciones calientes, la temperatura dependerá de la prescripción especial. Generalmente depende de la necesidad de calor del enfermo.
Cuando existe una sensación de frío en el cuerpo, en primer lugar debe hacerse entrar en calor al paciente, en caso necesario con bebidas calientes o con ayuda de una botella de agua caliente. Un baño caliente de pies, cuando el resto del cuerpo está abrigado, también consigue generalmente la sensación de

Un baño caliente de pies, cuando el resto del cuerpo está abrigado, también consigue generalmente la sensación de calentamiento general.

El tratamiento con agua caliente debe seguirse de una breve aplicación de frío (lavado o ducha), para evitar el acaloramiento o un resfriado.

calentamiento general. En todos los tipos de aplicación de agua fría debe vigilarse que el tratamiento se lleve a cabo en una habitación cálida (temperatura no inferior a 20 °C). Después del tratamiento hay que procurar entrar otra vez en calor mediante movimiento o reposo en cama. Si la reacción (enrojecimiento cutáneo) se mantiene, habrá que frotar la piel y en caso necesario se aplicará una botella de agua caliente para aportar el calor necesario. El tratamiento con agua caliente debe seguirse de una breve aplicación de frío (lavado o ducha), para evitar el acaloramiento o un resfriado. Generalmente, después de un tratamiento caliente se ha de hacer reposo, sobre todo en las formas mayores de tratamiento. Según la doctrina de Kneipp, es válido para todos los tratamientos con agua fría: las zonas del cuerpo normalmente cubiertas y con poco vello no se han de secar después del tratamiento; es preciso eliminar el agua con la palma de la mano, ponerse una camisa y meterse en la cama o vestirse y mantenerse en movimiento. No hay que hacer ningún tratamiento hidroterapéutico con el estómago lleno, y antes se deben vaciar los intestinos y la vejiga urinaria.

Lavados y friegas

Los lavados y las friegas tienen un efecto reconstituyente y reforzante en muchas enfermedades. Además, actúan preventivamente cuando existe una tendencia a resfriarse.

Los lavados y las friegas, de acción algo más intensa, tienen un efecto reconstituyente y fortalecedor en muchas enfermedades. Además, sirven para la prevención de las enfermedades, como cuando existe una tendencia a resfriarse. Por regla general, los lavados se hacen con agua fría en forma de lavados parciales (parte superior o parte inferior del cuerpo) o completos, o en forma de pequeños lavados (extremidades o tronco), generalmente por la mañana al salir de la calidez de la cama, ya que en este momento el cuerpo está bien caliente. En cuanto a las friegas también se distingue entre friegas completas y friegas parciales.

Friega completa: este método sólo se ha de utilizar como medida intensamente estimulante en las personas fuertes. Se trata de un procedimiento algo complicado: se empapa una sábana que tenga una longitud suficiente para cubrir desde el cuello hasta los pies con agua fría, y se enrolla chorreando alrededor del paciente, que ha de estar de pie y con los brazos en alto, seguidamente se enrolla otra vez a su alrededor después de que haya bajado los brazos, y se ata en el cuello con el extremo libre de tal manera que a ser posible no queden arrugas en ninguna zona. Seguidamente, se hacen friegas largas de arriba hacia abajo sobre la tela, con el fin de que ésta se caliente y el enfermo sienta un agradable calor sobre la piel. El tratamiento finaliza con unas palmadas sobre el pecho y la espalda con la mano plana. En personas muy fuertes puede intensificarse todavía más el estímulo mojando nuevamente la tela con agua fría y practicando nuevamente las friegas.

Lavado de temperatura alternada: consigue un estímulo térmico especialmente intenso mediante el efecto de contraste, pero en el tratamiento circulatorio sólo puede utilizarse cuando el proceso de convalescencia está muy avanzado. En primer lugar el lavado se hace con agua caliente a 40 °C y seguidamente con agua a la temperatura que sale del grifo. Puede conseguirse un estímulo más intenso mediante friegas. Las friegas con agua caliente deben seguirse de friegas con agua fría (las así llamadas friegas parciales escocesas).

Envolturas, cataplasmas y compresas

La aplicación de paños que envuelven partes o grandes zonas del cuerpo recibe el nombre de envolturas. La técnica de las envolturas se remonta a Vincenz

Priessnitz, por lo que todavía hoy en día la envoltura húmeda se conoce como envoltura de Priessnitz. Las envolturas pueden ser de todo el cuerpo o de grandes zonas del cuerpo y pueden ser secas, con agua o con sustancias terapéuticas. Cuando el tratamiento se realiza en una zona circunscrita del cuerpo mediante la aplicación de sustancias directamente sobre la piel hablamos de cataplasmas y cuando se hace con un paño empapado en agua o sustancias terapéuticas hablamos de compresas.

Las envolturas tienen un efecto especialmente beneficioso en los estados dolorosos.

Toda envoltura consta de tres paños: un paño grande absorbente de lino como paño húmedo, que se ha de colocar directamente sobre el cuerpo, un paño intermedio algo más grande, más fino y transpirable, y uno todavía mayor, más caliente de franela o lana.

Envolturas

La envoltura húmeda es útil en enfermedades febriles, procesos inflamatorios locales, inflamaciones tisulares y linfáticas, infecciones purulentas, artritis, congestiones, contusiones, hematomas, eccemas húmedos, arteriosclerosis, hipertensión arterial e insomnio.

En los pacientes que necesitan calor y con escalofríos deben utilizarse las **envolturas calientes**, que se preparan con agua templada o caliente. Las envolturas templadas, que provocan una inmediata dilatación vascular, son poco utilizadas ya que se enfrían rápidamente. Las envolturas calientes, cuyo efecto inmediato es un aporte de sangre a la piel y los tejidos situados por debajo, en la mayoría de los casos se utilizan sólo en forma de pequeño formato. Se han de colocar tan calientes como sea posible. Previamente se hace una prueba aplicando simplemente el paño muy caliente. A continuación se envuelve rápida y fuertemente y se retira cuando debido al enfriamiento del paño el cuerpo ya no capta más calor.

La envoltura pectoral fría (envoltura de Priessnitz) se utiliza en la bronquitis aguda y crónica, en la pleuritis incipiente, en la neumonía, las enfermedades infecciosas con riesgo de afectación respiratoria (sarampión, escarlatina, tos ferina).

La **envoltura pectoral fría (envoltura de Priessnitz)** se utiliza (cuidado con los pacientes con cardiopatías e insuficiencia cardíaca) en la bronquitis aguda y crónica (no cuando hay escalofríos), la pleuritis incipiente (cuando todavía no existe derrame), la neumonía, las enfermedades infecciosas con riesgo de afectación respiratoria (sarampión, escarlatina, tos ferina): la envoltura se ha de colocar desde la altura de la axila hasta el último arco costal. El paciente se incorpora en la cama; los paños se ponen sobre la cama detrás de él, de forma que en su mayor parte cuelguen por el lado contrario. Seguidamente el paciente se tiende, se envuelven los paños alrededor del cuerpo del paciente siguiendo el orden y sin que se forme ninguna arruga.

La envoltura pectoral puede mantenerse colocada de una a dos horas y en casos excepcionales hasta cuatro horas, incluso durante la noche, cuando no se tema que sea perjudicial para el enfermo.

Las **envolturas frías de las piernas** se utilizan en caso de fiebre, en el catarro de las vías respiratorias altas, la amigdalitis, la otitis media, la arteriosclerosis de los vasos cerebrales, el insomnio, la flebitis, eccemas, el reumatismo articular, calambres de las piernas y en la ciática: la envoltura cubre ambas piernas desde el tobillo hasta la rodilla. Puede utilizarse un pañuelo humedecido sólo hasta la mitad, y la mitad seca hará las funciones del paño intermedio. Se deja colocada durante una hora.

La envoltura lumbar fría, templada o caliente se utiliza en todos los trastornos de la cavidad abdominal, en la gastritis y enteritis, la constipación, las enfermedades de la vesícula biliar y para favorecer el sueño (fría).

La **envoltura lumbar** fría, templada o caliente se utiliza en todos los trastornos de la cavidad abdominal, en la gastritis y enteritis, la constipación, las enfermedades de la vesícula biliar (cuando existe cólico en forma de saquito caliente de heno como forma más eficaz), las inflamaciones de los órganos pélvicos, las enfermedades de colon, los trastornos gástricos y duodenales, la nefritis, la litiasis

La envoltura caliente de heno es útil en los trastornos de los órganos digestivos y en los trastornos articulares reumáticos crónicos.

renal y para favorecer el sueño (fría). La envoltura va desde el último arco costal hasta la mitad del muslo. Colocación según las reglas generales. Se mantiene colocada de una hora a una hora y media.

La **envoltura caliente de heno** (o saquito de heno) se utiliza en los trastornos de los órganos digestivos, los estados espasmódicos, la ptosis de órganos internos, la gastritis y la enteritis, el catarro crónico de las vías respiratorias altas, la pleuritis aguda, la inflamación de los órganos genitales internos de la mujer con dismenorrea, la inflamación del tejido conjuntivo pélvico, el reumatismo muscular, el lumbago, la tortícolis reumática, las alteraciones articulares reumáticas crónicas, la artritis deformante, la enfermedad de Bechterew, la ciática, los cólicos por cálculos renales y biliares: es preciso llenar con heno (hojas, flores, semillas) un saco permeable de un tamaño acorde con la zona corporal que va a tratar y de un grosor de unos cinco centímetros, rociarlo con agua y colocarlo sobre una olla con agua (vaporera), de forma que se caliente por la acción del vapor. Colocar el saco en un paño de lana o lino previamente calentado. Comprobar la temperatura en la propia mejilla o en el dorso de la mano y colocarla. Fijar los paños de la envoltura, que han de cerrar correctamente, sólo cuando no exista temor de que se produzcan quemaduras. Se debe mantener colocado alrededor de un cuarto de hora. Seguidamente, reposar durante media hora.

Las compresas frías pueden utilizarse en las contusiones y en la excitación nerviosa. Las compresas calientes se utilizarán en la angina de pecho.

Compresas: las compresas frías pueden utilizarse en las contusiones y en la excitación nerviosa (compresas cardíacas y frontales), mientras que las compresas calientes se utilizarán en la angina de pecho: consisten en la aplicación de un paño de lino húmedo doblado cubierto con un paño de lana seco en forma de envoltura. Las compresas frías deben cambiarse tan pronto como el paño se calienta, y las calientes tan pronto el paño se enfría.

Cataplasmas: la aplicación de una cataplasma caliente tiene el mismo efecto que una compresa de vapor, pero mantiene el calor durante más tiempo. Llene un saquito con la pasta caliente o extiéndala sobre un paño y aplíquela en la zona del cuerpo que se va a tratar. Previamente, al igual que en todas las aplicaciones calientes, comprobar la temperatura en la propia mejilla o en el dorso de la mano. Colocar como se hace habitualmente un paño intermedio y un cobertor de lana. Se han de mantener colocadas hasta que se enfríen. Habitualmente se utilizan las **patatas** (cocer las patatas, introducirlas en un saquito y presionar para formar el puré) y la **linaza** (cocer de dos a cuatro puñados de linaza hasta que se forme un puré espeso, extenderlo caliente sobre un paño de lino y formar un pequeño paquete). Renovarla cuando se haya enfriado.

En las enfermedades que cursan con fiebre elevada (neumonía y pleuritis), así como en la artritis y la flebitis, son útiles las cataplasmas de **requesón**: mezclar el requesón con suero de leche y unas gotas de vinagre hasta formar una crema espesa y extender directamente sobre la piel formando una capa del grosor de un dedo. Seguidamente colocar la envoltura. Se ha de mantener colocada hasta que se seque el requesón.

Baños

La duración de un baño frío depende del momento de aparición de la reacción o de la sensación subjetiva de calor y es de seis a veinte segundos.

Se practican baños fríos, templados, alternados, calientes y de temperatura ascendente. La temperatura del agua debe adecuarse a las necesidades del enfermo. Pueden ser en forma de baños parciales (sobre todo como baños de brazos, baños de pies, baños de asiento) y baños completos. Su efecto se debe a la temperatura y, en las aplicaciones mayores, también a la presión del agua.

Los **baños fríos** tienen una temperatura de hasta 15 °C (en las personas sensibles hasta 18 °C). La duración depende del momento de aparición de la reacción o de la sensación subjetiva de calor y es de seis a veinte segundos. Antes del ini-

cio del tratamiento el paciente debe estar caliente y al finalizar el baño debe tener la sensación de entrar en calor. Para ello, al igual que en todas las aplicaciones frías, es preciso el movimiento o el reposo en cama. La habitación donde se practique el baño ha de tener una temperatura de 18 a 20 °C.
Los **baños templados** tienen una temperatura de 32 a 37 °C. Se utilizan cuando es necesario un aporte de calor y cuando existe mala tolerancia a los baños calientes. Habitualmente su duración es de 15 a 20 minutos. Debe seguirse del estímulo de un breve lavado frío. Después de un baño templado mayor se ha de reposar entre una hora y una hora y media.
Los **baños de temperatura alternada** (por regla general en forma de baños parciales) se utilizan cuando existe una sensación insuficiente de calor. Un baño templado o caliente de cinco a diez minutos se sigue de un baño frío de ocho a diez segundos. La alternancia puede repetirse de una a dos veces (en determinados casos incluso más).
Los **baños calientes** tienen una temperatura de 38 a 49 °C, y los muy calientes incluso de 40 a 45 °C. Aceleran la actividad cardíaca. Por ello hay que prestar una especial atención a la tolerancia. Su duración es de 15 a 20 minutos.
Los **baños de temperatura ascendente** parten de una temperatura inicial de 34 a 36 °C, que aumenta en el curso de 20 a 30 minutos hasta los 42 o 45 °C. Este tipo se utiliza principalmente en forma de baño de pies, de brazos, de asiento o de medio baño. Después es preciso guardar reposo entre media hora y una hora.

Después de un baño templado o caliente mayor se debe reposar entre una hora y una hora y media.

Tipos de baños

Baño de brazos: se sumergen ambos brazos hasta la mitad del brazo en un recipiente adecuado. El recipiente ha de estar elevado para que el enfermo no tenga que inclinarse demasiado.
El **baño frío de brazos** se utiliza en los trastornos cardíacos nerviosos y orgánicos, los trastornos circulatorios, la hipertensión arterial, el insomnio: tiene una duración de diez a treinta minutos. Después del baño, el paciente debe procurar que los brazos entren en calor mediante suaves movimientos vibratorios.
El **baño caliente de brazos** se utiliza en las heridas supuradas y con mala cicatrización, las alteraciones articulares crónicas, la angina de pecho; generalmente se añaden sustancias y tiene una duración habitual de 15 minutos.
El **baño frío de pies** se utiliza en los pies cansados, la plétora en la cabeza, la constipación (pero no en el déficit de irrigación del cerebro, procesos espasmódicos y enfermedades de la vejiga urinaria). Sólo se utiliza cuando los pies están calientes.
Su duración es de entre media hora y dos horas, hasta que ha desaparecido la primera sensación de frío en los pies o hasta que el frío provoca una sensación de dolor cortante.
Seguidamente, eliminar el agua sólo con la mano, vestirse y entrar en calor mediante el ejercicio o en la cama.
Como forma sencilla y eficaz del baño frío de pies, Kneipp recomienda **«pisar agua»**, que consiste en llenar la bañera hasta media pierna y andar por ella levantando los pies fuera del agua alternativamente, al principio entre medio minuto y un minuto y cuando nos hemos acostumbrado incluso hasta dos minutos.
El caminar durante varios minutos con los pies descalzos sobre la hierba mojada tiene un efecto similar a «pisar agua», aunque más intenso. Una vez se retira la humedad con la mano hay que ponerse unos calcetines secos y entrar en calor a base de andar. También se puede andar durante varios minutos sobre la nieve recién caída y blanda, con un efecto similar al caminar sobre la hierba mojada.

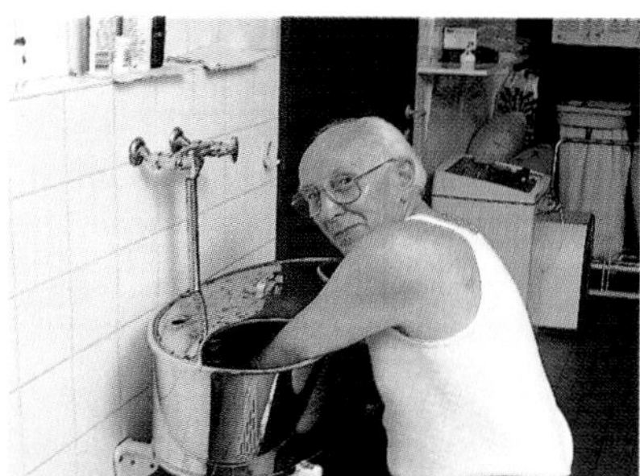

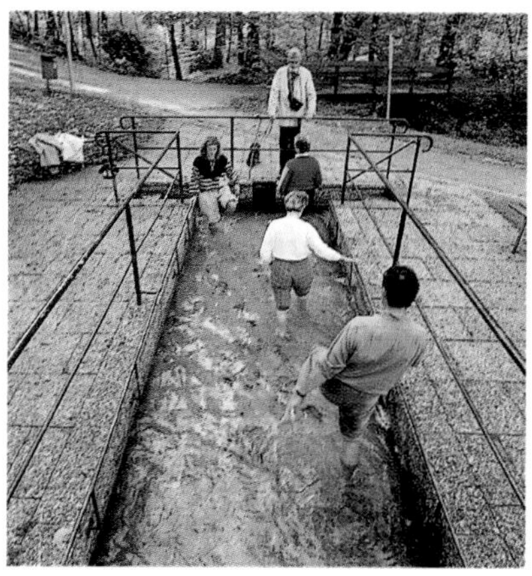

El baño de brazos (superior) y el «pisar agua» forman parte de los métodos de la hidroterapia que cualquiera puede practicar.

Chorro de belleza: con el chorro no demasiado intenso rodear lentamente toda la cara; pasar el chorro varias veces por la frente y después dirigirlo en pasadas lentas por toda la cara hasta la barbilla; finalizar la aplicación con un movimiento oval.

timular la circulación cutánea: inclinarse hacia delante, apoyarse, echar la cabeza hacia atrás; con el chorro no demasiado intenso empezar por debajo de la sien derecha y rodear lentamente toda la cara, pasar el chorro varias veces por la frente y después dirigirlo en pasadas lentas por toda la cara hasta la barbilla y finalizar la aplicación con un movimiento oval. Secarse.

El **chorro de brazos** se utiliza para la estimulación de la circulación sanguínea, del metabolismo y del sistema nervioso del brazo, cuando existe tendencia a tener las manos frías, así como alteraciones reumáticas en el brazo, espasmo del escribiente, trastornos cardíacos nerviosos: inclinarse hacia delante, colocar los brazos sobre el suelo de la bañera, dirigir el chorro desde la mano derecha y por la parte externa del brazo hasta el hombro, y mantenerlo ahí durante cinco a diez minutos para que el agua cubra todo el brazo en forma de manto; llevar el chorro hacia abajo por la parte interna del brazo y repetir la operación en el brazo izquierdo. Repetir de nuevo el proceso.

El **chorro de la parte superior del cuerpo** tiene una acción profunda sobre los pulmones y el corazón. Estimula intensamente la respiración, elimina el catarro crónico y tiene un efecto reforzante cuando existe tendencia a resfriarse. No se ha de aplicar en caso de tuberculosis pulmonar y trastornos cardíacos orgánicos. Es uno de los chorros de Kneipp más importantes, pero nunca se ha de aplicar sin control médico: posición del cuerpo como en el chorro de brazos, alzar la cabeza y girarla durante la aplicación del chorro. Empezar por el brazo derecho y llevar el chorro desde la palma de la mano por la parte interna del brazo hasta el hombro, retroceder hasta la mano por la parte externa del brazo, hacia la mano izquierda, subir por la parte interna del brazo izquierdo, bajar por el lado externo, rodear tres veces el pecho, en las mujeres en forma de ocho, seguidamente dirigir el chorro por encima del hombro derecho hacia la parte superior de la espalda y dirigir el chorro de tal manera que el agua resbale en una superficie ancha sobre la espalda hasta la nuca y el brazo (primero a la derecha, después a la izquierda y posteriormente a lo largo de la columna vertebral); seguidamente dirigir el chorro en forma de círculo por encima de la espalda para alcanzar la mano izquierda por la parte exterior del brazo izquierdo.

El chorro de espalda se utiliza para el fortalecimiento de la musculatura de la espalda, en las enfermedades de la columna vertebral, los trastornos metabólicos, especialmente en la obesidad, y para el fortalecimiento de la función circulatoria y respiratoria.
Es uno de los chorros más intensos y estimulantes.

El **chorro de espalda** se utiliza para el fortalecimiento de la musculatura de la espalda, en las enfermedades de la columna vertebral, los trastornos metabólicos, especialmente en la obesidad, y para el fortalecimiento de la función circulatoria y respiratoria. Es uno de los chorros más intensos y estimulantes: dirigir el chorro al pie derecho y por la parte interna de la pierna, para retroceder hasta el talón. Realizar la misma operación en el lado izquierdo. Llevar el chorro desde debajo de la zona glútea hasta la mano derecha (protegiendo la espalda con la mano libre como preparación para el estímulo frío y para que el enfermo tome agua con la mano para lavarse el pecho) y, manteniendo la boca del tubo perpendicular, dirigir el chorro a la parte externa del brazo derecho hasta el hombro; ahí dejar correr el agua durante aproximadamente ocho segundos en forma de manto sobre la parte derecha de la espalda; bajar el chorro por la parte derecha de la espalda hasta por debajo de la zona glútea y dirigirlo hacia la mano izquierda; subir por el brazo hasta el hombro y proceder como en el lado derecho; para finalizar, bajar el chorro por el lado izquierdo de la espalda.

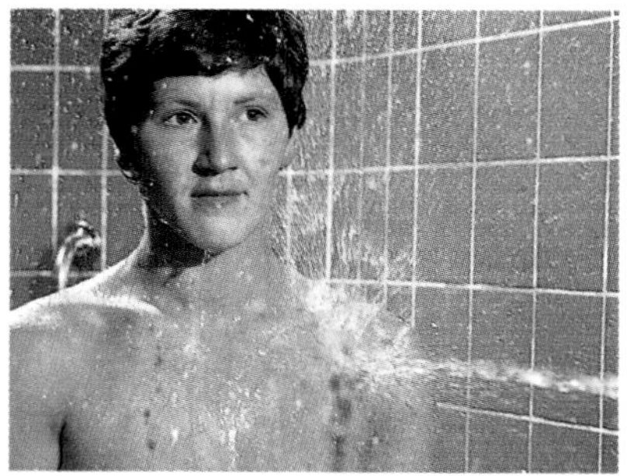

El chorro a alta presión actúa tanto a través del estímulo frío como del estímulo mecánico que supone la elevada presión del agua, que tiene un efecto de masaje.

El **chorro de rodilla** frío, caliente o de temperatura alternante se utiliza para el tratamiento de los estados de estasis en la parte superior del cuerpo, en caso de oleadas de sangre en la cabeza, inflamaciones locales de la piel, los tendones y las vainas tendinosas, las varices, los pies crónicamente fríos: en primer lugar se aplica el chorro en la parte posterior y seguidamente en la parte anterior. Empezar en el pie derecho; llevar el chorro por el dorso del pie hasta el talón, lateralmente por la pantorrilla hasta por encima de la articulación de la rodilla; parar brevemente con el fin de que la parte posterior de la pierna quede cubier-

cio del tratamiento el paciente debe estar caliente y al finalizar el baño debe tener la sensación de entrar en calor. Para ello, al igual que en todas las aplicaciones frías, es preciso el movimiento o el reposo en cama. La habitación donde se practique el baño ha de tener una temperatura de 18 a 20 °C.
Los **baños templados** tienen una temperatura de 32 a 37 °C. Se utilizan cuando es necesario un aporte de calor y cuando existe mala tolerancia a los baños calientes. Habitualmente su duración es de 15 a 20 minutos. Debe seguirse del estímulo de un breve lavado frío. Después de un baño templado mayor se ha de reposar entre una hora y una hora y media.
Los **baños de temperatura alternada** (por regla general en forma de baños parciales) se utilizan cuando existe una sensación insuficiente de calor. Un baño templado o caliente de cinco a diez minutos se sigue de un baño frío de ocho a diez segundos. La alternancia puede repetirse de una a dos veces (en determinados casos incluso más).
Los **baños calientes** tienen una temperatura de 38 a 49 °C, y los muy calientes incluso de 40 a 45 °C. Aceleran la actividad cardíaca. Por ello hay que prestar una especial atención a la tolerancia. Su duración es de 15 a 20 minutos.
Los **baños de temperatura ascendente** parten de una temperatura inicial de 34 a 36 °C, que aumenta en el curso de 20 a 30 minutos hasta los 42 o 45 °C. Este tipo se utiliza principalmente en forma de baño de pies, de brazos, de asiento o de medio baño. Después es preciso guardar reposo entre media hora y una hora.

Después de un baño templado o caliente mayor se debe reposar entre una hora y una hora y media.

Tipos de baños

Baño de brazos: se sumergen ambos brazos hasta la mitad del brazo en un recipiente adecuado. El recipiente ha de estar elevado para que el enfermo no tenga que inclinarse demasiado.
El **baño frío de brazos** se utiliza en los trastornos cardíacos nerviosos y orgánicos, los trastornos circulatorios, la hipertensión arterial, el insomnio: tiene una duración de diez a treinta minutos. Después del baño, el paciente debe procurar que los brazos entren en calor mediante suaves movimientos vibratorios.
El **baño caliente de brazos** se utiliza en las heridas supuradas y con mala cicatrización, las alteraciones articulares crónicas, la angina de pecho; generalmente se añaden sustancias y tiene una duración habitual de 15 minutos.
El **baño frío de pies** se utiliza en los pies cansados, la plétora en la cabeza, la constipación (pero no en el déficit de irrigación del cerebro, procesos espasmódicos y enfermedades de la vejiga urinaria). Sólo se utiliza cuando los pies están calientes.
Su duración es de entre media hora y dos horas, hasta que ha desaparecido la primera sensación de frío en los pies o hasta que el frío provoca una sensación de dolor cortante.
Seguidamente, eliminar el agua sólo con la mano, vestirse y entrar en calor mediante el ejercicio o en la cama.
Como forma sencilla y eficaz del baño frío de pies, Kneipp recomienda **«pisar agua»**, que consiste en llenar la bañera hasta media pierna y andar por ella levantando los pies fuera del agua alternativamente, al principio entre medio minuto y un minuto y cuando nos hemos acostumbrado incluso hasta dos minutos.
El caminar durante varios minutos con los pies descalzos sobre la hierba mojada tiene un efecto similar a «pisar agua», aunque más intenso. Una vez se retira la humedad con la mano hay que ponerse unos calcetines secos y entrar en calor a base de andar. También se puede andar durante varios minutos sobre la nieve recién caída y blanda, con un efecto similar al caminar sobre la hierba mojada.

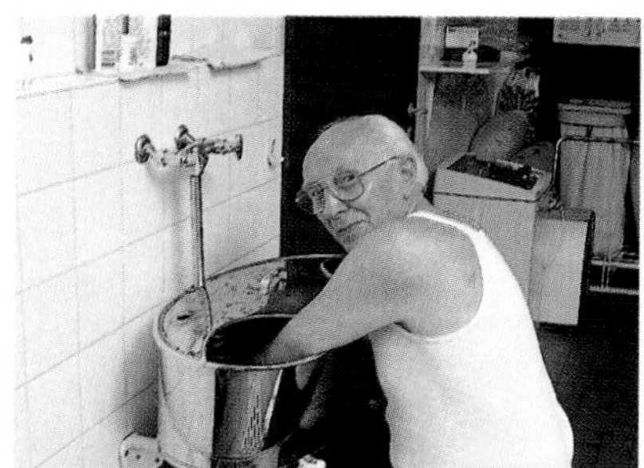

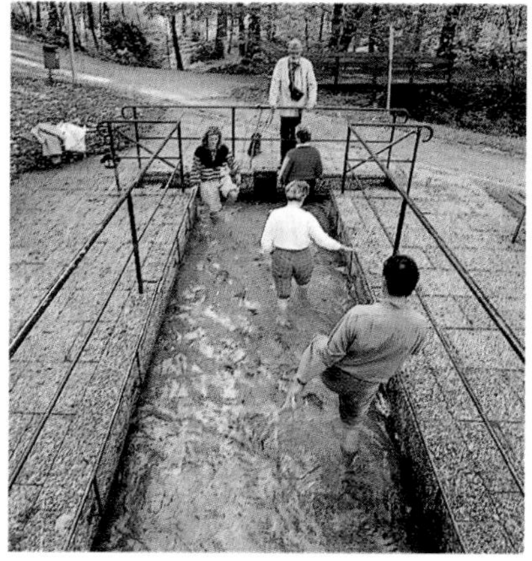

El baño de brazos (superior) y el «pisar agua» forman parte de los métodos de la hidroterapia que cualquiera puede practicar.

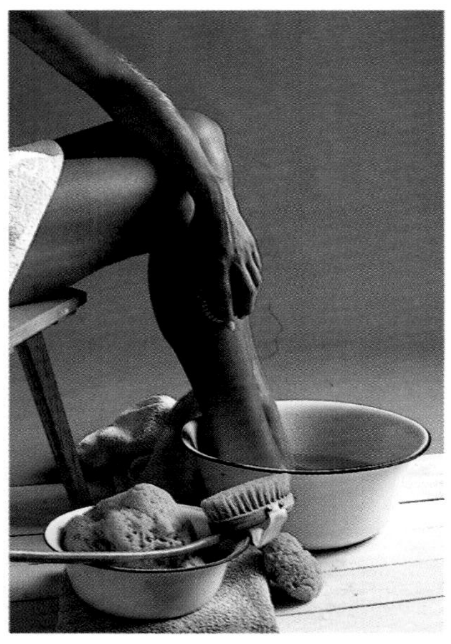

El baño caliente de pies es útil en los pies crónicamente fríos, el insomnio y muchas enfermedades infecciosas.

El **baño templado de pies** se utiliza habitualmente con la adición al agua de alguna sustancia terapéutica, cuya elección dependerá de su acción específica. A continuación, Kneipp recomienda básicamente una aplicación fría (baño frío de pies o ducha de rodillas).

El **baño caliente de pies** se utiliza en los pies crónicamente fríos, el insomnio, las inflamaciones localizadas, las dermatitis, las osteítis y las artritis, la inflamación de los órganos pélvicos, la debilidad en los pies, el sudor de pies, las molestias de los pies planos y abductos, la faringitis, la laringitis y la otitis. Si existe hipertensión, el baño no deberá ser demasiado caliente. Al igual que el baño templado de pies, generalmente se utiliza con suplementos, aunque a una temperatura entre los 35 y los 38 °C. Su duración es de 10 a 15 minutos.

El **baño de pies de temperatura ascendente** se utiliza en los resfriados con fiebre, la faringitis, la bronquitis, la hipertensión arterial, el asma bronquial, la gota, los procesos reumáticos, los espasmos vasculares, la ciática: empezar con entre 34 y 37 °C y alcanzar los 45 °C en el curso de 20 minutos mediante la adición de agua caliente.

El **baño de pies de temperatura alternante** se utiliza en los pies crónicamente fríos, la cefalea, el insomnio, la ligera excitabilidad nerviosa: el baño caliente tiene una duración de ocho a diez minutos y el frío de ocho a diez segundos, repitiendo la alternancia de dos a tres veces. Acabar el baño con agua fría.

Los baños de asiento tienen un efecto beneficioso tanto local como general.

Baños de asiento: actúan principalmente sobre la circulación pélvica y de los órganos abdominales. Los baños de asiento no deben repetirse más de dos o tres veces por semana, ya que de otra manera tienen un efecto negativo. Preferiblemente se practicarán en una verdadera bañera de asiento disponible en el mercado. El agua debe llegar a la altura del ombligo.

El **baño frío de asiento** se utiliza en el insomnio, la constipación, las hemorroides, los trastornos pélvicos: temperatura de 15 a 18 °C. Duración de seis a diez segundos. Desnudarse completamente y meterse lentamente en la bañera. Después, reposar preferiblemente en la cama; en caso de constipación aplicar una botella de agua caliente sobre el abdomen.

El **baño caliente de asiento** se utiliza en los trastornos vesicales y renales, en la debilidad de la musculatura gástrica e intestinal, la úlcera gástrica y duodenal, la inflamación del tejido conjuntivo pélvico y de los órganos pélvicos: temperatura de 32 a 37 °C. Duración de diez a quince minutos. Es recomendable la aplicación posterior de un lavado o una ducha fríos o de un breve baño frío.

Generalmente, los baños parciales suponen una sobrecarga menor que los baños totales.

El **baño de asiento de temperatura ascendente** se utiliza en los trastornos espasmódicos de las vías urinarias y de la vejiga; como tratamiento coadyuvante en el intento de eliminar los cálculos renales de las vías urinarias y de la vejiga, en los trastornos menstruales. Aplicar sólo bajo prescripción médica: temperatura de 35 a 37 °C, duración de 20 a 25 minutos.

La técnica es igual que en el baño de pies de temperatura ascendente.

El **baño de asiento de temperatura alternante** se utiliza en las situaciones de congestión pélvica y en los órganos pélvicos, en la ptosis intestinal: técnica igual que en el baño de pies de temperatura alternante.

Si no se tolera el frío de un baño frío total, también se puede practicar un baño templado de hasta 25 °C de entre cinco y diez minutos.

El **baño frío total** se utiliza en la obesidad y como fortalecimiento: temperatura de hasta 15 °C, duración de cinco a diez segundos. Mojar en primer lugar el pecho y la espalda y sumergir seguidamente las piernas lentamente, hasta que el agua llegue al cuello. Después del baño quitar el agua con la mano, vestirse y entrar en calor mediante ejercicio o reposo en cama. Si no se tolera el frío, se practicará un baño templado de hasta 25 °C durante cinco a diez minutos.

El **baño total caliente** se utiliza en la intranquilidad nerviosa y el insomnio, en los trastornos metabólicos, la obesidad, la gota, los procesos reumáticos y en la

litiasis en forma de baño de heno o de paja de avena. En las enfermedades de las vías respiratorias altas, la bronquitis y el nerviosismo, en forma de baño de hojas de pícea o de baño de sal. En este caso la temperatura no debe ser superior a los 34 °C. En las enfermedades infecciosas agudas con erupción cutánea como el sarampión, la escarlatina y en el asma como baño de sal. En los eccemas se utiliza un baño de salvado junto con una envoltura de arcilla. Cuando existe una enfermedad orgánica grave cardíaca y circulatoria no se debe practicar un baño caliente total: temperatura de 32 a 37 °C. Duración de cinco a veinte minutos. Seguidamente hacer un lavado o una ducha fríos o una ducha de piernas con un lavado de la parte superior del cuerpo fríos.
El **baño total de temperatura ascendente** se utiliza con poca frecuencia y sólo en aquellos pacientes con un sistema circulatorio fuerte; temperatura inicial de 35 a 37 °C, para alcanzar al cabo de 15 a 20 minutos una temperatura de entre 42 y 45 °C mediante la adición de agua caliente. Combinado con una posterior envoltura seca favorece la sudoración y estimula el metabolismo.

En combinación con una posterior envoltura seca, el baño total de temperatura ascendente favorece la sudoración y estimula el metabolismo.

Baños de vapor: se trata de un método hidroterapéutico en el que el agua en forma de vapor caliente se utiliza para calentar zonas del cuerpo más o menos extensas. El vapor provoca una dilatación de los vasos sanguíneos, por lo que aumenta la circulación.
El **baño de vapor de la cabeza** se utiliza en la coriza, la bronquitis, la laringitis, la sinusitis, la otitis media: colocar una olla ancha con tapa llena de una infusión acabada de hervir (manzanilla, salvia, flores de heno, menta, eucalipto) sobre una silla. El enfermo se ha de situar delante y sujetarse con las manos a los bordes de la silla y a continuación cubrirlo con paños de lino o de lana. Abriendo o deslizando la tapa de la olla y acercando o alejando la cabeza de ella se regula la intensidad del vapor, hasta que se es capaz de tolerar todo el vapor. De vez en cuando se han de levantar los paños que le cubren para renovar el aire. Duración de 15 a 20 minutos. Seguidamente, lavarse con agua fría y no salir inmediatamente al exterior.
El **baño de vapor de los pies** se utiliza en la etapa inicial del resfriado, en el sudor de pies, los procesos reumáticos y la gota: colocar sobre una silla un paño de lana y sobre éste una sábana o un paño de lino. Poner delante un recipiente como en el caso del baño de vapor de la cabeza, lleno hasta la mitad de agua caliente (también infusión de flores de heno), colocar encima una rejilla, sentarse, situar los pies sobre la rejilla y envolverse completamente. Duración no superior a un tiempo de entre 15 y 30 minutos. Después aplicar un lavado frío.
El **baño total de vapor** tiene un efecto similar al de la sauna. Los baños de vapor ruso-romanos consisten en la aplicación consecutiva de una habitación con aire caliente, una ducha, un masaje total, una habitación con vapor caliente y un baño depurativo. Provocan intensas crisis de sudor, liberan toxinas, elevan transitoriamente la temperatura corporal, por lo que también sirven como baños de fiebre; estimulan el sistema circulatorio y favorecen la irrigación de la piel, el tejido celular subcutáneo y los músculos. Los baños suponen un estímulo intenso para la autorregulación del organismo. Sin embargo, cuando existen importantes estados de debilidad no deben aplicarse.

El baño de vapor de la cabeza se utiliza en la coriza, la bronquitis, la laringitis, la sinusitis y la otitis media.

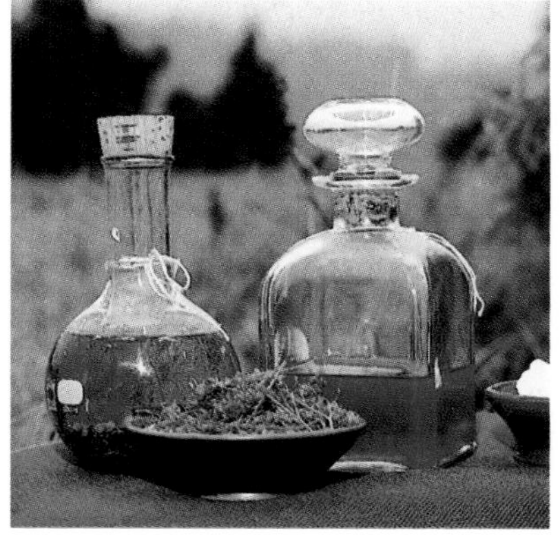

Los aceites y extractos vegetales son especialmente adecuados para añadir al baño, ya que se captan simultáneamente a través de la piel y de las vías respiratorias.

Baños especiales

Baños aromáticos: se caracterizan por un efecto estimulante y al mismo tiempo tranquilizante. Por otra parte, generalmente estos baños tienen un efecto directo sobre la piel. Habitualmente se toman a una temperatura de entre 34 y 37 °C. En general se añaden al baño infusiones fuertes de plantas en forma de aceites

Los baños con hojas de pícea están especialmente indicados en los casos de hiperexcitabilidad nerviosa, reumatismo, así como síntomas catarrales de las vías respiratorias.

esenciales, decocciones de plantas frescas o secas o extractos. En el mercado existe un gran número de extractos de diversas firmas.

Un conocido baño aromático es el **baño con hojas de pícea**, que habitualmente se prepara con el extracto líquido. El aceite esencial tiene un efecto sedante sobre el sistema nervioso, estimulante sobre el metabolismo y además tiene un efecto positivo sobre la circulación. El respirar el vapor de las hojas de pícea tiene un efecto mucolítico sobre los órganos respiratorios. Los baños con hojas de pícea están especialmente indicados en los casos de hiperexcitabilidad nerviosa, reumatismo, así como síntomas catarrales de las vías respiratorias. El baño de hojas de pino tiene un efecto similar al baño de hojas de pícea.

El **baño de manzanilla** es especialmente eficaz en los trastornos de la circulación, los resfriados, las fístulas y las heridas profundas. El **baño de romero** tiene un efecto beneficioso en los trastornos de la irrigación y en las distensiones musculares. Para preparar el **baño de árnica**, que está indicado en los traumatismos, contusiones y algunos procesos inflamatorios según la prescripción del médico, hay que añadir de dos a cuatro cucharadas (soperas) de esencia de árnica.

Los **baños de ácido carbónico** principalmente estimulan la respiración, favorecen el metabolismo y están indicados en los procesos reumáticos, determinadas enfermedades ginecológicas, estados generales de debilidad, así como en enfermedades cardíacas y circulatorias. Especialmente en los pacientes con cardiopatía, la cura de baños debe decidirse individualmente. Se han de iniciar a una temperatura de 35 °C y con una duración de cinco minutos. Podemos aumentar el efecto si disminuimos progresivamente la temperatura hasta 32 °C o incluso por debajo y prolongamos la duración del baño de 15 a 20 minutos. Antes de su aplicación se ha de consultar a un médico, ya que el ácido carbónico también puede tener efectos nocivos.

Los baños de oxígeno son especialmente eficaces en la convalescencia, los trastornos climatéricos, la anorexia y el insomnio.

Los **baños de oxígeno** son especialmente eficaces en la convalescencia, los trastornos climatéricos, la anorexia y el insomnio. No obstante, no se ha demostrado la captación del oxígeno a través de la piel. La duración del baño debe ser de 10 a 15 minutos a una temperatura de 35 a 38 °C. Después del baño se ha de guardar una hora de reposo en cama.

El **baño de burbujas de aire** tiene un efecto similar al baño de oxígeno, pero además tiene un suave efecto de masaje sobre los vasos sanguíneos de la piel. Son más suaves que los baños de ácido carbónico y hacen más agradable el baño caliente habitual. Se hace a 35 o 36 °C con una duración de 15 a 20 minutos.

En los **baños de azufre** el azufre es captado en parte por la piel. Por ello, estos baños se prescriben en el reumatismo articular crónico, la gota, así como en determinadas enfermedades cutáneas como la psoriasis y el acné. A 37 °C, la duración del baño debe ser de hasta 20 minutos. Después del baño de azufre hay que tomar un baño depurativo o lavarse bien.

El **baño de caolín** está indicado tanto en los eccemas secos como para secar las úlceras supuradas. La temperatura del baño debe estar entre los 35 y los 37 °C, con una duración de 20 minutos. Disolver de 100 a 150 gramos de caolín (arcilla blanca) en algo de agua y añadirlo al baño total.

El **baño de Stanger** es útil en el reumatismo, los dolores musculares, la artritis, las enfermedades neurológicas y las enfermedades ginecológicas. Se trata de un baño total que debe su nombre al maestro de curtidores Stanger. Este baño se aplica en una bañera especial, atravesada por una corriente eléctrica de baja tensión. La corriente eléctrica puede aplicarse a todo el cuerpo. La eficacia aumenta si se añade extracto de corteza. En ningún caso hay que intentar emular la técnica en casa: ¡en la bañera, la corriente eléctrica normal es mortal!

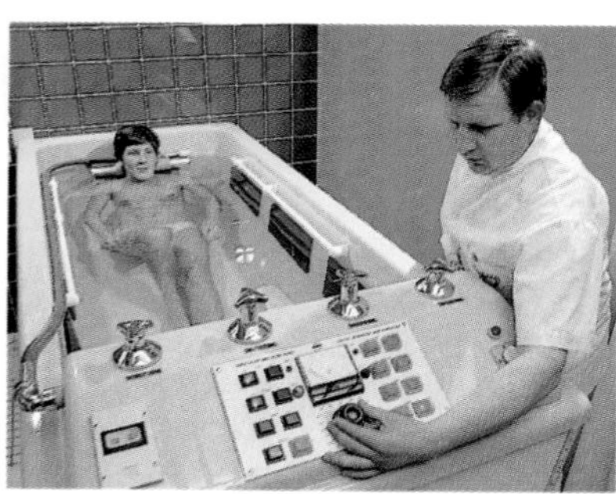

El baño de Stanger se utiliza en el reumatismo, los dolores musculares, la artritis y las enfermedades neurológicas.

Duchas: en las duchas la acción se debe también a la presión más o menos intensa del agua. Así, además del estímulo térmico hay también un estímulo mecánico. Por ello, todas las formas de ducha tienen un efecto estimulante. Influyen más intensamente sobre la circulación y provocan prácticamente sin excepción una elevación transitoria de la presión arterial. Es por ello que sólo deben practicarla los pacientes más fuertes o como método reforzante. No son recomendables en la arteriosclerosis, la hipertensión arterial y la insuficiencia cardiocirculatoria, y tampoco cuando existe una importante tendencia hemorrágica. Las duchas frías pueden considerarse también como un tratamiento para aumentar el nivel de calor corporal.

Las duchas frías no son recomendables en la arteriosclerosis, la hipertensión arterial y la insuficiencia cardiocirculatoria, y tampoco cuando hay una importante tendencia hemorrágica.

Las **duchas de temperatura ascendente** empiezan con una temperatura de 35 °C y aumentan hasta los 42 °C. Las **duchas de temperatura descendente** empiezan con 37 °C y disminuyen hasta los 25 °C o menos. No obstante, lo más frecuente es hacer uso de las **duchas de temperatura alternada**, en las que se aplica una ducha caliente durante 30 segundos seguida de una ducha fría durante tres segundos, repitiéndose esta alternancia una o más veces. Básicamente, el chorro de la ducha no debe incidir sobre la cabeza, sino sólo en el tronco. Las duchas de limpieza deberían aportar bienestar y fortalecimiento. Se recomienda que después de cada ducha se repose entre media hora y una hora, con el fin de potenciar al máximo el efecto curativo. Las duchas de temperatura alternada son menos sobrecargantes que los baños pero más eficaces que los lavados.

Chorros

La forma y dosificación de los chorros es la establecida por Kneipp y constituye uno de los métodos de hidroterapia más agradables. Se han de aplicar según las reglas si se quiere conseguir el efecto esperado. El inicio de los chorros en la circulación periférica, en las manos y los pies, así como el ascenso y descenso lento tiene su razón de ser. La aplicación de los chorros según la terapia de Kneipp no es lo mismo que las duchas o los rociados.

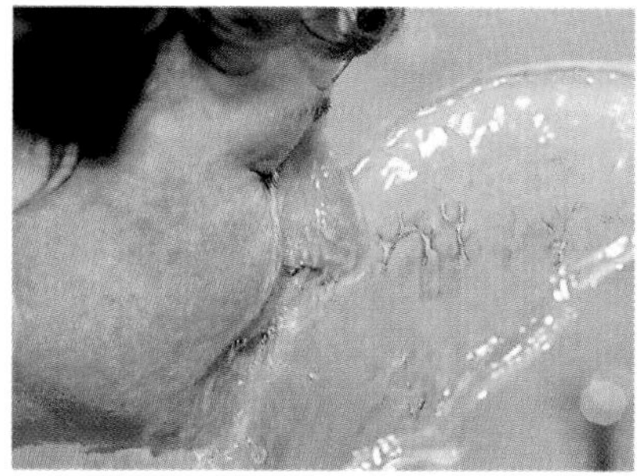

El chorro de cara tiene un efecto refrescante cuando existe cansancio psíquico y físico y estimula la circulación cutánea.

La mayor eficacia se consigue a bajas temperaturas, y así la reacción se inicia ya mientras se está realizando el tratamiento. El efecto de los chorros es en parte local y en parte general. Provocan un cambio del metabolismo y una ligera estimulación nerviosa, estimulan la circulación sanguínea y consiguen eliminar la sensación de cansancio; tienen un efecto estimulante, tonificante general y fortalecedor. Además, los chorros fríos de Kneipp pueden considerarse también como un método que aumenta el calor corporal, además de proporcionar sedación y un aumento de la secreción de sudor.

Cuando la capacidad de reacción está reducida o existe un estado de excitación nerviosa y falta de calor corporal natural, están indicados los chorros templados, al inicio calientes y progresivamente más fríos. El efecto es más suave y menos agresivo. Para los chorros simples de Kneipp se toma un tubo de goma con una luz de 18 a 20 milímetros, que puede conectarse a un grifo. También puede servir una manguera de jardín sin la cabeza pulverizadora. La abertura de la manguera o el tubo se ha de mantener a unos doce o quince centímetros de la superficie cutánea, de tal manera que el chorro de agua incida con un ángulo agudo hacia abajo de 40 grados. Cuando el tratamiento se hace en casa, el paciente ha de estar en la bañera o en el plato de la ducha, encima de una rejilla de madera. La duración de un chorro es de treinta segundos a tres minutos.

Cuando se utilizan los chorros de temperatura alternante se empieza con el chorro caliente (aproximadamente 38 °C), que debe seguirse inmediatamente del chorro frío. Naturalmente, pueden emplearse diferentes grados de estímulo, variando la temperatura y aplicando varias veces los chorros.

En los chorros de temperatura alternante se empieza con el chorro caliente (unos 38 °C) y se sigue con el frío.

El **chorro de cara** tiene un efecto refrescante cuando existe cansancio psíquico y físico y se utiliza para aliviar la neuralgia, la migraña y la odontalgia, para es-

Chorro de belleza: con el chorro no demasiado intenso rodear lentamente toda la cara; pasar el chorro varias veces por la frente y después dirigirlo en pasadas lentas por toda la cara hasta la barbilla; finalizar la aplicación con un movimiento oval.

timular la circulación cutánea: inclinarse hacia delante, apoyarse, echar la cabeza hacia atrás; con el chorro no demasiado intenso empezar por debajo de la sien derecha y rodear lentamente toda la cara, pasar el chorro varias veces por la frente y después dirigirlo en pasadas lentas por toda la cara hasta la barbilla y finalizar la aplicación con un movimiento oval. Secarse.

El **chorro de brazos** se utiliza para la estimulación de la circulación sanguínea, del metabolismo y del sistema nervioso del brazo, cuando existe tendencia a tener las manos frías, así como alteraciones reumáticas en el brazo, espasmo del escribiente, trastornos cardíacos nerviosos: inclinarse hacia delante, colocar los brazos sobre el suelo de la bañera, dirigir el chorro desde la mano derecha y por la parte externa del brazo hasta el hombro, y mantenerlo ahí durante cinco a diez minutos para que el agua cubra todo el brazo en forma de manto; llevar el chorro hacia abajo por la parte interna del brazo y repetir la operación en el brazo izquierdo. Repetir de nuevo el proceso.

El **chorro de la parte superior del cuerpo** tiene una acción profunda sobre los pulmones y el corazón. Estimula intensamente la respiración, elimina el catarro crónico y tiene un efecto reforzante cuando existe tendencia a resfriarse. No se ha de aplicar en caso de tuberculosis pulmonar y trastornos cardíacos orgánicos. Es uno de los chorros de Kneipp más importantes, pero nunca se ha de aplicar sin control médico: posición del cuerpo como en el chorro de brazos, alzar la cabeza y girarla durante la aplicación del chorro. Empezar por el brazo derecho y llevar el chorro desde la palma de la mano por la parte interna del brazo hasta el hombro, retroceder hasta la mano por la parte externa del brazo, hacia la mano izquierda, subir por la parte interna del brazo izquierdo, bajar por el lado externo, rodear tres veces el pecho, en las mujeres en forma de ocho, seguidamente dirigir el chorro por encima del hombro derecho hacia la parte superior de la espalda y dirigir el chorro de tal manera que el agua resbale en una superficie ancha sobre la espalda hasta la nuca y el brazo (primero a la derecha, después a la izquierda y posteriormente a lo largo de la columna vertebral); seguidamente dirigir el chorro en forma de círculo por encima de la espalda para alcanzar la mano izquierda por la parte exterior del brazo izquierdo.

El chorro de espalda se utiliza para el fortalecimiento de la musculatura de la espalda, en las enfermedades de la columna vertebral, los trastornos metabólicos, especialmente en la obesidad, y para el fortalecimiento de la función circulatoria y respiratoria.
Es uno de los chorros más intensos y estimulantes.

El **chorro de espalda** se utiliza para el fortalecimiento de la musculatura de la espalda, en las enfermedades de la columna vertebral, los trastornos metabólicos, especialmente en la obesidad, y para el fortalecimiento de la función circulatoria y respiratoria. Es uno de los chorros más intensos y estimulantes: dirigir el chorro al pie derecho y por la parte interna de la pierna, para retroceder hasta el talón. Realizar la misma operación en el lado izquierdo. Llevar el chorro desde debajo de la zona glútea hasta la mano derecha (protegiendo la espalda con la mano libre como preparación para el estímulo frío y para que el enfermo tome agua con la mano para lavarse el pecho) y, manteniendo la boca del tubo perpendicular, dirigir el chorro a la parte externa del brazo derecho hasta el hombro; ahí dejar correr el agua durante aproximadamente ocho segundos en forma de manto sobre la parte derecha de la espalda; bajar el chorro por la parte derecha de la espalda hasta por debajo de la zona glútea y dirigirlo hacia la mano izquierda; subir por el brazo hasta el hombro y proceder como en el lado derecho; para finalizar, bajar el chorro por el lado izquierdo de la espalda.

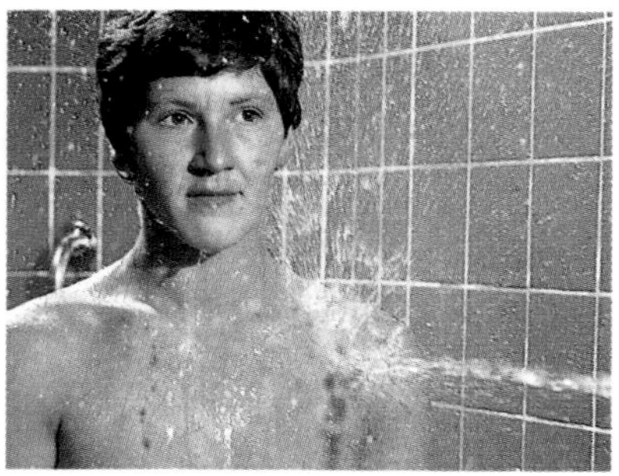

El chorro a alta presión actúa tanto a través del estímulo frío como del estímulo mecánico que supone la elevada presión del agua, que tiene un efecto de masaje.

El **chorro de rodilla** frío, caliente o de temperatura alternante se utiliza para el tratamiento de los estados de estasis en la parte superior del cuerpo, en caso de oleadas de sangre en la cabeza, inflamaciones locales de la piel, los tendones y las vainas tendinosas, las varices, los pies crónicamente fríos: en primer lugar se aplica el chorro en la parte posterior y seguidamente en la parte anterior. Empezar en el pie derecho; llevar el chorro por el dorso del pie hasta el talón, lateralmente por la pantorrilla hasta por encima de la articulación de la rodilla; parar brevemente con el fin de que la parte posterior de la pierna quede cubierta por el agua y retroceder hasta el talón por la parte interna; a continuación proceder de la misma manera en la pierna izquierda; no obstante, desde el hueco poplíteo izquierdo pasar brevemente al hueco poplíteo derecho, para estimular la reacción en ese punto, y volver al hueco poplíteo izquierdo y retroceder hasta el talón por el lado izquierdo de la pierna. Hacer girar al paciente y aplicar el chorro por la parte anterior. Empezar nuevamente por la pierna derecha, llevar el chorro lateralmente hasta por encima de la rótula y rociarla varias veces, retroceder por la parte interna de la pierna hasta el talón; proceder de la misma manera en el lado izquierdo, aplicando el chorro brevemente en la rodilla derecha. Evitar la aplicación directa del chorro en la tibia. Duración: cada pierna de tres a diez segundos; finalizar inmediatamente una vez se produce la reacción (enrojecimiento de la piel o sensación de calor); si aparece cianosis significa que el procedimiento ha durado demasiado. El chorro caliente de rodilla se administra de la misma forma. En los chorros de temperatura alternante se empieza con la aplicación de un chorro caliente completo, seguido de uno frío. Generalmente, la alternancia se repite dos veces.

Los chorros de rodilla y de pierna tienen un efecto relajante local y general.

El **chorro total** se utiliza como fortalecedor en las personas fuertes, la obesidad, como sedante nervioso después de un sobreesfuerzo mental. No utilizar en caso de arteriosclerosis, insuficiencia circulatoria, insuficiencia cardíaca o hipotensión arterial. Sólo se puede aplicar cuando existe un buen estado general y después de realizar varias aplicaciones menores: el chorro se aplica a todo el cuerpo a excepción de la cabeza. La técnica es la misma que en el chorro de espalda. Sin embargo, se deja que un tercio del chorro de agua resbale hacia delante por encima del hombro y los otros dos tercios por la espalda. Girar al paciente, en la parte anterior la aplicación del chorro se inicia en el brazo derecho. Subir por el brazo hasta el hombro, dejando que un tercio del agua resbale por encima del hombro hasta la espalda, y dirigir el chorro por encima del pecho derecho hacia abajo hasta la zona inguinal, por el muslo hasta la mano izquierda y volver a subir por el brazo hasta el hombro; en ese punto dejar resbalar nuevamente un tercio del agua por encima del hombro hasta la espalda, cambiar por encima del esternón hasta el hombro derecho, y retroceder al lado izquierdo para bajar por el lado izquierdo de la parte superior del cuerpo hasta la zona inguinal. No aplicar el chorro en la parte anterior de las piernas.

El chorro frío total sólo se ha de aplicar cuando existe un buen estado general y después de realizar varias aplicaciones menores.

Chorros a alta presión: en este caso se produce una acción mecánica debido a la gran fuerza con que incide el chorro de agua. Aplicar bajo prescripción médica. Es imprescindible una elevada presión del agua y una válvula especial.

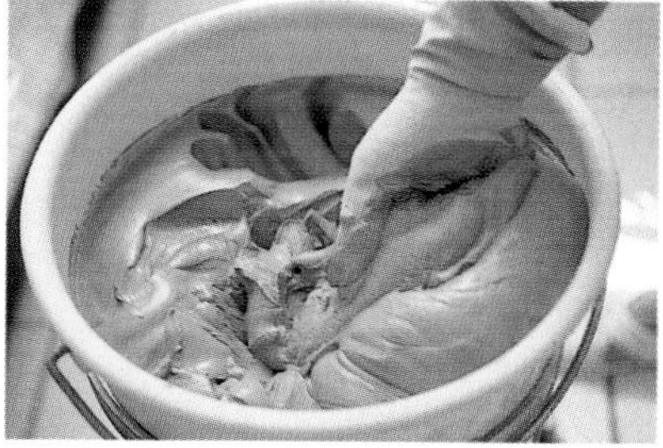

El barro se calienta al baño María y se aplica sobre la región corporal dolorosa.

CALOR Y FRÍO

El **calor** dilata los vasos sanguíneos y relaja los músculos contraídos. Una mejoría en la irrigación significa una mejoría en el metabolismo.

La radiación de calor invisible que proviene de los infrarrojos de onda larga (luz roja) relaja la musculatura y los órganos internos. Los infrarrojos se utilizan en los estados inflamatorios y dolorosos crónicos en la cabeza. La radiación infrarroja también se utiliza como método de calentamiento antes del masaje cuando existen contracturas musculares principalmente en la espalda. Transmisión del calor: precisa un transmisor como paños, agua, peloide, barro o arcilla.

Desde tiempos remotos los hombres han utilizado bolsas de agua, termóforos, sacos de arena calientes, esterillas y mantas eléctricas. Hay que advertir sobre el peligro de su utilización prolongada e indiscriminada. El efecto de estos métodos depende entre otros de la capacidad de almacenar el calor, de la duración de la aplicación, de la edad del paciente, ya que con la edad disminuye la irrigación, de la permeabilidad de los vasos sanguíneos y del grosor de la piel.

Debe advertirse sobre el peligro de la utilización prolongada e indiscriminada de las esterillas y las mantas eléctricas.

Debido a la acción del frío se produce una vasoconstricción, se reabsorben los edemas, disminuye el dolor y cesa la hemorragia.

Barros: la utilización de los barros es especialmente recomendable. El contenido del envase se ha de calentar tal y como se indica al baño María y aplicarlo sobre la zona dolorosa con un grosor aproximado de tres centímetros. Cubrir el órgano afectado con papel engrasado y un paño de lino y envolver además con un paño de lana. Después de 20 a 30 minutos, retirar la envoltura, lavar la zona y reposar. Se recomienda utilizarlo en las contracturas musculares, los trastornos articulares y los estados espasmódicos de los órganos internos, en el dolor neurálgico, las lesiones deportivas y las enfermedades ginecológicas.

Las **aplicaciones frías** constituyen un método de acción rápida en caso de inflamación aguda y traumatismos. Por la acción del frío se produce una vasoconstricción, se reabsorben los edemas, disminuye el dolor y cesa la hemorragia.
En los últimos años se ha generalizado el término crioterapia, por el que se entiende el tratamiento con hielo. Éste puede aplicarse de tres formas:

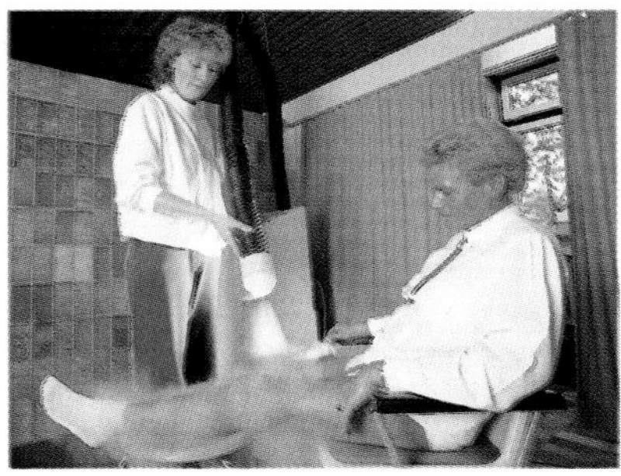

Tratamiento con aire frío. Mediante el estímulo frío local se consigue un efecto analgésico y de disminución de la tensión muscular.

- cataplasmas de hielo (bolsa de hielo, paños congelados),
- masaje con hielo,
- baño en agua helada.

El estímulo frío (aproximadamente 0 °C) local tiene sobre todo un efecto analgésico y de disminución de la tensión muscular. El efecto analgésico de la crioterapia se utiliza para facilitar la realización de la terapia del movimiento.
En 1984, Fricke recomendó la terapia local con aire frío como otro método crioterapéutico. A una temperatura de menos 100 a menos 180 °C y durante un tiempo de uno a tres minutos, se aplica el aire frío sobre la región corporal que se ha de tratar. En esta crioterapia masiva es decisivo que el efecto del frío alcance también los tejidos inflamados de situación más profunda. Con este tratamiento se intenta conseguir un efecto antiinflamatorio. El tratamiento debe realizarse tres veces al día a intervalos de tres horas.

Arcillas terapéuticas

Las **arcillas terapéuticas** se utilizan internamente, por ejemplo para la eliminación de trastornos gástricos, la regulación del ritmo deposicional o para influir sobre la totalidad del metabolismo. Está considerado como un magnífico método terapéutico. Debido a su gran capacidad de absorción y captación de las toxinas intestinales y las sustancias de características ácidas, se produce una modificación del equilibrio ácido-base del organismo con un aumento del pH básico. Diariamente, por la mañana en ayunas y por la noche antes de ir a dormir, se han de tomar de una a dos cucharaditas (de postre) de arcilla, bien en seco en forma de polvo o disueltas en agua templada o fría, tragándolas lentamente. En los niños la dosis es la mitad o menos. Sin embargo, en caso necesario (como constipación pertinaz), la arcilla puede tomarse una tercera vez sin que se produzcan efectos nocivos, preferiblemente media hora antes de la comida. En caso de diarrea o intoxicación alimentaria generalmente se precisan cantidades mayores de arcilla. En caso de pirosis, eructos ácidos o gastralgia es aconsejable tomar cantidades menores de arcilla con mayor frecuencia durante el día. Incluso cuando no existen trastornos específicos de la salud, puede tomarse una cucharadita (de postre) diaria como prevención. Al tomar la arcilla las heces se vuelven más oscuras, con frecuencia negruzcas.

En caso de pirosis, eructos ácidos o gastralgia es aconsejable tomar cantidades menores de arcilla con mayor frecuencia durante el día.

Externamente la arcilla también se utiliza espolvoreándola en la zona del ombligo del lactante. Los adultos la utilizan también en las heridas y las úlceras de decúbito, las quemaduras, las excoriaciones, las úlceras, el prurito cutáneo y los eccemas cutáneos secos y húmedos. En forma de envolturas y cataplasmas, la arcilla ha demostrado ser eficaz en las contusiones, las luxaciones, las torceduras, las enfermedades neurálgicas y reumáticas, las supuraciones, las varices, el acné, los eccemas, las picaduras de insecto, etc. Las envolturas torácicas y abdominales de arcilla se aplican en las enfermedades gástricas, intestinales, hepáticas, renales y pélvicas.

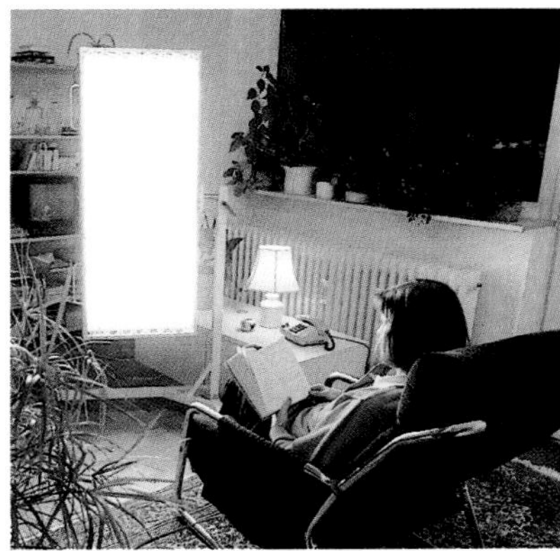

La cromoterapia, en este caso con luz blanca artificial, puede ser útil en el tratamiento de la depresión invernal.

LUZ Y SOL

La fototerapia comprende el tratamiento con luz visible, infrarrojos y rayos ultravioletas. Antiguamente los médicos utilizaban la luz solar con fines curativos. La comprobación de la acción bactericida de la luz ultravioleta favoreció la reaparición de la fototerapia. Muchos enfermos tuberculosos concibieron nuevas esperanzas. Aún hoy en día los baños de luz forman parte de estas curas. El bronceado solar es signo de salud y bienestar. En los últimos años esto ha sido un tema muy discutido. La disminución de la capa de ozono y aumento del riesgo de cáncer de piel está provocando un cambio en este sentido.

La luz solar, compuesta por la luz visible, los rayos ultravioletas (UV) de diferentes longitudes de onda y los rayos infrarrojos (IR), tiene un efecto diferente según sus componentes. Como regla general, los UV-A1 favorecen la pigmentación cutánea. Tanto los UV-B como los UV-A2 producen la vitamina D y tienen un efecto bactericida. No obstante, en todos los casos, sobre todo cuando se trata de personas de edad avanzada, es recomendable consultar al médico antes de exponerse al sol. Naturalmente, la variabilidad de la reacción que presentan las personas sanas es mucho mayor en los enfermos. Además, los trastornos que provoca la radiación, por ejemplo en forma de postración y anorexia, y también aumento de la temperatura, son mucho más frecuentes de lo que generalmente se piensa. Especialmente las personas rubias y pelirrojas deben protegerse contra la radiación solar demasiado intensa. La insolación por exposición demasiado prolongada al sol con el fin de conseguir un intenso bronceado es siempre un sinsentido, y puede tener efectos realmente nocivos. Las personas con alergia solar, déficit de pigmentos, hipertiroidismo, úlcera gástrica o duodenal e hipersensibilidad han de tomar muchas precauciones si se quieren exponer a la radiación solar. A edades avanzadas o cuando existe hipertensión arterial o tendencia hemorrágica debe evitarse totalmente la exposición al sol.

Las personas con alergia solar, déficit de pigmentos, hipertiroidismo, úlcera gástrica o duodenal e hipersensibilidad deberían exponerse sólo con mucha precaución a la radiación solar.

La helioterapia (del griego: *helios* = sol) consigue sus mejores resultados en el raquitismo, la coriza nasofaríngea, como favorecedora de la soldadura de las fracturas óseas y en las heridas con mala cicatrización. Los baños solares se han de iniciar en primavera, con el fin de habituar al cuerpo progresivamente a la radiación. El intervalo más adecuado para tomar los baños de sol es de las 10.00 a las 17.00 horas. Se puede permanecer al sol realizando algún tipo de movimiento o estando echado, aunque siempre cubriéndose la cabeza y utilizando unas gafas protectoras. A ser posible es preferible estar en movimiento, ya que así el efecto general sobre el organismo es más efectivo. Se recomienda dosificar el baño solar con precaución, empezando con cinco minutos y no sobrepasando en ningún caso la hora. También puede empezarse por la exposición al sol de los pies y las piernas y sólo progresivamente aumentar la exposición a zonas corporales cada vez mayores (baños solares parciales). Hay que evitar el sobrecalentamiento debido a la cercanía de paredes recalen-

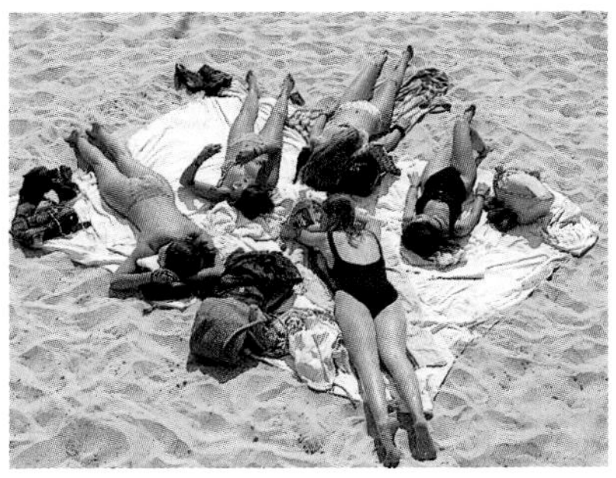

Un baño de sol en la playa, cuando no es excesivamente largo, es una fuente de salud tanto física como psíquica.

El cambio frecuente del calor del sol al agua fría provoca nerviosismo.

tadas por el sol. También se ha de tener en cuenta que, cerca del agua, la arena o la nieve, la acción de los rayos solares se intensifica y que en el aire puro de la montaña el bronceado que se produce es más intenso.

Como protección contra las quemaduras del sol por los rayos ultravioletas es recomendable utilizar buenos aceites o emulsiones especiales de protección solar. El cambio de la radiación solar intensa a la sombra se tolera bien; sin embargo, el cambio frecuente del sol caliente al agua fría provoca nerviosismo. Tampoco debe tomarse un baño solar con el estómago lleno o al sol del mediodía. Después del baño solar es conveniente frotar la piel con un paño de lino empapado en agua a temperatura ambiente, o bien tomar una ducha.

AIRE Y RESPIRACIÓN

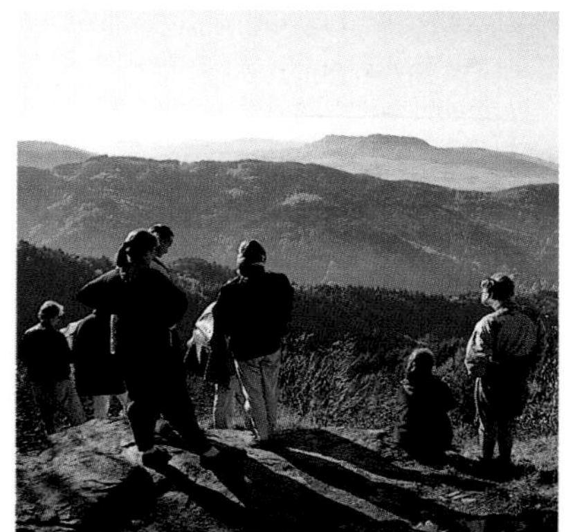

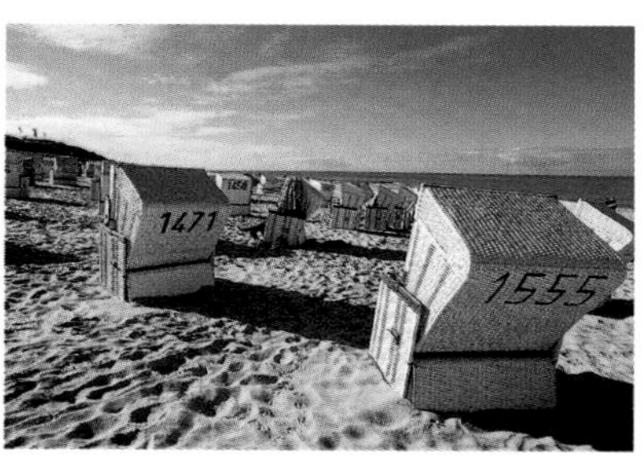

Tanto el clima de la montaña como el del mar ofrecen buenas condiciones para el alivio de algunos trastornos crónicos.

El **baño de aire**: el baño desnudo al aire libre es más suave y con frecuencia más beneficioso que el baño en el agua. Así pues, el baño de aire no sólo es un medio tranquilizante especial (el dormir desnudo bajo las sábanas también tiene un efecto sedante), sino que también estimula la piel en su importante función de cobertura del cuerpo y órgano de eliminación.

El baño de aire puede tomarse por la mañana nada más levantarse, a ser posible con la ventana abierta. Los baños de aire en el exterior, que naturalmente son mucho más eficaces, deben tomarse en una zona resguardada del viento y en verano, a ser posible a la sombra. El estímulo vital natural que supone el baño de aire constituye el mejor medio para fortalecerse y combatir la tendencia a sufrir catarros. El baño de aire en el interior de una habitación se ha de acompañar de ejercicio y de fricciones o cepillado en seco de la piel. Puede tomarse dos veces al día entre 15 y 30 minutos; en las épocas más frías del año se ha de tomar en habitaciones caldeadas y más adelante en espacios bien aireados. Cuando la estación ya es más cálida se pueden tomar en el exterior. Para las personas poco sensibles, un baño de aire breve bajo la lluvia tiene un efecto refrescante muy agradable y especialmente estimulante.

Aire de la montaña: a cotas medias, aproximadamente de 500 a 1.000 metros de altitud, la radiación, la humedad del aire y la disminución de la presión del aire son especialmente adecuadas para las personas con exceso de trabajo, agotadas y sensibles (asma bronquial, hipertensión arterial, enfisema pulmonar, enfermedades miocárdicas, migrañas e hipertiroidismo). El aire de la montaña no es conveniente para las personas con rinitis alérgica.

El clima de alta montaña, aproximadamente entre 1.000 y 1.800 metros de altura, garantiza la sequedad y la presión baja del aire, una buena irradiación y una baja temperatura del aire. Estas características tienen un efecto beneficioso en los enfermos con asma bronquial, hipertiroidismo, ligera insuficiencia miocárdica, reumatismo, catarros leves de las vías respiratorias, rinitis alérgica y diversos casos de tuberculosis (es necesario consultar con el médico).

Las personas con hipertiroidismo o cardiopatías orgánicas deben evitar el clima marino. Las personas nerviosas generalmente tampoco encuentran alivio en el mar.

Aire marino: el aire marino tiene un gran contenido salino, por lo que es muy beneficioso para el organismo humano. El aire puro y el aumento de la radiación global es adecuado para los casos de rinitis alérgica y enfermedades de base alérgica, la migraña, algunas cardiopatías y resfriados crónicos. Las personas con hipertiroidismo o cardiopatías orgánicas deben evitar el clima marino. Las personas nerviosas generalmente tampoco encuentran alivio en el mar.

Cambio de aires: la experiencia ha demostrado que el cambio de aires tiene una importante acción curativa. Si se quieren obtener buenos resultados hay que hacer la elección correcta. Conviene comentar al médico los planes para las vacaciones. Cuando uno está sano todo el mundo se abre ante él. Sin embargo, la persona que no disfruta de una buena salud debe buscar consejos y propuestas que le den un sentido a sus vacaciones. La elección no se limita siempre a la montaña o la playa. Esto se les dice a aquellas personas que piensan que sólo una de estas opciones es la adecuada para la salud. Por otra parte, sería erróneo acudir regularmente al mar o a la montaña. Mucho mejor es ir variando. El simple cambio de clima es eficaz. Así por ejemplo es suficiente con salir de la ciudad e ir al campo, o de la llanura a una zona montañosa.

No es especialmente beneficioso el acudir regularmente al mar o a la montaña. Es mucho mejor variar.

Terapia respiratoria

Con la prisa, la excitación y la intranquilidad de la vida moderna muchas personas han perdido la capacidad de respirar rítmicamente de forma natural y sana. Respiran de forma irregular, superficial o rígidamente. Sin embargo, la salud física y mental del hombre también depende de una respiración sana y regular. Así pues, en un gran número de trastornos y enfermedades, se puede hacer uso de la terapia respiratoria como medida terapéutica adicional.

En la terapia respiratoria sistemática, el médico debe prescribir especialmente y controlar los ejercicios respiratorios de cada paciente. Se trata de restablecer el funcionamiento armónico de todas las partes del sistema respiratorio y finalmente llevar al inconsciente el ritmo reencontrado.

Entre diversos tipos de respiración se distinguen como más importantes la respiración torácica y la respiración abdominal. Además, como respiración secundaria se distingue la respiración costal y la respiración clavicular. En la respiración torácica pura se despliegan sobre todo las puntas pulmonares. La respiración abdominal, que tiene como consecuencia la dilatación de las porciones pulmonares inferiores, es importante para los órganos abdominales. El hígado lleno de sangre se comprime, y se influye positivamente sobre el movimiento intestinal.

En la terapia respiratoria, el médico debe prescribir especialmente y controlar los ejercicios respiratorios de cada paciente. El simple fortalecimiento de la respiración no tiene sentido por sí solo, e incluso en ciertas circunstancias puede ser perjudicial. En mayor medida se trata de restablecer el funcionamiento armónico de todas las partes del sistema respiratorio y finalmente llevar al inconsciente el ritmo reencontrado.

Como regla general, en los ejercicios respiratorios siempre se debe empezar con la espiración. En la terapia respiratoria, la espiración representa el momento activo, mientras que la inspiración se realiza pasivamente, es decir, por sí misma. El ejercicio respiratorio general más sencillo consiste en un alargamiento de la espiración, preferiblemente pronunciando la vocal O o U al volumen de la conversación, de forma que correspondientemente se produzca una moderada profundización de la inspiración.

La terapia respiratoria se ha de repetir varias veces al día, durante aproximadamente unos diez minutos como máximo, preferiblemente en decúbito, pero en determinados casos también sentado o de pie. Antes de iniciar los ejercicios hay que vaciar los intestinos. La respiración debe ser tanto abdominal como torácica. Se empieza con la respiración abdominal. Si el peso principal recae sobre el alargamiento de la espiración y sobre el aumento de profundidad de la inspiración, puede ser necesario dificultar una vez la espiración y otra vez la inspiración. El cómo y en qué medida se produzca esto es cosa del médico.

Mediante la terapia respiratoria puede influirse beneficiosamente no sólo sobre la hiper y la hipotensión, sino también sobre la función cardíaca. La función del sistema circulatorio mejora. Se puede hacer un tratamiento coadyuvante de la angina de pecho, el meteorismo y la constipación crónica, los trastornos menstruales y el enfisema pulmonar con bronquitis crónica. Por otra parte, es de gran importancia su efecto sobre el estado mental general.

Se puede hacer un tratamiento coadyuvante de la angina de pecho, el meteorismo y la constipación crónica, los trastornos menstruales y el enfisema pulmonar con bronquitis crónica.

Las inhalaciones liberan las secreciones de la zona nasofaríngea y de las vías respiratorias, lo que conlleva un efecto antitusígeno.

Inhalaciones

Por inhalación se entiende la introducción mediante la inspiración de medicamentos en forma de gas, vapor o líquido pulverizado. La terapia inhalatoria se utiliza principalmente en las enfermedades de los órganos respiratorios. Los medicamentos introducidos en las vías respiratorias actúan localmente, aunque también presentan efectos generales cuando pasan a la vía sanguínea o linfática. En primer término, la terapia inhalatoria tiene como objetivo la eliminación de la sintomatología; sin embargo, siempre que no existan alteraciones incurables también puede incidir sobre la causa de una enfermedad. Libera las secreciones de la zona nasofaríngea y de las vías respiratorias, lo que conlleva un efecto antitusígeno.

Distinguimos entre las inhalaciones superficiales con una pulverización grosera (tamaño de las gotas entre cinco y diez milésimas de milímetro), que alcanza especialmente las vías respiratorias superiores y que utiliza aproximadamente un 30 % de la nebulización, y la inhalación profunda (terapia con aerosol) con micronebulización, que utiliza aproximadamente el 75 % de la nebulización. Para ello se necesitan aparatos mayores que administren gotas capaces de llegar a los pulmones. Con estos aparatos de inhalación de aerosoles se consigue un efecto intensivo en las enfermedades agudas y crónicas de las vías respiratorias superiores o inferiores. La acción medicamentosa inmediata de la sustancia introducida en el aerosol, también antibióticos, es esencial. El gas transportador reparte uniformemente los medicamentos que pueden estar en forma sólida o líquida.
Hay diversas posibilidades de hacer las inhalaciones. Sobre todo en los balnearios se dispone, además de los aparatos para las inhalaciones, de habitaciones de inhalación, los llamados inhalatorios comunitarios. En este caso, la sustancia es nebulizada mediante aire comprimido o mediante ultrasonidos.
Para el éxito del tratamiento de inhalación no sólo son decisivos los aparatos y los medicamentos prescritos individualmente, sino que también es importante la colaboración activa del paciente. En el proceso de la respiración se ha de dar un especial valor a la espiración. La respiración superficial es menos eficaz. La respiración abdominal, generalmente olvidada, adquiere gran importancia. Naturalmente, en cada caso la localización del proceso patológico es decisiva para determinar si es suficiente con una inhalación superficial o está indicada una inhalación profunda. No obstante, mediante la variación de la técnica respiratoria, los aerosoles también se pueden utilizar para la inhalación superficial. Generalmente se requieren tres sesiones bajo supervisión médica para que el paciente se familiarice con la técnica respiratoria.

En cada caso, la localización del proceso patológico es decisiva para determinar si es suficiente con una inhalación superficial o está indicada una inhalación profunda.

Para las inhalaciones pueden utilizarse sustancias oleaginosas, volátiles o hidrosolubles. El mentol, el aceite de menta, el aceite de eucalipto, el aceite de pino, etc. forman parte del grupo de las sustancias oleaginosas. Se pueden esparcir sobre una cartulina, un papel secante o un paño de franela y colocarlo en la almohada o en el cuello de la camisa. Las mezclas de estas sustancias con otros medicamentos y soportes de pomadas se pueden frotar sobre el pecho, de forma que los componentes volátiles se inhalen y el resto actúe directamente sobre la piel.
Las sustancias hidrosolubles (en forma de sal de Ems disuelta, agua calcárea, infusión de manzanilla) se pueden inhalar en forma de vahos. También se puede usar un vaporizador. Por otra parte, existen aparatos de inhalación de vapor en los que la solución que se ha de inhalar se coloca en un recipiente especial. La inhalación de sustancias hidrosolubles se utiliza habitualmente en el ámbito doméstico, sobre todo en forma de baño de vapor con manzanilla.

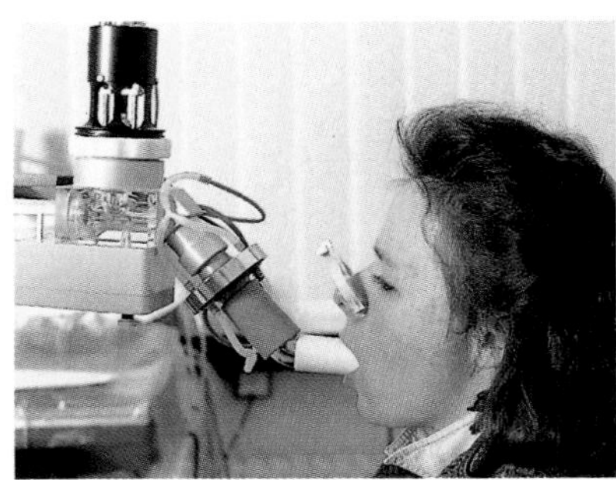

Para las inhalaciones se pueden utilizar sustancias oleaginosas, volátiles o hidrosolubles.

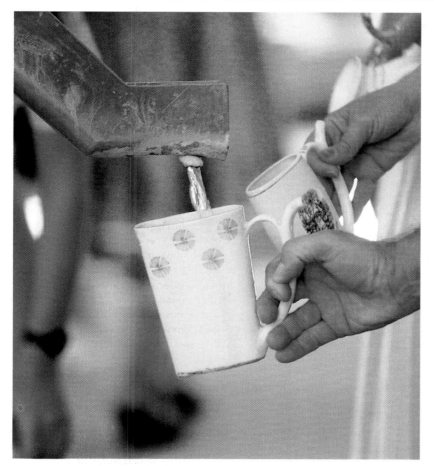

La fuerza curativa de las fuentes minerales se utiliza en la mayoría de los balnearios para curar o como mínimo aliviar algunas enfermedades.

Balneoterapia

Antiguamente, los baños termales y las fuentes minerales eran muy apreciados. Después de permanecer durante años en el olvido, actualmente los balnearios han resurgido con gran fuerza.

Sus emplazamientos generalmente privilegiados y su amplia oferta terapéutica han conseguido atraer no sólo a personas con problemas de salud, sino a aquellos que buscan en ellos una manera de escapar del estrés y del ajetreo de la vida diaria y pasar unos días dedicados a su propio cuerpo y a su salud.

En muchos trastornos de la salud, enfermedades crónicas, situaciones de convalescencia y rehabilitación, después de enfermedades graves, intervenciones quirúrgicas o accidentes, puede ser indicado estar durante algunas semanas en un balneario, con el fin de restablecer la salud y el bienestar.

Los balnearios disponen de las instalaciones adecuadas para llevar a cabo todo tipo de terapias y de un personal cualificado que hará un diagnóstico preciso del estado de salud del paciente y prescribirá el tratamiento más adecuado para cada caso.

Después de permanecer durante años en el olvido, actualmente los balnearios han resurgido con gran fuerza.

En muchos trastornos de la salud, enfermedades crónicas, situaciones de convalescencia y rehabilitación, después de enfermedades graves, intervenciones quirúrgicas o accidentes, puede ser indicado estar durante algunas semanas en un balneario, con el fin de restablecer la salud y el bienestar.

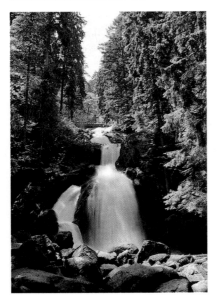

Generalmente, los balnearios se encuentran en emplazamientos privilegiados.

BALNEARIOS

Junto con la utilización de las aguas termales y minerales, los balnearios ofrecen un gran número de posibilidades terapéuticas:

- baños termales, de barro, de arcilla, etc.,
- fuentes de aguas termales y minerales,
- inhalaciones,
- masajes,
- terapia del movimiento,
- terapia respiratoria,
- métodos de relajación, etc.

Seguidamente se ofrece información sobre los balnearios españoles, ordenados según la indicación:

Enfermedades cardíacas, vasculares y circulatorias

Agrupación de Balnearios de Villavieja
Archena
Baños de Fitero
Baños de Molgas
Benasque
Blancafort
Broquetas
Caldas de Besaya
Caldas de Bohí
Carratraca
Cervantes
Corconte
El Paraíso
Fuente Amarga
Hervideros de Cofrentes
Incio
Panticosa
Prats
Real Balneario de Solán de Cabras
Retortillo
San Andrés
Termas Orión
Termas Pallarés
Termas Solá
Termas Victoria
Vichy Catalán

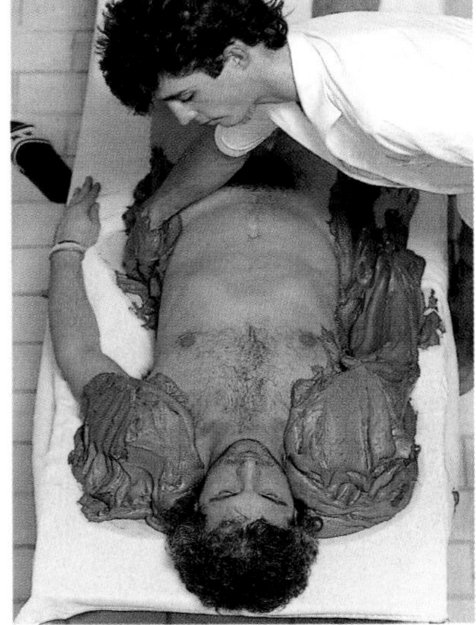

Las aplicaciones de barro pueden aliviar la sintomatología reumática. También se utilizan para el tratamiento de otros procesos inflamatorios.

Enfermedades reumáticas y traumatismos

Agrupación de Balnearios de Villavieja
Alange
Alhama de Granada
Alicun de las Torres
Archena
Arnedillo
Baños de Fitero
Baños de Molgas
Baños de Serán

Baños Viejos de Carballo
Benasque
Blancafort
Broquetas
Caldas de Besaya
Caldas de Bohí
Caldas de Luna
Caldas de Oviedo
Caldas de Partovía
Caldelas de Tuy
Camporells
Cantarero
Carballino
Carratraca
Cervantes
Corconte
Davila
El Paraíso
Forns
Fortuna
Fuencaliente
Fuente Amarga
Fuente Podrida
Guajardo
La Toja
Lanjarón
Ledesma
Liérganes
Lugo
Montemayor
Panticosa
Prats
Real Balneario de Solán de Cabras
Retortillo
San Andrés
San Juan de la Fontsanta
Sicilia
Termas de Cuntis
Termas la Salud
Termas Orión
Termas Pallarés
Termas Solá
Termas Victoria
Vichy Catalán

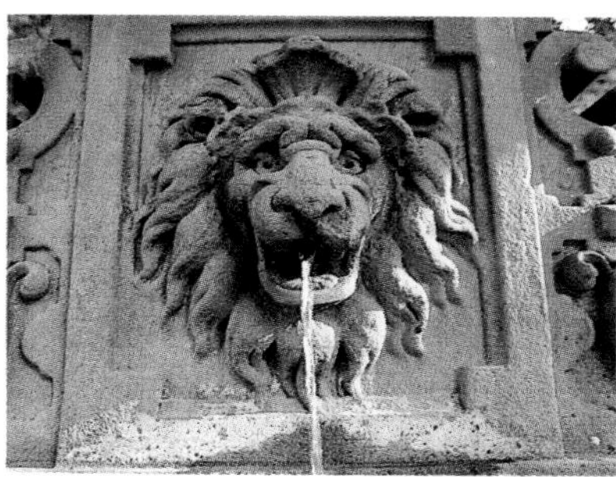

Fuente termal.

Para más información:
Asociación Nacional de Estaciones Termales (ANET)
Martín de los Heros, 23
28008 Madrid (España)

Enfermedades del sistema respiratorio

Alange
Alhama de Granada
Alicun de las Torres
Arnedillo
Baños de Fitero
Baños de Serán
Baños Viejos de Carballo
Benasque
Blancafort
Broquetas
Caldas de Besaya
Caldas de Bohí
Caldas de Luna
Caldas de Oviedo
Caldelas de Tuy
Cantarero
Carballino
Davila
Fortuna
Fuencaliente
Fuente Amarga
Fuente Podrida
Guajardo
La Toja
Lanjarón
Ledesma
Liérganes
Lugo
Montemayor
Panticosa
Prats
Real Balneario de Solán de Cabras
Retortillo
San Andrés
San Juan de la Fontsanta
Sicilia
Termas de Cuntis
Termas Orión
Termas Pallarés
Termas Solá
Termas Victoria
Tolox
Vichy Catalán

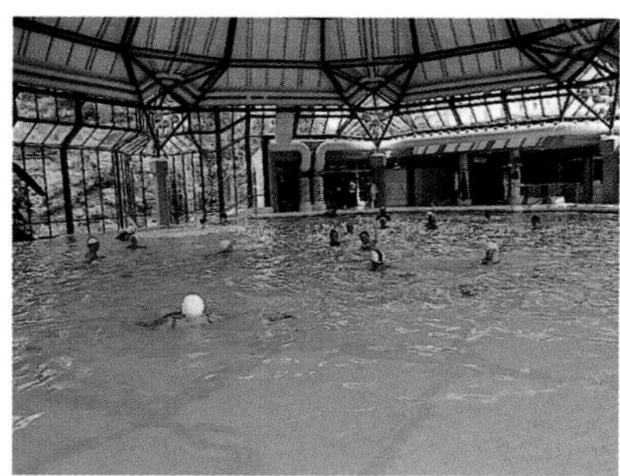

Los baños constituyen una de las principales terapias utilizadas en la balneoterapia.

Enfermedades de los órganos digestivos / enfermedades metabólicas

Archena	Hervideros de Cofrentes
Benasque	Lanjarón
Broquetas	Marmolejo
Caldas de Bohí	Panticosa
Caldas de Partovía	Prats
Caldelas de Tuy	San Andrés
Carballino	Termas la Salud
El Paraíso	Termas Victoria
Fuencaliente	Vichy Catalán

Enfermedades del sistema nervioso

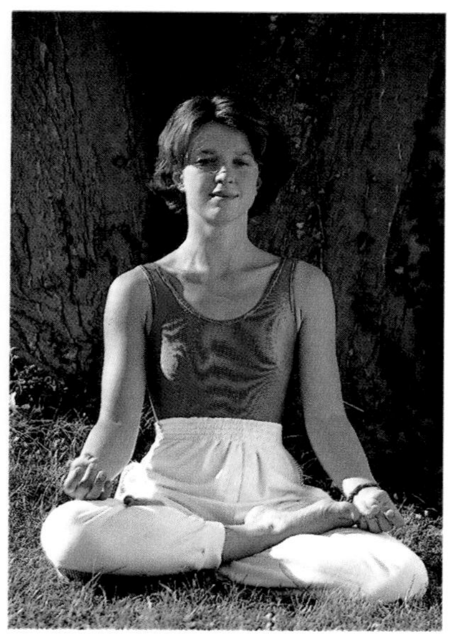

En muchos programas terapéuticos se incluyen también ejercicios de yoga.

Agrupación de Balnearios de Villavieja	Guajardo
Alange	Incio
Archena	La Toja
Baños de Fitero	Lanjarón
Baños de Molgas	Panticosa
Baños Viejos de Carballo	Prats
Benasque	Real Balneario de Solán de Cabras
Blancafort	Retortillo
Broquetas	San Andrés
Caldas de Besaya	San Juan de la Fontsanta
Caldas de Bohí	Termas de Cuntis
Caldas de Luna	Termas la Salud
Caldas de Oviedo	Termas Orión
Carratraca	Termas Pallarés
Davila	Termas Solá
Forns	Termas Victoria
Fortuna	Vichy Catalán
Fuente Amarga	

Enfermedades renales y de las vías urinarias

Agrupación de Balnearios de Villavieja	Hervideros de Cofrentes
Babilafuente	Lanjarón
Baños de Serán	Marmolejo
Benasque	Panticosa
Caldas de Bohí	Prats
Caldas de Partovía	San Andrés
Cantarero	Sicilia
Cervantes	Tolox
Corconte	Vichy Catalán

Enfermedades cutáneas y alérgicas

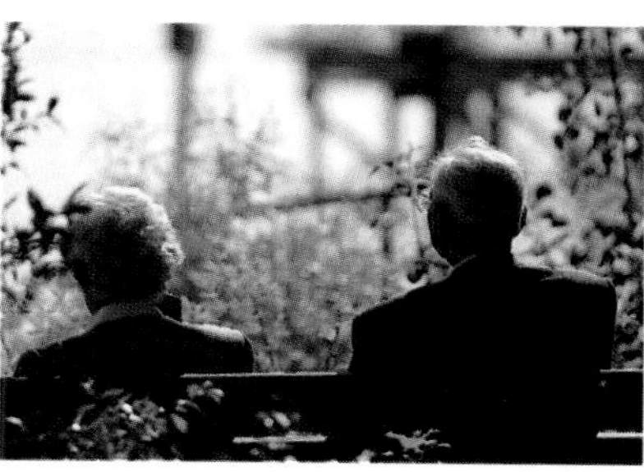

El balneario ofrece las mejores condiciones para relajarse.
La tranquilidad y la posibilidad de alejarse de la vida cotidiana constituyen una buena razón para acudir a un balneario.

- Alange
- Archena
- Baños Viejos de Carballo
- Blancafort
- Caldas de Bohí
- Caldas de Luna
- Caldelas de Tuy
- Camporells
- Carballino
- Carratraca
- Davila
- El Paraíso
- Fortuna
- Fuencaliente
- Fuente Amarga
- Fuente Podrida
- La Toja
- Ledesma
- Liérganes
- Lugo
- Montemayor
- Panticosa
- Prats
- Real Balneario de Solán de Cabras
- Retortillo
- San Juan de la Fontsanta
- Termas de Cuntis
- Vichy Catalán

Enfermedades ginecológicas

- Agrupación de Balnearios de Villavieja
- Alanje
- Arnedillo
- Baños Viejos de Carballo
- Caldas de Bohí
- Cantarero
- Carratraca
- Davila
- Fuente Amarga
- Incio
- Marmolejo
- Panticosa
- San Andrés

Cada programa terapéutico se realiza individualmente. Depende del cuadro patológico, la capacidad de reacción del paciente y la situación de las funciones básicas. La terapia debe incidir principalmente allí donde el cuadro patológico puede ser influido fácil y rápidamente.
Además, las características del emplazamiento del balneario y la gran oferta de actividades culturales y de ocio ofrecen la posibilidad de relajarse y alejarse de las preocupaciones cotidianas.

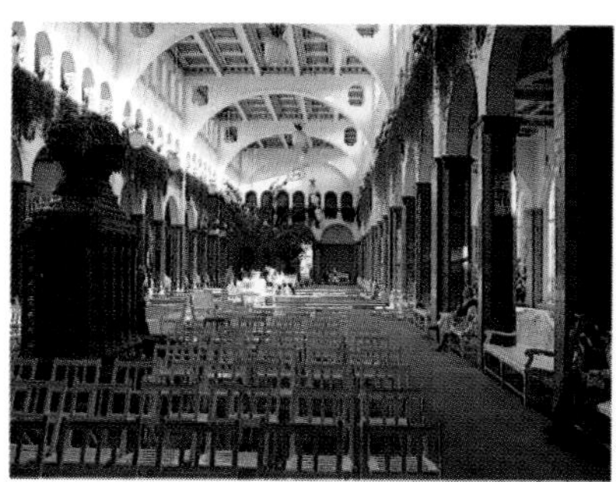

Muchos balnearios constituyen verdaderas joyas arquitectónicas.

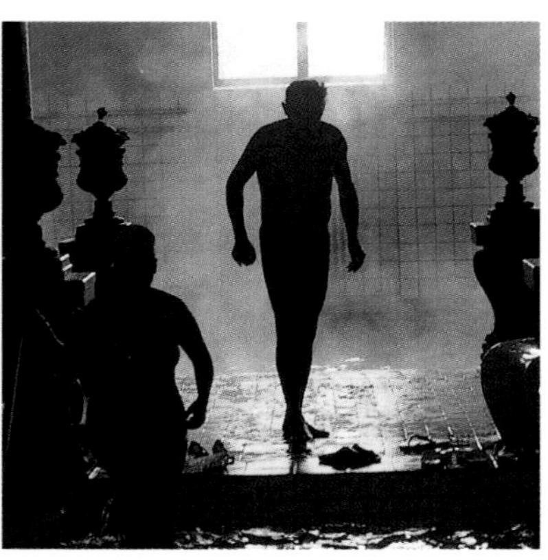

La combinación de varias técnicas terapéuticas aumenta la eficacia del tratamiento.

Consejos generales con respecto a la balneoterapia

Existen algunas contraindicaciones generales de la crenoterapia (cura termal) que es preciso tener en cuenta: procesos tumorales malignos; tuberculosis pulmonar; insuficiencias cardiovasculares, hepáticas o renales; hipertensión arterial grave; enfermedades infecciosas activas; desequilibrios metabólicos importantes; fase aguda de cualquier enfermedad o proceso que altere el estado general del individuo y su capacidad de respuesta.

Las personas mayores necesitan un seguimiento médico más estrecho. El período menstrual y el embarazo no constituyen una contraindicación, aunque en algunos casos es aconsejable reducir la intensidad de las aplicaciones termales; durante el embarazo es recomendable un seguimiento más directo.

No siempre aparecen efectos secundarios, pero si así ocurriera no deben suponer ningún tipo de alarma. La así denominada «crisis termal» se manifiesta en forma de cansancio, malestar general, cefaleas, fiebre, astenia, agudización de la dolencia tratada, alteración del ritmo menstrual, entre otros. Estos trastornos desaparecen si se suspende temporalmente el tratamiento (uno o dos días) o si se reduce su intensidad.

Con respecto a la efectividad, es preciso un determinado período de aplicación que dependerá de la dolencia y de la prescripción facultativa. Los especialistas afirman que son necesarios al menos nueve días para garantizar unos efectos mínimos, aunque los tratamientos más generalizados y de resultados más satisfactorios son los de catorce días.

Para no inducir a confusión, es preciso que, como punto final de este apartado, se dejen claros algunos conceptos. La crenoterapia es el conjunto de tratamientos realizados a base de agua minero-medicinal y/o sus productos derivados; la cura hidropónica consiste en ingerir el agua minero-medicinal; la cura termal es el conjunto de técnicas aplicadas al paciente durante su estancia en un balneario; la fangoterapia (peloterapia) es un tratamiento a base de barros termales; la hidroterapia es un tratamiento externo con cualquier tipo de agua (se emplea también para definir un tratamiento externo con agua minero-medicinal); la inhalación consiste en aportar agua nebulizada a las vías respiratorias; la insuflación tubotimpánica se basa en hacer penetrar gas termal en las cavidades tubotimpánicas mediante la sonda de Itard, que se introduce por vía nasal y está conectada al generador del gas y regulador de su presión; finalmente, la pulverización (nasal, faríngea, laringofaríngea) fragmenta el agua en partículas de más de 30 micras de diámetro, con lo que se alcanzan los tramos superiores del árbol respiratorio (cuando las partículas tienen un diámetro inferior a 5 micras se depositan en bronquiolos y alveolos).

La cura termal está concebida no sólo para que actúe durante la estancia en un balneario sino que se intenta crear una serie de pautas y cambio de hábitos que mejoren la calidad de vida del público. Un consejo importante y práctico: no olvide el albornoz y las zapatillas para el agua.

La crenoterapia es el conjunto de tratamientos realizados a base de agua minero-medicinal y/o sus productos derivados: vapores, gas, barros.

La terapia debe incidir principalmente allí donde el cuadro patológico puede ser influido fácil y rápidamente.

EVOLUCIÓN DEL TRATAMIENTO EN EL BALNEARIO

Cuando el tratamiento es de varias semanas su evolución no es uniforme, sino que muestra distintas fases de sobrecarga y recuperación, que se han de tener en cuenta al valorar los resultados de tratamiento.

La evolución del tratamiento no es uniforme, sino que muestra distintas fases de sobrecarga y recuperación, que han de tener en cuenta tanto los médicos como los pacientes al valorar los resultados de tratamiento.

En la evolución del tratamiento se distinguen las siguientes fases:

- La conformidad: depende esencialmente de la preparación individual y de la primera impresión que se tiene del balneario.
- La fase de habituación: generalmente incluye los tres o cuatro primeros días y provoca una reacción inicial similar a la que se produce durante los primeros días de vacaciones. Habitualmente se produce una cierta reacción de agotamiento, especialmente cuando el paciente es sometido inmediatamente a sobrecargas intensas.
- Sigue la reacción de aclimatación, que provoca una crisis entre el décimo y el decimosegundo día que se manifiesta en forma de nerviosismo e irritabilidad.
- La reacción de sobrecarga aparece generalmente en la tercera semana. Se producen alteraciones de la capacidad de reacción vegetativa o incluso de la regulación general del organismo. Así, puede producirse un aumento de la sintomatología de la enfermedad.
- De tres a seis semanas después del inicio del tratamiento se produce una estabilización de las funciones corporales, y se hace palpable el resultado del tratamiento.

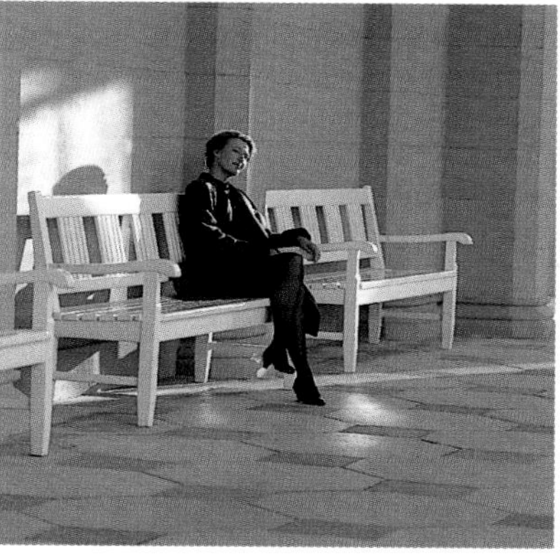

Al inicio del tratamiento con frecuencia se produce una cierta fase de agotamiento, especialmente cuando el paciente es sometido inmediatamente a sobrecargas intensas.

Contraindicaciones

No siempre a todo paciente le conviene un tratamiento en un balneario. Entre las razones que pueden desaconsejar la balneoterapia se encuentran:

- La necesidad de un tratamiento intrahospitalario.
- Incapacidad para desplazarse y/o necesidad absoluta de asistencia.
- Detección de enfermedades agudas antes del ingreso.
- Enfermedades mentales.
- Enfermedades que cursan con crisis, como la epilepsia o los trastornos del ritmo cardíaco, y que no están bien controladas farmacológicamente.
- Enfermedades cutáneas o sexuales contagiosas.
- Estado avanzado de gestación.

Para iniciar el tratamiento no debe existir ninguna enfermedad aguda, ya que de otra manera puede influir negativamente sobre el resultado terapéutico.

Precaución: no todos los métodos de la medicina natural disfrutan de reconocimiento científico. Muchos son cuestionados e incluso algunos son considerados como peligrosos.

Métodos de la medicina natural de la A a la Z

Las terapias alternativas, especialmente los métodos de la medicina natural, despiertan cada día más el interés de pacientes y médicos. Para muchas personas, la medicina suave se ha convertido en el método de elección. No obstante, hay que tener precaución, ya que no todos los métodos curativos que aquí se presentan tienen una base científica sólida; algunos son de una eficacia como mínimo discutible y a otros incluso se les considera peligrosos. Ninguno de estos métodos tiene una aplicación universal o es útil en todas las enfermedades. Así pues, cualquier persona que desee tratarse con métodos naturales debe dejarse aconsejar por su médico de confianza e informarse sobre la competencia y cualificación especializada del médico que debe tratarle.
El seguro médico no cubre los costes de estos tratamientos.

Acupuntura (acupresura, moxibustión, laserterapia)

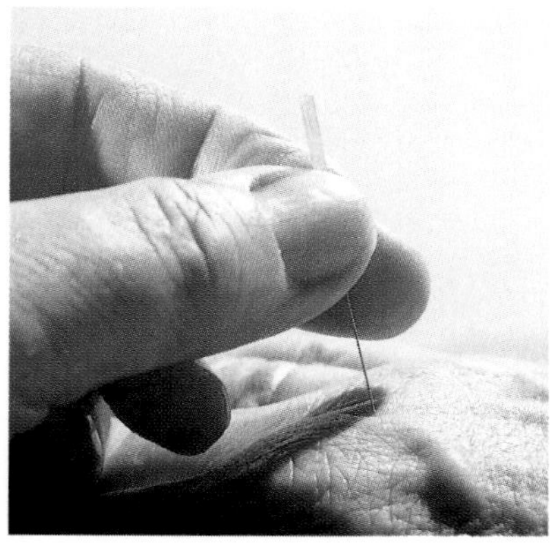

La acupuntura es una terapia de estimulación muy antigua. El estímulo puede ser en forma de punción o de presión. En este caso se aplica en la mano con una aguja estéril.

La acupuntura tiene sus raíces en la filosofía del Lejano Oriente, y en sus diversas formas desempeña un papel importante en la medicina tradicional china. Sin embargo, en una forma modificada encuentra cada día más aplicación en la medicina occidental. Este hecho ofrece la posibilidad de combinar los métodos de la medicina occidental con los de la medicina oriental.
Todas las formas de la acupuntura actúan sobre los órganos internos mediante la estimulación (punción, presión) de la superficie cutánea. El exterior y el interior del cuerpo están en estrecha relación, y ésta descansa en las relaciones reflejas mediadas por el sistema nervioso. De esta manera mediante un reflejo externo puede influirse sobre los procesos internos.
Habitualmente, cada sesión terapéutica dura de 20 a 30 minutos. Cuando existe una enfermedad aguda las sesiones pueden ser incluso diarias, mientras que las enfermedades crónicas se tratan generalmente con una o dos sesiones por semana. Normalmente, una serie terapéutica consta de aproximadamente de diez a quince sesiones.
El paciente ha de permanecer echado para prevenir un posible colapso. Las punciones se realizan con agujas estériles en puntos muy determinados y la profundidad viene determinada por el momento en que el paciente nota la sensación denominada *De-Qui*, una sensación sorda, opresiva u hormigueante.

La acupuntura se aplica en un gran número de diversas enfermedades: parálisis, alergias, trastornos vegetativos y psicosomáticos, enfermedades cutáneas, enfermedades ginecológicas, neuralgias y dolor agudo del aparato locomotor (contusiones, distensiones, torceduras, etc.). Globalmente, fortalece la capacidad autocurativa del organismo.
Hay que tener en cuenta que la acupuntura no se ha de entender como monoterapia, sino que habitualmente se combina con otros métodos curativos.
Está contraindicada cuando no existe un diagnóstico claro, ya que la acupuntura puede enmascarar el cuadro patológico. Asimismo, no se ha de practicar este método cuando las reservas autocurativas del organismo están agotadas, como en las enfermedades psíquicas o neurológicas graves. Hay que advertir también del riesgo teórico de infección cuando se utilizan agujas no estériles.

Una vez colocada la aguja de acupuntura existen diversas técnicas. El hundir lentamente y elevar rápidamente la aguja tiene un efecto sedante, mientras que la operación contraria, es decir, hundir la aguja rápidamente y elevarla lentamente, tiene un efecto fortalecedor.

Existen otros métodos que se incluyen dentro del tratamiento con acupuntura: la moxibustión es una fito y termoterapia combinada en la que se quema artemisa o ajenjo secos. La acupresura y la laserterapia se aplican en los mismos puntos que la acupuntura, pero el estímulo se provoca en la primera mediante presión y masaje y en la segunda mediante rayos láser.

La Organización Mundial de la Salud (OMS) de las Naciones Unidas ha elaborado una lista de más de cuarenta enfermedades en las que se aconseja la utilización de la acupuntura como mínimo como medida coadyuvante. Así pues, se le puede considerar un método reconocido.

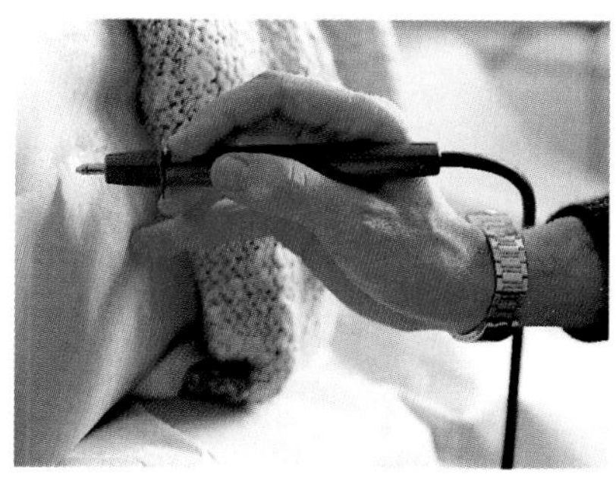

La estimulación cutánea en la acupuntura también se puede aplicar con láser, con una potencia entre dos y veinte vatios.

Autohemoterapia

La autohemoterapia es una terapia estimulante basada en la regla de Arndt-Schulz, según la cual una estimulación débil puede reforzar los procesos autocurativos del organismo. August Bier desarrolló este método en los años treinta. Toda enfermedad desencadena procesos de autocuración en el organismo. Un estímulo dirigido y correctamente dosificado es capaz de desencadenar estos procesos y de este modo actuar como favorecedor de la curación. La sangre inyectada en el tejido actúa como un estímulo patogénico que provoca la aparición de procesos defensivos. El organismo reacciona con la estimulación de su sistema inmunitario y con la intensificación de la actividad metabólica.
En la autohemoterapia, la sangre venosa extraída es introducida de nuevo en el organismo directamente o tras ser manipulada. Habitualmente, esto se realiza primero subcutáneamente y después intramuscularmente. La dosificación y el intervalo desempeñan un papel importante.
Por regla general, el terapeuta administra al paciente pequeñas dosis (nunca más de cinco mililitros) a grandes intervalos (por ejemplo inicialmente dos veces por semana, más adelante cada catorce días).
Además de la inyección de la propia sangre no tratada, también existe la posibilidad de administrar la sangre manipulada previamente, por ejemplo tratada con ondas cortas, sangre propia potenciada o activada.

La autohemoterapia consiste en la extracción de sangre venosa y en su posterior readministración, manipulada o no, al propio organismo.

Nunca se administran más de cinco mililitros de sangre propia. Generalmente se empieza con 0,1 mililitros y se aumenta lentamente la dosis.

Las indicaciones para la autohemoterapia son las infecciones agudas y crónicas, los procesos reumáticos, la convalescencia, las alergias, las enfermedades cutáneas y los trastornos de la circulación.
Las contraindicaciones son la trombosis, los procesos tuberculosos, debilidad general severa. Pueden producirse agravamientos importantes.

La autohemoterapia es controvertida entre los especialistas. Los detractores argumentan que no se ha demostrado su eficacia y que existe riesgo de toxemia y choque.

La utilización de la autohemoterapia es controvertida.

Ayuno terapéutico

Con frecuencia está vinculado a un carácter religioso. Consiste en un rechazo voluntario del alimento por motivos de salud. A grandes rasgos pueden distinguirse dos formas, el ayuno total y el ayuno con aporte mínimo de nutrientes.
El ayuno terapéutico altera la obtención de energía del organismo. Si en condiciones normales la energía se obtiene de los carbohidratos, cuando se reduce el aporte de nutrientes el organismo pone en marcha el metabolismo proteico y

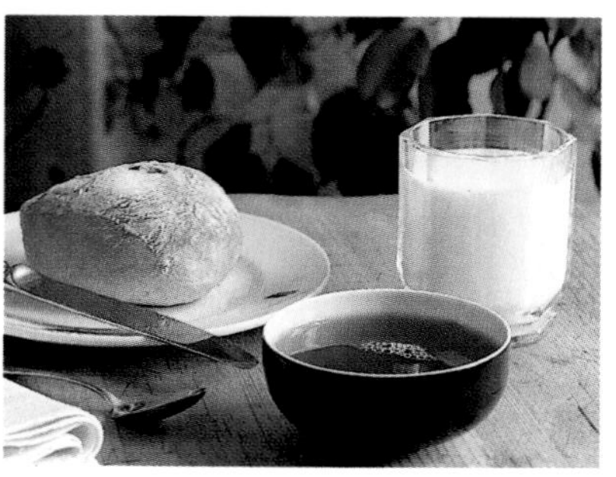

Desde hace mucho tiempo, el ayuno forma parte de la vida de muchas personas. Ello puede explicarse tanto por motivos religiosos como de salud.

más adelante el metabolismo lipídico. Esto provoca una disminución de peso y una descarga de las articulaciones y de la columna vertebral. Por otra parte el ayuno terapéutico aumenta la autoconfianza y puede constituir un punto de partida para un estilo de vida más sano.

El ayuno terapéutico se practica en caso de hipertensión arterial, trastornos de la circulación, enfermedades articulares, enfermedades cutáneas, asma y constipación. Está contraindicado en la tuberculosis, el cáncer, la psicosis, la depresión, la bulimia, la cirrosis hepática, la anorexia y la miocarditis. Tampoco es adecuado para las embarazadas, durante el período de lactancia ni para los niños.

Balneoterapia

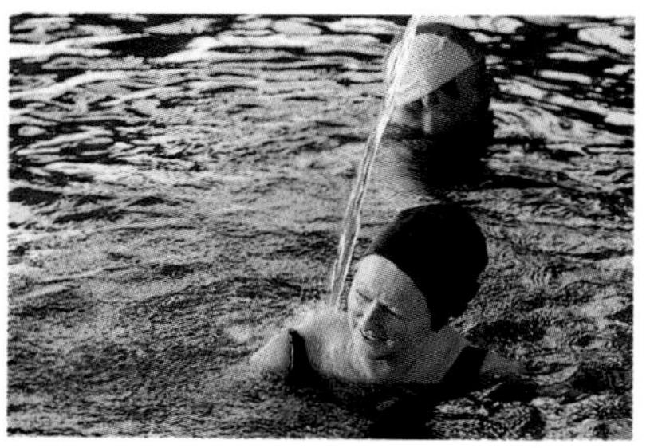

La balneoterapia se sirve muy globalmente de la sensibilidad cutánea frente a los estímulos mecánicos y térmicos.

Desde antiguo las fuentes termales y minerales han gozado de gran aprecio. Después de caer en el olvido durante mucho tiempo, el conocido Johann Sebastian Kneipp propició su desarrollo en el siglo XIX.
El término balneoterapia significa la utilización de las aguas medicinales con el objetivo de estimular la capacidad natural del organismo de reaccionar y regenerarse.
En primer término se utiliza la sensibilidad de la piel frente a los estímulos mecánicos y térmicos, que son transmitidos hasta el sistema inmunitario. Como consecuencia se producen reacciones de adaptación del organismo, por ejemplo al variar las condiciones climáticas, y la corrección de las adaptaciones incorrectas, como hipertensión arterial causada por el estrés.
Sólo la práctica repetida, planificada y prolongada asegura el éxito. En primer lugar hay que elegir el balneario de acuerdo con sus características climáticas. Seguidamente, el médico establecerá el plan terapéutico. Las aguas medicinales y los barros se utilizan con fines terapéuticos. Las aguas medicinales deben tener como mínimo un gramo de minerales o iones en disolución por kilogramo de agua: agua con cloruros, agua de mar, agua con sulfatos, agua con carbonato de hidrógeno, agua con radón, agua sulfurosa, agua termal. Los barros medicinales son sustancias naturales de grano fino: limo, lodo, fango, etc. Las formas terapéuticas son la ingestión de aguas medicinales, las inhalaciones, los baños y las envolturas.

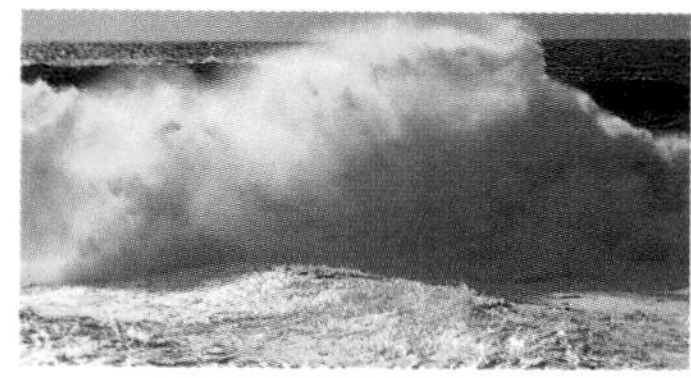

El agua de mar también se ha de considerar como un agua medicinal, ya que contiene más de un gramo de minerales por kilogramo.

Según el tipo, las aguas medicinales se emplean en caso de enfermedades bronquíticas, dermatológicas y gastrointestinales, hipertensión arterial, trastornos circulatorios y enfermedades articulares.
Los barros medicinales tienen un efecto beneficioso sobre las enfermedades de la columna vertebral y articulares, los traumatismos del aparato locomotor, los trastornos circulatorios y los trastornos funcionales ginecológicos.
Los barros medicinales están contraindicados cuando existe un eccema extenso, en las enfermedades febriles o en la insuficiencia cardíaca.

Biofeedback: *véase* el capítulo «Métodos de relajación».

Electroterapia (diversos métodos)

La galvanización incluye diversas formas de aplicación como la exposición larga, la exposición transversal, la iontoforesis y los baños celulares.

La electroterapia trabaja con corrientes eléctricas a diversos niveles de frecuencia, que se aplican en zonas de la piel exactamente definidas. En general se distingue el nivel de frecuencias bajas (corriente continua, corriente de estimulación), el nivel de frecuencias medias (corriente de interfrecuencia, método ampliplus) y el nivel de frecuencias altas (ondas cortas, ultrasonidos).

Nivel de frecuencias bajas (de cero a un kilohercio):

• Corriente continua (galvanización): se utilizan corrientes constantes con la misma dirección, que no excitan los nervios ni los músculos. En los procesos agudos se administran diariamente corrientes de intensidad baja. Un tratamiento dura seis días y una sesión aproximadamente quince minutos. En los procesos crónicos se utilizan intensidades mayores, las sesiones son más largas (treinta minutos) y más espaciadas durante un período de tiempo largo. La galvanización alivia el dolor, favorece la circulación y la regeneración. No debe practicarse en pacientes con marcapasos o implantes de metal.

• La corriente diadinámica (corriente de Bernard) es una combinación de corriente galvánica y corriente de impulsos. Se aplica de diez o doce minutos durante seis días consecutivos. La intensidad es exactamente la correcta cuando el paciente siente un hormigueo o un cosquilleo. La corriente de Bernard alivia el dolor, favorece la circulación y relaja la musculatura. Está indicada tras traumatismos, en los trastornos de la circulación, la artrosis y las neuralgias. No debe utilizarse en la neuritis, las fracturas recientes y en personas con marcapasos.

En el masaje de corriente de estimulación se aumenta la intensidad hasta que aparece una sensación vibratoria. No debe producirse una contracción muscular demasiado prolongada.

• La corriente de ultraestimulación de Träbert (masaje con corriente de estimulación) se administra durante seis días consecutivos durante quince minutos cada día; la persona que recibe el tratamiento debe notar una ligera vibración. Tiene un efecto analgésico y favorecedor de la circulación. Las indicaciones y las contraindicaciones son las mismas que para la corriente diadinámica.

• Corriente de estímulos para el tratamiento de la musculatura debilitada (tratamiento con corriente de ondas): mediante este procedimiento se provocan contracciones musculares intensas con el objetivo de reforzar la musculatura. Son suficientes de diez a quince minutos diarios con un total de diez a veinte sesiones.

Este procedimiento está indicado en la debilidad muscular generalizada, mientras que no puede aplicarse en ningún caso cuando la musculatura está denervada o en la miositis.

• Estimulación nerviosa eléctrica transcutánea (ENET): es posible aplicarla en casa mediante un aparato de bolsillo que funciona con pilas. Pueden hacer uso de ella los pacientes con estados dolorosos neurológicos, orgánicos, reumatológicos, quirúrgicos y traumatológicos, siempre que no lleven un marcapasos.

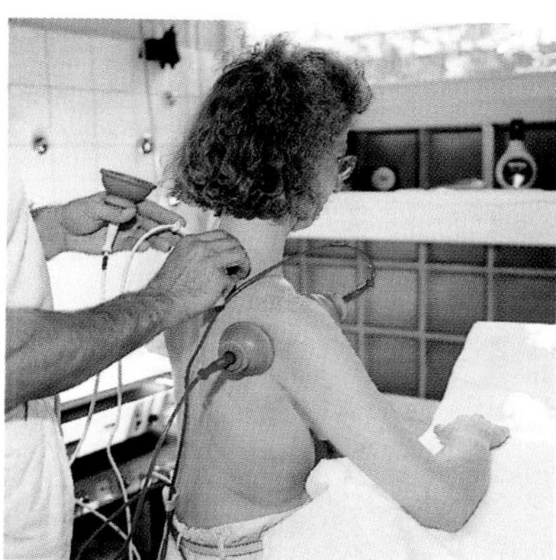

Terapia de corriente con interfrecuencias de Nemec. Es uno de los métodos de frecuencias medias menos conocido.

Nivel de frecuencia media (un kilohercio):

• Tanto la corriente de interfrecuencias como el método ampliplus tienen un efecto analgésico y favorecedor de la circulación. Las indicaciones y el procedimiento son los mismos que para las corrientes de baja frecuencia. Las corrientes de frecuencia media son poco utilizadas.

Nivel de frecuencias altas (300 kilohercios):

• Tratamiento con ondas cortas: utiliza el efecto térmico. Los procesos agudos se tratan con intensidades bajas. Una sesión dura cinco minutos y un tratamiento consta de seis a doce sesiones. En las enfermedades crónicas se intensifica la corriente, se alarga el tratamiento y disminuye la frecuencia de las sesiones.

Una forma especial de la electroterapia es la utilización de ultrasonidos. Trabaja con oscilaciones mecánicas en el nivel de las altas frecuencias.

• La terapia con ultrasonidos es un masaje vibratorio de alta frecuencia, con frecuencias de alrededor de 800 hercios. El tratamiento se realiza localmente con una cabeza de ultrasonidos fija o móvil y a través de un medio (aceite o agua). Los ultrasonidos tienen un efecto analgésico, favorecedor de la circulación y relajante muscular. Por ello es adecuado para el tratamiento de las enfermedades reumáticas, estados postraumáticos y enfermedades cutáneas. Nunca se ha de aplicar en enfermedades de la columna vertebral. Por lo demás tiene las mismas contraindicaciones que la terapia de ondas cortas.

Electroterapia neural (según Croon)

El verdadero tratamiento pueden realizarlo asistentes preparados para ello, pero la interpretación de los valores obtenidos debe hacerla el terapeuta.

La piel humana presenta una resistencia eléctrica claramente baja y una capacidad elevada en 212 lugares determinados. Estos puntos cutáneos están en relación con zonas reflejas de los órganos internos. Cuando existe una enfermedad estos valores varían: aumenta el número de Ohms, es decir, la resistencia, y disminuye la capacidad.
La electroterapia neural intenta variar la resistencia y la capacidad eléctrica mediante la corriente de estimulación hacia los valores normales. Cuando los valores normales se mantienen estables, lo que se consigue mediante un período largo de tratamiento, se produce una reactivación de los procesos de autocuración del organismo. Para ello son necesarias habitualmente entre 20 y 40 sesiones, a un ritmo de entre dos y seis tratamientos por semana.

Emplasto de cantáridas

Los médicos de la antigua Roma ya aplicaban el emplasto de cantáridas como medio vesicante. Más tarde, Paracelso también otorgó gran importancia a esta forma terapéutica. El emplasto se asemeja en su acción a la terapia con ventosas, razón por la que a veces se le denomina sangría blanca. A grandes rasgos, se produce una quemadura artificial de segundo grado sobre la piel, para que a través de ella el organismo elimine líquido linfático (linfa). Dado que la linfa contiene detritos metabólicos, se produce un efecto depurativo. El emplasto actúa como un drenaje linfático. Además, se refuerza la capacidad de las células inmunocompetentes, de forma que se restaura la autorregulación inmunológica.

En relación con el tratamiento con el emplasto de cantáridas es cierta la regla: cuanto mayor y más débil es el paciente tanto mayor será la precaución y la suavidad con que deberá aplicarse el tratamiento.

Este método se practica en enfermedades de la columna vertebral, dolor tumoral, enfermedades articulares, neurodermatitis, eccemas y trastornos cardíacos funcionales.
En casos excepcionales se produce una hiperpigmentación de la piel o una irritación de la vejiga urinaria como efectos secundarios. El emplasto de cantáridas no debe utilizarse en caso de trastornos de la circulación y edemas por estasis sanguíneo. En ningún caso se ha de aplicar sobre heridas abiertas, articulaciones inflamadas, mucosas o en los pliegues articulares.

El emplasto de cantáridas tiene una acción extraordinariamente intensa y requiere un postratamiento adecuado. Por ello no deberá realizarse nunca como autotratamiento.

Antes de la aplicación del emplasto se rasura una zona circunscrita de la piel y se desengrasa con gasolina. El médico adhiere el emplasto con la masa de cantáridas y venda el lugar de tal manera que no pueda salirse la masa del emplasto. Al cabo de cuatro horas aproximadamente la zona empieza a escocer, efecto que se mantiene durante varias horas. La ampolla formada no puede

romperse antes de tiempo. De doce a dieciséis horas después el médico pincha la ampolla y aspira el líquido claro. Seguidamente, se cubre la herida en condiciones de esterilidad.
Atención: a pesar de lo sencillo que pueda parecer el método, este tratamiento no debe hacerse sin supervisión médica.
El emplasto de cantáridas lo practican principalmente los médicos orientados a la medicina natural.

Entrenamiento autógeno: *véase* el capítulo «Métodos de relajación».

Enzimoterapia

Desde principios del siglo XX la idea de aportar al organismo humano proteínas de origen animal o vegetal supuso un paso hacia delante. La administración de las enzimas inalteradas a través de la mucosa intestinal provoca alteraciones en la sangre y en los tejidos. En la mayoría de los casos, en el organismo las inflamaciones cursan con una alteración local de la corriente sanguínea. Las enzimas tienen un efecto beneficioso sobre la fluidez de la sangre. Tienen un efecto antiinflamatorio y analgésico, influyen sobre los procesos inmunológicos y mejoran las defensas frente a los tumores.
Las enzimas pueden administrarse intravenosa y oralmente. Como mínimo deben tomarse tres veces al día en ayunas, durante un período de tres a cuatro semanas.

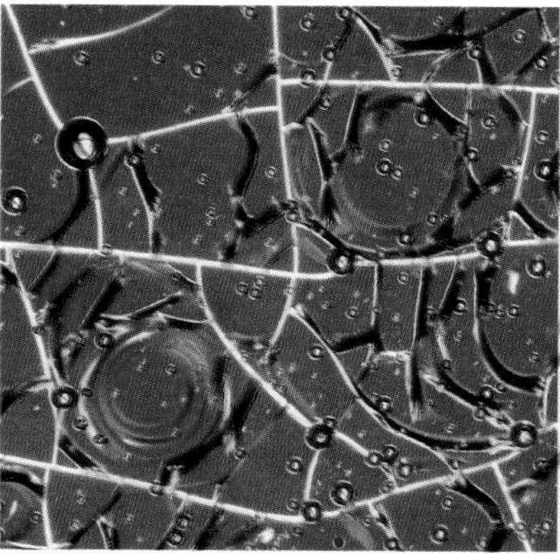

Las enzimas tienen un efecto especial en el organismo humano. La amilasa aquí representada, por ejemplo, se encuentra en la saliva y tiene un intenso efecto disgregante.

La enzimoterapia se combina en ocasiones con otras terapias. Se utiliza en las enfermedades vasculares, respiratorias, gastrointestinales, del sistema locomotor y de la piel, así como en las infecciones víricas, los tumores malignos, las enfermedades geriátricas, urogenitales y ginecológicas. La enzimoterapia no es adecuada para los pacientes con trastornos de la coagulación o trastornos avanzados de la función hepática o renal. También debe procederse con precaución durante el embarazo.

Hasta el momento no se ha podido demostrar científicamente la acción de la enzimoterapia.

La utilización de la enzimoterapia es controvertida.

Eutonía: *véase* el capítulo «Métodos de relajación».

Fitoterapia: *véase* el capítulo «El medicamento».

Gimnasia para enfermos: *véase* el capítulo «Medicina natural».

Guía de la simbiosis

Se trata de un control de la flora intestinal con el objetivo de mantener o reinstaurar la flora normal. Se administran cultivos bacterianos fisiológicos para la regulación de una disbiosis de esta flora.

Las alteraciones en la flora intestinal tienen diversas etiologías; incluso los períodos prolongados de estrés ejercen su influencia.

La guía de la simbiosis se usa como terapia básica, que puede combinarse con otras terapias de la medicina natural.

Su indicación se basa principalmente en el estudio microbiológico de las heces y la orina. La guía de la simbiosis se realiza en tres fases, a lo largo de doce semanas. La primera fase consiste en la reducción de la flora intestinal incorrecta, la segunda debe estimular los procesos digestivos de eliminación, la tercera, la fase microbiológica, consiste en la administración de los cultivos bacterianos. Paralelamente, el paciente varía sus hábitos nutricionales. No debe alterarse el orden de las fases.

Helioterapia: *véase* el capítulo «Medicina natural».

La utilización terapéutica del agua en forma de baño, sauna, chorro o envoltura recibe el nombre de hidroterapia.

Hidroterapia: *véase* el capítulo «Medicina natural».

Homeopatía

Al contrario que la medicina académica, la homeopatía parte de una visión global del individuo, y el punto principal es el estado general del paciente.

La homeopatía aparece en la medicina cuando Samuel Hahnemann, a finales del siglo XVIII, adopta una actitud en contra de las barbaridades que se hacían por aquel entonces y realiza las primeras experimentaciones controladas con medicamentos en personas sanas. A partir de estas experimentaciones extrae la conclusión de que un medicamento activo ha de provocar exactamente los mismos síntomas que quiere curar. Con ello quedaron formulados los dos principios básicos de la homeopatía, la experimentación y la ley de la similitud.

El tratamiento homeopático persigue la estimulación de las fuerzas autocurativas del organismo. A ser posible pretende actuar preventivamente, sobre la base de un concepto de globalidad del proceso patológico. El punto decisivo es, a ser posible, la coincidencia del cuadro sintomático del paciente con el cuadro de acción del medicamento, de acuerdo con la ley de similitud. El problema es que prácticamente nunca existe una coincidencia completa. Algunos síntomas hablan a favor de un medicamento y otros en contra. Así pues, el médico debe sopesar los síntomas y dar preponderancia a algunos de ellos (jerarquización). De esta manera se entiende la gran importancia de la anamnesis en la homeopatía. En la homeopatía es habitual la realización de una anamnesis larga y exhaustiva.

Los medicamentos homeopáticos se administran en forma de gránulos o glóbulos. La dosis y la potencia del medicamento debe ser establecida por el médico (la potenciación del medicamento se consigue mediante el proceso de dilución y agitación desarrollado por Hahnemann). Además, la prescripción se hace de forma individualizada para cada paciente y depende en gran medida de la experiencia del médico.

Debido a la ley de la similitud puede producirse un agravamiento inicial, que sin embargo se considera como positivo desde el punto de vista del pronóstico.

La experimentación del medicamento en el individuo sano y la ley de similitud, según la cual un medicamento debe provocar exactamente los mismos síntomas que quiere tratar, constituyen la base de la homeopatía.

La homeopatía es efectiva en enfermedades funcionales, psicosomáticas, psíquicas, infecciosas, inflamatorias crónicas y degenerativas. En los procesos agudos que precisan un tratamiento rápido (infarto de miocardio) o supresor (choque alérgico), así como en las enfermedades orgánicas de mala evolución (tumores malignos), no es aconsejable el tratamiento único con homeopatía. No obstante, puede administrarse de forma coadyuvante.

Hasta el momento, la homeopatía no ha conseguido un reconocimiento científico. Esto se debe a que parte de un principio completamente distinto: mientras que la medicina académica incide sobre un proceso patológico concreto y con un curso exactamente conocido, la homeopatía ve al paciente como un todo, lo que impide una medicación exacta. Este procedimiento también dificulta la comprobación científica.
Los medicamentos homeopáticos deben ser prescritos por el médico.

Masaje: *véase* el capítulo «Medicina natural».

Método de Baunscheidt

La estimulación de grandes superficies cutáneas forma parte de los métodos médicos conocidos desde hace mucho tiempo. En 1848, el mecánico de precisión Carl Baunscheidt redescubrió este principio, sin tener conocimiento de los métodos antiguos.
El método de Baunscheidt es un método pustulante. Éstos consisten en métodos de irritación dérmica que provocan artificialmente una erupción. Como resultado se produce un aumento de la irrigación y, a través de la interacción de la piel con el interior del organismo, una intensificación del metabolismo de los órganos supeditados al segmento cutáneo tratado. Por otra parte, el método tiene un efecto inmunoestimulante, ya que produce una activación del sistema linfático.
Para practicar el método de Baunscheidt se precisa un instrumento especial para escarificar la piel. Una vez rasurada la región corporal que se desea tratar, se escarifica la piel a una profundidad suficiente para que ésta se enrojezca. Seguidamente se unta la zona con una pasta especial o con un aceite. Así se producen pústulas, que al cabo de unos días se rompen o se secan.

En el siglo XIX, el descubrimiento de Baunscheidt fue muy celebrado y se hizo mundialmente conocido. Napoleón III de Francia se contó entre los usuarios de este método, al igual que el ciudadano de a pie.

La terapia de Baunscheidt puede aplicarse en un gran número de enfermedades: lesiones de la columna vertebral, osteoporosis, neuralgias, artrosis, gota, tendencia a las infecciones, enfermedades gastrointestinales, infecciones de las vías urinarias, incontinencia urinaria, enfermedades ginecológicas, labilidad psíquica, enfermedades de los párpados e iritis.
No debe utilizarse en caso de alergia, enfermedades autoinmunes y fiebre elevada.
En las piernas se ha de adoptar una actitud conservadora y en las personas con una importante pigmentación no se puede aplicar la técnica debido al riesgo de hiperpigmentación.
Ya que existe el riesgo de formación de cicatrices, el paciente ha de ser ampliamente informado y por supuesto estar de acuerdo con el tratamiento.

Atención: la persona que se somete al método de Baunscheidt debe asumir la posibilidad de aparición de cicatrices. Por este motivo, antes de la aplicación de la terapia hay que informar ampliamente al paciente.

Actualmente, el método de Baunscheidt se utiliza en raras ocasiones. Los detractores de esta técnica aseguran que el aceite de crotón que contiene la pasta puede reforzar la acción de las sustancias carcinogénicas. No obstante, también existen pastas que no contienen este aceite.
Atención: el método de Baunscheidt no debe utilizarse nunca como método de primera elección.

Los detractores del método de Baunscheidt aseguran que el aceite de crotón que contiene la pasta puede reforzar la acción de las sustancias carcinogénicas. No obstante, también existen pastas sin aceite de crotón, aunque con ellas se consigue sólo una variante suave del método.

Método de Feldenkrais: *véase* el capítulo «Métodos de relajación».

Oxigenoterapia

Mediante la administración de fármacos puede mejorarse la capacidad del organismo para captar el oxígeno.

El déficit de oxígeno puede tener graves consecuencias para la salud, como trastornos circulatorios o infarto de miocardio. La administración de oxígeno a dosis adecuadas y bajo control médico ha demostrado su utilidad en este campo. La capacidad del organismo para captar el oxígeno puede mejorarse mediante la administración de fármacos.
Se utilizan principalmente tres métodos:

Oxigenoterapia de regeneración: se trata de una respiración prolongada bajo presión, con el aporte adicional de oxígeno. Puede aplicarse como terapia única o conjuntamente con la terapia de inhalación de oxígeno. El paciente debe reposar durante diez minutos en una posición relajada y posteriormente se le administra oxígeno durante quince minutos con un aparato de inhalación. Eventualmente puede seguirse de una terapia de inhalación de oxígeno.

Antes de someterse a una oxigenoterapia se recomienda la realización de una prueba funcional pulmonar y un análisis de sangre.

Terapia de inhalación de oxígeno: el oxígeno se administra durante como mínimo dos horas mediante unas gafas, máscara o sonda de oxígeno. En total el tratamiento dura 30 horas repartidas en 15 sesiones. Es útil combinarlo con la sauna, el ejercicio, la natación y las medidas balneoterapéuticas. El tratamiento debe realizarse como mínimo dos horas antes del reposo nocturno.

El tratamiento está indicado en situaciones de urgencia como angina de pecho, infarto de miocardio, intoxicación, estado de choque, enfermedad pulmonar crónica, trastornos ventilatorios y cardiopatías.
Está contraindicado en el accidente vascular cerebral y en la insuficiencia respiratoria global.

Algunos médicos no consideran aconsejable la oxigenoterapia multifásica, ya que no se ha demostrado su eficacia y es posible un tratamiento incorrecto.

Oxigenoterapia multifásica (según Ardenne): se procede contra el déficit de oxígeno en tres fases consecutivas. Ardenne desarrolló un gran número de posibles variaciones, de forma que la terapia puede adecuarse con precisión al estado del paciente. Las tres fases son:
1. elevación de la capacidad de captación de oxígeno mediante la administración de fármacos;
2. elevación de la presión parcial de oxígeno mediante la administración de oxígeno al 40 % durante un período de 30 minutos;
3. medidas para el aumento de la irrigación tisular (ejercicio físico, fármacos).

El método de Ardenne es útil en muchas enfermedades del sistema cardiocirculatorio, respiratorio, gastrointestinal, urogenital, así como a nivel ginecológico y del aparato locomotor.
Está contraindicado en la insuficiencia respiratoria global, las alergias agudas, la epilepsia y el hipertiroidismo.

La oxigenoterapia de Ardenne es útil en enfermedades diversas del sistema cardiocirculatorio, respiratorio y gastrointestinal, entre otros.

La eficacia de la oxigenoterapia multifásica es controvertida.

Ozonoterapia

La terapia con ozono se basa en el efecto antiinflamatorio, favorecedor de la circulación y estimulante del metabolismo de una mezcla de ozono y oxígeno.

La ozonoterapia se basa en el efecto antiinflamatorio, favorecedor de la circulación y estimulante del metabolismo de una mezcla de ozono y oxígeno. La mezcla puede administrarse intramuscular, intravenosa o localmente.
El médico puede hacer uso de distintos métodos:
Autohemoterapia menor (AHm): se inyecta sangre propia enriquecida con ozono en el músculo.
Autohemoterapia mayor (AHM): se inyecta sangre enriquecida con ozono en la vena. Además de por la vía de administración, la AHM se diferencia de la AHm por la cantidad de la sangre extraída y administrada de nuevo.
Inyección intraarterial: el ozono se inyecta muy lentamente en la arteria femoral.
Agua con ozono: hay que beber a tragos agua a la que se le ha añadido ozono o utilizarla para hacer irrigaciones.

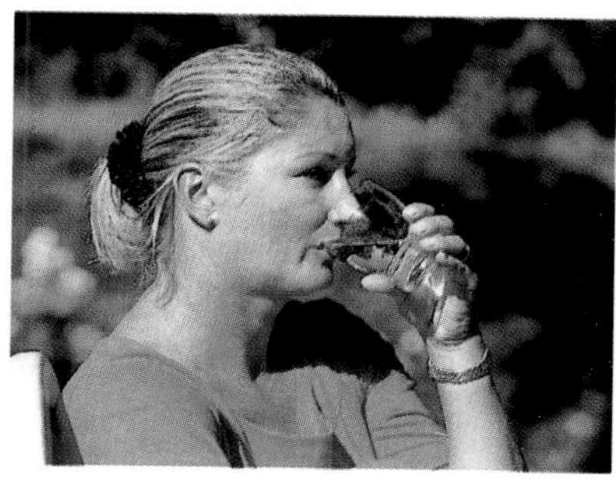

El beber el agua a la que se le ha añadido ozono es una de las posibles terapias con ozono.

También existe el baño de vapor de agua con ozono, la insuflación intestinal de ozono, el tratamiento con ozono a presión (piel) y otros tipos de inyección (intraarticular, intramuscular, subcutánea).

Atención: el ozono no puede administrarse en ningún caso a través de las vías respiratorias, ya que a altas concentraciones es tóxico.
La combinación de la ozonoterapia con otros métodos de la medicina natural da muy buenos resultados.

El tratamiento con ozono es útil en trastornos de la circulación, úlceras de decúbito, enfermedades gastrointestinales, hepatopatías, alergias, reuma, migrañas y neuralgias.
Cuando existe una intoxicación alcohólica, hemorragias orgánicas, embarazo, infarto de miocardio reciente o déficit plaquetario la terapia estará contraindicada.

En general, la utilización de las distintas terapias con ozono es controvertida.

Proloterapia

En la primera mitad del siglo XX médicos americanos señalaron la acción proliferativa de los fármacos esclerosantes en las enfermedades del tejido conjuntivo. A partir de este hecho se desarrolló la proloterapia (abreviatura de terapia de proliferación), un tratamiento con inyecciones que estimula al cuerpo para la formación local de tejido conjuntivo fibrinoso. Todavía no están claros los procesos bioquímicos exactos.
La terapia se basa en un técnica especial de inyección, mediante la cual se administra la solución proliferativa, generalmente glucosa. Habitualmente, antes de la inyección se administra un anestésico local. Seguidamente, el terapeuta hace una punción hasta que entra en contacto con el hueso, retira la aguja un poco e inyecta la sustancia. Tras el tratamiento, a ser posible el paciente debe movilizarse rápidamente.
Lo habitual son tres sesiones con un intervalo de una a seis semanas. Por término medio es suficiente con cuatro inyecciones, y raramente son necesarias más de diez por serie.

El término proloterapia es la abreviatura de terapia de proliferación y consiste en un tratamiento aplicado por la técnica de inyección, que provoca la formación local de tejido conjuntivo fibrinoso en el organismo.

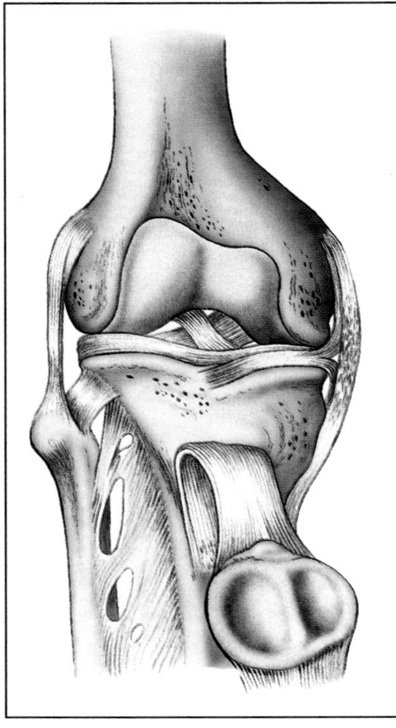

La proloterapia se utiliza entre otros en los problemas ortopédicos de la articulación de la rodilla.

La proloterapia se practica en los trastornos causantes de hipermovilidad, desplazamientos vertebrales, hernia discal, así como en los problemas ortopédicos de la columna vertebral cervical, lumbar y de la articulación de la rodilla, del hombro y del tobillo.
La proloterapia no debe aplicarse cuando existen procesos inflamatorios cerca del lugar de la inyección, inflamaciones graves, alteraciones tumorales y trastornos de la coagulación.

Quiropraxia: *véase* «Terapia manual», pág. 835.

Reflexoterapia podal (RTP)

Las raíces de esta terapia se encuentran en la antigua sabiduría popular india. En 1900, el americano William Fitzgerald recopiló, sistematizó y completó la tradición. Posteriormente inició la preparación de los interesados en este arte.
La RTP utiliza la fuerza natural de regulación del hombre con una técnica especial. El fundamento del tratamiento se basa en la relación recíproca entre el pie y la totalidad del organismo. Fitzgerald construyó una imagen reticulada que divide el cuerpo en diez zonas longitudinales. Los órganos que se encuentran en estas zonas tienen su correspondencia en los puntos del pie. Lo mismo ocurre con las tres zonas transversales; según la posición de un órgano su zona refleja correspondiente se localiza en los dedos del pie, el centro del pie o la raíz del pie.

Un aspecto colateral de la RTP se encuentra en la vivencia del dolor. Mediante el tratamiento controlado, dosificado con exactitud y curativo, el paciente debe aprender a acostumbrarse al dolor y a tratar con él de forma constructiva.

El diagnóstico se realiza mediante la palpación de las zonas del pie; de esta forma pueden detectarse las zonas sintomáticas. Además se realiza una inspección del pie. Se extrae información sobre posibles deformaciones y tumefacciones, de las características de la piel y las uñas, así como de la temperatura.
La RTP se hace habitualmente de dos a tres veces por semana, una sesión dura entre 20 y 25 minutos, y una serie terapéutica consta de seis a doce sesiones. Según la reacción del paciente, el tratamiento puede ser tranquilizante o fortalecedor. Ello se consigue mediante la variación del ritmo o de la intensidad de la manipulación.

El paciente siente las reacciones de su cuerpo como agradables o desagradables, en ocasiones incluso como dolorosas. Cada reacción pone de manifiesto una variación del estado y con ello la confirmación de la medida. Esto se considera un estímulo terapéutico.

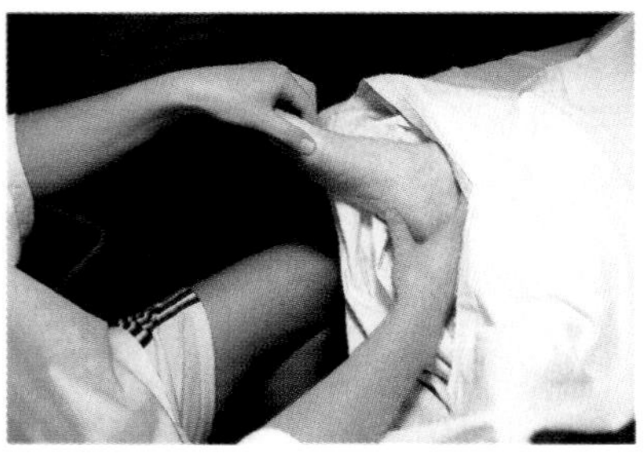

Mediante la variación del ritmo o la intensidad de la manipulación, la RTP puede tener un efecto relajante o fortalecedor.

La RTP es útil en las deformaciones por factores estáticos o musculares, así como en un gran número de trastornos orgánicos funcionales en el tracto digestivo y urogenital, en el campo psicosomático, cardiocirculatorio, respiratorio, cutáneo y neurológico.
Debe excluirse la utilización de la RTP en las inflamaciones agudas venosas y linfáticas, las enfermedades infecciosas y con fiebre elevada, las psicosis y los embarazos de riesgo, así como en determinadas enfermedades de los pies: micosis, reuma y gangrena.

Relajación muscular progresiva: *véase* el capítulo «Métodos de relajación».

Sangría

La sangría, al igual que las ventosas (*véase* apartado correspondiente), es un método terapéutico muy antiguo, conocido en todas las culturas desde hace siglos. Debido a que antiguamente se utilizó incorrectamente y en exceso, cayó en el olvido o en el descrédito. Actualmente despierta de nuevo un interés creciente.

En las personas de más de 60 años, no se extraen más de 100 mililitros de sangre por sesión.

Muchas enfermedades están influidas por las características de fluidez de la sangre. El organismo sustituye la disminución del volumen plasmático provocada por la sangría mediante la reabsorción de líquido a partir del tejido. Este hecho explica la hemodilución, descongestión y purificación de la sangre que se produce mediante la sangría.

En la sangría mayor, el médico extrae la sangre venosa con una cánula en mariposa. El extremo del tubo se coloca en un recipiente graduado. La cantidad de la sangría depende de la edad del paciente, pero generalmente se encuentra por debajo de los 150 mililitros, con una o dos sangrías por semana. La microsangría japonesa se limita a las piernas. Las varices de la pierna se puncionan con una lanceta de sangría y se deja gotear la sangre.

La sangría mayor está indicada en enfermedades metabólicas, algunas enfermedades cardiocirculatorias, trastornos circulatorios cerebrales, enfermedades pulmonares y estasis venoso. La sangría japonesa generalmente alivia rápidamente la sintomatología varicosa.

La sangría mayor no debe aplicarse en caso de diarrea aguda, anemia, hipotensión arterial, debilidad determinada por la edad y debilidad física general. La sangría japonesa no puede practicarse en el muslo debido al riesgo de colapso.

La sangría es un método reconocido y con base científica.

Terapia celular

La terapia celular consiste en la inyección de preparados celulares con un objetivo terapéutico. Las sustancias administradas deben poner al organismo en situación de eliminar los defectos patogénicos celulares y tisulares.

La terapia con células frescas forma parte de las terapias orgánicas. Este término define aquellos procedimientos que utilizan medicamentos en su mayoría de origen animal.
La utilización de células humanas tropieza con problemas morales.

Generalmente se administran poblaciones celulares fetales de corderos y terneros. Desde un punto de vista terapéutico serían preferibles las células humanas, pero existen razones morales y legales en contra. En la mayoría de los países existe una legislación que sólo permite la administración de preparados obtenidos de animales.

Son posibles tres mecanismos de acción. La administración directa de las células a través del organismo tiene un efecto sustitutivo: sustituye los déficits celulares. La administración indirecta se realiza tras la destrucción del material celular hasta el plano molecular y tiene un carácter regenerativo, ya que aporta un gran número de sustancias estructurales. Los remedios celulares potenciados pueden tener un efecto tanto sustitutivo (a potencias bajas) como regulador (a potencias elevadas).

El mayor riesgo de la terapia con células frescas consiste en la aparición de reacciones inmunológicas de defensa.

No obstante, pueden pasar algunos días e incluso varias semanas hasta que se observe algún efecto.
Para la administración del preparado existen varios métodos: trasplante, implantación, inyección y aplicación externa.

La terapia celular se utiliza en caso de defectos estructurales o funcionales en el plano celular y tisular. A este grupo pertenecen por ejemplo las anemias, los estados de inmunodeficiencia, los trastornos de maduración de los órganos, disminución funcional de órganos y tejidos determinada por la edad.
Está contraindicada en las infecciones bacterianas, la vacunación (cuatro semanas antes y después) y las reacciones alérgicas.

Precaución: no puede descartarse el riesgo de reacciones inmunológicas de defensa. Por ello su utilización es muy controvertida. Los detractores esgrimen en contra de la terapia los riesgos extraordinarios del procedimiento frente al hecho de que no existe una demostración de su eficacia. Así, pueden producirse graves situaciones de choque y en caso extremo la muerte. No se ha demostrado la transmisión de la enfermedad de las vacas locas (enfermedad de Creutzfeldt-Jacob), aunque algunos expertos consideran que es posible.

Terapia climática: *véase* el capítulo «Medicina natural».

Terapia con rayos infrarrojos

La radiación infrarroja se utiliza hace ya tiempo con fines terapéuticos.

La radiación de infrarrojos o con luz roja forma parte de la termoterapia. Gracias a su efecto de calor influye sobre los procesos neurofisiológicos y la temperatura corporal; se favorece la circulación, disminuye el dolor y se aumenta el tono muscular.

La luz infrarroja se utiliza en las enfermedades reumáticas, las inflamaciones crónicas, los procesos postraumáticos, la sinusitis, la furunculosis y para el calentamiento de regiones frías del cuerpo antes de la terapia del movimiento.
Está contraindicada en la sensibilidad a la luz, enfermedades cutáneas determinadas por la luz, en el glaucoma y en enfermedades inflamatorias agudas.

Las terapias con infrarrojos se llevan utilizando hace ya tiempo.

Terapia con sanguijuelas: *véase* «Ventosas y sanguijuelas», pág. 837.

Terapia con ultrasonidos: *véase* apartado «Electroterapia».

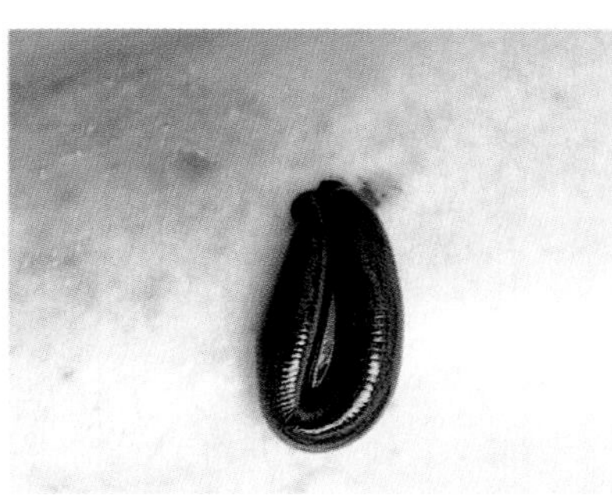

La terapia con sanguijuelas tiene una acción similar a una sangría muy suave. Para más información, *véase* pág. 837.

Terapia de biorresonancia (TBR)

La terapia de biorresonancia se fundamenta en los conocimientos de la acupuntura y de la física cuántica. La base es el movimiento molecular (browniano), un movimiento de oscilación de las uniones entre los electrones.

En 1977, F. Morell propuso por primera vez un método para registrar las oscilaciones electromagnéticas del propio organismo, alterarlas y transmitirlas una vez modificadas de nuevo al organismo. Desde 1987 este método recibe el nombre de terapia de biorresonancia, mientras que se habla de terapia de multirresonancia cuando se trabaja con frecuencias externas.
La TBR se basa en la idea de influir directamente de forma terapéutica sobre las frecuencias emitidas por el organismo debido al movimiento molecular (browniano) mediante un aparato eléctrico. Las oscilaciones propias del paciente son captadas con electrodos y almacenadas en un aparato de TBR. Ello hace posible una visión global del proceso patológico. Seguidamente se invierten las oscilaciones patológicas y se transmiten nuevamente al organismo, obteniéndose un efecto neutralizante. Posteriormente, las fuerzas de regulación del propio organismo pueden controlar los procesos biológicos.
Es habitual empezar con una terapia básica, cuyo efecto estabilizador debe mejorar la capacidad de reacción para las siguientes terapias. Al proseguir la terapia, el terapeuta puede seguir una lista de indicaciones preestablecida o un esquema individual.
Por término medio, cada sesión dura 20 minutos. Si existen enfermedades crónicas es suficiente con un tratamiento por semana; en los casos agudos se puede llegar hasta una sesión diaria, aunque éstas son más cortas.

Con la TBR puede tratarse un amplio abanico de indicaciones. Puede prescribirse en: alergias, estados dolorosos generales, insuficiencia inmunológica y tendencia a las infecciones, enfermedades cardíacas y circulatorias, reuma, trastornos del sueño, migrañas, diabetes, enfermedades ginecológicas, enfermedades respiratorias, sobrecargas tóxicas y enfermedades gastrointestinales.
No se conocen contraindicaciones.

Terapia de inhalación: *véase* el capítulo «Medicina natural».

Terapia del movimiento: *véase* el capítulo «Métodos de relajación».

Terapia del orden

El concepto terapia del orden ya fue esbozado por Johann Sebastian Kneipp, aunque sin definirlo con exactitud. Hoy en día, por ello se entiende un modo global de valorar y entender el organismo humano. También podría hablarse de terapia de la información o de la comunicación. La terapia del orden quiere tener en cuenta todas las explicaciones relevantes en la indicación y control de las medidas terapéuticas. Este punto de vista se basa en el conocimiento de que un organismo tan complejo como el del hombre no puede explicarse con razonamientos monocausales, ya que existen demasiadas dependencias recíprocas. Fabricar un orden de vida en todos los sentidos, éste es el objetivo autoimpuesto por la terapia del orden.

El objetivo de la terapia del orden es fabricar un orden de vida en todos los sentidos.

El terapeuta estructura su propio programa de orden y al hacerlo define lo que él considera salud o enfermedad. El criterio más decisivo no es la falta de sínto-

mas o la vitalidad, sino la estabilidad de las funciones vitales. El fundamento de la terapia consiste en que realmente se reciba la información. Qué vía de información elija el terapeuta constituye una parte esencial de la terapia, ya que cada procedimiento ejerce un efecto psicológico específico: la inyección por ejemplo implica dolor, las pomadas transmiten al paciente la sensación de un tratamiento más suave.
Así pues, la terapia del orden se sirve de la influenciabilidad del hombre. Por ello debe prestarse una especial atención a su estado global, incluido su entorno social. Así pues, como medida esencial surge el diálogo psicoterapéutico. En principio cualquier actuación terapéutica es válida como medida aislada, ya sea la simple prescripción de un somnífero o la acertada retirada de un estimulante.

El principio extraordinariamente complejo de la terapia del orden dificulta su realización y lleva consigo el peligro de la arbitrariedad.

Básicamente, la terapia del orden siempre está indicada. Adquiere una especial importancia cuando el paciente ofrece resistencia a los procedimientos de la medicina clásica.
La desventaja de esta terapia consiste en que el paciente no se da cuenta, es decir, no puede opinar ni colaborar.

Terapia floral de Bach

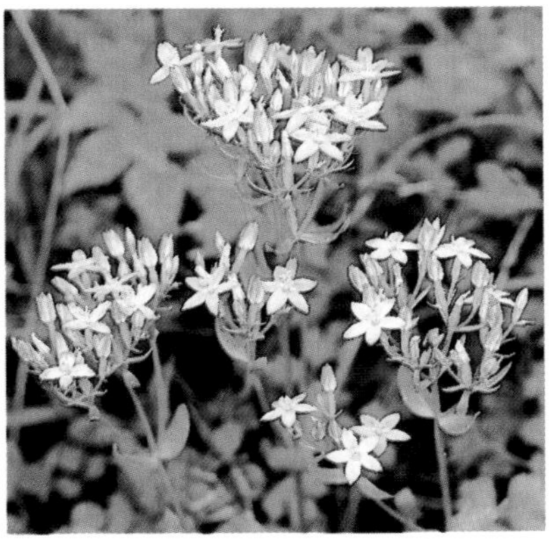

Cada flor de Bach presenta un efecto diferente. La centáurea debe ayudar a conocer mejor las propias necesidades y a poder manifestarlas.

La terapia floral de Bach constituye un método similar a la homeopatía. Su descubridor, el médico inglés Edward Bach (1886-1936), consideró esta terapia como una ampliación de la homeopatía. Bach definía la enfermedad como un conflicto entre el núcleo «divino» del hombre y su vida cotidiana. Este continuo estado de tensión es la verdadera causa de la enfermedad. La ayuda para la autocuración en el plano psicológico, que se consigue mediante la liberación de energía psíquica, hace posible un proceso curativo entendido desde el punto de vista global. Esta liberación se produce gracias a la administración de un preparado del extracto acuoso de 38 plantas y árboles silvestres.
En general, se hace individualmente un preparado de entre cuatro y ocho esencias florales.
Se utilizan dos formas típicas de administración: en los procesos agudos se añaden dos gotas del concentrado floral a un vaso de agua, y la mezcla se bebe a pequeños tragos repartidos durante todo el día. En las enfermedades crónicas se mezcla en un envase de vidrio una gota de cada concentrado floral con diez mililitros de una mezcla de alcohol y agua (relación 1:3) y se toman cada día cuatro veces cuatro gotas de este preparado, como mínimo diez minutos antes de la comida.

Las flores de Bach se combinan siempre de forma individual y las combinaciones estándar no son habituales con una sola excepción: el remedio de urgencia ha demostrado su eficacia como estabilizador emocional en las situaciones de urgencia.

La terapia floral de Bach es recomendable en los trastornos mentales leves y como medida coadyuvante en las enfermedades psíquicas. Además es útil en los trastornos funcionales como los del sueño o del ritmo cardíaco. Está especialmente indicada en aquellos pacientes que no desean tomar ningún medicamento químico.
Las flores de Bach no se han de administrar en caso de una enfermedad psíquica aguda. En todo caso deben constituir una medida coadyuvante del tratamiento con psicofármacos.

Otras formas de administración son mediante las envolturas y los baños.

La duración del tratamiento depende de la edad y de la situación vital del paciente, pero generalmente es de nueve a 18 meses.
Las flores de Bach son compatibles con todos los otros medicamentos. Es posible combinarlas incluso con un tratamiento de la medicina académica.

En ocasiones los médicos recomiendan la terapia floral de Bach como medida coadyuvante. No se ha podido demostrar la base científica de su acción, de modo que su aplicación es controvertida.

En la terapia floral de Bach, el terapeuta establece el diagnóstico mediante el diálogo. Para ello ha de captar intuitivamente el estado emocional del paciente, donde tienen menos importancia los signos físicos del paciente que las reacciones durante la conversación.

Terapia manual (quiropraxia)

Hace más de cuatro mil años ya se hacían manipulaciones simples con el fin de movilizar las articulaciones con movilidad reducida. Hoy en día, el objetivo de la terapia manual sigue siendo la eliminación de los trastornos funcionales reversibles en el esqueleto y en el aparato locomotor y la posibilidad de realizar el movimiento sin dolor. Los términos de medicina manual o quiropraxia significan exactamente lo mismo.
Existen dos procedimientos terapéuticos: la manipulación y la movilización.
La manipulación utiliza un impulso motor breve, rápido y realizado con poca fuerza. Una vez el paciente está en la posición adecuada, el quiropráctico ejerce una tensión previa en la dirección de la manipulación y realiza una tracción de prueba. Sólo entonces se inician las verdaderas tracciones manipulativas. La movilización restablece la movilidad articular mediante movimientos pasivos.

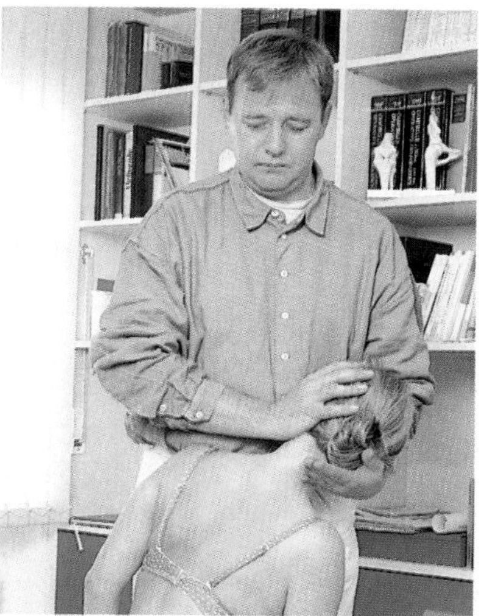

La quiropraxia se basa en la realización de sencillas manipulaciones. Su objetivo consiste en restablecer la capacidad de movimiento de las articulaciones cuya movilidad se halla reducida.

Estos métodos están indicados en la tortícolis, el síndrome lumbar, las cervicalgias, el dolor facial, maxilar y odontológico, así como en la sensación de embotamiento sensorial.
No debe emplearse en caso de hernia discal aguda, lesiones recientes de las partes blandas de la columna vertebral, osteoporosis, tumores y metástasis, infecciones articulares agudas y traumatismos recientes.

Atención: a pesar de que las manipulaciones quiroprácticas pueden parecer sencillas, su práctica debe quedar sólo en manos del médico o del terapeuta.

Terapia neural

En 1905 se desarrolló el primer anestésico local sintético, la procaína, que pronto demostró que contaba con efectos terapéuticos. La terapia de regulación con anestésicos locales fue desarrollada sistemáticamente y fundamentada teóricamente a principios de los años cuarenta por los hermanos Ferdinand y Walter Huneke, ambos médicos, a partir de los terapéuticamente bien conocidos anestésicos locales.
Los terapeutas neurales parten de la base de que determinados campos de perturbación, que se encuentran en la superficie cutánea aunque también los hay en el interior del organismo, pueden influir mediante un estímulo sobre los circuitos de regulación del organismo, lo que puede llegar a provocar trastornos de la regulación y en último extremo la aparición de la enfermedad. Los denominados focos tienen una acción similar. Son regiones corporales en las que se

La anamnesis y los hallazgos exploratorios son muy importantes para la terapia neural.

En los años cuarenta Ferdinand Huneke estableció tres dogmas básicos de la terapia neural:

- *Toda enfermedad crónica puede tener su origen en un campo de perturbación.*
- *Cualquier zona del cuerpo puede convertirse en un campo de perturbación.*
- *Mediante la inyección de un anestésico local en el campo de perturbación puede curarse una enfermedad producida por dicho campo.*

encuentran sustancias perturbadoras que influyen negativamente sobre el organismo.
Mientras que los campos de perturbación se localizan principalmente en cicatrices, cuerpos extraños, trasplantes, amígdalas y dientes, los focos se encuentran mayoritariamente en la región de la cabeza, por ejemplo en un granuloma dentario o en una sinusitis crónica.
Si en un campo de perturbación o un foco se aplica una pequeña cantidad de un anestésico local, generalmente procaína, según el punto de vista de los defensores de la terapia neural se produce una regresión refleja de la acción perturbadora y con ello un cambio, es decir, una neurorregulación del organismo. Más que la sustancia empleada, lo importante parece ser el lugar correcto de la aplicación.
Se utiliza la técnica del habón intradérmico o subcutáneo (inyección intra o subcutánea), así como la inyección intravenosa. De esta forma, se trabaja o bien en forma de una **terapia local** (directamente en el campo de perturbación o en el foco) o bien en forma de una **terapia segmentaria**, cuando el órgano que se ha de tratar no se puede alcanzar directamente.

La terapia neural se utiliza para el dolor (en los tumores) y en las inflamaciones agudas, en las enfermedades de tipo reumático, de la columna vertebral, abdominales y de los órganos genitales. Principalmente también se tratan las alergias y las neuralgias, así como distintos trastornos vegetativos y psicosomáticos.
No debe practicarse en caso de alergia frente a los anestésicos locales (por otra parte poco frecuente), enfermedades mentales, enfermedades hereditarias y enfermedades deficitarias (avitaminosis, diabetes mellitus), infecciones graves, enfermedades inmunológicas, estados terminales cicatrizales (cirrosis hepática), trastornos de la coagulación.

Hoy en día, la terapia neural es un procedimiento reconocido, sobre todo por los médicos con consulta privada. Se utiliza en muchos campos de la medicina. Se han registrado éxitos sorprendentes, a pesar de que las bases científicas de esta técnica siguen estando poco claras y son controvertidas.

Terapia nutricional: *véase* el capítulo «Nutrición y salud».

Terapia ortomolecular

Este procedimiento varía la concentración de sustancias del propio organismo, importantes para la salud, con el fin de actuar tanto de forma preventiva como terapéutica.

El déficit de ciertos nutrientes puede tener múltiples causas: alimentación desequilibrada, el modo de preparar los alimentos, pérdidas en los alimentos por el transporte o el almacenaje.

Las concentraciones fisiológicamente óptimas de sustancias importantes permiten al cuerpo una buena capacidad de regulación, de forma que pueda responder adecuadamente a los estímulos (influencias del entorno, factores patológicos psíquicos y físicos).

Principalmente se administran vitaminas y minerales, aunque también aminoácidos, ácidos grasos, enzimas y sustancias similares a las vitaminas. Pueden aportarse de forma aislada o a través de los alimentos. El propósito es o bien la acción farmacológica o bien la compensación de las sustancias deficitarias.
La terapia puede aplicarse cuando existen déficits nutricionales. Se han obtenido buenos resultados en los trastornos psíquicos.
El diagnóstico tiene una importancia decisiva. Con el fin de poder detectar los estados deficitarios se requieren métodos de detección precisos que hagan posible la obtención de datos exactos. Habitualmente se analiza el suero, el pelo, la orina y la sangre.

Terapia respiratoria: *véase* el capítulo «Métodos de relajación».

Termoterapia: *véase* el capítulo «Medicina natural».

Ventosas y sanguijuelas

Desde un punto de vista cultural e histórico, así como de su mecanismo de acción, ambos métodos son comparables a la sangría (*véase* apartado correspondiente).
En las ventosas escarificadas el paciente está sentado. El médico escarifica la piel en la zona previamente definida de colocación de las ventosas, aproximadamente de cinco a ocho milímetros, y aplica las ventosas. El aire rápidamente enfriado del vidrio provoca una baja presión, que provoca la salida de unos pocos mililitros de sangre. Después de unos cinco o diez minutos, cuando la ventosa se ha llenado aproximadamente en un tercio de su capacidad, se interrumpe el proceso de aspiración.
El término ventosas secas comprende varios procedimientos (masaje de aspiración, masaje petequial de aspiración de Zöbelein, masaje con ventosas) no hemorrágicos.
El tratamiento con sanguijuelas tiene un efecto similar a una sangría muy suave. La terapia requiere tranquilidad y tiempo, ya que dura todo el día. Una vez localizada y limpia la zona de aplicación, se aplican las sanguijuelas. Éstas caen al cabo de entre diez y cuarenta minutos, una vez llenas. En ningún caso se retirará voluntariamente una sanguijuela. Hay que dejar sangrar las heridas durante algunas horas y después vendarlas.
Precaución: las sanguijuelas sólo pueden utilizarse una vez.

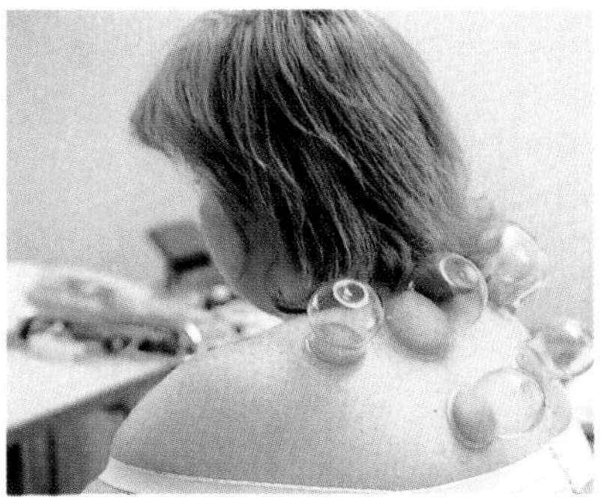

Las ventosas secas incluyen varios procedimientos no hemorrágicos.

Las ventosas se aplican en caso de hipertensión arterial, estados de debilidad crónica, dolor en la columna vertebral, trastornos reumáticos de la columna vertebral y la musculatura contraída, especialmente en la espalda.
La terapia con sanguijuelas es útil en las enfermedades venosas, la gota, infecciones, enfermedades articulares y oculares.
Las ventosas están contraindicadas en los procesos irritativos locales.
Los hemofílicos no deben someterse al tratamiento con sanguijuelas.
Tampoco se pueden aplicar cuando existen enfermedades cutáneas.

Los métodos de la medicina natural adquieren cada día mayor importancia. Esto puede constatarse por el hecho entre otros de que las plantas medicinales realmente silvestres también pueden cultivarse, como es el caso de esta plantación.

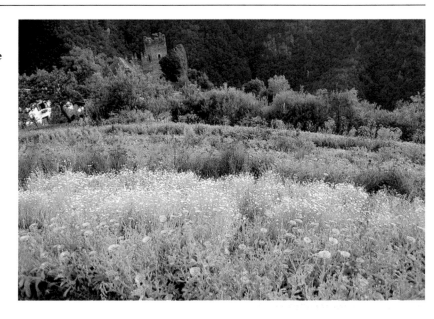

Prevención y tratamiento con plantas medicinales

PLANTAS MEDICINALES

Más información sobre las plantas medicinales en el apartado «Fármacos fitoterapéuticos para la automedicación», en el capítulo «El medicamento», págs. 896-909.

Después de que durante mucho tiempo el futuro de la medicina se haya basado exclusivamente en los métodos aparativos de alta tecnología y en la costosa investigación farmacológica, desde hace algunos años predomina la tendencia hacia métodos terapéuticos más sencillos y naturales, además de más baratos. En este campo, la medicina natural ha vuelto a ganar reputación, ya que se basa en la experiencia de milenios y siempre se ha orientado directamente hacia el hombre y sus necesidades más inmediatas. Cada vez más personas descubren de nuevo la antigua sabiduría, largamente olvidada, y regresan a las recetas de la medicina natural. Asimismo, la medicina académica se orienta hacia esta tendencia y ha empezado a comprobar científicamente sus posibilidades de curación a través de los métodos tradicionales y a utilizar los conocimientos de la medicina natural.

En este contexto, las plantas medicinales desempeñan un papel especial, ya que por una parte crecen a la puerta de casa y por otra parte obtienen grandes resultados con poco esfuerzo. Así, un resfriado o una gota pueden prevenirse o, cuando es demasiado tarde para ello, como mínimo pueden aliviarse. El atractivo de las plantas medicinales consiste en su sencilla manipulación, que no precisa un estudio largo y costoso. No obstante, tampoco se ha de ser completamente incapaz en lo que se refiere a la recolección, identificación y preparación de las distintas plantas: si se utilizan inadecuadamente (por ejemplo en relación con la dosis), las plantas originalmente medicinales también pueden tener efectos negativos. En caso de duda debe pedirse consejo en la farmacia, la herboristería o al médico.

En los trastornos leves de la salud o para la prevención es posible el autotratamiento con las plantas medicinales, pero en ningún caso deben sustituir al médico.

Asimismo, tampoco deben esperarse milagros. Las plantas medicinales no pueden sustituir en ningún momento al médico. En los trastornos leves de la salud o para la prevención es posible el autotratamiento; en las enfermedades más severas su utilización sólo es posible si se realiza en combinación con la medicina académica.

Abedul
(Betula alba)

Descripción: pertenece a la familia de la betuláceas. Árbol de hasta 30 metros de altura; tronco y ramas jóvenes blancas, más tarde negras y duras; ramas péndulas; hojas con pecíolo largo, romboides, verde pálido y pegajosas; inflorescencias espigadas.

Hábitat: resulta habitual hallarla en el borde de los caminos, bosques y colinas.

Calendario: floración a mediados de primavera; recolección de finales de primavera a mediados de verano.

Indicación/acción: diurético intenso, sudorífico y estimulante metabólico.
Medicina académica: en las enfermedades renales y vesicales, prevención de la litiasis renal.
Medicina popular: en los procesos reumáticos, la gota, tumefacción articular dolorosa, piel insana y cálculos renales.

Contraindicación/efectos colaterales: no utilizar en edemas como consecuencia de insuficiencia cardíaca o renal.

Preparación: como infusión.

Particularidades: se recolectan sólo las hojas.

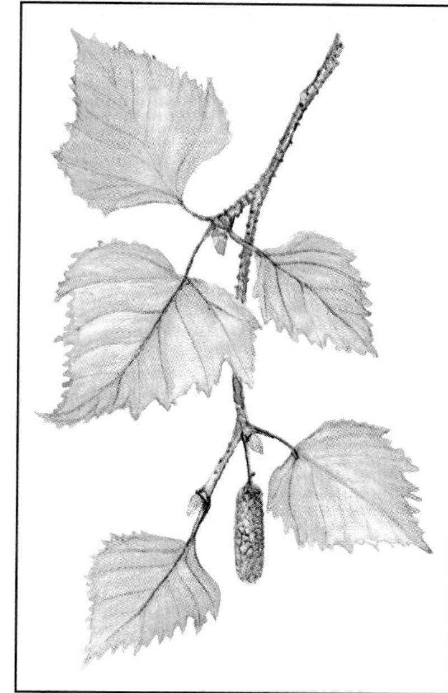

Abedul
(Betula pendula)

Bardana
(Arctium lappa)

Descripción: pertenece a la familia de las compuestas. Alcanza hasta dos metros de altura; raíz carnosa, fusiforme y de interior blanco; hojas alternadas y vellosas por debajo; flores tubulares, rosa púrpura; corimbos esféricos y arracimados.

Hábitat: en toda Europa, norte de África y las zonas templadas de Asia. En caminos, terraplenes y tierras sin cultivar.

Calendario: floración de mediados de verano hasta principios de otoño; recolección a mediados de primavera y a principios de otoño.

Indicación/acción: acción diurética, sudorífica, antiséptica y depurativa.
Medicina académica: tópicamente esta planta se emplea en enfermedades cutáneas.
Medicina popular: además en enfermedades sexuales y diabetes, como depurativo hemático; tópicamente como tónico capilar.

Contraindicación/efectos colaterales: no se conocen.

Preparación: como infusión; tópicamente como decocción.

Particularidades: también recibe el nombre de pegadillo debido a que su raíz mucosa queda adherida en todas partes.

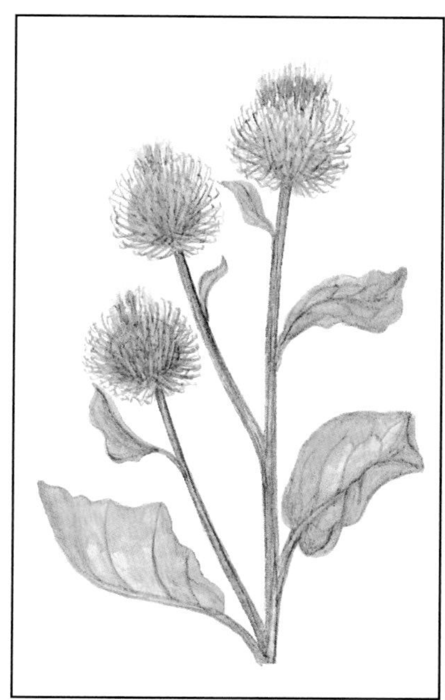

Bardana
(Arctium lappa)

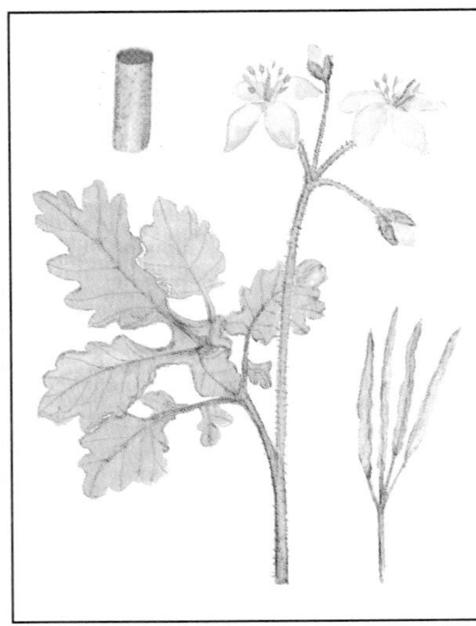

Celidonia
(Chelidonium majus)

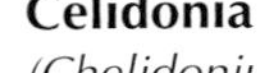

Celidonia

(Chelidonium majus)

Descripción: pertenece a la familia de las papaveráceas. Hasta 50 centímetros de alto; flores amarillas; hojas verdes lobuladas; silicua estrecha; jugo lechoso amarillo anaranjado.

Hábitat: principalmente en tierras sin cultivar.

Calendario: floración de mediados de primavera hasta mediados de verano; recolección de primavera hasta mediados de verano.

Indicación/acción: ligera acción antiespasmódica.
Medicina académica: trastornos de tipo espasmódico de las vías biliares y del tracto gastrointestinal.
Medicina popular: ictericia, trastornos hepáticos, litiasis biliar y constipación.

Contraindicación/efectos colaterales: no utilizar el jugo contra las verrugas, tal y como se recomienda con frecuencia.

Preparación: en infusiones.

Particularidades: el jugo de la celidonia es muy tóxico y provoca vómitos, aumento de la frecuencia respiratoria, erupciones cutáneas y ocasionalmente lesiones renales. Por este motivo no recolectarla sin guantes.
Conocida también como hierba golondrina.

Diente de león

(Taraxacum officinale)

Descripción: pertenece a la familia de las compuestas. Hasta 50 centímetros de altura; tallo sin hojas y con látex blanco; flores amarillas constituidas por muchas hojas y que forman un gran capítulo.

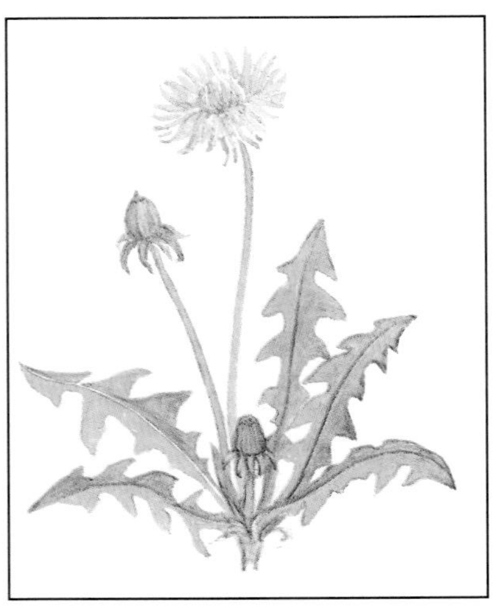

Diente de león
(Taraxacum officinale)

Hábitat: en todo el hemisferio norte. En prados, campos, cultivos y en el borde de los caminos.

Calendario: floración de mediados de primavera a finales de verano; recolección a mediados de primavera.

Indicación/acción: acción aperitiva, colerética, diurética y estimulante del metabolismo.
Medicina académica: en trastornos gastrointestinales, meteorismo, trastornos digestivos y para estimular la diuresis.
Medicina popular: ayuda a la depuración hemática, en la gota, en los procesos reumáticos; tópicamente en eccemas y otras enfermedades cutáneas.

Contraindicación/efectos colaterales: no administrar en la inflamación u oclusión de las vías biliares, ni en la oclusión intestinal.

Preparación: como infusión, ensalada y especia; tópicamente como baño.

Particularidades: también recibe el nombre de taraxacón o achicoria amarga.

Escaramujo

(Rosa canina)

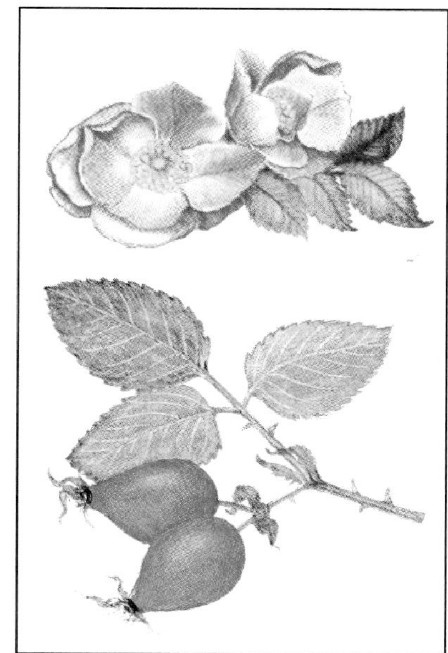

Escaramujo
(Rosa canina)

Descripción: falso fruto aromático, en forma de baya, rojo: de la familia de las rosáceas; origen de los rosales de cultivo. Hasta 2,5 metros de alto; ramas cubiertas de espinas; hojas impares de cinco a siete folíolos dentados; flores rosa pálido y sin aroma; los falsos frutos son rojo brillante.

Hábitat: en setos y cercados, taludes, lindero de los bosques así como en las laderas soleadas.

Calendario: floración a principios de verano; recolección a principios de otoño.

Indicación/acción: ligera acción diurética y laxante.
Medicina académica: cistitis y enteritis leve.
Medicina popular: aumenta la resistencia, estimula la hematopoyesis, adicionalmente en la coriza, la fiebre y la tos; tópicamente en gingivorragia y odontalgia.

Contraindicación/efectos colaterales: no se conocen.

Preparación: como infusión; tópicamente como decocción.

Particularidades: conocido también como bravo, agavanzo y rosal silvestre. El escaramujo tiene muy buen sabor y es rico en vitamina C.

Gayuba

(Arctostaphylos uva-ursi)

Descripción: pertenece a la familia de las ericáceas. Subarbusto de hoja perenne; ramas largas; hojas coriáceas, ásperas y ovaladas; bayas rojas y farinosas; flores acampanadas o en forma de jarra.

Hábitat: en bosques. Puede cultivarse en el jardín.

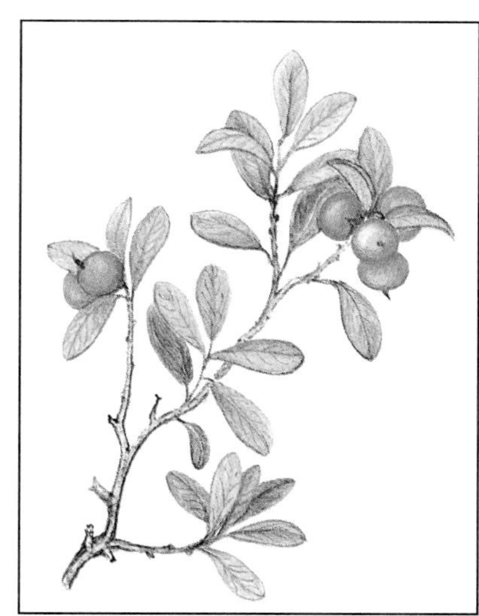

Gayuba
(Arctostaphylos uva-ursi)

Calendario: floración a mediados de primavera; recolección de mediados a finales de primavera.

Indicación/acción: antiinflamatoria.
Medicina académica: coadyuvante en el tratamiento de enfermedades vesicales y renales.
Medicina popular: además de lo mencionado, se emplea también en la tos y la diarrea crónica.

Contraindicación/efectos colaterales: no utilizar durante largo tiempo como infusión, ya que existe el peligro de lesiones hepáticas por intoxicación por hidroquinona. Cuando existe sensibilidad gástrica y en los niños puede provocar náuseas y vómitos.

Preparación: como infusión.

Particularidades: es una planta protegida por lo que no debe recolectarse, sino comprar en el herbolario.
También recibe el nombre de uva de oso.

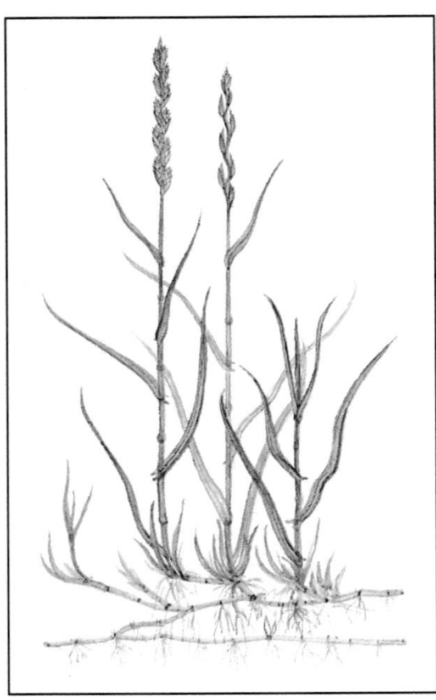

Grama de boticas
(Agropyron repens)

Grama de boticas
(Agropyron repens)

Descripción: pertenece a la familia de las gramíneas. Mala hierba; hasta 1,50 metros de altura; vaina foliar no ciliada en la planta adulta; inflorescencia de dos o más flores, que forman espigas.

Hábitat: en todo el hemisferio norte. En cultivos, praderas y riberas, en el jardín, en barbechos.

Calendario: floración de finales de primavera a mediados de verano; recolección en primavera, así como a principios de otoño.

Indicación/acción: acción diurética y sudorífica, antiirritante.
Medicina académica: coadyuvante en el tratamiento de infecciones urinarias y procesos catarrales de las vías respiratorias altas.
Medicina popular: como tónico y depurativo hemático, en los procesos reumáticos, la gota, piel insana y trastornos circulatorios; tópicamente en los eccemas cutáneos crónicos.

Contraindicación/efectos colaterales: no se conocen.

Preparación: como infusión, ensalada, jarabe; como decocción para lavados.

Particularidades: en los jardines está considerada como mala hierba.

Hipérico
(Hypericum perforatum)

Descripción: pertenece a la familia de las hipericáceas. Tallo con dos liras salientes; las flores amarillas se vuelven de color rojo oscuro al madurar; puntos claros sobre las hojas cuando se las observa al trasluz.

Hábitat: Crece en pendientes secas, entre la maleza, en prados y llanuras.

Calendario: floración y recolección en verano.

Indicación/acción: acción sedativa general.
Medicina académica: en trastornos psicovegetativos, estado de ánimo depresivo, miedo, intranquilidad nerviosa.
Medicina popular: en diarrea, estrés, trastornos del sueño, enuresis nocturna, procesos reumáticos y gota; tópicamente en quemaduras y hemorroides.

Contraindicación/efectos colaterales: las personas de piel clara pueden reaccionar con hipersensibilidad a la luz después de su uso. No aplicar en caso de hipersensibilidad lumínica.

Preparación: generalmente en forma de infusión; tópicamente mezclado con aceite de girasol o de oliva.

Particularidades: durante la recolección vigilar que la planta esté en plena floración. Se denomina también hierba de San Juan.

Hipérico
(Hypericum perforatum)

Lino silvestre
(Linum angustifolium)

Descripción: pertenece a la familia de las lináceas; flores azules, de cinco pétalos; hojas lanceoladas y sin pecíolo.

Hábitat: probablemente procede del sur de Asia. Se cultiva desde hace tiempo en Europa, como planta ornamental.

Calendario: floración de finales de primavera a finales de verano; recolección de las semillas en verano y principios de otoño.

Indicación/acción: acción laxante y de protección de las mucosas.
Medicina académica: en constipación, gastritis y enteritis; tópicamente en inflamaciones locales.
Medicina popular: lo mismo.

Contraindicación/efectos colaterales: no administrar en la oclusión intestinal; en enfermedades intestinales inflamatorias, utilizar sólo antes de la brotación. Si se vigila la dosificación y el aporte de líquidos no aparecen efectos colaterales de importancia; si el aporte de líquido no es suficiente puede aparecer meteorismo.

Preparación: como sopa; tópicamente como compresas o cataplasmas.

Particularidades: ninguna.

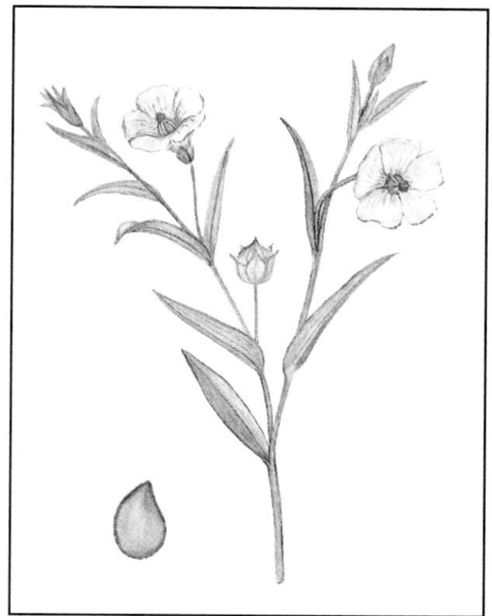

Lino silvestre
(Linum angustifolium)

Llantén menor
(Plantago lanceolata)

Descripción: pertenece a la familia de las plantagináceas. Hasta 25 centímetros de altura; las hojas forman una roseta y son de hasta 80 centímetros de largo; flores en espiga; pétalos blancos o marronáceos.

Hábitat: en prados, campos no cultivados y bordes de los caminos.

Calendario: floración de mediados de primavera a finales de verano; recolección en primavera.

Indicación/acción: acción relajante y astringente.
Medicina académica: en procesos catarrales de las vías respiratorias superiores, inflamaciones de la mucosa bucal y faríngea; tópicamente en inflamaciones de la piel.
Medicina popular: además en enfermedades del tracto gastrointestinal, gastritis y meteorismo; tópicamente en la conjuntivitis y como cicatrizante, en la faringitis.

Contraindicación/efectos colaterales: no se conocen.

Preparación: como ensalada, mezclas herbales y caldo; tópicamente cataplasma con las hojas o para gárgaras.

Particularidades: ninguna.

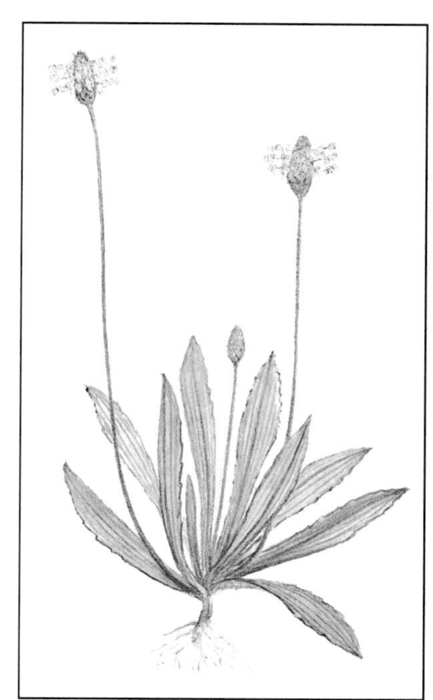

Llantén menor
(Plantago lanceolata)

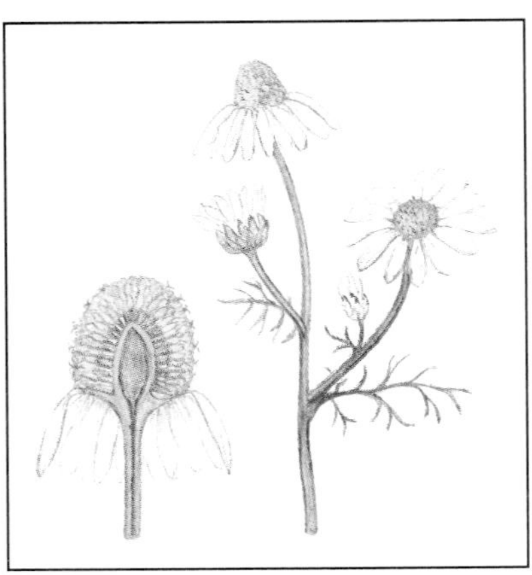

Manzanilla
(Matricaria chamomilla, Chamomilla recutica)

Manzanilla

(Matricaria chamomilla, Chamomilla recutica)

Descripción: forma parte de la familia de las compuestas. Tallo de 20 a 50 centímetros de alto; hojas hasta tres veces pinnatisectas: la flor se compone de una corona de pétalos blancos y centro amarillo en capítulos pedunculados.

Hábitat: Crece en campos, terrenos sin cultivar, entre la maleza y en el borde de los caminos. Se pueden cultivar en el jardín y en maceta.

Calendario: floración y recolección de mediados de primavera a finales de verano.

Indicación/acción: acción desodorante, antipirética, antiinflamatoria y cicatrizante.
Medicina académica: en trastornos gastrointestinales; tópicamente en inflamaciones cutáneas y mucosas, faringitis, irritación de las vías respiratorias altas, enfermedades de la zona anal y genital.
Medicina popular: además en el resfriado común, la diarrea y las erupciones cutáneas.

Contraindicación/efectos colaterales: no se conocen.

Preparación: generalmente como infusión; tópicamente en forma de cataplasma, baño y como enjuague ocular y bucal y para inhalaciones.

Particularidades: no confundirla con otras plantas de aspecto similar (riesgo de alergias). Por este motivo es preferible adquirirla comercializada.

Melisa

(Melissa officinalis)

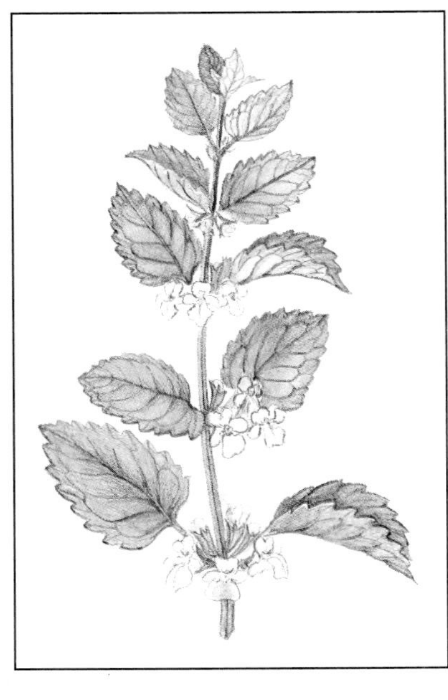

Melisa
(Melissa officinalis)

Descripción: pertenece a la familia de las labiadas. Hasta 70 centímetros de altura; arbusto muy ramificado; tallo cuadrangular; hojas opuestas; flores blancas o amarillentas.

Hábitat: en Europa y este asiático. Cultivada sólo en jardines y macetas.

Calendario: floración en verano; recolección de finales de primavera a mediados de verano.

Indicación/acción: acción sedante, antiespasmódica, aperitiva y carminativa; evita la propagación de los virus.
Medicina académica: en trastornos del sueño de origen nervioso y alteraciones gastrointestinales; para estimular el apetito.
Medicina popular: además en el resfriado común, la insuficiencia circulatoria, los trastornos cardíacos, las enfermedades hepáticas y biliares, las enfermedades ginecológicas, el nerviosismo, los espasmos y como tranquilizante general.

Contraindicación/efectos colaterales: no se conocen.

Preparación: como infusión.

Particularidades: en 1988 fue elegida planta medicinal del año. Conocida también como toronjil, cedrón y limonera.

Milenrama

(Achillea millefolium)

Descripción: pertenece a la familia de las compuestas. Hasta 1,20 metros de altura; flores liguladas blancas o rojizas; las flores forman racimos.

Hábitat: en prados y campos, en el borde de los caminos. Puede cultivarse en el jardín.

Calendario: floración de principios de verano a mediados de otoño; recolección de principios de verano a finales de verano.

Indicación/acción: acción antiespasmódica, aperitiva, emenagoga y digestiva.
Medicina académica: en anorexia, trastornos gastrointestinales.
Medicina popular: en enfermedades ginecológicas, enfermedades hepáticas, varices; tópicamente en heridas, úlceras, inflación cutánea y mucosa, para inhibir la secreción de sudor.

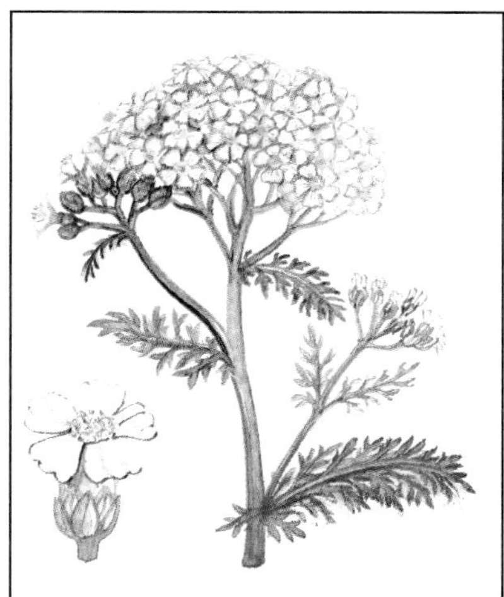

Milenrama
(Achillea millefolium)

Contraindicación/efectos colaterales: no emplear en caso de hipersensibilidad a las compuestas; si se utiliza durante un largo período de tiempo o a concentraciones demasiado elevadas pueden aparecer alergias (enrojecimiento cutáneo con formación de vesículas) y erupciones (más raramente).

Preparación: como infusión, o sopa; externamente añadida al baño.

Particularidades: conocida también como aquilea o hierba de Aquiles.

Ortiga mayor

(Urtica dioica)

Descripción: pertenece a la familia de las urticáceas. Hasta 1,5 metros de altura; tallo cuadrangular; hojas acorazonadas, dentadas y más largas que su pecíolo; flores verdes; inflorescencias arracimadas.

Hábitat: entre la maleza, en el borde de los caminos y cercados, calveros.

Calendario: floración de principios de verano a mediados de otoño; recolección de mediados de primavera a mediados de verano.

Indicación/acción: ligeramente diurética.
Medicina académica: diurética, coadyuvante en las enfermedades de las vías urinarias.
Medicina popular: para la hematopoyesis, en la gastritis y enteritis y trastornos del sistema urinario; tópicamente en caso de impurezas cutáneas y reumatismo, para el cuidado del cuero cabelludo y el pelo.

Contraindicación/efectos colaterales: no utilizar cuando existe retención de líquido en el organismo debido a la limitación de la actividad cardíaca o renal. Raramente se producen alergias, ocasionalmente trastornos gastrointestinales.

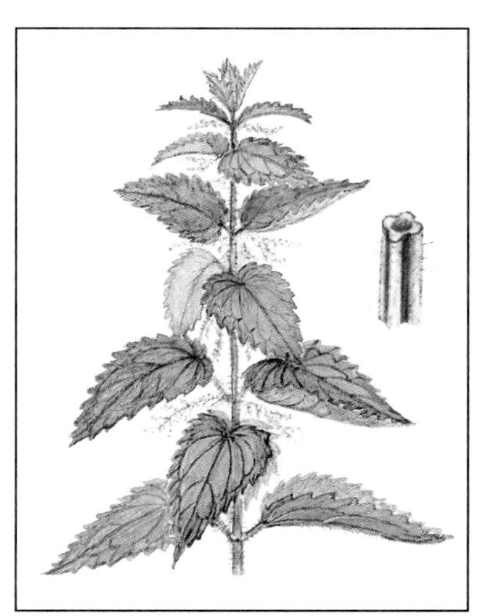

Preparación: como sopa, ensalada y verdura; también aplicación tópica.

Ortiga mayor
(Urtica dioica)

Particularidades: recolectar las plantas pequeñas. Se utilizan las hojas y raíces.

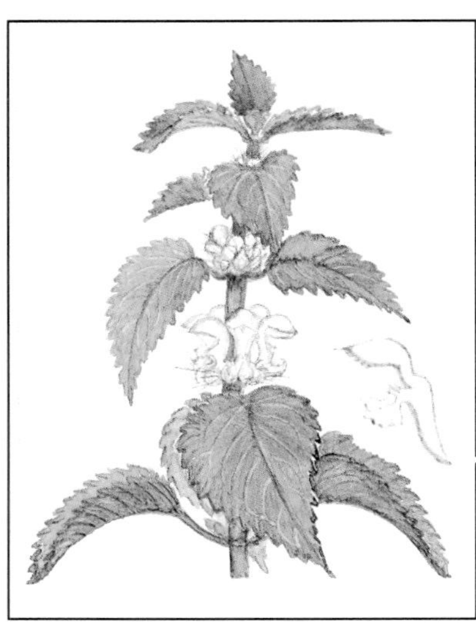

Ortiga muerta
(Lamium album)

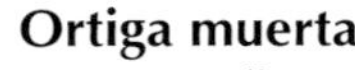

Ortiga muerta
(Lamium album)

Descripción: pertenece a la familia de las labiadas. Similar a la ortiga pero sus pelos no son irritantes; tallo cuadrangular y velloso; hojas opuestas y cubiertas de pelos por las dos caras; flores labiadas blancas amarillentas.

Hábitat: en Europa, norte de África y zonas templadas de Asia. Entre la maleza y en campos no cultivados.

Calendario: floración de mediados de primavera a mediados de verano; recolección de mediados de primavera a mediados de verano.

Indicación/acción: acción astringente en piel y mucosas, diurética y sudorífica.
Medicina académica: en procesos catarrales de las vías respiratorias altas, inflamaciones leves de la región bucal y faríngea, hiperhidrosis e inflamaciones superficiales de la piel.
Medicina popular: en trastornos menstruales, tos, insomnio; tópicamente en erupciones, eccemas, varices y quemaduras.

Contraindicación/efectos colaterales: no se conocen.

Preparación: como infusión, mezcla herbal y caldo; tópicamente como baño, enjuague y cataplasma.

Particularidades: ninguna.

Salvia
(Salvia officinalis)

Descripción: pertenece a la familia de las labiadas. Subarbustiva; 70 centímetros de alto; tallo cuadrangular; hojas vellosas y elípticas; flores azul claro a violeta.

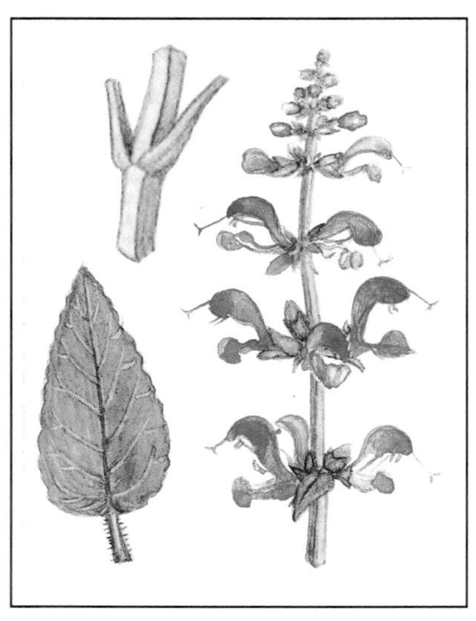

Salvia
(Salvia officinalis)

Hábitat: principalmente en zonas marinas. En pendientes calcáreas secas. Puede cultivarse en el jardín o en maceta.

Calendario: floración de mediados de primavera hasta mediados de verano; recolección a finales de verano.

Indicación/acción: acción antiinflamatoria y de inhibición de la sudoración.
Medicina académica: en trastornos digestivos y en hiperhidrosis; tópicamente en inflamaciones de la zona faríngea y en las zonas de presión de las prótesis.
Medicina popular: en procesos reumáticos, gota, diabetes, enfermedades gástricas e intestinales, enfermedades hepáticas, trastornos de la circulación y resfriado común.

Contraindicación/efectos colaterales: si se utiliza durante largo tiempo puede provocar trastornos intestinales. No administrar durante el embarazo en forma de aceite esencial puro o extracto alcohólico.

Preparación: como infusión y especia; tópicamente como enjuague bucal.

Particularidades: no confundir con la salvia de los prados, sin uso medicinal.

Tomillo

(Thymus vulgaris)

Descripción: pertenece a la familia de las labiadas. Subarbustivo o matorral; hasta 40 centímetros de alto; tallo leñoso; hojas blanquecinas en el envés; flores rosadas hasta lilas.

Hábitat: en Europa, en las zonas subtropicales de Asia, en Groenlandia y Norteamérica. Cultivable.

Calendario: floración de mediados de primavera a mediados de otoño; recolección en verano.

Indicación/acción: acción mucolítica, antiespasmódica, espectorante y antiséptica.
Medicina académica: en bronquitis, tosferina y procesos catarrales de las vías respiratorias superiores; en inflamaciones de la zona bucal y faríngea.
Medicina popular: en enfermedades de las vías respiratorias, trastornos gástricos y enfermedades ginecológicas; en el acné, piel insana y cefalea.

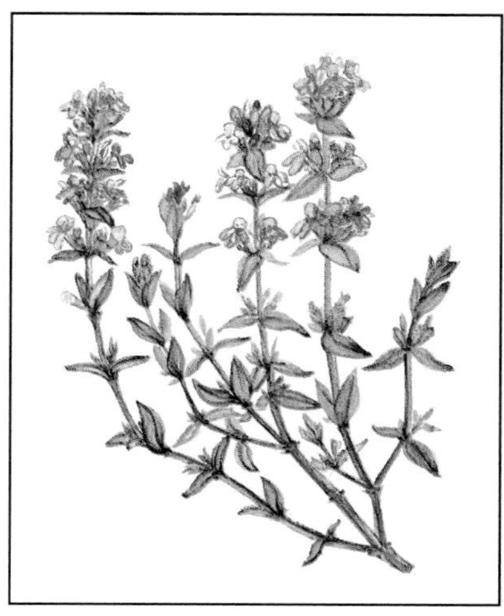

Tomillo
(Thymus vulgaris)

Contraindicación/efectos colaterales: no administrar en la insuficiencia cardíaca, durante el embarazo y en la enteritis.

Preparación: como sopa o especia; tópicamente también añadido al baño, como inhalación, para fricciones y gargarismos.

Particularidades: conocido también como tremoncillo y tomillo albar.

Zurrón de pastor

(Capsella bursa-pastoris)

Descripción: forma parte de la familia de las crucíferas. Hasta 70 centímetros de alto; tallo erguido; flores blancas y poco vistosas; frutos triangulares y con múltiples semillas; hojas verdes en roseta muy variables.

Hábitat: extendida por todo el mundo. En barbechos, sembrados y en jardines.

Calendario: floración durante todo el año (no con las heladas); recolección de mediados de primavera hasta verano.

Indicación/acción: hemostática y diurética.
Medicina académica: acción no demostrada científicamente.
Medicina popular: en la hemorragia gástrica, uterina y pulmonar, también en la diarrea y los trastornos ginecológicos; tópicamente en heridas y erupciones.

Contraindicación/efectos colaterales: a dosis altas es tóxica. No utilizar durante el embarazo.

Preparación: como ensalada; externamente para lavados.

Particularidades: cuando la planta tiene un color blanquecino no debe recolectarse (colonización fúngica). Es considerada como mala hierba.

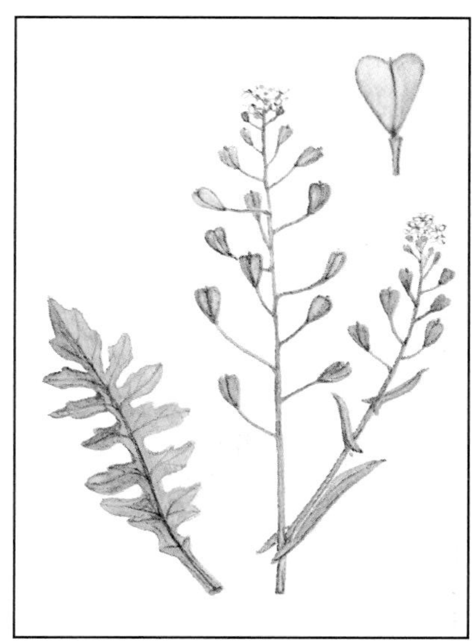

Zurrón de pastor
(Capsella bursa-pastoris)

No es suficiente con clasificar las plantas en tóxicas y no tóxicas. En muchos casos, las sustancias que a dosis adecuadas tienen una acción medicinal pueden ser tóxicas cuando se utilizan inadecuadamente.

Plantas tóxicas

En la misma medida que las plantas curan, también pueden tener un efecto tóxico. Las plantas, o algunas de sus partes, pueden ser perniciosas, tóxicas o incluso mortales para el hombre. Para ello no basta sólo con clasificar las plantas en tóxicas y no tóxicas. En muchos casos, las sustancias que a dosis adecuadas tienen una acción medicinal pueden ser tóxicas cuando se utilizan inadecuadamente. Por ello, al recolectarlas y al prepararlas debe procederse con mucha precaución.

Regla de oro: si no se está seguro de una planta es preferible adquirirla ya comercializada. Asimismo, es adecuado pedir consejo para su preparación y dosificación correctas.

Citiso (*Laburnum*): pertenece a la familia de las leguminosas, arbustos arbolados con racimos de flores péndulos y flores amarillas.
Atención: contiene **citisina**, que provoca vómitos, diarrea y cólicos.

En el capítulo «Primeros auxilios» se ofrece más información sobre las intoxicaciones agudas.

Cólquico (*Colchicum autumnale*): liliácea. En otoño el cólquico desarrolla flores de color lila a partir del bulbo. En primavera, frutos primero verdes que después pasan a marrón, con semillas marrones. El cólquico se utiliza homeopáticamente en la gota y el reumatismo articular. Sólo el médico debe decidir sobre su utilización y su dosificación.
Atención: las semillas y los bulbos contienen **colchicina**, que provoca náuseas, cianosis de los labios, ardor en la boca, diarrea hemorrágica, disnea e insuficiencia cardíaca.

Dulcamara (*Solanum dulcamara*): solanácea con flores violeta y frutos rojos.
Atención: las bayas son especialmente tóxicas. Tras su consumo aparece un estado de excitación, mareos, parálisis lingual y vómitos.

Hiedra (*Hedera helix*), frutos: arbusto trepador con hojas verdes y coriáceas. Las flores son verde amarillento y forman bayas del tamaño de un guisante. La planta se utiliza en las enfermedades reumáticas y de las vías respiratorias. ¡Utilizar sólo bajo control médico!
Atención: las bayas y las hojas son extremadamente tóxicas. Provocan vómitos, diarreas intensas y pueden llevar a la muerte.

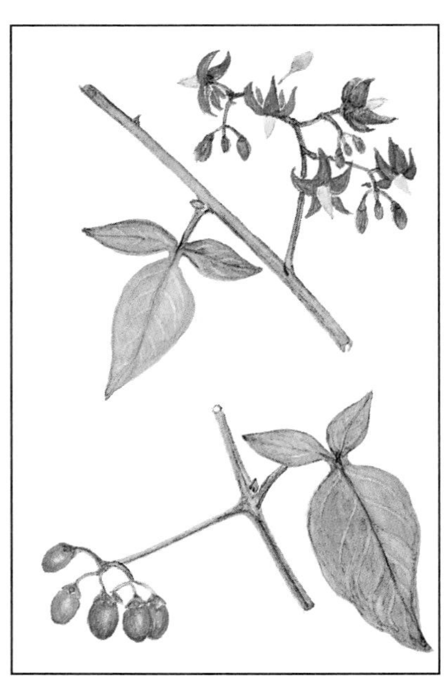

Dulcamara
(Solanum dulcamara)

Mezereón (*Daphne mezereum*): tiene flores rosadas o lilas y posteriormente un fruto rojo escarlata. Crece en zonas sombrías.
Atención: todas las partes de la planta contienen **mezereína;** la corteza, las hojas y las flores contienen **dafnina**. Ambas provocan irritación cutánea. Se forman ampollas, pústulas, enrojecimiento y tumefacción.

Patata (*Solanum tuberosum*), frutos: si se permite la maduración de esta planta solanácea, se forman bayas de color amarillo verdoso.
Atención: las bayas contienen la sustancia tóxica **solanina**. Su consumo provoca gastralgia, vómitos y diarrea.

Tejo (*Taxus baccata*): arbusto perenne, muy ramificado, o árbol de hasta 20 metros de alto con corteza marrón rojiza. Las flores masculinas tienen pequeñas cabezas esféricas, mientras que las femeninas tienen un estigma erguido y en el estadio de maduración tienen una envoltura roja.
Atención: los brotes, las agujas y las semillas contienen la sustancia tóxica **taxina**, de sabor amargo y acción narcótica.

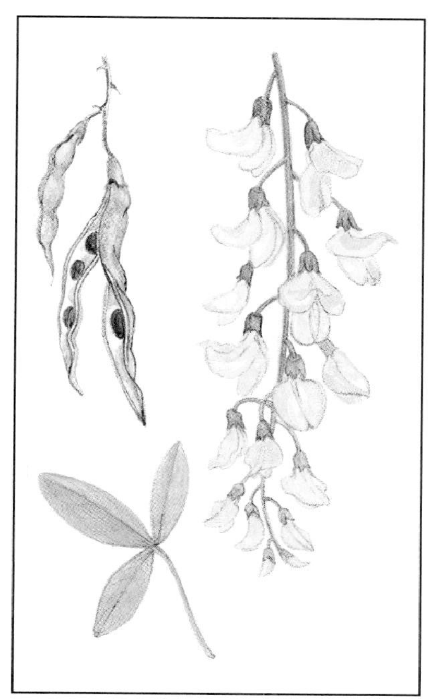

Citiso
(Laburnum)

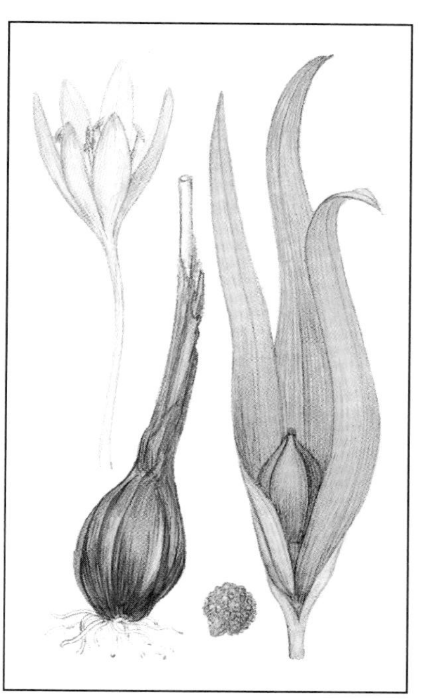

Cólquico
(Colchicum autumnale)

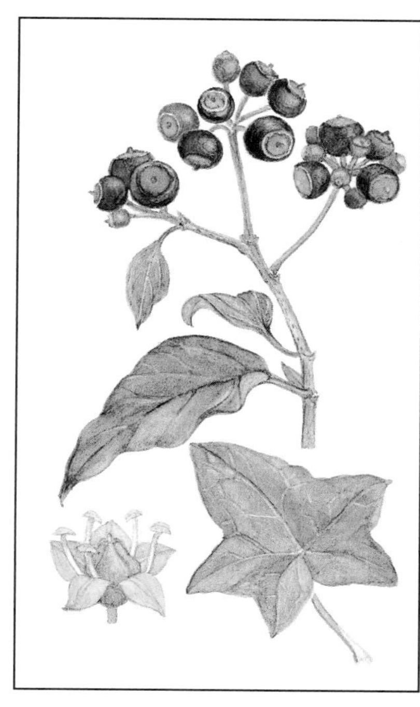

Hiedra
(Hedera helix)

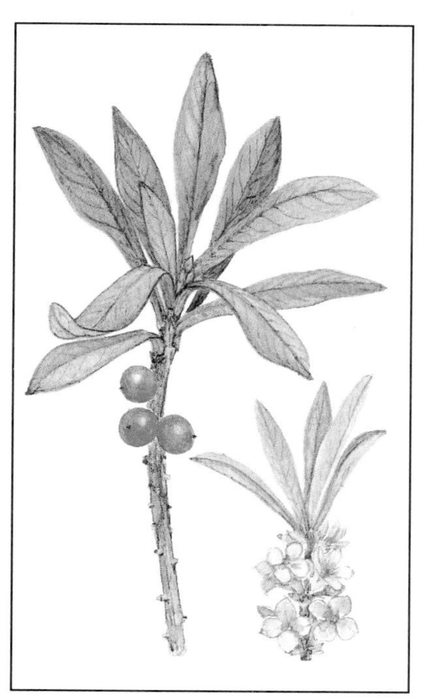

Mezereón
(Daphne mezereum)

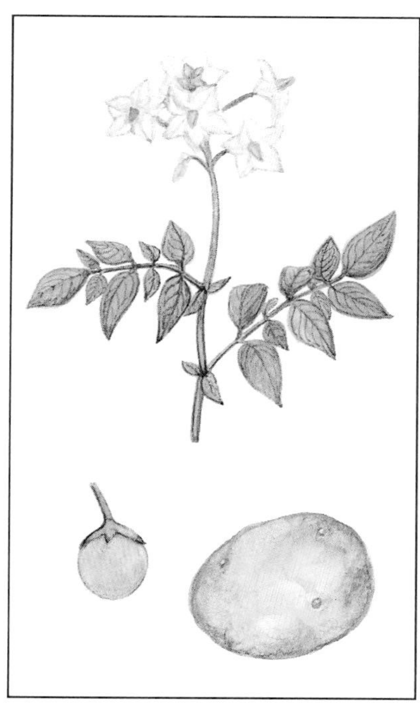

Patata
(Solanum tuberosum)

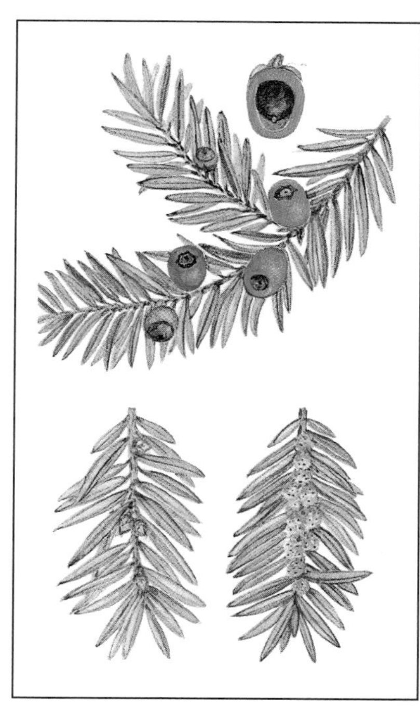

Tejo
(Taxus baccata)

La utilización de fármacos o farmacoterapia es uno de los instrumentos más importantes de la actividad médica.

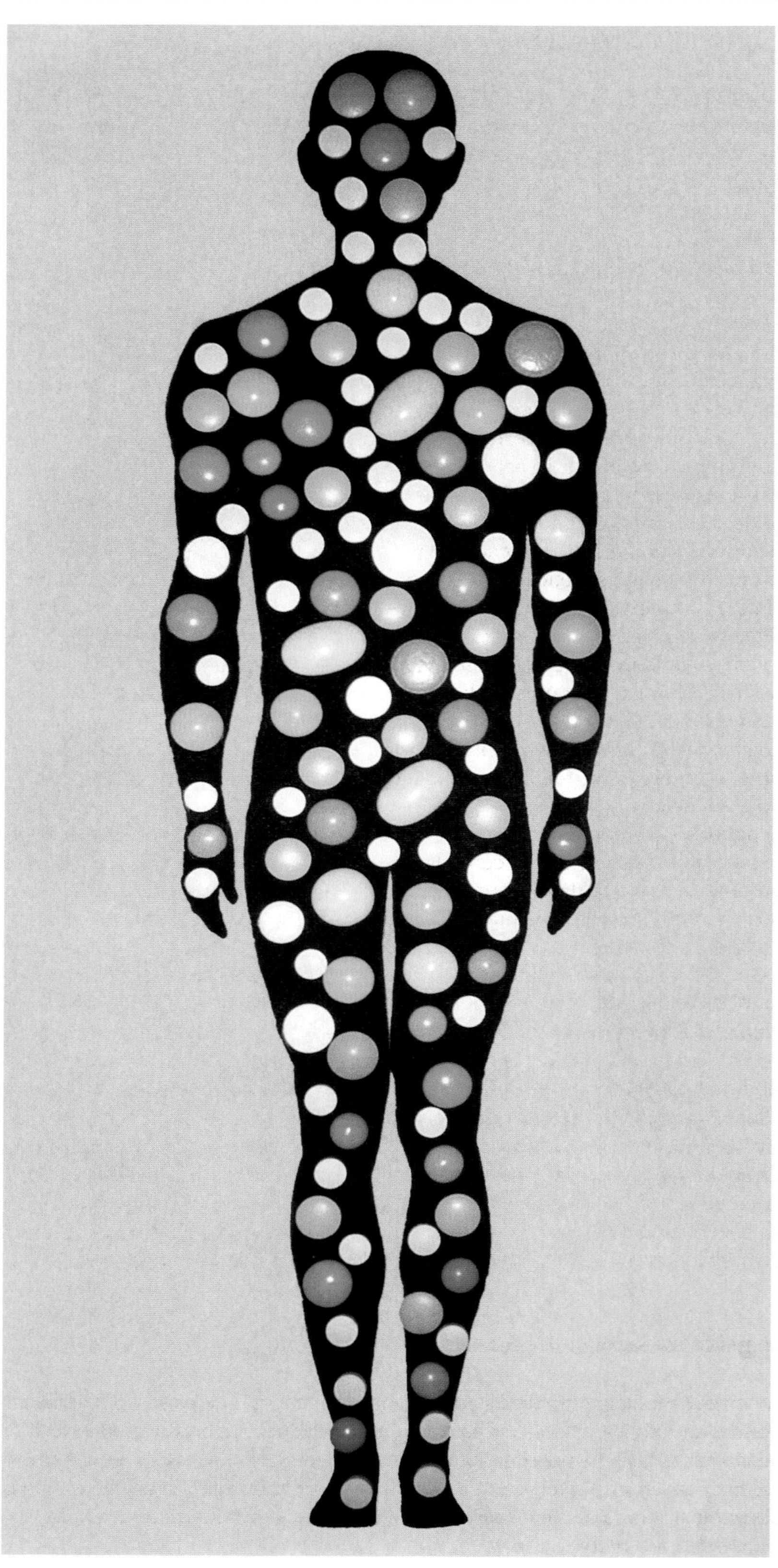

La tecnología genética también interviene en la investigación y utilización de fármacos. Hoy en día ya es posible fabricar por esta vía muchos medicamentos altamente eficaces que hasta ahora se tenían que sintetizar mediante largos y costosos procedimientos a partir de compuestos químicos simples. Sin embargo, la tecnología genética moderna no sólo sirve para fabricar sustancias de importancia terapéutica, sino que también abre la posibilidad del tratamiento directo de enfermedades hereditarias.

Actualmente, el mercado ofrece unos catorce mil medicamentos diferentes y esta cifra se incrementa año tras año con cientos de medicamentos nuevos. ¿Cómo es posible orientarse entre tantos medicamentos?
Según la opinión de la Organización Mundial de la Salud (OMS), bastaría con unos tres mil medicamentos.

EL MEDICAMENTO

La utilización de fármacos o farmacoterapia es uno de los instrumentos más importantes de la actividad médica. La historia del avance de la medicina ha estado marcada esencialmente por los progresos realizados en el campo de la farmacología y de la farmacia.

Hasta hace cien años no existía una investigación farmacológica digna de mención ni, por consiguiente, una consideración científica crítica de la utilización práctica de fármacos.

Investigación farmacológica

Hasta hace cien años no existía una investigación farmacológica digna de mención ni, por consiguiente, una consideración científica crítica de la utilización práctica de fármacos. A partir de 1880 aproximadamente, el desarrollo del medicamento moderno estuvo determinado por descubrimientos científicos especiales. La química orgánica sintética fue la que obtuvo los primeros éxitos con la fabricación de la aspirina y la antipirina como analgésicos y del salvarsán para el tratamiento de la sífilis. A partir de 1930 tuvo lugar el aislamiento de compuestos de importancia fisiológica como hormonas y vitaminas a partir de material orgánico y de alcaloides y glucósidos de origen vegetal. Después vino su fabricación sintética (o, al menos, la adopción de modelos naturales en la síntesis —parcial— química), incluida su aplicación práctica en medicina. En 1942 se consiguió por primera vez la fabricación de medicamentos mediante microbiología industrial y fermentación. El principio fundamental de este desarrollo se basa en el fenómeno de que algunos microorganismos producen unas sustancias químicas que tienen un efecto tóxico sobre otros microorganismos. Lógicamente, las nuevas sustancias recibieron el nombre de antibióticos y su primer representante fue la penicilina, que actualmente se ha extendido por todo el planeta.

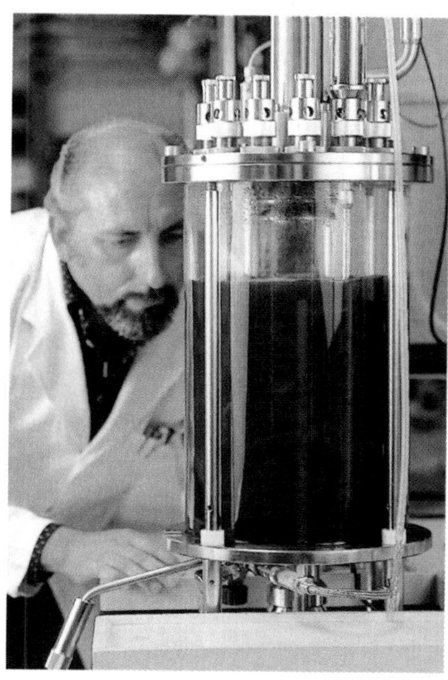

La investigación farmacológica requiere mucho tiempo y dinero. Hasta que se autoriza un nuevo medicamento pasan, al menos, diez años.

El período comprendido entre 1880 y mediados de los años sesenta del presente siglo a menudo se define como la primera revolución farmacológica, ya que produjo la mayoría de los fármacos utilizados en la actualidad. Posiblemente, nos encontramos ante una nueva revolución farmacológica, la segunda, basada en la técnica genética. Se han empezado a utilizar con fines terapéuticos proteínas humanas, que se sintetizan a partir de bacterias manipuladas genéticamente (por ejemplo, insulina, interferón, factores de la coagulación, vacunas). Sin embargo, la tecnología genética moderna no sólo sirve para fabricar sustancias de una gran importancia terapéutica y diagnóstica, sino que también abre la posibilidad del tratamiento físico (somático) de enfermedades hereditarias.

Ningún otro campo de actividad del ámbito de las ciencias naturales había suscitado jamás una discusión tan intensa y emotiva como la manipulación dirigida del material genético de seres vivos, ya que ésta afecta muy especialmente a la exigencia de nuestra sociedad de seguridad y de control del progreso. Sin embargo, la definición de progreso no puede considerar únicamente la parte científico-técnica, sino también aspectos de la naturaleza humana.

Legislación farmacológica

La ley del medicamento de España y de la gran mayoría de países industrializados del mundo intenta excluir los peligros derivados de la producción industrial de fármacos tales como el problema de los efectos no deseados o el del abuso de medicamentos. La ley exige la verificación de la calidad, la eficacia y la no objeción (comprobación experimental y clínica) antes del registro y la autorización del nuevo medicamento.

La ley del medicamento intenta excluir los posibles peligros derivados de la fabricación de fármacos.

Actualmente, las funciones más importantes de la legislación farmacológica son:

- El suministro legal de medicamentos a la población.
- El fomento del desarrollo de nuevos fármacos.
- La protección de los pacientes de efectos farmacológicos no deseados.
- El suministro de medicamentos a buen precio.
- Métodos para la fabricación y el examen de medicamentos.
- La orientación y la organización en el mundo de los medicamentos.

MECANISMO DE ACCIÓN DEL MEDICAMENTO

La acción del medicamento depende en gran medida de la presentación (comprimidos, supositorios, etc.) y del tipo y el lugar de la aplicación.

En la acción de un medicamento se distinguen tres fases: la **farmacocinética** describe la influencia del cuerpo sobre la sustancia farmacológica. La presencia eficaz del medicamento en el organismo se divide en la ingestión (resorción), la distribución (transporte de la sustancia a través de la sangre al tejido) y la secreción (eliminación).

En cambio, la **farmacodinámica** se ocupa de la influencia del medicamento sobre el organismo (efecto clínico), incluyendo los efectos secundarios.
La acción del medicamento depende en gran medida de la presentación (comprimidos, supositorios, etc.) y del tipo y el lugar de la aplicación. La tabla de la página 853 contiene algunos ejemplos.

La **eliminación** de un fármaco o de sus productos de descomposición (metabolitos) se efectúa a través de la orina (renal), la vesícula biliar (biliar), los excrementos (intestinal) o el aire de la respiración (pulmonar).

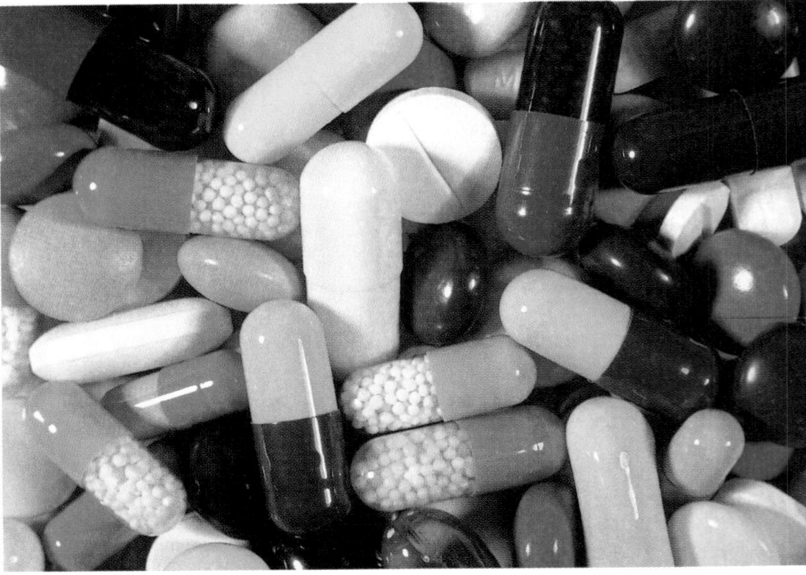

Comprimidos, grageas, cápsulas, supositorios, gotas... Las presentaciones de los distintos medicamentos son tan variadas como las sustancias activas.

La eliminación a través de la piel (dérmica) sólo desempeña un papel insignificante, al contrario que la eliminación a través de la leche materna en las mujeres que amamantan, que puede causar intoxicaciones en los lactantes.

Dependiendo del tiempo de vida media, los medicamentos se clasifican en medicamentos de acción corta, de acción media y de acción prolongada.

El tiempo necesario para que la concentración del fármaco en el plasma sanguíneo baje a la mitad de su valor inicial recibe el nombre de **tiempo de vida media**. Dependiendo del tiempo de vida media, los medicamentos se clasifican en medicamentos de acción corta, de acción media y de acción prolongada. El tiempo de vida media proporciona la base para calcular las tomas en los tratamientos prolongados. Cuando un fármaco se elimina por vía renal, la velocidad de eliminación disminuye en caso de disfunción renal. En tal caso, la dosificación debe adaptarse.

La farmacodinámica distingue entre **sustancias farmacológicas de acción inespecífica** y **de acción específica**. A diferencia de las primeras, las sustancias de acción específica sólo reaccionan con determinados dispositivos de recepción del organismo, por ejemplo los receptores farmacológicos, o inhiben o activan determinados catalizadores endógenos, las enzimas.

Ejemplos de aplicación de medicamentos

Lugar de aplicación:	Modo de aplicación:	Presentación:
sobre la piel/mucosas		
sobre la piel	epicutáneo	pomadas, emplastos, emulsiones
sobre la mucosa gástrica e intestinal	enteral (= [per]oral)	comprimidos, grageas, cápsulas, soluciones
sobre la mucosa del recto	rectal	supositorios, pomadas
sobre la mucosa nasal	nasal	gotas, aerosoles, pomadas
sobre las mucosas de los órganos genitales y vías urinarias	intravaginal intrauretral	óvulos vaginales, pomadas, geles
en el interior del cuerpo (parentérico)		
en la piel	intracutáneo	solución para inyección
debajo de la piel	subcutáneo	solución para inyección
en el músculo	intramuscular	solución para inyección
en una vena	intravenoso	solución para inyección o infusión
en una arteria	intraarterial	solución para inyección, o infusión

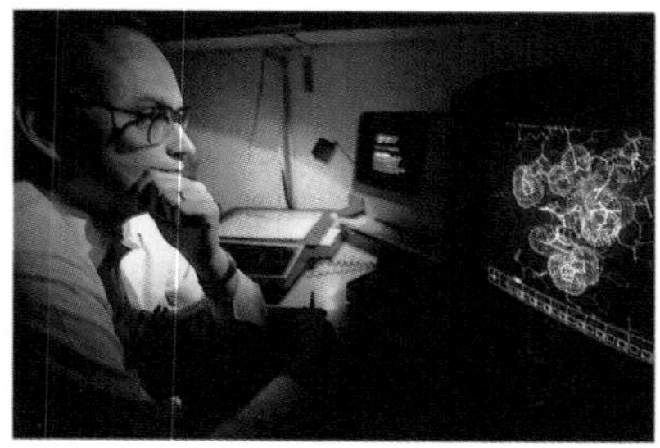

Un cometido esencial de la investigación farmacológica es suprimir en lo posible los efectos secundarios no deseados de los medicamentos.

EFECTOS SECUNDARIOS DEL MEDICAMENTO

Reacciones alérgicas

Por efectos secundarios de un medicamento se entienden casi siempre los efectos no deseados. Mientras que los efectos secundarios tóxicos dependen de la dosis, son específicos de cada sustancia y se presentan en todos los individuos cuando las dosis son lo bastante altas, las reacciones alérgicas no dependen en absoluto de la dosificación. Esta reacción de hipersensibilidad tiene como condición previa un primer contacto anterior (sensibilización) y una predisposición genética. Las reacciones alérgicas frente a grupos de medicamentos, pero también polen y determinados alimentos (fresas, albúmina de pescado), pueden estar limitadas localmente (es el caso de la rinitis alérgica y del asma bronquial) o presentarse de forma generalizada (el *shock* anafiláctico tras administración de penicilina o en caso de picaduras de insectos). La aparición de reacciones alérgicas frente a determinados medicamentos debe registrarse cuidadosamente para evitar peligros en caso de ingestión incontrolada, por ejemplo en el marco de una automedicación.

¡Durante el embarazo, así como durante el período de lactancia, sólo hay que tomar medicamentos tras un examen exhaustivo por parte del médico!

Efectos teratógenos

Los efectos secundarios de los medicamentos pueden provocar lesiones en el feto durante el embarazo, ya que la placenta es permeable a la mayoría de sustancias y las células del feto son especialmente sensibles. Esto ocurre tanto durante el desarrollo embrionario (desarrollo de los órganos durante los dos primeros meses de gestación) como durante el período fetal hasta el parto. Los efectos secundarios de medicamentos que dañan al feto y provocan malformaciones se denominan efectos teratógenos.

Efectos mutágenos

Hasta el momento, sólo se discuten las propiedades mutágenas (que modifican la información genética) de algunos fármacos antitumorales (citostáticos); se han comprobado en microorganismos y animales de laboratorio.

En general, los médicos intentan arreglárselas con el menor número posible de medicamentos y de acción exactamente conocida a fin de excluir interacciones no deseadas.

Especialmente a las personas mayores les resulta difícil tomar simultáneamente muchos medicamentos prescritos a la vez.

Interacciones entre diversos fármacos

En caso de influencia recíproca de varios medicamentos ingeridos simultáneamente se habla de interacciones, que son posibles en el organismo a lo largo de todas las fases de las acciones farmacológicas. En general, los médicos intentan arreglárselas con el menor número posible de medicamentos y de acción exactamente conocida a fin de excluir interacciones no deseadas.
Así pues, muchos médicos consideran poco práctica la mayoría de preparados combinados que se encuentran en el mercado actualmente, especialmente en el ámbito de la automedicación. Sin embargo, la mejor observación del plan terapéutico por parte de la mayoría de los pacientes es un punto a favor de la denominada combinación fija frente a los monopreparados.
Especialmente a las personas mayores les resulta difícil tomar simultáneamente muchos medicamentos prescritos a la vez. En cada apartado especial encontrará ejemplos de combinaciones medicamentosas convenientes y necesarias, por ejemplo en el tratamiento de la hipertensión o en la contracepción hormonal.

Las interacciones entre medicamentos y alimentos también son posibles, y su consideración puede ser decisiva para la acción. En los prospectos de los medicamentos, por ejemplo, a menudo se advierte de la necesidad de ingestión «después de las comidas» o «en ayunas».

PRESENTACIONES HABITUALES

Una sustancia farmacológica ampliamente responsable de un efecto utilizado terapéutica o diagnósticamente (para el reconocimiento de la enfermedad) no es un medicamento. Tiene que prepararse con una serie de excipientes o vehículos adaptados a la finalidad de aplicación correspondiente de modo que, finalmente, se obtenga la forma de presentación. No obstante, las mismas sustancias en la misma cantidad en distintos medicamentos no significan la misma eficacia ni la falta de objeciones. Es determinante para la paridad de acción de dos fármacos con unas sustancias activas idénticas la disponibilidad biológica, es decir, la velocidad y magnitud de la liberación y resorción de la sustancia que contiene el medicamento a partir de la presentación y su disponibilidad en el lugar de acción.

La biodisponibilidad puede medirse de forma indirecta comprobando las concentraciones de la sustancia farmacológica en el plasma sanguíneo o la orina. Dos fármacos se consideran bioequivalentes, es decir, con la misma acción, sólo cuando sus diferencias en lo que respecta a la biodisponibilidad son insignificantes. La eficacia de una sustancia farmacológica puede estar sujeta a grandes oscilaciones de un preparado comercial a otro. El médico o el farmacéutico deben comprobar siempre un posible cambio de medicamento si se quieren evitar riesgos. La farmacia moderna conoce muchas formas de modificar la farmacocinética de una sustancia en la dirección deseada. Así, por ejemplo, cuando una sustancia farmacológica se metaboliza (inactivada) demasiado deprisa en el organismo y, por lo tanto, el paciente debe tomarla con demasiada frecuencia, el farmacéutico puede prolongar la duración de la acción mediante una liberación retardada e inducida de forma químico-física de la sustancia activa a partir de la forma de presentación. Estos medicamentos reciben el nombre de **preparados o medicamentos de acción retardada**.

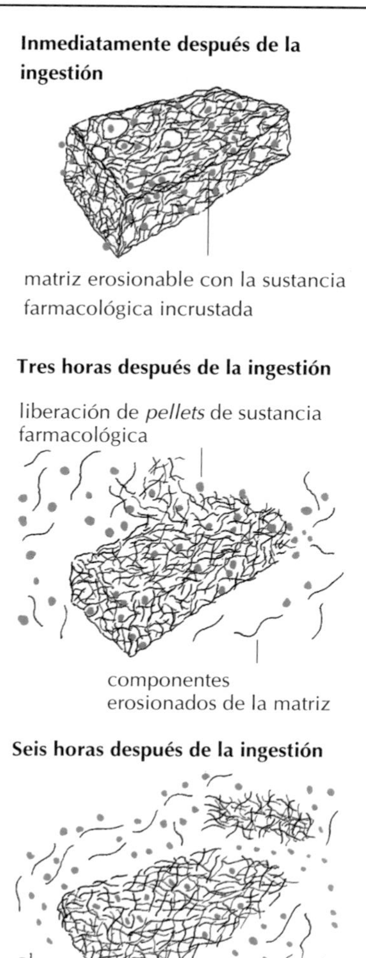

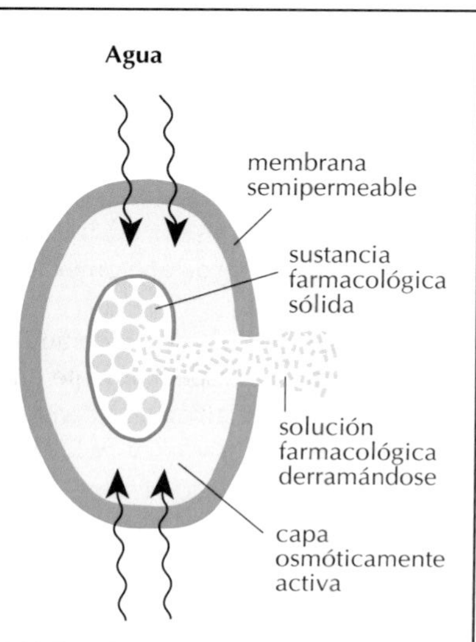

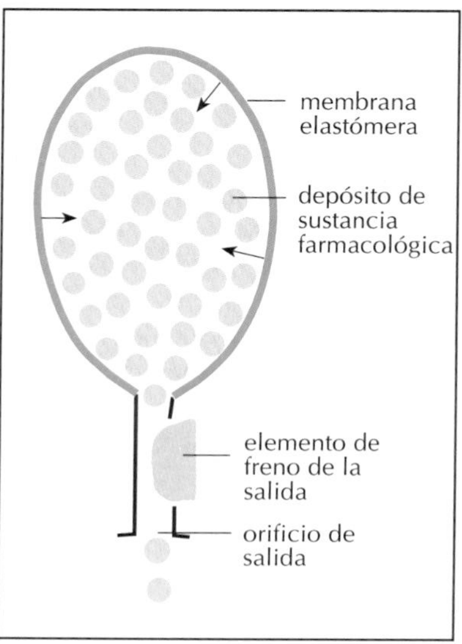

Mediante diversos sistemas terapéuticos se puede controlar de forma selectiva la liberación del medicamento en el organismo de modo que se consiga un efecto duradero. La ilustración superior muestra un sistema sobre la base de una matriz erosionable, que se desintegra poco a poco en el organismo y que libera la sustancia activa durante un espacio prolongado de tiempo.

En el sistema OROS (izquierda), el medicamento se disuelve y sale al exterior a través de la pared de la cápsula. En la cápsula medicamentosa especial (derecha), la presión externa hace que la sustancia activa se libere de forma dosificada.

Las formas de presentación más importantes de los medicamentos
(según información del Bundesverband der Pharmazeutischen Industrie e. V. (Asociación Federal de la Industria Farmacéutica, Alemania)

Descripción:	**Granulado** Un granulado es un agregado «unido con masilla» de partículas de polvo.
Excipientes que se pueden utilizar en la fabricación:	Disolventes (agua, alcohol, éter) melaza solución de gelatina solución mucilaginosa lactosa sacarosa solución PVP
Fabricación:	**Granulación húmeda:** humedecer el polvo con disolvente (granulado con costra) o con solución adhesiva (granulado adhesivo), amasar bien, granular por un tamiz, secar. **Granulación seca:** comprimir la mezcla de polvo para formar comprimidos brutos, desmenuzarlos al tamaño de granulación deseado.
Variaciones u observaciones:	La granulación seca se utiliza cuando la sustancia activa es sensible a la humedad. En la mayoría de los casos, los granulados se transforman en comprimidos, pero también se encuentran en el mercado como preparación individual (granulado bebible).

Descripción:	**Comprimido** Normalmente, los comprimidos se fabrican a partir de granulados mediante presión mecánica.
Excipientes que se pueden utilizar en la fabricación:	Sustancias de relleno, excipientes, agentes humectantes y explosivos; absorbentes, agentes deslizadores y lubricantes.
Fabricación:	Mezclar los granulados previamente fabricados, comprimir en prensas para comprimidos ajustadas exactamente (bajo presión de hasta varias toneladas), desempolvar.
Variaciones u observaciones:	Comprimidos para chupar y masticables, comprimidos sublinguales, comprimidos de polen, solución e inyección, comprimidos de implantación, comprimidos vaginales. Comprimidos redondos y abombados (núcleos de gragea). Comprimidos alargados y abombados.

Descripción:	**Gragea** Las grageas constan de un núcleo y de una capa que lo envuelve por completo y uniformemente.
Excipientes que se pueden utilizar en la fabricación:	**Envoltura de la gragea:** azúcar, polvos de talco, dióxido de titanio, almidón, mucílagos, resinas, lacas, ceras, grasas, parafina, abrasivos, colorantes.
Fabricación:	Los núcleos se cubren con las envolturas en calderas giratorias. Procesos: cubrir, aumentar con pasta de sebo de color, alisar con jarabe colorante, pulir.
Variaciones u observaciones:	Grageas para chupar y masticables: la envoltura sirve para proteger el núcleo, ingestión más fácil, mejor sabor, mejor aspecto.

Descripción:	**Cápsulas de gelatina duras** De forma cilíndrica y formadas por dos partes (base y cápsula), una introducida dentro de la otra después de rellenarlas. Normalmente el contenido es polvo o granulado.
Excipientes que se pueden utilizar en la fabricación:	**Envoltura de la cápsula:** gelatina, fabricada por procedimientos especiales. **Contenido:** polvo o granulado.
Fabricación:	El polvo o granulado fabricado previamente se introduce en seco en la base y se encierra con la cápsula.
Variaciones u observaciones:	En las cápsulas de oblea, en lugar de gelatina se emplea almidón.

Descripción:	**Cápsulas de gelatina blandas** Cápsulas blandas esféricas, cilíndricas, en forma de aceituna o salchicha.
Excipientes que se pueden utilizar en la fabricación:	**Cápsula:** el contenido suele ser de pastoso a líquido. **Envoltura de la cápsula:** gelatina, fabricada por procedimientos especiales. **Contenido:** pasta o suspensión de las sustancias activas fabricadas en combinación con aceites, sin agua.
Fabricación:	La pasta prefabricada se introduce entre dos cintas de gelatina mediante máquinas especiales, se le da forma y se suelda. Secado: según convenga, endurecimiento (resistente a los jugos gástricos).
Variaciones u observaciones:	Cápsulas rectales.

Descripción:	**Solución** Presentación clara y líquida sin componentes sólidos visibles que contiene las sustancias activas diluidas.
Excipientes que se pueden utilizar en la fabricación:	Disolventes (agua, melaza, alcohol), agentes disolventes, conservantes, correctivos del sabor, colorantes, en algunos casos sales para soluciones laotínicas y espesantes.
Fabricación:	Disolver las sustancias activas y los excipientes en el disolvente, en algunos casos bajo fumigación, filtración clarificadora y, eventualmente, esterilización o filtración estéril.
Variaciones u observaciones:	Jarabe (azúcar); según la concentración de la sustancia activa, gotas o jarabe; gotas oculares o nasales, nebulizador nasal.

Descripción:	**Emulsión** Un sistema disperso de dos o más líquidos que no se pueden mezclar entre sí o sólo parcialmente. Un líquido es el dispersante y el otro está disperso en él en forma de gotas.
Excipientes que se pueden utilizar en la fabricación:	Disolventes, emulsionantes (aniónicos, catiónicos, no iógenos, anfóteros), conservantes, estabilizantes, correctivos del sabor, colorantes.
Fabricación:	Se diluyen los polvos, se mezclan los líquidos y se transforma la mezcla en una emulsión mediante toberas finas en un homogeneizador.
Variaciones u observaciones:	Emulsión de aceite en agua (emulsión AC/AG), emulsión de agua en aceite (emulsión AG/AC), pomadas y cremas de emulsión; (no farmacológicas: leche, mayonesa).

Descripción:	**Suspensión** Sistemas dispersos a partir de partículas sólidas y dispersantes líquidos de aspecto homogéneo.
Excipientes que se pueden utilizar en la fabricación:	Humectantes, peptizadores, estabilizantes, dispersantes, conservantes, colorantes, correctivos del sabor.
Fabricación:	Mezcla del polvo con el dispersante y distribución regular mediante un homogeneizador o una máquina apropiada.
Variaciones u observaciones:	Pastas; solución salina iyofóbica.

Descripción:	**Gel** Sistemas dispersos a partir de un líquido y un gelificador; sustancias activas disueltas en el líquido.
Excipientes que se pueden utilizar en la fabricación:	**Gelificador:** coloides asociativos, macromoléculas, coloides, silicatos; conservantes, amortiguadores, colorantes.
Fabricación:	Se añade el gelificador al líquido para su esponjamiento; el resto de sustancias se incorpora de forma adecuada.
Variaciones u observaciones:	Las gelatinas son geles de una gran elasticidad.

Descripción:	**Pomada** Las pomadas son unos preparados para extender de conformabilidad plástica para la aplicación local sobre la piel o las mucosas.
Excipientes que se pueden utilizar en la fabricación:	Hidrocarburos, triglicéridos, ceras, gelificadores hidrófilos, polietilenglicidos, agua, emulsionantes.
Fabricación:	Las sustancias activas y los excipientes se añaden de forma adecuada a la base de la pomada ablandada o fundida y se mezclan homogéneamente.
Variaciones u observaciones:	**Tipos de pomadas** **En relación con el modo de acción:** pomada de recubrimiento, refrigerante, de resorción y pomada cosmética. **En relación con la fórmula galénica:** pomada de emulsión, pomada de suspensión, gel, pasta (*véase* suspensión), crema.

Descripción:	**Supositorios** Preparado de aplicación casi siempre rectal, aunque también en otras cavidades del cuerpo, con una forma típica, sólida a temperatura ambiente pero que se derrite a la temperatura corporal; también se pueden emplear masas que no se funden sino que se disuelven.
Excipientes que se pueden utilizar en la fabricación:	Bases lipófilas, hidrófilas, mixtas, conservantes.
Fabricación:	Las sustancias activas y los excipientes se añaden a la masa base fundida del supositorio, se mezclan intensivamente y se vierten en moldes. Una vez frío, el supositorio solidificado se extrae del molde.
Variaciones u observaciones:	Supositorios vaginales, óvulos; cápsulas rectales (*véase* cápsulas de gelatina blandas).

Descripción:	**Ampollas** Solución estéril o suspensión envasada en un recipiente de vidrio soldado para su aplicación parentérica.
Excipientes que se pueden utilizar en la fabricación:	Disolventes, conservantes, sales para la regulación de la isotonía.
Fabricación:	Abrir, lavar y esterilizar las ampollas, fabricar la solución sin materias en suspensión, rellenar la ampolla, fumigación y soldado de la ampolla, esterilización, exámenes.
Variaciones u observaciones:	Solución para inyección, solución para infusión, suspensión de cristales.

Descripción:	**Aerosol no dosificador** Solución de sustancia activa o suspensión con gas impulsor envasada en un recipiente de vidrio o de hojalata. La válvula permite la salida de una cantidad determinada de sustancia activa con la presión correspondiente.
Excipientes que se pueden utilizar en la fabricación:	Gas impulsor, disolvente, agente disolvente, estabilizadores.
Fabricación:	Fabricación de la solución de sustancia activa o suspensión, rellenado, adición del gas impulsor líquido, cierre; comprobación de la estanqueidad, el funcionamiento y el contenido.
Variaciones u observaciones:	Forman parte de éstos los aerosoles farmacéuticos y los envases de toma de presión que contienen polvos, pomadas, pastas, jarabes, espumas y soluciones, especialmente para su aplicación sobre la piel y las mucosas.

Descripción:	**Aerosol dosificador** Solución de sustancia activa o suspensión con gas impulsor envasada en un recipiente de vidrio o de hojalata. La válvula dosificadora permite la salida de sustancia activa correspondiente al tamaño de la cámara dosificadora y la concentración de sustancia activa con la presión adecuada.
Excipientes que se pueden utilizar en la fabricación:	Gas impulsor, disolvente, agente disolvente, estabilizadores.
Fabricación:	Fabricación de la solución o suspensión de sustancia activa, rellenado, adición del gas impulsor líquido, cierre; comprobación de la estanqueidad, el funcionamiento y el contenido.
Variaciones u observaciones:	También forman parte de éstos los aerosoles farmacéuticos dosificadores y los envases de toma de presión.

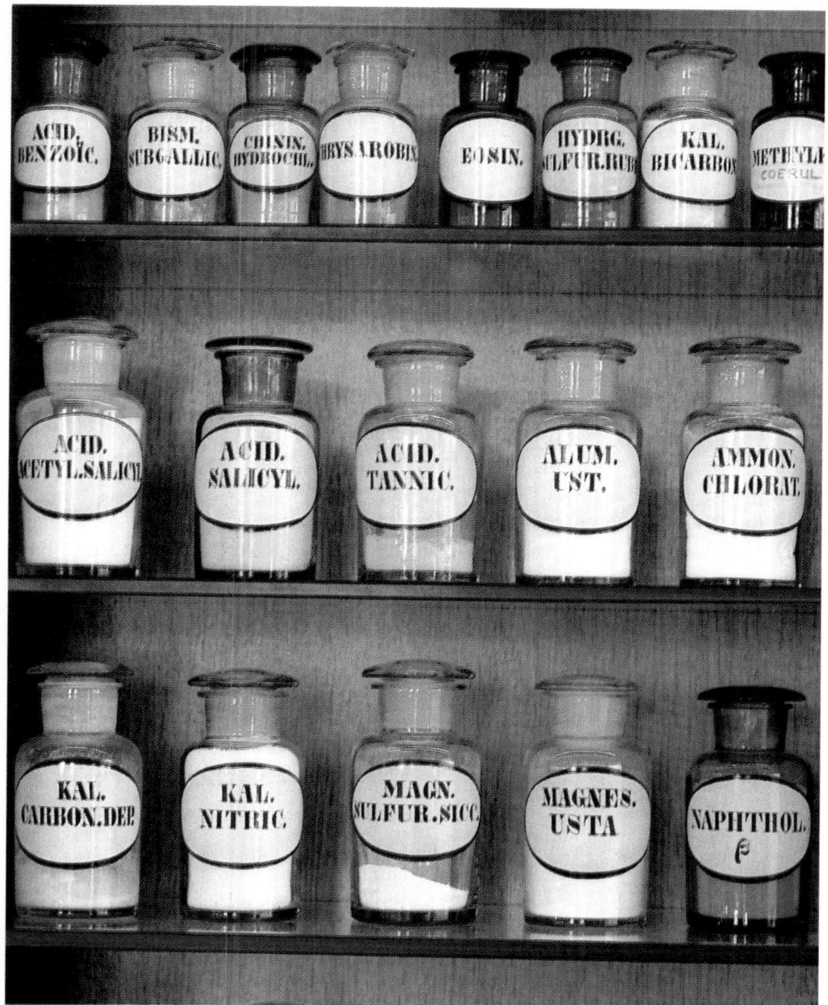

En muchas farmacias todavía se conservan con cariño las tradiciones centenarias de la profesión. Tras la fachada histórica se esconden unas instalaciones de depósitos y laboratorios ultramodernas que garantizan un rápido acceso a los medicamentos deseados. Los sistemas electrónicos de pedido permiten preparar en poco tiempo cualquier medicamento.

Los medicamentos que no necesitan receta médica deben servir principalmente para la eliminación de la amplia gama de molestias cotidianas y no para curar enfermedades.

AUTOTRATAMIENTO CON FÁRMACOS

El autotratamiento y la automedicación abarcan todas aquellas medidas que se toman en caso de alteración del bienestar sin la intervención del médico con el objetivo de recuperar la buena salud.
Por el aspecto parcial de la automedicación se entiende la prevención, mitigación o curación de trastornos de salud o molestias sin importancia con medicamentos que se pueden obtener sin prescripción médica. Los medicamentos que no necesitan una receta médica expresa deben servir principalmente para la eliminación de la amplia gama de molestias cotidianas y no para curar enfermedades.

Hoy en día, la automedicación no sólo representa una parte fundamental del sistema sanitario de muchos países, sino que también cumple un cometido esencial en el ámbito de la seguridad social. Su función de descarga de los gastos del seguro de enfermedad obligatorio no sólo hace tiempo que se ha dejado de cuestionar, sino que recientemente se ha incluido incluso en el marco de las medidas legales para determinados grupos de medicamentos.

Por automedicación se entiende la prevención, mitigación o curación de trastornos de salud o molestias sin importancia con medicamentos que se pueden obtener sin prescripción médica.

La automedicación también entraña el peligro de que se retarde o no se realice un tratamiento médicamente necesario en el momento oportuno.

Las posibilidades de la automedicación están limitadas, principalmente, por el grado de información de cada consumidor. Naturalmente, la automedicación también entraña el peligro de que no se realice un tratamiento médicamente necesario en el momento oportuno.

Factores que hay que tener en cuenta en la automedicación

Actualmente, los resfriados figuran en primer lugar en la automedicación; les siguen con diferencia las cefaleas, las molestias gastrointestinales, el nerviosismo y el agotamiento, los trastornos del sueño (en mujeres de más de 50 años), el estreñimiento (constipación) (en mujeres jóvenes) y las dolencias reumáticas (hombres y mujeres de más de 50 años). En cada uno de los grupos de molestias predominan claramente las mujeres como usuarias.

La automedicación no puede ni debe sustituir al médico. Algunas enfermedades serias pueden curarse por completo si se detectan en el momento en que se presentan y se tratan eficazmente. Así deben hacerlo constar claramente los fabricantes de medicamentos destinados a la automedicación en su publicidad.

A fin de que la automedicación pueda seguir siendo una parte integrante de la sanidad, los colectivos profesionales correspondientes aprovechan todas las posibilidades para hacerla todavía más segura. Ello hace referencia a la información de la población por parte de médicos, farmacéuticos y entidades aseguradoras de las posibilidades pero, sobre todo, de los límites del autodiagnóstico y del autotratamiento. La automedicación no debe entenderse ni practicarse nunca como supresión de conflictos, problemas y molestias mediante la utilización más o menos aleatoria de preparados farmacéuticos, sino más bien como el tratamiento competente y responsable de enfermedades triviales y trastornos del estado general de salud. El autodiagnóstico y el autotratamiento no pueden ni deben sustituir al examen y tratamiento médico experto. Algunas enfermedades serias pueden curarse por completo si se detectan en el momento en que se presentan y se tratan eficazmente.

Reglas imprescindibles para limitar y asegurar la automedicación

- Antes de la automedicación debe figurar siempre el intento de diagnóstico.
- No tomar nunca un medicamento al azar del botiquín.
- No tomar simultáneamente diversos medicamentos como autotratamiento.
- Las molestias que se prolongan durante más de dos semanas deben inducir a visitar al médico.
- En las molestias que se presentan por primera vez hay que abstenerse de automedicarse.
- Cualquier molestia debe tratarse con una dosis lo más baja posible de medicamento.
- En principio, quedan excluidos de la automedicación: enturbiamientos y perturbaciones del conocimiento, parálisis, trastornos del ritmo cardíaco que se presentan por primera vez, estados dolorosos poco claros en la región del tórax y del abdomen, todas las molestias que se presenten durante el embarazo.

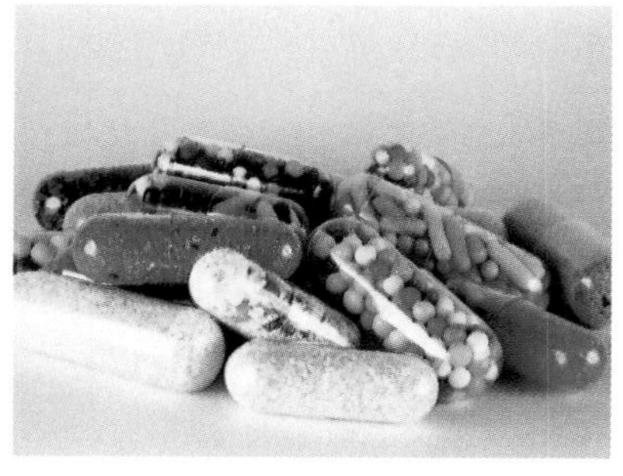

No tomar nunca varios medicamentos simultáneamente como automedicación, ya que existe el peligro de interacciones incontroladas.

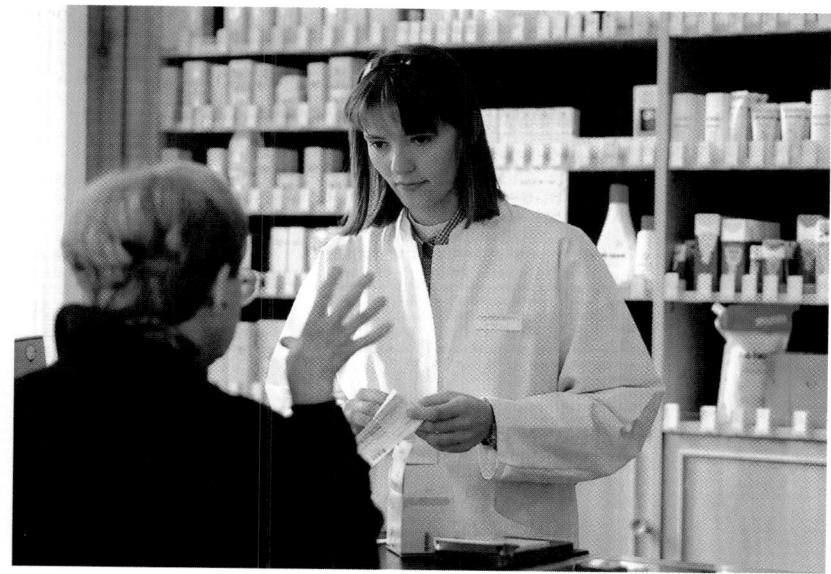

El asesoramiento personal en la farmacia es una ayuda importante para el trato correcto con los medicamentos. En ella no sólo se obtiene información sobre la acción y los posibles efectos secundarios de un medicamento, sino también sobre la utilización correcta de los preparados.

Acerca de los riesgos y los efectos secundarios

Informar a los pacientes sobre cualquier medicamento es algo tan antiguo como la propia venta de medicamentos. Ya desde la delimitación profesional de médicos y farmacéuticos en el siglo XIII, estos últimos asumieron la responsabilidad de informar al paciente sobre la posología correcta, si se diera el caso en las indicaciones del médico que lo prescribía. Actualmente, la ley del medicamento exige (a veces en contra de las objeciones de los médicos) que todos los envases de medicamentos contengan un prospecto (información de uso) que incluya unos datos obligatorios, como los efectos secundarios.
Debido a consideraciones jurídicas, la especificación de los efectos secundarios es tan minuciosa que, probablemente, algunos pacientes renuncian innecesariamente a tomar el medicamento por la lista de enfermedades muy raras pero graves.

Debido a consideraciones jurídicas, la especificación de los efectos secundarios es tan minuciosa que, probablemente, algunos pacientes se sienten inseguros y renuncian innecesariamente a tomar el medicamento por la lista de enfermedades muy raras pero graves.

¿Qué debe figurar en el prospecto?

De acuerdo con una directriz de la UE, el prospecto debe contener todas las sustancias activas del medicamento indicando exactamente su proporción así como todos los excipientes y aditivos utilizados para la fabricación. A esto cabe añadir información sobre la dosificación, la duración del tratamiento y los riesgos que pueden derivarse de una sobredosis o de la interrupción prematura del tratamiento.
En los posibles efectos secundarios enumerados, cabe destacar que la expresión utilizada con frecuencia «rara vez» significa que estos efectos secundarios se presentan en menos del 1 % de todos los casos de tratamiento.
Los términos técnicos más utilizados son **indicación** (campo de aplicación: enfermedades contra las que se utiliza el agente), **contraindicación** (circunstancias en las que no hay que utilizar el agente) o **insuficiencia** (debilidad funcional de órganos). También se hace referencia a determinados grupos de sustancias activas que llaman la atención sobre efectos secundarios tales como incapacidad de conducir y posible peligro de habituación. En caso de ambigüedad o de duda, consulte siempre a su médico o farmacéutico.

En los posibles efectos secundarios enumerados, cabe destacar que la expresión utilizada con frecuencia «rara vez» significa que estos efectos secundarios se presentan en menos del 1 % de todos los casos de tratamiento.

En general, los médicos aceptan las orientaciones terapéuticas especiales como método complementario allí donde la medicina académica no llega o ha fracasado. Sin embargo, este punto de vista no debería inducir a los partidarios de métodos alternativos a oponerse desde un principio a cualquier análisis científico de sus terapias naturales.

MÉTODOS TERAPÉUTICOS ESPECIALES (ALTERNATIVOS)

Actualmente, los métodos terapéuticos medicamentosos, que se diferencian de la medicina marcada por las ciencias naturales (medicina académica) por unos pensamientos teóricos y unas estrategias terapéuticas propios, tienen una relevancia relativamente elevada y creciente para muchas personas.

Homeopatía

La homeopatía se concibe a sí misma como una forma de la terapia de regulación medicamentosa que estimula la tendencia autocurativa del organismo.
En la actualidad los remedios homeopáticos se hallan contemplados en la ley del medicamento, aun cuando la medicina homeopática todavía no es reconocida legislativamente como especialidad médica.

Medicina antroposófica

Los medicamentos homeopáticos y antroposóficos, así como los vegetales, no están sujetos a prescripción médica en el sentido de la definición ofrecida en este capítulo.

La medicina antroposófica se ha desarrollado principalmente a partir de la teoría de Rudolf Steiner sobre el hombre en su relación con lo sobrenatural y practica un concepto más bien místico y divergente de la medicina académica. De forma similar a la homeopatía, sus medicamentos se administran en dosis en parte muy bajas. El diagnóstico y el tratamiento tienen lugar de un modo extremadamente individualizado. En el tratamiento antroposófico, los preparados de muérdago desempeñan un papel importante. Cabe resaltar con razón los reconocidos esfuerzos de médicos antroposóficos por influir favorablemente sobre la situación y el comportamiento de los pacientes, especialmente en las enfermedades cancerígenas, por medio de una dedicación especialmente intensiva.

Fitoterapia: remedios a base de plantas

Por norma general, la fitoterapia también se considera una orientación terapéutica especial. Los fitofármacos (o medicamentos que se producen a través de las plantas) en el sentido estricto son agentes terapéuticos que utilizan el material vegetal de toda la planta o de partes determinadas de ella o sus extractos con fines curativos. Hoy en día, se emplean varios cientos de plantas con fines terapéuticos, en parte como productos naturales originales en forma de infusiones y extractos, y en parte como materia prima para la elaboración de preparados comerciales.
Por otra parte, se están multiplicando las peticiones serias de científicos de considerar la fitoterapia como una parte de la medicina académica y no como una orientación terapéutica especial.
En la ciencia de las plantas medicinales, que en los últimos años ha preocupado igualmente a los especialistas y a la opinión pública, todavía se distingue entre sustancias puras aisladas de origen vegetal y extractos generales o fracciones de extractos.
A fin de evitar daños por automedicación con fitofármacos en todos los casos, cabe señalar también el cuestionado valor de una parte de este gran grupo de medicamentos y, sobre todo, los efectos a largo plazo y de combinación negativos como resultado de los crecientes conocimientos que contradicen la idea tradicional del efecto suave de todos los remedios naturales.

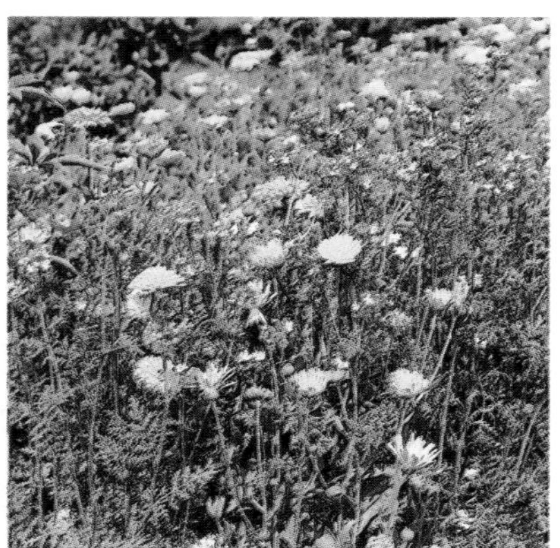

La naturaleza como farmacopea. Los remedios a base de plantas gozan de una aceptación cada vez mayor entre los médicos y los pacientes.

Por fitofármacos en el sentido estricto se entienden numerosos medicamentos de acción relativamente suave de origen vegetal cuyas composiciones y efectos son difíciles o imposibles de determinar con los métodos de comprobación habituales. Se aplican principalmente en caso de trastornos funcionales y de enfermedades crónicas leves.

A fin de evitar daños por automedicación con fitofármacos en todos los casos, cabe señalar también el cuestionado valor de una parte de este gran grupo de medicamentos y, sobre todo, los efectos a largo plazo y de combinación negativos como resultado de los crecientes conocimientos que contradicen la idea tradicional del efecto suave de todos los remedios naturales.

Así, la medicina orientada a las ciencias naturales utiliza numerosas sustancias vegetales altamente eficaces. La parte más importante de la fitoterapia moderna también emplea medicamentos que cuentan con datos y criterios de importancia terapéutica y toxicológica. Se trata de sustancias vegetales exactamente dosificables que se obtienen mediante un aislamiento selectivo y, en parte, modificación química. A este respecto, cabe citar la morfina, extraída de la adormidera, o la digitoxina, de la digital (*Digitalis purpurea*). Originariamente, estas sustancias (el alcaloide morfina y el glucósido digitoxina) se utilizaban en forma de partes o extractos vegetales para la terapia (opio o infusión de hojas de digital), hasta que se consiguió aislar los componentes activos como sustancias puras químicamente definidas. Éstas se utilizan hoy terapéuticamente de esta forma, ya que ello permite dosificarlas exactamente en proporción a la cantidad y, además, generalmente se conservan durante más tiempo.
Aparte de estos medicamentos de fuerte acción están los numerosos fitofármacos en el sentido estricto o fitofármacos «suaves», cuya utilización (principalmente en enfermedades leves como automedicación) forma parte de la medicina natural y que cada vez se consideran más como un complemento de la medicina académica orientada a las ciencias naturales y menos como una alternativa de ella. Este grupo se discute en el apartado «Fármacos fitoterapéuticos para la automedicación» (*véase* página 896 y siguientes).

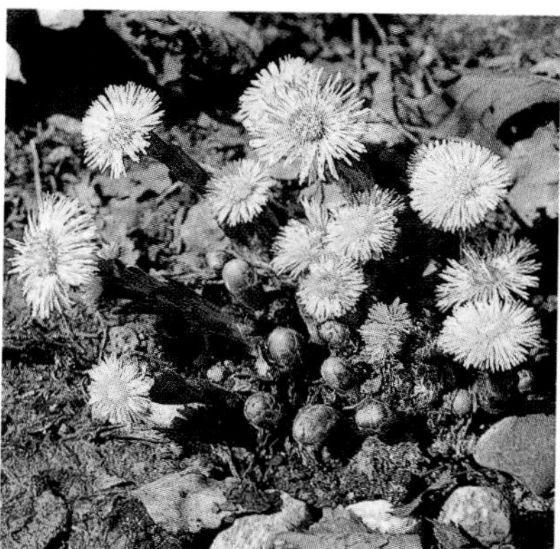

Tussilago farfara

La parte más importante de la fitoterapia moderna emplea medicamentos que cuentan con todos los datos y criterios de importancia terapéutica y toxicológica. Se trata de sustancias vegetales exactamente dosificables que se obtienen mediante un aislamiento selectivo y, en parte, por modificación química.

Las vitaminas son unos compuestos orgánicos necesarios para la vida que, en general, no pueden ser producidos por el organismo humano y que, por lo tanto, deben aportarse a través de la alimentación.

Medicamentos para aplicaciones concretas

MEDICAMENTOS PARA EL METABOLISMO

Vitaminas

Las vitaminas son unos compuestos orgánicos necesarios para la vida que, en general, no pueden ser producidos por el organismo humano y que deben aportarse a través de la alimentación. No sirven para obtener energía ni para formar estructuras orgánicas, sino que actúan como sustancias activas en las enzimas. Una alimentación bien combinada y preparada siempre contiene suficientes vitaminas para las personas sanas. Las enfermedades por carencia de vitaminas leves (hipovitaminosis) o graves (avitaminosis) se pueden prevenir o eliminar mediante el aporte de la vitamina correspondiente. Dependiendo de sus características de solubilidad, las vitaminas se dividen en vitaminas liposolubles (vitaminas A, D, E, K) y vitaminas hidrosolubles (vitamina C y grupo B).

A menudo se recomiendan vitaminas, sobre todo en forma de **preparados multivitamínicos**, para numerosos campos de aplicación (indicaciones) que no tienen ningún parecido o sólo superficialmente con las manifestaciones carenciales de vitaminas; ello hace que se propague una esperanza errónea de unos efectos de prevención de infecciones y tonificantes en general. El aporte excesivo de vitaminas no hace que la capacidad de resistencia frente a enfermedades sea mayor que con un aporte normal. Así, los resultados de la utilización de ácido ascórbico (vitamina C) en caso de gripe, asma o en general para aumentar el rendimiento son contradictorios e insuficientes.

El aporte excesivo de vitaminas no hace que la capacidad de resistencia frente a enfermedades sea mayor que con un aporte normal. Así, los resultados de la utilización de ácido ascórbico (vitamina C) en caso de gripe, asma o en general para aumentar el rendimiento son contradictorios e insuficientes.

Las vitaminas no son en absoluto sustancias inocuas, especialmente en lo que respecta a las dosis altas de vitaminas liposolubles (como la vitamina A).

Prácticamente todos los **preparados geriátricos** (para el incremento del rendimiento físico y mental de personas mayores) contienen vitaminas, en la mayoría de los casos en combinación con procaína y extractos de plantas (especialmente de ajo). Hasta el momento no se dispone de ninguna evidencia clínica sobre medicamentos que impidan la demanda geriátrica universal, el envejecimiento. Por otra parte, todavía no existe una definición generalmente aceptada del envejecimiento biológico, especialmente porque este importante período de la vida no se puede describir con pocos síntomas.

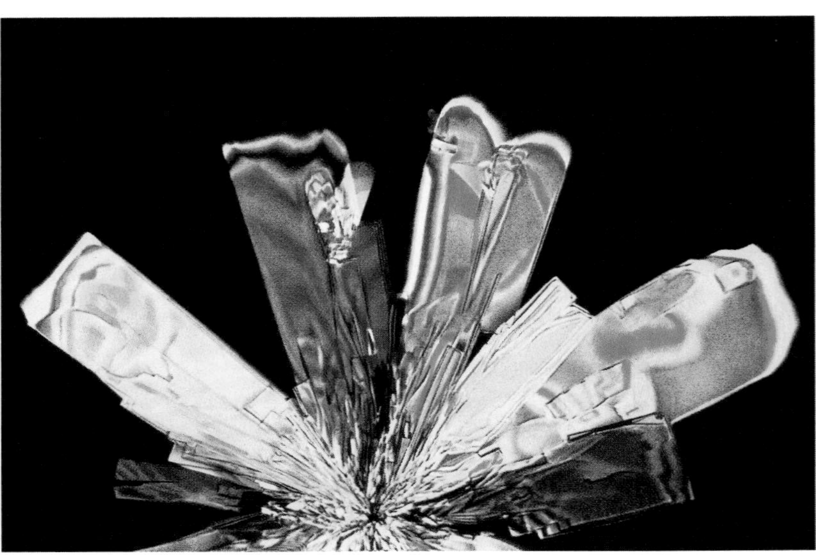

Estructura cristalina del ácido ascórbico (vitamina C). Esta sustancia de vital importancia está presente en abundancia en la fruta y las verduras frescas.

Hormonas

Las hormonas son unas sustancias biológicamente activas al servicio de la conservación, la reproducción y la disponibilidad para el trabajo del organismo. Las producen las glándulas endocrinas, las células nerviosas u otros tejidos, actúan como portadores químicos de información incluso en cantidades muy reducidas y acceden a su órgano diana a través de la sangre. Las hormonas permiten al organismo humano (además de la intervención a través del sistema nervioso vegetativo) la posibilidad de regular su medio interno. La aplicación terapéutica de hormonas se efectúa, por una parte, para tratar enfermedades que se presentan en caso de disfunciones de glándulas (terapia sustitutiva) y, por otra, en el marco de una terapia sintomática. He aquí algunos ejemplos:

En la diabetes mellitus, una enfermedad muy extendida, en muchos casos hay que inyectar insulina, por ejemplo en la pared abdominal, el muslo o el brazo.

Insulina

La terapia sustitutiva más conocida es la administración de insulina a aquellos pacientes que padecen diabetes mellitus. En la actualidad, principalmente se utilizan preparados de insulina que contienen únicamente la insulina de una especie animal (por ejemplo de ternera o de cerdo). Además de las insulinas animales, desde hace unos años también se puede emplear insulina humana (insulina humana obtenida sintéticamente a partir de insulina porcina o a través de la tecnología genética). Los preparados de insulina se diferencian según la intensidad de la acción inmediata, del tiempo hasta el máximo de eficacia y de la duración de la acción (insulina normal y de acción retardada). La insulina, una hormona de vital importancia, influye principalmente sobre el metabolismo de los hidratos de carbono (y del azúcar), pero también sobre el metabolismo de las proteínas y de las grasas. Los preparados de insulina sólo se pueden administrar en forma de inyección.
A diferencia de la diabetes juvenil o tipo I, la diabetes del adulto o tipo II, considerablemente más frecuente, también se puede tratar, al menos al principio, con preparados orales (por ejemplo comprimidos de glibenclamida). En el caso de la diabetes del adulto, que normalmente avanza muy lentamente, a menudo es suficiente con una dieta consecuente y una reducción de peso como medidas terapéuticas.

En el caso de la diabetes del adulto, que por lo general avanza muy lentamente, a menudo es suficiente con una dieta consecuente y una reducción de peso como medidas terapéuticas.

Cortisol

Las glándulas suprarrenales son el lugar de producción de otras hormonas necesarias para la vida. Así, en la corteza suprarrenal se producen los **glucocorticoides**, con el cortisol como principal representante. Los glucocorticoides, junto con los mineralocorticoides, que se producen en la corteza suprarrenal, permiten al organismo reaccionar a las sobrecargas internas y externas (estrés).
En lo que respecta a la **aplicación** de los glucocorticoides, cabe distinguir de forma estricta entre la terapia sustitutiva en caso de insuficiencia suprarrenal (rendimiento insuficiente de la glándula) y su extensa aplicación por sus propiedades antialérgicas, antiflogísticas (antiinflamatorias) e inmunosupresoras (inhibición de reacciones inmunológicas). En contraposición a la terapia sustitutiva, se habla de una terapia farmacodinámica (acción sintomática y no causal). Los glucocorticoides se utilizan, entre otros, en enfermedades reumáticas, reacciones alérgicas, un gran número de enfermedades cutáneas, edema cerebral y después de trasplantes, pero en cualquier caso sólo bajo la estricta indicación del médico. Los **efectos secundarios** pueden ser diversos (especial-

En lo que respecta a la aplicación de glucocorticoides, cabe distinguir entre la terapia sustitutiva en caso de insuficiencia suprarrenal y su extensa aplicación por sus propiedades antialérgicas, antiinflamatorias e inmunosupresoras.

Los efectos secundarios de los glucocorticoides pueden ser especialmente variados después de una terapia de larga duración y se caracterizan, en parte, por el síndrome de Cushing (cara de luna llena).

mente después de una terapia de larga duración) y caracterizarse, en parte, por el **síndrome de Cushing** (también, cara de luna llena), que asimismo se presenta cuando se libera cortisol en exceso en la corteza suprarrenal por motivos de enfermedad.

La gran importancia terapéutica de los glucocorticoides alentó especialmente a la industria farmacéutica a buscar de forma intensiva compuestos eficaces sobre la base de modificaciones semisintéticas y químicas del cortisol natural. Estos trabajos de investigación originaron, entre otras cosas, el desarrollo de las sustancias **prednisolona, metilprednisolona, triamcinolona** y **dexametasona**. De hecho, todos estos fármacos son más eficaces que el cortisol, pero las expectativas de que produzcan unos efectos secundarios menores hasta el momento sólo se han cumplido en parte.

Al finalizar una aplicación prolongada de glucocorticoides hay que reducir la dosis poco a poco, ya que en caso de interrupción súbita existe el peligro de insuficiencia suprarrenal.

Al **finalizar una aplicación prolongada**, que en la mayoría de enfermedades se efectúa con comprimidos, hay que reducir la dosis poco a poco (terapia de deshabituación), ya que en caso de interrupción súbita existe el peligro de insuficiencia suprarrenal.

Estrógenos y gestágenos

El hipotálamo (partes del diencéfalo) y la hipófisis (glándula pituitaria) forman una unidad de control superior para las regulaciones hormonales del organismo. Hormonas hipofisarias específicas controlan la distribución de las hormonas suprarrenales, así como la de las hormonas sexuales emparentadas con éstas, que en la mujer se forman en los ovarios y en la placenta y en los hombres en los testículos. En la mujer, las hormonas foliculares (estrógenos) y las hormonas del cuerpo lúteo (gestágenos-progesterona) controlan el ciclo menstrual, el embarazo, el parto y la producción y secreción de leche materna.
Los estrógenos (estradiol, estrona, estriol) y los gestágenos (progesterona), incluidos sus derivados modificados químicamente, se utilizan con fines terapéuticos principalmente por sus efectos sobre los órganos sexuales, con una buena eficacia en su administración como comprimidos.
La combinación de estrógenos y gestágenos sirve, en forma de **píldora anticonceptiva**, para la prevención hormonal del embarazo (contracepción). Actualmente, ésta se prefiere a las medidas mecánicas debido a su elevada fiabilidad y al bajo riesgo de efectos secundarios. Se puede excluir con seguridad un efecto cancerígeno de la píldora.
Existen diversos contraceptivos hormonales, de modo que el médico es quien debe escoger un preparado adecuado a las necesidades individuales.

Testosterona

Entre las diversas posibilidades de prevención del embarazo, la píldora anticonceptiva es un medio particularmente seguro.

Las hormonas sexuales masculinas o andrógenos (esencialmente la testosterona) se utilizan principalmente como terapia sustitutiva en caso de déficit de andrógenos. Mediante modificaciones químicas de la molécula de testosterona se puede intensificar una característica propia de los andrógenos, a saber, el favorecimiento de la formación de albúmina en el organismo. Los compuestos que principalmente tienen estos efectos pero que en la mayoría de los casos también muestran un efecto claramente androgénico reciben el nombre de anabolizantes. En la actualidad, está prohibido su consumo abusivo en deportistas de alto rendimiento para aumentar la masa muscular.

Las hormonas sexuales y suprarrenales están estrechamente emparentadas desde el punto de vista químico; ambas disponen de una estructura básica de esteroides. La mayoría del resto de hormonas que se forman en el hipotálamo, la hipófisis, las glándulas paratiroides, el timo, los islotes de Langerhans del páncreas (producción de insulina), las aurículas del corazón y los riñones son las **hormonas proteicas**, que también se denominan peptidohormonas o proteohormonas. Las hormonas yodadas de la glándula tiroides (tiroxina y triyodotironina) y la hormona de la médula de las cápsulas suprarrenales (adrenalina) son derivados químicos del aminoácido tirosina.

Las hormonas sexuales masculinas, sobre todo la testosterona, se utilizan principalmente como terapia sustitutiva en caso de déficit de andrógenos.

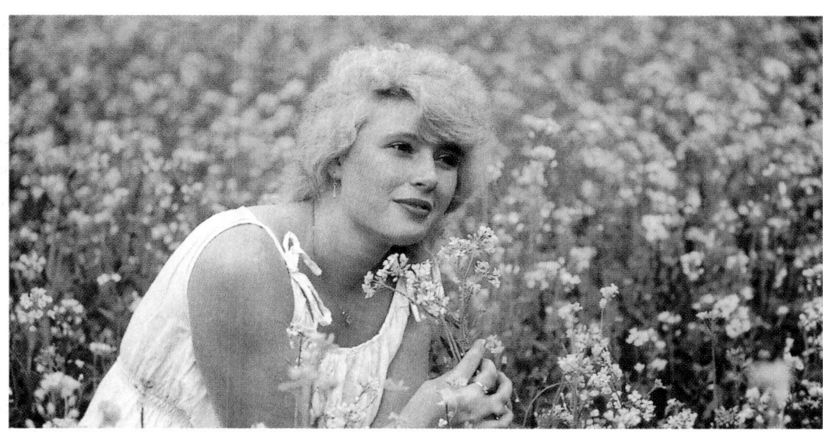

Cada año igual. La rinitis alérgica está provocada por una reacción alérgica al polen de las plantas y consiste en una liberación de histamina.

Antihistamínicos

También forman parte de las hormonas aquellos compuestos que no se forman en glándulas sino en células especializadas (extraglandulares). Las sustancias calificadas de hormonas tisulares más importantes son las denominadas sustancias mediadoras, entre las que destaca la **histamina**. En caso de reacciones de hipersensibilidad en personas con propensión alérgica se produce una liberación de histamina, y ésta provoca, entre otras cosas, rinitis alérgica, urticaria y, en casos graves, edemas, *shock* anafiláctico y espasmo de los músculos bronquiales (broncospasmo en asma bronquial).
Los fármacos calificados de antihistamínicos pueden suprimir la acción de la histamina y están indicados en todas las enfermedades que se deben a una liberación de histamina. En caso de asma bronquial, la utilización única de antihistamínicos resulta poco eficaz (*véase* «Medicamentos para las vías respiratorias», pág. 892). Los antihistamínicos más antiguos, por ejemplo la difenhidramina, tienen un efecto represor sobre el sistema nervioso central, de modo que limitan la capacidad de reacción y, por consiguiente, la capacidad de conducir un vehículo. Sin embargo, actualmente también se dispone de antihistamínicos sin estos efectos secundarios (por ejemplo **astemizol, cetirizina**).

En el prospecto se hace referencia a un posible menoscabo de la capacidad de conducir provocada por la ingestión de determinados medicamentos. Además, el médico o farmacéutico le informará sobre estos efectos secundarios y le orientará sobre el plazo de espera necesario antes de incorporarse de nuevo al tráfico.

Además de los verdaderos antihistamínicos, cuya denominación correcta es H_1-antihistamínicos, también están los **bloqueantes-H_2** (H_2-antihistamínicos), que inhiben una reacción al ácido clorhídrico del estómago provocada por la histamina; esta reacción es una de las condiciones previas a la formación de úlceras gástricas y duodenales. Los bloqueantes-H_2 son extraordinariamente indicados para el tratamiento de estas úlceras. Mediante su introducción en la terapia se ha reducido considerablemente el número de operaciones gástricas por úlcera (representantes importantes son la **cimetidina,** la **ranitidina**).

Los inhibidores de la bomba de protones para el tratamiento de úlceras gástricas y duodenales son relativamente nuevos en el mercado. Bloquean la secreción de ácido independientemente de la liberación de histamina. Representantes importantes son el omeprazol y el lansoprazol.

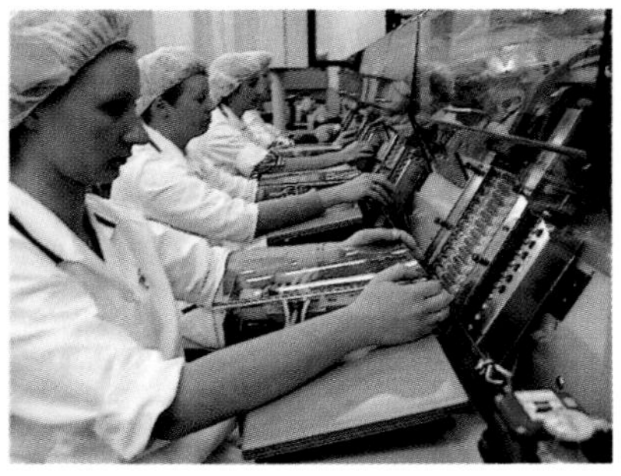

Durante su fabricación, se comprueba constantemente la fiabilidad toxicológica de todos los medicamentos.

MEDICAMENTOS PARA LA PREVENCIÓN Y EL TRATAMIENTO DE ENFERMEDADES INFECCIOSAS

Una infección consiste en la penetración de microorganismos en un macroorganismo. Los microorganismos causantes de infección son, sobre todo, virus, bacterias, hongos, organismos unicelulares y, en un sentido más amplio, gusanos. Los fármacos indicados para las enfermedades infecciosas siempre se centran en el agente patógeno y ello los diferencia fundamentalmente del resto de medicamentos, cuyo punto de aplicación siempre es la célula anfitriona. Las sustancias antimicrobianas, es decir, activas frente a microorganismos, son principalmente los **quimioterapéuticos** incluidos los **antibióticos**.

Desinfectantes

La finalidad de la desinfección es destruir los microorganismos patógenos que puedan infectar a hombres y animales.

Los desinfectantes son imprescindibles para combatir las enfermedades infecciosas. La finalidad de la desinfección es destruir los microorganismos patógenos que puedan infectar a hombres y animales. Según su aplicación, se distingue entre **desinfectantes groseros** y **desinfectantes finos**, los primeros para la desinfección de instalaciones y objetos de uso corriente, así como de secreciones corporales que contienen gérmenes, y los segundos para la desinfección de instrumental, la piel y las mucosas, por ejemplo antes de una operación.

Hoy en día, como desinfectante se emplean sustancias del grupo de los **fenoles** (entre otros, hexaclorofeno para la desinfección de las manos, paraben para la conservación de productos alimentarios), de los **alcoholes** y de los **aldehídos** (etanol y propanol) para la desinfección de las manos y del instrumental. El formaldehído se utiliza para la desinfección de interiores.

*Por el antiguo concepto de **antisepsia** se entiende los esfuerzos por impedir y combatir las infecciones por heridas con agentes químicos.*

El **cloro**, junto con los hipocloritos, se utiliza para la desinfección de agua potable. Para la desinfección en instalaciones médicas se pueden emplear **cloraminas**, que son menos agresivas.

El **yodo** y los compuestos yodados siguen siendo los desinfectantes más importantes. Son fáciles de manipular y, además, no afectan a la piel de forma tan intensa como los compuestos de cloro, por ejemplo.

En lo que respecta a los **compuestos de metales pesados**, algunas sales de mercurio y de plata todavía desempeñan un cierto papel. Así, por ejemplo, a la mayoría de recién nacidos se les aplican unas gotas de **solución de nitrato de plata** al 1 % como tratamiento preventivo de la oftalmía blenorrágica (método de Credé), y la sal de plata de la sulfadiacina se utiliza con éxito en caso de quemaduras.

El yodo y los complejos de yodo siguen siendo los desinfectantes más importantes. Son fáciles de manipular y, además, no afectan a la piel de forma tan intensa como los compuestos de cloro, por ejemplo.

Como **agentes oxidantes** dentro de los desinfectantes, cabe mencionar la solución de agua oxigenada (al 3 %) y la solución de permanganato de potasio (de 1:1.000 a 1:5.000) para la limpieza de heridas así como la solución de ácido peracético (al 0,5 %) para la desinfección de manos, piel e instrumental.

Los **compuestos de amonio** cuartarios (jabones invertidos) se utilizan con relativa abundancia para la desinfección de manos y lavados de heridas y vaginales, pero también como desinfectantes bucales y faríngeos. Los colorantes empleados en el pasado especialmente contra los hongos se sitúan por sus características entre los quimioterapéuticos y los desinfectantes.

Agentes antimicrobianos

En el caso de los auténticos antimicrobianos, los fármacos que combaten las enfermedades infecciosas, se ha abandonado la antigua subdivisión en quimioterapéuticos obtenidos sintéticamente y antibióticos producidos biológicamente. Algunos antibióticos conseguidos antiguamente con la ayuda de microorganismos se fabrican actualmente de forma sintética de un modo mucho más científico, y a partir de antibióticos naturales se producen, mediante modificaciones, nuevos quimioterapéuticos semisintéticos con propiedades activas mejoradas.

Las sustancias que pueden utilizarse contra un gran número de gérmenes reciben el nombre de terapéuticos de amplio espectro.

Espectro de acción de los agentes antimicrobianos

El espectro de acción de un agente antimicrobiano nos indica contra qué gérmenes es eficaz la sustancia. Las sustancias que pueden utilizarse contra un gran número de gérmenes reciben el nombre de **terapéuticos de amplio espectro**. Según la acción, en los quimioterapéuticos se distingue entre compuestos **bacteriostáticos** y **bactericidas**. Los primeros inhiben la propagación de los gérmenes y los segundos provocan su eliminación. La resistencia endógena intacta constituye en todos los casos un requisito indispensable para la curación de una enfermedad infecciosa. Los gérmenes patógenos, que son sensibles a un terapéutico químico de forma primaria, pueden volverse resistentes de forma secundaria a través de mutaciones (alteraciones hereditarias). Los gérmenes resistentes pueden, por ejemplo, inactivar los antibióticos mediante la formación de enzimas. Por consiguiente, toda quimioterapia requiere una estricta fijación de las indicaciones por parte del médico, que iniciará la aplicación, si es posible, después de una prueba de sensibilidad (antibiograma). De esta forma se pueden descartar los procesos de resistencia, pero también evitar efectos secundarios en el paciente.

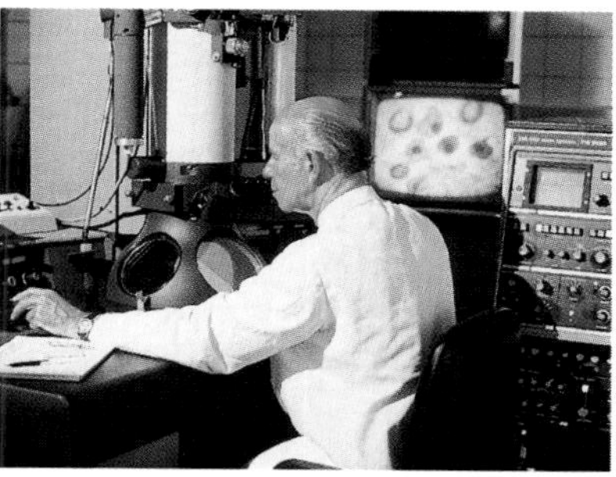

Sólo con la ayuda del microscopio electrónico se pueden detectar los causantes de enfermedades infecciosas más pequeños de todos, los virus.

Penicilina

La penicilina y la cefalosporina forman parte del todavía hoy más importante grupo de antibióticos, los betalactámidos. La penicilina G fue descubierta en 1929 por Alexander Fleming. Después, transcurrieron quince años hasta la fabricación técnica a gran escala con fines terapéuticos. La **penicilina G**, presente en la naturaleza, sigue siendo un fármaco muy utilizado debido a su eficacia sin igual y a su mínima toxicidad; su espectro de acción incluye neumococos, estreptococos, gonococos, meningococos, una parte de los estafilococos, treponemas y otros, y se aplica en enfermedades tan graves como la endocarditis, la meningitis, la sífilis o como profilaxis de la fiebre reumática. Mediante la adición de determinadas sustancias se puede prolongar la acción de la penicilina G en el organismo (**penicilina retardada**). La penicilina tiene una acción bactericida y su mecanismo de acción se basa en una inhibición de la biosíntesis de las paredes celulares de las bacterias.
Los preparados derivados de la penicilina clásica son un ejemplo impresionante de las posibilidades de obtener compuestos con unas nuevas propiedades de acción mediante modificaciones semisintéticas de una sustancia natural. Se ha ampliado el espectro de acción de un gran número de derivados, de modo que se puede hablar de penicilinas de amplio espectro (**mezlocilina, piperacilina**), o éstos disponen de eficacia oral (comprimidos de fenoximetilpenicilina). Otros

La penicilina G, presente en la naturaleza, sigue siendo un fármaco muy utilizado debido a su eficacia sin igual y a su mínima toxicidad.

Los preparados derivados de la penicilina clásica son un ejemplo impresionante de las posibilidades de obtener compuestos con unas nuevas propiedades de acción mediante modificaciones semisintéticas de una sustancia natural.

Mediante una combinación de penicilinas con sustancias inhibidoras de la betalactamasa, como el sulbactam o el ácido clavulánico, se puede eliminar la resistencia a la penicilina de muchos agentes patógenos y restablecer su antigua eficacia.

derivados son eficaces frente a las enzimas bacterianas que normalmente destruyen la penicilina (oxacilina resistente a la penicilinasa). Asimismo, mediante una combinación de penicilinas con sustancias inhibidoras de la betalactamasa, como el sulbactam o el ácido clavulánico, se puede eliminar la resistencia a la penicilina de muchos agentes patógenos y restablecer su antigua eficacia.

Cefalosporinas

El grupo de las cefalosporinas está estrechamente relacionado con el de las penicilinas desde el punto de vista químico y, hoy en día, presenta una diversidad similar a la de este último. Se distingue entre cefalosporinas de espectro reducido y de amplio espectro; mientras que las primeras en algunos casos sólo son eficaces frente a un germen problemático (cefsoludina frente a la pseudomona aeruginosa), las segundas se aplican, por ejemplo, contra infecciones con gérmenes multirresistentes en caso de debilitamiento de la resistencia endógena.
De forma similar a las penicilinas, también hay cefalosporinas orales con una buena eficacia (en infecciones de las vías respiratorias, de las vías urinarias y cutáneas debidas a agentes sensibles).

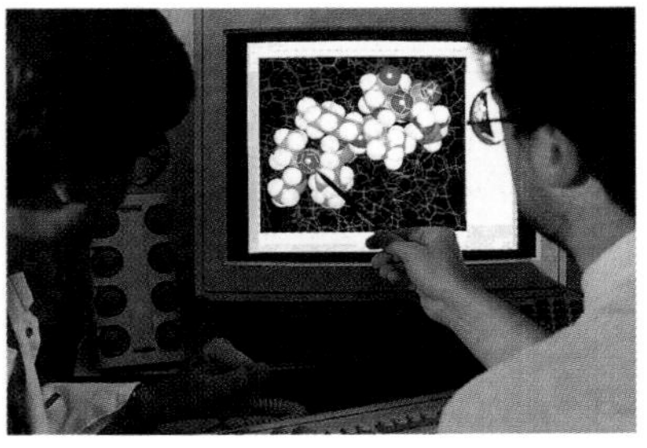

Los investigadores farmacológicos discuten frente al modelo los puntos de aplicación más favorables de los antibióticos en la molécula patógena.

Aminoglucósidos

La **estreptomicina**, que fue el segundo antibiótico introducido en la terapia después de la penicilina, forma parte del grupo de los aminoglucósidos dentro de los antibióticos. En la actualidad, sólo está indicada en caso de tuberculosis, normalmente en combinación con otros antituberculosos.
Un antibiótico importante de este grupo es la **gentamicina**, en infecciones graves se utiliza en combinación con una penicilina o cefalosporina. La gentamicina se presenta encapsulada en óvulos sintéticos para la aplicación en infecciones óseas o como «cadena» para su introducción directa en la herida.

Los principales campos de aplicación de las tetraciclinas antibióticas de acción bacteriostática son, sobre todo, inflamaciones crónicas de los bronquios y algunas enfermedades cutáneas como el acné.

Tetraciclinas

El grupo de antibióticos de las tetraciclinas se utiliza tanto en inyección como en forma de cápsulas o comprimidos (oral). Los principales campos de aplicación de sustancias de acción bacteriostática como la doxiciclina y, anteriormente, la oxitetraciclina son, sobre todo, inflamaciones crónicas de los bronquios (bronquitis) y algunas enfermedades cutáneas como el acné (espectro de acción similar al de la penicilina).
Como efecto secundario puede presentarse una alteración del equilibrio biológico en el intestino, ya que, en algunos casos, la flora intestinal fisiológica (bacterias intestinales presentes normalmente) resulta dañada, un efecto negativo que las teraciclinas comparten con la mayoría de antibióticos de amplio espectro. Debido a una posible coloración permanente de amarilla a marrón de los dientes, los niños menores de ocho años no deben tomar tetraciclinas.

Debido a una posible coloración permanente de amarilla a marrón de los dientes, los niños menores de ocho años no deben tomar tetraciclinas.

Macrólidos

La principal representante de los macrólidos es la **eritromicina**, que, al igual que otros integrantes más recientes de este grupo, se utiliza contra infecciones provocadas por agentes resistentes a la penicilina o la tetraciclina o en pacientes alérgicos a la penicilina.

El **cloramfenicol**, antes muy utilizado, en la actualidad sólo se emplea con gran moderación como antibiótico de reserva y, sobre todo, en el tratamiento del tifus, el paratifus y la meningitis bacteriana. Los efectos secundarios, muy raros pero a menudo especialmente severos, que han provocado el desplazamiento de este antibiótico de fabricación totalmente sintética, incluyen lesiones de la médula ósea.

El cloramfenicol, antes muy utilizado, en la actualidad sólo se emplea con gran moderación como antibiótico de reserva y, sobre todo, en el tratamiento del tifus, el paratifus y la meningitis bacteriana.

Sulfonamidas

Entre los agentes antimicrobianos no presentes en la naturaleza se encuentran las sulfonamidas, introducidas en la terapia ya en 1935. Originariamente, las sulfonamidas (un término general para un extenso grupo de quimioterapéuticos antibacterianos emparentados químicamente) actuaban contra numerosos agentes patógenos. Hoy en día, el espectro de acción ha quedado drásticamente limitado debido al desarrollo de resistencia observado en las últimas décadas. Los neumococos, los estreptococos y las clamidias (agentes similares a bacterias) son una excepción. Las sulfonamidas actúan mediante la supresión de una sustancia que las bacterias necesitan para sintetizar el esencial ácido fólico. Por este motivo, las sulfonamidas también reciben el nombre de antagonistas del ácido fólico.

El mecanismo de supresión por parte de las sulfonamidas (acción bacteriostática) exige que se aplique en dosis relativamente elevadas (como terapia de choque) para garantizar su alta concentración en la sangre. Las dosis prescritas, como en todos los antiinfecciosos, han de ser respetadas por los pacientes.

El mecanismo de supresión por parte de las sulfonamidas exige su aplicación en dosis relativamente elevadas como terapia de choque. Las dosis prescritas, como en todos los antiinfecciosos, han de ser estrictamente respetadas por los pacientes.

Actualmente, la aplicación exclusiva de sulfonamidas es muy rara. La combinación más habitual de una sulfonamida con otro antagonista del ácido fólico de acción bacteriostática (trimetoprim, que bloquea la síntesis de ácido fólico de las bacterias mediante un mecanismo distinto al de las sulfonamidas) es el **cotrimoxazol**, que a menudo se prescribe en infecciones de las vías respiratorias y de las vías urinarias.

Otro fármaco antibacteriano eficaz es el **metronidazol**, elaborado exclusivamente de forma sintética. Su espectro de acción recomienda su aplicación en infecciones por los gérmenes anaerobios, bacterias, cuyo crecimiento sólo es posible sin oxígeno, pero también con tricomonas (enfermedad urogenital por protozoos), amibas (disentería amibiana) y lamblias (una enfermedad intestinal, también protozoos).

La combinación más habitual de una sulfonamida con otro antagonista del ácido fólico de acción bacteriostática es el cotrimoxazol, que a menudo se prescribe en infecciones de las vías respiratorias y de las vías urinarias.

Inhibidores de la girasa

Un grupo de quimioterapéuticos recién introducido con un gran futuro son los compuestos que debido a su mecanismo de acción reciben el nombre de inhibidores de la girasa. Provocan un rápido quebranto del metabolismo exclusivamente en bacterias.

Los últimos preparados aparecidos en el mercado (la segunda generación) tienen un amplio espectro de acción que ha extendido su campo de aplicación más allá de la indicación originalmente recomendada para la primera generación (infecciones de cavidades de las vías urinarias eferentes). Representantes importantes de la segunda generación son, entre otros, el **ciprofloxacino**, el **ofloxacino** y el **pefloxacino**.

Los inhibidores de la girasa provocan un rápido quebranto del metabolismo exclusivamente en bacterias.

La evolución a menudo crónica de la tuberculosis, así como la aparición de focos y cavernas, dificultan especialmente el trabajo de los fármacos en lo que respecta a su capacidad de penetración en el foco de la enfermedad y a su tolerancia debido a la larga duración del tratamiento.

Quimioterapéuticos contra la tuberculosis

El agente patógeno de la tuberculosis (*Mycobacterium tuberculosis*, descubierto en 1882 por Robert Koch) suele afectar a los pulmones. La evolución con frecuencia crónica de la enfermedad así como la aparición de focos y cavernas (cavidad enferma y localizada), dificultan especialmente el trabajo de los fármacos en lo que respecta a su capacidad de penetración en el foco de la enfermedad y a su tolerancia debido a la larga duración del tratamiento.
Además del antibiótico **estreptomicina**, diversos quimioterapéuticos sintéticos han demostrado su eficacia en el tratamiento: **isoniacida, pirazinamida, etambutol, ácido p-aminosalicílico.** Los compuestos se administran en forma de comprimidos, que el organismo absorbe. En el tratamiento de la tuberculosis, que casi siempre se efectúa como terapia combinada el antibiótico **rifampicina**, desempeña un papel más importante que la estreptomicina, que casi siempre se efectúa como terapia combinada. Los ejemplos mencionados en último lugar muestran que el dominio de las enfermedades infecciosas sigue siendo complicado a pesar del gran número de fármacos de acción antibacteriana y de los grandes avances. Los culpables son el espectro cambiante de agentes patógenos y el desarrollo acelerado de resistencias bacterianas, que están determinados por el uso poco crítico de antibióticos. La búsqueda de un concepto terapéutico general para resolver la problemática de la resistencia constituye un gran reto para la ciencia.

En la actualidad, el antibiótico rifampicina desempeña un papel importante en el tratamiento de la tuberculosis, que casi siempre se efectúa como terapia combinada.

Antimicóticos

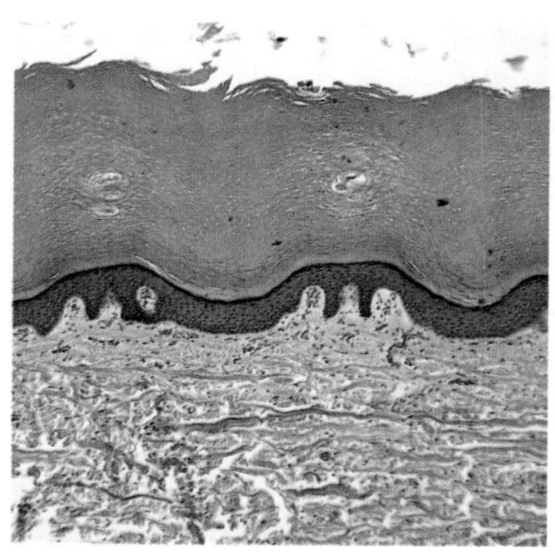

La piel de los pies (aquí una fotografía histológica muy aumentada) es especialmente propensa a las infecciones por hongos.

Los antimicóticos son unos quimioterapéuticos que se utilizan para el tratamiento de **infecciones por hongos** en el hombre y los animales. Además de las enfermedades fúngicas de la piel, las uñas y el cabello, que reciben el nombre de dermatomicosis, hoy en día las micosis sistémicas (afección de órganos internos), es decir, infecciones provocadas en la mayoría de los casos por el hongo parásito *Candida albicans*, por ejemplo de los pulmones o de las vías urinarias, desempeñan un papel importante. A menudo se trata de segundas o terceras enfermedades de pacientes, por ejemplo si existe una enfermedad tumoral con tratamiento citostático o en caso de SIDA. La infección por hongos de órganos internos a menudo se presenta también en el obligado tratamiento posterior a trasplantes de órganos o tras una terapia intensiva con antibióticos debido a una alteración del equilibrio biológico entre bacterias y hongos. Las infecciones fúngicas, que normalmente pueden ser combatidas por el hombre, provocan unos cuadros clínicos muy graves en pacientes con inmunodeficiencia.
Mientras que las **micosis cutáneas** pueden curarse rápidamente con un tratamiento local con pomadas y soluciones antimicóticas y una profilaxis posterior (micosis de los pies), las **micosis orgánicas** tienen que recibir un tratamiento interno (sistémico). Hace poco que se han introducido en la terapia, unas sustancias que permiten un tratamiento relativamente carente de efectos secundarios, por ejemplo el **fluconazol**. Este fármaco también permite un tratamiento oral de las enfermedades fúngicas de la vagina (micosis vaginal) y hace innecesario el molesto tratamiento local con óvulos vaginales y pomadas.

Los protozoos son organismos unicelulares del reino animal que a menudo viven como parásitos.

Quimioterapéuticos contra protozoos

Mientras que los hongos forman parte de los vegetales, los protozoos son organismos unicelulares del reino animal. Los protozoos patógenos normalmente viven como parásitos y sufren un cambio de huésped especialmente entre el hombre y los insectos. Entre las enfermedades protozoarias del hombre se encuentran la **malaria** o paludismo, que está aumentando en todo el mundo y que es una de las enfermedades infecciosas más importantes, la **enfermedad del sueño** en África, la **enfermedad de Chagas** en Sudamérica, las **leishmaniosis** y la **disentería amibiana** en los trópicos y regiones subtropicales, así como las **infecciones por *Trichomonas*** de la vagina y de la uretra, presentes en todo el mundo y bastante frecuentes, pero también la temida **toxoplasmosis**.

Los agentes de la malaria, que el mosquito *Anopheles* transmite al hombre, atraviesan un ciclo de desarrollo en el mosquito y en el hombre cuyos diversos estadios se ven influenciados de distinta forma por los fármacos antipalúdicos. El fármaco más importante para la profilaxis y la terapia antipalúdicas sigue siendo la **cloroquina**. Sin embargo, los agentes palúdicos resistentes a la cloroquina están aumentando, de modo que es necesario recurrir a combinaciones de otros agentes antimalaria. Asimismo, el terapéutico antipalúdico más antiguo, la quinina, está volviendo a adquirir importancia como agente de reserva. Actualmente, si el tratamiento se inicia en seguida, es posible la curación de las tres formas de paludismo existentes prácticamente en todos los casos. En las regiones infectadas de malaria se calcula que el número de muertes es de 1,5 millones de personas, con una cifra de nuevos casos de enfermedad de 100 millones de personas al año. Los niños son los que corren un mayor riesgo.

En Europa se presentan reiteradamente casos de paludismo entre las personas que viajan y casi siempre se deben a una mala ejecución de la profilaxis antipalúdica; antes de emprender un viaje a regiones afectadas por la malaria, es imprescindible dejarse asesorar por el médico o el farmacéutico.

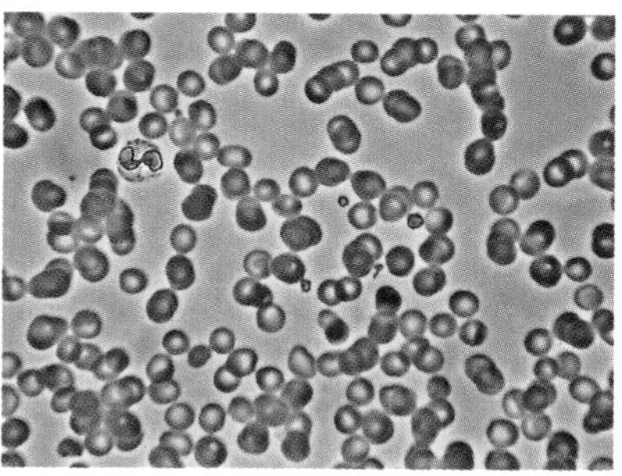

Los agentes palúdicos se establecen como parásitos en los eritrocitos.

En Europa se presentan reiteradamente casos de paludismo entre las personas que viajan y casi siempre se deben a una mala ejecución de la profilaxis antipalúdica; antes de emprender un viaje a regiones afectadas por la malaria es imprescindible dejarse asesorar por el médico o el farmacéutico.

Las **infecciones por *Trichomonas***, muy extendidas, no se transmiten a través de un insecto, sino del contacto sexual. El tratamiento, que en principio debe aplicarse a ambos miembros de la pareja, consiste en una dosis única de comprimidos de tinidazol o en comprimidos de metronidazol durante dos días.

En la mayoría de los casos, la **toxoplasmosis** transcurre sin síntomas en los adultos; sin embargo, el agente patógeno, ampliamente extendido entre los pájaros y los roedores, provoca lesiones cerebrales irreparables en los niños si la madre resultó infectada durante el embarazo y no fue tratada de forma consecuente.

Quimioterapéuticos contra infecciones víricas

La lucha contra las infecciones víricas mediante fármacos quimioterapéuticos es más bien la excepción que confirma la regla, ya que muchas de estas enfermedades se curan por sí solas, y el tratamiento causal resulta muy difícil (los virus no disponen de un metabolismo propio). La mejor protección frente a las infecciones víricas es la inmunización activa.

Las enfermedades por **herpesvirus** son frecuentes en el hombre. En las infecciones graves que reaparecen se aplican los **virostáticos**, cuyo representante más conocido es el **aciclovir** (pomada, comprimidos, inyección).

La mejor protección frente a las infecciones víricas es la inmunización activa.

La infección descubierta hace tan sólo unos años causada por el **virus del SIDA (VIH)**, desconocido hasta entonces y que forma parte de los llamados retrovirus, obligó a buscar unos métodos terapéuticos adecuados, especialmente porque estos pacientes en la mayoría de los casos están afectados por otras enfermedades infecciosas graves (infecciones oportunistas). Las primeras sustancias autorizadas fueron la **zidovudina** y la **zalcitabina**, que son capaces de inhibir la replicación (multiplicación) de los virus IH.

Las primeras sustancias contra el virus del SIDA autorizadas fueron la zidovudina y la zalcitabina.

Se cree que aproximadamente la mitad de la población mundial padece infestaciones vermiculares.

Antihelmínticos

En relación con los antiinfecciosos cabe mencionar los antihelmínticos o vermicidas. Se cree que aproximadamente la mitad de la población mundial padece infestaciones vermiculares (por ascárides, anquilostomas y trematodos). Los ascárides, al igual que los ampliamente difundidos oxiuros vermiculares, forman parte de los nematodos. En lo que respecta al tratamiento, la piperacina, muy utilizada en el pasado, ha sido relevada principalmente por el **pirantel**, que provoca la parálisis de los gusanos. Para otros nematodos presentes mayoritariamente en las regiones tropicales existen unos antihelmínticos de acción más o menos específica cuyos mecanismos biológicos de acción todavía no han sido aclarados del todo.

Los trematodos son los responsables de la bilharziasis.

Los trematodos (sanguijuelas, esquistosomas) son los responsables, entre otras cosas, de la **bilharziasis**. Esta enfermedad muy extendida en las regiones cálidas de la Tierra (huéspedes intermediarios son caracoles de agua dulce) provoca graves enfermedades secundarias si no se somete a tratamiento. Una sustancia altamente eficaz contra todas las especies de esquistosomas, el **praziquantel**, puede curar la enfermedad después de una dosis oral única o repetida y cada vez se utiliza con más frecuencia en todo el mundo. Este antihelmíntico desarrollado por las dos empresas farmacéuticas alemanas Bayer y Merck en estrecha colaboración con la Organización Mundial de la Salud ha suscitado la esperanza en muchas personas de recuperar la capacidad laboral y la calidad de vida. El praziquantel, introducido en el mercado en 1980, también es altamente eficaz contra las **infecciones por tenia**. La dosificación es diferente para cada una de las tres especies de tenia (*Taenia saginata, Taenia solium* o solitaria y *Diphyllobothrium latum* o tenia ancha inerme).

La complicada y desagradable búsqueda de la cabeza de la tenia en las heces ha dejado de ser necesaria en los tenífugos modernos.

La complicada y desagradable búsqueda de la cabeza de la tenia en las heces, como era habitual y necesario en las antiguas terapias con extractos de helecho macho para el control del éxito terapéutico, ha dejado de ser necesaria.

Vacunas

Además de con las medidas antiinfecciosas expuestas hasta el momento, las infecciones del organismo también se pueden combatir mediante inmunización o vacunación profiláctica. Ello permite adquirir una inmunidad que puede durar toda la vida frente a numerosas enfermedades infecciosas en caso de primera enfermedad. No obstante, esta inmunidad también se puede conseguir mediante el aporte de **antígenos**, que desencadenan la formación de anticuerpos en el organismo (inmunización activa) o de **anticuerpos** creados previamente en animales o seres humanos (inmunización pasiva).

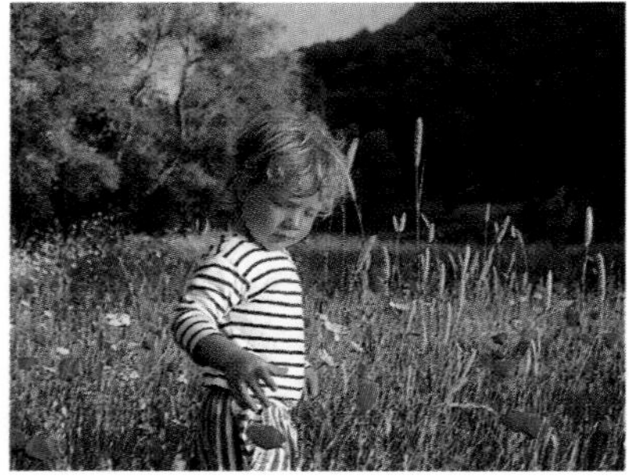

Mediante un programa de vacunación dirigido en el marco de los exámenes preventivos ha sido posible contener considerablemente la mayoría de infecciones peligrosas de la infancia.

Sin profundizar en los fundamentos de la resistencia inmunológica, mencionaremos algunas vacunas. En la inmunización activa se distingue entre vacunas rutinarias o estándar y vacunas de indicación, que sólo se administran bajo determinadas circunstancias y de las que forman parte las vacunas de viaje.

Dependiendo del tipo de antígenos utilizados, se diferencia entre vacunas vivas, muertas y toxoides. Independientemente de esta clasificación, hay vacunas fluidas y de adsorbato; mientras que las primeras no contienen ningún excipiente adicional, en las segundas el antígeno está unido a un adsorbente. Mediante la liberación retardada del antígeno se consigue intensificar la formación de anticuerpos. A fin de reducir la duración de los plazos de vacunación en el programa estándar de vacunas, las empresas fabricantes crearon vacunas combinadas o múltiples, en las que debe quedar excluida una influencia recíproca negativa de sus componentes.

En España (y en muchos otros países industrializados), las vacunas rutinarias se administran siguiendo las recomendaciones de vacunación de las autoridades sanitarias de cada comunidad autónoma y se efectúan inmunizaciones reiteradas entre otros contra la **difteria**, el **tétanos**, la **tos ferina**, la **poliomielitis**, el **sarampión**, la **parotiditis** y la **rubéola**. La vacunación antes obligatoria contra la viruela ya no se administra, ya que en 1979 la Organización Mundial de la Salud (OMS) declaró que la viruela había desaparecido de la Tierra.

En muchos países industrializados se efectúan inmunizaciones reiteradas contra la difteria, el tétanos, la tos ferina, la poliomielitis, el sarampión, la parotiditis y la rubéola.

Entre las vacunas de indicación figuran la vacuna **BCG** como protección de la tuberculosis, la vacuna de la **hepatitis B**, la vacuna contra la **meningoencefalitis estival (MEE)**, la vacuna contra la **gripe** y la vacuna **antirrábica**. En la administración de anticuerpos creados previamente en animales o seres humanos a pacientes en los que hay posibilidad de infección (inmunización pasiva o profilaxis sérica), a ser posible se combina este procedimiento con una inmunización activa, por ejemplo en caso de riesgo de una infección por rabia o tétanos. Este proceso recibe el nombre de vacunación simultánea.

Se habla de **terapia sérica** cuando la enfermedad ya se ha declarado. Desde hace algunos años, en lugar de sueros animales se utilizan en gran parte sueros de sangre humana, que reciben la denominación general de preparados de **inmunoglobulina**. Se distingue entre preparados inespecíficos (mezcla de diversos anticuerpos) y específicos (anticuerpos contra agentes patógenos especiales = hiperinmunoglobulina). Los **sueros animales** que todavía se utilizan (entre otros, antitoxina de la gangrena gaseosa, suero antidiftérico, sueros de veneno de serpientes) proceden principalmente del caballo y han sido depurados fermentativamente para reducir el peligro de reacciones de intolerancia (enfermedad del suero). A pesar de todo, antes de administrarlos a los pacientes es necesario comprobar los sueros por si producen reacciones alérgicas.

Actualmente hay inmunoglobulinas específicas para el tratamiento y la profilaxis de determinadas enfermedades bacterianas y víricas (por ejemplo MEE, hepatitis B, sarampión, rubéola, tétanos y rabia).

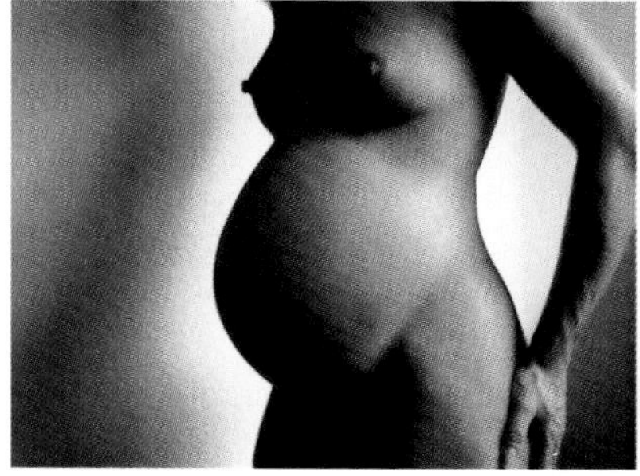

La inmunización contra la rubéola es especialmente importante sobre todo para las niñas y las mujeres, ya que una infección durante el embarazo puede causar graves daños al niño.

Quimioterapia en el cáncer

Gracias a la lucha con éxito de las enfermedades infecciosas (no sólo por las inmunizaciones), en los países desarrollados son cada vez más las personas que alcanzan una edad avanzada. En esta etapa de la vida, los individuos contraen tumores malignos con mucha más frecuencia que en edades más jóvenes. En los países industrializados, una de cada cinco personas muere actualmente de cáncer y, a pesar de todos los avances en el campo diagnóstico y terapéutico, las perspectivas de curación para las formas de cáncer interno más frecuentes rara vez supera el 20 %.

En los países industrializados, una de cada cinco personas muere actualmente de cáncer y, a pesar de todos los avances en el campo diagnóstico y terapéutico, las perspectivas de curación para las formas de cáncer interno más frecuentes rara vez supera el 20 %.

Entre las medidas terapéuticas aplicadas en caso de tumores malignos destaca el tratamiento quimioterapéutico (**quimioterapia citostática**), junto con las operaciones quirúrgicas y la actinoterapia (utilización de isótopos radiactivos). Los tumores responden a la quimioterapia de forma distinta dependiendo de su naturaleza. En la mayoría de los casos, no se puede evitar que el tratamiento cause daños a células sanas.

El **tratamiento de tumores** casi siempre se efectúa combinando varios **citostáticos** (medicamentos antitumorales). Ello tiene la ventaja de que se puede conseguir una intensificación de la acción sin aumentar en exceso los efectos secundarios tóxicos. Si hoy es posible curar determinadas formas de leucemia (enfermedades de los glóbulos blancos) en niños o conseguir remisiones a largo plazo (clara mejora sin normalización completa) en otras enfermedades tumo-

El tratamiento de tumores casi siempre se efectúa combinando varios citostáticos.

Durante los tres primeros meses del embarazo, hay que evitar la administración de citostáticos debido a sus efectos teratógenos, embriotóxicos y, posiblemente, también mutágenos.

rales, ello se debe principalmente al desarrollo de esquemas terapéuticos con administración simultánea de varios citostáticos. Además, los investigadores han logrado hacer que algunos efectos secundarios inevitables de los fármacos sean mucho más tolerables, como evitar en gran parte los frecuentes vómitos después de la toma.
Durante los tres primeros meses del embarazo, hay que evitar la administración de citostáticos debido a sus efectos teratógenos (causa de malformaciones), embriotóxicos y también mutágenos (mutación de la masa hereditaria).

Clasificación de los citostáticos

Dependiendo de su punto de aplicación en el ciclo celular, los citostáticos se clasifican en varios grandes grupos.

Dependiendo de su punto de aplicación en el ciclo celular, los citostáticos se clasifican en varios grandes grupos. Además, según el tipo de aplicación se distingue entre terapia sistémica, que afecta a todo el organismo, y riego regional e intraarterial del tejido tumoral.
Además de los citostáticos alquilantes y los antimetabolitos, también hay antibióticos y hormonas o antagonistas de hormonas de acción citostática.

Los **alquilantes** se derivan en parte del agresivo químico iperita (gas mostaza), que, además de sus propiedades irritantes de la piel y las mucosas, también provoca daños a todos los tejidos que se caracterizan por una intensa proliferación celular (denominados tejidos proliferantes) (por ejemplo la médula ósea). Los derivados de la mostaza nitrogenada utilizados en la actualidad son considerablemente menos tóxicos; sólo cuentan con una reducida acción irritante local y, por consiguiente, en la mayoría de los casos pueden tomarse por vía oral. La sustancia más conocida de este grupo es la **ciclofosfamida**, que se emplea con éxito en un sinfín de formas tumorales (leucemias, carcinoma de mama o de ovario). Otros alquilantes son el **carmustin** (aplicado en tumores cerebrales debido a su buena circulación en el cerebro y el **cisplatino**, un complejo de platino de amplias aplicaciones.

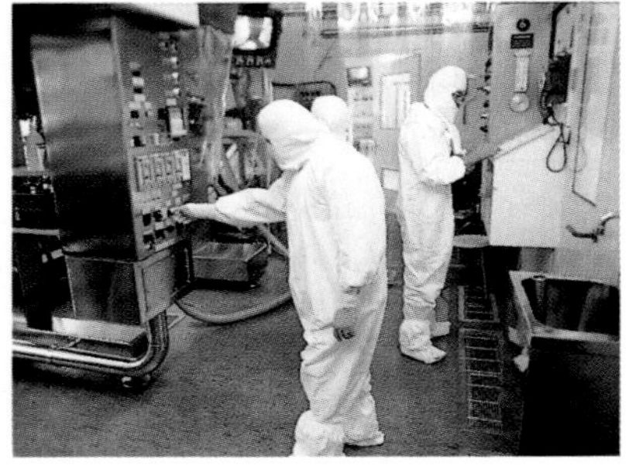

Muchos citostáticos son sustancias altamente tóxicas, por lo que es necesario tomar unas medidas de protección y de seguridad especiales en su fabricación.

Los **antimetabolitos** interrumpen la cadena de reacciones del metabolismo de tal forma que actúan como sustancias químicamente similares pero inactivas en lugar de los componentes enzimáticos suprimidos por ellos. Su acción es sumamente inespecífica, es decir, el metabolismo de todas las células que se dividen rápidamente resulta igualmente afectado. Por ello, los antimetabolitos son altamente tóxicos, lo cual limita su aplicación.
El **metotrexato** (entre otras cosas, en leucemias agudas), la **mercaptopurina** y la **citarabina** actúan por alteración de la síntesis del ácido nucléico.

Algunos **antibióticos** que son demasiado tóxicos para el tratamiento de infecciones bacterianas se utilizan como citostáticos. Es el caso de los antibióticos obtenidos a partir de bacterias (especies de *Streptomyces*) **daunorrubicina, doxorrubicina, epirrubicina** y **bleomicina**, que es eficaz en los carcinomas epiteliales de células planas (tejido que cubre las superficies internas y externas).

Las hormonas y los antagonistas hormonales pueden emplearse con éxito en caso de tumores de crecimiento hormonodependiente.

Las **hormonas** y los **antagonistas hormonales** no son auténticos citostáticos, pero pueden emplearse con éxito en caso de tumores de crecimiento hormonodependiente. Esto afecta principalmente a los carcinomas prostáticos, de mama y del cuerpo del útero, en los que los **antiestrógenos** (por ejemplo tamoxifeno) y los **antiandrógenos** cada vez adquieren mayor importancia debido a sus posibilidades de incursión en los círculos reguladores hormonales.

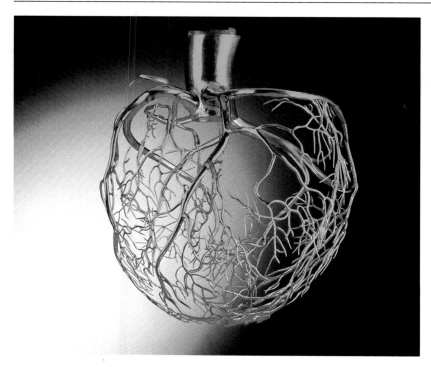

Este modelo sirve para hacerse una idea de la complejidad del sistema de vasos coronarios. Las enfermedades coronarias y circulatorias son uno de los puntos más importantes de la investigación farmacológica moderna.

MEDICAMENTOS CONTRA ENFERMEDADES DE LA SANGRE Y DEL SISTEMA CARDIOCIRCULATORIO

Medicamentos para combatir la anemia

El término anemia (literalmente falta de sangre) es poco acertado, ya que sólo se trata de un déficit de hemoglobina o de eritrocitos. La anemia por déficit de hierro (ferropénica) y la denominada perniciosa puede ser sometida a tratamiento medicamentoso. Estas últimas están causadas por un déficit prolongado de vitamina B_{12}, que se subsana mediante inyecciones de preparados vitamínicos. Mientras que en estos preparados no existe el peligro de una sobredosificación, ésta sí que puede producirse en caso de anemia ferropénica. En los niños, una dosis de tan sólo dos gramos de sulfato de hierro puede ser mortal. Los preparados para el tratamiento oral común contienen el hierro de forma bivalente (Fe^{++}), y las inyecciones de forma trivalente (Fe^{+++}). El médico calcula la dosis total de hierro a partir del déficit de hemoglobina.

La anemia por déficit de hierro (ferropénica) y la denominada perniciosa puede ser sometida a tratamiento medicamentoso.

Soluciones sustitutivas del plasma

El plasma sanguíneo constituye la porción líquida de la sangre y contiene las proteínas plasmáticas (albúmina, globulina) y los electrolitos plasmáticos disueltos. Cuando la cantidad de sangre circulante disminuye debido a pérdidas de sangre, es necesario administrar soluciones sustitutivas del plasma por vía intravenosa. En caso de pérdidas superiores al 30 % del valor normal se produce un *shock* por pérdida de volumen. La reposición con una solución salina simple (suero fisiológico) sólo es una solución a corto plazo. Por este motivo, si no se dispone de preparados plasmáticos endógenos, se añaden soluciones coloidales de dextrano, gelatina o almidón hidroxietílico.

Cuando la cantidad de sangre circulante disminuye debido a pérdidas de sangre, es necesario administrar soluciones sustitutivas del plasma por vía intravenosa.

Para la inhibición de la coagulación sanguínea también resulta conveniente la utilización de los antagonistas de la vitamina K (marcumar).

Anticoagulantes

Para el organismo es de vital importancia que el sistema hemostático funcione normalmente, ya que la ausencia de la hemostasis provoca hemorragias muy peligrosas y la mayor propensión a la coagulación peligro de trombosis y de embolia (formación de trombos u obstrucción de un vaso). Para la síntesis de los factores de coagulación de la sangre endógenos, el organismo necesita vitamina K, que se ha de aportar mediante inyecciones en caso de estados carenciales (poco frecuentes). Las sustancias que inhiben la coagulación de la sangre reciben el nombre de anticoagulantes. El anticoagulante endógeno es la **heparina**, que también se utiliza terapéuticamente para la profilaxis pre y posoperatoria de trombosis y embolias, y se obtiene a partir de material biológico.

Fibrinolíticos

En caso de infarto de miocardio hay que aplicar una terapia fibrinolítica lo antes posible para disolver los coágulos de fibrina que se han formado.

Cuando se produce la formación de trombos en los vasos, los coágulos ya no pueden ser disueltos por los anticoagulantes descritos (por ejemplo en caso de infarto de miocardio). En este caso, es necesario aplicar lo antes posible una terapia fibrinolítica para disolver los coágulos de fibrina que se han formado.
El tratamiento con las sustancias calificadas de fibrinolíticas (por ejemplo **estreptocinasa, urocinasa**) está vinculado al ingreso hospitalario, ya que es necesario tener al paciente bajo estricta observación. En la actualidad, se dispone de otros fibrinolíticos, entre otros también un activador del plasminógeno natural fabricado mediante tecnología genética (la plasmina es un fibrinolítico endógeno y el plasminógeno su precursor).

Hipolipemiantes y antilipidémicos

Un contenido elevado de colesterol en la sangre es un factor de riesgo importante para la aparición de la arteriosclerosis. Por ello, se requiere una normalización de los componentes sanguíneos resumidos como lípidos plasmáticos (aparte del colesterol, los triglicéridos), que se puede conseguir (además de con dieta y normalización del peso) con la ayuda de medicamentos. Se trata del **ácido clofíbrico**, el **clofibrato**, la **colestiramina** y los **inhibidores de CSE**.

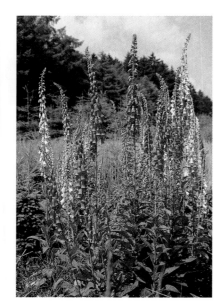

Los glucósidos cardíacos se obtienen a partir de determinadas plantas (como la digital de la fotografía) debido a su complicada estructura química.

Glucósidos cardíacos

Cuando el corazón presenta una insuficiencia, es decir, tiene un rendimiento insuficiente, ya no es capaz de cumplir con la función de bombeo necesaria para el abastecimiento del cuerpo. Mediante medidas medicamentosas se intenta aumentar la fuerza de contracción de las fibras musculares cardíacas (inotrópicos positivos) o reducir el trabajo del corazón. En el primer caso se utilizan medicamentos inotrópicos positivos y, en el segundo, sustancias que disminuyen la precarga y/o la poscarga. La reducción del trabajo del corazón se consigue o bien reduciendo el reflujo venoso (precarga) o bien disminuyendo la resistencia periférica (poscarga), es decir, mediante sustancias vasodilatadoras.
Los glucósidos cardíacos de las hojas de digital, de escila (*Scilla*) y de especies de estrofanto son medicamentos inotrópicos positivos. Se obtienen de las plantas debido a su complicada estructura química (*véase* Fitofármacos) y, hasta el momento, no se pueden fabricar sintéticamente. Todos los glucósidos cardíacos (los más importantes son la **digoxina** y la **digitoxina**) tienen la misma acción

farmacodinámica, pero se diferencian en gran medida en su cinética (tasa de resorción y de inactivación). La eliminación muy lenta suprime el peligro de acumulación (transgresión de la concentración en sangre terapéutica e intoxicación), especialmente en la digitoxina.
El médico determina individualmente la dosificación de los preparados a base de glucósidos cardíacos. Como ejemplo de fármacos para la reducción del trabajo cardíaco citaremos los **nitratos**, **diuréticos**, **betabloqueantes**, **antagonistas del calcio** y los **inhibidores ECA**.

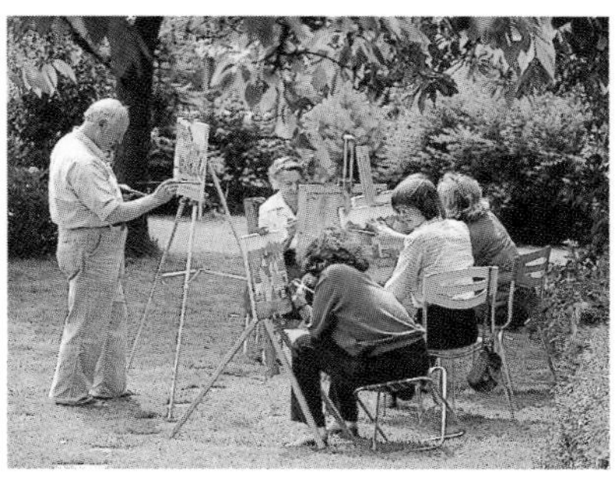

La desconexión del estrés de la vida cotidiana y la relajación creativa al aire libre y en un entorno agradable son una buena profilaxis del temido infarto de miocardio.

Antiarrítmicos

Las alteraciones del ritmo cardíaco se deben a un trastorno en el desarrollo y/o la conducción de la excitación. Por arritmia se entiende un ritmo del pulso cardíaco irregular. Por consiguiente, los antiarrítmicos son unas sustancias que sirven para normalizar el ritmo cardíaco. Entre los antiarrítmicos destacan, principalmente, los **betabloqueantes**, diversos **antagonistas del calcio**, el **sotalol** y, en determinados casos, la **amiodarona**. Otros antiarrítmicos usuales pero que hoy en día sólo se utilizan de forma muy selectiva debido a los posibles efectos secundarios son, entre otros, la quinidina, la lidocaína y la mexiletina. La administración de potasio en forma de infusiones o comprimidos tiene un efecto antiarrítmico especialmente en caso de disminución del nivel de potasio en la sangre.

Medicamentos para las cardiopatías coronarias

Los medicamentos utilizados en caso de cardiopatía coronaria (arteriosclerosis de las arterias coronarias) desempeñan un papel importante entre los fármacos cardioactivos. La cardiopatía coronaria se manifiesta como crisis de angina de pecho, que debe considerarse como amago de un infarto de miocardio.
La angina de pecho se debe a un desequilibrio entre el aporte y el consumo de oxígeno del corazón. El músculo cardíaco, como órgano constantemente en funcionamiento, tiene que reaccionar sensiblemente a un aporte deficiente de oxígeno. Como factores de riesgo para la aparición de una esclerosis coronaria cabe citar el tabaquismo, el sobrepeso, la hipertensión, la hiperlipidemia, la diabetes y una gran carga de estrés.
Mediante aquellos medicamentos que, además de eliminar las contracciones y espasmos coronarios, disminuyen el consumo y aumentan la oferta de oxígeno se consigue una terapia antianginosa eficaz. Como grupos de sustancias eficaces se emplean los antes citados nitratos, bloqueantes de los betarreceptores y antagonistas del calcio. Ello hace que el objetivo (compensación del desequilibrio entre oferta y consumo de oxígeno) se consiga de formas muy diversas.
Los **nitratos orgánicos** (básicamente trinitrato de glicerilo, isosorbida mononitrato e isosorbida dinitrato) se distinguen principalmente por el inicio de la acción y por su duración. Mientras que el trinitrato de glicerilo, más conocido como nitroglicerina, es el que actúa con mayor rapidez pero el que tiene una acción más corta —y por lo tanto el fármaco elegido en el episodio agudo de angina de pecho—, el isosorbida dinitrato se puede utilizar tanto para combatir la crisis como para la profilaxis a largo plazo y el mononitrato sólo para la profilaxis debido al inicio retardado de la acción. Resulta interesante que la auténtica sustancia activa de todos los nitratos de uso terapéutico sea el monóxido de nitrógeno (NO), que es idéntico al compuesto EDRF (*endothelium derived relaxing factor*), responsable de la acción vasodilatadora del organismo.

Mediante aquellos medicamentos que disminuyen el consumo y aumentan la oferta de oxígeno se consigue una terapia antianginosa eficaz.

Mientras que el trinitrato de glicerilo es el que actúa con mayor rapidez pero el que tiene una acción más corta —y por lo tanto el fármaco elegido en el episodio agudo de angina de pecho—, el isosorbida dinitrato se puede utilizar tanto para combatir la crisis como para la profilaxis a largo plazo.

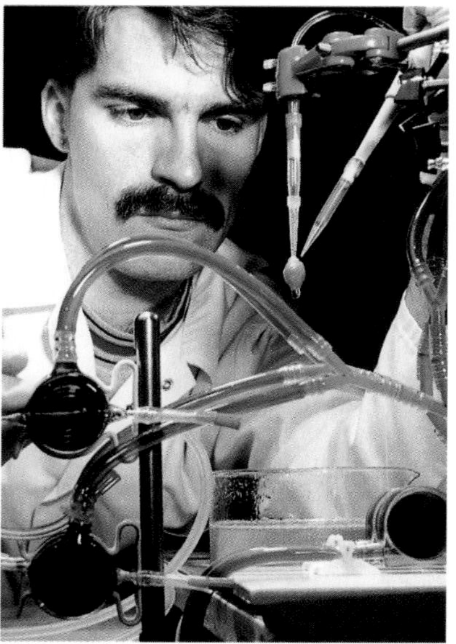

Uno de los métodos más modernos de la investigación farmacológica es la técnica Patch-Clamp, un procedimiento con el que se pueden examinar los canales iónicos más finos de las células.

Medicamentos antihipertensivos

La enfermedad circulatoria más importante es la hipertensión, tal y como se designa el aumento persistente y superior a lo normal de la presión arterial. En la hipertensión primaria, cuyas causas siguen siendo desconocidas, es posible aplicar un tratamiento medicamentoso con sustancias muy diversas.
En cualquier caso, el tratamiento debe ir acompañado de toda una serie de medidas generales y dietéticas tales como el incremento de la actividad física, el dejar de fumar o la limitación del consumo de sal. En la mayoría de los casos, es imprescindible un tratamiento de por vida de la hipertensión para evitar graves enfermedades secundarias (arteriosclerosis, AVC, cardiopatía coronaria, insuficiencia renal).
Los siguientes grupos de fármacos están disponibles para el tratamiento: **diuréticos**, **betabloqueantes**, **bloqueantes-alfa$_1$**, **inhibidores del ECA**, **antagonistas del calcio**, etc. Los esquemas terapéuticos para combatir la hipertensión en primer lugar prevén una monoterapia con un representante de los grupos citados; en caso de que la acción de una sustancia activa no sea satisfactoria, hay que emplear una combinación doble o, en caso necesario, triple. Dado que la mayoría de los pacientes subjetivamente no tiene ninguna molestia y que, al menos al principio del tratamiento, pueden presentarse efectos secundarios leves, muchos enfermos no las tienen todas consigo (conformidad del paciente). A menudo es necesario llevar a cabo un gran trabajo de persuasión y controles esporádicos por parte del médico.

Entre los **antagonistas del calcio** se distinguen varios tipos de compuestos, de los que destacan los del tipo de la **nifedipina**, del **verapamilo** y del **diltiazem**. Éstos impiden que el calcio penetre en las paredes celulares musculares importantes para la contracción del músculo cardíaco.

Los antagonistas del calcio tienen una acción hipotensora debido a la disminución de la resistencia periférica.

Los **bloqueantes-alfa$_1$** y los **betabloqueantes** actúan mediante su intervención en el simpático (parte del sistema nervioso vegetativo). Los representantes más conocidos de los bloqueantes-alfa$_1$ son la **doxazosina** y la **prazosina**. Los betabloqueantes más conocidos son el **metoprolol**, el **propranolol**, el **atenolol**, el **timolol** y el **talinolol**.

Los **inhibidores del ECA** contrarrestan la actividad de una enzima (enzima conversora de la angiotensina) que es responsable de la formación de sustancias hipertensoras endógenas (angiotensina II). Ello hace que los vasos se dilaten y disminuya la presión sanguínea. El representante más antiguo y conocido de los inhibidores del ECA es el **captopril**.

Los **diuréticos**, que favorecen la secreción de sodio y agua gracias a su intervención directa en los riñones, constituyen unas sustancias de combinación importantes en el tratamiento de la hipertensión.

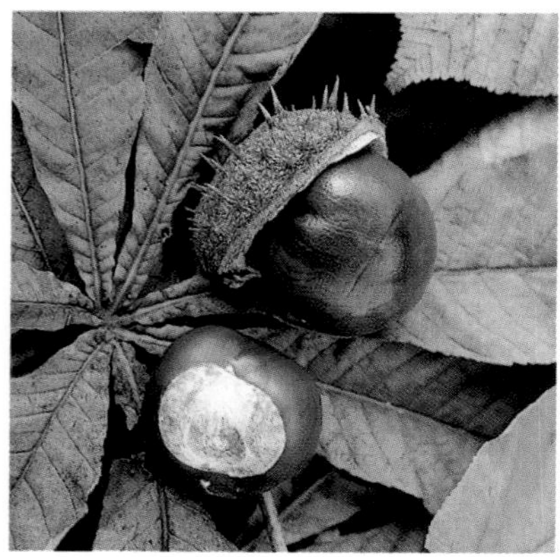

Los extractos de castaño de Indias pueden utilizarse como fármaco tonificante de las venas.

Medicamentos que tonifican las venas

Una de las enfermedades vasculares más importantes es el **síndrome varicoso**, que consiste en la formación de varices y sus consecuencias. En la terapia medicamentosa se pueden utilizar también fármacos tonificantes de las venas, como extractos de **castaño de Indias**. Éstos sirven al menos de apoyo al tratamiento físico, que consiste en la compresión así como en baños de movimiento y ejercicios de marcha.

MEDICAMENTOS PARA LAS FUNCIONES DEL SISTEMA NERVIOSO

Psicofármacos

La introducción de los psicofármacos comportó unos avances revolucionarios en el tratamiento de pacientes psiquiátricos.

La introducción de fármacos que influyen sobre el psiquismo, los psicofármacos, comportó en los años cincuenta unos avances revolucionarios en el tratamiento de pacientes psiquiátricos, especialmente por la posibilidad de suprimir las medidas coercitivas (camisa de fuerza, celda acolchada) y una reinserción en la sociedad más fácil. Sin embargo, sólo se realiza un tratamiento de los síntomas, sobre todo porque apenas se conocen las causas de las enfermedades psíquicas.

Un grupo de medicamentos calificados de **neurolépticos** tiene una acción antipsicótica (y calmante) que debe hacer posible que el paciente reconozca su estado psíquico como patológico. Los neurolépticos se emplean sobre todo en las psicosis esquizofrénicas. La **clorpromazina** se considera una sustancia de referencia con potencia neuroléptica, y de ella se derivan muchos neurolépticos. El **haloperidol** es una sustancia con una potencia neuroléptica 50 veces mayor que la clorpromazina. Las dosificaciones deben establecerse individualmente. Los neurolépticos de administración prolongada tienen una duración de la acción de hasta tres semanas. Mediante la ingestión del medicamento en presencia del médico o la administración de una inyección también por parte de él, se puede controlar mejor el seguimiento del tratamiento que bajo la responsabilidad del enfermo.

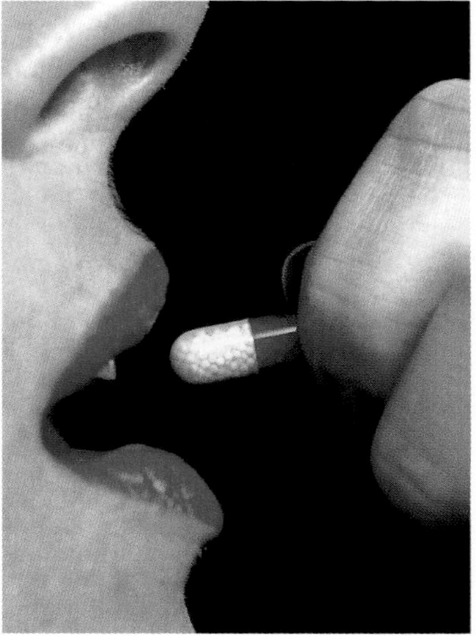

Muchas personas creen que ya no pueden salir adelante sin tranquilizantes. Éste es a menudo el principio de la adicción.

Los **antidepresivos**, tal y como indica su nombre, pueden mejorar los síntomas depresivos. En caso de administración es necesario, además del diagnóstico exacto, el conocimiento del espectro de acción. Los pacientes depresivos sin fuerzas necesitan antidepresivos del tipo de la **desipramina**; si la depresión está acompañada de excitación y temor, es más recomendable utilizar **amitriptilina**, y en los enfermos con tendencias suicidas, el médico prescribirá un antidepresivo con componentes activos amortiguadores.

Desde hace años, los **tranquilizantes** forman parte de los medicamentos utilizados más frecuentemente, ya que aportan un estado de equilibrio, suprimen los temores y las tensiones pero influyen relativamente poco sobre la capacidad de pensar y el rendimiento. Muchos pacientes creen que no son capaces de salir adelante sin ellos y los toman por costumbre.
Los tranquilizantes más importantes son los del grupo de las benzodiacepinas. El perfil de acción de cada uno de sus derivados se diferencia muy poco entre sí, y la sustancia más extendida es el **diazepam**. El peligro de una dependencia psíquica es considerable en el caso de las benzodiacepinas.

Los **psicoestimulantes** sirven para aumentar la actividad psíquica y la capacidad de concentración y de rendimiento. El estimulante más adecuado es, con toda seguridad, la **cafeína**, que desarrolla toda su eficacia en forma de bebida de agradable sabor. El aporte diario de cafeína no causa ningún daño. Las personas con un sistema nervioso vegetativo lábil en algunos casos reaccionan con trastornos del sueño; en cambio, en las personas mayores estimula la conciliación del sueño debido a la mejora del riego sanguíneo del cerebro.
En el caso de las **anfetaminas**, que forman parte de los psicoestimulantes, el valor terapéutico es extremadamente cuestionable. Debido a la acción inhibidora del sueño existe el peligro de una falta de sueño y, por consiguiente, un agotamiento absoluto en cuanto se consumen las reservas corporales. Utilizadas re-

En el caso de las anfetaminas, el valor terapéutico es extremadamente cuestionable.

Los denominados inhibidores del apetito sólo deben utilizarse (si es que se utilizan) como apoyo de otras medidas, máxime cuando sólo una disminución del aporte de calorías puede ayudar a la larga en caso de sobrepeso.

gularmente, las anfetaminas, cuyos representantes más conocidos son la **metanfetamina** y la **pervitina**, provocan adicción. Por este motivo, están sujetas a la ley de estupefacientes. Se ha hablado sobre su abuso como agente de dopaje. Sin embargo, la metanfetamina todavía se utiliza en forma de infusiones intravenosas como antídoto en caso de intoxicación por somníferos.
Todavía se utilizan derivados de las anfetaminas como **inhibidores del apetito**, ya que disminuyen la sensación de hambre. No obstante, únicamente deben emplearse como apoyo de otras medidas, máxime cuando sólo una disminución del aporte de calorías puede ayudar a la larga en caso de sobrepeso.

Somníferos

La administración de somníferos (**hipnóticos**) en caso de trastornos del sueño también debe hacerse básicamente tras agotar otras medidas, por ejemplo el entrenamiento autógeno. Si su uso es imprescindible, el médico debe comprobar si existe un trastorno de la conciliación del sueño (inductores del sueño) o del sueño profundo (mantenedores del sueño).
Los **inductores del sueño** tienen una acción rápida y corta.
Los **mantenedores del sueño** se administran cuando el paciente no duerme de forma suficientemente profunda o se despierta precozmente. Los somníferos sólo deben emplearse durante un espacio de tiempo limitado.
Los somníferos utilizados a menudo en el pasado del grupo de los derivados del ácido barbitúrico han sido reemplazados ampliamente por los del grupo de las **benzodiacepinas**. Evitar las tentativas de suicidio, uno de los usos más frecuentes de los somníferos hace unos años, no es posible únicamente con benzodiacepinas. Sin embargo, las benzodiacepinas modernas tampoco pueden cumplir todos los requisitos de un somnífero ideal. Así, la acción de las benzodiacepinas también se debilita al cabo de unas pocas semanas, al igual que la de los barbitúricos, pero de forma más retardada. En general, los somníferos a base de benzodiacepinas no tienen ningún efecto posterior negativo a la mañana siguiente. Éstos suelen presentarse cuando se produce una acumulación de sustancias activas, es decir, cuando al repetir la toma la dosis anterior todavía no ha sido absorbida. Dado que se sabe que la metabolización del medicamento en el organismo está sometida a grandes oscilaciones individuales, es aconsejable no tomar somníferos diariamente, sino sólo cada dos días o tras pausas prolongadas. La administración de somníferos no debe prolongarse en ningún caso más de tres semanas seguidas, ya que existe el peligro de habituación. El aumento de la tolerancia (el efecto deseado sólo se consigue aumentando la dosis) puede desembocar fácilmente en una dependencia adictiva que, en algunos casos, puede estar acompañada de síntomas de abstinencia al dejar de administrar el medicamento.

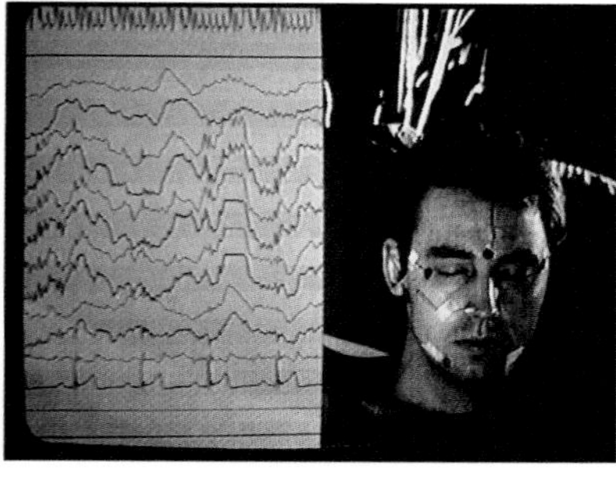

Cada vez más personas padecen ocasional o permanentemente trastornos del sueño. En estos casos, el somnífero parece ser la única salida posible. Los médicos advierten del uso demasiado frecuente.

Como somníferos se utilizan preferentemente monopreparados. Hay que rechazar los preparados combinados con sustancias activas de otros grupos de fármacos. Actualmente, casi todos los somníferos están sujetos a prescripción médica. Los antihistamínicos de acción fuertemente sedante pueden venderse en las farmacias con relativa tranquilidad como somníferos sin receta médica. Sin embargo, esto no ha de tomarse como una recomendación para la automedicación. En caso de trastornos de la conciliación del sueño condicionados psíquicamente o por un exceso de estímulos, se puede recurrir a fitofármacos que, en la mayoría de los casos, contienen sustancias activas de **raíz de valeriana** y de **cono de lúpulo** (*véase* «Fitofármacos»).

A finales de los años cincuenta, la talidomida se consideraba un somnífero inofensivo, hasta que se descubrió que era la causa del número por aquel entonces creciente de malformaciones fetales y fue retirada del mercado.

Analgésicos

Se distingue entre analgésicos de fuerte acción y principalmente central, y los analgésicos «menores» de acción básicamente periférica.

El término **analgésicos** reúne numerosos grupos de fármacos. Se distingue entre analgésicos de fuerte acción y principalmente central, los opiáceos, y los analgésicos «menores» de acción básicamente periférica que, al mismo tiempo, tienen propiedades antipiréticas, antiinflamatorias y antirreumáticas.
Llegados a este punto, cabe mencionar que los psicofármacos también pueden influir positivamente sobre los estados de dolor. A pesar de carecer de una acción propiamente analgésica, pueden modificar la experiencia del dolor, experiencia que tiene una valoración distinta para cada individuo.

Los **opiáceos** disminuyen la sensación de dolor principalmente por estimulación de receptores opiáceos en el cerebro. Los estados dolorosos agudos en los que es necesaria la administración de opiáceos (morfina) son, entre otros, los dolores tumorales posoperatorios y condicionados por el traumatismo, así como el infarto de miocardio.
Entre los efectos no deseados más importantes de los opiáceos cabe citar la dependencia física y psíquica. No obstante, hay que aclarar enérgicamente que, en caso de aplicación controlada por el médico, el peligro de una dependencia de los opiáceos es muy reducido.

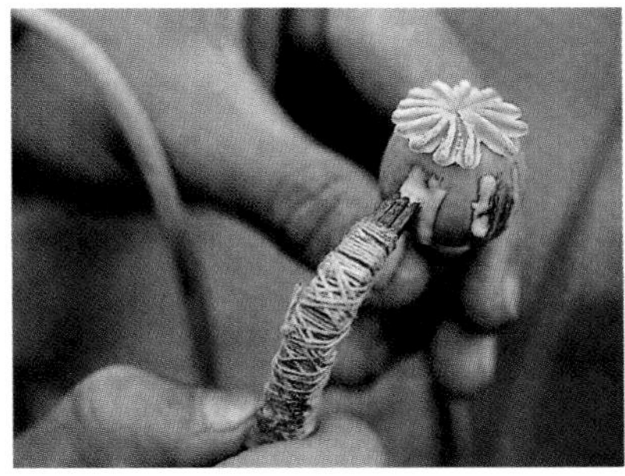

El opio, la sustancia básica de los analgésicos de fuerte acción, se extrae de las cápsulas de semillas de la adormidera.

El verdadero problema reside en su consumo abusivo en el mundo de las drogas. Las personas afectadas se vuelven adictas debido al efecto eufórico (aumento de la sensación de felicidad y de vida) de las sustancias y los desagradables síntomas de abstinencia después de su supresión.

Peligro de la farmacodependencia

Con el término general farmacodependencia se designa, a propuesta de la Organización Mundial de la Salud, distintas formas de abuso de fármacos. Los límites no son nada claros. En la mayoría de los casos, la adicción está precedida por la habituación, en la que existe una dependencia psíquica pero todavía no física (ausencia de síndrome de abstinencia tras la supresión).

La adicción se define como un estado de intoxicación periódica o crónica provocado por el consumo reiterado de un fármaco natural o sintético.

La **adicción** se define como un estado de intoxicación periódica o crónica (perjudicial para el individuo y/o para la sociedad) provocado por el consumo reiterado de un fármaco natural o sintético. La adicción se caracteriza por unas ansias apremiantes o una auténtica necesidad (premura) de proseguir con la ingestión y conseguir la sustancia por todos los medios; la tendencia a aumentar la dosis, así como la dependencia psíquica y, la mayoría de las veces, también física de la acción de la sustancia. Los tipos de sustancias que provocan drogodependencia más importantes son los opiáceos (morfina), los barbitúricos / el alcohol, la cocaína, las anfetaminas y el hachís. Los adictos a los opiáceos (morfinómanos) no tardan en acostumbrarse a las dosis altas (hasta un gramo de morfina diario; dosis terapéutica para inyectar de entre 0,01 y 0,03 gramos). El morfinómano degenera de inmediato tanto psíquica como físicamente. En caso de supresión se presenta el síndrome de abstinencia, que alcanza su punto álgido al cabo de entre 24 y 48 horas, con convulsiones. Estos síntomas no disminuyen hasta al cabo de más de una semana y pueden soportarse mejor mediante medicamentos.
Sin embargo, una **cura de desintoxicación** eficaz sólo se puede llevar a cabo en una clínica psiquiátrica, ya que además del apoyo medicamentoso es imprescindible para el éxito de la cura tomar medidas psicoterapéuticas y de resocialización.

Una cura de desintoxicación eficaz sólo se puede llevar a cabo en una clínica psiquiátrica.

En los programas de metadona se intenta reducir la criminalidad provocada por las drogas mediante una administración autorizada de levometadona (un opiáceo sintético).

En los **programas de metadona** de las autoridades sanitarias se intenta reducir la criminalidad provocada por las drogas y disminuir los riesgos de la inyección intravenosa, del «pico» (la metadona se administra en comprimidos), mediante una administración autorizada de levometadona (un opiáceo sintético). De esta forma, los síntomas de abstinencia se presentan más lentamente y de forma menos marcada que en la morfina. El objetivo final es aumentar la tasa de éxitos en la deshabituación con un tratamiento a largo plazo y dosis cada vez más bajas. Los peligros que una farmacodependencia comporta para el individuo y para la sociedad son ampliamente conocidos. Mediante la información y la moderación de los médicos en la utilización de medicamentos euforizantes debería ser posible mantener la drogodependencia dentro de unos límites soportables en el marco de la legislación actual.

A partir de la morfina se fabricaron numerosos derivados mediante modificaciones sintéticas de la molécula. Éstos se utilizan en parte como analgésicos, pero también como antitusígenos.

La heroína, un derivado de la morfina que se puede fabricar fácilmente a partir de ésta, es unas diez veces más activa que la morfina. Dado que crea adicción con suma rapidez, en la mayoría de países se ha prohibido su fabricación y distribución.

La **heroína**, un derivado de la morfina que se puede fabricar fácilmente y con un gran rendimiento a partir de ésta, es unas diez veces más activa que la morfina. Dado que crea adicción con suma rapidez, en la mayoría de países se ha prohibido su fabricación y distribución.
Además de la metadona (polamidona) mencionada anteriormente, la **petidina** (dolantina) también desempeña un papel como analgésico opiáceo; tiene una acción analgésica aproximadamente cinco veces más débil que la morfina.
Los antitusígenos que se derivan de los opiáceos son la **codeína**, la dihidrocodeína y algunos más. Dado que la codeína no tiene una acción euforizante, la adicción a la codeína es relativamente rara. La codeína es un componente esencial de muchos preparados comerciales antitusígenos.

Analgésicos de acción débil

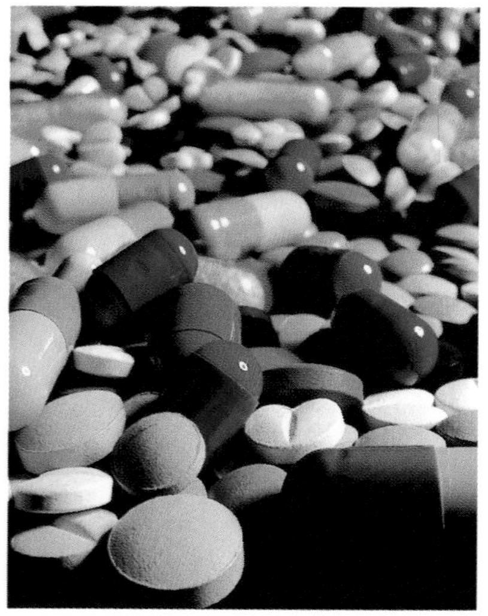

Mucha cantidad no siempre es sinónimo de gran eficacia. La ingestión sin orden ni concierto de medicamentos puede provocar peligrosos efectos combinados que, en la mayoría de los casos, hacen más mal que bien a la salud.

A pesar de las distintas estructuras químicas, los analgésicos de acción débil disponen de un amplio espectro farmacológico de acción similar. Las sustancias activas **ácido acetilsalicílico (aspirina)**, **paracetamol**, **ibuprofén**, **indometacina**, **diclofenac** y **piroxicam** tienen, además de unos efectos analgésicos y antipiréticos, propiedades antirreumáticas más o menos marcadas. El ácido acetilsalicílico y, sobre todo, el paracetamol son adecuados como analgésicos «menores» también para los niños y presentan una buena tolerancia en las dosis habituales. En la indometacina y el ibuprofén, los efectos antiflogísticos (antiinflamatorios) y antirreumáticos ocupan el primer lugar de aplicación en la práctica médica.
Actualmente, los derivados del pirazol (fenazona, aminofenazona, propifenazona, metamizol y fenilbutazona), utilizados con frecuencia en el pasado incluso en niños, sólo se utilizan con reservas (limitación a determinadas enfermedades) o ya no se utilizan debido a sus efectos secundarios, poco habituales pero en parte graves. La aminofenazona fue retirada totalmente del mercado.
Todos los derivados del pirazol pueden provocar agranulocitosis alérgicas (lesiones graves en la médula ósea). En la aminofenazona, ello se ve agravado por el hecho de que en caso de coincidencia con nitritos (de los alimentos) en el medio ácido del estómago pueden formarse derivados cancerígenos.
Los preparados analgésicos con más de una sustancia activa se consideran poco indicados. Ello afecta especialmente a combinaciones con sustancias psicotrópicas, es decir, que influyen sobre el psiquismo, ya que en este caso el consumo abusivo está preprogramado. En determinadas indicaciones puede ser recomen-

dable la adición de codeína: en tal caso, los medicamentos finales están sujetos a receta médica. Especialmente en caso de administración prolongada de analgésicos es aconsejable consultar al médico o al farmacéutico.

Especialmente en caso de utilización prolongada de analgésicos es aconsejable consultar al médico o al farmacéutico.

Antirreumáticos

Los medicamentos empleados para las enfermedades del grupo de los reumatismos son tan numerosos y variados como éstas. En todas las enfermedades reumáticas inflamatorias se utilizan los antirreumáticos no esteroideos (ARNE; no contienen glucocorticoides) para calmar el dolor y reprimir las reacciones inflamatorias. Aparte de la **indometacina** y el **ibuprofén**, los fármacos más utilizados son los que contienen **diclofenac** y **piroxicam** (ampollas, cápsulas, comprimidos, supositorios, pomadas y geles).

El tratamiento principalmente de las formas degenerativas del reumatismo se diferencia de la terapia de las formas inflamatorias. Así, en los cuadros clínicos reumáticos degenerativos (artrosis) sólo se utilizan medicamentos con propiedades básicamente antiflogísticas cuando existen reacciones concomitantes inflamatorias; si éste (ya) no es el caso, se recurre a preparados analgésicos.

En los cuadros clínicos reumáticos degenerativos (artrosis) sólo se utilizan medicamentos con propiedades básicamente antiflogísticas cuando existen reacciones concomitantes inflamatorias.

Los episodios agudos de enfermedades reumáticas se tratan, además de con ARNE, con glucocorticoides, por ejemplo **prednisolona**, mientras que las formas reumáticas inflamatorias crónicas, especialmente la poliartritis crónica, a menudo responden a una terapia prolongada con terapéuticos de base (entre otros, sales de oro y el antipalúdico cloroquina/Resochin) en caso de fracaso de los ARNE. Debido a los considerables efectos secundarios, estos tratamientos a largo plazo durante varios meses suelen llevarse a cabo bajo supervisión hospitalaria.

En la **terapia de la gota**, un trastorno metabólico con depósitos de ácido úrico y de sus sales (uratos) en el tejido y posteriores inflamaciones crónicas de las articulaciones, se distingue entre el ataque agudo y la forma crónica. Mientras que el ataque agudo debe tratarse a corto plazo con la sustancia **colchicina** (alcaloide cólchico), muy venenosa, el tratamiento de la forma crónica consiste en una regulación dietética y una moderación del consumo de alcohol y en la administración de **alopurinol**. Esta sustancia normalmente bien tolerada, que se prescribe en forma de comprimidos, reduce la formación de ácido úrico en el organismo.

El alopurinol es una sustancia normalmente bien tolerada. En forma de comprimidos, reduce la formación de ácido úrico en el organismo.

Anestésicos locales y generales

Los anestésicos locales sirven para suprimir el dolor temporalmente durante una intervención quirúrgica sin pérdida del conocimiento. Dependiendo del tipo de aplicación se distingue entre anestesia superficial, por infiltración y regional o de conducción. El anestésico local más antiguo es la **cocaína**, un alcaloide extraído de las hojas de coca, un arbusto sudamericano. Esta sustancia ya no se utiliza, principalmente porque crea adicción. Sin embargo, se tomó como sustancia modelo para el desarrollo de anestésicos locales sintéticos como la **procaína** y la **lidocaína** (anestesia por infiltración y regional).

A diferencia de la anestesia local, en el caso de la **anestesia general** además de la sensibilidad al dolor también se suprime temporalmente durante la operación el conocimiento, los reflejos de defensa y, normalmente, también la tensión muscular mediante la neutralización de ciertas partes del sistema nervioso central.

La cocaína ya no se utiliza como anestésico local principalmente porque crea adicción.

Los anestésicos generales modernos facilitan al paciente y a los médicos la práctica de intervenciones quirúrgicas complicadas.

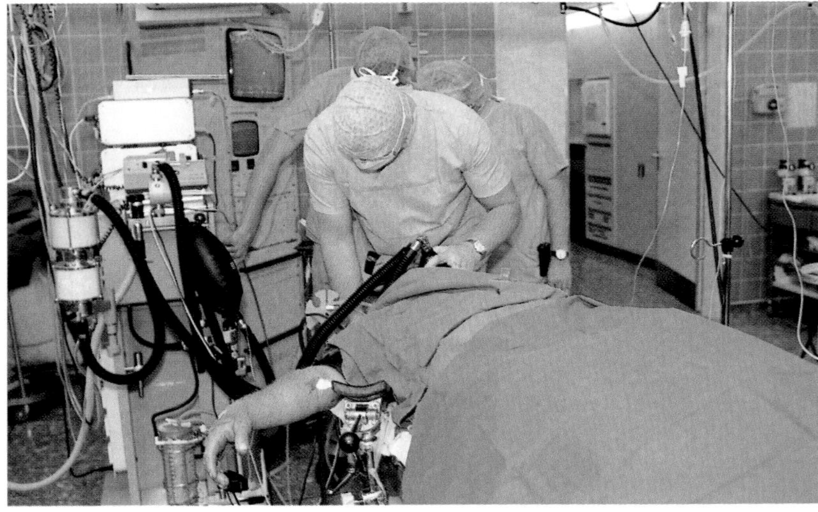

Los anestésicos generales se dividen, dependiendo de la forma de administración, en anestésicos por inhalación, que se absorben con el aire de la respiración, y anestésicos intravenosos, que se inyectan por vía intravenosa. Dado que hasta el momento ninguno de los anestésicos generales disponibles cumple todos los requisitos de un anestésico general ideal, normalmente se utilizan varios narcóticos simultáneamente.

Como **anestésico por inhalación**, el **óxido nitroso** tiene unas muy buenas propiedades pero una acción narcótica reducida. En 1844 se introdujo en Estados Unidos la práctica de operaciones bajo narcosis con óxido nitroso.

El **halotano**, el anestésico más utilizado en la actualidad, tiene una potente acción narcótica. En la mayoría de los casos, se emplea en combinación con óxido nitroso, lo que permite limitar la concentración de halotano en el aire respirado a 0,5 o 1 %. El éter dietílico (éter) dejó de utilizarse casi por completo como anestésico hace ya algunos años.

Normalmente, los anestésicos intravenosos se utilizan para inducir la narcosis o para intervenciones de corta duración.

Normalmente, los **anestésicos intravenosos** se utilizan para inducir la narcosis o para intervenciones de corta duración (**ketamina, etomidato**).

En la neuroleptoanalgesia se inyecta un neuroléptico junto con un analgésico de fuerte acción, de modo que el paciente se siente muy cansado y pierde el miedo. Bajo neuroleptoanalgesia se pueden realizar, por ejemplo, endoscopias y otras pequeñas intervenciones quirúrgicas.

Antiepilépticos

Para una elección correcta del medicamento es imprescindible un diagnóstico preciso de la forma epiléptica por parte del médico. Debido a que el tratamiento casi siempre se prolonga durante muchos años, el paciente enfermo de epilepsia debe ser atendido y supervisado cuidadosamente por el médico.

El término antiepiléptico abarca todos aquellos medicamentos que sirven para el tratamiento sintomático de distintas formas de epilepsia. Para una elección correcta del medicamento es imprescindible un diagnóstico preciso de la forma epiléptica por parte del médico. Debido a que el tratamiento casi siempre se prolonga durante muchos años, el paciente enfermo de epilepsia debe ser atendido y supervisado cuidadosamente por el médico.

Los antiepilépticos clásicos tenían una profunda acción sedante (hipnótica) y eran barbitúricos o sus derivados. Los preparados utilizados en los últimos años para el tratamiento de la epilepsia sólo tienen una acción ligeramente somnífera (**carbamacepina, ácido valproico**).

El mecanismo de acción de los antiepilépticos en la inhibición de crisis mediante la supresión de las convulsiones todavía no se conoce con exactitud.

MEDICAMENTOS PARA EL TRACTO DIGESTIVO

El ácido clorhídrico del estómago y las enzimas digestivas sobre todo del páncreas (pancreatina) pueden ser aportados en forma de medicamento cuando se carece de ellos debido a estados patológicos.
Con frecuencia se puede conseguir una estimulación de la producción de jugos gástricos mediante extractos alcohólicos de **amargos** (raíz de genciana, raíz de condurango). Mediante el desdoblamiento enzimático de los componentes alimentarios (hidratos de carbono, grasas, proteínas) con la ayuda de amilasas, lipasas y proteasas (pancreatina), la alimentación adopta una forma más fácil de digerir.

A menudo se puede conseguir una estimulación de la producción de jugos gástricos mediante extractos alcohólicos de amargos (raíz de genciana, raíz de condurango).

Antiácidos

Los antiácidos son unas sustancias capaces de neutralizar el (exceso de) ácido clorhídrico gástrico. Las consecuencias de una hiperacidez son ardor de estómago, gastritis y, eventualmente, úlceras gástricas y duodenales. El bicarbonato sódico, anteriormente muy utilizado, en realidad no es adecuado, ya que, entre otras cosas, provoca ventosidades debido a la rápida liberación de anhídrido carbónico. Son mucho más recomendables los **compuestos de bismuto**, **de magnesio** y **de aluminio** y sus combinaciones, que además de neutralizar el ácido clorhídrico también provocan un enlace adsorbente de los ácidos (preparados comerciales, entre otros, **Gastroalgine**, **Gelodrox**, **Sintrogel**, **Maalox** en comprimidos o en suspensión). Los antiácidos aceleran el proceso de curación de las úlceras gástricas y duodenales (*Ulcus ventriculi, Ulcus duodeni*). Los **bloqueantes-H_2** o antagonistas de los receptores H_2 ya mencionados han mejorado considerablemente las posibilidades terapéuticas; ello se pone de manifiesto en la clara reducción del número de operaciones gástricas a causa de úlceras. Además de la inhibición de la secreción de ácidos gracias a la acción, entre otras, de las sustancias activas **cimetidina** y **ranitidina**, se puede contribuir a la consecución de los objetivos terapéuticos evitando el consumo excesivo del café y el alcohol, fumando menos o abandonando este hábito y tomando comidas regulares. Los bloqueantes-H_2 también sirven para la profilaxis de las úlceras gástricas.
La terapia totalmente abandonada de la hiperacidez con **sales de bismuto** está siendo recuperada para el tratamiento de úlceras gástricas. Las sales de bismuto son de acción bactericida frente a *Heliobacter pylori*, un germen que se ha encontrado en la mucosa gástrica en un gran número de pacientes con úlcera y que se considera corresponsable de la aparición de las úlceras.

Los antiácidos aceleran el proceso de curación de las úlceras gástricas y duodenales.

Los H_2-bloqueantes o antagonistas de los receptores H_2 han mejorado decisivamente las posibilidades terapéuticas; ello se pone de manifiesto en la clara reducción del número de operaciones gástricas a causa de úlceras.

Laxantes

Los laxantes se utilizan para acelerar la defecación. Las causas del retraso en el paso intestinal son básicamente factores nutricionales, especialmente un volumen insuficiente del intestino debido a una dieta pobre en fibra. Probablemente, se recurre demasiado a los laxantes. De todas formas, sólo habría que recomendar aquellos preparados que tengan pocos efectos secundarios. Los laxantes son absolutamente inadecuados para «depurar la sangre» o perder peso.
La mayoría de laxantes actúan por un incremento del contenido intestinal con agua; esto se puede conseguir con la ayuda de sustancias incrementadoras del bolo intestinal, por ejemplo mediante las sustancias contenidas en la linaza (se hinchan hasta cinco veces su volumen). Las sales difíciles de absorber como la

Los laxantes se utilizan con demasiada frecuencia. Sólo habría que recomendar aquellos preparados que tengan pocos efectos secundarios. Los laxantes son absolutamente inadecuados para «depurar la sangre» o perder peso.

La utilización frecuente de laxantes provoca con relativa rapidez una habituación así como pérdidas de electrolitos que, a su vez, originan el estreñimiento. ¡Se crea un círculo vicioso!

En los niños, la utilización de laxantes debe estar sometida a ciertas limitaciones o, al menos, habría que recurrir a un agente de acción más débil (frángula, ruibarbo) y no al áloe o las hojas de sen. Los preparados de áloe tampoco se pueden administrar durante el embarazo ni la menstruación (acumulación de sangre en la región pélvica).

sal de Glauber (sulfato de sodio) o la sal amarga de Glauber (sulfato de magnesio) se consideran laxantes salinos. La administración de soluciones normotónicas de estas sales (diez gramos de sal amarga de Glauber en 100 mililitros de agua, ocho gramos de sal de Glauber en 100 mililitros de agua) reduce la absorción de agua del intestino y provoca así su evacuación. El **aceite de ricino**, las sustancias contenidas en el **áloe**, la **corteza frángula**, las **hojas de sen**, la **raíz de ruibarbo** (glucósidos de hidroxiantraquinona como sustancias activas) y algunos laxantes sintéticos también actúan mediante la inhibición de la absorción de agua del intestino y el aumento simultáneo de la secreción de agua en el intestino. El aceite de ricino también puede administrarse durante el embarazo. Los antraquinónicos son los laxantes más comunes y están presentes en un gran número de medicamentos.

De entre los laxantes sintéticos, en la actualidad la fenolftaleína ya no se utiliza debido a sus efectos secundarios. El más frecuente, el **bisacodilo**, se puede tomar por vía oral o rectal (supositorios). En la administración rectal la acción se inicia al cabo de tan sólo una hora.

En los niños pequeños se pueden utilizar **supositorios de glicerina** para un rápido desencadenamiento del efecto laxante. El aceite de parafina (*Paraffinum subliquidum*), como aceite mineral, casi no se puede absorber y se puede administrar a corto plazo como **lubricante**. Sin embargo, si se administra durante un espacio prolongado de tiempo aumenta el peligro de trastornos digestivos. Habría que evitar la administración prolongada de cualquier laxante, sobre todo debido al peligro de habituación. En caso de estreñimiento (constipación) crónico habría que intentar primero modificar los hábitos de vida y alimentarios.

Medicamentos para enfermedades diarreicas

Normalmente, las diarreas estivales y vacacionales agudas no necesitan tratamiento medicamentoso.

Si las diarreas persisten durante más de dos o tres días, hay que pedir consejo al médico.

Si es necesario inmovilizar el intestino, en lugar de la tintura de opio tan común en el pasado se utilizan preparados sintéticos como la loperamida.

La evacuación frecuente de heces acuosas recibe el nombre de diarrea. El tratamiento debe orientarse según las causas. Normalmente, las diarreas estivales y vacacionales agudas no necesitan tratamiento medicamentoso. La medida más importante consiste en una **restitución suficiente de las pérdidas de líquidos y electrolitos**, por ejemplo bebiendo limonada con azúcar y un poco de sal.

Especialmente pensando en los niños, se puede adquirir en la farmacia una solución de electrolitos y glucosa o una mezcla en polvo con la que uno mismo puede preparar la solución bebible disolviéndolos en agua hervida (composición: 20 gramos de glucosa, 3,5 gramos de sal común, 2,5 gramos de bicarbonato sódico, 1,5 gramos de cloruro potásico; disolver en un litro de agua). En caso de pérdida acusada de agua y electrolitos, las soluciones rehidratantes deben administrarse por vía intravenosa.

El tratamiento de la diarrea también se puede respaldar con **sustancias adsorbentes y astringentes**, principalmente **carbón medicinal** (carbón activado), que dispone de una gran superficie interior, y con preparados que contengan taninos, que «compactan» la superficie de la mucosa intestinal. El más importante es el **albuminato tánico** (tanato de albúmina), un compuesto de ácido tánico y albúmina. Asimismo, las enfermedades diarreicas de origen bacteriano en principio ya no se tratan con quimioterapéuticos. Las **sales de bismuto** también desempeñan un papel importante en estos casos. Sin embargo, en las infecciones de curso grave se emplea **cotrimoxazol, inhibidores de la girasa** o el antibiótico **eritromicina**, además del siempre necesario aporte de líquidos y electrolitos. Si es necesario inmovilizar el intestino (inhibición de la peristalsis intestinal), en lugar de la tintura de opio tan común en el pasado (extracto alcohólico de opio, el jugo lácteo desecado de la adormidera con contenido alcaloide adecuado), se utilizan preparados sintéticos como la **loperamida**.

MEDICAMENTOS PARA ENFERMEDADES DEL HÍGADO

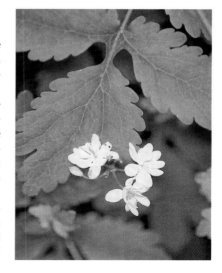

La celidonia (*Chelidonium majus*) es un componente importante de los fármacos fitoterapéuticos para los conductos biliares.

En las enfermedades del hígado, el tratamiento medicamentoso sólo es posible de forma muy moderada (son importantes la dieta y la prohibición del alcohol). Existen diversos preparados de plantas para proteger el hígado (*véase* «Fármacos fitoterapéuticos»).
La importancia terapéutica de los **colagogos** tampoco es mucha. Los **coleréticos** estimulan la producción de bilis y los **colagogos o colecinéticos** la expulsión de la bilis. El ácido deshidrocólico tiene un efecto colerético, al igual que la bilis de buey seca (*Fel tauri*). Normalmente, los terapéuticos biliares vegetales tienen una acción tanto colerética como colecinética; esencialmente, están formados por una combinación de extractos de hierbabuena, celidonia, cúrcuma javánica (*Curcuma xanthorrhiza*), alcachofa y hojas de boldo.
La tentativa de una **disolución** medicamentosa **de los cálculos biliares** sólo tiene posibilidades de éxito en los cálculos puramente de colesterina y no en la composición mixta de la mayoría de cálculos biliares. Las sustancias activas que deben emplearse para la disolución son el ácido quenodesoxicólico y el ácido ursodesoxicólico.

MEDICAMENTOS PARA ENFERMEDADES DE LOS RIÑONES

Diuréticos

Los diuréticos pueden aumentar la secreción de (iones de) sodio y agua, pero no son capaces de mejorar ni de curar las enfermedades renales en sí. Los riñones desempeñan un papel decisivo en la regulación tanto del equilibrio hídrico y electrolítico como del equilibrio ácido-básico del organismo. Así pues, garantizan ampliamente la constancia en el medio interno del cuerpo.
Los trastornos de ambos equilibrios (electrolitos/agua debido a enfermedades renales o alteraciones hormonales, ácido/básico debido a disfunciones pulmonares respiratorias o renales no respiratorias) se compensan mediante el aporte por vía intravenosa de soluciones electrolíticas con una composición adecuada. Si se producen edemas (hinchazones provocadas por acumulación de líquido), por ejemplo como consecuencia de un trastorno del equilibrio electrolítico, se administran diuréticos, sin influir de forma decisiva sobre la enfermedad de base.
Los diuréticos utilizados actualmente por los médicos o bien son **tiacidas**, **diuréticos del asa de Henle** (según el punto de aplicación en los riñones) o pertenecen al grupo de los **diuréticos ahorradores de potasio**.

Los diuréticos también se utilizan en la hipertensión y la insuficiencia cardíaca.

Un **efecto secundario** importante de las tiacidas y de los diuréticos del asa es una pérdida de iones de potasio condicionada por la terapia. Las sustancias activas del grupo de los diuréticos ahorradores de potasio tienen el efecto contrario, retienen el potasio. Es necesario controlar el nivel de potasio en sangre en todos los diuréticos, además de otros parámetros metabólicos como la tolerancia a la glucosa, el metabolismo de los lípidos o la viscosidad de la sangre.

La sustancia activa más importante de las tiacidas es la **hidroclorotiacida**, la de los diuréticos del asa, la **furosemida**, y la de los diuréticos ahorradores de potasio, el **triamtereno**. Mediante la combinación de las sustancias activas de los distintos grupos de diuréticos (hidroclorotiacida o furosemida con triamtereno) en un medicamento se intenta mantener un equilibrio de potasio global neutro para el organismo.

Mediante la combinación de las sustancias activas de los distintos grupos de diuréticos en un medicamento acabado se intenta mantener un equilibrio de potasio global neutro para el organismo.

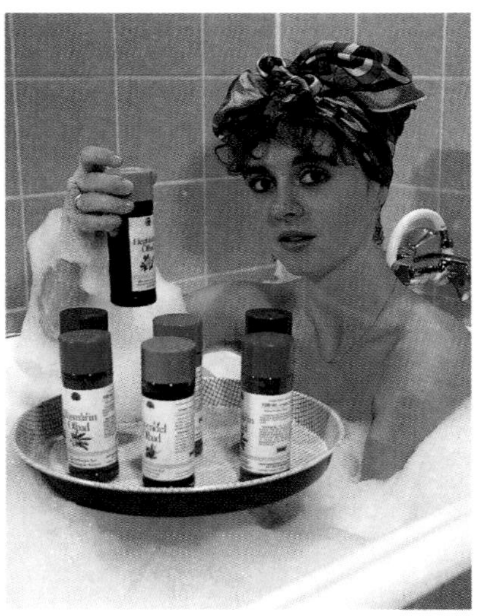

Cuando se está resfriado, los baños calientes con aditivos que contengan tomillo, hinojo, hojas de eucalipto y mentol pueden ser de ayuda.

No es aconsejable intentar mitigar los síntomas de una tos persistente con preparados para la tos. Si ésta se prolonga durante más de tres semanas, debe someterse a tratamiento médico.

MEDICAMENTOS PARA LAS VÍAS RESPIRATORIAS

Preparados para la tos

En los preparados para la tos se distingue entre antitusígenos y aquellos preparados que facilitan la eliminación de secreciones bronquiales (expectorantes). Los antitusígenos ya se han descrito al hablar de la codeína en los opiáceos (*véase* pág. 885). Cabe destacar de nuevo que la mayoría de antitusígenos tienen una acción represora y que pueden provocar somnolencia.

La **terapia sintomática** con expectorantes normalmente se realiza con fitofármacos, además de con algunos mucolíticos sintéticos entre los que se encuentran la **acetilcisteína**, el **ambroxol** y la **bromhexina**. Los **preparados de plantas con aceites etéricos** actúan directamente sobre los pulmones.

Los **fármacos vegetales que contienen saponina** (la saponina forma parte de las sustancias de acción superficial) son uno de los componentes de muchos jarabes para la tos; forman parte de éstos la raíz del palo dulce y el zumo condensado de palo dulce elaborado a partir de éste (*Succus liquiritiae*), las flores y las raíces de primavera así como las hojas de hiedra.
Los fármacos que contienen aceites etéricos y que se utilizan en las enfermedades de las vías respiratorias superiores en forma de infusión, por inhalación o a través de la piel (pomada, gel, aditivos para el baño) son, principalmente, el **tomillo**, los **frutos del anís** y **del hinojo**, así como las **hojas de eucalipto**.

Por último, también existen los **mucolíticos** que alivian el reflejo de la tos y que gozan de una gran popularidad en fitoterapia, como la **raíz de altea**, las **flores y las hojas de malva**, el **liquen de Islandia** o las **flores de candelaria**. La mejor forma de obtener extractos de mucolíticos es mediante maceración fría o infusión. No es aconsejable intentar mitigar los síntomas de una tos persistente con preparados para la tos. En algunos casos, ello puede impedir o al menos retrasar el reconocimiento de una enfermedad seria. Si la tos se prolonga durante más de tres semanas, debe someterse a tratamiento médico.

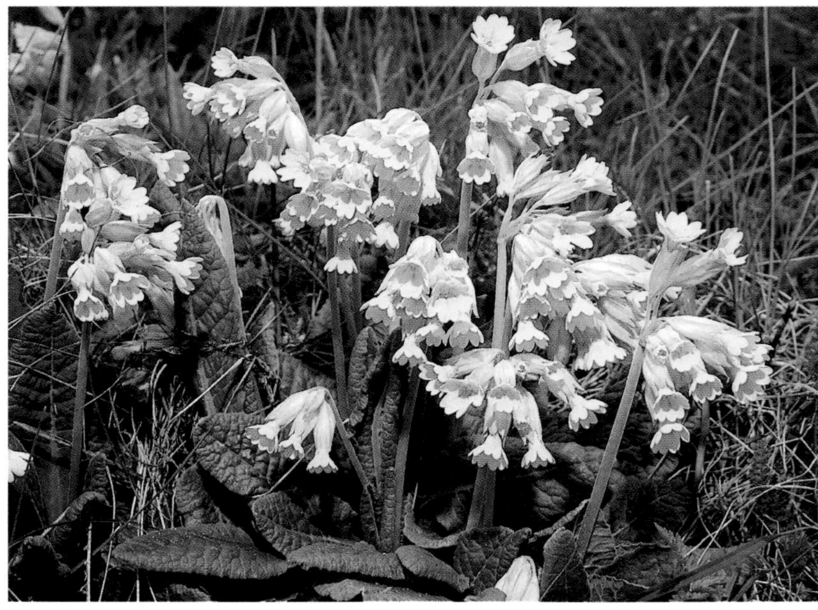

Las flores de la primavera (*Primula officinalis*) contienen saponinas de acción superficial, que son un componente de muchos jarabes para la tos.

Antiasmáticos

Sólo es posible realizar una terapia causal del asma cuando se conocen exactamente los alergenos desencadenantes y se intenta conseguir que el paciente sea insensible al alergeno.

El asma bronquial desempeña un papel destacado en las alteraciones patológicas de la región de las vías respiratorias. A pesar de que se distingue entre asma bronquial alérgico y no alérgico, en la práctica se observan formas mixtas.

El **asma alérgico** se debe, principalmente, a una reacción de hipersensibilidad frente a alergenos de muy diversa naturaleza (polen, polvo doméstico, pelos de animales, etc.). En el **asma no alérgico**, estímulos inespecíficos como el humo del tabaco, el aire frío, las infecciones o el exceso de fatiga dan lugar a los síntomas típicos de las crisis de asma.
Sólo es posible realizar una terapia causal del asma cuando se conocen exactamente los alergenos desencadenantes y se intenta conseguir que el paciente sea insensible al alergeno (así llamada desensibilización o hiposensibilización con preparados específicos).

La **terapia sintomática del asma bronquial** está adquiriendo cada vez mayor importancia y es posible de distintas formas. Para el tratamiento del espasmo bronquial se emplean unos compuestos que actúan sobre los bronquios, los beta$_2$-simpaticomiméticos (**terbutalina**, **fenoterol**, **clembuterol**, **pirbuterol**), normalmente en forma de aerosoles dosificadores.
Estos **aerosoles antiasmáticos** también se pueden utilizar como profilaxis. La **cromoglicina** (principalmente en forma de aerosol en polvo dosificado) y el **ketotifen** son adecuados para una profilaxis prolongada pero no para el tratamiento de una crisis asmática. Como ya se ha demostrado, los antihistamínicos sólo desempeñan un papel secundario en el asma bronquial, a pesar de que la histamina forma parte de los factores causantes («mediadores»).

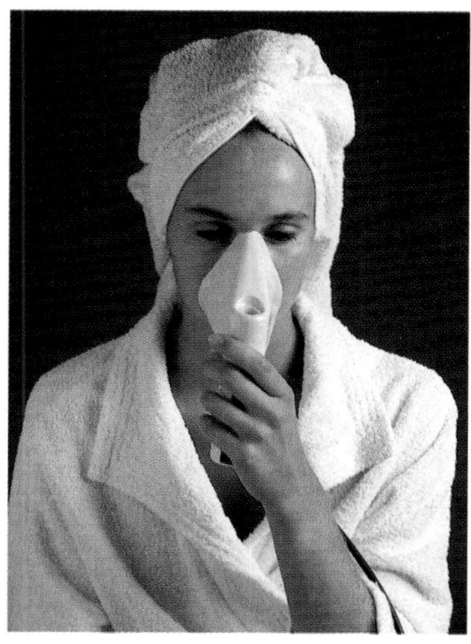

La aplicación de glucocorticoides en forma de aerosoles permite minimizar los efectos secundarios en comparación con la aplicación interna.

Los **glucocorticoides**, sobre todo en forma inhalativa, son extraordinarios para la profilaxis del asma, pero no para las crisis agudas, ya que no disponen de ningún potencial broncospasmolítico.
Destacan sobre todo por su influencia positiva sobre todas las reacciones inflamatorias que se desarrollan en la pared de las vías respiratorias. La aplicación en forma de aerosoles dosificadores permite minimizar los efectos secundarios en comparación con la aplicación interna (sistémica), de forma similar a lo que ocurre con la aplicación de una pomada sobre la piel inflamada por un eccema.

MEDICAMENTOS QUE ACTÚAN SOBRE EL ÚTERO

La sustancia endógena que estimula las contracciones uterinas es la **oxitocina**, que se forma en el lóbulo posterior de la hipófisis. La oxitocina se puede administrar en dosis fisiológicas (detectables en el organismo) y, normalmente, en forma de infusión permanente gota a gota por vía intravenosa para provocar el parto, durante el parto en caso de que las contracciones sean débiles y en el período posparto, entre otras cosas para que la placenta se desprenda.

Normalmente, en el **período posparto** la oxitocina se administra en combinación con **metilergometrina**, un alcaloide semisintético del cornezuelo del centeno. Todos los alcaloides del cornezuelo del centeno (*Secale cornutum*, forma de hibernación de un hongo que vive como parásito en las espigas del cereal) provocan contracciones rítmicas de la musculatura uterina. Aparte de la metilergometrina, en el parto, el alcaloide ergotamina se emplea para el tratamiento de la migraña.

Los alcaloides del cornezuelo del centeno provocan contracciones rítmicas de la musculatura uterina.

Además de las auténticas sustancias activas, los excipientes, la presentación y el tipo de aplicación tienen una gran importancia en la terapia dermatológica y pueden ser determinantes para su éxito.

MEDICAMENTOS PARA ENFERMEDADES CUTÁNEAS

Además de las auténticas sustancias activas de aplicación externa, los excipientes (base de las pomadas), la presentación (grasa o acuosa, emulsión, gel) y el tipo de aplicación (apósitos, vendajes oclusivos) tienen una gran importancia en la terapia dermatológica y pueden ser determinantes para su éxito.

Dermatitis

Ya hemos hablado de los desinfectantes y antimicóticos de aplicación externa (*véase* «Medicamentos para la prevención y el tratamiento de enfermedades infecciosas», pág. 870). En las infecciones bacterianas de la piel, en general no se utilizan sustancias activas para la terapia local, especialmente antibióticos, que también puedan administrarse internamente, ya que existe peligro de provocar reacciones de hipersensibilidad. El gamma-clorciclohexano (gamma-meta-clorciclohexano), un insecticida, se emplea contra los aradores de la sarna (*Scabies*).

En las infecciones bacterianas de la piel, en general no se utilizan sustancias activas para la terapia local, especialmente antibióticos, que también puedan administrarse internamente.

Eccemas

Los **glucocorticoides** se han convertido en imprescindibles para el tratamiento de todo tipo de eccemas, en el que se intenta excluir en la medida de lo posible los efectos generales mediante la absorción a través de la piel (utilización de los denominados *soft steroids*).
Dependiendo de la intensidad de acción de los derivados de los glucocorticoides y del estado de inflamación de la piel, se utilizan concentraciones de sustancia activa de entre 0,03 y 1,0 % en excipientes grasos o no o emulsiones.
Para mantener bajo el consumo de glucocorticoides durante un tratamiento prolongado, se aplica una terapia de intervalos (con pomadas sin corticoides).

Psoriasis

Desde hace poco, para el tratamiento de la psoriasis se emplean psoralenos (furocumarina fotoactiva de flores de umbela) de forma externa o interna en combinación con luz ultravioleta de onda larga (UV-A).

Desde hace poco, para el tratamiento de la psoriasis se emplean psoralenos (furocumarina fotoactiva de flores de umbela) de forma externa o interna en combinación con luz UV de onda larga (UV-A). Esta **terapia PUVA** constituye un avance notable respecto al tratamiento con pomadas estancado durante largo tiempo de esta enfermedad cutánea tan molesta que afecta a entre el 1 y el 2 % de la población.
Determinados **derivados de la vitamina A** (retinoides) son capaces de reducir las elevadas tasas de división de las células de la epidermis observadas en la psoriasis y otras enfermedades cutáneas y de mejorar, en las formas graves, las posibilidades terapéuticas de esta enfermedad hereditaria multifactorial.
Los retinoides están formados por ácido de vitamina A y **etretinato** (tretinoína), para aplicación externa, así como por **isotretinoína** (interna). Es necesario llevar un cuidadoso control del paciente. No deben administrarse a las mujeres en edad de concebir o, al menos, es necesario tomar medidas anticonceptivas seguras durante y hasta cuatro semanas después de finalizar el tratamiento.

Los retinoides no deben administrarse a las mujeres en edad de concebir.

Además de las formas terapéuticas modernas, en dermatología se sigue haciendo uso de tratamientos externos de eficacia probada y, con frecuencia, se consiguen unos éxitos duraderos con las sustancias activas denominadas clásicas (**alquitrán de hulla**, **ácido salicílico**, **azufre**).

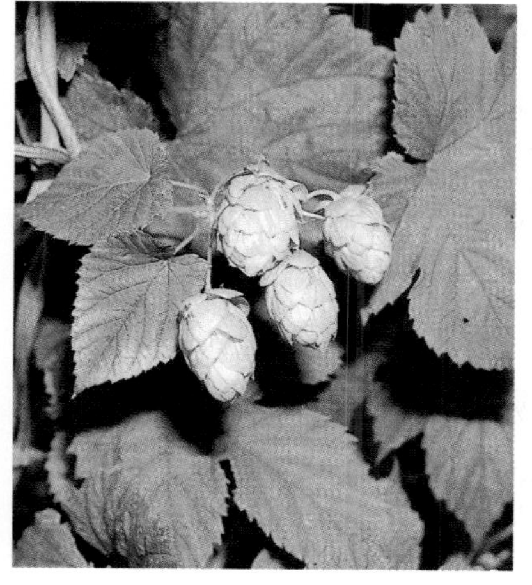

Lúpulo (*Humulus lupulus* L.)

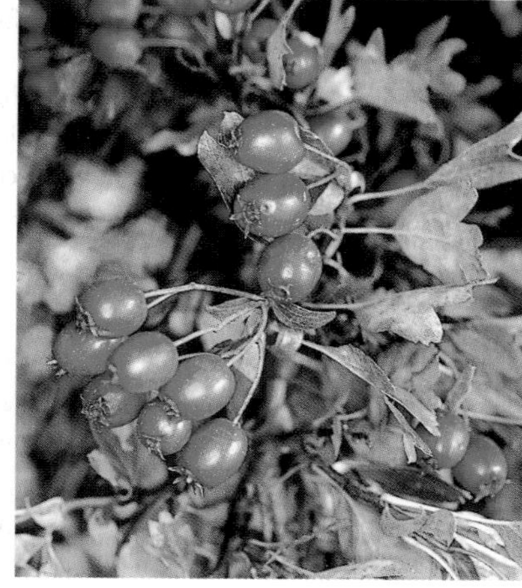

Espino blanco (*Crataegus monogyna*)

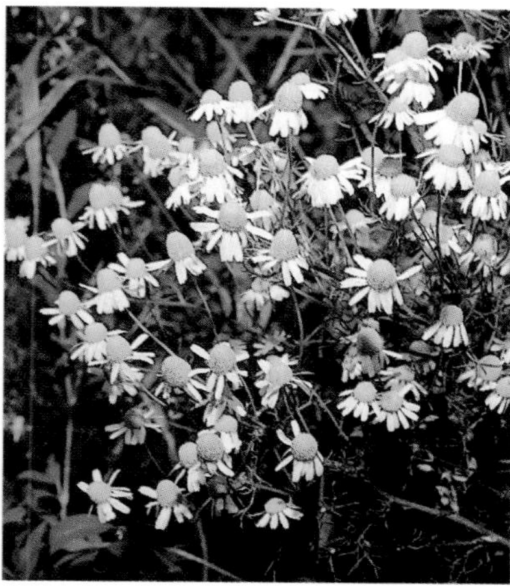

Manzanilla (*Matricaria chamomilla*)

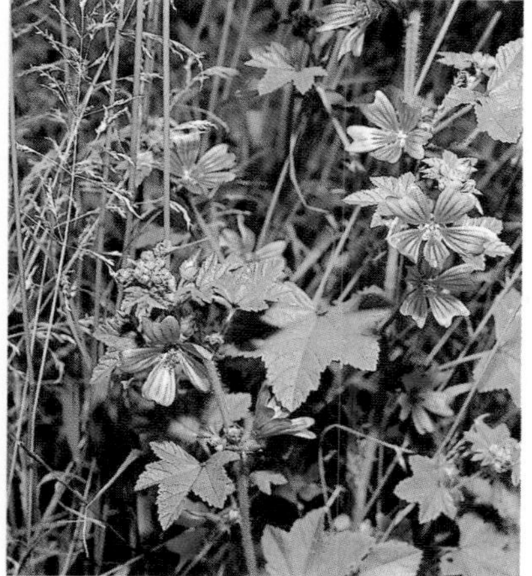

Malva (*Malva sylvestris* L.)

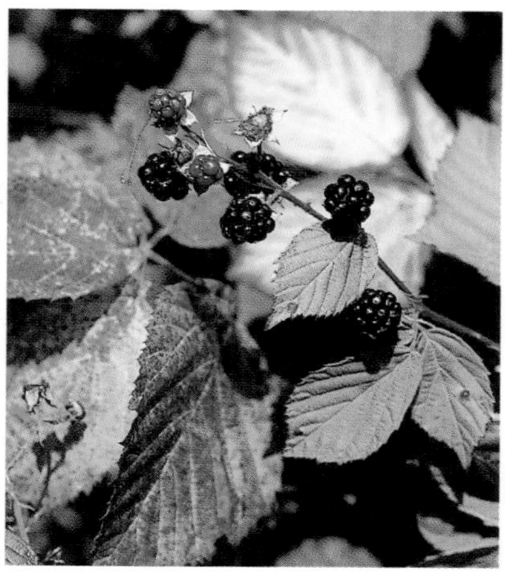

Zarza (*Rubus fructicosus* L.)

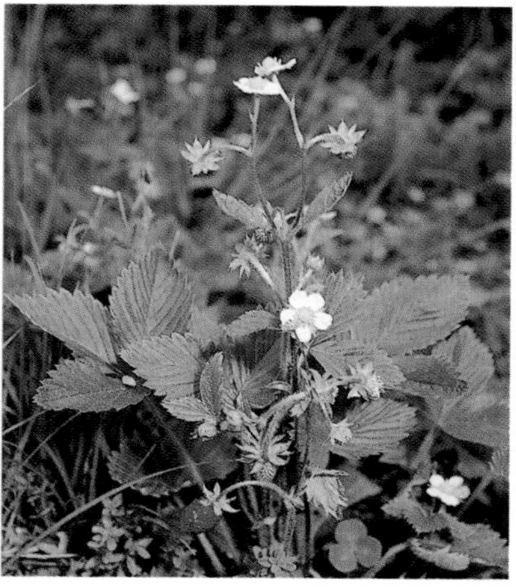

Fresal silvestre (*Fragaria vesca* L.)

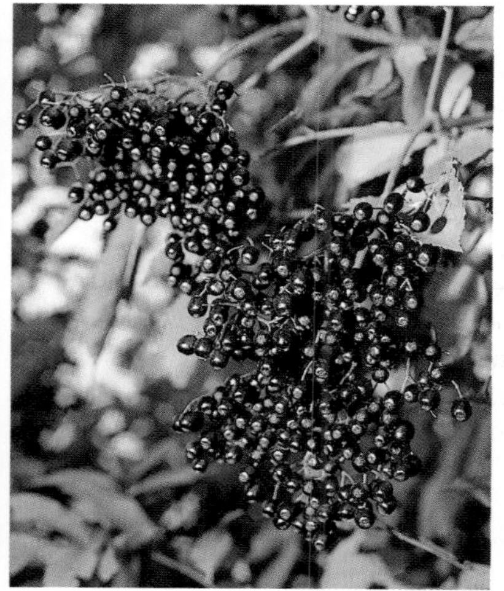

Saúco (*Sambucus nigra* L.)

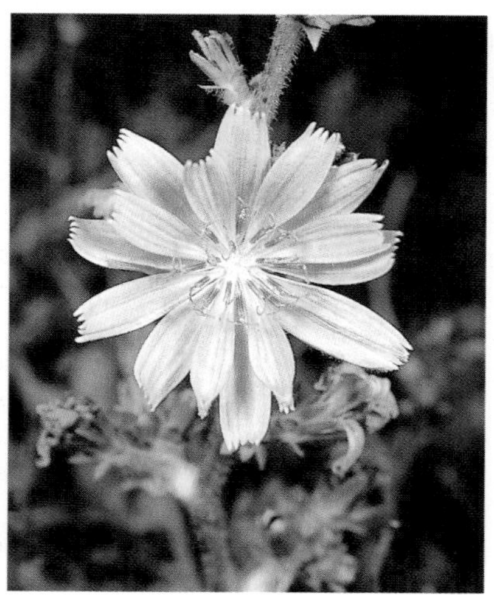

Achicoria (*Cichorium intybus* L.)

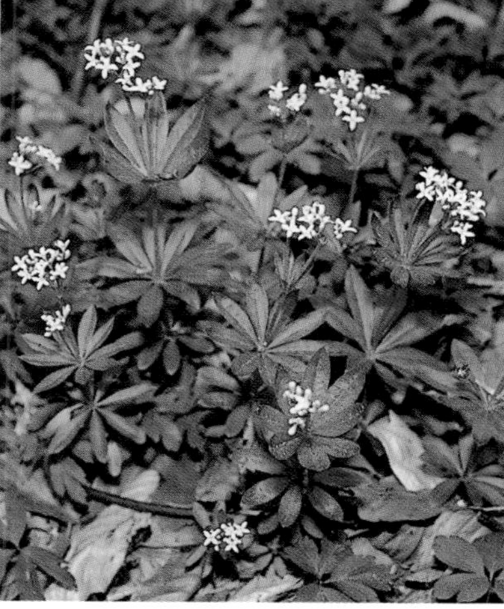

Aspérula olorosa (*Galium odoratum* L.)

Control de la calidad farmacéutica

Vamos a hablar de la necesidad del control de la calidad farmacéutica por parte del farmacólogo usando como ejemplo las hojas de salvia. Así, en el mercado no sólo se encuentran las hojas de la planta principal «oficial», es decir, de Salvia officinalis, *sino también hojas de otras especies del género* Salvia *con unos componentes que difieren de la calidad expresada en la farmacopea. El farmacéutico es el especialista competente. En nuestro ejemplo, éste sólo debe vender a sus clientes hojas de salvia que cumplan los requisitos de identidad, pureza y contenido y que, además, no hayan permanecido almacenadas más de 18 meses. Los exámenes comprueban, entre otras cosas, que no haya hojas de otras especies de salvia que no sean* Salvia officinalis, *que el contenido en hojas descoloridas no supere el 3 % y en trozos de tallos sea de como máximo el 10 % y, por último, que el contenido en aceite etérico y taninos cumpla unos requisitos exactamente definidos.*

Debido a eventuales impurezas microbianas, hay que hervir un poco el extracto frío antes de beberlo.

Fármacos fitoterapéuticos para la automedicación

Los fármacos fitoterapéuticos o fitofármacos en forma de infusiones, extractos o medicamentos acabados gozan de una aceptación cada vez mayor entre los pacientes y los médicos, especialmente en lo que respecta a la automedicación de enfermedades y trastornos leves del estado de salud o a la prevención. Además, hay médicos que utilizan los fitofármacos en la consulta y el hospital como medida complementaria o, incluso, como terapia exclusiva.

Como ya se ha descrito en los apartados «Autotratamiento con fármacos» y «Fitoterapia: remedios a base de plantas», por fitofármacos tanto en el sentido estricto como en un sentido más amplio se entienden aquellos preparados a base de plantas (hay aproximadamente quinientos remedios en uso terapéutico) con una acción relativamente débil. Los conocimientos cada vez más profundos de las sustancias que contienen las plantas (sustancias activas y acompañantes) y el progresivo abandono de la recolección en el bosque a favor del cultivo de las plantas medicinales tradicionales da lugar a preparados a base de plantas estandarizados de acción comprobada y a efectos secundarios poco importantes (buena relación beneficios-riesgos). Además de los medicamentos comerciales (normalmente en formas de aplicación atractivas para los pacientes y especialmente para los niños como baños, pomadas y jarabes), las mezclas de infusiones siguen desempeñando un papel esencial en la fitoterapia.

ELABORACIÓN DE INFUSIONES MEDICINALES

Tisanas

Para preparar una tisana hay que verter agua hirviendo sobre el remedio desmenuzado (es decir, en la mayoría de los casos trinchado), dejarlo reposar en un recipiente tapado durante unos diez minutos y pasarlo por un colador de té cuando todavía esté caliente. Normalmente, las tisanas se elaboran con plantas, hojas, flores o frutos trinchados, si bien los fármacos de frutos que contienen aceite etérico, como los frutos de hinojo, anís, comino o eneldo, se han de machacar o triturar antes de verter el agua hirviendo por encima.

Decocciones

Por norma general, las decocciones se preparan con madera, cortezas o raíces. Hay que verter agua caliente sobre la cantidad prescrita, mantenerlo caliente durante unos treinta minutos si no hace mucho calor y colarlo.

Maceración en frío

Las maceraciones en frío son extractos a temperatura ambiente y sólo se elaboran con unos pocos remedios (por ejemplo con hojas de gayuba) o bien a causa de una mejor tolerancia o bien para excluir la formación de engrudo (de partes de la planta que contienen almidón, como la corteza de altea o el liquen de Islandia). En estos casos, se vierte agua fría sobre la sustancia desmenuzada, se deja reposar hasta ocho horas removiendo de vez en cuando y se cuela. Debido a eventuales impurezas microbianas, hay que hervir un poco el extracto frío antes de beberlo.

Mezclas de remedios

En fitoterapia, es más habitual la utilización de una mezcla de plantas que de un único remedio. En una receta de infusión, el remedio básico a menudo se complementa con un remedio adicional, que sirve para mitigar los efectos secundarios indeseados o para reforzar la acción principal perseguida. Las sustancias de relleno cumplen la función de prevenir que los componentes se desunan (hojas de frambuesa, muy vellosas), mientras que los aditivos correctivos del sabor (hojas de hierbabuena, flores de azahar) y ornamentales (centaura azul, caléndula) contribuyen a un sabor y a un aspecto más agradable.
El principio de clasificación aplicado a los siguientes apartados se ha tomado, basándose en los campos de aplicación o los sistemas orgánicos afectados, siguiendo el orden de su potencial para una automedicación con fitofármacos. A fin de limitar y hacer más segura la automedicación en general, cabe hacer hincapié de nuevo en la estricta observación de las reglas por parte de los pacientes (*véase* «Factores que hay que tener en cuenta en la automedicación», pág. 862).

En fitoterapia, es más habitual la utilización de una mezcla de remedios que de un único remedio.

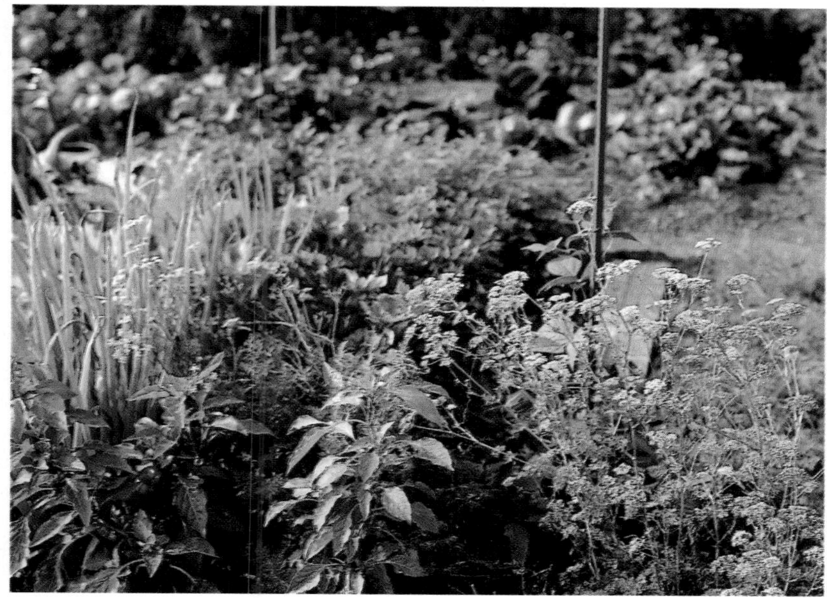

En una receta de infusión, el remedio básico a menudo se complementa con un remedio adicional, que sirve para mitigar los efectos secundarios indeseados o para reforzar la acción principal perseguida.

Habría que hacer un hueco a un pequeño parterre de plantas medicinales en todos los jardines.

Aditivos vegetales para el baño:

Acción	**Planta**
Distensión muscular	Flores de heno, enebro
Tranquilizante, estimulante del sueño	Valeriana, melisa
Estimulante del riego sanguíneo	Yema de pícea, romero
Solución mucolítica	Tomillo

Atención: *la utilización de aditivos vegetales en el baño puede provocar reacciones alérgicas si se es propenso a ellas.*

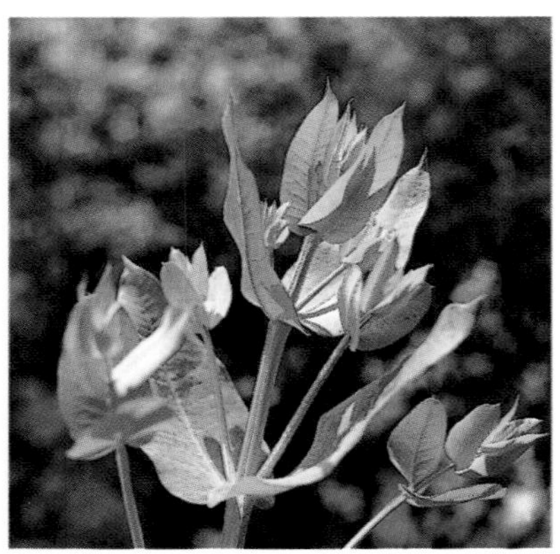

Las hojas de eucalipto tienen un efecto mucolítico y expectorante. Muchos caramelos para la tos contienen el aceite etérico obtenido de sus hojas.

FITOFÁRMACOS PARA ENFERMEDADES DE LAS VÍAS RESPIRATORIAS

Los **expectorantes** son aquellos medicamentos que facilitan la expulsión de moco viscoso. La mayoría de expectorantes son de origen vegetal, y se distingue entre fármacos que contienen alcaloides y saponina, así como entre fármacos con aceites etéricos y los propios aceites etéricos.

Los **fármacos que contienen saponina** son la raíz de palo dulce, las flores y las raíces de primavera, las hojas de hiedra y la raíz de senega. Las primeras están indicadas como ingredientes de una infusión antitusígena también para los niños, si bien hay una preferencia por el jarabe para la tos de palo dulce (preparado con zumo de palo dulce concentrado, en latín *Succus liquiritiae*); para los adultos en forma de **Mixtura solvens** (extracto de palo dulce y cloruro de amonio).

Los **fármacos que contienen aceites etéricos** utilizados en los preparados antitusígenos son el tomillo y los frutos de anís y de hinojo. El sabor y el olor del tomillo (condicionados por el componente principal del aceite etérico del tomillo, el **timol**) son muy apreciados especialmente por los niños y, por consiguiente, se utilizan también en muchos jarabes para la tos.
Dado que el tomillo, además de sus propiedades expectorantes, tiene una acción que reduce el broncospasmo, se utiliza como medida terapéutica complementaria en los casos de tos ferina junto con las hojas de hiedra y varias especies de drosera (normalmente en forma de extracto). El tratamiento causal de la tos ferina con fitofármacos no es posible, y sólo se puede conseguir mediante una administración prolongada de antibióticos.

Los **aceites etéricos** y los fármacos que contienen aceites etéricos no sólo se utilizan en mezclas para infusión, sino también en forma de pomadas, geles, aditivos para el baño y líquidos para inhalar tanto en los catarros de las vías respiratorias como en los resfriados, y como terapia concomitante, en las inflamaciones de los senos paranasales. En los niños, se ha demostrado la eficacia de las pomadas que se extienden sobre el pecho y la espalda. La absorción de los aceites etéricos se efectúa a través de la piel y de las vías respiratorias.
Las pomadas y las inhalaciones a menudo contienen **aceite de eucalipto**, **aceites de menta (mentol)** y **alcanfor** como aceites etéricos. En los bebés, las pomadas que contienen mentol no deben aplicarse directamente en la nariz o cerca de ella y, como máximo, con un ancho de un palmo en el pecho o en la espalda, ya que de lo contrario existe el peligro de una depresión respiratoria.
Las mezclas de aceites etéricos para la terapia de inhalación deben administrarse estrictamente según las instrucciones de uso. En la mayoría de los casos, también se pueden pulverizar o vaporizar estos preparados en la habitación del paciente a fin de mejorar la respiración nasal en todas las enfermedades de las vías respiratorias superiores.

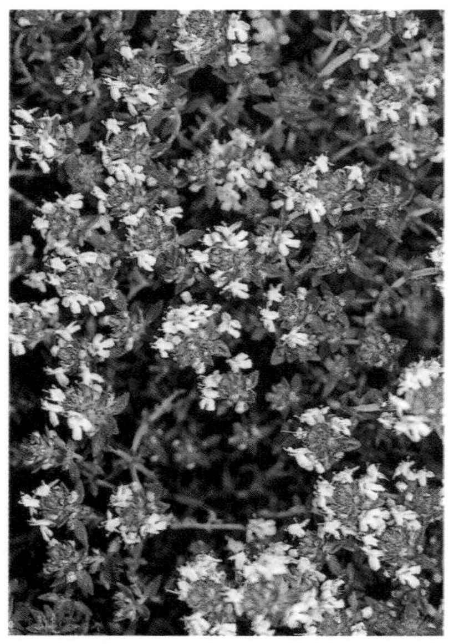

El tomillo contiene un aceite etérico altamente eficaz, cuyos componentes timol y carvacrol son apreciados como remedio contra la tos convulsiva y la tos irritante.

Infusiones con mucílagos

Además de los expectorantes vegetales también se utilizan fitofármacos que mitigan localmente las ganas de toser. Se trata de infusiones con mucílagos, capaces de revestir las mucosas con una capa protectora que disminuye la irritación. Las sustancias que contienen mucílagos son la **raíz de altea**, el **liquen de Islandia**, las **flores y hojas de malva** y las **flores de candelaria**. En la raíz de altea, la infusión se hace como extracto frío y en el resto de remedios como tisana.

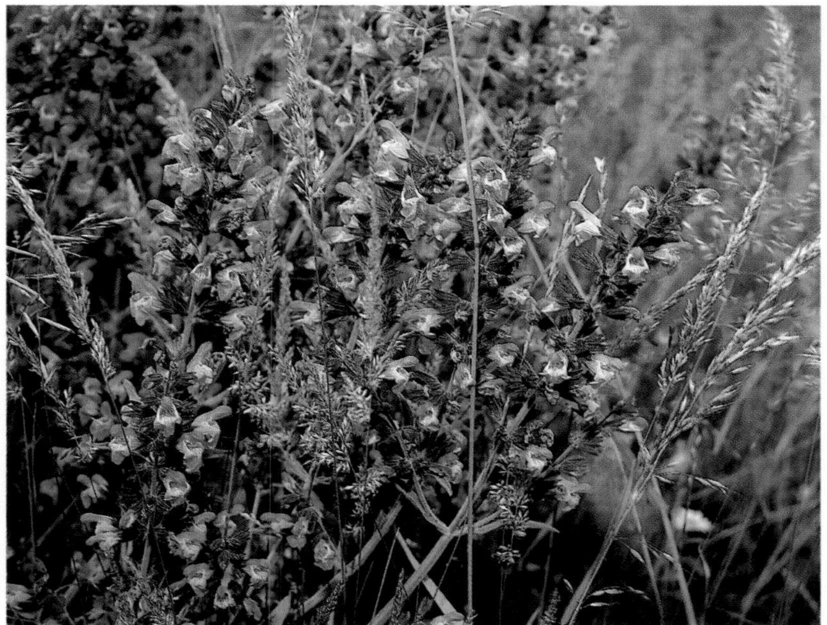

La salvia es una de las plantas medicinales más importantes. Contiene aceites etéricos, taninos y amargos así como flavonoides, que tienen una acción calmante y curativa sobre todo en las inflamaciones.

Debe advertirse sobre el uso de infusiones infantiles azucaradas durante un período de tiempo prolongado: pueden provocar caries dental o, por lo menos, favorecer su aparición en los bebés y los niños pequeños.

El llantén menor, que aparece en la primera de las recetas del margen derecho, es adecuado en los tratamientos de catarros de las vías respiratorias pero también en alteraciones inflamatorias de las mucosas bucales y faríngeas. Además de los preparados comerciales en forma de jarabe para la tos a base de llantén menor y de zumo prensado de plantas frescas, se puede preparar una tisana casera para hacer gárgaras y lavados.
Para la indicación «alteraciones inflamatorias de las mucosas bucales y faríngeas» también es adecuada una tisana de hojas de salvia.

Baño de vapor de manzanilla

El baño de vapor de manzanilla ha dado muy buenos frutos como terapia concomitante en las inflamaciones agudas de los senos paranasales. Normalmente, como base de todas las aplicaciones con manzanilla (*véase* también «Fitofármacos para el cuidado de pieles sensibles y para el tratamiento de heridas») se puede usar un extracto alcohólico de flores de manzanilla, que contiene tanto las sustancias activas solubles en agua (glucósidos de flavona de acción espasmolítica) como las solubles en grasas (aceites etéricos antiinflamatorios).

Mezcla para la tos de acción mucolítica y antitusígeno

raíz de altea	*25 g*
frutos de hinojo	*10 g*
liquen de Islandia	*10 g*
llantén menor	*15 g*
raíz de palo dulce	*15 g*
tomillo	*15 g*
flores de candelaria	*10 g*

Verter 150 ml de agua hirviendo sobre una cucharada sopera (4 g) de mezcla para infusión, dejarla reposar tapada durante 15 minutos removiendo de vez en cuando y después pasarla por un colador de té; beber de una a tres tazas diarias.

Receta para una mezcla para infusión como terapia concomitante de los síntomas de la tos convulsiva y la tos ferina:

tomillo	*40 g*
drosera	*40 g*
frutos de anís	*15 g*
flores de candelaria	*15 g*

Preparación y aplicación como en el caso anterior.

Receta para una infusión antigripal:

corteza de sauce	*30 g*
flores de tilo	*40 g*
flores de saúco	*10 g*
flores de manzanilla	*10 g*
pieles de naranja amarga	*10 g*

Preparar una tisana (aproximadamente 150 ml de agua) con una cucharada sopera de mezcla para infusión durante diez minutos, de tres a cuatro tazas al día.

Infección gripal

Mediante la automedicación de una infección gripal con fitofármacos se pueden mitigar los síntomas generales tales como dolores de cabeza y de las extremidades, pérdida del apetito y malestar.
En caso de que la gripe se desarrolle de forma más lenta de lo normal es necesario acudir al médico para que establezca un diagnóstico preciso, especialmente en los niños. Los preparados a base de corteza de sauce tienen una acción antipirética y calmante. En general, el sauce para infusiones se combina con otros remedios sudoríficos como las flores de tilo o las flores de saúco y con fitofármacos que estimulan el apetito: pieles de naranja amarga.
Las **curas de sudor**, sobre todo en forma de envoltura de cuerpo entero, tienen un efecto más favorable en las horas del mediodía de acuerdo con el ritmo diario. No son adecuadas para los enfermos graves ni las personas mayores. En caso de enfermedades del corazón, las curas de sudor sólo deben efectuarse con el consentimiento del médico. Después de la cura de sudor es imprescindible reposar.

Fortalecimiento del sistema inmunitario

La utilización de preparados a base de plantas medicinales inmunoestimulantes debe tener lugar al principio del resfriado, eventualmente de forma preventiva, durante varios días.

En caso de infecciones reiteradas, se puede intentar incrementar las fuerzas de defensa propias del organismo con **regeneradores vegetales** o sustancias estimulantes. Así, a los preparados de *Echinacea purpurea* se les atribuye una acción inmunobiológica, y se utilizan como tratamiento de apoyo de infecciones recidivantes (es decir, que se repiten con frecuencia) en el ámbito de las vías respiratorias y de las vías urinarias eferentes.
La utilización de preparados a base de plantas medicinales inmunoestimulantes debe tener lugar al principio del resfriado, eventualmente de forma preventiva, durante varios días. Además de la propensión a contraer infecciones y de la debilidad inmunológica transitoria, otro campo de aplicación es el apoyo de una terapia antimicrobiana con antibióticos, que debe decidir el médico.

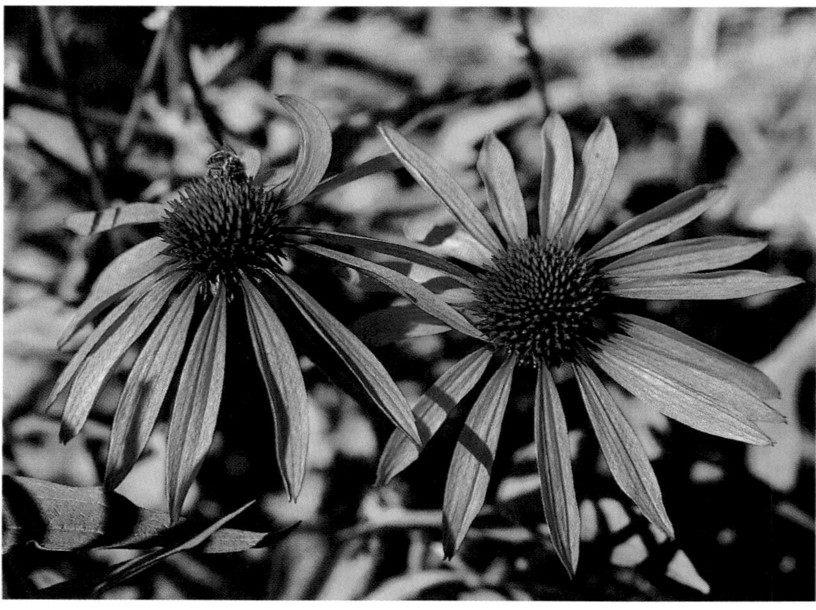

A los preparados de *Echinacea purpurea* se les atribuye una acción inmunobiológica. Los indios utilizan *Echinacea* como planta medicinal contra los resfriados desde hace siglos.

FITOFÁRMACOS PARA EL TRACTO DIGESTIVO

Estimulación del apetito

Cuando se pierden las ganas de comer, se emplean fármacos amargos para estimular el apetito y la secreción de jugos gástricos. Los preparados a base de plantas más utilizados son aquellos que, además de principios amargos, contienen sustancias aromáticas: pieles de naranja amarga, ajenjo, cálamo aromático, etc. Deben tomarse preferentemente antes de las comidas en forma de infusión o de gotas; también los toleran los niños. Otros remedios adecuados para el tratamiento de la pérdida del apetito y la debilidad gástrica (con frecuencia después de infecciones) son la corteza de quina (en forma de extracto alcohólico), la centaura, la raíz de genciana y el condurango.
En general, para una taza se necesitan de uno a tres gramos del principio amargo (raíces o cortezas en forma de decocción).

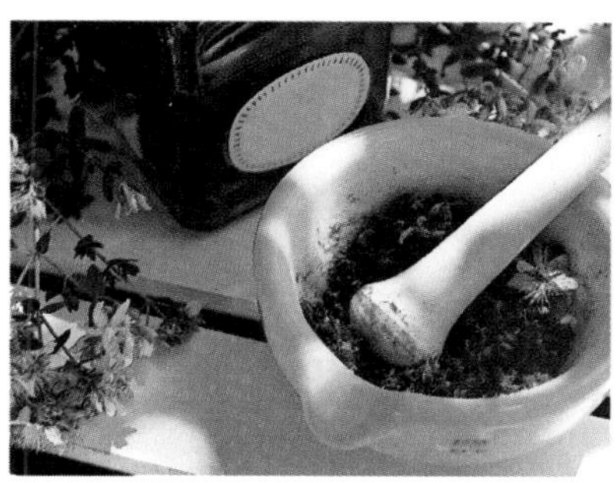

Las partes secas de las plantas se trituran en un mortero.

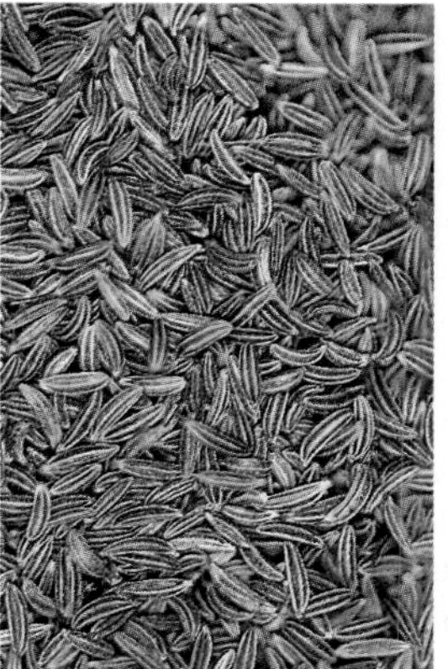
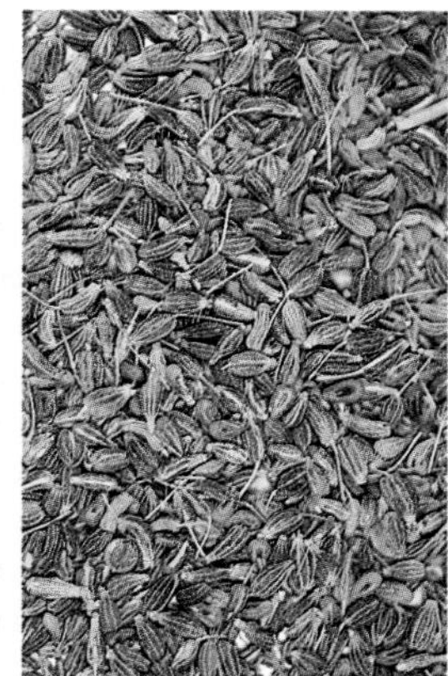
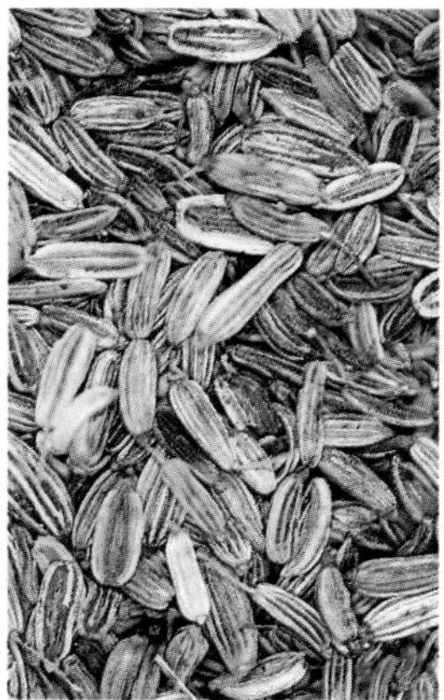

Frutos de comino, anís e hinojo (de izquierda a derecha).

Agentes antiespasmódicos

En los **trastornos gástricos** (gastrospasmos, sensación de plenitud, náuseas, acumulación excesiva de gases en el tubo digestivo), aparte de las medidas dietéticas se recurre a carminativos de origen vegetal, que tienen una acción antiespasmódica, digestiva, antiséptica y estimulante de la secreción y que están especialmente indicados en los niños. Se trata de un puñado de remedios con una larga tradición como remedios caseros y que, especialmente en los medicamentos comerciales, normalmente se presentan en forma de preparados combinados. Entre éstos destacan las flores de manzanilla, las hojas de menta, las hojas de melisa, el comino, el anís y el hinojo, entre otros.
Especialmente la **manzanilla** tiene un efecto sumamente favorable sobre las enfermedades inflamatorias del tubo digestivo, los dolores de vientre espasmódicos y el meteorismo. Para preparar una infusión de manzanilla hay que utilizar flores de manzanilla de calidad farmacopeica, ya que sólo éstas contienen las sustancias responsables de la acción (aceite etérico, glucósidos de flavona).

En caso de **meteorismo durante la lactancia**, también se puede emplear comino en forma de aceite de comino (solución de un 10 % de aceite de comino etérico en aceite de oliva) externa (friega sobre el abdomen) o internamente en gotas (solución de un 10 % de aceite de comino etérico en gotas estomacales).

Receta para una infusión estomacal:

flores de manzanilla	*50 g*
hojas de menta	*30 g*
hojas de melisa	*15 g*
raíz de cálamo aromático	*5 g*

Preparar una tisana con una cucharadita o una cucharada sopera de mezcla de plantas y una taza de agua, dejar reposar durante diez minutos y tomar de tres a cuatro tazas al día calientes y a sorbos.

Receta para una infusión carminativa:

frutos de comino	*20 g*
frutos de hinojo	*30 g*
flores de manzanilla	*20 g*
hojas de menta	*30 g*

Preparar una tisana con una cucharada sopera de mezcla para infusión en una taza de agua, tomar varias tazas al día (lactantes de 50 a 100 ml).

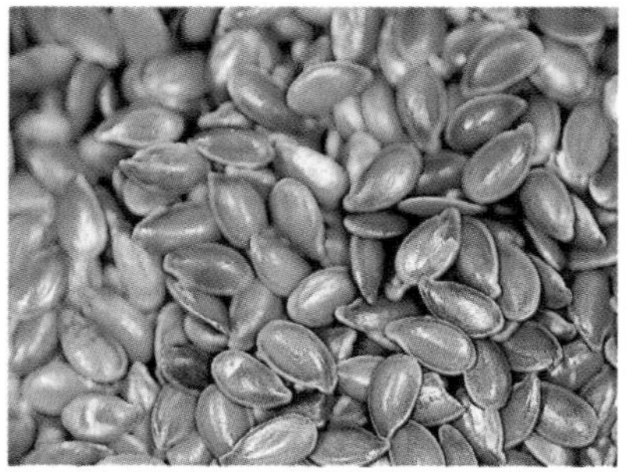

La linaza permite tratar la constipación crónica sin miedo a los efectos secundarios.

Llegados a este punto, cabe reiterar que la mejor forma de solventar una constipación crónica consiste en adoptar una dieta rica en fibra, aportar cantidades suficientes de líquido, realizar alguna actividad física y tomar incrementadores del bolo intestinal. Sólo cuando se han agotado estas posibilidades hay que recurrir a laxantes de fuerte acción, a los cuales uno se habitúa rápidamente, por lo que deben tomarse durante un período de tiempo limitado.

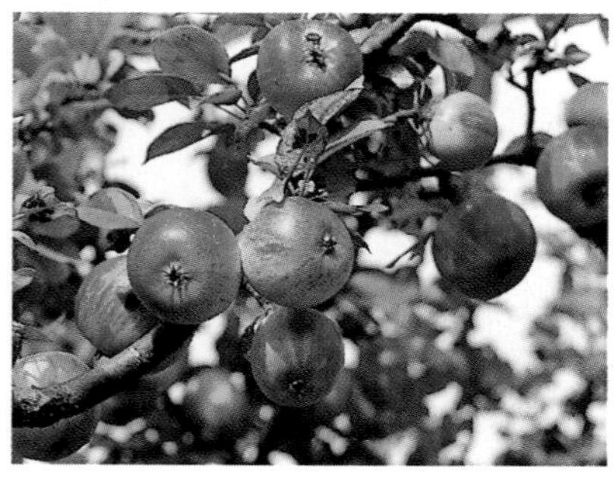

A menudo, una simple dieta a base de manzanas sirve de ayuda en caso de diarrea: comer un kilogramo de manzanas crudas ralladas, repartido a lo largo del día.

Laxantes vegetales

Los fitofármacos laxantes forman parte, por una parte, de los incrementadores del bolo intestinal y, por otra, de los fármacos antraquinónicos de acción química. Las sustancias de relleno e incrementadoras del bolo como la **linaza** y el **salvado de trigo** están indicadas para un tratamiento absolutamente inofensivo de la constipación crónica, especialmente en niños de más de dos años. Hay que utilizar linaza que aumente al menos cinco veces su volumen, además de una cantidad suficiente de líquido (para una cucharada sopera de linaza, aproximadamente 150 mililitros de líquido).

Otros incrementadores del bolo del ámbito de las plantas son las **semillas de zaragatona** o el **agar-agar** (de algas rojas). Todos ellos contienen como sustancia activa polisacáridos no digeribles y capaces de aumentar su volumen. Muchos medicamentos comerciales contienen sustancias antraquinónicas (hojas y frutos —vainas— de sen, raíz de ruibarbo, corteza de arraclán, corteza de cáscara, áloe —jugo desecado de las hojas de áloe—) como monosustancia o en combinación. El **áloe** es el que tiene una mayor acción laxante, pero también es el que presenta más efectos secundarios indeseados, sobre todo dolores de vientre de tipo cólico (no administrar durante el embarazo). La que tiene un efecto laxante más débil es la raíz de ruibarbo, con unos efectos secundarios relativamente escasos. Las sustancias activas de todos los antraquinónicos se infiltran en la leche materna y pueden provocar diarreas en el lactante.

Llegados a este punto, cabe reiterar que la mejor forma de solventar una constipación crónica consiste en adoptar una dieta rica en fibra, aportar cantidades suficientes de líquido, realizar alguna actividad física y tomar incrementadores del bolo intestinal. Sólo cuando se han agotado estas posibilidades, hay que recurrir a laxantes de fuerte acción, a los que uno se habitúa rápidamente, por lo que deben tomarse durante un período de tiempo limitado.

Antidiarreicos vegetales

En la sección especial (página 890) ya se ha visto el tratamiento de las **diarreas** de corta duración y se ha hecho referencia a los fitofármacos. La sustancia adsorbente más utilizada es el carbón medicinal, junto con el **carbón de café** (dosis diaria 10 gramos). Este último se elabora a partir de los frutos del cafeto y tiene propiedades adsorbentes y astringentes (constricción de los vasos).

Los **arándanos secos** actúan comprimiendo la superficie de la mucosa intestinal (preparación de infusión por decocción, dosis diaria en los niños 30 gramos). Otras plantas de acción astringente por taninos son el té negro y el té verde, la corteza de encina y la raíz de tormentila.

En los **niños** todavía es muy frecuente la utilización de **pectina**. Las pectinas, extraídas del orujo de manzana o de las partes blancas de las peladuras de los cítricos, forman una película protectora en el intestino que, además, tiene propiedades adsorbentes respecto a las toxinas. Además de los preparados de pectina, también se puede aplicar con éxito una dieta a base de manzana, que consiste en comer un kilogramo de manzanas crudas ralladas a lo largo del día.

Advertencia importante:
Si la diarrea y la sensación de debilidad persiste durante más de tres días, es imprescindible acudir al médico, ya que existe el peligro de una enfermedad seria del sistema digestivo.

FITOFÁRMACOS PARA LOS CONDUCTOS HEPÁTICOS Y BILIARES

Como preparados hepáticos, se ofrece un medicamento comercial con el extracto total de los frutos del cardo mariano. Actualmente, su acción es cuestionada.

Como tratamiento concomitante de las **enfermedades hepáticas crónicas** y de las lesiones hepáticas tóxicas, con frecuencia se ofrece una mezcla de sustancias activas de los frutos del cardo mariano conocida como silimarina. Son muchos los medicamentos comerciales que se fabrican como terapéuticos hepáticos con el extracto total de los frutos del cardo mariano, con frecuencia en combinación con otros extractos de plantas. Actualmente, su acción suele ser discutida.

Los **fitofármacos para los conductos biliares** se exponen en la sección especial (pág. 891). Los medicamentos comerciales son casi exclusivamente preparados combinados que, además de favorecer la producción biliar, también estimulan la evacuación de la vesícula biliar. Normalmente, los preparados para infusión contienen, además de hojas de menta y milenrama, hojas de boldo, celidonia, cúrcuma de Java y hojas de alcachofa.

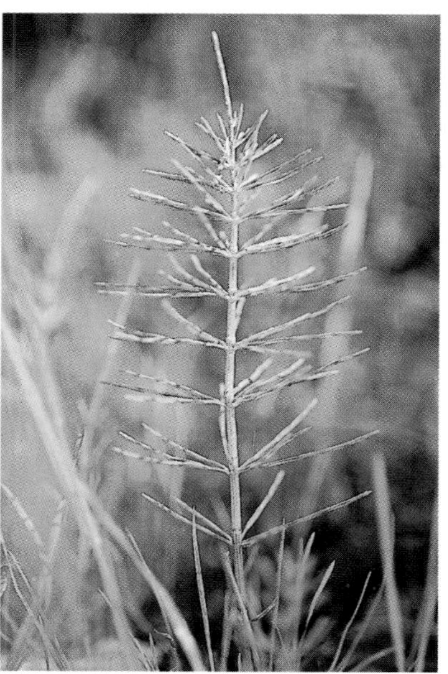

Los aditivos para el baño a base de extracto de cola de caballo están especialmente indicados para fortalecer la vejiga urinaria y prevenir las enfermedades de las vías urinarias.

FITOFÁRMACOS PARA LOS RIÑONES Y LAS VÍAS URINARIAS

Las **infecciones de las vías urinarias** deben ser diagnosticadas primero por el médico tanto en lo que respecta a su localización como a la determinación microbiológica. En la gran mayoría de casos se prescribe un tratamiento antiinfeccioso con quimioterapéuticos/antibióticos (*véase* pág. 891). Los preparados vegetales son adecuados como terapia concomitante sobre todo en forma de lavado. La gran importancia del lavado renal regular reside principalmente en la prevención de nuevas infecciones y recidivas mediante una reducción segura del número de gérmenes en la orina. Las sustancias uroespecíficas contenidas en las plantas empleadas para el lavado deben tener una acción desinfectante, antiinflamatoria y diurética acuosa (aumento de la secreción de agua).
Hasta el momento, en la automedicación se da preferencia a la utilización de **hojas de gayuba** desinfectantes, si bien hay que tomar a diario al menos diez gramos de este remedio, en la mayoría de los casos en forma de decocción, de sabor áspero y con efectos secundarios. Esta cantidad representa una dosis suficiente de arbutina, responsable de las propiedades antisépticas y bactericidas de la gayuba pero que sólo puede desarrollar su acción en la orina cuando existe un medio alcalino. En los adultos, esto se puede conseguir con relativa facilidad mediante la ingestión de bicarbonato sódico. Con todo, las hojas de gayuba no son un desinfectante ideal de la orina. El **aceite de sándalo** y el **aceite de capuchina** se emplean en forma de medicamentos comerciales como remedios auxiliares en infecciones de las vías urinarias eferentes, si bien la acción especialmente del aceite de sándalo no está totalmente demostrada.
La finalidad de aplicación de los **diuréticos acuosos vegetales** (lavado de la pelvis renal y de las vías urinarias eferentes) se consigue principalmente mediante un aporte abundante de agua. Los remedios recomendados para los preparados para infusión contienen mayoritariamente aceites etéricos y saponinas, que como mínimo favorecen el efecto de excreción (diuresis). Las mezclas para infusión casi siempre contienen hojas de abedul, solidago y hojas de té de Java y, a veces, enebrinas, raíz de gatuña, cola de caballo y ortigas. Dado que no se ha comprobado suficientemente la eficacia de cada uno de los fármacos individuales, los medicamentos comerciales para el aumento de la diuresis acuosa también contienen mezclas de extractos de plantas. Mediante una elevada dilución de la orina (beber hasta diez litros de infusión diurética al día) se previene

Recetas para infusión diurética (con y sin hojas de gayuba):

hojas de abedul	*20 g*
hojas de té de Java	*20 g*
solidago	*20 g*
hojas de gayuba	*30 g*
hojas de menta	*10 g*

hojas de abedul	*30 g*
hojas de té de Java	*30 g*
solidago	*20 g*
raíz de gatuña	*15 g*
piel de naranja amarga	*5 g*

*Como remedio auxiliar en caso de presencia de cálculos renales cálcicos se recomienda el uso de preparados a base de raíz de rubia (*Rubia tinctorum *L.) junto con abundante líquido.*

la formación de **cálculos renales** (ausencia de precipitación del oxalato de cal). Como remedio auxiliar en caso de presencia de cálculos renales cálcicos se recomienda el uso de preparados a base de raíz de rubia (*Rubia tinctorum* L.) junto con abundante líquido; las sustancias contenidas en la raíz de la rubia pueden evitar la precipitación del oxalato y fosfato cálcicos, además de tener unos efectos correctores sobre los cálculos ya existentes (el oxalato y el fosfato cálcicos son los componentes principales de todos los cálculos).

Para los campos de aplicación tales como la **vejiga irritable**, la enuresis nocturna y diurna (en los niños), las molestias al orinar (trastornos de micción) y el aumento de tamaño de la próstata (adenoma prostático) existe una cantidad casi infinita de remedios vegetales, cuya eficacia, sin embargo, sólo está suficientemente comprobada en muy pocos casos.

La **enuresis nocturna** se debe principalmente a causas psíquicas, de modo que las recomendaciones medicamentosas (entre otras, preparados a base de semillas de calabaza) sólo pueden ser consideradas como medidas complementarias.

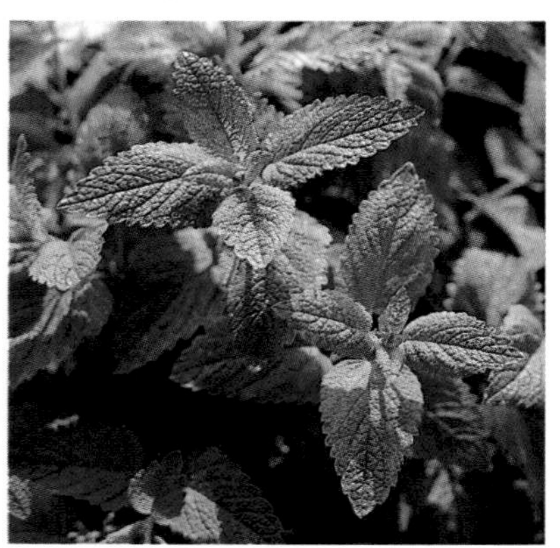

Las hojas de melisa se emplean con éxito en el tratamiento de trastornos del sueño de origen nervioso.

En los estadios tempranos del **adenoma prostático**, que se desarrolla en más del 50 % de los hombres de más de 50 años, la utilización de fitoterapéuticos está plenamente justificada. Hasta ahora, los mejor estudiados clínicamente son las **semillas de calabaza**, los **frutos de salbal** (de la palmera enana *Serenoa repens*), la **raíz de ortiga**, pero también la betasitosterina (componente de muchas plantas) y los **extractos de polen**. En muchos casos se ha podido observar un retroceso en las molestias gracias a un tratamiento a largo plazo.

FITOFÁRMACOS PARA EL SISTEMA NERVIOSO

El nerviosismo y los trastornos del sueño, pero también el dolor, son en muchos casos indicaciones para una automedicación.

Los **tranquilizantes** (sedativos) de origen vegetal con frecuencia pueden representar una alternativa al uso de psicofármacos sintéticos, especialmente del grupo de las benzodiacepinas, pero también de los antidepresivos. Esto afecta sobre todo a la aplicación en niños.

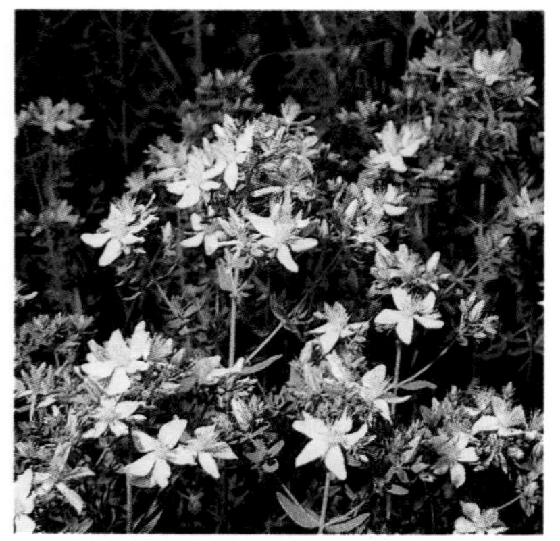

Además de la valeriana y el lúpulo, el corazoncillo de flores amarillas (*Hypericum perforatum L.*) es una de las plantas medicinales de acción tranquilizante más conocidas.

En las **formas depresivas leves** se pueden conseguir éxitos fiables con preparados a base de **corazoncillo**, tal y como demuestran estudios clínicos recientes. Este fitofármaco se puede encontrar en forma de medicamento comercial (monopreparados y preparados combinados estandarizados), pero también se puede preparar como infusión medicinal (tisana, indicada también para los niños). En los estados de mal humor y de temor depresivos, los primeros resultados no se consiguen hasta después de una administración prolongada. Lo mismo cabe decir de los **extractos de kava-kava** (del rizoma del pimentero), que, además, están recomendados para mejorar la capacidad de concentración y de pensamiento.

En los preparados a base de **raíz de valeriana**, lo más importante del espectro de acción es la **mejora de la calidad del sueño** (además de la supresión de los estados de inquietud y de temor). La tintura y la infusión de valeriana desempeñan un papel menos importante que las grageas o las cápsulas debido al olor y al sabor, que en la mayoría de los casos se consideran desagradables. Los campos de aplicación recomendados sólo son válidos para los preparados que no

contienen los valepotriatos genuinos (originariamente presentes) pero muy inestables. Las estructuras de estos compuestos hacen pensar, entre otras cosas, en propiedades carcinogénicas. No obstante, la corta vida de los valepotriatos y el carácter inofensivo de los productos de degradación relativizan la discusión en torno a los exámenes todavía no concluidos (en estudios a largo plazo en animales). En las formas de preparación como la tintura, el extracto y la tisana, los valepotriatos ya no están presentes, al menos si se utiliza la valeriana (*Valeriana officinalis* L.). Sin embargo, en estado natural las especies de valeriana mexicanas cuentan con una cantidad de valepotriatos mucho mayor que *Valeriana officinalis*.
La importancia de la raíz de valeriana como sedativo hace sombra a algunos otros remedios. Mencionaremos el **estróbilo de lúpulo**, las **hojas de melisa**, las **flores de espliego** y la **pasionaria**, todos ellos indicados en los estados de inquietud y los trastornos del sueño nerviosos. La eficacia de estas plantas en las distintas formas de preparación está demostrada y su mecanismo de acción ha sido aclarado en algunos casos. Todas estas plantas (en el caso de la valeriana sólo si el material de partida no contiene valepotriatos) son adecuadas para los niños.

Receta de infusión tranquilizante especialmente pensada para los niños:

hojas de melisa	*30 g*
flores de espliego	*30 g*
corazoncillo	*10 g*
pasionaria	*30 g*

Preparar una tisana con una cucharada sopera de mezcla de plantas y una taza de agua y tomar de una a dos tazas al día.

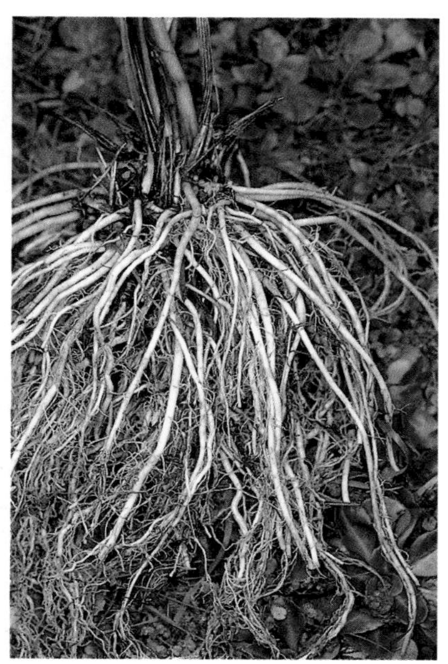

Izquierda: valeriana (*Valeriana officinalis*).
Esta planta robusta y resistente llega a medir más de un metro. A partir de su raíz (derecha) se preparan infusiones, tinturas y aditivos para el baño, que tienen un efecto tranquilizante y calmante en los estados de excitación nerviosa, los trastornos del sueño y los dolores espasmódicos de la región del estómago y el intestino.

Aromaterapia

En los niños pequeños, se pueden utilizar flores de espliego y hojas de melisa o una pequeña cantidad de agua de melisa como aditivos para el baño tranquilizantes y estimulantes del sueño. En algunos lugares, esta aromaterapia inhalativa infantil se practica con el estróbilo de lúpulo y las flores de espliego en forma de **almohadas de lúpulo** o **saquitos aromáticos de espliego** utilizados para apoyar la cabeza o colocados cerca de la cama del niño.
El **saco de flores de heno**, una mezcla de flores de los prados secas humedecidas y calentadas en una bolsa de lino con vapor de agua y aplicado sobre la zona que se ha de tratar, tiene un efecto tranquilizante y, al mismo tiempo, estimulante del riego sanguíneo, antiespasmódico y calmante. Son especialmente eficaces las sustancias activas del amor de hortelano primaveral y de *Anthoxanthum*. Las mezclas de flores de heno y los sacos de flores de heno se venden en los comercios especializados.

En algunos lugares, la aromaterapia inhalativa infantil se practica con el estróbilo de lúpulo y las flores de espliego en forma de almohadas de lúpulo o saquitos aromáticos de espliego utilizados para apoyar la cabeza o colocados cerca de la cama del niño.

Generalmente, los opiáceos sólo se emplean en dolores muy intensos y están sujetos a prescripción médica. Su uso prolongado entraña el peligro de una eventual dependencia.

FITOFÁRMACOS ANALGÉSICOS

En realidad, para combatir el dolor hay que conformarse con los «pequeños» analgésicos con una buena tolerancia de la química sintética, si bien hay que considerar que algunas sustancias analgésicas han sido copiadas de modelos naturales. Así, por ejemplo, el conocido ácido acetilsalicílico es equivalente a los componentes de la **corteza de sauce**, que hoy en día todavía se puede utilizar como terapia adicional en los dolores reumáticos.
Los hipnoanalgésicos u opiáceos también son de origen vegetal. La **morfina**, el analgésico opiáceo más importante, está contenida en el opio, el jugo lácteo seco de la adormidera. El **opio** se extrae raspando las cápsulas de semillas de la planta. Sólo se emplea para dolores muy intensos y está sujeto a prescripción médica. Su uso prolongado entraña el peligro de una eventual dependencia.

La cefalea tensional se puede aliviar mediante friegas con unas gotas de aceite de menta en la región de las sienes y de la nuca.

La **cefalea tensional** y los dolores reumáticos se pueden tratar externamente con fitofármacos. En la primera, se puede aliviar el dolor mediante friegas con unas gotas de **aceite de menta** (mezclado con otros aceites etéricos como la esencia de clavo o el alcanfor), además de masajes y ejercicios de relajación.

Asimismo, es corriente tratar los **dolores dentales**, especialmente en los niños, con unas gotas de **esencia de clavo**, máxime cuando el dentista también aprovecha la acción desinfectante y anestésica superficial de este aceite etérico.
Los niños pequeños a menudo presentan dolores cuando les salen los dientes de leche, que se pueden combatir mascando **rizomas de lirio** así como untando las zonas de las encías afectadas con una **tintura de ratania**, de venta en forma de preparado comercial.

El aceite del clavo de especia se utiliza como anestésico local y, a menudo, como analgésico en la medicina odontológica.

En caso de **dolores reumáticos**, se puede respaldar el tratamiento global medicamentoso con un tratamiento local. Este último también se lleva a cabo específicamente con las sustancias activas del grupo de los antirreumáticos no esteroides (*véase* también pág. 887), que también se administran por vía oral. El tejido absorbe las sustancias activas a la concentración suficiente con la ayuda de una base de pomada.

La **terapia estimulante** con sustancias activas vegetales se basa de nuevo en los aceites etéricos o sus componentes, como por ejemplo el **aceite de hierba Luisa** o su componente principal, el metilsalicilato, el **alcanfor** o también la **capsicina**, la sustancia activa del **chile** o la pimienta de cayena. Las sustancias activas irritantes de la piel de origen animal utilizadas para una terapia del reuma son el veneno de abeja, el veneno de serpiente o la cantaridina de la mosca española (cantáridas). La capsicina y la cantaridina se suelen aplicar en forma de emplasto irritante de la piel.

También hay **aditivos para el baño** destinados al tratamiento de enfermedades de tipo reumático con las mismas sustancias estimulantes del riego sanguíneo que en la terapia estimulante. Para ello se emplean, preferentemente, las sustancias activas **metilsalicilato**, **alcanfor**, **esencia de romero**, **esencia de eucalipto** y **esencia de pino de montaña**.

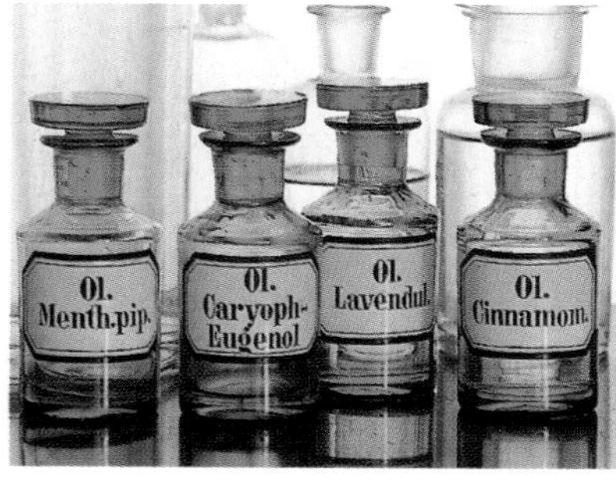

Los aditivos para el baño con sustancias activas vegetales son muy adecuados para el tratamiento de enfermedades de tipo reumático.

Hablaremos de la mejora de los **trastornos del rendimiento cerebral** mediante **extractos de gingko** en relación con los trastornos circulatorios arteriales.
En cualquier caso, si los dolores se prolongan o se presentan con frecuencia, hay que acudir al médico, ya que generalmente son síntomas de enfermedades más serias.

FITOFÁRMACOS PARA EL SISTEMA CARDIOCIRCULATORIO

El tratamiento de la **insuficiencia cardíaca** se compone principalmente de glucósidos cardíacos inotropos positivos (*véase* pág. 880) exclusivamente del reino vegetal. Los glucósidos puros aislados de las plantas principales (especies de digital, escila, especies de estrofanto) son superiores a las mezclas de glucósidos (extractos) en lo que respecta a la fiabilidad de la acción y la tolerancia, tanto más porque especialmente los glucósidos de la digital tienen un margen terapéutico reducido (medida para la seguridad entre acción terapéutica y tóxica).
Los fabricantes de preparados de extractos, sobre todo de plantas de las que a menudo se carece de suficiente material informativo (muguete, adónida, adelfa), apuntan como indicaciones insuficiencias cardíacas incipientes o insuficiencias seniles. El valor de estos preparados de extractos es como mínimo cuestionable; probablemente no existe ninguna insuficiencia cardíaca senil fisiológica (capacidad de rendimiento insuficiente).

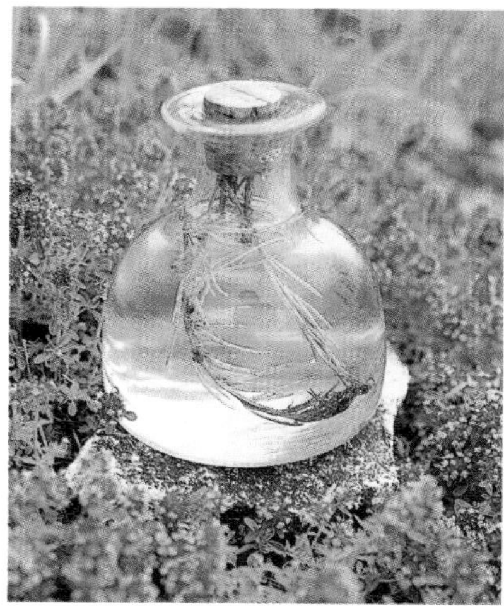

Son muchas las plantas a partir de las que se pueden obtener aceites o esencias de olor agradable y curativos, apropiados principalmente como aditivos para el baño.

Los **preparados de espino blanco (*Crataegus*)** reducen el trabajo cardíaco mediante la disminución de la poscarga (disminución de la resistencia periférica). Además, los extractos de *Crataegus* estandarizados mejoran el aprovechamiento del oxígeno mediante una dilatación de los vasos coronarios. Su aplicación está indicada en un estadio temprano de la disminución de la capacidad de rendimiento del corazón o como acompañamiento de una terapia con glucósidos cardíacos definida, así como en la cardiopatía coronaria (angina de pecho). Los trastornos del ritmo cardíaco y la hipertonía apenas proporcionan puntos de partida para una terapia concomitante con fitofármacos «suaves».

Algunos alcaloides puros de plantas desempeñan un papel bastante importante como **antiarrítmicos**: la **quinidina**, la **atropina** (de la belladona), la **ajmalina** (de la rauwolfia) y como **antihipertensivos**: la **reserpina** de la rauwolfia (cada vez menos importante), así como los alcaloides del cornezuelo de centeno.

Para el **tratamiento de los trastornos circulatorios arteriales** (trastornos circulatorios —cerebrales— periféricos y, sobre todo, centrales), con frecuencia se emplean fitofármacos con **extracto de *Gingko biloba***.
Los informes positivos de estudios de aplicación controlados se discuten siempre en los círculos médicos de formas contradictorias, pero ante el panorama en general muy insatisfactorio de la terapia de los trastornos circulatorios arteriales, las pruebas de la eficacia del extracto resultan convincentes especialmente en los trastornos centrales.
La administración se efectúa por vía oral durante un período de tiempo prolongado. En el plano central se influye sobre el mareo, el insomnio y las cefaleas, y se mejora la memoria y la capacidad de concentración. En el periférico se observa un incremento de la distancia recorrida gracias a la mejora del riego sanguíneo.

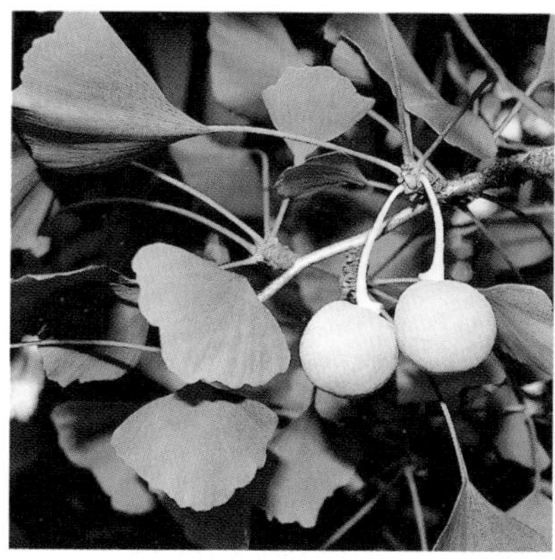

El extracto de las hojas del gingko (*Gingko biloba*) se utiliza para los trastornos circulatorios arteriales.
Es importante la utilización de extractos estandarizados de las hojas del gingko, ya que al parecer son varios los componentes principales (glucósidos de flavona del gingko) responsables de la acción.

En el ámbito de las **enfermedades venosas** —el complejo sintomático varicoso con úlceras crurales como fenómeno concomitante—, además de los métodos terapéuticos quirúrgicos, los métodos físicos son determinantes para eliminar la congestión venosa. La terapia adicional con fitofármacos intenta mejorar los síntomas y detener especialmente el avance de los edemas.
Destacan los **extractos de castaña de Indias** y su componente escina. La escina está indicada en todos los síntomas del complejo varicoso incluidas las úlceras crurales. El extracto global adaptado al contenido de escina contiene, además, otras sustancias activas (glucósidos de flavonol, quercetina y kaemferol).

En las enfermedades venosas, una terapia adicional con remedios a base de plantas medicinales, especialmente con extractos de castaña de Indias, refuerza el tratamiento físico clásico.

Los efectos no se observan hasta al cabo de varias semanas. La aplicación también puede ser externa en forma de pomadas/geles. Los flavonoides (colorantes vegetales amarillos) están presentes en muchas plantas. Además de la quercetina y del kaemferol de la castaña de Indias, también se recomienda el uso de rutina del trigo sarraceno, hesperidina de los cítricos y diosmina de las hojas de buchú para los mismos campos de aplicación.

En la **arteriosclerosis**, una de las enfermedades más importantes y frecuentes, se cree que son diversos los factores de riesgo responsables del desencadenamiento y el favorecimiento de la enfermedad. Además de la hipertensión, un elevado nivel de grasas en la sangre es, con certeza, un factor de riesgo importante. En muchos casos, mediante una dieta adecuada, para la que existen unas normas claras, se puede conseguir la normalización.
Son muchas las conjeturas que se han hecho para conseguir una disminución medicamentosa. En el marco de la automedicación, hay que responder sin falta a la cuestión de los efectos del **ajo** para la disminución de los lípidos de la sangre en particular y para prevenir o tratar la arteriosclerosis en general. Hay que aclarar que hasta el momento no se dispone de estudios a largo plazo realmente concluyentes para todas las indicaciones. Dado que el principio activo (todavía) no ha podido ser identificado sin duda alguna, al parecer muchas cosas dependen de la preparación, pero sobre todo de la cantidad diaria ingerida y de la duración de la aplicación.

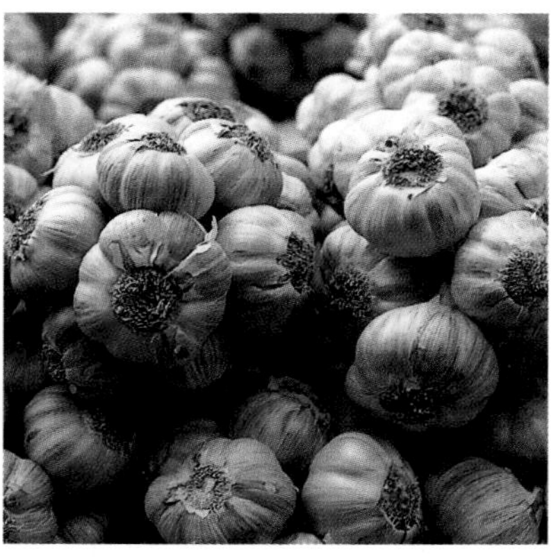

Ajo (*Allium sativum*). Como campo de aplicación relativamente seguro se puede mencionar el apoyo de medidas dietéticas en caso de unos valores de grasas en sangre elevados y la prevención de alteraciones vasculares condicionadas por la edad.

Efectos del ajo

Los componentes de los dientes de ajo disminuyen la presión sanguínea y los lípidos de la sangre y mejoran las propiedades reológicas de la sangre; así pues, deberían ser excelentes para la prevención de la arteriosclerosis.
En general, como dosis se recomienda al menos cuatro gramos de la sustancia fresca o la cantidad equivalente del aceite etérico (unos ocho miligramos), si bien la utilización de ajo fresco se considera beneficiosa. Por lo menos, se puede afirmar que los efectos perseguidos sólo se consiguen con aquellos preparados que contienen el aceite etérico en una concentración suficiente.
Como campo de aplicación relativamente seguro se puede mencionar el apoyo de medidas dietéticas en caso de unos valores de grasas en sangre elevados y la prevención de alteraciones vasculares condicionadas por la edad.

La base de los preparados de manzanilla suele ser un extracto alcohólico que contiene tanto las sustancias activas hidrosolubles como liposolubles. Aparte del cuidado de la piel, la manzanilla se utiliza como terapia concomitante en enfermedades cutáneas y de las mucosas debido a sus propiedades desodorantes y favorecedoras de la regeneración tisular.

FITOFÁRMACOS PARA EL CUIDADO DE PIELES SENSIBLES Y PARA EL TRATAMIENTO DE HERIDAS

Para el cuidado de pieles sensibles se emplean preparados (aceites, pomadas, polvos, baños) de **flores de manzanilla**, que han de contener en cantidad suficiente los componentes de acción antiinflamatoria (aceite etérico con chamazuleno, flavona y quercetina). La base de los preparados de manzanilla suele ser un extracto alcohólico que contiene tanto las sustancias activas hidrosolubles como liposolubles. Aparte del cuidado de la piel, la manzanilla se utiliza como terapia concomitante en enfermedades cutáneas y de las mucosas (propiedades desodorantes y favorecedoras de la regeneración tisular).
Los **preparados de *Hamamelis*** (extractos, destilados de vapor de agua, pomadas, decocciones), de las hojas y las ramas, tienen una acción antiinflamatoria, hemostática local y astringente. Los supositorios de *Hamamelis* se emplean en caso de hemorroides. La acción astringente se debe al contenido en taninos del

fármaco (taninos de *Hamamelis*). También se han obtenido buenos resultados con baños de *Hamamelis* (decocción o extracto) para proteger especialmente las pieles infantiles sensibles.

Los **preparados que contienen áloe** (¡sabor amargo!) han adquirido una mayor importancia en el cuidado de la piel, al igual que las pomadas y extractos de flores de caléndula; estos últimos también en heridas de mala curación como las úlceras crurales.

Como ya hemos dicho, las sustancias portadoras (base de pomadas) y su adaptación tanto al tipo de piel (seca, grasa) como al estadio de la enfermedad (agudo/supurativo, crónico/seco) desempeñan un papel decisivo para el éxito en el **tratamiento de enfermedades cutáneas**. El médico es el responsable de la valoración de estos datos. Así, una base de polvos sólo es apropiada para una piel intacta, y las enfermedades cutáneas supurativas deben tratarse únicamente con apósitos húmedos, pero nunca con pomadas grasas. Estas últimas están reservadas a las manifestaciones cutáneas crónicas, por ejemplo a la psoriasis. Las emulsiones constituyen un grado intermedio entre los apósitos húmedos y las bases de pomadas grasas. Se distingue entre los tipos de emulsión agua en aceite y aceite en agua; las primeras son más grasas y las segundas más acuosas.

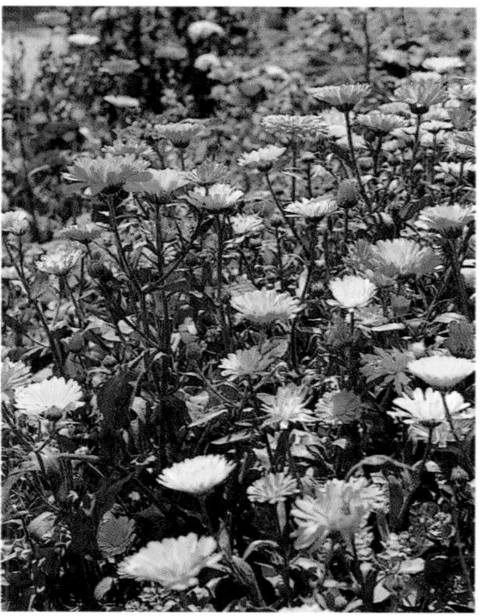

Las flores de caléndula (*Calendula officinalis* L.) tienen un efecto antiinflamatorio y favorecen la neoformación de tejido incluso en las heridas de difícil curación.

En la **terapia de pieles inflamadas** (además de los preparados de manzanilla también son importantes los preparados de pensamiento y los de milenrama), hay que tener en cuenta las normas básicas formuladas anteriormente. Esto es especialmente así en caso de tratamiento adicional del eccema endógeno (no provocado por causas externas) en sus formas de manifestación más diversas, sobre todo como neurodermatitis en lactantes y niños pequeños.

En los primeros auxilios de heridas leves se puede recurrir a las propiedades desinfectantes de los extractos alcohólicos de manzanilla y de milenrama.

En los **primeros auxilios de heridas leves** se puede recurrir a las propiedades desinfectantes de los extractos alcohólicos de manzanilla y de milenrama. Para el tratamiento de las heridas se puede optar, aparte de los preparados de manzanilla, por pomadas con los extractos de caléndula o de áloe antes citados, además de por pomadas de propóleos (masilla, cera de abeja), pomadas de *Echinacea purpurea* y las pomadas con bálsamo del Perú. Estas últimas tienen una buena acción desinfectante, pero en algunos casos también provocan desagradables reacciones cutáneas alérgicas.
Por desgracia, esto también ocurre con las **flores de árnica / tintura de árnica**, un remedio apreciado y muy consolidado de la medicina popular, sobre todo en lesiones sin hemorragia, así como deportivas, como torceduras, contusiones o magulladuras. En la mayoría de los casos, la tintura de árnica se añade a los apósitos como primer tratamiento y, al igual que los aceites etéricos (eucalipto, romero) también utilizados, tiene una acción principalmente estimulante del riego sanguíneo (en concentraciones elevadas, formación de vesículas y aparición de inflamaciones).
En los niños, la tintura de árnica sólo se emplea con reservas debido al riesgo de una reacción alérgica, aunque algunas flores de árnica de origen español no presentan los componentes responsables de esta reacción (helenalina).
Aparte de las **pomadas de castaña de Indias** (especialmente en caso de hematomas), hasta el momento se han empleado con gran éxito pomadas o pastas con sustancias activas de consuelda mayor (*Symphytum*), particularmente en la medicina deportiva.

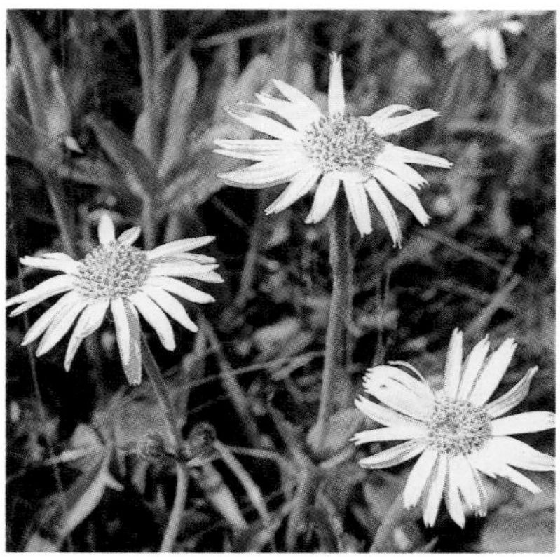

Los extractos de flores de árnica (*Arnica montana*) son de acción desinfectante y favorecen la curación de las heridas. No obstante, existe un riesgo alérgico bastante elevado.

El botiquín debe contener material de vendaje para los primeros auxilios de pequeñas lesiones como en este caso.

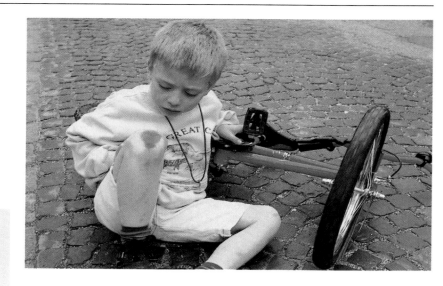

En todas las casas debería haber un botiquín, protegido del calor y la humedad y fuera del alcance de los niños. Para guardar principalmente medicamentos es adecuado un cajón o un estante que se pueda cerrar, por ejemplo en el dormitorio pero no en la cocina o en el cuarto de baño.

BOTIQUÍN

En todas las casas debería haber un botiquín, protegido del calor y la humedad y fuera del alcance de los niños. Para guardar principalmente medicamentos es más apropiado un cajón o un estante que se pueda cerrar, por ejemplo en el dormitorio pero no en la cocina o en el cuarto de baño. Dado que muchas pastillas parecen caramelos de colores, por desgracia muchas veces los niños las prueban, en ocasiones con intoxicaciones con pésimas consecuencias. Por este motivo, la píldora anticonceptiva no debe guardarse en la mesilla de noche.
Aparte de material de vendaje (vendas de gasa, vendas elásticas, paquetes de gasas, esparadrapo, vendajes de urgencia para heridas) y algunos instrumentos (pinzas para quitar astillas, tijeras para la piel y para las vendas, goma para torniquete arterial, férula de Cramer, paños triangulares, imperdibles), un manual de primeros auxilios para accidentes y una lista de teléfonos de los servicios médicos de urgencia, el botiquín debe contener los siguientes medicamentos:

- **Comprimidos analgésicos**, con la sustancia activa ácido acetilsalicílico o paracetamol (indicado para infecciones gripales leves).
- **Supositorios antipiréticos** infantiles (sustancia activa paracetamol o propifenazona).
- **Pomada con aceites etéricos** para friegas en caso de catarro de las vías respiratorias (sobre todo para los niños).
- **Crema o gel para friegas** en caso de lesiones deportivas leves o de dolores reumáticos.
- **Gel refrigerante** para quemaduras leves (!).
- **Desinfectante de heridas.**
- **Crema o gel para las picaduras de insectos.**

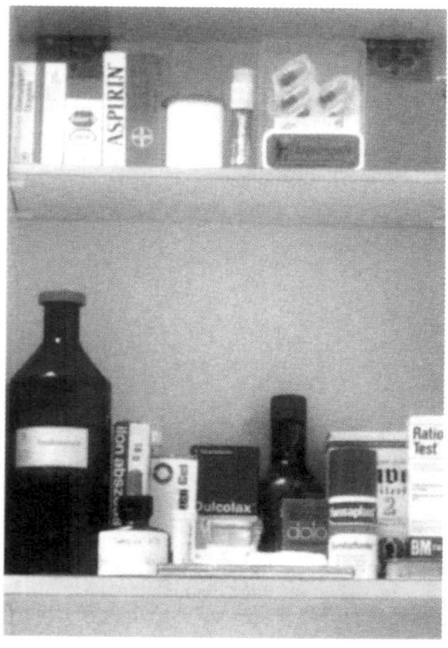

Todo está a la vista y al alcance de la mano: así debería ser un botiquín funcional. Es importante que éste esté fuera del alcance de los niños.

También debe incluir un **termómetro clínico**, **una espátula bucal**, **un dedal de goma y un desinfectante fino** para el cuidado de los enfermos.

El uso del termómetro clínico es habitual en los hogares con niños pequeños.

Los medicamentos mencionados, que en la mayoría de los casos se pueden adquirir en las farmacias, ya no se pueden utilizar después de la fecha de caducidad (indicación de la fecha de caducidad en el exterior del envase). Algunas presentaciones medicamentosas pierden su eficacia más deprisa una vez abierto el envase. Así, por ejemplo, la mayoría de colirios en gotas deben utilizarse en el transcurso de 30 días después de la primera aplicación.
En el botiquín también hay que guardar aquellos medicamentos que han sido recetados por el médico a determinados miembros de la familia, también para su uso continuado. Se puede guardar toda una serie de medicamentos con receta médica como reserva para aquellos síntomas que se presentan reiteradamente y que son fácilmente identificables por el paciente. Entre éstos se encuentran: los medicamentos para la migraña, los fármacos para el tratamiento de los ataques de gota o las pomadas contra las infecciones fúngicas.

Sin embargo, en principio un medicamento sólo debe ser utilizado por la persona a la que le fue recetado; un medicamento que es el indicado para una persona, por ejemplo con dolores reumáticos, no tiene en absoluto por qué ser el adecuado para otra. El diagnóstico y el tratamiento por parte de un profano pueden ser muy peligrosos.

¡Los quimioterapéuticos y antibióticos recetados con anterioridad no deben utilizarse nunca como automedicación en caso de nueva enfermedad!

En cualquier caso, hay que guardar el prospecto junto con el medicamento. Éste proporciona informaciones básicas importantes sobre las contraindicaciones (por ejemplo no administrar durante el embarazo o la lactancia) y los efectos secundarios, instrucciones de dosificación y determinadas condiciones de administración (por ejemplo después de las comidas, no mezclar con leche o intensificación de la acción por el alcohol).

Aparte del colirio en gotas, en el botiquín tampoco debe haber antibióticos. Los quimioterapéuticos y los antibióticos no deben utilizarse nunca como automedicación en caso de nueva enfermedad. Al retirar los medicamentos caducados o cuyo aspecto externo se haya alterado (grageas o comprimidos agrietados o desmenuzables, pomadas secas o gotas turbias), los preparados en cuestión no deben tirarse a la basura sino que deben ser evacuados correctamente a través de la farmacia, no sólo porque los niños podrían encontrarlos y tragárselos sino también debido a las repercusiones negativas para el medio ambiente.

El botiquín de viaje debe adaptarse a las necesidades personales y su contenido debe discutirse con el médico o el farmacéutico, dependiendo del destino del viaje.

Botiquín de viaje

El botiquín de viaje debe adaptarse a las necesidades personales y su contenido debe discutirse con el médico, además de las vacunas necesarias.
Hay que llevar los medicamentos individuales, destinados a un consumo prolongado (por ejemplo colirio para glaucomas o medicamento para la hipertensión), además de fármacos contra el mareo y los trastornos digestivos (laxantes, fármacos contra la diarrea del viajero como comprimidos de carbón, tanato de albúmina y mezcla de glucosa y electrolitos para la rehidratación), un somnífero ligero (para el desfase horario) y un agente contra las quemaduras solares.

La ley prescribe que hay que llevar un **botiquín de automóvil**. Éste se ha de supervisar regularmente, completar en caso necesario y que esté bien visible y sea accesible en caso de emergencia en el interior del vehículo.

El botiquín del coche debe encontrarse en un lugar visible y estar a mano en el interior del vehículo para casos de emergencia.

No sólo el amor sino también la salud pasan por el estómago. Qué, cuánto y cómo comemos ejerce una gran influencia sobre el bienestar físico y la capacidad de rendimiento mental. En compañía, en un ambiente armónico, la comida todavía sabe mejor.

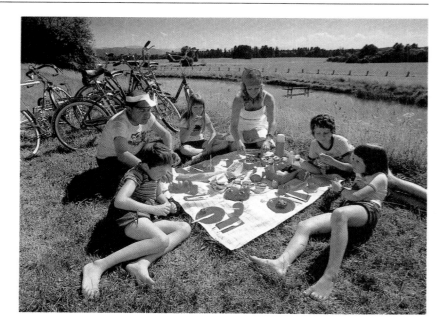

NUTRICIÓN Y SALUD

Una alimentación sana aporta al organismo los soportes energéticos necesarios para el crecimiento, el desarrollo, el metabolismo, la salud y el rendimiento en una composición adecuada a las necesidades, en la cantidad conveniente, de forma aprovechable y en un estado que incita a su consumo.

La salud de cada individuo es un reflejo de cómo se alimenta. Una alimentación sana aporta al organismo los soportes energéticos necesarios para el crecimiento, el desarrollo, el metabolismo, la salud y el rendimiento en una composición adecuada a las necesidades, en la cantidad conveniente, de forma aprovechable, en un estado que incita a su consumo y sin riesgos para la salud debido a sustancias o microorganismos dañinos.

Componentes de la alimentación y sus funciones

Necesidades energéticas y metabolismo energético

¿Calorías o julios?

La unidad de medida común para el consumo energético del hombre es la kilocaloría (kcal). Por ella se entiende la cantidad de calor que se necesita para calentar en un grado Celsius un kilogramo de agua. Una medida más precisa para la formación de calor es la caloría «termoquímica», que se mide en kilojulios (kJ).

Una de las funciones más importantes de la alimentación es la cobertura de las necesidades energéticas. Los tipos de energía necesarios para el rendimiento físico y mental se dividen en necesidades básicas y necesidades de rendimiento. Las necesidades básicas resultan, principalmente, de la necesidad de generar suficiente calor para una temperatura corporal uniforme. Aproximadamente el 50 % de la energía asimilada a través de la alimentación va destinado a este fin. Además, la energía producida por la alimentación es necesaria para la actividad muscular del corazón, del diafragma y del aparato digestivo, el hígado y los riñones. De esta forma se mantiene la circulación, la respiración, la digestión, el metabolismo y la excreción. Este consumo de energía constante, que tiene lugar incluso durante el sueño y en estado de reposo físico completo, se denomina metabolismo basal. Se trata de un factor metabólico importante y dependiente del sexo y la edad, así como de la estatura y la talla.
El metabolismo basal se va incrementando hasta los 17 años de edad y alcanza una valor de promedio de unas 1.700 kcal/día en los hombres jóvenes y de 1.400 kcal/día en las mujeres jóvenes a esta edad. Posteriormente, el metabolismo basal medio diario disminuye cada año unas 6,8 kcal en los hombres y unas 4,7 kcal en las mujeres.

Las necesidades de rendimiento son la cantidad de energía necesaria por encima de las necesidades basales, como por ejemplo el consumo adicional de energía durante el embarazo, el período de lactancia, el trabajo físico y las actividades del tiempo libre.

Las necesidades de rendimiento son la cantidad de energía necesaria más allá de las necesidades basales.

De los nutrientes ingeridos, sólo la parte que ha sido absorbida tras la digestión en el estómago y el intestino puede contribuir a cubrir las necesidades energéticas. El organismo humano es capaz de transformar el 30 % del valor energético de los nutrientes ingeridos para el metabolismo muscular. Esta tasa de transformación puede aumentar en caso de entrenamiento físico. Un hombre sano con un peso corporal de 70 kilogramos necesita, a un ritmo de cuatro kilómetros por hora, unas 45 kcal para un kilómetro. En un paseo diario de dos horas, el consumo de energía sería de 360 kcal. Mediante entrenamiento intensivo, el cuerpo humano es capaz de aumentar el consumo de energía a 6.000 u 8.000 kcal, por ejemplo en los alpinistas o deportistas entrenados. Sin embargo, estos valores tan elevados de consumo energético sólo son posibles para espacios de tiempo muy cortos, ya que la capacidad de los órganos digestivos no es suficiente para absorber tantos nutrientes ricos en energía. Un corredor de fondo entrenado que recorra 20 kilómetros en una hora necesitará entre 1.000 y 1.800 kcal para hacerlo. El que el trabajo mental aumente o no las necesidades energéticas depende de diversas circunstancias. De los hallazgos obtenidos hasta el momento se desprende que cuando se realiza una actividad mental intensa y limitada en el tiempo se puede registrar un aumento del consumo de energía de entre el 3 y el 56 % del valor basal (metabolismo basal). Una firme voluntad de rendimiento intelectual y una aproximación entusiasta a la resolución de una tarea provocan un aumento mensurable del consumo de energía. En el fondo, este aumento se debe a un incremento del tono muscular reflejo. En cambio, una débil voluntad de rendimiento intelectual, así como una concepción rápida e intuitiva del objeto del pensamiento, no causan un aumento seguro del consumo de energía. Aproximadamente el 20 % del consumo energético del organismo recae sobre el cerebro.

Mediante entrenamiento intensivo, el cuerpo humano es capaz de aumentar el consumo de energía a 6.000 u 8.000 kcal durante un espacio de tiempo reducido. Un corredor de fondo entrenado que recorra 20 kilómetros en una hora necesitará entre 1.000 y 1.800 kcal para hacerlo.

Control de las necesidades energéticas

La regulación central de la alimentación y, por consiguiente, también del aporte de energía se efectúa a través de la corteza cerebral y del diencéfalo. Se distingue entre un centro para la activación de la alimentación (centro del apetito) y un centro para la inhibición de la alimentación (centro de saturación). Entre este centro doble, entre la corteza cerebral y los distintos órganos y sistemas orgánicos del cuerpo, existen múltiples conexiones. Los procesos fisiológicos del organismo pueden desencadenar una activación o una inhibición de estos centros y, por lo tanto, del aporte de energía. Se trata, por ejemplo, del paso de los alimentos ingeridos por el esófago y el estómago así como de la dilatación o contracción del estómago (sensación de saciedad, contracciones por hambre). Entre los factores metabólicos que desempeñan un papel a este respecto se encuentran el nivel de azúcar sanguíneo, el contenido en aminoácidos de la sangre y el aprovechamiento de glucosa en los tejidos. Este último indica que el nivel del metabolismo energético en las células del cuerpo también constituye un importante principio de regulación de la alimentación. Cuando este nivel disminuye, surge la necesidad de aporte energía en forma de sensación de hambre. Si el control practicado paralelamente por la corteza cerebral (es decir, el registro consciente del hambre y la limitación de su satisfacción) no tiene lugar, la consecuencia puede ser una reacción excesiva en forma de una absorción de energía demasiado alta. Por otra parte, se sabe que el mecanismo de control

Entre los factores metabólicos que desempeñan un papel en el control de las necesidades energéticas se encuentran el nivel de azúcar sanguíneo, el contenido en aminoácidos de la sangre y el aprovechamiento de glucosa en los tejidos.

Si el control practicado por la corteza cerebral (es decir, la percepción consciente del hambre) no tiene lugar, la consecuencia puede ser una reacción excesiva en forma de una absorción de energía demasiado alta.

Contenido en proteínas de los alimentos *(valores medios por cada 100 g):*

queso de barra	*de 22 a 30 g*
legumbres	*22 g*
carne de vacuno	*de 15 a 20 g*
despojos	*de 15 a 20 g*
carne de cerdo	*de 10 a 20 g*
pescado	*de 10 a 20 g*
queso para untar	*de 10 a 20 g*
carne de pollo	*15 g*
copos de avena	*14 g*
huevo de gallina	*13 g*
pan	*11 g*
requesón	*10 g*
pan integral	*7 g*
arroz	*2 g*
patatas	*1,6 g*
tomates	*0,9 g*

El valor calorífico fisiológico de los nutrientes básicos es de:

proteínas *4,1 kcal/gramo = 17,2 kJ/gramo;*

hidratos de carbono *4,1 kcal/gramo = 17,2 kJ/gramo;*

grasas *9,3 kcal/gramo = 38,9 kJ/gramo.*

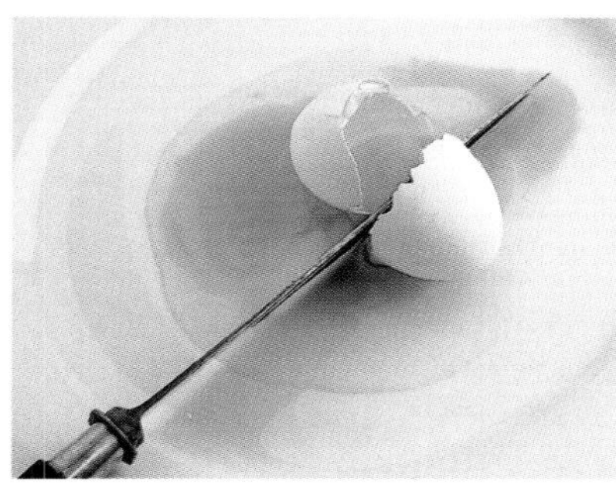

Para una alimentación sana es importante que la dieta diaria incluya alimentos de origen vegetal y animal que contengan proteínas en una proporción adecuada.

de la corteza cerebral puede fallar, por ejemplo a causa de una fuerte carga psíquica, y la sensación de hambre no se registra en absoluto. Si la sensación de saturación falla y la fuerza de voluntad no es suficiente para limitar a tiempo la ingestión de alimentos, éste puede ser el punto de partida decisivo para el inicio del sobrepeso.

Absorción de energía y peso corporal

Todo gramo de grasa absorbido que exceda las necesidades normales es transformado por el metabolismo en grasa neutra y almacenada en distintos tejidos. Diez gramos de grasa animal equivalen a 90 kcal. De éstas, 86 kcal son absorbidas y, en total, se almacenan aproximadamente 77 kcal en forma de ocho gramos de grasa neutra. Así pues, sólo con tomar diez gramos de grasa diarios que superen las necesidades normales, en un año esto significa una acumulación de grasas de unos tres kilogramos, en cinco años de 15 kilogramos y en diez años de 30 kilogramos. Esta acumulación de grasas también puede tener lugar con un consumo diario adicional de unos doce gramos de manteca de cerdo, 30 gramos de chocolate con leche o 20 gramos de salchichas. El alcohol, muy fácil de transformar en el metabolismo, suministra 7 kcal por gramo. Dado que las bebidas alcohólicas contienen, además, hidratos de carbono fácilmente digeribles, basta con 100 o 150 gramos de licor o de dos a tres botellas de cerveza al día para la misma acumulación de grasas. Dando un paseo diario de dos a tres kilómetros se pueden eliminar los diez gramos de grasa o las dos o tres botellas de cerveza adicionales.

NUTRIENTES BÁSICOS

Las proteínas, los hidratos de carbono y las grasas forman parte de los nutrientes básicos. Para una alimentación sana es indispensable la ingestión diaria de estos tres grupos de nutrientes en una proporción equilibrada.
Dependiendo de la edad, el sexo y la actividad física, las necesidades alimentarias diarias deben cubrirse con una porción determinada de cada uno de los nutrientes básicos. Mediante la elección correcta de los alimentos se puede conseguir una combinación favorable para las raciones de los nutrientes básicos.
Los nutrientes básicos participan en la cobertura de las necesidades energéticas de distinta forma. Ello depende de su valor calorífico fisiológico.

Proteínas

Las proteínas ingeridas con los alimentos de origen vegetal y animal se utilizan para la síntesis de proteínas endógenas en las células y de enzimas, hormonas y sustancias inmunológicas. El cálculo del valor biológico de las proteínas se efectúa según su contenido en aminoácidos esenciales. Se consideran esenciales aquellos aminoácidos que no pueden ser sintetizados en el cuerpo humano y que, por consiguiente, deben ser aportados como componentes de las proteínas alimentarias con la dieta. Así pues, para una alimentación sana es importante que la dieta diaria incluya alimentos de origen vegetal y animal que contengan proteínas en una proporción adecuada. Las combinaciones de alimentos y los platos que contienen al mismo tiempo proteínas vegetales y animales, como los platos a base de patatas y huevos, tienen un elevado valor biológico y dietético. Otras mezclas de proteínas vegetales y animales adecuadas

desde el punto de vista dietético-fisiológico son la soja y los huevos, el trigo y los huevos, el arroz y los huevos, el trigo y la leche y las patatas y la carne de vacuno.
Para cubrir suficientemente las necesidades, el aporte de proteínas de una dieta variada debe ser de aproximadamente el 12 o el 15 % de la energía alimentaria. La cantidad total de proteínas recomendada para las personas sanas y con un peso normal es de aproximadamente un gramo por kilogramo de peso, para las embarazadas a partir del cuarto mes de más o menos 1,5 gramos, para las personas mayores de 1,2 gramos aproximadamente y para los lactantes de unos 2,5 por kilogramo de peso. La mitad de ello debería proceder de alimentos de origen vegetal y la otra mitad de origen animal.

Contenido en sacarosa de los alimentos *(valores medios por cada 100 g):*

azúcar	*100 g*
caramelos	*96 g*
miel	*80 g*
almíbar	*69 g*
mazapán	*65 g*
confitura	*65 g*
mermelada	*60 g*
bombones	*60 g*
chocolate	*55 g*
licor	*30 g*
helado	*20 g*

Hidratos de carbono

A partir del primer año de vida, los hidratos de carbono proporcionan más de la mitad de la energía alimentaria diaria. Dos tercios justos recaen sobre las necesidades energéticas para el mantenimiento de las funciones vitales normales y un tercio holgado sobre las necesidades para rendimientos adicionales.
A lo largo de setenta años, cada individuo ingiere unos 14.000 kilogramos de hidratos de carbono en forma de diversos alimentos. Esta cantidad representa más de 200 veces la masa corporal y unos 57 millones de kcal.
Además de cubrir la gran parte de las necesidades energéticas, después de ser transformados los hidratos de carbono se utilizan en el metabolismo celular como sustancias de reserva y de soporte. Por otra parte, participan en la constitución de compuestos vitales específicos como sustancias del grupo sanguíneo y anticuerpos. La lactosa es el hidrato de carbono más importante para los lactantes. Con un contenido medio del 7 % en la leche materna y del 4,5 % en la leche de vaca, la lactosa cubre las necesidades de hidratos de carbono durante los primeros meses de vida. La glucosa y la fructosa son transformadas en el metabolismo como componentes de varios hidratos de carbono combinados. Muchos alimentos contienen sacarosa como soporte energético y edulcorante.

Los hidratos de carbono importantes en nuestra alimentación son:

la lactosa *(azúcar de la leche),*

la glucosa *(azúcar de uva),*

la fructosa *(azúcar de fruta) y*

la sacarosa *(azúcar de caña o de remolacha).*

Grasas

Las grasas alimentarias son los nutrientes básicos más ricos en energía. Con un aporte de entre 70 y 80 gramos, proporcionan entre 600 y 700 kcal a la dieta variada media. Esta cantidad de grasas representa entre el 27 y el 31 % de las necesidades energéticas de un adulto sano con un trabajo físico ligero.
Normalmente, las grasas alimentarias contienen varias vitaminas liposolubles, así como otras sustancias útiles para el organismo. Tras la digestión, la absorción y el transporte de evacuación a las células del cuerpo, los componentes de las grasas están disponibles para numerosos procesos de síntesis en el metabolismo. Estas funciones de las grasas hacen que se aproximen al orden de distribución de los hidratos de carbono. Las grasas y los hidratos de carbono pueden reemplazarse como suministradores de energía.
Las propiedades dietético-fisiológicas de muchas grasas alimentarias que llenan en seguida y que pueden formar sustancias de sabor agradable al calentarlas hacen que los alimentos grasos sean unos componentes apreciados de nuestra dieta diaria. En la práctica doméstica y culinaria se distingue entre grasas visibles y grasas ocultas. Algunas grasas visibles son los aceites, la mantequilla, la margarina y el tocino, y como grasas ocultas mencionaremos las de las salchichas, la carne, los pasteles y el chocolate.

Contenido en grasas de los alimentos *(valores medios por cada 100 g):*

aceite de mesa	*100 g*
manteca de cerdo	*99 g*
tocino graso	*85 g*
mayonesa	*79 g*
mantequilla	*74 g*
nueces	*60 g*
salchichón ahumado	*50 g*
salchichas	*44 g*
paté de hígado de cerdo	*40 g*
patatas chips	*39 g*
chocolate	*30 g*
carne de cerdo	*de 10 a 50 g*
nata montada	*30 g*

Contenido en grasas de los alimentos *(valores medios por cada 100 g):*

hojaldre	*30 g*
queso de barra	*de 15 a 35 g*
pastel amasado	*19 g*
arenque	*15 g*
huevo de gallina	*13 g*
trucha, lucioperca	*10 g*
carpa, lucio	*10 g*
despojos	*5 g*
queso de resina	*3 g*
helado	*3 g*
requesón magro	*2 g*
pan	*1 g*
fruta	*0,2 g*
verdura	*0,2 g*
patatas	*0,1 g*

El aceite de coco, la manteca y el tocino son ricos en ácidos grasos saturados. Los ácidos grasos insaturados se encuentran principalmente en el aceite de oliva, el aceite de cacahuete y el aceite de colza. El aceite de girasol, el aceite de maíz, el aceite de soja, el aceite de linaza y los aceites de pescado forman parte de las grasas alimentarias con un alto contenido en ácidos grasos poliinsaturados. La mantequilla es especialmente rica en vitamina A. Los aceites de pescado contienen vitamina D. Los suministradores de vitamina E son el aceite de germen de trigo, el aceite de maíz, el aceite de soja y el aceite de linaza.
El colesterol es una sustancia grasa vital y se encuentra, sobre todo, en los alimentos de origen animal. En caso de trastornos metabólicos, es recomendable limitar el consumo de alimentos ricos en colesterol. Los despojos, la yema de huevo y la mantequilla son especialmente ricos en colesterol.

VITAMINAS

Las vitaminas son unos componentes esenciales de la alimentación. No pueden ser sintetizados en el metabolismo del cuerpo humano o sólo en cantidades muy reducidas, por lo que deben estar presentes en cantidad suficiente en la dieta diaria. Algunas vitaminas se encuentran en los alimentos o en el cuerpo, por ejemplo en la piel, en forma de sus precursores no transformables (provitaminas). En tal caso, después de la ingestión con la alimentación, se forma en el cuerpo la vitamina correspondiente. Otras provitaminas se almacenan en la piel. Su transformación, por ejemplo en vitamina D_2, tiene lugar mediante la radiación solar o mediante luz ultravioleta artificial.
Las vitaminas desempeñan una función múltiple en el organismo. Tras su ingestión con la alimentación, las distintas vitaminas influyen sobre varios procesos vitales. Así, las vitaminas A, D y C, por ejemplo, actúan sobre varios procesos básicos en las células, los tejidos y los órganos. Como componentes de algunas enzimas o de grupos enzimáticos completos, las vitaminas del grupo B garantizan el mantenimiento de complicadas cadenas funcionales en el metabolismo de las proteínas, los hidratos de carbono y las grasas.

Las vitaminas desempeñan una función múltiple en el organismo.

Designación internacional	Designación española	Función biológica y bioquímica
Retinol	Vitamina A axeroftol vitamina antiinfecciosa	Asegura la fotosensibilidad de la retina y la capacidad de adaptación de los ojos en la visión claroscura. Mantiene la estructura y la función de las células epiteliales de la piel y de las mucosas. Interviene en el metabolismo proteico de muchas células (células germinativas).
Betacaroteno	Provitamina A	Se transforma en vitamina A en el cuerpo.
Ergocalciferol Colecalciferol	Vitamina D_2 Vitamina D_3	Asegura el paso del calcio y el fosfato del intestino a la sangre. Forma un compuesto complejo de calcio y fosfato en la sangre. Favorece la síntesis del tejido óseo y dental. Control del metabolismo óseo.

Designación internacional	Designación española	Función biológica y bioquímica
Ergosterina 7-deshidrocolesterol	Provitamina D_2 Provitamina D_3	Las provitaminas se transforman en vitaminas en la piel mediante los rayos ultravioleta.
Tocoferol	Vitamina E vitamina antiesterilidad vitamina de la fertilidad	Inhibe la oxidación de los ácidos grasos poliinsaturados. Asegura la firmeza de las membranas celulares. Retrasa el envejecimiento de las células.
Naftoquinona	Vitamina K	Controla cuatro factores de la coagulación sanguínea. Asegura la agregación de calcio en la maduración ósea.
Acido ascórbico	Vitamina C factor antiescorbútico	Favorece el transporte y el metabolismo del hierro. Estabiliza las reacciones de desintoxicación. Refuerza las defensas contra infecciones. Interviene en la formación hormonal. Protege de la formación de compuestos cancerígenos.
Tiamina	Vitamina B_1 vitamina antiberibérica aneurina	Interviene en la regulación del metabolismo de los carbohidratos como componente enzimático. Estimula la conducción de estímulos a células nerviosas.
Riboflavina	Vitamina B_2 lactoflavina hepatoflavina uroflavina	Interviene en el control de la respiración celular. Interviene en la transformación de nutrientes en las células corporales. Protege de enfermedades cutáneas.
Ácido nicotínico Nicotinamida	Niacina Niacinamida	Interviene en el afianzamiento del metabolismo celular como componente enzimático. Favorece la transferencia de hidrógeno en él. Protege de enfermedades cutáneas.
Piridoxina Piridoxamina	Vitamina B_6	Interviene en el metabolismo proteico como componente enzimático. Controla el metabolismo de los aminoácidos.
Cianocobalamina	Vitamina B_{12} factor extrínseco	Sólo es eficaz en combinación con cobalto. Favorece la hematopoyesis. Garantiza el metabolismo de los núcleos celulares. Interviene en el metabolismo de los aminoácidos.
Biotina	Vitamina H	Interviene en la síntesis de ácidos grasos y en la neoformación de glucosa como componente enzimático. Favorece la desintegración de aminoácidos.
Ácido fólico	Vitamina M	Interviene en la división celular y la neoformación celular como componente enzimático. Interviene en la formación de purinas en el metabolismo.
Ácido pantoténico	Vitamina B_3 Factor antidermatitis	Importante en la desintegración de nutrientes en el metabolismo celular como componente de la coenzima A.

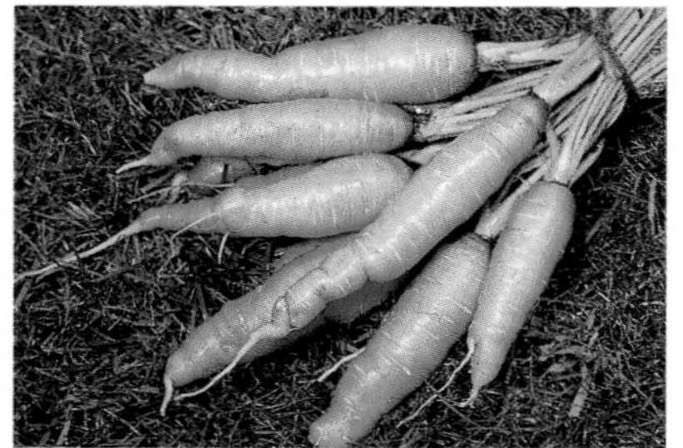

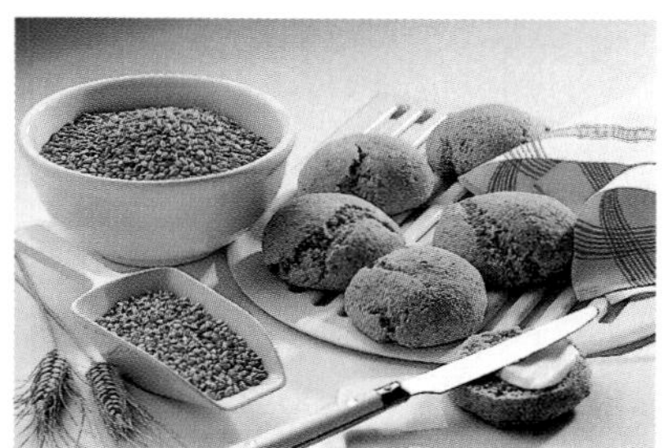

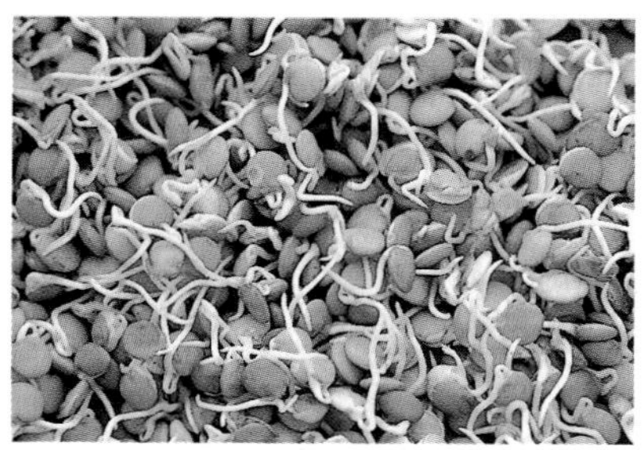

Estos alimentos son especialmente ricos en vitaminas: zanahorias, productos lácteos, pan, germen de trigo (superior a inferior).

Efectos de un aporte carencial o excesivo de vitaminas

Vitamina	Avitaminosis/ hipovitaminosis	Hipervitaminosis
A	Hemeralopia, desecación del globo ocular, queratomalacia, inflamación de las mucosas, desecación de la piel, aumento de la formación de callosidades en la superficie cutánea.	Cefaleas con trastornos visuales, nistagmo, piel áspera y con escamas, hepato y esplenomegalia, alteraciones del tejido óseo, daño del embrión durante el embarazo.
D	Osteomalacia, deformación ósea, alteración de la estructura ósea, trastornos del crecimiento.	Adelgazamiento, dolores de cabeza y de las articulaciones, calcificación de los riñones, los pulmones y los vasos, hipertensión arterial.
E	Disolución de hematíes, anemia, pancreatitis.	Náuseas, trastornos de la función intestinal, debilidad muscular, labios agrietados y cortados, inflamación de la mucosa bucal, trastorno de la coagulación sanguínea.
K	Trastorno de la coagulación sanguínea, hemorragias cutáneas y gingivales.	Vómitos, anemia, trastornos de la función hepática.
B_1	Insensibilidad de la piel en las piernas y la parte inferior del cuerpo, hinchazón en las piernas y los pies, marcha rígida, lesiones nerviosas y cerebrales.	Posibilidad de alergia.
B_2	Mucosa labial agrietada, inflamación de la comisura y mucosa bucal y la lengua; dermatitis húmeda, neuritis, anemia.	No se conoce.

Vitamina	Avitaminosis/ hipovitaminosis	Hipervitaminosis
B_6	Dermatitis húmeda y exfoliativa, inflamación de la lengua y de los nervios, pérdida de peso, anemia, espasmos en los lactantes.	No se conoce.
Niacina	Dermatitis, diarrea, coloración de la piel fotosensible, anemia.	No se conoce.
B_{12}	Anemia, daño de la médula ósea, inflamación de la lengua y de las mucosas gastrointestinales, pérdida del apetito, pérdida de peso.	Enfermedades nerviosas.
Ácido fólico	Disminución y alteración de los leucocitos, daño de la médula ósea, inflamación de la lengua, trastornos digestivos.	Sofocos, prurito, vómitos, rigidez facial, lesiones hepáticas, trastornos del ritmo cardíaco, disminución de la presión sanguínea.
C	Inflamación de la mucosa bucal, caída de los dientes, hinchazón y hemorragia de las mucosas, pérdida del apetito, fatiga, postración, cicatrización lenta, trastornos del metabolismo óseo y dental.	No se conoce.
Biotina	Enrojecimiento e inflamación de la piel, fatiga, dolores musculares, náuseas, vómitos, adelgazamiento, trastornos del equilibrio, conjuntivitis, caída del cabello.	No se conoce.
Ácido pantoténico	Molestias en la piel (hormigueo, sensación de aspereza y sequedad) cefaleas, trastornos gastrointestinales.	Trastornos gastrointestinales, diarrea.

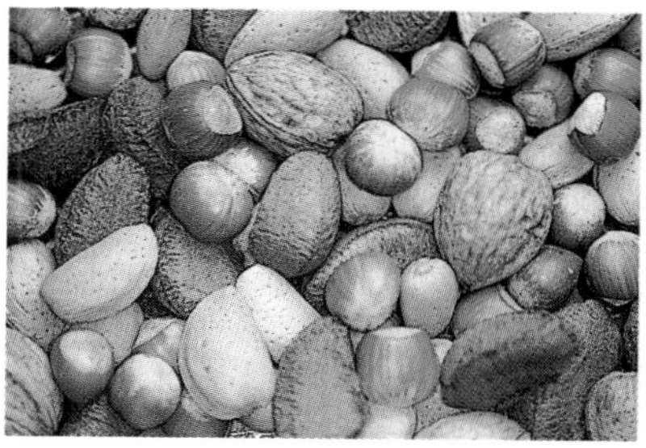

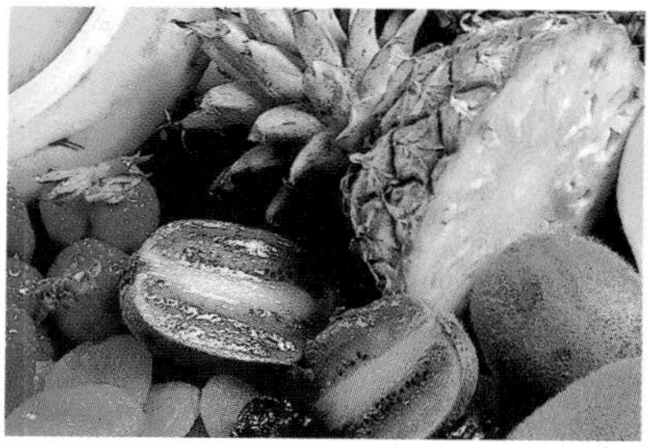

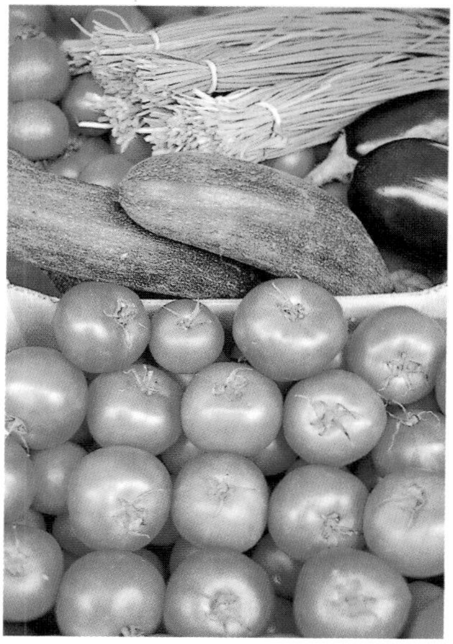

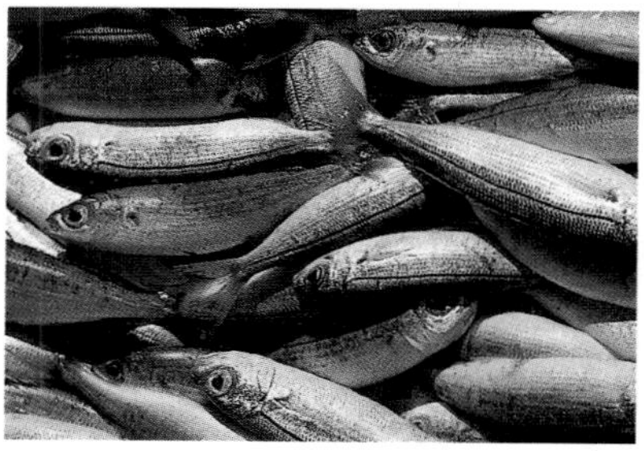

También son ricos en vitaminas los frutos secos, la fruta, la verdura (cruda y cocida) y, sobre todo, el pescado (superior a inferior).

Algunas vitaminas vitales intervienen como componentes enzimáticos en la desintegración, la transformación y la síntesis de pasos intermedios del metabolismo.

Los alimentos suministradores de vitaminas más importantes
(de mayor a menor aporte):

Vitamina A, provitamina A:
verdura, mantequilla, carne de vacuno.

Vitamina D:
huevos, margarina, mantequilla.

Vitamina E:
margarina, productos de trigo y centeno, grasas vegetales.

Vitamina C:
verdura, patatas, fruta, frutas.

Vitamina B_1:
carne de cerdo, patatas, productos de trigo y centeno.

Vitamina B_2:
leche, carne de cerdo, productos lácteos (excepto mantequilla).

Ácido nicotínico:
carne de cerdo, cerveza, carne de vacuno, patatas.

Vitamina B_6:
patatas, carne de cerdo, productos a base de trigo.

Ácido fólico:
productos a base de cereales, patatas, verdura, cítricos.

Vitamina B_{12}:
carne de vacuno y cerdo, leche, pescado.

Además, algunas vitaminas intervienen como componentes enzimáticos en la desintegración, la transformación y la síntesis de pasos intermedios del metabolismo. Dado que la desintegración de determinados pasos intermedios provoca la liberación de energía, es decir, la formación de calor, estas vitaminas también son imprescindibles como reguladoras del equilibrio energético del organismo.

Vitaminas y metabolismo

Aparte de la cooperación directa en el metabolismo de los nutrientes básicos, algunas vitaminas desempeñan auténticas funciones de enlace necesarias para la transmisión de los distintos pasos metabólicos.
Así, la vitamina A, por ejemplo, actúa en el metabolismo proteico junto con las vitaminas B_6 y B_{12}, además de su función como componente de la púrpura visual en la retina. Las vitaminas B_1 y niacina desempeñan un papel importante en el metabolismo de los hidratos de carbono, y las vitaminas E, B_2 y niacina en el metabolismo de las grasas. Al mismo tiempo, las vitaminas B_1, B_2, niacina y B_6 influyen sobre determinados pasos intermedios del metabolismo que enlazan directamente entre sí la transformación de los nutrientes básicos en las células del cuerpo. La vitamina D es imprescindible para un desarrollo normal del metabolismo cálcico-fosfórico. Favorece el paso del calcio del intestino a la sangre, interviene en la formación de un compuesto complejo de calcio y fósforo en la sangre y asegura la firmeza del tejido óseo.

¿Carencia o exceso de vitaminas?

En los países en que los alimentos no escasean también se presentan manifestaciones patológicas debidas a un aporte carencial de vitaminas. Cuando el aporte de vitaminas es insuficiente se observan, normalmente al cabo de bastante tiempo, síntomas tales como postración, malestar, pérdida del apetito, disminución de la capacidad de rendimiento físico y mental, así como fatiga persistente. Más adelante se detecta una elevada propensión a las enfermedades contagiosas o, también, signos de enfermedad especiales. En tales casos se habla de **hipovitaminosis** y, en caso de carencia absoluta de vitaminas, de **avitaminosis**.
El déficit de vitaminas está en contraposición con el aporte demasiado abundante de una o varias vitaminas. Las enfermedades provocadas por un aporte vitamínico demasiado elevado reciben el nombre de **hipervitaminosis**, y se caracterizan tanto por manifestaciones patológicas generales como especiales. La tabla de las páginas 918 y 919 informa sobre las consecuencias de un aporte de vitaminas deficitario o excesivo. La causa de la hipervitaminosis puede ser el consumo reiterado de alimentos enriquecidos con vitaminas o de grandes cantidades de comprimidos vitamínicos. En el caso de la vitamina D, el consumo diario de una cantidad de dos a tres veces superior a la recomendada puede desencadenar las manifestaciones de una hipervitaminosis. Las mujeres que quieran tener un hijo no deben tomar una dosis superior a tres veces la dosis diaria de vitamina A. En el resto de vitaminas, las manifestaciones de sobredosis sólo se presentan al ingerir una dosis diaria entre 100 y 3.000 veces superior a la normal. Hay muchas vitaminas en las que no se conoce una hipervitaminosis.
Debido a los múltiples efectos de las vitaminas en el metabolismo, parece justificado el tratamiento de algunas enfermedades con una o varias vitaminas. Sin embargo, los conocimientos sobre los efectos de las distintas vitaminas todavía no son suficientes para utilizar preparados vitamínicos a la menor ocasión.

Vitaminas en los alimentos

Una de las dificultades de la valoración dietético-fisiológica de los alimentos es la gran variabilidad de su contenido en vitaminas. Incluso su valor inicial depende de toda una serie de factores biológicos y climáticos, así como determinados por su producción y obtención. En el decurso de la manipulación y transformación de los alimentos, de su almacenamiento, conservación y, por último, de su preparación, éste se ve influenciado de distintos modos.
La mejor forma de cubrir las necesidades vitamínicas diarias, referidas a las diez vitaminas más importantes, es con una dieta variada. La tabla del margen de la página 920, en la que están enumerados los alimentos suministradores de energía de origen vegetal y animal más importantes en orden decreciente según su aporte para cubrir las necesidades vitamínicas, muestra algunos ejemplos. Puede servir como orientación para la composición de la dieta.

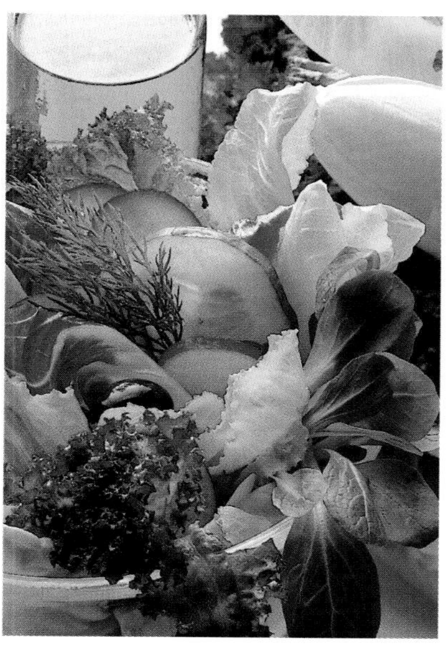

La ensalada fresca es uno de los suministradores de vitamina más valiosos para una alimentación sana.

MINERALES

Los minerales son unos componentes esenciales de nuestra alimentación. Al igual que las vitaminas, tienen múltiples funciones. Al mismo tiempo, están relacionados con otras sustancias de los alimentos. La clasificación de los minerales en elementos cuantitativos y oligoelementos se efectúa según su presencia en el organismo y según la magnitud de su necesidad.

Los elementos cuantitativos más importantes de la alimentación humana

Elemento	Importancia funcional	Reservas corporales y distribución	Fuentes alimentarias
Calcio (Ca)	Constitución ósea, sensibilidad neuromuscular, contracción muscular, coagulación sanguínea	de 1.000 a 1.500 g 90 % en el esqueleto	Productos lácteos, fruta, productos de cereales
Fósforo (P)	Constitución ósea, componente de estructuras celulares, fosfatos ricos en energía, transporte de membrana	de 500 a 800 g 80 % en el esqueleto	Productos lácteos, cárnicos y de pescado, huevos, productos de cereales
Magnesio (Mg)	Constitución ósea, activación enzimática	de 20 a 30 g 50 % en el esqueleto	Legumbres, carne de ave, pescado, verdura
Sodio (Na)	Presión osmótica (extracelular), activación enzimática	100 g 60 % en el líquido extracelular	Alimentos en salazón y ahumados
Potasio (K)	Presión osmótica (intracelular), activación enzimática, comportamiento bioeléctrico de las células	150 g 90 % en el líquido intracelular	Alimentos vegetales
Cloro (Cl)	Presión osmótica (extracelular), formación de ácido gástrico	de 80 a 100 g; 90 % en líquido extracelular	Alimentos en salazón y ahumados

Aporte alimentario de sodio, potasio y cloro diario recomendado:

sodio	*de 2 a 3 g*
potasio	*de 2 a 3 g*
cloruro	*de 3 a 4 g*

En el metabolismo, muchos minerales se complementan entre sí. Para la conformación del esqueleto óseo es necesaria la ingestión simultánea de calcio, fósforo y magnesio. 100 gramos de tejido óseo contienen una porción de unos 37 gramos de calcio, 50 gramos de fosfato y 0,6 gramos de magnesio.

Los minerales sodio, potasio y cloro están presentes en abundancia en los alimentos comunes. Asimismo, están sometidos a un movimiento constante en nuestro cuerpo. Las reservas totales del organismo, en constante intercambio, tienen una proporción media de sodio respecto al cloruro y el potasio de 1 : 1 : 1,5.

Mientras que el potasio es principalmente un componente del interior de las células de nuestro cuerpo, el sodio y el cloro —este último en mayor medida—, permanecen en los líquidos corporales del exterior de las células. La eliminación del exceso de estos elementos se efectúa a través de los riñones, el sudor y la orina. La capacidad de adaptación de los órganos excretores de una persona sana a estos elementos es elevada. La ingestión con la alimentación del múltiplo de la cantidad necesaria diaria se supera sin dificultades. Una dieta normal contiene hasta cinco gramos de potasio diarios. Así pues, si se calcula que las necesidades mínimas son de algo más de un gramo, el metabolismo asimila y vuelve a eliminar entre tres y cuatro veces más. Algo similar ocurre con el sodio y el cloro. Se calcula que las necesidades mínimas de ambos minerales es de entre uno y dos gramos al día. Con una dieta normal (a menudo condimentada con sal) se consumen más de diez gramos al día. El organismo sano es capaz de asimilar un aporte adicional limitado.

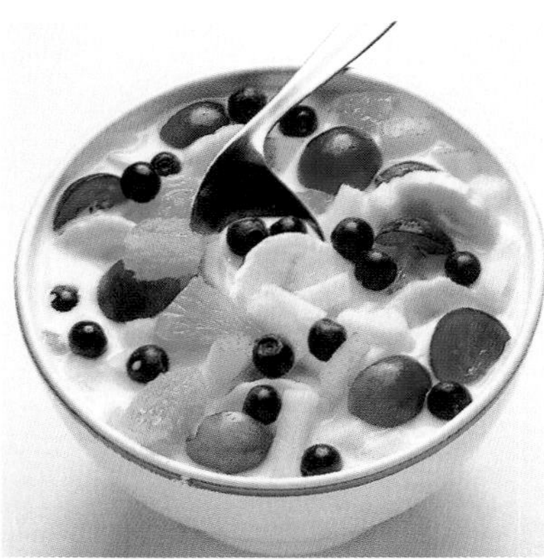

Un sabroso *muesli* proporciona calcio y otros minerales importantes.

OLIGOELEMENTOS

Los oligoelementos son de vital importancia para la conservación del metabolismo y la formación de enzimas, así como para muchas otras funciones del metabolismo celular. De estudios sobre el tema se desprende que el suministro de hierro, un elemento vital, es claramente insuficiente en las mujeres jóvenes y, especialmente, en las embarazadas.

Si el aporte insuficiente de hierro se prolonga, las reservas del cuerpo se van agotando poco a poco. Un organismo sano puede almacenar unos cuatro o cinco gramos de hierro en diversos tejidos y órganos. Aproximadamente el

Oligoelementos de la alimentación necesarios para la vida

Oligoelemento	Importancia funcional	Reservas corporales y distribución	Fuentes alimentarias
Hierro (Fe)	Componente enzimático, componente de la hemoglobina y la mioglobina	De 4 a 5 g 76 % en la hemoglobina y mioglobina; 16 % en la ferritina y la hemosiderina	Carne, morcilla, hígado, pan integral
Cobre (Cu)	Componente enzimático, hematopoyesis, formación de elastina	De 80 a 100 miligramos (mg) 45 % en la musculatura; 20 % en el hígado; 20 % en el esqueleto	Legumbres, hígado, frutos secos

Oligoelementos	**Importancia funcional**	**Reservas corporales y distribución**	**Fuentes alimentarias**
Yodo (I)	Formación de la hormona tiroidea	De 10 a 15 mg 99 % en la glándula tiroides	Pescados de mar, huevos, leche
Cobalto (Co)	Componente de la vitamina B_{12}, activación enzimática	De 1 a 2 mg distribución en los riñones y otros órganos	Legumbres, tubérculos, frutos secos
Manganeso (Mn)	Activación enzimática	De 10 a 40 mg distribución en el esqueleto, el hígado, la hipófisis, las glándulas mamarias y otros órganos	Productos cereales, espinacas, bayas, legumbres
Molibdeno (Mo)	Componente enzimático, activación enzimática	De 8 a 10 mg distribución en el hígado, los riñones y otros órganos	Legumbres, productos cereales, verduras de hoja, hígado, riñones
Níquel (Ni)	Activación enzimática, inhibición enzimática, coagulación sanguínea	10 mg distribución en la sangre, el tejido óseo y otros órganos	Legumbres, queso, pescado, productos cereales
Flúor (F)	Prevención de la caries, inhibición enzimática	De 2 a 3 mg 96 % en el esqueleto	Pescado, huevos, fruta, verdura
Vanadio (V)	Inhibición de la síntesis de colesterol, mineralización de los huesos y de los dientes	De 10 a 43 mg distribución en los riñones, el hígado, el bazo y otros órganos	Aceites vegetales con un alto contenido en ácidos grasos poliinsaturados
Cromo (Cr)	Activación enzimática, factor de tolerancia de la glucosa	De 10 a 43 mg distribución en la piel, los músculos y otros órganos	Carne, productos integrales, miel, levadura de cerveza
Selenio (Se)	Sinergista respecto a la vitamina E y los aminoácidos sulfurosos	De 10 a 15 mg distribución en los riñones, la tiroides y otros órganos	Carne muscular, productos cereales, pescado
Zinc (Zn)	Componente enzimático, activación enzimática	De 2 a 3 g retina e iris de los ojos, páncreas, sangre y tejidos	Hígado, carne de vacuno, copos de avena, guisantes, lentejas

50 % se encuentra en la hemoglobina, el 20 % en la médula ósea y sólo el 3 % en la mioglobina, el colorante de las células musculares. Dado que diariamente se consume más o menos un miligramo de estas reservas totales para la síntesis y desintegración de hemoglobina, así como para el metabolismo celular, hay que aportar al cuerpo una cantidad diaria aproximadamente diez veces superior de este mineral. Ello se debe a que sólo se absorbe el 10 % del hierro alimentario.

Un organismo sano es capaz de almacenar entre cuatro y cinco gramos de hierro en distintos tejidos y órganos.

Al escoger lo que comemos habría que tener en cuenta que el hierro de los alimentos de origen animal se aprovecha mejor que el hierro de los alimentos vegetales.

Hierro: la mejor forma de cubrir las necesidades de hierro es a través de alimentos tales como el hígado, los huevos, las espinacas, la carne magra, la verdura, la fruta y los productos cereales (o sea, una dieta variada). Hay que prestar una especial atención al aporte de hierro en la alimentación diaria. A este respecto, hay que tener en cuenta que el hierro procedente de alimentos de origen animal se aprovecha mejor que el de los alimentos vegetales.

Cobre: el aporte de cobre es vital para la formación de enzimas, para la respiración celular y para el aprovechamiento del hierro para la hematopoyesis. Las necesidades de cobre diarias son de entre uno y tres miligramos. Una dieta mixta normal contiene entre dos y cinco miligramos de cobre.

Un aporte de yodo demasiado bajo durante un período de tiempo prolongado provoca bocio por carencia de yodo.

Yodo: para el funcionamiento normal de la glándula tiroides es necesario un aporte regular de yodo a través de la alimentación. El yodo ingerido con la alimentación se absorbe rápidamente y llega a la tiroides a través de la sangre. En esta glándula se produce una concentración de entre 250 y 1.000 veces mayor que el contenido en yodo de la sangre. El yodo almacenado en la tiroides representa el 99 % de las reservas totales. Se utiliza para la formación de las hormonas tiroideas. Un aporte de yodo demasiado bajo durante un período de tiempo prolongado provoca bocio por carencia de yodo. El aporte de yodo deseable oscila entre 25 y 150 microgramos al día, dependiendo de la edad.

Manganeso: el manganeso es un oligoelemento de vital importancia para un mejor aprovechamiento de la vitamina B_1 y la activación de enzimas en el metabolismo celular. El aporte de manganeso diario deseable es de entre 0,1 y 5 miligramos, y queda cubierto principalmente por el consumo suficiente de productos cereales, verdura y fruta.

La caries infantil se puede prevenir mediante el aporte regular de fluoruro y el uso de dentífricos que contengan flúor.

Flúor: el oligoelemento flúor es asimilado por el tejido óseo y el esmalte dental en forma de fluoruro. Por consiguiente, el aporte suficiente de flúor tiene una importancia práctica para la prevención y la inhibición de la caries. El aporte de flúor deseable es de entre 0,1 y 4 miligramos al día.
Determinadas variedades de té negro, algunas aguas minerales y los peces de mar pequeños que se comen con espinas contienen flúor en abundancia. En general, el aporte de flúor de una dieta mixta no es suficiente.

El **molibdeno** complementa la acción del flúor, ya que estimula el almacenamiento de fluoruro en el esmalte dental. Además, el molibdeno activa muchas enzimas en el metabolismo celular. Este oligoelemento está presente, sobre todo, en las legumbres, el trigo, la avena y los frutos secos.

El **níquel** es un componente de vital importancia para las enzimas metabólicamente activas. Asimismo, favorece el paso del hierro alimentario a la sangre e interviene en la coagulación sanguínea.

El **zinc** actúa en proporciones indiciarias en la activación de enzimas, el almacenamiento de insulina y la movilización del sistema inmunitario.

El selenio impide la formación de sustancias citotóxicas y cancerígenas.

El **selenio** actúa como antioxidante en el organismo. Junto con los aminoácidos sulfurosos y otros sistemas enzimáticos, impide la peroxidación de lípidos en las paredes celulares y, por consiguiente, la formación de sustancias citotóxicas y cancerígenas. El selenio también puede convertirse en un sustituto de la vitamina E en lo que respecta a la protección de los ácidos poliinsaturados de la oxidación.

EQUILIBRIO HÍDRICO Y APORTE DE LÍQUIDOS

La ingestión de líquidos es imprescindible para la vida. Es tan importante para una alimentación sana como el aporte de energía y de nutrientes.
Sobre todo el agua es un componente esencial del cuerpo humano, que se compone de hasta el 50 o 70 % de este líquido, dependiendo de la edad.
En el plano molecular, el agua es un componente de muchos compuestos celulares y subcelulares. Así, por ejemplo, cada gramo de proteínas está ligado a entre cinco y diez mililitros de agua. Entre el agua ligada y el agua libre de los órganos y los tejidos tiene lugar un intercambio constante que está estrechamente relacionado con el equilibrio hídrico global. Las reservas de agua se renuevan cada 20 días.
El agua actúa en el metabolismo como disolvente y medio de transporte. Envuelve las células de los órganos y los tejidos como elemento de unión para el metabolismo, así como para el transporte de entrada de nutrientes vitales y el transporte de salida de catabolitos. Como consecuencia de su gran calor de evaporación, que asciende a 580 cal (2,4 kJ) a 37 °C por gramo de agua, por medio de la evaporación de agua se transmite a la superficie del cuerpo (perspiración insensible) aproximadamente el 25 % del metabolismo basal de calor en las personas adultas. Además, la elevada conductibilidad térmica del agua desempeña un papel importante en el mantenimiento de una distribución homogénea de la temperatura en el cuerpo para la compensación térmica entre los tejidos.
Una persona adulta sana y con un peso normal de 70 kilogramos tiene un metabolismo hídrico de entre 2.000 y 2.500 mililitros al día. El líquido ingerido se compone aproximadamente a la mitad de bebidas y de agua ligada a alimentos sólidos. A ello caben añadir unos 300 mililitros de agua de oxidación. Cerca del 50 % se elimina a través de los riñones, más del 20 % a través de los pulmones, al menos el 20 % a través de la piel y el 4 % a través del intestino.
El aporte necesario de líquidos depende de la edad, de distintas circunstancias metabólicas así como de factores ambientales tales como la humedad del aire,

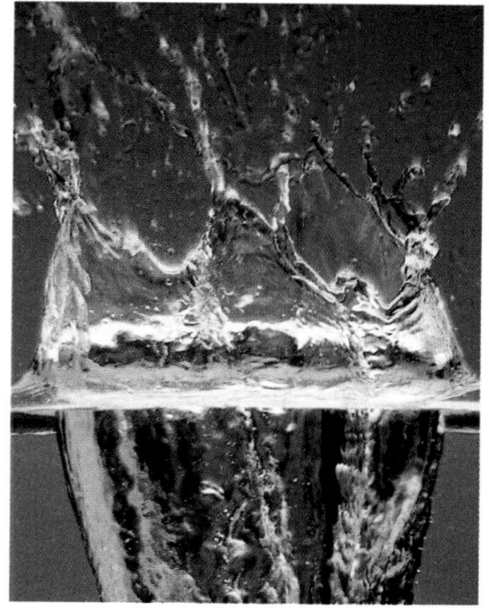

El agua es de vital importancia. Actúa en el organismo como disolvente y medio de transporte. Envuelve las células de los órganos y los tejidos como elemento de unión para el metabolismo, así como para el transporte de entrada de nutrientes vitales y el transporte de salida de catabolitos.

Aporte necesario de líquidos dependiendo de la edad y la masa corporal

Edad	Masa corporal media	Aporte necesario de líquidos	
	(kg)	(ml/kg)	(ml/24 h)
Recién nacidos	2,8 - 3,5	100	280 - 350
Lactantes	5,4 - 10,0	120 - 160	750 - 1.350
Bebés	12,5 - 16,5	110 - 125	1.400 - 1.800
Preescolares	18,3 - 21,9	96 - 104	1.750 - 1.900
Escolares/ jóvenes	28,7 - 45,0	49 - 104	2.000 - 2.400
Adultos	60,0 - 75,0	33 - 42	2.000 - 2.500

Una persona adulta sana y con un peso normal de 70 kilogramos tiene un metabolismo hídrico de entre 2.000 y 2.500 mililitros al día.

El líquido ingerido se compone aproximadamente a la mitad de bebidas y de agua ligada a alimentos sólidos. Cerca del 50 % se elimina a través de los riñones, más del 20 % a través de los pulmones, al menos el 20 % a través de la piel y el 4 % a través del intestino.

El aporte de líquidos es especialmente importante en los lactantes y los bebés.

Contenido en fibra bruta de una selección de alimentos *(en g/100 g de peso fresco):*	
pan sueco	*14,6*
pan integral	*7,0*
pan mixto de centeno	*4,7*
pan de trigo	*3,7*
biscotes	*3,1*
copos de centeno	*11,8*
copos de trigo	*11,7*
copos de avena	*5,3*
apio	*3,6*
brécol	*3,2*
col lombarda	*2,6*
col de Bruselas	*2,5*
col rizada	*2,4*
espinacas	*2,3*
coliflor	*2,2*
repollo	*1,9*
colinabo	*1,6*
zanahorias	*1,5*
patatas	*1,4*
lechuga	*1,2*
tomates	*0,9*
pepinos	*0,4*
alubias blancas	*7,1*
guisantes verdes	*6,6*
guisantes secos	*4,4*
lentejas	*4,4*
frambuesas	*3,8*
grosellas	*3,8*
peras	*2,8*
manzanas	*1,9*
naranjas	*1,9*
fresas	*1,8*
piña	*1,7*
melocotones	*1,4*
plátanos	*1,3*
guindas	*1,0*

la temperatura atmosférica, la velocidad del viento y el esfuerzo físico en el trabajo y el tiempo libre. En consecuencia, el aporte y la excreción de líquidos pueden oscilar dentro de unos márgenes muy amplios.
El aporte de líquidos es especialmente importante en los lactantes y los bebés. En los doce primeros meses de vida, el aporte y la eliminación de líquidos constituye cerca de un sexto del peso corporal total y, en la edad adulta, disminuye hasta aproximadamente una trigesimoquinta parte. En los lactantes y los bebés, las temperaturas externas elevadas, la diarrea, los vómitos y la fiebre alta persistente pueden provocar graves trastornos del equilibrio hídrico. Un aporte de líquidos rápido y suficiente es especialmente importante a esta edad. Los zumos de fruta, la fruta y las sopas acuosas, fáciles de digerir, son adecuados para ello.
La cantidad de líquido bebido varía mucho de un individuo a otro y, durante breves períodos de tiempo, puede situarse tanto por encima como por debajo de las necesidades fisiológicas. Asimismo, la proporción de alimentos sólidos y bebidas para cubrir las necesidades de líquidos puede oscilar mucho dependiendo de la edad, la temperatura ambiental, la actividad física, los platos más o menos especiados, una alimentación rica en fibra o una pérdida de agua, entre otros factores. Los hábitos de bebida pueden ser adquiridos o heredados y convertirse en una costumbre o servir para superar el aburrimiento, como satisfacción sustitutoria o como placer.

LA FIBRA BRUTA

Las fibras brutas pertenecen al grupo de componentes alimentarios que escapan a la descomposición por parte de las enzimas digestivas y que, por consiguiente, no pueden ser absorbidos en el intestino delgado. Influyen sobre el funcionamiento de todo el tubo digestivo, lo que repercute sobre el conjunto del organismo.
Las fibras provienen casi exclusivamente de los componentes alimentarios vegetales. Se trata principalmente de carbohidratos con estructuras químicas y propiedades físicas diversas.
Las fibras ocasionan una prolongación de la masticación y una intensificación de la secreción de saliva. Retrasan la evacuación intestinal, prolongan el tiempo de permanencia en el estómago y, de esta forma, aumentan el valor de saturación de los alimentos. Evitan la constipación, favorecen el desarrollo de bacterias intestinales e incrementan el peso de las heces. Al reducir el tiempo de paso y aglutinar simultáneamente las impurezas, limitan el contacto de la mucosa intestinal con sustancias cancerígenas.

¿Cuánta fibra hay que consumir?

De los conocimientos actuales se desprende que el consumo óptimo diario es de entre 30 y 40 gramos. Dado que no existe ninguna fibra que disponga de todas las propiedades para conseguir los efectos deseados, hay que prestar atención a la característica material de las fibras que contiene el alimento en las recomendaciones, especialmente en la utilización terapéutica. Esto significa que las recomendaciones deben orientarse según la característica de acción de la fibra.
Si la alimentación contiene distintos suministradores de fibra, basta con especificar el contenido en fibra global. En la tabla que figura a la izquierda se especifica el contenido en fibra soluble e insoluble de algunos alimentos seleccionados.

AROMATIZANTES Y POTENCIADORES DEL SABOR

Además del valor nutritivo y del valor de saturación, nuestros alimentos también tienen un olor y un sabor específicos. Éstos o bien les son propios por naturaleza o bien aparecen durante el almacenamiento, la manipulación o la elaboración. También hay que mencionar las especias, que se añaden para mejorar el olor y el sabor antes o después de la elaboración. El aroma y el sabor deben considerarse unas propiedades muy importantes de una dieta rica y variada.

La investigación de las sustancias aromáticas y gustativas todavía está en plena actividad. La estructura y la acción de estos grupos de sustancias son muy complicadas. Químicamente forman parte de los aldehídos, los ácidos, los aceites esenciales, los alcaloides y los glucósidos. Unas veces, compuestos simples como el ácido cítrico, el simple azúcar o la sal determinan el sabor propio de determinados alimentos. En cambio, otras veces son varios cientos de compuestos diferentes los que otorgan el olor o sabor típicos. En ocasiones, estas combinaciones de sustancias también son producto del almacenamiento, la manipulación o la elaboración. El aroma típico de la carne fresca, por ejemplo, se compone de más de cien sustancias químicas. El aroma del pan se debe a más de ciento cincuenta compuestos químicos diferentes. La percepción de las sustancias aromáticas y gustativas, así como de las especias, tiene lugar, principalmente, a través de receptores específicos del sistema nervioso y se produce después de la transformación de estímulos olfativos y gustativos en una estimulación de determinadas vías nerviosas. Estos estímulos son conducidos en un santiamén a las regiones correspondientes de la corteza cerebral y allí se vuelven conscientes. Al mismo tiempo, las especias y determinadas sustancias químicas tienen un efecto reflejo sobre algunos órganos y sus funciones. Entre éstos destacan los órganos digestivos. La secreción de saliva se ve estimulada por ejemplo mediante ácidos, jengibre, pimienta, mostaza y azúcar. La genciana, el pimentón y el ajenjo aumentan la formación de jugos gástricos. El anís, la menta y la mostaza aumentan la secreción de bilis y estimulan la contracción de la vesícula biliar. Las cebollas, el azúcar y la mostaza aceleran los movimientos del estómago y el intestino. A las sustancias aromáticas y gustativas también se les atribuyen efectos reflejos sobre el corazón y la circulación y los órganos respiratorios, excretores y genitales. Finalmente, todas estas sustancias actúan sobre el sistema nervioso central. Ello se pone de manifiesto a través del placer de comer y de la influencia sobre el estado de ánimo de una comida deliciosa.

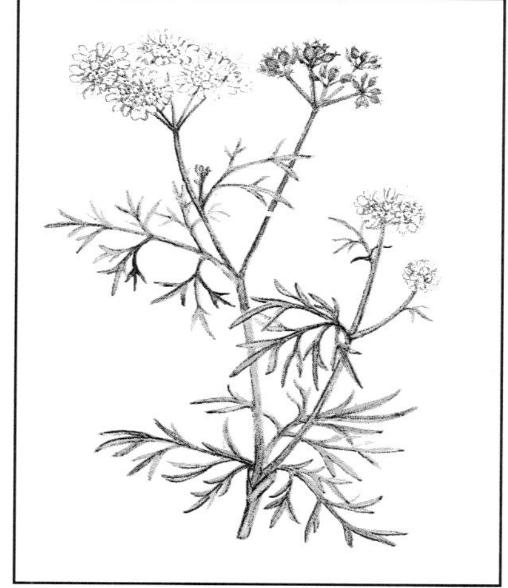

Cilantro (*Coriandrum sativum* L.)

Tanto el exceso como el defecto de sustancias aromáticas y gustativas en nuestra alimentación puede provocar una inhibición refleja de la ingestión de alimentos y, como consecuencia, un trastorno de la alimentación.

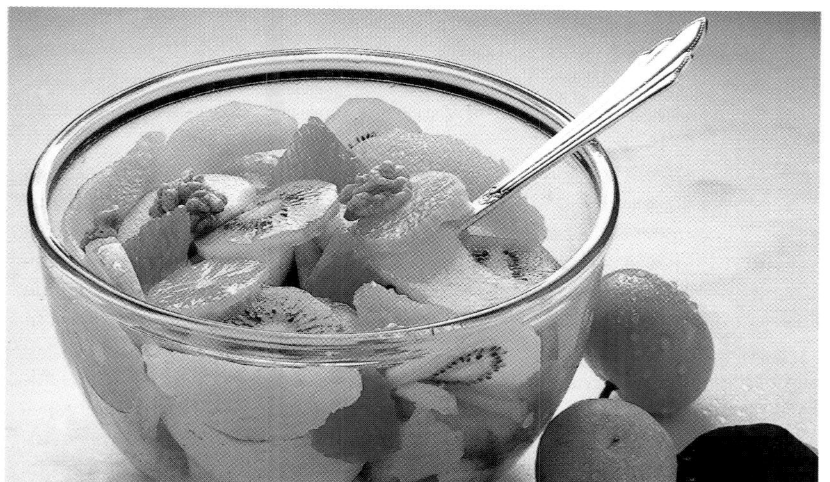

Las sustancias aromáticas aumentan las ganas de comer y estimulan el metabolismo. Ello mejora el aprovechamiento y la digestión de las comidas.

Composición e importancia para la salud de los alimentos

El que quiera escoger bien de entre la amplia y variada oferta, tiene que prestar atención a la frescura y la composición de cada uno de los alimentos y estar informado sobre su valor para la salud.

Una alimentación sana empieza por la compra de los alimentos. El que quiera escoger bien de entre la amplia y variada oferta, tiene que prestar atención a la frescura y la composición de cada uno de los alimentos y estar informado sobre su valor para la salud.

Gracias a la abundancia de la oferta, hay productos para todos los gustos. La etiqueta del envase informa sobre las sustancias que contiene el producto, los aditivos, la fecha de fabricación y la de caducidad. Sin embargo, todas estas informaciones oficiales, en parte exigidas por la ley, no bastan para satisfacer las múltiples demandas individuales de aspecto, frescura, sabor, digestibilidad, presencia de impurezas, utilidad especial en el hogar y del importante valor para la salud.

La etiqueta del envase informa sobre las sustancias que contiene el producto, los aditivos, la fecha de fabricación y la de caducidad.

Para preparar una dieta variada, amplia y deliciosa son necesarios algunos conocimientos básicos sencillos y prácticos sobre la composición y el valor para la salud de los alimentos y condimentos. El que quiera informarse sobre la composición de los alimentos con la ayuda de las correspondientes tablas, en la mayoría de los casos encontrará en ellas un gran número de datos. Por este motivo, algunas tablas se confeccionan según el contenido en determinadas sustancias. Así, por ejemplo, hay tablas que informan especialmente sobre el contenido en calorías y nutrientes básicos, sobre el contenido en vitaminas o en minerales o sobre el contenido en purina, colesterol u oligoelementos. Al comparar los datos de las numerosas tablas de alimentos disponibles se observa que los valores especiales pueden oscilar entre un 10 y un 30 %.

El que quiera calcular la composición dietético-fisiológica exacta de los alimentos utilizados en casa con la ayuda de diversas tablas puede que obtenga unos resultados bastante divergentes.

El cultivo de vegetales y la cría de animales condicionan modificaciones constantes en la composición y, por consiguiente, en los valores dietético-fisiológicos de todas las materias primas o de los alimentos obtenidos directamente a partir de ellas.

Existen muchas causas para esta gran oscilación en los datos sobre el contenido en calorías y nutrientes de los alimentos. En primer lugar cabe mencionar como motivo principal el origen natural diverso de las materias primas de los productos alimentarios vegetales y animales. El cultivo de vegetales y la cría de animales condicionan modificaciones constantes en la composición y, por consiguiente, en los valores dietético-fisiológicos de todas las materias primas o de los alimentos obtenidos directamente a partir de ellas. A ello cabe añadir factores que dependen del entorno y que pueden ser influidos por el hombre, como por ejemplo la calidad del suelo, los abonos, el cultivo del suelo, las condiciones de cosecha y de almacenamiento, así como los métodos de cultivo, transformación y elaboración en el caso de los alimentos vegetales.

En lo que respecta a los productos de origen animal, los métodos de forraje y manutención, el transporte, las condiciones de matanza, de manipulación y de almacenamiento desempeñan un papel en la composición de los productos finales.

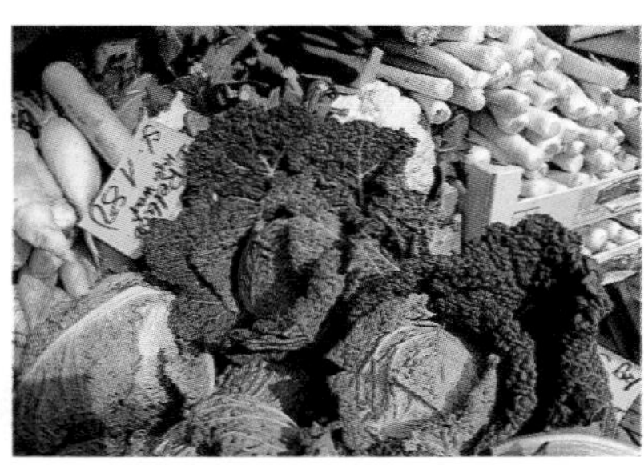

Es importante que los productos sean frescos. Si la fruta o la verdura se guarda durante demasiado tiempo, su contenido en vitaminas y sustancias aromáticas disminuye considerablemente.

En lugar de ofrecer una tabla sintética con datos sobre cada uno de los componentes de los alimentos de uso doméstico más comunes, en los apartados siguientes vamos a exponer las informaciones y componentes importantes para la valoración de salubridad de una selección de alimentos. Unas pequeñas tablas proporcionan información sobre aquellos componentes que son característicos para cubrir las necesidades diarias o para los alimentos seleccionados y que tienen alguna relevancia como suministradores de calorías o de nutrientes. Todos los datos se expresan en valores de promedio en cifras redondas. Además, se hace referencia a la posible presencia de sustancias nocivas, así como a su efecto perjudicial para la salud, en forma de ejemplos.

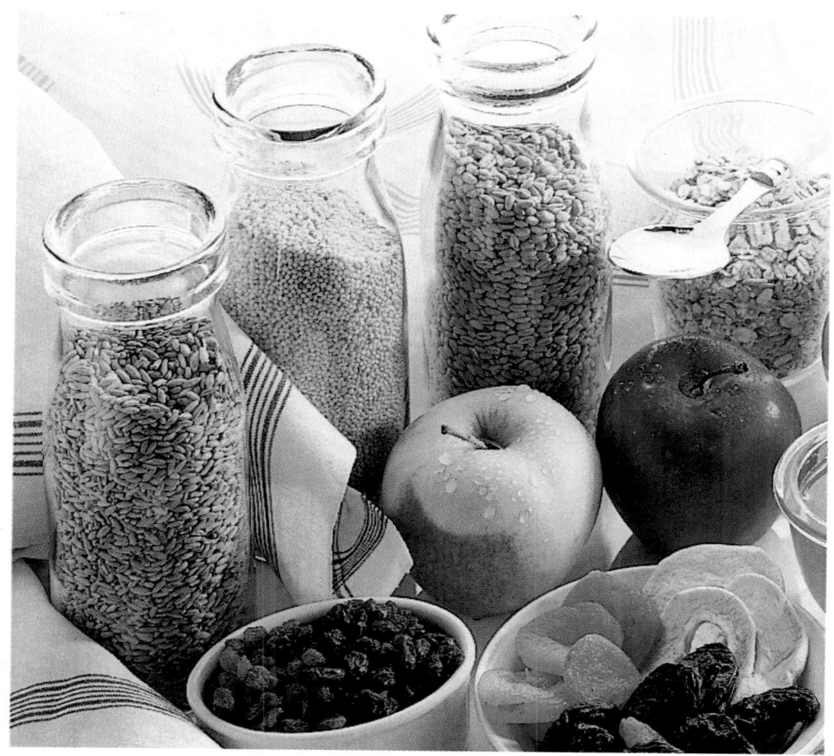

Los alimentos vegetales contienen todos los nutrientes básicos, vitaminas, minerales, agua, aromas y fibra necesarios para una alimentación sana.

ALIMENTOS DE ORIGEN VEGETAL

Las verduras, la fruta, los cereales y las especias así como sus derivados forman parte de los alimentos de origen vegetal. Hay regiones en la Tierra en las que la alimentación se compone casi exclusivamente de vegetales. En principio, es posible una adaptación a una dieta puramente vegetariana durante generaciones y sobre la base de una gran experiencia en lo que respecta a la elección y la preparación de alimentos vegetales. En total, éstos contienen todos los nutrientes básicos, vitaminas, minerales, agua, aromas y fibra necesarios para una alimentación sana, si bien en cantidades muy variables.

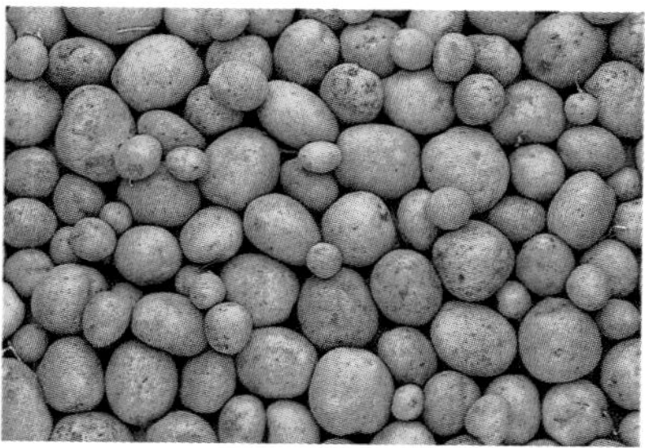

Las patatas contienen principalmente hidratos de carbono y vitamina C.

Patatas

En total existen 120 variedades de patata permitidas que se diferencian por el sabor y por el comportamiento de cocción. En lo que respecta a este último, se distingue entre «principalmente consistente», «consistente» y «harinosa».
Desde el punto de vista dietético-fisiológico, las patatas son un alimento suministrador de carbohidratos y vitamina C. La albúmina que contienen las patatas (un 10 %) tiene un elevado valor biológico. Mediante el complemento con albúmina de huevo, un plato a base de patatas y huevo tiene un valor biológico muy elevado. Los de patatas y carne de vacuno también tienen un alto valor biológico con respecto a la mezcla de proteínas. La participación de las patatas en la cobertura de las necesidades de vitamina C es de entre un 16 y un 20 % como promedio. Hay que tener en cuenta las pérdidas de cocción, que se sitúan cerca del 40 %, y las pérdidas provocadas por un almacenamiento prolongado, que ascienden a más o menos el 50 % al cabo de tres meses.

Las patatas cocidas contienen por cada 100 gramos:

- *70 kcal de energía*
- *18 g de carbohidratos*
- *2 g de albúmina*
- *400 mg de potasio*
- *45 mg de fósforo*
- *0,8 mg de hierro*
- *0,1 mg de vitamina B_1*
- *0,05 mg de vitamina B_2*
- *14 mg de vitamina C*

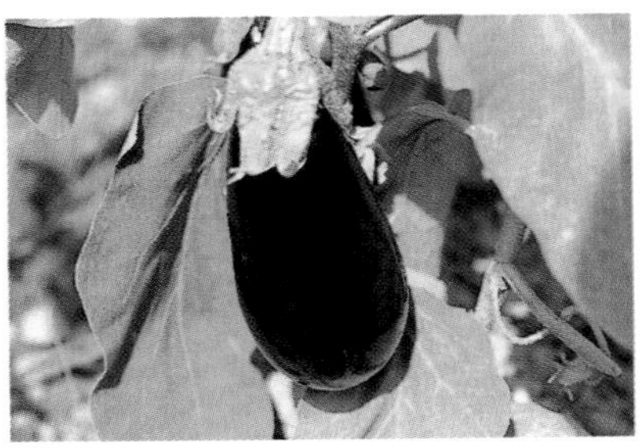

Berenjenas: contenido medio en nitrato.

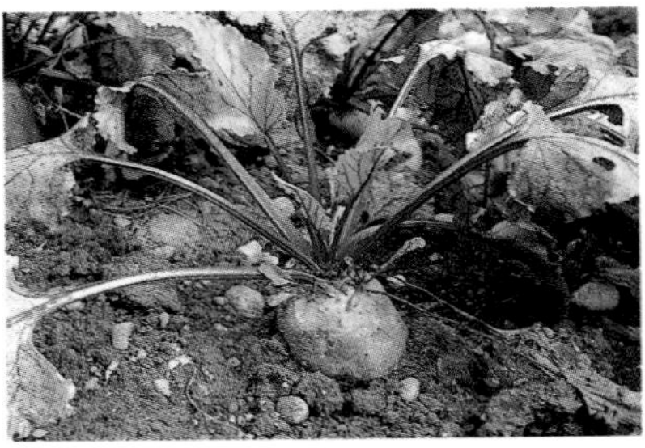

Remolacha: controlar los cálculos renales.

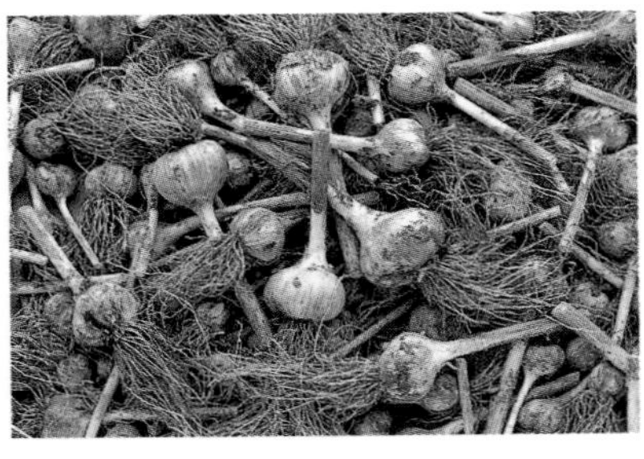

El ajo no sólo es un simple alimento, sino que también se le atribuyen propiedades curativas.

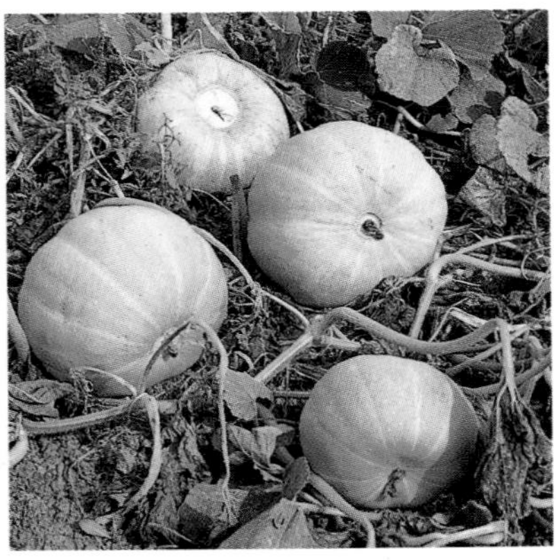

La calabaza ha caído injustamente en el olvido, aunque es muy sabrosa.

Verduras y hortalizas

Todos los tipos de verdura, tanto crudas como cocidas, son un componente esencial de una alimentación sana. El valor dietético-fisiológico viene determinado por el alto contenido en agua y el bajo contenido en calorías, así como por la presencia de vitaminas, minerales, fibra y sustancias gustativas. La tabla de la página 931 muestra algunos ejemplos de la composición de las verduras y hortalizas frescas.

Al cocinarlas, las verduras pierden principalmente vitamina C y minerales. La absorción de hierro a partir de las verduras es sólo de entre el 10 y el 20 %. El aprovechamiento de algunos minerales aumenta en aproximadamente un 70 % por la destrucción de las paredes celulares durante el proceso de congelación y durante la posterior cuidadosa preparación.
Muchas verduras son ricas en sustancias gustativas y pueden incrementar el valor de consumo y de saturación de los platos como guarnición cruda de las comidas principales. El sabor un poco fuerte y picante de los rábanos, los rabanitos encarnados, las cebollas, el cebollino, los puerros y todas las variedades de col, por ejemplo, se debe a la esencia de mostaza. Con un consumo suficiente, la esencia de mostaza desarrolla una acción antiinfecciosa en el cuerpo principalmente en las mucosas del tubo digestivo y de las vías urinarias.
Además, el consumo en crudo calma la sed. Si se toman con regularidad, las verduras crudas ejercen una influencia reguladora sobre la secreción de jugos gástricos, lo que origina incluso una reducción de los síntomas de una hiperproducción de ácido clorhídrico, así como una activación de la formación de jugos gástricos en caso de déficit de ácido clorhídrico.
Algunas verduras y hierbas aromáticas contienen ácido oxálico, que en las personas propensas a la formación de cálculos renales puede provocar la cristalización de cálculos de oxalato de cal en combinación con un aporte abundante de calcio. No obstante, el ácido oxálico también puede ser sintetizado en el organismo por el metabolismo. En este caso, es recomendable consumir verduras ricas en oxalato en pequeñas cantidades. Algunas de ellas son la remolacha, el ruibarbo, las espinacas, el perejil, las acelgas y la acedera. Éstas contienen hasta 800 miligramos de ácido oxálico por cada 100 gramos.

Dependiendo de las condiciones de crecimiento y climáticas, así como del tipo y la intensidad del abono, las verduras contienen cantidades variables de nitrato. Mediante la regulación del crecimiento provocada por la gran oferta de abonos nitrogenados, abonos líquidos, estiércol y compost artificiales, muchas especies de verduras tienden a almacenar más o menos nitrógeno. A partir de ello se pueden clasificar en «categorías de nitrato»:

- Bajo contenido en nitrato (menos de 500 miligramos por kilogramo): judías verdes, achicoria, pepino, pimiento, coles de Bruselas, tomates, cebollas.

- Contenido medio en nitrato (500 a 1.000 miligramos por kilogramo): berenjenas, coliflor, colinabo, puerro, col lombarda, apio, calabacín.

- Alto contenido en nitrato (1.000 a 4.000 miligramos por kilogramo): lechuga iceberg, endibias, rapónchigo, berza, lechuga, acelgas, rábano, ruibarbo, remolacha, espinacas, repollo, col rizada.

A fin de contrarrestar una intensificación excesiva del cultivo de verduras y hortalizas en forma de métodos de cultivo convencionales, se utilizan métodos alternativos, también denominados «biológicos», «ecológicos» o «naturales».
El cultivo convencional de vegetales se caracteriza por una marcada especialización en pocas variedades, por una extensa utilización de fertilizantes minerales, por un cultivo del suelo marcadamente mecánico y por una lucha antiparasitaria intensiva con agentes químicos. En cambio, el cultivo alternativo prefiere la diversidad, la reutilización de sustancias nutritivas en el suelo, el abono orgánico, el cultivo mecánico del suelo limitado, la lucha antiparasitaria preventiva, la conservación de los ciclos biológicos y la utilización de preparados vigorizantes de las plantas. De hecho, como resultado se obtiene un rendimiento más bajo, pero en casi todos los casos una mejor calidad.

Las verduras del cultivo biológico son, en casi todos los casos, de mejor calidad que los productos del cultivo convencional.

Contenido energético y nutricional de una selección de verduras y hortalizas frescas (valores de promedio en números redondos por cada 100 gramos)

Tipo de verdura	Energía	Hidratos de carbono	Proteínas	Minerales			Vitaminas			
	(kcal)	(g)	(g)	**Ca** (mg)	**P** (mg)	**Fe** (mg)	**A** (µg)	$\mathbf{B_1}$ (mg)	$\mathbf{B_2}$ (mg)	**C** (mg)
zanahoria	30	6	1	30	25	0,6	1.200	0,07	0,05	5
pimiento	20	4	1	9	20	0,6	230	0,05	0,05	107
rabanitos	12	2	1	20	15	0,9	30	0,02	0,02	18
ruibarbo	14	3	0,5	40	20	0,4	9	0,02	0,02	8
coles de Bruselas	42	6	4	25	70	0,9	65	0,1	0,2	84
remolacha	30	6	1	25	35	0,7	2	0,02	0,03	8
col lombarda	20	4	1	25	25	0,4	4	0,05	0,05	40
repollo	20	3	1	35	20	0,4	6	0,05	0,03	36
col rizada	24	3	2	45	40	0,9	40	0,05	0,05	40
colifor	17	2	2	13	35	0,4	4	0,05	0,05	43
judías verdes	30	5	2	45	35	0,7	50	0,05	0,15	18
guisantes frescos	37	6	3	10	50	0,8	35	0,1	0,05	10
achicoria	14	2	1	25	25	0,7	190	0,05	0,05	9
colinabo	18	3	1	50	35	0,6	30	0,05	0,03	36
berza	23	3	2	110	45	1,0	350	0,05	0,15	54

Contenido energético y nutricional de una selección de legumbres (valores de promedio en números redondos por cada 100 gramos)

Legumbre	Energía	Hidratos de carbono	Proteínas	Fibra bruta	Minerales			Vitaminas		
	(kcal)	(g)	(g)	(g)	**Ca** (mg)	**P** (mg)	**Fe** (mg)	B_1 (mg)	B_2 (mg)	**C** (mg)
alubias	300	48	21	18	105	430	6	0,5	0,2	3
guisantes	340	57	23	17	50	380	5	0,7	0,3	2
lentejas	310	51	24	11	75	410	7	0,4	0,3	2
habas de soja	335	6	37	26	260	590	9	1,0	0,5	–

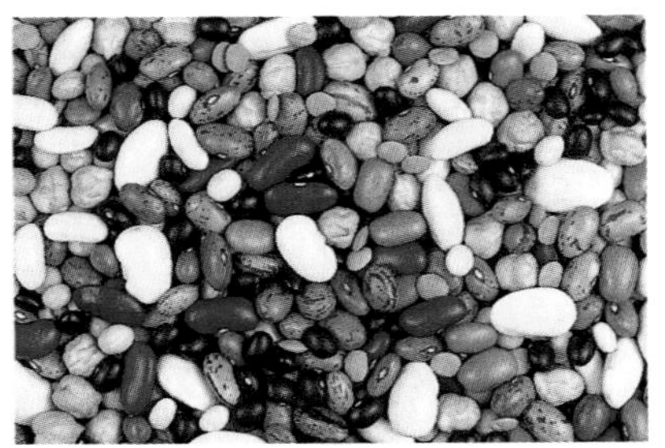

Las legumbres contienen poca grasa, pero una porción alta de minerales y vitaminas de vital importancia.

No es aconsejable el consumo de frutos silvestres de zonas contaminadas, pueden tener un alto contenido en metales pesados.

En general, antes de comer la fruta hay que lavarla bien.

Las partes podridas pequeñas se han de retirar en profundidad con un cuchillo. La fruta enmohecida no debe consumirse, ya que existe el peligro de intoxicación por micotoxinas. Esto afecta a cualquier variedad de fruto seco enmohecido.

Legumbres

Las alubias, los guisantes y las lentejas, que forman parte de las legumbres, proporcionan almidón, proteínas y fibra. Contienen poca grasa, pero una porción relativamente alta de minerales y vitaminas de vital importancia.
El elevado contenido en proteínas, en comparación con otros alimentos vegetales, sólo tiene un valor biológico medio en lo que respecta a su composición de aminoácidos debido normalmente a la ausencia de algunos aminoácidos sulfurosos.
En combinación con productos cereales o carne, se consigue un valor dietético-fisiológico muy favorable para la alimentación humana en forma de dieta mixta. Además, las legumbres contienen mucho hierro, fósforo y potasio, así como varias vitaminas del grupo B. La harina de soja empleada para complementar determinados alimentos y en los sucedáneos de leche y carne contiene una albúmina con un elevado valor biológico con casi todos los aminoácidos esenciales, así como un aceite rico en ácidos grasos poliinsaturados.
El elevado contenido en fibra y otras sustancias no digeribles provoca flatulencias cuando se consumen en abundancia debido a un incremento de la formación de gases en el intestino grueso.

Fruta

Todas las variedades de fruta y productos elaborados a partir de ella son muy beneficiosos para la salud. Complementan nuestra alimentación debido a sus sustancias aromáticas, ácidos y fibra. Su elevado contenido en agua convierte a la mayoría de frutas frescas en unos alimentos pobres en calorías y suministradores de vitaminas y minerales.
El contenido en nutrientes básicos de las frutas frescas es bajo. En cambio, los frutos secos pueden tener un elevado valor energético. Algunos tipos de fruta contribuyen sensiblemente a cubrir las necesidades de vitamina C. Debido a su contenido en pectina y celulosa, algunas frutas estimulan la digestión y la formación de ácidos digestivos. Además, estas fibras absorben el agua y, por consiguiente, son capaces de captar sustancias tóxicas de la alimentación.

Dependiendo de la estructura de los frutos y las semillas se distingue entre frutas de hueso, bayas, frutas con piel y frutas meridionales. Para preparar una dieta variada se puede utilizar, además de fruta del tiempo, fruta congelada y en conserva. A fin de prolongar la durabilidad y evitar la podredumbre y el enmohecimiento, hay pocas sustancias aprobadas por la normativa alimentaria cuya utilización no deba estar regulada. Las peladuras de los cítricos tratados con pesticidas pueden utilizarse tranquilamente como ingrediente en pequeñas cantidades. Previamente hay que lavar la fruta a conciencia con abundante agua caliente.

Contenido especialmente alto en vitamina C:

zumo de espino amarillo	*170 mg*
zumo de naranja	*45 mg*
zumo de pomelo	*35 mg*
zumo de limón	*31 mg*
zumo de grosellas negras	*30 mg*

(Cifras referidas a 100 g)

Zumos de fruta

Muchas frutas se utilizan para la preparación de zumos. Según el método de fabricación, el tipo y el grado de frescura de las frutas crudas y del método de conservación empleado, el valor dietético-fisiológico y la composición de los zumos obtenidos pueden variar considerablemente. La pérdida de aroma y vi-

Contenido energético y nutricional de una selección de frutas frescas (valores de promedio en números redondos por cada 100 gramos)

Tipo de fruta	**Energía**	**Proteínas**	**Hidratos de carbono**	**Ácidos de la fruta**	**Minerales**			**Vitaminas**		
	(kcal)	(g)	(g)	(g)	**Fe** (mg)	**K** (mg)	**P** (mg)	**A** (µg)	$\mathbf{B_1}$ (mg)	**C** (mg)
manzanas	50	0,3	12	1	0,4	130	10	10	0,04	11
naranjas	40	0,7	9	1	0,4	130	15	11	0,06	36
albaricoques	50	0,8	11	1	0,6	250	20	250	0,04	9
plátanos	65	0,8	16	Trazas	0,4	260	20	25	0,03	8
peras	55	0,5	13	Trazas	0,3	115	20	15	0,05	5
moras	50	1,2	9	1	0,9	190	30	45	0,03	17
clementinas	35	0,6	8	1	0,3	90	15	30	0,04	36
fresas	35	0,8	7	1	0,9	140	30	8	0,03	62
pomelos	25	0,5	7	4	0,2	130	10	2	0,05	32
arándanos	60	0,6	13	1	0,7	65	10	20	0,02	21
frambuesas	40	1,3	8	1	1,0	170	45	7	0,02	25
grosellas rojas	45	1,1	9	2	0,9	230	25	6	0,04	35
grosellas negras	55	1,3	12	3	1,3	300	40	23	0,05	170
kiwi	55	0,8	12	1	0,7	260	25	50	0,01	93
mandarinas	30	0,5	8	1	0,3	115	15	34	0,04	20
mangos	45	0,5	11	1	0,3	125	9	960	0,04	23
nectarinas	60	0,6	16	–	0,5	270	20	455	Trazas	12
melocotones	40	0,7	10	1	1,2	200	30	70	0,05	10
ciruelas	60	0,6	14	1	0,4	210	15	33	0,04	5
uva espina	45	0,8	9	Trazas	0,6	200	30	34	0,02	34
guindas	55	0,7	13	1	0,4	200	20	45	0,03	9
uvas	70	0,7	16	–	0,5	255	25	5	0,05	4
limones	20	0,5	5	3	0,3	95	10	2	0,03	34

La pérdida de aroma y vitaminas queda bastante compensada en los métodos modernos de fabricación de zumos de fruta mediante la adición de enzimas.

taminas queda bastante compensada en los métodos modernos de fabricación de zumos de fruta mediante la adición de enzimas. Mediante la adición de agua se obtiene néctar de fruta a partir del zumo. El néctar debe presentar un contenido mínimo en pulpa. En el néctar de grosella, ésta debe ser al menos del 25 %, y en el resto de néctares de entre el 30 y el 50 %.
El valor nutritivo y alimenticio de los zumos de fruta viene determinado principalmente por su contenido en vitaminas, minerales, ácidos de la fruta y azúcar, así como por la presencia de sustancias aromáticas y gustativas específicas.

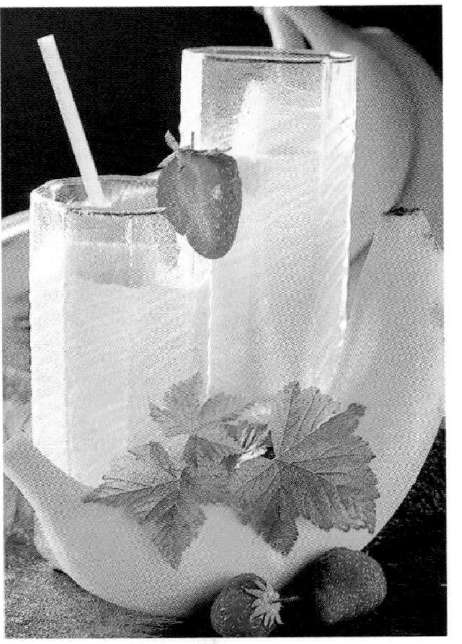

A fin de favorecer la pérdida de peso y para dietas de adelgazamiento especiales se recomiendan días a base de zumo.

Días a base de zumo

Con frecuencia se recomiendan días a base de zumo para favorecer la pérdida de peso y para dietas de adelgazamiento especiales. Consisten en ingerir unos 1.000 mililitros de zumo de fruta lo más natural posible de distintas variedades de frutas frescas distribuidos en cinco comidas a lo largo de un día. Para todos aquellos que se han acostumbrado a la observación consecuente de una dieta variada y poco energética con cinco comidas al día, un «sábado o domingo a base de zumo» no supone un gran esfuerzo. Con esta cantidad de zumo (también en forma de mosto natural de bayas o manzanas) sólo se aportan 450 kcal (1.900 kJ) de energía. Ello permite que la reducción recomendada sea de un tercio de las necesidades energéticas reales, y con el zumo también se ingieren determinadas vitaminas y minerales. No obstante, es erróneo pensar que se puede aguantar durante más tiempo estos días a base de zumo desempeñando plenamente la actividad profesional. En el transcurso de unos pocos días, la capacidad de rendimiento físico y mental mermaría sensiblemente.

Setas comestibles

En el mercado se pueden encontrar setas frescas de temporada, de cultivo y en conserva durante todo el año. Desde el punto de vista dietético-fisiológico, las setas comestibles son especialmente apreciadas por sus sustancias aromáticas y gustativas. Son pobres en calorías. Debido a su contenido específico en carbohidratos, los platos a base de setas sacian el hambre pero no son fáciles de digerir para todo el mundo.
El contenido proteico de las setas comestibles oscila entre un 1 y un 5 %. Las setas secas, cuyo contenido en agua es de entre el 12 y el 15 %, tienen entre un 17 y un 20 % de proteínas por cada 100 gramos. El valor biológico en relación con el contenido en aminoácidos es muy variable. Algunas especies de setas tienen una composición similar a la de las proteínas de los huevos, la carne de vacuno y el trigo. Como promedio, el valor biológico de la albúmina de las setas se sitúa entre las proteínas vegetales y las animales.
Los platos de setas frescas contienen como promedio un 1 % de fibras brutas, la mayor parte del grupo de las hemicelulosas.
La mayoría de setas comestibles cuentan con un amplio espectro de vitaminas. Entre éstas destacan las vitaminas B_1, B_2, B_6, biotina, ácido fólico, B_{12}, C y D. Por término medio, el contenido en vitamina B_1 de las setas comestibles equivale al del requesón, los tomates y las ciruelas, y el contenido en vitamina B_2 al de algunos tipos de queso (Emmental, Edamer, Limburger) o al de la caballa y el perejil.
Las setas comestibles contienen varios minerales, principalmente hierro y algunos oligoelementos como cobre, manganeso y zinc. El contenido medio en hierro es equivalente al de la carne de buey o de ternera.

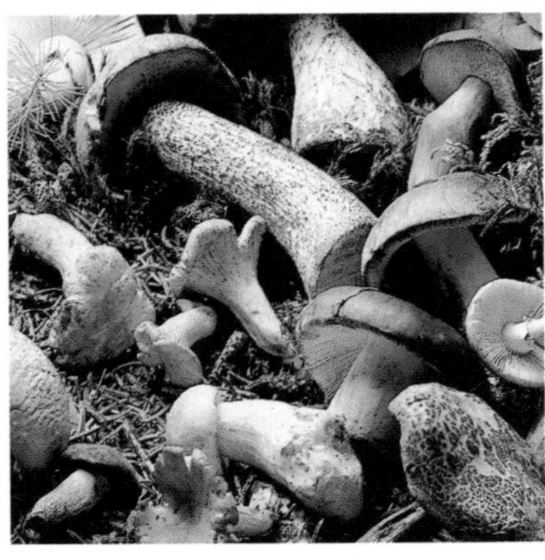

Las setas comestibles son apreciadas por sus sustancias aromáticas y gustativas.

Existen diferencias considerables entre las distintas variedades de setas en lo que respecta a su contenido en nutrientes. Esto afecta especialmente a algunas vitaminas y minerales. Las setas secas presentan un contenido en nutrientes básicos y minerales sustancialmente más alto que las setas frescas. La mayoría de vitaminas no sobreviven al proceso de secado. Entre las setas naturales y las cultivadas sólo existen pocas diferencias en el valor nutricional. Las setas silvestres tienen que limpiarse a conciencia antes de su preparación. No es recomendable guardar y recalentar platos con setas, ya que a causa de la rápida aparición de los fenómenos de descomposición pueden producirse daños para la salud tras su consumo.
Para el secado sólo hay que utilizar setas sanas, en buenas condiciones y sin gusanos. Después de cortarlas en láminas de entre cuatro y cinco milímetros de grosor, el secado debe realizarse a ser posible por separado, según la variedad de seta, al sol, en habitaciones bien ventiladas o, preferiblemente, en el horno. Las pequeñas láminas deben colocarse sobre papel de aluminio y permanecer en el horno a una temperatura no superior a 40 °C durante cuatro horas y, después, guardarse de inmediato en recipientes de cristal herméticos. Otras posibilidades de conservación consisten en confitarlas, sumergirlas en vinagre o guardarlas en silos.

Contenido energético de algunas variedades de setas comestibles (valores de promedio en números redondos por cada 100 gramos):

champiñones	*25 kcal*
armillaria	*35 kcal*
robezuelo	*25 kcal*
hongo lapídeo	*35 kcal*
hongo lapídeo, seco	*180 kcal*

Cereales

Aproximadamente un 80 % de la superficie cultivable total de la Tierra se destina al cultivo de trigo, arroz, maíz, mijo, cebada y centeno. Estas especies de cereales constituyen la base nutricional más importante del hombre. En el ámbito mundial proporcionan el 50 % de la energía alimentaria. Cerca del 60 % de la recolección global de cereales se emplea como forraje y, al final, se convierten en alimentos de origen animal, con una consecuente y enorme pérdida energética.
El valor dietético-fisiológico de los cereales utilizados preferentemente en Europa para la alimentación humana, el trigo, la cebada, el centeno y la avena, reside en su contenido en almidón, proteínas, vitaminas, minerales y fibra.
En los productos integrales elaborados con trigo y centeno, el contenido en proteínas es, por término medio, aproximadamente un 10 % más alto que en los productos de harinas blancas. Los copos de avena son los que contienen más proteínas con un elevado valor biológico y, por este motivo, se utilizan preferentemente en la alimentación de los lactantes e infantil.

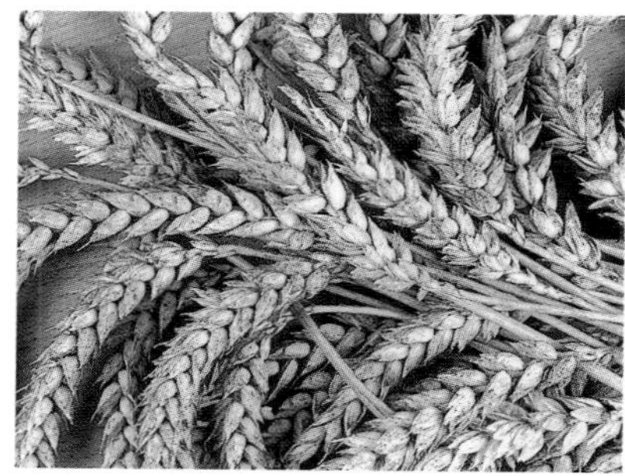

Los productos de cereales son la base nutricional más importante del hombre.

Los hidratos de carbono de los cereales se componen, por término medio, de más del 50 % de almidón y de hasta un 14 % de fibra. El salvado contiene entre un 40 y un 50 % de fibra. Así pues, es adecuado para enriquecer la dieta diaria o, por ejemplo, el pan casero. La avena contiene una especie de hemicelulosa (glucan de la avena) con una gran capacidad de absorbencia y de acción mucígena. Así pues, la papilla de avena también se utiliza como agente dietético en enfermedades del tubo digestivo.
Las sustancias nocivas naturales presentes en los productos de cereales son alcaloides tóxicos del cornezuelo del centeno, así como micotoxinas de mohos. Estas sustancias perjudiciales para la salud se eliminan en gran medida con la ayuda de métodos de depuración modernos durante la fabricación. En los productos de cereales no adulterados existe un cierto peligro de contaminación por estas impurezas.
En caso de utilización inadecuada, también pueden observarse cantidades reducidas de sustancias antiparasitarias o de pesticidas en los productos cereales. La radiactividad de los cereales panificables aumentó considerablemente tras el

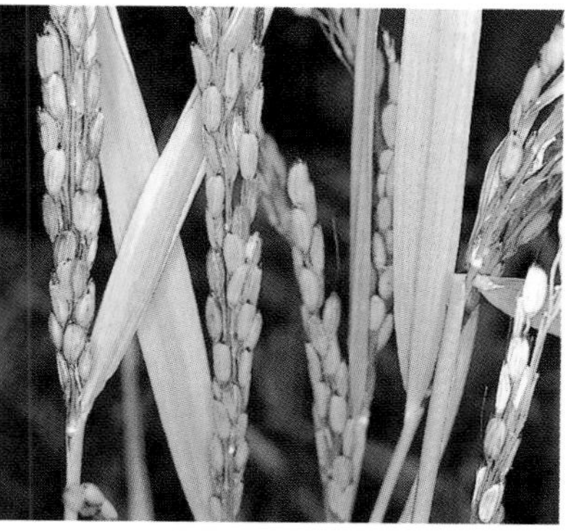

El arroz es sabroso, nutritivo y fácil de digerir.

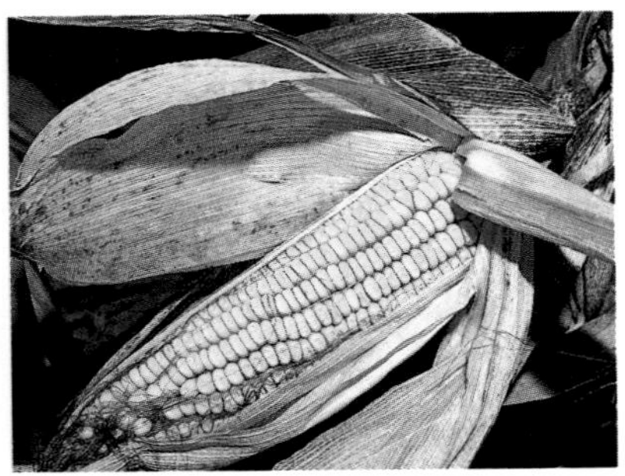

El maíz es un cereal muy apreciado en muchas partes del mundo. Contiene casi todos los nutrientes básicos importantes.

accidente del reactor de Chernóbil (aunque dentro de unos límites no preocupantes para la salud), pero volvió a descender a valores bajos en poco tiempo. El cultivo alternativo de cereales todavía no está demasiado extendido. Representa tan sólo el 0,2 % de la superficie cultivable útil. La mayor parte de los cereales obtenidos con métodos alternativos procede de los países de la UE. Hasta el momento no se ha podido comprobar una diferencia cierta en el valor biológico de los componentes entre los cereales del cultivo convencional y del alternativo. Posiblemente, los residuos de insecticidas y pesticidas sean más bajos en los cereales de cultivos alternativos.

En la valoración dietético-fisiológica de los productos cereales es importante el grado de molienda del cereal. Indica siempre el grado de rendimiento a lo largo del proceso de molienda. Si la molienda es del 50 %, el producto final sólo contiene un 50 % de la cantidad inicial de grano de cereal entero. Cuanto más bajo es el grado de molienda, tanto menos componentes permanecen en el producto final, de color cada vez más claro. Si el grado de molienda es del 100 %, se obtiene un producto final oscuro y que contiene todas las capas del grano de cereal.

Pan

De acuerdo con los hábitos de consumo actuales, el pan suministra cerca del 38 % de las necesidades de hidratos de carbono, lo que por término medio equivale a un consumo diario de pan de unos 200 gramos por persona.

El gran número de variedades de pan que actualmente se encuentra en las panaderías se pueden clasificar en cuatro tipos básicos, cuya base es el grado de molienda y la proporción de mezcla de trigo y centeno. Estos tipos básicos son el pan de centeno, el pan mixto de centeno, el pan de trigo y el pan mixto de trigo. Dentro de estos grupos principales cabe distinguir, según sus propiedades dietético-fisiológicas, entre los panes de harina refinada, los panes con partes de harina gruesa y los panes de harina gruesa e integrales puros, cada uno con diversas especialidades. De acuerdo con los hábitos de consumo actuales, el pan suministra cerca del 38 % de las necesidades de hidratos de carbono, lo que por término medio equivale a un consumo diario de pan de unos 200 gramos por persona. Con ello también se cubren las necesidades de vitaminas del

Contenido energético y nutricional de una selección de tipos de pan (valores de promedio en números redondos por cada 100 gramos)

Tipo de pan	Energía	Proteínas	Hidratos de carbono	Fibra	Minerales				Vitaminas		
	(kcal)	(g)	(g)	(g)	**Ca**(mg)	**Fe**(mg)	**K**(mg)	**Mg**(mg)	B_1(mg)	B_2(mg)	B_6(mg)
pan de centeno	210	5	46	5	20	2,8	140	30	0,15	0,08	–
pan mixto de centeno	230	6	48	4	20	2,3	110	30	0,14	0,07	0,2
pan integral de centeno	210	7	43	7	30	3,9	290	65	0,18	0,15	–
pan blanco de trigo	245	8	50	1	130	1,0	25	15	0,08	0,04	0,04
pan mixto de trigo	240	6	50	2	210	1,7	–	25	0,14	0,07	0,09
pan integral	210	7	43	6	270	2,6	90	30	0,23	0,11	0,36

grupo B en un 3 % a través del pan integral, en un 20 % a través del pan mixto y en un 10 % a través del pan blanco. Además, el pan cubre las necesidades de hierro de la población en aproximadamente un 30 % y las necesidades fisiológicas de cloruro sódico en un 50 % como promedio. A fin de conservar durante más tiempo las variedades de pan que se estropean fácilmente, se les pueden añadir pequeñas cantidades de ácido sórbico como conservante. Este aditivo debe figurar en la etiqueta tanto de los panes envasados como de los no envasados («con fosfato»). Debido al enmohecimiento, el pan puede verse afectado por micotoxinas. Por este motivo, no hay que consumir pan enmohecido. Hasta el momento no se ha podido constatar ninguna diferencia en la presencia de impurezas entre los panes fabricados con cereales procedentes de cultivos alternativos y convencionales.

A fin de conservar durante más tiempo las variedades de pan que se estropean fácilmente, se les pueden añadir pequeñas cantidades de ácido sórbico como conservante. Este aditivo debe figurar en la etiqueta tanto de los panes envasados como de los no envasados («con fosfato»).

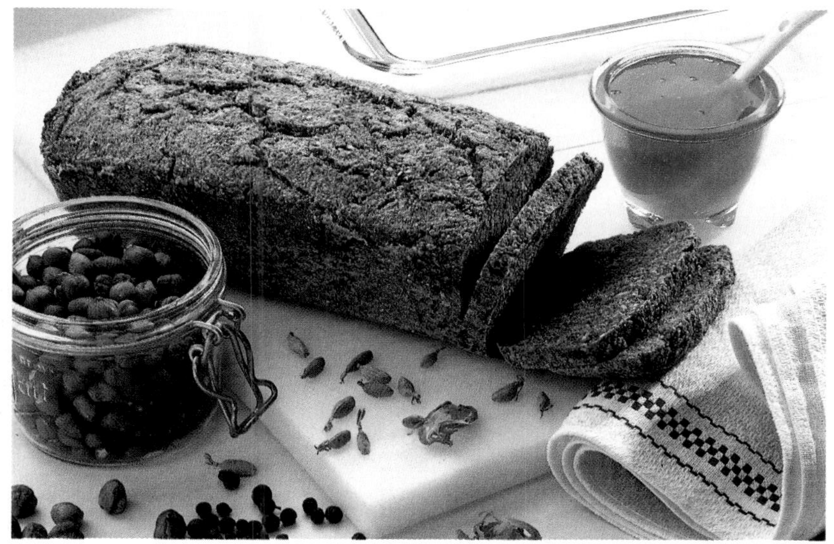

El pan nuestro de cada día: el consumo diario por habitante es de 200 gramos por término medio.

Azúcar, miel y dulces

Desde el punto de vista dietético-fisiológico, el **azúcar** es un suministrador de energía rico en nutrientes que, como condimento, forma parte de muchos alimentos. En una cucharada sopera caben 20 gramos de azúcar, con un contenido energético de unas 82 kcal (340 kJ). La mermelada, la confitura, los bombones y el mazapán contienen hasta un 65 % de azúcar, y los caramelos hasta un 90 %.

Las principales materias primas del azúcar son la caña de azúcar y la remolacha azucarera. De éstas se obtiene un disacárido, la sacarosa, compuesto por glucosa (azúcar de uva o dextrosa) y fructosa (azúcar de fruta o levulosa). El azúcar de caña sin refinar contiene, además de pequeñas cantidades de aminoácidos, minerales y vitaminas del grupo B, restos de melaza, responsables de su color amarronado.

El contenido algo más bajo en nutrientes, el color más oscuro y el sabor más intenso inducen a asignar al azúcar moreno un mayor valor para la salud que al azúcar blanco refinado. Sin embargo, lo decisivo para este valor no es el color, sino la cantidad y la participación del azúcar en la cobertura media de las necesidades de hidratos de carbono. Como regla fundamental, los niños deben tomar como máximo unos 30 gramos al día y los adultos unos 60 gramos. Ello incluye el azúcar contenido en los alimentos.

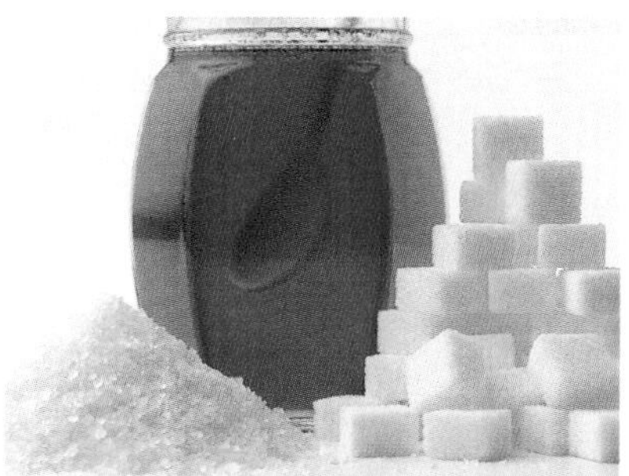

El azúcar es especialmente rico en nutrientes. Su abuso engorda y perjudica la dentadura y el metabolismo.

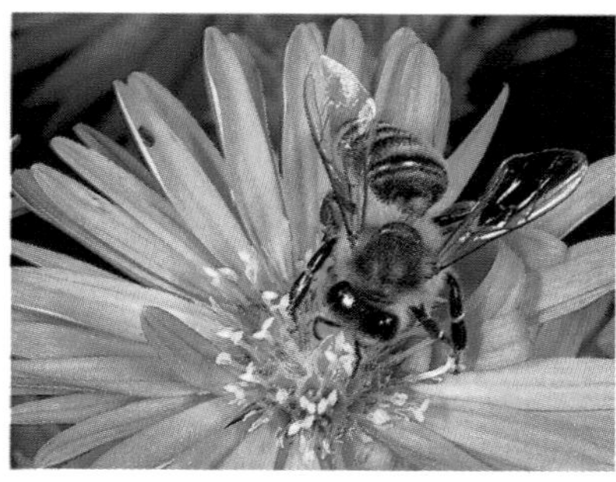

La miel se compone de néctar de flores, ligamaza y secreciones de las abejas obreras.

Un consumo elevado de alimentos azucarados puede provocar sobrepeso y enfermedades metabólicas si previamente existen sobrealimentación y un estilo de vida perjudicial para la salud.
La **miel** es el edulcorante más antiguo de la alimentación humana. Es un alimento vegetal y se compone de néctar de flores, ligamaza y secreciones de las abejas obreras. La miel contiene una mezcla de glucosa y fructosa que, como consecuencia de su escisión enzimática por la invertasa (azúcar invertido), es más fácil de digerir. Además, en la miel de abeja hay pequeñas cantidades de proteínas, minerales y vitaminas.
Dependiendo de la procedencia de la miel, ésta contiene sustancias aromáticas y gustativas específicas (miel de los prados, de trébol, de acacias, de frutales, de abeto, etc.) que aumentan el valor de consumo de este alimento natural.
Las propiedades curativas atribuidas a la miel todavía no se han podido constatar científicamente. Las personas a las que les sienta bien la miel y la consumen regularmente puede que comprueben un efecto estimulante, vigorizante, digestivo y (con leche caliente) beneficioso en caso de resfriado.

No es aconsejable el consumo diario o incluso regular de dulces, ya que perjudican el metabolismo y la digestión normal y pueden provocar sobrepeso.

Los **dulces** son alimentos azucarados tales como el chocolate, las golosinas de todo tipo, la mermelada, la confitura, el mazapán, el turrón y el helado. El valor de consumo desempeña un papel importante en estos alimentos desde el punto de vista dietético-fisiológico, pero en muchos casos también el contenido energético y nutricional. El consumo ocasional de dulces en pequeñas cantidades puede formar parte de una alimentación sana. Sin embargo, no es aconsejable su consumo diario o regular, ya que perjudican el metabolismo y la digestión normal y pueden provocar sobrepeso. Es preferible reemplazarlos por fruta. Asimismo, hay que tener en cuenta que el azúcar y los alimentos azucarados facilitan el desarrollo de bacterias productoras de ácidos en la boca, que favorecen la aparición de caries debido a su acción sobre el esmalte dental. Para más información, remítase al capítulo «La dentición» de la página 239.

Sustitutivos del azúcar

Bajo circunstancias alimentarias especiales puede ser necesario sustituir el azúcar, como en la diabetes, o en caso de trastornos del metabolismo de los hidratos de carbono y de las grasas. Un rasgo característico de estos sustitutivos del azúcar es su paso más lento del intestino a la sangre y su desintegración retardada en el metabolismo celular. De esta forma, el nivel de azúcar sanguíneo no aumenta tanto después de una comida y el páncreas no tiene que secretar tanta insulina. Estas características son positivas para la alimentación de los diabéticos. La fructosa, el sorbitol y la xilita forman parte de los sustitutivos del azúcar. Mientras que la fructosa y la xilita presentan más o menos la misma potencia edulcorante que la sacarosa, la del sorbitol es tan sólo de la mitad. Estos tres sustitutivos del azúcar son de acción laxante debido a su lenta absorción. Esta acción tiene lugar si se consumen más de 30 gramos al día (con alimentos para diabéticos). Su contenido calórico es equivalente al del azúcar. La maltita y la isomaltita tienen un contenido energético más bajo y su potencia edulcorante es inferior a la del azúcar.

Contenido energético del azúcar, la miel y los dulces:

azúcar	400 kcal
miel de abejas	310 kcal
miel artificial	330 kcal
chocolate amargo	480 kcal
chocolate con leche	530 kcal
mazapán	450 kcal
mantecado (10 %)	200 kcal
helado con nata	270 kcal

(Las cifras se refieren a 100 g)

Los **edulcorantes** son unas sustancias obtenidas mayoritariamente de forma sintética carentes de valor energético y con una elevada potencia de endulzamiento. Mediante la mezcla de distintos edulcorantes se puede aumentar considerablemente esta potencia. A excepción del aspartamo, tanto la sacarina, como el ciclamato y el acesulfam pueden utilizarse para cocinar y hornear.

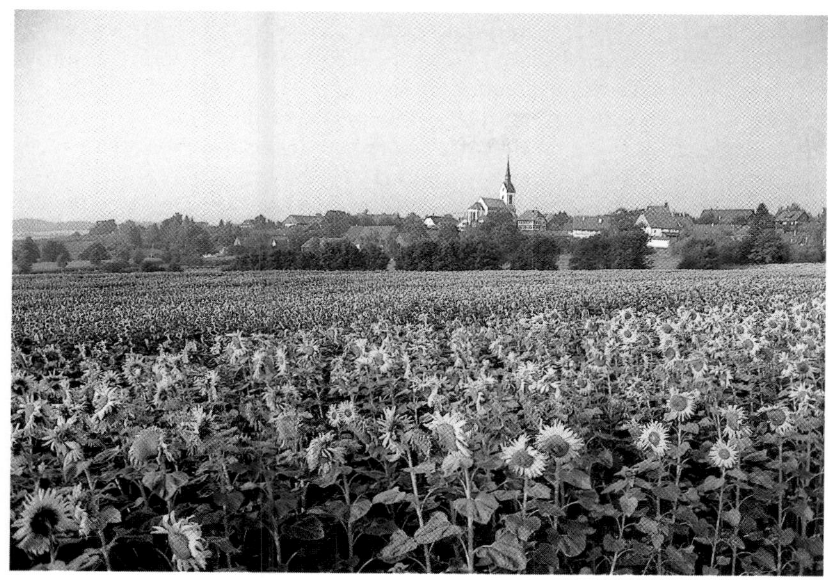

Girasoles. De sus semillas se extrae un apreciado aceite vegetal rico en ácidos grasos insaturados y poliinsaturados y en vitamina E.

Aceites y grasas vegetales

El tipo y la cantidad de los componentes de los aceites de mesa dependen de la planta de la que se obtienen y de los métodos de fabricación. Todos ellos comparten un elevado contenido energético. El espectro de ácidos grasos es diverso. En la mayoría de aceites vegetales se presentan ácidos grasos insaturados y poliinsaturados de distinta estructura con propiedades dietético-fisiológicas específicas. Los aceites prensados en frío conservan una gran parte de los ácidos grasos naturales, el contenido en vitaminas y las sustancias aromáticas y gustativas específicas de la planta correspondiente. Sin embargo, en comparación con los aceites prensados en caliente y extraídos no se pueden conservar durante tanto tiempo. Los aceites con más del 50 % de ácido linoleico también se denominan aceites dietéticos.

En la mayoría de aceites vegetales se presentan ácidos grasos insaturados y poliinsaturados.

Los aceites prensados en frío conservan una gran parte de los ácidos grasos naturales, el contenido en vitaminas y las sustancias aromáticas y gustativas específicas de la planta correspondiente.

El **aceite de oliva** contiene mayoritariamente ácidos grasos insaturados (ácidos oleicos), que influyen favorablemente sobre el nivel de grasas en sangre. Se distingue entre aceite de oliva virgen y refinado.

Los **aceites de gérmenes**, obtenidos principalmente a partir de germen de trigo y de maíz, tienen un alto contenido en vitamina E y en ácidos grasos poliinsaturados.

Los **aceites de semillas**, como el aceite de girasol, de linaza, de soja, de cardo o de azafrán, también son ricos en ácidos grasos insaturados y poliinsaturados así como, en parte, en vitamina E.

Normalmente, los **aceites finos** y **de mesa** son mezclas de aceites vegetales. Tienen un sabor neutro y pueden utilizarse para guisar, asar, hornear y freír.

La calidad de un aceite vegetal para una alimentación sana viene determinada, principalmente, por el contenido en ácidos grasos poliinsaturados, es decir, esenciales. Por consiguiente, no habría que limitarse a la utilización de aceite de oliva sino inclinarse por los aceites de gérmenes y de semillas.

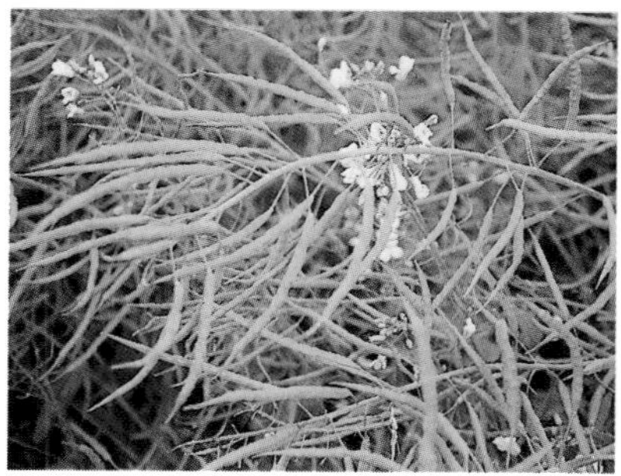

La colza es una de las semillas oleaginosas más importantes.

La margarina, desarrollada originariamente como sustitutivo económico de la mantequilla, hoy en día es un alimento muy utilizado y similar a la mantequilla.

Margarina

La margarina (*margaron*, en griego = «la perla»), desarrollada hace más de ciento cincuenta años como sustitutivo económico de la mantequilla por un oficial farmacéutico francés por encargo de Napoleón, hoy en día es un alimento muy utilizado y similar a la mantequilla.

Los tipos estándar de margarina son las margarinas domésticas, que se pueden emplear principalmente para guisar, hornear y asar, es decir, a temperaturas elevadas. Se obtienen mezclando diversas grasas y, normalmente, están enriquecidas con vitaminas (A, caroteno, D y E).

Las margarinas dietéticas tienen unas composiciones especiales (pobres en sodio), sirven para fines nutricionales y están sujetas a prescripción dietética.

En lo que respecta a los efectos especiales de los ácidos poliinsaturados sobre el nivel de grasas en sangre, cabe destacar los ácidos grasos omega. Forman parte de éstos, entre otros, el ácido oleico, el ácido linoleico y el ácido docosapentaénico. Al parecer, este último tiene un efecto de reducción del nivel de grasas en sangre especialmente intenso. El aceite de salmón, rico en ácidos grasos omega, también se emplea como preparado farmacéutico.

Una dieta extremadamente unilateral con grandes cantidades de ácidos grasos poliinsaturados comporta simultáneamente un aporte elevado de vitamina E, ya que esta vitamina protege a estos ácidos grasos de la oxidación en el metabolismo.

No obstante, hay que tener en cuenta que una dieta extremadamente unilateral con grandes cantidades de ácidos grasos poliinsaturados comporta simultáneamente un aporte elevado de vitamina E, ya que esta vitamina protege a estos ácidos grasos de la oxidación en el metabolismo. El exceso de ácidos grasos poliinsaturados favorece la formación de peróxido y, por consiguiente, la activación de sustancias cancerígenas en el cuerpo humano. En lo que respecta a una alimentación sana, de ello se desprende que con un consumo moderado de grasas alimenticias se consigue una proporción equilibrada de grasas con ácidos grasos saturados, insaturados y poliinsaturados.

Contenido energético y nutricional de aceites y grasas vegetales (valores de promedio en números redondos por cada 100 gramos)

	Energía	**Proteínas**	**Grasa**	**Ácido linoleico**	**Minerales**			**Vitaminas**		
	(kcal)	(g)	(g)	(g)	**Na** (mg)	**Cl** (mg)	**Mg** (mg)	**A** (mg)	**Pro-A**(mg)	**E** (mg)
aceite de oliva	900	–	99,6	8	1	–	–	0,1	–	12
aceite de linaza	900	–	99,5	13	–	–	–	–	–	3
aceite de cardo	900	–	100	74	–	–	–	–	–	35
aceite de girasol	900	–	100	60	–	–	–	–	–	50
aceite de soja	890	–	100	53	–	–	–	0,6	–	15
aceite de trigo	900	–	100	56	–	–	–	–	–	215
aceite de maíz	900	–	100	50	1	–	–	–	–	30
aceite de coco	890	0,8	99	1	2	–	–	–	–	1
aceite de pepita de palma	895	–	99	2	–	–	–	–	–	–
margarina vegetal	720	0,2	80	23	100	160	–	0,5	0,6	16
margarina semigrasa	370	2,0	40	15	390	620	0,5	0,5	0,5	6
margarina dietética	720	0,2	80	46	40	60	–	0,5	0,2	65

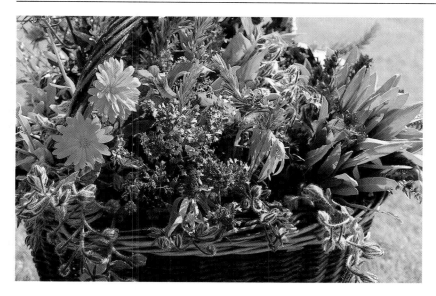

Las especias y las hierbas aromáticas redondean el sabor de una buena comida y aumentan el placer. Por consiguiente, no deben faltar en ninguna cocina. La mayoría se pueden utilizar tanto frescas como secas.

Especias y hierbas aromáticas

Cuando ingerimos alimentos percibimos unas sensaciones que denominamos aroma y sabor. La sensación del aroma está provocada por la estimulación de receptores olfatorios en la parte superior de la fosa nasal y es percibida en el centro olfatorio del cerebro. El sabor se origina en los receptores gustativos de la boca y también se registra en el cerebro. El hombre puede distinguir cuatro sabores básicos: dulce, agrio, salado y amargo. Las sustancias aromáticas son compuestos inestables que provocan una percepción olfativa característica para determinados alimentos. Las sustancias gustativas son unas sustancias acompañantes de los alimentos que causan una sensación de sabor en la boca a través de quimiorreceptores. En la mayoría de los casos, las especias son partes desecadas y almacenadas de plantas con un contenido natural en sustancias aromáticas gustativas. Generalmente, la clasificación de las especias se efectúa según las partes de la planta de las que se extraen:

- De las raíces: jengibre, rábano rusticano, curcuma.
- De los bulbos: escalonia, ajo, cebolla.
- De la corteza: canela.
- De las flores: clavo, alcaparras, azafrán.
- De las hojas: artemisa, laurel, estragón.
- De los frutos: pimienta, manzanilla, pimentón, pimienta de Jamaica.
- De las semillas: cardamomo, nuez moscada.

Los efectos dietético y metabólico-fisiológicos de las especias son múltiples. Además de la estimulación general del apetito, algunas especias favorecen la secreción de saliva y jugos gástricos (mostaza, pimienta de Jamaica, pimienta, pimentón, jengibre), la formación y secreción de bilis (comino, anís), los movimientos intestinales (mostaza, ajo) y la frecuencia cardíaca (pimentón, chile). Algunas especias tienen un efecto inhibidor de los movimientos intestinales y de la formación de gases en el intestino grueso (comino), mientras que otras son expectorantes (anís, hinojo, menta).

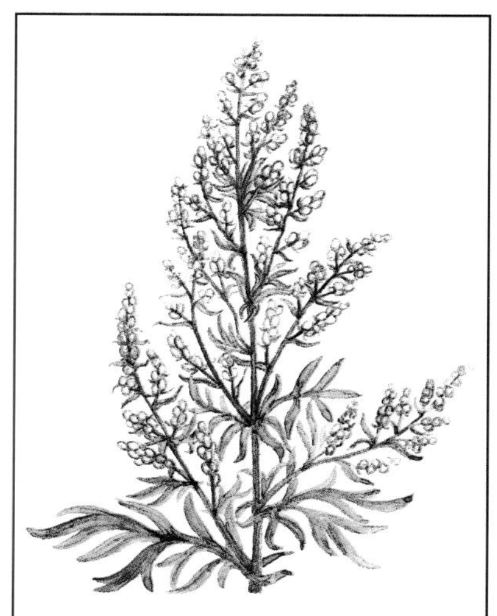

Las hojas de artemisa se utilizan para dar a los platos de carne un toque de picante.

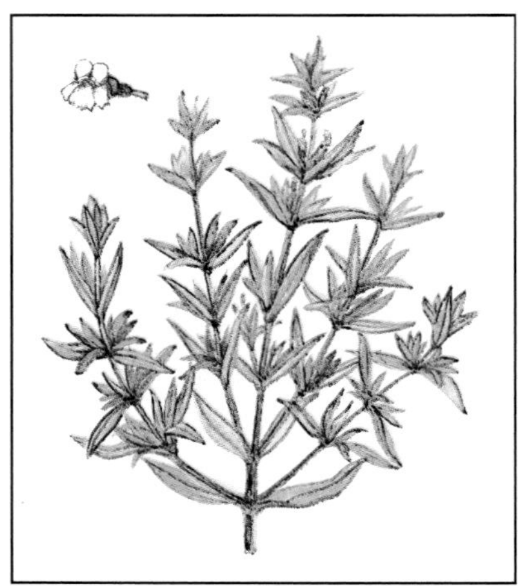

Ajedrea común

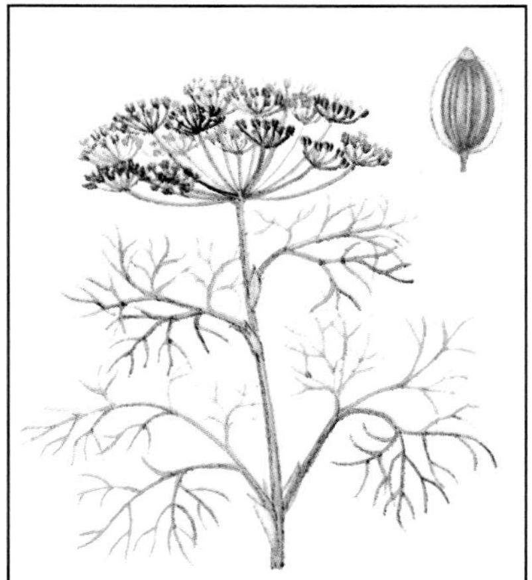

Eneldo

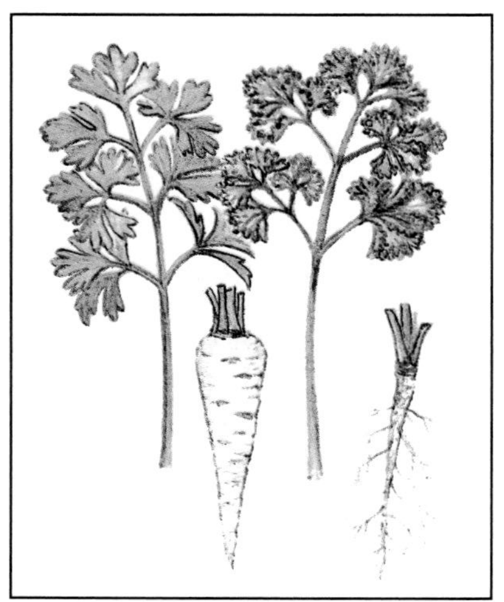

Perejil

Hierbas aromáticas

Para condimentar los platos se emplean hierbas aromáticas frescas o secas. He aquí algunos consejos para la utilización de algunas:

Ajedrea común: guisos de judías verdes, judías como verdura, judías en ensalada, sopa de patatas, para encurtir verduras agrias.

Ajo: salsas de tomate, ensaladas, asados de carnero y de cerdo, entremeses, platos con requesón.

Apio: salsas de hierbas y de asados, guisos de verduras, sopa de patatas, caldos de pescado, ensalada de patatas y entremeses, platos de carne, ave y pescado cocidos.

Artemisa: asados de ganso, pato y cerdo.

Cebollas: en casi todos los platos (excepto los dulces), por ejemplo ensalada de tomate, de judías, de remolacha, de col, de patatas y entremeses, caldos, sopas, todos los tipos de pescado, aderezos de requesón, maceraciones.

Cebollino: aderezos de requesón, ensaladas (menos aquellas en las que predomina un sabor dulce), salsas claras, salsas de hierbas, sopas de patatas, tomate y pescado, pescados macerados, patatas asadas, huevos.

Cilantro: salsas, embutido, jamón, paté, para condimentar ensaladas de lechuga y pasteles.

Comino: los frutos desecados para sopas de verduras, platos de carne, salsas, ensaladas. Las hojas frescas para condimentar ensaladas verdes.

Eneldo: ensalada de lechuga, de pepino, de tomate, salsas de hierbas, aderezos de requesón, mayonesa de hierbas, platos de huevos y de pescado, ensalada de patatas.

Levístico: sopas de patatas y de verduras, guisos de verduras, caldos de carne, ensalada de patatas, puré de patatas, asado de vaca.

Mejorana: patatas asadas, salsas de hierbas, sopas de patatas, legumbres estofadas, estofados de carne, carne de cerdo.

Melisa: ensalada de lechuga y de pepino.

Perejil. Hojas: todas las ensaladas, salsas de hierbas, sopas de verduras, hierbas, pescado y patatas, guisos, patatas de guarnición, aderezos de requesón. Raíces: caldos, sopa de verduras.

Rábano rusticano: manzana, pescado cocido (especialmente carpa), requesón, mayonesa, ensalada de patatas, para encurtir pepinillos.

Tomillo: sopa de patatas, carne de cerdo, estofados de carne, patatas.

Ajo: ¿condimento o remedio curativo?

Las cabezas de ajo blancas y rojas se conocen desde la antigüedad. Debido a su intenso sabor picante se utilizan desde hace siglos para condimentar platos de carne, embutidos, salsas y ensaladas. El característico sabor se debe a un aceite esencial sulfurado, la aliina. Al desmenuzar los dientes de ajo, así como durante la digestión, la aliina es escindida por una enzima, lo que provoca la aparición de una sustancia de olor penetrante, la alicina, que se elimina a través del aire de la respiración y del sudor y que delata a cualquier persona que haya comido ajo sólo con acercarse.
La carne de las cabezas de ajo contiene aproximadamente un 28 % de hidratos de carbono, un 6 % de proteínas y cantidades reducidas de algunas vitaminas y ciertos minerales. El valor energético es de 140 kcal (590 kJ) por cada 100 gramos.
Desde siempre se ha atribuido al ajo un efecto preventivo y curativo en muchas enfermedades. Así, se cree que las personas que consumen ajo regularmente (y no sólo como condimento, sino en forma de cabezas enteras, de jugo o de perlas de ajo), están protegidas de las enfermedades intestinales infecciosas y de las dolencias cardiocirculatorias. En algunos libros de medicina natural se explica que las lavativas de extractos de bulbos de ajo son de ayuda contra los parásitos intestinales. Las perlas de ajo o los preparados de jugo de ajo, carentes de olor, se recomiendan como agentes contra los trastornos metabólicos y las manifestaciones de la edad.
Estos efectos han sido estudiados en experimentos con animales, y se ha podido constatar un retardo de la coagulación sanguínea y una disminución del nivel de grasas en sangre al administrar concentraciones muy altas de extractos de ajo. Hasta el momento todavía no se ha podido comprobar con absoluta certeza si estos efectos también pueden presentarse en el hombre.
El ajo es y seguirá siendo una planta aromática muy apreciada que proporciona un sabor picante a la dieta mixta y que, además, aporta variación al plan alimentario diario. El ajo también tiene una acción beneficiosa para la salud, pero no es ninguna panacea.

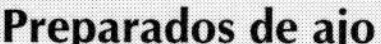

Preparados de ajo

Para conseguir tan sólo una pequeña reducción de los valores de grasas en sangre sería necesaria una dosis diaria de como mínimo cinco gramos de la sustancia activa. Ello equivale al contenido de dos a tres dientes de ajo frescos. Sin embargo, los preparados existentes en el mercado normalmente presentan unas dosis tan bajas que apenas tienen ningún valor terapéutico. Los fabricantes son los únicos que salen ganando, ya que al pasar de la pulverización de las cabezas de ajos frescos a un producto farmacéutico, de cada cabeza se obtiene un preparado que en el mercado tiene un elevado precio.
El consumo de un diente de ajo fresco al día es mejor y más barato para la prevención. El desagradable olor se puede evitar mascando simultáneamente un poco de perejil o de pan negro seco.

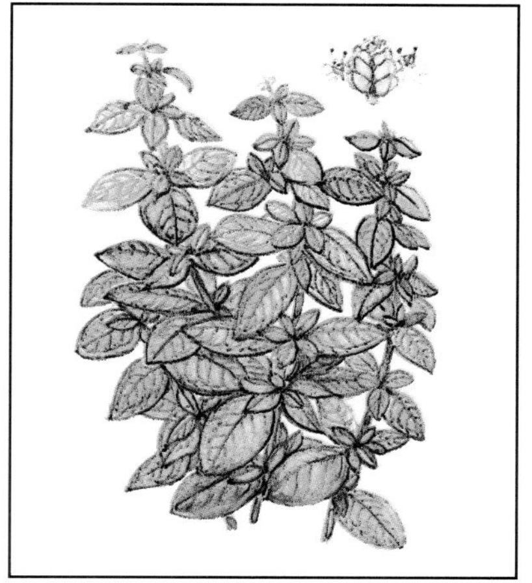

Mejorana

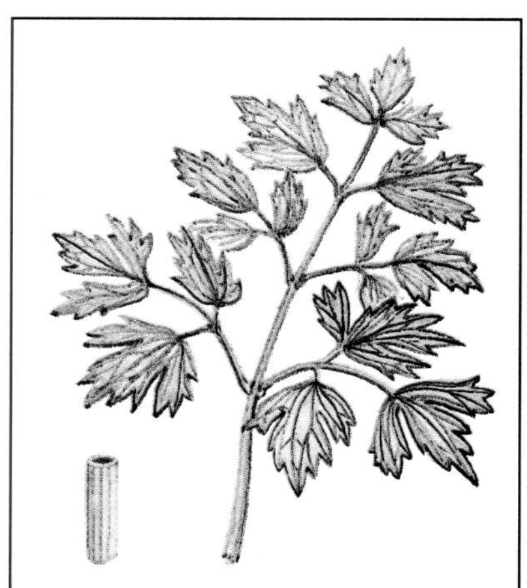

Levístico

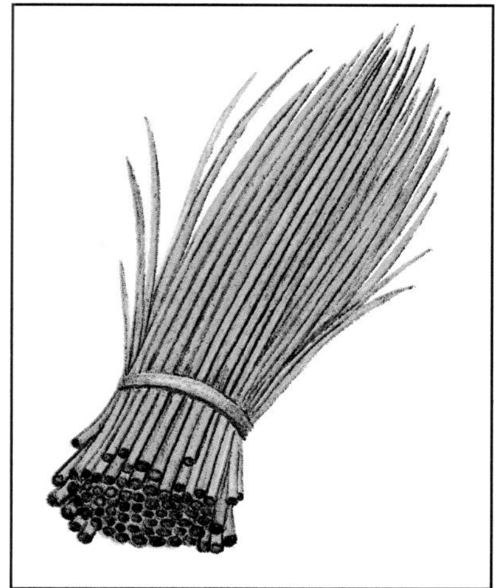

Cebollino

La leche y los productos lácteos son un componente esencial de una alimentación sana a cualquier edad.

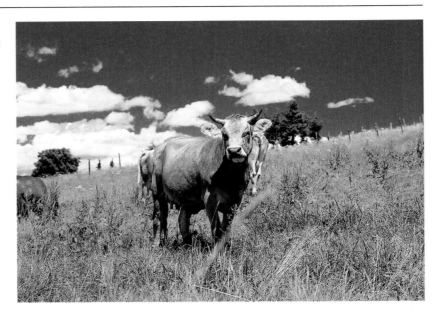

ALIMENTOS DE ORIGEN ANIMAL

Leche y productos lácteos

El único alimento de valor íntegro en toda la extensión de la palabra es la leche materna.

La leche y los productos lácteos son un componente esencial de una alimentación sana a cualquier edad. El único alimento de valor íntegro en toda la extensión de la palabra es la leche materna. Ésta suministra al lactante una cantidad óptima de energía y nutrientes de una calidad inmejorable durante los primeros meses de vida. El bajo contenido en energía en relación con otros tipos de leche se complementa mediante varios compuestos nitrogenados, que son muy importantes para el anabolismo y el favorecimiento de las defensas del recién nacido.
Aparte de la leche de vaca, se puede hacer uso de la leche de otros animales (oveja, cabra, yegua) para la alimentación humana.
Durante la preparación de la leche se puede modificar su contenido en grasa. Esto tiene como consecuencia alteraciones en el contenido en otros nutrientes. Con la porción de grasas también disminuye el contenido en vitaminas liposolubles y sustancias gustativas.
La esterilización por calor no influye sustancialmente sobre la composición de la leche y, por consiguiente, tampoco provoca un menoscabo de su valor para la salud.
La **mantequilla** es un producto lácteo fácil de digerir y saludable. Contiene muchos elementos valiosos como vitaminas liposolubles, ácidos grasos fáciles de metabolizar y sustancias aromáticas y gustativas. Una porción de 30 gramos en el desayuno cubre cerca del 20 % de las necesidades diarias de vitaminas A y E de las personas adultas. Los ácidos grasos de cadena corta de la mantequilla son absorbidos rápidamente en el intestino delgado y no afectan al nivel de grasas en sangre. Los ácidos grasos de cadena larga que contiene la mantequilla tienen un efecto favorable sobre el metabolismo de las grasas. Las cantidades de colesterol ingeridas con un consumo moderado de mantequilla no son perjudiciales para la salud.
El color, el aroma, el sabor y la consistencia de la mantequilla la convierten en un alimento muy atractivo. Gracias a su favorable composición, también se utiliza ampliamente en dietética.

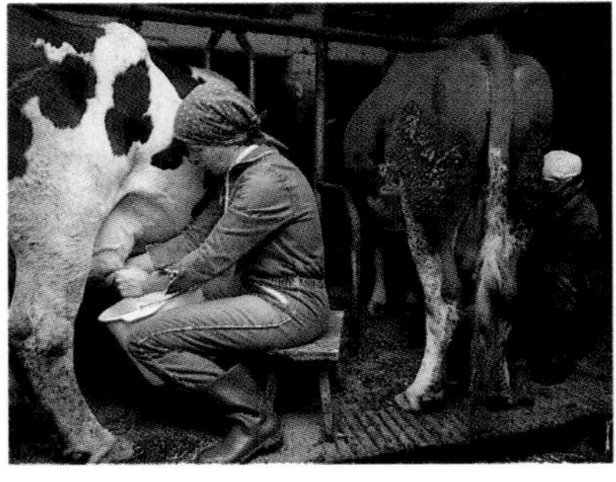

Durante la preparación de la leche se puede modificar su contenido en grasa. Esto tiene como consecuencia alteraciones en el contenido en otros nutrientes.

Los **productos de leche fermentada** tienen una composición similar a la de la leche. Durante la fermentación láctica se forman ácido láctico y catabolitos de las proteínas y las grasas dietético-fisiológicamente valiosos, con lo que el sabor de la leche mejora y es más fácil de digerir. Los productos de leche fermentada pueden elaborarse a partir de todos los tipos de leche con menos grasas, entre los que se encuentran muchas especialidades de yogur diferentes.
Un producto de leche fermentada procedente de Oriente es el kéfir. Microbiológicamente, los grumos de kéfir están compuestos por bacilos del kéfir (*Bacillus caucasi*), que se unen a bacterias del ácido láctico y hongos de levadura.
Los hongos de levadura y bacterias del ácido láctico que contienen los grumos de kéfir catabolizan la lactosa en ácido láctico, alcohol y anhídrido carbónico. Ello hace que esta bebida tenga un sabor agrio, ligeramente aromático y picante. Durante este proceso de fermentación se forman toda una serie de sustancias que no están presentes en la leche normal.
El valor dietético-fisiológico del kéfir reside, además de en sus características de sabor y refrescantes, en su contenido en proteínas fáciles de digerir, en minerales y vitaminas, que es equivalente al de la leche. El contenido en alcohol oscila entre el 0,2 y el 0,8 % y es totalmente inofensivo incluso para los niños. El contenido en grasas depende del producto inicial, según si se ha utilizado leche con un 2,5 % de grasa, leche fresca desnatada o una mezcla de crema de leche con un 10 % de grasa y leche desnatada o entera para la elaboración del kéfir. La grasa de la leche no se ve alterada por los grumos de kéfir.

Durante la fermentación láctica se forman ácido láctico y catabolitos de las proteínas y las grasas dietético-fisiológicamente valiosos, con lo que el sabor de la leche mejora y es más fácil de digerir.

Contenido energético y nutricional de la leche y los productos lácteos (valores de promedio en números redondos por cada 100 gramos)

	Energía	Proteínas	Grasa	Hidratos de carbono	Minerales				Vitaminas		
	(kcal)	(g)	(g)	(g)	**Ca** (mg)	**P** (mg)	**Fe** (mg)	**Mg** (mg)	**A** (µg)	$\mathbf{B_2}$ (mg)	**C** (mg)
leche de mujer	65	1,2	3,7	7,1	31	15	0,1	4	60	0,04	4,0
leche de vaca	70	3,3	3,8	4,8	120	92	0,1	12	30	0,18	2,0
leche de beber, 3,5 % de grasa	65	3,3	3,5	4,8	120	92	0,1	12	31	0,18	1,0
leche UHT, 3,5 % de grasa	65	3,3	3,5	4,8	120	92	0,1	12	31	0,18	1,0
leche desnatada	35	3,5	0,1	4,8	125	96	0,1	12	1	0,19	1,0
suero de leche	40	3,5	0,5	4,0	110	90	0,1	16	9	0,16	1,0
crema de leche	125	3,1	10,5	4,1	100	85	0,1	11	75	0,16	1,0
nata montada	310	2,4	32,0	3,4	80	63	–	10	275	0,15	1,0
nata fresca	380	2,0	40,0	2,5	73	59	–	8	–	0,11	1,0
mantequilla	750	0,7	83,0	–	13	20	0,2	3	600	0,02	0,2
leche de cabra	70	3,7	3,9	4,8	123	103		13	73	0,15	2,0
leche de oveja	95	5,3	6,3	4,7	183	115	0,1	11	50	0,23	4,0
yogur para beber	40	3,3	1,0	4,5	110	90	0,1	11	15	0,17	–
yogur de leche entera	60	3,3	3,5	4,0	120	92	0,1	12	31	0,18	1,0
kéfir	60	3,3	3,5	4,0	120	92	0,1	12	31	0,18	1,0
nata agria	115	3,1	10,0	3,7	110	88	0,1	12	–	0,16	1,0

El kéfir tiene un sabor refrescante y contiene proteínas fáciles de digerir, además de minerales.

Preparación del kéfir:

1. Calentar a una temperatura de aproximadamente 22 °C en un recipiente bien limpio leche normal hervida brevemente, leche fresca desnatada o una mezcla de crema de leche (10 % de grasa) con leche para beber o leche fresca desnatada y cubrir con un paño limpio.

2. Separar los grumos de kéfir del líquido conservante del envase original con un colador de cocina y añadir acto seguido a 500 mililitros de la leche o mezcla de leche y crema de leche previamente preparadas.

3. Dejar reposar esta mezcla bien tapada durante 24 horas a temperatura ambiente. Durante este tiempo la leche cuajará.

4. Verter la leche cuajada por un colador. Se puede beber inmediatamente o después de enfriarla en la nevera. Mediante la adición de pequeñas cantidades de fruta, zumo de fruta, compota, mermelada, confitura o azúcar se puede variar el sabor del kéfir.

5. Los grumos de kéfir recuperados al colar la leche cuajada se pueden volver a utilizar de inmediato en una cantidad de leche correspondiente y dejar reposar durante 24 horas a temperatura ambiente. Si se repite varias veces esta operación y las condiciones son favorables, los grumos de kéfir se pueden multiplicar rápidamente. En tal caso habría que separar y tirar los grumos más grandes de vez en cuando.

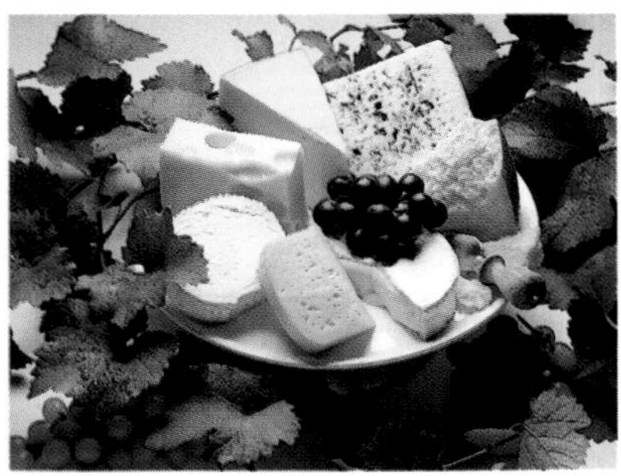

El queso es un producto lácteo especialmente valioso desde el punto de vista dietético-fisiológico. El contenido en grasas varía según la variedad.

Queso

Otro grupo de productos lácteos con un gran valor dietético-fisiológico son los quesos, los hay de distintos sabores y contenido en grasas. Básicamente, «cuanto más grasos son, mejor saben». Los aromas característicos del queso se deben principalmente a ácidos grasos y compuestos orgánicos efímeros que se forman durante la fermentación bacteriana de la masa de queso (maduración del queso). Determinadas variedades de queso se caracterizan por compuestos aromáticos típicos, como por ejemplo los casos de Cheddar, el Camembert o el roquefort. Mediante el aislamiento de estas combinaciones de sustancias aromáticas a partir de los cultivos de bacterias correspondientes se obtienen aromas de queso artificiales, que se utilizan especialmente en la fabricación de queso para untar.

Los aromas característicos del queso se deben principalmente a ácidos grasos y compuestos orgánicos efímeros que se forman durante la fermentación bacteriana de la masa de queso (maduración del queso).

El contenido en grasa de los quesos se expresa en G. e. M. = grasa en masa seca (que quiere decir, en otras palabras, masa de queso sin agua). Normalmente, el contenido de grasa en masa seca de distintas variedades de queso oscila entre el 30 y el 65 %.

El contenido en grasa de los quesos se expresa en G. e. M. = grasa en masa seca (masa de queso sin agua). El contenido en masa seca de distintas variedades de queso oscila entre el 30 y el 65 %.

El **queso cocido** se obtiene a partir de leche agria cuajada pobre en grasas. Tras una maduración sobre chapas a una temperatura de 25 °C durante dos o tres días y adición de sal de cocina, sal fundida y especias, la leche agria cuajada se funde al baño María a 70 u 85 °C; el paso siguiente consiste en envasarla y esterilizarla con todas las precauciones y medidas necesarias. El producto final tiene una G. e. M. de entre 10 y 20, lo que equivale a un contenido en grasas real de entre tres y seis gramos por cada 100 gramos.

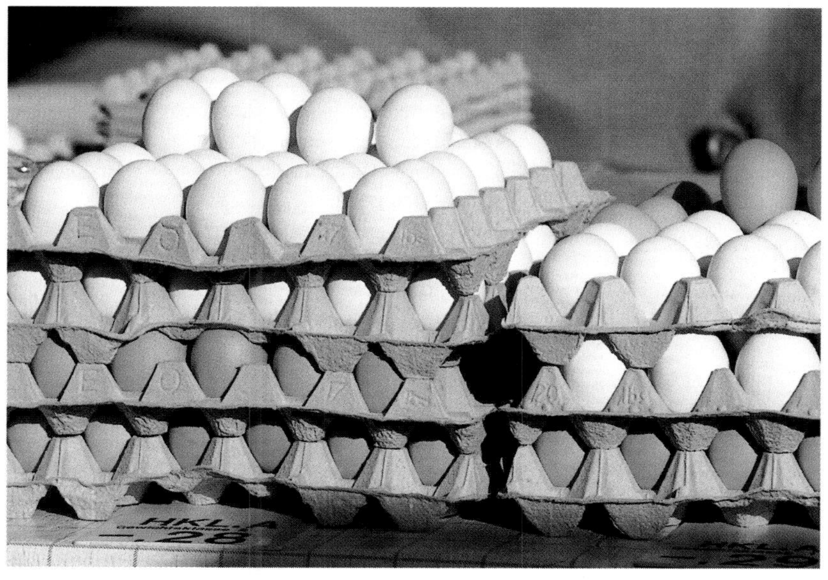

Contenido energético de una selección de quesos *(cifras por cada 100 g):*

queso en lonchas	*85 kcal*
requesón (40 %)	*160 kcal*
requesón, magro	*75 kcal*
Chéster	*390 kcal*
Emmental	*380 kcal*
Edamer (45 %)	*355 kcal*
queso roquefort	*355 kcal*
queso de Brie	*340 kcal*
Camembert	*285 kcal*
queso de resina	*125 kcal*
queso fresco de nata doble	*330 kcal*

Huevos

La composición de los huevos, cuya función original es la de la formación de una nueva vida, tiene un gran valor para la alimentación humana en lo que respecta a la combinación de proteínas, grasas, minerales y vitaminas de un alto valor biológico. Éste puede ser incrementado mediante la mezcla habitual de proteínas vegetales en la dieta diaria. Ejemplos de ello son los platos de huevos con patatas, legumbres, productos cereales y harina de soja.

La grasa de los huevos contiene ácido oleico insaturado y ácido linoleico biinsaturado. El contenido en colesterol por huevo es de 280 miligramos y se concentra en la yema. El contenido relativamente elevado en colesterol del huevo habla en favor de una necesidad absoluta, que en la mayoría de los casos se infravalora y con frecuencia se exagera en lo que respecta a su implicación en el surgimiento de trastornos del metabolismo de las grasas. Un consumo regular de entre tres y cinco huevos a la semana es muy recomendable para cualquier adulto sano. Las limitaciones en la ingestión de colesterol alimentario sólo están indicadas en personas con trastornos del metabolismo de las grasas.

Un consumo regular de entre tres y cinco huevos a la semana es muy recomendable para cualquier adulto sano.
Las limitaciones en la ingestión de colesterol alimentario sólo están indicadas en personas con trastornos del metabolismo de las grasas.

Los huevos utilizados en la alimentación son los de gallina, pato, ganso, pava, así como de codorniz y gaviota. Por término medio, los huevos de gallina pesan unos 58 gramos, los de pato unos 80 gramos, los de ganso cerca de 200 gramos y los de codorniz sólo 9 gramos.

El grado de frescura de los huevos se distingue en el tamaño de la cámara de aire. En los huevos de gallina frescos, éste es de dos milímetros y aumenta hasta ocho milímetros en el transcurso de 30 días. Los huevos frescos no hacen ningún ruido al agitarlos, al contrario de los que tienen más de 30 días.

A temperatura ambiente, los huevos duran una semana, en la nevera entre tres y cuatro semanas y en el congelador sin cáscara hasta cuatro meses.

A temperatura ambiente, los huevos se conservan durante una semana, en la nevera entre tres y cuatro semanas y en el congelador sin cáscara hasta cuatro meses.

La tasa de impurezas de los huevos generalmente es baja. Únicamente en caso de alimentación exclusiva de las gallinas con harina de pescado se ha podido detectar un aumento de las concentraciones de metales pesados. Los huevos almacenados durante demasiado tiempo o pasados y los productos elaborados con ellos constituyen un peligro, ya que pueden provocar la temida infección de la salmonelosis.

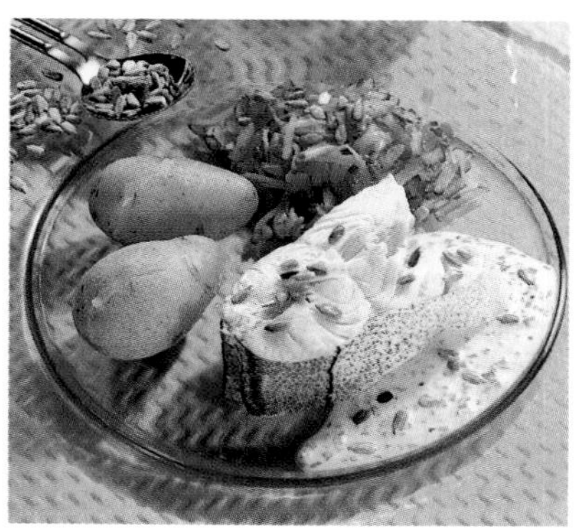

El consumo regular de pescado y de sus derivados contribuye sustancialmente al aporte de proteínas de un alto valor biológico.

Pescado y sus derivados

El consumo regular de pescado y de productos derivados de éste contribuye sustancialmente al aporte de proteínas de un alto valor biológico. Muchos pescados son relativamente pobres en grasas, como por ejemplo la trucha, el lucio, la carpa y la lucioperca, todos ellos peces de agua dulce, con un contenido en grasas de hasta el 5 %. En el caso de los peces de agua salada, el bacalao, el abadejo, la barbada, la pescadilla y la solla se consideran pescados blancos con menos del 2 % de grasa; la merluza, el halibut blanco, la gallineta y el lenguado, pescados semigrasos con menos de un 10 % de grasa, y el halibut negro, el arenque, la caballa, la anguila, el salmón, la anchoa, la sardina y el atún pescados azules con hasta un 35 % de grasa.
La grasa de pescado presenta un alto contenido en ácidos grasos poliinsaturados, a los que se atribuye un efecto positivo sobre la disminución de un nivel de grasas en sangre demasiado alto. Muchas especies de pescado contribuyen al aporte de minerales gracias a su alto contenido en yodo, fósforo, magnesio y hierro. La grasa de pescado y especialmente el hígado de pescado contienen vitamina A, D y E.
Para una alimentación sana habría que comer pescado, a ser posible, una o dos veces por semana.

El pescado fresco debe consumirse lo antes posible. Durante el almacenamiento y el transporte es necesaria una cadena de frío ininterrumpida.

El pescado fresco debe consumirse lo antes posible. Durante el almacenamiento y el transporte es necesaria una cadena de frío ininterrumpida. En las proteínas del pescado, que se echan a perder fácilmente, pueden formarse con bastante rapidez aminas biógenas (histamina, cadaverina, tiramina y otras), que pueden provocar manifestaciones de intoxicación. El pescado podrido es un caldo de cultivo ideal para las bacterias.
Unos de los parásitos más frecuentes de los peces marinos son los nematodos. Éstos atacan principalmente las entrañas del pescado. Sus larvas llegan a la carne del pescado y pueden provocar enfermedades intestinales en el hombre. En los métodos de manipulación reglamentarios y los procedimientos de fabricación habituales, estos nematodos son aniquilados. Las larvas de nematodo eventualmente presentes se pueden eliminar o aniquilar extrayéndolas en el momento oportuno, salando y marinando el pescado de forma reglamentaria, tratándolo con calor a 70 °C como mínimo o congelándolo (menos 20 °C).

Crustáceos y moluscos

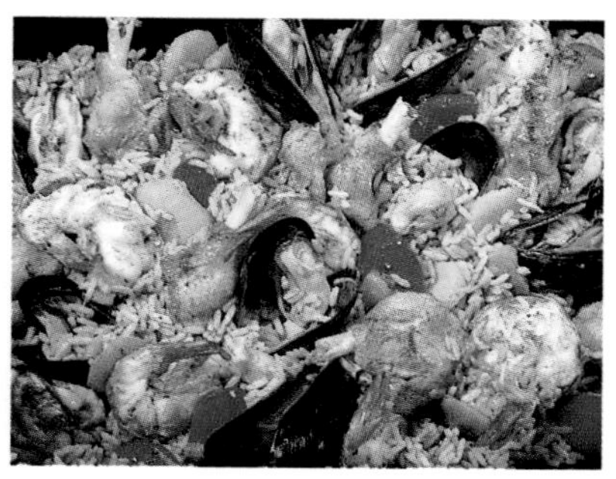

El contenido en calorías de los crustáceos es bajo, y el contenido en proteínas y grasas es más o menos equivalente al de los pescados de agua salada.

Los integrantes de estos grupos de animales marinos también se utilizan como alimento y se consumen preferentemente como manjar exquisito. Desde el punto de vista dietético-fisiológico, aportan minerales y vitaminas. Sus derivados contienen sal en abundancia, al igual que el caviar (auténtico y sucedáneo), que no forma parte de este grupo de alimentos sino del de las «exquisiteces gastronómicas».
Antes de consumir crustáceos y moluscos hay que comprobar el grado de frescura. Las variaciones de olor y de sabor deben inducir a renunciar a su consumo. Estos productos se estropean fácilmente y, en consecuencia, generan sustancias nocivas.

La composición y el valor nutritivo de los **productos derivados del pescado** dependen del tipo de pescado y del método de fabricación. Se distingue entre el ahumado en caliente y el ahumado en frío, la maceración, la cocción y la fritura.

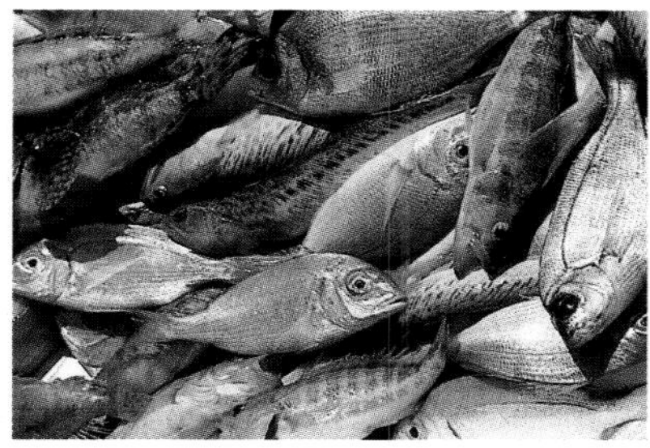

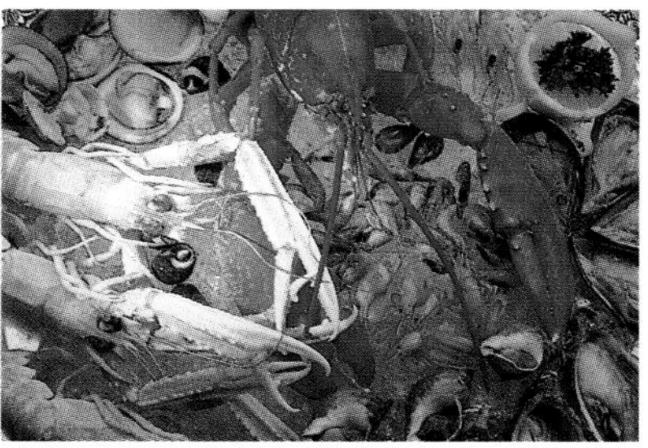

Muchos pescados y crustáceos contribuyen al aporte de minerales gracias a su alto contenido en yodo, fósforo, magnesio y hierro. La grasa de pescado y especialmente el hígado de pescado contienen vitamina A, D y E. Para una alimentación sana habría que comer pescado, a ser posible, una o dos veces por semana.

Contenido energético y nutricional de los pescados de agua dulce y de agua salada (valores de promedio en números redondos por cada 100 gramos de porción comestible)

Especie de pescado	Energía	Proteínas	Grasas	Minerales				Vitaminas		
	(kcal)	(g)	(g)	**Ca** (mg)	**P** (mg)	**Mg** (mg)	**J** (µg)	**A** (µg)	**E** (mg)	**B_2** (mg)
anguila	280	15	25,0	17	225	20	4	980	–	0,32
trucha	100	19	2,7	18	240	30	3	45	–	0,08
lucio	80	18,5	1,0	20	190	25	–	15	0,2	0,06
carpa	115	18	5,0	50	215	30	2	45	0,5	0,06
salmón	200	20	14,0	13	250	30	35	65	–	0,17
lucioperca	85	19	0,7	27	195	18	–	–	–	0,25
platija	70	17	0,7	25	200	25	30	10	0,4	0,2
halibut	100	20	2,3	14	200	30	50	30	0,9	0,01
arenque	205	18	15,0	35	250	30	50	40	0,15	0,2
bacalao	75	17	0,4	25	185	25	120	10	0,3	0,05
caballa	180	19	12,0	12	245	30	75	100	1,3	0,4
gallineta	105	18	3,6	20	200	30	100	12	1,3	0,08
barbada	75	18	0,1	18	175	25	245	17	0,4	0,2
solla	75	17	0,8	60	200	20	190	3	_	0,2
abadejo	80	18	0,8	15	300	–	200	11	_	0,4
lenguado	85	18	1,5	30	195	50	17	–	_	0,1
atún	225	21	16,0	40	200	–	50	450	_	0,2

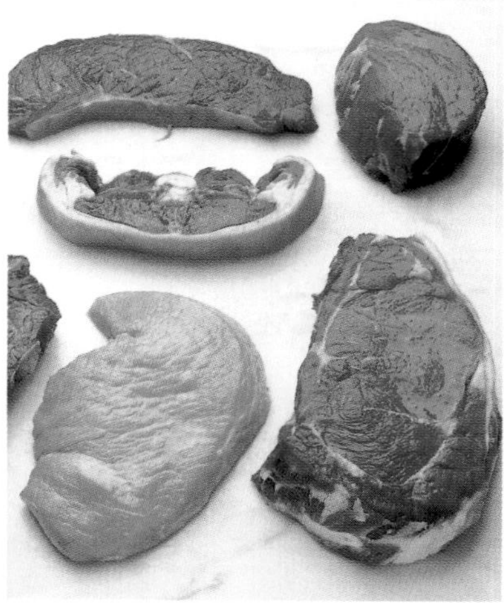

La carne es uno de los alimentos más importantes para la mayoría de la población. Una familia estándar toma carne cuatro veces a la semana por término medio.

Contenido energético de la carne de ave y de caza *(valores de promedio en números redondos por cada 100 gramos de porción comestible):*

pollo asado	*135 kcal*
pato	*225 kcal*
ganso	*340 kcal*
pavo	*210 kcal*
corzo	*110 kcal*
liebre	*115 kcal*
ciervo	*110 kcal*
conejo	*150 kcal*
cabra	*150 kcal*

Los productos cárnicos tienen múltiples aplicaciones en una dieta variada debido a su composición diversa.

Carne y productos cárnicos

A pesar de que las formas de alimentación alternativas, sobre todo vegetarianas, gozan de una aceptación cada vez mayor en amplias capas de la población, el consumo de carne y de productos cárnicos es el símbolo y el rasero del nivel de nutrición y bienestar en los países industrializados.

A la mayoría de las personas les gusta comer carne y, por término medio, una familia estándar toma un plato de carne al menos cuatro días a la semana. La carne y los productos cárnicos consumidos son en más de un 50 % de cerdo, cerca de un 25 % de buey, alrededor del 10 % de ave y sólo el 2 % de caza o de cordero.

La carne se consume casi exclusivamente caliente, mientras que los productos cárnicos se toman principalmente elaborados o en conserva. El contenido en proteínas de alto valor biológico varía según la porción de carne y el tipo de animal. Mediante una mezcla adecuada con proteínas vegetales se puede conseguir un complemento y un incremento esenciales del valor biológico de las proteínas cárnicas.

El contenido en grasa de las distintas piezas de carne oscila entre el 4 y el 45 % en el cerdo y entre el 2 y el 24 % en el buey. A pesar de que las partes de grasa no sean visibles, con la carne magra pura también se ingieren grasas con un alto contenido en ácidos grasos saturados.

En una dieta mixta normal, por término medio la carne y los productos cárnicos cubren cerca del 30 % de las necesidades de proteínas y más del 50 % de las necesidades de grasas. Además, la carne también aporta una elevada porción de vitaminas vitales (A, B_1, B_2, B_6), así como de minerales (potasio, fósforo, hierro).

La carne de **ave**, **caza** y **conejo** es muy valiosa desde el punto de vista dietético-fisiológico debido a su especial composición. Tiene un elevado contenido en proteínas y, a excepción del ganso y el pato, un bajo contenido en grasas. La reducida presencia de tejido conjuntivo las convierte en un alimento tierno, fácil de digerir y de múltiples aplicaciones.

Los **despojos** comestibles de los animales de matanza son el hígado, el corazón, los riñones, los pulmones, el cerebro, la lengua, las mollejas (glándula timo de la ternera), el bazo, el estómago y las ubres. Por término medio, su contenido en vitaminas y minerales es superior al de las otras partes del animal. El cerebro y las mollejas presentan un contenido extremadamente alto en purinas.

Las purinas, que el propio organismo también produce, son sintetizadas en ácido úrico en el metabolismo. Cuando el metabolismo de las purinas está alterado, se produce incluso más urea, que se deposita en las articulaciones (gota, hiperuricemia). En estos casos no es aconsejable el consumo de alimentos con un contenido en purinas muy elevado.

Productos cárnicos

Los productos cárnicos tienen múltiples aplicaciones en una dieta variada debido a su composición diversa. Como promedio, contienen unas cantidades de proteínas, grasas, vitaminas y minerales similares a las de la carne, pero su valor para la salud ha sido modificado mediante los procedimientos de elaboración y conservación.

Mediante el adobo se obtienen unos productos que se conservan durante más tiempo, tienen un color y una consistencia diferentes y un sabor característico. Normalmente, su contenido en sal es elevado, a excepción de los productos dietéticos. Estos alimentos contienen nitratos y nitritos, componentes de las mezclas de sal para adobar. A pesar de que la utilización de salmuera está limitada por disposiciones legales, no se puede excluir por completo un peligro para la salud a causa de la formación de nitrosamina tras el consumo de estos productos, siempre que se lleve a cabo en grandes cantidades. Mediante los procesos de ahumado y del salazón se consiguen otras alteraciones en la composición de los productos cárnicos, que se pone de manifiesto especialmente en un alto contenido en cloruro sódico.

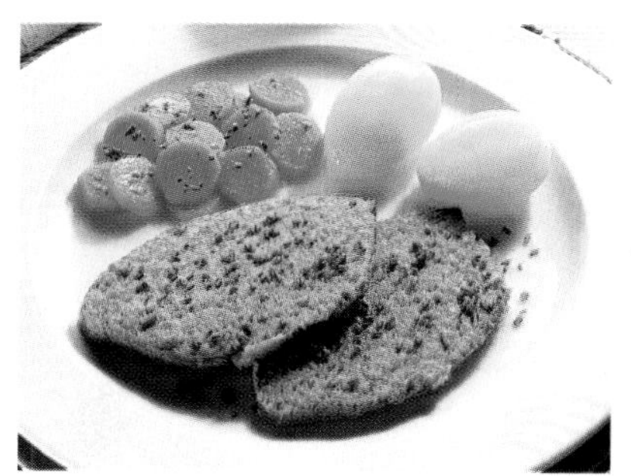

Mediante la elección adecuada de productos especiales y su apetitosa preparación se puede conseguir una dieta mixta variada, en la que los productos cárnicos también pueden contribuir al mantenimiento de la salud.

Carne y alimentación sana

Los productos cárnicos, ricos en grasas y en calorías, deberían consumirse en cantidades moderadas e incluirse en una dieta sana con una gran variedad. Mediante la elección adecuada de productos especiales y su apetitosa preparación se puede conseguir una dieta mixta variada, en la que los productos cárnicos también pueden contribuir al mantenimiento de la salud.

Contenido energético y nutricional de la carne (valores de promedio en números redondos por cada 100 gramos de porción comestible)

Tipo de carne	Energía	Proteínas	Grasa	Minerales				Vitaminas			
	(kcal)	(g)	(g)	**K** (mg)	**P** (mg)	**Mg** (mg)	**Fe** (mg)	**A** (µg)	**B_1** (mg)	**B_2** (mg)	**B_6** (mg)
Ternera											
carne muscular	95	22	0,8	388	288	16	2,1	–	0,1	0,3	0,4
pecho	130	19	6,0	330	235	–	3,0	–	0,1	0,2	–
jarrete	100	21	1,6	300	200	–	3,0	–	0,2	0,2	–
pierna	95	21	1,6	343	198	16	2,3	–	0,2	0,3	0,4
filete	95	21	1,4	348	200	–	–	–	0,2	0,3	–
Buey											
carne muscular	105	21	1,7	385	194	21	1,9	20	0,2	0,3	0,4
morrillo	135	19	6,0	385	200	–	3,2	3	0,1	0,2	–
lomo	175	21	10,0	335	137	23	2,5	15	0,1	0,2	–
pierna	150	21	7,0	357	195	20	2,6	10	0,1	0,2	–
filete	115	19	4,0	340	165	–	–	–	0,1	0,1	0,5
Cerdo											
carne muscular	110	21	3,0	387	205	27	1,0	6	0,9	0,2	0,5
morrillo	210	19	15,0	250	140	17	2,2	–	0,9	0,2	–
pie de cerdo	195	12	16,0	320	80	–	–	–	–	–	–
pernil	275	17	23,0	292	172	21	1,7	–	0,8	0,2	0,4
filete	180	19	12,0	348	173	22	3,0	–	1,1	0,3	–
Cordero											
carne muscular	110	20	3,0	289	185	–	1,8	–	0,2	0,3	–
pecho	380	12	37,0	294	155	–	2,3	–	0,1	0,2	–
pierna	235	18	18,0	380	213	23	2,7	–	0,2	0,2	0,3
filete	110	20	3,0	290	162	19	1,8	–	0,2	0,3	–

¿Son los pies de cerdo realmente una «bomba de calorías»?

La cuestión de los pies de cerdo cocidos como «bomba de calorías» se puede responder desde esta perspectiva y con un poco de conocimiento de causa: los pies de cerdo son un plato apreciado. El saber popular lo califica de bomba calórica. Debe haber algo de cierto en ello, especialmente cuando se trata de un pie de cerdo grande de más de 500 gramos de peso. Éste deja muy poco espacio a la guarnición en el plato. Por término medio, un pie de cerdo pesa unos 400 gramos. Está compuesto por aproximadamente un 40 % de huesos (160 gramos), un 40 % de carne magra de cerdo (160 gramos) y cerca de un

Contenido energético y nutricional de los productos cárnicos y los embutidos (valores de promedio en números redondos por cada 100 gramos de porción comestible)

	Energía	**Proteínas**	**Grasa**	**Minerales**				**Vitaminas**			
	(kcal)	(g)	(g)	**Na** (mg)	**K** (mg)	**P** (mg)	**Fe** (mg)	**A** (µg)	$\mathbf{B_1}$ (mg)	$\mathbf{B_2}$ (mg)	$\mathbf{B_6}$ (mg)
jamón ahumado	370	18	33	1.400	250	205	2,3	–	0,6	0,2	0,4
jamón de York (cocido)	200	21	13	960	270	135	2,3	–	0,6	0,2	0,4
salchichas de lata	230	13	19	710	165	185	2,7	–	0,03	0,08	–
tocino entreverado	620	9	65	1.770	225	110	0,8	–	0,4	0,1	0,4
paté de hígado de cerdo	420	12	41	810	145	155	5,3	1.500	0,2	0,9	–
salchichas	455	12	45	1.090	215	160	1,6	–	0,2	0,2	–
salami	520	18	50	1.260	300	165	1,7	–	0,2	0,2	–
pastel de carne	320	13	30	600	300	–	2,0	–	0,05	0,1	–
pastel de hígado	315	14	28	740	175	190	6,4	950	0,03	0,6	–
carne picada (mitad buey, mitad cerdo)	260	20	20	35	290	135	2,2	5	0,4	0,1	–
morcilla	400	13	39	680	38	22	6,4	3	0,1	0,1	–
butifarra blanca	285	11	27	620	122	–	–	–	0,04	0,1	–
mortadela	345	12	33	670	207	143	3,1	–	0,1	0,1	–
embutido de ave	110	16	5	–	–	–	–	–	–	–	–

20 % de carne de cerdo muy grasa (80 gramos). Basándonos en estos porcentajes de promedio, un pie de cerdo de 400 gramos de peso aporta unas 800 kcal (3.350 kJ) de energía a la dieta diaria. Si le añadimos la guarnición, obtenemos una comida de unas 920 kcal (3.850 kJ), lo que equivale a una comida abundante para un adulto.

No obstante, el análisis dietético-científico no concluye aquí ni mucho menos. La porción aprovechable de un pie de cerdo de 400 gramos de peso en total contiene unos 48 gramos de proteínas, con lo se cubren en más de un 50 % las necesidades diarias de este valioso nutriente básico de una persona adulta. Este balance resulta asombrosamente positivo si miramos más de cerca las vitaminas que contiene la parte magra del pie de cerdo. Los 160 gramos de carne magra de cerdo aportan la cantidad necesaria de algunas vitaminas vitales en proporciones apreciables. Para un individuo adulto, esto representa el 100 % de la vitamina B_1, el 40 % de la vitamina B_6 y el 30 % de la vitamina B_{12}. Si en este plato de pies de cerdo contamos también el contenido en vitamina C de la guarnición, éste puede llegar a cumplir las necesidades diarias de esta vitamina en un 30 o un 40 %.

Así pues, una comida a base de pies de cerdo aporta muchas calorías y tiene un alto valor dietético-fisiológico en lo que respecta a su contenido en proteínas y vitaminas. El que quiera ahorrarse algunas calorías sin renunciar a la guarnición, puede dejar las partes grasas en el plato, que presentan un valor energético de unas 350 kcal (1.500 kJ).

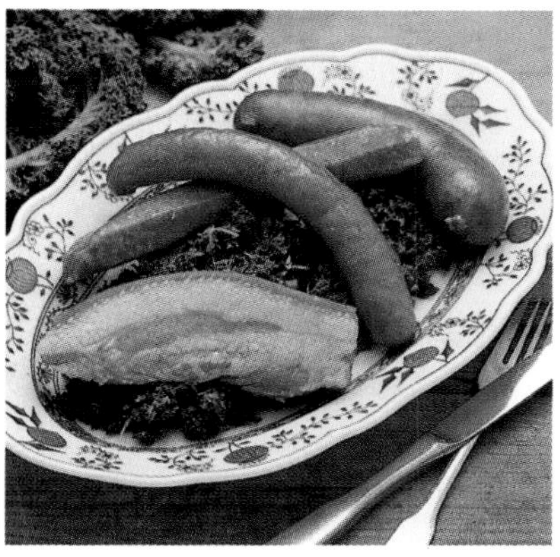

Normalmente, las salchichas no revelan que su contenido en grasas es alto.

Una comida a base de pies de cerdo aporta muchas calorías y tiene un alto valor dietético-fisiológico en lo que respecta a su contenido en proteínas y vitaminas.

Preparación correcta de los platos de carne

Mediante métodos caseros de preparación se puede modificar el contenido energético y nutritivo de la carne y los productos cárnicos de forma característica. Al freír, estofar o hacer la carne a la parrilla, ésta pierde cerca del 50 % de su contenido en agua, aproximadamente el 10 % de proteínas, el 25 % de minerales y, dependiendo de la intensidad de los procesos de cocción, hasta un 30 % de vitaminas.

Las proteínas calentadas y, por lo tanto, desnaturalizadas son más fáciles de digerir que las de la carne cruda.

Se puede conseguir reducir la ingestión de calorías grasas eliminando la grasa visible antes de la preparación. En la parrilla, se pierde una parte de la grasa. Por este motivo habría que procurar que la grasa derramada no prenda fuego en la leña que no esté candente. De lo contrario, el contenido en compuestos hidrocarburos aromáticos, por ejemplo de 3,4-benzopireno, puede aumentar hasta diez veces el valor normal de sustancias nocivas de la carne en las parrillas con fuego lateral y leña abierta. Si el proceso se desarrolla normalmente, la presencia de sustancias nocivas en la carne es tan baja que no pueden surgir daños para la salud.

La preparación a la parrilla o fritos de productos cárnicos o embutidos adobados puede llegar a favorecer de forma considerable la transformación de nitratos en nitrosamina (una sustancia cancerígena) y, por lo tanto, se debe evitar su ingesta en lo posible.

En general, la carne obtenida bajo medidas higiénicas de animales sanos contiene pocas sustancias nocivas. Los despojos, sobre todo los riñones, son un gran almacén de cadmio, un metal pesado. Esto afecta especialmente a los riñones de cerdo y de buey. Por lo tanto, no hay que comer riñones más de dos veces a la semana como máximo. Hay que renunciar por completo al consumo de riñones de animales salvajes.

Generalmente, un consumo de carne elevado y exclusivo tiene como consecuencia una mayor ingestión de grasas, purina y, en parte, colesterol.
En combinación con unos modos de comportamiento perjudiciales para la salud (tabaquismo, abuso del alcohol y de medicamentos, falta de ejercicio y sobrecarga psíquica), estos componentes de la alimentación constituyen unos factores implicados en la aparición de algunas enfermedades metabólicas.

Para una alimentación sana y variada es necesario un aporte de líquidos suficiente, que debe ser de entre uno y tres litros por persona y día.

En caso de un consumo medio diario de agua en el hogar de 145 litros, sólo tres litros más o menos se utilizan para beber y cocinar.

Si el agua potable contiene más de 30 miligramos de nitrato por litro, no se deberá utilizar para preparar la alimentación de los lactantes.

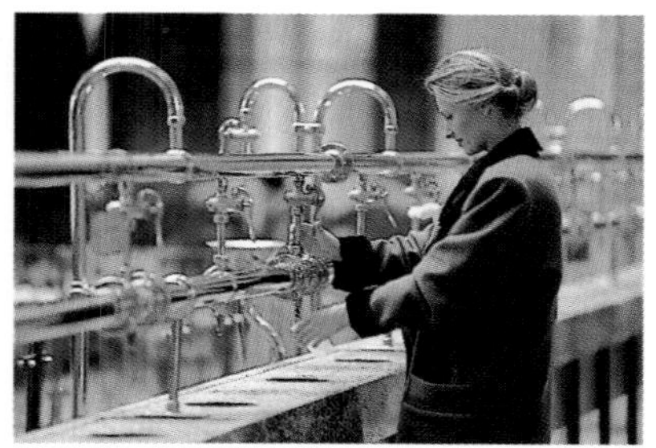

En numerosos balnearios se prescriben aguas minerales curativas. Muchas de éstas son envasadas en botellas y se venden en las farmacias.

BEBIDAS FRÍAS Y CALIENTES

Agua potable

Para una alimentación sana y variada es necesario un aporte de líquidos suficiente, que debe ser de entre uno y tres litros por persona y día. El líquido necesario debe estar compuesto aproximadamente la mitad por bebidas y la mitad restante por el agua que contienen los alimentos sólidos. El agua es el líquido más antiguo para quitar la sed. Después de beberla, el agua potable pasa rápidamente del intestino a la sangre y provoca provisionalmente una dilución de la sangre que, por último, desencadena la sensación subjetiva de la sed saciada a través de numerosos y complicados procesos bioquímicos en el cerebro.

La calidad del agua depende, por norma general, del estado sensorial, químico y bacteriológico. En caso de un consumo medio diario de agua en el hogar de 145 litros, sólo tres litros más o menos se destinan al consumo y a su utilización para cocinar.

Los requisitos básicos que debe cumplir el agua potable son: incolora, transparente, sin olor, de sabor neutro y a una temperatura de entre 5 y 12 °C. Según la normativa del agua potable, ésta puede contener como máximo 100 gérmenes en estado fresco, a lo sumo 1.000 gérmenes por mililitro si se almacena en depósitos de reserva higiénicos y en ningún caso algún agente patógeno. Según las normas de la UE, el agua potable no debe contener más de 1.500 miligramos de minerales por litro en total. Se trata principalmente de iones alcalinos y de tierras alcalinas, así como de aniones de ácidos minerales. La normativa del agua potable establece un valor máximo de sodio de 150 miligramos y de nitrato de 50 miligramos por litro. Las empresas de distribución de aguas proporcionan información, si se les solicita, sobre la composición especial del agua potable local.

Si el agua potable contiene más de 30 miligramos de nitrato por litro, no se deberá utilizar para preparar la alimentación de los lactantes. Para ello existen aguas minerales con la indicación en la etiqueta de «adecuada para la preparación de alimentación de lactantes».

Agua mineral

El agua mineral natural debe proceder de un manantial subterráneo. Este manantial tiene que estar protegido de la suciedad. El agua tiene que presentar una pureza original, así como determinados efectos dietético-fisiológicos a partir de un contenido específico en minerales, oligoelementos y otras sustancias. La temperatura y la composición tienen que ser constantes. El contenido en gérmenes está sujeto a análisis estrictos. El contenido en minerales disueltos debe ser superior a 1.000 miligramos y el contenido en ácido carbónico libre, superior a 250 miligramos por litro. Las propiedades dietético-fisiológicas deben ser comprobadas y verificadas con métodos reconocidos.

El agua mineral con un contenido en ácido carbónico de más de 250 miligramos se denomina agua acídula. Si se le añade ácido carbónico se habla de agua mineral con gas. Cuando la cantidad de minerales es inferior a 50 miligramos por litro, el contenido en minerales es «muy bajo», cuando es inferior a 500 miligramos por litro es «bajo» y cuando es superior a 1.500 miligramos por litro es «alto». La composición se debe indicar en alguna parte de la etiqueta. Las personas que estén sujetas a una alimentación pobre en sodio, deben informarse al respecto.

Refrescos

Las bebidas de zumos de fruta, los refrescos con sabor a fruta y la gaseosa forman parte de los refrescos. Las bebidas de zumos de fruta se componen de como mínimo un 10 % de puro zumo de fruta (el zumo de cítricos es una excepción, con un 6 %) y, en la mayoría de los casos, no contienen ácido carbónico. En el caso de los refrescos con sabor a fruta, el sabor de la fruta se obtiene mediante la adición de aromas naturales. Los refrescos con sabor a naranja contienen pequeñas cantidades de pulpa.

Las **bebidas de cola** gozan de una gran popularidad tanto entre los adultos como entre los niños. El sabor un poco ácido y al mismo tiempo dulce característico se obtiene mediante una mezcla de ácidos, extracto de nuez de cola y aceites etéricos. En lo que respecta al sabor dulce, existen diferencias entre las distintas variedades. El contenido en azúcar normal es de 84 gramos por litro. Los ácidos y los hidratos de carbono unidos al azúcar proporcionan un valor energético de 500 kcal. Con ello se cubren en un 20 % las necesidades energéticas diarias de un adulto y en un 30 % las de un niño en edad escolar. Las bebidas de cola elaboradas para los diabéticos presentan un valor energético muy bajo de tan sólo 10 kcal para el contenido de una botella de medio litro.

El efecto estimulante de las bebidas de cola se debe a la adición de cafeína. Una botella de medio litro contiene cerca de 50 miligramos, lo que equivale a una taza de café fuerte.

El ácido carbónico (anhídrido carbónico) de la bebida mitiga la sed y ejerce un efecto estimulante sobre la sensible mucosa gástrica. Algunas bebidas de cola contienen vitamina C. El contenido de una botella grande cubre ampliamente las necesidades diarias de vitamina C tanto de niños como de adultos. Algunas bebidas de cola tienen menos azúcar y, por lo tanto, son menos energéticas. Además, el mercado ofrece variedades sin cafeína. En resumidas cuentas, la «cola» es una bebida refrescante y estimulante, que tiene un efecto destructor para los dientes, especialmente si se bebe a sorbos. Se ha demostrado que las bebidas de cola contribuyen considerablemente a la formación y la propagación de la caries en los niños en edad escolar. Si los niños beben cola por la tarde, hay que obligarles a cepillarse los dientes después. Es preferible incitarles a beber otros refrescos y leche con regularidad.

Los 50 miligramos de cafeína ingeridos con el contenido de una botella de medio litro pueden provocar una habituación prematura a este estimulante especialmente en los niños en edad escolar. Los niños no lo necesitan. En caso de una gran sensibilidad, la habituación a una ingestión adicional de cafeína puede tener efectos negativos sobre la mucosa gástrica o el corazón y la circulación.

Las **limonadas amargas** y la **tónica** presentan un contenido en amargantes o también en extractos de quino que contienen quinina. La gaseosa cuenta con aromatizantes, edulcorantes y, en parte, colorantes artificiales. En el caso de la gaseosa con sabor a aspérula olorosa, sólo se puede utilizar metilcumarina químicamente modificada, ya que cabe la sospecha de que la cumarina natural es cancerígena.

Desde el punto de vista dietético-fisiológico, los refrescos sirven, principalmente, para calmar la sed. En la fabricación convencional, se les añade entre un 8 y un 11 % de azúcar. Si se consumen con regularidad, se ingieren cantidades considerables de energía alimentaria. Si se beben regularmente a pequeños sorbos, su acción favorecedora de la caries es especialmente alta. No contienen cantidades destacables de vitaminas ni minerales. Las bebidas enriquecidas con vitaminas constituyen una excepción. Para las personas con sobrepeso y los diabéticos son recomendables los refrescos pobres en calorías y con edulcorantes.

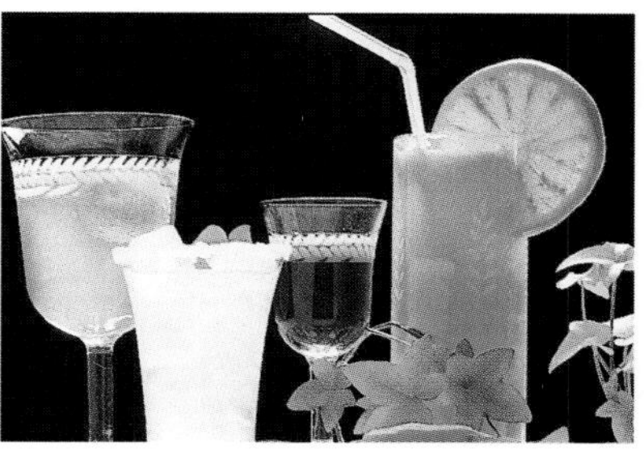

En la fabricación convencional de refrescos, se les añade entre un 8 y un 11 % de azúcar. Si se consumen con regularidad, se ingieren cantidades considerables de energía alimentaria.

Contenido energético de una selección de refrescos:

refrescos con sabor a fruta, por término medio	*485 kcal*
refresco con sabor a limón	*320 kcal*
refresco con sabor a naranja	*425 kcal*
limonada amarga	*500 kcal*
cola	*435 kcal*
cola, sin cafeína	*400 kcal*
cola, light	*3 kcal*
refresco con sabor a fruta, dietético	*25 kcal*
tónica	*300 kcal*
tónica, baja en calorías	*5 kcal*

(Las cifras hacen referencia a un litro)

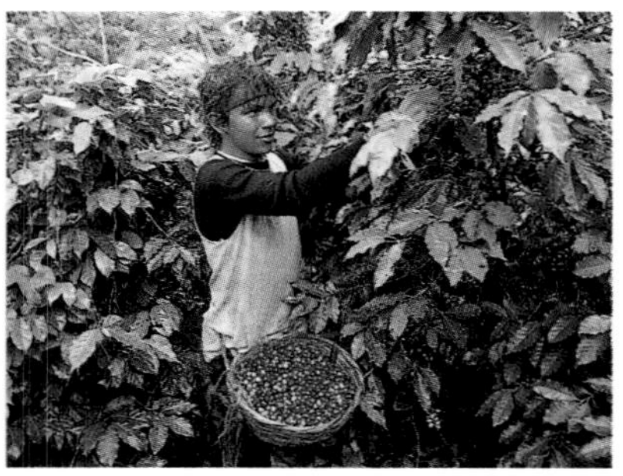

Recolección del café en Nicaragua. Debido a su aroma y a su efecto estimulante, el café se ha convertido en una bebida apreciada.

Café

Los granos verdes recolectados del árbol del café se utilizan, después del proceso de tueste, para la elaboración de una infusión, el café, extendida por todo el mundo como producto de deleite debido a sus sustancias aromáticas y gustativas, así como a su efecto estimulante. El contenido en cafeína del café tostado oscila entre el 1 y el 2,5 %, en el extracto de café tostado entre el 2,5 y el 5 %, y en el café tostado descafeinado es inferior al 0,1 %.

Mientras que el contenido en cafeína de los granos verdes no se ve alterado por el proceso de tueste, los ácidos clorogénicos que contienen se reducen en aproximadamente un 30 %. Mediante la desintegración simultánea de las proteínas e hidratos de carbono, se forman los amargantes típicos del café tostado. El aroma característico del café se compone de más de seiscientos compuestos distintos, en parte inestables. Una infusión de café de seis gramos en 150 mililitros de agua, lo que equivale más o menos a una taza, contiene además cantidades reducidas de potasio, magnesio, fósforo, calcio y flúor.

La cafeína tiene un efecto estimulante sobre las funciones digestivas, circulatorias y cerebrales. Ello comporta una aceleración de la actividad cardíaca y de la respiración, un incremento de los movimientos gástricos y de la formación de jugos gástricos, una mayor irrigación de los riñones, así como un desarrollo más rápido de los pensamientos y una mejor asociación de ideas. Estos efectos no siempre se presentan simultáneamente ni con la misma intensidad en todos los individuos. Dependiendo de la sensibilidad personal frente a la cafeína, se pueden observar palpitaciones y un aumento de las molestias gástricas tras la primera taza de café. Después de habituarse a unas cantidades considerables de café, a veces la cafeína tiene un efecto opuesto, puede causar fatiga. Esto ocurre especialmente en caso de sobrecarga nerviosa pero también de más nerviosismo de lo normal.

La cafeína tiene un efecto estimulante sobre las funciones digestivas, circulatorias y cerebrales. Ello comporta una aceleración de la actividad cardíaca y de la respiración, un incremento de los movimientos gástricos y de la formación de jugos gástricos, una mayor irrigación de los riñones, así como un desarrollo más rápido de los pensamientos y una mejor asociación de ideas.

Si las dosis de cafeína son muy elevadas (más de seis tazas de café fuerte al día), pueden producirse trastornos del metabolismo de las grasas en forma de una mayor asimilación de ácidos grasos y un aumento del nivel de grasas en sangre. En relación con ello también se ha podido observar un ligero incremento del nivel de colesterol. Especialmente el café preparado con agua hirviendo contiene sustancias similares a la grasa que desempeñan un papel causal. Las personas con trastornos del metabolismo de las grasas y problemas cardiocirculatorios sólo deben tomar café en pequeñas cantidades y filtrado.

Con una infusión de granos de cebada, centeno o trigo tostados se consiguen combinaciones de aromas y sabores similares al café. El café de malta se compone de granos de cebada germinados y tostados. También se pueden elaborar bebidas similares al café a partir de la raíz de la achicoria silvestre, de bellotas y de higos. Normalmente, los sucedáneos del café están formados por mezclas de cebada, centeno y achicoria. No contienen cafeína y están especialmente indicados para los niños y los adolescentes.

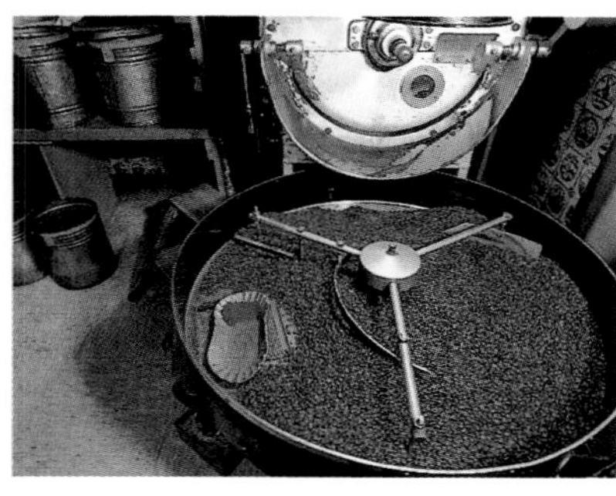

Tueste del café. El contenido en cafeína del café tostado oscila entre el 1 y el 2,5 %, en el extracto de café tostado entre el 2,5 y el 5 %, y en el café tostado descafeinado es inferior al 0,1 %.

Té negro

Las hojas verdes recolectadas del arbusto del té se dejan secar. Después se enrollan, se fermentan a 35 o 40 °C y se secan a 80 o 100 °C. El té negro que se obtiene contiene cafeína, taninos, aceites esenciales, minerales (potasio, flúor, manganeso), vitamina B_1 y B_2, así como pequeñas cantidades de sustancias afines a la cafeína como la teobromina y la teofilina.

Más de mil millones de personas beben té actualmente en todo el mundo. Ello hace que el té sea la bebida más popular de todas.

Esta popularidad está relacionada tanto con el efecto como con el buen sabor del té. Éste puede tener un efecto tanto estimulante como tranquilizante. Por término medio, las distintas variedades de té contienen entre un 2 y un 4 % de cafeína, la misma sustancia que hace que el café sea tan estimulante. A pesar de que el té contiene más cafeína que el café (en relación con la sustancia seca), su efecto estimulante no se presenta con tanta rapidez ni de forma tan intensa. Ello depende de la forma en que el alcaloide cafeína se encuentra en la infusión de té.

A través de la preparación del té se puede regular el grado y la duración de la acción. Si se deja reposar la infusión durante más de cinco minutos, el tanino que se libera se une a una parte de la cafeína e impide así un paso rápido del intestino a la sangre. De este modo se evita que la cafeína tenga un efecto más fuerte. Si la infusión de té sólo se deja reposar durante dos o tres minutos, la cafeína que se libera no se une al tanino y, acto seguido, puede pasar a la sangre sin problemas. Su efecto estimulante se extiende principalmente a los vasos sanguíneos de los riñones y el corazón, a los centros circulatorios y al riego sanguíneo de la corteza cerebral. El tanino o ácido tánico, que está presente en las hojas de té aproximadamente en un 12 %, normalmente tiene un efecto constrictivo sobre la mucosa del estómago y del intestino. Parece que esta acción del tanino y del té también provoca estreñimiento a un cierto número de personas, pero que sólo se presenta cuando se toma té en grandes cantidades después de dejarlo reposar durante largo tiempo.

En general, el té tiene una acción agradablemente estimulante cuando se prepara con una cantidad de 1,5 gramos de té fermentado (una cucharadita rasa) por taza y se deja reposar durante aproximadamente tres minutos. En un adulto sano, el efecto estimulante se prolonga durante cinco o seis horas. Si se deja reposar el té durante cinco minutos o más, suele tener una acción tranquilizante. Con frecuencia, el efecto estimulante del té se infravalora respecto al del café, y se sobrevalora su acción dietético-fisiológica. Esto afecta especialmente a los distintos componentes. De hecho, las hojas de té contienen varias vitaminas y minerales, pero las cantidades de estas sustancias no son suficientes para cubrir las necesidades de estos nutrientes de forma destacable, ni siquiera si se consume té regularmente. Por ejemplo, con cuatro tazas de té no muy fuerte sólo se cubre aproximadamente un 5 % de las necesidades de vitamina B_1 y B_2 de un adulto.

Las infusiones de té fuertes con miel o leche caliente pueden tener una acción reconfortante y al mismo tiempo estimulante. Asimismo, las gárgaras con infusiones de té frescas pueden aliviar el dolor en las inflamaciones de la boca y la garganta. No obstante, el té no es un remedio milagroso.

Contenido energético de las bebidas con café y té:

café de malta	*5 kcal*
café de malta con leche	*15 kcal*
café tostado, café filtro, café soluble	*0 kcal*
café con leche	*10 kcal*
café con leche y azúcar	*45 kcal*
helado de café	*260 kcal*
té de hierbas, de frutas o negro	*0 kcal*
té con azúcar y limón	*30 kcal*
té con azúcar y leche	*38 kcal*
ponche de té	*150 kcal*

(Cifras referidas a 125 mililitros)

Café y té a edades avanzadas

Mucha gente atribuye unos efectos estimulantes al café y al té. Esto también favorece a las personas de edad avanzada. Si no existe ninguna indicación expresa de limitación por parte del médico, las personas mayores pueden tomar dos tazas de café o de té al día tan fuertes como de costumbre. Normalmente, estas bebidas se toman para desayunar o para merendar. Desde el punto de vista dietético-fisiológico, dos tazas de café o té no desempeñan ningún papel digno de mención para el equilibrio energético ni para las necesidades nutricionales de una persona mayor. Su valor de consumo reside en el aroma, en el particular sabor y en el efecto estimulante. Mediante la adición de leche, crema de leche, azúcar o limón, se puede alterar el sabor del café o del té a gusto de cada uno. Si en la vejez existe una mayor sensibilidad a la cafeína, por ejemplo de-

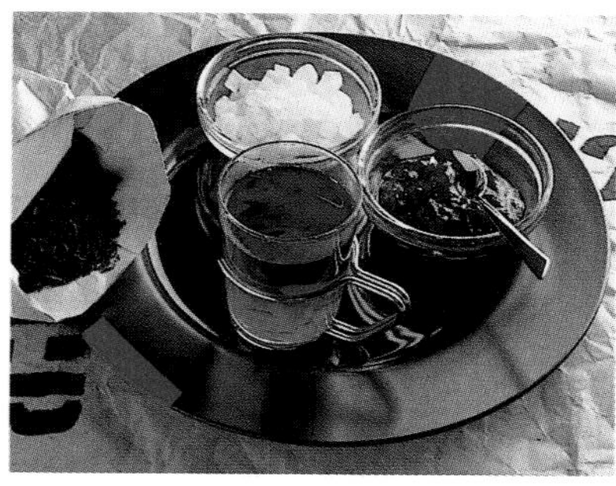

A pesar de que el té contiene más cafeína que el café (con relación a la sustancia seca), su efecto estimulante no se presenta con tanta rapidez ni de forma tan intensa.

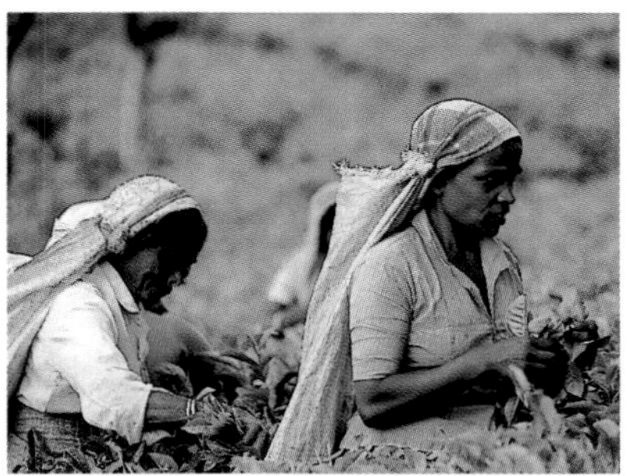

Recolectoras de té en Sri Lanka. Más de mil millones de personas sienten diariamente el efecto estimulante o tranquilizante de esta infusión aromática.

bido a un aumento de la formación de ácido gástrico, estas bebidas no se deberán tomar demasiado concentradas o habrá que diluirlas con abundante leche o cualquier sucedáneo de ésta.

En general, el té actúa de forma más suave sobre el estómago y la circulación. El efecto estimulante aparece poco a poco y se prolonga durante más tiempo dependiendo de la tolerancia personal. Este efecto distinto del café y el té se debe a la composición de la bebida preparada. En el café, sobre todo las sustancias del tueste pueden ejercer un efecto estimulante sobre la mucosa gástrica. La cafeína libre pasa rápidamente a la sangre y llega al cerebro sin pérdida de tiempo. En el té, los taninos, que se forman principalmente durante la preparación, son los que hacen que la cafeína tarde más en actuar y evitan una acción estimulante sobre la mucosa gástrica.

El café favorece la digestión y el té hace que ésta sea más lenta.

Los diabéticos pueden endulzar estas bebidas con edulcorantes, que tampoco tienen ningún efecto negativo para las personas mayores. El poder endulzante de la sacarina es varias veces superior al del azúcar. Por consiguiente, basta con pequeñas cantidades (normalmente, una o dos pastillas) para endulzar el té o el café.

El poder edulcorante de una pastilla equivale más o menos al de cuatro gramos de azúcar. Diez gotas de la forma líquida de los edulcorantes tienen un poder endulzante de un terrón de azúcar. En estas cantidades comparables al azúcar, los edulcorantes no son perjudiciales para la salud, ni siquiera para las personas mayores a las que les gusta tomar un té o café dulce. Los edulcorantes no contienen calorías, no son asimilados por el metabolismo y se eliminan a través de los riñones sin ser modificados. En cantidades moderadas, el té y el café, endulzados o sin endulzar, pueden ser incluidos sin reservas en una alimentación sana a edades avanzadas.

Un consumo excesivo de café o té demasiado fuertes en la vejez perjudican de forma duradera funciones orgánicas de vital importancia. No es raro que se presenten palpitaciones, acumulación de sangre en la cabeza, temblor de manos y sensación de mareo después de su ingestión, y estos efectos se prolongan durante más tiempo que en las personas más jóvenes.

Un consumo excesivo de café o té demasiado fuertes en la vejez perjudican de forma duradera funciones orgánicas de vital importancia. No es raro que se presenten palpitaciones, acumulación de sangre en la cabeza, temblor de manos y sensación de mareo después de su ingestión, y estos efectos se prolongan durante más tiempo que en las personas más jóvenes.

Asimismo, hay que tener en cuenta que la menor duración del sueño, por otra parte normal en la vejez, se ve reducida aún más por el café o té demasiado fuertes y ello puede provocar malestar. Sólo en contadas excepciones, algunas personas mayores duermen especialmente bien después de tomar un café o té fuertes.

Cacao

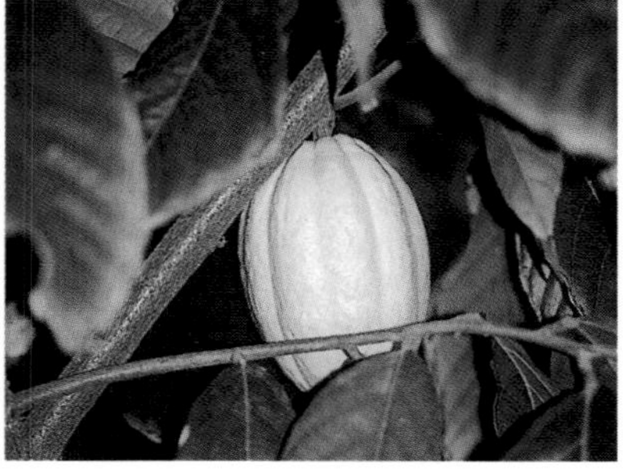

A partir de las semillas de cacao se elabora el cacao en polvo después del tueste.

Las semillas del cacao son sometidas a una fermentación de entre 40 y 50 °C en cajas de madera. Al cabo de cuatro o seis días, este proceso de fermentación ha concluido, las semillas se han vuelto marrones y, después del secado y el tueste, tienen el aroma típico del cacao, que se compone de más de trescientos compuestos en parte inestables. A partir de estas semillas tostadas de color marrón oscuro se elabora el cacao en polvo, que contiene un 18 % de proteínas, un 22 % de grasas y un 47 % de hidratos de carbono. Además, también presenta diversos minerales (potasio, calcio, fósforo, magnesio, hierro, flúor y níquel), así como las vitaminas E, B_1, B_2 y B_6.

Unas pequeñas cantidades de teobromina (1,5 %) y de cafeína (0,1 %) proporcionan a las bebidas de cacao, muy apreciadas sobre todo entre los niños, un reducido efecto estimulante.

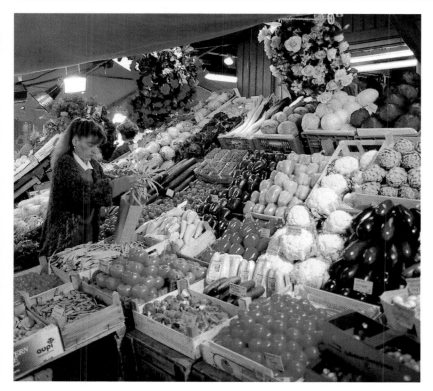

Todo el mundo compra alimentos casi a diario. La extensa oferta hace que a muchos les resulte difícil escoger correctamente. En la compra intervienen el aspecto, el envase, el atractivo de los mostradores, la publicidad, el estado de ánimo y los conocimientos sobre la importancia para la salud de los distintos alimentos así como muchos otros factores.

Compra, preparación y consumo de los alimentos

Todo el mundo compra alimentos casi a diario. La extensa oferta hace que a muchos les resulte difícil escoger correctamente. En la compra intervienen el aspecto, el envase, el atractivo de los mostradores, la publicidad, el estado de ánimo y los conocimientos sobre la importancia para la salud de los distintos alimentos, así como muchos otros factores.

El que compra con el estómago vacío, normalmente se lleva a casa más cosas de las que necesita. O bien muchas acaban en la basura o bien el exceso de compra origina una alimentación unilateral.

La compra después de un almuerzo ligero con una lista bien reflexionada normalmente aporta variedad a la dieta diaria y es mucho mejor para el bolsillo y para la salud.

La limpieza, preparación y conservación adecuada de los alimentos adquiridos ahorra pérdidas.

No hay que poner límites a la imaginación para aportar variación y múltiples sabores a la composición de cada una de las comidas, sin descuidar el placer y una alimentación sana. En las tablas del principio de este capítulo encontrará una selección de valores medios redondeados de componentes con un alto valor dietético-fisiológico de algunos alimentos. Preferentemente, se tienen en cuenta aquellos componentes que el alimento en cuestión aporta de forma importante para cubrir las necesidades.

En las tablas siguientes sobre el consumo medio diario, los valores límite tan sólo son orientativos y sirven como incentivo para la compra y la elaboración de las distintas comidas. En la elección dentro de los grupos de alimentos, cada individuo puede y debe guiarse por sus preferencias y las necesidades individuales.

El que compra con el estómago vacío normalmente se lleva a casa más cosas de las que necesita.

No hay que poner límites a la imaginación para aportar variación y múltiples sabores a la composición de cada una de las comidas, sin descuidar el placer y una alimentación sana.

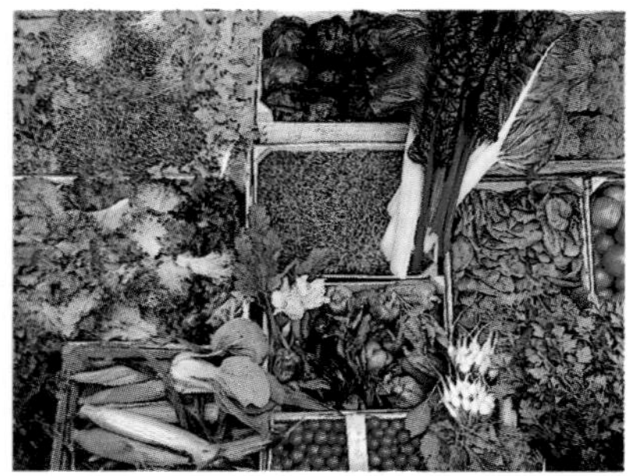

Sobre todo los niños y los adolescentes deberían consumir entre 150 y 250 gramos de verduras cada día.

Sugerencias para el consumo cuantitativo de alimentos en una dieta mixta sana para niños y adolescentes (edad en años)

Edad	7 – 11	12 – 14	15 – 18
Aporte diario de energía alimentaria	kcal 1.900 – 2.200	kcal 2.200 – 2.500	kcal 2.500 – 2.800
Alimento	**Cantidades en gramos al día**		
leche	400 – 500	400 – 500	400 – 500
queso	10 – 15	15 – 20	15 – 20
requesón	40 – 50	60 – 70	70 – 80
huevos	20 – 30	20 – 30	30 – 40
verduras	150 – 200	150 – 200	200 – 250
patatas	150 – 200	150 – 200	200 – 250
fruta	200 – 250	200 – 250	250 – 300
pan/panecillos	120 – 140	150 – 170	180 – 200
pasteles/pastas	20 – 25	25 – 30	30 – 40
carne/embutido	75 – 95	85 – 105	95 – 115
mantequilla	35 – 40	40 – 45	50 – 55
azúcar	35 – 45	45 – 55	55 – 65

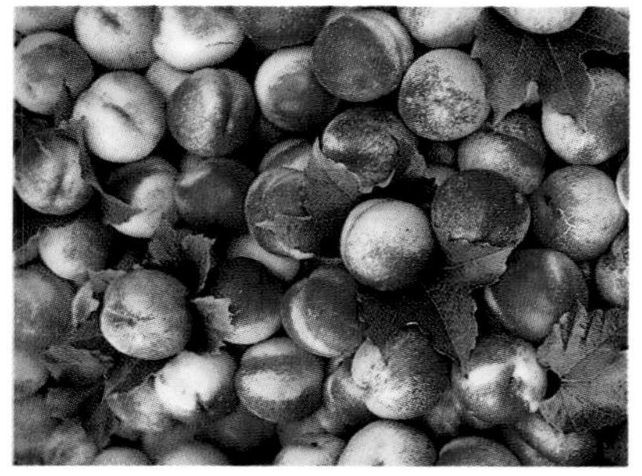

La fruta ocupa un lugar destacado en la dieta diaria, con entre 200 y 300 gramos.

Sugerencias para el consumo cuantitativo de alimentos en una dieta mixta sana para adultos (edad en años)

Edad	18 – 35	35 – 65	> 65
Aporte diario de energía alimentaria	kcal 2.400 – 2.900	kcal 2.400 – 2.000	kcal 2.000 – 1.900
Alimento	**Cantidades en gramos al día**		
leche	260 – 350	230 – 260	200 – 230
queso	20 – 25	20 – 25	15 – 20
requesón	20 – 35	15 – 25	15 – 20
huevos	35 – 45	20 – 35	20 – 25
verduras	230 – 280	150 – 230	150 – 200
patatas	300 – 350	250 – 300	200 – 250
fruta	200 – 250	200 – 250	150 – 200
pan/panecillos	175 – 200	140 – 150	130 – 145
pasteles/pastas	35 – 40	30 – 35	25 – 30
carne/embutido	140 – 200	110 – 150	100 – 125
mantequilla	50 – 60	40 – 50	35 – 40
azúcar	45 – 55	30 – 45	25 – 35

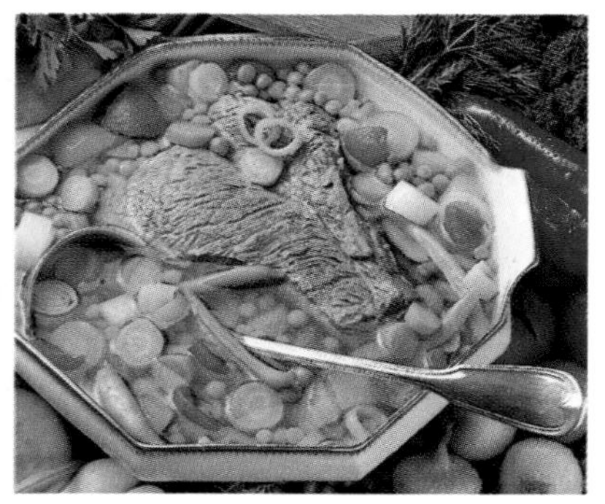

Una dieta mixta fácil de digerir, que contenga mucha verdura y pocas grasas, es nutritiva y totalmente sana.

PRODUCTOS COMESTIBLES EN CASA

Uso del frío

El uso del frío es muy adecuado para la conservación del grado de frescura y del valor nutritivo de los alimentos. A unas temperaturas del frigorífico de entre 5 y 3 °C bajo cero se consigue que los alimentos adquiridos frescos, preparados o envasados se conserven durante más tiempo. La fruta y las verduras en crudo se mantienen hasta treinta días, las manzanas hasta cuatro meses y las patatas hasta tres meses o hasta cinco días si están cocidas.

Las bebidas lácteas, el queso fresco y la carne, los productos de pescado y los productos cárnicos cocidos aguantan hasta cinco días, y todavía más si están envasados. El pescado no se conserva durante tanto tiempo: de uno a tres días si está crudo o cocido. La mantequilla puede permanecer en el frigorífico hasta catorce días y los huevos frescos de gallina hasta cuatro semanas. En el congelador, la durabilidad de los alimentos frescos o preparados es mucho mayor a unas temperaturas de entre 18 y 20 °C bajo cero. Los platos precocinados, el embutido y el queso se conservan hasta seis meses y la fruta, las verduras y la carne hasta doce meses sin pérdidas de su valor nutritivo. Los pescados azules pueden permanecer en el congelador hasta ocho meses y los blancos hasta doce.

Durante la permanencia en el congelador la temperatura no debe subir de los 18 °C bajo cero. Si el hielo se derrite durante un breve período de tiempo o se produce un corte de electricidad durante más de ocho horas, la conservación en frío de los alimentos sensibles puede echarse a perder y hacer que no sean aptos para su posterior consumo aunque se vuelvan a congelar.

Para el consumo hay que descongelar previamente los trozos de carne gruesos congelados, mientras que las chuletas o rollitos de carne delgados se pueden guisar y freír en estado de congelación. Las aves deben descongelarse por completo antes de freírlas. Para cocerlas no es necesario que estén descongeladas del todo. Los productos lácteos y las claras de huevo montadas y congeladas deben descongelarse a temperatura ambiente antes de ser utilizados. Las patatas al horno pueden ponerse en la sartén congeladas. Los platos preparados tienen que descongelarse y calentarse. Los alimentos que ya estén fritos deben freírse de nuevo. La fruta que ha sido congelada envasada o en recipientes cerrados debe descongelarse a temperatura ambiente. Las verduras tienen que cocerse en agua hirviendo, si bien basta con la mitad de tiempo que las verduras frescas. La coliflor congelada debe consumirse inmediatamente. Los pepinos y los tomates tienen que descongelarse a temperatura ambiente a ser posible en recipientes cerrados después de sacarlos del envase de congelación.

La vitamina C se conserva por completo después de varios meses en el congelador. Esto también afecta a todos los nutrientes básicos y minerales. En los alimentos con un alto contenido en grasas pueden producirse variaciones en el sabor como consecuencia de la incipiente oxidación de los ácidos grasos.

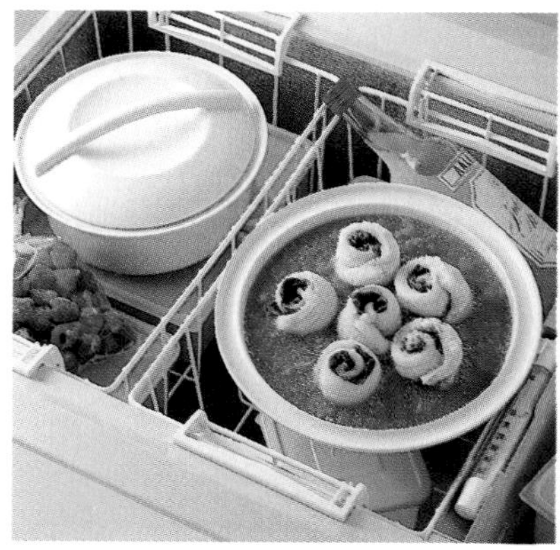

En el congelador, la durabilidad de los alimentos frescos o preparados es mucho mayor a unas temperaturas de entre 18 y 20 °C bajo cero. Los platos precocinados, el embutido y el queso se conservan hasta seis meses y la fruta, las verduras y la carne hasta doce meses sin pérdidas de su valor nutritivo. Los pescados azules pueden permanecer en el congelador hasta ocho meses y los blancos hasta doce meses.

Los pescados pequeños no necesitan ser descongelados, sino que hay que rebozarlos de inmediato y freírlos o cocerlos.

La vitamina C se conserva por completo después de varios meses en el congelador. Esto también afecta a todos los nutrientes básicos y minerales. En los alimentos con un alto contenido en grasas y almacenados durante largo tiempo pueden producirse variaciones en el sabor como consecuencia de la incipiente oxidación de los ácidos grasos.

Uso del calor

Los métodos más antiguos para modificar la consistencia, la estructura, la composición, el sabor, el color y la apariencia de los alimentos, su contenido en gérmenes, son la preparación a la parrilla, hervidos, escaldados, fritos y asados. Las ventajas y los inconvenientes de estas alteraciones resultan del tipo de aplicación de calor, del grado de temperatura, de la duración del calentamiento y de la presencia de componentes naturales y extraños. Muchos procedimientos de aplicación de calor sobre los alimentos han sido perfeccionados tecnológi-

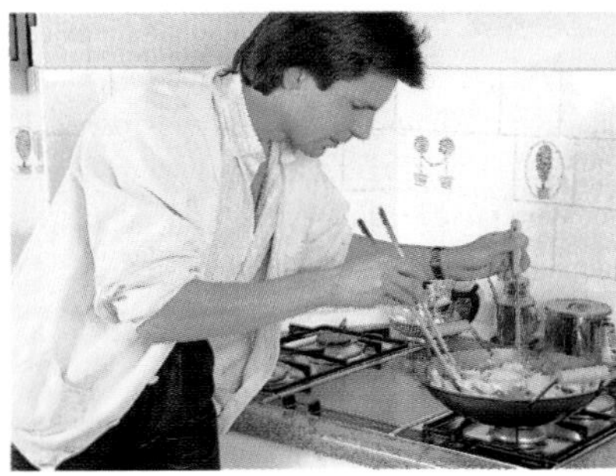

El uso de calor (hervir, freír, estofar, guisar) es uno de los métodos preferidos para la preparación de alimentos.

Especialmente las vitaminas y los aminoácidos son sensibles a los procesos de oxidación y pueden ser destruidos incluso a temperaturas relativamente bajas.

Hay que limpiar a conciencia los recipientes utilizados para freír y evitar la utilización reiterada de grasas calentadas a altas temperaturas.

El estofado y la cocina al vapor son unos métodos de cocción adecuados para la conservación de las vitaminas.

camente con el paso del tiempo para conservar los componentes valiosos, prolongar la durabilidad, así como evitar pérdidas.

La estructura de las proteínas se ve modificada por las aplicaciones de calor de tal forma que adquieren una solubilidad, consistencia y color diferentes. Resultan desnaturalizadas. A pesar de que los aminoácidos permanecen inalterados, si se aplica calor durante largo tiempo y de forma muy intensa, el valor nutritivo de las proteínas cárnicas puede resultar dañado. Las proteínas de la leche y de los huevos adquieren una mayor digestibilidad, sin que su valor biológico se vea reducido por los procesos de calentamiento habituales en la cocina o por la esterilización o pasteurización. Un calentamiento excesivo durante mucho tiempo provoca una reducción del valor nutritivo de las proteínas lácteas.

Las proteínas vegetales se conservan durante los hervidos, los estofados o el vapor. En los asados al horno o a la parrilla a temperaturas anormalmente altas se destruyen algunos aminoácidos. El almidón vegetal se descompone con el calentamiento habitual de la cocina. Los granos de almidón se hinchan y revientan, con lo que mejora la digestibilidad y el sabor de su contenido. La desintegración del almidón tiene lugar a temperaturas superiores a 200 °C.

Las grasas alimentarias soportan los tratamientos de calor tales como el hervor, el estofado y los fritos cortos sin alterarse. Al calentarse, aglutinan las sustancias aromáticas y gustativas correspondientes. Según la composición especial de los ácidos grasos, así como de la intensidad del calentamiento, las grasas alimentarias experimentan procesos de oxidación, dependiendo de si el alimento cocinado contiene sustancias inhibidoras o favorecedoras de la oxidación. Las frituras prolongadas e intensas a temperaturas anormalmente altas provocan la desintegración y alteraciones químicas de los ácidos grasos, lo que hace que se formen sustancias que permanecen en la grasa de fritura y que se ha demostrado que son cancerígenas en experimentos con animales. Por consiguiente, hay que limpiar a conciencia los recipientes utilizados para freír. Hay que evitar la utilización reiterada de grasas calentadas a altas temperaturas.

Los resultados de los estudios sobre la conservación de las vitaminas y minerales sometidos a distintas formas de tratamiento de calor presentan amplios márgenes de divergencia en sus datos numéricos sobre pérdida y conservación. Ello depende, además de las condiciones del tratamiento previo y posterior de los alimentos, de un gran número de reacciones paralelas en el alimento cocinado, de sustancias acompañantes, así como del tiempo de cocción.

Las vitaminas y minerales hidrosolubles se pierden con procesos de lixiviación si se desecha el medio de cocción. Si se trocea considerablemente el alimento y en presencia de oxígeno disuelto, también hay que contar con pérdidas. Las vitaminas A, B, D y E, el ácido fólico y el ácido pantoténico son sensibles al oxígeno. En caso de temperaturas elevadas y tiempos de cocción prolongados, las vitaminas C y B_1 y el ácido pantoténico se destruyen en gran parte.

Si el alimento cocinado permanece en un medio ligeramente ácido, las vitaminas B_1, B_2, B_6 y B_{12} presentan un comportamiento estable. Cuanto más alcalino es el alimento cocinado, tanto más deprisa se destruyen las vitaminas C y K y el ácido fólico. La estabilidad de las vitaminas C y B_1 y carotina depende del contenido en agua del alimento. Cuanto más agua contiene éste, tanto más amenazadas están las vitaminas C y B_1, mientras que la carotina, la precursora de la vitamina A, se descompone con un contenido de agua reducido.

Las pequeñas cantidades de metales elementales aceleran la desintegración de las vitaminas A y C. Las vitaminas A, D, E, K y B_2 son especialmente sensibles a la luz. Si el tiempo de cocción es largo, especialmente en el caso de las verduras y de la carne, sólo se conserva aproximadamente un 40 o 60 % de las vitaminas. El estofado y la cocina al vapor son unos métodos de cocción adecuados para la conservación de las vitaminas.

Conservación del valor nutritivo en el microondas

Los alimentos de origen animal son más sensibles a perder peso si se cocinan en el microondas que si se fríen, se preparan a la parrilla o se hierven.

Con la utilización cada vez más extendida de la energía por microondas para cocinar alimentos en el hogar, los restaurantes y las cantinas de las empresas, está aumentando el interés por las alteraciones del valor para la salud de la alimentación en el horno microondas en comparación con los métodos de cocción convencionales.

Los alimentos de origen animal son más sensibles a perder peso si se cocinan en el microondas que si se fríen, se preparan a la parrilla o se hierven. Las pérdidas de peso medias originadas principalmente por el vapor de agua en el microondas son del 31 % en el pescado, del 32 % en las aves y del 30 % en los productos cárnicos. En la cocina convencional, estos valores son del 27 %, el 30 % y el 22 %, respectivamente. En el caso medio, la pérdida de peso en el microondas es aproximadamente entre un 2 y un 8 % más elevada, y en los casos extremos hasta un 16 %. La causa de ello pueden ser las intensas interacciones entre la energía por microondas y las moléculas de agua de los alimentos de origen animal, ya que la corteza que se forma en los métodos de cocción convencionales, que actúa como barrera para el agua, no está presente. A fin de reducir estas pérdidas de peso algo mayores en el microondas se recomienda cubrir el alimento o untar la superficie de la carne con grasa o aceite.

La calidad de las proteínas se conserva tras una correcta cocción en el microondas y, en comparación con los métodos convencionales, no presenta ninguna diferencia agravante.

La calidad de las proteínas se conserva tras una correcta cocción en el microondas y, en comparación con los métodos convencionales, no presenta ninguna diferencia agravante.

En la carne, los productos cárnicos y las aves, la vitamina B_1 se conserva como promedio aproximadamente en un 68 % tanto si se utiliza el microondas como si se cocina en el horno, en la parrilla o en la sartén. Las pérdidas de vitamina B_2 en la carne y los productos cárnicos es del 31 % en el microondas y del 9 % en los métodos convencionales. Estas diferencias se explican por la influencia adicional de la luz a través de la mirilla y la iluminación interior de los hornos microondas. La vitamina A se conserva bien tanto en el microondas como en los métodos de cocción convencionales. Las pérdidas de niacina ascienden más o menos al 20 % en el microondas y sólo al 10 % en la cocción convencional.

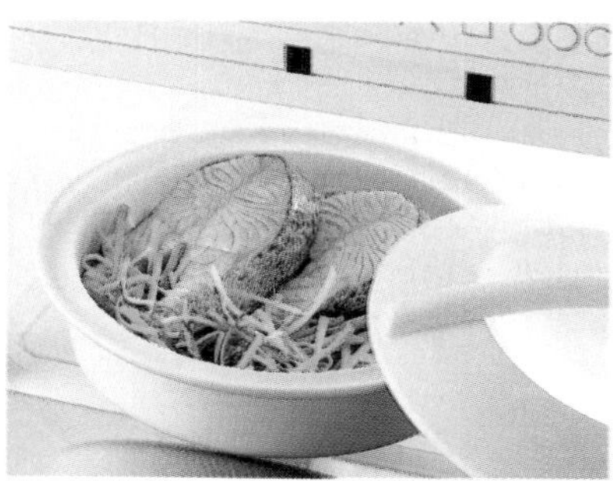

A fin de reducir las pérdidas de humedad y de peso, hay que tapar siempre bien los alimentos cocinados en el microondas.

En lo que respecta a la conservación de los minerales, al cocinar carne de pavo tanto en el microondas como mediante los métodos convencionales se conserva cerca del 64 % de sodio. Las pérdidas de hierro de la carne en todos los métodos de cocción son de aproximadamente del 30 %.

En los alimentos de origen vegetal se producen grandes pérdidas de peso incluso en el microondas. En el bróquil, los guisantes, las judías verdes, las zanahorias y las espinacas, la pérdida de peso puede ser de entre el 2 y el 36 % debido a la evaporación de agua. En estas mismas verduras, la pérdida de peso no es tan grande cuando se cocinan con métodos convencionales. A fin de evitar importantes pérdidas de peso en los alimentos de origen vegetal en el microondas basta con añadir un poco de agua de cocción a una potencia del microondas no demasiado alta así como observar estrictamente el tiempo de cocción. Sólo con exceder un poco el tiempo de cocción ya se producen pérdidas considerables de agua.

Al escaldar coliflor, judías verdes, zanahorias y espinacas en el microondas, se observan unas pérdidas de peso algo más bajas que con el método tradicional.

Al escaldar coliflor, judías verdes, zanahorias y espinacas en el microondas se observan unas pérdidas de peso algo más bajas que cuando se utiliza el método tradicional.

La calidad de las proteínas de los alimentos de origen vegetal se conserva bien en todos los métodos de cocción. El contenido en fibra soluble e insoluble aumenta tanto al cocer como al hornear. En los tomates, el contenido en fibra permanece inalterado en todos los métodos de cocción, mientras que en la ela-

En el caso de las vitaminas B_2, B_6 y E, las pérdidas son menores al cocinar las verduras en el microondas que en los métodos convencionales.

boración de productos derivados del tomate concentrados en el microondas se puede alcanzar un alto contenido en pectina en comparación con los métodos convencionales.

El contenido en vitamina C de las verduras se ve reducido en cerca de un 31 % en el microondas y en un 37 % aproximadamente en los métodos convencionales. En la cocción tradicional, el líquido de cocción contiene un 19 % de la vitamina C y en la cocción en el microondas el 12 %.

Esto significa que en ambos métodos de cocción se conserva por término medio cerca del 80 % de la vitamina C. Los valores de conservación de la vitamina B_1 de las verduras son del 79 % en el microondas y del 74 % en la cocción convencional. En el caso de las vitaminas B_2, B_6 y E, las pérdidas son menores al cocinar las verduras en el microondas que al emplear los métodos convencionales.

Al escaldar verduras en el microondas, las pérdidas de minerales pueden ser hasta un 30 % menores.

En lo que respecta a la conservación del contenido en minerales de las verduras, los distintos métodos de cocción presentan muy pocas diferencias. En el microondas, el cobre se conserva algo mejor. Al escaldar verduras en el microondas, las pérdidas de minerales pueden ser hasta un 30 % menores.

Cocinar en papel de aluminio

El papel de aluminio es ideal para preparar unos platos ricos en nutrientes, pobres en grasas y muy sabrosos. En comparación con otros métodos similares empleados antiguamente como los envoltorios de hojas vegetales o de papel recio, el papel de aluminio tiene la ventaja de que soporta unas temperaturas todavía más altas y se puede cerrar de forma tan hermética que es muy raro que se rasgue incluso con un calor muy intenso.

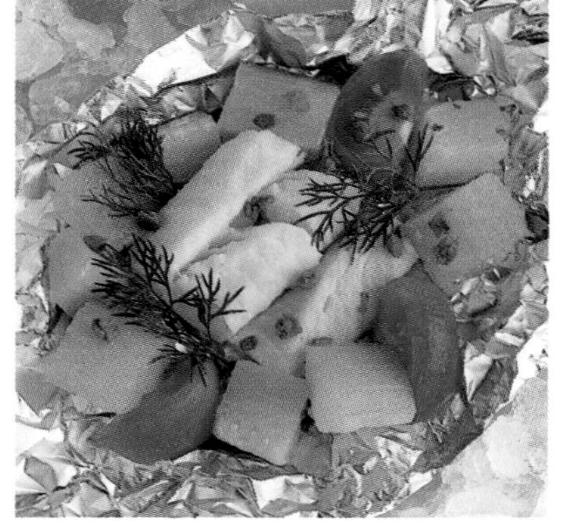

En un envoltorio de papel de aluminio se pueden cocinar conjuntamente diversos alimentos, como verduras, patatas, patas o pechugas de ave, filetes de buey, cerdo o ternera o, también, de pescado, con finas hierbas aromáticas.

En los alimentos poco grasos, es recomendable extender una fina película de aceite de mesa sobre el papel de aluminio. La guarnición se coloca en capas alrededor del alimento principal. Después, hay que envolver el contenido con el papel de aluminio a ser posible sin nada de aire y cerrarlo doblando el papel varias veces. Antes de colocar el alimento envuelto en el papel de aluminio, es necesario precalentar el horno o la parrilla o dejar que el agua hierva si se prepara al baño María.

De esta forma se pueden cocinar conjuntamente alimentos tales como verduras, patatas, patas o pechugas de ave, filetes de buey, cerdo o ternera o, también, de pescado, con finas hierbas aromáticas. Como guarnición se pueden emplear pimientos, albaricoques o melocotones partidos por la mitad y queso en lonchas.

Es recomendable salar las truchas por dentro, untarlas con sal de ajo por fuera y sazonarlas con estragón y albahaca. En un papel de aluminio untado con aceite de mesa, el tiempo de cocción es de aproximadamente 20 minutos a una temperatura de entre 180 y 200 °C.

Los hígados de ave sazonados con sal y pimienta y acompañados de tomate cortado en dados y cebolla en láminas tardan unos 15 minutos a las mismas temperaturas.

Las pechugas de ave con pimiento, lonchas de jamón, un poco de mantequilla y un par de tallos de perejil envueltas en papel de aluminio tardan unos 20 minutos a 250 °C en estar listas.

En la cocción en papel de aluminio, la guarnición y el alimento principal conservan satisfactoriamente su composición y estructura naturales.

En la cocción en papel de aluminio, la guarnición y el alimento principal conservan satisfactoriamente su composición y estructura naturales. Ello genera unas combinaciones de aromas y sabores originales y unos platos fáciles de digerir con un elevado valor nutritivo.

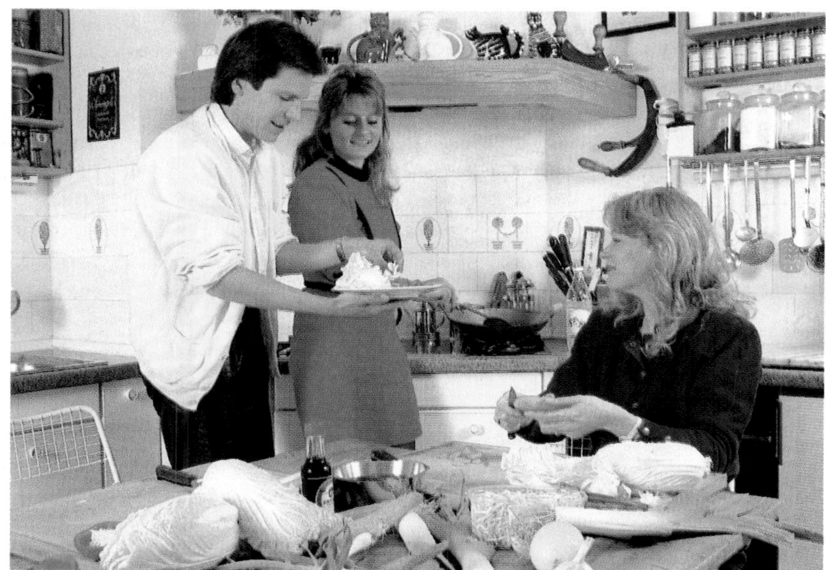

La comida y la bebida sirven para satisfacer necesidades vitales, proporcionan placer y bienestar, refuerzan la salud y aumentan la capacidad de rendimiento.

ALIMENTACIÓN SANA A CUALQUIER EDAD

La comida y la bebida sirven para satisfacer necesidades vitales, proporcionan placer y bienestar, refuerzan la salud y aumentan la capacidad de rendimiento. Todas las sugerencias para la composición de los planes alimentarios diarios o a más largo plazo con datos sobre el contenido energético y el valor nutritivo tienen tan sólo un carácter orientativo. Esto también afecta a los consejos expuestos a continuación para la configuración de una alimentación sana.
Los libros de cocina modernos contienen informaciones útiles sobre el contenido energético, nutritivo y en fibra de distintos alimentos, platos y bebidas. Por consiguiente, las recomendaciones prácticas de este libro van dirigidas únicamente a grupos especiales como los lactantes, los niños, los adolescentes, las mujeres embarazadas o que amamantan y las personas mayores.

La selección y preparación razonadas de las comidas diarias deberían aumentar el placer de la vida y reafirmar la salud.

Alimentación del lactante

La lactancia, que debe prolongarse lo más posible, es y seguirá siendo la mejor alimentación para los lactantes. Los niños de pecho reciben una alimentación regular y a una temperatura ideal. La leche no presenta ningún problema higiénico ni contiene ningún agente patógeno perjudicial para el lactante. Todos los nutrientes favorecen el metabolismo gracias a su óptima composición y a su proporción cuantitativa adaptada al estadio de crecimiento y al desarrollo.
La primera vez que se da el pecho hay que pedir el consejo y la ayuda del médico, la comadrona y la enfermera. El pesar al niño justo antes y después de amamantarle sirve para determinar la cantidad de leche que ha ingerido.
El aumento de peso diario, que constituye una medida sencilla para el crecimiento y el desarrollo, es de entre 20 y 30 gramos durante los tres primeros meses de vida, de 20 gramos entre el cuarto y el sexto mes, de 15 gramos entre el séptimo y el noveno mes y de diez gramos entre el décimo y el decimosegundo mes. Dado que los incrementos diarios de peso están sujetos a determinadas oscilaciones, el control del peso debe efectuarse semanalmente entre el primer y el tercer mes de vida y mensualmente a partir de entonces.

La lactancia materna es y seguirá siendo la mejor alimentación para los lactantes.

El pesar al niño justo antes y después de amamantarle sirve para determinar la cantidad de leche que ha ingerido.

En cada comida hay que ofrecer tan sólo un pecho a fin de que éste se vacíe lo más posible.

Durante la lactancia hay que tener en cuenta las siguientes reglas básicas:

- Con cinco comidas de pecho diarias (con una pausa nocturna de ocho horas) durante los cuatro primeros meses y a unos intervalos de aproximadamente cuatro horas, la duración de cada una no debe superar los 20 minutos.

- En cada comida hay que ofrecer tan sólo un pecho a fin de que éste se vacíe lo más posible. Lo mejor es evacuar el resto. Sólo hay que recurrir al otro pecho si el bebé no ha quedado saciado. En tal caso, este último pecho debe darse primero en la siguiente comida.

Para la preparación de los alimentos para lactantes hay que emplear sólo agua mineral con un contenido en nitrato, nitrito, fluoruro, sodio y gérmenes muy bajo.

En la alimentación artificial con alimentos adaptados para lactantes se asegura un desarrollo sano. Para ello, es requisito indispensable una correcta utilización de estos productos y un ritmo de comidas igual al de la leche materna.
Para la preparación de los alimentos para lactantes hay que emplear sólo agua mineral con un contenido en nitrato, nitrito, fluoruro, sodio y gérmenes muy bajo. La etiqueta de las aguas de mesa adecuadas lo indican.

Alimentación sana de los niños pequeños

Entre uno y tres años, los niños atraviesan una fase de transición de una dieta principalmente líquida y en forma de papilla a una dieta mixta más gruesa. Este factor se ha de tener en cuenta al elaborar las comidas. Hay que procurar siempre que haya variedad y variación. No todo lo que les gusta a los adultos es adecuado para los niños pequeños.

El desayuno es una comida importante para el resto del día. Las posibilidades abarcan desde los sabrosos copos de avena, *muesli* y papilla de frutas hasta el pan con rábanos, mermelada, embutido o queso, a poder ser servidos en un plato con mucho colorido.
Una ración regular de leche, requesón, queso, productos de leche fermentada, fruta y verduras frescas en las otras comidas del día, de dos a cuatro, ofrece muchas posibilidades para la elaboración de la dieta de los niños pequeños y, al mismo tiempo, pone los primeros acentos sobre la educación alimentaria. Para las comidas intermedias de media mañana y media tarde se puede ampliar la oferta con bebidas de frutas y distintos tipos de pan y pastas.
Para la cena, que a ser posible debe ser fácil de digerir, se pueden obtener múltiples variantes cambiando a diario los ingredientes de los bocadillos, la mezcla de copos crujientes, leche y fruta o las sopas y purés de colores.

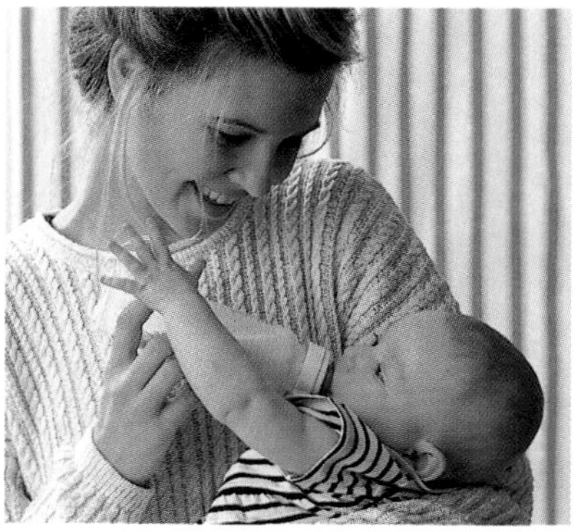

Al finalizar el tercer año de vida, el niño desarrolla una cierta autonomía en la comida y la bebida, así como preferencias por determinados alimentos. Por este motivo, esta edad es el momento oportuno para despertar el interés por una alimentación correcta. Unas explicaciones sencillas sobre la utilidad y las propiedades de determinados alimentos y bebidas pueden ser el inicio perfecto para una educación alimentaria práctica. Poniendo como ejemplo algunos de sus platos preferidos, variedades de frutas o de verduras, se puede explicar al niño de forma clara el valor para la salud de estos productos.

Hay que procurar siempre que haya variedad y variación en la alimentación de los niños pequeños.

Alimentación correcta de los niños en edad preescolar

Entre los tres y los seis años, el rápido crecimiento y la gran movilidad determinan el incremento de las necesidades de energía y nutrientes.

Entre los tres y los seis años, el rápido crecimiento y la gran movilidad determinan el incremento de las necesidades de energía y nutrientes. En esta fase del desarrollo tiene lugar un paso más hacia la independencia a todos los niveles y, por consiguiente, también en la participación en todo lo que tiene que ver con la alimentación de la familia. Ha llegado el momento de despertar las ganas y el interés del niño por todo tipo de colaboración en la compra, la preparación de las comidas y el poner la mesa. Ello hace que se marquen todavía más los hábitos alimentarios y de consumo de la familia. A los niños y las niñas hay que acostumbrarles del mismo modo y por igual a interesarse por y a colaborar en el hogar.

Aumentan las preferencias por determinados tipos de pan, sopas o bebidas en las distintas comidas. Se pueden tener en cuenta los deseos del niño al preparar las comidas o los bocadillos del desayuno para el parvulario, pero sin que la dieta deje de ser variada. En las comidas principales se pueden ofrecer a los niños en edad preescolar componentes esenciales de la dieta de los adultos. Para las comidas intermedias son adecuados la fruta y las bebidas de frutas, los productos de leche fermentada y las pastas poco grasas.

No hay que olvidar que las comidas deben tomarse con tranquilidad y en una atmósfera apacible.

No hay que olvidar que los niños comen con los ojos, que todas las comidas hay que masticarlas bien y que éstas se han de tomar con tranquilidad y en una atmósfera apacible. La cena debe ser ligera y las bebidas deben contener poco azúcar. Satisfaciendo algunos pequeños deseos durante la cena, resulta más fácil apagar la televisión y hacer que el niño se vaya a dormir a la hora indicada por los padres.

Alimentación de los niños en edad escolar

Es especialmente importante un desayuno apetitoso y energético desde el primer día de clase.

En la edad escolar, tanto los padres como los niños se enfrentan a nuevos retos en relación con la alimentación. Las ganas de aprender y la capacidad de rendimiento están estrechamente relacionadas con una alimentación correcta y sana.

Es especialmente importante un desayuno apetitoso y energético desde el primer día de clase. Para ello son recomendables distintas variedades de pan, panecillos, huevos pasados por agua y, para acompañar el pan, mantequilla, miel, mermelada, embutido, queso o mermelada de ciruelas en constante variación, además de distintos tipos de cereales o copos de avena con copos de trigo, fruta y leche. Como bebida deben tomar infusiones, leche, café de malta o leche con cacao. Los bocadillos que el niño se lleva a la escuela también deben ser variados y estar de acuerdo con sus gustos e ir siempre acompañados, a ser posible, de un poco de fruta o verdura frescas. Si en el colegio recibe además un cuarto de litro de leche o un yogur, se evita que el rendimiento descienda a media mañana y se contribuye a mejorar la capacidad de concentración, así como la disponibilidad para participar en clase.

Ningún día debe faltar una comida caliente a mediodía (en la escuela o en casa). En la edad escolar, es importante merendar para salvar las cinco o seis horas que median hasta la cena. Los pasteles de requesón o de fruta, los postres de yogur, los barquillos, los batidos de frutas y las infusiones son adecuados para hacer una pausa en los deberes o en el tiempo libre.

En la edad escolar, los niños siguen decantándose por los dulces y las golosinas. Normalmente, es imposible prohibirlo. Por lo tanto, hay que intentar concentrar la ingestión de dulces e insistir enérgicamente en el cepillado inmediato de los dientes.

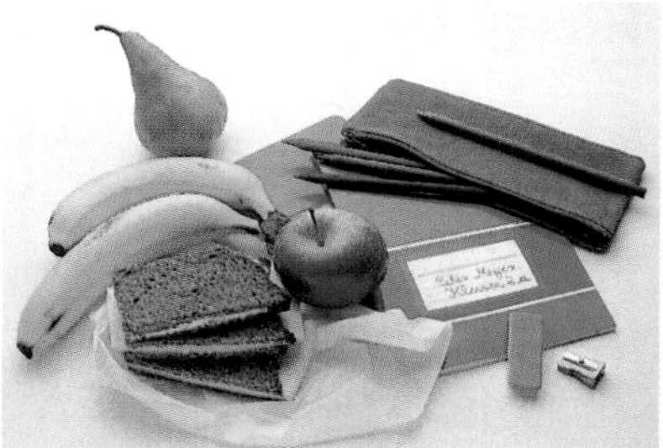

Los bocadillos que el niño se lleva a la escuela deben ser variados y estar de acuerdo con sus gustos e ir siempre acompañados, a ser posible, de un poco de fruta o verdura frescas.

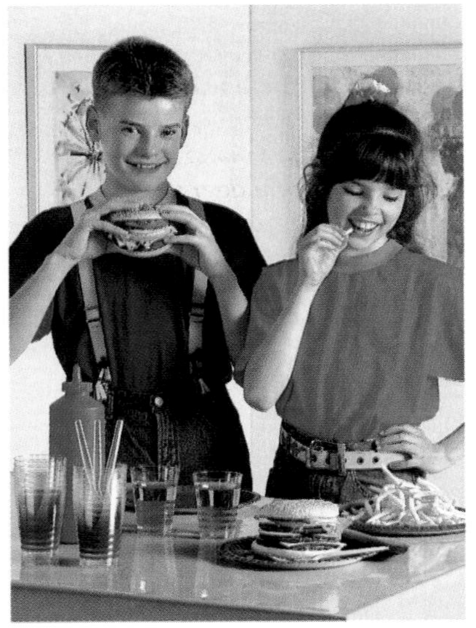

Una alimentación unilateral durante la adolescencia puede provocar problemas digestivos y metabólicos y ser la precursora de un posterior sobrepeso, así como de obesidad e hipertensión.

Alimentación sana de los adolescentes

Entre los 15 y los 18 años, las necesidades de energía y nutrientes alcanzan su punto máximo. Los hábitos familiares respecto a la comida y la bebida se mantienen mientras los adolescentes van a la escuela y siguen actuando durante la permanencia en un internado o la formación profesional. Según muestra la experiencia, a esta edad el interés por los aspectos de la salud en relación con la comida y la bebida disminuye. En las chicas, no es raro el afán por una figura muy delgada. Ello resulta peligroso para la salud si la chica en cuestión lleva a cabo una dieta unilateral o curas de hambre, lo que tiene como consecuencia pérdida de peso, caída del rendimiento e, incluso, hundimiento físico y mental. Ello provoca carencias crónicas de proteínas, vitaminas y minerales.

Reglas básicas sencillas para la configuración de la alimentación de los adolescentes:

- Un desayuno apetitoso y abundante es el mejor inicio y un requisito importante para el vigor y la resistencia en el colegio o la formación profesional.
  Éste puede basarse en una cesta con productos de panadería frescos y variados tales como pan integral, panecillos de varios cereales, tostadas, mantequilla, requesón, huevo cocido, embutido y queso. Para beber se puede tomar leche, té, café con leche o cacao.
- La segunda comida principal debería ser una comida caliente a mediodía, que en los adolescentes debe contener 1.000 kcal de energía alimentaria.
- Para merendar se pueden tomar pastas frescas, fruta, zumo de fruta, postres de yogur o café con leche o crema de leche.
- Una cena variada se compone de queso de nata fresco, ensalada de embutido o de queso, patatas asadas con huevo o pescado ahumado con mantequilla y pan integral.

Una alimentación unilateral durante la adolescencia puede provocar problemas digestivos y metabólicos y ser la precursora de un posterior sobrepeso así como de obesidad e hipertensión.

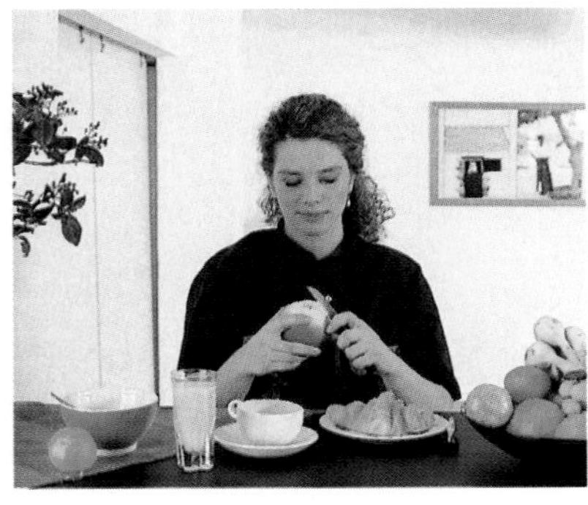

La fruta y la verdura frescas, así como los productos lácteos de todo tipo, son ideales para cubrir las necesidades adicionales de vitaminas y minerales durante el embarazo.

Alimentación de las mujeres embarazadas y que amamantan

Las funciones fisiológicas durante el embarazo exigen una alimentación de mejor calidad y un incremento moderado de la cantidad de alimentos. Hasta el sexto mes de embarazo hay que dar preferencia a los alimentos con proteínas con un elevado valor biológico, o sea, de leche y productos lácteos, platos a base de huevo, carne magra y pescado blanco, junto con verduras y productos de cereales.
Durante los tres últimos meses es recomendable un aumento sensible del aporte energético de unas 300 kcal y una cantidad adicional de proteínas de unos 20 gramos al día. Esto se puede conseguir, por ejemplo, mediante el consumo adicional de medio litro de leche y un plato con huevo. La fruta y la verdura

frescas, así como los productos lácteos de todo tipo, son ideales para cubrir las necesidades adicionales de vitaminas y minerales.
El primer desayuno puede consistir, por ejemplo, en una taza de café con leche, un panecillo partido por la mitad con mantequilla y miel, una rebanada de pan integral con mantequilla y *foie gras*. Para el segundo desayuno se puede tomar una rebanada de pan mixto con mantequilla de hierbas, un huevo y un cuarto de litro de leche entera.
Las necesidades de hierro, mayores durante el embarazo, quedan cubiertas en gran medida con entre 100 y 150 gramos de hígado, riñones de ternera, morcilla, copos de avena, legumbres o espinacas. La combinación de estos productos con otros alimentos permite crear una dieta variada.

Las necesidades de líquidos durante la lactancia son claramente más altas y exigen una ingestión diaria suplementaria de medio litro o un litro de zumo de frutas, zumo de verduras o bebidas lácteas ricas en vitaminas y minerales.

La formación media de 900 mililitros de leche materna al día durante el **período de lactancia** exige un aporte adicional de 800 kcal y 40 gramos de proteínas. Esto equivale, por ejemplo, al consumo de otro medio litro de leche entera, un cuarto de litro de yogur líquido y 100 gramos de carne magra, distribuidos a lo largo del día. Las necesidades de líquidos son claramente más altas y exigen una ingestión diaria suplementaria de medio litro o un litro de zumo de frutas, zumo de verduras o bebidas lácteas ricas en vitaminas y minerales.

Alimentación en la vejez

En la vejez, la comida y la bebida son una de las mayores alegrías. Las tradiciones así como las buenas y también malas experiencias de toda una vida se reflejan en unos hábitos alimentarios muy personales. Las personas mayores son especialmente sensibles a las prohibiciones y las limitaciones en la alimentación. Por consiguiente, sólo se pueden hacer recomendaciones en un marco muy amplio con el objetivo de conservar la salud y el placer de vivir.

Las personas mayores son especialmente sensibles a las prohibiciones y las limitaciones en la alimentación.

Generalmente, en la vejez son preferibles muchas comidas pequeñas a pocas y abundantes. La dieta debe ser ligera sobre todo por la noche para evitar trastornos del sueño, que son más frecuentes en las personas de edad.
La leche y los productos lácteos deben estar presentes de forma regular en la dieta de las personas mayores. La leche fermentada, el yogur y el kéfir son fáciles de digerir y en los países orientales se dice que alargan la vida. Los platos de huevo de la más diversa composición aumentan el valor biológico de las comidas. La carne de ave, la caza y el conejo son preferibles a otros tipos de carne en la dieta de las personas mayores. El pescado cocido, las conservas de pescado y el pescado ligeramente ahumado proporcionan valiosas proteínas y minerales y vitaminas de vital importancia. Como comidas frías son adecuados los productos de queso blando, los *puddings* y, especialmente, las ensaladas bien sazonadas y cortadas en trozos pequeños de fruta, verduras y frutas meridionales.

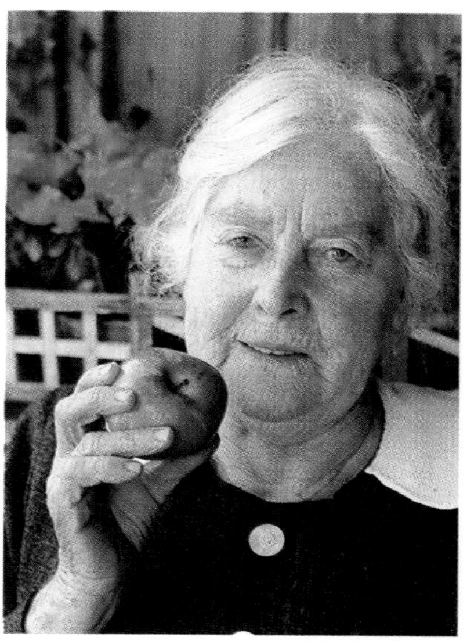

La dieta debe ser ligera sobre todo por la noche para evitar trastornos del sueño, que son más frecuentes en las personas de edad.

La preferencia por unas bebidas es muy marcada en la vejez. A este respecto, cabe señalar que el aporte regular de líquidos repartidos a lo largo del día activa la digestión y el metabolismo. Las recomendaciones para la limitación de la ingestión de líquidos sólo debe hacerlas el médico en casos justificados.

La configuración práctica de la dieta de las personas mayores tanto en la familia como en las residencias para la tercera edad debe dejar suficiente margen para las particularidades y las costumbres de la persona mayor. Tiene que tener la sensación de recibir los mejores cuidados posibles sin que el placer de la comida y la bebida salga perjudicado.

Las formas de alimentación se desarrollan a partir de hábitos alimentarios que están influidos por múltiples factores naturales y sociales.

Las experiencias y conocimientos acumulados durante generaciones, así como la adaptación fisiológica, permiten crear formas alimentarias vegetarianas en las que no se padecen manifestaciones carenciales de proteínas, vitaminas ni minerales.

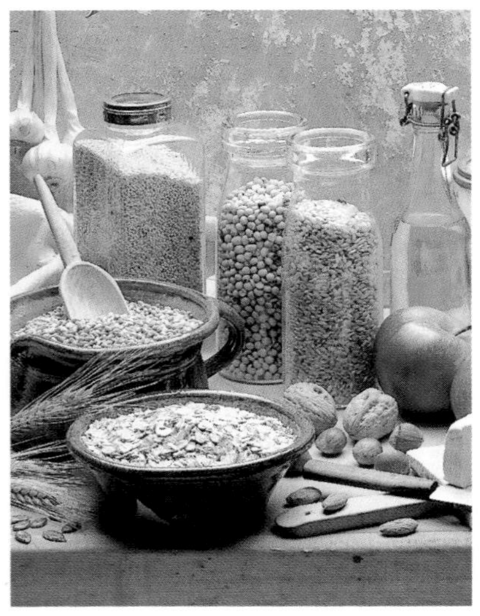

En la dieta equilibrada se recomienda una dieta mayoritariamente vegetal y pobre en carne de la forma lo más natural posible.

FORMAS Y REFORMAS ALIMENTARIAS

Las formas de alimentación se desarrollan a partir de hábitos alimentarios que están influidos por múltiples factores naturales y sociales. En última instancia, dan lugar a formas de alimentación y hábitos de consumo especiales conservados tanto por grandes grupos de población como por círculos de personas más reducidos o individualmente durante mayor o menor tiempo.

El nivel de vida cada vez más alto, la oferta de alimentos considerablemente ampliada por la exportación e importación, la creciente contaminación medioambiental y el desarrollo de una conciencia medioambiental, sanitaria y alimentaria han provocado la aparición de múltiples propuestas de formas de alimentación alternativas, con una variabilidad cada vez mayor, en los países con una dieta mixta. Estas reformas alimentarias pueden tener lugar por motivos más diversos. La reforma alimentaria más antigua fue la dirigida por el filósofo griego Pitágoras hace más de dos mil quinientos años, cuando se negó a comer carne de animales sacrificados. Este motivo filosófico-ético se ha mantenido sólo parcialmente hasta nuestros días como motivo para una alimentación sin carne ni pescado.

Dieta vegetariana: entre los vegetarianos actuales se encuentran principalmente personas que no comen carne por motivos de salud. Los vegetarianos estrictos se alimentan exclusivamente de productos de origen vegetal. Las experiencias y conocimientos acumulados durante generaciones, así como la adaptación fisiológica, permiten crear formas alimentarias vegetarianas en las que no se padecen manifestaciones carenciales de proteínas, vitaminas ni minerales.

Si se pasa durante un breve período de tiempo de una dieta mixta a unas formas de alimentación puramente vegetarianas, es de esperar un déficit de proteínas con un alto valor biológico, de vitamina B_{12} así como de calcio, hierro y yodo. Esto afecta especialmente a los niños, las mujeres embarazadas y las que dan el pecho.

Las formas alimentarias vegetarianas menos estrictas, que permiten el consumo de leche, huevos y pescado, así como los productos derivados de ellos, no tienen ninguna consecuencia negativa para la salud siempre que haya variación y variedad en la selección de los alimentos.

Dieta equilibrada: a fin de hacer frente a la sobrealimentación existente en muchos países industrializados debido al bienestar y a la amplia oferta de alimentos, se aboga por una alimentación «equilibrada». A diferencia del consumo habitualmente elevado de alimentos de origen animal y para contrarrestar el uso de alimentos técnicamente muy transformados y elaborados, se recomienda una dieta mayoritariamente vegetal y pobre en carne de la forma lo más natural posible. A ello cabe añadir las exigencias del «valor puro» de la alimentación en lo que respecta a una presencia mínima de contaminantes. Estas exigencias suponen la obtención de los alimentos mediante métodos de cultivo ecológicos o alternativos.

Si se combinan de forma oportuna los conceptos de contenido de las formas de alimentación y se renuncia a los términos extremos, como por ejemplo a la división en alimentos «de valor íntegro» y «de valor no íntegro», se puede iniciar una auténtica reforma alimentaria. No obstante, para ello es necesario crear los requisitos básicos previos en la agricultura y la industria, así como en la protección del medio ambiente. Ello no impide que cada individuo pueda adquirir numerosos conocimientos sobre una alimentación sana con cuya ayuda sea capaz de alimentarse de forma equilibrada, es decir razonable, sana y, al mismo tiempo, agradable.

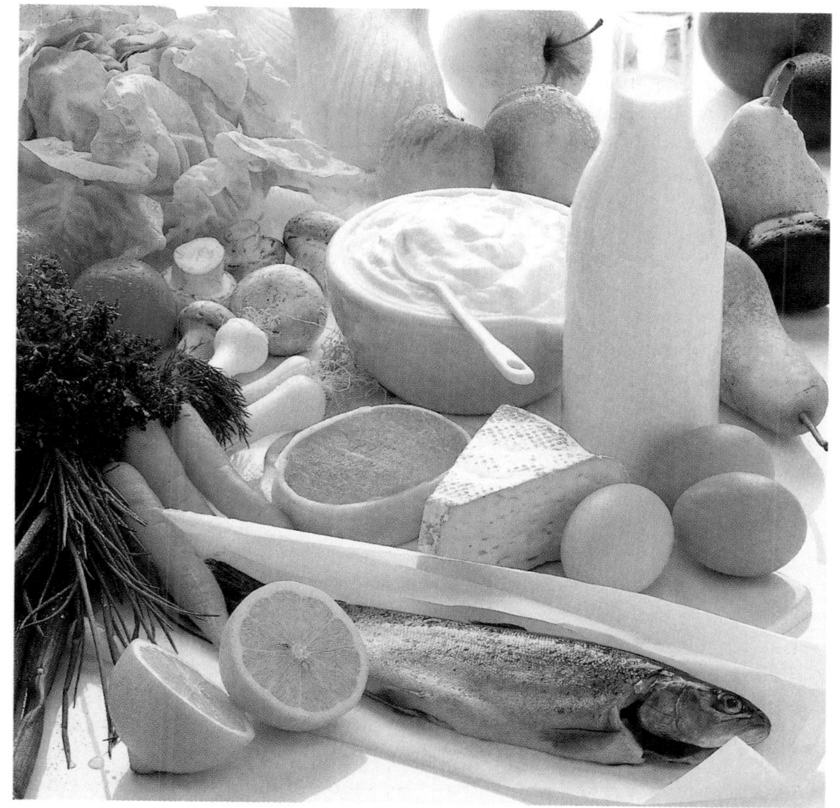

El estar delgado o adelgazar no significa simplemente que haya que comer menos según el parecer de cada uno y según el lema «come la mitad». Requiere un conocimiento suficiente del valor energético y el contenido en nutrientes de los alimentos consumidos a diario según el lema «come lo correcto».

DIETA DE ADELGAZAMIENTO PARA PERSONAS CON SOBREPESO

El sobrepeso no es ninguna enfermedad, sino una carga física y psíquica para muchas personas. El que pese unos pocos kilogramos más de su peso normal y aun así se sienta a gusto, no tiene por qué reducir su peso.
En la mayoría de las personas, un peso superior al normal en un 20 o un 30 % afecta al bienestar físico y mental. Aunque ello todavía no comporte ningún peligro inmediato para la salud, habría que empezar a perder peso lentamente y de forma razonable. No vamos a entrar en detalle en las innumerables dietas radicales y soluciones universales que únicamente provocan una reducción de peso transitoria y que, en todos los casos, comportan riesgos para la salud, sino que vamos a dar algunos consejos psicológicamente importantes y aplicables a una dieta de adelgazamiento. El primer requisito para conseguir una pérdida de peso es nuestra predisposición ante ese propósito. Hay que proponerse lo siguiente: «Viviré y comeré de forma distinta a como lo he hecho hasta ahora».
El éxito de la pérdida de peso sólo es posible si se lleva a cabo poco a poco y se conserva la plena capacidad de rendimiento durante ese proceso. Es muy importante modificar consecuentemente los hábitos alimentarios y hacer más ejercicio al aire libre. En pocas palabras, esto significa: tomar cada día menos energía con la alimentación de la que consume el cuerpo. No quiere decir que haya que comer menos según el parecer de cada uno y según el lema «come la mitad», sino que es necesario un conocimiento suficiente del valor energético y el contenido en nutrientes de los alimentos consumidos a diario según el lema «come lo correcto».

En la mayoría de las personas, un peso superior al normal en un 20 o un 30 % afecta al bienestar físico y mental.

El éxito de la pérdida de peso sólo es posible si se lleva a cabo poco a poco y se conserva la plena capacidad de rendimiento durante ese proceso.

Son adecuados los productos cárnicos, lácteos y de pescado poco grasos, las patatas en pequeñas cantidades así como diversos platos de verdura.

Reglas básicas para una pérdida de peso correcta

- A ser posible, tomar entre cinco y seis pequeñas comidas al día. Éstas deben ser lo más variadas posible y contener preferentemente alimentos con pocas calorías. Son adecuados los productos cárnicos, lácteos y de pescado poco grasos, las patatas en pequeñas cantidades, así como diversos platos de verdura, pan integral con mantequilla poco grasa o margarina.
- Antes de las comidas principales son mejores las ensaladas crudas que las sopas espesas. Para la preparación sólo hay que utilizar cremas y salsas con pocas calorías. Para la elaboración de mayonesas, utilizar suero de leche, leche fermentada y leche para beber, así como yogur, zumos de fruta y zumo de pepinillos en conserva.

Para ligar guarniciones de verduras, guisos, salsas y sopas hay que evitar en lo posible el uso de grasas de todo tipo, así como de harina.

- Para ligar guarniciones de verduras, guisos, salsas y sopas hay que evitar en lo posible el uso de grasas de todo tipo, así como de harina.
- Renunciar al empanado en los platos de carne y de pescado.
- Utilizar edulcorantes en lugar de azúcar siempre que sea posible. Son apropiados tanto para lo caliente como lo frío y también se pueden emplear para hornear pasteles.
- No untar demasiado el pan en el desayuno ni en la merienda.
- Como bebidas son aconsejables el agua mineral, los refrescos y zumos poco azucarados, excepcionalmente la cerveza sin alcohol o los vinos secos.
- Pedir la comprensión de todos los miembros de la familia para la preparación y la ingestión de las pequeñas pero exquisitas comidas y no dejar que nadie le haga perder la seguridad.
- Todo tipo de actividad física aumenta el consumo de energía, contribuye de forma decisiva a la pérdida de peso y aumenta la capacidad general de rendimiento.
- Si no se está acostumbrado al esfuerzo físico, hay que empezar con un poco de gimnasia matutina ligera a diario con la ventana abierta y aumentar progresivamente la duración de dos o tres minutos hasta alcanzar los diez o doce minutos. A ser posible hay que mover de forma intensiva los grupos musculares de los brazos, las piernas y el tronco.
- Después de acostumbrarse a la gimnasia diaria intensiva se puede pasar a ejercicios de resistencia como la bicicleta, la natación, el saltar a la cuerda o el *jogging*, empezando con una o dos veces por semana durante cinco minutos, después diez y, posteriormente, quince minutos.
- Durante los fines de semana, los días de fiesta y las vacaciones, se pueden ampliar e intensificar estos ejercicios de resistencia.

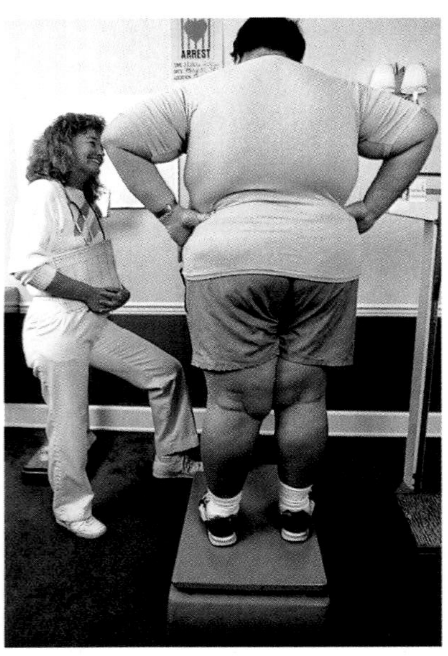

Todo tipo de actividad física aumenta el consumo de energía, contribuye de forma decisiva a la pérdida de peso y aumenta la capacidad general de rendimiento.

El que quiera hacer realidad sus propósitos de forma consecuente debe fijarse los siguientes objetivos para la pérdida de peso semanal media:

- con un sobrepeso medio, aproximadamente 750 gramos.
- con un sobrepeso considerable, aproximadamente 1.000 gramos.

El que consiga una pérdida de peso más importante, por ejemplo haciendo mucho ejercicio al aire libre, puede sentirse especialmente satisfecho.

Las actividades deportivas, a ser posible al aire libre, respaldan la dieta de adelgazamiento.

Plan alimentario diario

El éxito de la pérdida de peso también depende del tiempo de permanencia del sobrepeso. Cuanto más tiempo hace que existe el sobrepeso, tanto más lenta será la pérdida de peso, aunque se observen consecuentemente las recomendaciones. En el grupo de edad de 18 a 40 años, el cuerpo se adapta con más facilidad y rapidez a una dieta de adelgazamiento que a partir de los 40 años.
En todas las propuestas prácticas para las distintas comidas, la magnitud del aporte diario de energía debe ser de entre 1.500 y 1.600 kcal (de 6.000 a 6.400 kJ). Para todos aquellos que quieran llevar bien las cuentas, esto significa que, por término medio, para las distintas comidas pueden basarse en los valores energéticos expuestos al margen.

Primer y segundo desayuno:
aproximadamente 500 kcal
(2.000 kJ)

Comida:
aproximadamente 500 kcal
(2.000 kJ)

Merienda:
aproximadamente 200 kcal
(800 kJ)

Cena:
aproximadamente 300 kcal
(1.200 kJ)

Desayuno

El desayuno también es una comida importante dentro de una dieta de adelgazamiento porque estimula la capacidad de rendimiento al iniciar el día. La experiencia demuestra que el que empieza el día con el estómago vacío no desempeña las tareas cotidianas con demasiado ímpetu. A este respecto, las excepciones confirman la regla.
A fin de conservar la capacidad de rendimiento mental y física a lo largo de la mañana, es aconsejable un segundo desayuno. Todo el mundo debería plantearse esta posibilidad en una dieta calórica reducida, ya sea en casa o en el trabajo.

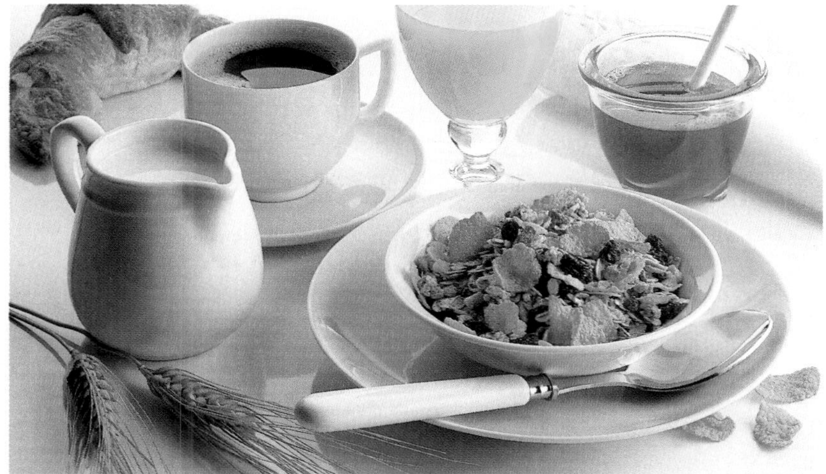

El desayuno también es una comida importante dentro de una dieta de adelgazamiento porque estimula la capacidad de rendimiento al iniciar el día. La experiencia demuestra que el que empieza el día con el estómago vacío no desempeña las tareas cotidianas con demasiado ímpetu.

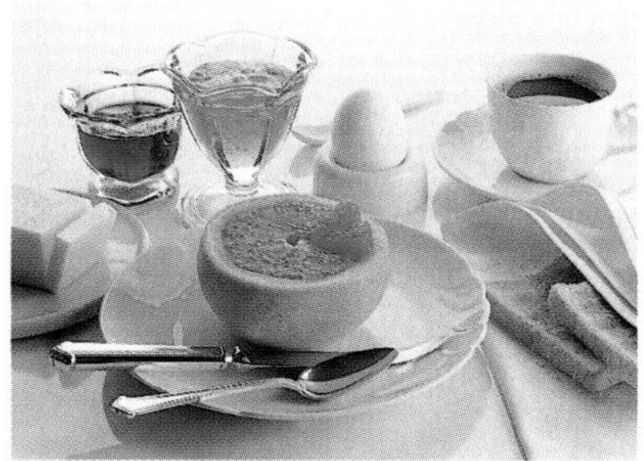

Un ejemplo para la preparación de un desayuno variado.

Es importante desde el punto de vista psicológico hacer una pequeña pausa en el trabajo de al menos quince minutos para el segundo desayuno.

Ejemplos para la confección de un primer desayuno muy variado:

Una taza de leche con una cucharadita de miel
o bien
una taza de café con leche y edulcorante
o bien
una taza de leche con cacao con edulcorante
o bien
una taza de infusión de hierbas.

Además: una rebanada de pan tostado con diez gramos de mantequilla pobre en grasas y una loncha de mortadela
o bien
una rebanada de pan mixto con diez gramos de margarina pobre en grasas y una fina capa de mermelada
o bien
un panecillo con diez gramos de mantequilla pobre en grasas y una cucharada de requesón
o bien
una rebanada de pan integral con margarina pobre en grasas y un huevo
o bien
dos rebanadas de pan sueco con quince gramos de queso de barra
o bien
un panecillo con diez gramos de mantequilla pobre en grasas y una salchicha de Frankfurt pequeña
o bien
dos rebanadas de pan sueco con diez gramos de margarina pobre en grasas y una cucharadita de miel.

Ejemplos para el segundo desayuno:

Dos rebanadas de pan integral, diez gramos de mantequilla pobre en grasas, una loncha pequeña de *foie gras* o mortadela, una manzana o un vaso de zumo de fruta
o bien
una rebanada de pan mixto, diez gramos de mantequilla pobre en grasas, media loncha de queso de barra, un vaso de zumo de tomate
o bien
un panecillo partido por la mitad, dos lonchas pequeñas de paté, un vaso de zumo de fruta o yogur
o bien
un plato pequeño de *muesli* integral con frutas, una taza de café o té.

Si se tiene más sed, siempre se puede beber un vaso de agua mineral. Si se tiene más hambre, se puede tomar una manzana entre comidas. Si se quiere adelgazar y seguir así, no hay que ayunar.

Es importante desde el punto de vista psicológico hacer una pequeña pausa en el trabajo de al menos quince minutos para el segundo desayuno. ¡Hay que comer despacio y masticar bien!

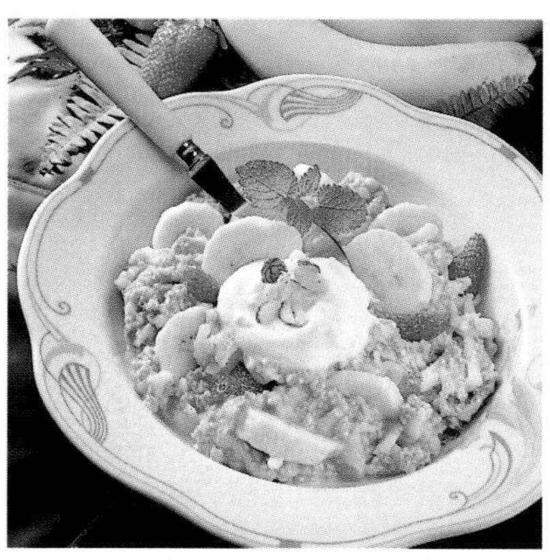

Es aconsejable para el segundo desayuno un *muesli* integral con fruta. Además, una taza de café o té.

Comida

La comida es la segunda comida principal, y debe tomarse más o menos después de la mitad del trabajo del día. Tiene que aportar tanta energía y nutrientes, incluso durante una dieta de adelgazamiento, que permita conservar la capacidad de rendimiento para la segunda mitad del día.

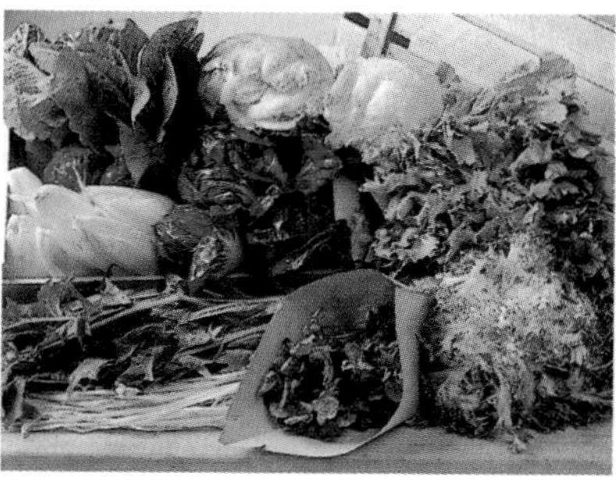

En cualquier comida se puede incluir una ensalada fresca.

Ejemplos para la comida:

Dos salchichas de Frankfurt pequeñas, col rizada, 100 gramos de requesón de frutas
o bien
albóndigas de carne con salsa de vegetales, dos patatas pequeñas, ensalada de zanahoria y manzana crudas
o bien
200 gramos de coliflor, tres patatas pequeñas, dados de manzana con salsa de vainilla
o bien
dos tazas de arroz con manzana, zanahoria cruda
o bien
150 gramos de carne estofada y dos patatas pequeñas, 100 gramos de requesón de limón
o bien
un huevo cocido con salsa de tomate y dos patatas pequeñas, ensalada cruda.

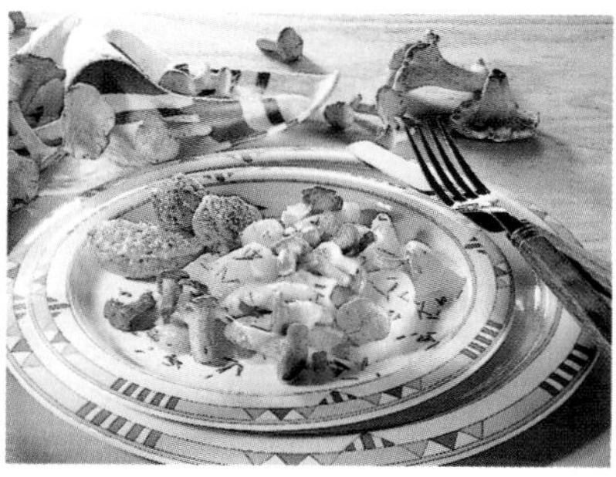

Ejemplo para la comida: plato de verdura con queso.

Merienda

La merienda ayuda a calmar el hambre entre horas y evita el hambre feroz a la hora de la cena. Además, hace que no se tenga hambre al ir a comprar después del trabajo, lo que impide que se compren demasiados alimentos.
La merienda se puede tomar mientras se trabaja si está bien preparada y las condiciones laborales son favorables.

Ejemplos para la merienda:

Un trozo de pastel de fruta, una taza de café (edulcorante)
o bien
dos rebanadas de pan sueco con mantequilla pobre en grasas o requesón, una taza de té con limón (edulcorante)
o bien
un cuenco de yogur
o bien
una ración de ensalada verde.

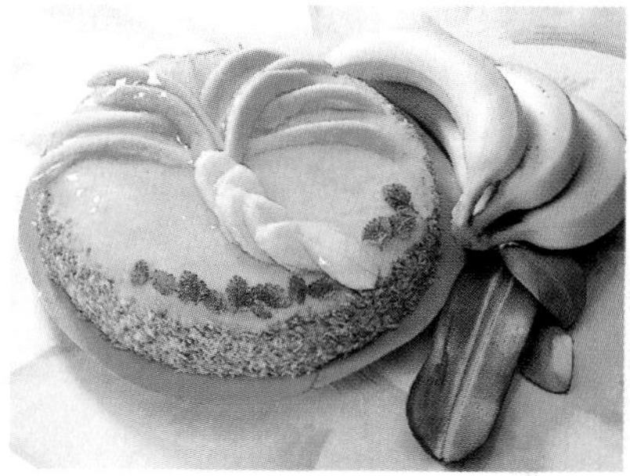

Por la tarde se puede permitir la licencia de un trozo pequeño de pastel de fruta y una taza de café, siempre a ser posible endulzada con edulcorante.

Si se tiene mucha hambre por la tarde, se puede comer una manzana u otra pieza de fruta. En verano, la merienda también puede estar compuesta por un cuarto de litro de suero de leche frío, yogur, té frío con limón, un café helado sin crema o un platito de compota.

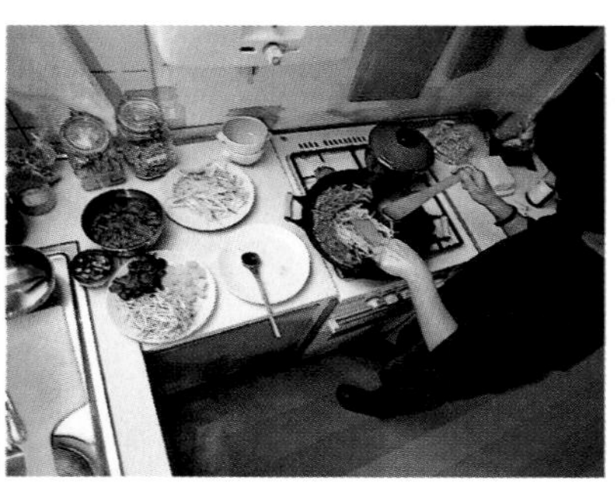

Los platos de la cocina asiática a menudo contienen verdura tierna y carne magra o pescado blanco.

Cena

La cena debe tener lugar en el círculo familiar en torno a una mesa bien puesta y en calma. Si todos saben que un miembro de la familia quiere perder esos kilogramos de más, con toda seguridad serán comprensivos con su ración pequeña pero exquisita.
La cena debe tomarse al menos una o dos horas antes de acostarse. Durante la cena se pueden hacer pequeñas pausas.

La cena debe tomarse al menos una o dos horas antes de acostarse.

Ejemplos para una cena variada:

Una rebanada de pan mixto, diez gramos de mantequilla pobre en grasas, 50 gramos de requesón de hierbas, queso Camembert o queso en lonchas, un vaso de zumo de tomate
o bien
dos rebanadas de pan, mantequilla, una loncha de jamón o 50 gramos de ensalada de huevo, un vaso de zumo de tomate
o bien
una rebanada de pan integral, margarina, 150 gramos de ensalada de zanahoria y apio o ensalada de judías o ensalada de manzana y repollo o ensalada de tomate y pepino, un vaso de zumo de espino amarillo.

Después de la cura de adelgazamiento

Las vacaciones y el tiempo libre constituyen una buena oportunidad para adelgazar haciendo ejercicio.

Tras el éxito de la reducción de peso hay que tener en cuenta las siguientes reglas básicas:

- No volver a comer de forma desenfrenada, ya que el peso se recupera con mucha facilidad.
- En adelante, inclinarse por los alimentos con pocas calorías que más le hayan gustado.
- Conservar y reafirmar los hábitos alimentarios recién adquiridos.
- Conservar de forma consecuente el ritmo regular de las comidas.
- Tomar todas las comidas en calma y sin distracciones.
- En lugar de azúcar, optar por los edulcorantes.
- Controlar el peso corporal de una a dos veces por semana.
- En caso de aumento de peso, volver a la dieta hipocalórica.
- Después de comidas festivas abundantes, ir con mucho cuidado en los días posteriores.
- Seguir haciendo ejercicio y practicar deporte de forma consecuente.

Hay que ampliar constantemente los conocimientos sobre una alimentación y una forma de vida sanas.

SUSTANCIAS NOCIVAS DE LOS ALIMENTOS

Sustancias nocivas naturales

Por sustancias nocivas se entiende aquellas sustancias que tienen efectos perjudiciales para el hombre. Las sustancias nocivas pueden ser de origen natural o acceder a los alimentos a través de la influencia del ser humano. Por consiguiente, este grupo de sustancias se divide en componentes naturales, aditivos, residuos e impurezas, que pueden adquirir un carácter perjudicial si su contenido en los alimentos es lo bastante elevado.

Después del consumo de hongos venenosos, habas (favismo) y de altramuces (latirismo), por ejemplo, pueden producirse daños para la salud en forma de trastornos digestivos y metabólicos, así como lesiones nerviosas por sustancias nocivas naturales (nativas).

Debido a un almacenamiento, tratamiento o preparación inadecuados, en las almendras amargas y algunas verduras tropicales pueden presentarse concentraciones de componentes naturales que provocan manifestaciones de intoxicación tras su consumo. Las concentraciones de sustancias nocivas en los mejillones y las ostras, que provocan intoxicaciones por saxotoxinas, o en la caballa, el atún y las sardinas, que pueden causar intoxicaciones por escombroides, son de origen natural.

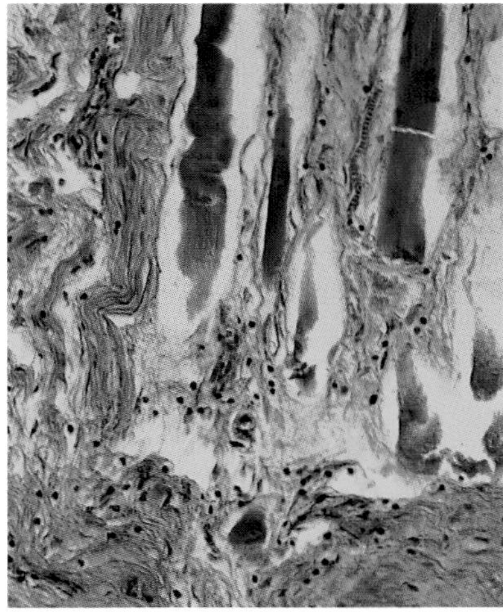

Cisticercos de tenia en la carne. Todos los alimentos se examinan a conciencia antes de su comercialización.

Influjos medioambientales

Entre las intoxicaciones alimentarias provocadas por influjos medioambientales figuran los daños para la salud como consecuencia de una ingestión excesiva de cadmio, plomo y zinc. No obstante, los alimentos sólo presentan un alto contenido en estos metales pesados en casos excepcionales.

Los contenidos en sustancias nocivas de los alimentos con que nos encontramos normalmente no representan ningún peligro concreto para la salud según los resultados de los estudios realizados hasta el momento. Todavía no se sabe a ciencia cierta cuáles son los efectos perjudiciales para la salud de muchas de las sustancias nocivas que llegan a los alimentos, así como de los residuos que quedan en ellos. Teniendo en cuenta un posible efecto perjudicial, reciben el nombre de sustancias nocivas potenciales. Comisiones internacionales de expertos de la Organización Mundial de la Salud establecen para todas las sustancias nocivas potenciales unos valores límite para su contenido en los alimentos, así como para la ingestión tolerable por el hombre. Las listas de valores de tolerancia para sustancias nocivas en los alimentos se revisan constantemente y se consideran vinculantes. Mediante factores de seguridad adicionales y continuos controles de laboratorio, el posible riesgo para la salud debido al consumo de alimentos contaminados se mantiene tan bajo que las cantidades consumidas habitualmente no pueden poner en peligro la salud. Estos valores límite sólo se sobrepasan si se hace un consumo exclusivo de grandes cantidades de alimentos contaminados o en caso de hábitos de consumo especiales.

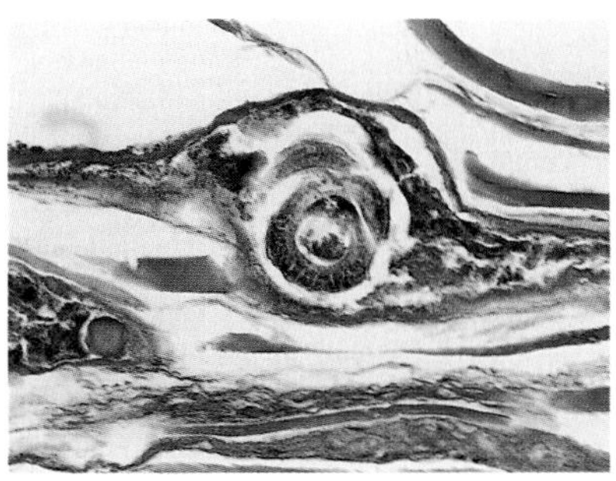

Las triquinas de la carne sólo son visibles con el microscopio.

Sustancias nocivas y salud

De acuerdo con las estadísticas internacionales de causas de enfermedad y de muerte, los factores alimentarios tienen una elevada cuota en la estructura causal de muchas formas de cáncer. Por consiguiente, todas las sustancias nocivas que penetran en el cuerpo a través de la alimentación ganan cada vez más te-

A los factores alimentarios se les atribuye una elevada cuota en la estructura causal de muchas formas de cáncer.

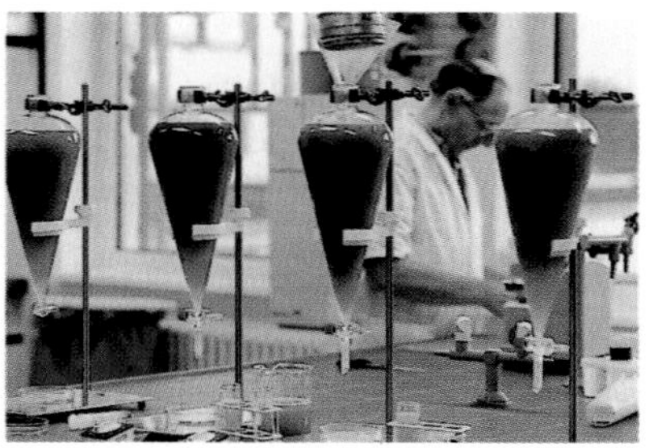

Los análisis de laboratorio regulares forman parte de la supervisión de los alimentos.

rreno en las consideraciones científicas. Las sustancias nocivas de los alimentos de origen natural y añadidas por el hombre, como las micotoxinas, las nitrosaminas y los compuestos de hidrocarburo policíclicos pueden considerarse como clásicas sustancias sospechosas con propiedades cancerígenas. Salvo en contadas excepciones, todos los criterios de riesgo conocidos hasta el momento se basan en los resultados de estudios experimentales con animales.
No obstante, hasta el momento sólo se ha podido establecer una relación epidemiológica clara entre la ingestión de aflatoxinas con alimentos enmohecidos y la frecuencia de cáncer hepático en algunos países tropicales de África, así como en algunas regiones de Tailandia y China, con la reserva de que en muchas de estas zonas se presentan infecciones por el virus de la hepatitis.

Supervisión de los alimentos

A fin de reducir los riesgos para la salud ocasionados por sustancias nocivas en los alimentos, existen algunos requisitos básicos. Entre ellos cabe mencionar, por ejemplo, todas las medidas que contribuyen a mantener el contenido en sustancias nocivas lo más bajo posible y, además, realizar los controles pertinentes. En el marco de una supervisión eficaz de los alimentos, es necesario descubrir y eliminar a tiempo una contaminación por sustancias nocivas.
Asimismo, las recomendaciones de consumo especiales ayudan al consumidor a protegerse de la carga elevada de sustancias nocivas.
Aparte de estos requisitos concretos, hay que reducir en lo posible los riesgos potenciales. Cualquier sospecha de peligro por presencia de sustancias nocivas se ha de reducir al mínimo. Mediante medidas apropiadas se puede garantizar una minimización del contenido de los alimentos en sustancias nocivas con propiedades cancerígenas. Además, una de las medidas más importantes para limitar la presencia de sustancias nocivas es el establecimiento de unas cantidades máximas y de unos valores orientativos. Por norma general, las transgresiones de las cantidades máximas fijadas por motivos preventivos para las sustancias nocivas en los alimentos todavía ofrecen suficientes márgenes de seguridad y no constituyen necesariamente un peligro serio. En comparación con los riesgos derivados de un mal comportamiento alimentario, así como de infecciones alimentarias por microorganismos patógenos, los riesgos para la salud por las sustancias nocivas de los alimentos tienen una importancia secundaria.

En comparación con los riesgos derivados de un mal comportamiento alimentario, así como de infecciones alimentarias por microorganismos patógenos, los riesgos para la salud por las sustancias nocivas de los alimentos tienen una importancia secundaria.

Como en todos los aditivos alimentarios, en el caso de los **sustitutivos del azúcar** es absolutamente prioritario comprobar que son inocuos para la salud. No obstante, a la hora de aprobarlos también hay que tener en cuenta requisitos tanto tecnológicos como dietético-fisiológicos. Además, hay que excluir la posibilidad de engaño al consumidor. En la autorización de sustitutivos del azúcar como aditivos de los alimentos hay que tener en cuenta al valorar los riesgos, entre otras cosas, su estructura química en comparación con los azúcares naturales. En lo que respecta a la meticulosa prueba toxicológica y metabólico-fisiológica obligatoria, hay que considerar que los compuestos que se apartan de la estructura natural presentan una menor capacidad de desdoblamiento y absorción enzimáticos. Una particularidad que diferencia a los distintos sustitutivos del azúcar es el riesgo de diarrea, que generalmente no se presenta con un consumo de hasta 20 gramos por persona y día. Los distintos sustitutivos del azúcar se pueden complementar adicionalmente en su acción laxante. En caso de habituación, a veces se toleran dosis relativamente altas. Los niños son más sensibles que los adultos. Por consiguiente, es obligatorio hacer constar que «puede tener un efecto laxante si se consume en exceso».

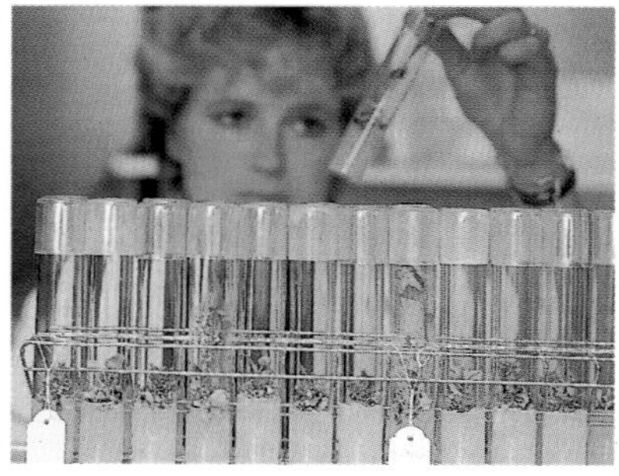

Análisis técnico genético de verduras.

Alimentos enmohecidos y su riesgo para la salud

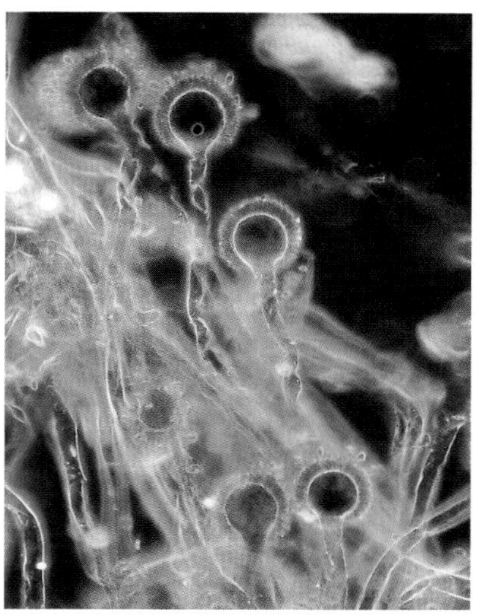

Hongos de moho a 160 aumentos bajo un microscopio óptico.

Muchos hongos son componentes naturales y al mismo tiempo útiles para los alimentos. No obstante, algunos de ellos pueden convertirse en agentes contaminantes de la alimentación que ponen en peligro nuestra salud. Además de los hongos que se emplean como cultivos iniciales de procesos fermentativos para la formación de aromas y sabores en productos lácteos y cárnicos, hay aproximadamente 250 especies de hongos que bajo determinadas condiciones dan lugar a productos metabólicos que son tóxicos de forma más o menos aguda o crónica y que se denominan micotoxinas. Las capas de moho, a partir de las cuales pueden penetrar toxinas en los alimentos, son un signo externo de la proliferación de estas especies de hongos en los alimentos. Los cereales, la fruta y las verduras pueden presentar hongos antes de su recolección, pero también durante su almacenamiento o su manipulación. Las micotoxinas que contienen los piensos enmohecidos llegan a la leche y la carne y generan residuos tóxicos en estos alimentos.

Las micotoxinas pueden provocar intoxicaciones agudas, subagudas y crónicas. Afectan con mayor frecuencia al hígado, los riñones y el estómago, así como a las glándulas y a la piel. Hasta el momento no se ha podido demostrar de forma clara y definitiva si los efectos tóxicos observados en experimentos con animales también pueden ocasionar daños patológicos de la misma gravedad en los seres humanos.

Los alimentos enmohecidos o que empiezan a presentar moho pueden constituir un riesgo para la salud y, por consiguiente, no deben consumirse. Cabe advertir sobre los productos cereales enmohecidos de forma incontrolada tales como el «trigo enmohecido» y el «*muesli* enmohecido», que se supone tienen unas propiedades beneficiosas para la salud. No basta con eliminar con el cuchillo las partes enmohecidas de los alimentos, porque ello no elimina el riesgo para la salud.

Cabe advertir sobre los productos cereales enmohecidos de forma incontrolada tales como el «trigo enmohecido», que se supone tienen unas propiedades beneficiosas para la salud.

ALCOHOL: ¿ALIMENTO O PLACER?

El alcohol es un producto de consumo debido a su efecto embriagador y a sus características de sabor. Pero también es un nutriente, porque cada gramo se transforma en el metabolismo energético del cuerpo humano en más o menos siete kilocalorías. El valor calórico del alcohol es mucho mayor que el de las proteínas y los hidratos de carbono y sólo un poco menor que el de las grasas. El valor de consumo aumenta todavía más en combinación con sustancias aromáticas y gustativas características en forma de un gran número de bebidas alcohólicas distintas.

La velocidad de incorporación del alcohol a la sangre depende de muchos factores. Es especialmente intensa tras el consumo de bebidas de alta graduación con el estómago vacío y la ingestión adicional de cerveza o vino espumoso. Se ve retardada por las comidas abundantes y grasas y por el consumo previo de fruta fresca, verdura o pan en grandes cantidades.

La desintegración del alcohol tiene lugar principalmente en el hígado. En éste, más del 90 % de la cantidad ingerida se desdobla mediante un sistema activo de enzimas y diversos compuestos. La energía obtenida a partir del alcohol es aprovechada en el cuerpo, y lo que éste no transforma, lo acumula.

El resto no desintegrado del alcohol ingerido se elimina a través de la saliva, el sudor, la orina y el aire de la respiración.

El contenido del aire de la respiración sirve para los controles de alcoholemia en el tráfico con la ayuda de aparatos de medición sensibles.

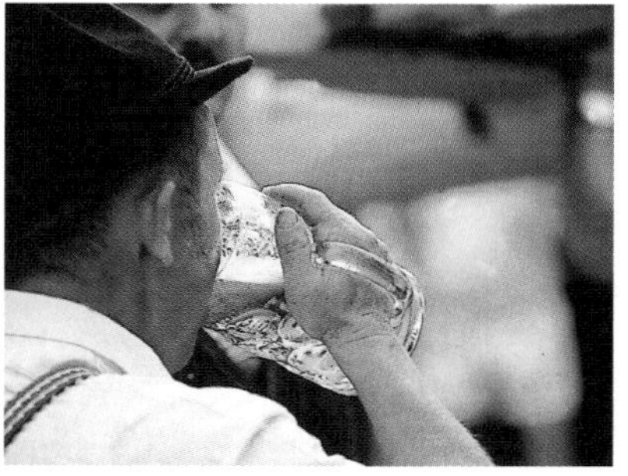

La cerveza también es un alimento. El valor calórico del alcohol es mucho mayor que el de las proteínas y los hidratos de carbono y sólo un poco menor que el de las grasas.

Además de las alteraciones condicionadas por la edad a la tolerancia del alcohol, también existen diferencias determinadas por el sexo. Bajo condiciones similares, el nivel de alcohol en la sangre después de la ingestión de 30 gramos de alcohol aumenta en 0,9 ‰ en las mujeres y en tan sólo 0,75 ‰ en los hombres. La tolerancia al alcohol algo menor en las mujeres se explica por un mayor porcentaje de grasa corporal y una menor actividad del sistema enzimático del hígado, especialmente de la deshidrogenasa del alcohol, que en los hombres.
El porcentaje de grasa corporal de una mujer sana de complexión normal oscila entre un 25 y un 30 % y en el hombre entre un 18 y un 25 % de la masa corporal total.

La velocidad de degradación del alcohol en el metabolismo puede variar mucho. Los métodos de prueba estandarizados han dado como resultado que un hombre de 70 kilogramos de peso, sano y de complexión normal, es capaz de metabolizar de ocho a once gramos de alcohol en una hora. En las personas jóvenes, esta desintegración es algo más lenta, y en los bebedores habituales se observa una tasa de transformación más alta. No es posible establecer ninguna regla numéricamente segura, ya que la tasa de transformación del alcohol depende de numerosas características biológicas y de factores condicionantes.

Tolerancia al alcohol

La tolerancia al alcohol del cuerpo joven, que todavía no ha completado su desarrollo, es menor en la edad adulta. Todo sorbo de alcohol en la etapa infantil y adolescente es un freno para el desarrollo normal de órganos de vital importancia, como el hígado, el cerebro y el páncreas. Normalmente, después de los 20 años se observa una creciente tolerancia a las bebidas alcohólicas (naturalmente con grandes oscilaciones individuales), y ésta va disminuyendo progresivamente a partir de los 40 años (también de forma muy variable).

Dieta de adelgazamiento y alcohol

El que quiera perder peso puede tomarse una cervecita tranquilamente. No hay nada que objetar al respecto. Pero hay que saber que las bebidas alcohólicas se han de incluir en el balance energético diario. La cerveza sin alcohol es la que tiene un contenido energético más bajo, con tan sólo 60 kcal (245 kJ) por cada 250 ml. Si está fría, refresca y es especialmente adecuada para los automovilistas. Aquellas personas a las que le guste beber una botella pequeña (330 ml) de cerveza fuerte con la comida o con la cena, tienen que sumar a esta comida unas 180 kcal (750 kJ). Si se sigue de forma consecuente una dieta poco energética y rica en vitaminas y minerales, además de sabrosa, resulta fácil calcular que una botella pequeña de cerveza (rubia) no desmorona el equilibrio diario, especialmente si se renuncia a medio panecillo con queso o una rebanada de pan con embutido. Si se bebe la botella de cerveza después de cenar viendo la televisión, sepa que ésta equivale en su valor energético a tres o cuatro bombones o a unos 20 gramos de chocolate con leche.
Si el plan dietético, reducido en un tercio de las necesidades calóricas diarias, lo que equivale a una dieta de adelgazamiento compatible para cualquiera, todavía deja un balance restante de unas 100 o 200 kcal (de 420 a 840 kJ), no es necesario renunciar al «piscolabis televisivo». En nuestro balance energético diario hay que incluir un vaso pequeño de vino blanco o tinto, con unas 65 o 75 kcal (de 270 a 300 kJ). Esto es algo que también se puede permitir si se sigue una dieta de adelgazamiento de forma consecuente. Un vaso de vino espumoso dulce equivale más o menos al valor energético de una botella pequeña de cerveza fuerte rubia o a un coñac doble. Un licor de cerezas o de huevo doble aporta unas 120 kcal (500 kJ). En todos estos pequeños ejemplos de cálculo y comparaciones hay que tener en cuenta que el organismo es más sensible al alcohol durante una dieta de adelgazamiento. Esto significa que una pequeña cantidad de alcohol tiene un efecto más persistente sobre el metabolismo, la sangre y el sistema nervioso que normalmente. Además, las bebidas alcohólicas sólo aportan cantidades muy reducidas de vitaminas, minerales y proteínas a la dieta diaria. Así pues, las bebidas alcohólicas deberían consumirse en pequeñas cantidades y, a ser posible, habría que evitarlas.

Contenido energético de la cerveza por vaso (0,25 litros):

Altbier	*110 kcal*
Berliner Weisse	*150 kcal*
Cerveza fuerte, rubia	*110 kcal*
Kölsch	*105 kcal*
Märzenbier	*120 kcal*
Cerveza de trigo	*115 kcal*
Cerveza doble	*180 kcal*
Pilsen	*100 kcal*
Cerveza sin alcohol	*60 kcal*
Cerveza de malta	*140 kcal*

¿Medicina o veneno?

Las pequeñas cantidades de alcohol mejoran el estado de ánimo. Otros efectos del alcohol son una agradable relajación del estrés diario, locuacidad, despreocupación, elevado concepto de uno mismo, irreflexión y una creciente falta de visión crítica. Estos efectos más o menos agradables son el reflejo de la reacción de las células de la corteza cerebral, que son las primeras y las más afectadas por el aumento del nivel de alcohol en la sangre. Ello provoca, al principio, una sensación de bienestar que hace que se tengan ganas de repetir. De hecho, éste es el primer paso para acostumbrarse a pequeñas cantidades de alcohol regulares. Los pretextos cada vez más frecuentes, las costumbres de beber tradicionales y los brindis con frecuencia utilizados, tales como «a que no te aguantas sobre una pierna» o «ningún hombre que se precie no se ha emborrachado alguna vez» acaban con la reticencia natural de no pocas personas al estado inicialmente inofensivo de la habituación. A éste le sigue un deseo ya irrefrenable o una urgencia por seguir bebiendo alcohol regularmente e ir aumentando cada vez más las dosis. De este modo, a partir del hábito puede desarrollarse una dependencia al alcohol que ya no se puede superar y que, al final, puede alcanzar tal magnitud que afecte gravemente a la salud, a las relaciones interpersonales y a las funciones sociales y económicas de la persona en cuestión.

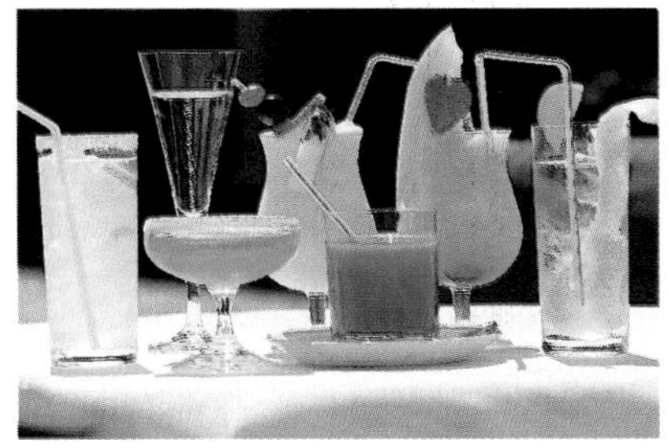

La gran oferta de bebidas alcohólicas es muy variada y tentadora.

Contenido energético del vino por copa (0,125 litros):

vino de Borgoña	*100 kcal*
vino rosado	*90 kcal*
vino blanco, ligero	*75 kcal*
vino blanco, medio	*85 kcal*
vino tinto, fuerte	*100 kcal*
vino de Málaga	*200 kcal*
vino de Oporto	*175 kcal*
jerez, seco	*150 kcal*
vermut, seco	*150 kcal*
vermut, dulce	*238 kcal*
champán	*110 kcal*
vino espumoso, seco	*100 kcal*
vino espumoso, dulce	*138 kcal*
sidra	*50 kcal*
vino de grosellas	*95 kcal*

Contenido energético de licores por copa (2 cl):

Campari	*30 kcal*
aguardiente de trigo	*40 kcal*
aguardiente de trigo fuerte	*40 kcal*
coñac	*45 kcal*
vodka	*45 kcal*
whisky, irlandés	*50 kcal*
aguardiente de frutas	*50 kcal*
ron	*70 kcal*
licor de huevo	*60 kcal*
licor de menta	*70 kcal*
cúmel	*60 kcal*
curaçao	*70 kcal*
anís	*75 kcal*
bíter	*80 kcal*

Agentes que combaten la embriaguez

A menudo se siente el deseo, en muchos casos incluso la necesidad, de volver a estar sereno lo antes posible. Por este motivo se ha intentado en múltiples ocasiones encontrar unas sustancias que retarden el paso del alcohol a la sangre o aceleren su desintegración en el metabolismo. Todas esas sustancias, que a menudo se anuncian con reclamos publicitarios y nombres atractivos, no han resistido a verificaciones exactas.

Tampoco son ciertas las suposiciones de que la nicotina y la cafeína pueden mitigar o incluso suprimir los efectos del alcohol. Más bien todo lo contrario. La inhalación del humo de cigarrillos o puros durante o después del consumo de alcohol comporta un esfuerzo adicional para el metabolismo, el corazón, el sistema circulatorio y el sistema nervioso. Como se ha podido comprobar, la consecuencia es un menoscabo del rendimiento cardiocirculatorio y de la capacidad de reacción. Ello implica un especial riesgo para la conducción y el trabajo. Estudios médico-legales han demostrado que el café fuerte acelera el paso del alcohol a la sangre. Por consiguiente, existen serias reservas sobre el hábito de los conductores de tratar de conseguir una mejora del rendimiento de conducción después de tomar alcohol con un café.

Un método que ha demostrado su eficacia consiste en liberarse de los efectos de las bebidas alcohólicas haciendo ejercicio físico al aire libre. Un buen paseo o actividad física haga el tiempo que haga comporta una activación del metabolismo y la circulación. Si la duración y la intensidad son suficientes, también se acelera la degradación del alcohol. Por regla general, cada hora se degrada en el organismo una unidad de bebida (una copa normal de cerveza, vino, vino espumoso o licor). No obstante, este cálculo simplificado sólo es válido para personas adultas sanas. No es aplicable a personas jóvenes o mayores ni tampoco tras el consumo de grandes cantidades de bebidas alcohólicas. Sin contar que la energía alimentaria ingerida con las bebidas alcohólicas también debe ser transformada.

El medio ambiente y la salud están directamente relacionados entre sí. Los daños causados al medio ambiente repercuten de forma duradera (aunque normalmente al cabo de varios años) sobre las condiciones de vida del hombre y, por consiguiente, influyen en su bienestar.

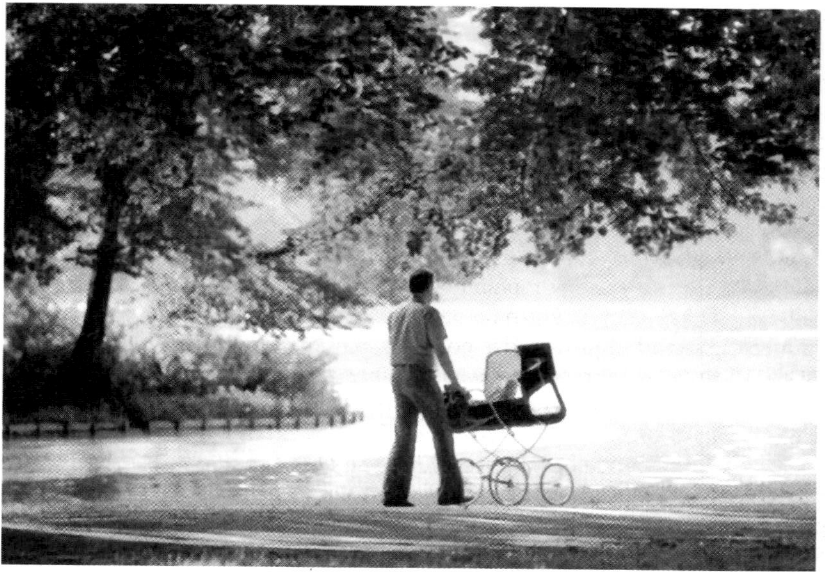

MEDIO AMBIENTE Y SALUD

Los daños medioambientales y sus consecuencias con frecuencia están separados por décadas.

El hombre obtiene de su entorno alimento, agua para beber, energía y aire para respirar. Si el entorno se modifica debido a influjos perjudiciales, ello significa una amenaza tanto para sus recursos vitales naturales como para su salud. Las personas, en particular en los países industrializados, cargan de tal forma el medio ambiente que hay determinadas enfermedades que pueden presentarse con más frecuencia condicionadas por ello. La civilización y el progreso técnico tienen un precio muy alto.

La situación será especialmente problemática cuando los aspectos negativos de las acciones actuales repercutan sobre las generaciones futuras. Cuando la causa y el efecto todavía se pueden reconocer por su relación causal, como en el caso de la contaminación de las aguas freáticas o del aire, es posible eliminar inmediatamente la fuente de contaminantes según el principio del causante. En cambio, peligros tales como el agujero de la capa de ozono o las repercusiones climáticas del efecto invernadero por CO_2, que pueden ser la causa de catástrofes dentro de 20, 50 o 100 años, de momento suscitan prolongados enfrentamientos entre científicos y políticos. Las medidas necesarias urgentes sólo se disponen sin entusiasmo o incluso se retrasan, con la convicción de que como causantes o responsables ya no experimentaremos en vida las consecuencias.

Medicina, medio ambiente y política

El hombre necesita un entorno sano. Años atrás la medicina también prestaba atención al entorno del paciente.

Tradicionalmente, la medicina individual se rige principalmente por la atención médica de cada individuo. El entorno natural del individuo ha encerrado desde siempre peligros potenciales y «aspectos hostiles» tales como agentes patógenos, plantas venenosas, insectos, polvo, clima, etc., y la medicina era la que ayudaba siempre de forma eficaz a dominar la amenaza de la vida, la salud y el bienestar. La así llamada medicina académica ofrece al médico un sistema perfeccionado de métodos de examen y de tratamiento. Pero la medicina natural también cuenta con métodos eficaces. Entre los últimos 100 y 150 años, el hombre ha modificado enormemente el entorno natural a lo largo de la industrialización. La química ofrece un ejemplo muy representativo: hasta el momento se han creado en el laboratorio unos ocho millones de sustancias que no están presentes en la naturaleza. De estos compuestos químicos, cerca de noventa mil tienen alguna importancia económica. Se calcula que cada año se crean cuatro mil nuevas sustancias. Pero hasta ahora sólo tres mil sustancias han podido ser identificadas experimentalmente por la ciencia. En la lista de concentraciones máximas en el trabajo (lista de CMT) de la medicina laboral sólo se describen 54 sustancias en relación con sus efectos sobre el ser humano.

Actualmente, los factores medioambientales perjudiciales tienen una alcance global.

En vista de la complejidad de los procesos vitales actuales, en muchas enfermedades resulta cada vez más difícil llegar hasta el fondo de ellas. Tanto la sociedad como el individuo intentan no darse cuenta de que muchas de estas causas de enfermedad están provocadas por nuestra forma de producción y de vida, así como por nuestro comportamiento cotidiano.

Así, por ejemplo, los efectos perjudiciales del tráfico actual a causa de los accidentes, el ruido, el polvo, los gases tóxicos, los metales pesados o su considerable aporte global de CO_2 al efecto invernadero se han comprobado suficientemente. No obstante, parece que su función social y económica hace que muchas personas sigan considerando aceptables sus repercusiones negativas.

La medicina medioambiental es una especialidad interdisciplinaria en la que participan numerosas orientaciones distintas. Estudia, entre otras cosas, en qué medida entran en consideración los factores medioambientales como causa de enfermedad.

Sin embargo, desde la perspectiva de la medicina, ante las densidades de tráfico actuales cabe dar una voz de alarma, especialmente cuando los pronósticos para el año 2000 prevén una duplicación del tráfico de camiones y un aumento de turismos de un 40 %. Los especialistas de la industria automovilística quieren contrarrestar en el futuro el elevado número de muertos en accidente de tráfico, de invalidez o el aumento de las enfermedades respiratorias en los niños con sistemas de dirección, más y mejores catalizadores y un consumo de combustible varias veces inferior al actual. Si el tráfico sigue aumentando, sería necesaria una amplia valoración científica independiente de todos los aspectos del riesgo.

Objetivos de la medicina medioambiental

Al igual que en otros ámbitos de la vida, en este contexto es necesario conectar urgentemente los conocimientos de los médicos con las posibilidades de conocimiento de otros científicos. Así pues, la medicina medioambiental se puede entender como una disciplina mixta formal que, entre otras cosas, estudia las reacciones del organismo humano a la acción de factores medioambientales perjudiciales como posibles causas de enfermedad. Profundiza en los métodos de reconocimiento precoz y prevención, y recurre a resultados científicos y prácticos de la epidemiología, la higiene, la toxicología, la bioquímica, la medicina laboral, la alergología, la ecología, la psicología, entre otras.

Por una parte, hay que considerar los peligros que todavía no han sido conjurados y que se han generado en el puesto de trabajo y en el entorno por productos químicos de fabricación industrial, polvo, ruido, vibraciones, radiaciones o destrucción ecológica. Por otra parte, los factores de riesgo del estilo de vida personal, como la elección de los alimentos, el tabaco, el alcohol, la falta de ejercicio físico y, finalmente, las condiciones sociales tales como el trabajo, la familia, las posibilidades de ganancia, etc., también actúan sobre el individuo como factores medioambientales. El entorno y el estilo de vida están estrechamente relacionados. A menudo, las causas de trastornos funcionales y disminuciones de rendimiento, depresiones, hipertensión, obesidad, reuma, gota o problemas gástricos e intestinales deben buscarse en una alimentación defectuosa, en contactos laborales (eventualmente también en un pasado lejano) con contaminantes o en un tratamiento medicamentoso incorrecto.

Los objetivos principales de la medicina medioambiental son:

- *identificar influjos del medio ambiente perjudiciales,*
- *describir daños para la salud por el medio ambiente y*
- *las medidas preventivas y las estrategias para combatir los daños medioambientales.*

El estilo de vida de una persona también puede ser relevante para la medicina medioambiental.

Exploraciones de la medicina medioambiental

Los exámenes de la medicina medioambiental en la consulta o en un ambulatorio requieren un esfuerzo individual bastante alto por parte del paciente. Con la ayuda de una comprobación detallada de los antecedentes del paciente, se pueden comparar los datos (por ejemplo, molestias o cuadro clínico, hábitos de vida, condiciones laborales, duración de la acción de los contaminantes existentes, valores de laboratorio, etc.) con los datos del ordenador. Si existe algún cuadro clínico análogo, es posible extraer conclusiones sobre trastornos de la salud condicionados por el medio ambiente. Mediante una visita al domicilio, el médico u otros especialistas determinan qué mediciones de contaminantes, ruido o campos electromagnéticos se requieren.

Todavía no se han estudiado los efectos biológicos y tóxicos de muchas sustancias químicas. Por último, los resultados de experimentos con animales no siempre pueden trasladarse al ser humano.

En los cuadros clínicos inespecíficos también puede existir una relación con deterioros del medio ambiente. Ello se esclarece con las pruebas de exclusión. En ellas, el paciente tiene que evitar determinadas actividades, espacios o alimentos y observar si las molestias mejoran. Mediante este **biocontrol**, el médico medioambiental puede transferir todos los factores, como contaminantes, ruido y radiación, y todos los hábitos vitales y alimentarios a un modelo con cuya ayuda se realiza la complicada valoración de los datos.

La medicina medioambiental todavía sabe muy pocas cosas de los **efectos sinergéticos** de los factores nocivos, es decir, de su acción en el organismo humano. Muchos contaminantes acceden a él a través de la alimentación o del agua y otros a través del aire o de la piel. No es raro que coincidan las tres vías de absorción o al menos dos. El hombre, que se encuentra al final de la cadena alimentaria, empieza a recibir sustancias peligrosas cuando todavía es un embrión así como con la leche materna. Algunas se almacenan en cantidades cada vez mayores en el tejido a lo largo de la vida. El punto crítico y la sensibilidad frente a los factores nocivos varía mucho de una persona a otra. Por consiguiente, hay que prestar una especial atención al sistema inmunitario, junto con la edad.

Los sistemas orgánicos especialmente amenazados por los daños medioambientales son las vías respiratorias externas, el aparato digestivo y la piel.

Los efectos perjudiciales para la salud también dependen del **tipo de absorción**. No es lo mismo que los factores nocivos afecten a todo el organismo o que sólo resulten afectados determinados órganos diana. Los sistemas orgánicos especialmente amenazados son los de la respiración externa (vías respiratorias superiores y pulmones), el aparato digestivo y la piel. Además, los contaminantes o sus productos metabólicos también se pueden almacenar en la médula ósea, el hígado, el sistema nervioso o el tejido adiposo. Por último, los órganos pueden resultar afectados por la función de desintoxicación y eliminación de la acción tóxica (por ejemplo, los riñones, las parótidas o la piel), al igual que el sistema hormonal. El mecanismo de absorción, distribución, metabolismo (desintoxicación/intoxicación), almacenamiento y eliminación se han de analizar cuidadosamente.

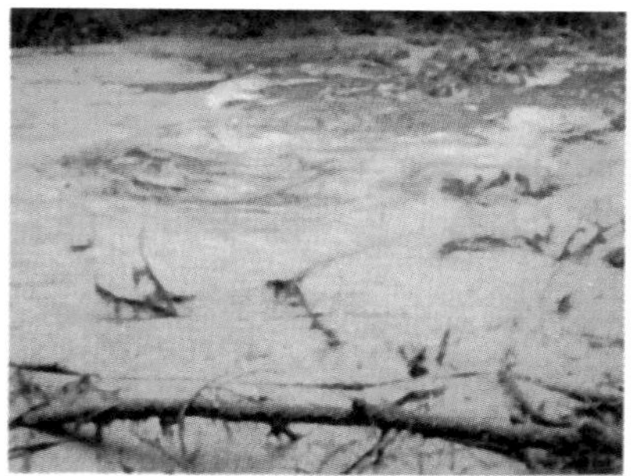

La epidemiología relaciona las cargas medioambientales de una región con la salud de la población que vive en ella. Es decisivo disponer de datos comparativos de una zona menos contaminada.

Valores límite y umbral

Muchos contaminantes cuentan con valores límite y valores umbral. La toxicología estudia la relación entre dosis y efecto. La epidemiología registra en estudios de larga duración las cargas medioambientales de una región y constata el estado de salud de la población que vive en esa región. En comparación con un grupo de control de una zona menos contaminada, se pueden extraer conclusiones sobre los límites de carga de las personas. Resulta problemático que los valores umbral y límite de un mismo contaminante con frecuencia varíen considerablemente de un país a otro.

Otro problema es la **magnitud de referencia**, que en la mayoría de los casos se refiere a un hombre sano, de 70 kilogramos de peso y 40 años de edad. Sin embargo, este grupo de personas sólo representa el 15 % de la población total. Otros individuos pueden formar parte de un grupo amenazado debido a su condición física, psíquica y social (infancia, vejez, embarazo, enfermedad, desempleo). A éstos hay que tenerlos en cuenta al confeccionar las escalas.
Cuando a los pacientes se les remite a un **médico de medicina medioambiental**, a menudo han sido ya sometidos a varios tratamientos por parte de los especialistas. El reconocimiento de las causas medioambientales requiere una experiencia especial por parte del médico, que se basa en una investigación científica interdisciplinaria.
La medicina medioambiental es, principalmente, una medicina orientada a la prevención. Tiene por objeto mentalizar de las relaciones entre la contaminación medioambiental y el menoscabo de la salud. De ello se desprenden medidas preventivas adecuadas. A pesar de que no exista una certeza absoluta en el sentido científico sobre las causas y los efectos de los influjos medioambientales perjudiciales, es conveniente adoptar una actuación preventiva. Teniendo presente nuestra responsabilidad para con las generaciones futuras, sería inadmisible esperar a tener pruebas de sus efectos sobre el hombre y tomar entonces medidas medioambientales, ya que el entorno físico, químico, biológico y psicosocial sigue siendo la base de la existencia de la humanidad.

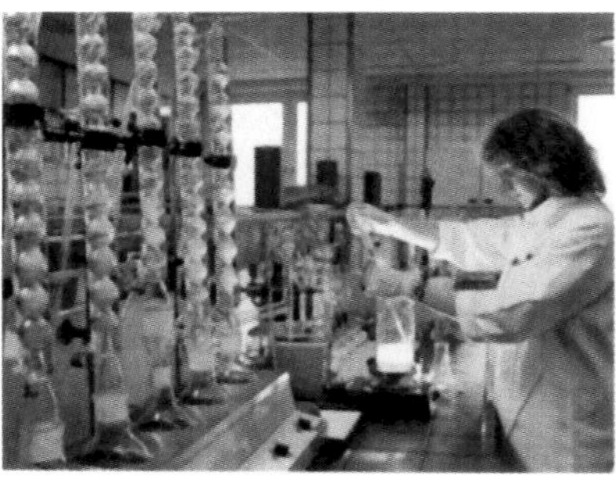

Los valores límite y umbral sirven para detectar precozmente las cargas medioambientales que ponen en peligro la salud y para tomar las medidas en contra necesarias a tiempo. Sin embargo, dado que la protección del medio ambiente sólo puede tener éxito más allá de las fronteras nacionales, la falta de uniformidad de los valores constituye un obstáculo importante.

Principios de la política medioambiental

En España, la ejecución de las regulaciones legales es responsabilidad de las distintas autonomías. El procedimiento de autorización según la ley de protección de inmisiones prescribe la audiencia de los afectados por aquellas instalaciones especialmente relevantes para el medio ambiente. La documentación para obtener la autorización de las instalaciones peligrosas para el medio ambiente deben presentarse públicamente. Los afectados pueden formular protestas contra su autorización e, incluso, hacer que los tribunales administrativos revisen tanto la decisión de autorización como lo estipulado en los planos de construcción según el reglamento de protección de inmisiones. En aquellas medidas públicas y proyectos privados (por ejemplo, construcción y explotación de centrales eléctricas o plantas industriales) que constituyan una agresión a la ecología debido a sus dimensiones, es obligatoria una prueba de tolerancia medioambiental. Ésta se realiza antes que la verificación del proyecto, con el fin de tener en cuenta los intereses del entorno.

La autorización de plantas industriales relevantes para el medio ambiente es un procedimiento complejo en el que también hay que escuchar a la población afectada.

La política medioambiental se orienta según tres principios básicos:

1. el **principio de previsión**, con el fin de evitar daños de forma preventiva,
2. el **principio del causante**, con el fin de evitar daños ya en el causante (en el origen) y hacerle cargar con los costes de reparar los daños que ha causado, y
3. el **principio de cooperación**, con el fin de garantizar la colaboración y la responsabilidad ecológica de todos los implicados en el estado, la economía y la ciencia.

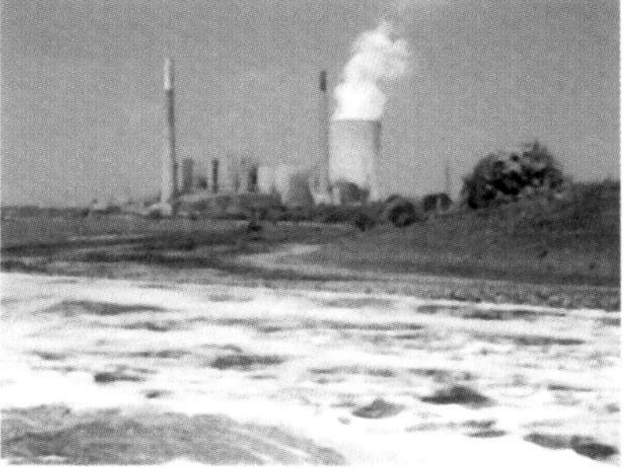

Todas las plantas industriales relevantes para el medio ambiente deben someterse a una amplia prueba de tolerancia medioambiental.

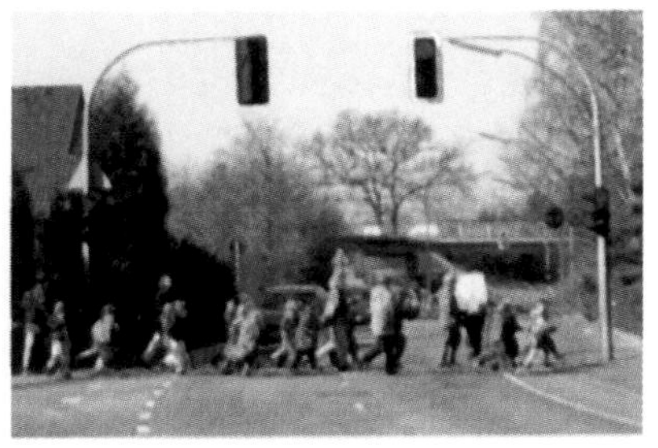

En lo que respecta a la contaminación ambiental, los niños son un grupo de riesgo especial. Dado que debido a su reducida estatura están más cerca de la fuente contaminante y que sus órganos todavía están en desarrollo, los niños reaccionan de forma extremadamente sensible a los influjos medioambientales.

Los niños no son pequeños adultos

En nuestra sociedad industrializada, los niños son un grupo de riesgo especial. Por ejemplo, en relación con el peso corporal, tienen una superficie cutánea 2,5 veces mayor que los adultos. En la infancia, el cuerpo absorbe más sustancias nocivas a través de la piel. Debido a su reducida estatura, los niños se ven afectados por muchas más sustancias perjudiciales que los adultos. Por ejemplo, hay gases que pesan más que el aire y, por consiguiente, presentan una concentración más elevada cerca del suelo. Asimismo, las fuentes de emisiones del tráfico están más cerca de los niños. Además, la capacidad de desintegración de sustancias nocivas no está totalmente desarrollada en los niños, y el funcionamiento del sistema inmunitario está en pleno desarrollo.

Los niños reaccionan de forma claramente más sensible a los influjos medioambientales que los adultos. Por consiguiente, los métodos de examen adaptados a los niños permiten reconocer precozmente posibles peligros ambientales.

En la primavera de 1993, Greenpeace envió su estación móvil de medición del aire a la entrada de escuelas y jardines de infancia de algunas ciudades importantes alemanas. Las mediciones se efectuaron a la altura de la nariz de los niños, y los resultados fueron alarmantes: a una altura de 1,2 metros hay tres veces más hidrocarburos cancerígenos que a una altura de 4,5 metros.
Un estudio alemán demostró que existe una relación entre los gases de escape de los automóviles y una limitación de la función pulmonar. En los niños de entre nueve y once años que viven en las calles principales de Múnich se comprobó que el 19 % padecen una limitación de la función pulmonar. La cifra comparativa de los barrios residenciales más tranquilos es del 9 %. Dado que respiran más deprisa, los niños absorben más sustancias nocivas del aire. Sus alveolos pulmonares están sometidos forzosamente a concentraciones mayores en el tráfico. El edema de la mucosa bronquial puede provocar directamente una bronquitis crónica dada la poca ayuda que reciben del sistema inmunitario, todavía en desarrollo, y causar asma bronquial en caso de propensión. Uno de los tóxicos ambientales más peligrosos para las vías respiratorias es el humo del tabaco (*véase* pág. 395). Numerosos estudios demuestran que el humo de cigarrillo respirado involuntariamente (humo pasivo) supone serios peligros sobre todo para las vías respiratorias de los niños y de otros no fumadores. Así, se ha podido comprobar que los hijos de padres fumadores padecen más enfermedades de las vías respiratorias, otitis medias, alergias, etc. La Oficina Americana del Medio Ambiente (EPA) incluyó en diciembre de 1992 el humo pasivo en la lista de las sustancias que provocan cáncer. En España, cada vez son más las discusiones relacionadas con los crecientes sacrificios sociales para las consecuencias del tabaco.

¡El humo pasivo representa una seria amenaza!

Resulta cada vez más evidente que las reacciones de hipersensibilidad están relacionadas con el medio ambiente. Hace treinta años, sólo cerca del 3 % de la población padecía alguna alergia. Hoy en día, esta cifra es superior al 30 %, especialmente niños. Los pediatras consideran una elevada humedad del aire en habitaciones demasiado bien aisladas y el humo de los cigarrillos como las causas principales de la aparición de asma bronquial en los niños pequeños. Uno de cada diez europeos padece actualmente rinitis alérgica. Todas las alergias son una hiperreacción del sistema inmuntario. Súbitamente, ante la presencia de polen de flores se produce una reacción más intensa de lo normal de defensa endógena. En tal caso se segregan en exceso sustancias inflamatorias como la histamina, que es la causante de la molesta rinitis alérgica. No obstante, las reacciones alérgicas no sólo se presentan en las mucosas o la piel, sino que las cefaleas, la irritabilidad, el meteorismo y otras molestias también pueden ser consecuencia de una alergia o de una intolerancia.

Existe una relación clara entre la contaminación ambiental y las reacciones de hipersensibilidad. Las alergias también forman parte de los daños causados por el medio ambiente.

El hombre y su entorno

EL AIRE QUE RESPIRAMOS

Emisiones e inmisiones

Para la investigación de las impurezas del aire que ponen en peligro la salud son necesarios estudios exactos durante varios años (estudios a largo plazo).

La expulsión de gas y polvo (emisión) por parte de instalaciones fijas o móviles provoca la dilución de estas sustancias en la atmósfera. Estas impurezas del aire se distribuyen en las inmediaciones o más lejos dependiendo de la situación meteorológica y de la altura de las chimeneas (transmisión) y actúan con distinta intensidad sobre las personas, los animales, las plantas y los objetos (inmisión).

La contaminación del aire provoca

- directamente el menoscabo o el deterioro de la salud;
- indirectamente repercusiones sobre el bienestar y la salud debido a menoscabos del clima local y global;
- debido a las sustancias nocivas y a la modificación del clima, la alteración de la producción de alimentos y del agua potable de sistemas ecológicos importantes;
- alteraciones de la fauna y la flora, así como la pérdida de sus biótopos, por ejemplo, por la muerte de los bosques o de determinadas especies animales y vegetales (que son, al mismo tiempo, indicadores biológicos de la acción de los contaminantes del aire sobre el hombre), y
- la erosión de edificios, la corrosión de metales y capas protectoras de pintura y la destrucción de obras de arte.

Las impurezas del aire repercuten negativamente de forma extensa y prolongada sobre el hombre y la naturaleza.

Las impurezas pueden tener sobre el hombre

- un efecto tóxico, ya que los gases y polvos que contiene el aire que respiramos actúan sobre el organismo dependiendo de la dosis y pueden provocar trastornos funcionales;
- un efecto sensibilizador, por ejemplo provocar asma bronquial y otras alergias en caso de propensión;
- un efecto mutágeno, es decir, modificar el material hereditario del hombre, las plantas y los animales de tal forma que se presenten daños en sus descendientes, y
- un efecto cancerígeno, cuyas causas se pueden remontar a varios años, por ejemplo en caso de cáncer de pulmón, y estar relacionadas con cargas de contaminantes en el trabajo u otros factores personales.

Los efectos de las impurezas del aire sobre la salud humana sólo han sido investigados en parte. Los efectos combinados de diversos factores perjudiciales apenas han sido estudiados. Estas interrelaciones y la exposición permanente a sustancias nocivas en pequeñas cantidades requieren investigaciones a largo plazo. Para ello resultan útiles los denominados catastros de acción. Después de valorar numerosos datos, compararlos con grupos de control en regiones poco contaminadas, de conocimientos toxicológicos especiales y de experiencias clínicas, se pueden obtener conclusiones médicas sobre las causas medioambientales. Una ayuda en las enfermedades cancerígenas debido a los largos espacios de tiempo entre la causa y el efecto podría ser, en el futuro, un registro de cáncer nacional, para el que todavía hay que crear los requisitos legales.

¿Cómo se absorben los contaminantes del aire?

A través de la respiración: *una persona adulta consume diariamente entre 10 y 18 metros cúbicos de aire, dependiendo del esfuerzo físico, y con éste absorbe gases y micropartículas de polvo que acceden a los pulmones.*

A través de la alimentación: *las sustancias nocivas del aire y el polvo a menudo contaminan los alimentos.*

A través de la piel: *a menudo los productos químicos se absorben también a través de la piel; la ropa contaminada es especialmente importante.*

Contaminantes importantes del aire

Los contaminantes del aire expuestos a continuación se enumeran según el orden de frecuencia en la contaminación del aire. Esta lista debe servir al lector para dar al médico medioambiental posibles fuentes de contaminación. No obstante, es imprescindible realizar estudios médicos medioambientales para una verificación concreta.

Contaminante	Causante	Efecto
Monóxido de carbono (CO) Gas incoloro e inodoro; cuantitativamente es el contaminante del aire más importante de los países industrializados.	En un 80 % por combustión incompleta en motores e instalaciones menores de hogares.	El CO desaloja oxígeno de la sangre. Ello puede dañar las células del cerebro, el corazón y otros órganos. Las enfermedades de las vías respiratorias se ven agravadas por la influencia del monóxido de carbono.
Dióxido de azufre (SO_2) Gas incoloro y de olor penetrante; provoca la lluvia ácida. Peligro para los suelos, las aguas, la vegetación, los bosques. A menudo se presenta junto con partículas de polvo en suspensión. Provoca *smog* invernal en situaciones meteorológicas de inversión.	El dióxido de azufre se origina principalmente por la combustión de combustibles fósiles como el carbón o el fuel-oil. En un 70 % en la industria (industria metalúrgica o química, centrales de calefacción) y en un 20 % en hogares domésticos.	El SO_2 se disuelve fácilmente en el agua e irrita las mucosas de los ojos y las vías respiratorias. En concentraciones elevadas, problemas respiratorios, infecciones y bronquitis, especialmente en los niños. En caso de *smog* invernal, peligro especial para niños asmáticos y enfermos cardíacos.
Óxidos de nitrógeno (NO_x) Denominación común para N_2O, NO y NO_2. El NO_2 forma con el agua ácido nítrico, que interviene en la lluvia ácida. El NO_2 se desintegra bajo la radiación solar en NO y O. Este último oxida el oxígeno del aire (O_2) en ozono (O_3). Otras repercusiones: daños en plantas, acidificación de suelos y aguas.	Los óxidos de nitrógeno se forman a temperaturas elevadas en todo proceso de combustión: un 70 % por automóviles y un 25 % por hogares industriales, así como por la fabricación de fertilizantes. Aumento global con el creciente tráfico rodado. Asimismo, formación natural por procesos bacterianos en el aire.	El principal representante de los NO_x es el NO, que en combinación con el oxígeno del aire forma NO_2. Después de respirarlo, los bronquios se contraen y ello dificulta el intercambio de aire. En caso de índices elevados, mayor riesgo de bronquitis, asma o aumento de la sensibilidad a las infecciones.
Hidrocarburos (HC, C_xH_y) Grupo de sustancias de varios cientos de compuestos simples orgánicos (gases y vapores); van	Los hidrocarburos se forman por combustión incompleta, así como por evaporación de los	Algunos compuestos de este grupo estimulan el sistema nervioso; aumentan el riesgo

Contaminante	Causante	Efecto
desde los compuestos orgánicos muy volátiles hasta los hidrocarburos aromáticos policíclicos poco volátiles.	combustibles y carburantes; por evaporación de disolventes, así como por procesos de destilación en hogares domésticos.	de cáncer y dañan la masa hereditaria.
Ozono a ras del suelo (O_3) Gas incoloro y poco hidrosoluble de olor penetrante. Permanece estable por el descenso nocturno de las temperaturas y la menor contaminación del aire en las zonas verdes, donde los valores son a menudo más altos que en las zonas de aglomeración urbana. Otras repercusiones: muerte de árboles, pérdida de cosechas y daños en animales.	El ozono a ras del suelo se forma por los gases de escape del tráfico rodado o de la industria debido a la radiación UV del sol y en situaciones meteorológicas estables en elevadas concentraciones cerca del suelo y se desintegra de nuevo por la noche (*smog* estival). La corriente de aire es responsable de emisiones a distancia.	El O_3 irrita la mucosa de ojos, nariz y garganta. Daña los tejidos superficiales internos de los pulmones y las vías respiratorias, provoca cefaleas. Puede causar malestar, reacciones inflamatorias, disnea, asma y debilitar el sistema inmunitario. Peligro para niños, personas asmáticas, trabajadores forestales y profesiones similares.
Benceno (C_6H_6) Componente de los carburantes y de la destilación del petróleo. En el hígado se transforma principalmente en fenol. (El fenol se detecta en la orina).	El benceno se desprende principalmente como mezcla de combustible al repostar y como hidrocarburo del tubo de escape. También se origina por el humo del tabaco.	El benceno es absorbido por el organismo a través de las vías respiratorias, la alimentación y la piel, se acumula en los tejidos grasos y daña directamente la médula ósea y el cerebro. Existe un mayor riesgo de leucemia, sobre todo para los niños.
Dioxinas/furanos Dioxinas (PCDD: en total 75 compuestos de dioxina policlorados), furanos (PCDF: en total 135 compuestos de furano policlorados). La dioxina 2,3,7,8-TCDD fue declarada ultratóxica en 1976 en Seveso (norte de Italia) por un accidente. De hecho, es la sustancia sintética más tóxica que se conoce hasta el momento. Se encuentra como impureza en muchas sustancias cloradas. Se desintegra con dificultad en el medio ambiente, depolución sólo por combustión a altas temperaturas (más de 1.000 °C).	Subproductos indeseados de la industria química (residuos especiales). Emisión en todas las combustiones, por ejemplo, incineración de basuras, y en el tráfico. Una causa natural pueden ser los incendios forestales. Son un problema en la eliminación de PVC debido a que está muy extendido. Liberación en incendios de casas e industrias (por ejemplo en instalaciones que contienen PCP).	Las dioxinas y los furanos se almacenan principalmente en el tejido adiposo, en el cerebro y en el hígado; ¡también son transferidos con la leche materna! En caso de dosis elevadas, acné halógeno prolongado, fatiga, insomnio, trastornos en órganos internos (sobre todo hígado, bazo, riñones, vías respiratorias), así como del sistema inmunitario (peligro de cáncer), del sistema nervioso periférico y central, amnesia, muerte. Además, dañan la masa hereditaria y pueden provocar abortos.

Contaminante	Causante	Efecto
Pentaclorofenol (PCP) Cristales incoloros de olor penetrante. Accede al entorno vital del hombre por la desgasificación y la erosión, así como por organismos acuáticos. Contiene impurezas por dioxinas (TCDD) y furanos (HCDF) en concentraciones elevadas. Gracias a sus propiedades físicas, es móvil en el medio ambiente (volatilidad, hidrosolubilidad de sus sales).	El PCP está contenido en las cargas viejas de grandes cantidades de producción de la industria química. También se presenta en la desgasificación de impregnantes para maderas, impregnantes textiles, tratamientos del cuero y desinfectantes en el ámbito sanitario. No se presenta bajo condiciones naturales.	El PCP es difícil de desintegrar biológicamente y se acumula en los alimentos. Penetra en el cuerpo a través de la respiración, del contacto por la piel y la alimentación, ¡además de con la leche materna! (Transmisión también a través del agua y el suelo.) Puede provocar daños para la salud tales como acné halógeno, cirrosis hepática, atrofia de la médula ósea y daños del sistema nervioso, así como cáncer.
Bifenilos policlorados (PCB) Forman parte de los hidrocarburos aromáticos policíclicos. Se ha comprobado la existencia de más de sesenta sustancias individuales diferentes en mezclas técnicas. En algunos países, se utilizaron sobre todo en aparatos electrotécnicos como condensadores y transformadores (sólo hasta principios de 1984), así como en pasta para juntas de edificios.	Las fuentes de emisión de PCB son vertederos de basuras o plantas de incineración, cargas viejas de productos con PCB tales como aceites usados, pinturas, plastificantes, impregnantes e ignífugos. En la pirólisis o quema de transformadores y otras instalaciones que contienen PCB se forman dioxinas y furanos altamente tóxicos.	Los PCB tienen efectos tóxicos sobre la piel, el hígado y el timo. Penetran como sustancias tóxicas de la cadena alimentaria en el tejido adiposo, donde pueden acumularse; ¡también en la leche materna! (Asimismo, transmisión a través de aguas y suelo.) Son cancerígenos y dañan la masa hereditaria.
Disolventes Líquidos (aparte del agua, principalmente compuestos orgánicos) que pueden disolver otras sustancias sin reaccionar con éstas. Contribuyen a la contaminación del aire y al *smog* fotoquímico como gases de escape y por evaporación en grandes cantidades (residuo especial, ¡no mezclar con la basura doméstica!).	Los disolventes acceden al medio ambiente por toda una serie de aplicaciones industriales y profesionales, por ejemplo para lacas, tintas de imprenta, pegamentos y otros agentes de recubrimiento, así como para desoxidar, limpiar y desengrasar (también amenazan el agua).	Vapores perjudiciales para la salud en la utilización industrial o doméstica. Pueden provocar enfermedades de las vías respiratorias y orgánicas e inflamaciones y alergias en caso de contacto con la piel. A excepción de los hidrocarburos clorados, existe peligro de incendio y de explosión.
Hollín Diesel Se tiene la sospecha de que los catalizadores desarrollados hasta	Se forma por combustión incompleta de gasoil.	El hollín Diesel penetra en los pulmones en forma de partículas

Contaminante	Causante	Efecto
ahora para gases de escape Diesel no filtran las partículas de hollín más diminutas.		diminutas, en las que pueden acumularse otros compuestos tóxicos. Perjudica las vías respiratorias, favorece alergias y es cancerígeno.
Polvo fino que penetra en los pulmones Cerca del 80 % del polvo en suspensión. Partículas de tamaño microscópico de sustancias muy diversas como desgaste de neumáticos, hollín, polvo de metales pesados sales, minerales, amianto, polen, partes de insectos.	Se forma por hogares domésticos o industriales, procesos industriales y profesionales, tráfico de automóviles, así como carga natural del aire. El polvo en suspensión y el SO_2 constituyen la carga principal del *smog* invernal.	El polvo en suspensión penetra en los bronquios y el tejido pulmonar como partículas diminutas tóxicas. Allí provoca irritaciones, y éstas favorecen todo tipo de enfermedades de las vías respiratorias. Las consecuencias pueden ser empeoramiento de la función pulmonar, bronquitis, alergias y cáncer.
Humo de tabaco Contiene cerca de tres mil sustancias, productos habituales de una combustión incompleta, por ejemplo CO, NO_x, ácido prúsico, PAH (benceno, tolueno, etc.), formaldehídos, nitrosaminas, alquitrán condensado, metales pesados, cadmio.	Acción molesta por parte de los fumadores (tabaquismo pasivo).	Casi todas las sustancias contenidas en el humo del tabaco son perjudiciales para la salud por inhalación directa y por irritaciones de los ojos y de las vías respiratorias. Aumenta el riesgo de cáncer de pulmón, perjudica al feto y pasa a la leche materna.
Anhídrido carbónico (CO_2) Gas incoloro e incombustible, componente del aire en un 0,03 %. Parte principal de los gases indiciarios presentes en la atmósfera (además de hidrocarburos de fluoruro, metano, óxido nitroso), que dejan pasar la radiación del sol pero que impiden su reflexión por parte de la superficie de la Tierra en el espacio.	Formación natural por la respiración de los seres vivos. Provocado por el hombre por la combustión de carburantes fósiles como el carbón, el fuel-oil, el gas, la madera en centrales eléctricas, hogares domésticos y menores; sobre todo por el aumento del tráfico rodado.	Alteraciones climáticas regionales y globales, que pueden tener unos efectos catastróficos sobre la producción alimentaria y las condiciones de vida de las personas. Como base vital natural del hombre, hay que conservar y asegurar el clima.

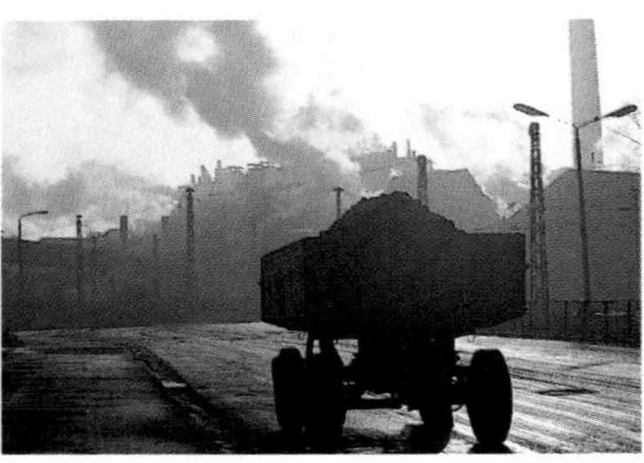

En la autorización y supervisión de instalaciones que producen sustancias contaminantes del aire, los intereses económicos y ecológicos están en confrontación. Resulta decisivo para el futuro resolver la cuestión de si esta confrontación es realmente tan insuperable como parece o si puede solucionarse a largo plazo.

La conciencia medioambiental también significa conocer las regulaciones legales pertinentes.

Regulaciones legales para mantener el aire puro

En las disposiciones gubernativas de numerosos países figuran las prescripciones que se deben tener en cuenta en la autorización y la supervisión de instalaciones. Entre éstas se encuentran:

- Principios generales para el método de autorización (por ejemplo, también para el saneamiento de zonas contaminadas y para la protección de animales, plantas y bienes materiales especialmente sensibles).
- Valores de inmisión indicativos para las sustancias contaminantes del aire más importantes. Se trata básicamente de valores límite para la protección de la salud de las personas, valores indicativos para la protección de perjuicios y molestias considerables, así como valores anuales medios y de corto tiempo.
- Métodos para la valoración de inmisiones (métodos de medición).
- Métodos estandarizados para el cálculo de la propagación de las emisiones y la determinación de la altura de las chimeneas.
- Valores límite de emisión para impurezas del aire en forma de polvo y de gas, así como regulaciones especiales para sustancias cancerígenas.
- Regulaciones especiales para diversas instalaciones, exigencias para la supervisión de emisiones y regulaciones de instalaciones viejas.

El tráfico y la contaminación atmosférica

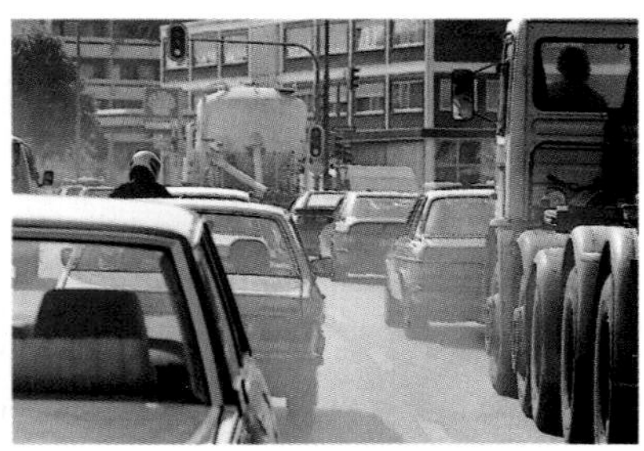

No hay duda de que el tráfico contribuye en gran medida a la contaminación atmosférica. Parece imprescindible crear nuevos conceptos de la planificación circulatoria que limiten los desplazamientos individuales motorizados.

En España, así como en la gran mayoría de países industrializados del mundo, el tráfico contribuye de forma considerable a la contaminación atmosférica. Año tras año, millones de litros de carburante se queman para convertirse en millones de metros cúbicos de gases de escape. Dado que los automóviles emiten sus contaminantes a poca altura, al mismo tiempo participan de forma desproporcionada en la carga por inmisión al nivel de la respiración. ¡En las calles del centro de la ciudad, la participación de los gases de escape de automóviles nocivos en la contaminación atmosférica global es de entre el 80 y el 99 % en algunas sustancias! A la hora de valorar los efectos perjudiciales para la salud, hay que tener en cuenta, además del incremento de las enfermedades de las vías respiratorias y las alergias, el aumento del riesgo de cáncer. Cuanto más densa es la población, tanto más elevada es la contaminación atmosférica. Un estudio realizado por encargo del sector de los seguros llegó a afirmar que las zonas de circulación con más de treinta mil automóviles al día provocan un mayor riesgo de cáncer. Se calcula que en las ciudades casi dos tercios del riesgo de cáncer dependen del tráfico (en 1980, según las valoraciones de la OMS, el 50 % de los casos).

Todo aquel que sea consciente de estos peligros tiene que abogar por un cambio radical en la política de tráfico y la política medioambiental ligada a ella. El centro de las ciudades y los barrios residenciales tienen que disponer de transporte público y de las infraestructuras necesarias para la circulación de bicicletas, de modo que sea posible prescindir ampliamente del coche para los desplazamientos individuales.

Los peligros para el medio ambiente ocasionados por el tráfico hacen imprescindible un cambio radical en la política circulatoria practicada hasta el momento.

Contaminación del aire de espacios interiores

Los habitantes de algunas regiones climáticas concretas pasan una gran parte del día en espacios cerrados. Por consiguiente, los contaminantes del aire de los espacios interiores tienen una gran importancia. Las experiencias de la medicina laboral para espacios de uso profesional se trasladan cada vez más a los interiores de las viviendas. Por motivos de ahorro de energía, cada vez se gasta más en aislamientos e impermeabilización. En muchos casos, ello hace que la calidad del aire de los espacios interiores normalmente sea peor que la del exterior. He aquí las causas más frecuentes de los problemas que ello comporta para la salud y algunos consejos para su prevención:

Causa	Efecto perjudicial para la salud
Instalación de ventanas aislantes con juntas de goma: disminución del intercambio de aire entre el interior y el exterior; por consiguiente, menor transporte de humedad y contaminantes, así como menor aporte de oxígeno.	La escasez de oxígeno en los espacios interiores provoca manifestaciones de fatiga, dificultades de concentración, cefaleas.
El síndrome de los edificios enfermos se presenta en dos formas después de la nueva construcción o de reformas: en la mayoría de los casos, **la evaporación** de la pintura y los productos químicos endurecedores ha concluido al cabo de unas pocas semanas o meses. Las molestias sólo aparecen de vez en cuando. **Las emisiones de gases** se prolongan durante años, sin que al principio se puedan descubrir las causas. Son necesarias medidas de saneamiento por personal experto. Las causas pueden ser instalaciones de ventilación, masas para juntas, aditamentos y materiales de construcción infestados de gérmenes, moquetas pegadas, paredes con revestimiento textil, etc.	Irritaciones de los ojos, la nariz y las vías respiratorias superiores. Irritaciones cutáneas (piel seca, enrojecida, con ardor y con prurito). Síntomas neurotóxicos como fatiga, pérdida de vigor, falta de memoria, falta de concentración, mareo, cefalea, ganas de vomitar. Hipersensibilidades inespecíficas tales como ojos llorosos, secreción nasal, ataques similares al asma en personas no asmáticas. Alteraciones de los nervios olfativos y gustativos. Infecciones frecuentes de las vías respiratorias.

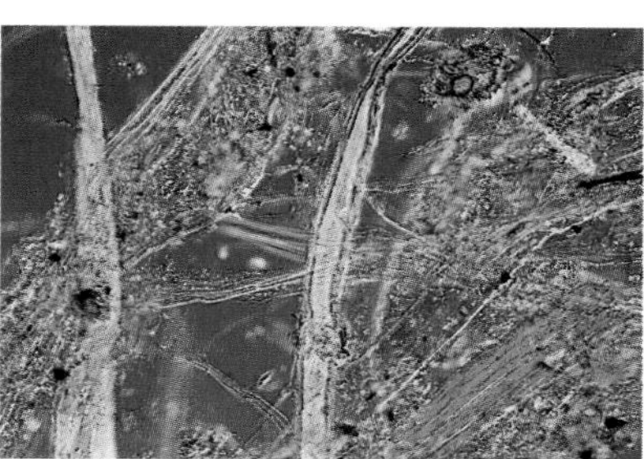

Las fibras de amianto, antes utilizadas con frecuencia para juntas y aislamientos, tienen un efecto cancerígeno.

Atención: *¡al proyectar casas que ahorren energía hay que procurar siempre una buena ventilación!*

Atención: *¡el clima interior no debe empeorar mediante el saneamiento! El aislamiento y el sellado impiden la permeabilidad al vapor.*

*Los **aditivos de formaldehídos** pueden ocultarse bajo las siguientes denominaciones: paraformaldehído, hexametilentetramina, metilal, MDM, polinoxilina, dimetilolurea, Preventol D 1-3, Dowicil 75 y 200, Bakzid, Parmetol K 50, Grotan BK, Germall 115, Bronopol, KM 103 y Biocide DS 5249.*

Causa	Efecto perjudicial para la salud
Formaldehído Gas incoloro, de olor penetrante, inflamable, bien soluble en agua, alcohol y otros disolventes. Materia prima de muchos productos químicos, por ejemplo en la fabricación de platos de sujeción, resinas sintéticas, colorantes y materias textiles, como desinfectante y conservante (en lacas y cosméticos), aditivo conservante ligero en productos textiles, se emplea para revestir de espuma cavidades y aislar casas.	Los vahos en espacios interiores pueden provocar fuertes molestias y cefaleas, así como irritación de las mucosas, los ojos y las vías respiratorias. En caso de contacto con la piel, reacciones alérgicas o inflamatorias (por ejemplo, en trabajadores del sector químico, pero también al llevar productos textiles impregnados). Se cree que tienen un efecto cancerígeno (también en el humo de cigarrillos).

El síndrome del barniz

A menudo, el tratamiento químico de la madera no es necesario. Los expertos recomiendan, incluso, renunciar totalmente a él en espacios cerrados.

Por desconocimiento, codicia por parte de las empresas o excesiva necesidad de seguridad, a menudo se trata con impregnantes químicos para maderas espacios interiores revestidos de madera, ventanas, puertas, suelos, escaleras y muebles para protegerlos de forma duradera de los insectos, el moho y los hongos, a pesar de sus importantes peligros para la salud. Estos productos entrañan unos peligros para la salud de los que uno se puede proteger si está informado.

Causa	Efecto perjudicial para la salud
Sales hidrosolubles Compuestos de cromo como el dicromato de potasio, el dicromato sódico y el dicromato de amonio.	En caso de contacto con la piel y al respirar el polvo, pueden provocar eccemas alérgicos, reacciones asmáticas y cáncer.
Compuestos de boro anorgánicos como el ácido bórico, el bórax (tetraborato sódico), el timboro (octoborato), el poliborato sódico y compuestos de cobre como el sulfato de cobre.	Relativamente inofensivos, pero hay que protegerlos de la erosión (lluvia), ya que perjudican el medio ambiente.
Compuestos de flúor como fluoruros de silicio (SF), fluoruros de hidrógeno (HF).	Liberan flouroamina, que es un importante tóxico respiratorio y que tiene un efecto cáustico sobre las mucosas y la piel. No utilizar en salas de estar o en presencia de alimentos o animales.

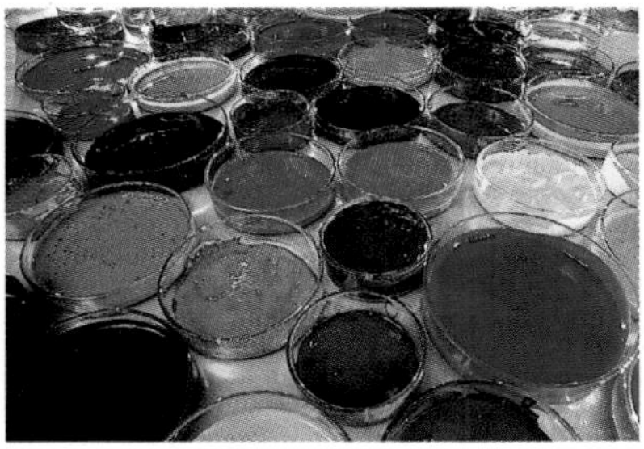

Materiales para la fabricación de impregnantes para maderas respetuosos con el medio ambiente. Las personas bien informadas pueden utilizar productos poco contaminantes o renunciar por completo a ellos.

Causa	Efecto perjudicial para la salud
Compuestos de arsénico como el pentóxido de arsénico, el ácido arsénico y el arsenato disódico.	Debido a su elevada toxicidad, sólo está permitido su uso en instalaciones industriales.
Impregnantes para maderas oleosos (cerca de 125 productos) como	
Pentaclorofenol (PCP) Prohibido en algunos países debido a los numerosos problemas para la salud y el medio ambiente.	Resfriados constantes, hemorragias nasales frecuentes, glándulas linfáticas hinchadas, disminución de las defensas, alteraciones en el hígado, trastornos del ritmo cardíaco, depresiones, fatiga persistente, pérdidas de memoria.
Hidrocarburos clorados (por ejemplo lindano o DDT) Prohibidos en algunos países como insecticidas.	Dado que se disuelven bien en las grasas, acumulación en las células adiposas y mala desintegración natural (persistencia). Contaminación de la leche materna, esterilidad en los hombres. Aumento de la actividad enzimática en el hombre y los animales. Menoscabo del sistema nervioso, del sistema inmunitario y del hígado.
Piretroides sintéticos Utilizados cada vez más en sustitución del lindano. Contienen sustancias activas como permetrina, deltametrina, fenvalerato o cipermetrina. Su fabricación y utilización todavía no está prohibida, aunque se ha producido un gran número de accidentes por intoxicación.	Son unos de los venenos nerviosos más importantes y actúan del mismo modo sobre el hombre que sobre los animales. Síntomas: movimientos involuntarios, temblores, salivación, inquietud. También pueden presentarse trastornos permanentes en el sistema nervioso por acumulación de pequeñas dosis.
Aceites de alquitrán Conocidos como impregnantes para maderas por el nombre de carbolíneo. Hace algunos años que no pueden ser vendidos ni utilizados en muchos países.	Contienen hidrocarburos aromáticos policíclicos y fenoles, catalogados de cancerígenos.

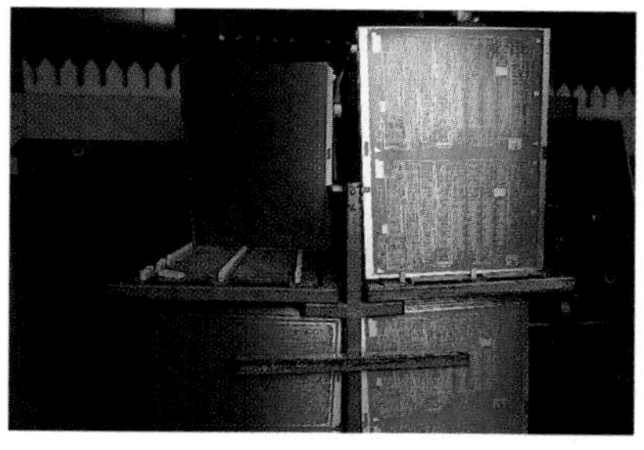

Galvanizado. Como en muchos otros procesos químicos, también en éste se liberan sustancias tóxicas.

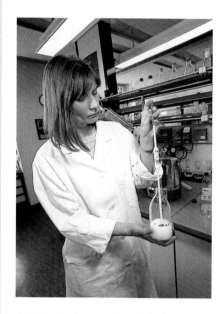

Análisis de laboratorio de la leche materna en busca de agentes contaminantes.

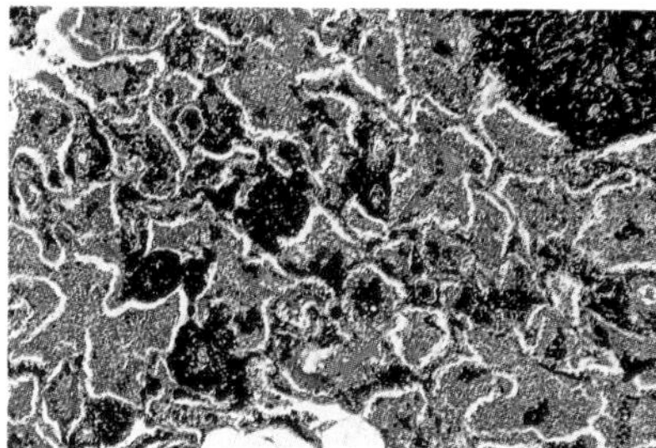

Antracosis. Una prueba de cómo las sustancias químicas presentes en el medio ambiente se acumulan en el cuerpo humano.

Hay que tener mucho cuidado en la compra de impregnantes para maderas: dado que no existe ningún procedimiento general de aprobación, hay un gran número de productos para los cuales no se ha realizado ningún examen de compatibilidad.

Atención: en la compra de madera u objetos de madera, la inscripción «sin PCP ni lindano» no dice nada sobre otros pesticidas. La falta de protección del consumidor permite que haya un gran número de productos en el mercado mal declarados y sobre los cuales no se ha exigido ningún examen de compatibilidad por parte de los fabricantes.

¿Qué puede hacer uno mismo?

Se estima que tres cuartas partes de los pacientes que acuden al médico están afectados, entre otras cosas, por contaminaciones de múltiple composición del aire de la oficina o la vivienda. Estas personas tienen la posibilidad de encargar a una oficina de consulta medioambiental o a un laboratorio medioambiental que midan y valoren la situación de contaminación de su vivienda. Sin embargo, el tabaco es y seguirá siendo una de las fuentes de peligro más importantes para la salud, especialmente en los espacios cerrados. Ello afecta tanto a la acción de sustancias cancerígenas del humo de tabaco como a la liberación de benceno o formaldehído en el aire de la habitación.

El ventilar con más frecuencia no soluciona el problema de la contaminación de los espacios cerrados, máxime cuando la mezcla de contaminantes del aire del espacio interior puede aumentar todavía más por posible contaminación del aire exterior. Es preferible pensar en un saneamiento con la ayuda de especialistas. La principal posibilidad de saneamiento es la eliminación de las fuentes primarias, del material exhalado o, al menos, de una parte de él. Lo más sencillo es actuar sobre aquellas piezas del mobiliario que han sido tratadas y que se ha comprobado que desprenden sustancias peligrosas. No existe otro método más eficaz para mejorar los problemas y perjuicios para la salud.

Según los cálculos, una parte considerable de las enfermedades se debe a la contaminación del aire de espacios interiores.

Asimismo, es aconsejable proteger las vías respiratorias al pulir el parqué y las pinturas que presenten unos valores elevados. Los revestimientos murales, las escaleras, los marcos de ventanas, las puertas y otros componentes similares tratados con impregnantes para maderas que contengan fenoles clorados u otras sustancias que se evaporen y que hayan causado problemas a varias personas tienen que desmontarse y sustituirse por otros materiales.

Además, hay que tener en cuenta que los impregnantes para maderas pueden transferir con el tiempo sus sustancias activas a otros objetos del mobiliario, como tresillos tapizados, alfombras, papeles pintados, adornos de pared, libros, etc. (fuentes secundarias), que, a su vez, hay que limpiar o retirar.

Saneamiento por parte de expertos

En estos casos, debería ser decisiva la valoración de un especialista reconocido. Sería conveniente consultar a un experto antes de realizar proyectos de bricolaje y contribuciones arquitectónicas propias de gran envergadura, así como antes de tratar con productos químicos que sean desconocidos, mal etiquetados o sin explicaciones. A la hora de comprar muebles hechos con placas de sujeción o placas de construcción de cartón comprimido, se tiene que prestar atención a la denominación «sin formaldehídos». Se debe pedir la confirmación de estas características de calidad. Si a pesar de todo se originan vapores de formaldehído, como mínimo tiene un derecho para poder reclamar de seis meses de duración.

Cuidado: ¡con el paso del tiempo, los impregnantes para maderas transfieren sus sustancias activas tóxicas a otros objetos!

Otras posibilidades de saneamiento son: la reducción de las emisiones mediante la impermeabilización con materiales de revestimiento; el tapar los agujeros de taladro con piezas de plástico o masa para juntas; los revestimientos con determinadas láminas plásticas o de aluminio; sellados similares de las superficies afectadas. No obstante, no debe hacerse nunca sobre grandes superficies, y desde luego vigilando siempre por si surgen nuevos problemas por su causa, como por ejemplo un menoscabo importante del clima de la estancia. La humedad del aire que se crea en todas las estancias aprovechadas ya no puede escapar a través de las paredes, sino que se condensa en las partes más frías de la habitación. En esos lugares existe el peligro de que se formen hongos peligrosos. Por consiguiente, es aconsejable que un especialista se ocupe de todas las medidas de saneamiento, o al menos de mediciones de control reiteradas.

No hay que esperar demasiado a aplicar medidas de saneamiento, y hay que recurrir siempre a un especialista.

En general, los especialistas recomiendan renunciar a los impregnantes para maderas en el ámbito doméstico, ya que bajo las condiciones generales normales no se pueden instalar insectos ni hongos. Incluso un revestimiento de madera en el cuarto de baño, que se ventile bien después de usarlo y que de este modo siempre pueda volver a secarse, generalmente no contrae hongos.

Según la opinión de los especialistas, es posible y necesario renunciar a los impregnantes para madera en el ámbito doméstico.

Una moqueta puede ser un importante foco de peligros. Si es de mala calidad, puede ocurrir que contenga sustancias perjudiciales para la salud. A este respecto, el mercado también ofrece garantías de una comprobación suficiente de sustancias nocivas.

Las moquetas de mala calidad son un caldo de cultivo para las sustancias perjudiciales para la salud.

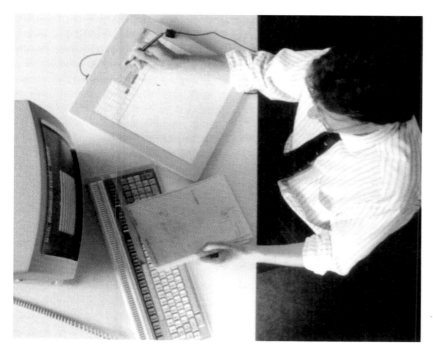

Los peligros que entrañan los objetos del mobiliario mal fabricados o con sustancias contaminantes son múltiples. En caso de duda, hay que seguir siempre el consejo de los expertos.

> ***Atención:***
>
> - *Todos los agentes deben utilizarse con moderación y de forma selectiva!*
> - *Si alguna vez llega el caso en que deba recurrir a un desparasitador, infórmese sobre la seriedad de la empresa: para ejercer esta profesión basta con pagar una tasa por la licencia profesional. En realidad, existe una formación para convertirse en desparasitador reconocido y examinado, pero todavía no es obligatoria en España.*

Lucha doméstica contra los parásitos

La lucha contra los parásitos y los insectos se inicia con el uso sin escrúpulos del matamoscas o de una ventana con tela metálica. Los insectos tales como las moscas, los mosquitos, las polillas, los ácaros o las cucarachas y los roedores como los ratones o las ratas son expulsados de nuestras casas por motivos higiénicos.

Para este fin, la industria y el comercio químicos cuentan con una amplia oferta de insecticidas para su uso personal. Ésta va desde trampas que contienen cebos venenosos en su interior, pasando por aerosoles y vaporizadores eléctricos, hasta procedimientos de niebla y de humo.
Este sinfín de posibilidades de las aplicaciones tóxicas por parte de personas privadas y de desparasitadores profesionales está sometida a muy poco control legal en numerosos países. Así, además de accidentes por intoxicación, es habitual que se produzcan situaciones peligrosas que provocan problemas médicos medioambientales. Todo uso de insecticidas u otras sustancias tóxicas entraña un riesgo incalculable para la salud humana. Una sustancia tóxica aceptada para la agricultura puede tener consecuencias peligrosas en interiores. A menudo, los insectos representan un peligro claramente menor que los ocasionados por su aniquilación. Procure conocer las condiciones de vida de los parásitos para poder eliminar las causas de su existencia y propagación.

El siguiente esquema informa sobre la utilidad de métodos comunes:

Nunca	**A poder ser nunca**	**En caso necesario**	**Mejor**	**A ser posible**
Vaporizador eléctrico	Aerosoles	Fundentes y dispersores	Trampas cebo preparadas	Métodos no tóxicos
Cintas insecticidas	Agentes en polvo	Granulados de cebo		
Métodos de fumigación	Pulverizadores	Agentes para aplicar con brocha		
		Fumigación gaseosa		

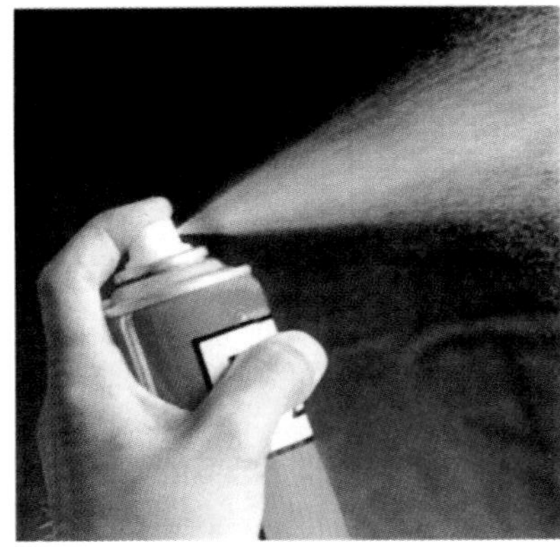

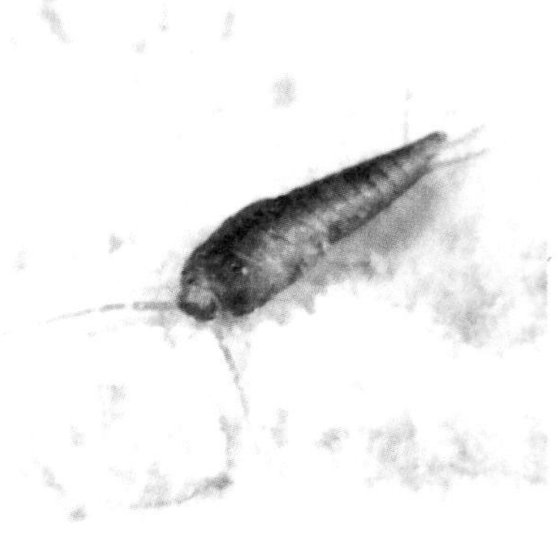

A menudo, el precio de la lucha antiparasitaria doméstica no está en proporción con el peligro real del parásito. En la mayoría de los casos, bastaría con conocer y eliminar las condiciones de vida naturales del parásito.

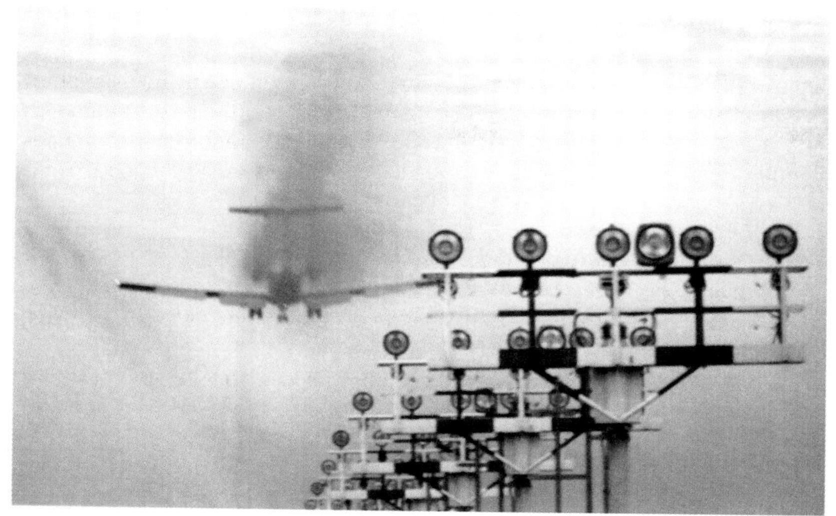

El que uno se acostumbre a un ruido de fondo permanente y éste deje de molestarle no significa que no tenga consecuencias para la salud. Precisamente el ruido del tráfico se ha convertido en una experiencia cotidiana y es necesario volver a llamar la atención sobre sus repercusiones negativas.

CUANDO EL RUIDO SE CONVIERTE EN UNA MOLESTIA...

Para muchas personas, el ruido de fondo permanente forma parte del desarrollo de un día normal: despertarse con un radiodespertador, mirar la televisión durante el desayuno y escuchar la radio de camino al trabajo (autorradio o *walkman*). A ello cabe añadir el ruido del tráfico, el ruido en el puesto de trabajo por máquinas y aparatos, la música con el fin de estimular las compras en el supermercado, así como el ruido del tiempo libre, por ejemplo el bricolaje. Los momentos de silencio son cada vez más raros.

Los legisladores han definido el ruido con la siguiente expresión: «el ruido es un sonido que puede o podría molestar (dañar, perjudicar considerablemente o molestar sensiblemente) al vecino o a terceras personas».

Así pues, el ruido es un sonido no deseado que cada afectado percibe y valora de forma distinta y, por lo tanto, tiene un aspecto no mesurable. Sólo es mesurable la causa del ruido, el sonido: lo que se mide es el nivel de sonido, y la unidad recibe el nombre de decibelio (dB).

Un sonido se puede medir, pero en cambio el ruido es una molestia percibida subjetivamente.

Las molestias más importantes para las personas a causa del ruido son:

- Perturbación de la comunicación (como conversar, mirar la televisión, escuchar música, etc.).
- Perturbación del descanso, la relajación y la tranquilidad.
- Perturbación del bienestar psíquico, enojo, etc.
- Reacciones de activación de todo el organismo.
- Trastornos del sueño.
- Daños en el oído.
- Disminución de la calidad de vida.

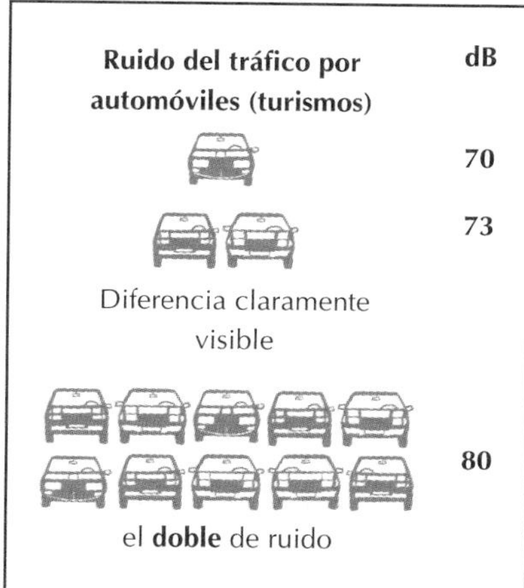

Contaminación del entorno por el ruido de los coches.

El ruido como factor de estrés provoca las siguientes reacciones físicas:

- *secreción de hormonas de estrés*
- *aumento de la presión sanguínea*
- *aumento de la frecuencia cardíaca y respiratoria*
- *modificación de las actividades cerebrales*
- *dilatación de las pupilas*

Fuentes de ruido

Como fuentes de ruido se puede distinguir entre el ruido del tráfico, el de los aviones, el del ferrocarril, el de la industria, el de la construcción, el de la vivienda y el del tiempo libre. Según las encuestas, cerca del 40 % de la población se siente castigado por el ruido. En las grandes ciudades, el ruido del tráfico va a la cabeza de las contaminaciones acústicas expuestas.
Las reacciones físicas provocadas por el estrés (*véase* margen) se explican por el hecho de que el cuerpo del hombre reacciona al ruido como factor de estrés. Se desencadenan las siguientes reacciones físicas: secreción de hormonas de estrés, aumento de la presión sanguínea, aumento de la frecuencia cardíaca y respiratoria, modificación de las actividades cerebrales y dilatación de las pupilas. Estas reacciones tienen su origen en los albores de la humanidad y son la respuesta a una situación de peligro. En la mayoría de los casos, las funciones corporales activadas no se aprovechan cuando se produce un ruido molesto (por ejemplo, por un avión), porque no es posible o necesaria la intervención física de la persona afectada para rechazar un supuesto peligro.

Así pues, una contaminación acústica intensa también puede ser la causa de daños para la salud. Los resultados de algunos estudios muestran que, a partir de una contaminación acústica de 50 a 60 decibelios, un aumento de este nivel de ruido en otros diez decibelios puede provocar un incremento del riesgo de enfermedades cardíacas y vasculares.
Al valorar el nivel de ruido hay que tener en cuenta que el parámetro utilizado, el decibelio, describe la proporción logarítmica entre presiones sonoras. Así, dos niveles de 60 decibelios juntos no suman 120 sino 63 decibelios. Ello hace que, por ejemplo en el tráfico, el doble de automóviles incremente el nivel de ruido en tres decibelios y diez veces más, en diez decibelios (*véase* margen).

La percepción humana valora las diferencias de forma distinta al cálculo matemático de las presiones sonoras:

- *Un decibelio de diferencia todavía se puede percibir.*
- *Tres decibelios de diferencia se perciben claramente.*
- *Diez decibelios se perciben como el doble de fuerte.*

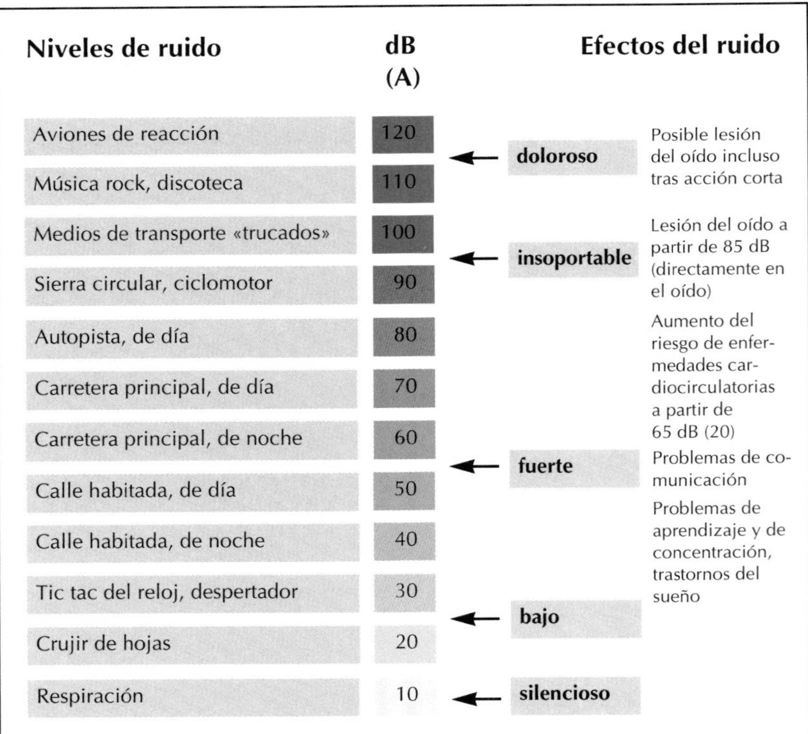

Niveles de ruido
dB (A)
Efectos del ruido
Aviones de reacción 120
Música rock, discoteca 110
Medios de transporte «trucados» 100
Sierra circular, ciclomotor 90
Autopista, de día 80
Carretera principal, de día 70
Carretera principal, de noche 60
Calle habitada, de día 50
Calle habitada, de noche 40
Tic tac del reloj, despertador 30
Crujir de hojas 20
Respiración 10
doloroso
insoportable
fuerte
bajo
silencioso
Posible lesión del oído incluso tras acción corta
Lesión del oído a partir de 85 dB (directamente en el oído)
Aumento del riesgo de enfermedades cardiocirculatorias a partir de 65 dB (20)
Problemas de comunicación
Problemas de aprendizaje y de concentración, trastornos del sueño

Niveles y efectos del ruido

Contaminación acústica

La contaminación acústica elevada puede tener como consecuencia una sordera pasajera o persistente. Ello también afecta al ruido considerado positivo de forma subjetiva. Un estudio en siete discotecas de Berlín demostró que el volumen de sonido de la música se aumenta de forma continuada a lo largo de la noche. El nivel de ruido, que desde el punto de vista jurídico laboral no debería superar los 85 decibelios en ocho horas (esto afecta al puesto de trabajo del discjockey), aumenta a unos 105 decibelios entre las 23.00 horas y las 04.00 de la madrugada para compensar la sordera temporal provocada por el ruido. Ello puede ser la causa de una posterior sordera permanente en las personas que frecuentan la discoteca. La carga del oído originada por la intensidad de sonido de unos *walkman* tiene unos efectos similares.
Después de estar sometido a ruido fuerte, hay que procurar que el oído pueda recuperarse en un entorno silencioso. Nosotros mismos podemos evitar muchas de las cosas que consideramos contaminación acústica.
Por otra parte, las autoridades, así como los empresarios y propietarios, tienen la obligación de tomar medidas de protección contra el ruido en proyectos de construcción tales como construcción de carreteras, de viviendas, creación de industrias y similares, por ejemplo paredes y vallas de protección contra el ruido, instalación de ventanas antiacústicas, revestimientos insonorizantes en terrazas y balcones, mitigación del ruido del tráfico mediante tempolimit y fomento del transporte público urbano.
Cuando las personas se sienten agobiadas por el ruido, deben dirigirse, según la fuente del ruido, a la oficina de medio ambiente, al servicio de sanidad, al centro de asesoramiento de medicina medioambiental, a las autoridades de tráfico, al dueño de la casa o a la policía. Por norma general, los centros de medición de instituciones públicas y privadas se encargan de realizar mediciones del ruido.

Prescripciones y reglamentos para la protección contra el ruido:

Reglamento de máquinas cortacésped: *establece los niveles de ruido permitidos para las máquinas cortacésped y regula los horarios de utilización.*

Reglamento de protección del ruido del tráfico: *afecta a la construcción y la modificación de vías públicas. Establece unos valores límite de inmisión y aspira a la protección del vecindario de los efectos medioambientales perjudiciales provocados por el ruido del tráfico.*

Reglamento de protección contra el ruido en instalaciones deportivas: *establece los valores orientativos para las inmisiones sonoras.*

Ley para la protección del ruido de los aviones: *establece zonas de protección contra el ruido y protege a la población de los peligros y las molestias por el ruido de los aviones.*

Guía técnica para la protección del ruido*: afecta a la creación y a la modificación de instalaciones, contiene disposiciones sobre la medición y la valoración.*

Reglamento para la prevención de accidentes por ruido: *regula las medidas de protección contra el ruido en el puesto de trabajo.*

Ordenación urbana (urbanismo)

Tipo de explotación que hay que proteger	Valores orientativos en decibelios: Día	Noche
Zonas residenciales y vacacionales	50	40/35
Zonas residenciales, poblaciones pequeñas	55	45/40
Cementerios, jardines y parques	55	55
Zonas residenciales especiales	60	45/40
Pueblos y zonas mixtas	60	50/45
Zonas medulares e industriales	65	55/60
Tiempos de referencia:	**6^{00} – 22^{00}**	**22^{00} – 6^{00}**

Valores orientativos de la ordenación urbana y de obras para la protección de los efectos acústicos.

El *electrosmog* y la radiación son fuentes constantes de posibles problemas para la salud. Basta con algunas reglas sencillas para protegerse de ellas. Así, por ejemplo, las personas que utilizan un teléfono móvil con una potencia de emisión inferior a dos vatios, no tienen que temer consecuencias para su estado de salud.

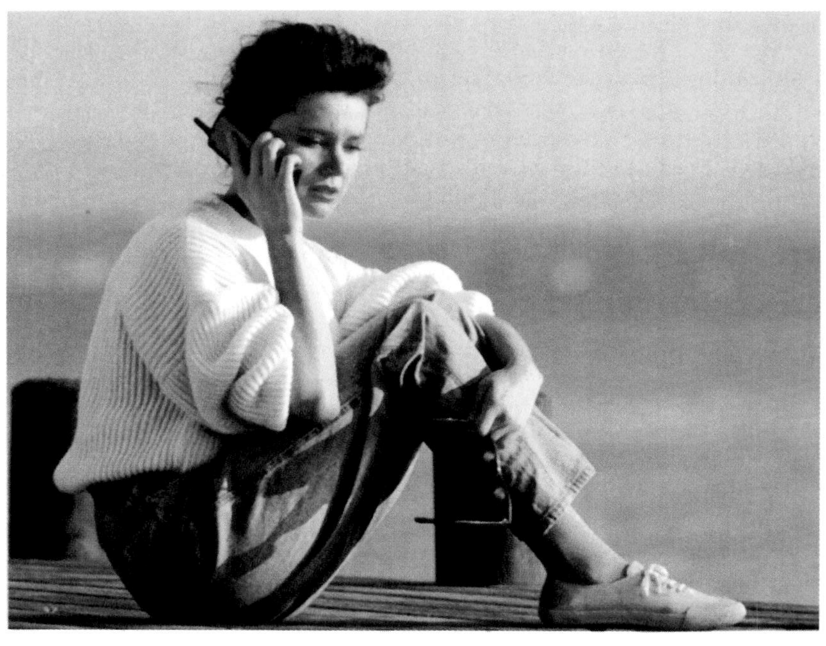

ELECTROSMOG Y RADIACIÓN

La gran cantidad de aparatos técnicos de los hogares de los países industrializados es un factor causante decisivo del electrosmog.

El término *electrosmog* designa un fenómeno, discutido desde hace algún tiempo entre la opinión pública, que ha surgido por el aumento de la radiación electromagnética artificial y por el uso generalizado de aparatos eléctricos y electrónicos. Estos aparatos producen, por así decirlo como residuo, radiación electromagnética.

La radiación electromagnética abarca las ondas de luz, de rádar y las microondas, así como las ondas de la televisión, la radio y la telefonía móvil. La acción de la radiación depende de la longitud de onda, la frecuencia y la intensidad del campo electromagnético. El espectro de las ondas electromagnéticas se extiende desde la radiación cósmica hasta la corriente eléctrica alterna.

Los efectos biógenos de los rayos electromagnéticos se han de valorar de forma diferenciada.

La **luz ultravioleta**, con una longitud de onda de 0,01 a 0,4 micrometros, puede provocar reacciones fotoquímicas en la piel (eritema, eritema solar) y conjuntivitis o lesiones en la retina ocular. Por otra parte, es necesaria para determinados procesos vitales (fotosíntesis de las plantas), tiene una influencia favorable sobre la capacidad de rendimiento del ser humano y origina una acumulación de vitamina D.

La **luz visible**, con unas longitudes de onda de 0,4 a 0,8 micrometros, es imprescindible para los procesos vitales naturales y apenas causa problemas para la salud.

La **radiación infrarroja**, con una longitud de onda de 0,8 a 1 milímetro, es conocida por su acción calorífica (irradiación de infrarrojos en la asistencia a los enfermos).

Las longitudes de onda del **rádar** y el **microondas** oscilan entre un milímetro y un metro y las de la **televisión** y la **radio** entre un metro y varios kilómetros.

La radiación infrarroja tiene un uso terapéutico en la asistencia médica como luz roja.

Con la ayuda de antenas se pueden generar campos electromagnéticos, cuyos efectos se basan en la inducción de oscilaciones en los objetos irradiados (antena, material biológico). Estas oscilaciones generan calor, que se aprovecha para la terapia en el caso de la luz infrarroja y para calentar platos en el caso del microondas.

Cuando la energía irradiada es superior a diez milivatios, se puede observar un aumento de la temperatura corporal y de la frecuencia cardíaca, así como una intensificación del metabolismo, etc. debido a la acción térmica. También puede tener efectos perjudiciales como cataratas y trastornos de la producción espermática en los testículos. Es importante desde el punto de vista biológico la influencia de los efectos electromagnéticos de polarización sobre las superficies celulares y sobre la transmisión de información en las células nerviosas, por ejemplo debido a las secuencias de impulsos de un teléfono inalámbrico.
En el ámbito de los microondas, las altas frecuencias (de 3 a 30 gigahercios) también tienen como consecuencia la transmisión de grandes energías. El hombre y la naturaleza están expuestos desde hace millones de años a campos eléctricos y magnéticos debido al sol y al campo magnético de la tierra. A lo largo de su historia evolutiva, el hombre ha aprendido a convivir con las influencias de la radiación electromagnética de fuentes naturales sin problemas. No obstante, la tecnificación de la vida cotidiana comportó una ampliación de las fuentes de radiación, especialmente por la corriente alterna y por las ondas electromagnéticas por encima de la luz visible. Hoy en día, no hay ningún hogar que no tenga una radio, un televisor, un frigorífico y una lavadora. A menudo se utilizan muchos otros electrodomésticos, en parte superfluos.
Generalmente, las oscilaciones electromagnéticas generadas por estos aparatos no están en condiciones de afectar a funciones biológicas. Normalmente, el complejo sistema de regulación del ser humano puede compensar estos influjos. Si se sobrepasa la capacidad de compensación del cuerpo debido a esfuerzos diversos y prolongados, éste reacciona con unos patrones de enfermedad que ha desarrollado durante miles de años como respuesta a los estímulos nocivos. Se producen así los trastornos inespecíficos del estado general, que ya se han descrito en otros influjos medioambientales.

La intensidad de campo (unidad de medida = tesla) de los electrodomésticos oscila entre 0,01 y 1 microtesla. Según el estado actual de la técnica, los valores límite para los puestos de trabajo son: 400 microtesla en caso de exposición prolongada y 1.000 microtesla en caso de exposiciones breves.

La utilización de **aparatos microondas** intactos no supone ningún peligro de irradiación para el usuario, ya que tienen una puerta doble y deben estar revestidos de cobre. Su fabricación está sujeta a una estricta normativa de control. Los portadores de marcapasos deben permanecer alejados del aparato, ya que el transformador que lleva integrado puede alterar su funcionamiento.
Los teléfonos móviles con una potencia de emisión inferior a dos vatios pueden utilizarse sin reparos. Si durante más de tres horas se utilizan aparatos con una potencia de emisión superior a dos vatios, hay que contar con alguna repercusión, ya que el 50 % de esa potencia actúa sobre la cabeza del usuario.

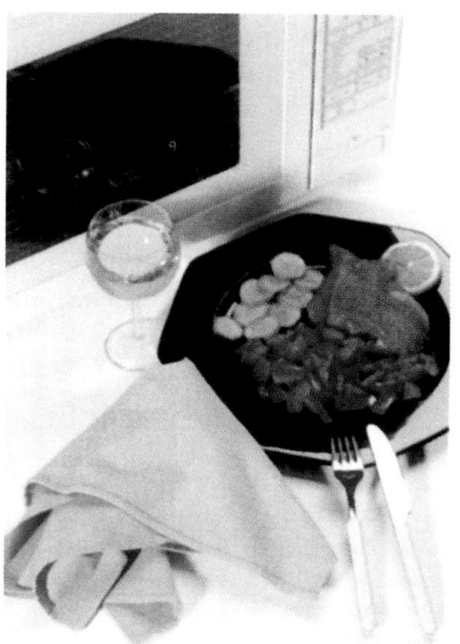

Los aparatos microondas intactos no representan ningún peligro. Tienen una puerta doble, están revestidos de cobre y son sometidos a un control estricto.

¿Cómo podemos protegernos?

A pesar de que existen muchas cuestiones científicas en el campo de la contaminación por radiación electromagnética en absoluto o muy poco estudiadas y de que las opiniones sobre su efecto perjudicial para la salud son divergentes, las personas sensibles disponen de varias posibilidades para protegerse:

- Retirar del dormitorio los aparatos eléctricos superfluos conectados a la red. Dormir a una distancia mínima de un metro de los aparatos eléctricos. Mantenerse a dos metros de distancia de calefacciones acumuladoras, instalaciones de aire acondicionado y televisores.
- Es posible cortar la corriente de los dormitorios mediante interruptores de corte si no se van a utilizar aparatos eléctricos transitoriamente.
- Procure comprar conducciones de toma de tierra tripolares con enchufes de toma de tierra. Ello hace que se generen muchos menos campos eléctricos.
- Compre sólo pantallas de ordenador de baja radiación.

La calidad de nuestra alimentación está estrechamente relacionada con la calidad del suelo. Los contaminantes añadidos por el hombre vuelven a él a través del circuito alimentario. Por consiguiente, la protección del medio ambiente también significa la protección de uno mismo.

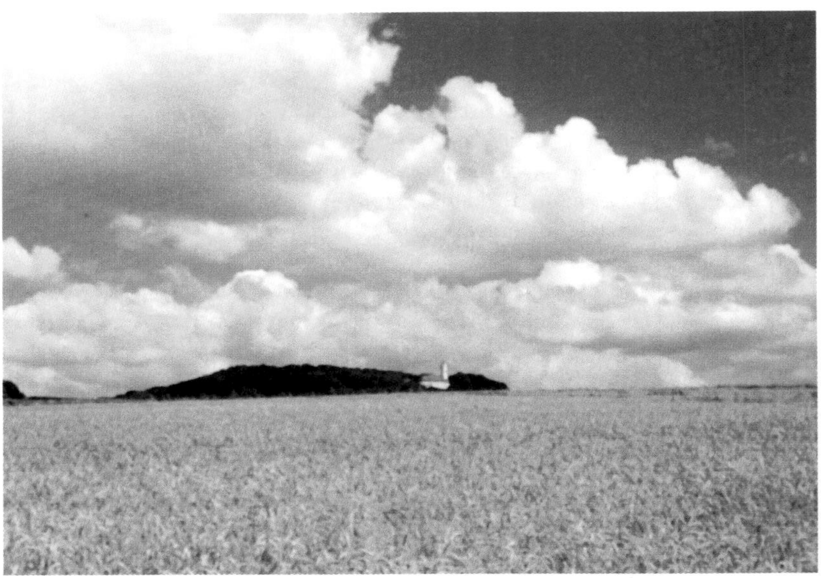

AGUA, SUELO Y ALIMENTACIÓN

El hombre recibe cerca del 70 % de los contaminantes medioambientales relevantes para la salud con los alimentos, cerca del 20 % con el aire que respira y aproximadamente el 10 % con el agua potable.

El agua y el suelo forman, junto con el aire y el sol, la base para la producción de nuestros alimentos. El grado de salubridad de estos alimentos depende principalmente de la situación del medio ambiente. Los contaminantes del suelo y el agua pasan a las plantas cultivadas y a los animales que se alimentan de ellas. El agua de ríos y mares contaminada, por ejemplo, engendra peces y mariscos contaminados.

Partamos de la base de que el hombre recibe cerca del 70 % de los contaminantes medioambientales relevantes para la salud con los alimentos, cerca del 20 % con el aire que respira y aproximadamente el 10 % con el agua potable.

La magnitud que puede alcanzar la influencia de los factores medioambientales sobre las personas resulta especialmente evidente si tenemos presente que las superficies de contacto de nuestro cuerpo también permiten la entrada a los factores nocivos. Estas superficies de contacto son: la superficie de la piel, con cerca de 2 metros cuadrados, la superficie interna de los pulmones, con 80 metros cuadrados, y la superficie interna del aparato digestivo, con entre 200 y 300 metros cuadrados.

Los ***pesticidas*** *sirven para proteger a las plantas y combatir los parásitos. Los más utilizados son:*

- *los herbicidas (contra las malas hierbas)*
- *los insecticidas (contra los insectos)*
- *los fungicidas (contra los hongos)*
- *los acaricidas (contra los ácaros)*
- *los rodenticidas (contra los roedores)*

Contaminantes procedentes del suelo

La contaminación del suelo tiene un efecto directo sobre el hombre en contadísimas ocasiones. Incluso las repercusiones de los suelos contaminados sobre los parques infantiles a menudo son exageradas, ya que cuando un niño juega no ingiere, diariamente, más de 0,5 gramos de tierra.

La ingestión indirecta de sustancias nocivas procedentes del suelo a través de los alimentos es mucho más importante. El uso de fertilizantes (principalmente nitrógeno, fósforo y potasio) y pesticidas químicos en la agricultura indiscutiblemente hace que las cosechas sean mayores, pero también perjudica el equilibrio biológico. La modificación de la oferta de nutrientes altera el metabolismo mineral de las plantas, ya que no pueden absorber suficientes oligoelementos de la tierra. Las plantas son más propensas a contraer parásitos (in-

sectos, nematodos, virus). El hombre utiliza unos productos fitosanitarios para combatir esta sensibilización, por ejemplo insecticidas, que también acaban con los insectos útiles y reducen así la variedad de especies. El abono químico también favorece el crecimiento de las malas hierbas además del de las plantas útiles. Ello requiere la aplicación de herbicidas. Sobre todo el exceso de fertilizantes artificiales nitrogenados aumentan el contenido en nitratos de las aguas subterráneas. La utilización de abonos y pesticidas químicos hace que queden restos de estas sustancias en el agua y el suelo, afectando así a los alimentos.
Los pesticidas también llegan a las aguas subterráneas a través del suelo. Se ingieren con el pienso y el agua y, dado que se disuelven bien en las grasas, se almacenan en el tejido adiposo de los organismos vivos.

Contaminantes procedentes de la industria

En las últimas décadas, han llegado al medio ambiente grandes cantidades de sustancias tóxicas con las aguas residuales, los residuos y los gases de escape de las industrias. Ello afecta especialmente a compuestos orgánicos de cloro (hidrocarburos clorados) tales como bifenilos policlorados, hidrocarburos aromáticos policíclicos, pentaclorofenol, dioxinas y furanos clorados, tricloroetano, hexaclorociclohexano, hexaclorobenceno y los metales pesados plomo, cadmio, cobre, níquel, mercurio, arsénico y talio, así como las sustancias dióxido de azufre / sulfato, óxido nítrico / nitrato y cloruro.
En el pasado, los venenos medioambientales como las dioxinas y los furanos accedían al medio ambiente principalmente por la incineración de basuras y los accidentes (por ejemplo, incendios). Las dioxinas (la dioxina más peligrosa es el seveso) también se originan como subproductos indeseados en la fabricación de productos químicos clorados (impregnantes para maderas, productos fitosanitarios).
Además de la agricultura (fertilizantes), en la contaminación por fosfatos intervienen sobre todo las aguas residuales de los domicilios privados (detergentes). El exceso de fosfatos en el agua provoca un mayor crecimiento de las algas (el agua «florece») y una disminución del contenido en oxígeno.

Contaminantes procedentes de la cadena alimentaria

Los contaminantes del agua y del suelo se acumulan en la cadena alimentaria. Los hidrocarburos clorados, los metales pesados, etc. son absorbidos por algas en el agua. Éstas son devoradas por pequeños cangrejos, que a su vez sirven de alimento a los peces. Los peces son capturados por pájaros o son consumidos por el hombre. Éste transforma una parte en harina de pescado, que utiliza como pienso para animales de granja (cerdos, gallinas). Así pues, al final, las sustancias nocivas también van a parar al hombre.
Esta cadena de acumulación es especialmente válida para los compuestos de cloro orgánicos de larga vida como el DDT, el lindano, los piretroides y la dioxina, que no se digieren o eliminan. La vida media de los pesticidas con frecuencia es más larga de lo que indica la industria (en el caso del DDT unos doce años).
El uso de **pesticidas** se ha triplicado en los últimos treinta años. Ello explica que más del 30 % de nuestros alimentos contengan restos de pesticidas.
Los **metales pesados** como el plomo, el mercurio o el cadmio tienen un efecto tóxico sobre las personas, los animales y las plantas. La ingestión de concentraciones elevadas (intoxicación) puede provocar lesiones pulmonares y renales,

Impurezas en la cadena alimentaria

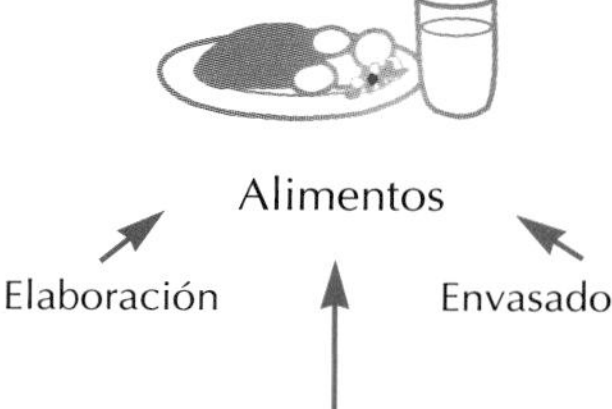

Alimentos

Elaboración — Envasado

Aditivos de los alimentos (por ejemplo, conservantes)
Agentes limpiadores y desinfectantes, material de envasado (por ejemplo, plastificantes

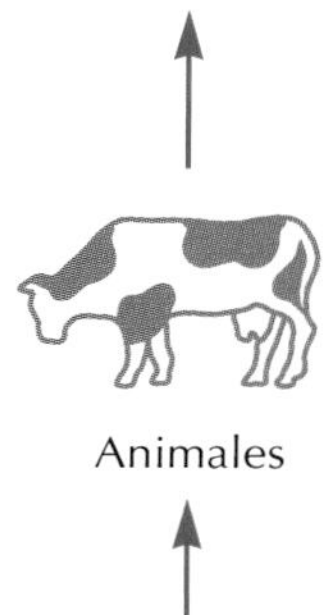

Animales

Medicamentos (por ejemplo, antibióticos), productos fitosanitarios, sustancias protectoras de las reservas, desinfectantes (por ejemplo, formaldehído), aditivos del pienso (por ejemplo, favorecedores del crecimiento), materiales de construcción, pinturas, otros materiales de pintura (por ejemplo, cadmio)

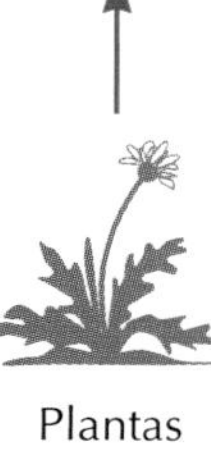

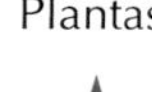

Plantas

Productos fitosanitarios, sustancias protectoras de las reservas, desinfectantes (por ejemplo, formaldehído), productos protectores de las plantas (fungicidas), emisiones (plomo, radionúclidos), venenos naturales

Los hidrocarburos clorados afectan básicamente al sistema nervioso, al hígado, a la médula ósea y al sistema inmunitario.

dañar el sistema inmunitario y causar alteraciones óseas, además de contribuir a la aparición de cáncer. En concentraciones bajas, muy por debajo del umbral de intoxicación, la ingestión de metales pesados por parte de personas sensibles puede originar trastornos del estado general, como fatiga, postración, falta de concentración, cefaleas o mareos, y contribuir a la mayor propensión a las infecciones y a las alergias.

El efecto tóxico de los **hidrocarburos clorados** consiste principalmente en el deterioro del sistema nervioso. En concentraciones elevadas, especialmente después de accidentes industriales, se han observado reacciones sobre la piel, el sistema cardiocirculatorio, el hígado y los riñones. Si se ingieren hidrocarburos clorados, sobre todo insecticidas, durante un período de tiempo prolongado en dosis bajas, pueden presentarse trastornos del estado general, como falta de vigor, agotamiento, pérdida del apetito, etc. Debido a la larga vida de estas sustancias, a su almacenamiento y acumulación a lo largo de la vida, estas cantidades reducidas también pueden perjudicar al sistema nervioso, el hígado, la médula ósea y el sistema inmunitario. Además, una parte considerable de los hidrocarburos clorados tiene propiedades cancerígenas, modificadoras de la masa hereditaria y perjudiciales para el feto.

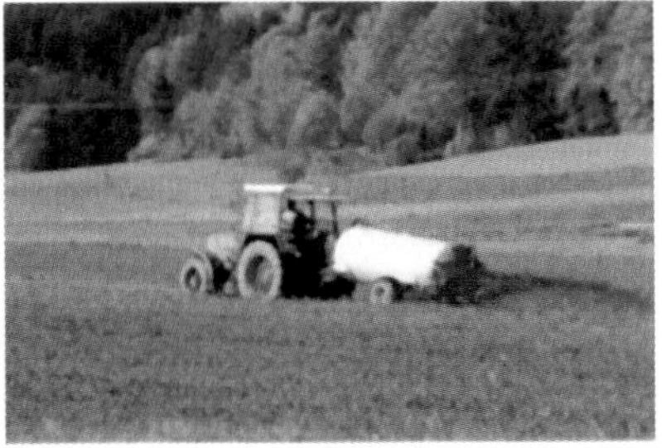

A la hora de utilizar fertilizantes, no hay que perder de vista la gran repercusión que éstos pueden tener indirectamente para el organismo humano.

Si existe la sospecha de que un trastorno de la salud está provocado por contaminantes de los alimentos, hay que consumir los mismos productos procedentes del cultivo ecológico a fin de excluir una posible alergia o intolerancia alimentaria. Si éste no es el caso, no queda más remedio que eliminar los alimentos contaminados de la dieta. Con una limpieza a conciencia (lavado) o pelando la fruta y las verduras, se pueden eliminar algunas sustancias nocivas.

Aditivos alimentarios

Otra causa de la intolerancia a determinados alimentos en personas especialmente sensibles son los aditivos de los alimentos. Se trata de colorantes, conservantes, antioxidantes, emulgentes, espesantes, acidificantes, agentes separadores e intensificadores del sabor.

Los aditivos admitidos en España no representan ningún riesgo para la salud y se especifican junto con los ingredientes de los distintos alimentos (por ejemplo el espesante pectina - E440 - en el yogur líquido). En caso de reacciones de intolerancia, hay que pedir consejo al médico de cabecera o dirigirse al centro de investigación alimentaria.

Una alimentación equilibrada y con un elevado valor nutritivo es la base para protegerse de los venenos del entorno.

No obstante, básicamente hay que tener presente que una dieta equilibrada y con un alto valor nutritivo y el consiguiente fortalecimiento de las defensas endógenas constituyen una buena base para la protección contra los venenos medioambientales.

¿Puede la leche materna ser un peligro?

Un problema discutido con especial frecuencia en el ámbito de la alimentación es la presencia de contaminantes medioambientales en la leche materna y la cuestión de si la lactancia sigue siendo aconsejable bajo las condiciones actuales. Debido a la liposolubilidad de algunas sustancias nocivas, éstas también se acumulan en la leche materna. La cantidad total de las sustancias nocivas ingeridas durante los primeros meses de vida a través de la leche materna constituyen un riesgo reducido y justificable frente a las ventajas de la lactancia.

La cantidad de sustancias nocivas que contiene la leche materna constituye un riesgo reducido y justificable frente a las ventajas de la lactancia.

Durante los primeros tres a seis meses de vida, la lactancia ofrece las siguientes ventajas: la leche materna es la mejor alimentación inicial, ya que tiene una

composición nutricional ideal y no contiene gérmenes. Una ventaja importante frente a una alimentación con productos de leche de vaca es su contenido en anticuerpos altamente eficaces contra las infecciones. Por este motivo, la propensión a las infecciones de los niños de pecho es más baja que la de los niños alimentados artificialmente, ya que el sistema inmunitario de los lactantes todavía se encuentra en pleno desarrollo. La albúmina de la leche materna es de la misma especie y preserva al bebé de una alergia a la albúmina de vaca.
Cuando después del cuarto mes de vida la leche materna se complementa con una dieta suplementaria, no hay ningún inconveniente desde el punto de vista de la salud en seguir amamantando al niño hasta el sexto mes. En caso de duda, los padres pueden buscar asesoramiento en el centro sanitario competente y, eventualmente, analizar la leche materna por si presenta sustancias nocivas.

No hay ningún inconveniente desde el punto de vista toxicológico en prolongar la lactancia hasta el sexto mes.

AMALGAMA

La amalgama es un material de relleno para los dientes controvertido debido a su contenido en mercurio. La amalgama es una aleación de mercurio, es decir, un metal pesado obtenido mediante la fusión de varios metales, entre ellos el mercurio. La concentración máxima de mercurio es del 3 %. No obstante, en los empastes dentales endurecidos se detectan unas cantidades de mercurio de alrededor del 50 %.
En general, el mercurio de la amalgama se puede considerar inofensivo. En casos esporádicos, las personas muy sensibilizadas pueden presentar manifestaciones alérgicas por contacto con puentes, coronas e incrustaciones de otras aleaciones.
Los problemas surgen con la corrosión del mercurio en los empastes de amalgama. La corrosión se ve favorecida por influjos tales como la calidad de los empastes, la higiene bucal, el valor de pH de las bebidas, así como el esfuerzo mecánico que se hace al masticar. Tras su corrosión, el mercurio está ionizado y puede ser absorbido por el organismo. Se ha comprobado un aumento de la secreción de mercurio ionizado en la orina de portadores de amalgama. La secreción depende del número de empastes de amalgama. No obstante, en la mayoría de las personas sólo se alcanzan unos valores que en general pueden considerarse no tóxicos. En caso de eliminación alta de mercurio de los empastes de amalgama, a veces pueden presentarse intoxicaciones crónicas por mercurio.
Las fuentes principales de absorción de mercurio son el contacto profesional y una dieta rica en pescado. A menudo se dice que las personas contaminadas con mercurio por su profesión no presentan molestias ni siquiera en caso de índices elevados (mucho más elevados que en los portadores de amalgama).
Los niños son más sensibles al mercurio que los adultos. De esta afirmación se desprende que hay que tener un especial cuidado con la amalgama en niños y mujeres embarazadas.

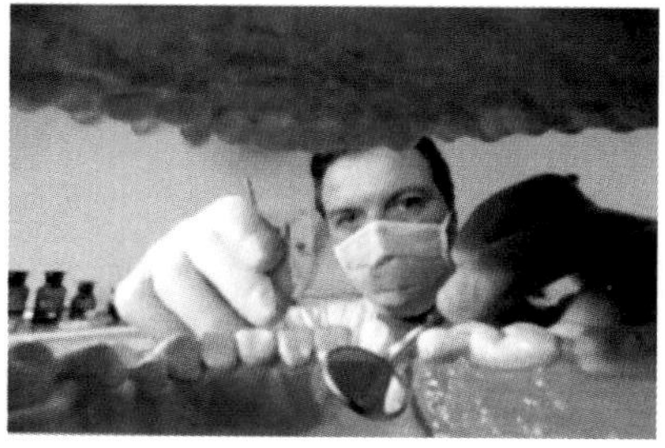

La amalgama como fuente de peligros por mercurio es un tema que sigue suscitando discusiones muy controvertidas.

En caso de sospecha de intoxicación crónica por mercurio, hay que consultar a un especialista familiarizado con los temas toxicológicos.

Los ambulatorios de medicina ambiental están en condiciones de analizar la presencia de mercurio en la sangre y la orina y de comprobar la estabilidad de los empastes de amalgama mediante pruebas. Dependiendo de los resultados de los análisis se recomienda la extracción de los empastes de amalgama. El mercurio se puede eliminar del organismo con la ayuda de agentes terapéuticos especiales (quelantes). No obstante, en caso de preocupación personal hay que consultar siempre a un especialista, en este caso a un médico medioambiental.

Las mujeres embarazadas y los niños son especialmente sensibles al mercurio.

Consulta rápida:

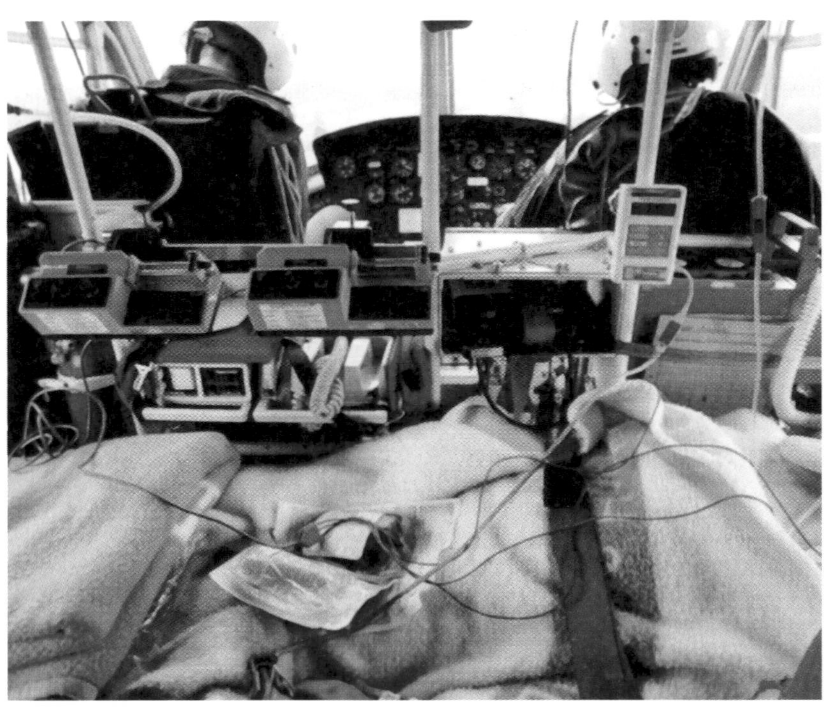

PRIMEROS AUXILIOS

Los primeros auxilios son medidas provisionales que también pueden ser llevadas a cabo por profanos de la medicina en casos agudos. Tienen como objetivo evitar peligros graves para la vida y la salud.
Todo ciudadano está obligado a prestar primeros auxilios dentro de un margen razonable por motivos humanitarios y legales.

¡Todo el mundo puede ayudar, aunque sólo sea dando la voz de alarma!

Una situación de emergencia se caracteriza por la limitación o la supresión de la función respiratoria y circulatoria, es decir, de las funciones vitales. ¡Las causas de ello pueden ser variadas! El diagnóstico sólo lo puede dictaminar el médico. El paro respiratorio y circulatorio siempre tiene como consecuencia un fallo del aporte de oxígeno a todo el cuerpo.

Las posibilidades de supervivencia de las células más importantes del organismo humano (en el cerebro y en el corazón) son de dos a cuatro minutos como máximo en caso de falta de oxígeno. ¡Al cabo de diez minutos sólo es posible restablecer las funciones orgánicas normales en aproximadamente un 5 % de los casos!

En principio, la persona que presta los primeros auxilios sólo está obligada a controlar las funciones vitales como la respiración y la circulación y a actuar según la situación.

REGLAS BÁSICAS PARA CASOS DE EMERGENCIA

Medidas inmediatas en el lugar del accidente

1. Valoración de la situación:

El color de la cara ya expresa si una situación es de vida o muerte.

¡Una palidez extrema es signo de una intensa hemorragia!

Si la ropa está ensangrentada, hay que localizar rápidamente el origen de la hemorragia e intentar contenerla de inmediato a fin de estabilizar la función circulatoria.

Si el color del rostro es pardusco, ello puede deberse a una insuficiencia circulatoria por causas poco claras.

Una postura corporal inusual hace pensar en un accidente o en una fractura ósea. Si una pierna es más corta que la otra y el pie está torcido hacia fuera, es imposible caminar y existe dolor en la región de la cadera, normalmente se trata de una fractura del cuello del fémur.

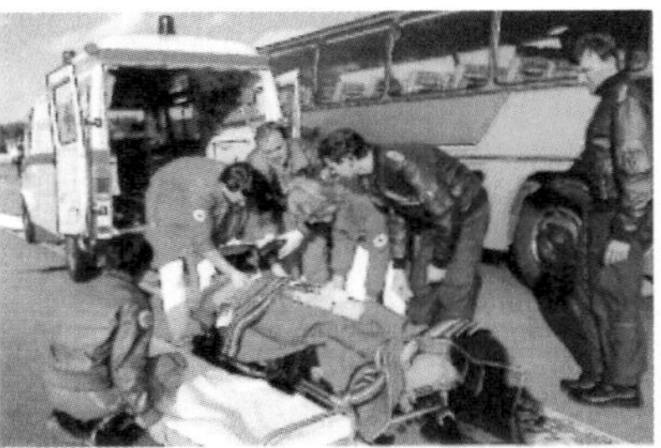

Intervención de salvamento en un accidente de tráfico. Es importante mantener despejadas las vías de acceso para los vehículos de salvamento.

2. Dispositivo de seguridad en el lugar del accidente:

En caso de accidente de tráfico, hay que colocar el triángulo de peligro a una distancia adecuada (*véase* ilustración de la pág. 1.025). Por la noche, además hay que hacer señales luminosas y aparcar el propio coche a una distancia prudencial con las luces encendidas. La distancia en autopista es de unos 200 metros, en carretera de 100 metros y en poblaciones cerradas de unos 50 metros. Hay que apearse del coche con cuidado para no ser arrollado por el tráfico fluido.

3. Evacuación del herido de la zona de peligro:

Para ello sirve la maniobra de Rautek (*véanse* ilustraciones de las págs. 1.024-1.025), que se puede hacer con la persona sentada o echada.
¡El auxiliador no debe ponerse a sí mismo en peligro innecesariamente! ¡Sólo así podrá ocuparse tranquila y eficazmente del accidentado!

4. Llamada de socorro

Números de emergencia importantes (España):

bomberos: 080
policía: 091
urgencias sanitarias: 061

Es aconsejable llamar primero a los bomberos, ya que cuentan con todo el instrumental médico-técnico necesario en sus vehículos de salvamento y de urgencias médicas.

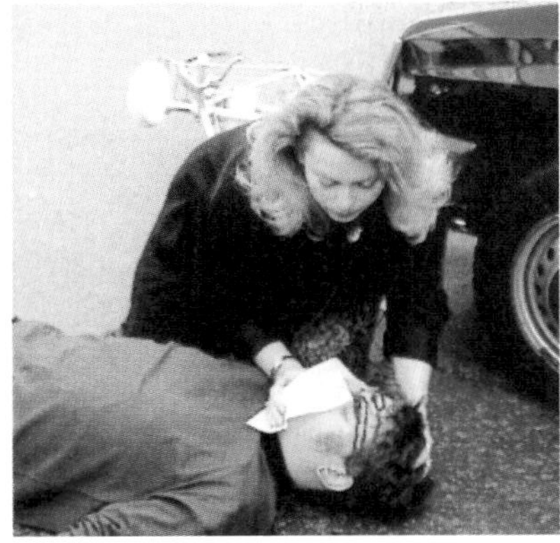

Primeros auxilios en el lugar del siniestro: reanimación según el esquema indicado (*véanse* ilustraciones de las págs. 1012-1014).

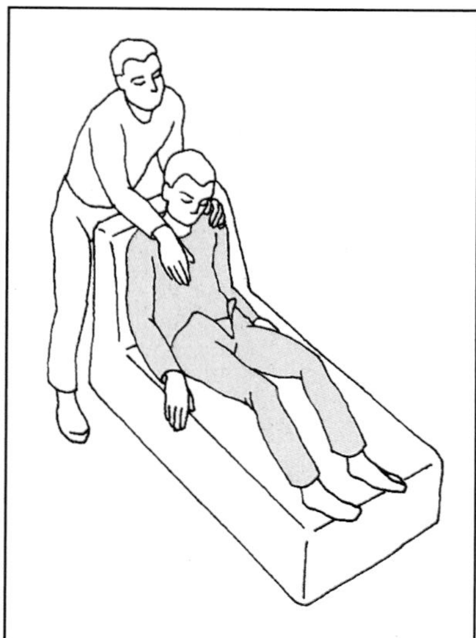

En caso de lesiones torácicas o de los órganos torácicos hay que colocar al herido semiincorporado y relajado. Desabrochar las piezas de ropa que opriman.

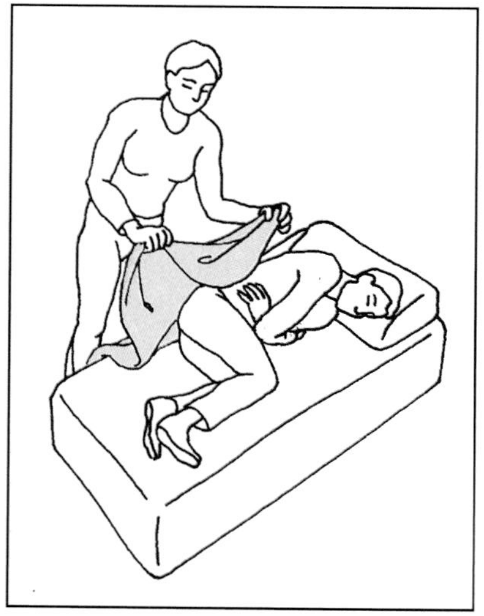

En caso de dolores abdominales, náuseas o vómitos, así como de heridas en el abdomen, hay que colocar a la persona afectada de costado (o sobre la espalda) con las piernas flexionadas.

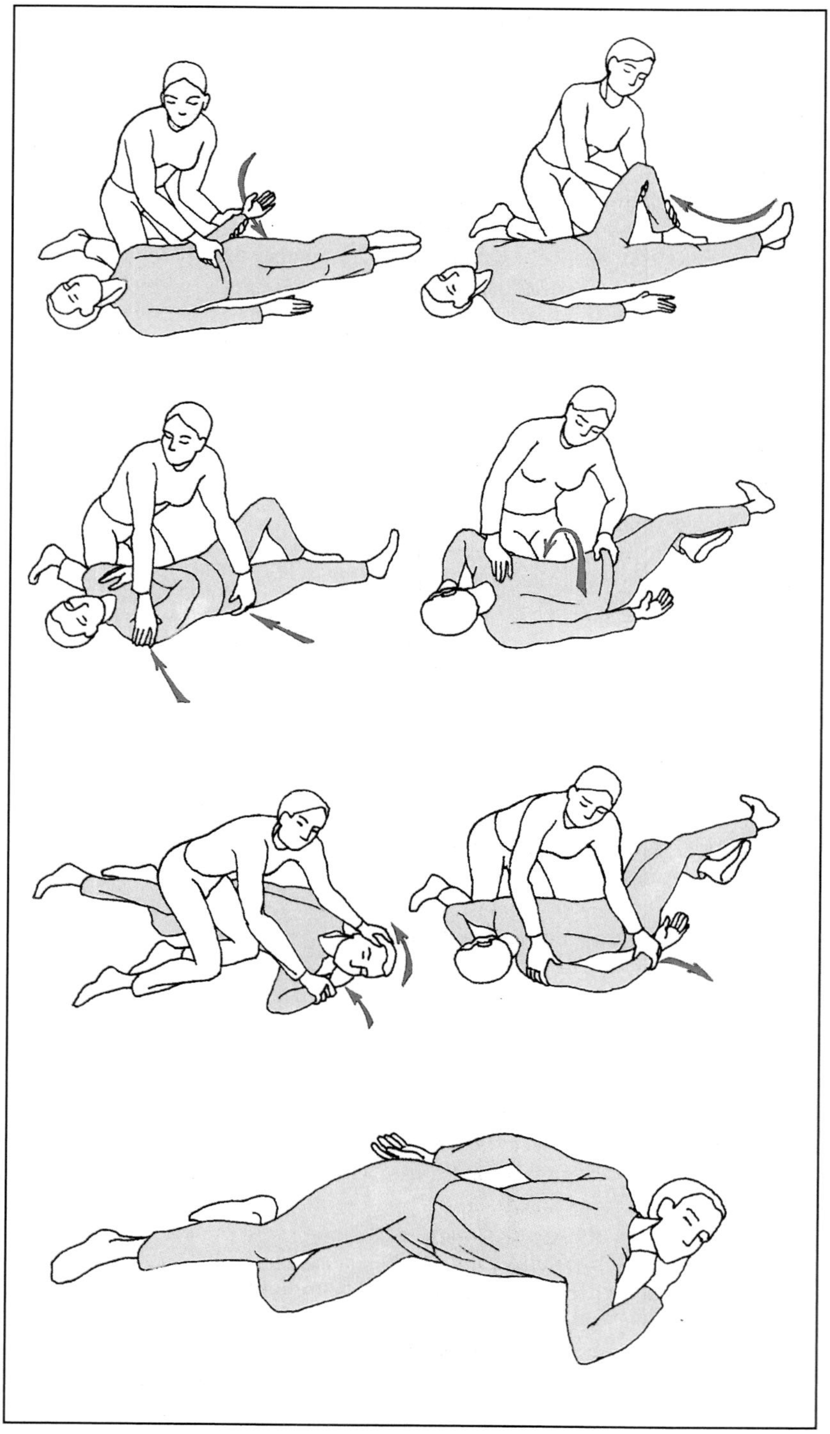

Cómo conseguir un decúbito lateral estable: coger a la persona inconsciente por la cadera y levantar. Colocar el brazo bajo las nalgas. Flexionar la pierna más próxima. Coger la cadera y los hombros y girar el cuerpo hacia sí. Estirar el cuello para despejar las vías respiratorias. Colocar la mano del brazo superior debajo de la barbilla. Estirar el otro brazo por debajo del cuerpo y arquearlo.

Importancia de la llamada de socorro

Toda llamada de socorro consta de cinco puntos importantes:

¿**Dónde** ha ocurrido?
Indicación exacta del lugar: calle, distrito municipal, número de edificio; posibilidades de acceso especiales. Es recomendable disponer ayudantes que puedan indicar el camino más corto. En la autopista, es imprescindible informar de la dirección, la ramificación, el hito kilométrico, etc.

¿**Qué** ha ocurrido?

¿**Cuántos** heridos?

¿**Qué** lesiones?

¡**Esperar** a las demandas de información aclarativa!
Es absolutamente necesario observar el quinto punto, ya que con las prisas y el nerviosismo no es difícil perder la perspectiva. Una vez interrumpida la comunicación ya no es posible contactar con la persona que ha hecho la llamada. De ser así, hay que contar con retrasos hasta la llegada de la ayuda al lugar del siniestro.

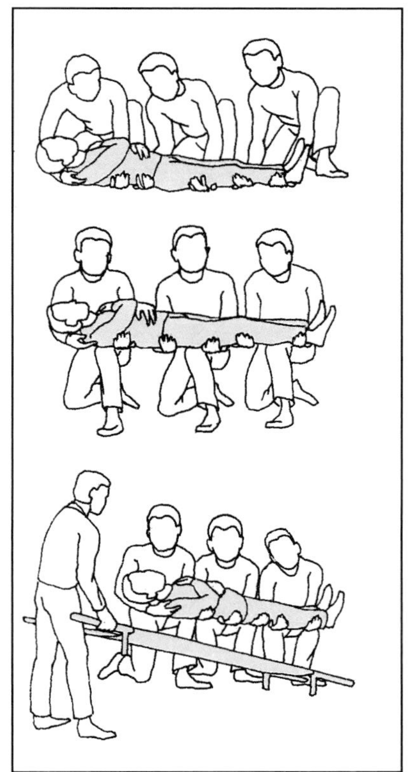

Cómo levantar a un accidentado desde un lado. Para ello se requieren tres personas.

Resumen:

- **Primeros auxilios al accidentado**
  La persona que presta los primeros auxilios debe mantener la calma.

- **Contacto visual con el accidentado**
  A primera vista ya se pueden observar algunas características importantes: ropa ensangrentada, palidez intensa en el rostro, coloración azulada de las partes salientes del cuerpo (acras) como los dedos, la nariz, la piel de los pómulos o los labios así como una postura inusual.

- **Control del grado de conocimiento**
  Hay que preguntar al accidentado por los detalles del accidente. Si responde a preguntas tales como la edad, el nombre, la fecha de nacimiento y la dirección, se puede descartar una perturbación del conocimiento. El peligro de muerte todavía no es acuciante. Se le pueden hacer más fácil los primeros minutos y mitigarle un poco el dolor y el miedo si se le acomoda, desabrocha la ropa y se le habla en tono reconfortante.

¡La persona que presta los primeros auxilios debe tener siempre en cuenta la situación psicológica y no abandonar al accidentado!

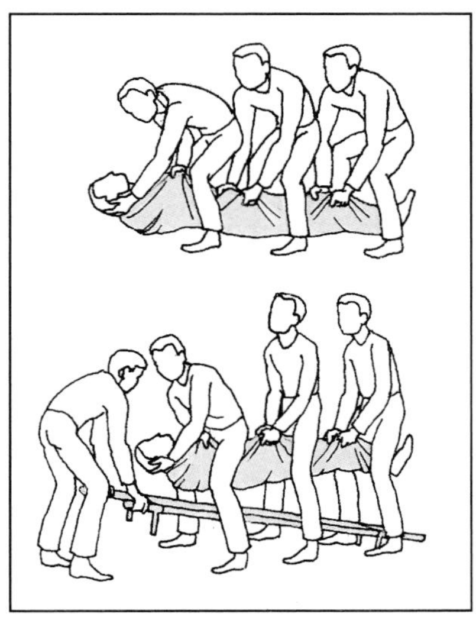

Cómo levantar y transportar a un accidentado con la ayuda de una manta. Para el transporte se necesitan cuatro personas.

Importante:
Después del control de la respiración y del pulso hay que palpar todo el cuerpo para detectar la presencia de fracturas, heridas o hemorragias.

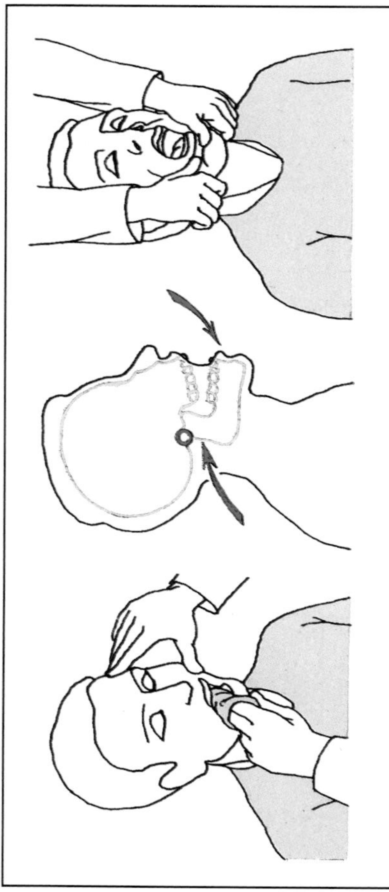

Despejar las vías respiratorias: colocar el pulgar sobre el maxilar inferior y apretar hacia abajo. Con un pulgar hay que apretar la mejilla hacia dentro para que la boca permanezca abierta. Girar la cabeza a un lado y retirar los cuerpos extraños.

Guía de primeros auxilios en situaciones determinadas

PRIMEROS AUXILIOS EN CASO DE PÉRDIDA DEL CONOCIMIENTO

Si el accidentado no reacciona a las llamadas ni a un estímulo doloroso (pellizco de la piel), es que está inconsciente. ¡La pérdida de conocimiento puede deberse a una falta de oxígeno en el cerebro y, por consiguiente, ser el inicio de una situación que pone en peligro la vida! La valoración del grado de inconsciencia no es competencia de la persona que auxilia al herido. La falta de oxígeno hace que la musculatura se relaje, incluida la musculatura de la lengua. La lengua cae hacia atrás y hacia abajo y obstruye las vías respiratorias.

¡El accidentado deja de respirar!
El esfínter de la boca del estómago (cardias), el del orificio de salida de la vejiga y el de la región anal se relajan. Como consecuencia pueden presentarse vómitos, micción o defecación. ¡Por consiguiente, la humedad y el olor constituyen unas claves importantes!

Es el momento de aplicar el esquema de reanimación (esquema circulatorio).

1. Respiración.

2. Respiración artificial.

3. Circulación.

1. ¡Despejar y mantener despejadas las vías respiratorias!

Abrir la boca, estudiar atentamente la cavidad bucal y eliminar cualquier objeto movible obstaculizante (dientes sueltos, prótesis parciales, sangre, vómitos). Estirar la cabeza hacia detrás. Con esta «maniobra vital», volver a llevar la lengua hacia delante, con lo que las vías respiratorias quedan despejadas. Se puede determinar si el accidentado todavía respira colocando una oreja sobre la boca, así como observando y palpando el tórax.

Normalmente, una persona adulta respira de doce a quince veces por minuto. Los niños respiran más deprisa.

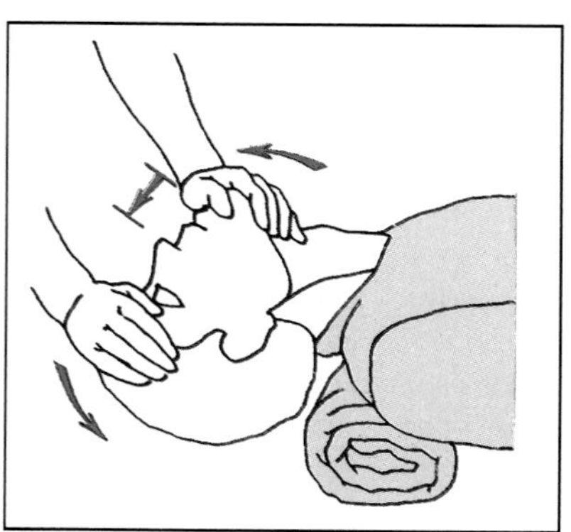

La maniobra vital: estirar la cabeza hacia detrás para despejar las vías respiratorias.

El pulso: después de controlar la respiración, hay que tomar el pulso. Para ello hay que utilizar dos o tres dedos medios de una mano. Colocarlos a derecha e izquierda junto a la laringe a la altura de la arteria carótida y contar el pulso.

Normalmente, una persona adulta tiene de 60 a 80 pulsaciones por minuto. Los niños tienen un pulso más rápido.

Aparte de la frecuencia del pulso, también son importantes su regularidad y su calidad del mismo (fuerte o débil).

Tras el control de la respiración y el pulso, hay que **palpar todo el cuerpo** para determinar si existen alteraciones tales como fracturas, hemorragias, heridas o similares. Como orientación básica, el examen incluye la cabeza, el pecho, ambos brazos, el abdomen, la pelvis y ambas piernas.
Después hay que colocar al herido en **decúbito lateral estable** (*véase* ilustración pág. 1.010). Ésta es la mejor postura para él: la cabeza es el punto más profundo, el contenido del estómago puede derramarse, no puede girarse por sí solo sobre el abdomen o la espalda y la respiración no se obstaculiza.

***Posición estable en los niños pequeños:** colocar al niño tendido sobre el abdomen, con la cabeza hacia un lado, ambos brazos flexionados y junto a la parte superior del cuerpo.*

La **posición estable de un niño** menor de cinco años se lleva a cabo de forma diferente: se coloca al niño tendido sobre el abdomen, con la cabeza hacia un lado, ambos brazos flexionados y junto a la parte superior del cuerpo.
Después del decúbito lateral hay que volver a verificar la respiración y el pulso y seguir controlándolos a intervalos relativamente cortos. Si la respiración o la circulación se interrumpen o ya no tenían lugar desde un principio, hay que proceder inmediatamente a la respiración artificial y el masaje cardíaco para aportar oxígeno y restablecer una circulación mínima.

2. Respiración artificial

Todo el mundo recibe suficiente oxígeno con el aire de la respiración, aproximadamente un 21 %, y para el metabolismo tan sólo necesita aproximadamente un 4 %, de modo que el 17 % restante se expulsa. Así, no hay ningún problema en practicar la respiración artificial a un paciente en caso de emergencia.
La respiración artificial puede ser boca a boca o boca a nariz.

Respiración boca a boca: mantener la cabeza echada hacia atrás (maniobra vital) en todo momento. Tapar la nariz con el pulgar y el índice de la mano, situada en el límite de la frente y el cabello. Abrir la boca del paciente y cubrirla perfectamente con la propia boca. Insuflar el aire con un golpe de aire rápido y de intensidad media.

Respiración boca a nariz: sujetar la cabeza con ambas manos como en la maniobra vital y cerrar bien la boca presionando los maxilares superior e inferior. Además, se puede apretar el labio inferior contra el superior con el pulgar para conseguir que la boca quede mejor cerrada. Sin embargo, no reducir nunca el tamaño de la superficie de aplicación de la boca sobre la nariz del paciente, ya que pueden producirse escapes. A continuación, inspirar el aire en los pulmones a través de la nariz con un golpe de aire rápido y de intensidad media. En ambos métodos, la espiración tiene lugar de forma pasiva por la disminución del tamaño de la caja torácica al relajarse la musculatura respiratoria.
En caso de paro respiratorio de un niño en edad preescolar hay que practicar una respiración boca a boca y nariz (*véase* pág. 1.023).

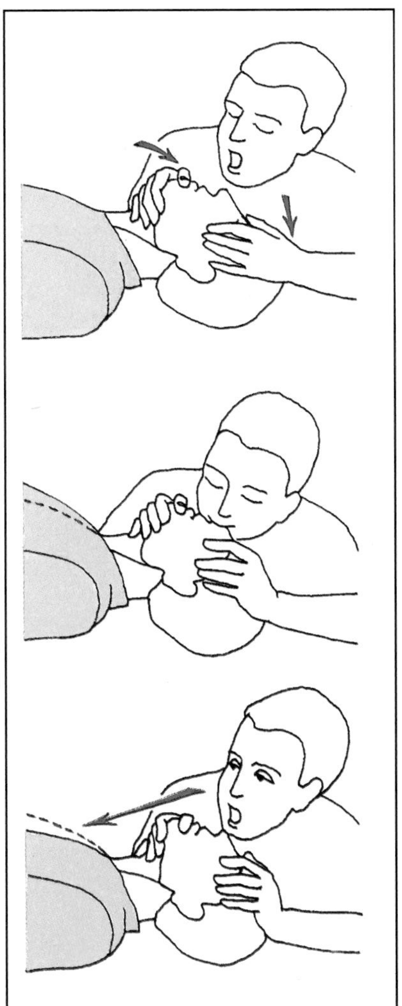

Respiración artificial: echar la cabeza hacia atrás. Colocar el pulgar sobre el labio inferior y comprimir contra el labio superior. Colocar la boca firmemente sobre la nariz y respirar. Levantar la cabeza y observar la depresión de la caja torácica. Seguir practicando la respiración artificial según el propio ritmo de respiración. La respiración boca a nariz es la mejor opción.

3. Circulación

Masaje cardíaco: la mezcla de aire y oxígeno inspirada en los pulmones debe ser bombeada por el cuerpo con una circulación artificial mínima. Esta circulación se consigue mediante el masaje cardíaco.
Colocar al afectado sobre una base firme. El punto de compresión se localiza palpando el arco costal hasta el esternón. Colocar la palma de la mano (yemas de los dedos meñique y pulgar) transversalmente sobre el esternón a dos o tres traveses de dedo como máximo en dirección a la cabeza. Colocar encima la palma de la otra mano como soporte. Presionar simultáneamente con ambas

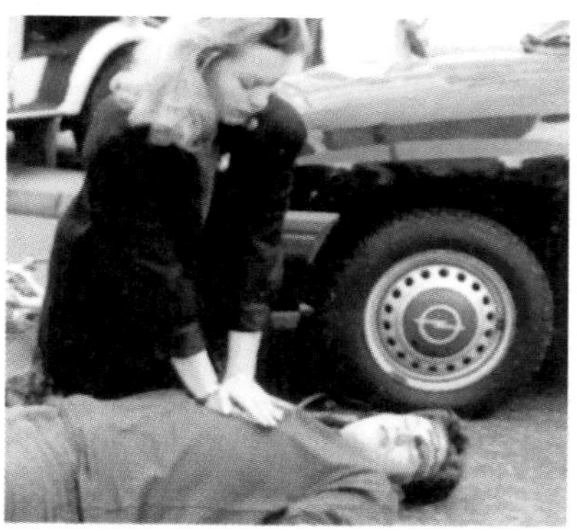

El masaje cardíaco se realiza sobre el tercio inferior del esternón presionando con la palma de la mano derecha sobre el esternón, que debe quedar comprimido cuatro o cinco centímetros contra la columna vertebral. La frecuencia debe ser de 60 a 80 compresiones por minuto.

manos en la misma posición sobre el esternón a cuatro o cinco centímetros de profundidad en dirección a la columna vertebral, estirando los brazos verticalmente sobre el esternón. A continuación, dejar de presionar totalmente pero sin quitar las manos del esternón. Las fases de compresión y relajación deben tener aproximadamente la misma duración, y la frecuencia del masaje, de 60 a 80 veces por minuto. En los niños, al menos 100 veces por minuto.
La reanimación cardíaco-pulmonar debe proseguir sin pausas hasta que el servicio de salvamento se haga cargo de la situación o hasta que la actividad respiratoria y cardíaca del paciente sean suficientes. Al cabo de unos tres minutos hay que hacer una pequeña pausa para determinar el restablecimiento de las funciones mediante el control de la respiración y del pulso.

Otras reglas importantes para la respiración artificial y el masaje cardíaco:

Método con una persona (una persona se ocupa de todo): dos veces respiración artificial y quince veces masaje cardíaco.

Método con dos personas (dos personas se reparten el trabajo): una vez respiración artificial y cinco veces masaje cardíaco.
La respiración artificial sólo debe practicarse dos o tres veces seguidas al principio para crear un depósito de oxígeno seguro. El volumen respiratorio de cada inspiración no ha de ser excesivo. El exceso de aire alcanza principalmente el estómago y puede provocar complicaciones.

PRIMEROS AUXILIOS EN CASO DE HEMORRAGIAS

Debido a la pérdida de sangre (falta de volumen), la cantidad de sangre se reduce directa (hemorragia externa o interna) o indirectamente por un trastorno de la distribución de la sangre (estancamiento de la sangre en el sistema vascular). El corazón derecho recibe menos sangre y, por consiguiente, la cantidad de sangre que llega a la circulación general a través del corazón izquierdo también es menor. Ello provoca una disminución de la presión sanguínea, un déficit en el aporte de oxígeno a las células y *shock*.

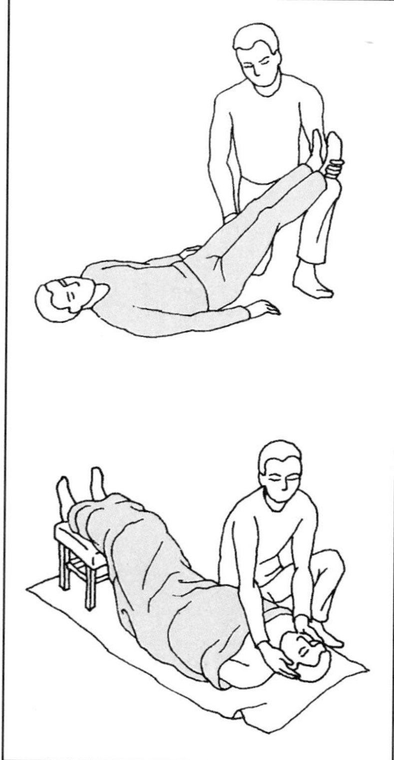

Posición de *shock*: el levantar las piernas aporta a la circulación central la sangre que necesita urgentemente. El paciente no debe permanecer sobre el suelo frío y mojado, y hay que mantenerlo caliente, pero no demasiado.

Los síntomas de un *shock* son los siguientes:

- Al principio pulso más rápido, después más lento y finalmente apenas perceptible.
- Rostro pálido.
- Piel fría y empapada en sudor.
- Sensación de frío debido a la falta de irrigación cutánea.
- Inquietud.

Al principio no se pierde el conocimiento, pero no pasa mucho tiempo hasta que se producen una perturbación del conocimiento y una pérdida de conocimiento profunda.

Posición de *shock*: levantar las piernas apoyándolas sobre varios cojines, una silla o el muslo de un ayudante. De esta forma, la sangre fluye a partir de esta región al centro del cuerpo gracias a la fuerza de gravedad. Con una manta se puede conservar el calor propio del paciente (*véase* ilustración pág. 1.014). Una segunda persona debe mantener alejados a los curiosos para no favorecer aún más la aceleración del pulso por el alboroto. ¡En cualquier caso, hay que efectuar la llamada de socorro lo antes posible!

Contención de una hemorragia grave

Con frecuencia, es necesario cortar la hemorragia de inmediato a fin de que no se produzca una pérdida de sangre que afecte a la circulación. En el 95 % de los casos, el flujo de sangre se puede detener con un vendaje compresivo.

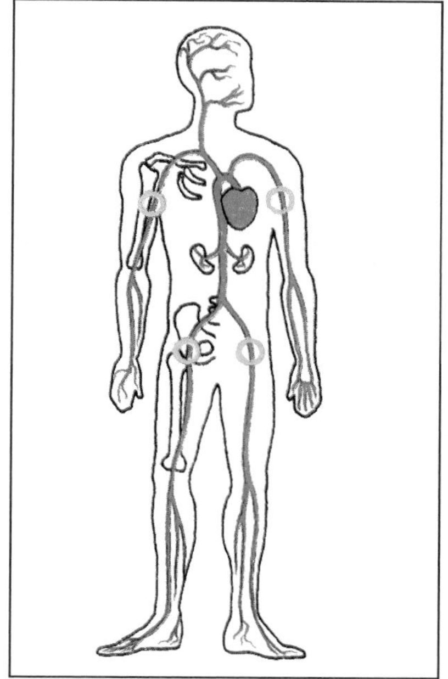

Puntos de compresión en caso de hemorragias arteriales graves.

Compresión:

La compresión de un vaso arterial es posible, pero sólo en el brazo o en la pierna. Para ello hay que poner en alto la extremidad en cuestión.

En el **brazo**, buscar la arteria braquial en su parte interior, entre la musculatura flexora y la extensora, palpando en profundidad. Una vez localizada, presionar con fuerza contra el húmero, situado por debajo, hasta que el flujo de sangre remita claramente y el pulso, que quizás antes todavía podía palparse en la muñeca, deje de percibirse.

La **pierna** debe colocarse un poco en alto para que se descongestione. Localizar la arteria femoral en la ingle y presionar con fuerza con los dos pulgares contra el fémur (*véase* ilustración superior).

En estos casos, hay que permanecer en esta posición hasta que se reciba ayuda, o mientras otra persona coloca un vendaje compresivo tranquilamente.

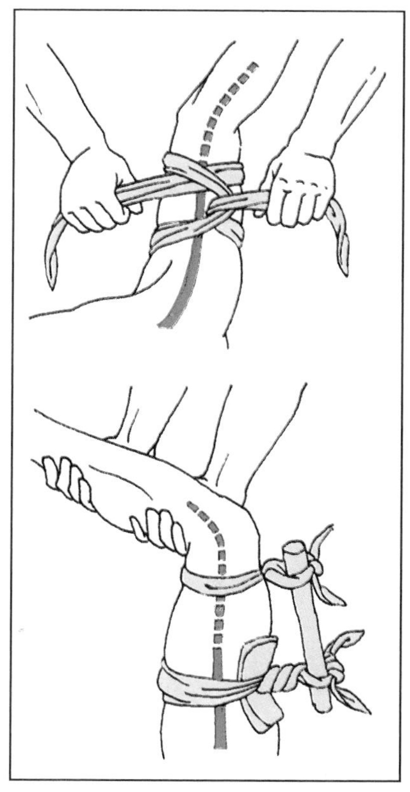

Torniquete en el brazo y el muslo con una corbata como lazo.

Torniquetes:

La contención de la hemorragia mediante un torniquete sólo debe practicarse como último recurso, cuando la compresión o el vendaje compresivo no tengan éxito. El flujo sanguíneo se interrumpe, lo que comporta un déficit de oxígeno en el tejido. Además, el material empleado como torniquete puede provocar graves lesiones tisulares y nerviosas (*véase* ilustración inferior).
¡Es imprescindible adjuntar al paciente un informe de torniquete (tarjeta colgante) sobre la hora exacta del inicio de la contención de la hemorragia!

Hemorragias de la nariz, los oídos y la boca:

¡La persona que presta los primeros auxilios no debe contener las hemorragias de los oídos o de la boca! Dejar que la sangre fluya, colocar al herido en la posición adecuada (sentado o echado) y avisar lo antes posible al médico de urgencia.

Las **hemorragias nasales** se pueden detener apretando las aletas nasales. Además, se puede poner apósitos fríos en la nuca y en el nacimiento de la nariz (*véase* ilustración pág. 1.016).

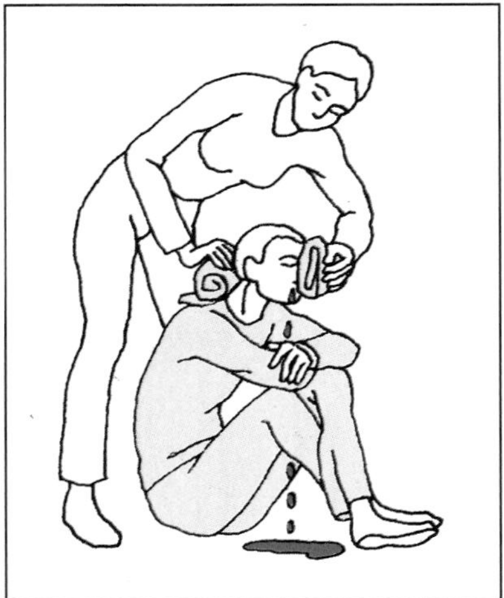

Primeros auxilios en caso de hemorragia nasal. Enfriar la nuca y la frente con compresas frías. Inclinar la cabeza ligeramente hacia delante. Tener en cuenta un posible *shock*. Si la hemorragia no cesa, es imprescindible avisar al médico de urgencia.

Hemorragia orgánica:

No es posible influir sobre las hemorragias del pulmón, el estómago, el intestino, la vejiga y del ámbito de los órganos ginecológicos en el lugar del suceso. Hay que transportar al paciente a un hospital lo antes posible. En caso de derrames sanguíneos importantes en tejidos musculares, se puede refrescar la zona y, eventualmente, inmovilizarla.

Lesiones por amputación:

Si alguna parte del cuerpo (por ejemplo, dedos, orejas, manos, etc.) es seccionada en un accidente, con frecuencia ésta recupera su funcionamiento normal si se reimplanta a tiempo. Después de detener la hemorragia en el muñón, hay que envolver el miembro amputado, tal y como se ha encontrado, seco y limpio en un material adecuado que se tenga a mano.
¡No hay que lavar el miembro amputado! A ser posible, introducir el miembro seccionado en una bolsa de plástico impermeable y, eventualmente, guardar esta bolsa en otra más grande llena de cubitos de hielo o agua fría. ¡Mediante la refrigeración se prolonga considerablemente el espacio de tiempo posible hasta la reimplantación!
¡Hay que agotar todas las posibilidades de encontrar el miembro amputado!

PRIMEROS AUXILIOS EN CASO DE HERIDAS

En caso de accidente, la piel puede resultar dañada de diversa consideración.

Las **excoriaciones** son heridas superficiales de la primera capa de piel que sangran muy poco. Las excoriaciones no siempre necesitan vendarse. ¡Las excoriaciones extensas requieren asistencia médica!

Las **heridas incisas** pueden tener distinta profundidad. Los bordes de la herida son lisos, pero pueden sangrar dependiendo de su localización.

Las **heridas contusas** con frecuencia son muy peligrosas, ya que el tejido magullado deja de recibir oxígeno. Los gérmenes patógenos se reproducen con especial rapidez y pueden provocar infecciones graves (por ejemplo, mordeduras de animales). ¡Las heridas contusas requieren necesariamente asistencia médica!

Las **heridas penetrantes** tienen los bordes lisos. Su extensión no se puede evaluar al inspeccionarlas. Aunque el orificio de punción sea pequeño, puede haber órganos dañados en lo más profundo. ¡Las heridas penetrantes deben ser sometidas a asistencia médica de inmediato!

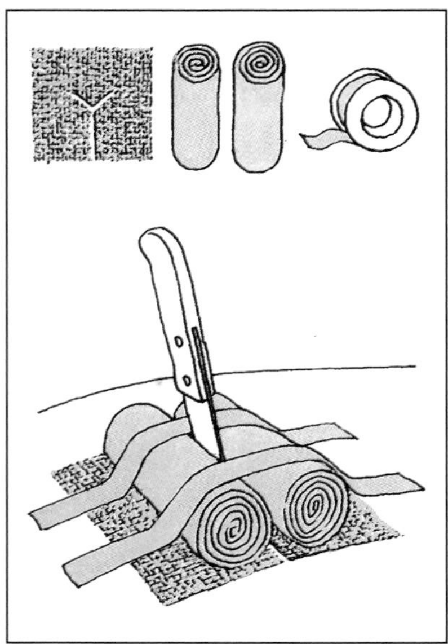

¡No retirar los cuerpos extraños que sobresalgan! En lugar de ello, cubrir y acolchar el cuerpo extraño con material estéril.

Algunas reglas para la curación de las heridas:

- Todas las heridas se han de vendar limpias y desinfectadas tal y como se encontraron. Ello permite al médico valorar mejor la situación original.
- Todos los vendajes constan de un apósito estéril acolchado y con sujeción.

- La inmovilización mediante un vendaje mitiga el dolor.
- El herido debe permanecer sentado o echado. ¡La persona que lo auxilia debe estar de pie o de rodillas frente a él de modo que pueda observarlo constantemente!
- No hay que tocar, lavar ni tratar la herida con polvos, pomadas o desinfectantes.
- Las piezas de ropa de la zona de la herida se pueden retirar antes de aplicar el vendaje.
- ¡Los cuerpos extraños (también armas blancas) deben permanecer en la herida! ¡Si se extraen, pueden presentarse complicaciones (hemorragias más intensas)!

Posibilidades de los vendajes

- Vendaje rápido de heridas (parche).
- Apósito estéril con tiras de esparadrapo (vendaje en forma de ventana o de marco).
- También se puede hacer un apósito estéril con un vendaje triangular, como paño abierto, como corbata o en combinación (vendaje de cabeza, mano, brazo y hombro).

Instrucciones para el vendaje:

Los paquetitos de vendaje contienen apósitos acolchados con material de sujeción. El paquete de vendaje es estéril (prestar atención a la fecha de caducidad) e ideal para la curación de heridas en casos de emergencia.

Abrir el envoltorio y sacar la venda. ¡No hay que tocar el apósito!

Sujetar la parte corta del vendaje y asegurar el apósito envolviéndolo con la parte larga de la venda.

Mediante la hábil combinación de vueltas de venda se puede conseguir un vendaje funcional. El principio de la venda debe sujetarse con la mano izquierda, el ovillo con la derecha y mantenerse sobre la venda. Todos los vendajes empiezan con una vuelta de fijación. Arrollar la venda a ser posible hacia el corazón y fijar el extremo de la venda.

El vendaje concluye con la fijación del extremo de la venda con tiras de esparadrapo o atándolo después de obtener dos cabos. El vendaje no debe ser demasiado fuerte pero tampoco demasiado holgado, y ¡el nudo no debe encontrarse nunca sobre la herida!

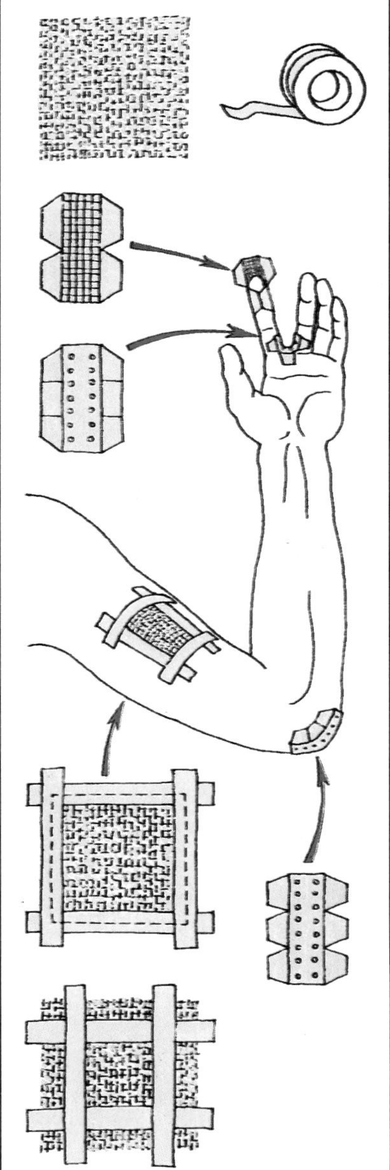

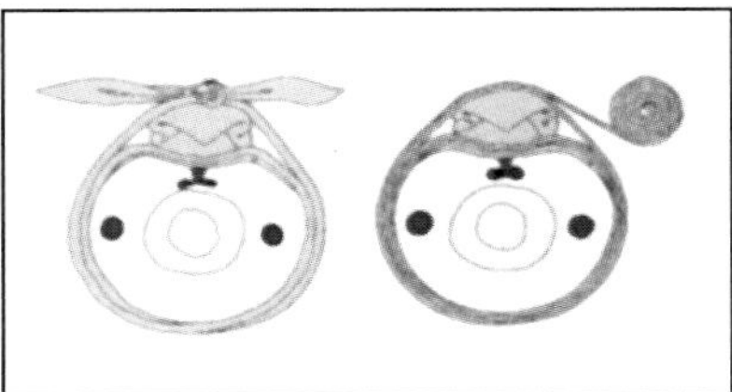

Superior: vendajes y parches para las primeras curas.
Inferior: vendaje compresivo (izquierda) y corbata triangular (derecha).

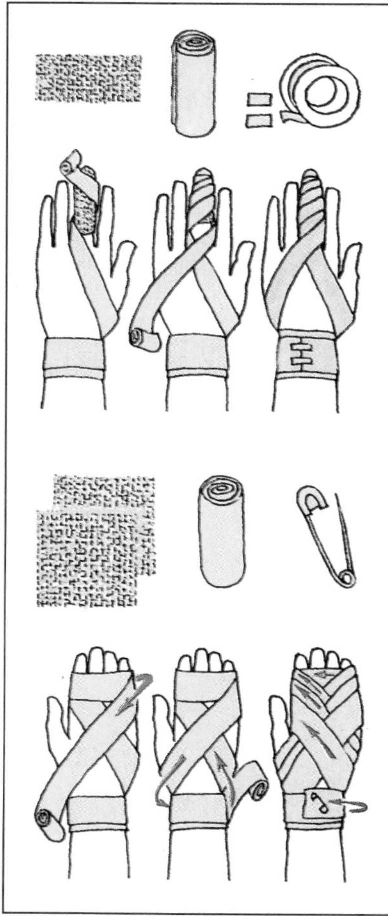

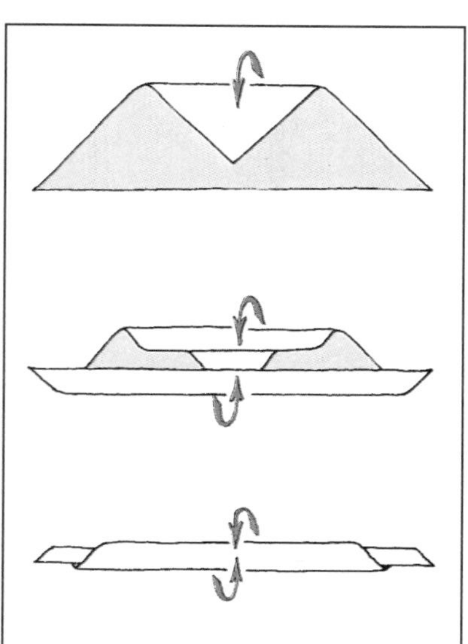

Superior: vendar una mano y un dedo.
Inferior: obtención de una corbata a partir de un paño triangular.

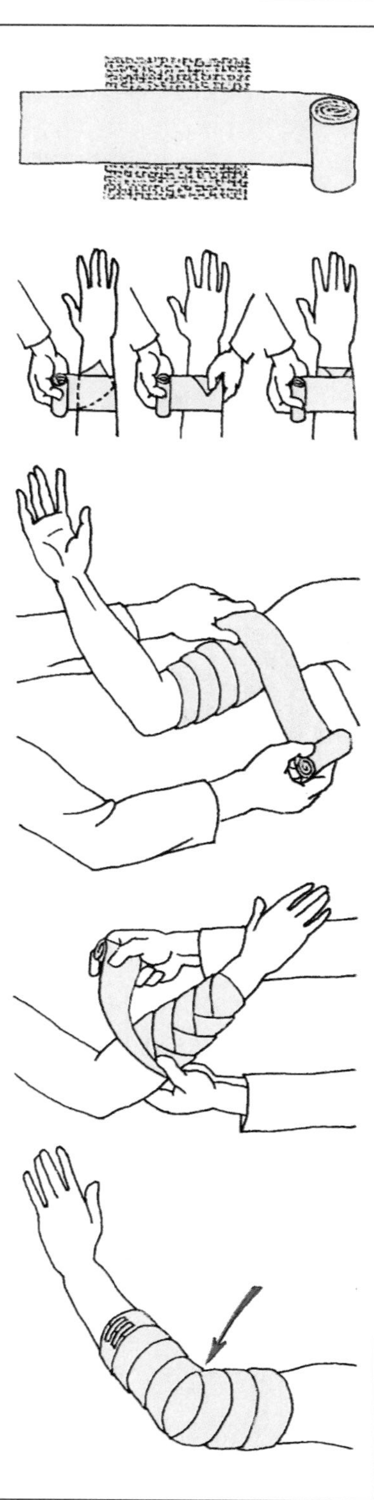

De superior a inferior: vendaje rápido, vuelta de fijación, vendaje espiral, vendaje en espiga y vendaje en ocho.

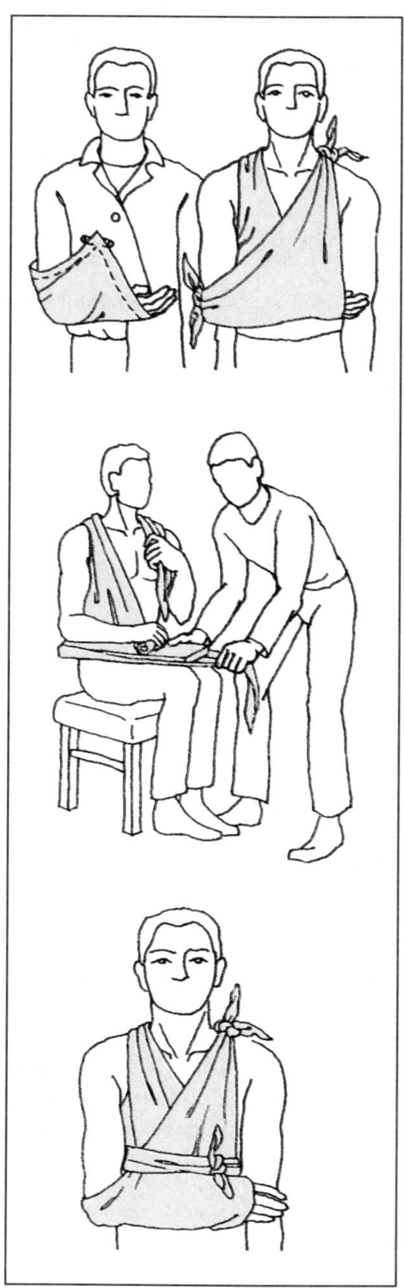

El paño triangular es un medio de vendaje de múltiples aplicaciones.
Superior: en el cabestrillo, anudar los extremos del paño sobre el hombro sano. Se deben ver las puntas de los dedos.
Centro: cabestrillo con férula. La mano está en posición funcional.
Inferior: en las fracturas de húmero, colocar además una corbata justo por encima del antebrazo.

PRIMEROS AUXILIOS EN CASO DE TRASTORNOS DEL EQUILIBRIO TÉRMICO

Debido a influjos de calor o frío pueden producirse trastornos funcionales en determinadas regiones o en todo el cuerpo.

Quemaduras/escaldaduras

Las causas son las altas temperaturas de objetos sólidos, líquidos, gases o los rayos del sol y los rayos ultravioleta.

Se dividen en cuatro grados:
1.er grado: eritema
2.º grado: flictenas o formación de vesículas
3.er grado: necrosis
4.º grado: carbonización
La temperatura, la duración de la exposición, así como el tamaño de la superficie expuesta, condicionan la magnitud de la lesión.

Medidas de primeros auxilios en caso de quemadura/escaldadura:

¡Primero hay que eliminar las causas protegiéndose uno mismo!

Después, es especialmente importante refrigerar la zona afectada con abundante agua fría corriente, al menos durante 20 o 30 minutos. Ello mitiga el dolor, limita la zona dañada y reduce la hinchazón (impide la progresión de la quemadura).

Las heridas de gran tamaño se pueden cubrir con paños para vendajes o para quemaduras o con sábanas limpias. ¡De esta forma se reduce el peligro de una infección (*véase* ilustración)!

¡La profundidad de la lesión no puede ser apreciada por la persona que presta los primeros auxilios! La fase aguda con frecuencia se caracteriza por un fuerte estado de *shock*. Por consiguiente, el herido debe ser trasladado inmediatamente a un centro médico (ideal: centro de quemados).

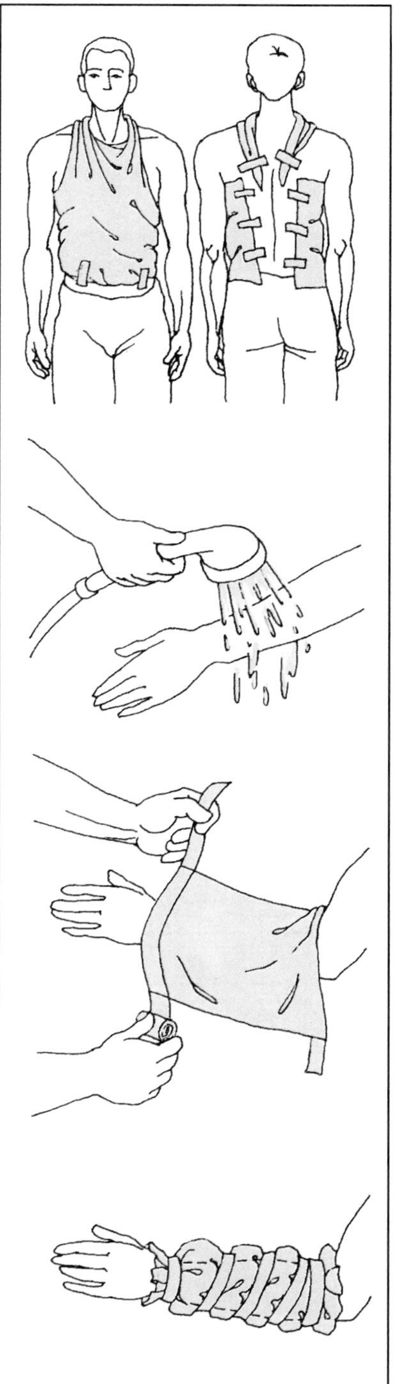

De superior a inferior: colocación de un paño para vendar quemaduras con tiras de esparadrapo. Aplicar de inmediato agua fría sobre la quemadura. Vendaje para quemaduras abierto y colocado.

Hipotermia/congelación

La **hipotermia** es un estado del organismo posterior a la acción persistente del frío (por ejemplo, hacer surf en aguas frías con viento). La temperatura corporal puede descender a 34,0 °C. Puede presentarse temblor de frío.

Los **primeros auxilios** en caso de hipotermia consisten en ropa seca, calentamiento con mantas e ingestión de bebidas calientes.

Congelación: debido a la acción del frío se producen lesiones agudas de los tejidos. La región no está suficientemente irrigada, la corriente sanguínea decre-

Las zonas especialmente amenazadas por la congelación son las regiones desprotegidas de la cabeza (orejas), así como las manos y los pies.

ce. La piel está fría, blanca y, se forman ampollas. Se producen trastornos de la sensibilidad. Las zonas que están en mayor peligro son las de la cabeza, las manos y los pies. El tejido puede agrietarse o, incluso, necrosarse.

Primeros auxilios en caso de congelación: desabrochar las piezas de ropa ceñidas. El calor corporal propio sólo se consigue mediante el movimiento. ¡Solicitar asistencia médica urgente!

Acaloramiento

Como consecuencia de la acumulación de calor en un ambiente cálido y húmedo, en el trabajo con calor y ropa no transpirable. Síntomas: piel caliente, seca y enrojecida. El pulso y la respiración están acelerados, puede presentarse un trastorno de la consciencia. La piel está pálida, húmeda y gris. Pérdida del conocimiento. El pulso y la respiración son cada vez más lentos.

Primeros auxilios en caso de acaloramiento: desabrochar o retirar las piezas de ropa. Humedecer la piel para eliminar el calor del cuerpo a través del frío por evaporación. Si hay signos de *shock* y pérdida del conocimiento, decúbito lateral estable, si es necesario medidas de reanimación.

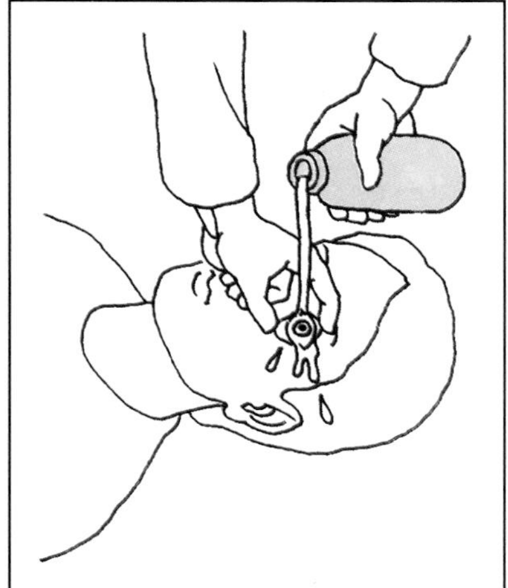

Insolación

La acción del sol puede provocar, como consecuencia de la irritación de las meninges, cefaleas, rigidez de la nuca, náuseas y vómitos y convulsiones acompañadas de trastornos del conocimiento, de la respiración y la circulación.

Primeros auxilios en caso de insolación: colocar al paciente a la sombra, sentado. Refrigerarlo con paños húmedos. Administrarle bebidas si no existe pérdida del conocimiento. En caso necesario, reanimarlo.

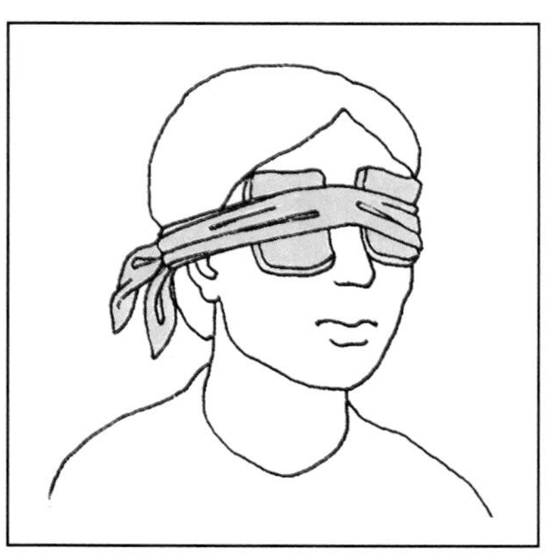

En caso de lesiones de los ojos por caústicos: girar la cabeza en la dirección del ojo afectado. Separar los párpados con dos dedos. Rociar la comisura palpebral interna con agua desde una distancia de unos diez centímetros durante varios minutos. Inmovilizar ambos ojos con un vendaje.

PRIMEROS AUXILIOS EN CASO DE LESIONES POR CAÚSTICOS

Las sustancias cáusticas pueden ser gaseiformes, líquidas o sólidas. En caso de **lesiones por lejía**, la piel está hinchada, húmeda, blancuzca y tiene un aspecto sucio. En las lesiones **por ácido**, hay heridas secas y rojizas, y escaras.

Primeros auxilios en caso de lesiones por caústicos: lavar la piel afectada bajo un chorro de agua, secarla sin frotar y cubrirla con un vendaje.
En lo que respecta al sistema digestivo se puede conseguir una dilución bebiendo a sorbos, pero sin provocar el vómito.
Si los ojos resultan afectados, hay que enjuagarlos con agua. A continuación, hay que cubrir ambos ojos para inmovilizarlos (*véase* ilustración).

PRIMEROS AUXILIOS EN CASO DE CUERPOS EXTRAÑOS

Ojos: la presencia de cuerpos extraños se pone de manifiesto por el lagrimeo y la opresión, por el enrojecimiento y la mala visión. Lo mejor es lavar el ojo con agua de fuera a adentro (*véase* ilustración). ¡Si se agrava, acudir al oftalmólogo!

Nariz: la presencia de cuerpos extraños en la nariz se detecta a menudo por la dificultad de respirar por la nariz. Ésta puede ir acompañada de hinchazón y dolor. Hay que expulsar el aire, cerrando firmemente el otro orificio nasal. ¡Los cuerpo extraños firmemente asentados sólo los ha de extraer el médico!

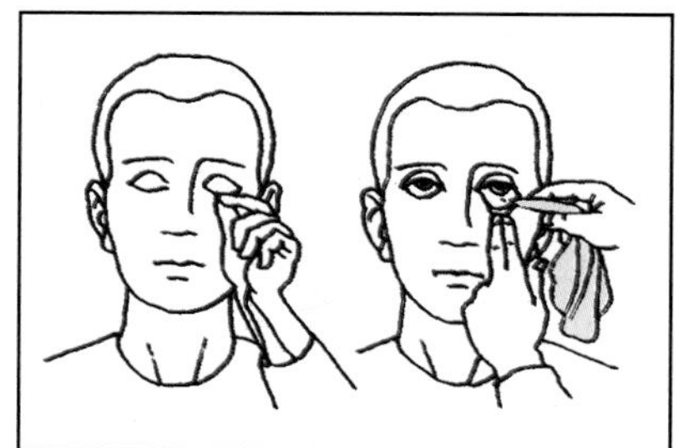

En caso de presencia de un cuerpo extraño en el párpado inferior, pasar con cuidado un paño de fuera hacia adentro.

Orejas: la presencia de cuerpos extraños en el interior de la oreja no se descubre hasta que el pabellón auditivo queda cubierto por un líquido de color sangre. ¡También en este caso el médico es el único que puede extraer el cuerpo extraño! No hay que intentar nunca una extracción con ningún instrumento.

Estómago-intestino: en el caso de los cuerpos extraños que llegan al tubo digestivo después de ser tragados, se puede esperar. Hay que examinar las heces durante dos o cuatro días por si aparece el cuerpo extraño. ¡De no ser así, hay que recurrir a exámenes radiográficos! ¡Si el objeto es puntiagudo (huesos de pollo, agujas, espinas) o se trata de una pila botón, consulte al médico!

Tráquea y pulmón: la aspiración de cuerpos extraños, es decir, la inhalación en las ramas de las vías respiratorias, es peligrosa. Las piezas pequeñas de juguetes, las canicas, las legumbres u objetos similares pueden quedarse atascados en los pliegues de las mucosas de la región de la laringe. Ello hace que se ejerza presión sobre el nervio vago, que retarda la acción del corazón. Como consecuencia, puede producirse la temida «muerte cardíaca súbita». En la mayoría de los casos, ni una rápida intervención evita este trágico desenlace.
Los cuerpos extraños situados por debajo de la laringe (tráquea o bronquios) pueden provocar una asfixia aguda. ¡Colocar a la persona afectada inmediatamente en una posición suspendida! Sujetar a los lactantes y los niños pequeños sobre el antebrazo con el vientre y la parte superior del cuerpo suspendidos hacia abajo. Golpear fuertemente entre los omóplatos varias veces con la mano ligeramente doblada. Hay que intentar que el cuerpo extraño salga despedido con el aire restante del pulmón. En el caso de los niños más mayores o de personas adultas, hay que proceder de forma similar. La persona que los auxilia debe permanecer sentada y colocarlos sobre los muslos doblados.
En cualquier caso, llamar inmediatamente pidiendo socorro. ¡Si todas estas medidas fallan, es imprescindible acudir al hospital!

LESIONES DEL APARATO ESQUELÉTICO Y LOCOMOTOR

Fracturas

En las fracturas **abiertas**, existe lesión de los tejidos blandos incluida la piel que los recubre.

Las fracturas **cerradas** están cubiertas por piel intacta, pero presentan hinchazón debido a la extravasación de sangre, provocan una limitación dolorosa de los movimientos y, en algunos casos, también se pueden detectar por la crepitación (ruido de roce de ambos extremos del hueso). ¡La persona que presta los primeros auxilios no debe intentar en ningún caso provocar este roce!

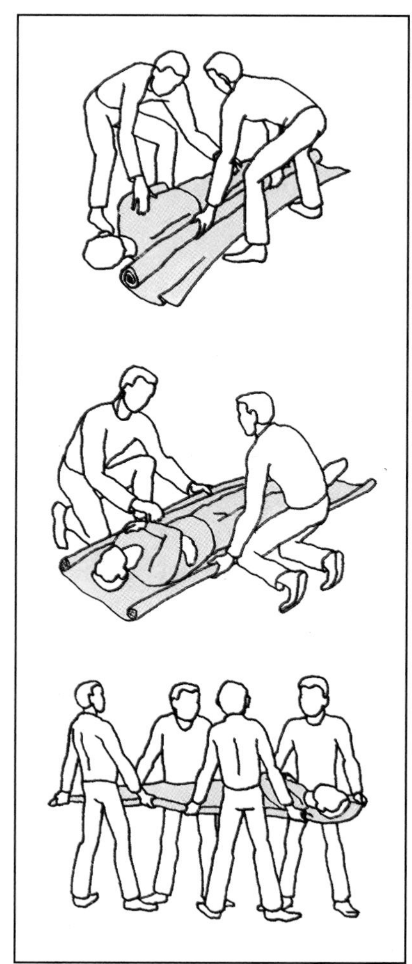

Transporte de un herido sobre una camilla provisional fabricada con una manta y dos barras. Se necesitan cuatro personas.

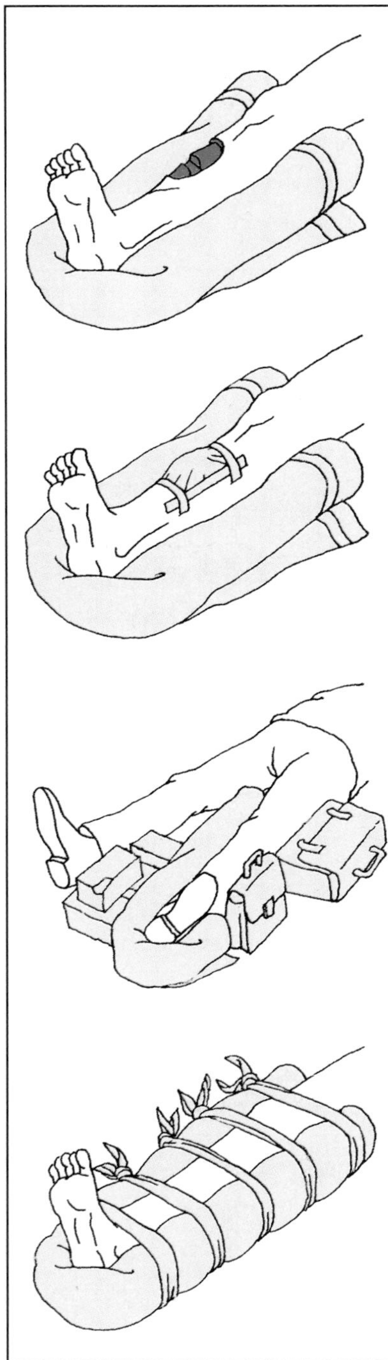

En las heridas abiertas, hay que colocar un apósito grande sobre la herida antes del entablillado (primera y segunda ilustración). Para un entablillado provisional se emplearán mantas, tablas, maletas, palos de esquí, ramas y otros materiales (tercera y cuarta ilustración).

Medidas auxiliares especiales para determinadas partes del cuerpo:

Inmovilizar provisionalmente las **extremidades** (brazo o pierna) con un paño triangular o la ropa y/o mantenerlas inmóviles sobre el suelo con colchas o bolsas a ambos lados de la extremidad.

El **tórax**, la **cintura pélvica**, la **columna vertebral** y el **cráneo** no deben moverse. ¡Son más importantes las funciones vitales y su conservación!
Si las lesiones torácicas (fracturas en serie de costillas) están acompañadas simultáneamente de pérdida del conocimiento, hay que colocar al paciente en decúbito lateral estable. El posicionamiento no debe hacerse sobre la mitad enferma de la caja torácica. De este modo se facilita la respiración del lado no dañado. ¡Pedir socorro inmediatamente!

Las **lesiones pélvicas** no son fáciles de reconocer. Algunos indicios pueden ser la sensibilidad a la presión en la región de la cintura pélvica, los dolores en el hipogastrio y al mover las piernas.
Las lesiones o enfermedades en la **cavidad abdominal** están acompañadas de dolores de vientre, náuseas o vómitos, pared abdominal dura y síntomas de *shock*. Las personas afectadas deben colocarse en decúbito supino con las piernas flexionadas. ¡Solicitar la ayuda de un médico!

Lesiones de la columna vertebral: los dolores en la región de la espalda son un indicio de lesiones de la columna vertebral. Imposibilidad de ponerse de pie, trastornos de la sensibilidad en las extremidades inferiores y quizá también las superiores. Secreción incontrolada de excrementos y orina (olor). Riesgo de trastornos respiratorios o incluso de paro respiratorio, a menudo combinado con trastornos de la consciencia.
Si el accidentado sigue estando consciente, hay que estabilizarlo en la posición en que ha sido encontrado sin realizar ningún movimiento en la columna vertebral. En caso de sospecha de parálisis por sección medular (hormigueo y/o trastornos de la sensibilidad), no cambiar de posición. Sin embargo, si existe pérdida del conocimiento en este caso también es preferible el decúbito lateral estable, a ser posible conservando la posición del cuerpo. Una segunda persona debe sujetar la cabeza y moverla al mismo tiempo que se gira el cuerpo y colocarla sobre un cojín para evitar una posible dislocación de las vértebras al relajarse la columna.
En este caso, las funciones vitales van siempre primero.

Lesiones craneales: las fracturas de cráneo pueden afectar a la parte superior del cráneo, la base del cráneo o el cráneo facial. Además, también puede existir una lesión del cerebro, un traumatismo craneoencefálico, o conmoción cerebral, contusión cerebral o hemorragia. Las fracturas de la base del cráneo se caracterizan por la extravasación de sangre por la nariz y/o las orejas. También se observan hematomas en la región de los ojos, los denominados hematomas monoculares o binoculares.
Si no existe pérdida del conocimiento, hay que colocar la región de la cabeza y los hombros un poco elevada y, eventualmente, aplicar un vendaje protector sobre la nariz y la oreja. En caso de pérdida del conocimiento, hay que practicar el decúbito lateral con la cabeza un poco elevada.

¡Avisar rápidamente al servicio de urgencias!

PRIMEROS AUXILIOS EN CASO DE AHOGAMIENTO

En el ahogamiento, los bronquios y los alveolos pulmonares se llenan de agua u otros líquidos. Se produce un paro respiratorio acompañado de un fallo simultáneo de la función circulatoria.

En el ahogamiento se produce un paro respiratorio acompañado de un fallo simultáneo de la función circulatoria.

Primeros auxilios: después de sacar al accidentado del agua, practicar la respiración artificial y el masaje cardíaco. Al realizar la reanimación, hay que tener en cuenta que también puede haber mucha agua en el estómago, por lo que hay que tener cuidado en el masaje cardíaco debido a un mayor peligro de aspiración.

PRIMEROS AUXILIOS EN CASO DE ELECTROCUCIÓN

En el caso de las descargas eléctricas se distingue entre la electricidad técnica de baja tensión y alta tensión y la electricidad atmosférica (rayos). Las descargas eléctricas tienen como consecuencia lesiones en la piel y los tejidos con marcas de la corriente, quemaduras y cocción; alteración de la actividad cardíaca con fibrilación ventricular, trastornos de la irrigación sanguínea del músculo cardíaco e, incluso, paro cardíaco; alteración del sistema nervioso con convulsiones, edema cerebral y parálisis.
¡Muchos accidentes por descarga de alta tensión acaban en muerte!

***Primeros auxilios:** en todos los accidentes por descarga eléctrica, lo primero que hay que hacer es desconectar la corriente. ¡En los accidentes por alta tensión esto sólo es posible desde la fábrica! Hay que buscar un lugar aislado (planchas de goma, planchas de vidrio, platos de porcelana, etc.).*
¡Pedir socorro inmediatamente!

PARTICULARIDADES DE LOS PRIMEROS AUXILIOS EN LOS NIÑOS

A medida que pasan los años, cada vez más niños resultan heridos en el hogar, en la calle o mientras juegan. Básicamente, se aplican las mismas reglas de organización que para los adultos, si bien existen algunas particularidades debido a las condiciones anatómicas y fisiológicas. La falta de oxígeno también ocupa un lugar destacado en los niños. Si las células del cerebro permanecen más de tres minutos sin oxígeno, empiezan a morir en gran número.

Despeje de las vías respiratorias: en los lactantes, la cabeza sólo se puede inclinar un poco hacia detrás. Existe el peligro de partir la tráquea al doblarla.

¡En los lactantes, inclinar la cabeza sólo un poco hacia detrás!

Medición del pulso: en los lactantes, el pulso se mide en la arteria braquial y en los niños más mayores en la carótida.

Decúbito lateral estable: si están conscientes, los niños de menos de cinco años no deben colocarse en decúbito lateral estable sino sobre el abdomen, sin ningún cojín debajo. La cabeza tiene que estar vuelta hacia un lado y ambos brazos doblados y junto a la parte superior del cuerpo.

Paro respiratorio: si ocurre, hay que practicar la respiración artificial boca a boca y nariz. La cabeza sólo ha de estar un poco inclinada hacia detrás. Hay que colocar la boca sobre la boca y la nariz del niño, e insuflar el aire con golpes cortos entre 30 y 40 veces por minuto, hasta que el tórax del niño se levante. El volumen respiratorio es reducido y se habla de una «bocanada» por inspiración, unos 30 o 50 mililitros en los lactantes y los niños pequeños.

En caso de paro respiratorio, practicar la respiración artificial boca a boca y nariz.

Respiración artificial y masaje cardíaco:

Con una sola persona, el ritmo de la respiración y el masaje cardíaco es de dos inspiraciones y quince compresiones cardíacas por minuto. Si hay dos personas, una inspiración y cinco masajes por minuto.

Colocar al niño sobre una base dura. Corregir constantemente la posición de la cabeza y controlar la respiración y el pulso.

¡Todas las medidas deben seguir practicándose hasta que llegue la ayuda del servicio de urgencias y esté garantizada una función respiratoria y circulatoria propia suficiente!

En los accidentes de motocicleta, es importante quitar primero el casco sólo si es preciso restablecer las funciones vitales tales como la respiración y la circulación.

Paro cardíaco: en caso de paro cardíaco simultáneo, es imprescindible conseguir una circulación mínima mediante el masaje cardíaco. La frecuencia respiratoria en los lactantes y los niños pequeños es sensiblemente mayor que en los adultos y se sitúa entre 130 y 100 veces por minuto.
Presionar sobre la caja torácica con dos dedos o (en los niños más mayores) con la palma de una mano sin apretar demasiado y regularmente a dos o tres centímetros de profundidad para que el corazón pueda ser comprimido entre el esternón y la columna vertebral. En los lactantes, el punto de compresión idóneo se encuentra a un través de dedo por debajo de una línea imaginaria entre los pezones. En los niños más mayores, este punto se encuentra a dos traveses de dedo por encima del lugar en que convergen los arcos costales.

***Shock*:** en los niños, el *shock* se produce de forma similar a las personas adultas. Pero hay que pensar que la pérdida de líquidos es enorme en los lactantes y los niños pequeños. El volumen sanguíneo de un niño es de unos 80 mililitros por kilogramo de peso, de modo que por ejemplo un bebé de tres kilos de peso sólo cuenta con 240 mililitros de sangre. Por consiguiente, una pérdida de sangre de 100 mililitros puede tener unas consecuencias catastróficas.
Así pues, las hemorragias deben contenerse rápidamente mediante un vendaje compresivo o presionando (*véanse* págs. 1.015 y 1.017).

ACCIDENTES DE TRÁFICO

Hay que mantener la calma. Eche una ojeada rápida de la situación y obsérvela bien. Primero piense y después actúe. Señalice el lugar del accidente según la normativa vigente (triángulo de peligro) a fin de evitar una colisión en cadena (*véase* ilustración pág. 1.025). Si el accidentado está atrapado en el vehículo, hay que liberarlo lo antes posible, pero sin estirar nunca con violencia. La maniobra de Rautek está muy indicada para evacuar al herido (*véase* figura inferior y pág. 1.025). Sitúelo en un lugar tranquilo y protegido de las inclemencias del tiempo. Es preciso taparlo para evitar la pérdida de calor. Curar las heridas. Si no existe pérdida del conocimiento, refrescarlo con agua o té. Solventar aquellos estados que ponen en peligro la vida, como el *shock*, el paro cardíaco, las hemorragias o la asfixia. En caso necesario, decúbito lateral estable (*véase* ilustración pág. 1.010). Despejar las vías respiratorias. ¡Asegurarse de que no existen lesiones múltiples! Si está inconsciente, transportarlo en posición de decúbito lateral o prono para que la sangre y la saliva puedan derramarse. Pedir a los curiosos que se aparten. Pedir una ambulancia si hay heridos graves, y transportar a los heridos leves sentados en un turismo en caso de emergencia. No utilizar ningún vehículo implicado en el accidente para el transporte. No tocar nada de los vehículos, a no ser para evacuar a los heridos. Dejar los fragmentos de vidrio, piezas de ropa, etc. donde están. No borrar las marcas.

Izquierda: maniobra de Rautek. Esta maniobra de salvamento sólo se emplea en situaciones de grave peligro para alejar a un herido o a una persona inconsciente de forma rápida y segura de una situación de este tipo.

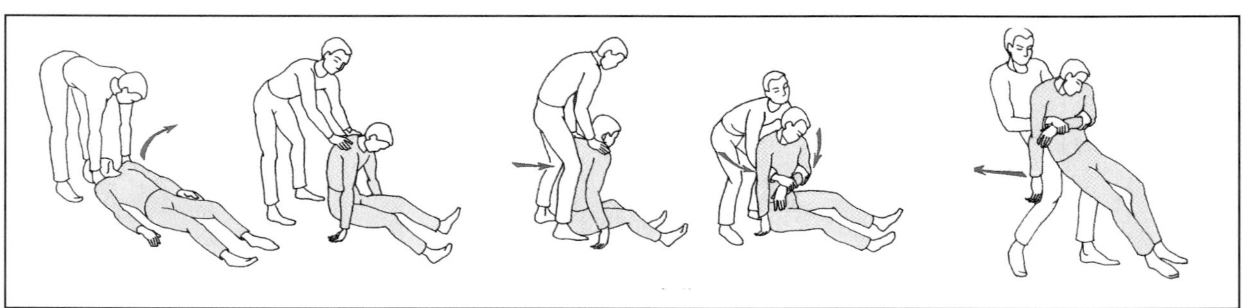

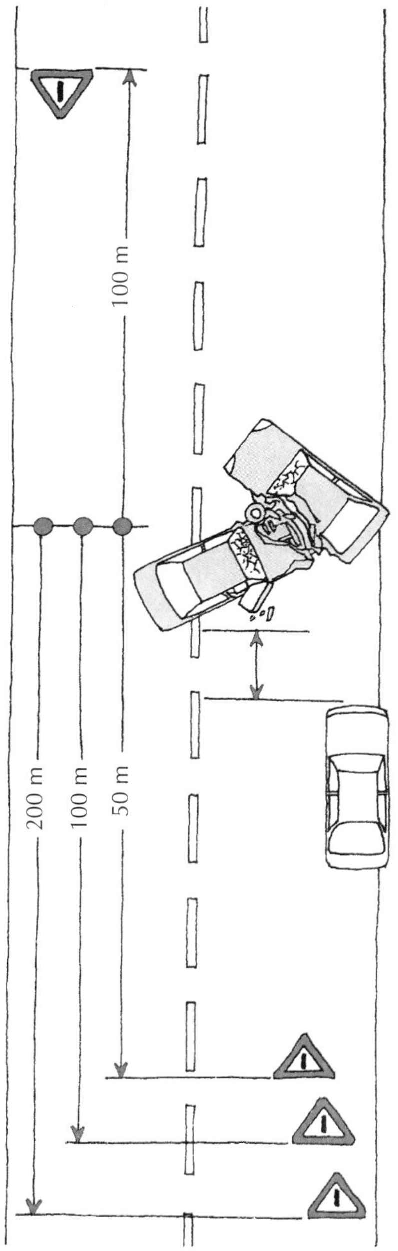

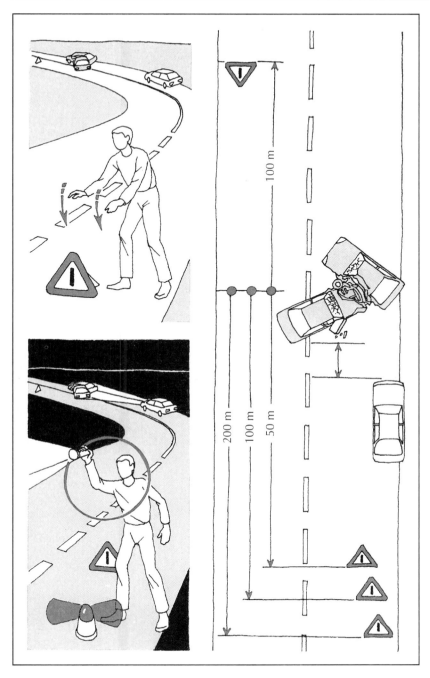

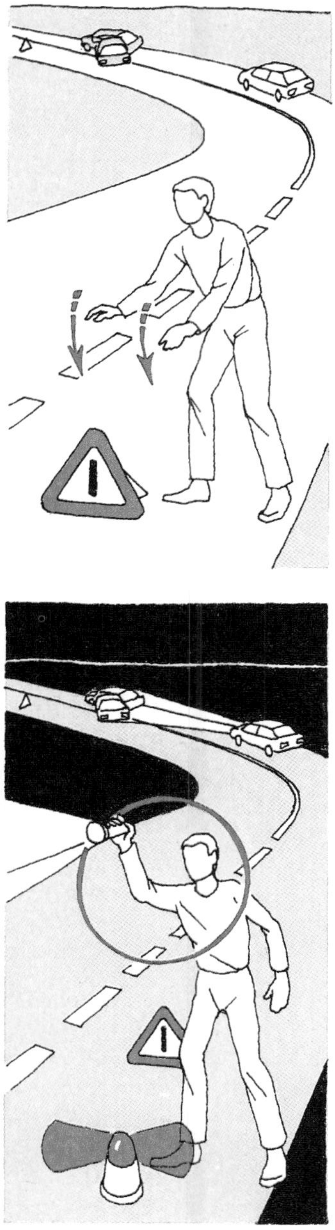

Reglas para la colocación de los triángulos de peligro:
Delante del lugar del siniestro, colocar el triángulo de peligro a una distancia de unos 100 metros.
Detrás del lugar del accidente, a unos 50 metros en las poblaciones cerradas, a unos 100 metros en las carreteras y a unos 200 metros en las autopistas.

Señalización del lugar del siniestro:
Pedir ayuda a otros automovilistas. Colocar el triángulo de peligro detrás del coche accidentado, y a poder ser también delante, a suficiente distancia (antes de curvas o cimas de montañas). Si es de noche, avisar a los coches que están circulando con una señal luminosa e indicarles que reduzcan la velocidad.

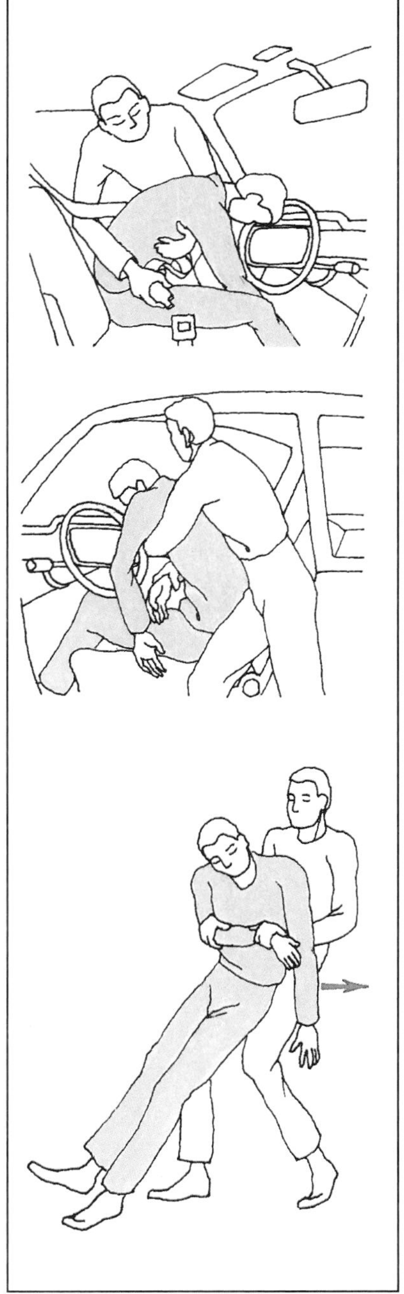

Evacuación de un vehículo:
Desabrochar el cinturón de seguridad (si es necesario, cortarlo). Coger al accidentado por detrás a la altura de las nalgas. Agarrar la ropa con una mano y empujar la rodilla con la otra. Atraer al accidentado hacia sí. Alejarlo de la zona de peligro mediante la maniobra de Rautek.

¡En toda enfermedad de aparición súbita y rápida agravación hay que contar con la posibilidad de una intoxicación!

Intoxicaciones agudas

Toda enfermedad aguda con una agravación de avance rápido, toda anormalidad psíquica o perturbación del conocimiento de aparición súbita deberían inducir a pensar en la posibilidad de una intoxicación aguda. Los recipientes de comprimidos vacíos o una «carta de despedida» pueden reforzar la sospecha.

Cómo proceder en el caso concreto

Preparar las respuestas a las siguientes preguntas para cualquier llamada telefónica o aviso de socorro:

- ¿Quién es el intoxicado?
- ¿Con qué? (¿qué sustancia tóxica?)
- ¿Dónde? (indicar el lugar exacto)
- ¿Cuándo? (indicar la hora exacta de la acción tóxica)
- ¿Cómo? (ingestión de la sustancia tóxica a través de la respiración, del tubo digestivo o de la piel)
- ¿Por qué? (¿accidente o suicidio?)

Número de teléfono del Servicio Nacional de información toxicológica en España:

(91) 562 04 20

Hasta que no llegue la ambulancia, hay que prestar primeros auxilios y poner a buen recaudo las sustancias tóxicas. ¿Qué hay que hacer?

1. Si existe pérdida del conocimiento, decúbito lateral estable. Controlar el pulso y la respiración. Si la respiración del afectado es insuficiente, respiración artificial (boca a boca o boca a nariz) sin olvidar la protección de uno mismo. En caso de ausencia de pulso, además masaje cardíaco. ¡Para que la respiración artificial y el masaje cardíaco sean efectivos, el paciente debe encontrarse en posición de decúbito supino!

2. En las intoxicaciones producidas en una atmósfera tóxica (gases tóxicos), llevar inmediatamente al accidentado al aire fresco. ¡A ser posible, suministrarle oxígeno de inmediato! ¡El responsable del rescate está expuesto a un elevado riesgo de intoxicación!

¡En los accidentes toxicológicos, la persona que presta auxilio no debe olvidar protegerse a sí mismo!

3. Si las sustancias tóxicas han llegado al tubo digestivo a través de la boca, provocar inmediatamente el vómito como desintoxicación primaria. Para ello, el paciente debe cooperar y no haber ingerido sustancias cáusticas. Provocar el vómito mediante medidas mecánicas (estimulación de la pared posterior de la faringe con los dedos). El aporte de sal común, muy utilizado en el pasado, está rigurosamente prohibido especialmente en los niños, ya que existe el peligro de una intoxicación por cloruro sódico.

4. La administración de carbón activado para enlazar la sustancia tóxica fracasa con frecuencia debido a que esta sustancia no es habitual en los hogares. Solamente puede emplearse si el paciente está consciente y no ha ingerido un cáustico.

¡Todos los botiquines domésticos deberían incluir carbón activado para el enlace de sustancias tóxicas!

5. Las sustancias tóxicas, especialmente aquellas que son altamente liposolubles (por ejemplo, disolventes), pueden penetrar en el cuerpo a través de la piel intacta. Utilización inmediata de agua y jabón para limpiar el cuerpo (utilizar guantes de goma).

6. Hay que poner a buen recaudo los restos de sustancia tóxica (también las cajas de comprimidos o vasos vacíos), los vómitos e, incluso, las excreciones. ¡Si se tiene la sospecha de un acto criminal, no tocar nada!

Guía alfabética de las intoxicaciones

Aceite de lámpara: el aceite, que normalmente es de color, contiene parafina e hidrocarburos aromáticos. Con frecuencia, éstos provocan intoxicaciones en los niños, cuya vida está en peligro si se sobrepasa una dosis de un mililitro por kilogramo de peso. El principal peligro es la posible aspiración del aceite al vomitar, lo que ocasiona neumonías muy graves. Por este motivo, no hay que provocar el vómito. Es imprescindible consultar al servicio de información toxicológica.

Ácidos/lejías: los ácidos provocan la precipitación de proteínas tisulares en las superficies de los tejidos salpicados, con su posterior necrosis. Es típica la formación de escaras cáusticas. La corrosión por ácidos del tubo digestivo dejan intactos el esófago y la cavidad bucal, la localización principal es el estómago. El hecho de que no exista lesión de la boca y la faringe no debe inducir nunca a pensar que tampoco exista en el estómago o el esófago.

El hecho de que no exista lesión de la boca y la faringe no debe inducir nunca a pensar que tampoco exista en el estómago o el esófago.

Las lejías provocan principalmente una licuación gelatinosa del tejido. Causan daños en el esófago con una frecuencia tres veces superior a los ácidos. Son temidas sobre todo por la profunda penetración en el tejido, ya que la formación de escaras no tiene lugar. La magnitud de la lesión depende del tipo, la concentración, la cantidad y el tiempo de acción.

Con frecuencia, las lesiones por ácidos o lejía son consecuencia de una confusión del contenido de botellas y otros recipientes. En tales casos, se suele decir que sólo se ha bebido un sorbo. En un niño de tres años, este «sorbo» equivale a unos 5 o 15 mililitros, en uno de diez años a unos 12 o 30 mililitros, en una mujer adulta a unos 15 o 45 mililitros y en un hombre adulto a unos 20 u 80 mililitros.

La medida más importante de primeros auxilios a fin de mitigar las lesiones por ácidos o lejías sobre la piel consiste en enjuagarla con abundante agua templada durante bastante tiempo.

La medida más importante de primeros auxilios a fin de mitigar las lesiones por ácidos o lejías sobre la piel consiste en enjuagarla con abundante agua templada durante bastante tiempo. En caso de ingestión por descuido a través de la boca y la faringe, el beber agua es una medida muy poco eficaz y es mejor no utilizarla. En ningún caso hay que añadir al agua sustancias neutralizantes o carbón. Las sustancias neutralizantes aumentan la lesión, y el carbón hace que el médico sea incapaz de determinar con certeza la magnitud de la lesión.

Acónito: el acónito (*Aconitum napellus* L.) está considerada la planta más venenosa de Europa. Su principal sustancia activa es el alcaloide aconitina, que se acumula especialmente en el bulbo. Poco después de la ingestión del veneno, insensibilidad en la boca y la faringe, seguida de náuseas y vómitos. Existe el riesgo de fallo cardíaco y parálisis respiratoria. Provocar el vómito sin pérdida de tiempo. En caso necesario, medidas de reanimación.

Agentes tensioactivos: sustancias hidrosolubles y tensioactivas que reducen la tensión superficial del agua para disolver así la suciedad. El jabón es el agente tensioactivo aniónico más antiguo. La absorción de estos agentes a través de la piel es reducida. Sin embargo, las soluciones de agentes tensioactivos altamente concentradas provocan daños graves en la piel y/o las mucosas. La toxicidad de estas sustancias por introducción en el tubo digestivo es baja. El peligro es mucho mayor cuando se inhalan o aspiran agentes tensioactivos. Ello puede provocar fácilmente asfixia por formación de espuma. Cabe prevenir contra un tratamiento de dilución con agua o un lavado de estómago si no se ha aplicado primero un desespumante. Hoy en día, los desespumantes no deben faltar en ninguna ambulancia de urgencias.

Los niños están especialmente amenazados por intoxicación por alcohol.

Alcohol etílico: si la intoxicación es de poca importancia, euforia («achispado»), sin embargo, en el peor de los casos, estado muy peligroso: las consecuencias pueden ser vómitos con peligro de aspiración y posterior asfixia, así como colapso circulatorio. Resulta especialmente peligroso para los niños, ya que ni siquiera toleran las concentraciones de alcohol en la sangre más bajas. Los remedios tales como el café fuerte u otros «supresores del alcohol» son ineficaces y, en la mayoría de los casos, dan lugar a una estimación falsa de la situación. Acudir inmediatamente a un centro hospitalario. ¡La provocación del vómito o la administración de carbón activado son peligrosas y/o ineficaces!

En las intoxicaciones por alcohol puede ser peligroso provocar el vómito.

Alcoholes: *véanse* alcohol etílico, isopropanol (isopropilalcohol).

***Amanita*:** *véase* intoxicación por *Amanita phalloides*.

Analgésicos y antipiréticos: en la mayoría de los casos, contienen sustancias básicas eficaces como paracetamol o ácido acetilsalicílico. Las sobredosis, especialmente de paracetamol, pueden provocar lesiones hepáticas graves, de modo que es aconsejable consultar al médico.

***Atropa belladona*:** *véase* belladona.

Batería: *véase* pilas botón.

Las pupilas dilatadas, la piel seca y caliente, el eritema cutáneo, el pulso rápido y los trastornos de la visión, el habla y la deglución conforman la sintomatología típica de las intoxicaciones por belladona.

Belladona: los frutos de la belladona (*Atropa belladona*) contienen los alcaloides tóxicos atropina, hiosciamina y escopolamina.
Cuadro clásico de intoxicación: pupilas dilatadas, piel seca y caliente, eritema cutáneo, pulso rápido, trastornos de la visión, el habla y la deglución. Además, las intoxicaciones graves provocan inquietud, estados de excitación y, en los niños, también ataques convulsivos. La provocación del vómito sólo está indicada en la fase inicial de la intoxicación y únicamente debe realizarse en un centro hospitalario si los síntomas ya son claros.

La mayoría de intoxicaciones alimentarias se presentan después de consumir alimentos de elaboración propia.

Botulismo: el botulismo es una intoxicación alimentaria. La botulina es una toxina que puede estar presente en las conservas o los productos cárnicos y de pescado, y sólo es causa de intoxicación cuando no se calienta. La toxina se descompone al calentar el producto a 80 °C durante 30 minutos. El 90 % de las intoxicaciones se desarrollan tras el consumo de alimentos de elaboración propia (conservas de embutido o pescado, jamón ahumado, judías verdes, olivas en conserva, espárragos, tomates, cebollas y miel). Al cabo de entre 24 y 36 horas de la ingestión del veneno se presentan malestar, náuseas, vómitos y síntomas oculares típicos (imagen doble, bizco, ptosis de párpado superior), seguidos de un aumento de la salivación, disfagia y trastornos respiratorios. El tratamiento sólo es posible en unidades de terapia intensiva.

El tratamiento del botulismo sólo es posible en las unidades de terapia intensiva.

Cafeína: el café y otras bebidas que contienen cafeína provocan, en dosis elevadas, desvelo, eventualmente estados de temor, pulso acelerado, aumento de la presión sanguínea y de la secreción de orina. Los signos de una intoxicación por cafeína son náuseas, vómitos, inquietud, cefaleas y trastornos del sueño. Las intoxicaciones por comprimidos de cafeína requieren atención médica.

Ciclamen: los bulbos del ciclamen (*Cyclamen persicum*) contienen una saponina tóxica que provoca vómitos y diarrea al ser ingerida por vía oral. En grandes cantidades, provoca convulsiones y sudores y es necesario acudir al médico.

En los hogares con niños o animales domésticos no debe haber plantas de interior tóxicas.

Cigarrillos/puros: *véase* nicotina.

Descalcificadores: en la mayoría de los casos, contienen ácidos orgánicos tales como ácido cítrico, ácido láctico o ácido fórmico. *Véase* también ácidos/lejías.

Detergentes: contienen tan sólo unas pocas sustancias de importancia toxicológica. Puede presentarse formación de espuma e irritación de las mucosas. *Véase* también agentes tensioactivos.

Los detergentes contienen tan sólo unas pocas sustancias de importancia toxicológica. Puede presentarse formación de espuma e irritación de las mucosas.

Diefenbaquia: es una planta de interior apreciada. El tallo de los brotes, el pecíolo y las hojas son tóxicas. Dosis mortal: tres o cuatro hojas. Si se ingiere a través de la boca se produce escozor y formación de vesículas, hinchazón de las mucosas, salivación, vómitos y diarrea. Las lesiones oculares son especialmente peligrosas debido a la mala tendencia de curación.
Primeros auxilios: enjuagar con abundante agua los ojos y la boca. ¡La diefenbaquia no es adecuada para los hogares con niños o animales!

Digital: las hojas de la digital (*Digitalis pupurea*) y de *Digitalis lanata* contienen sustancias cardioactivas (glucósidos). Su ingestión provoca efectos estimulantes en el estómago y el intestino y efectos tóxicos posteriores en el músculo cardíaco. La gravedad de una intoxicación puede valorarse a partir de los trastornos del ritmo cardíaco. En este caso es imprescindible el ingreso hospitalario. Actualmente existen antídotos muy eficaces. Por norma general, el vómito se presenta espontáneamente, de modo que, aparte de consultar a un médico de urgencia, en principio no es necesaria ninguna otra medida. Las intoxicaciones con medicamentos que contengan estos glucósidos deben valorarse siguiendo el mismo criterio.

¡Tomar siempre los medicamentos estrictamente según su prescripción!

***Digitalis purpurea/D. lanata*:** *véase* digital.

Drogas: los derivados naturales y sintéticos de la adormidera causan una contracción de las pupilas, una frecuencia respiratoria lenta, un retardo en la actividad cardíaca y, en dosis elevadas, una perturbación considerable del conocimiento. Representantes típicos de este grupo son, por ejemplo, la morfina, la metadona, la heroína y la codeína. Por otra parte, las drogas como la cocaína, el hachís (marihuana) o las anfetaminas (*speed*) provocan un cuadro totalmente opuesto con excitación, aceleración del pulso, sudores y dilatación de las pupilas.
Ambos cuadros de síntomas son igualmente peligrosos. La segunda forma requiere palabras tranquilizadoras (lo que en el lenguaje específico se denomina

Las drogas naturales y sintéticas pueden provocar intoxicaciones muy peligrosas.

talk down). En ambas formas, es aconsejable la ayuda de un médico de urgencia para evitar complicaciones.

Eléboro: esta planta (sin. eléboro negro, hierba ballestera; lat. *Helleborus niger*) contiene glucósidos cardíacos, que provocan trastornos del ritmo cardíaco.

Fertilizantes (para casa y jardín): sólo son peligrosos los concentrados con un alto contenido en nitratos; hay que consultar imprescindiblemente al servicio de información toxicológica.

Gases: *véanse* monóxido de carbono, gases irritantes.

En los gases irritantes que afectan principalmente al árbol bronquial y a los alveolos, al cabo de unas horas se presenta un esputo espumoso, viscoso y amarronado; en este caso existe el peligro de asfixia aguda, dado que el oxígeno ya no llega a la sangre a través del pulmón y, por otra parte, el dióxido de carbono ya no se puede eliminar por la respiración.

Gases irritantes: en los gases irritantes fácilmente hidrosolubles (disolución del gas en las lágrimas o en la cavidad nasofaríngea, como por ejemplo el amoníaco o el formaldehído), con frecuencia el accidentado huye por su propio pie de esta atmósfera. Los gases fácilmente liposolubles (por ejemplo, gases nitrosos, ozono) en la mayoría de los casos actúan al cabo de varias horas y, en tal caso, dan lugar a una disnea aguda con el peligro de una lesión masiva de los pulmones. Los síntomas típicos de los gases hidrosolubles son lagrimeo, picor de garganta, dificultades al inspirar, miedo creciente a asfixiarse y tos. Cuando las concentraciones de gas son elevadas y la inhalación masiva, se observa una coloración azul (cianosis) de los labios y un esputo de color azul. En los gases irritantes que afectan principalmente al árbol bronquial y a los alveolos, al cabo de unas horas se presenta un esputo espumoso, viscoso y amarronado; en este caso existe el peligro de asfixia aguda, ya que el oxígeno ya no llega a la sangre a través del pulmón y, por otra parte, el dióxido de carbono ya no se puede eliminar por la respiración.
Medidas: es imprescindible que el intoxicado reciba un aporte de aire fresco, ¡en caso necesario de oxígeno! Si existe disnea, sentar a la persona afectada. Enjuagar la piel y las mucosas, en la medida de lo posible, con agua clara. Observación estacionaria para excluir una lesión de secciones más profundas del sistema respiratorio (¡pulmón!).

Gasolina/petróleo: en caso de ingestión oral, elevado riesgo de aspiración. No hay que provocar jamás el vómito. Hay que evitar a toda costa la utilización de leche o aceites, ya que ello aumenta la absorción por parte del cuerpo. En cualquier caso, pedir ayuda al servicio de información toxicológica.

Glucósidos (cardioactivos): *véase* digital.

Herbicidas: *véase* insecticidas/herbicidas.

Los síntomas de intoxicación por insecticidas y pesticidas son: náuseas, lagrimeo y salivación, trastornos de la visión, contracción de las pupilas, dolores abdominales de tipo cólico, diarreas, disminución de la presión sanguínea y pulso más lento.

Insecticidas/herbicidas: se calcula que el número de insecticidas y productos fitosanitarios existentes actualmente en el mercado es superior a quince mil, de modo que no se puede hablar de sustancias individuales. La sustancia tóxica se puede asimilar no sólo por vía oral, sino también por inhalación o a través de la piel. Estas dos últimas vías de intoxicación son, con frecuencia, infravaloradas. Los indicios claros de una intoxicación son los siguientes: náuseas, lagrimeo y salivación, trastornos de la visión, contracción de las pupilas, dolores abdominales de tipo cólico, diarreas, descenso de la presión sanguínea y pulso lento. Si entran en contacto con la piel, hay que lavarse con agua y jabón (¡medidas de autoprotección!). En cualquier caso, hay que consultar a un médico de urgencia.

Intoxicación alimentaria: la contaminación bacteriana y los errores en la conservación de los alimentos a menudo provocan un cuadro de intoxicación, sobre todo en los meses de verano. Éste se caracteriza por náuseas, vómitos y diarreas, y no es raro que se presenten síntomas circulatorios muy graves. Normalmente basta con un aporte abundante de líquidos y medicamentos espasmolíticos. La fiebre, los problemas circulatorios persistentes y, a veces, incluso sangre en las heces o diarrea son un indicio de complicaciones y requieren asistencia médica. *Véase* también botulismo.

La contaminación bacteriana y los errores en la conservación de los alimentos a menudo provocan un cuadro de intoxicación, sobre todo en los meses de verano.

Intoxicación por *Amanita phalloides*: las intoxicaciones por el hongo *Amanita phalloides* tienen lugar entre finales de primavera y mediados de otoño, con un incremento durante los meses de mediados de verano. Estos hongos se encuentran a menudo bajo los árboles o sobre troncos podridos, especialmente en bosques mixtos, parques, principalmente bajo hayas, encinas y tilos.
La toxina más importante, la amanitotoxina, es un veneno para las células hepáticas y puede provocar el colapso de toda la función hepática. A diferencia de otras intoxicaciones por hongos, en este caso se observa un período de latencia de entre 12 y 24 horas hasta la aparición de los primeros síntomas después de la ingestión de los hongos. La sospecha se confirma cuando se producen diarreas acuosas masivas, convulsiones abdominales, náuseas y vómitos transcurrido este tiempo.
Es necesario acudir inmediatamente al hospital ante la sola sospecha de intoxicación, ya que sólo así se puede realizar una comprobación exacta de la sustancia tóxica. En cualquier caso, hay que llevar consigo restos o desperdicios de los hongos o incluso vómitos para poder consultar a un experto en micología.

La toxina más importante, la amanitotoxina, es un veneno para las células hepáticas y puede provocar el colapso de toda la función hepática.

Isopropanol (isopropilalcohol): componente de muchos productos de uso doméstico (limpiacristales, limpiametales, lociones capilares, limpiazapatos líquidos, etc.). Peligro de intoxicación al ingerir tan sólo 20 mililitros. En caso de metabolización en el hígado se forma acetona, por lo que el olor a fruta del aire de la respiración puede inducir a sospecha. Como medida inicial hay que administrar abundante líquido, a no ser que existan vómitos persistentes.

Lavavajillas: distinguir entre lavavajillas a mano y lavavajillas a máquina. En los primeros, su ingestión por vía oral puede provocar la formación de espuma y vómitos. Es recomendable la administración de un antiespumante.
En los lavavajillas a máquina cabe distinguir entre agentes limpiadores y abrillantadores. Los agentes limpiadores constituyen un peligro potencial especialmente alto, ya que actúan como un cáustico debido a su alcalinidad. Los abrillantadores producen una reacción ácida, y en este caso también es posible el efecto corrosivo. *Véanse* también agentes tensioactivos, ácidos/lejías.

Lejías: *véase* ácidos/lejías.

Limpiacristales: *véase* isopropanol.

Limpiadores de cañerías: *véase* limpiadores de desagües.

Limpiadores de desagües: los limpiadores de desagües o cañerías son sustancias con una intensa reacción alcalina. Cabe esperar un efecto corrosivo.
Véase también ácidos/lejías.

Limpiadores de parrillas y hornos: normalmente, se trata de productos con unas reacciones alcalinas intensas que, además de lejías, también contienen agen-

¡Diversos agentes limpiadores de fuerte acción pueden provocar efectos corrosivos graves!

tes tensioactivos y disolventes hidrosolubles. *Véanse* también ácidos/lejías, agentes tensioactivos.

Limpiadores de sanitarios: en este grupo de productos de limpieza, en general los granulados producen una acción muy ácida y los líquidos normalmente alcalina. Estos últimos contienen en parte vehículos orgánicos de carbón activado, por lo que en ocasiones puede formarse gas cloro, que es muy irritante. Además, ambos pueden provocar efectos corrosivos. *Véanse* también gases irritantes, ácidos/lejías.

Limpiadores del inodoro: normalmente contienen ácido cítrico, acético o fórmico (en parte también ácido clorhídrico e hidrosulfato sódico), así como agentes tensioactivos. *Véanse* también ácidos/lejías y agentes tensioactivos.

Lociones capilares: *véase* isopropanol.

Lluvia de oro: este arbusto o árbol pequeño (*Laburnum anagyroides*) debe su nombre a los racimos de flores de color amarillo dorado. Los frutos son unas vainas de entre uno y cinco centímetros de largo con semillas planas y marrones. La gravedad de la situación viene indicada por escozor en la boca y la faringe, posteriormente salivación, sudores y, en las intoxicaciones graves, diarreas sanguinolentas. Los vómitos también forman parte de los síntomas de intoxicación, de modo que normalmente no es necesario el uso de eméticos. Debido a la peligrosa situación, tratamiento estacionario.

Dado que el monóxido de carbono es inodoro e insípido y, además, es más ligero que el aire, en caso de averías técnicas existe un gran potencial de peligro.

Monóxido de carbono: se forma por combustión incompleta de materiales carbónicos. Las posibilidades de intoxicación se originan por la combustión de gas natural rico en energía con un aporte insuficiente de aire, así como por la inhalación de gases de humo, de incendios o de escape. Dado que el monóxido de carbono es inodoro e insípido y, además, es más ligero que el aire, en caso de averías técnicas existe un gran potencial de peligro. La intoxicación se caracteriza por cefaleas, náuseas, zumbido de los oídos, vértigo, marcha insegura, tendencia al colapso y somnolencia. El color rojo claro de la piel sólo se presenta si se inhala el gas en concentraciones elevadas. El «antídoto» del monóxido de carbono es el oxígeno, que es capaz de expulsar el gas tóxico de la sangre. ¡En este caso, la asistencia médica urgente tiene una importancia vital!

Monstera: apreciada planta de interior (lat. *Monstera deliciosa* o *Philodendron pertusum*). Los estróbilos de las flores contienen unos cristales diminutos que causan lesiones en la boca. El rizoma y el resto de la planta contienen un jugo que irrita la piel. Enjuagar la boca y la piel con agua.

Nicotina: alcaloide de efectos complejos. En casos de intoxicación se presentan vómitos, convulsiones, temblores musculares, depresiones respiratorias que pueden desembocar en parálisis respiratorias, sudores y taquicardia. La presencia en el tubo digestivo (¡en la mayoría de los casos en niños!) puede provocar intoxicaciones graves debido a la rápida absorción. Además, la nicotina también puede penetrar en el cuerpo a través de la piel y las mucosas y tener asimismo una acción tóxica en esas regiones. Si han transcurrido más de cuatro horas desde la ingestión, no hay que temer que se presente una intoxicación.

Picaduras de abeja: *véase* picaduras de insectos.

Picaduras de avispa: *véase* picaduras de insectos.

Picaduras de avispón: *véase* picaduras de insectos.

Picaduras de insectos: las picaduras de abeja, de avispa y de avispón pueden provocar dolores, prurito, náuseas y erupciones cutáneas leves, pero también reacciones graves e incluso *shock*. En caso de reacción alérgica, una picadura de abeja o de avispa puede poner en peligro la vida de la persona afectada. Estas personas casi siempre están enteradas de su alergia y llevan encima los medicamentos de urgencia necesarios.
En las personas sanas no alérgicas, las picaduras de abeja producen una reacción leve y sólo con 40 picaduras de abeja se produce una reacción grave. ¡No obstante, estas experiencias generales no son válidas para los niños!
En las picaduras de abeja, hay que extraer el aguijón lo antes posible rascando lateralmente con la uña del dedo o con unas pinzas, procurando no ejercer presión sobre la bolsa de veneno que todavía se encuentra en el aguijón. En las picaduras de avispa, además hay que comprobar la vigencia de la vacuna antitetánica y, en caso necesario, administrar una dosis de recuerdo.

En general, las picaduras de insecto deben enfriarse inmediatamente. Si se han producido en la región de la boca o de la garganta, hay que practicar la respiración artificial en el momento oportuno.

Pilas botón: el tragarse una pila botón por descuido (principalmente en los niños) causa problemas sobre todo cuando la pila se queda atascada en el esófago o en el tubo digestivo. En estos casos, es aconsejable una rápida extracción. Si éste no es el caso, se puede esperar a que se elimine normalmente. La abertura de la pila botón dentro del cuerpo no siempre provoca intoxicaciones por metales pesados. El médico necesita tener información sobre el tipo de pila, el estado de carga (por ejemplo, recién gastada) o el uso previsto. Si se localiza una batería en el conducto auditivo o en la cavidad nasal, no hay que intentar extraerla. ¡Es necesario acudir al médico en todos los casos!

El tragarse una pila botón por descuido (principalmente en los niños) causa problemas sobre todo cuando la pila se queda atascada en el esófago o en el tubo digestivo.

Productos de limpieza: se componen de limpiadores para muebles, suelos, calzado y cuero. Se sabe que estos productos pueden contener disolventes orgánicos muy tóxicos; consulte al servicio de información toxicológica.

Los productos de limpieza pueden contener disolventes orgánicos muy tóxicos, de modo que siempre es aconsejable consultar al servicio de información toxicológica.

Quitaesmalte: este preparado cosmético contiene un 95 % de disolventes: acetona, acetato de etilo y alcoholes. Si se ingiere por vía oral, el olor del aire de la respiración es característico. Irritaciones locales de piel y mucosas. Sobre todo en los niños, crisis convulsivas y trastornos respiratorios y del conocimiento. Pedir ayuda al servicio de información toxicológica. La composición y el peligro potencial pueden ser muy diversos debido a la gran oferta de estos productos.

Raticida: diversos preparados raticidas pueden inhibir la coagulación sanguínea. La ingestión por parte del hombre puede provocar complicaciones hemorrágicas. Es importante conocer el nombre del preparado. El color y la consistencia del veneno también pueden tener importancia. Antes de tomar cualquier medida de desintoxicación habría que consultar siempre a un especialista.

Suavizantes: posibilidad de irritaciones de las mucosas. No es necesario el uso de desespumantes; basta con un tratamiento de dilución con agua.

Tabaco: *véase* nicotina.

Tejo: las agujas, las ramas y las semillas de las bayas de color rojo brillante son tóxicas. La ingestión de las bayas sólo provoca síntomas menores tales como náuseas, vómitos y erupción cutánea. Resulta más peligrosa la ingestión de agujas de tejo, ya que es donde el contenido en sustancias tóxicas es más alto. El tratamiento es absolutamente necesario.

Términos especializados utilizados con frecuencia en el ambulatorio y en el hospital:

Absceso: colección de pus encapsulada en un espacio hueco formado por la necrosis del tejido.

Abuso: mal uso de fármacos o sustancias nocivas (alcohol, tabaco), es decir, consumo de cantidades excesivas o bien utilización de fármacos sin prescripción médica.

Aclaración: obligación del médico de ofrecer al paciente información extensa sobre el diagnóstico, tratamiento e intervenciones previstas, así como de sus riesgos. El médico sólo puede llevar a cabo un tratamiento sin la conformidad del paciente cuando la vida de éste se encuentra en peligro y es incapaz de expresarse o está inconsciente.

Acupuntura: aplicación de estímulos en determinados puntos cutáneos mediante la punción con finas agujas de acero. Estos estímulos tienen un efecto curativo sobre los órganos internos, por ejemplo analgesia (método terapéutico de la medicina tradicional china).

Agudo: de aparición súbita; de gran intensidad; generalmente de corta duración.

Alergia: respuesta exagerada del organismo al entrar en contacto con una sustancia extraña (como alimentos, sustancias químicas, pelos de animales, ácaros, escamas de piel, polen, medicamentos), en forma de erupción, prurito, estornudos, disnea u otros trastornos físicos.

Analgésico: fármaco que alivia el dolor.

Anamnesis: historia previa del paciente que comprende las enfermedades previas y del entorno familiar; los datos principales consisten en aquellos que determinan el tipo y la duración de los trastornos actuales.

Anestesia: después de la administración de un anestésico (fármaco para la anestesia) por inhalación y/o inyección, se produce pérdida de conocimiento, falta de sensibilidad al dolor, disminución o inhibición de los reflejos y del tono muscular. Según el tipo y la duración de una intervención quirúrgica, se utiliza una anestesia de diferente profundidad y duración.

Anexectomía: extirpación quirúrgica de las trompas de Falopio y los ovarios.

Anovulatorio: píldora anticonceptiva.

Antibiótico: sustancia biológicamente activa que actúa contra determinadas bacterias mediante una acción bactericida o bacteriostática, de forma que elimina los procesos infecciosos.

Antipirético: fármaco que disminuye la fiebre.

Antiséptico: sustancia bactericida, principalmente utilizada en la desinfección de heridas.

Asesoramiento genético: determinación del riesgo individual de que un futuro niño presente determinadas enfermedades hereditarias.

Auscultación: acción en la que el médico escucha en el interior del cuerpo con la ayuda del estetoscopio.

Autodonación de sangre: extracción de sangre del paciente antes de intervenciones quirúrgicas programadas en las que se pronostican grandes pérdidas sanguíneas, que se transfunde nuevamente al paciente una vez finalizada la intervención.

Bacilos: bacterias en forma de bastoncillos que forman esporas.

Bacteria: organismos similares a una célula que se multiplican rápidamente mediante un proceso de división; algunos tipos colonizan el organismo humano (piel, intestinos) con una relación simbiótica y otros provocan enfermedad.

Balneoterapia: parte de la medicina que se ocupa de los tratamientos en los balnearios.

Benigno: de buen pronóstico.

Biopsia: extracción de una muestra de tejido del paciente mediante punción.

Cánula: aguja hueca.

Carcinoma: tumor maligno, cáncer.

Catéter: sonda; instrumento tubular que se introduce en los vasos y los órganos huecos (catéter venoso, sonda vesical).

Cianosis: coloración azulada de piel y mucosas como consecuencia de una reducción importante de la concentración de oxígeno en la sangre.

Colapso: pérdida temporal del conocimiento debido a un trastorno de la regulación de la circulación.

Cólico: dolor espasmódico que aparece en forma de crisis. Principalmente en la región hepática, biliar y renal.

Coma: trastorno de la consciencia.

Complicación: inesperada mala evolución de una enfermedad o un acto médico.

Conformidad: antes de proceder a la aplicación de un método diagnóstico o terapéutico programado es necesario que el paciente (cuando se trata de menores de edad su tutor) dé su consentimiento.

Constitución: conjunto de las características físicas y psíquicas, cuadro sintomático individual y comportamiento frente a la vida.

Contractura: acortamiento prolongado de un músculo que provoca una posición forzada de la articulación.

Contraindicación: la utilización de un fármaco o un método está o bien completamente prohibida (contraindicación absoluta) bien por norma general no es recomendable (contraindicación relativa).

Convalescencia: fase de recuperación después de una enfermedad, intervención quirúrgica o accidente.

Crónico: de evolución lenta.

Declaración obligatoria: obligación (legislativa) de declaración de ciertas enfermedades infecciosas.

Dependencia: necesidad imperiosa de una sustancia para la obtención de placer (como tabaquismo, alcoholismo, abuso de medicamentos, drogodependencia). Necesidad creciente y aumento progresivo de la dosis que en casos extremos puede llevar a la criminalidad; al cesar el consumo de la sustancia aparece el síndrome de abstinencia, a menudo acompañado de trastornos físicos.

Desinfección: método mediante el que se consigue que un objeto (como los de la habitación de un enfermo) pierda su potencial de infectividad.

Diagnóstico: detección y denominación de una enfermedad.

Diálisis: método terapéutico para la eliminación de sustancias nocivas del organismo en caso de insuficiencia renal o intoxicación.

Dieta: alimentación para un enfermo.

Dispensario: (profiláctico) asistencia ante determinados riesgos.

Dosis: (1) cantidad de medicamento prescrita individualmente por el médico que se administra en un momento determinado vía oral, rectal o parenteral;
(2) cantidad de radiación (por ejemplo en el tratamiento de tumores).

Drenaje: tubo de goma, plástico o vidrio para la eliminación de fluidos de la herida quirúrgica o de colecciones purulentas.

Drogas: sustancias que provocan dependencia, incluyendo también el alcohol (cuando se abusa de su consumo), que lesionan el sistema nervioso central (cerebro).

Drogodependencia: consumo de drogas o alcohol que generalmente no puede interrumpirse sin ayuda por parte de profesionales; el consumo de cantidades cada vez mayores a intervalos cada vez más cortos provoca en último extremo una insuficiencia orgánica (salida: centros de asesoramiento para la drogodependencia, «alcohólicos anónimos», como objetivo de cura de deshabituación).

ECG: electrocardiograma; representación gráfica de la evolución de las corrientes cardíacas.

Ecografía: diagnóstico por ultrasonidos (método inocuo de obtención de imágenes).

Edema: tumefacción no dolorosa por acumulación de líquido en el tejido, por ejemplo en la disfunción cardíaca o renal; también puede tener un origen alérgico.

EEG: electroencefalograma; representación gráfica de la evolución de las corrientes cerebrales, de importancia para el diagnóstico de las epilepsias.

Efectos secundarios: junto con su deseada acción principal, prácticamente todos los medicamentos presentan también unos efectos secundarios los cuales pueden ser más (caída del pelo en el tratamiento del cáncer) o menos (náuseas) severos. Algunos efectos secundarios aparecen sólo en determinados pacientes o bien cuando el fármaco se administra en combinación con otros medicamentos.

Endemia: aparición constante de una determinada enfermedad dentro de una determinada zona geográfica (como la fiebre amarilla en Tanzania).

Endógeno: en el interior del organismo.

Endoscopia: exploración de las cavidades internas del organismo mediante el endoscopio (exploración gastrointestinal). Valoración del interior de los órganos mediante el endoscopio (gastroscopia, rectoscopia); es posible la toma de muestras tisulares.

Enfermedad laboral: enfermedad provocada por los aspectos nocivos del ámbito laboral, generalmente de curso crónico.

Epicrisis: análisis crítico global por parte del médico de un caso patológico cerrado.

Epidemia: aumento de la frecuencia de aparición de determinadas enfermedades infecciosas, limitado en el tiempo y en el espacio.

Esputo: espectoración.

Estadio: fase, estado (determinado mediante la exploración médica).

Esterilización: (1) eliminación de la capacidad procreativa de una persona, (2) eliminación de todas las formas vivas en sustancias, preparaciones u objetos (el instrumental quirúrgico debe ser esterilizado).

Estrés: sobrecarga y tensión por la acción de estímulos que puede provocar alteraciones orgánicas y llevar a la aparición de enfermedades.

Estudio farmacológico: estudio para la aprobación de un fármaco, realizado en varias fases (primero en personas sanas y más adelante en pacientes), en el que se determina su eficacia e inocuidad (ley del medicamento). Estipulación: conformidad de una comisión de ética. Antes de iniciarse el estudio es necesario informar extensamente a los participantes (cuando se trata de menores de edad a los padres), quienes deberán firmar un documento de conformidad.

Estupefaciente: fármaco cuyo abuso provoca dependencia física y psíquica.

Exantema: erupción cutánea.

Exógeno: fuera del organismo.

Extirpación: extracción de una parte o la totalidad de un órgano (enfermo) o de un tumor.

Extrasístole: latido cardíaco adelantado o atrasado sin relación con el ritmo cardíaco normal.

Extremidades: brazos y piernas.

Factor Rh: factor sanguíneo.

Factores de la coagulación sanguínea: complicado sistema de muchos factores en el que intervienen las plaquetas. Mediante la acción conjunta y ordenada de todos los componentes se produce la coagulación sanguínea. El déficit de un sólo factor de la coagulación puede provocar peligrosas hemorragias incluso por lesiones sin importancia.

Fármaco: medicamento.

Fiebre: aumento de la temperatura corporal por encima de los 38 °C, como consecuencia de un trastorno de la regulación térmica, generalmente debido a una infección.

Fisiológico: de acuerdo con los procesos vitales normales.

Fístula: unión tubular entre cavidades corporales u órganos huecos, o bien con la superficie cutánea (fístula esofágica, fístula anal).

Fisura: (1) desgarro doloroso de la piel o de la mucosa, (2) fina línea de fractura ósea.

Foco: zona principal de enfermedad en el cuerpo.

Frotis: toma de la sustancia que cubre la piel o las mucosas, así como de secreciones para su estudio (bacteriológico, citológico).

Gammagrafía: obtención de imágenes de la medicina nuclear; acción de una sustancia radiactiva sobre un plano fluorescente; representación de un órgano, así como de la entrada, salida y acumulación de fluidos corporales marcados radiactivamente.

Gen: contiene la información genética; en la determinación de una característica están implicados varios genes (como el color de los ojos).

Genética: ciencia que estudia las reglas de la herencia biológica.

Gravidez: embarazo, gestación.

Grupos sanguíneos (A, B, AB, 0): características hereditarias de la sangre con capacidad de provocar reacciones inmunológicas contra la sangre de otro grupo. Antes de una transfusión es imprescindible comparar la sangre del donante y del receptor. Cuando el grupo sanguíneo no concuerda se producen complicaciones que ponen en peligro la vida del paciente.

Hematoma: acumulación localizada de sangre en un órgano, espacio o tejido.

Hemograma: determinación del número y forma de los componentes de una muestra de sangre, donde se examinan los eritrocitos, los leucocitos y las plaquetas.

Hidroterapia: parte de la fisioterapia. Utilización del agua (baños, lavados, envolturas, chorros); efecto positivo sobre el corazón, la circulación y el metabolismo. Utilizada en balnearios.

Higiene: métodos profilácticos para el mantenimiento de la salud.

Histología: ciencia que estudia los tejidos biológicos.

Idiopático: de aparición sin causa aparente.

Implante: introducción de partes extrañas para sustituir ciertas funciones en el organismo humano, como el marcapasos cardíaco, cristalino.

Impotencia: incapacidad para mantener relaciones sexuales.

Indicación: base para la aplicación de un método diagnóstico o terapéutico.

Infección: transmisión y entrada de microorganismos (bacterias, virus, hongos) en el organismo humano, donde se multiplican. La aparición y gravedad de la enfermedad depende de la toxicidad del agente y de la inmunidad de la persona. Generalmente se acompaña de fiebre.

Infección vírica: enfermedad provocada por un virus; como sarampión, rubéola, varicela, hepatitis, herpes zoster, resfriado, determinadas enfermedades diarreicas, SIDA.

Infiltrado: sustancia introducida en el tejido corporal (sangre, líquido inflamatorio, pus) de forma natural o artificial (medicamento).

Infusión: introducción gota a gota de una cantidad determinada con exactitud de un fluido estéril (soluciones glucosadas, salinas, ocasionalmente proteicas, lipídicas o medicamentosas) en el organismo, generalmente a través de una vena mediante una cánula o un catéter.

Inhalación: introducción mediante la inspiración de gases, vapores o aerosoles terapéuticos.

Inhibidor del apetito: fármaco sintético que disminuye la sensación de apetito; posibles efectos secundarios; aumento de la presión sanguínea, trastornos del sueño; riesgo de dependencia.

Inmune: no sensible frente a una determinada enfermedad infecciosa; (1) protección materna congénita del neonato que se mantiene mediante la lactancia,
(2) constitucional, es decir, determinada genéticamente,
3) después de sufrir una enfermedad, protección frente a una reinfección,
(4) tras la vacunación o bien inmunización.

Inmunidad: capacidad de defensa del organismo frente a una infección o una enfermedad particular.

Insuficiencia: rendimiento insuficiente de un órgano (como insuficiencia cardíaca).

Intoxicación: lesiones o enfermedad por sustancias tóxicas.

Intubación: introducción de un tubo en la tráquea, imprescindible cuando se produce un paro respiratorio o cuando la respiración espontánea no es suficiente.

Inyección: (1) introducción mediante una jeringa de pequeñas cantidades de fluido (generalmente medicamentos) en el organismo; intracutánea (en la piel), subcutánea (bajo la piel), intramuscular (en el músculo), intravenosa (en la vena);
(2) inyección vascular: pequeños vasos dilatados (por ejemplo en la conjuntiva ocular).

Letal: mortal.

Líquido cefalorraquídeo: fluido cerebroespinal.

Lote: una serie de productos farmacéuticos o biológicos de un mismo proceso de fabricación (importante en las reclamaciones).

Maligno: canceroso.

Medio de contraste: sustancia radioopaca que se administra en forma de bebida, enema o inyección; con ella se obtienen radiografías con fines diagnósticos. Hace posible la representación de vasos sanguíneos y órganos huecos (estómago, intestino, riñones, uréteres).

Metástasis: (1) colonización secundaria a partir de un foco principal de infección,
(2) foco patológico secundario,
(3) foco de células malignas secundario a un tumor principal.

Método de *screening*: exploraciones en serie para la detección precoz.

Micosis: infección provocada por hongos.

Naturópata: persona que practica la naturopatía sin haber realizado los estudios universitarios de medicina.

Neuralgia: dolor en el trayecto de un nervio (por ejemplo neuralgia del trigémino, un dolor que cursa en crisis a nivel de una mitad de la cara).

Obesidad: exceso de tejido adiposo (generalmente por un aporte excesivo de alimentos).

Oral: a través de la boca.

Ovulación: liberación de un óvulo maduro.

Paliativo: que alivia los síntomas sin eliminar la causa.

Parálisis: disminución o interrupción de la función de una parte del cuerpo o de un grupo muscular.

Patógeno: que provoca enfermedad.

Patológico: relativo a la enfermedad.

Período de incubación: tiempo transcurrido entre el contagio (entrada de un agente patológico en el organismo) y la aparición de los primeros síntomas de la enfermedad.

Período de latencia: fase entre el primer contacto con una noxa (por ejemplo sustancia tóxica) y la aparición de los síntomas.

Pirógeno: que provoca fiebre.

Placebo: medicamento sin sustancia activa pero con aspecto de verdadero medicamento. Se utiliza (1) en personas completamente sanas pero que tienen la necesidad de medicarse, (2) en los estudios farmacológicos para comparar.

Politraumatismo: lesiones múltiples en varias regiones del cuerpo que se producen al mismo tiempo y que ponen en peligro la vida, especialmente en accidentes graves de tráfico (traumatismo craneoencefálico, rotura de bazo, fractura de pelvis, fractura de brazo).

Portador crónico: persona aparentemente sana que después de una enfermedad infecciosa sigue eliminando bacterias (por ejemplo salmonelas después de una infección intestinal).

Predisposición: tendencia a determinadas enfermedades.

Prevención: medidas preventivas para el mantenimiento de la salud. P. primaria: eliminación de factores de riesgo (como el tabaquismo),
P. secundaria: detección precoz mediante exploraciones preventivas, P. terciaria: mantener tan reducidos

como es posible los efectos de una enfermedad.

Profilaxis: prevención de las enfermedades (1) por ejemplo mediante la vacunación, (2) en el hospital: prevención en los pacientes largamente encamados frente a una posible neumonía o rigidez articular.

Prognosis: pronóstico de un curso patológico.

Psicofármaco: fármacos que actúan sobre el cerebro y influyen sobre el estado de ánimo; es posible la habituación por lo que sólo deben utilizarse bajo control médico.

Psicosomático: influencia psíquica sobre procesos físicos (por ejemplo el niño con abdominalgia que tiene miedo de ir al colegio).

Psicoterapia: método terapéutico dirigido a la esfera psicointelectual del enfermo. Principalmente necesario en las enfermedades psíquicas y psicosociales.

Pulso: onda de presión que se origina por la expulsión de sangre del corazón hacia la circulación, que puede sentirse en las arterias situadas debajo de la piel (por ejemplo en la muñeca).

Punción: introducción de una aguja hueca en un vaso, un espacio hueco o un órgano. (1) Para la obtención de sangre, otros fluidos corporales o muestras tisulares, (2) para la introducción de medicamentos mediante la jeringa.

Punción lumbar: extracción de líquido cefalorraquídeo con fines diagnósticos (punción entre la tercera y la cuarta o entre la cuarta y la quinta apófisis espinosas de la columna vertebral lumbar). El método no presenta ningún riesgo.

Pus: fluido que contiene bacterias, leucocitos y detritos tisulares.

Quimioterapéutico: medicamento sintetizado químicamente para (1) el tratamiento de infecciones, (2) y de tumores.

Quiropraxia: eliminación de desplazamientos vertebrales mediante determinadas manipulaciones.

Quiste: estructura capsulada en forma de saco con contenido fluido.

Radiología: utilización en medicina de radiación con objetivos diagnósticos o terapéuticos.

Reabsorción: captación de sustancias a través de la piel o de las mucosas; por ejemplo nutrientes a través de la mucosa gástrica e intestinal.

Reanimación: resucitación.

Reflejo: reacción no influenciable por la persona de un órgano a un determinado estímulo, como el golpe con el martillo de reflejos sobre un tendón situado por debajo de la rodilla que lleva a la rápida elevación de la pierna mediante la extensión de la articulación de la rodilla.

Regeneración: curación, neoformación, sustitución.

Rehabilitación: métodos para la recuperación médica y para la reinserción laboral y social después de una enfermedad o un accidente graves.

Recidiva: recaída, reaparición de la misma enfermedad después de la curación (por ejemplo tumor del mismo tipo y localización; infección por el mismo germen).

Rectal: perteneciente al recto.

Remisión: desaparición de síntomas patológicos, por ejemplo en la leucemia; remisión completa: sin síntomas; remisión parcial: clara mejoría.

Resistencia: (1) defensa natural frente a las infecciones (no se desarrolla la enfermedad), (2) capacidad de crear resistencias, por ejemplo de las bacterias frente a determinados antibióticos (los medicamentos dejan de ser útiles), (3) estructura palpable al explorar la piel o un órgano (el tipo de la estructura debe determinarlo el diagnóstico posterior).

Respiración artificial: aplicación de métodos respiratorios artificiales cuando la función respiratoria no es suficiente o no existe.

Secreción: producto excretado por ejemplo por las glándulas salivales o heridas.

Sepsis: intoxicación bacteriana de la sangre, infección generalizada grave por colonización de la circulación por parte de los microorganismos.

***Shock*:** insuficiencia circulatoria que pone en peligro la vida del enfermo, caracterizada por un trastorno de la microcirculación (circulación sanguínea en las ramificaciones más pequeñas de los capilares de los órganos).

SIDA: síndrome de inmunodeficiencia adquirida, provocado por un virus (VIH). Hasta el momento no tiene curación. Transmisión a través de la sangre o de las relaciones sexuales.

Síndrome: complejo sintomático, por ejemplo el síndrome premenstrual, es decir, alteraciones físicas y psíquicas que aparecen antes de la menstruación.

Síntoma: expresión de la enfermedad.

Sistema HLA: abreviación para antígeno leucocítico humano, sistema hereditario detectable en la sangre con una importante función en los procesos inmunológicos del organismo; en el trasplante (de médula ósea) debe existir coincidencia entre el donante y el receptor. Los hermanos son posibles donantes, los padres no.

Somático: físico.

Suero: (1) parte líquida que contiene proteínas de la sangre después de la coagulación, (2) vacuna de origen animal o humano, que contiene inmunoglobulinas (después de haber pasado la enfermedad o enriquecida artificialmente).

Suicidio: la persona causa su propia muerte.

Terapia: tratamiento de las enfermedades.
(1) Forma: ambulatoria o intrahospitalaria; ambulatoria: el médico en su propia consulta o ambulatorio; intrahospitalaria: completa o parcialmente intrahospitalaria, hospital de día (por la noche en casa), antes del ingreso (en el hospital ambulatoriamente antes o en lugar del tratamiento intrahospitalario prescrito); después del ingreso: (en el hospital ambulatoriamente después del tratamiento intrahospitalario)
(2) Contenido: causal (elimina la causa, por ejemplo extirpación de un tumor), paliativa (elimina los síntomas, por ejemplo tumor en estadio demasiado avanzado; sólo se combate el dolor).

Tomografía (axial) computerizada (TAC): técnica radiográfica moderna (determinación de la densidad por capas).

Tomografía por resonancia magnética: resonancia magnética nuclear (RMN). Método de obtención de imágenes con soporte informático y sin radiación. Se utiliza para el diagnóstico de enfermedades cerebrales y espinales, de los ligamentos de la columna vertebral, articulares y musculares.

Tono: grado normal de vigor y tensión; resistencia al estiramiento (músculos).

Toxicidad: efecto de las sustancias tóxicas.

Tracto gastrointestinal: unidad funcional de estómago e intestino.

Tranquilizante: sedante, *véase* «Psicofármaco».

Transfusión: administración por vía intravenosa (a través de una vena) de sangre del mismo grupo sanguíneo, donada por una persona para otra. También es posible la transfusión de la sangre propia, que se extrae del propio paciente, por ejemplo antes de una intervención quirúrgica.

Trasplante: implantación de células, tejidos u órganos; (1) en otro lugar del cuerpo (por ejemplo piel de la pierna en el brazo quemado),
(2) en otra persona (por ejemplo riñón). En el heterotrasplante previamente es necesario un estudio detallado sobre la tolerancia. Existe un peligro de la reacción de rechazo.

Trastorno de la consciencia: alteración o limitación de grado variable de la capacidad de atención y reacción frente a los estímulos externos (por ejemplo confusión, obnubilación, coma).

Tratamiento ambulatorio: en la consulta del médico.

Tratamiento con aerosol: inhalación de un fármaco diluido y nebulizado. Según el tamaño de las partículas el medicamento alcanza las vías respiratorias superiores (espacio nasofaríngeo) o inferiores (bronquios), y cuando la nebulización se realiza por ultrasonidos, los pulmones.

Traumatismo: lesión, efecto de un golpe sobre el cuerpo (estado físico) y/o el estado psíquico, por ejemplo traumatismo craneoencefálico o politraumatismo en caso de accidente.

Vaso sanguíneo: (1) arteria (sangre del corazón a los órganos), (2) vena (sangre de los órganos al corazón), (3) capilares (los vasos sanguíneos más pequeños).

Vegetativo: relativo al sistema nervioso vegetativo, sobre el que la persona no puede influir, como el sudor o el enrojecimiento.

Virus: estructura biológica con información genética; para su multiplicación precisan de una célula viva (por ejemplo humana).

VIH: abreviación para virus de inmunodeficiencia humana; agente causal (varios tipos) del SIDA (síndrome de inmunodeficiencia adquirida).

ÍNDICE

A

D

E

F

I

J

K

L

M

N

Q

R

S

Archivo Prof. Dr. med. Meta Alexander, FU Berlín: 458 i., 526, 535 i., 537, 538, 540, 544 s., 546, 547, 665 s.; **Arjo Systeme:** 727 (2); **Asklepiusklink Birkenwerder:** 407 (2), 408 s., 418, 437 (2); **Augenklinik LMU, Múnich:** 479, 480, 482; **Helgard Bach:** 27, 38, 39 i., 45, 68, 80, 95, 96, 97, 122, 123, 124 (2), 125 i. d., 133, 134, 136, 137, 141, 142 (2), 144 i., 149 (2), 150, 151, 152, 155, 159, 161, 162 i., 164 i., 178, 180 (2), 181 i., 183 i., 199, 204, 209, 214 s., 219, 223 s., 227(2), 238 (4), 239, 240 (2), 241, 243 s., 244 (4), 248, 249 i., 258, 265 s., 266 (4), 272 (2), 273, 274, 283, 285 (2), 289 (2), 296, 302, 309, 314, 316, 328, 329, 330 (2), 331 (2), 332, 333, 337, 344, 349 (2), 353 (2), 354 (2), 355 i., 356, 357, 363 (2), 364 s., 376 s., 380 (2), 389, 400, 401 s., 402 s., 406 (4), 411 (2), 412 (2), 413, 414, 415, 419 (2), 423, 425, 432 (2) s., 435, 459 s., 470, 475 i., 476 (2), 477, 481, 489, 492, 494, 495, 502, 503, 504 i., 505, 506, 507, 508 (3), 509, 510 (2), 513, 516, 517 (2), 531, 535 s., 544 i., 577, 578, 579 (2), 582, 584, 585 i., 590, 609 (3), s. iz., s. d., c., 620 (6) i., 640 (2), 648, 653, 654, 656 i., 658, 662, 666, 678, 680, 682, 685, 688 c., 690, 694, 704, 708, 839 (2), 840 (2), 841 (2), 842 (2), 843 (2), 844 (2), 845 (2), 846 (2), 847 (2), 848 (2), 849 (6), 850, 855 (3), 891, 901 (3), 902 (2), 903, 919 (2) s., 927 s., 939 i., 941 i., 942 (3), 943 (3), 958 i., 999 i., 1000, 1001, 1005; **Barmer Ersatzkasse:** 910 i.; **Oswald Baumeister:** 164 s., 557 c., 725, 795, 798, 801 s., 824, 828 i., 830, 836, 906, 910 s., 969, 982, 985 i., 992 i.; **Bayer AG:** 20 s., 94, 158 s., 464 (2), 519 (3) c., i. iz., i. d., 520, 550, 553, 561 s., 871, 872, 879, 882 s.; **Cruz Roja de Baviera:** 714, 1009 i., 1014 s.; **Beiersdorf AG:** 834 s.; **Ursula Binder:** 876; **Dermatologische Klinik, Universitätsklinikum Charité, Berlín:** 453, 455, 462, 463 (2); **Dermatologische Klinik und Poliklinik der LMU, Múnich:** 449, 454, 457, 458 s., 459 i., 467 (2), 523, 529 i.; **Deutscher Käse:** 975 m.; **Steffen Faust:** 767 (2), 769 (3), 770 (3), 772 (3), 783, 1010 (3), 1011 (2), 1012 (2), 1013, 1014 i., 1015 (2), 1016 (2), 1017 (2), 1018 (4), 1019, 1020 (2), 1021 (2), 1022, 1024, 1025 (2), **Das Fotoarchiv/**Toma Babovic: 48, 54, 193, 262, 956 i., 958 s./Oswald Baumeister: 345, 735, 944 i./Sebastian Bolesch: 385, 397/Eva Brandecker: 86 s., 168, 565/Peter Byron: 630/Henning Christoph: 61s., 69, 74, 77, 171, 217, 263, 280 s., 300, 306, 324, 334, 377 s., 393, 416, 427, 474, 496, 740, 748, 781 i., 801 i., 808, 815 (2), 821 s., 851, 854, 870, 878, 884, 888, 992 s., 994, 995 s., 1008, 1009 s./Cortesía de G. E. Med. Syst.: 85 i./Dan Mc Coy: 76 i., 500 i., 560, 562/Markus Dlouhy: 998 iz./Wolfgang Eichler: 53, 320, 572 s., 575, 676, 745, 758 s./Dirk Eisermann: 39 s., 40 i., 52, 56, 280 i., 367 s., 597, 608, 631 i., 734, 742, 743, 756 i., 757 s., 774 (2) i., 788, 789, 956 s., 978 i., 1007/Bernd Euler: 49 s., 350 s., 749, 809 i./Richard Falco: 738/Louis Fernandez: 700/Donna Ferrato: 366, 410/Tobias Gremme: 536, 655 s., 986/Carol Guzy: 40 s./Kenneth Hayden: 883/Bruce Haley: 651/Rainer Held: 26, 612, 636, 638 s., 649, 877/Ryuichji Hirokawa: 555/Peter Hollenbach: 36, 70, 71, 72, 165, 210, 290, 976/Ernst Horwarth: 25, 692, 707, 711, 716 i., 726, 752 s./Matt Heron: 518/Lynn Johnson: 373, 375, 568, 718 s./James Kamp: 542/Cindy Karp: 585 s./Shelly Katz: 717/Anne Koch: 46 s., 388, 722, 744 s., 747, 809 s./Ken Kobre: 175 s., 569/Peter Korniss: 814 i., 818/Steve Kraseman: 543/Bob Krist: 702/Andy Levin: 398/Thomas Mayer: 58 i., 61 s., 75, 271, 368 i.d., 378, 548, 625 i., 640 i., 643, 657, 691, 750, 761, 823, 861, 863, 959, 978 s., 979 i., 999 s./Markus Matzel: 307/Doug Mazzapica: 760 i./Knut Müller: 23, 28, 35, 35, 813/Rob Nelson: 972/Bernhard Nimtsch: 47, 49 i., 51, 381, 395 s., 500 s., 557 s., 721, 764 s., 777, 778, 779, 791, 919 c., 925, 967, 985 s., 1003/Rupert Oberhäuser: 392, 399, 757 i./Carl Purcell: 465, 869/Lisa Quinones: 24, 760 c./Andreas Riedmiller: 838/Anthony Robe: 781 s./Janice Rubin: 620 s./John Running: 672/Jörn Sackermann: 55, 394, 718 i., 736, 756 s./F. Shoemaker: 862/Thomas Stephan: 166, 170, 339, 340 (3), 484, 737, 812, 822, 823, 885/James Sugar: 638 i., 715/John Troha: 216, 261 i., 567 s./Arnold Zann: 797; **Harald Frey:** 43 i., 367 i., 450, 647 i., 655 i., 763 i., 997; **Krankenhaus im Friedrichshain, Berlín:** 403 (2), 626 **Eyke Gerster:** 720; **Birgit Gerbert:** 567 i., 629 (3); **Dr. med. Ulrich Horn:** 422, 432 i.; **Info Banane:** 934 s., 974 i., 975 i.; **Achim Käflein:** 57, 206, 207, 212, 623, 644, 660, 762, 763 c., 784, 810 i., 814 s., 914, 948 i., 949 d.; **Ulrich Kerth:** 22, 31, 33, 34, 50, 58 s., 59, 60, 64, 132, 135, 145 i., 148, 154, 190, 195, 201, 212, 221, 224, 233, 264, 281, 319, 323, 347, 365, 376 i., 387, 447, 448, 595, 621, 646, 656 s., 701, 728, 729, 731, 752 i., 760 s., 764 i., 773, 782 (2), 807, 817 i., 819, 881, 912, 918 (3) i., 919 i., 921, 922, 927 i., 934 i., 937 (2), 946, 949 iz., 950, 953, 954, 955, 957, 960 (3), 961, 962, 963, 964, 965, 968 s., 970, 971, 973, 974 s., 975 s., 981; **Kinder-und Poliklinik der TU, Múnich:** 539, 664 (3), 929 s.; **H. E. Laux, Archivo botánico:** 202, 203, 223 i., 803, 821 i., 865, 880, 882 i., 892 i., 895 (9), 897, 898 (2), 899, 900, 901 s., 904 (2), 905 (2), 907 (2), 908, 909 (2), 918 s., 929 s., 930 (3) s., 935 i., 936, 941 s.; **E. Merck:** 522 s., 866, 886; **Bild-Archiv Michler:** 21 i., 81, 82, 160, 214 i., 249 s., 257, 260, 287 (2), 297, 301, 303 (2), 318 (2), 341, 351, 361, 368 i. iz., 395 i., 405, 428, 443, 472 (2), 473, 475 s., 511 i., 514, 519 s., 522 i., 527, 533, 545, 558 (3), 684, 686, 786, 852, 864, 874 , 875, 929 i., 930 c., 932, 935 s., 938, 944 s., 947, 977 (2), 979 s., 984, 993, 995 i., 998 d., 1004, 1006; **Lissy Mitterwallner:** 125 i. iz., 131, 139, 144 s., 146, 185 s., 196, 208, 504 s., 633; **Münchner Bilderdienst:** 32 s., 46 c., 62, 63 (2), 321, 322, 350 i., 386, 647 s., 765, 766; **Alfred Pasieka:** 8, 9 (2), 11 (2), 12, 13, 14, 15, 17, 18, 19, 21 s.,158 i., 162 s., 174, 176, 291, 292 s., 296 i., 370, 552, 556 (2), 561 i., 603 (2), 696, 697, 698, 699, 713, 732, 744 i., 751, 755, 758 i., 759, 787, 828 s.; **Claudia Rehm:** 32 i., 42, 43 s., 46 i., 157, 185 i., 186, 188, 192, 194, 197, 243 i., 511 s., 625 s., 631 s., 632, 634, 645, 667, 802, 893; **Dr. med. Lothar Reinbacher:** 78, 87, 88, 89 (2), 90, 91 s., 93, 167, 175 i. (R. J. McDougall), 184, 228, 231, 252, 259, 261 s., 265 i., 268, 269, 276 i., 288, 294 i., 304 i., 364 i., 368 s., 372, 408 i., 409, 417, 420, 421, 430, 483, 485, 487, 491, 529 s., 532, 534 (2) (Prof. Dr. Mehlhorn), 563 (2), 564, 570, 598, 604, 615, 616, 670, 688 (2), s., i., 693, 695, 716 s., 719, 776, 794, 804, 806, 820, 827, 867, 892 s.; **Roche AG:** 73, 163, 173, 358, 374, 377 i., 575 i., 561 s., 566, 709; **Schering AG:** 37, 83, 91 i., 456 (2), 580, 671; **Kai-Uwe Schneider:** 65, 79, 129, 145 s., 172, 189, 198, 200, 763 s., 793, 805, 810 s., 816, 817 s., 833, 834 i., 928, 939 s., 995 c.; **Michael Schwerberger:** 270, 746, 775, 1002; **Hans Seidenabel:** 41, 125 s., 187, 236, 242, 245, 445, 469, 471, 589, 617, 683, 712, 723 (2), 771, 792, 796, 966, 968 i.; **Siemens AG:** 76 s.; **Thomy:** 342, 951, **Pepitas de girasol USA:** 948 s.; **Archivo Südwest:** 85 s., 86 i., 126 (2), 179, 181 s., 183 s., 191 (2), 237 (2), 250, 251, 256, 275, 276 s., 279, 284, 292 i., 293 (2), 294 s., 295, 299, 304 s., 311, 312 (2), 313, 315, 317, 352 (2), 355 s., 359, 401 i., 402 i., 426, 433, 438, 439, 440, 441 (2), 478, 499 (4), 572 i., 573 (2), 574, 576 (2), 591, 592 (2), 609 (2), i. iz., i. d., 610/611, 614 (5), 618, 665 i., 668.

Clave: s.= superior; i.= inferior; d.= derecha; iz.= izquierda; c.= centro

Las personas indicadas no tienen ninguna relación con la redacción de las enfermedades descritas.